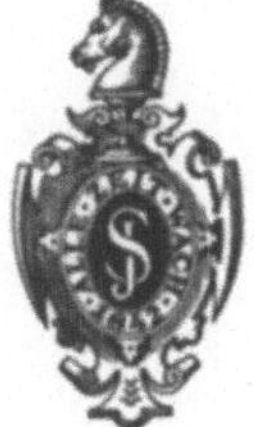

Handbuch der mikroskopischen Anatomie des Menschen

Herausgegeben von Wilhelm v. Möllendorff

Vierter Band
Nervensystem

Erster Teil
Nervengewebe · Das peripherische Nervensystem
Das Zentralnervensystem

Reprint

Springer-Verlag Berlin Heidelberg New York 1978

ISBN-13: 978-3-642-66444-1   e-ISBN-13: 978-3-642-66443-4
DOI: 10.1007/978-3-642-66443-4

HANDBUCH DER MIKROSKOPISCHEN ANATOMIE DES MENSCHEN

BEARBEITET VON

A. BENNINGHOFF · M. BIELSCHOWSKY · S. T. BOK · J. BRODERSEN · H. v. EGGELING
R. GREVING · G. HAEGGQVIST · A. HARTMANN · R. HEISS · T. HELLMAN
G. HERTWIG · H. HOEPKE · A. JAKOB · W. KOLMER · J. LEHNER · A. MAXIMOW
G. MINGAZZINI · W. v. MÖLLENDORFF · V. PATZELT · H. PETERSEN · W. PFUHL
B. ROMEIS · J. SCHAFFER · R. SCHRÖDER · S. SCHUMACHER · E. SEIFERT · H. SPATZ
H. STIEVE · PH. STÖHR · F. K. STUDNIČKA · A. v. SZILY · E. TSCHOPP · C. VOGT
O. VOGT · F. WASSERMANN · F. WEIDENREICH · K. W. ZIMMERMANN

HERAUSGEGEBEN VON

WILHELM v. MÖLLENDORFF
FREIBURG I. B.

VIERTER BAND

NERVENSYSTEM

ERSTER TEIL

NERVENGEWEBE   DAS PERIPHERISCHE NERVENSYSTEM
DAS ZENTRALNERVENSYSTEM

BERLIN
VERLAG VON JULIUS SPRINGER
1928

NERVENSYSTEM

ERSTER TEIL

NERVENGEWEBE
DAS PERIPHERISCHE NERVENSYSTEM
DAS ZENTRALNERVENSYSTEM

BEARBEITET VON

M. BIELSCHOWSKY-BERLIN · S. T. BOK-UTRECHT
R. GREVING-ERLANGEN · A. JAKOB-HAMBURG
G. MINGAZZINI-ROM · PH. STÖHR-BONN
C. VOGT · O. VOGT-BERLIN

MIT 880 ZUM TEIL FARBIGEN
ABBILDUNGEN

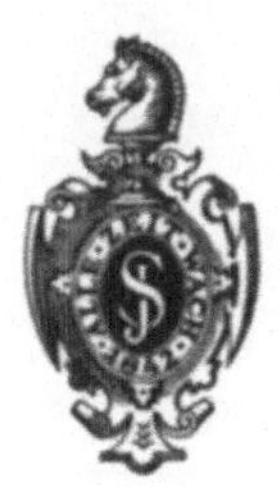

BERLIN
VERLAG VON JULIUS SPRINGER
1928

Inhaltsverzeichnis.

I. Nervengewebe.

II. Das peripherische Nervensystem.
(Mit 251 Abbildungen.)

III. Das Zentralnervensystem.

I. Nervengewebe.

A. Allgemeines.

Von

Max **B**ielschowsky
Berlin.

Die Gewebsbestandteile des menschlichen Zentralnervensystems lassen sich auf Grund der entwicklungsgeschichtlichen Tatsachen in solche ektodermalen und mesodermalen Ursprungs sondern. Die Wandung des embryonalen Medullarrohres geht bekanntlich aus einer direkten Einstülpung des äußeren Keimblattes hervor und besteht im frühsten Stadium ihrer Entwicklung aus einer einfachen Epithellage. Diese ursprünglichen Epithelzellen werden, wie His (1887) gezeigt hat, die Bildner der Neuroblasten und Spongioblasten, aus denen Ganglienzellen und Gliazellen hervorgehen. Die Ganglienzellen und Gliazellen vermehren sich während der Embryogenese in ungeheuerer Menge und bilden im Laufe der weiteren Entwicklung mit den von ihnen gelieferten plasmatischen und faserigen Produkten die eigentliche Substanz des Zentralorgans. Das gefäßführende Bindegewebe, welches Rückenmark und Gehirn von einem bestimmten Zeitpunkt an einhüllt und durchwächst, entstammt der mesodermalen Keimanlage. Es ist und bleibt gegenüber der ursprünglichen Organsubstanz ein „artfremdes" Gewebe, welches erst sekundär mit ihr in Beziehung tritt. Held (1903) hat den Nachweis geführt, daß auch im reifen Zentralnervensystem die Artverschiedenheit der ektodermalen und mesodermalen Gewebsanteile dadurch zutage tritt, daß sich zwischen beiden überall scharfe Grenzen in Gestalt mehr oder minder dichter Membranen — der sogenannten gliösen Grenzhäute — finden. Die Träger der nervösen Funktionen im weitesten Sinne sind die Ganglienzellen und die aus ihnen hervorgehenden Nervenfasern. Aus ihnen besteht im Zentralorgan die Hauptmasse der grauen und weißen Substanz. Auch das peripherische Nervensystem bezieht seine leitenden Fasern aus Ganglienzellen des Zentralorgans, bzw. aus Zellanhäufungen, die schon in einem frühen Stadium der Entwicklung von der zentralen Achse abgewandert sind, aber dauernd mit ihr in direkter oder indirekter Verbindung bleiben (Spinal-, Kopf-, vegetative Ganglien).

Die Definition der Ganglienzellen erscheint uns heute ziemlich einfach. Wir verstehen darunter zellige, mit einem Kern ausgestattete, hinsichtlich ihrer Form außerordentlich vielgestaltige Gebilde, die durch das Vorhandensein mindestens eines Fortsatzes, des Achsenzylinderfortsatzes, gekennzeichnet sind. Meist haben diese Zellen auch noch anders geartete Fortsätze, aber nur der Achsenzylinderfortsatz ist für die Definition der Ganglienzelle unerläßlich. Die Bezeichnung Neurit, Neuraxon und Axon sind für diesen Fortsatz synonym. Er ist — ganz allgemein ausgedrückt — dazu bestimmt, die in der Ganglienzelle produzierte spezifische Form kinetischer Energie weiterzuleiten. Jede Ganglienzelle steht also mit mindestens einem Achsenzylinder in kontinuierlichem Zusammenhang. Die Vorstellung dieser Kontinuität ist uns heute bereits so in Fleisch und

Blut übergegangen, daß wir sie für ganz selbstverständlich ansehen, und doch mußte die histologische Forschung einen sehr langen und mühevollen Weg zurücklegen, bis sie zur sicheren Erkenntnis dieser Tatsache gelangt ist.

Wir verdanken Ludwig Stieda (1899) eine gründliche und kritische Darstellung von der historischen Entwicklung der Lehre von den Nervenzellen und Nervenfasern während des 19. Jahrhunderts. Aus seiner Schilderung geht hervor, daß kurz vor dem Anbruch des 19. Jahrhunderts Sömmering (1791) in seinem Werke „De corporis humani fabrica" bei der Betrachtung der Hirnmasse mit Hilfe des Vergrößerungsglases nur zähe, klebrige, träge, etwas durchsichtige, zusammenhängende Klümpchen oder Kügelchen gesehen hat. In diesem Werk hat Sömmering auch die damals erörterten beiden Hauptansichten bezüglich des feineren Baues des Nervensystems kurz gekennzeichnet. Man stritt darüber, ob es aus festen Partikelchen, aus Klümpchen und Kügelchen, oder aus einem System von Kanälen bestehe, in denen der „Nervensaft" zirkuliert. Als Entdecker der Nervenfasern muß Felix Fontana (1781) angesehen werden, der seine Beobachtungen allerdings nicht am Gewebe des Zentralorgans, sondern am peripherischen Nerven gemacht hat. Er hat ganz richtig gesehen, daß der Nerv durch eine große Anzahl gleichförmiger, sehr einfacher Zylinder gebildet wird, daß eine sehr große Anzahl derartiger Zylinder zusammen erst einen sehr kleinen, kaum sichtbaren Nerven ausmacht, und erst durch Aneinanderfügung vieler derartiger Nerven die gröberen Nervenstämme gebildet werden, die man in den Tieren wahrnimmt. Über die feinere Struktur der Nervenfasern konnte er sich mit den ihm zu Gebote stehenden Hilfsmitteln noch kein richtiges Bild machen. Einen erheblichen Fortschritt in dieser Richtung bedeuten die Untersuchungsergebnisse von Treviranus (1816), der die Nervenfasern als häutige Röhren beschrieben hat. Von ihm werden die elementaren Bestandteile der Nerven für röhrenartige Gebilde erklärt, die in Scheiden eingeschlossen sind. Treviranus hat auch die äußere Scheide — das Neurilemm — richtig erkannt und festgestellt, daß es im Hirn und Rückenmark fehlt. Er hat für den Inhalt der Röhren zuerst den Ausdruck „Nervenmark" gebraucht. Die Existenz eines zentral gelegenen Achsenzylinders in den Nervenfasern blieb ihm aber noch verborgen.

Der erste, der sowohl bei *Wirbeltieren* als bei *Wirbellosen* Ganglienzellen gesehen und als besondere Formbestandteile des Nervensystems erkannt hat, ist Ehrenberg gewesen. Die Ergebnisse seiner Untersuchungen hat er der Akademie der Wissenschaften zu Berlin am 29. April 1833 mitgeteilt. Er fand in den Ganglien der Rückenmarksnerven bei *Vögeln* sehr große, fast kugelförmige Körper, auf deren Anhäufung er die Anschwellung des Ganglions zurückführt. In diesen Gebilden erblickt er eine drüsenähnliche Substanz, die er mit den kristallführenden Kalksäckchen der *Frösche* vergleicht. Von der Bedeutung dieser Entdeckung hatte Ehrenberg, wie Stieda mit Recht hervorhebt, noch gar keine Ahnung. Es fehlte damals eben noch die wichtigste Voraussetzung zur Würdigung des Befundes, nämlich die Entdeckung der Zelle als des wesentlichen Bestandteils der *tierischen* Gewebe.

Einen weiteren bedeutsamen Fortschritt auf unserem Gebiete enthalten die Arbeiten von Purkinje (1838). Er bezeichnet als charakteristisches Kennzeichen eines gangliösen Körpers, der nach unserer heutigen Nomenklatur einer Nervenzelle entspricht, seine teils kugelige, teils eckige Gestalt, von der aus sich Fortsätze entwickeln können. Auch über die Substanz des Ganglienzellkörpers und die Struktur des Kernes macht er bereits richtige Angaben, wenngleich sie bei der primitiven Art seiner Untersuchungstechnik — er arbeitete nur mit frischem, unfixiertem Material — noch recht dürftig sein mußten. Über den Zusammenhang seiner gangliösen Körper mit den Nervenfasern konnte er noch nichts bestimmtes ermitteln; um so bewundernswerter ist die Tatsache, daß er sich bereits über ihre physiologische Bedeutung ganz treffende Vorstellungen gebildet hat. Er meint, daß sie wahrscheinlich Zentralgebilde sind, die sich zu den Hirn- und Nervenfasern wie Krafteinheiten zu Kraftleitungslinien verhalten mögen; sie seien die Sammler, Erzeuger und Verteiler des Nervenagens. Purkinje hat ferner wichtige Beiträge zur Topographie der Ganglienzellen im Hirn und Rückenmark geliefert, er hat verschiedene Zellformen in gewissen Regionen des Hirns und Rückenmarks festgestellt — die großen Zellen der Kleinhirnrinde tragen heute noch seinen Namen — und schließlich auch den Achsenzylinder als konstanten Formbestandteil der Nervenfasern erkannt.

Die Kenntnis vom Ursprung des Achsenzylinderfortsatzes der Ganglienzellen ist dann von R. Remak (1837) gefördert worden. Er sah „von den Ganglienkugeln der grauen Substanz des Rückenmarks mehrfache Bündel von sehr durchsichtigen Fasern entspringen, die mitunter sehr bald in ihre Elemente zersplittern und zum Teil die zerstreut liegenden Kugeln miteinander in Verbindung setzen". Ob diese etwas dunkle Schilderung dazu ausreicht, um ihm den Ruhm der Entdeckung des gesetzmäßigen Nervenfaserursprungs aus den Ganglienzellen zu sichern, mag dahingestellt sein. Es bleibt aber eine bedeutsame Leistung, daß er die Nervenfasern der sympathischen Ganglien aus der Substanz „gekernter Kugeln" hervorgehen sah. „Da die organischen Fasern, aus denen die sympathischen Fasern größtenteils bestehen, aus den gekernten Kugeln entspringen, so muß man auch die sympathischen Knoten für wahre Zentra des organischen Nervensystems halten."

Von großem Einfluß auf die weitere Entwicklung unserer Kenntnisse der feineren Struktur des Nervensystems sind die Arbeiten von SCHWANN (1839) geworden. Ihm verdanken wir die grundlegende Erkenntnis, daß die Zelle als das formale Grundelement aller tierischen Gewebe anzusehen ist. Es ist klar, daß dadurch auch für die weitere Erforschung des zentralen und peripherischen Nervensystems ein sicheres Fundament gewonnen wurde. SCHWANN selbst deutete die Ganglienkugeln als einfache Zellen. Die Elementargebilde des Nervensystems trennt er in Ganglienkugeln und Nervenfasern, bei denen er die gewöhnlichen weißen von den grauen (sympathischen) trennt. Er ist auch der erste, der sich über die Entstehung der Nervenfaser eine bestimmte Ansicht gebildet hat. Sie ist nach seiner Auffassung als eine sekundäre Zelle anzusehen, die aus der Verschmelzung primärer, mit einem Kern versehener Zellen hervorgeht. An diesen Zellen müsse man die zarte, an ihrer Innenfläche mit Kernen ausgestattete Zellmembran (die wir heute als SCHWANNsche Scheide bezeichnen) unterscheiden von einer weißen fettartigen Substanz, welche auf der Innenseite dieser Membran abgelagert ist, und dem von REMAK entdeckten zentralen Bande (dem Achsenzylinder). Es braucht kein Wort darüber verloren zu werden, daß diese Anschauung in ihren wesentlichen Punkten auch heute noch zu Recht besteht, wenn auch seine Definition der Nervenfaser als einer sekundären Zelle hinfällig geworden ist. Über die Genese der Nerven sagt er Folgendes: „Die Nerven wachsen weder von der Peripherie nach dem Zentralorgan, noch von dem Zentralorgan nach der Peripherie hin; sondern ihre primären Zellen sind unter den Zellen enthalten, aus denen sich jedes Organ bildet, und die wenigstens ihrem Ansehen nach indifferent sind. Als Nerven charakterisieren sie sich erst, wenn sie reihenweise zu einer sekundären Zelle verschmelzen. Nach dieser Verschmelzung bildet jede Nervenfaser eine einzige Zelle, welche ununterbrochen von dem Organ, in dem sie peripherisch endigt, zu dem Zentralorgan des Nervensystems läuft." Diese Anschauung wurde trotz mancher Widersprüche lange Zeit hindurch als richtig anerkannt. Spuren von ihr sind bis in die neueste Zeit verfolgbar. — Als ein besonders verdienstvoller Autor dieser Periode wird in der genannten STIEDAschen Arbeit HANNOVER (1840) hervorgehoben. Er verdient schon deshalb besondere Erwähnung, weil er der erste gewesen ist, der fixiertes und gehärtetes Material für seine Untersuchungen benutzt hat. Er bediente sich der wässerigen Chromsäurelösung als Härtungsmittel, welche ihm die Möglichkeit bot, nicht nur die äußere Form und Struktur der Organe vollkommen zu konservieren, sondern sie auch in dem Grade zu erhärten, „daß man die feinsten Schnitte machen kann, ohne daß die Elemente in Unordnung geraten". Man kann sagen, daß von jetzt ab alle neuen Einblicke in die Struktur der nervösen Gewebe und damit auch die jeweiligen Vorstellungen über den Bauplan des Zentralorgans von technischen Fortschritten stark beeinflußt werden. Mit Hilfe seiner chromierten Schnitte glaubte HANNOVER unter anderem erkannt zu haben, daß auch die Gehirnfasern den Gehirnzellen entspringen und durch das ganze Leben mit ihnen in Verbindung bleiben. Auf Grund dieser Darstellung könnte man also versucht sein, HANNOVER als den Entdecker des Ursprungs der Gehirnfasern zu bezeichnen; wenn er aber behauptet, daß es im Gehirn eine Klasse von Zellen gibt, aus denen keine Fasern entspringen, und wenn er außerdem aus den meisten Zellen zwei Fasern hervorgehen läßt, so muß man die Realität oder zum mindesten die Klarheit seiner Beobachtungen doch für recht zweifelhaft halten.

Unter den Autoren, welche sich um die Kenntnis des Ursprungs der Nervenfasern verdient gemacht haben, ist ferner HELMHOLTZ (1842) zu nennen. Das Objekt, an welchem er seine Feststellungen machte, waren wirbellose Tiere, insbesondere *Hirudo vulgaris*. HELMHOLTZ kennzeichnet die Nervenzelle als Bläschen, das von einer strukturlosen Membran umschlossen wird und neben einer körnerreichen Masse Kerne und Kernkörperchen enthalte. Diese meist runden oder ovalen Zellen haben zum Teil schwanzartige Fortsätze, aus denen die Nervenfasern entstehen. Für die *Wirbeltiere* hat dann wenige Jahre später (1844) KÖLLIKER die Beziehungen zwischen Zelle und Faser in den Spinalganglien des *Frosches* sichergestellt. KÖLLIKER hat zwar auf diesem Gebiet Vorgänger, welche zu ähnlichen Resultaten gelangt sind, ihm gebührt aber das Verdienst, den Übergang eines Ganglienzellfortsatzes in eine doppelt konturierte (markhaltige) Nervenfaser so beschrieben zu haben, daß jeder Zweifel weiterhin ausgeschlossen war.

Daß einzelne Autoren, wie BIDDER und WAGNER (1847), — trotz der damals noch sehr lückenhaften histologischen Kenntnisse — Entwürfe eines allgemeinen Bauplanes der Zentralorgane, speziell des Rückenmarks, geliefert haben, welche dem Verständnis der physiologischen Reflexerscheinungen zu Hilfe kommen sollten, kann hier nur angedeutet werden. Viel ist von ihren Lehren nicht übriggeblieben. Von der embryologischen Seite ist das Problem zuerst von BIDDER und KUPFFER (1857) berührt worden. Die SCHWANNsche Lehre, daß die Nervenfasern durch die Verwachsung längsgeordneter Zellen entstehen, halten sie für irrig. Auf der anderen Seite wird aber die Ermittlung des wirklichen Entwicklungsprozesses für sehr schwierig erklärt. Wenn man nicht den ersten Grundsatz der Morphologie erschüttern wolle, nach dem jedes Formelement der Gewebe aus der Zelle hervorgeht, und da deshalb die Entstehung der Nervenfaser durch Gerinnung aus einem flüssigen Blastem nicht in Betracht komme, so dürfe wohl die Annahme den höchsten Grad der Wahrscheinlichkeit beanspruchen, daß die Nervenzelle mit den Bedingungen ausgerüstet sei, die Nervenfaser als direkten Fortsatz aus sich hervorgehen zu lassen, ohne daß eine Beteiligung anderer Bildungszellen im Verlauf der Faser in Erscheinung trete. Mit dieser Vorstellung sind die genannten Autoren die Vorläufer von HIS und die ersten Verkünder der embryologischen Einheit von Ganglienzelle und Nervenfaser geworden.

Eine wichtige Bereicherung der Forschungsmittel wurde die von GERLACH (1858) zuerst angewandte Färbung der tierischen Gewebe. Sie wurde besonders für die Ergründung des feineren Baues der Zentralorgane von Bedeutung. GERLACH färbte seine Schnitte mit schwachen Lösungen von Ammoniakcarmin und bediente sich der schon vorher von CLARK eingeführten Aufhellung mit ätherischen Ölen und der Einschließung in Canadabalsam. Mit dieser neuen Technik hat GERLACH eine große Zahl histologischer Feststellungen machen können, die ihn später zur Konzeption eines allgemeinen Bauplanes der grauen Substanz der Zentralorgane geführt haben. Bevor er aber dazu gelangte, führte seine Methodik in der Hand von DEITERS (1865) zu einer wichtigen Feststellung. DEITERS fand, daß die Ganglienzelle mit verschiedenartigen Fortsätzen ausgestattet ist, nämlich mit einem Achsenzylinderfortsatz und mehr oder minder zahlreichen Cytoplasmafortsätzen. Jede motorische Vorderhornzelle trete mit der motorischen Vorderhornwurzel nur durch den Achsenzylinderfortsatz in Verbindung, und dieser sei chemisch und physiologisch von den übrigen Fortsätzen unterschieden. Er gab ferner ein fast erschöpfendes Bild von den Cytoplasmafortsätzen, indem er sagte, daß der Körper der Zelle sich ohne Unterbrechmung in eine mehr oder minder große Zahl von Fortsätzen verlängere, welche sich in Längszügen und in oft wiederholten Teilungen verästeln. Das körnige, oft sogar das pigmentierte Cytoplasma der Zelle lasse sich unmittelbar in sie hinein verfolgen, so daß sie also als dessen direkte Verlängerungen erscheinen, bis sie sich zuletzt mit unmeßbarer Feinheit in der porösen Grundsubstanz verlieren. Diese Fortsätze, aus denen sich niemals — auch nicht aus ihren letzten Verästelungen — Achsenzylinder entwickeln, nannte er Cytoplasmafortsätze. Der Nervenfaser- oder Achsenzylinderfortsatz, der in die Wurzel eintritt, bilde dagegen gleich nach seinem Ursprung eine starre, hyaline Masse, sei viel resistenter gegen Reagenzien und verlaufe unverästelt. Er ist späterhin von den Autoren häufig als DEITERSscher Fortsatz bezeichnet worden. In einem Punkte enthält die sonst treffende Beschreibung, die DEITERS von den großen Ganglienzellen des Rückenmarkes gegeben hat, einen Irrtum: er läßt von den Cytoplasmafortsätzen eine Anzahl feiner, leicht zerstörbarer Fäserchen abgehen, welche nicht als einfache Teilungen derselben erscheinen, sondern ihre Sonderstellung dadurch verraten, daß sie jenen meist seitlich mit dreieckiger Basis aufsitzen. In seltenen Fällen sei es ihm gelungen, an diesen Fortsätzen eine dunkelrandige Kontur zu erkennen, und er stehe deshalb nicht an, in ihnen ein zweites System abgehender Nervenfasern zu sehen, welche von dem großen Hauptfortsatz durch ihre Zartheit und Ursprungsart verschieden seien. Die Ganglienzellen werden damit für ihn der Zentralpunkt zweier Systeme echter Nervenfasern; nämlich einer meist breiteren, ungeteilten Faser und eines zweiten ausgedehnten Komplexes, der an den Cytoplasmafortsätzen angeheftet ist; für beide scheint er eine cellulifugale Leitungsrichtung anzunehmen, denn aus seiner Darstellung kann man schließen, daß er in dem System der an die Dendriten angehefteten Fäserchen einen Verbindungsmechanismus mit benachbarten und fernerliegenden Teilen des Zentralorgans erblickt. Es ist sehr wohl möglich, daß DEITERS' Beobachtung auch bezüglich der mit den Dendriten zusammenhängenden Nervenfädchen an sich richtig war, denn, was er sagt, erinnert lebhaft an das Verhalten der viel später entdeckten Endfäserchen und der HELD-AUERBACHschen Endknöpfe; aber von der funktionellen Bedeutung dieser Elemente konnte er sich damals noch kein rechtes Bild machen.

Mit Hilfe der Carminfärbung haben MAX SCHULTZE (1871), KÖLLIKER, HENLE (1879), RANVIER (1870), GERLACH (1871), MEYNERT (1871) und andere viel neue Tatsachen auf dem Gebiete der Faseranatomie des Nervensystems gefunden. Für die feinere Histologie erwies sie sich weniger fruchtbar, insbesondere deshalb, weil die optische Abgrenzung der feineren Zellfortsätze von der benachbarten Grundsubstanz nicht mit der nötigen Exaktheit durchzuführen war. GERLACH (1871) selbst gelangte auf Grund seiner Carminfärbungen, die er durch Goldsalzimprägnationen zu ergänzen suchte, zu der Vorstellung, daß die letzten Ausläufer der Cytoplasmafortsätze ein engmaschiges Netz bilden, welches sich über die gesamte graue Substanz ausbreitet. Die Bälkchen dieses Netzes können sich nach seiner Meinung zu Nervenfasern zusammenschließen. Demgemäß käme für den Ursprung derselben eine doppelte Entstehungsweise in Betracht, nämlich: ein direkter

aus der Ganglienzelle, wie ihn DEITERS (l. c.) proklamiert hatte, und ein indirekter durch
die interstitiellen Cytoplasmagitter; speziell für Fasern der hinteren Wurzeln nahm er
z. B. an, daß sie sich im Hinterhorn aufzweigen und sich in das von den Ganglienzellen der
grauen Substanz gelieferte cytoplasmatische Netzwerk fortsetzen. Die Annahme diffuser
Netzstrukturen in der grauen Substanz hat sich in mannigfach modifizierter Gestalt noch
lange aufrecht erhalten und ist mit ihren Ausläufern bis in die neueste Zeit verfolgbar.
Es verging ein langer Zeitraum, bis ein wesentlicher Fortschritt in der Histologie der
Zentralorgane erfolgte. Er ist wieder einer neuen Untersuchungstechnik, und zwar den
Inkrustationsmethoden GOLGIS (1883), zu verdanken. Sie beruhen auf der Erzeugung von
Chromsilber- bzw. Sublimatniederschlägen im Gewebe und liefern von den Zellen außer-
ordentlich scharf abgrenzbare Silhouetten. Mit scheinbar unerklärlicher Launenhaftigkeit
färben sie dabei innerhalb eines Schnittes meist nur vereinzelte Zellexemplare verschiedener
Art; aber an diesen sind dann außer dem Zellkörper auch die Fortsätze oft bis in die feinsten
Verzweigungen geschwärzt. So liefert die Methode unter günstigen Bedingungen ein voll-
kommenes Bild von den Konturen der Ganglienzelle und mit ihrer Hilfe wurde es möglich,
eine allgemeine und spezielle Morphologie dieses Zelltypus zu begründen. Die Cytoplasmafortsätze lassen sich dabei von den Achsenzylinderfortsätzen meist gut durch ihre Verlaufsart sowie dadurch unterscheiden, daß die ersteren meist in der Mehrzahl vertreten sind
und breite, sich dichotomisch teilende und allmählich verjüngende Streifen bilden,
während die letzteren an einer einzigen, häufig etwas prominierenden Stelle des Zellkörpers
oder eines starken Cytoplasmafortsatzes entspringen und auf ihrem ganzen kürzeren
oder längeren Verlauf ein gleichmäßig zartes Kaliber aufweisen. Ausnahmen bilden nur
gewisse spindelförmige Zelltypen, aus denen von den gegenüberliegenden Zellpolen zwei
Axone entspringen können, wie z. B. an den embryonalen Spinalganglienzellen und an
gewissen Typen der sympathischen Ganglien. Schon GOLGI selbst hat festgestellt, daß die
cytoplasmatischen Fortsätze stets frei endigen; und da er ihre Endigung in der Wand der
Capillaren vermutete, glaubte er in ihnen einen Ernährungsapparat erblicken zu dürfen.
Das aus dem Gefäßsystem stammende Nährmaterial sollte durch sie dem Zellkörper zugeführt werden. Diese Annahme haben spätere Untersucher — von seinen eigenen
Schülern abgesehen — nicht bestätigen können. Der berühmte italienische Autor hat
ferner gefunden, daß auch von den Achsenzylinderfortsätzen in der grauen Substanz der
Zentralorgane, soweit sie in dieser selbst verlaufen, feine Seitensprossen von ganz ähnlicher Beschaffenheit wie die Stammfaser selbst abzweigen. Schließlich muß noch hervorgehoben werden, daß GOLGI eine sehr charakteristische Ganglienzellform entdeckt
hat, die durch die Art ihrer Achsenzylinderverzweigung scharf gekennzeichnet ist. Ihr
Achsenzylinder hat einen nur kurzen Verlauf und verästelt sich innerhalb einer relativ
kleinen Fläche unter Abgabe sehr zahlreicher Seitenäste. KÖLLIKER (1896) hat später für
diese Zellform den Namen Golgizelle eingeführt. Ihr Hauptrepräsentant findet sich in
der Körnerschicht und an der Grenze von Körner- und Molekularschicht im Kleinhirn.
Diese Gebilde stehen also in einem morphologischen Gegensatz zu den damals besonders
gut bekannten Vorderhornzellen, deren Achsenzylinderfortsatz als breites Band aus der
Zelle entspringt und über weite Strecken ungeteilt verfolgbar ist. GOLGI sprach die von
ihm entdeckten Typen als sensible Zellen an, was natürlich schon deshalb anfechtbar ist,
weil die Form der Zelle niemals ein sicheres Kriterium für ihre Funktion abgibt. Es ist
nun von Interesse zu sehen, wie sich GOLGI auf Grund seiner eigenen Entdeckungen
den allgemeinen Bauplan der grauen Substanz des Zentralnervensystems gedacht hat.
Er nahm an, daß in ihr ein diffuses nervöses Netz vorhanden sein müsse, welches ein Ver-
bindungsorgan zwischen den einzelnen Nervenzellen und zwischen benachbarten Zentren
darstelle. Diese Annahme ist der von GERLACH (l. c.) vertretenen noch recht ähnlich,
nur werden hier als Netzbildner nicht die Ausläufer der Cytoplasmafortsätze, sondern die
Endverzweigungen von Achsenzylindern in Anspruch genommen, und zwar stammen sie
teils aus den Seitensprossen (Kollateralen) langer Achsenzylinder, teils aus den dicht verzweigten Endausbreitungen von Achsenzylindern der nach ihm benannten Zellgattung.
Spätere Untersucher haben sich von der Existenz dieser Netze nicht überzeugen können,
und tatsächlich sieht man an gut gefärbten Golgipräparaten, daß die Achsenzylinderfortsätze ebenso wie ihre Kollateralen stets nur freie Endigungen aufweisen, gleichviel ob sie
sich im Zentralorgan an der Oberfläche einer anderen Ganglienzelle oder in der Peripherie
an einer Muskelfaser oder in einem Sinnesorgan finden. Sie berühren die Gebilde, zu denen
sie in Beziehung treten, scheinbar nur an ihrer Oberfläche, dringen aber niemals in sie ein
und verschmelzen nie mit deren Substanz. Diese Beobachtungen mußten zu der Vorstellung führen, daß jede Zelle mit ihren Ausläufern ein Ganzes für sich bildet, oder, wie man
sich auszudrücken pflegte, eine Einheit darstellt. Damit wurde in folgerichtiger Weise
die Anschauung verknüpft, daß diese Zelleinheiten morphologisch scharf begrenzt sind
und nur durch Kontakt aufeinander wirken. Das gesamte Nervensystem bildet demnach
eine Kette aneinandergereihter, sich aber gegenseitig nur oberflächlich berührender Ein-

heiten. Es ist das Verdienst von FOREL, diesen Bauplan entworfen zu haben. Schon im Jahre 1887 hat er das Wesentliche des Lehrgebäudes, das später als Neuronentheorie zu allgemeiner Anerkennung gelangt ist, in folgenden Sätzen klar gekennzeichnet:

„Ich möchte vermuten, daß alle Fasersysteme und sogenannten Fasernetze des Nervensystems nichts anderes sind als Nervenfortsätze von je einer bestimmten Ganglienzelle. Mit seiner Basis geht der Nervenfortsatz aus der Zelle heraus, verästelt sich bald nahe, bald in weiter Distanz von der Zelle, umgibt sich vielfach mit Mark und zieht dann oft mit vielen Markfasern dahin, endet aber stets in Form stark verästelter, ineinandergreifender, aber niemals anastomosierender Bäume."

FOREL war übrigens bei der Konzeption dieses Gedankens nicht nur durch die von der Golgimethode gelieferten Befunde, sondern auch durch die Ergebnisse der experimentellen Untersuchungen GUDDENS beeinflußt, der bei jüngeren Tiern nach den Zerstörungen sensorischer Organe in der Peripherie eine scharf umschriebene Atrophie der zugehörigen Gebiete im Zentralnervensystem gefunden hatte. Die scharfe Umgrenzung der atrophischen Zonen ließ sich mit der neuen Auffassung vom Bauplan des Zentralorgans viel leichter als mit der Annahme diffuser Netze in Einklang bringen. Eine starke Stütze erhielt die Lehre von den aneinandergereihten Nerveneinheiten durch die embryologischen Feststellungen von HIS (1887). Was BIDDER und KUPFFER als Vermutung ausgesprochen hatten, wurde von ihm zur Gewißheit erhoben. Aus seinen Beobachtungen ging hervor, daß die Entstehung des Nervengewebes auf die Tätigkeit besonderer Zellen, der Neuroblasten, zurückzuführen ist, welche die Eigenschaft besitzen, Fortsätze von verschiedener Länge aus sich hervorsprossen zu lassen. Nach seiner Darstellung dringen sie frei in die Gewebslücken vor. Der Achsenzylinderfortsatz erreicht erst nach einer bestimmten Frist sein Versorgungsgebiet, wo er mit freien Endverzweigungen endigt. Jede Nervenfaser entspreche einer einzigen und bestimmten Ursprungszelle, welche deren genetisches und nutritives Zentrum bildet.

Große Verdienste um die Befestigung des Lehrgebäudes haben sich dann in zahlreichen Arbeiten RAMÓN Y CAJAL, KÖLLIKER, VAN GEHUCHTEN, RETZIUS, der jüngere v. LENHOSSÉK und andere erworben, indem sie mit der GOLGIschen Methode viel neues Tatsachenmaterial ermittelten, das immer wieder den von FOREL gekennzeichneten Bauplan bestätigte. Die neue Imprägnationsmethode wurde zugleich eine Fundgrube für zahlreiche Entdeckungen auf faseranatomischem Gebiete, weil man mit ihrer Hilfe eben den Zusammenhang der Ganglienzellen mit den Nervenfasern und den Verlauf der Fasern feststellen konnte. Bewunderungswürdiges haben in dieser Hinsicht besonders RAMÓN Y CAJAL und von den deutschen Autoren KÖLLIKER geleistet.

Im Jahre 1891 hat dann WALDEYER in einer kritischen Arbeit die allgemeinen Gesichtspunkte hervorgehoben, die sich aus der damals schon recht umfangreichen Golgiliteratur ergaben, und der Sache den glücklichen Namen „Neuron" beigelegt.

KÖLLIKER glaubte, daß die Haupteigentümlichkeiten dieser Einheiten in der Bezeichnung „Nervenbäumchen" (Neurodendron oder Neurodendridion) besser zum Ausdruck gelangen; doch hat seine Nomenklatur nicht viel Anklang gefunden.

WALDEYER (l. c.) formulierte dann auch das Grundgesetz der Neuronenlehre in folgendem Wortlaut: „Das Nervensystem besteht aus zahlreichen anatomisch und genetisch nicht zusammenhängenden Nerveneinheiten." — Es darf nicht unerwähnt bleiben, daß die von EHRLICH (1886) gefundene vitale Methylenblaufärbung ganz ähnliche Resultate liefert wie das Chromsilberverfahren GOLGIS, und daß eine Reihe namhafter Forscher, unter denen DOGIEL (1893) hervorzuheben ist, mit ihr wertvolle Resultate für die Histologie des Nervensystems erzielt haben. Da auch bei dieser Darstellungsweise die Ganglienzellen mit ihren Ausläufern als selbständige Einheiten hervortreten, durfte man dies als eine wertvolle Ergänzung der Golgibilder betrachten.

Einen weiteren Fortschritt erfuhr die Histologie der Ganglienzelle durch die Methode NISSLS (1894), welche im wesentlichen auf der Fixation und Härtung möglichst frischer Gewebsstücke in 96proz. Alkohol beruht. Die Färbung der Schnitte erfolgt in einer basischen Anilinfarbstofflösung (Methylenblau, Thionin, Toluidinblau, Cresylviolett usw.). Das Verfahren NISSLS verfolgt ganz andere Ziele als die Golgiimprägnation. Während die Silhouettenbilder der Imprägnation uns die Formen der verschiedenen Zelltypen und die Art ihrer Fortsatzbildungen an vereinzelten Exemplaren vor Augen führen, liefert die Nisslfärbung einen Einblick in die Struktur der Ganglienzelle; und zwar ist es ein ganz bestimmtes, später noch genauer zu schilderndes Strukturelement, welches bei dieser Methode hervortritt und für die Klassifikation der Zellen bedeutsam geworden ist. Da es sich schädigenden Einflüssen jeglicher Art gegenüber außerordentlich labil verhält, war mit diesem Verfahren auch ein sehr wertvolles Hilfsmittel für die Darstellung krankhafter Zellprozesse und für die histopathologische Forschung im allgemeinen gewonnen. Dazu kommt, daß man in den Nisslpräparaten die Zellelemente mit quantitativer Vollständigkeit gefärbt erhält. Für den Histopathologen ist dieser Umstand von entscheidender

Bedeutung, denn er muß ja bei der Bildung eines Urteils über die krankhaften Veränderungen eines tierischen Gewebes stets den quantitativen Bestand der ihm vorliegenden Zellkomplexe mit der Norm vergleichen. Auch die Cytoarchitektonik der Großhirnrinde, welche die genaue Begrenzung der Rindenfelder nach dem Verhalten ihrer Schichten im Zellbilde erstrebt, ist durch dieses Verfahren gefördert, ja in gewissem Sinne erst ermöglicht worden.

Einen weiteren Anstoß erhielt die histologische Erforschung des Nervensystems durch neue Methoden, die ein anderes Strukturelement der Ganglienzelle und ihrer Fortsätze — die Neurofibrillen — zur Darstellung brachten. Daß im Körper der Ganglienzelle fädige Strukturen vorkommen, war von einzelnen Autoren schon seit langer Zeit behauptet worden. Der ältere REMAK hatte im Jahre 1844 ein Fadenwerk in sympathischen Zellen beschrieben, und spätere Autoren hatten ähnliche Beobachtungen an anderen Zelltypen gemacht. KÖLLIKER (1867) und MAX SCHULTZE (1871) haben auch den Übergang dieser Fäden vom Ganglienzellkörper in den Achsenzylinderfortsatz wahrgenommen. Aber wenn das, was diese Forscher gesehen haben, in Anbetracht ihrer primitiven Hilfsmittel die größte Anerkennung verdient, so kann man doch nicht mit Sicherheit sagen, daß sie bereits klare und optisch scharf faßbare Formelemente vor Augen hatten, und deshalb sind aus ihren Beobachtungen zunächst auch keine neuen Gesichtspunkte von prinzipieller Bedeutung gewonnen worden. Ein Gegenstand des allgemeinen Interesses und lebhafter Kontroverse wurden die Neurofibrillen erst durch die Forschungen APATHYS (1897), der sich zu ihrer Darstellung verschiedener Färbungs- und Vergoldungsmethoden bediente. Er war der erste, dem es gelang, diese Gebilde mit vollkommener Schärfe als isolierte und über weite Strecken verfolgbare Drähte sichtbar zu machen. Von BETHE (1897), SIMARRO (1900), DONAGGIO (1904), RAMÓN Y CAJAL (1903), BIELSCHOWSKY (1903) und anderen sind dann zahlreiche Verfahren mitgeteilt worden, von denen diejenigen der letztgenannten wegen der Bequemlichkeit ihrer Handhabung die größte Verbreitung erlangten. Sie beruhen im Prinzip auf der Imprägnation des Gewebes mit neutraler bzw. ammoniakalischer Silbersalzlösung, die nachher der Einwirkung reduzierender Mittel unterworfen wird. Diese Fibrillenmethoden liefern in gewisser Hinsicht eine sehr wertvolle Ergänzung der Golgibilder, weil sie, wie jene, außer dem Zellkörper auch dessen Fortsätze mit einer sonst nicht erreichbaren Vollständigkeit tingieren, dabei aber auch einen dem Bedürfnis des Pathologen genügenden Grad von quantitativer Vollständigkeit erreichen. Aus seinen Befunden schloß APATHY, daß die Neurofibrillen nicht nur das leitende Element des Nervensystems darstellen, sondern auch Eigenschaften besitzen, die sich mit dem Schema von der histologischen Einheit des Neurons nicht vereinigen lassen. Bei den *Wirbellosen* sollen sich die Neurofibrillen in der zentralen Substanz (dem Neuropil) der Ganglien von den Ganglienzellen emanzipieren und unter Bildung gitterartiger Formationen in direkte Beziehungen zu den Nervenfasern aus der Peripherie treten. Hier hätten wir demnach eine nervöse, auch funktionell hochwertige Substanz vor uns, die nicht mehr als ein Geflecht frei endigender Zellausläufer deutbar wäre, sondern etwas ganz Selbständiges darstellen würde. Nur ein trophisches Abhängigkeitsverhältnis von den Ganglienzellen käme für sie noch in Frage. BETHE (1900) und NISSL (1903) haben ähnliche Vorstellungen nachher auf die graue Substanz des Zentralorgans der *Wirbeltiere* übertragen. Es ist klar, daß diese Lehre eine Entthronung der Ganglienzelle bedeuten würde, wenn die von APATHY und seinen Nachfolgern vorgebrachten Tatsachen unbestreitbar wären; dann wäre nicht nur der Neuronenbegriff, sondern die gesamte Zellenlehre schwer erschüttert, denn als Hauptträger der Funktion müßte eine von ihren Bildungszellen unabhängige Intercellularsubstanz in Anspruch genommen werden. Auch von embryologischer Seite her ist die Einheit des Neurons durch die Ergebnisse der Fibrillenmethoden in gewisser Hinsicht in Frage gestellt worden. Hier war es besonders HELD (1909), der den Standpunkt vertreten hat, daß das starre, von HIS (l. c.) entworfene Schema der Kritik nicht mehr völlig standhalte. RAMÓN Y CAJAL (1903, 1907, 1908) hat alle diese Angriffe unter Zuhilfenahme seiner eigenen Methoden zu widerlegen gesucht. Der Streit der Meinungen ist auch heute noch nicht ganz verstummt, und es wird später zu erörtern sein, welche Stellung man dieser Frage gegenüber jetzt im allgemeinen einnimmt.

B. Morphologie der Ganglienzelle[1].

Von

Max Bielschowsky
Berlin.

Mit 55 Abbildungen.

In morphologischer Hinsicht ist die Ganglienzelle von allen übrigen Körperzellen durch die Mannigfaltigkeit ihrer Gestalt und durch beträchtliche Unterschiede im Volumen ihres Zelleibes sehr verschieden. In den kleinsten Exemplaren, wie wir sie in den Körnern der Kleinhirnrinde und der granulierten Schicht des Bulbus olfactorius vor uns haben, beträgt der Durchmesser des Zellkörpers nur etwa 7 μ. Diesen winzigen Gebilden stehen die großen motorischen Zellen in den Vorderhörnern des Rückenmarks, im Deitersschen Kern und in der Substantia reticularis der Medulla oblongata gegenüber, deren größter Durchmesser — abgesehen von den Fortsätzen — 70 μ und darüber erreicht. Man hat selbstverständlich zu erklären versucht, welche Faktoren diese Differenzen veranlassen, und glaubte nach dem Vorgange von Pierret, daß ein proportionales Verhältnis zwischen der Größe des Zellkörpers und der Länge des aus ihm hervorgehenden Achsenzylinders bestehe. Für diese Annahme sprachen besonders Vergleiche zwischen den funktionell gleichwertigen motorischen Elementen in den verschiedenen Höhen des Rückenmarks. Tatsächlich sind die motorischen Zellen in der Cervical- und Lendenanschwellung, deren Achsenzylinder weite Strecken durchlauten müssen, um an die ihnen zugehörigen Muskelfasern zu gelangen, viel größer als diejenigen im Dorsalsack, für welche die zugehörigen Muskelelemente viel näher gelegen sind. Vergleicht man aber Zellform und Axonlänge an nicht homologen Elementen des Nervensystems, so sieht man, wie Ramón y Cajal mit Recht betont, daß diese Rechnung nicht ganz stimmt. So haben die schon erwähnten Zellen vom Golgitypus in der Kleinhirnrinde ein relativ großes Volumen, obgleich ihr Achsenzylinder sich in ihrer unmittelbaren Nähe in die Endverzweigungen auflöst. Bei den *Fischen* und *Batrachiern* kommen riesige Zellen und ungewöhnlich dicke Axone, die sogenannten Mauthnerschen Fasern, vor, deren Länge dabei eine relativ geringe ist. Auch aus dem Nervensystem der *Wirbellosen* lassen sich Beispiele herbeiziehen, welche sich der Pierretschen Regel nicht fügen. Ramón y Cajal (1899) glaubt deshalb — und man wird ihm darin beistimmen müssen —, daß für das Zellkörpervolumen, und damit zugleich für den Querdurchmesser des Achsenzylinders, die Menge der vom Achsenzylinder abgehenden Seitenäste und seiner Endverzweigungen maßgebend sind. Als Beispiel führt er die motorischen Zellen des Rückenmarks an, die Riesenzellen im elektrischen Lappen der elektrischen *Rochen*, die Golgizellen der Kleinhirnrinde und die großen Horizontalzellen der Retina, deren Achsenzylinder eine außerordentlich reichliche Verzweigung erfahren, und demnach auch zu

---

[1] Abgeschlossen am 31. März 1926.

einer großen Anzahl innervierter Elemente in Beziehung gelangen. Als Gegenstück können die Körnerzellen des Kleinhirns die bipolaren Zellen der Retina, die Körner der Fascia dentata gelten, bei denen der Axon relativ kurz ist und spärliche Endverzweigungen liefert. Im allgemeinen läßt sich demnach sagen, daß die Dimensionen des Zellkörpers der Zahl der Verzweigungen seines Axons und der Zahl der Elemente, mit denen diese in Beziehung treten, annähernd proportional sind.

Um eine Klassifikation der verschiedenen Ganglienzellentypen zu gewinnen, hat man verschiedene ihrer Eigenschaften als Grundlage für die Einteilung ge-wählt. Man hat kleine und große Formen unterschieden, und nach der Gestalt der Zellkörper sind runde, spindelförmige, bzw. ellipsoidartige und sternförmige beschrieben worden. Es liegt auf der Hand, daß derartige Versuche schon deshalb unbefriedigend sind, weil sie jeder Perspektive auf die allgemeine Funktion der betreffenden Zellart entbehren. Die glänzenden Ergebnisse der GOLGIschen Methode haben die Möglichkeit geboten, das Verhalten der Zellfortsätze als Einteilungsprinzip heranzuholen. Nach diesem Gesichtspunkt haben u. a. RAMÓN Y CAJAL (1899) und KÖLLIKER (1893) die Zellen geordnet und dabei ihr Augenmerk vornehmlich der Beschaffenheit und dem Verlauf der Achsenzylinder zugewandt. Auch die Cytoplasmafortsätze, die HIS (1890) als Dendriten bezeichnet hatte, lassen sich zu diesem Zweck benutzen; es muß aber gesagt werden, daß jedes derartige Schema seine Mängel hat, weil eine bestimmte Eigenschaft der Zelle auf Kosten anderer vernachlässigt werden muß. Eine vollkommen befriedigende Klassifikation ist nach rein anatomischen Gesichtspunkten wohl auch kaum erreichbar. Am besten ist noch dasjenige Schema, dem die Feststellung zugrunde liegt, ob die Vertreter der verschiedenen Zelltypen nur Axone besitzen, oder ob sie auch mit Dendriten ausgestattet sind. Die Dendriten sind im Golgipräparat und in vital gefärbten Objekten im allgemeinen von den Axonen leicht zu unterscheiden. Sie stellen Ausläufer der Zelle dar, die sich unter rasch zunehmender Verjüngung ihres Kalibers meist dichotomisch in unmittelbarer Nähe der Zellkörper oder in geringerer Entfernung von ihnen verästeln. Sie stehen im Gegensatz zu den Axonen mit dem Zelleib durch eine breitere Verbindungszone in Zusammenhang, entwickeln sich nie zu echten Nervenfasern und stimmen in der Beschaffenheit ihrer Substanz mit derjenigen des Zellkörpers überein. Nach diesem Einteilungsprinzip hätte man demnach Neurone ohne Dendriten (adendritische) von solchen mit Dendriten (dendritische) zu sondern. RAMÓN Y CAJAL unterscheidet auch zwei Hauptkategorien, nämlich Zellen, welche ausschließlich mit nervösen oder cellulifugalen Fortsätzen ausgestattet sind, von solchen, die receptorische oder cellulipetale Ausläufer und einen cellulifugalen Axon besitzen. Unter receptorischen Ausläufern versteht er die Dendriten und außerdem Axone mit cellulipetaler Reizleitung, die in funktioneller Hinsicht den Dendriten gleichwertig sein sollen. Diese Gruppierung deckt sich mit der obengenannten in vielen Punkten, ist aber deshalb nicht ganz einwandfrei, weil sie allgemein-physiologische Gesichtspunkte in ein anatomisches Schema hineinträgt und außerdem bezüglich der Leitungsrichtung der Fortsätze etwas präjudiziert, was im Einzelfalle noch zu beweisen ist.

Die Gruppe der adendritischen Neurone läßt sich nach der Zahl und Länge der aus den Zellen hervorgehenden Axone in verschiedene Unterabteilungen gliedern. Den einfachsten Typ dieser Gruppe repräsentieren die Zellen des mesencephalen (motorischen) Quintuskerns. Diese Zellen, welche GOLGI am lateralen Rande des zentralen Höhlengraus der Vierhügelregion entdeckt hat, haben eine birnenförmige Gestalt, sind unipolar und entsenden einen dicken Achsenzylinder, der in geringer Entfernung vom Zellkörper eine Markscheide erhält. Ihre Axone schließen sich zur absteigenden motorischen Quintuswurzel zusammen. Nach Ramón y Cajal zweigen von ihnen Seitenäste (Kollateralen) zum motorischen Hauptkern im Pons ab, wo sie sich verästeln.

Zu den adendritischen Zellformen, die nur einen Axon besitzen, wären ferner die sogenannten amakrinen Zellen der Retina zu rechnen, deren Gestalt aber eine außerordentlich wechselvolle ist. Nur ein Teil von ihnen ist unipolar und entwickelt aus der Gegend des Zellpols einen Achsenzylinder, der sich im Niveau der inneren retikularen Schicht in Endbäumchen auflöst. Die überwiegende Mehrzahl dieser Zellgebilde ist multipolar und entsendet zahlreiche Fortsätze, die sich in unmittelbarer Nähe des Zellkörpers verzweigen und sich mit gleichgearteten Fortsätzen benachbarter Zellen eng vereinigen. Ramón y Cajal meint zwar, daß die Multipolarität eine nur scheinbare sei, weil sich die Endaufzweigung unvermittelt am Zellkörper selbst entwickle. Diese Deutung hat etwas Willkürliches und wird auch durch den Hinweis nicht plausibler gemacht, daß der Zellkörper in diesem Falle von zentrifugalen Fasern der Retina umsponnen wird. Es ist überhaupt fraglich, ob diese Gebilde ausnahmslos nervösen Funktionen dienen.

Viel zwangloser ist es, wenn man die Mehrzahl dieser Gebilde als polyaxonal bezeichnet und sie in Parallele zu gewissen Zelltypen des sympathischen Nervensystems bringt, an denen analoge Fortsatzbildungen von schwer definierbarem Charakter vorkommen. Von diesen wird gleich noch die Rede sein. Als Repräsentanten der zweiaxonigen Zelltypen können die Zellen der Spinal- und Kopfganglien gelten. Beim erwachsenen Menschen weist zwar die überwiegende Mehrzahl dieser Zellen nur einen Achsenzylinderfortsatz auf. Die embryologische Betrachtung lehrt aber, daß dieser sich T-förmig teilende Hauptfortsatz durch Aneinanderrücken und Verschmelzen zweier aus entgegengesetzten Zellpolen entspringender Fortsätze entsteht. Bei zahlreichen *Säugern* bleibt jedoch im Ganglion Scarpae und im Ganglion spirale der Schnecke die bipolare Anordnung der Fortsätze und ihre Trennung auch im späteren Leben erhalten. — Als eine Modifikation des adendritischen bipolaren und doppelaxonigen Typus können auch die sogenannten Sinnesepithelien der Riechschleimhaut und der Retina aufgefaßt werden, die man zweckmäßiger als Sinnesganglienzellen bezeichnet. Die Riechzellen stellen, wie Max Schultze schon richtig erkannt hat, langgestreckte, spindelförmige Gebilde dar, von deren Polen nach beiden Seiten fadenförmige Fortsätze abgehen. Der äußere, der zwischen den indifferenten Epithel- oder Stützzellen bis an die Oberfläche des Epithelsaums vordringt und ihn mitunter noch etwas überragt, ist der kürzere und dickere von beiden. Der innere hat die typische Beschaffenheit eines feinen marklosen Achsenzylinders, an dem häufig zarte, variköse Auftreibungen bemerkbar sind. Er läßt sich als Olfactoriusfaser bis in den Bulbus olf. verfolgen, wo er im Glomerulus zu einem dichten Endbäumchen aufsplittert. Es kann keinem Zweifel unterliegen, daß der Außenfortsatz die Aufnahmestätte für den Sinnesreiz darstellt, und daß die Erregung von dort über den etwas tiefer liegenden kerntragenden Teil der Zelle zum inneren Fortsatz weitergeht, der sie im Glomerulus olf. dem anschließenden Neuron der Mitralzellen durch deren Dendriten übermittelt. Da die Reizleitung im Außenfortsatz cellulipetal gerichtet ist, hat man ihn in gleicher Weise wie den peripherwärts gerichteten Fortsatz der Spinalganglienzellen als Äquivalent eines Dendriten angesprochen. Für diese Deutung war der Gesichtspunkt maßgebend, den Tatbestand dem später noch zu erwähnenden „Gesetz der dynamischen Polarisation" einzuordnen, welches besagt, daß die Dendriten wie die Ganglienzellkörper selbst die sie treffenden Erregungen nur einseitig nach dem Achsenzylinder hin weitergeben können. Bei unbefangener Betrachtung der histologischen Be-

funde läßt sich aber im vorliegenden Falle kein zwingender Grund finden, dieser
Auffassung zu folgen, denn der Außenfaden der Riechzellen ist ein unverzweigtes
fadenförmiges Gebilde, das einem kurzen Achsenzylinder viel ähnlicher als einem
Dendriten ist. Daran können auch Analogien aus der vergleichenden Histologie
der *Wirbellosen*, mit denen man die Dendritennatur der äußeren Riechzellenfort-
sätze und der peripherischen Spinalganglienzellfortsätze begründen wollte, nicht
viel ändern. v. LENHOSSÉK (1895) hat wohl als erster erkannt, daß bei *Wirbellosen*, insbesondere bei *Würmern*, ein Teil jener Ganglienzellen, die bei den *Vertebraten* neben der zentralen Achse zu Cerebrospinalganglien zusammengeballt
sind, an der äußeren Oberfläche der Tiere in der Epidermis oder deren nächster
Nachbarschaft liegen. Sie funktionieren wie die Olfactoriuszellen als Sinnesorgane und Ganglienzellen zugleich, indem sie an der einen Seite Reize der
Außenwelt empfangen und von der anderen Axone zu den zugehörigen Zentren,
die hier von den „Ganglien" repräsentiert werden, entsenden. RETZIUS (1890
bis 1906), APATHY (1895), SMIRNOW (1894) und andere haben dann viel zur Erweiterung und Vertiefung unserer Kenntnisse von diesen Gebilden bei *Würmern*
und Vertretern höherer Arten der *Wirbellosen* beigetragen. Beim *Regenwurm*
ist die Lagerung und Form dieser Sinnesganglienzellen eine sehr einfache. Sie
liegen hier noch vollkommen in der Epidermis. An ihrer der Subcutis zugewandten basalen Fläche entspringen neben einer Anzahl kürzerer, sich ver-
ästelnder und frei endigender Dendriten die Axone, die sich mit gleichartigen
Elementen zu Bündeln vereinigen und bis zum Ganglion des zugehörigen Segments verfolgen lassen. In der Epidermis anderer *Würmer* und besonders auch an
den Tastborsten der *Arthropoden* rücken die fraglichen Gebilde mehr und mehr
in die Tiefe, wobei sie den Charakter bipolarer Ganglienzellen erhalten, deren
peripherischer Fortsatz mit zunehmender Länge an Kaliber abnimmt. So läßt
sich, wie M. HEIDENHAIN (1911) treffend bemerkt, aus dem Kreise der *Wirbellosen* eine ganze Stufenleiter verschiedener Formzustände der Sinnesganglien in
der Weise ordnen, daß der kerntragende Teil der Zelle immer weiter in die Tiefe
sinkt und dabei immer mehr den Charakter der bipolaren Ganglienzelle annimmt.
So wertvoll die Ergebnisse dieser Untersuchungen sind, so ist doch bezüglich eines
Analogieschlusses auf die Genese der bipolaren Ganglienzellen bei den *Vertebraten* die größte Skepsis am Platze. Man darf vor allem nicht vergessen, daß
die Bildung der Spinalganglien bei den *Wirbeltieren* durch Abwanderung zelliger
Gebilde aus der Ganglienleiste des Zentralorgans, also in entgegengesetzter Richtung wie die Wanderung der Sinnesganglienzellen bei den *Wirbellosen*, erfolgt.
Wenn man auch zugeben muß, daß die Olfactoriuszellen durch die vergleichend-
anatomische Betrachtung ihre eigenartige Sonderstellung verlieren, so ist damit
noch nicht gesagt, daß der Außenfortsatz dieser Zellen ein Dendrit ist. Schon
die Tatsache, daß die Sinnesganglienzellen der *Lumbriciden* echte Dendriten an
ihrer basalen Fläche entwickeln, muß Bedenken gegen diese Auffassung erwecken,
und wenn M. HEIDENHAIN (1911) aus den mitgeteilten Befunden den sicheren
Schluß ziehen zu können glaubt, daß die afferenten Nervenfasern der cerebrospinalen Ganglien ihrem phyletischen Ursprung nach aus Dendriten hervorgegangen sind, so muß demgegenüber doch betont werden, daß die Voraussetzungen bei dieser Beweisführung recht anfechtbar sind. Dazu kommt, daß die
histologische Struktur des peripherischen Fortsatzes der Spinalganglienzelle nicht
den geringsten Anhaltspunkt für die Annahme einer Umwandlung aus einem
ursprünglichen Dendriten liefert. Er besitzt von Anfang an die untrüglichen
Kennzeichen einer peripherischen Nervenfaser.

I. Die dendritischen Neurone.

Zu dieser Gruppe gehört die überwiegende Mehrzahl aller Zelltypen des Zentralorgans. Um eine Gliederung in dieser enormen Menge verschiedenartiger Formen zu gewinnen, hat man in erster Reihe die Beschaffenheit der Achsenzylinder zum ordnenden Prinzip erhoben. Von diesem Gesichtspunkt aus lassen sich zwei große Unterabteilungen unterscheiden. Die eine ist dadurch gekennzeichnet, daß die Achsenzylinderfortsätze der Zellen eine beträchtliche Länge erreichen, während bei der zweiten die Endaufsplitterung des Axons in unmittelbarer Nähe des Zellkörpers erfolgt. Man kann also eine Gruppe langaxoniger von einer allerdings erheblich kleineren kurzaxoniger Neurone trennen. Nach dem Vorgang Ramón y Cajals[1] läßt sich bei der großen Gruppe der langaxonigen Neurone das Verhalten der Cytoplasmafortsätze und bis zu einem gewissen Grade auch der Verzweigungsmodus der Axone für eine genauere Einteilung benutzen.

1. Langaxonige Neurone.

a) Langaxonige Neurone mit multipolarem Zellkörper und radiär angeordneten Dendriten.

Hierhin gehören sehr zahlreiche Formen aus dem Zentralorgan und aus den vegetativen Ganglien. Sie sind, wie schon ihr Name besagt, dadurch gekennzeichnet, daß vom Zellkörper nach allen Richtungen breite, sich dichotomisch teilende und allmählich verjüngende Cytoplasmafortsätze ausstrahlen. Als Paradigmata gelten die motorischen Vorderhornzellen und die sogenannten Strangzellen des Rückenmarks und der Medulla oblongata. Auch die Zellen des Globus pallidus, die Dendriten von unübersehbarer Länge besitzen, sind bei dieser Gruppe zu nennen, obgleich die Ausstrahlung der Dendriten vornehmlich in der Hauptachse der langgestreckten Zellkörper erfolgt. Ferner rechnet man hierzu gewisse Typen aus den sympathischen Ganglien im Grenzstrang und in der Darmwandung.

b) Zellen mit einem cytoplasmatischen Hauptfortsatz,

der aus der Spitze kegelförmiger Zellkörper hervorgeht, eine beträchtliche Länge erreicht und an seinem Ende in zahlreiche, unter spitzem Winkel sich teilende Äste ausläuft. Hierin gehören vor allem die Pyramidenzellen der 3. und 5. Schicht der Großhirnrinde, bei denen die Ausläufer dieses Gipfelfortsatzes bis in das Stratum zonale verfolgbar sind. Das Vorhandensein eines so starken Gipfelfortsatzes schließt aber die Existenz anderer Cytoplasmafortsätze keineswegs aus. So besitzen die Pyramidenzellen der Großhirnrinde zahlreiche Seitenfortsätze und von der Basis des Zellkörpers abgehende Dendriten, die wie der Gipfelfortsatz zahlreiche Verzweigungen bilden, aber niemals die Länge von jenen erreichen.

c) Zellen mit monopolar angeordneten Cytoplasmafortsätzen.

Bei diesem Typus geht der Axon von dem meist etwas zugespitzten Pol an einer Seite des Zellkörpers ab, während die Cytoplasmafortsätze sich an der entgegengesetzten Seite entwickeln. Hierhin gehören die Purkinjeschen Zellen der Kleinhirnrinde (vgl. Abb. 1). Man sieht an der beigegebenen Abbildung, daß von der der Molekularschicht zugewandten Zellfläche Dendriten abgehen, welche an die Form von Hirschgeweihen erinnern. Sie lösen sich in ein ungeheuer dichtes Strauchwerk feinerer Verzweigungen auf. Die letzten und feinsten Ausläufer reichen bis an die subpiale Oberfläche der Kleinhirnrinde heran. P. Ramon[2]

---

[1] Ramón y Cajal: Die zahlreichen Arbeiten des Autors sind in seiner „Histologie du système nerveux de l'homme et des vertébrés" registriert und dem Inhalte nach wiedergegeben. Paris 1909.

[2] Zitiert nach Ramón y Cajal: Histologie du système nerveux 1909. S. 61.

hat ähnliche Zellformen im Lobus opticus der *Reptilien* und der *Batrachier* gefunden. In diese Gruppe kann man auch die Ganglienzellen aus dem Stratum ganglionare der Retina aufnehmen.

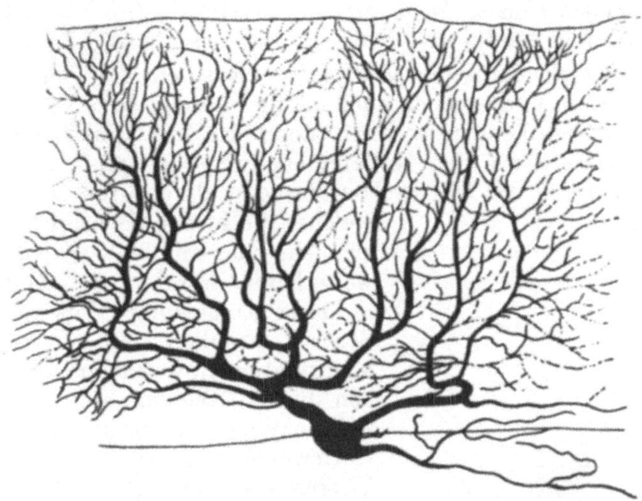

Abb. 1. PURKINJEsche Zelle nach KÖLLIKER. GOLGIsche Methode.

d) Zellen mit oppositopolaren Cytoplasmafortsätzen (gegenständigen Dendritenbäumchen).

Bei diesem Typus entfalten sich an entgegengesetzten Zellpolen zwei starke Dendritenbüschel. Als Hauptvertreter dieses Typus gelten die Pyramidenzellen

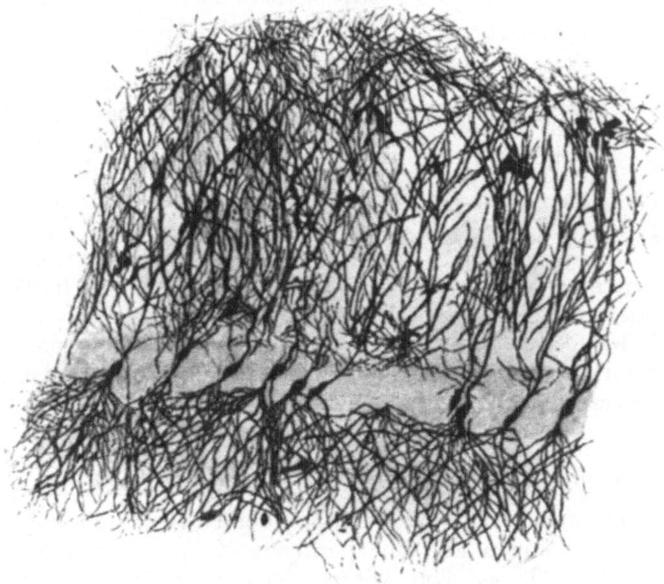

Abb. 2. Pyramidenzellen aus der Ammonsformation mit oppositopolaren Cytoplasmafortsätzen. GOLGIsche Methode.

der Ammonswindung (vgl. Abb. 2). Aus der Abbildung wird ersichtlich, daß von der dem Stratum oriens bzw. dem Alveus zugewandten Basis der Zellen ein dichtes Büschel kurzer Dendriten abgeht, während sich an der entgegengesetzten Seite ein langer Fortsatz entfaltet, der sich erst in einem gewissen Abstand vom Zellkörper in ein baumähnliches Geäst verzweigt. Die Basaldendriten dieser Zellen sind treffend mit einem Wurzelgeflecht verglichen worden. Ihr Axon entspringt häufig in derselben Zellregion wie die Basaldendriten.

Die Axone der dendritischen Zellformen erreichen, wie betont wurde, eine beträchtliche Länge, und wenn sie auch häufig während ihres Verlaufes zahlreiche Kollateralen abgeben können, so bleibt doch ihre Individualität bewahrt. Man kann die Hauptfaser von den Kollateralen immer deutlich unterscheiden; sie bleibt in den Bildern der Golgischen Methode als das Hauptkabel erkennbar, welches die in der Zelle produzierte Energie zu mehr oder minder weit entfernten Zielen weiterleitet, während die Kollateralen sich in deren Umgebung oder in benachbarten Zentren aufteilen. Es gibt da aber einige Modifikationen, welche nicht unerwähnt bleiben dürfen. Die eine besteht darin, daß der Achsenzylinder in mehr oder minder großer Entfernung von seiner Ursprungsstelle sich T- oder Y-förmig teilt. Die T-förmige Bifurkation des Achsenzylinderfortsatzes ist an den Körnerzellen der Kleinhirnrinde leicht nachzuweisen. Abb. 3 zeigt einen senkrechten Longitudinalschnitt durch die Kleinhirnrinde einer *Katze*. Man sieht zwei Körnerzellen mit ihrem kleinen rundlichen Zellkörper, der nach allen Richtungen kurze Dendriten mit krallenförmigen Endverzweigungen abgibt. Der zarte, am Zellkörper oder dem Ansatzteile eines Dendriten entspringende Achsenfortsatz dringt mehr oder minder weit in die Molekularschicht vor und spaltet sich T-förmig in zwei annähernd gleichkalibrige Äste. — Ramón y Cajal (l. c.) rechnet auch eine große Zahl von Strangzellen des Rückenmarks und der Medulla

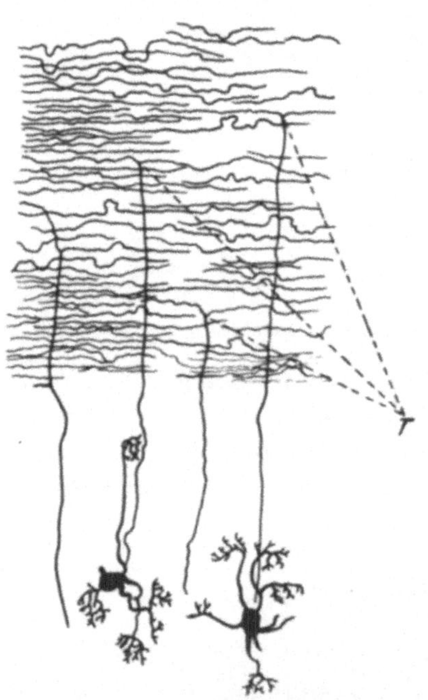

Abb. 3. Körnerzellen aus der Kleinhirnrinde. Golgische Methode. Bei *T* Hinweis auf Bifurkationen der Axone. (Nach Heidenhain.)

oblongata, sowie eine gewisse Zahl von Pyramidenzellen des Großhirns hierhin. Noch kompliziertere Teilungen des Achsenzylinders in drei und mehr Äste kommen nach Ramón y Cajal (l. c.) im Rückenmark und anderen Teilen des Zentralorgans an dendritischen Neuronen zur Beobachtung; dabei ist die Tatsache bemerkenswert, daß jeder von ihnen nach einem anderen Endziel hinstreben kann.

2. Dendritische Neurone mit kurzem Axon.

Gegenüber der weit verbreiteten Gruppe der Neurone mit langem Axon ist diejenige der kurzaxonigen auf eine geringere Zahl von Zentren beschränkt. Die hierhin gehörigen Typen sind, wie bereits erwähnt wurde, dadurch charakterisiert, daß die Achsenzylinder in unmittelbarer Nähe des Zellkörpers ein oft überraschend dichtes Endgeflecht bilden. Als merkwürdigsten Vertreter dieser Gruppe sei hier auf die „Golgizelle" aus der Kleinhirnrinde hingewiesen, wie sie in Abb. 4 skizziert ist. Man sieht, daß aus dem einen Zellpol ein reich verzweigtes Dendritengeäst seinen Ursprung nimmt, während von dem entgegengesetzten Zellpol ein Achsenzylinder entspringt, der sich sofort zu einem kaum übersehbaren Geflecht dichter Fäserchen auflöst. In die Masse des Geflechts sind kleine Gruppen von Körnerzellen eingeschaltet, die aber in der Abbildung nicht hervortreten.

Zellen mit Dendriten und kurzem Achsenzylinder sind ferner im Rückenmark der *Säuger* nachgewiesen worden. Nach GOLGI (1886) ist die Substantia gelatinosa Rolandi ihr Lieblingssitz; er will sie aber auch an anderen Gebieten des Rückenmarks beobachtet haben. Ferner spielen sie im Corpus striatum und in den Körnerschichten der Großhirnrinde eine bedeutsame Rolle.

Nicht alle dendritischen Neurone lassen sich dem hier angewandten Schema zwanglos einfügen. Es gibt Zwischenstufen zwischen den Zellen mit langem und mit kurzem Axon, wie z. B. die MARTINOTTISchen Zellen der Großhirnrinde, deren

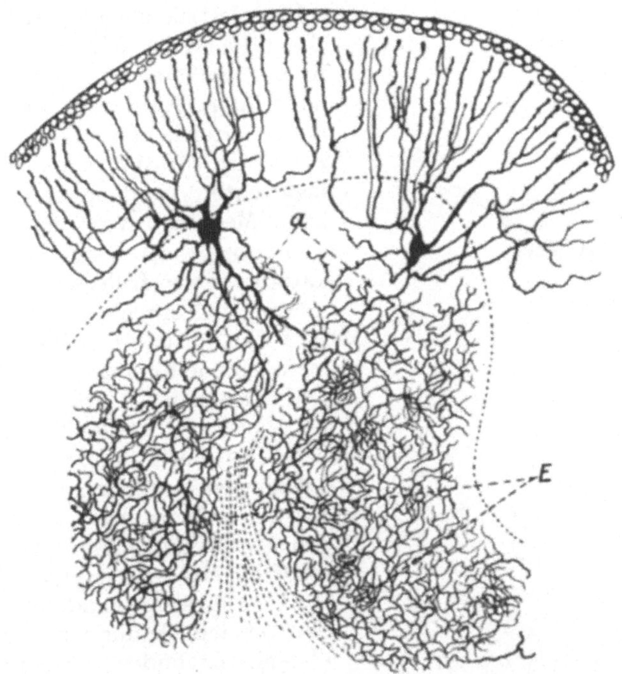

Abb. 4. Golgizelle mit reich verästeltem kurzen Axon. *a* Axon; *E* Endverzweigung. (Nach RAMÓN Y CAJAL.)

Achsenzylinder von einem meist pyramidenförmigen Zellkörper entspringt und sich nach kurzem Verlaufe in der Richtung nach der Oberfläche der Windung in mehrere Äste aufteilt. Auch die Korbzellen der Kleinhirnrinde repräsentieren nach RAMÓN Y CAJAL (l. c.) eine solche Übergangsform, obgleich der Axon hier eine ganz beträchtliche Länge erreichen kann. Da er aber bei den genannten Zelltypen das Gebiet der grauen Substanz, in dem er entsteht, nicht verläßt, ist damit eine Ähnlichkeit mit den kurzaxonigen Gebilden unbestreitbar.

Aus der verschiedenen anatomischen Signatur der langaxonigen und kurzaxonigen Neurone hat man gefolgert, daß sie für den allgemeinen Bauplan des Zentralorgans von wesentlich verschiedener Bedeutung sein müssen. Man kann im allgemeinen sagen, daß die Zellen mit langem Axon befähigt sind, das Zentralorgan mit der Peripherie, sowie die verschiedenen Zentren der grauen Substanz im Zentralorgan selbst miteinander zu verbinden. Sie bilden also die Glieder in der Kette mehr oder minder langer interfokaler Bahnen. Die kurzaxonigen

Zellen können dagegen nur für intrafokale Leitungen in Betracht kommen, indem sie einen sie treffenden Reiz auf Neurone in ihrer nächsten Nachbarschaft übertragen. Sie bilden u. a. das Substrat kurzer Schaltungen zwischen zentripetalen und zentrifugalen Leitungsmechanismen und werden demgemäß als „Schaltneurone" für indirekte Übertragungen receptorischer Einwirkungen auf effektorische Zellen in Anspruch genommen.

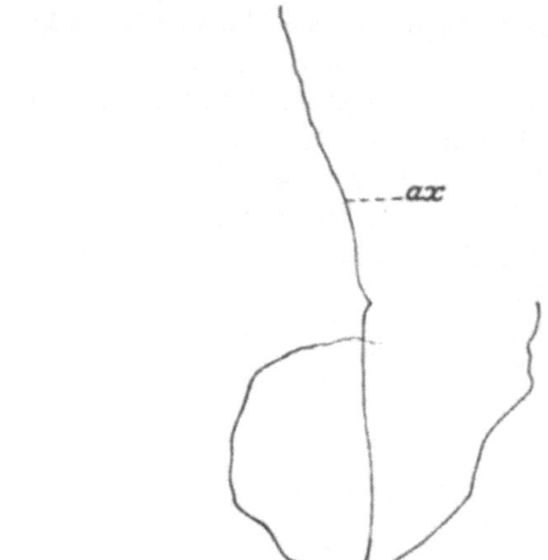

Nach der vorangegangenen Schilderung kann es scheinen, als ob die Unterscheidung zwischen Dendriten und Axonen stets eine ganz leichte wäre. Das ist aber tatsächlich nicht immer der Fall. Es gibt Zelltypen, an denen der Charakter der Zellfortsätze schwer festzustellen ist. Hierhin gehören im Zentralnervensystem die Horizontalzellen in der äußersten Rindenschicht, welche nach ihrem Entdecker auch als Cajalsche Zellen bezeichnet werden. Sie sind von ihm zuerst im Stratum zonale niederer *Säuger* beobachtet worden, kommen aber auch beim Menschen vor und sind hier, wenn sie in übergroßer Menge auftreten, als Indikatoren einer frühzeitigen Entwicklungsstörung angesprochen worden. Diese Zellen sind von mittlerer Größe, haben bald eine mehr spindelförmige, bald dreieckige Form und entsenden eine größere Zahl sehr glatter und horizontal verlaufender Fortsätze von beträchtlicher Länge, die in feine Endverzweigungen auslaufen. Ramón y Cajal (l. c.) hat diese Fortsätze ursprünglich selbst wegen ihrer Länge und morphologischen Eigenschaften für Achsenzylinder erklärt, nachher aber diese Anschauung dahin korrigiert, daß tatsächlich nur ein einziger von ihnen als Achsenzylinder betrachtet werden dürfe. Es sei dies eine relativ starkkalibrige Faser, deren Endigung sich selbst auf den größten Schnitten nicht mehr feststellen lasse. Da Kollateraläste in rechtem Winkel von ihr abzweigen, so sei dadurch schon ihr Axoncharakter gesichert. Die beim Fetus und beim Neugeborenen die Unterscheidung erschwerenden langen Cytoplasmafortsätze sollen im späteren Leben eine beträchtliche Rückbildung erfahren. Trotz dieser Korrektur ist aber auch heute die Sachlage bei unbefangener Betrachtung der Befunde noch nicht spruchreif.

Zellen mit schwer definierbaren Fortsätzen kommen auch im sympathischen Nervensystem vor. Hierhin gehören vor allem die sogenannten sternförmigen Zellen (vom zweiten Typus Dogiels). Man begegnet ihnen in den Ganglien des Grenzstranges, des Plexus solaris, myentericus und submucosus in größerer Zahl. Ihr Hauptkennzeichen besteht darin, daß drei, vier und noch mehr Dendriten radienförmig vom Zellkörper ausstrahlen und nach Durchbrechung der die Zelle

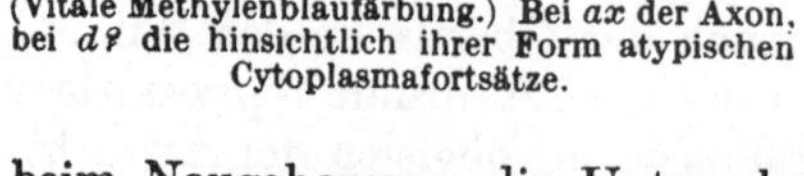

Abb. 5. Sympathische Ganglienzelle nach Dogiel. (Vitale Methylenblaufärbung.) Bei *ax* der Axon, bei *d?* die hinsichtlich ihrer Form atypischen Cytoplasmafortsätze.

umschließenden Kapsel große Strecken durchlaufen, ohne sich zu teilen. Die sonst für die Cytoplasmafortsätze so charakteristischen dichotomischen Teilungen sind an diesen Ausläufern sehr selten (vgl. Abb. 5). Da sie sich außerdem häufig dem das betreffende Ganglion passierenden Nervenbündel zugesellen und mit ihm weiterziehen, ist es im gegebenen Fall kaum möglich, ihre histologische Bedeutung zu ergründen. DOGIEL (1896) hat die Träger dieser Fortsätze im Plexus submucosus als sensible Zellen des Sympathicus aufgefaßt. Er meinte, daß die Dendriten sich mit echten Nervenfasern zu Bündeln vereinigen, und daß sie am Epithel der Darmmucosa ihre Endausbreitung erreichen, sich also

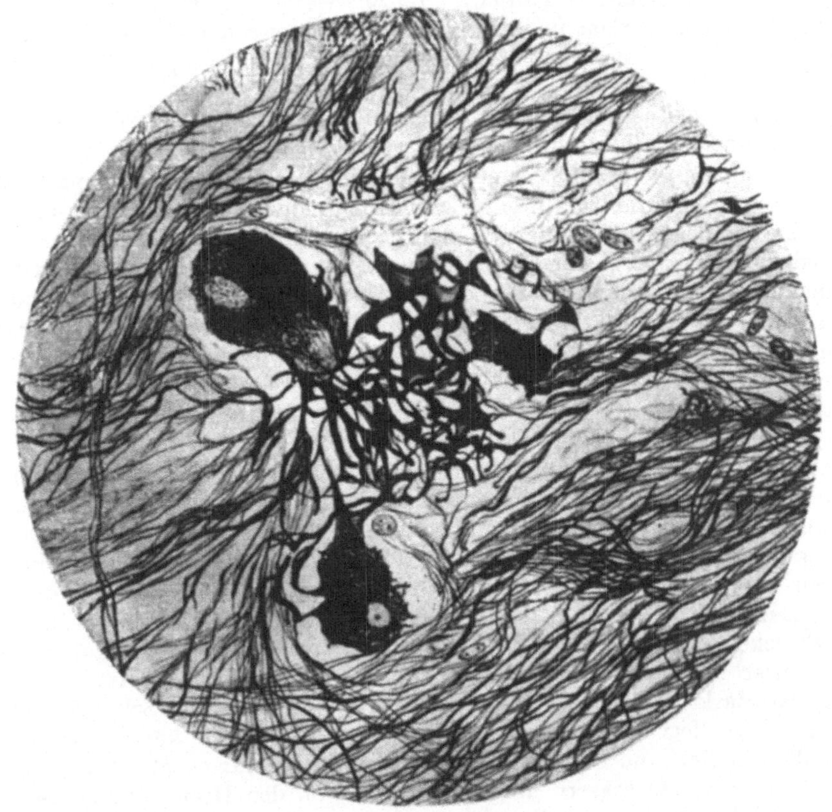

Abb. 5a. Sympathische Ganglienzellen aus dem Ganglion cerv. suprem. mit reich verzweigten und verknäuelten Cytoplasmafortsätzen in der Kapsel einer dazwischen liegenden Zelle. Methode BIELSCHOWSKY.

in dieser Hinsicht ähnlich wie Axone verhalten. CAJAL (l. c.) hat diese Auffassung bestritten und auch hier nur einem einzigen Fortsatz Axoneigenschaften vindiziert. Seine Ansicht stützt sich im wesentlichen darauf, daß ganz ähnlich geartete Zellen zwar auch ungewöhnlich lange Fortsätze aufweisen, daß diese sich aber in typischer Dendritenart innerhalb des betreffenden Ganglions verzweigen. — Es sei an dieser Stelle noch eine andere merkwürdige Eigenschaft der sympathischen Zelldendriten erwähnt, die darin besteht, daß sie sich in der Kapsel benachbarter Zellen zu einem korbartigen Endgeflecht aufsplittern und auf diese Weise pericelluläre Formationen bilden, wie sie sonst nur Achsenzylinder im Kontaktgebiet anschließender Neurone zu bilden pflegen (Abb. 5a).

    Schwer zu klassifizierende Fortsätze haben schließlich auch kleine sympathische Nervenzellen, die außerhalb der Ganglien zwischen den Bündeln der

Muscularis des Darmes liegen. Sie gehören nicht zum Auerbachschen Plexus, sondern sind in bindegewebige Lücken zwischen den Muskelfasern, besonders in der inneren Muskelfaserschicht eingebettet. Sie sind bisher vornehmlich mit der vitalen Methylenblaufärbung dargestellt worden. Ihr Zellkörper ist winzig und bezüglich ihrer Fortsätze nur das eine sicher, daß sie sich voneinander nicht unterscheiden lassen. Auch diese Gebilde sind nach ihrem Entdecker als Cajalsche Zellen der Darmwand von Dogiel (1895) bezeichnet worden. Man kann die Fortsätze ebensogut als Axone wie als Dendriten ansprechen. Ramón y Cajal (l. c.) hält sie für Axone. Da sie aber mit so breiten Anfangsstücken aus dem Zellkörper ausstrahlen, daß man eine Grenze zwischen beiden kaum ziehen kann, und da sie sich außerdem in ihrer Verzweigungsweise den Dendriten zentraler Zellen nähern, kann man sie mit demselben Recht als Cytoplasmafortsätze bezeichnen.

Die morphologische Gestaltung der Axone ist an den zentralen Zellen eine ziemlich einfache. Sie entspringen bei den größeren Typen häufig mit einer kleinen Erhebung am Zellkörper oder aus dem Stammteil eines Cytoplasmafortsatzes. Der Axon kann sich in einer gewissen Distanz vom Zellkörper mit einer Markhülle umgeben, bleibt aber bei zahlreichen Zellformen während der ganzen Lebensdauer marklos. Lange Axone, welche Zentrum und Peripherie oder weit voneinander entfernte Zentren des Zentralorgans miteinander verbinden, werden in der Regel markhaltig, während kürzere Gebilde, die vornehmlich der Herstellung intragrisealer Verbindungen dienen, meist marklos bleiben. Das gilt besonders von den Axonen der Vertreter des zweiten Golgischen Typus. Eine weitere Eigenart der Axone ist ihre Ausstattung mit Seitenästen, die vielfach unter rechtem Winkel von der Stammfaser abzweigen. Mit ihrer Stammfaser haben sie im Golgipräparat und in vital gefärbten Objekten die Gleichmäßigkeit des Kalibers und ein drahtähnliches Aussehen gemeinsam. In denjenigen Achsenzylindern, die später eine Markscheide erhalten, liegt die Zone dieser kollateralen Abzweigungen vornehmlich zwischen der Ursprungsstelle am Zellkörper und der späteren Ansatzstelle des Myelins. Es gibt aber zahlreiche Ausnahmen von dieser Regel. Dazu gehören z. B. die Hinterstrangsfasern, die von ihrer markumkleideten Strecke zahlreiche Seitenäste in die benachbarte graue Substanz der Hinterhörner unter rechtem Winkel abzweigen lassen. In der Regel ist an solchen Stellen das Mark in ähnlicher Weise wie in den Ranvierschen Schnürringen der peripherischen Nervenfasern ausgespart. Die Kollateralen können selbst eine Markhülle erhalten und dann den Stammfasern vollkommen gleichen. Kollateralen, die sich zu Markfasern umgestalten, sind an den Hinterstrangsfasern, an den Axonen der Pyramidenzellen der Großhirnrinde und an anderen Stellen beschrieben worden. Wichtig ist die Tatsache, daß die oft überraschende Fülle von marklosen Seitensprossen der Axone eine Eigentümlichkeit fetaler und jugendlicher Gehirne ist, die nur im Golgipräparat und allenfalls noch in vital gefärbten Objekten zutage tritt. Es wird noch die Rede davon sein, daß sie zu einem beträchtlichen Teil einer Überschußproduktion des noch unreifen Nervensystems ihre Entstehung verdanken, und daß sie im späteren Leben vielfach verschwinden.

In den nach Golgi und Ehrlich gefärbten Objekten haben die Achsenzylinder häufig kleine, in ziemlich regelmäßigen Abständen voneinander liegende zarte Auftreibungen. Man hat diese Bildungen, welche ihnen ein perlschnurartiges Aussehen verleihen, als Kunstprodukte angesprochen. Dem ist aber nicht so, denn man findet sie auch an ganz frisch fixierten Objekten und bei Anwendung anderer Methoden. Sie sind wohl als Ausdruck eines eigenartigen Wachstums der Axone zu betrachten, das sich nicht in gleichmäßigem Zuge, sondern stoßweise bzw. in einem bestimmten Rhythmus vollzieht, wobei die Auftreibung einer kurzen Verzögerung zwischen zwei Beschleunigungsphasen entsprechen dürfte.

Aus der morphologischen Gestalt der Dendriten, wie sie die Bilder der GOLGI-schen und EHRLICHschen Methoden zeigen, geht hervor, daß sie bei aller Verschiedenheit ihrer Verlaufsrichtung, Länge und Anordnung im allgemeinen frei endigen. RAMÓN Y CAJAL (l. c.) bezeichnet es als ein fundamentales Verdienst GOLGIs, daß er (1886) durch sein Verfahren diese freie Endigungsweise gegenüber der bis dahin herrschenden Vorstellung von der anastomotischen Verbindung der Dendriten gesichert hat. Wenn sich auch seine Annahme, daß die Dendriten einen Ernährungs-apparat der Ganglienzelle darstellen, als unhaltbar erwiesen habe, so sei doch erst durch seine Entdeckung die Möglichkeit gegeben worden, in das vorher vollkommen chaotische Gewirr der nervösen Elemente Plan und Ordnung zu bringen. Wir wissen heute, daß die Dendriten dem Körper substantiell und funktionell gleichwertige Gebilde sind, und daß mit ihrer Entfaltung im wesentlichen nichts anderes als das Prinzip zum Ausdruck kommt, der Zelle bei möglichst geringer Massenzunahme eine mög-lichst ausgedehnte Oberfläche zu verleihen. Da-durch werden sowohl für ihren Stoffwechsel wie für das Zustandekommen nervöser Wechselbezie-hungen zu den an sie herantretenden Axonen anderer Ganglienzellen die günstigsten Bedingun-gen geschaffen. — Es sind hier noch einige Form-eigentümlichkeiten der Dendriten zu erwähnen. Man findet an ihnen, besonders an Objekten, welche nach der vitalen Methylenblaufärbung EHRLICHs behandelt worden sind, häufig perl-schnurartige Auftreibungen in ähnlicher Weise wie die an den Axonen beschriebenen; nur sind sie hier nicht von derselben Zartheit und Gleichmäßigkeit der Anordnung wie an jenen. Sie bilden meist spindelförmige oder kugelige Auftreibungen, haben zuweilen aber mitunter auch das Aussehen vakuoli-sierter Spindeln. Man hat sich über die Entstehungs-weise und Bedeutung dieser Gebilde lange gestritten, bis RAMÓN Y CAJAL (1896) der sichere Nachweis ge-lang, daß es sich hier um kadaveröse Veränderungen handelt, welche sich g .de bei Anwendung des EHR-

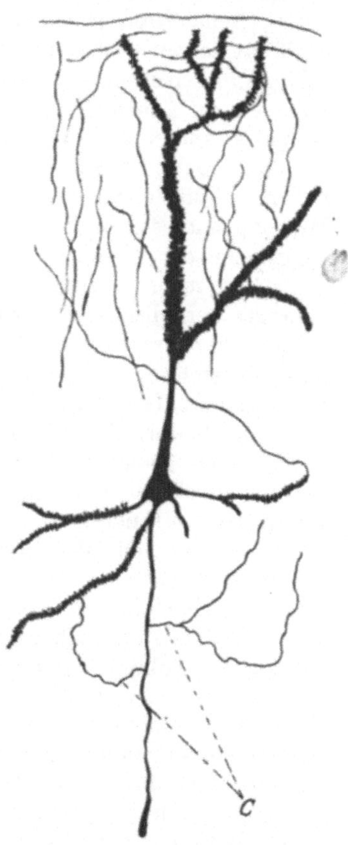

Abb. 6. Pyramidenzelle der Großhirn-rinde mit Spitzenbesatz der Cyto-plasmafortsätze. Golgimethode. *C* Collateralen. (Nach VERWORN.)

LICHschen Verfahrens deshalb schwer vermeiden lassen, weil das Material oft zu spät in die Fixierungsflüssigkeit gelangt. Auch bei der GOLGIschen Methode kommen derartige Auftreibungen an den Dendriten vor, wenn man die Blöcke nicht rechtzeitig der fixierenden Einwirkung der Osmium-Bichromatlösung unter-wirft. Eine zweite bemerkenswerte Eigentümlichkeit der Dendriten bilden dornen-artige Besätze, die mit Vorliebe an den Endstrecken langer Ausläufer auftreten. Im Golgibilde präsentieren sie sich als feine Fädchen, die in kugelige oder ellipsoide Anschwellungen an ihren freien Enden auslaufen. Die Dendriten der PURKINJE-schen Zellen der Kleinhirnrinde und diejenigen der Pyramidenzellen der Groß-hirnrinde sind häufig ganz von ihnen überdeckt. Ihre Längsachse steht fast immer in annähernd rechtem Winkel zur Verlaufsrichtung des Protoplasmafortsatzes, an den sie angeheftet sind (vgl. Abb. 6). Über ihre Bedeutung gehen die Ansichten weit auseinander. Kölliker (Handbuch 1896) betrachtet sie als Kunstprodukte, die möglicherweise durch eine ungleichmäßige Fällung des Chromsilbers hervorgebracht werden. Einen ähnlichen Standpunkt vertritt auch Semi Meyer (1897), der sie als Niederschläge des Chromsilbers in den pericellulären Lymphräumen deutet. Held sieht in ihnen die Ansatzstellen von pericellulären Endformationen feiner Axone und ist geneigt, sie mit deren „Endfüßen" zu identifizieren. Ramón y Cajal behauptet, daß diese Gebilde sich ebensogut wie durch die Golgische Methode auch durch diejenigen von Cox und Ehrlich nachweisen lassen. Sie seien stets auf den Bereich der Dendriten beschränkt, lassen auch bei Anwendung starker Objektive niemals eine krystalloide Beschaffenheit erkennen und zeigen stets das Aussehen feiner, manchmal verzweigter Fädchen, die kontinuierlich in die Substanz des Dendriten übergehen. Alle diese Momente sprechen seiner Meinung nach gegen den artifiziellen Charakter dieser Gebilde. Auch mit den Endfüßen Helds können sie schon deshalb nichts zu tun haben, weil sie sich nicht mit Neurofibrillenfärbungen nachweisen lassen. Nach seiner Meinung sind es präformierte Gebilde, denen die Aufgabe zufällt, die receptorische Oberfläche der Dendriten zu vergrößern und damit auch die Kontaktbedingungen zwischen axonalen Endverzweigungen und Dendriten zu verbessern. Vollkommen spruchreif ist trotzdem diese Frage nicht; die auf wenige Methoden beschränkte Darstellbarkeit der Dornenbesätze rechtfertigt den Zweifel, daß bei ihrer Entstehung Faktoren physikalischer Natur wirksam sind, welche von der angewandten Technik abhängen.

In der historischen Einleitung wurde bereits erwähnt, daß das Waldeyersche Grundgesetz, nach welchem sich das Nervensystem aus zahlreichen anatomisch und genetisch selbständigen Einheiten zusammensetzt, als Abstraktion aus den Befunden entstanden ist, welche die Golgische Methode von der Verbreitungsweise der Ganglienzellausläufer geliefert hat. Schon zur Zeit seiner Formulierung war dieses Gesetz an die Vorstellung verankert, daß die Reizübertragung von einem Neuron auf das andere nur durch Berührung oder Ausstrahlung erfolgen könne. Waldeyer sah zwar in diesem Kontaktverhältnis keinen springenden Punkt der Lehre — denn er erklärt, daß auch netzartige Verbindungen der Nervenfasern mit seiner Auffassung, wenn auch mit einigen Modifikationen, in Einklang gebracht werden könnten —, aber die Mehrzahl der Golgiforscher machte später ein Fundament des Lehrgebäudes daraus. Tatsächlich ließen die histologischen Bilder, welche an allen Zellfortsätzen freie Endigungen aufwiesen, kaum eine andere Deutungsmöglichkeit zu als diejenige, daß sich die Neurone nur durch Berührung gegenseitig beeinflussen können.

Eine weitere Ergänzung der Neuronenlehre, die später zu einem Axiom erhoben wurde, war das „Gesetz der dynamischen Polarisation", an dessen Formulierung besonders Ramón y Cajal (1892) und van Gehuchten (1889) beteiligt sind. Nach diesem „Gesetz" ist der kerntragende Teil des Neurons, also die Ganglienzelle mit ihren Dendriten, ein Leiter, welcher die Erregung, die ihm von den Endbäumchen anderer Neurone zuströmen, nur in der Richtung nach dem Axon hin fortleitet. Mit anderen Worten: der Axon oder Achsenzylinder leitet ausschließlich in cellulifugaler Richtung; die Erregung, welche vom Zellkörper und den Dendriten zu ihm gelangt, breitet sich nur in der Richtung nach seinem Endbäumchen hin aus. Die Lehre von den Einheiten und ihre Ergänzungen sind nicht unwidersprochen geblieben. Von welcher Seite die Angriffe erfolgten, soll erst erörtert werden, wenn wir tiefer in die Strukturverhältnisse der Ganglienzelle eingedrungen sind. Hier soll nur an einigen Beispielen gezeigt werden, wie die Aneinanderkettung der Neurone im Sinne der klassischen Lehre erfolgt.

Das Paradigma eines relativ einfachen zweigliedrigen Systems bildet die motorische Willkürbahn (Abb. 7). Man unterscheidet ein corticobulbäres bzw. corticospinales Neuron von einem bulbo- bzw. spinomuskulären. Die Ursprungszelle für das corticospinale Neuron bildet eine große Pyramide in der 5. Schicht der vorderen Zentralwindung. Der an ihrer Basis hervortretende Achsenzylinder geht auf dem Wege der Pyramidenbahn bis ins Vorderhorn der kontralateralen Rückenmarkshälfte, wo er in feine Endverzweigungen an den Dendriten einer Vorderhornzelle aufsplittert. Den Vorderhornzellen gleichwertig sind die motorischen Kerne in

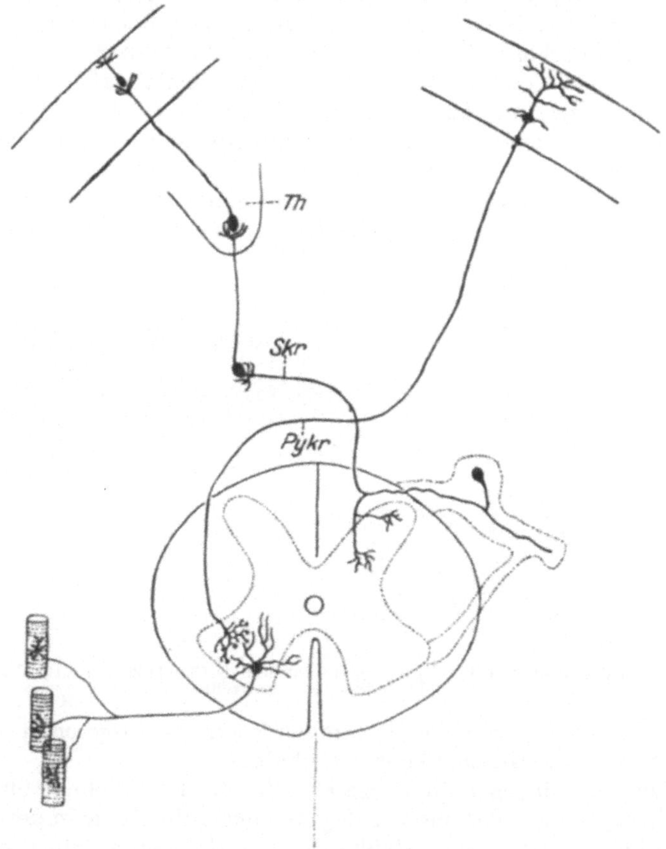

Abb. 7. Schema der neuronalen Gliederung der motorischen Willkürbahn und der Bahn für die Körpersensibilität. *Th* Thalamus; *Skr* Schleifenkreuzung; *Pykr* Pyramidenkreuzung.

der Medulla oblongata und im Pons. Die Achsenzylinder der motorischen Vorderhornzellen verlassen als vordere Wurzel das Rückenmark und ziehen in den peripherischen Nerven bis zur quergestreiften Muskulatur, wo sie in den sogenannten Endplatten aufsplittern. Man darf aus dem Schema nicht entnehmen, daß für das Zustandekommen willkürlicher Bewegungen in der Rumpf- und Extremitätenmuskulatur die Funktion dieser beiden Neurone genügt. Tatsächlich kommen willkürliche Bewegungen nur dann zustande, wenn die betreffenden Pyramidenzellen der Großhirnrinde von sensiblen, commissuralen und vor allem durch Fasern aus übergeordneten motorischen Rindengebieten Anregungen erhalten, die ihrerseits wieder unter dem Einfluß corticopetaler Neurone stehen. Individuen, deren motorische Rinde und Pyramidenbahn von der übrigen Hemisphäre losgelöst wird, verhalten sich auch bei Intaktheit der corticospinalen Neurone bezüglich der motorischen Ausfallserscheinungen fast ebenso, wie wenn das betreffende Pyramidensystem selbst außer Betrieb gerät. Zum Empfang der verschiedenartigsten Impulse besitzen die Pyramiden außer dem Zellkörper die Gipfel- und Basaldendriten mit ihren zahlreichen und langen Verzweigungen. Besonders der Gipfeldendrit ist für den Empfang solcher Impulse geeignet, weil er bis an die Oberfläche des Gehirns reicht und auf diese Weise zu den Axonen verschiedener Rindenschichten in Beziehung treten kann. Bei dieser Betrachtungsweise stellt die zweigliedrige „Willkürbahn" nur den effektorischen Endapparat mehr oder minder langer vielgestaltiger Neuronenketten dar. Auch die multipolaren Vorderhornzellen stehen nicht etwa nur mit den Endbäumchen der Pyramidenfasern in Kontakt; sie erhalten aus den Kollateralen der Hinterstrangsfasern, aus dem Striatum, aus gewissen Zentren des Mittelhirns, aus dem Vestibulariskern und aus anderen Quellen permanente Anregungen. Ihre Oberfläche ist einer Klaviatur vergleichbar, die von vielen Händen bespielt wird (Jelgersma 1923). Für den Physiologen und auch für den Pathologen war es aber von großer heuristischer Bedeutung, aus der Fülle der Verbindungen ihr spezielles Verhältnis

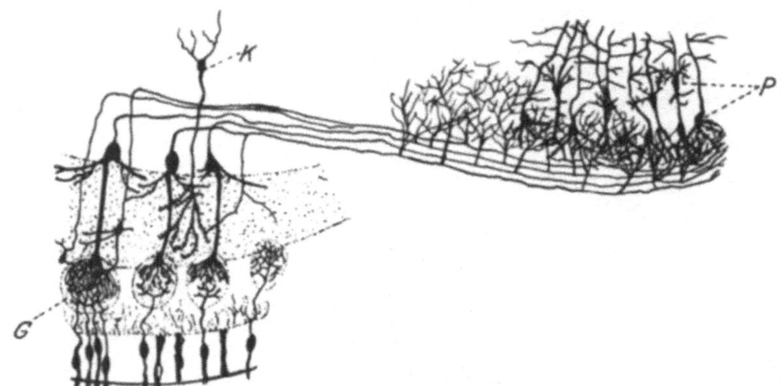

Abb. 8. Schema der neuronalen Gliederung der Riechbahn. *G* Glomerulus olf.; *P* Zellen der primären Riechrinde; *K* Körnerzelle.

zu den Endverzweigungen der Pyramidenfasern herausgeschält und in einem einfachen Schema veranschaulicht zu erhalten.

Sehr übersichtlich liegen die Dinge auch bei der Riechbahn (Abb. 8). Hier wird das am weitesten an der Peripherie gelegene Neuron durch die in der Riechschleimhaut befindlichen Riechzellen gebildet, die wir als Sinnesganglienzellen auffassen dürfen. Der reizaufnehmende Teil ist das die Oberfläche der Schleimhaut etwas überragende Außenglied der Zelle. Es setzt sich in den kerntragenden Zellkörper fort, aus dem ein zarter Achsenzylinder entspringt, dessen Aufsplitterung im Glomerulus des Bulbus olfactorius erfolgt (Abb. 8a). Hier gliedert sich ein zweites Neuron an; und zwar sind es die baumartigen Aufteilungen der langen Mitralzellendendriten, welche den Kontakt mit der Endformation des Riechzellenaxons herstellen. Die Axone der Mitralzellen lassen sich bis zur primären Riechrinde im Tuberculum olfact. und äquivalenten Rindengebieten verfolgen, wo sie unter Abgabe zahlreicher Kollateralen ihre Endausbreitung erreichen. Hier erfolgt die Angliederung eines weiteren Neurons durch die Dendritenbüschel pyramidenförmiger Zellen, die mit ihrem Achsenzylinder dann den Impuls an höhere Zentren weitergeben.

Eine dreigliedrige Kette nimmt die Neuronenlehre als Substrat für die optische Reizleitung in der Retina an. Hier bilden die Stäbchen und Zapfen, welche als bipolare Sinnesganglienzellen zu werten sind, das Außenglied des Systems. Mit ihren Endbäumchen treten die Axone dieser Zellen in der äußeren granulierten Schicht mit den Dendriten bipolarer Zellen in Verbindung, deren Zellkörper insgesamt die innere Körnerschicht bilden. Der vom entgegengesetzten Zellpol entspringende Axon reicht bis zur inneren granulierten Schicht, wo er aufsplittert

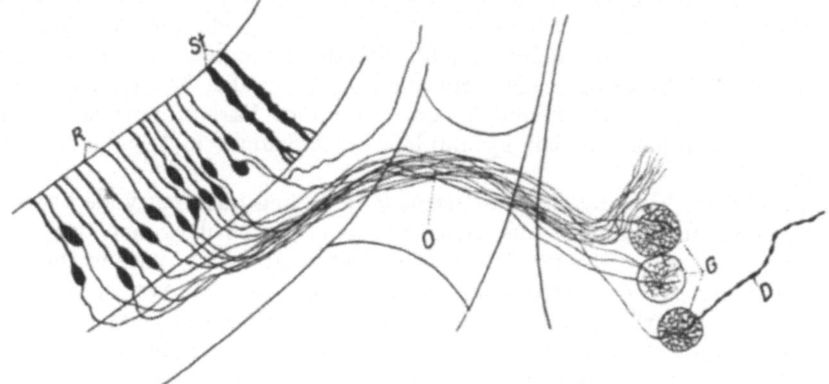

Abb. 8a. Riechzellen mit den aus ihnen hervorgehenden Olfactoriusfasern, die in den Glomeruli des Bulb. olf. enden. (Nach RETZIUS: Biol. Untersuch. 1892.)
R Riechzellen; St Stützzellen; O Olfactoriusfasern; G Glomeruli olf.; D Dendrit einer Mitralzelle.

und in Kontakt mit den weit ausgreifenden Dendriten der Ganglienzellen tritt. Die Axone der Ganglienzellen bilden die Opticusfasern, die sich auf dem Wege über den Tractus opticus und das Chiasma bei teilweiser Kreuzung bis in die primären Endstätten des Gehirns verfolgen lassen. In der vorliegenden Abb. 9 ist nur der vordere Vierhügel alsprimäres cerebrales Opticuszentrum reproduziert.

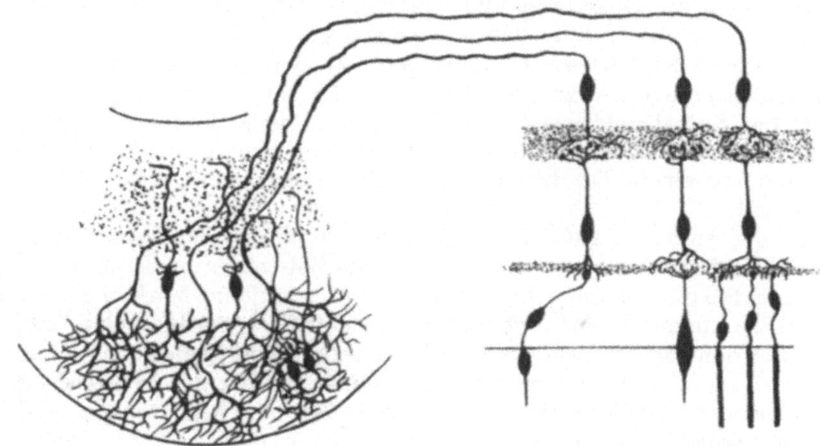

Abb. 9. Schema der dreigliedrigen optischen Bahn in der Retina. Aus den Ganglienzellen des 3. Gliedes entspringen die bis zur Vierhügelrinde verfolgbaren Opticusfasern.

Die Opticusfasern splittern hier zu reich verzweigten Endbäumchen auf und verflechten sich mit einem Gewirr von Dendriten, die den Ganglienzellen der Vierhügelplatte angehören. Mit den Axonen dieser Zellen erreicht das System den Anschluß an die Sehrinde der Großhirnhemisphäre.

Als eine dreigliedrige Neuronenkette läßt sich die Bahn für die Haut- und Muskelsensibilität darstellen. Das peripherische Glied bildet die Spinalganglienzelle mit ihren Fortsätzen (vgl. Abb. 7). Aus der Spinalganglienzelle entspringt ein dicker Fortsatz, der sich T-förmig teilt. Der nach der Körperoberfläche gerichtete dickere Teilast entspricht einer sensiblen Nervenfaser, die in den Reizaufnahmeorganen der Haut und des Muskels endigt. Der zentrale Fortsatz dringt durch die hinteren Wurzeln in den Hinterstrang des Rückenmarks ein, schlägt dort nach Abgabe von Kollateralen zum benachbarten Hinterhorn zentrale Verlaufsrichtung ein, um an den Zellen des Gollschen und Burdachschen Kerns aufzusplittern. Mit diesen Zellen beginnt das zweite Glied. Ihre Axone sammeln sich zur oberen Schleife, welche nach erfolgter Kreuzung bis zum ventralen Kerngebiet des Thalamus reicht. Hier enden sie an den Thalamuszellen. Die Achsenzylinder dieser Zellen sind bis zur Rinde des Parietallappens verfolgbar, wo sie wahrscheinlich mit den Pyramiden der 3. Schicht in besonders enge Beziehung treten.

Die Reihe der hier angeführten Beispiele ließe sich noch um viele vermehren, aber das angeführte genügt, um zu zeigen, wie durchsichtig sich der Bauplan des Nervensystems im Sinne der Neuronenlehre gestaltet, und weshalb diese Lehre nicht nur von den Anatomen, sondern auch von den Pathologen als eine befreiende Tat begrüßt wurde. Wenn man den Standpunkt vertritt, daß die Darstellungsbreite der Golgischen Methode und der sie ergänzenden Ehrlichschen Methylenblaufärbung alles erschöpft, was an nervösen Strukturen im Nervensystem existiert, dann muß zugegeben werden, daß das von Waldeyer (1891) formulierte Gesetz mit den Tatsachen in vollem Einklang gebracht werden kann. Man begegnet überall abgrenzbaren Nerveneinheiten, die nur durch Kontakt aufeinander wirken können. Etwas anders liegen aber die Dinge bezüglich des Gesetzes der dynamischen Polarisation, nach welchem die Dendriten nur in cellulipetaler, die Axone dagegen nur in cellulifugaler Richtung leiten sollen. Hier fügen sich an den sensiblen Neuronenketten die peripherischen Endglieder den Forderungen des Gesetzes nicht. Es wurde schon oben darauf hingedeutet, daß im System des Olfactorius und Opticus die Umdeutung der zur Oberfläche gerichteten Riechfäden, Stäbchen und Zapfen zu Dendriten etwas Erzwungenes hat. Noch schärfer tritt die Unstimmigkeit an den die Körpersensibilität vermittelnden Endneuronen zutage. Hier muß der zur Peripherie gerichtete Teilfortsatz der Spinalganglienzelle, welcher die auf seine Endverzweigungen wirkenden Reize dem Zentralorgan mitteilt und demgemäß in cellulipetaler Richtung leitet, zu einem Dendriten gestempelt werden, wenn das Gebäude nicht wanken soll.

Nach der Ansicht Ramón y Cajals (1889, 91, 97) sei der Dendritencharakter der sensiblen Nervenfaser unbestreitbar. Seine Beweisführung ist dabei folgende: Wir sehen, daß die Achsenzylinder von langem Verlauf eine Markscheide besitzen, während die kurzen Achsenzylinder fast ausschließlich marklos sind. Die Markscheide sei demnach keineswegs eine konstante Eigentümlichkeit der axonalen Neuronstrecke. Als Kriterium des Axons werde sie von den Neurologen viel zu hoch bewertet; im allgemeinen sei das wahre Kennzeichen des Achsenzylinders seine im Vergleich zu den Protoplasmafortsätzen größere Längenausdehnung. Das Rätsel löse sich ganz einfach: Die Cytoplasmafortsätze können ebensogut wie die Achsenzylinder eine Markscheide erhalten, wenn sie eine lange Wegstrecke zu durchlaufen haben. Das gelte speziell für den nach außen gerichteten Cytoplasmafortsatz der Spinalganglienzelle, dessen Endausbreitung weit von seinem Insertionspunkt an der Ganglienzelle entfernt liege. Auch die Einpoligkeit dieser Zellen bildet kein unwiderlegliches Argument gegen die allgemeine Gültigkeit des Gesetzes, denn diese Zellen sind in einer bestimmten Entwicklungsstufe des Nervensystems immer bipolar und bleiben es bei gewissen *Wirbeltier*klassen während des ganzen Lebens. Daß die Beweisführung Cajals für sein

Gesetz nicht sehr glücklich ist, bedarf wohl kaum einer längeren Auseinandersetzung. Die sensible Nervenfaser der Peripherie ist ja nicht nur mit einer Markscheide ausgestattet, sondern besitzt außerdem alle Qualitäten, welche uns sonst als sicheres Kriterium echter Nervenfasern dienen. Auf der anderen Seite muß betont werden, daß es im Zentralnervensystem Zellarten mit Cytoplasmafortsätzen von unübersehbarer Länge gibt, an denen eine Markhülle bisher nie beobachtet werden konnte. Hierin gehören z. B. die Zellen des Pallidum. Cajal hat diesem Einwand zwar entgegengehalten, daß hier die Dendriten auf ihrer ganzen Strecke sich mit den Endverzweigungen von Axonen in Berührung setzen müssen, während die peripherischen Fortsätze der Spinalganglienzellen nur an ihren Endausbreitungen mit anderen Gebilden in Kontakt zu treten brauchen. Mit dieser Art von Argumentation kann man alles beweisen; es werden morphologische und teleologisch verwertete Gesichtspunkte aus der allgemeinen Physiologie durcheinander geworfen, und der Unbefangene wird bei aller Bewunderung für den großen spanischen Forscher nicht darüber hinwegkommen, daß in seinem Vorgehen etwas Unstimmiges liegt. Daß die Spinalganglienzellen auf die Durchschneidung der zugehörigen peripherischen Nervenfasern mit einer schweren retrograden Degeneration antworten, sei hier nur angedeutet. Auch diese Tatsache spricht nicht für seine Aufassung.

Ramón y Cajal hat die ursprüngliche Form des Gesetzes übrigens in einem nicht unwesentlichen Punkte modifiziert. Während für van Gehuchten (1891) der kerntragende Teil des Neurons — das ist der Zellkörper — noch ein unerläßlicher Bestandteil für die Leitung innerhalb eines Neurons war, hält Ramón y Cajal auch den direkten Übergang der Reizleitung vom Dendriten zum Axon für unabweislich. Er hat dabei den Fall im Auge, daß, wie es ja nicht selten geschieht, der Achsenzylinder aus einem Dendriten entspringt; hier würde die Einschaltung der Zelle in die Leitbahn einen ganz überflüssigen Umweg bedeuten, und außerdem müßte man derjenigen Strecke des Dendriten, welche zwischen dem Insertionspunkte des Axons und seiner eigenen Ursprungsstelle am Ganglienzellkörper liegt, ein doppelsinniges Leitungsvermögen beimessen: eine Annahme, die der physikalischen Auffassung Schwierigkeiten machen kann. Da der peripherische Fortsatz der Spinalganglienzelle für Ramón y Cajal den Wert eines Dendriten hat, so geht an der T-förmigen Teilungsstelle die sensible Erregung also nicht erst in den Stammfortsatz hinein, sondern direkt auf den eigentlichen Achsenzylinderfortsatz, der nach seiner Meinung der hinteren Wurzelfaser entspricht, über. Der Stammfortsatz komme als Leitungsweg nur für diejenigen Reize in Betracht, welche von der Ganglienzelle selbst ausgehen; sie gehen nachher an der Teilungsstelle auf den zentralen Schenkel der T-Formation über. Derartige Impulse produziert die Ganglienzelle nur dann, wenn ihrem eigenen Körper Erregungen an der Oberfläche zufließen. Die letzteren werden ihr von Fasern mitgeteilt, die sie in Gestalt pericellulärer Körbe umfassen. Wahrscheinlich seien sie sympathischer Natur. Die unumgängliche Rücksichtnahme auf diese Verhältnisse macht es notwendig, dem Achsenzylinder neben dem cellulifugalen Leitungsvermögen ein dendrifugales und umgekehrt dem Dendriten neben dem cellulipetalen ein axipetales zu vindizieren.

II. Struktur der Ganglienzelle.

Eine optisch abgrenzbare Zellmembran ist an Ganglienzellen nicht nachweisbar. Darüber besteht bei den Autoren, welche sich mit der feineren Histologie der Ganglienzelle beschäftigt haben, eine seltene Übereinstimmung. Es darf aber nicht verschwiegen werden, daß ein so hervorragender Forscher wie

Ramón y Cajal[1] eine abweichende Auffassung vertritt. Er meint, daß man mit den geeigneten optischen Hilfsmitteln eine, wenn auch nicht vollkommen isolierbare Membran, so doch eine deutliche Grenzschicht nachweisen könne, die derjenigen sehr ähnlich sei, welche einzelne Autoren auch am Rande der Achsenzylinder gesehen haben wollen. Unter gewissen Bedingungen trete diese Membran besonders scharf hervor. In Nisslpräparaten begegnet man ihr nicht selten an partiell geschrumpften und vakuolisierten Exemplaren. Da die Vakuolen dabei häufig in der Außenschicht der Zelle liegen und die Zelloberfläche berühren, habe man hier ein besonders günstiges Objekt für die Beobachtung vor sich. An solchen Stellen könne man eine homogene, doppeltkonturierte Hülle feststellen, welche in engen Beziehungen zu den Trabekeln des spongioplasmatischen Gerüstes der Zelle stehe. Auch an den Ganglienzellen der Retina mache sich sehr häufig ein starker Kontrast zwischen der äußeren intensiv gefärbten Randzone und dem blassen Grundton im übrigen Protoplasma bemerkbar. Es handle sich da um eine Hülle von besonderer Beschaffenheit und nicht etwa nur um eine oberflächliche Deponierung färbbarer Substanzen. Cajal hat seine Ansicht noch durch eine Reihe anderer Beobachtungen an pathologischen Zellformen zu stützen gesucht, aber seine Argumente sind in diesem Punkte nicht überzeugend. Was er vorbringt, läßt sich zwanglos auf die physikalische und chemische Wirkungsweise der angewandten Fixierungs- und Färbungsmittel zurückführen. Daß sich besonders bei der Fixierung mit Alkohol sehr leicht Retraktionserscheinungen der inneren Cytoplasmazone gegenüber dem Rande entwickeln, ist eine wohl allgemein bekannte Tatsache. Dabei beobachtet man nicht selten, daß eine zarte Randschicht der Zelle an der benachbarten Substanz haften bleibt, wodurch die Existenz einer Membran vorgetäuscht werden kann. Derartige Bilder lassen sich künstlich erzeugen, indem man das Gewebe vor der Fixierung einige Zeit mit destilliertem oder schwach alkalischem Wasser durchtränkt. Auf diese Weise wird ein mehr oder minder starker Quellungszustand der Ganglienzellen erzeugt. Bei nachfolgender Behandlung mit Alkohol reißt sich dann die Innenzone des Zellkörpers von der Außenschicht, die mit der Umgebung verbunden bleibt, besonders leicht los. Beim Menschen entstehen derartige Kunstprodukte auch nach ödematöser Durchtränkung des zentralen Gewebes bei langandauernder Agone. Diese Erscheinung hat Nissl selbst eingehend gewürdigt und als „Wasserveränderung" der Ganglienzellen bezeichnet. Frische Zellen, die man ungefärbt in isotonischer Kochsalzlösung oder in Blutserum untersucht, lassen auch bei Anwendung der besten optischen Hilfsmittel eine abgrenzbare Membran nicht erkennen.

1. Nisslsubstanz.

Es wurde schon in der historischen Einleitung darauf hingewiesen, daß die ältere Technik — einschließlich der Golgischen Imprägnationsmethoden und der Ehrlichschen Methylenblaufärbung — brauchbare Strukturbilder von der Ganglienzelle nicht liefert. Es ist das Verdienst von Franz Nissl (1889), uns auf einem einfachen Wege zur Kenntnis eines konstanten Formbestandteiles derselben verholfen zu haben. Seine Methode beruht im wesentlichen auf der Fixierung und Härtung möglichst frischer Gewebsstücke in 96 proz. Alkohol. Die Färbung der Schnitte erfolgt in einer basischen Anilinfarbstofflösung. Von ihm selbst wurde das Methylenblau bevorzugt, spätere Autoren haben mit Toluidinblau, Thionin, Kresylviolett und anderen Farbstoffen vornehmlich aus der Reihe der Thiazine und Oxazine annähernd gleichwertige Resultate erzielt. Betrachtet man einen

---

[1] Ramón y Cajal: Histologie du système nerveux. 1909. S. 151.

nach der Vorschrift NISSLS behandelten Schnitt unter dem Mikroskop, so sieht man, daß außer den Kernen aller Gewebszellen (der Ganglienzellen, Gliazellen und derjenigen des Blutgefäßbindegewebsapparates) die Zellkörper der Ganglienzellen deutlich hervortreten. Das hat darin seinen Grund, daß bestimmte Teile in ihnen die Farbe stark annehmen, während andere Partien ungefärbt erscheinen. In der Literatur werden diese färbbaren Elemente meist als NISSLsche Körperchen bezeichnet. MARINESCO (1897) spricht von „chromatophiler Substanz", ein Ausdruck, den sich zahlreiche Autoren zu eigen gemacht haben; v. LENHOSSÉK (1895) hat ihnen den Namen „Tigroidsubstanz" gegeben, der aber deshalb nicht empfehlenswert ist, weil der ihm zugrunde liegende Vergleich mit der Zeichnung eines Tigerfells nur für wenige von den zahlreichen Zellarten des Zentralorgans zutrifft. Die NISSLsche Methode wird häufig als das „Verfahren der elektiven Nervenzellfärbung" bezeichnet. Aus dem Gesagten geht hervor, daß von einer absoluten Elektivität keine Rede sein kann, eben weil ja gleichzeitig alle Gewebskerne und auch die kernhaltigen Blutelemente mitgefärbt werden. Sie macht auch nur den Anspruch darauf, gegenüber bestimmten Partikeln im Zellkörper und in den Dendriten elektiv zu sein; diese werden aber mit quantitativer Vollständigkeit und in einer für den betreffenden Zelltypus konstanten Anordnung zur Darstellung gebracht. Der Achsenzylinder und sein Insertionsgebiet an der Zelle bleiben unter normalen Verhältnissen farblos oder verraten sich höchstens durch einen leicht blaßblauen Grundton. Der Gehalt an färbbarer Substanz ist natürlich nicht an allen Zelltypen der gleiche. Auch hinsichtlich des Färbungsgrades und der Form weichen die tingierten Teilchen weit voneinander ab. Sie können als feine Stäubchen, grobe Körner, vielkantige Schollen und spindelartige Gebilde erscheinen; dabei sind sie bald gleichmäßig über das Cytoplasma verteilt, bald zu Haufen, Reihen oder netzähnlichen Figuren gruppiert. Wichtig ist dabei aber die Tatsache, daß gleichartige Zelltypen bei dieser Methode stets denselben Anordnungsplan der färbbaren Substanz erkennen lassen.

Es besteht eine konstante Korrelation zwischen dem Volumen der Nervenzelle und der in ihrem Cytoplasma aufgespeicherten Nisslsubstanz. Man kann im allgemeinen sagen, daß die großen Zelltypen weit mehr von ihr enthalten als die kleinen. So findet man in den motorischen Vorderhornzellen, in den Riesenzellen der motorischen Hirnrinde und in den Spinalganglienzellen eine viel größere Menge gefärbter Elemente und auch in viel dichterer und gleichmäßigerer Anordnung als in den kleinen Zelltypen. MARINESCO hat darauf hingewiesen, daß dieselben Beziehungen zwischen dem Volumen des Zellkörpers und seinem Gehalt an Nisslkörperchen beim phylogenetischen Vergleich homologer Zellarten hervortreten. Die multipolaren Vorderhornzellen, welche bei den *Säugern* ihrem Volum entsprechend, viel färbbare Substanz aufweisen, sind bei *Amphibien* und *Reptilien*, wo das Cytoplasma nur einen schmalen Saum um den Kern bildet, relativ dürftig mit ihr versehen; und während sie sich bei den erstgenannten in Gestalt von dicht gereihten Schollen repräsentieren, findet man bei den letzteren nur kleinere Brocken in geringer Zahl.

An Zellen mit großem Volumen ist an einzelnen Stellen eine gewisse Gleichmäßigkeit in der Form der Nisslschollen unverkennbar. Das gilt besonders von den gröberen Ästen der Cytoplasmafortsätze, wo sie das Aussehen langgestreckter, zur Achse des Fortsatzes parallel gerichteter Spindeln annehmen. Die feineren Dendritenverzweigungen sind aber unter normalen Verhältnissen frei von färbbarer Substanz, und das ist ja auch als eine Hauptursache dafür anzusehen, weshalb mit dieser Methode eine vollkommene Darstellung der Zellgestalt nicht erzielbar ist. An den Teilungsstellen der gröberen Dendriten findet man häufig ein kegelförmiges Körperchen, den sogenannten „Verzweigungskegel", dessen

Spitze dem Zellkörper zugewandt ist, während es mit seiner Basis den Winkel berührt. An der Peripherie der Ganglienzellkerne finden sich nicht selten halbmondförmige Auflagerungen, „Kernkappen", von denen bei der Schilderung des Kernes noch die Rede sein soll. Nissl hat nach dem Verhalten der färbbaren Substanz die Nervenzellen in verschiedene Gruppen eingeteilt. Er gliederte sie in somatochrome und karyochrome Zellen. Zu den somatochromen rechnet er alle diejenigen, bei denen die mit Farbbasen darstellbaren Zellbestandteile den Kern allseitig umschließen. Bei den karyochromen werden diejenigen Formen untergebracht, die ein den Kern vollkommen umrahmendes und mit färbbaren Partikelchen ausgestattetes Cytoplasma nicht erkennen lassen; man hat bei ihnen oft den Eindruck, daß ein größerer oder kleinerer Teil der Kernoberfläche frei im Gewebe liegt. Es handelt sich hier natürlich um ein Trugbild, das bei der angewandten Technik dadurch zustande kommen muß, daß das farblose Cytoplasma vom benachbarten Gewebe optisch nicht zu trennen ist. Von den karyochromen Zellen lassen sich die cytochromen Zellen als eine Unterabteilung absondern. Sie sind dadurch ausgezeichnet, daß an ihnen auch der Kern winzig bleibt und kaum die Größe eines Leukocytenkernes erreicht. Ein färbbarer Cytoplasmasaum ist an ihnen überhaupt kaum nachweisbar. Hierhin gehören die Körnerzellen in der Kleinhirnrinde, im Bulbus olfactorius und in der inneren retikulierten Schicht der Retina. Die somatochromen Formen umfassen den weitaus größten Teil aller Nervenzellen. Sie lassen sich nach der Anordnung der Nisslkörperchen in eine Anzahl von Unterabteilungen gliedern. Nissl selbst unterscheidet einen stichochromen, einen arkyochromen, einen arkyostichochromen und einen gryochromen Typus. Beim stichochromen Typus bilden die Schollen gleichsinnig verlaufende Reihen, in denen sie sich gegenseitig kaum berühren. Bei den arkyochromen Zellen stehen die Schollen in netzartiger Verbindung miteinander. Die Oberfläche der einzelnen Schollen ist bei diesem Typus rauh und zackig, und die Unebenheiten sind es, die netzartig miteinander verschmelzen. Bei den gryochromen bilden Körner von ungleicher Größe und Farbintensität das bestimmende Formelement. Die arkyostichochromen Typen sind durch gröbere Schollen charakterisiert, deren Anordnung, wie schon der Name sagt, eine Zwischenstufe zwischen reihenförmiger und netzförmiger Gruppierung bildet.

Nach dem Dichtigkeitsgrade der gefärbten Teile hat Nissl bei den somatochromen Typen einen pyknomorphen, apyknomorphen und parapyknomorphen Zustand unterschieden. Da, wo sie nahe aufeinandergerückt sind, spricht Nissl von pyknomorphen Zellen. Sie fallen aus naheliegenden Gründen durch ihr dunkles Aussehen auf. Die apyknomorphen Zellen bilden ihr Gegenstück; in ihnen nehmen die ungefärbten Partien im Cytoplasma einen erheblichen Teil des Raumes ein. Die parapyknomorphen Zellen bilden die Zwischenstufe zwischen den beiden. Nissl glaubte, daß sich in den verschiedenen Dichtigkeitsgraden auch differente funktionelle Zustände der Zellen (Ruhe und Tätigkeit) offenbaren. Man ist ähnlichen Erwägungen auf experimentellem Wege nachgegangen. Sichere Resultate sind nach dieser Richtung nicht erzielt worden. Es scheint, daß leichte Schwankungen im Wassergehalt des Cytoplasmas ausreichen, um die färbbare Substanz bald in dichterer, bald in lockererer Anordnung erscheinen zu lassen.

Eine Klassifikation der Ganglienzellen nach dem Verhalten der färbbaren Substanz hat auch Cajal geliefert. Er unterscheidet vier Zellklassen: 1. einen Typus mit gröberen Schollen, zu welchem u. a. die motorischen Zellen im Rückenmark und im Nachhirn, die Zellen des Deitersschen Kernes, die großen und mittleren Pyramiden der Hirnrinde gehören; 2. Zellen mit netzartig angeordneter chromatophiler Substanz, zu denen er neben anderen die Zellen des ventralen Acusticuskernes rechnet; 3. Gryochrome Zellen, als deren Hauptparadigma die Spinalganglienzellen gelten können, und 4. Zellen mit randständigen Schollen. Zum letztgenannten Typus gehören alle Zellen mit schwach entwickeltem Cytoplasmakörper, also im großen ganzen alle diejenigen Formen, welche NISSL zum karyochromen Typus rechnet. Die färbbaren Substanzpartikelchen sind bei ihm bald unterhalb der Zelloberfläche, bald in der Umgebung des Kernes gelegen.

Man hat die gröberen Nisslschollen ursprünglich als solide und homogene Zelleinschlüsse angesehen. DE QUERVAIN (1893) ist wohl der erste gewesen, welcher erkannt hat, daß sie Konglomerate mehr oder minder feiner Körnchen darstellen. Diese Anschauung ist später durch Beobachtungen von v. LENHOSSÉK (1895), BENDA (1895), JULIUSBURGER (1896), MARINESCO (1896), FLEMMING (1896), HELD (1897), VAN GEHUCHTEN (1897) u. a. befestigt worden. HEIDENHAIN (1911) bezeichnet sie als Aggregate feinster spezifischer Granula. Er meint, daß die granuläre Zusammensetzung allen Formgebilden der färbbaren Substanz zugrunde liege, wenn sie auch noch nicht in sämtlichen Zelltypen nachgewiesen werden konnte. Mit dieser Annahme ist die Vorstellung leicht vereinbar, daß Strukturelemente, die in den ungefärbten Cytoplasmagebieten der Zelle liegen, auf die Zusammenlagerung und Anordnung der färbbaren Körnchen einen bestimmenden Einfluß ausüben. Das gilt in erster Reihe von den Neurofibrillen, deren Lagerung eine derartige ist, daß sie sich im histologischen Bilde zum Nisslpräparat wie das Positiv einer photographischen Platte zu seinem Negativ verhalten. Diesem reziproken Verhalten der mikroskopischen Bilder hat NISSL große Bedeutung beigelegt; er sieht in ihm eine der hervorstechendsten Eigenschaften der Zellgattung „Nervenzelle" überhaupt. Es darf aber nicht verschwiegen werden, daß die Reziprozität mit ausreichender Deutlichkeit bisher nur an bestimmten Vertretern des somatochromen Typus nachgewiesen werden konnte; als besonders günstige Objekte können in dieser Hinsicht die motorischen Vorderhornzellen und die großen Pyramiden der Hirnrinde gelten. Strittig ist die Frage, wie die chromatophilen Elementargranula in das Cytoplasma eingebettet sind. NISSL (1894), v. LENHOSSÉK (1895), LUGARO (1896) u. a. glaubten, daß die Körnchen durch eine amorphe Masse besonderer Art zusammengehalten werden, während sie nach CAJAL (1896) und VAN GEHUCHTEN (1897), die eine gitterartige Struktur der cytoplasmatischen Substanz annehmen, an die Bälkchen des Gitters verankert sind. CAJAL glaubt, daß dieses spongioplasmatische Gerüst von den Körnchen inkrustiert wird, und daß die netzförmige Zeichnung gewisser Zelltypen dadurch zustande kommt, daß außer den Längsbälkchen des Gerüstes auch die Querbälkchen mit Elementarkörnchen dicht bedeckt sind. HOLMGREN (1900) und HEIDENHAIN (1911) vertreten die Anschauung, daß es sich nur um eine einfache, wenn auch schwer erkennbare Einlagerung in die lebendige Grundsubstanz der Zellen handeln könne, also um ein topographisches Verhältnis, wie es zwischen den Chromiolen und der Gerüstsubstanz des Kernes und zwischen Drüsengranula und Zellplasma existiert.

In Anbetracht der großen Bedeutung, welche die Nisslfärbung für die normale und pathologische Histologie des Nervensystems erlangt hat, sollen hier einige Paradigmata verschiedener Zelltypen wiedergegeben werden. Abb. 10 zeigt eine motorische Vorderhornzelle aus der Sakralanschwellung des menschlichen Rückenmarks. Neben einer Anzahl von Dendriten ist hier der Ursprungshügel des Achsenzylinders und seine Anfangsstrecke in die Schnittebene gefallen. An den Dendriten sieht man da, wo sie über eine längere Strecke verfolgbar sind, die bekannten dichotomischen Verzweigungen. Sie enthalten reihenförmig angeordnete bzw. stäbchenförmige Nisslschollen, die mit zunehmender Entfernung vom Zellkörper immer kleiner und sparsamer werden. An den Verzweigungsstellen liegen kugelförmige Gebilde, deren Basis dem Öffnungswinkel zugewandt ist. Im Zellkörper nehmen die Schollen die Gestalt rundlicher bzw. polygonaler Scheiben an. Während am Rande des Zellkörpers noch deutliche Streifen ungefärbter Substanz zwischen ihnen frei bleiben, rücken sie in der Nähe des Kernes so dicht aufeinander, daß sie sich gegenseitig zu berühren scheinen. Die in den Cytoplasmafortsätzen und deren Ansatzgebieten noch deutlich reihenförmige Anordnung der Schollen wird dadurch unklarer und nähert sich einem netzförmigen Mosaik. Der Axon entspringt aus dem fast farblosen Ursprungshügel, der sich durch eine nach dem Kern gerichtete leicht konvexe Grenzlinie von der übrigen Zellsubstanz deutlich abhebt. Er verjüngt sich mit zunehmender Entfernung vom Zelleib. Bei noch günstigerer Schnittrichtung läßt sich gelegentlich erkennen, daß er an der Stelle, wo die Markscheide ansetzt, mit einer spießförmigen Spitze endet. Wo er den Zellkörper verläßt, wird er von zwei gröberen Schollen

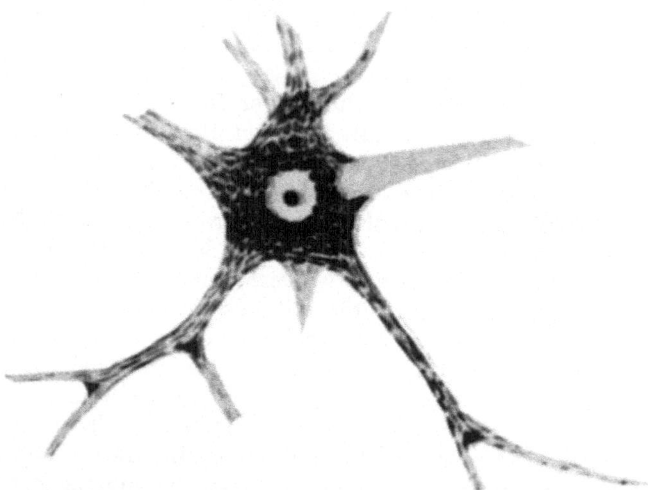

Abb. 10. Motorische Vorderhornzelle aus der Sakralanschwellung des menschlichen Rückenmarks.
Nisslfärbung.

seitlich flankiert. Vom Kern, der als farbloses Bläschen die Mitte des Zellkörpers einnimmt, ist nur das Kernkörperchen dunkel gefärbt.

Einen ähnlichen Typus repräsentiert die in Abb. 11a abgebildete Betzsche Pyramidenzelle aus der motorischen Hirnrinde. Hier ist der Schnitt, wie aus dem Verhalten des Gipfeldendriten ohne weiteres entnommen werden kann, in die größte Längsachse der Zelle gefallen. Im Gipfeldendriten und den übrigen Protoplasmafortsätzen ist die Form und Anordnung der gefärbten Substanzteilchen die gleiche wie in den Dendriten der motorischen Vorderhornzellen. Die in den Randpartien der Zelle noch deutliche reihenförmige Anordnung der Schollen geht auch hier in der Umgebung des Kernes in ein schwer definierbares Mosaik dicht gedrängter polygonaler und rundlicher Brocken über. Der von der Basis der Zellen abgehende Achsenzylinderfortsatz tritt deutlich hervor. Er bildet einen sich verjüngenden blaßblauen Streifen, dem gröbere Strukturelemente vollkommen fehlen. In dem zentral gelegenen hellen Kern hat das Kernkörperchen eine etwas exzentrische Lage; an der dem Kernkörperchen näher gelegenen Zellseite stehen die Nisslschollen besonders dicht gedrängt, ein Verhalten, dem man bei exzentrischer Lagerung des Kernkörperchens nicht selten begegnet. Über dem basalen Zellrande und über dem Ursprungshügel des Achsenzylinders liegt eine Zellpartie mit gelbgrünlichem Farbton. Die Färbung rührt von dem hier aufgestapelten gelben Pigment der Zelle her, dessen gelbe Eigenfarbe vom Methylenblau etwas übertüncht wird und dadurch einen grünlichen Schimmer erhält.

Abb. 11b zeigt eine der vorigen benachbarte Riesenpyramide, bei welcher sich die Schnittebene etwas mehr dem Rande des Zellkörpers nähert. Wenn auch die Zusammengehörigkeit beider Zellen an ihren morphologischen Eigenschaften und an der Anordnung und Form der Nisslschollen ohne weiteres kenntlich ist, so sieht man doch, daß diese Übereinstimmung keine vollkommene ist. Hinsichtlich der feineren Anordnung der Schollen nähert sich diese Riesenpyramide im perinucleären Kerngebiet der Netzform mehr als die vorher beschriebene. Nach dem Schema NISSLS werden wir die bisher beschriebenen Zellgebilde zum stichochromen Typus rechnen müssen, wobei man allerdings zugeben muß, daß man

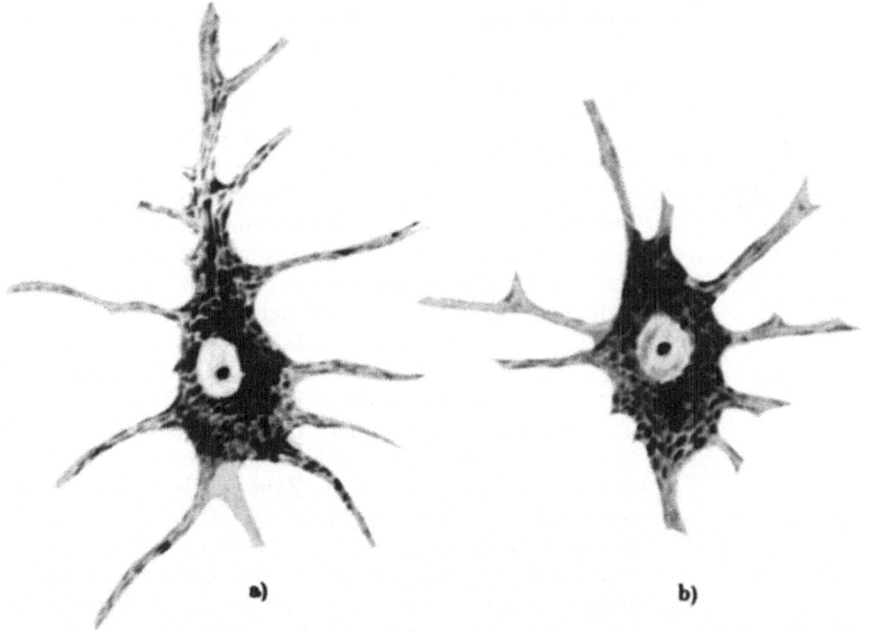

Abb. 11a und b. Riesenpyramiden aus der motorischen Rindenregion (oberer Teil der vorderen Zentralwindung). In a) liegt der Axonursprung in der Schnittebene. In b) nähert sich die Schnittebene etwas mehr dem Kernrande. Nisslfärbung.

sie mit guten Gründen auch bei dem arkyostichochromen unterbringen kann. In der Übereinstimmung der Riesenpyramiden mit den multipolaren Vorderhornzellen hinsichtlich der gefärbten Bestandteile hat man einen Hinweis auf ihre funktionelle Zusammengehörigkeit erblickt.

Abb. 12 zeigt eine Strangzelle aus der Mittelzone des menschlichen Rückenmarks. Das abgebildete Exemplar ist einem Längsschnitt durch das Organ entnommen. Entsprechend seinem großen Längsdurchmesser sind hier die chromatophilen Elemente zu langen Spindeln ausgezogen. Fast nähern sie sich der Fadenform. Derartige Bilder machen es verständlich, daß der Gedanke auftauchen konnte, es seien alle gröberen Schollen somatochromer Zellen nichts anderes als die Querschnitte solcher lang ausgezogener Spindeln (CHENZINSKY 1903). Dem ist aber, wie MARINESCO (1909) betont hat, nicht so. Tatsächlich sind diese fadenähnlichen Gebilde ein Sonderbesitz von Zellen mit einseitiger Ausbildung einer sehr langen Zellachse. An dem vorliegenden Beispiel ist ersichtlich, welchen

Einfluß die Form der Zelle auf Form und Gruppierung der Nisslkörperchen besitzt. Im allgemeinen kann man sagen, daß die Tendenz zur reihenförmigen Parallelanordnung der Schollen überall zutage tritt, wo das Zellprotoplasma in die Länge gezogen ist. Damit ist fast immer eine Anpassung der Einzelscholle durch Annäherung an die Spindel- und Stäbchenform verknüpft. An den Dendriten, deren Substanz dem Zellkörper ja im übrigen vollkommen gleicht, sieht man das am deutlichsten.

Die in Abb. 13 zusammengestellten Zellen gehören zu den kleinen Typen von vorwiegend pyramidenförmiger Gestalt in der Außenzone der 3. Rindenschicht. Sie können als Vertreter kleiner somatochromer Elemente gelten. Die Nisslschollen halten, dem Prävalieren einer langen Zellachse entsprechend, die Spindelform und reihenförmige Anordnung fest. Da, wo eine multipolare Form zustande kommt, sind die gefärbten Partikel in der Umgebung des Kernes konzentrisch um dessen Peripherie gruppiert und zeigen --- ähnlich wie an den großen Pyramiden — nicht selten zarte Verbindungsbälkchen, die dieser Partie dann ein mehr retikuliertes Aussehen verleihen.

Als Prototyp gryochromer Zellen werden allgemein die Spinalganglienzellen und die ihnen gleichwertigen Zellen in den Ganglien der sensiblen Hirnnerven angesehen. Allerdings trifft diese Auffassung vollkommen nur auf einen Teil dieser Zellen zu. Die Zellen der Spinalganglienzellen weichen nämlich in ihrem feineren Bau nicht unerheblich voneinander ab. LUGARO (1896) und MARINESCO (1909) unterscheiden hier nicht weniger als fünf verschiedene Typen nach dem Volumen der Zelle und der Verteilung ihrer chromatophilen Substanz. Tatsächlich existiert hier eine nicht unbeträchtliche Zahl größerer Zellexemplare, in denen ein Teil der färbbaren Substanz zu gröberen Schollen zusammengeballt erscheint. Meist ist damit eine konzentrische Anordnung um den Kern vereinigt. Nach dem Dichtigkeitsgrade und der Größe der Schollen lassen sie sich in verschiedene Unterabteilungen sondern. Das Gros der Spinalganglienzellen zeigt aber die Eigenschaften des reinen gryochromen Typus. In Abb. 14 sind vier Zellen dieser Art innerhalb ihrer Kapseln wiedergegeben. In ihnen besteht die färbbare Substanz aus ziemlich gleichmäßig über das Cytoplasma verteilten feinen Körnchen, die ihm bei schwacher Vergrößerung ein mattglasartiges Aussehen verleihen. Erst bei der Anwendung stärkerer Vergrößerungen wird die Zusammensetzung aus feinen

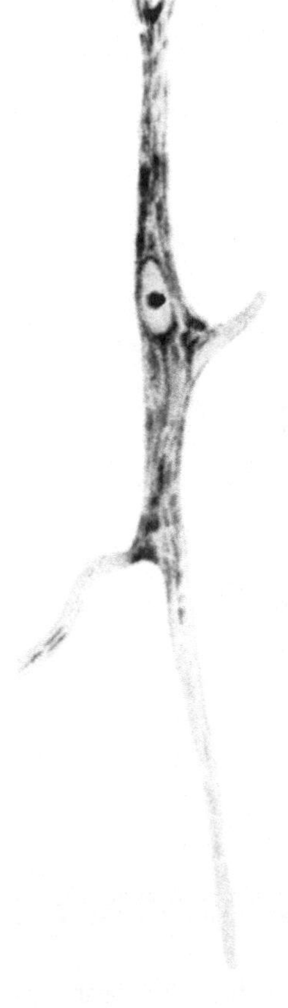

Abb. 12. Strangzelle aus der Mittelzone des menschlichen Lendenmarkes. Nisslfärbung.

Körnchen erkennbar. Hier und da sind die feinen Körnchen zu etwas größeren, aus der Umgebung aber nur schwach hervortretenden Konglomeraten zusammengedrängt. Eine der abgebildeten Ganglienzellen zeigt eine eigentümlich spongiöse Auflockerung ihrer Randzone. Es handelt sich hier um eine eigentümliche Fensterung des Randprotoplasmas, die als Ausdruck eines Degenerationsprozesses gelten kann. Derartig veränderte Exemplare werden von einer besonderen Altersstufe an beim Menschen kaum je vermißt. KÖLLIKER (1896) hat diese Randfensterung noch als Kunstprodukt aufgefaßt. Wenn auch zugegeben werden muß, daß unter dem Einfluß der Fixierungsmittel die Lücken vergrößert werden, so spricht doch eine Reihe Erscheinungen dafür, daß ihre Entstehung im Cytoplasma auf einen Abbauvorgang zurückzuführen ist. Reaktive Zeichen an den Kapselzellen stützen diese Auffassung.

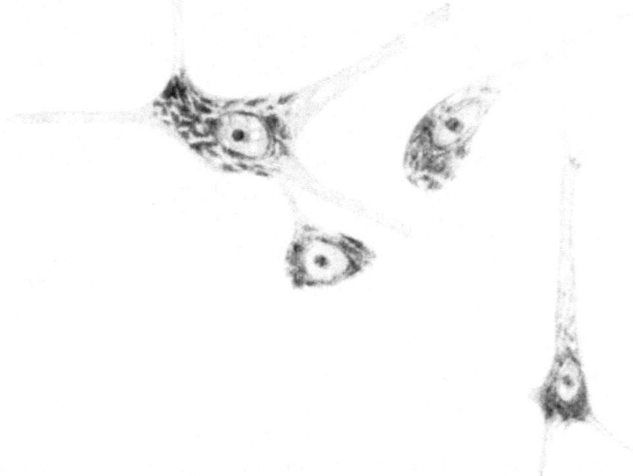

Abb. 13. Kleinere Zellformen aus der Lamina pyramidalis der vorderen Zentralwindung. Nisslfärbung.

Einen besonderen Typus der Spinalganglienzellen repräsentiert das in Abb. 15 abgebildete Exemplar. In ihm ist sowohl das Randgebiet als auch eine den Kern

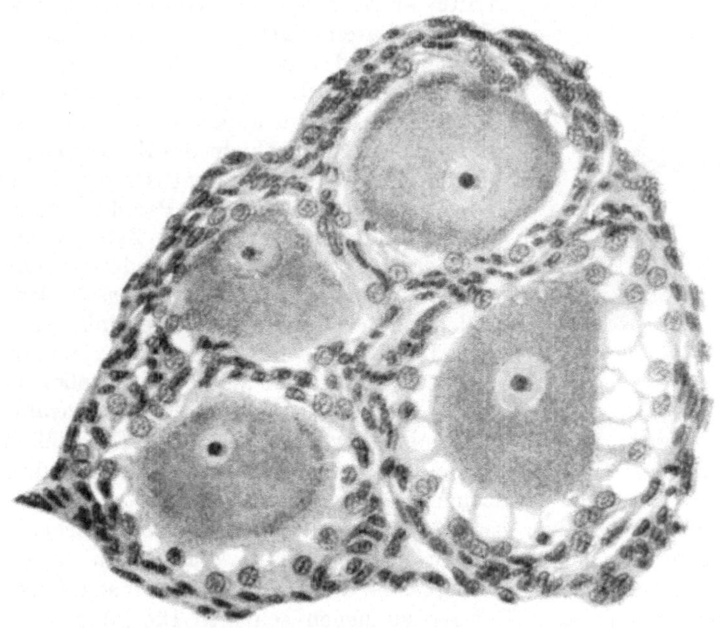

Abb. 14. Spinalganglienzellen (3. Sakralwurzel). Mensch. Nisslfärbung.

umgebende Zone frei von gefärbten Bestandteilen. Außerdem ist das Volumen der Körnchen innerhalb der gefärbten Zone ein sehr verschiedenes. Die Hauptmasse wird von einem fast staubförmig feinen Material gebildet, von dem sich gröbere Partikelchen mit unregelmäßiger Lagerung abheben. Die meisten der gröberen Körner liegen am inneren Rande der hellen Außenzone. Über das Zustandekommen dieses eigenartigen Zellbildes gehen die Meinungen auseinander. Es scheint, daß hier kadaveröse Vorgänge im Spiele sind.

Als eine Sonderform der somatochromen Zellen müssen schließlich die Zellen der CLARKEschen Säule erwähnt werden (Abb. 16). Sie sind dadurch gekennzeichnet, daß Nisslkörperchen nur an ihrer Peripherie als reihenförmig angeordnete Brocken hervortreten. Das zentrale Gebiet des Zelleibes wird von einer blaßblauen, fast homogen erscheinenden Masse gebildet, in der nur eine staubförmige Körnchenstruktur angedeutet ist. Dabei ist der Kern des Zelleibes sehr häufig an die Peripherie des Zellkörpers verlagert. Dieses Verhalten, welches hier als normal gelten muß, erinnert lebhaft an das Bild der retrograden Ganglienzellveränderung, wie sie nach Unterbrechungen in der Leitung des der betreffenden Zelle zugehörigen Achsenzylinders regelmäßig zustande kommt.

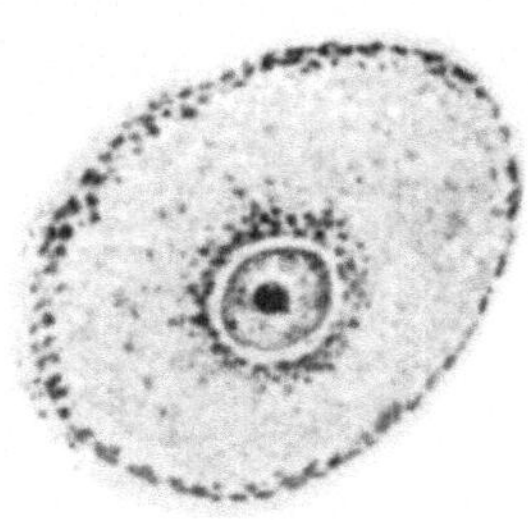

Abb. 15. Spinalganglienzelle mit Zonen, die frei von Nisslsubstanz sind. Menschliche Dorsalwurzel.

Als eine Übergangsform zum karyochromen Typus können die in Abb. 17 abgebildeten Exemplare gelten. Sie stammen aus der Mittelzone des menschlichen Lendenmarkes. Hier hat der Kern zwar noch vollkommen das Aussehen, das er bei den typischen Vertretern somatochromer Zellen besitzt: in dem hellen Kernplasma ist nur ein dunkles zentral gelegenes Kernkörperchen sichtbar. Aber das Cytoplasma zeigt Strukturverhältnisse, wie man sie sonst nur bei den karyochromen Gebilden antrifft; er ist in leichtem Grade diffus tingiert, und die färbbaren Partikel treten in ihm in Form kleinerer und gröberer Schollen hervor, die eine konstante Anordnung nicht mehr erkennen lassen. Bald sitzen sie am äußeren Kernsaum, bald unter der äußeren Randschicht des Zellkörpers. Die Dendriten sind angedeutet, enthalten aber sehr wenig oder gar keine färbbaren Partikel. Karyochrome Zellen finden sich in großer Zahl in der äußeren Körnerschicht der Großhirnrinde (der Lamina granula externa BRODMANNS). Diese Zellen (Abb. 18) fallen schon durch die dunklere Tinktion des Kernes auf. Das Karyoplasma zeigt eine viel stärkere Affinität zum Farbstoff als bei den großen Zellformen und läßt häufig auch noch eine Anzahl gröberer Chromatinkörnchen erkennen. Der Zellkörper tritt gegenüber dem Kern an Volumen zurück; an einzelnen Stellen nimmt das Protoplasma eine zarte

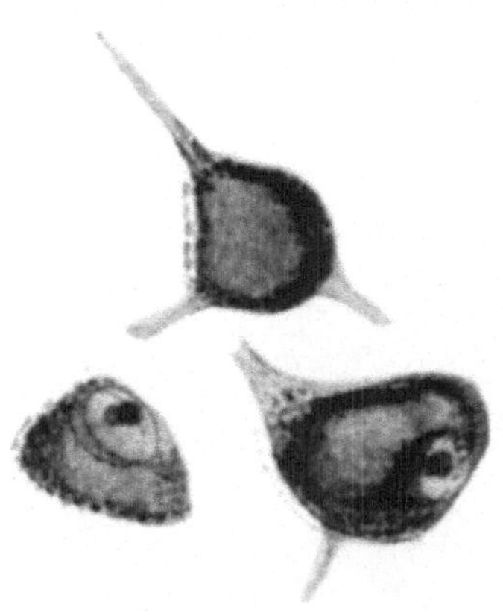

Abb. 16. Zellen aus der CLARKEschen Säule des menschlichen Dorsalmarkes mit randständigen Kernen. Nisslfärbung.

wabige Struktur an, aber gröbere Brocken sind nicht mehr vorhanden. Ihre Unterscheidung von gliösen Elementen ist im Nisslpräparat oft nicht leicht. Wie schon erwähnt, umrahmt das Cytoplasma den Kern mit einem so schmalen Saum, daß der Kern frei in dem Gewebe zu liegen scheint. Die links unten im Gesichtsfeld liegende Zelle zeigt den Unterschied dieser Zellen gegenüber einer benachbarten vom kleinen somatochromen Typus. Winzige dreieckige oder zum Teil auch multipolare Zellformen, aber mit noch deutlich entwickeltem Zellkörper und abgrenzbaren Nisslschollen, sind auch in der äußersten Rindenschicht nicht selten und gehören zum normalen Bilde.

Es ist eine nicht unwichtige Frage, ob die gefärbten Bestandteile, welche das NISSLsche Verfahren zu Gesicht bringt, im lebenden Zellkörper präformiert, oder ob sie als Kunstprodukte anzusehen sind. Die Ansichten der Autoren gehen über diesen Punkt weit auseinander. HELD (1895) ist auf Grund sorgfältiger Unter-suchungen zu dem Schluß ge-langt, daß die chromatophilen Schollen in der lebenden Ner-venzelle bzw. in Zellexemplaren, welche einem frisch getöteten Tiere entnommen sind, nicht existieren; sie kommen erst eine halbe Stunde nach dem Tode zum Vorschein, also erst dann, wenn kadaveröse Gerinnungs-vorgänge einsetzen. Diese Tat-sache führt zu dem Schluß, daß es sich bei den Nisslkörperchen um Fällungsprodukte handelt, welche die Fixierungsflüssigkeit aus dem Zellprotoplasma nieder-schlägt. M. v. LENHOSSÉK hat der Ansicht HELDS entgegenge-halten, daß die Regelmäßigkeit und die gesetzmäßige Anord-nung und ihre bei Anwendung verschiedenartiger Fixations-

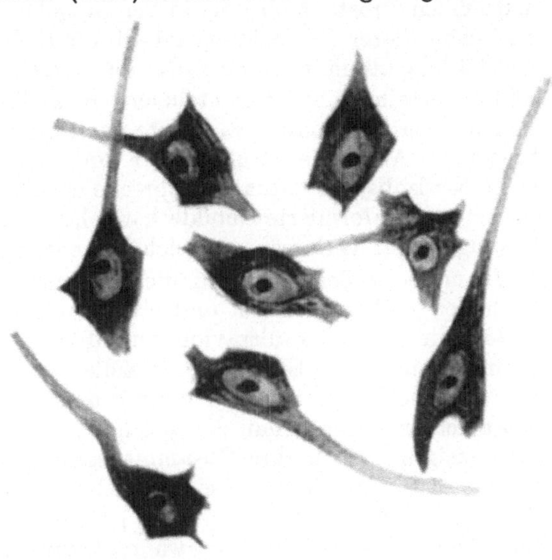

Abb. 17. Ganglienzellen aus der Mittelzone des menschlichen Cervicalmarkes. Nisslfärbung.

mittel gleichbleibende Form entschieden dafür sprechen, daß es sich um prä-formierte Gebilde handle. — FLEMMING (1896), der wie die meisten Beobachter zugeben mußte, daß man im Cytoplasma frisch untersuchter Zellen keine ge-formten Elemente abgrenzen könne, meint, daß dies kein Beweis für ihr Nichtvorhandensein in der lebenden Zelle sei, denn die fraglichen Gebilde müssen am frischen Objekt unsicht-bar bleiben, wenn sie den gleichen Brechungsindex wie die sie um-gebende Zellsubstanz besitzen, und diese Möglichkeit sei nicht von der Hand zu weisen. DOGIEL (1896) hat überlebende Nervenzellen 5—10 Mi-nuten in einer schwachen Methylen-blau-Kochsalzlösung gefärbt und bei diesem Verfahren die Nisslkörperchen zu Gesicht gebracht. Er meint, daß dieses Ergebnis für die präformierte Existenz der Körperchen spreche. Dem hat aber HELD mit Recht ent-gegengehalten, daß unter den von

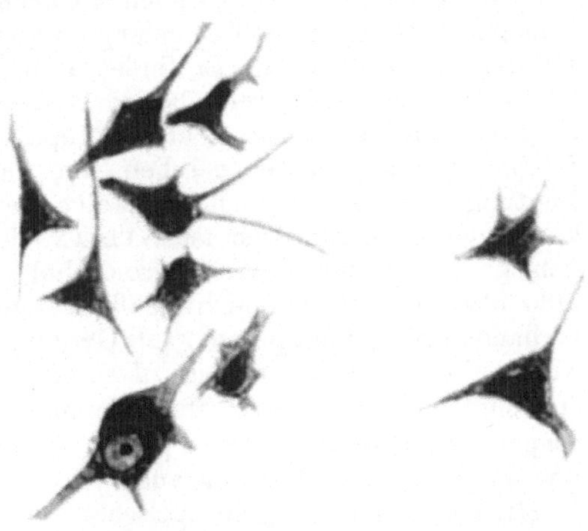

Abb. 18. Kleine Ganglienzellen aus der Lamina granularis externa der oberen Stirnwindung. Nisslfärbung.

DOGIEL durchgeführten Präparationsbedingungen eine Fällung chromatophiler Substanz vorliege, weil Methylenblau in physiologischer Kochsalzlösung wie ein Fixierungsmittel wirkt. Der Auffassung DOGIELS sind TURNER (1899) und BETHE (1903) auf Grund eigener Untersuchungen an frischem Material gefolgt. MARI-

NESCO (1909) hat pathologische Tatsachen zugunsten der Annahme herangezogen, daß die Nisslkörperchen präexistente Zellgebilde sein müssen. Nach der Durchschneidung eines gemischten peripherischen Nerven stellt sich in den zugehörigen motorischen Rückenmarkszellen gesetzmäßig eine Aufstäubung der chromatophilen Substanz ein, die in der Umgebung des Kernes beginnt. Die Gesetzmäßigkeit dieser Erscheinung sei schwer zu begreifen, wenn ihr eine Gerinnung und Fällung albuminoider Substanzen durch die Fixierungsmittel zugrunde liegen sollte. Dieselbe Schwierigkeit liefern die Zellbilder, welchen man bei der Reparation der chromatophilen Elemente nach Durchschneidung des Axons regelmäßig begegnet. Auch die Struktur der embryonalen Zellen, die nur wenig oder gar keine Nisslsubstanz enthalten, spreche entschieden zugunsten der Annahme, daß es sich um präformierte Gebilde handelt. MARINESCO (1913) hat aber diese Auffassung später verlassen und sich zur entgegengesetzten bekannt.

In neuester Zeit hat man die Ergebnisse der Färbung durch rein optische Methoden zu kontrollieren und ergänzen gesucht. So will PHILIPP STÖHR jun. (1923) mit Hilfe der ultravioletten Mikrophotographie einen tieferen Einblick in die plasmatische Struktur der Zellen gewonnen und beobachtet haben, daß die Nisslschollen hinsichtlich ihrer gröberen Lokalisation im Cytoplasma frisch untersuchter Zellen genau die gleiche Gruppierung wie in den gefärbten Präparaten zeigen. Auch ihre Zusammensetzung aus feinsten körnchenartigen Elementen lasse sich einwandfrei feststellen. Im Achsenzylinder, der nach der Ansicht der meisten Autoren frei von gröberen Formbestandteilen sein soll, hat er eine Menge dunkler Körnchen wahrgenommen, die er zum Nisslapparat rechnet, weil sie mit diesem eng zusammenhängen. Nach den Ergebnissen der ultravioletten Mikrophotographie sollen ferner sämtliche Nisslschollen und -brocken durch eine Anzahl feiner und feinster Fädchen miteinander verbunden sein, die wahrscheinlich ihre chemische Zusammensetzung verändern, und zwar um so mehr, je weiter sie sich von der Hauptmasse der betreffenden Scholle entfernen. In dieser Hinsicht stimmt seine Schilderung mit derjenigen VAN GEHUCHTENS, RAMÓN Y CAJALS u. a. überein, die ja auch ein spongiöses Netzwerk zwischen den Schollen annehmen. WEIMANN (1925) gelangt mit derselben optischen Technik zu ähnlichen Ergebnissen wie STÖHR. Er findet, daß das ultraviolette Bild hinsichtlich der Nisslkörperchen eine weitgehende Bestätigung der Färbemethoden liefert. Im Gegensatz zu STÖHR hat er aber cytoplasmatische Verbindungen zwischen den Schollen nur sehr selten gesehen, und da, wo sie vorhanden sind, hält er ihre Deutung deswegen für unsicher, weil anders geartete Strukturelemente das Bild komplizieren. Auch sonst ist WEIMANN in seinen Schlußfolgerungen sehr vorsichtig. Der Nachweis der Tigroidschollen in der frischen unfixierten Nervenzelle beweist natürlich nicht, daß sie auch in der lebenden in gleicher Form vorhanden sind, denn postmortale Gerinnungsvorgänge können im Plasma der sehr labilen Ganglienzelle nur bis zu einem gewissen Grade ausgeschlossen werden und sind auch bei dieser Methode nicht vermeidbar. Außerdem könne die als Suspensionsmittel gebrauchte physiologische Kochsalzlösung auf das Zellplasma eine koagulierende Wirkung ausüben.

Mit einem anderen rein optischen Verfahren hat MARINESCO (1911 u. 1912) die Struktur der überlebenden Ganglienzelle zu klären versucht. Er bediente sich der Ultramikroskopie von SIEDENTOPF und ZSIGMONDY, der wir ja eine Reihe wichtiger Feststellungen über die Struktur der Kolloide verdanken. Die Auflösungsfähigkeit des Ultramikroskopes, bei dem das Objekt seitlich beleuchtet wird, übertrifft diejenige des gewöhnlichen Mikroskopes um ein Vielfaches. Es kann hier nur angedeutet werden, daß die Kolloidchemie in diesem Verfahren ein bedeutsames Hilfsmittel besitzt, und daß man in den bei gewöhnlicher mikroskopischer Betrachtung auch mit den stärksten Objektiven homogen erscheinenden Solen gewisser Metallverbindungen, in Farbstofflösungen und in organischen Kolloiden das Vorhandensein granulärer Elemente mit ihr nachweisen konnte. Mit dem Ultramikroskop hat MARINESCO das Cytoplasma von Ganglienzellen aus den Spinalganglien, sympathischen Ganglien und aus dem Zentralorgan untersucht und dabei festgestellt, daß es eine mehr oder minder beträchtliche Anzahl von Körnchen besitzt, deren Volumen je nach dem Alter und der Tierart gewissen Schwankungen unterworfen ist. Dabei ist er natürlich darauf bedacht gewesen, sein Material so frisch wie möglich zu untersuchen. Es könne gar keinem Zweifel unterliegen, daß die Granula, die man auf diese Weise zu Gesicht bekommt, zum Bestande der lebenden Zelle gehören. Als besonders wichtige Tatsache hebt er hervor, daß dabei Schollen von geometrischer Form, wie sie unter dem Namen der Nisslkörperchen bekannt sind nicht hervortreten. Die Zellen der Spinalganglien unterscheiden sich bei ultramikroskopischer Betrachtung durch ihren Farbton und durch ihre Leuchtkraft, Differenzen, die von dem Kaliber der Körnchen und der Dichtigkeit ihrer Anordnung abhängen. Beim Menschen bestehe im allgemeinen eine gewisse Korrelation zwischen dem Volumen der Granula und dem Volumen der betreffenden Zellart. Große Ganglienzelltypen, wie die motorischen Vorderhornzellen, die BETZschen Riesenpyramiden und die großen Spinalganglienzellen zeigen eine sehr feine Verteilung der Körn-

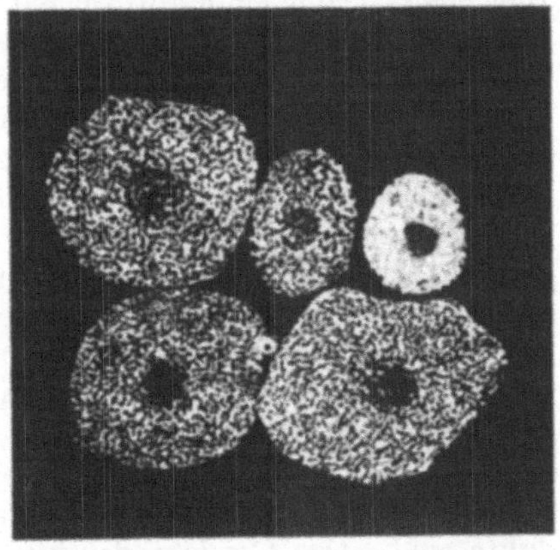

Abb. 19. Spinalganglienzellen bei ultramikroskopischer Betrachtung. (Nach MARINESCO.)

chen, während z. B. die kleinen und mittleren Pyramidenzellen gröbere Granulationen aufweisen. Die PURKINJEschen Zellen nehmen eine Art Mittelstellung ein. Die Körnchen finden sich in gleicher Weise im Cytoplasma wie in den Dendriten und im Ursprungsgebiet des Axons. Der Achsenzylinder selbst erscheint aber vollkommen homogen und bildet ebenso wie der Kern „eine optische Leere". Abb. 19 zeigt einige Zellen eines normalen Spinalganglions eines 31 Tage alten *Hundes*. Die verschiedenen Helligkeitsgrade sind von der Größe und Dichtigkeit der kolloidalen Granulationen abhängig. Der Kern hebt sich durch seine Strukturlosigkeit ab, der Nucleolus ist unsichtbar. Für die uns hier beschäftigende Frage, ob die Nisslkörperchen als ein schon intra vitam vorhandenes Strukturelement anzusehen sind, ist nun folgender Versuch MARINESCOS von Wichtigkeit. Wenn man der Suspensionsflüssigkeit, in der die betreffenden Zellen betrachtet werden, einen Körper mit eiweißfällenden Eigenschaften zusetzt, dann kommen sofort Bilder zustande, welche denjenigen, die man mit der Nisslmethode erhält, vollkommen identisch sind. Es genügt für diesen Zweck der Zusatz einer schwachen Essigsäurelösung oder einer schwachen Lösung von Calciumchlorür. Man sieht dann, daß sich die vorher gleichmäßig verteilten Granula zu gröberen Schollen zusammenballen, die sich zu konzentrischen Kreisen gruppieren. Derartige Zellen haben LUGARO und MARINESCO als Vertreter eines bestimmten normalen Zelltypus im Nisslbilde gekennzeichnet. Mit dem Ultramikroskop konnte MARINESCO auch den Nachweis führen, daß bei Anwendung vitaler Färbungen die zentralen Ganglienzellen im Gegensatz zu den Spinalganglienzellen ihr fein granuliertes Aussehen einbüßen und sich mit veritablen Nisslschollen füllen. Damit ist der Beweis erbracht, daß auch die vital wirksamen Farbstoffe weitgehende Entmischungs- und Fällungsvorgänge im Cytoplasma herbeiführen. Aus seinen Beobachtungen geht auch hervor, daß die Vulnerabilität desselben bei verschiedenen Zelltypen eine verschiedene sein muß, denn die Spinalganglienzellen behalten ihr ursprüngliches Aussehen. In voller Übereinstimmung mit diesen Ergebnissen Marinescos stehen neuere Untersuchungen von de Moulin (1923). Dieser Autor hat mit dem gewöhnlichen Mikroskop gearbeitet, dabei aber besonders darauf geachtet, sein Objekt den natürlichen Bedingungen des Lebens möglichst anzupassen. Er benutzte deshalb Glaskörperflüssigkeit mit Gelatinezusatz als Untersuchungsvehikel und hielt das Ganze bei Körperwärme. Dann färbte er die Zellen durch Zusatz einer Methylenblaulösung. Zuerst erfolgte dabei eine Färbung des Kernes; das Cytoplasma bleibt dabei anfänglich ganz farblos und durchsichtig. Erst später erfolgt eine diffuse Färbung des Zelleibes, während die Färbung des Kernes an Intensität abnimmt. Nach längerer Dauer treten dann im Zellkörper gröbere Schollen auf, die durch helle Züge voneinander getrennt bleiben. Daraus folgert der Autor, daß das Cytoplasma im vitalen Zustand „mikrohomogen" ist, und daß sich gröbere Formbestandteile von der Art der Nisslkörperchen erst beim Absterben der Zelle infolge eines Gerinnungsvorganges bilden. Die Nisslkörperchen sind also auch für ihn künstliche bzw. postmortale Fällungsprodukte, welche gewisse Kernbestandteile enthalten. Die Kernbestandteile rühren daher, daß sich beim Absterben der Zellen der Dispersitätsgrad zwischen Zellkörper und Kern ändert, wobei die Kernmembran durchlässig wird; die im Kern gelösten basophilen Kolloide dringen in den Zelleib ein und verleihen den Fällungsprodukten basophile Eigenschaften.

Nach dem heutigen Stande unseres Wissens müssen wir demnach sagen, daß die Körner und Schollen, wie sie uns im Nisslpräparat entgegentreten, Kunstprodukte sind. Das Gewicht der ultramikroskopischen Befunde nötigt zu diesem Schluß. Daran können auch die Ergebnisse der Mikrophotographie mit ultravioletten Strahlen nichts ändern, denn auch bei diesem Verfahren sind kadaveröse Veränderungen kaum auszuschalten. Es ist anzunehmen, daß das gesamte körnige Material des Zelleibes durch den bei der Nisslschen Methode als Fixierungsmittel angewandten Alkohol zu gröberen Klumpen zusammengeballt wird, daß aber deren Formierung nach bestimmten physikalischen Gesetzen erfolgt. So kommen für die einzelnen Zelltypen konstante Bilder zustande. Bei dieser Gelegenheit ist zu erwähnen, daß Nissl selbst die Frage offen gelassen hat, ob den nach ihm benannten Formelementen in der lebenden Zelle vorhandene Strukturen zugrunde liegen, oder ob sie als Fällungsprodukte im Cytoplasma zu betrachten sind. Er war bei der Ausarbeitung seines Verfahrens hauptsächlich von dem Gedanken geleitet, eine Methode zu schaffen, welche uns pathologische Veränderungen der Ganglienzelle sicher vor Augen führt. „Sobald es feststeht, daß immer und unter allen Umständen mit gesetzmäßiger Gewißheit bestimmte und von uns erkannte Voraussetzungen das Nervenbild hervorrufen müssen, das wir (als normal) geschildert haben, dann liegt es auf der Hand, daß jede Abweichung von diesem Bilde nur im Zustand der Zellen selbst liegen kann und in der Zelle ihre Ursache findet." So hat er den Begriff des Äquivalentbildes der Nervenzellen formuliert, der allen Kontroversen über das Zustandekommen der chromatophilen Schollen die Spitze abbrach. Tatsächlich bedeutet die Einführung der Nisslschen Methode auf dem Gebiete der Zellpathologie den Beginn einer neuen Ära. Was die Methode leistet, kann hier nur an einigen Beispielen angedeutet werden. Am wichtigsten ist in dieser Hinsicht die sogenannte retrograde Zellveränderung. Nissl selbst hat in einer Arbeit aus dem Jahre 1892 darauf hingewiesen, daß die großen motorischen Zellen des Rückenmarks nach Durchtrennung ihres Achsenzylinders nicht, wie man es nach dem bekannten Wallerschen Gesetz erwarten mußte, intakt bleiben, sondern eine Reihe greifbarer Veränderungen durchlaufen. Ihre färbbare Substanz fängt bereits nach einigen Tagen im Bereich des Zellkörpers abzublassen an und löst sich nach kurzer Zeit in eine staubartige Masse auf. Vom 3. Tage an greift der Prozeß auf die spindelförmigen Schollen der Dendriten über. Abb. 20a zeigt eine motorische Zelle aus dem Rückenmark eines frisch Amputierten, in der die perinucleären Schollen diese Aufstäubung erfahren haben. In der Peripherie der Zelle und in den Dendriten hat die chromatophile Substanz noch ihre normale Anordnung und Dichtigkeit behalten. Je weiter dieser Prozeß, den man als Chromatolyse bezeichnet hat, fortschreitet, um so mehr ändert sich auch die äußere Form der Zelle. Sie rundet sich allmählich ab, erscheint geschwollen, und ihre Fortsätze verschwinden bis auf kurze Stümpfe. Das ganze Gebilde bekommt schließlich das Aussehen einer

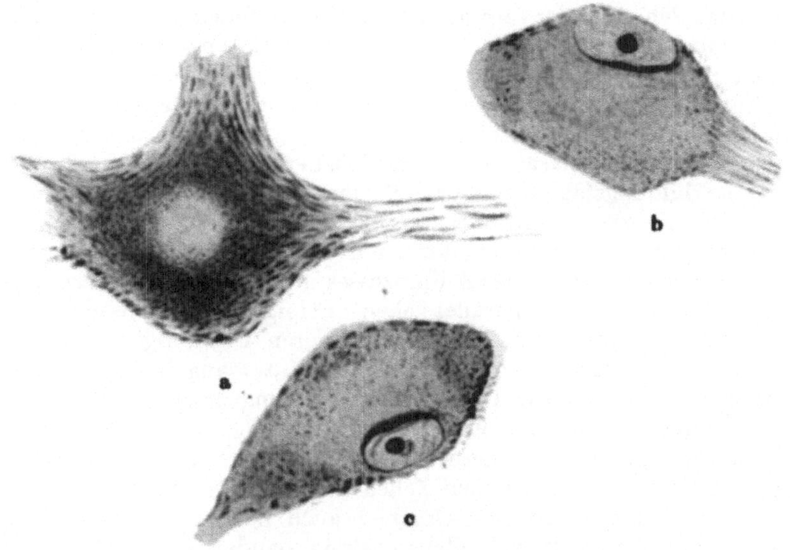

Abb. 20a—c. a Vorderhornzelle aus dem Cervicalmark eines frisch Amputierten; b und c Vorderhornzellen mit den Zeichen vorgeschrittener retrograder Degeneration.

runden blaßblauen Mattglasscheibe. Mit der Veränderung der äußeren Zellform geht auch eine Verlagerung des Kerns Hand in Hand; er rückt aus dem Zentrum des Zellkörpers bis hart an dessen Peripherie und veranlaßt dann nicht selten eine buckelförmige Vorwölbung der benachbarten Randzone (Abb. 20b und c). Da diese Umgestaltung sich an allen Zellen mit verletzten Axonen, wenn auch nicht überall im gleichen Tempo, so doch in gleichartiger Weise vollzieht, und da sie außerdem experimentell sehr leicht hervorzurufen ist, so ergab sich daraus, wie schon oben angedeutet wurde, ein neuer Weg für die Lösung lokalisatorischer Fragen in der grauen Substanz des Zentralorgans. In den Händen von NISSL (1894), MARINESCO (1896), VAN GEHUCHTEN (1897), LUGARO (1896), KOHNSTAMM und zahlreicher anderer Forscher hat die Methode sich nach dieser Richtung glänzend bewährt und unsere Kenntnisse bezüglich der Zusammengehörigkeit von Kerngebieten und Fasersystemen ungemein gefördert. Die Intensität der retrograden Zellveränderung ist nach der Art der Verletzung erheblichen Schwankungen unterworfen. Die einfache Durchschneidung erweist sich als ein viel leichterer Eingriff als die Resektion eines Nervenstückes oder gar die Herausreißung des ganzen proximalen Nervenstumpfes. Außerdem ist es nicht gleichgültig, ob die Kontinuitätstrennung in der Nähe der zugehörigen Zelle oder in weiter Entfernung von ihr erfolgt. Je näher sie der Zelle liegt, um so schwerer ist gewöhnlich deren Reaktion. Bald erkannte man, daß diese Veränderungen nicht nur an den multipolaren motorischen Zellen, sondern auch an den Elementen des vegetativen Systems (dorsaler Vaguskern) und an den sensiblen Zellen der Spinal- und Kopfganglien mit aller wünschenswerten Deutlichkeit erzielbar sind. Für die sensiblen Ganglienzellen besteht allerdings ein Unterschied, ob man ihren zur Peripherie gerichteten, im sensiblen Nerven verlaufenden Fortsatz oder den in die hintere Wurzel eintretenden zentralen lädiert. Während die Kontinuitätstrennung der hinteren Wurzeln eine sich sehr langsam entwickelnde und relativ geringfügige Reaktion hervorruft, hat die Zerstörung der peripherischen cellulipetal leitenden Fasern eine sehr prägnante und rasch verlaufende Chromatolyse zur Folge (LUGARO 1900 bis 1903, VAN GEHUCHTEN 1903).

Man hat das Schicksal der retrograd veränderten Zellen in zahlreichen experimentellen Beobachtungen verfolgt. Es sind da zwei Wege möglich: Die Chromatolyse kann den Zerfall der Zelle einleiten; das ist besonders dann der Fall, wenn die Einwirkung auf den Achsenzylinder eine sehr schwere und in der Nähe des betreffenden Zellkörpers erfolgt war; sie kann aber auch das Zeichen einer vorübergehenden Alteration sein, die bis zur Wiederherstellung des ursprünglichen Zustandes rückbildungsfähig ist. Im allgemeinen neigt man heute der Auffassung zu, daß die sogenannte retrograde Zellveränderung ein Vorgang ist, der mit der Reparation des verstümmelten Neurons in enger Beziehung steht, und daß die verschiedenen Phasen des Zellprozesses mit dem Vorgange der Regeneration an den lädierten Axonen parallel gehen. Erfolgt die Wiedervereinigung der getrennten Axonstümpfe, dann kehren auch deren Ursprungszellen zur Norm zurück; geschieht das aber nicht, dann sei ihr Untergang besiegelt. Diese auf den ersten Blick ganz plausibel scheinende Deutung erschöpft aber den Tatbestand keineswegs. Wäre das Exempel ganz richtig, dann dürfte man nach Amputationen in den Vorderhörnern der entsprechenden Rückenmarkssegmente nach einiger Zeit keine motorischen Zellen mehr antreffen; das ist aber nicht der Fall. Wir finden in solchen Organen auch nach vielen Jahren noch in den fraglichen Gebieten weit mehr Zellen, als vorhanden sein dürften, wenn die Rechnung stimmte. Daraus geht hervor, daß ein nicht unbeträchtlicher Teil der Nervenzellen trotz der Verstümmelung des Achsenzylinders am Leben bleibt und die ursprünglichen morphologischen und strukturellen Eigenschaften wiedergewinnt. Allerdings sind in dieser Hinsicht nicht alle Neurone gleichwertig. Hier machen sich Differenzen der Vulnerabilität bemerkbar, welche im einzelnen Falle nur auf besondere Struktureigenschaften bzw. chemisch-physikalische Differenzen im Cytoplasma der betreffenden Zellen bezogen werden können.

Neben dem geschilderten Bild der reaktiven Ganglienzellveränderung hat uns die Methode NISSLS die Kenntnis zahlreicher pathologischer Zelltypen anderer Art vermittelt. Die chromatophile Substanz erwies sich als ein feines Reagens gegenüber allen möglichen Schädlichkeiten, welche direkt auf den kerntragenden Teil des Zellorganismus einwirken. Hierhin gehören vor allen Dingen Noxen infektiöser und toxischer Art. Die auf diese Weise zustande kommenden Veränderungen hat man als primäre bezeichnet und der retrograden, die ja ein sekundäres, von der Läsion des Achsenzylinders abhängiges Phänomen ist, gegenübergestellt. Als gemeinschaftlichen Grundzug aller dieser primären Veränderungen hat MARINESCO die vom Rande der Zelle nach dem Kern hin fortschreitende Auflösung der färbbaren Substanz bezeichnet. In vollem Umfange ist diese Behauptung MARINESCOS nicht zutreffend; auch primäre Noxen können anfangs eine perinucleare Chromatolyse hervorbringen; in zahlreichen Fällen ist aber die primäre Chromatolyse am Zellrand bestätigt worden. Es ist hier nicht der Ort, alle Erkrankungsformen, die man aus dem unendlich mannigfaltigen Wechsel der pathologischen Bilder als Grundtypen herauszuschälen versucht hat, zu schildern. Es möge ein kurzer Hinweis auf einige akut veränderte Zellen genügen, die dem Rückenmark eines an Poliomyelitis erkrankten Kindes entnommen sind. Es ist deshalb gerechtfertigt, weil diese Zellen eine ganz gewisse Ähnlichkeit mit retrograd veränderten aufweisen. Man sieht an den in Abb. 21 abgebildeten motorischen Vorderhornzellen die progressive Aufstäubung der Schollen in verschiedenen Phasen. Die Zellkörper erscheinen gedunsen, die Dendriten, die im Anfang des Prozesses verbreitert und in ungewöhnlicher Länge gefärbt erscheinen, verschwinden, und der Zellkörper nimmt die Gestalt einer diffus blaßblauen, im vorliegenden Falle stark vakuolisierten Scheibe an. Im Gegensatz zur retrograden Zellveränderung ist bei dieser Form der Erkrankung der Kern meist schon frühzeitig schwer verändert, womit der Untergang der Zelle besiegelt wird.

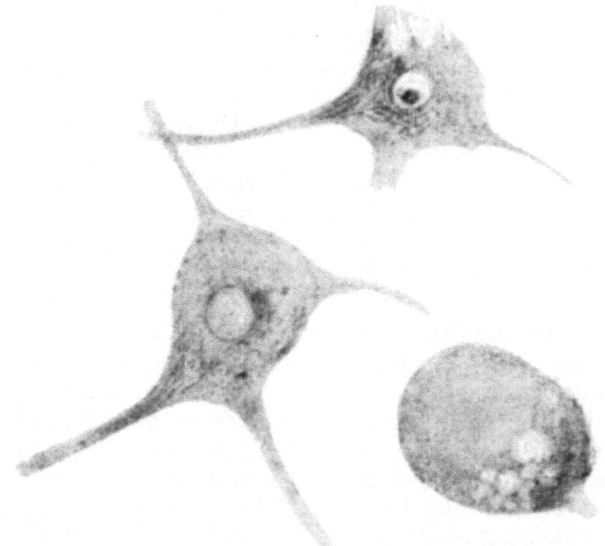

Abb. 21. Akute Veränderungen motorischer Vorderhornzellen bei akuter Poliomyelitis eines Kindes. Nisslfärbung.

Was die chemische Zusammensetzung der Nisslkörperchen anlangt, so sind gleich nach deren Entdeckung Arbeiten publiziert worden, welche ihnen bestimmte Eigenschaften zuschrieben. MACKENZIE fand in ihnen an Eiweiß gebundenes maskiertes Eisen, SCOTT außerdem organisch gebundene Phosphorsäure. Da die gleichen Bestandteile auch im Chromatin des Kerns enthalten sind, so hat SCOTT (zitiert nach MARINESCO 1909) daraus gefolgert, daß beide Substanzen genetisch miteinander in engem Zusammenhang stehen. Es soll das Kernchromatin allmählich auf dem Wege der Diffusion durch die Kernmembran in das Cytoplasma gelangen und dort das Bildungsmaterial für die Nisslkörperchen abgeben. Ein direkter Übergang von Nucleoproteinen aus dem Kern in das Cytoplasma ist aber weder von SCOTT noch von späteren Untersuchern beobachtet worden. SCOTT hat auch die leichte Löslichkeit der Nisslkörperchen in alkalischen Flüssigkeiten festgestellt, eine Beobachtung, deren Richtigkeit später häufig bestätigt werden konnte. An pathologischem Material ist MOTT (1901) zu derselben Auffassung wie Scott gelangt. Ebenso wie er rechnet auch Held die den Nisslkörpern zugrunde liegende Substanz zu den Nucleoproteinen. Bethe (1903) teilt diese Auffassung nicht. Die von Held (1897) und anderen zum Nachweis des Phosphors angewandte Methodik hält er für viel zu fehlerhaft, um mit ihr den Nachweis von Nucleoalbumin in den Nisslkörperchen führen zu können. Bethe meint, daß eine Säure an den Schollen hafte, die er als Nisslsäure bezeichnet. Auf ihrem Vorhandensein beruhe die primäre Färbbarkeit derselben. (Unter primärer Färbbarkeit versteht Bethe die Eigenschaft gewisser Gewebsbestandteile, sich in frischem oder nur durch Wasserentziehung verändertem Zustande mit den meisten basischen Farbstoffen zu färben.) Von Peritz (1924) wird die Existenz der Nisslsäure in Abrede gestellt; die Färbbarkeit der Schollen mit basischen Farbstoffen beweise gar nichts, weil diese Farben auch für andere Substanzen, besonders für Lipoide, ein starkes Tinktionsvermögen besitzen, die durchaus keinen Säurecharakter tragen. Unna und Gans (1914) glauben auf Grund einer Farbreaktion mit Methylgrün-Pyronin annehmen zu dürfen, daß die Nisslkörperchen kein Nuclein enthalten, sondern lediglich aus Cytose, d. i. eine Substanz von albumoseartiger Beschaffenheit bestehen. Auch aus den Löslichkeitsverhältnissen der Nisslkörperchen in Säuren von verschiedener Konzentration und Temperatur, in heißem Wasser, in Pepsinsalzsäuregemischen usw. gehe hervor, daß es sich nicht um Nuclein, sondern um Albumose handle. Unna und Gans halten die chromatophilen Schollen für keinen Sonderbesitz der Ganglienzellen, sondern für Gebilde, die mit dem in Epithelien und Bindegewebszellen weit verbreiteten „Granoplasma" identisch seien. Aus einer Reihe umständlicher Lösungsversuche zieht Mühlmann den Schluß, daß die Nisslkörperchen drei verschiedene Eiweißkörper enthalten, nämlich „Neuroglobin, lösliches Nuclein und unlösliches Nuclein". Seine Befunde werden aber von Unna und Gans deshalb für nicht beweiskräftig gehalten, weil sie auf einer nicht einwandfreien Methodik beruhen. Die Ansichten über die chemischen Eigenschaften der Schollen gehen also noch weit auseinander. Nach den Befunden, welche die optischen Methoden von überlebenden ungefärbten Ganglienzellen liefern, muß man alle bisherigen chemischen Untersuchungen mit Vorsicht bewerten. Ganz abgesehen von den Fehlerquellen der Technik ist schon die stillschweigende Voraussetzung, von der man bei diesen Untersuchungen ausging, völlig unbewiesen. Der mikroskopische Bau der gefärbten Körperchen hat die Vorstellung fixiert, daß sie sich aus chemisch und funktionell gleichwertigen Elementarkörnchen zusammensetzen. Das kann so sein, ist aber nicht sicher. Es ist sehr wohl denkbar, ja sogar wahrscheinlich, daß chemisch ganz verschiedenartige Teilchen durch den Fixierungsprozeß oder auch schon durch die kadaveröse Säurebildung im Gewebe zu gröberen Konglomeraten versintern. Die Tatsache ihrer leichten Färbbarkeit mit basischen Anilinfarbstoffen ist für die Frage ihrer chemischen Zusammensetzung kaum zu verwerten, denn dabei spielt schon das Moment der gesteigerten Dichtigkeit, also ein rein physikalischer Faktor, eine wesentliche Rolle. Dann ist in Betracht zu ziehen, daß durch die Fixierung die chemische Beschaffenheit der ursprünglichen Elementargranula wesentlich beeinflußt wird. Durch den Alkohol können z. B. Lipoidkörper extrahiert und Fermente vollkommen zerstört werden.

Bei dieser Sachlage ist natürlich auch die funktionelle Bedeutung der färbbaren Substanz sehr problematisch. Aus ihrer Anordnung im Zellkörper, besonders aus ihrem Fehlen im Achsenzylinder und seinem Ursprungsgebiet, hat man den Schluß gezogen, daß sie für die nervöse Reizleitung nicht in Betracht kommen könne. Für die Reizleitung hat Nissl die zwischen den Schollen liegende farblose achromatische Substanz in Anspruch genommen, neben deren Zügen die gefärbten Teile nur eine Art Füllmaterial bilden. CAJAL, LUGARO, VAN GEHUCHTEN und andere Autoren haben die Anschauung vertreten, daß die chromatophilen Gebilde ein in der Zelle aufgespeichertes Nährmaterial darstellen. Andere sahen Isolatoren in ihnen, welche die in den ungefärbten Teilen verlaufenden Fibrillenzüge voneinander trennen sollen. MARINESCO (1897) betrachtete sie als eine Substanz von hoher chemischer Spannung, gewissermaßen als ein Depot latenter Energie, welches sich bei der Funktion der Zellen in kinetische Energie umsetzt. Er brachte sie mit der Entstehung und auch mit der Regulation des Nervenstromes in Beziehung und bezeichnete sie deshalb nicht gerade glücklich als „Kinetoplasma". HEIDENHAIN (1911) stellt den Satz auf, daß der Neuroblast um so mehr Tigroid enthält, je länger der zugehörige Achsenzylinder ist. Daraus gehe hervor, daß die in den Nisslkörperchen aufgestapelte Substanz etwas mit der Daseinsform der Neurone zu tun habe. Da ferner das Plasmavolumen der großen Neurone im Verhältnis zum Kern ein riesiges sei (wie zum Beispiel bei den corticospinalen und spinomuskulären), so lasse sich daraus schließen, daß das Tigroid dazu berufen sei, die Tätigkeit des Kernes zu ergänzen. Es habe die Aufgabe, die bei diesen Riesenneuronen gestörte Kernplasmarelation wieder ins Gleichgewicht zu bringen. HEIDENHAIN stützt sich dabei auf die erwähnte von SCOTT, HELD und anderen vertretene Annahme, daß das Tigroid in seinem chemischen Verhalten den Nucleoproteinen und in seiner Färbbarkeit dem Kernchromatin nahesteht. Daß die chemische Voraussetzung dieser Hypothese auf keiner festen Basis ruht, ist bereits ausgeführt worden. Aber auch vom histologischen Standpunkt ist seine Hypothese recht anfechtbar. Die Massenentfaltung eines Neurons beruht ja nicht nur auf der Länge des Achsenzylinders, sondern auch auf der Zahl und dem Volumen seiner Dendriten. So haben wir in den PURKINJEschen Zellen Neurone mit einem relativ kurzen Achsenzylinder, aber ungeheuer reich verzweigten und langen Dendriten vor uns, in denen nur wenig Nisslsubstanz aufgespeichert ist. Ähnlich liegen die Verhältnisse an den Zellen des Pallidum, deren Protoplasmafortsätze eine unübersehbare Länge erreichen und dabei frei von färbbaren Substanzteilchen bleiben. Auch die Körper der genannten Zellen sind relativ klein und arm an chromatophiler Substanz. Es gibt also Neurone, bei denen das Mißverhältnis zwischen Kern und Plasmavolumen in keiner Weise durch Tigroidsubstanz kompensiert wird.

HEIDENHAIN sieht nun in den retrograden Reaktionserscheinungen der Zellen mit durchtrenntem Axon eine Bestätigung seiner Auffassung. Da seine Ausführungen in dieser Hinsicht allgemeines Interesse beanspruchen, soll hier etwas näher auf sie eingegangen werden. Für ihn ist die Chromatolyse ein Vorgang mit progressiver Tendenz. Die von VAN GEHUCHTEN, BÜHLER (1898) und anderen vertretene Annahme, daß es sich um eine Verflüssigung oder um einen Schwund des granulären Materials handle, wird von ihm abgelehnt; und in diesem Punkte befindet er sich wohl auch mit den meisten der modernen Histopathologen in voller Übereinstimmung. Das Zustandekommen des eigenartigen Zellbildes verrate die biologische Natur des Vorganges; er besteht in einer Entbindung von Kräften, welche zum Zweck der Reparation des verstümmelten Neurons notwendig sind. Offenbar verlaufe die Reaktion des Neuroblasten (d. h. der Ganglienzelle) mit dem Vorgange der Regeneration des Achsenzylinders parallel. Die Einzelheiten im Verlaufe der Tigrolyse und die verschiedenen Phasen der Degeneration und Reparation an der Wundstelle lassen sich so zwanglos aneinander reihen, daß man von einem gesetzmäßigen Parallelismus reden könne. Auch die verschiedenen Modalitäten der Zellreaktion nach der Art der Axonverletzung seien mit dieser Auffassung leicht in Einklang zu bringen. Wenn die Reaktion der Ganglienzelle um so heftiger in Erscheinung trete, je näher die

Durchschneidungsstelle dem Ursprung des Achsenzylinders liege, so sei dieses Verhalten von dem Maße des Plasmavolumens abhängig, das dem Neuron durch den Eingriff entzogen wurde. Wenn nach Herausreißung einer Nervenwurzel alle zugehörigen Ganglienzellen ausnahmslos degenerieren, so geschehe dies deswegen, weil eine Erholung nach einer so beträchtlichen Einbuße an neuronaler Substanz überhaupt nicht mehr möglich sei. Wenn schließlich nach Amputationen ganzer Extremitäten die Ganglienzellen der zugehörigen spinalen Zentren auf dem Wege einer chronischen Degeneration zugrunde gehen, so liege dies an der Ungunst der lokalen mechanischen Bedingungen: „Jedes verstümmelte Neuron wird die ihm durch einen kausalen erblichen Zwang vorherbestimmte Längenausdehnung wiederum zu erreichen suchen. Ist dies den Umständen nach dauernd unmöglich, so wird in den zugehörigen Neuroblasten eine permanente relative Erregung bestehen bleiben, welche schließlich zur Erschöpfung und Atrophie der Zelle führen muß. Gerade die eigentümlichen Reaktionserscheinungen der chromatophilen Substanz beim retrograden Zellprozeß sprechen dafür, daß sie die Eigenschaft eines Cytochromatins besitzt, welches die Tätigkeit des Kernes zu ergänzen vermag. Da die Wirkung des Neuroblasten auf die Vorgänge des verletzten Faserendes nur dynamischer Natur sein kann, sei damit zu rechnen, daß die Veränderung des Tigroids zur Entbindung jenes dynamischen Vorganges führe." So bestechend die Betrachtungen HEIDENHAINs auf den ersten Blick erscheinen, so haftet ihnen, wie schon erwähnt wurde, doch wieder der Fehler an, daß sie den Tatsachen nicht entsprechen; zum mindesten ist der Parallelismus der Vorgänge am Neuroblasten und am verletzten Axon durchaus nicht so gesetzmäßig, wie HEIDENHAIN anzunehmen scheint. Auch nach Jahrzehnten findet man am Rückenmark Amputierter einen nicht unbeträchtlichen Teil der motorischen Vorderhornzellen in denjenigen Segmenten, die zweifellos den beseitigten Gliedabschnitten angehören, erhalten. Ein Teil der Neurone übersteht also auch den Verlust einer recht ausgedehnten Substanzportion und nimmt allmählich wieder das normale Aussehen an. Ob übrigens bei den degenerierenden Zellen das Verhalten der chromatophilen Substanz für deren Untergang von entscheidender Bedeutung ist, das ist eine Frage, deren ausführliche Beantwortung hier zu weit führen würde; vieles spricht dafür, daß man aus dem Bilde der retrograden Zellreaktion keine weitgehenden Schlüsse auf die vitale funktionelle Dignität der chromatophilen Substanz ziehen darf, so sinnfällig auch das Zellbild durch ihr Verhalten beeinflußt wird. Aus einer Reihe experimenteller Beobachtungen an den motorischen Vorderzellen geht hervor, daß die normale Funktion der Zelle nicht unbedingt an die Intaktheit der Nisslkörperchen gebunden ist. Es lassen sich durch thermische und toxische Einwirkungen auf die färbbare Substanz Lähmungserscheinungen an Tieren hervorbringen, welche auf der Höhe ihrer Entfaltung mit schweren Veränderungen der chromatophilen Substanz verbunden sind. Bei geeigneter Dosierung der schädlichen Agenzien kann man die Symptome abklingen lassen und dabei feststellen, daß die Funktion erheblich früher als das Zellbild zur Norm zurückkehrt[1].

---

[1] Eine Stütze dieser Auffassung enthalten auch die Beobachtungen von GOLD-SCHEIDER und FLATAU (1897) an den Ganglienzellen von Tieren, die mit Malonnitril vergiftet und nachher zum Teil mit Natr. subsulfur. wieder entgiftet worden waren. Auf der Höhe der Giftwirkung getötete Tiere zeigten schwere chromatolytische Veränderungen der motorischen Ganglienzellen. Das mit Malonnitril vergiftete Tier erholt sich aber nach einer entgiftenden Injektion in wenigen Minuten, während sich die Zellveränderungen erst ganz allmählich zurückbilden. Das Tier war also imstande, mit seinen scheinbar stark veränderten motorischen Zellen alle kinetischen Funktionen auszuführen. Ähnlich liegen die Dinge bei überhitzten Tieren. Aus den Versuchen schließen die Verfasser, daß die durch die Vergiftung herbeigeführte Funktionsstörung einerseits und die auf ihr beruhende

Man hat den Versuch gemacht, zur Erklärung der Chromatolyse physikalische Faktoren heranzuziehen. MARINESCO meint, daß dabei eine Veränderung im osmotischen Druck zwischen der den Zellkörper bildenden kolloiden Substanz und ihrer Umgebung stattfindet. Durch gesteigerte Wasseraufnahme ändere sich die Konzentration der plasmatischen Kolloide, und dadurch werden dann die Bedingungen für die Bildung der Nisslkörperchen wesentlich beeinflußt. Auch ich meine, daß durch eine erhöhte Wasseraufnahme das Versinterungsvermögen der in ihnen suspendierten Elementargranula herabgesetzt wird, und daß es sich demnach gar nicht um eine Chromatolyse, sondern um eine Asyndese handelt, d. h. eine mehr oder minder starke Herabsetzung des Attraktionsvermögens der kolloiden Granula. Unter den durch unsere Präparationsmethoden geschaffenen Bedingungen verlieren sie die Eigenschaft, sich zu Konglomeraten zu vereinigen. Daß damit das Problem der reaktiven Zellveränderung nicht gelöst, sondern nur von einem etwas anderen Gesichtswinkel aus betrachtet ist, braucht kaum gesagt zu werden. Die Frage, weshalb der osmotische Druck zwischen Zellplasma und benachbarter Gewebsflüssigkeit sich nach Axonverletzung so rasch ändert, bleibt zunächst noch unbeantwortet. Kommt es wegen des Ausfalles der Zellfunktion zu einer Speicherung hydrophiler Substanzen im Cytoplasma, oder wird aus demselben Grunde die Dissimilation derartiger Körper verzögert oder unter Umständen sogar ganz gesperrt? Die Beantwortung dieser Fragen liegt bereits außerhalb des histologischen Forschungsbereiches; aber es darf nicht unerwähnt bleiben, daß pathologische, mit starker Schwellung der Zellkörper einhergehende Prozesse, wie sie die infantile Form der amaurotischen Idiotie zeigt, uns einen Hinweis darauf geben, daß das Verständnis der histologischen Befunde durch physikalisch-chemische Betrachtungen sehr gefördert werden kann. Bei dieser Krankheit kommt es in fast allen Zellen des Nervensystems zu einer enormen Stapelung hydrophiler Lipoide im Cytoplasma. Die Zellen und die Dendriten können das Aussehen großer blasen- oder ballonförmiger Gebilde annehmen. Feinere histochemische Reaktionen sprechen dafür, daß hier die gespeicherten Substanzpartikel das osmotische Gleichgewicht zwischen der Zelle und ihrer Umgebung verschieben und eine gesteigerte Wasseraufnahme in den Zellkörper herbeiführen. Derartige Befunde lassen vermuten, daß auch bei der retrograden Zellreaktion eine Änderung in der chemischen und physikalischen Beschaffenheit der Granula an der Umgestaltung des Zellbildes mitwirkt.

Zieht man die Erfahrungen der Pathologie für die Frage der funktionellen Bedeutung der Nisslkörperchen mit heran, dann ist wohl nicht zuviel gesagt, wenn man die in den Nisslkörperchen enthaltenen Elementarkörnchen als eine

---

Zellveränderung andererseits bis zu einem gewissen Grade voneinander unabhängig sind. Man müsse als Ursache der Funktionsstörung „feinere, atomistisch-chemische Alterationen" annehmen, gegenüber denen die im Nisslbild hervortretenden Strukturveränderungen viel zu grob sind, als daß sie mit ihnen in Korrelation gesetzt werden könnten. Die Autoren stellen sich den Sachverhalt folgendermaßen vor: „Die auf die Nervenzelle einströmende Schädlichkeit setzt eine Funktions- und bei genügender Stärke gleichzeitig eine Nutritionsstörung. Die Funktionsstörung vermag sich schnell auszugleichen, während die Nutritionsstörung nur sehr allmählich abnimmt. Beide Erscheinungsreihen entwickeln sich somit von einem Punkte aus, von einer Gleichgewichtsstörung des Zellebens, verlaufen aber weiterhin mit einer gewissen Unabhängigkeit voneinander. Wie weit diese Unabhängigkeit reicht, werden vielleicht weitere Untersuchungen aufzuklären imstande sein." An diese Feststellung wird die Mahnung geknüpft, etwa vorhandene pathologische Strukturveränderungen mit größter Vorsicht nach der symptomatologischen Seite hin zu bewerten. Die Ausführungen der Autoren über die relative Divergenz der vegetativen und der funktionellen Seite des Zellebens stehen auch heute noch mit den Ergebnissen der histopathologischen Forschung in vollem Einklang.

unspezifische (auch in anderen Körperzellen vorhandene) Komponente des Cytoplasma definiert, die der Selbsterhaltung der Zelle, also im wesentlichen den vegetativen Funktionen der Assimilation und Dissimilation, dient. Wird diese Komponente einer dauernden Schädigung ausgesetzt, oder ist ihre Zusammensetzung ab ovo keine regelrechte, dann kommt es sekundär auch zu einer Minderung der nervösen Funktion, die bis zu deren völligem Erlöschen führen kann. Man muß sich bei derartigen Erwägungen natürlich darüber klar sein, daß die Trennung von vegetativer und nervöser Funktion nur bis zu einem gewissen Grade durchführbar ist und mehr unserem Bedürfnis nach einer schematischen Gliederung der Erscheinungen als den tatsächlichen Verhältnissen entspricht; denn in Wirklichkeit sind beide Funktionen, sowohl in der gesunden wie in der kranken Zelle, eng miteinander verkettet.

2. Die Altmannschen Granula.

Wie die meisten Körperzellen enthalten auch die Ganglienzellen granuläre Formelemente, die durch eine gewisse Affinität zu sauren Farbstoffen gekennzeichnet sind, und sich bei Anwendung geeigneter Fixierungsmittel, unter denen die Osmiumgemische an erster Stelle stehen, in fast elektiver Weise zur Darstellung bringen lassen. Im Cytoplasma der Ganglienzellen treten sie bald als kleinste Körnchen, bald als sphärische Gebilde, zuweilen auch als kurze, bacillenähnliche Stäbchen auf. Mitunter begegnet man reihenförmig angeordneten Gebilden dieser Art, deren Gruppierung an Streptokokken erinnert. Altmann (1890) hat die Theorie aufgestellt, daß diese Gebilde zum unentbehrlichen Bestande der Körperzellen gehören. Er hat sie als Elementarorganismen angesprochen, welche die letzten, nicht mehr teilungsfähigen Träger der Lebenserscheinungen seien, und sie deshalb als Bioblasten bezeichnet. Die Zellen waren für ihn Kolonien solcher Elementarkörperchen. Die Theorie Altmanns ist von fast allen Forschern abgelehnt worden, was aber kein Grund war, die nähere histologische und physiologische Untersuchung der nach ihm benannten Granula aufzugeben. Man hat sie im Gegenteil in den Zellen aller Organe genau beobachtet und ihnen eine Unzahl von Namen beigelegt; Held (1897 u. 1904) hat sie als Neurosomen bezeichnet, andere sprechen von Plasmosomen, fuchsinophilen Körnchen, Mitochondrien, Chondriomen usw. Die späteren Autoren sind von der Technik Altmanns zum Teil erheblich abgewichen, und ob die von ihnen dargestellten Elemente in jeder Hinsicht miteinander übereinstimmen, kann nicht mit Sicherheit entschieden werden; im Ganglienzellkörper und seinen Fortsätzen zeigen sie jedenfalls bezüglich ihrer Form und ihrer Verteilung so viel übereinstimmende Züge, daß an ihrer prinzipiellen Zusammengehörigkeit kein Zweifel besteht. Fischer (1894/95) hat sie auf Grund von Koagulationsversuchen an Eiweißkörpern für einfache Peptonniederschläge erklärt, die sich unter dem Einfluß saurer Fixierungsmittel bilden. Dieser Auffassung ist aber mit Recht widersprochen worden, weil sie sich auch an frischen und vor allem auch an vital gefärbten Objekten nachweisen lassen. Um ihre Darstellung in der Nervenzelle hat sich Held besonders verdient gemacht, und ihre besondere Beziehung zu den gröberen Schollen der chromatophilen Substanz klargelegt. Er fand, daß sie vornehmlich am Rande der Schollen und in der chromatischen Substanz liegen und mitunter die Gestalt feinster Fädchen oder kurzer Fibrillen annehmen. Hierin liegt ein deutlicher Unterschied gegenüber dem Bilde, welches die Altmannschen Originalmethode liefert, denn diese zeigt die Granula in einer ziemlich gleichmäßigen Verteilung über den ganzen Zellkörper, wie es Abb. 22 zeigt, die eine motorische Vorderhornzelle aus dem Rückenmark eines *Kaninchens* darstellt. Die Zerklüftung der

Randpartie des Zellkörpers ist auf die ungleichmäßige Wirkung des Fixierungsmittels zurückzuführen. Die folgende Abb. 23 entspricht der Schilderung, welche HELD gegeben hat. Hier handelt es sich um dasselbe Objekt, das aber nicht nach dem HELDschen Verfahren, sondern nach der Fuchsin-Lichtgrünfärbung ALZHEIMERS (1910) angewandt worden ist. Bei dieser Technik treten die Nisslkörperchen als grüne, ziemlich scharf begrenzte Schollen hervor, während die Neurosomen zwischen ihnen kleine Häufchen oder Reihen bilden. Der Unterschied beider Bilder ist durch die verschiedenartige Fixierung bedingt; in dem einen Fall ist das Cytoplasma homogen geblieben, im anderen Fall sind die den Nisslkörperchen zugrunde liegenden granulären Elemente zu Schollen zusammengeballt und die Neurosomen in die zwischen den Schollen übrigbleibenden achromatischen Gebiete gedrängt worden. Besonders reich sind die Endverzweigungen der Nervenfasern

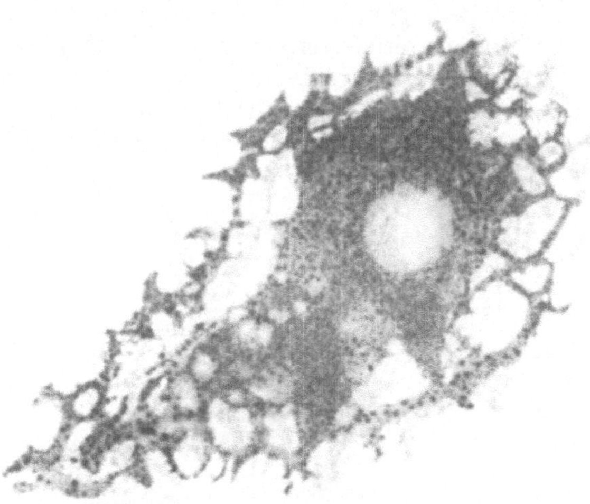

Abb. 22. Motorische Vorderhornzelle erfüllt von fuchsinophilen (ALTMANNschen) Körnchen. (ALTMANNsche Originalfärbung.)

mit derartigen Körnchen ausgestattet. Das gilt in gleicher Weise für die Endstrecken der Neurone im Zentralorgan wie in der Peripherie. Wo immer sich Endformationen entwickeln, sei es an der Oberfläche einer Ganglienzelle, sei es in der motorischen Endplatte eines Muskels oder in einem Sinnesorgan, stets sind solche Stellen durch eine starke Häufung der Neurosomen gekennzeichnet. Sie konnten deshalb von HELD (l. c.) mit Erfolg als Indikatoren zur Feststellung neuronaler Endstrecken benutzt werden. Über die Funktion dieser Gebilde äußern sich HELD und CAJAL sehr vorsichtig. Es handle sich um einfache Cytoplasmaeinschlüsse von akzessorischer, bisher nicht näher definierbarer Bedeutung. LEVY bringt sie mit dem Stoffwechsel der Nervenzellen in nähere Beziehung. Er sah nach faradischer Reizung des Ischiadicus in den zugehörigen Zellen der Sakralganglien eine quantitative Zunahme zusammen mit einer Vergrößerung ihrer Form gegenüber dem Ruhezustande und glaubte deshalb, diese

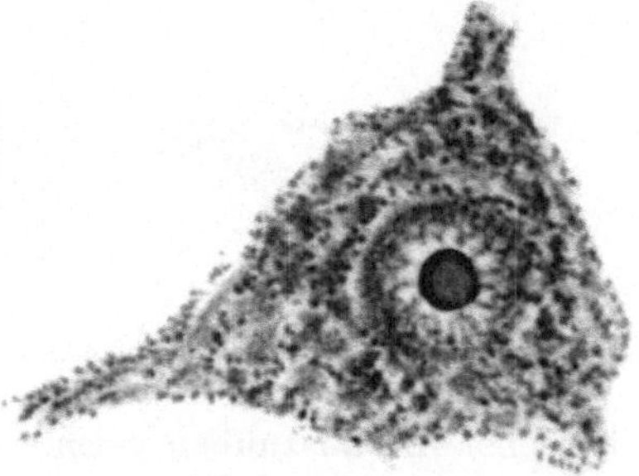

Abb. 23. Vorderhornzellen nach ALZHEIMER gefärbt mit dessen Säurefuchsin-Lichtgrünmethode. Die fuchsinophilen Körnchen liegen zwischen den Nisslschollen.

Erscheinung als Ausdruck des gesteigerten Stoffwechsels infolge erhöhter funktioneller Inanspruchnahme deuten zu können.

MARINESCO, der die Farbreaktion dieser Granula und ihre Dichtigkeit an verschiedenen Zelltypen des Zentralorgans und der Spinalganglien geprüft hat, vertritt die Ansicht, daß sie als Träger von Fermenten in Betracht kommen. Anfangs dachte er daran, daß es sich dabei um Diastasen handeln könne, die mit der Produktion des Zellpigments in Beziehung stehen. Seine Auffassung begegnet sich mit einer neuerdings von NAGEOTTE (1922) vertretenen. Der französische

Autor hält die Theorie Altmanns in ihren wesentlichen Punkten aufrecht. Die
Chondriome — so nennt er die fraglichen Gebilde — sind in allen Körperzellen
vom ersten Augenblick ihrer Entstehung an vorhanden und besitzen die Eigenschaften des selbständigen Wachstums und der Fortpflanzung durch Teilung.
In dieser Hinsicht seien sie also wirklich „Elementarorganismen" im Sinne ihres
Entdeckers. Die einzige Frage, die man aufwerfen könne, sei die, ob im späteren
Zelleben Bedingungen auftreten können, die zu einer neuerlichen, das ursprüngliche Stammaterial vermehrenden Produktion von Chondriomen führen. In
funktioneller Hinsicht besitzen sie die Eigenschaft von Katalysatoren, d. h. von
chemischen Verbindungen, welche ohne wesentliche Veränderungen ihrer eigenen
Substanz die mannigfaltigsten chemischen Wirkungen synthetischer und ana-

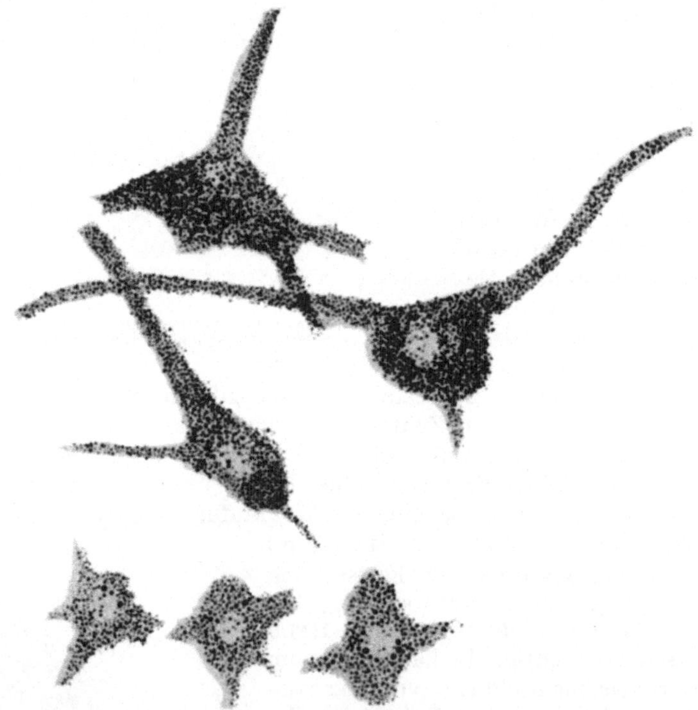

Abb. 24. Verschiedene Zelltypen aus dem Zentralorgan im Bilde der Graeffschen Methode (Oxydasenfärbung).

lytischer Art auszuüben vermögen. Auf diese Weise werden sie die Träger wichtiger vegetativer Zellfunktionen. Diese Auffassung mag zu weit gehen. Daß
aber tatsächlich an die Altmannschen Körnchen chemische Verbindungen von
der Art der Fermente und Katalysatoren verankert sind, zeigen neuere Untersuchungen von Marinesco über das Vorhandensein von Oxydasen[1]. Als
Oxydase bezeichnet man ein Ferment, welches die Übertragung des Sauerstoffs
an die Substanz der Gewebe vermittelt und dementsprechend für die innere
Atmung von größter Bedeutung ist. Schon Altmann selbst muß den nach ihm

---

[1] Bielschowsky und Rose (1927) sind zu ähnlichen Ergebnissen wie Marinesco
gelangt und haben nachgewiesen, daß die quantitative Ausrüstung der verschiedenen
Grisea des Gehirns mit oxydierenden und wahrscheinlich auch mit reduzierenden Fermenten örtlichen Abweichungen unterliegt, die für die Lokalisation pathologischer Prozesse ins Gewicht fallen.

benannten Elementen eine ähnliche Funktion beigemessen haben, denn er bezeichnet sie gelegentlich als „Ozonophoren".

Daß Oxydasen im Nervensystem vorkommen, hat PIGHINI (1912) mit der sogenannten Indophenolreaktion nachgewiesen. Sie beruht darauf, daß α Naphthol und Dimethylparaphenylendiamin in wässeriger Lösung bei Anwesenheit oxydierender Fermente, wie sie in allen tierischen Geweben vorkommen, eine Synthese zu Indophenolblau eingehen. Im Zentralnervensystem bekommt die graue Substanz bei Anwendung dieser Reaktion, die von WINCKLER-SCHULTZE und von GRAEFF für histologische Zwecke ausgebaut worden ist, einen diffus blauen Ton. Bei Anwendung stärkerer Vergrößerung sieht man, daß der Farbstoff in den Ganglienzellen an feine Körnchen gebunden ist, während der Kern und das Kernkörperchen farblos erscheinen. PIGHINI hat diese blauen Körnchen nur in den motorischen Zellen des Rückenmarks und der Medulla oblongata beobachtet, während er bei anderen Zelltypen eine diffuse Färbung sah. MARINESCO (1924) hat die Indophenolblaureaktion in der von S. GRAEFF empfohlenen Form neuerdings zu eingehenden Untersuchungen am Nervensystem verwandt. (Er ist von dem GRAEFFschen Verfahren nur insofern etwas abgewichen, als er die in Betracht kommenden Lösungen in sehr starker Verdünnung einwirken ließ.) Seine Resultate sind von überraschender Klarheit. Abb. 24 zeigt verschiedene Zelltypen, die auf diese Weise gefärbt worden sind. Die Zeichnung ist nach einem Originalpräparat MARINESCOS angefertigt. Die großen Zellformen stammen aus motorischen Kernen der Medulla oblongata, während die kleinen der Oliva inferior angehören. Alle Exemplare sind mit feinen blauen Körnchen dicht besät. Sie liegen im Cytoplasma, in den Den-

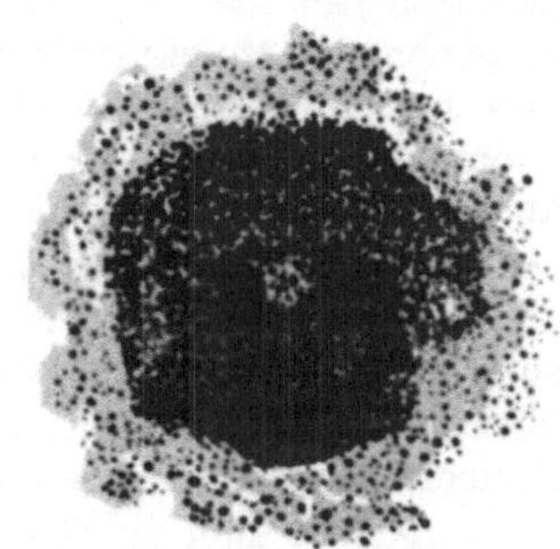

Abb. 25. Spinalganglienzelle mit Kapselzellen im Bilde der GRAEFF-schen Oxydasefärbung.

driten und fehlen auch im Ursprungsgebiet des Achsenzylinders nicht. In ihm sind sie aber nur bis zum Auftreten der Markscheide kenntlich; von da an verschwinden sie. Abb. 25 zeigt eine Spinalganglienzelle, die mit oxydasehaltigen Körnchen stark beladen ist. Auch die zu ihr gehörigen Kapselzellen enthalten viel positiv gefärbtes körniges Material. Die Markscheiden enthalten nur sehr wenig gefärbte Körnchen, und ebenso sollen auch beim erwachsenen Individuum die Gliazellen und das gliöse Syncytium der grauen Substanz ungefärbt bleiben, was aber mit den Ergebnissen eigner Versuche nicht ganz übereinstimmt. So kommt es, daß bei der Betrachtung mit bloßem Auge die weiße Substanz des Zentralorgans und die peripherischen Nerven sich sehr kontrastreich von den grauen Zentren und den Ganglien abheben. Die Abbildung zeigt auch, daß Kern und Kernkörperchen der Ganglienzellen gefärbte Elemente nicht enthalten. MARINESCO hat ferner festgestellt, daß die sensiblen Endorgane der Haut und die motorischen Endplatten im quergestreiften Muskel mit blauen Körnchen reich besetzt sind, und auch aus dem Verhalten des Gewebes in der nächsten Umgebung der zentralen Ganglienzellen lasse sich entnehmen, daß die pericellulären Endformationen viel Oxydase führen müssen. Diese Befunde sprechen dafür, daß das oxydierende Ferment dort am reichlichsten auftritt, wo wir eine starke Produktion nervöser Energie annehmen dürfen, während es in den lediglich der Leitung dienenden Kabeln nur spärlich vorhanden ist. MARINESCO hat dann auch gezeigt, daß ein gewisser Antagonismus zwischen den Indophenolblaukörnchen und dem Zellpigment besteht. Besonders deutlich läßt sich das an Zelltypen nachweisen, deren Pigmentkörner die Eigenschaft des Melanins besitzen.

Je mehr Raum das Pigment im Zellkörper beansprucht, um so mehr werden die blauen Körnchen verdrängt. Die Pigmentzone selbst bleibt in der Regel frei von ihnen. Sehr belangvoll ist die Tatsache, daß bei der Regeneration durchtrennter peripherischer Nerven im Bereich der Wundstelle an den sprossenden Achsenzylindern und in den Zellen des Narbengewebes Oxydasen in überraschender Fülle auftreten. Der Autor geht sicher nicht fehl, wenn er ihrem Auftreten einen wesentlichen Einfluß auf den Gang der Regenerationserscheinungen beimißt. Bei Krankheitszuständen, welche mit starken Veränderungen im Protoplasma der Ganglienzelle einhergehen, insbesondere bei der schon erwähnten amaurotischen Idiotie, verschwinden die blauen Körnchen allmählich aus der Substanz des Zelleibes, während sie in den Dendriten eine Zeitlang erhalten bleiben können. Wer von diesen Befunden hört, kann dem Irrtum verfallen, daß die mit der Indophenolblaureaktion gefärbten Körnchen die Oxydasen als solche darstellen. Davon ist natürlich keine Rede, denn Fermente sind keine körperlich faßbaren Gebilde. Was hier gefärbt erscheint, sind protoplasmatische Granula, an denen eine Molekulargruppe haftet, welche die Naphtholblausynthese bewirkt. Das morphologische Substrat kann außerdem natürlich noch mit zahlreichen anderen Fermenten und Katalysatoren verankert sein, für deren Nachweis uns aber heute noch die chemischen Hilfsmittel fehlen.

Die Methode eröffnet uns zunächst nur einen ganz beschränkten Einblick in den Mechanismus des Stoffwechsels. Es handelt sich da um den ersten Anfang einer neuen Betrachtungsweise, die aber eine große Perspektive eröffnet, weil sie über die Grenzen der Histologie des Kadavers hinausführt und eine Brücke zur Biologie der Nervenzellen schlägt[1].

Vergleicht man die eben beschriebenen Bilder mit denjenigen, welche die uns schon bekannten Verfahren liefern, so haben sie unbestreitbar die größte Ähnlichkeit mit denjenigen, welche die ultramikroskopische Untersuchung liefert. Hier wie dort sieht man die Zellkörper von feinen Körnchen dicht durchsetzt, welche die Kerne und Achsenzylinder frei lassen. An der Identität der Granula in beiden Fällen ist demnach kaum zu zweifeln. Groß ist auch die Ähnlichkeit mit dem Altmannschen Zellbilde, nur sind die Indophenolblaukörnchen viel dichter als die fuchsinophilen Granula gelagert. Das dürfte damit zu erklären sein, daß das Fixierungsmittel der Altmannschen Methode für eine vollkommene Konservierung der Oxydasenträger nicht ausreicht. Die näheren Beziehungen zum gewöhnlichen Nisslbilde bedürfen noch der Klärung. Bei der ungeheuren Menge der Phenolblaukörnchen kann man sich kaum vorstellen, daß sie im Nisslpräparat nur auf die achromatischen Plasmastreifen beschränkt sein sollen. Sie müssen zu einem erheblichen Teile auch in der Substanz der Schollen, allerdings in einer durch die Technik veränderten Form, deponiert sein. Der Vergleich mit dem ultramikroskopischen Bilde, wie es sich nach der Einwirkung eiweißfällender Substanzen gestaltet, stützt diese Annahme.

3. Pigment.

Zu den körnigen Einschlüssen im Cytoplasma der Ganglienzellen gehört das Pigment. Es gibt zwei morphologisch und chemisch differente Arten von Pig-

---

[1] In jüngster Zeit hat Marinesco den Versuch gemacht, die mit der Chromatolyse einhergehenden Veränderungen in der Zellsubstanz chemisch noch genauer zu analysieren. Sie sei als Ausdruck einer Proteolyse zu betrachten, die unter Umständen bis zur Bildung von Aminosäuren fortschreiten könne. Das Säure-Alkaligleichgewicht im Cytoplasma werde dadurch gestört. Von ihm sei aber die Aktivität der oxydierenden Fermente abhängig. Eine saure Reaktion setze die Wirksamkeit der Oxydasen herab und könne sie bei einer gewissen Intensität vollkommen aufheben.

ment: ein helles feinkörniges mit gelblicher Eigenfarbe, und ein dunkleres, das einen schwärzlich-braunen Eigenton besitzt und sich aus gröberen Körnern zusammensetzt. Das letztere, welches unter der Bezeichnung „Melanin" geht, ist im Nervensystem auf bestimmte Örtlichkeiten beschränkt und macht sie schon für das bloße Auge als dunkle Flecke und Streifen kenntlich. Das gilt vor allem von der Zona compacta in der Substantia nigra Soemmeringii und von dem im zentralen Höhlengrau des Mittelhirns gelegenen Locus coeruleus. Zerstreut finden sich schwarz pigmentierte Zellen ähnlicher Art auch im dorsalen

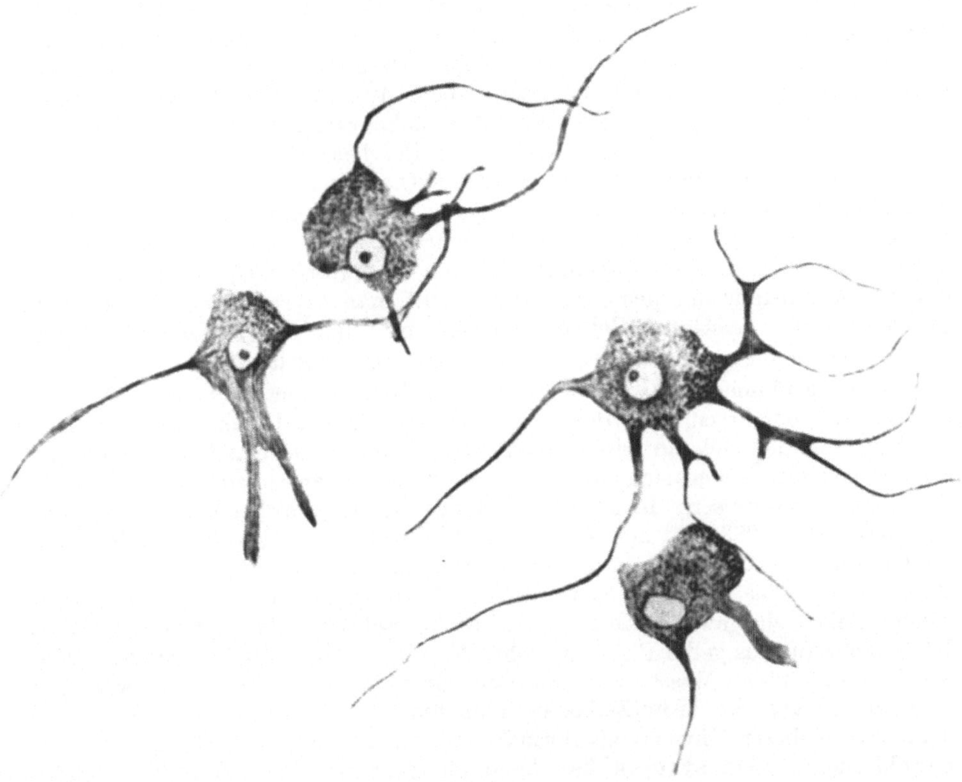

Abb. 25a. Ganglienzellen aus einem sympathischen Ganglion des Grenzstranges mit melanotischem Pigment, das vorwiegend an den Abgangsstellen der Dendriten gelagert ist.

Vaguskern und in den Spinal- und Sympathicusganglien (vgl. Abb. 25a). Das Melanin tritt in den einzelnen Kerngebieten zu verschiedenen Zeiten auf. Nach OBERSTEINER (1903) zeigt es sich zuerst gegen Ende des 1. Lebensjahres in den Zellen des Locus coeruleus; zwischen dem 3. und 4. Jahre macht es sich in der Substantia nigra und im Vaguskern bemerkbar. Dann nimmt es rasch an Menge zu und erreicht sein Maximum in der Zeit der Pubertät, um von da ab konstant zu bleiben. In chemischer Hinsicht ist es ein außerordentlich resistenter Körper, der nur durch konzentrierte Mineralsäuren zerstört werden kann; von Laugen wird es aufgelockert, ohne daß eine vollkommene Lösung oder Bleichung erfolgt.

MARINESCO (1909) will in melaninhaltigen Zellen Hämatoidinkrystalle beobachtet haben, woraus er den Schluß zieht, daß das dunkle Pigment hämatogenen Ursprungs sei. Durch die Tätigkeit der Zellsubstanz wird der Blutfarbstoff nach seiner Meinung in Hämatoidin und das eisenfreie Melanin gespalten. Die überwiegende Mehrzahl der modernen Forscher lehnt aber diese Annahme ab. Die Untersuchungen am melanotischen Pigment der Haut sprechen dafür, daß es der Einwirkung einer Tyrosinase auf zerfallende Eiweißkörper seine Entstehung verdankt. Es handelt sich also um einen aus der Zellsubstanz entstehenden Körper. Es ist eine noch unentschiedene Frage, ob das Melanin, wenn es sich einmal in den Ganglienzellen entwickelt hat, dauernd in ihnen liegen bleibt, oder ob es einem Abtransport unterliegt. Gegen die Annahme des Abtransportes unter normalen Verhältnissen spricht die Erfahrung, daß man in der Umgebung der Ganglienzellen und in der benachbarten Glia Melaninspuren unter normalen Verhältnissen niemals begegnet. Wenn Hueck (1912) die Ansicht vertritt, daß das abtransportierte Pigment zu einer Pigmentierung der weichen Häute führe, so ist, wie Oberndorfer (1921) betont, diese Annahme schon deshalb unhaltbar, weil das piale Pigment eine besondere Lokalisation aufweist. Es ist nämlich vorwiegend in den Chromatophoren an der basalen Fläche des Nachhirns aufgestapelt. Anders liegen die Dinge unter pathologischen Bedingungen. Es gibt Krankheitszustände, die mit dem Untergang der melaninhaltigen Zellen in der Substantia nigra einhergehen. Hierhin gehört in erster Reihe die Encephalitis lethargica bzw. deren Folgezustände, die sich im klinischen Symptomenkomplex des Parkinsonismus manifestieren. Hier sieht man tatsächlich freies Pigment im Bereich der zerstörten Zellen, welches von Gliazellen aufgenommen wird und weiterhin bis in die Adventitiazellen der Gefäße gelangt.

Das gelbe Pigment hat eine viel größere Verbreitung im Nervensystem. Nach dem 30. Lebensjahr ist es in der überwiegenden Mehrzahl aller Zelltypen nachweisbar. Wie das Melanin tritt es nicht überall in der gleichen Lebensphase auf. Spuren von ihm lassen sich mit verfeinerten Methoden schon kurze Zeit nach der Geburt nachweisen. In greifbarer Menge macht es sich nach den Angaben Obersteiners (1903) mit dem 6. Lebensjahre in den Spinalganglien, mit dem 8. im Rückenmark und etwa erst im 20. Jahre in der Großhirnrinde bemerkbar. Während aber das Melanin unter normalen Verhältnissen in den von ihm okkupierten Zellen ein gewisses Quantum nicht überschreitet, besteht eine derartige Begrenzung für das gelbe Pigment nicht. Man kann sagen, daß es mit dem Alter des Individuums an Masse stets zunimmt; im Senium kann es in gewissen Zellarten den größten Raum im Zellkörper einnehmen. Eine scharfe Grenze zwischen dem, was in dieser Hinsicht als normal, und was als pathologisch zu gelten hat, besteht nicht. Obersteiner hat beim Erwachsenen bezüglich des Gehaltes an gelbem Pigment zwei Haupttypen unterschieden: lipophobe Zellen, in denen es bis ins Greisenalter in nur geringer Menge auftritt, und lipophile Zellen, welche schon im mittleren Lebensalter reichlich von ihm besetzt sind. Zu den ersteren gehören u. a. die Purkinjeschen Zellen. In den lipophilen Zellen kann das Pigment in verschiedener Weise gelagert sein; es ist hier fast immer zu dichten Haufen zusammengedrängt, die bald in der Nachbarschaft des Kernes, bald an der Abgangsstelle eines Dendriten, nicht selten auch über dem Ursprungshügel des Achsenzylinders liegen, während der übrige Teil des Zellkörpers frei davon bleibt. Hierhin gehören die großen motorischen Zellen des Rückenmarks, der Oblongata und der Hirnrinde (vgl. Abb. 11a). In den Zellen der Clarkeschen Säule findet sich eine abweichende Verteilung des gelben Pigmentes in Form feiner Stäubchen, die fast über den ganzen Zelleib ausgedehnt sein kann. Das morphologische Kennzeichen des Pigmentes besteht darin, daß es in Form feinster Körnchen in die plasmatische Substanz eingebettet ist. Die Grundsubstanz bleibt auch in den lipophilen Zellen im Bereich der Pigmenthaufen kenntlich. In Silberpräparaten hat sie im Pigmentbereich das Aussehen eines eigenartigen, häufig sehr dunkel gefärbten Gitterwerkes, dessen Maschen von kleinen Körnchengruppen ausgefüllt werden. Es sei hier vorweggenommen, daß auf diese Weise der Eindruck eines grobbalkigen Netzes entsteht, das mit den Fibrillennetzen nicht identifiziert werden darf. Wahrscheinlich hat man es hier mit einem chemisch etwas modifizierten Teil der Grundsubstanz zu tun, der durch die Pigmenteinlagerung das wabige Gefüge erhält.

In chemischer Hinsicht verhält sich das gelbe Pigment gegen Säuren und Alkalien refraktär. Nach OBERNDORFER kann es in den letzteren aufgelockert werden. In Fettlösungsmitteln (Äther) ist es teilweise löslich. Mit Fettfarbstoffen (Sudan III, Scharlach R) nimmt es einen rötlichen, häufig auch nur orangeähnlichen Farbton an. Auch mit dem Hämatoxylin der WEIGERTschen Markscheidenfärbung und mit Überosmiumsäure (so z. B. im Marchigemisch) ist es in einem schwärzlichen bzw. dunkelbraunen Ton färbbar. Der Affinität zu den genannten Farbstoffen verdankt das Pigment die Bezeichnung „Lipochrom". Da diese aber bereits für Pigmente mit anderen chemischen Eigenschaften vergeben ist, ist es besser, nach dem Vorgang von HUECK-BORST (1912) von Lipofuscin zu sprechen. Andere Autoren bevorzugen die Bezeichnung „fetthaltiges Abnutzungspigment", weil sie weniger präjudiziert. Nach den Ergebnissen der modernen Pigmentforschung, über die wir ausgezeichnete Referate von OBERNDORFER (1908 und 1921) besitzen, sollen die Lipofuscine, die ja keineswegs auf das Nervensystem beschränkt sind, sondern in den meisten Organen und Geweben vorkommen, hochmolekulare Fettsäuren bzw. bräunlich gefärbte Oxydationsprodukte derselben darstellen. Fast übereinstimmend werden sie von den Autoren als Produkt regressiver Vorgänge im Zellkörper aufgefaßt. Diese Annahme findet im Nervensystem darin eine wichtige Stütze, daß seine Menge mit fortschreitendem Alter und unter pathologischen Bedingungen zunimmt. Dabei wäre es aber verfehlt, die Pigmentbildung mit der fettigen Metamorphose des Zellplasmas zu identifizieren. Davon kann schon deshalb keine Rede sein, weil die Lipoidkörnchen gar nicht aus Fett bestehen, sondern nur mit einigen Reaktionen den Fetten sich nähern. — Eine Ausstoßung der Körnchen aus dem Zellkörper, wie sie von MARINESCO (l. c.) beschrieben worden ist, findet unter normalen Verhältnissen nicht statt. Das Vorhandensein körniger Gebilde von gleicher chemischer Beschaffenheit in Gliazellen und in den Elementen der Blutgefäße, die er für seine Ansicht geltend gemacht hat, ist kein Beweis für deren Richtigkeit, weil ähnlich geformte und gefärbte Substanzen aus anderen Quellen stammen können. Unter pathologischen Verhältnissen liegen die Dinge ganz ähnlich wie beim Melanin. Wenn Ganglienzellen bei einem Krankheitsprozeß zugrunde gehen, dann kann natürlich das Pigment bei der Resorption der Zelltrümmer von den Abräumzellen der Glia und Gefäße aufgenommen werden.

In den Gliazellen des Globus pallidus und in den melaninfreien Ganglienzellen der Substantia nigra hat SPATZ (1922) feine Körnchen im Zellkörper entdeckt, welche sich gegenüber der Berlinerblau- und der Turnbullblaureaktion positiv verhalten und deswegen als eisenhaltig angesehen werden müssen. Von Natur sind diese die genannten Eisenreaktionen liefernden Granula farblos, wie aus dem Vergleich mit benachbarten Schnitten hervorgeht, die nur mit einer Kernfärbung tingiert worden sind. Sie dürfen also keineswegs als den gewöhnlichen Pigmentkörnern gleichwertige Gebilde angesprochen werden. In den Zellen dieser Zentren bilden sie feine Granula, die den Zelleib und die dickeren Fortsätze dicht erfüllen (vgl. Abb. 26). An doppelt gefärbten Präparaten ließ sich feststellen, daß die feinen Eisengranula in der achromatischen Substanz zwischen den reihenförmig angeordneten Schollen liegen. Vom gewöhnlichen gelben Pigment unterscheiden sie sich auch dadurch, daß sie meist über den Zelleib verteilt sind, während die gelben Pigmentkörnchen, zu Haufen zusammengeballt, meist auf die Gegend der Kernpole beschränkt bleiben. Da, wo melanotisches Pigment in den Zellen der Substantia nigra vorhanden ist, fehlen die farblosen eisenhaltigen Granula vollkommen. Die absolute Konstanz dieses Verhaltens ist außerordentlich auffällig, bedarf aber noch der Klärung. Ganz vereinzelt scheinen auch in den großen Nervenzellen des Striatums ähnliche Eisengranula ohne Eigenfarbe vorzukommen. Es kann hier nur angedeutet werden, daß die feinkörnige Speicherung von Eisenpartikelchen in den Ganglienzellen nur einen

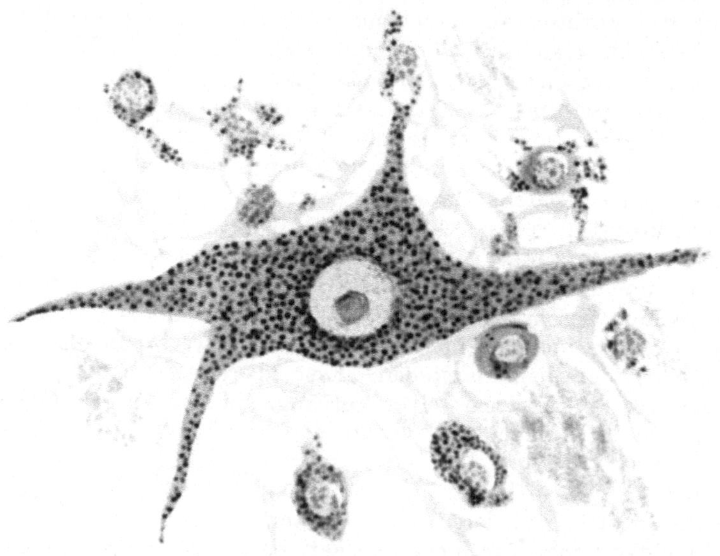

Abb. 26. Ganglienzelle aus der Zona reticularis der Subst. nigra, deren Körper und Cytoplasmafortsätze von eisenhaltigen Körnchen erfüllt sind. Auch die benachbarten Gliazellen erhalten gleichartige Gebilde. Turnbullreaktion. (Nach Spatz.)

Spezialfall im Rahmen der mannigfaltigen Formen darstellt, unter denen das Gewebeeisen im Zentralnervensystem zur Beobachtung gelangt. Seit den Arbeiten von Hugo Spatz (l. c.) wissen wir, daß das Gewebeeisen im Gehirn in diffuser und granulärer Form vorkommt, und daß die verschiedenen Zentren mit so verschiedenen Eisenmengen ausgestattet sind, daß sich nach dem Ausfall der Turnbullblaureaktion eine bestimmte Skala aufstellen läßt. Spatz hat auch das Verdienst, die Speicherung des Eisens in den Gliazellen und in den Zellen der Blutgefäßwände genau erforscht zu haben. Von diesen Dingen wird an anderer Stelle die Rede sein. Hier sei nur noch bemerkt, daß die eisenhaltigen Granula in ähnlicher Weise wie die Oxydasen als Katalysatoren bei der Zellatmung eine bedeutsame Rolle spielen.

4. Neurofibrillen und Spongioplasma.

Neben den Nisslkörperchen sind die Fibrillen dasjenige Strukturelement der Ganglienzellen, dem eine große funktionelle Bedeutung beigemessen wird, und das in den letzten Jahrzehnten der Gegenstand lebhafter Kontroversen gewesen ist. Daß im Körper einzelner Ganglienzellarten faserige Gerüste vorkommen, ist eine Beobachtung von recht ehrwürdigem Alter. Schon der ältere Remak (1854) will ein Fadenwerk im Körper sympathischer Zellen gesehen haben, und Kölliker

(1867), Max Schultze (1871), Deiters (1865), Leydig (1885), Flemming (1893)
und Lugaro (1896) haben später auf fibrilläre Strukturen besonders in den multipolaren Vorderhornzellen und in den Spinalganglienzellen hingewiesen. Sehr
bemerkenswert ist die Beschreibung, welche Max Schultze bereits im Jahre 1871
in Strickers Handbuch: „Die Lehre von den Geweben" geliefert hat. Er sagt
von den motorischen Vorderhornzellen, daß sich die fibrilläre Struktur am deutlichsten im Achsenzylinder erkennen und von ihm aus in die Substanz des Zellkörpers verfolgen lasse, wo sie jedoch durch ansehnliche
Mengen feinkörniger interfibrillärer Substanz verdeckt
wird. Er erkannte auch (vgl. Abb. 27) einen deutlichen
Unterschied im fibrillären Bau von Dendriten und
Axonen, indem er den ersteren eine räumlich viel stärker
entwickelte interfibrilläre körnige Substanz zuschrieb.
Die Fibrillen der Dendriten wie der Axone entspringen
aus der Ganglienzelle selbst, welche in ihrer ganzen Dicke
fibrilläre Struktur zeigt. Am deutlichsten tritt diese in
der Randzone der Ganglienzelle hervor, während ihm im
Innern derselben die Verhältnisse sehr kompliziert erscheinen; von jedem Fortsatz aus sehe man sie divergierend in die Ganglienzellsubstanz auslaufen, wo sie sich
in einem Gewirr durchkreuzender Fäserchen verlieren.
Dieses Strukturbild existiere in ganz frischem Zustande,
wovon man sich durch Isolation großer Ganglienzellen
des frischen Rückenmarks überzeugen könne. In ausge-
zeichnetem Grade lasse sich dieses Bild in Lösungen der
Überosmiumsäure und anderen erhärtenden Flüssigkeiten fixieren. — Trotz dieser eingehenden Schilderung,
die Max Schultze (l. c.) und andere spätere Forscher
von einzelnen Ganglienzelltypen gegeben haben, hat die
Lehre vom fibrillären Bau der Ganglienzelle nicht recht
Fuß fassen können, weil immer Zweifel bestanden, ob das,
was beschrieben wurde, nicht doch vielleicht nur auf
Dichtigkeitsdifferenzen des gerinnenden Zellplasmas oder
auf eine reihenförmige Anordnung granulärer Elemente
zu beziehen sei. Tatsächlich hatte man wohl auch noch
keine klaren, optisch abtastbaren Formelemente vor sich.

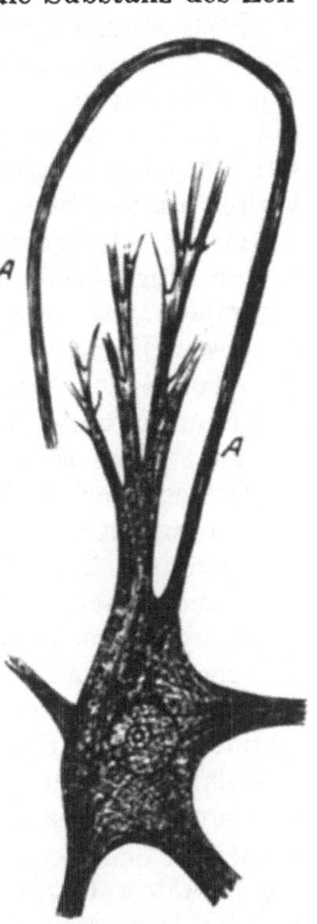

Abb. 27. Ganglienzelle nach
Max Schultze. Fibrilläre
Längsstreifung besonders
deutlich in dem mit *A* bezeichneten Axon.

Unter dem Einfluß der Lehre Bütschlis (1892) vom
wabigen Bau des Zellplasmas ist dann das Interesse an den Fibrillen in den
Hintergrund gedrängt worden. Wie für die anderen Körperzellen, so gelangte
man auch für die Ganglienzellen zu der Vorstellung, daß in der cytoplasmatischen flüssigen Grundsubstanz neben körnigen Elementen ein engmaschiges
Gerüst zarter Längs- und Querbälkchen existiere, für deren feinere Form mechanische Faktoren ausschlaggebend seien. Dieselbe Wandlung der Anschauung
erstreckte sich auch auf die Struktur des Achsenzylinders. Held (1897) stellte
mit Hilfe einer von ihm selber ausgearbeiteten Technik fest, daß von einer fibrillären Struktur des Achsenzylinders nicht gut die Rede sein könne, wenn man
unter Fibrillen isoliert nebeneinander laufende Fäserchen verstehe. Von der Existenz solcher Fibrillen habe er sich weder im Achsenzylinder, noch im Zelleib,
noch in den Dendriten überzeugen können. Das Strukturbild der Achsenzylinder
erwies sich vielmehr als ein außerordentlich zartes längsmaschiges Netzwerk, in
dessen Knotenpunkten und Hohlräumen feine Körnchen in nicht ganz gleichmäßiger Verteilung (die Neurosomen) lagerten. Er bezeichnet den fädigen Anteil

des Achsenzylinderplasmas, welcher die längsmaschige Struktur aufweist, als Axospongium.

Das Lumen der Netzmaschen ist von einer homogenen, flüssig gedachten Substanz erfüllt. Welche Bedeutung dem Axospongium einschließlich der mit ihm in Beziehung stehenden Neurosomen für die Reizleitung im Achsenzylinder zukommt, das sei eine Frage, die fürs erste nicht beantwortet werden könne, und zwar schon deshalb nicht, weil die fraglichen Strukturen möglicherweise nur Kunstprodukte seien, die der vakuolisierenden bzw. fällenden Wirkung der angewandten Fixierungsmittel ihre Entstehung verdanken. Auf Grund seiner damaligen Untersuchungen vertritt Held (l. c.) den Standpunkt, daß dem lebenden Achsenzylinderplasma als Ganzem die Funktion der Reizleitung zukomme, wobei es nicht ausgeschlossen sei, daß innerhalb desselben durch vitale chemische Veränderungen besser oder weniger gut leitende Abschnitte entstehen, aber auch wieder verschwinden können. Jedenfalls könne „eine spezielle Leitung von Reizen längs besonderer Fibrillen im Achsenzylinder nicht bestehen und angenommen werden". Nach der Einführung der Fibrillenmethoden hat Held in diesem Punkte seine Ansicht geändert. Er führt dann weiter aus, daß das Cytoplasma des Achsenzylinders sowohl hinsichtlich des Axospongiums wie der in ihm enthaltenen Neurosomen in die Substanz der Nervenzellen kontinuierlich übergeht. Eine wichtige Komplikation werde nur dadurch geschaffen, daß dem spongiösen Gerüst des Zellkörpers die Nisslschollen in den mannigfaltigsten Formen anhaften. Der Ursprungshügel des Axons bildet die Übergangszone vom Axospongium zum Cytospongium, die durch gewisse Änderungen der Maschenform und Maschengröße gekennzeichnet ist. Die langgestreckten Maschen des Achsenzylinders werden, je weiter man in das Innere des Hügels vordringt, um so kürzer, so daß sie hier rundlich oder vieleckig und nicht mehr oval oder rechteckig erscheinen. Außerdem können sie an Größe diejenigen des Achsenzylinders um das Doppelte oder noch mehr übertreffen. Auch für die eigenartige retikuläre Struktur des Ganglienzellkörpers sei die vakuolisierende Wirkung der Fixierungsmittel sehr in Betracht zu ziehen.

Bei der Schilderung der chromatischen Substanz wurde schon hervorgehoben, daß Ramón y Cajal (l. c.) im Cytoplasma der chromatophilen Ganglienzellen und der Dendriten ein engmaschiges Gerüst annimmt, durch dessen Trabekeln die färbbaren Elementargranula zu gröberen Schollen vereinigt werden. Zur Darstellung dieses Gerüstes, das er als Spongioplasma bezeichnet, und das in den wesentlichen Punkten mit dem Cytospongium Helds (l. c.) übereinstimmt, empfiehlt er eine Technik, die der Nisslschen Färbung sehr ähnlich ist (Alkohol- oder Sublimatfixierung und Färbung mit Thionin). Im Innern der Zelle sind die Bälkchen des Netzes an der Kernmembran, am äußeren Zellrande mit der „Zellmembran" verankert. Ihrer Form und Größe nach variieren die Maschen des Netzes, wie schon Held (l. c.) und andere gezeigt hatten, nicht unbeträchtlich. In den Dendriten verlängern und verschmälern sie sich, während im Ursprungskegel des Axons durch die Konvergenz der Bälkchen nach der Kegelspitze hin eine radiäre Zeichnung entsteht. „Durch die Entdeckung der Neurofibrillen", sagt Cajal (1909), „werde ein schwer zu lösendes Problem aufgeworfen. Ist das Spongioplasma, welches uns die Nisslfärbungen zeigen, ein besonderes Strukturelement Im Protoplasma oder nur ein unvollkommenes Bild des neurofibrillären Reticuiums? Gewisse Ähnlichkeiten der Bilder sprechen für die Identität der Strukturen, unzweifelhaft vorhandene Divergenzen aber gegen sie. Nur ein äußerst exakter Vergleich der Fibrillen- und Nisslbilder könne vielleicht eine Lösung dieser Frage bringen. Nach seiner Meinung sind die Neurofibrillen an der Bildung des Netzes, welches die mit Anilinfarbstoffen tingierten Zellen bieten, beteiligt, aber andererseits enthalte dieses Netz andere Formelemente, die wahrscheinlich nur als Koagulationsprodukte einer Eiweißsubstanz aufzufassen seien. Jedenfalls ist auch für ihn ein großer Teil des spongioplasmatischen Gerüstes artifizieller Natur. Wenn die Ansichten der einzelnen Autoren über den fibrillären Bau der Ganglienzellen, wie wir gleich sehen werden, in wichtigen Punkten voneinander abweichen, so hat dies seinen Hauptgrund darin, daß eben Spongioplasma und Fibrillen oft schwer oder gar nicht zu trennen sind.

Die SCHULTZEschen Neurofibrillen sind erst um die Wende des Jahrhunderts durch die Fortschritte der Technik wieder in den Vordergrund des Interesses gerückt worden. Den großen Anstoß nach dieser Richtung gaben die Forschungen APATHYS (1895, 1897, 1898), der sie durch eigene Methoden mit einer auch heute noch bewundernswerten Klarheit zu Gesicht gebracht hat. Seine Darstellungen beziehen sich vornehmlich auf das Nervensystem wirbelloser Tiere, insbesondere von *Hirudineen* und *Lumbriciden*. In den Nervenfasern dieser *Würmer* fand er überall optisch scharf abgrenzbare Drähte, die während ihres ganzen Verlaufes annähernd gleiches Kaliber behalten. Er bezeichnet diese Gebilde als Primitivfibrillen. Da sie allein von allen Bestandteilen des Nervensystems sich kontinuierlich über die ganze Länge der Bahn aus den Ganglienzellen in die Nervenfasern und weiter bis in die Muskeln, Sinneszellen und Drüsen verfolgen lassen, so müssen sie nach seiner Ansicht als das leitende Element betrachtet werden. Die Primitivfibrillen verlaufen in den Nerven isoliert als gesonderte Individuen. An zwei Stellen des Nervensystems erfolgt aber eine Umlagerung zu Netzen oder besser zu Gitterformationen, nämlich im Zellkörper der Ganglienzellen und in der zentralen Punktsubstanz (dem Neuropil) der Ganglienknoten. Wir werden sehen, daß diese Umlagerung im

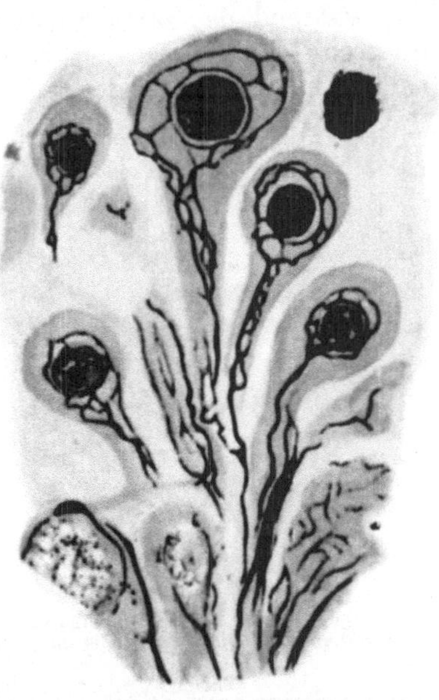

Abb. 28. Ganglienzellen aus der Randpartie eines Bauchganglions von *Hirudo med.* Silberimprägnation der Neurofibrillen nach BIELSCHOWSKY.

Neuropil recht problematischer Natur ist; sie soll mit einer Aufsplitterung der Primitivfibrillen in feinere Einheiten, in „Elementarfibrillen", einhergehen, die durch zahllose Anastomosen miteinander in Verbindung treten. In den Ganglienzellen ist die Existenz der Gitter dagegen unbestreitbar; sie sind hier von gröberem Bau und lassen sich in allen Einzelheiten leicht übersehen. In Abb. 28 haben wir eine Zellgruppe vom Rande eines *Blutegel*ganglions vor uns. Das der Zeichnung zugrunde liegende Präparat, welches nach BIELSCHOWSKY (1903) gefärbt ist, erreicht zwar nicht ganz die Vollständigkeit und Eleganz, die den APATHYschen Originalpräparaten eigen ist; es zeigt aber die Dinge, auf die es ankommt, in ähnlicher Weise. Die Ganglienzellen haben hier eine flaschenförmige Gestalt, und man sieht in ihrem Zellkörper wie in den nach der zentralen Punktsubstanz hin gerichteten breiten Stammfortsätzen den fibrillären Inhalt mit großer Schärfe. Überraschend ist da vor allem das Kaliber der Fibrillen, welche im Vergleich mit den zarten Fäden in den Nervenzellen der *Vertebraten* fast wie Stricke aussehen. Überall treten in den Zellkörpern weitmaschige Netzformationen hervor; sie entstehen aus einer Teilung und Wiedervereinigung der in den Fortsätzen vorhandenen Fibrillen. Die Form und Orientierung ihrer Maschen ist nicht in allen Zellen die gleiche. Es lassen sich, wie Apathy (l. c.) selbst betont, bei den *Hirudineen* wenigstens zwei Hauptarten unterscheiden. Bei der einen liegen die Fibrillen ausschließlich im äußeren Bereiche des Zellkörpers, während in der anderen Doppelnetze enthalten sind, von denen sich das eine dicht an der Peripherie des Zelleibs, das andere in der Umgebung des Kernes befindet. Beide Netze sind durch zahlreiche Querfäden miteinander verknüpft. Man muß sich darüber klar sein, daß es sich bei diesen Strukturen um dreidimensionale Gebilde handelt, die man deshalb richtiger als „Gitterkugeln" bezeichnen dürfte. Oft sieht man, daß das den Kern umhüllende Innennetz aus etwas dickeren Fibrillen als das Außennetz besteht, und daß in das erstere eine dicke Zentralfibrille des Fortsatzes übergeht, während das zarte Außennetz mit entsprechend dünneren Fäden an der Außenseite dieses Fortsatzes zusammenhängt. Da die dicken Fibrillen nach der Ansicht Apathys Träger der zentrifugalen, die dünnen hingegen Träger der zentri-

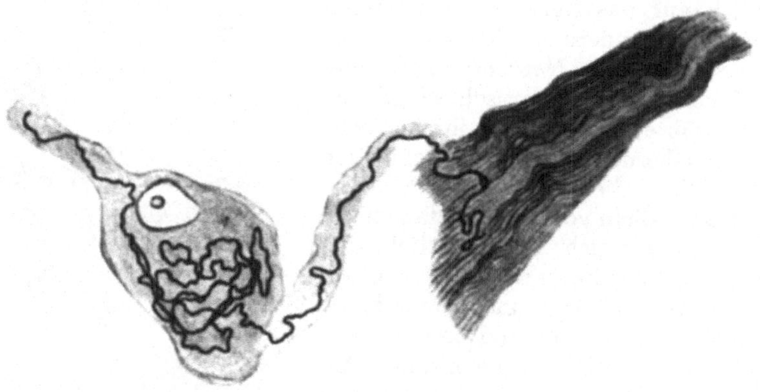

Abb. 29. Ganglienzelle aus dem Kopfdarm von *Hirudo med.* Bemerkenswert ist die Kontinuität des in der Zelle vorhandenen Fibrillenknäuels mit den Fibrillen der Fortsätze. Imprägnation nach Bielschowsky.

petalen Leitung sind, so würde jede mit einem derartigen Doppelnetz ausgestattete Zelle ein Reflexorgan für sich darstellen. Die physiologische Deutung, welche Apathy seinen Befunden im einzelnen gibt, ist aber hier von nebensächlichem Interesse. Wichtig an seinen histologischen Bildern ist die Elektivität, mit der dieser Strukturbestandteil der Nervenzelle dargestellt ist, der seinen histologischen und topischen Eigenschaften nach nur ein Bestandteil der nervösen Leitungsbahn sein kann. Ob er der alleinige und ausschließliche Träger der Reizleitung ist, oder ob für deren Zustandekommen außerdem noch ungeformte plasmatische Substanz oder granuläre Formelemente in Betracht kommen, das ist eine andere Frage, die mit in das Gebiet der allgemeinen Physiologie gehört. Mit ähnlicher Schärfe lassen sich die Neurofibrillen bei den *Wirbellosen* auch in den Sinnesganglienzellen des Integuments und in den Ganglienzellen der Darmwand nachweisen.

In Abb. 29 ist eine motorische Zelle aus der Wandung des Kopfdarms von *Hirudo med.* wiedergegeben. Man sieht, wie von oben her ein nur eine einzige Fibrille enthaltender Achsenzylinder in den kerntragenden Teil des Zellkörpers eindringt, sich an dem Kern vorbeischlängelt und dann zu einem Knäuel aufrollt. Da die Fäden des Knäuels an einzelnen Stellen durch kurze Querbalken verbunden sind, scheint es sich in Wahrheit um ein Netz zu handeln. An dem der Eintrittsstelle gegenüberliegenden Zellpol vereinigen sich die Fäden dieses Netzknäuels wieder zu einem derben Faden, der den Achsenstrang der austretenden Nervenfaser bildet. Diese kann bis zu einer längsgestreiften Muskelfaser verfolgt werden, wo sie sich radienförmig in feinere Äste aufsplittert. Ähnliche Verhältnisse illustrieren die Abb. 30. Man kann einen Achsenzylinder bis zum Eintritt in den Ganglienzellkörper und durch diesen hindurch bis zu seinem Austritt verfolgen. Auch hier geht die eintretende dicke Achsenstrangfibrille in einen Netzknäuel über, dessen Fädchen sich aber am entgegengesetzten Zellpol wieder im Achsenzylinder zusammenschließen. Er läßt sich dann weiter bis in die Epithelschicht des Darmes verfolgen, wo er sich in eine große Zahl feiner Ästchen aufteilt, die zwischen die Epithelzellen eindringen. Ob es sich hier um eine der sekretorischen Funktion dienende Zelle, oder um eine sensible sympathische Zelle handelt, kann nicht entschieden werden. Hier ist auch

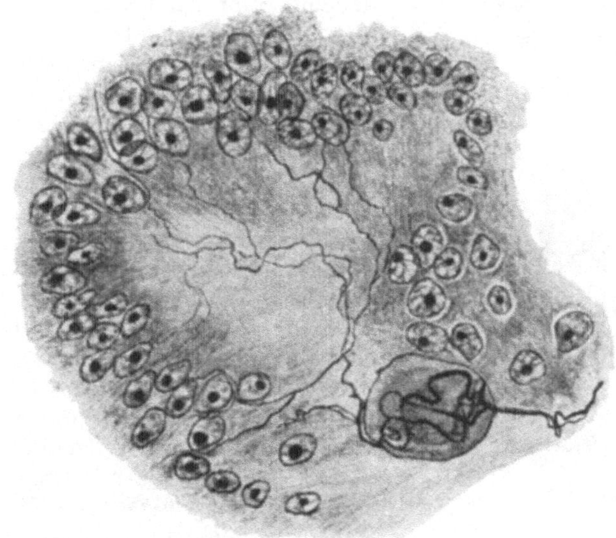

Abb. 30. Ganglienzelle aus Darmwand von *Hirudo med.* Imprägnation nach BIELSCHOWSKY.

nur die Tatsache von Belang, daß der Zusammenhang von Axon- und Zellfibrillen mit der denkbar größten Klarheit in Erscheinung tritt. An derartigen Objekten wird jede Diskussion über die Frage, ob bei der Entstehung der histologischen Bilder artifizielle Schaumstrukturen oder verklebte Granula in Betracht kommen, gegenstandslos. Niemand kann daran zweifeln, daß diesen Fibrillen ein besonderes, vom Cytoplasma des Achsenzylinders und der Zelle scharf abgrenzbares und besonders differenziertes Substrat zugrunde liegt. Die Methoden APATHYS haben sich leider für die Erforschung des Zentralorgans der *Wirbeltiere* nicht bewährt. BETHE (1900) gebührt das Verdienst, die Neurofibrillen im Nervensystem der *Wirbeltiere* mit eigenen Methoden als distinkte und gut verfolgbare Strukturelemente aufgedeckt zu haben. Leider hat sein Molybdänverfahren trotz großer Vorzüge keine weite Verbreitung gefunden, weil es technische Schwierigkeiten bietet, und weil auch bei exakter Befolgung aller Vorschriften die Färbungsergebnisse recht unsicher sind. BETHE, der eine große Zahl verschiedener Zelltypen genau untersucht hat, gelangt zu einer ähnlichen Auffassung, wie sie MAX SCHULTZE vertreten hat: Die Fibrillen verlaufen in den Ganglienzellen in der Regel als individualisierte Gebilde und bilden nur in gewissen Ausnahmefällen anastomotische Gitterstrukturen. In den Dendriten sind sie zu Bündeln angeordnet; sie divergieren, wenn sie den Zellkörper betreten, und durchkreuzen sich in ihm in mannigfaltiger Weise. Nach dem Passieren dieser Kreuzungszone dringen sie dann in neuer Gruppierung in andere Dendriten vor. An einer motorischen Vorderhornzelle (Abb. 31) ist dieses Verhalten ersichtlich. Bethe unterscheidet oberflächliche und tiefe Fibrillenzüge, von denen die ersteren leichter zu verfolgen sind. Die oberflächlichen Fäden ziehen häufig von einem Cytoplasmafortsatz auf dem kürzesten Wege zu einem benachbarten oder gegenüberliegenden, und außerdem dringen aus allen Dendriten einige durch den Zellkörper auf mehr oder minder verschlungenen Wegen in den Achsenzylinder ein. Im Ursprungshügel müssen sie, um die Verbindung mit dem Achsenzylinder zu erlangen, stark miteinander konvergieren. Da, wo sich die Protoplasmafortsätze verzweigen, sind auch ihre feineren Seitenäste häufig durch bogenförmig verlaufende Fibrillen direkt miteinander verbunden. Die aus der zentralen Masse der Stammdendriten in den Zelleib einströmenden Bündel enthalten bald zahlreiche, bald spärliche Fäden. Wo sie dichter angeordnet sind, besteht die Tendenz zu einer Plexusbildung, in deren Maschen die Nisslschollen eingestanzt sind. An der Spitze des Ursprungskegels vereinigen sich die Fibrillen zu einem homogenen Bande, dem Achsenzylinder. Hier endet nach Bethes Ansicht die plasmatische Grundsubstanz der Zelle. Im Achsenzylinder sind die Fibrillen dann in eine vom Zellplasma verschiedene Substanz eingebettet. Netz- bzw. Gitterformationen, die durch anastomotische Verschmelzung sich teilender Fibrillen entstehen, sollen nach Bethes (1903) Ansicht nur in den Spinalganglienzellen und in den Zellen des elektrischen Lappens vom *Zitterrochen* vorkommen. Bei anderen Zelltypen, wie den Purkinjeschen Zellen und den Zellen der Ammonsrinde, hält er die Sachlage für zweifelhaft.

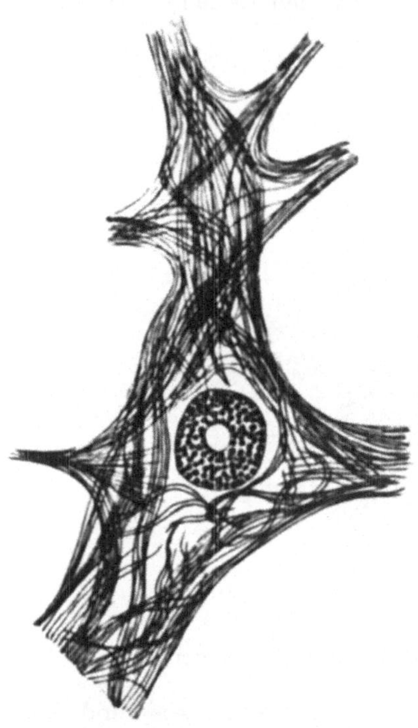

Abb. 31. Motorische Vorderhornzelle. Fibrillenfärbung. (Nach Bethe.)

Bethe (1903) will in seinen Präparaten öfter die Beobachtung gemacht haben, daß besonders in den Dendriten Fibrillen aus den Bündeln abbiegen und senkrecht an die Oberfläche der Zelle treten. Er nimmt an, daß sie hier in ein die Oberfläche des Zellkörpers und seiner Cytoplasmafortsätze umhüllendes Netz (das sogenannte Golginetz) übergehen, um in ihm weiterzuziehen. Umgekehrt sollen auch Fibrillen des Netzes in die Zelle übertreten. Von den Golginetzen und ihren Beziehungen zu den Neurofibrillen wird noch bei der Darstellung der Reizumleitungszone die Rede sein.

Mit Hilfe eines Silberreduktionsverfahrens hat dann Simarro (1900) das neurofibrilläre Gerüst der Ganglienzelle zur Anschauung gebracht. Seine Methode kann in gewisser Beziehung als ein Vorläufer derjenigen Ramón y Cajals (1903 u. folg. Jahre) betrachtet werden. Simarro unterscheidet an den großen motorischen Zellen zwei Arten von Fibrillen: erstens oberflächlich gelegene von starkem Kaliber und isoliertem Verlaufe, die unter der äußeren Grenzschicht der Zelle liegen und sich von einem Protoplasmafortsatz zum anderen verfolgen lassen. Die zweite Art befindet sich in der Tiefe des Zellkörpers und umfaßt zarte, bündelförmig angeordnete Elemente, welche zwischen den Nisslschollen eingelagert sind. Ob unter ihnen Anastomosen vorkommen oder nicht, sei wegen ihrer außerordentlichen Feinheit kaum zu entscheiden.

Mit Hilfe einer Technik, die sich an das BETHESCHE Molybdänverfahren anlehnt, hat DONAGGIO (1901) bemerkenswerte Resultate erzielt. Er beschreibt im wesentlichen zwei Arten von Neurofibrillen; die einen verlaufen isoliert, sind über weite Strecken verfolgbar und stellen direkte Verbindungen zwischen benachbarten Dendriten her. Die anderen bilden ein dichtes, engmaschiges Netzwerk, das aus zarten Anastomosen gröberer Primärfäden hervorgeht (vgl. Abb. 32). Die Bilder, welche sein Verfahren liefert, müssen den Verdacht erwecken, daß heterogene Zellbestandteile tingiert

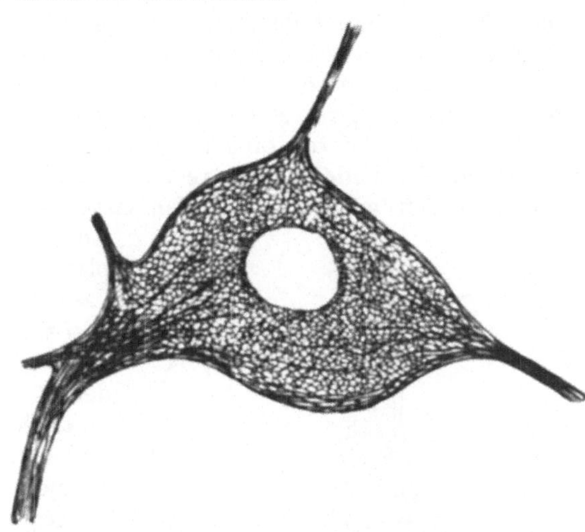

Abb. 32. Motorische Vorderhornzelle nach DONAGGIO. Scheinbarer Übergang der in den Cytoplasmafortsätzen parallel verlaufenden Fibrillen in ein engmaschiges Netzwerk.

werden, daß nämlich außer den Neurofibrillen ein feinwabiges Gerinnungsprodukt im Zellplasma zur Darstellung gelangt. Schon die Engmaschigkeit seines Fibrillengitters rechtfertigt diese Vermutung.

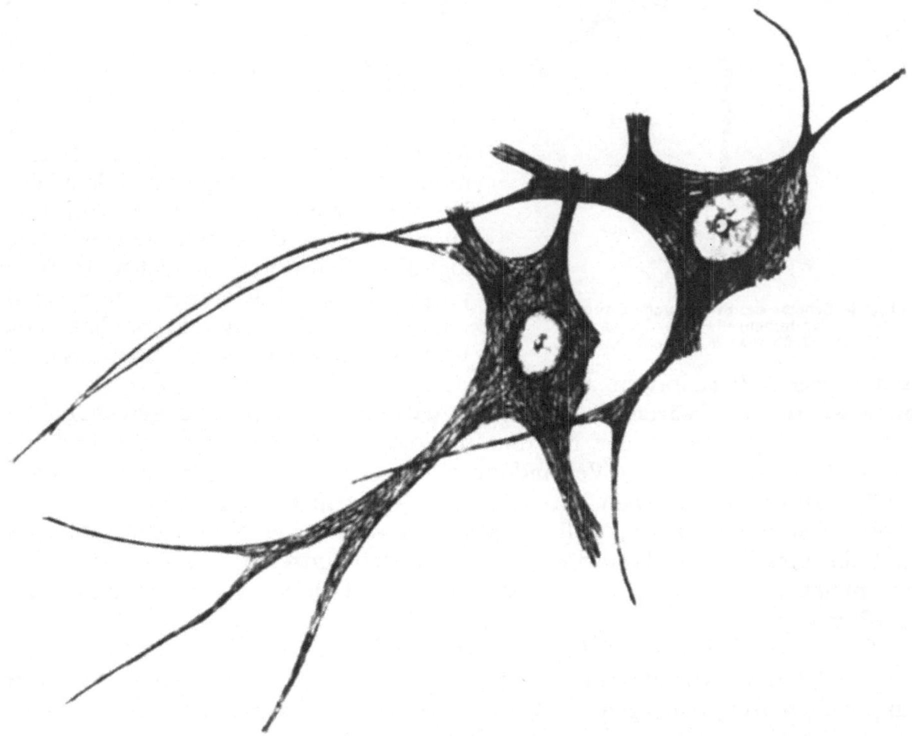

Abb. 33a. Motorische Vorderhornzellen aus dem menschlichen Rückenmark. Imprägniert nach RAMÓN Y CAJAL.

Ramón y Cajal (1903) vertritt auf Grund der mit seinen Methoden erzielten Resultate einen Standpunkt, welcher demjenigen Bethes entgegengesetzt ist. „Das fibrilläre Gerüst der Neurone besteht nicht aus isolierten Fäden, sondern aus Netzen, an denen man gewöhnlich ein oberflächliches oder corticales von einem perinuclearen sondern kann." Diese Anordnung sei bei kleinen und mittleren Zellformen ganz evident. Bezüglich der großen motorischen Elemente drückt er sich insofern vorsichtiger aus, als hier die Analyse wegen der großen Dichtigkeit des Fadenwerkes recht schwierig sei. (Vgl. Abb. 33a.) Aber auch an den großen motorischen Zellen lasse sich in einer bestimmten Periode des Embryonallebens der netzartige Grundplan nachweisen. Cajal unterscheidet dann weiter dicke oder primäre Fibrillen und zarte oder sekundäre. (Vgl. Abb. 33 b.) Die sekundären gehen aus der Verästelung der primären hervor; sie stellen die anastomotische Verbindung zwischen jenen her und sind demnach die eigentlichen Netzbildner. Auch in den Dendriten sind netzartige Verbindungen vorhanden. Wenn hier auch die dicken primären Fibrillen an Zahl stark überwiegen, so lassen sich doch — besonders an den Bifurkationsstellen — immer sekundäre Brücken zwischen ihnen nachweisen. (Vgl. Abb. 33c.) Es besteht ein inniger Zusammenhang zwischen den Fibrillen der Dendriten und des Axons mit der Gitterformation des Zellkörpers, woraus hervorgehe, daß das fibrilläre Gerüst der Zelle und aller ihrer Fortsätze „ein anatomisch und physiologisch einheitliches Ganzes" bildet. Cajal geht der Bezeichnung „Neurofibrille" gern aus dem Wege. Er spricht zumeist von einem neurofibrillären Gerüst, offenbar um nach der physiologischen Seite hin möglichst wenig zu präjudizieren. Die starke Betonung des universellen Netzcharakters hat einen leicht ersichtlichen Grund. Das Gesetz der

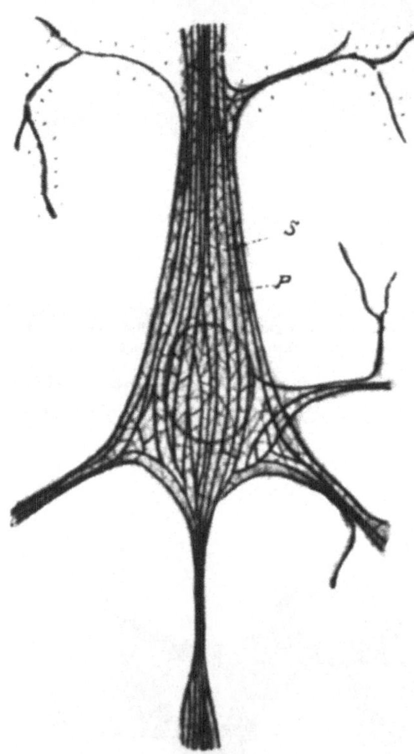

Abb. 33 b. Schema der Fibrillenanordnung in einer Pyramidenzelle nach Cajal.
P Primärfibrille; *S* Sekundärfibrillen.

dynamischen Polarisation würde in Gefahr geraten, wenn derartige Netze nicht existieren. Würde die Annahme, daß die Neurofibrillen den ausschließlichen Leitungsapparat der Neurone bilden, eine sichere Bestätigung finden, dann wären die direkten Verbindungen zwischen den Dendriten, wie sie besonders Bethe beschrieben hat, mit dem Gesetz nicht in Einklang zu bringen. Wenn aber die Netze im Zellkörper eine gesetzmäßige Einrichtung darstellen und die Fibrillen der Dendriten in diese Netze eintreten, dann ist die Fiktion der reinen cellulipetalen Leitungsfähigkeit der Dendriten bequem aufrecht zu erhalten.

Obgleich im Prinzip der fibrilläre Bau aller Ganglienzellen gleichartig sei, lassen sich nach Cajal (Histologie du Système nerveux 1909) doch einzelne Unterabteilungen abgrenzen, denen gewisse Abweichungen in den Einzelheiten zugrunde gelegt werden können. Maßgebend für diese feineren Differenzen sollen das bald größere, bald kleinere Volumen des Zellkörpers und der mehr oder minder reichliche Gehalt an chromatophilen Schollen sein. Die Hauptformen, welche sich da unterscheiden lassen, sind folgende: 1. Der bündelförmige oder plexiforme Typus; er umfaßt die großen Zellen, insbesondere die motorischen Zellen, die großen Strangneurone des Rückenmarks, der Medulla oblongata und des Pons, die Riesenganglienzellen der Retina, die großen Pyramiden der Hirnrinde und die Zellen der sympathischen Ganglien. Sie sind sämtlich gekennzeichnet durch den außerordentlichen Reichtum und die Zartheit ihrer Fibrillen, sowie durch deren Anordnung zu plexusartigen Geflechten, in deren Lücken die Nisslschollen ruhen. Entsprechend der Schollengruppierung im Zellkörper besteht für die Neurofibrillen die Tendenz zur Bildung konzentrischer Schichten, an denen man eine oberflächliche, eine perinucleare und eine zwischen beiden gelegene mittlere Zone unterscheiden kann.

2. Typus mit weitmaschiger Netzanordnung der Fibrillen. Hierhin gehören die Spinalganglienzellen, die kleineren und mittleren Strangneurone der Medulla spinalis und oblongata, einige Pyramidenformen der Hirnrinde von mittlerer

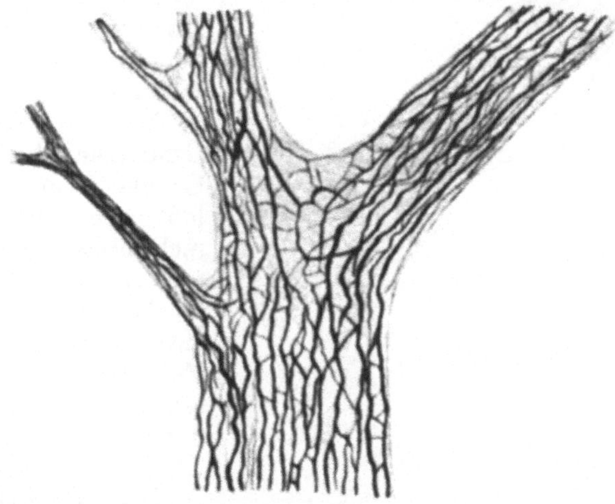

Abb. 33c. Verhalten der Neurofibrillen an den Bifurkationsstellen der Dendriten an einer nach RAMÓN Y CAJAL imprägnierten Ganglienzelle aus dem Rückenmark eines wenige Tage alten *Hundes.* (Nach RAMÓN Y CAJAL.)

Größe und fast alle Ganglienzellen der Retina. Dieser Typ ist durch den relativen Mangel an derberen Primärfäden charakterisiert. Eine Zusammenlagerung der Fibrillen zu gröberen Bündeln findet im Innern des Zellkörpers in der Regel nicht statt. Man findet nur ein Netz mit polyedrischen Maschen, in das die aus dem Achsenzylinder und den Dendriten hervorgehenden Fibrillen einströmen. Zwischen dem ersten Typus und dem zweiten gibt es eine Übergangsform, zu der Zellen mit relativ großem Volumen gehören, wie die PURKINJEschen und die großen Zellen der Ammonsrinde. Das fibrilläre Gerüst sei in diesen Zellen relativ locker angelegt und trage netzartigen Charakter. Indessen beobachte man auch Bündel in ihnen, die aus wenigen Fibrillen zusammengefügt sind.

3. Typus mit ausschließlich perinucleärem Netz. Beim Menschen und den höheren *Wirbeltieren* gehören dieser Form vornehmlich die kleinsten Zellformen des Zentralorgans an, wie die Körnerzellen und die Korbzellen der Kleinhirnrinde. Auch die Körnerzellen im Rindengrau des Großhirns werden hier untergebracht. Es existiert in ihnen nur ein ganz zartes und bläßlich gefärbtes Netz, welches der Kernmembran unmittelbar aufgelagert zu sein scheint. Es steht meistens nur durch eine einzige Fibrille mit dem sehr dünnen Achsenzylinder in Zusammenhang.

Auch die zarten Dendriten geben nur ein isoliertes Fädchen in das Netz ab. Oft bemerke man, daß es aus einer wiederholten Teilung dieser afferenten Fädchen hervorgeht. Es sei bemerkt, daß die Fibrillen in diesen kleinen Zellformen bei allen bisher bekannten Methoden am schwersten und unsichersten zur Darstellung gelangen.

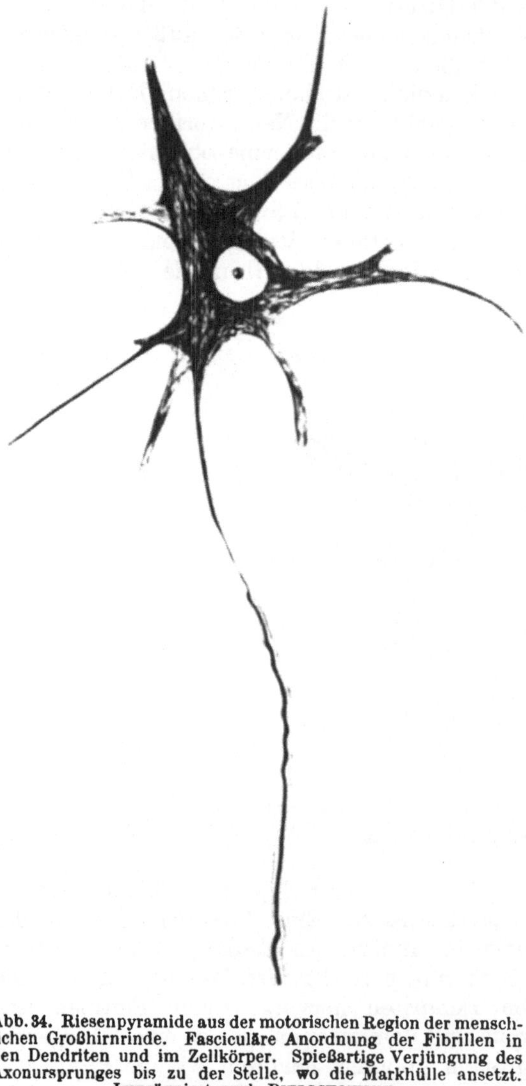

Die in den letzten Jahrzehnten viel angewandten Verfahren von BIELSCHOWSKY beruhen auf einer Reduktion ammoniakalischer Silbersalzlösung. Das erste war bereits vor der Methode CAJALS publiziert. Bezüglich seiner Ergebnisse nimmt es eine Mittelstellung zwischen dem BETHESCHEN Verfahren und demjenigen des spanischen Forschers ein.

Der netz- bzw. gitterartige Grundplan, den CAJAL für alle Ganglienformen proklamiert, läßt sich mit dieser Methode nicht bestätigen. In den großen motorischen Ganglienzellen des Rückenmarks und des Pons tritt eine fasciculäre Anordnung der Fibrillen zutage. Die Bündel bilden häufig direkte Verbindungszüge zwischen benachbarten Dendriten, bilden aber in der Nachbarschaft des Kerns ein so dichtes Geflecht, daß die Verfolgung der einzelnen Elemente unmöglich wird. In den Dendriten ist ihre Anordnung eine vollkommen parallele. Noch deutlicher als in den multipolaren Zellformen tritt die bündelartige Anordnung und das Vorhandensein fibrillärer Verbindungen gegenüberliegender Dendriten in den Pyramidenzellen der Hirnrinde hervor (Abb. 34 u. 35).

Abb. 34. Riesenpyramide aus der motorischen Region der menschlichen Großhirnrinde. Fasciculäre Anordnung der Fibrillen in den Dendriten und im Zellkörper. Spießartige Verjüngung des Axonursprunges bis zu der Stelle, wo die Markhülle ansetzt. Imprägniert nach BIELSCHOWSKY.

Ein besonders günstiges Objekt zum Nachweis isoliert verlaufender und über weite Strecken verfolgbarer intracellulärer Fibrillen stellen die großen Pyramidentypen der Hirnrinde und die multipolaren Zellen des Rückenmarkes beim Neugeborenen dar (vgl. Abb. 36, 37), weil hier die Nisslsubstanz, dies päter das Strukturbild häufig trübt, noch schwach entwickelt ist. Auch an den grossen Zellen der Substantia reticularis des Pons läßt sich dieses Verhalten und die plexusartige Überkreuzung der aus den Dendriten in den Zellkörper einströmenden Fädchen leicht konstatieren (vgl. Abb. 38).

Bei allen diesen Zellen hat man nicht den Eindruck, daß Verbindungsfäden zwischen den einzelnen Fibrillen vorhanden sind, obgleich die Färbungsresultate nach der quantitativen Seite kaum etwas zu wünschen übrig lassen. Dagegen fällt bei sorgfältiger Betrachtung dünner Schnitte dem Beobachter nicht selten eine andere Erscheinung auf. Man sieht, daß die als feine Drähte aus den Dendriten in den Zellkörper einströmenden Fibrillen sich in der Nähe des Kernes bandartig verbreitern und dabei eine deutliche Parallelstreifung annehmen. Nach einer

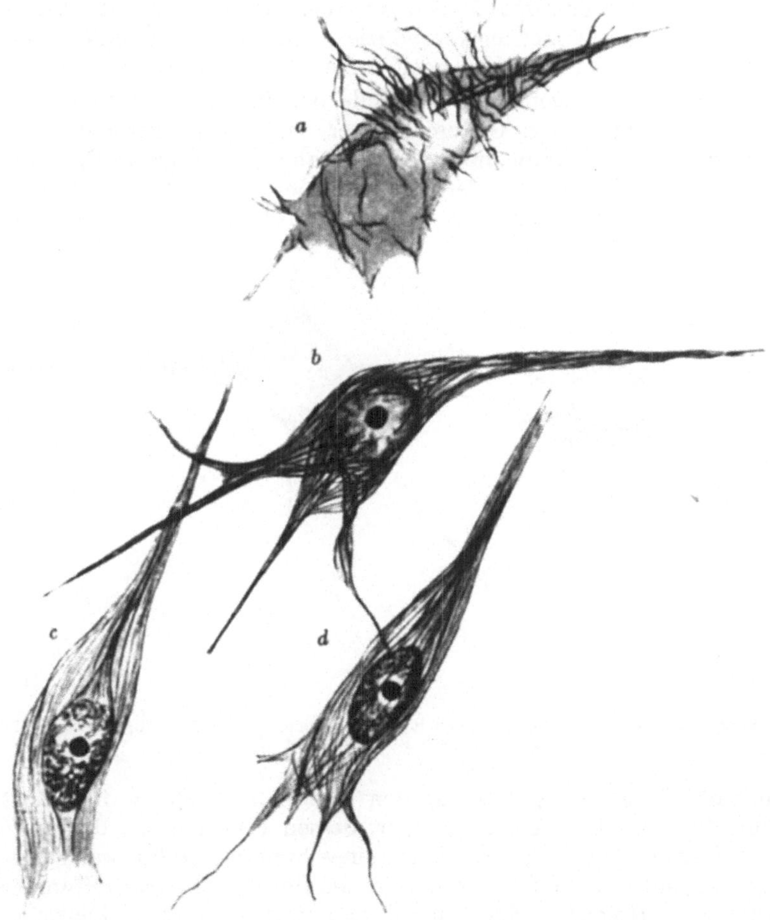

Abb. 35. Pyramidenzellen aus der III. Schicht der Großhirnrinde eines 1 jährigen Kindes (Zellen *b*, *c*, *d*). Direkte fibrilläre Verbindungszüge zwischen Gipfeldendriten und Basaldendriten. Imprägnation nach BIELSCHOWSKY.

mehr oder minder langen Strecke erfolgt dann wieder die Vereinigung zu einem soliden Faden. Es liegt auf der Hand, daß diese Erscheinung, die HEIDENHAIN (1911) mit Recht als eine Entbündelung bezeichnet, das histologische Bild, besonders an dickeren Schnitten, außerordentlich komplizieren kann. Denn wenn sich derartig entbündelte Fibrillen kreuzen, muß eben ein netzartiges Bild entstehen. Dasselbe Entbündelungsphänomen sehen wir auch an der Peripherie. In Abb. 39 haben wir ein MEISSNERsches Körperchen aus der Cutis einer menschlichen Oberlippe vor uns, in dem sich ein Achsenzylinder durch zahlreiche Teilungen zu einer Art Wundernetz auflöst. Nirgends sieht man etwas von einer freien Endigung der Axonverzweigungen. Überall liegen zwischen den Sinneszellen, zum Teil in engster Verschmelzung mit ihnen, schleifenförmig gebogene Fäserchen, die sich zu parallelstreifigen Bändern auf der Höhe der Schleife auflösen und sich nach einer kurzen Strecke wieder zu soliden Fäden vereinigen. Hier ist die Entbündelung noch deutlicher als in den Fibrillen des Zellkörpers. Zwar handelt es sich hier um Axonfäden und nicht um Fibrillen im eigentlichen Sinne, die mit denjenigen im Cytoplasma nicht ohne weiteres identifiziert werden können; aber nichtsdestoweniger liegt eine im Prinzip gleichwertige Erscheinung vor. In Abb. 40 sind einzelne Stellen aus demselben MEISSNERschen Körperchen bei stärkerer Vergrößerung reproduziert, um das Auseinanderweichen und Wiederverschmelzen der Fädchen noch besser zu demonstrieren.

Gewisse Zelltypen zeigen auch im Bilde der BIELSCHOWSKYschen Methode einen deutlichen Netz- bzw. Gittercharakter des Fibrillengerüstes. Als Paradigma für diesen Typus kann die in Abb. 41 abgebildete große Spinalganglienzelle gelten. Die Bälkchen des Gerüstes sind hier von auffälliger Derbheit und durch zahlreiche Seitenzweige miteinander verschmolzen; als Zeichen echter

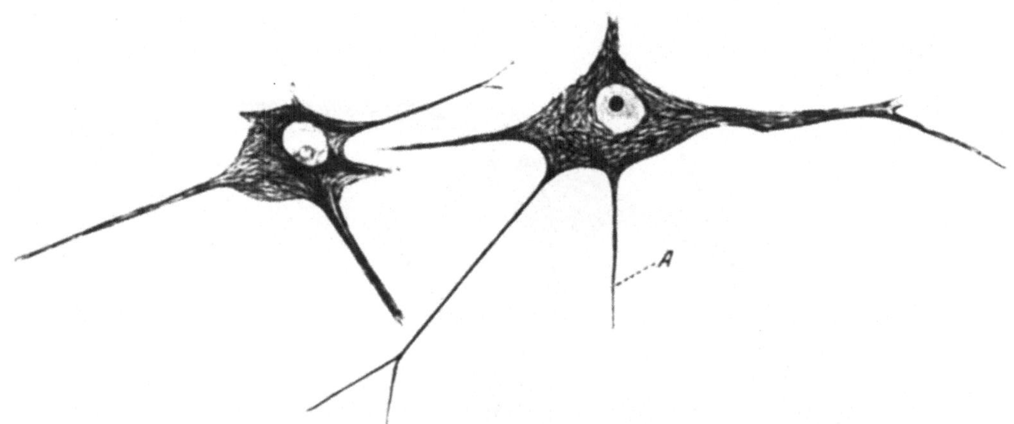

Abb. 36. Vorderhornzellen vom Neugeborenen mit gut verfolgbarem Verlauf der intracellulären Fibrillen. Imprägnation nach BIELSCHOWSKY. *A* Axon.

Anastomosenbildung findet man an den Knotenpunkten häufig dreistrahlige Verbindungsfiguren. Der Achsenzylinder, dessen Fibrillen mit dem Gitterwerk deutlich zusammenhängen, hat die Form eines breiten Bandes, welches den Zellkörper intrakapsulär umkreist. An ihm ist die fibrilläre Längsstreifung auf einer langen Strecke verfolgbar. Erst nach Beendigung seiner Schleifentour, die im vorliegenden Falle einer ziemlich primitiven Form der Glomerulusbildung entspricht, nimmt er ein homogenes Aussehen an. Diese Stelle fällt mit dem Beginn der Markumhüllung zusammen. Es sei aber gleich bemerkt, daß keineswegs alle Spinalganglienzellen diesen netzigen Bauplan aufweisen. Es gibt, besonders unter den kleineren Typen, eine ganze Reihe, bei denen man eher von einer fasciculären Anordnung der Fibrillen sprechen kann. Davon wird gleich noch die Rede sein.

Netzstrukturen von weniger grobem Charakter zeigt die in Rede stehende Methode auch an den PURKINJEschen Zellen, an verschiedenen Zelltypen im Hinterhorn des Rückenmarks, in den Zellen der sensiblen Oblongatakerne (mit besonderer Prägnanz im ventralen Acusticuskern), in den Zellen der Ammonsrinde und in anderen Gebieten. Eine allgemein giltige Formel läßt sich jedenfalls aus den Ergebnissen dieses Verfahrens nicht abstrahieren.

An einer Stelle des Zellkörpers ist auch in Bielschowskypräparaten ein scheinbares Netz- bzw. Gitterwerk auffällig. Das ist der schon erwähnte Bezirk, in dem sich das gelbe Pigment befindet. Hier liegen zwischen den Konglomeraten der gelben Körnchen grobe Plasmabalken, die miteinander verschmolzen sind. Bei oberflächlicher Betrachtung kann es scheinen, als ob diesem Bilde ein Geflecht anastomosierender Fibrillen zugrunde liege. Tatsächlich ist dem aber nicht so. In der Regel wird die fragliche Zone von den echten Fibrillenzügen nur an der Oberfläche berührt; ein Eindringen derselben findet nur selten statt. Das Gitterwerk kommt dadurch zustande, daß die Konglomerate der Pigmentkörnchen in der ungeformten plasmatischen Substanz der Zelle in gewissen Abständen suspendiert sind, und daß die zwischen ihnen liegende Grundsubstanz einen dunklen Farbton, der auf besondere chemische Eigentümlichkeiten hinweist, annimmt.

Über den fibrillären Bau der Spinalganglienzellen besitzen wir eine umfangreiche Literatur, und lange vor der Einführung der „elektiven" Fibrillenmethoden war man mit Hilfe einfacherer Färbungen zu Einblicken in den feineren Bau dieser Zellen gelangt. Da diese Entdeckungen, die an die Namen von Dogiel(1897), Bühler(1898) und Heidenhain (1911) geknüpft sind, eine prinzipielle Bedeutung besitzen, muß an dieser Stelle etwas näher darauf eingegangen werden. Bei intravitaler Methylenblaufär-

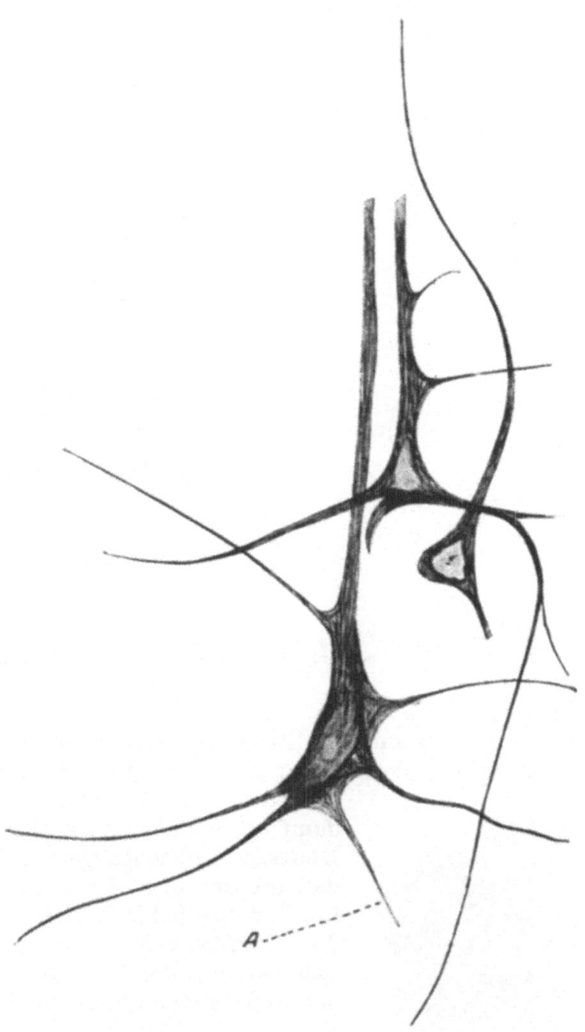

Abb. 37. Pyramidenzellen aus der Großhirnrinde des Neugeborenen. Imprägnation nach Bielschowsky. *A* Axon.

bung hat Dogiel bei der *Katze* im Plasmaleib der Ganglienzelle massenhaft Körnchen beobachtet, welche sich über eine gewisse Strecke in den Ursprungskegel des Axons fortsetzen. Merkwürdig erschien ihm dabei die Anordnung der Körnchen, die sich in dichten Reihen präsentierten und wie körnige Fibrillenzüge aussahen. Stellt man sich die Zelle als ein Ellipsoid vor, bei dem der eine Pol durch den Ursprungszapfen des Achsenzylinders, der andere durch den diesem entgegegesetzten Punkt bestimmt ist, so sei nach des Autors Angabe leicht zu konstatieren, „daß in der peripherischen Zellzone die Körnchen reihe stets Parallelkreise, in den tiefer gelegenen Kreisen aber umgekehrt Meridiane beschreibt". Da die Anordnung dieser Körnchensysteme, ebenso wie

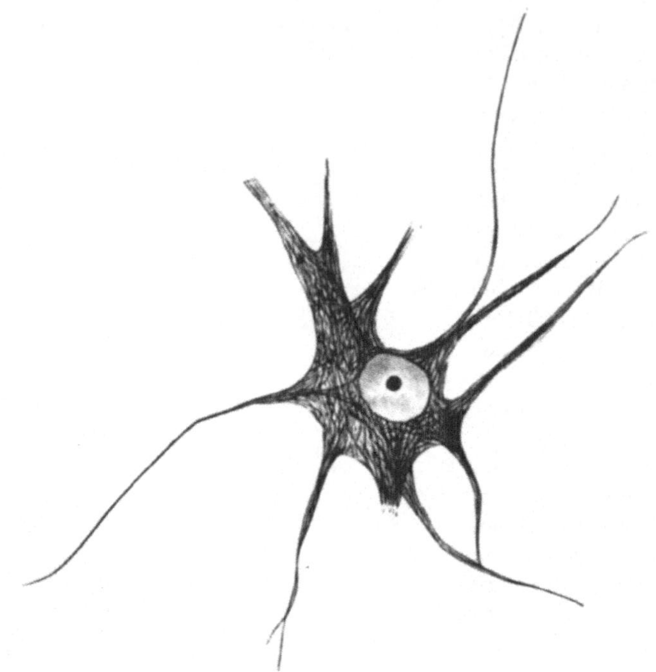

Abb. 38. Große Zelle aus der Substantia reticularis der Med. obl. mit plexusartiger Überkreuzung der intracellulären Fibrillen. Imprägnation nach Bielschowsky.

diejenige der Fibrillen, wie Heidenhain mit Recht betont, von besonderen, uns noch unbekannten Strukturverhältnissen in der Grundmasse des Plasmas abhängig ist, können sowohl Fibrillen- wie Körnchenzüge als topographisch übereinstimmende Gebilde betrachtet werden. Bühler hat dann an Spinalganglienzellen des *Frosches* festgestellt, daß Dogiels Beobachtungen richtig waren. Er fand nämlich, daß die aus dem Axon in die Zelle eintretenden Neurofibrillen eine Schleife bilden, aus der sie sich wieder in den Axon zurückwenden. Er gelangte dabei zu der Ansicht, daß die eintretenden Fasern sich zunächst oberflächlich in der Zelle ausbreiten, und dann in konzentrisch spiraligen Formen -- den äquatorialen Kreisen Dogiels entsprechend -- in die Tiefe dringen, um hier in ein zentrales Bündel überzugehen, welches dem Axon zustrebt und mit diesem austritt. In Abb. 42a ist der Fibrillenverlauf in einer derartigen Zelle schematisch wiedergegeben, wobei allerdings der Deutlichkeit wegen nur eine einzige Fibrille von ihrem Eintritt in den Zellkörper bis zu ihrer Rückkehr in den Axon vollständig skizziert ist. Abb. 42b zeigt das natürliche Bild des Fibrillenverlaufes in einer Spinalganglienzelle des *Frosches*

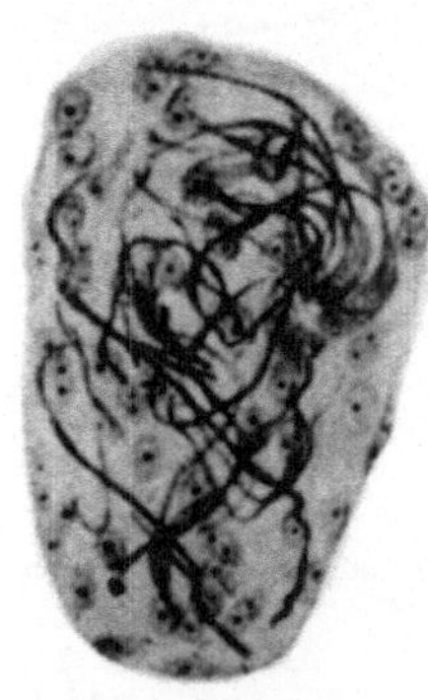

Abb. 39. Sensibles Endorgan vom Typus der Meissnerschen Körperchen aus der menschlichen Lippe. Imprägnation nach Bielschowsky.

nach Heidenhain. Von dem im Zentralgebiet des Zellkörpers gelegnen quer getroffnen Bündel zweigen an seinem Rande feine Fäden ab, die in Spiraltouren zur Oberfläche hinstreben.

Heidenhain betont, daß diese Anordnung, welche beim *Frosch* häufiger gefunden werde, nur einen Spezialfall darstellt. Das allgemeine Verhalten sei lediglich darin zu finden, daß die Neurofibrillen im Zelleib eine rückläufige Schleife bilden, welche jedoch, da die Fibrillen während der Entwicklung relativ stark wachsen, in den verschiedenen Fällen eine sehr verschiedenartige Form der Stauchung

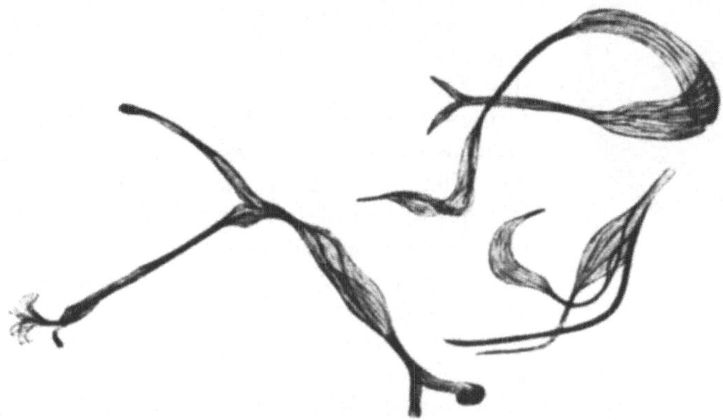

Abb. 40. Entbündelungserscheinungen an den Achsenzylindern innerhalb des in Abb. 39 wiedergegebenen Meissnerschen Körperchens. Imprägnation nach Bielschowsky.

erfährt; aus dieser ergeben sich allerhand konzentrische, spiralige, wirbelartige Anordnungen der Fibrillen. Heidenhain hat die Befunde Bühlers durch eigene Untersuchungen erweitert und den Nachweis geführt, daß die Wirbelbildung der Fibrillen im Zellkörper außerordentlich komplizierte, aber immerhin noch auflösbare Formen annehmen kann. Er zieht aus allen diesen Untersuchungen den Schluß, daß die Anordnung der Neurofibrillen nicht lediglich diejenige eines Reticulums ist, sondern daß es sich um Fibrillensysteme von ganz bestimmtem Verlaufe handelt. Er hält es für eine ganz besondere Aufgabe der mikroskopischen Anatomie, den Fibrillenverlauf in allen Zellgattungen näher zu bestimmen. Das Vorhandensein solcher Fibrillensysteme in Spinalganglienzellen konnte auch ich beim Menschen nachweisen, und Abb. 43 zeigt eine derartige Zelle, an welcher die Wirbelbildung der Fädchen erkennbar ist. Noch besser sind die fibrillären Schleifenformationen in den Ganglienzellen des elektrischen Lappens der *Torpedineen* verfolgbar. In Abb. 44 sind derartige Zellen reproduziert. Sie haben multipolare Form und besitzen zahlreiche Dendriten, die aber in An-

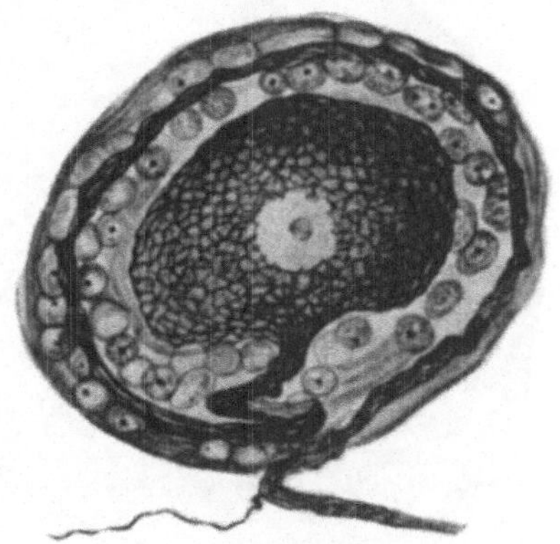

Abb. 41. Spinalganglienzelle mit grobem fibrillärem Netzwerk. Imprägnation nach Bielschowsky.

betracht des gewaltigen Zellvolumens recht kurz sind und im allgemeinen wie stummelartige Anhänge aussehen. An den abgebildeten Exemplaren liegt die Abgangsstelle des Achsenzylinders und dieser selbst eine Strecke lang in der Schnittebene (bei *A*). Man erkennt in ihm die fasciculär angeordneten Fibrillen, die an der Eintrittsstelle in den Zellkörper auseinanderweichen und zu einem beträchtlichen Teil den äußeren Zellrand umrahmen. In dieses fibrilläre Randlager strahlen aus den Dendriten überall deutlich abgrenzbare Fädchen ein. Man sieht dann weiter, daß aus der fibrillären Randschicht bald nur vereinzelte, bald zu zarten Bündeln angeordnete Fibrillen in das Innere des Zellkörpers abschweifen und sich zu einem gröberen Komplex zusammenschließen, der in Zelle 2 quergetroffen ist. Die Querschnitte der einzelnen Fibrillen erscheinen als

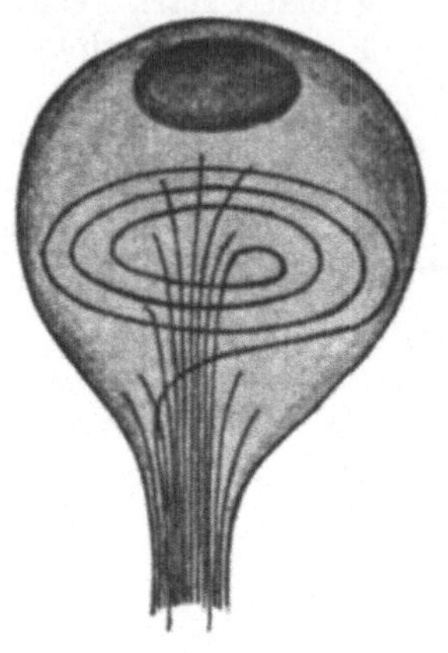

zarte Pünktchen. Aus diesen zentralen Bündeln strömt eine Reihe feiner Bündel in den Achsenzylinder zurück. Es kann keinem Zweifel unterliegen, daß hier die Verhältnisse ganz ähnlich liegen, wie in den von Bühler und Heidenhain beschriebenen Spinalganglienzellen des *Frosches*. Die vorliegende Zellform ist für die feinere Analyse des fibrillären Gerüstes deswegen ein ganz besonders günstiges Objekt, weil die fadenförmigen Elemente einen nur relativ geringen Raum im Cytoplasma einnehmen und sich von seiner granulären bzw. homogenen Substanz sehr deutlich abheben. Man steht hier ganz unter dem Eindruck, daß es sich nicht um simple Gitter oder Netze, sondern um Fibrillensysteme von scharf definierter Verlaufsrichtung handelt. Schon vor Jahren hat Studnička (1901) mit Hilfe gewöhnlicher Eisenhämatoxylin- und Methylenblaufärbungen diese Fibrillenwirbel in den Ganglienzellen der elektrischen Lappen erkannt; nur konnte

Abb. 42a. Schema des Fibrillenverlaufs in einer Spinalganglienzelle. Nach Heidenhain.

deren gesetzmäßiger Zusammenhang mit dem Axon von ihm noch nicht mit solcher Schärfe ermittelt werden.

Wie aus dieser Darstellung hervorgeht, gehen die Ansichten der Autoren über den fibrillären Bau der Nervenzellen ziemlich weit auseinander; insbesondere

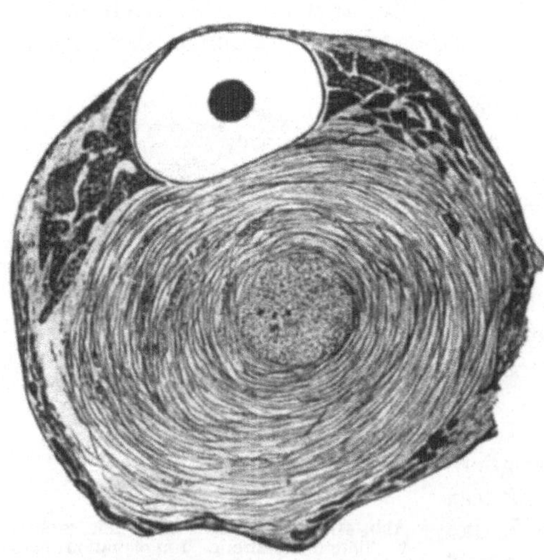

wird die Gesetzmäßigkeit der Gitterbildungen immer noch diskutiert. Wie schon angedeutet wurde, mag ein Grund für die Unstimmigkeit darin liegen, daß man mit einer gewissen Voreingenommenheit an die Beurteilung der Bilder herangetreten ist. Sind die Fibrillen wirklich die Träger der nervösen Reizleitung, dann ist das „Gesetz der dynamischen Polarisation" ohne das Vorhandensein netzförmiger Anastomosen im Cytoplasma kaum zu retten. Außerdem zeigen aber die mikroskopischen Bilder tatsächlich starke Abweichungen voneinander, die auf Eigentümlichkeiten der jeweiligen Technik zurückzuführen sind. Cajal (1903) macht der Betheschen Methode den Vorwurf, daß sie nur die groben Primärfäden tingiert,

Abb. 42b. Querschnittsbild einer Spinalganglienzelle vom *Frosch*. Ehrlichs Triacid nach Sublimatfixierung. Nach Heidenhain. (Zeichnung vom März 1897.)

die zarten netzbildenden Sekundärfädchen aber ungefärbt läßt. Umgekehrt lassen sich auch an der Cajalschen Methode Fehlerquellen nachweisen, welche das Zellbild stark beeinflussen. Hierhin gehört vor allem die Anwendung warmer Höllensteinlösungen, welche Schrumpfungen und Verklebungen unter den Fibrillen verursachen. Daß unter diesen Umständen aus einfachen Überkreuzungen ursprünglich getrennter Fäden leicht Netze entstehen können, liegt auf der Hand; zieht

man dabei noch das Moment der Entbündelung in Betracht, dann wird auch die
Engmaschigkeit der Netze verständlich. — Auch die Nisslschollen bilden bei der
Anwendung aller Methoden eine Fehlerquelle. Sie werden in warmen Höllen-
steinlösungen und ammoniakalischen Silberlösungen, auch wenn das Material lange
Zeit vorher gründlich fixiert worden war, vollkommen
oder wenigstens zum Teil aufgelöst und dann bei der
weiteren Behandlung im Cytoplasma der betreffenden
Zelle oder in deren Umgebung wieder gefällt. In diesem
Niederschlag nehmen sie aber nicht die ursprüngliche
Form an, sondern bilden nicht selten feine Körnchen-
reihen und schleierartige Gerinnsel, die das Zellbild trüben. Schon aus diesem Grunde ist für die Beantwortung
prinzipieller Fragen die Heranziehung kindlichen
Leichenmaterials erforderlich, weil hier die Ganglienzellen viel weniger chromatophile Substanz enthalten.
Schließlich ist unter Umständen die Mitfärbung des
Spongioplasmas, wie schon erwähnt wurde, ein recht
störender Faktor. In Übereinstimmung mit ECONOMO

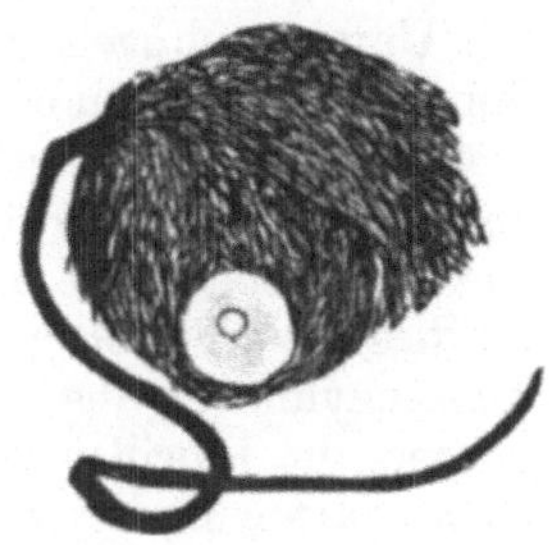

Abb. 43. Wirbelbildung der Neurofibrillen in einer menschlichen
Spinalganglienzelle. Imprägnation nach BIELSCHOWSKY.

(1906) hat BIELSCHOWSKY (1908) hervorgehoben, daß bei großen Zelltypen
fast immer etwas davon mitgefärbt wird. An gut differenzierten Präparaten
konnte er den Verlauf der Fibrillen durch die Längswände der Spongioplasma-
wand recht deutlich verfolgen. Die Wabensubstanz umhüllt dabei die Fibrillen
wie ein Mantel. Werden aber die Waben zu stark tingiert, dann verdecken sie

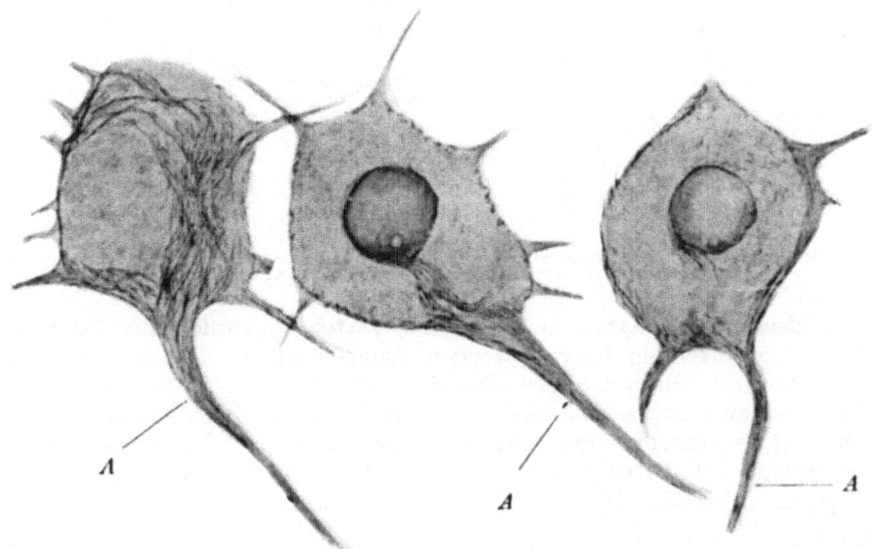

Abb. 44. Ganglienzellen aus dem elektrischen Lappen von *Torpedo marmor*. Die Fibrillen nehmen einen nur
relativ geringen Raum im Zellkörper ein und lassen die wirbelartige Anordnung erkennen. Bei *A* der Axon.
Imprägnation nach BIELSCHOWSKY.

die Fibrillen, und als notwondige Folge resultiert auf den Schnitten ein Netz,
in dem Spongioplasma und Fibrillen zusammengekittet sind. Die Fibrillen-
reticula und die reticulo-fibrillären Apparate vieler Autoren sind jedenfalls
oft etwas ganz anderes als die Fibrillen APATHYS und BETHES. Die Differenzen der Methoden und ihr Mangel an Elektivität sind an den Unklarheiten
auf diesem Gebiete viel schuld. Man kann sagen, daß jede Methode ein anderes

Bild liefert. In einem wesentlichen Punkte stimmen sie allerdings ziemlich genau
überein; das ist die Ursprungsstelle des Achsenzylinders. Hier sieht man überall,
daß Fibrillen aus der Randzone des Cytoplasmas und aus dessen tieferen
Schichten konvergieren. Immer nimmt eine nur kleine Zahl von Neurofibrillen
an der Bildung des Achsenstranges teil. Je mehr sich die Fibrillen der Spitze
des Ursprungshügels nähern, um so dichter rücken sie aneinander, um an der
Spitze des Konus zu einem homogenen Bande zu verschmelzen, das in den Silberpräparaten in der Regel nur blaß gefärbt erscheint. Diese Stelle hat NISSL (l. c.)
als spießförmige Verjüngung des Achsenkonus bezeichnet. An der in Abb. 34
wiedergegebenen Riesenpyramidenzelle aus der motorischen Rinde des Menschen
ist dieses Verhalten gut ersichtlich. Man sieht, wie in den Ursprungshügel des
Achsenzylinders aus den benachbarten Dendriten und aus der Tiefe des Zellkörpers die Fibrillen einströmen, sich dicht aneinanderlegen und schließlich zu
einem zarten Faden vereinigen. Am Orte der stärksten Verjüngung beginnt die

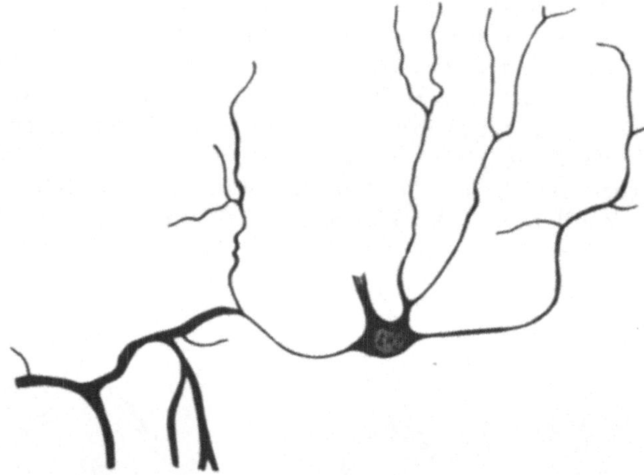

Markumkleidung des Axons in Form eines zarten, eigentlich nur durch seine
stärkere Lichtbrechung hervortretenden Doppelsaumes. Der Achsenzylinder
selbst verbreitert sich in der Markscheide, behält aber das Aussehen eines gleichmäßig gefärbten schwarzen Bandes. Dieses merkwürdige Phänomen der Fibrillen-
vereinigung im Achsenzylinder tritt an gewissen marklosen Neuronen noch sinn-
fälliger zutage. Als Paradigma können die Korb- oder Sternzellen der Kleinhirnrinde gelten (Abb. 45). Hier bildet der aus dem kleinen Zellkörper austretende
Axon ein lang ausgezogenes, homogenes, feines Fädchen, das sich aber an der
Stelle verbreitert, wo die ersten Kollateralen von ihm abgehen. Hier nimmt er
das Aussehen eines Fibrillenbündels an, in dem die einzelnen Fädchen durch
eine blasse Interfibrillarsubstanz getrennt werden. Die Massenzunahme an fibrillärer und interfibrillärer Substanz im Axon und seinen zahlreichen Kollateralen
ist gegenüber dem Volumen des Zellkörpers und seiner Dendriten eine so enorme,
daß die Zelle wie ein unbeträchtliches Anhängsel am Axon und seinen Seitenästen
erscheint. Derartige Bilder führen zu der Frage, ob die Verjüngung und Wieder-
verbreiterung des Achsenzylinders auf bloßen Dichtigkeitsdifferenzen in der Anordnung der Neurofibrillen beruht, oder ob sie mit einer Verminderung der
in den Axon eintretenden Fibrillenzahl einhergeht. BETHE glaubt, daß die

vorhandenen Unterschiede lediglich auf das Verschwinden der interfibrillären farblosen Substanz zurückzuführen sind. An den RANVIERschen Einschnürungen und den anschließenden Nervenfaserstrecken finde ein ähnlicher Wechsel im Verschwinden und Auftauchen dieser plasmatischen Substanz statt. RETZIUS (1905) meint dagegen, daß die Neurofibrillen im Anfangsteil des Achsenzylinders und den interannulären Segmenten eine echte Verschmelzung miteinander eingehen, also eine Art Vereinheitlichung erfahren. RAMÓN Y CAJAL, HEIDENHAIN und andere nähern sich der Anschauung von RETZIUS, und tatsächlich gestatten die mikroskopischen Befunde kaum eine andere Deutung. Das Verschmelzen und Wiederauseinanderweichen mußte notwendigerweise zu der Vorstellung einer Metastruktur der Neurofibrillen führen, die es ihnen gestattet, durch Spaltungen und Zusammenlagerungen ihre sichtbare Form zu ändern. An den intracellulären Fibrillen und den Endformationen der Nervenfaser haben wir ja bereits ganz ähnliche Umgestaltungen der fibrillären Substanz beobachtet, die HEIDENHAIN als Ausdruck einer Entbündelungs- bzw. Verbündelungsfähigkeit angesprochen hat. Der Begriff der Entbündelung, den HEIDENHAIN noch auf andere Strukturelemente der Körpergewebe anwendet, ist dann zutreffend, wenn aus einer scheinbar einheitlichen Stammfaser im weiteren Verlauf durch mehrfache Teilungen ein Bündel oder eine Vielzahl von Fasern entsteht, deren Gesamtquerschnitt größer als derjenige der Stammfaser ist. Es soll damit gesagt werden, daß die Stammfaser eine faserige Protomerenstruktur oder organische Spaltbarkeit in der Längsrichtung besitzt, die sie befähigt, sich in einfache Spaltfibrillen zu trennen. Gerade auf dem Gebiete des Nervensystems sei die Erscheinung der Längsauflockerung ungemein häufig und als ein wichtiges Erkennungsmittel für faserig vorgebildete Metastrukturen zu bewerten. Wendet man diese Betrachtungsweise auf den speziellen Fall der cerebellaren Sternzellen an, so ergibt sich daraus, daß die schmale Axonstrecke die Eigenschaft besitzt, sich in der Zelle und nach ihrer Endstrecke hin in eine Mehrzahl von Fibrillen zu entbündeln. Gerade die hier vorliegenden Verhältnisse nötigen zu dem Schluß, daß der Axon auf Grund seiner Elementarorganisation eine spaltbare Metadifferenzierung besitzen muß, welche nach beiden Richtungen hin unter Massenzunahme in eine histologisch differente und optisch analysierbare Struktur übergeht. Das sogenannte Axoplasma, die Zwischensubstanz der Neurofibrillen, nimmt an dieser Massenzunahme in annähernd gleichem Grade teil.

Die fibrilläre Substanz der Ganglienzellen erfährt unter gewissen funktionellen und pathologischen Bedingungen Veränderungen, welche geeignet sind, die hier berührte Frage der Metastruktur und darüber hinaus das Problem der physiologischen Bedeutung der Fibrillen zu beleuchten. Es ist das große Verdienst RAMÓN Y CAJALS (1904) den Nachweis geführt zu haben, daß die Fibrillen der Nervenzelle ihrer Form und Lagerung nach keine unveränderlichen Gebilde im Cytoplasma sind, sondern durch chemische und physikalische Einwirkungen auf das Nervensystem in weitem Maße umgestaltet werden können. Der spanische Forscher hat zum Teil in Gemeinschaft mit seinem Schüler TELLO folgendes beobachtet. Bei den *Reptilien* bilden die Neurofibrillen in den großen motorischen Zellen normal beweglicher Tiere im Bilde seiner Methode ähnlich feine und engmaschige Netze wie bei den *Säugern*. Wenn aber bei Eintritt der Herbstfröste die Tiere dem Winterschlaf verfallen, ändert sich das Aussehen des fibrillären Apparates vollkommen. An Stelle des zarten Fadengitters treten grobe, isoliert verlaufende, dicke Drähte in paralleler Anordnung im Zellkörper auf (Abb. 46). Diese Umwandlung beruhe nicht etwa auf einer einfachen Verschmelzung benachbarter Fäden des ursprünglichen Gerüstes; es ordne sich vielmehr das ganze System der primären und sekundären Fibrillen nach einem neuen

Plan. Das Phänomen werde nur verständlich, wenn man den argyrophilen Elementen die Fähigkeit einer Lageveränderung beimißt. Werden die im Winterschlaf befindlichen Tiere erwärmt, dann erfolgt gleichzeitig mit der Wiederkehr ihrer motorischen Lebensäußerungen die Rückverwandlung der dicken Fäden in das zarte Fibrillennetz.

Ähnliche Erscheinungen am fibrillären Apparat gehen nach RAMÓN Y CAJAL (1904) auch bei *Säugern* mit starken Veränderungen der Körpertemperatur einher. Wenn man junge *Kaninchen* in den ersten Lebenswochen einer starken Abkühlung aussetzt, dann erfolgt in den großen motorischen Zellen eine Verschmelzung der Fibrillen zu dicken Strängen, an denen spindelförmige Auftreibungen hervortreten. An kleineren Zelltypen macht sich diese Konzentration der argyrophilen Substanz nur an einzelnen Punkten der primären Fibrillen bemerkbar. MARINESCO (1906) hat dieselben Veränderungen nach Kälteeinwirkung beobachtet und ähnliche Vergröberungen des fibrillären Apparates auch nach langen Hungerperioden und gewissen Gifteinwirkungen gesehen. Andere Autoren sind zu ähnlichen Resultaten gelangt. Auch unter der Einwirkung gewisser Infektionen können die Fibrillen Veränderungen eingehen, die den eben beschriebenen ähnlich sind. So hat man bei Tollwut beobachtet, daß in fast allen Zellen des Zentralorgans eine Umwandlung der CAJALschen Gitter in dicke Fäden erfolgt. MARINESCO will mit Tetanustoxin zu ähnlichen Ergebnissen gelangt sein[1].

Gute Beobachtungen über das Verhalten der Neurofibrillen besitzen wir auch an sekundär bzw. retrograd veränderten Zellen. Das sind Zellen, deren Axon eine Kontinuitätsstörung erlitten hat. MARINESCO, der sich auch mit diesem Kapitel eingehend beschäftigt hat, behauptet, daß sich Veränderungen chemischer und histologischer Art bemerkbar machen. Die chemische Alteration verrate sich bei Anwendung der CAJALschen Silbermethode durch den rötlichen Farbton der Neurofibrillen, während das histologische Bild sich insofern ändere, als sie dichter aufeinanderrücken und ein mehr granuliertes Aussehen annehmen. Diese Abweichungen vom normalen Verhalten treten im Zellkörper deutlicher als in den Dendriten hervor. Zu ähnlichen Ergebnissen ist DA FANO, der mit verschiedenen Methoden gearbeitet hat, gelangt. Auch er meint, daß in den Cajalpräparaten die Netzformation in den motorischen Zellen noch engmaschiger als unter normalen Verhältnissen erscheint. Es komme aber nach einfachen Axondurchschneidungen niemals zu einem Schwund oder deutlichen Zerfall der Fibrillen. Sie nehmen zwar auf dem Höhepunkt der Reak-

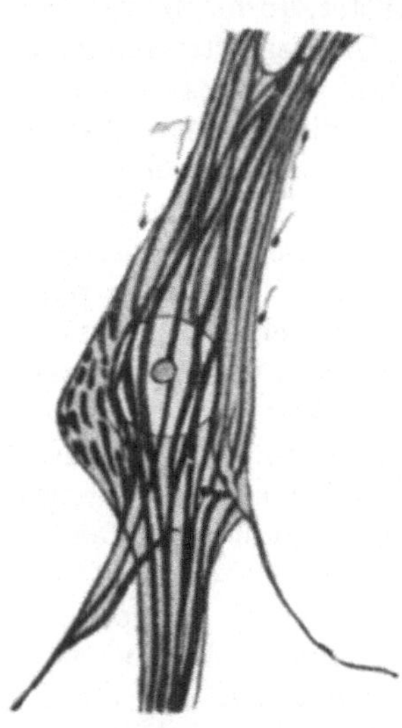

Abb. 46. Rückenmarkszelle einer *Eidechse* im Zustand des Winterschlafes. Silberimprägnation nach CAJAL. Reproduziert nach einer Zeichnung dieses Autors.

---

[1] Beim Menschen begegnet man bei seniler Demenz und ähnlichen Involutionszuständen in den Ganglienzellen veränderten Fibrillen, die im Beginn des Prozesses wie starre Drähte aussehen und sich nachher zu zopfartigen Geflechten und derben Strähnen umgestalten. Die CAJALschen Inseln in der äußeren Rindenschicht des Subiculums bilden eine Prädilektionsstelle für diese Veränderung. Im Endstadium des Prozesses bleibt häufig nur ein derbes und verschlungenes Fibrillenbündel übrig, während Cytoplasma und Kern verschwinden. Es ist sehr fraglich, ob dieser Prozeß, der nach seinem Entdecker als ALZHEIMERsche Zellerkrankung bezeichnet wird, mit den oben beschriebenen Fibrillenveränderungen in eine Reihe zu bringen ist. Hier weisen gewisse Erscheinungen darauf hin, daß eine ursprünglich zellfremde Substanz im Cytoplasma in dieser sonderbaren strähnigen Form deponiert worden ist (vgl. Abb. 47).

tion, in dem auch die Aufstäubung der Nisslschollen den höchsten Grad erreicht, ein verwaschenes Aussehen an, aber eine Verminderung ihres Gesamtbestandes läßt sich nicht nachweisen. Im Stadium der sogenannten Reparation, wenn der Kern in seine normale Lage zurückkehrt, werden auch die Fibrillen wieder deutlicher. Ihre Anordnung ist dann eine ganz charakteristische, denn sie bilden langausgezogene, weit verfolgbare Bündel, die sich nicht selten quer durch den ganzen Zelleib von einem Dendriten bis zu einem gegenüberliegenden verfolgen lassen. Auch Wirbelbildungen der Fibrillen um den Kern, wie sie normalerweise bei gewissen Spinalganglienzelltypen vorkommen, sieht man dann nicht selten. Bemerkenswert ist, daß bei der Anwendung der CAJALschen Methode das ihr sonst eigentümliche Netzbild verschwindet und einem streifigen Zustand Platz macht, den MARINESCO (1909) als „État strié" bezeichnet hat. DA FANO (1908) nimmt an, daß die Periode der „Verschwommenheit" mit den ersten Regenerations-

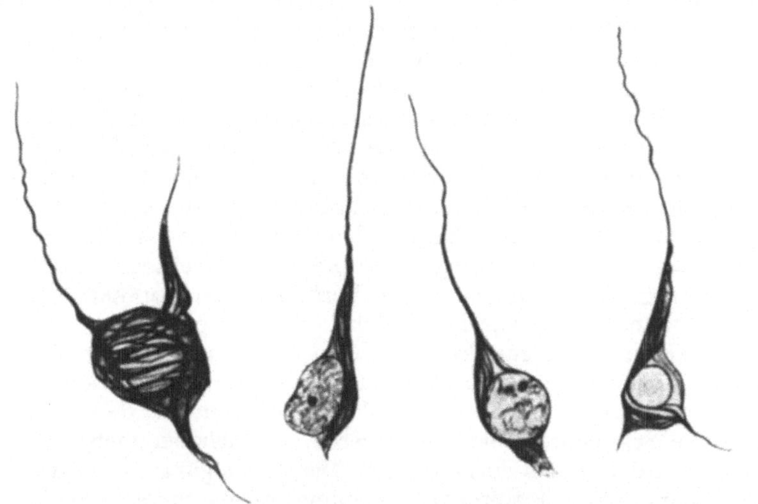

Abb. 47. ALZHEIMERsche Zellerkrankung bei seniler Demenz. Kleine Pyramidenzellen aus der Großhirnrinde. Imprägnation nach BIELSCHOWSKY.

erscheinungen parallel läuft. Sie dauert so lange an, bis die vom zentralen Stumpf ausgehenden jungen Achsenzylindersprossen die junge Narbe an der Schnittstelle durchwachsen haben. Im État strié komme die zweite Regenerationsphase zum Ausdruck, die mit dem Augenblick beginne, wo die neugebildeten Axonausläufer in den peripherischen Stumpf eindringen. Sie halte so lange an, bis die Verbindung mit der Peripherie wieder erreicht sei. Was von DA FANO behauptet wird, hat natürlich nur den Wert einer Hypothese, die nicht einmal viel Wahrscheinlichkeit für sich in Anspruch nehmen kann, weil das Schicksal der intracellulären Fibrillen keineswegs in dem Grade von der Neurotisation der peripherischen Nervenstrecke abhängt, wie er anzunehmen scheint. Aber diese und ähnliche Feststellungen aus dem Gebiete der Histopathologie und pathologischen Anatomie sprechen dafür, daß die fibrillenbildende Substanz im Cytoplasma nicht in starrer Form fixiert ist, sondern einen hohen Grad der Plastizität besitzt, der sie befähigt, sich jeder Veränderung in den Lebensbedingungen der Zelle in weitgehendem Maße anzupassen. Dieses Verhalten wird uns aber nur verständlich, wenn wir den mikroskopisch sichtbaren Teilchen eine „Metastruktur" zugrunde legen. Die Entbündelungshypothese, welche aus den Strukturbildern im Ursprungskegel der

Achsenzylinder, in den RANVIERschen Schnürringen und in den Endorganen der Peripherie abstrahiert werden mußte, erhält durch die Unterschiede, welche zwischen der ruhenden und tätigen Zelle bestehen, eine wichtige Stütze. Am prägnantesten und am höchsten zu bewerten ist in dieser Hinsicht die starke Abweichung im Aussehen der motorischen Vorderhornzellen bei der *Eidechse* während einer Periode normaler Beweglichkeit und von demjenigen während des Winterschlafes. Hier tritt ein Gegensatz zutage, der ohne die Annahme einer starken Umlagerungsfähigkeit fibrillärer Elementarbestandteile kaum möglich ist. Dem Zwange dieser Vorstellung hat sich auch CAJAL nicht entzogen. Die Veränderung, welche das intracelluläre Fibrillennetz unter verschiedenen physiologischen Bedingungen und den erwähnten pathologischen Einwirkungen erfährt, legt ihm sogar den Gedanken nahe, die alte Zellenlehre in der engen Fassung, wie sie VIRCHOW (1858) und seine Epigonen formuliert haben, einer Revision zu unterziehen. Er nähert sich dabei entschieden dem Ideenkreise ALTMANNs, der ja auch die physiologische Einheit der Zelle aufheben und granuläre Cytoplasmateilchen von bestimmten Eigenschaften zu Trägern der Lebenserscheinungen machen wollte. Nach der Hypothese CAJALs (1909) besitzt die Ganglienzelle verschiedene physiologische Einheiten; man könne bis jetzt die nucleären, welche im Kernkörperchen verankert sind, von solchen trennen, die im neurofibrillären Netzwerk ruhen. Die letzteren nennt er „Neurobione". Sie haben eine vom ungeformten Cytoplasma und Axoplasma abweichende Zusammensetzung und besitzen außer anderen Eigenschaften die besondere Eigentümlichkeit, kolloidale Metalle an sich zu reißen, weshalb sie als diffus angeordnete fädige Substanzteile bei Anwendung der Imprägnationsmethoden sichtbar werden können. In dieser Form bringen sie die Verfahren von SIMARRO, CAJAL, BIELSCHOWSKY, LUGARO, JORIS zur Darstellung. Die Neurobione des intracellulären Netzwerkes werden von ultramikroskopischen Teilchen, wahrscheinlich kugliger Art, gebildet, die durch eine „hyaline" Masse miteinander verkettet sind. Sie bekommen dabei das Gefüge linearer Kolonien, die bald als dicke Primärfäden, bald als blasse Sekundärtrabekel imponieren, je nachdem mehr oder weniger Elementarsubstanz in ihnen enthalten ist. Die Vereinigung zu linearen Kolonien beruhe auf einer gewissen reziproken Anziehung, welche unter normalen Verhältnissen auch den Netzcharakter bedingt. Dabei sind die Neurobione weder mit der Zellmembran noch mit dem Kern, noch auch mit anderen Formgebilden im Cytoplasma enger verkettet. Die Nisslschollen werden von ihnen nur ganz oberflächlich berührt. Wenn chemische Veränderungen im Cytoplasma einsetzen, die mit Schwankungen im osmotischen Druck der Zelle einhergehen, dann erfolgen Umlagerungen der Neurobione. Im mikroskopischen Bilde gewinnt man dann den Eindruck, als ob sekundäre Fibrillen sich zu gröberen Primärfäden zusammenlegen, oder als ob durch die Verschmelzung mehrerer Primärfäden strangartige Gebilde von dickem Kaliber entstehen. Auch durch die physiologische Tätigkeit der Zelle sollen die Neurobione beeinflußt werden. Während der Arbeit erfahren sie eine quantitative Verminderung ihrer Zahl; in der Ruhe stellt sich aber der ursprüngliche Bestand wieder her. — Das Substrat für eine so weitreichende Hypothese, wie sie hier von CAJAL proklamiert wird, ist in den Zellbildern nicht enthalten. Eine Denknotwendigkeit, das Leben der Zelle auf bestimmte Elementarorganismen zu verteilen, ergeben die fraglichen histologischen Befunde nicht. Nach dieser Richtung kann seine Hypothese nicht einmal den Anspruch der heuristischen Brauchbarkeit erheben. Nur in einem Punkte ist sie unabweislich, nämlich in demjenigen, der sich auf die ultramikroskopische Differenzierung der mikroskopisch sichtbaren Strukturen bezieht; hier berührt sie sich mit der Entbündelungshypothese. Die Entbündelungshypothese, die aus ähnlichen Betrachtungen hervorgegangen ist, hat derjenigen CAJALs gegenüber aber den Vorzug, daß sie in engeren Grenzen bleibt und den tatsächlichen, optisch kontrollierbaren Verhältnissen mehr Rechnung trägt. Man kann zweifellos die Differenzen in der fibrillären Substanz der Winterschlafzelle während der Ruhe und Tätigkeit leichter mit der Vorstellung eines Metaplexus längsgereihter und spaltbarer Fädchen in Einklang bringen, als mit derjenigen netzförmig gruppierter Kolonien granulärer Neurobione.

Nicht ohne Interesse ist ein Vergleich zwischen dem NISSLschen Zellbilde und dem Fibrillenbilde, wie es besonders die Silbermethoden von gleichen Objekten liefern. Ein fundamentaler Unterschied macht sich auf den ersten Blick geltend; die Zellen erscheinen in den Fibrillenpräparaten immer viel größer als in den mit Methylenblau gefärbten. Das liegt, wie schon angedeutet wurde, daran, daß die Zellausläufer, insbesondere die Dendriten, von den Fibrillen in ihrer ganzen Länge durchzogen werden, während die chromatophile Substanz im Ursprungsgebiet der Axone fast vollkommen fehlt und sich in den Dendriten auf die gröberen Äste beschränkt. Die positive Darstellung der feineren Dendritenausläufer ist für die Gestaltung des histologischen Bildes besonders in hoch differenzierten Gebieten grauer Substanz, wie in der Großhirnrinde und im Striatum, von einschneidender Bedeutung. Hier nehmen diese Ausläufer, die man, wenn sie nicht in die gleiche Schnittebene wie ihre Ursprungszelle fallen, von feineren Achsenzylindern nicht zu unterscheiden vermag, einen recht beträchtlichen Teil des Raumes zwischen den Ganglienzellen für sich in Anspruch. NISSL hat zwar behauptet, daß unter pathologischen Verhältnissen, besonders bei seiner akuten Zellerkrankung, die Grenzen der Ganglienzellen infolge einer Diffusfärbung ihrer Fortsätze in voller Ausdehnung hervortreten; bei genauer Prüfung des Sachverhaltes sieht man aber, daß dieses Plus an Färbbarkeit auch in diesem pathologischen Falle im wesentlichen nur dem Achsenzylinder und den gröberen Dendriten zugute kommt, während die feineren Dendriten unsichtbar bleiben. Das Fibrillenpräparat liefert also von den Ganglienzellen bezüglich ihrer äußeren Form einen weit vollständigeren Umriß, der nicht selten mit der Golgisilhouette übereinstimmt.

In einzelnen großen Zelltypen, besonders in solchen mit stichochromer Anordnung der färbbaren Substanz, ist die Lage der Schollen auch im Fibrillenpräparat an den Lücken zwischen den Fadenbündeln bzw. Netztrabekeln zu erkennen. Diese Erscheinung hat zu der Vorstellung geführt, daß Nisslbild und Fibrillenbild sich stets wie Negativ und Positiv im photographischen Verfahren zueinander verhalten, weil das eine da gefärbt erscheint, wo das andere ungefärbt bleibt. Das Alternieren der Substanzen tritt aber selbst an den stichochromen Zelltypen nur bei Anwendung einzelner Methoden, unter denen die BETHEsche besonders hervorzuheben ist, zutage, bei anderen macht es sich, obgleich NISSL (1910) gerade darin eine wesentliche Eigentümlichkeit der Ganglienzelle erblickte, kaum bemerkbar. Man sieht vielmehr, daß auch das Gebiet der Schollen von fädigen Strukturen durchkreuzt werden kann.

Einen besonderen Standpunkt hinsichtlich der Beziehungen zwischen chromatophiler und fibrillärer Substanz vertritt BECKER (1906), welcher das Verdienst für sich in Anspruch nehmen darf, eine der ersten Fibrillenfärbungen (mit Kupferbeize und Hämatoxylin) gefunden zu haben. Für die Nisslschollen nimmt er, wie viele andere, eine Zusammensetzung aus feinsten Körnchen an, die „eine mehr flüssige Zwischensubstanz zwischen sich haben". Er erblickt in den Körnchen einen wesentlichen Bestandteil des lebenden Cytoplasmas der Nervenzelle; sie haben wahrscheinlich an deren Stoffwechsel einen sehr aktiven Anteil, während sie an der Produktion und Leitung der nervösen Energie unbeteiligt sind. Die

Fibrillen stammen nun für ihn aus der gleichen Quelle wie die chromatophilen Substanzbrocken. Gerade die mißlungenen Präparate, die man bei Anwendung der Methoden von Bethe, Cajal, Bielschowsky und anderen nicht selten zu Gesicht bekomme, sollen zu dieser Auffassung zwingen, denn in ihnen sei der ganze Zelleib von feinen Körnchen erfüllt. Dasselbe gelte von den Fortsätzen, wo sie meist lange Reihen bilden. Derartige Befunde weisen seiner Meinung nach darauf hin, daß den Fibrillen dasselbe materielle Substrat wie den Nisslschollen zugrunde liege; nur präsentiere es sich wegen der Differenzen der Technik bald in scholliger, bald in fädiger Form. Richtig an den Ausführungen Beckers ist ohne Zweifel, daß durch den granulären Zellinhalt das Fibrillenbild gar nicht selten stark verunstaltet wird. Um identische Substanzen könnte es sich aber nur dann handeln, wenn ein gesetzmäßiger Parallelismus ihrer Massenentfaltung erkennbar wäre; es dürften sich Fibrillen nur dort darstellen lassen, wo Nisslschollen liegen und umgekehrt. Vor allen Dingen müßten die Fibrillen in granulafreien Zellen und granulafreien Zellstrecken fehlen. Das ist aber keineswegs der Fall. Außerdem spricht gegen seine Theorie die Erwägung, daß die Fibrillen der Achsenzylinder und der nervösen Endformationen, deren präformierte Existenz Becker selbst anerkennt, eine morphologisch und chemisch ganz anders geartete Substanz als die Ganglienzellfibrillen sein müßten. Da aber die fraglichen Gebilde auf der ganzen Strecke des Neurons in kontinuierlichem Zusammenhang miteinander stehen, so wird seine Annahme schon aus diesem Grunde hinfällig. Ferner lassen sich gewisse Erscheinungen bei der Embryogenese und Regeneration des Nervensystems gegen ihn geltend machen. In dieser Hinsicht ist besonders die Tatsache von Bedeutung, daß die Neurofibrillen in der embryonalen Ganglienzelle früher nachweisbar sind als die chromatophilen Schollen, und daß sie sich fast immer in dem zwischen Zellkern und Axonursprung gelegenen Teil des Cytoplasmas, also nur in einem ganz zirkumskripten Zellgebiet, entwickeln. Ziehen wir selbst die nicht als Nisslschollen fällbaren granulären Elemente im Zellkörper embryonaler Zellgebilde zugunsten seiner Theorie heran, so käme immer noch nicht das zur Stütze seiner Hypothese erforderliche Gleichgewicht der Substanzmengen zustande. Schließlich sprechen auch die von Bethe (1903) scharf definierten färberischen Differenzen zwischen chromatophiler und fibrillärer Substanz in der Ganglienzelle selbst gegen diese Hypothese.

Bethe hat nämlich festgestellt, daß zwischen chromatophilen Schollen und Fibrillen eine gewisse Gegensätzlichkeit in färberischer Hinsicht besteht. Er meint, daß das Vorhandensein einer an die Substanz der Fibrillen gebundenen Säure die für diese charakteristischen Reaktionen liefert. Schon aus der Tatsache, daß sich bei Applikation mit basischen Anilinfarbstoffen, insbesondere von Methylenblau, auf das lebende und überlebende Gewebe zuerst eine Tinktion der Neurofibrillen bemerkbar mache, lasse sich entnehmen, daß das wirksame Prinzip im gefärbten Objekt auf einer säureähnlichen Substanz beruhe. Diese Basophilie der Neurofibrillen bleibt in den peripherischen Nervenfasern und gewissen Faserarten des Zentralnervensystems auch in alkoholfixiertem Material erhalten. Man hat Bethe den Vorwurf gemacht, daß er aus der Affinität zu den Farbbasen zu weitgehende Schlüsse gezogen habe. Man hat die Existenz seiner Fibrillensäure bestritten und seine Färbungsresultate damit erklärt, daß alle Farbbasen lipotrope Farbstoffe seien und deswegen auch neurotrope Eigenschaften besitzen. Es ist hier nicht der Ort, auf die chemische Seite der Streitfrage näher einzugehen. Jedenfalls hat Bethe in dem uns hier interessierenden Punkte recht, daß nämlich zwischen den granulären und fibrillären Bestandteilen im Cytoplasma greifbare Unterschiede bestehen.

Alle morphologischen Beschreibungen des fibrillären Zellbildes gehen von der stillschweigenden Voraussetzung aus, daß die Strukturen, welche man unter dem Mikroskop sieht, in gleicher Weise auch in der lebenden Zelle präformiert sind. Es muß aber gesagt werden, daß ein direkter Beweis für die Richtigkeit dieser Voraussetzung bisher nicht geliefert ist. Man kann an der lebenden Zelle weder bei der Betrachtung im durchfallenden Licht noch bei seitlicher Beleuchtung im ultramikroskopischen Dunkelfeld einen Strukturbestandteil entdecken, der sich mit dem uns bekannten neurofibrillären Apparat der fixierten Zelle identifizieren ließe. Bei Anwendung der Photographie mit ultraviolettem Licht wollen zwar STÖHR (1923) und auch WEIMANN (1925) fädige Zellbestandteile gesehen haben, die sie als Fibrillen ansprechen. Hier ist aber derselbe Einwand geltend zu machen, der gegen die Präexistenz der Nisslschollen erhoben wurde, daß nämlich dieses Verfahren viel zu langsam arbeitet, um kadaveröse Fällungserscheinungen ausschließen zu lassen. So haben dann einige Autoren das Vorhandensein der Neurofibrillen überhaupt in Abrede gestellt; man habe auch hier nur ein Kunstprodukt vor sich. Diese Ansicht wird besonders von PIGHINI (1912) vertreten, der die Fibrillen als ein besonderes Fällungsprodukt in der zentralen Gewebsflüssigkeit ansieht, weil ganz analoge Strukturen bei der Behandlung frischen Gewebes mit salpetersaurem Silber und Pyridin unabhängig von den Gewebselementen entstehen. Ähnliche Zweifel haben MÖLLGARD und AUERBACH verlauten lassen; LUGARO ist aber diesen Bedenken entgegengetreten, indem er den Nachweis führte, daß man an Rückenmarksblöcken, die nur mit erwärmter isotonischer Kochsalzlösung vorbehandelt waren, mit Hilfe der verschiedensten Methoden die Fibrillen nachweisen könne. Er meint, daß die Koagulation der Zellkolloide durch die Wärme ganz andere Bedingungen schaffe als die Fixierungsmittel, die wir bei unseren Färbungsmethoden brauchen, daß die entstehenden Zellbilder aber trotzdem im wesentlichen gleich bleiben. Vollkommen geklärt ist die Frage auch heute noch nicht. Wir können nur sagen, daß dem Zellbestandteile, der sich bei Anwendung der verschiedenen Fibrillenmethoden positiv tingiert, eine besondere Substanz zugrunde liegen muß; ob diese aber in morphologischer Hinsicht wirklich so strukturiert ist, wie sie unsere Färbungen und Imprägnationen zu Gesicht bringen, muß dahingestellt bleiben. Damit ist schon gesagt, daß auch die Folgerungen, die aus den histologischen Befunden für die funktionelle Bedeutung der Fibrillen abgeleitet worden sind, eines Fundamentes von absoluter Sicherheit entbehren. Wir sind aber berechtigt, auf Grund der Tatsachen, welche uns die Histologie und die moderne Embryologie in die Hand geben, den Schluß zu ziehen, daß die darstellbaren Faden- und Netzstrukturen in den Ganglienzellen und Nervenfasern zum mindesten als Äquivalentbilder einer spezifischen Substanz gelten dürfen, an welche die Leistungen des Nervensystems irgendwie gebunden sind. Diese bestehen in der Produktion nervöser Energie und in deren Weiterleitung. Für die erstere kommen vornehmlich die Ganglienzellen, für die letztere die verschiedenen Arten der Nervenfasern in Betracht. Es ist eine alte, auch heute noch nicht entschiedene Streitfrage, ob und wie weit für das Zustandekommen der nervösen Funktionen neben den Fibrillen auch die ungeformte plasmatische Substanz in Betracht kommt. Die von LEYDIG, NANSEN, MAX WOLFF und anderen vertretene Anschauung, daß das ungeformte perifibrilläre Plasma der ausschließliche Träger der Nervenleitung sei, und daß die Fibrillen nur die Bedeutung einer „Stützsubstanz" beanspruchen dürfen, ist wohl im allgemeinen verlassen worden, Tatsächlich ist das Gefüge der Fibrillenapparate weder in den Ganglienzellen noch in den Achsenzylindern ein derartiges, daß man aus ihm einen Hinweis auf eine besondere statische Inanspruchnahme herleiten kann. Was man aus der Histopathologie zugunsten dieser Hypothese herangeholt hat, erwies sich auch als nicht stichhaltig, und die Erscheinungen bei der Fibrillogenese im embryonalen Nervensystem wie bei der Regeneration widersprechen ihr sogar. Aber auch der umgekehrte, von APATHY und BETHE verfochtene Standpunkt, daß die spezifischen Funktionen des Nervensystems ausschließlich an die Fibrillen gebunden seien, hat sich nicht durchsetzen können. Die Gründe, aus denen APATHY in den Fibrillen das ausschließlich leitende Element im Nervensystem erblickte, waren im wesentlichen folgende: Überall, wo sich nervöses Geschehen bemerkbar macht, lassen sich auch Neurofibrillen nachweisen. Sie zeigen von der Peripherie bis zum Zentralorgan, und von diesem bis an die Peripherie zurück vollkommene Kontinuität. Diese kontinuierlichen Zusammenhänge bleiben auch dort erhalten, wo die plasmatischen Zusammenhänge ganz unterbrochen oder diskontinuierlich sind. Im Nervensystem der *Wirbellosen* tritt diese Diskontinuität besonders in der zentralen Punktsubstanz der Nervenknoten zutage, wo das Aufeinanderwirken der Ganglienzellen ausschließlich durch Fibrillen bzw. Fibrillenderivate zustande kommt. Zwischen Ganglienzelle und Nervenfaser besteht bezüglich der Plasmakomponente eine scharfe Grenze; die Fibrillen gehen aber kontinuierlich von der einen in die andere über. So gelangt APATHY zu dem Satz: „Der wesentlichste spezifische Bestandteil der Nerven und das Nervöse überhaupt sind die Neurofibrillen."

BETHE ist der Auffassung APATHYS im großen ganzen gefolgt, und hat seine morphologischen Argumente durch neue Befunde am Nervensystem der *Vertebraten* zu stützen und zu ergänzen gesucht. Es wird noch weiter unten die Rede davon sein, daß die Beweisführung beider Autoren in den wesentlichen Punkten der Kritik nicht standgehalten hat. Hier sei nur betont, daß eine so scharfe Trennung zwischen plasmatischer und fibrillärer Substanz, wie diese Forscher sie an gewissen Stellen beobachtet haben wollen, von späteren Untersuchern nicht erkannt worden ist; das Neuropil z.B. entpuppte sich als ein Ausläufergeflecht der Ganglienzellen. Es ist zwar schwer zu analysieren und weicht in gewissen Einzelheiten vom Bau der Zentren im Nervensystem der *Wirbeltiere* ab; von einer Emanzipation der Fibrillen zu plasmafreien Strukturen kann aber nicht die Rede sein. BETHE ist auf Grund der bekannten Umgestaltung, die das Aussehen des Achsenzylinders in den RANVIERSchen Schnürringen erfährt, zu der Annahme gelangt, daß hier an den Segmentgrenzen die Kontinuität des Axoplasmas durch eine Zwischenscheibe unterbrochen werde, und daß es ausschließlich die Fibrillen sind, welche die Verbindung der Segmente herstellen. Demgegenüber haben VERWORN (1900), RETZIUS (1905), MAX WOLFF (1905) und andere geltend gemacht, daß diesem Befunde keine Beweiskraft innewohnt. Schon das Vorkommen von Neurosomen, einem unzweifelhaft plasmatischen Strukturelement, im Bereich der Schnürringe, spricht gegen BETHE. Ferner soll nach NISSL, wo der Ursprungshügel des Axons mit spießförmiger Verjüngung in den Achsenzylinder der Nervenfaser übergeht, eine scharfe Grenze zwischen Cyto- und Axoplasma hervortreten. Aber auch hier bilden gemeinsame plasmatische Strukturelemente eine konstante Verbindung zwischen beiden Strecken. Richtig ist an dieser Annahme allerdings, daß das Axoplasma gegenüber der interfibrillären Substanz des Ursprungskegels eine deutlich nachweisbare chemische Modifikation erfährt.

Sehr beachtenswerte Schlußfolgerungen bezüglich der Funktion der Fibrillen hat HELD (1905—1909) aus seinen embryologischen Befunden gezogen. Er betont als prinzipiell besonders wichtig, daß die neurofibrilläre Substanz frühzeitig und schnell in der embryonalen Ganglienzelle entwickelt wird, und daß das Wachstum des Achsenzylinders eigentlich mit dem Vorstoßen dieser Substanz identisch ist. Im Hinblick auf die zahlreichen Fehlerquellen unserer Präparationsmethoden meint er, daß Bilder selbstverständlich keine Beweise sind. „Trotzdem meine ich, daß die Histogenese der Nervenbahn, welche von vornherein und nicht etwa in einem sekundären Prozeß auf die Produktion und das Wachstum einer das Innere der mannigfachsten Zellarten ergreifenden neuroblastischen Zellsubstanz gestellt ist, mit mehr als einem Funken von Wahrscheinlichkeit zeigt, daß auch an die besondere Substanz der Neurofibrille die allgemeine Funktion der Reizleitung in einem differenzierten Nervensystem irgendwie gebunden ist. Die Differenzierung der Gewebszellen ist doch im allgemeinen dahin gerichtet, daß ihre Produkte es sind, welche die Funktion der gesonderten und reifen Gewebe tragen und übernehmen, sobald ihre Bildungszellen diese Höhe in der Entwicklung eines tierischen Körpers haben entstehen lassen. Wenn die fibrillären Substanzen des einfachen Bindegewebes oder die Grundsubstanzen des Knorpels und Knochens eine mechanische Bedeutung besitzen, wie sie das Protoplasma der Zellen hier nicht gibt, oder wenn die Myofibrillen erst die besondere Kontraktilität des Muskelgewebes vermitteln, so wird auch im Nervengewebe, wenn es keine Ausnahme bilden soll, seine besondere Funktion an die von seinen Nervenzellen her entwickelten Neurofibrillen gebunden sein müssen. Viel wahrscheinlicher ist es, daß die Neurofibrillen das Substrat bilden, in dem die Nervenreize laufen, als das allgemeine Neuroplasma." Das Neuroplasma tritt also hinsichtlich der spezifischen funktionellen Leistung gegenüber den Fibrillen in den Hintergrund. Diese Auffassung ist vielleicht von den embryonalen Bildern, in denen die Fibrillen räumlich stark überwiegen, zu sehr beeinflußt. HELD gibt aber zu, daß die plasmatische Grundsubstanz, in der die Fibrillen eingebettet liegen, an der Reizleitung insofern indirekt beteiligt sei, als von ihr deren Ernährung und Stoffwechsel besorgt und unterhalten wird. Andere Autoren nehmen aber Fibrillen und plasmatische Grundsubstanz als gleichwertige Faktoren für die nervösen Funktionen in Anspruch (SCHIEFFERDECKER 1906, BIELSCHOWSKY 1905). Tatsächlich scheint auch die Alternative, die in der schroffen Gegenüberstellung von Plasma und Fibrille zum Ausdruck gelangt, nicht das Richtige zu treffen. Schon die unbefangene histologische Betrachtung der Nervenbahn im Zentralorgan und an der Peripherie deutet darauf hin, daß alles nervöse Geschehen durch ein Aufeinanderwirken und Zusammenwirken beider Substanzen zustande kommt. In den Ganglienzellen, den Produktionsstätten der nervösen Energie, und in allen Endstrecken der Nervenfasern, die wir als Örtlichkeiten erhöhter funktioneller Leistungen betrachten dürfen, findet eine in der Regel ganz parallel gehende Massenzunahme beider Komponenten statt. In demselben Sinne sprechen die Beobachtungen über die Veränderungen in der Oberflächenausdehnung der intracellulären Fibrillenapparate während der Ruhe und der Tätigkeit. Während der Tätigkeit ist die Berührungsfläche von Plasma und Fibrillen viel größer als während der Ruhe. Dieser Befund erfährt die zwangloseste Deutung durch die Annahme, daß der Zustand der spezifischen Tätigkeit in der Nervenzelle letzten Endes auf einem chemischen Stoffumsatz zwischen Fibrillen und Plasma beruht. Wie dieser Umsatz sich im einzelnen vollzieht, welche chemischen Faktoren dabei wirksam sind, wie die Auslösung der physikalischen Energien zustande kommt, entzieht sich noch unserer Kenntnis. Die Beantwortung dieses Problems gehört auch bereits in das Gebiet der allgemeinen Physiologie. Ähnlich liegen die Dinge hinsichtlich der Reizleitung im Achsenzylinder. Auch hier rechtfertigen die histologischen Tatsachen die Vermutung, daß das Wesen der Leitung in einer chemisch-physikalischen Wechselwirkung zwischen Axoplasma und Fibrille besteht. BORUTTAU (1908) hat unter Anlehnung an die HERMANNsche Kernleitertheorie die Neurofibrille als den Kern und die sie umhüllende perifibrilläre Substanz als einen feuchten Leiter betrachtet;

der Polarisationsstrom, der sich an der Grenze beider Teile entwickelt, entspreche dem im Nervengewebe fortschreitenden Erregungsvorgang. Es muß dahingestellt bleiben, ob der physiologische Vorgang auf diesem Wege vollkommen deutbar ist. Alle Versuche zu einer Herstellung kausaler Beziehungen zwischen histologischen und physiologischen Tatsachen stehen zunächst noch auf sehr schwankem Boden. Der Standpunkt, daß für das Zustandekommen der nervösen Erscheinungen die Nervenzelle mit ihren Fortsätzen nur als Ganzes in Betracht kommt, ist am wenigsten anfechtbar. Wir können wohl sagen, daß innerhalb der Ganglienzelle die Träger der nervösen und vegetativen Funktion morphologisch bis zu einem gewissen Grade voneinander trennbar sind, es entzieht sich aber der Erkenntnis, wie weit deren funktionelle Unabhängigkeit voneinander reicht, und ebensowenig sind wir berechtigt, die spezifische Funktion ausschließlich einem bestimmten Strukturelement zuzuweisen.

5. Intracelluläre Kanälchen und Golgischer Binnenapparat.

Eine Anzahl von Histologen war bemüht, den Nachweis zu erbringen, daß im Innern des Zellkörpers ein besonderer Apparat existiert, der die Aufgabe zu erfüllen hat, die Zirkulation der Ernährungsflüssigkeiten im Zellorganismus zu bewerkstelligen. Der erste, der eine deratige Beobachtung an den Spinalganglienzellen gemacht haben wollte, ist wohl Adamkiewicz (1885) gewesen. Er behauptet, an Injektionspräparaten gesehen zu haben, daß die Farbmasse in die Zellkörper eindringe, und zwar auf dem Wege eines in ihnen präformierten Kapillargeflechtes. Er meint, daß von den feinsten arteriellen Kapillaren, die im bindegewebigen Stroma der Intervertebralganglien verlaufen, ganz feine Sprossen abzweigen, die er als Vasa serosa bezeichnet. Sie seien so eng, daß geformte Blutelemente sie nicht passieren können; nur der Blutflüssigkeit bieten sie einen freien Weg. Sie durchbrechen die Kapsel der Spinalganglienzellen, füllen dann den Raum zwischen deren Innenfläche und der Ganglienzellenoberfläche aus, dringen in den Zellkörper schlingenförmig vor und verlassen ihn in Gestalt feiner Röhrchen, die nach abermaligem Durchbruch der Kapsel wieder in eine arterielle Kapillare des Stromas münden sollen. Die Spinalganglienzelle würde demnach einen ihr allein zukommenden Kapillarapparat besitzen. Adamkiewicz geht aber noch weiter; er meint, daß die Zirkulation der Zelle auch eine venöse Komponente besitze, für welche er den Kern in Anspruch nimmt, den er sich als eine Hohlkugel vorstellt. Aus ihm gehe ein kleines venöses Gefäßchen hervor, das die Ganglienzelle, den Kapselraum und die Kapsel selbst geradlinig durchzieht und mit den Venen des Stromas kommuniziert. Man hat diese Darstellung später mit Recht als abwegig und irrig bezeichnet. Adamkiewicz ist offenbar infolge mangelhafter Handhabung der Injektionstechnik allerlei Artefakten zum Opfer gefallen. Daß aber gelegentlich Kapillarschlingen in besonders großen und plasmareichen Zellformen vorkommen, haben auch spätere Untersucher versichert. So hat Fritsch (1886) in der Oblongata von *Lophius piscatorius* Ganglienzellen beschrieben, deren Körper nicht nur allseitig von Kapillaren umflochten, sondern auch von intracellulären Blutkanälchen durchwachsen wird. An den Spinalganglienzellen desselben Tieres hat Holmgren am Polkegel eindringende Kapillaren beobachtet, die den Zellkörper ziemlich geradlinig durchsetzen. Das in die Zelle eindringende Gefäßröhrchen laufe direkt am Kern vorbei und buchte dabei oft den benachbarten Teil der Kernmembran ein. Später hat auch Studnička in Ganglienzellen einer anderen *Lophius*-Art ähnlich verlaufende Kapillaren beobachtet. Derartige Erscheinungen gehören aber zweifellos zu den extremen Seltenheiten. Bei den höheren *Wirbeltieren* sieht man niemals, daß Kapillaren den Zellkörper durchbohren. Es kommt auch wohl hier gelegentlich vor, daß sich die Oberfläche einer großen Ganglienzelle dem Verlauf einer Kapillarschlinge bis zu einem gewissen Grade anschmiegt; aber dann handelt es sich immer nur um Einbuchtungen der Zelloberfläche, die bei einer bestimmten Schnittrichtung natürlich Durchbohrungen vortäuschen können. Gar nicht selten begegnet man derartigen Bildern an den großen Pyramidenzellen der Hirnrinde unter pathologischen Verhältnissen, die mit einer Kapillarproliferation einhergehen, wie es zum Beispiel beim paralytischen Prozeß der Fall ist.

Die Frage der intracellulären Kanälchen gewann ein größeres Interesse, als GOLGI im Jahre 1898 mit Hilfe einer Modifikation seiner Chromsilbermethode einen Apparat zur Darstellung brachte, der das Aussehen eines feinen und zierlichen Gitterwerkes besitzt. Er besteht aus schlingenförmig aufgerollten Fäden, die sich teilen und miteinander anastomosieren. Ein Kennzeichen, auf das GOLGI besonderen Wert legt, besteht darin, daß er nicht den gesamten Cytoplasmaraum der Zelle einnimmt, sondern an der Oberfläche immer einen mehr oder minder breiten Saum freiläßt. In den Spinalganglienzellen tritt dieses Gitterwerk am prägnantesten hervor. Man findet es aber auch bei allen übrigen mit einem größeren Zellkörper ausgestatteten Typen. In Abb. 48 sind motorische Vorderhornzellen aus dem Rückenmark des neugeborenen *Meerschweinchens* wiedergegeben, in denen sie als ziemlich derbe Fadengerüste hervortreten. Die einzelnen Fäden zeigen dabei erhebliche Kaliberschwankungen, denn es wechseln dünne Strecken mit spindelförmig erweiterten ab. Manchmal kommen auf diese Weise perlschnurartige Gebilde zustande. Aus der Abbildung ist auch ersichtlich, daß der Golgiapparat mit kurzen Fortsätzen in die Ansatzstrecken der Dendriten hineinragt. Den Achsenzylinderfortsatz und die feineren Verzweigungen der Dentriden läßt er in der Regel frei. Wenn man sich der GOLGIschen

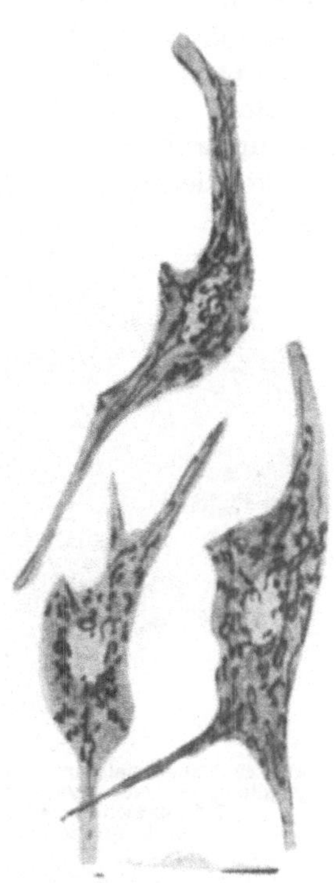

Abb. 48. Motorische Ganglienzellen aus dem Rückenmark mit GOLGIschem Netzapparat.

Originalmethode bedient, dann machen die anastomosierenden Balken des Netzes den Eindruck solider Gebilde, und es ist zum mindesten sehr fraglich, ob man es hier, wie spätere Untersucher meinten, mit der Silhouette eines Kanalsystems zu tun hat. GOLGI (l. c.) selbst und seine Schüler haben die Bälkchen für massive Bildungen erklärt; aber RAMÓN Y CAJAL (1904) und andere haben auf Grund der gleich zu erwähnenden Entdeckungen HOLMGRENS die Anschauung vertreten, daß man es hier mit feinen Kanälchen zu tun habe. CAJAL (l. c.), VERATTI (1900), NEGRI (1900) und andere haben die gleichen Strukturen in Drüsenzellen, in den Epithelien der Darmschleimhaut und in anderen Körperzellen nachgewiesen. Diese Feststellungen weisen darauf hin, daß hier eine allgemeine morphologische Eigentümlichkeit derjenigen Körperzellen vorliegt, die ein gewisses Maß von cytoplasmatischer Substanz besitzen.

Um den Nachweis schlauchartiger Zellspalten hat sich HOLMGREN (1900) Verdienste erworben. Er entdeckte in den Spinalganglienzellen von *Lophius piscatorius* und später auch an gleichartigen Zellen höherer *Wirbeltiere* mit Hilfe verschiedener Färbungsmethoden ein System mehr oder minder reich verzweigter Kanälchen, die miteinander anastomosieren und an zahlreichen Punkten mit dem pericellulären Lymphraum in Verbindung stehen. Abb. 49 zeigt den Tangentialschnitt einer Spinalganglienzelle vom *Hunde,* wo die Kanälchen mit der Weigert-schen Elastinfärbung dargestellt worden sind. Ihre Anordnung zeigt eine gewisse Korrelation zur Lagerung der chromatophilen Substanz. Im allgemeinen läßt sich sagen, daß da, wo eine Häufung der Nisslschollen existiert, die Kanälchen besonders zahlreich auftreten. Holmgren will auch gesehen haben, daß bei Einwirkung des faradischen Stromes auf die Ganglienzellen eine Erweiterung derselben stattfindet. Bei diesem Experiment treten auch im Ursprungskegel des Achsenzylinders und im Anfangsstück des Axons ähnliche Kanälchen wie im Cytoplasma auf. Da sie, wie gesagt, bei den Spinalganglienzellen mit den Lymph-spalten an der Oberfläche der Zellkörper kommunizieren sollen, betrachtete er sie ursprünglich als endocelluläre Saftspalten, welche der Ernährung der Ganglien-zelle dienen. Bei dieser Auffassung wären also die Kanälchen eine Art Vakuolensystem des Zellkörpers, jedenfalls aber eine aus dem Cytoplasma der Zelle selbst hervorgegangene Bildung. Im weiteren Ver-lauf seiner zahlreichen Untersuchungen hat Holmgren (1904) seine Auffassung aber we-sentlich geändert und dies auch in der Be-zeichnung zum Ausdruck gebracht. Er glaubt nämlich beobachtet zu haben, daß in den Spi-nalganglien die an der Oberfläche der Nerven-zellen gelegenen Kapselzellen, die sich bei An-wendung gewisser Färbemethoden als multi-polare Gebilde erweisen, ihre Fortsätze in die Zelle hineintreiben, wo sie miteinander anastomosieren und sich zu einem echten Netzwerk vereinigen. Unter gewissen Ernäh-rungsbedingungen sollen sich die Balken die-ses Netzes verflüssigen und zu Kanälchen um-gestalten, die um so mehr Anastomosen mit-einander bilden, einen je höheren Grad die

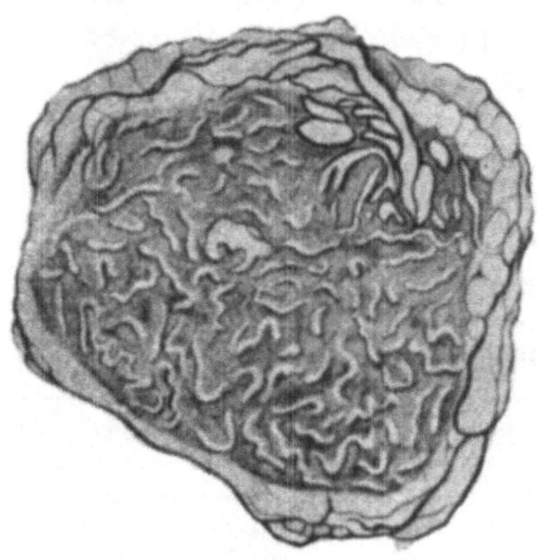

Abb. 49. Tangentialschnitt durch eine Spinal-ganglienzelle vom *Hunde* mit Kanälchen. Weigertsche Elastinfärbung. (Nach Holmgren 1900.)

Verflüssigung erreicht. Dabei kommt es zur Bildung von Tröpfchen, die an den betreffenden Stellen eine Auftreibung der Kanallichtung herbeiführen. So kann sich der ganze Netzapparat der eingedrungenen Fortsätze zu einem voll-ständigen Kanalsystem umwandeln, das fast das gesamte Volumen des Zell-körpers durchdringt. Bei dieser Auffassung stellen die Kanälchen also eine der Nervenzelle ursprünglich fremde, erst sekundär mit ihr in Beziehung tre-tende Einrichtung dar. Was die Kapselzellen in den Spinalganglien leisten, das vollbringen im Zentralorgan die jenen gleichwertigen gliösen Satelliten in der Nachbarschaft großer Ganglienzellen. Holmgren meint, daß die hochdiffe-renzierten Zellen des Organismus, und zwar in erster Reihe die Körper der großen Nervenzellen, die Fähigkeit der Selbsternährung eingebüßt haben und des-halb von den Begleitzellen mit einem Apparat anastomosierender Fortsätze aus-gestattet werden, der dieses Manko ausgleicht. Er bezeichnet ihn deshalb als Trophospongium, und seine Ursprungszellen als Trophocyten. Eine wichtige Stütze für diese Auffassung sieht Holmgren in der Tatsache, daß die Kanälchen mit einer besonderen Wand ausgestattet sein sollen. Ob es sich hier aber um eine echte Mem-bran oder nur um eine Verdichtungszone des benachbarten Cytoplasmas der Ganglienzelle handelt, muß dahingestellt bleiben. Daß in Nervenzellen von ganz besonders großem Volumen Randspalten auftreten, in welche benachbarte Glia-zellen bzw. deren Fortsätze eindringen können, hat Bochenek an den Riesen-zellen von *Helix pomatia* nachgewiesen. Im Gegensatz zu Holmgren glaubt dieser Autor aber, daß die Spalten in diesem Falle ein konstantes Zellorgan bilden, das irgendwelchen Schwankungen durch verschiedene funktionelle Zustände nicht unterliegt. BOCHENEK glaubt auch, daß ihr Auftreten lediglich von den enormen Zelldimensionen abhängt und nicht etwa der Ausdruck einer besonderen physiologischen Differenzierung ist. Die Angaben HOLMGRENs (l. c.) sind von zahlreichen Untersuchern, unter denen SOUKHANOFF (1901), KOPSCH (1902) und MISCH (1903) besonders hervorzuheben sind, nachgeprüft worden. KOPSCH hat auch eine sehr brauchbare Methode zur Darstellung des Binnennetzes (mit Hilfe von Osmiumsäure) angegeben. Aber die genannten Autoren haben sich mit den wesentlichen Punkten der HOLMGRENschen Lehre nicht befreunden können. Da nach ihrer Meinung eine Berührung der fraglichen Strukturen mit der Zelloberfläche nicht stattfindet, können die Kanälchen HOLMGRENs weder als Saftlückensysteme, noch als Trophospongien in seinem Sinne aufgefaßt werden. CAJAL und ebenso HOLMGREN selbst vertreten den Standpunkt, daß der Netzapparat GOLGIs, obgleich er keine Berührung mit der Zelloberfläche aufweist, mit den Trophospongien identisch ist. BETHE hat sich aber gegen diese Annahme ausgesprochen und auf Grund von Präparaten, die ihm seine Molybdänmethode geliefert hat, vermutet, daß es sich um verschiedene Bildungen handelt, die nebeneinander in derselben Zelle vorkommen. Sehr bemerkenswert ist in dieser Hinsicht eine von ihm an Spinalganglienzellen gemachte Beobachtung. Er fand nämlich in ihnen ziemlich geradlinig verlaufende Schläuche, die über die Grenze der betreffenden Zelle hinaus verfolgbar waren und nach Durchbrechun gder Kapselmembran sich in einer zweiten Zelle verzweigten. Bei diesem kontinuierlichen Verlauf der Kanäle durch verschiedene Gewebsarten hindurch erscheine es ausgeschlossen, daß es sich hier nur um Lücken im Zellprotoplasma — etwa um zusammengeflossene Vakuolen, wie STUDNIČKA gemeint hatte — handeln könne; man habe es wahrscheinlich mit ganz selbständigen Gebilden zu tun. Allerdings könne diese Auffassung erst gesichert werden, wenn es gelänge, sie zu injizieren. BETHE (1900) meint auch, daß die von HOLMGREN dargestellten Strukturen ihrer ganzen Anordnung und der Dicke der Elemente nach sich von dem „Apparato reticolare" GOLGIs wesentlich unterscheiden, worin ihm jeder beipflichten wird, der die Abb. 48 und 49 miteinander vergleicht. Auch in der modernsten Literatur wird die Identität beider Bildungen bestritten (PENFIELD). Erwähnenswert ist die Tatsache, daß der Golgiapparat der Spinalganglienzellen nach experimenteller Unterbrechung der zugehörigen Axone eine Veränderung erfährt, die besonders in seiner Verlagerung aus dem zentralen Gebiet der Zelle in die Peripherie besteht. An derartig veränderten Zellen hat PENFIELD (1921) mit Hilfe einer besonderen Technik das am Rand lokalisierte fädige Binnennetz GOLGIs gleichzeitig mit einem mehr zentral gelegenen Kanalsystem darstellen können. Das spricht entschieden zugunsten der Annahme, daß die fraglichen Formationen morphologisch nicht zusammengehören. Diese Veränderung des Golgiapparates ist übrigens nicht an allen Zellen die gesetzmäßige Folge der Axondurchtrennung. In den motorischen Zellen ändert er nach D'ARRIGO (1922) bei Durchschneidung der vorderen Wurzeln sein Aussehen nicht. Dagegen soll die Durchtrennung des peripherischen Nerven in den Spinalganglienzellen nicht nur eine Verlagerung, sondern unter Umständen auch eine Zerklüftung und Auflösung desselben zur Folge haben. D'ARRIGO meint, daß Veränderungen des Golgiapparates bis zu einem gewissen Grade reparabel sind. Neuerdings hat sich W. JACOBS (1927) eingehend mit den morphologischen Eigenschaften des Golgiapparates an verschiedenen Zellarten beschäftigt und eine Reihe wertvoller Einzelheiten beschrieben. Eine Formulierung seiner funktionellen Bedeutung ist nach seiner Meinung heut noch nicht möglich.

6. Der Kern.

Das Volumen der Ganglienzellkerne ist ebenso mannigfaltig wie dasjenige der Zellkörper. Ihr Durchmesser schwankt nach Messungen Köllikers zwischen 3, 4 bis 18 μ. Am ungefärbten Präparat erscheinen sie bei durchfallendem Licht als rundliche Bläschen mit einer deutlich abgrenzbaren Membran; in ihrem homogenen flüssigen Inhalt treten die Kernkörperchen deutlich hervor. Zweikernige Ganglienzellen gehören zu den Seltenheiten. Nur in den sympathischen Zellen sind sie unter normalen Verhältnissen von Remak (1854), Ranvier (1878), Schwalbe und anderen in größerer Zahl angetroffen worden. Dagegen sind die Kerne gewisser Ganglienzelltypen mit zwei und mehreren Nucleolen ausgestattet[1]. Marinesco (1901) hat wohl richtig erkannt, daß für jeden größeren Zelltypus ein fast konstantes Verhältnis zwischen dem Volumen des Zellkörpers, des Kernes und seines Nucleolus besteht. Bei den motorischen Zellen schwankt dieses Verhältnis seiner Angabe nach zwischen 3 und 4; d. h. der Zelldurchmesser ist drei- bis viermal größer als der des Kernes, und dieser wieder drei- bis viermal größer als derjenige des Kernkörperchens. Den Wert eines für alle Zelltypen gültigen Gesetzes kann diese Feststellung aber nicht beanspruchen. Sie trifft eigentlich nur für die somatochromen Zelltypen zu, die einen einzigen Nucleolus besitzen. Das Verhältnis ändert sich auch für dieselbe Zellart bei verschiedenen Tierarten. Bei den *Amphibien* und *Reptilien* z. B. ist es zugunsten des Kernes verschoben. Hier bildet der Kern bei vielen Arten auch in großen Typen den räumlich am stärksten prävalierenden Zellbestandteil. Da sich ein ähnliches Verhältnis im embryonalen Nervensystem der *Säugetiere* geltend macht, hat man behauptet, daß die Ganglienzellen der *Amphibien* und *Reptilien* während ihrer ganzen Lebensdauer in gewissem Sinne embryonale Eigenschaften festhalten.

Der feinere Bau der Kerne wird uns erst durch Färbemethoden an fixierten Gewebsstücken kenntlich gemacht. Es braucht wohl kaum betont zu werden, daß jede dieser Methoden Kunstprodukte schafft, welche die Beurteilung dessen, was als normal zu gelten hat, mehr oder weniger erschwert. Mit allen diesen Verfahren läßt sich aber der Nachweis führen, daß der Kern eine für Farbstoffe wenig zugängliche Membran besitzt, und daß ein homogener, vollkommen transparenter Kernsaft vorhanden sein muß, der außer den Chromatinbestandteilen ein zartes Liningerüst enthält. Bezüglich dieser Eigenschaften stimmt der Ganglienzellkern mit den Kernen anderer Gewebezellen überein. Eine besondere Eigentümlichkeit von ihm besteht nur darin, daß sein Chromatingehalt bei der überwiegenden Mehrzahl aller Zellformen ein relativ geringer ist. Ferner kann es als eine fast gesetzmäßige Erscheinung gelten, daß der Gehalt an Basichromatin im umgekehrten Verhältnis zum Gesamtvolumen der Zelle steht. So ist er in den winzigen Körnerzellen der Kleinhirnrinde und der Retina relativ sehr beträchtlich, während er in den großen Pyramiden der Hirnrinde und in den multipolaren Zellen des Rückenmarks sich in einem Kernkörperchen konzentriert. Nach der An-

---

[1] Unter pathologischen Verhältnissen begegnet man zwei- und mehrkernigen Ganglienzellen nicht allzu selten. Recht häufig ist dies an den Purkinjeschen Zellen der Kleinhirnrinde bei einer bestimmten Form der juvenilen Paralyse der Fall. Die Mehrkernigkeit ist hier als Folge einer unvollkommenen Zellteilung während einer frühen Entwicklungsphase aufzufassen. Man hat es in diesem Falle mit einer histologischen Mißbildung bzw. mit einer Entwicklungshemmung zu tun, welche letzten Endes auf die Schädigung des Keimplasmas durch das syphilitische Virus zurückzuführen ist. Bemerkenswert ist dabei, daß Spirochäten in derartig veränderten Rindengebieten so gut wie niemals nachgewiesen werden können.

ordnung des Chromatins kann man nach CAJAL (1896) mit Hilfe der NISSLschen Methode drei verschiedene Kerntypen unterscheiden (vgl. Abb. 50). Zur ersten gehören die Kerne der kleinen cytochromen Elemente NISSLS. In ihnen ist die basophile Substanz in Form rundlicher oder eckiger Granula deponiert, die in den Bälkchen und Knotenpunkten eines engmaschigen Liningerüstes ruhen. Mit zunehmender Annäherung an die Kernmembran werden die Maschen des Netzwerkes enger. In der Re-gel lassen sich im Zentrum des Kernes ein oder zwei etwas gröbere Körner unter-scheiden, die mit den Nu-cleolen der größeren Zellfor-men homologisiert werden (Abb. 50 c). In der zweiten Kernart tritt die Konzentra-tion des Chromatins schon deutlich zutage; hier ist es zu wenigen zentralen Körper-

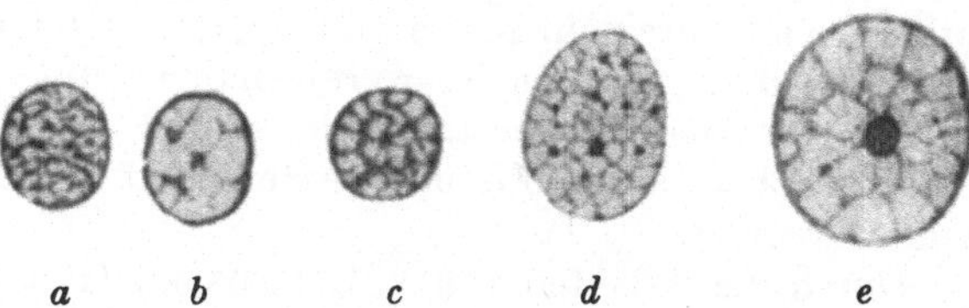

a   b   c   d   e

Abb. 50. Verschiedene Kerntypen von Glia- und Ganglienzellen beim *Kaninchen*. a und b Gliakerne; a bei Einstellung auf die Oberfläche des Kernes; b bei Einstellung auf seinen Äquator; c Kerne einer Körnerzelle aus der Körnerschicht des Kleinhirns; d Kern einer Pyramidenzelle aus dem Großhirn; e Kern einer motorischen Vorder-hornzelle. Färbung nach NISSL. (Nach RAMÓN Y CAJAL.)

chen zusammengeballt. Das Liningerüst ist dabei von großer Zartheit, und seine Bälkchen konvergieren meistens nach dem Punkte hin, wo die Kern-körperchen liegen (Abb. 50 d). Zu diesem Typus gehört die überwiegende Mehr-heit aller Zellen von mittlerer Größe, wie z. B. die Körner der Fascia dentata, die Strangzellen des Rückenmarks, die Zellen der Substantia gelatinosa und die kleinen Pyramidenformen.

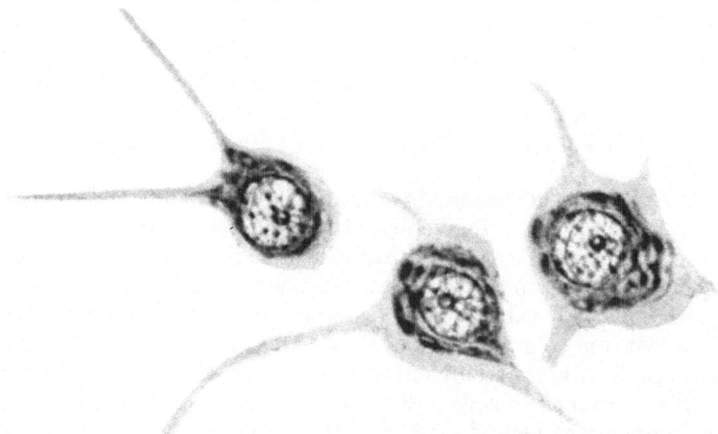

Abb. 51. Liningerüst des Kernes in motorischen Vorderhornzellen vom Neugeborenen.
Färbung MAY-GRÜNWALD.

Die dritte Art wird von denjenigen Typen gebildet, in denen das Kernchromatin auf einen fast zentral gelegenen Nucleolus beschränkt ist (Abb. 50 e). Die Haupt-repräsentanten dieser Gruppe sind die somatochromen großen Zellformen. In ihrem Kernsaft fehlen basichromatische Granula sonst vollkommen. Auch in diesen Kernen ist ein Liningerüst erkennbar, das bei Anwendung der NISSLschen Färbung aus zartesten, dicht aneinander gereihten Pünktchen zusammengesetzt erscheint (Abb. 51). Bei Anwendung des MAY-GRÜNWALDschen Farbengemisches erscheint es als ein weitmaschiges Geflecht zarter linearer Fädchen, die eine gewisse Affinität zu der sauren Komponente (Eosin) dadurch verraten, daß sie einen leicht rötlichen

Farbton festhalten. Oft sind die Fäden mit rötlich gefärbten feinsten Körnchen bedeckt, die wohl aus Gerinnungsvorgängen im Kernsaft herrühren. In der Abb. 50(*a* u. *b*) ist zum Vergleich mit den Ganglienzellkernen auch ein Gliakern in zwei verschiedenen Schnittebenen wiedergegeben. Die sogenannten hellen Kerne der Neuroglia sind denjenigen der cytochromen Ganglienzellen nicht unähnlich. Es gibt aber gewisse Unterscheidungsmerkmale konstanter Art. Die chromatophilen Substanzpartikelchen liegen in den Gliakernen vornehmlich unter der Kernmembran, wo sie durch ein zartes Fadengerüst miteinander verbunden sind. Je mehr man sich dem Äquator des Kernes nähert, um so sparsamer werden die fädigen wie die körnigen Kernbestandteile, so daß der Kern — als Ganzes betrachtet — in dieser Ebene schon durch seine Helligkeit von den Kernen cytochromer Nervenzellen absticht.

Durch die Arbeiten von v. Lenhossék (1895), G. Levi (1896), Scott (1898) und anderen sind wir mit gewissen chemischen Eigentümlichkeiten und Farbreaktionen der einzelnen Kernsubstanzen bekannt gemacht worden. Levi hat gefunden, daß der bei Anwendung der gewöhnlichen Färbungsmethoden meist homogen erscheinende Nucleolus großer Zellen in Mischungen von Farbsäuren und Farbbasen zwei Schichten erkennen läßt, von denen die zentrale einen mäßigen Grad von Acidophilie besitzt, während die äußere, welche aus halbmondförmigen Schollen besteht, die Farbbase annimmt. Levi erblickt nur in der letzteren echtes Nuclein, während die zentrale Substanz die Eigenschaften eines „Paranucleins" besitzen soll. Auch v. Lenhossék hat die Affinität der verschiedenen Chromatinelemente des Kernes zu Farbsäuren und Farbbasen näher geprüft und ist dabei zu dem Resultat gelangt, daß man den Nucleolen der großen Zellen eine kräftige Basophilie nicht zusprechen dürfe. Nur bei einer gewissen Abstufung des Mischungsverhältnisses zwischen basischem und saurem Farbstoff nimmt das Kernkörperchen der großen Ganglienzellen die Farbbase an. Es sei aber leicht nachzuweisen, daß durch eine gesteigerte Konzentration der Farbsäure der Nucleolus für diese empfänglich wird. Es besteht demnach ein amphoteres Verhalten, das für eine chemische Entdifferenzierung des Chromatins spricht.

Ramón y Cajal (1903) hat an Präparaten, die nach seinem Silberreduktionsverfahren behandelt waren, die Beobachtung gemacht, daß das Kernkörperchen der großen Ganglienzellen sich aus zahlreichen Kügelchen zusammensetzt, welche durch eine homogene Grundsubstanz zusammengehalten werden. Er meint, daß jedes dieser Kügelchen wahrscheinlich einem Chromosom entspricht. Je größer der Zellkörper ist, um so größer ist auch die Zahl dieser Kugelkörnchen. In Zellen, welche mehrere Kernkörperchen enthalten, ist dieselbe Konglomeratbildung in allen erkennbar. Außerdem zeigen derartige Präparate häufig noch zwei oder drei winzige, bläschenartige Gebilde, welche stets in einer gewissen Entfernung vom Nucleolus liegen und im allgemeinen größer als die Körnchen sind, aus denen sich dieser zusammensetzt. Er bezeichnet sie als „akzessorische Körperchen". Sie kommen bei den höheren *Säugern* in der Regel nur vereinzelt vor, in den Nervenzellen der niederen *Säuger* fände man mitunter zwei und drei derartige Gebilde.

Die Tatsache, daß das Chromatin in den Kernen der Ganglienzellen im allgemeinen spärlich entwickelt und in den am höchsten differenzierten Zelltypen zu einem Nucleolus reduziert ist, hat man mit biologischen Eigentümlichkeiten der Ganglienzelle in Beziehung gebracht. Da die karyokinetischen Vorgänge bei der Zellteilung an das Chromatin geknüpft sind, liegt die Annahme nahe, daß die karyokinetische Energie der Nervenzellen im reifen Zustande überall eine sehr geringe ist und vollkommen verschwindet, wenn ihr Volumen eine bestimmte Grenze überschreitet. Cajal meint, daß die Vermehrungsfähigkeit der Körperzellen an eine gleichmäßige Verteilung und Anordnung des Kernchromatins, das zugleich das Substrat der hereditären Eigenschaften bildet, gebunden ist. In den Neuronen weicht die notwendige Art der Verteilung einer Konzentration; damit gehe ihre Proliferationsfähigkeit verloren, aber dieser Verlust werde durch die Zunahme der nutritiven Kernpotenz kompensiert. Wenn man auch dem ersten Teil der Schlußfolgerung CAJALS zustimmen kann, so bleibt es doch mehr als fraglich, ob man aus der Chromatinverarmung des Kernes eine Erhöhung seiner trophischen Wirksamkeit folgern darf. — Auch das erwähnte Zurückgehen der Basophilie in den großen Nucleolen hochentwickelter Neurone bringt CAJAL mit dem Verlust der karyokinetischen Energie in Zusammenhang. Diese Erscheinung sei ein chemischer Indicator dafür, daß die Nervenzellen gleich nach ihrer Entstehung zu völliger „Ruhe" verurteilt bleiben.

Die Gestalt des Kernes nähert sich in den großen plasmareichen Zellformen der Kugelform, da der auf die Kernmembran wirkende Druck von allen Seiten her annähernd gleich bleibt. Das gilt vornehmlich für die multipolaren Zellformen des Rückenmarks und des Nachhirns. Da, wo eine Zellachse stark überwiegt, ist auch der Kern fast immer in der Weise in die Länge gezogen, daß sein größter Durchmesser mit der Hauptachse des Zellkörpers zusammenfällt. Als Wirkung rein physikalischer Faktoren läßt sich diese Erscheinung nicht deuten. Wenn MARINESCO meint, daß der vom Zellprotoplasma auf den Kern ausgeübte Druck im umgekehrten Verhältnis zu der Entfernung steht, die die Kernmembran von der Zelloberfläche trennt, so ist das ein Satz, der die Dinge nur umschreibt, aber keine Erklärung liefert. Die Anpassung der Kerngestalt an die Zellform hängt von Faktoren ab, die sich auf ein klar zu definierendes mechanisches Prinzip bisher nicht zurückführen lassen.

Innerhalb des Zellkörpers befindet sich der Kern bei den meisten Zelltypen unter normalen Verhältnissen in ziemlich genauer zentraler Lage. Wir haben gesehen, daß er bei der sogenannten retrograden Degeneration und unter anderen pathologischen Bedingungen an den Zellrand wandert. Es gibt aber auch im normalen Nervensystem Zellformen, bei denen eine stark exzentrische Stellung des Kernes die Regel bildet, wie z. B. in den Zellen der unteren Olive und in den Zellen der CLARKEschen Säule (Abb. 16). Bei der letztgenannten Zellart ist dies oft in ebenso ausgesprochener Weise der Fall wie unter pathologischen Verhältnissen. MARINESCO (1901) hat betont, daß diese Zellen in ihrer zentralen Cytoplasmapartie auch keine gröberen chromatophilen Elemente besitzen, wodurch der Eindruck des pathologischen Verhaltens noch gesteigert wird. Er meint, daß sowohl die Randständigkeit des Kernes als auch das Fehlen der Nisslschollen im Endoplasma auf einen vorzeitigen Stillstand der Zellentwicklung hindeutet, denn, wie er und andere feststellen konnten, erfolgt die Bildung der chromatophilen Schollen von der Peripherie der Zelle nach dem Zentrum hin. Bei den Zellen der CLARKEschen Säule macht aber die Entwicklung der chromatophilen Schollen an der Peripherie halt. Die Richtigkeit dieser Beobachtung ist anzuerkennen, und ebenso darf man zugeben, daß der Kern auch im normalen Zellplasma ein gewisses Maß von Beweglichkeit besitzt; weshalb aber das Fehlen der gröberen Nisslschollen im Endoplasma gesetzmäßig mit der Randständigkeit des Kernes zusammenfällt, darauf geben die entwicklungsgeschichtlichen Feststellungen keine befriedigende Antwort.

Zu den Kernstrukturen im weiteren Sinne darf man auch gewisse Auflagerungen einer färbbaren Substanz an der äußeren Oberfläche seiner Membran rechnen. Die erste diesbezügliche Beobachtung hat HOLMGREN (1899) schon vor langer Zeit an der Spinalganglienzelle von *Lophius piscatorius* gemacht. Er fand, daß hier die Kernmembran nach innen eingedellt und in der Falte eine besondere

Körnchenmasse abgelagert war. Er hat dieselbe Beobachtung später auch noch
an zahlreichen anderen Objekten gemacht und vermutet, daß die Erscheinung
der Ausdruck eines Substanzaustausches zwischen Kern und Zellplasma während
eines Zustandes gesteigerter Zelltätigkeit sei. Spatz (1923) hat die Befunde
Holmgrens in neuester Zeit bestätigt und ergänzt; nach ihm sind alle in der
Literatur als Kernfalten bezeichneten Gebilde besser als „Kernauflagerungen"
zu bezeichnen. Am deutlichsten mache sich die Kernauflagerung an solchen
Zellexemplaren bemerkbar, die durch eine exzentrische Lagerung des Kernes
und Vergrößerung des Zellkörpers mit zentraler Auflösung der Nisslschollen gekennzeichnet sind. Es handelt sich also um Bilder, die denjenigen, welche nach
Durchschneidung des Axons und während der embryonalen Entwicklung vorkommen, sehr ähnlich sind. Auch Spatz fand, daß die Ablagerung der färbbaren Substanz am stärksten in den Einkerbungen der Kernoberfläche hervortritt. Er meint, daß sie rein morphologisch sowohl von den Bestandteilen
des Kernes als auch von Nisslschollen und den Neurosomen zu trennen ist. Nach
Alkoholfixation läßt sie sich mit basischen Anilinfarbstoffen leicht darstellen.
Darin liegt ein Unterscheidungsmerkmal gegenüber den Neurosomen, während
sie den Nisslschollen in dieser Hinsicht gleicht. Von den sogenannten Kernkappen,
welche wohl nichts weiter als dem Kern dicht anliegende Nisslschollen sind, sind
die Kernauflagerungen färberisch oft nicht leicht zu trennen. Spatz erblickt in
ihnen keine dauernden Zellstrukturen, sondern ein passageres Produkt des intracellulären Stoffumsatzes, dessen Auftreten mit bestimmten Funktionsphasen der
Zelle in Zusammenhang steht. Wenn man auch im jeweiligen Zustandsbild der
Zelle, wie es uns im histologischen Präparat zu Gesicht kommt, den Übergang
von Strukturbestandteilen des Kernes in das Cytoplasma nicht direkt verfolgen
könne, so dürfe man doch aus einer Reihe von Indizien schließen, daß in den
Kernauflagerungen ein Stoffaustausch zwischen Karyo- und Cytoplasma zum
Ausdruck gelangt.

Daß der Kern ein für das Leben der Ganglienzelle unerläßliches Gebilde darstellt, bedarf keiner Betonung. Für die Beurteilung der jeweiligen Leistungsfähigkeit der Zelle und für die Frage, ob vorhandene Veränderungen noch rever-
sibel sind oder zu ihrem Untergang führen, gibt sein histologisches Verhalten
oft wichtigere Anhaltspunkte als dasjenige der cytoplasmatischen Strukturen.
Schiefferdecker (1906) meint, daß der Kern der Nervenzelle — wie der Kern
einer jeden Zelle — deren Ernährung regelt, und zwar soll sich dieser Einfluß
in einem Stoffumsatz zwischen Kern und Zellplasma vollziehen, dessen Wirkung
bis zu den Enden der Fortsätze hin reicht. Zur Stütze dieser Auffassung macht
er die Tatsache geltend, daß bei bestimmten Störungen des Lebens der Nervenzelle die ersten Veränderungen in der größten Entfernung vom Zellkern, also in
dem am weitesten entlegnen Teil des Achsenzylinders auftreten. Gegen diese
Formulierung der Kernfunktion lassen sich aber triftige Einwände erheben.
Selbst wenn man die von ihm herangezogene Beobachtung als richtig unterstellt,
ist doch kein Beweis dafür erbracht, daß gerade der Kern einen so weitreichenden
Einfluß besitzt. Viel plausibler ist es, hier einen histodynamischen Einfluß der
Gesamtzelle anzunehmen. Die engen örtlichen Beziehungen, welche zwischen
den Axonen und den sie begleitenden und umschließenden zentralen und peripherischen Gliozyten bestehen, sowie die pathologischen Erscheinungen, die sich
beim Abbau des von ihrer Ursprungsstelle getrennten Axons vollziehen, weisen
entschieden darauf hin, daß gerade für die Ernährung dieses wichtigsten Ganglienzellfortsatzes die Begleitzellen von großer Bedeutung sind.

7. Centrosom und Sphäre.

Eine Vermehrung der Ganglienzellen auf dem Wege der Teilung findet im reifen Nervensystem weder unter normalen noch unter pathologischen Verhältnissen statt. Es ist deshalb eine in gewissem Sinne überraschende Tatsache, daß in einigen Zellformen ein Centrosom, das nach der allgemeinen Anschauung nur für den Mechanismus der indirekten Zellteilung in Betracht kommt, gefunden worden ist. Durch v. LENHOSSÉK (1895) ist aber der Nachweis geführt worden, daß Centrosomen mit einer sie umgebenden Centrosphäre tatsächlich in Ganglienzellen vorkommen. Er fand in den mittelgroßen und kleinen Spinalganglienzellen des *Frosches*, und zwar in deren Endoplasma, kugelig begrenzte helle Zonen mit zentral gelegenen nucleolusähnlichen Gebilden, die er wegen ihrer Lage und wegen ihrer histologischen Eigenschaften mit der Centrosphäre und den Centrosomen anderer Zellarten identifizierte. Er stützt sich dabei besonders auf Bilder,

die er mit der HEIDENHAINschen Bordeaux-Hämatoxylin-Eisenlackfärbung erhalten hat. In Abb. 52 ist eine seiner Originalzeichnungen wiedergegeben. Die Centrosphäre bildet ein kleines Kügelchen von homogener Beschaffenheit, das gegenüber der benachbarten plasmatischen Substanz scharf abgegrenzt erscheint. Bei Anwendung der genannten HEIDENHAINschen Färbung hebt sie sich auch durch ihre metachromatische Färbung von der Umgebung ab. Sehr oft existiert noch ein schmaler weißer Saum zwischen ihr und dem benachbarten Zellplasma. Genau im Zentrum dieser Kugel liegt das Centrosom, das sich bei der Betrachtung mit stärkeren Objektiven als ein aus kleinen Körnern zusammengesetzter Körper erweist. Die einzelnen Körnchen werden durch eine schwächer gefärbte Verbindungs-

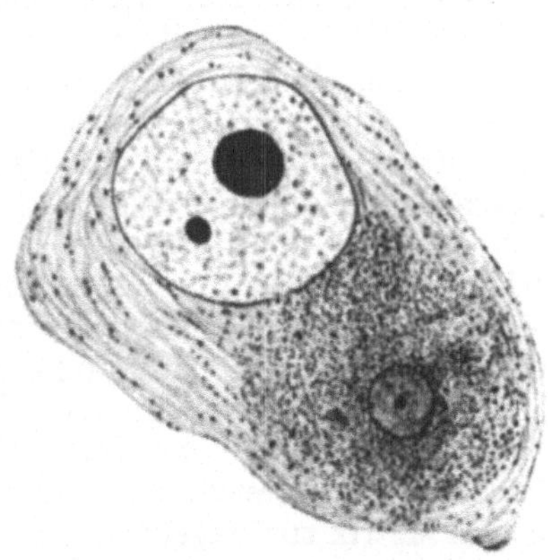

Abb. 52. Centrosom und Sphäre in einer Spinalganglienzelle des *Frosches*. Eisenlackfärbung nach HEIDENHAIN. (Nach v. LENHOSSÉK.)

masse zusammengekittet. Das Endoplasma in der Umgebung der Centrosphäre weist bei dieser Färbung zahlreiche feine Granula in konzentrischer Anordnung auf. Ihre histologische Bedeutung ist zwar nicht sicher zu ergründen, aber so viel scheint festzustehen, daß sie mit der chromatophilen Substanz des Nisslpräparates nicht identisch sind. Vielleicht gehören sie zur Klasse der ALTMANNschen Plasmosomen. Die konzentrisch granulierte Endoplasmazone erscheint ihrerseits gegenüber dem viel schwächer tingierten Randgebiet der Zelle deutlich abgegrenzt. v. LENHOSSÉK (l. c.) bezeichnet sie als „Plasmosphäre". Da der Kern an derjenigen Stelle, wo er die Plasmosphäre berührt, oft eine deutliche Delle aufweist, besteht die Wahrscheinlichkeit, daß er hier einer „mechanischen Kompression" von seiten dieses offenbar dichter gebauten Protoplasmabezirkes unterliegt. v. LENHOSSÉK hat Centrosomen und Sphären in anderen Ganglienzellformen vergeblich gesucht. Später sind analoge Beobachtungen von LEWIS (1896), STUDNIČKA (1900) und anderen an sympathischen Ganglienzellen und an den großen Nervenzellen wirbelloser Tiere gemacht worden. Auch in den embryonalen Spinalganglienzellen der *Vögel* und *Säuger* sind Centrosomen von SMIRNOW, SJÖVALL, VAN DER STRICHT und anderen gesehen worden. Einige Autoren haben allerdings die Deutung, welche v. LENHOSSÉK seinen Befunden gegeben hat, angefochten. So hat man seine Centrosphäre als ein quergetroffenes Fibrillenbündel, und das Centrosom als ein Aggregat chromatophiler Substanzpartikel angesprochen. Aber diese Einwände sind sicher nicht stichhaltig. Schon die gesetzmäßige Lage, welche die Centrosphäre im Zellkörper einnimmt, widerlegt alle Bedenken; v. Lenhossék (l. c.) hat nämlich festgestellt, daß das Centrosom immer im Hauptteile des Zellkörpers, in der Mitte des Endoplasmas, nie in der unmittelbaren Nachbarschaft des Kernes liegt. Es fällt immer in eine Linie, welche die Zelle in der Längsrichtung in zwei gleiche Teile teilt, und die man als Zellachse bezeichnen kann. Dabei hält es sich aber nicht genau an die Mitte dieser Linie, sondern an einen dem Axonursprung näher gelegenen Punkt.

In den Ganglienzellen des Zentralnervensystems sind Centrosomen bisher nicht nachgewiesen worden. Es ist aber erwähnenswert, daß bei gewissen Krankheitsformen des Gehirns, die an der Grenze von Mißbildung und Neubildung liegen, und die Bielschowsky (1914) als „Mißbildungen mit blastomatösem Einschlag" bezeichnet hat, große Zellen in der Hirnrinde und im Striatum vorkommen, die von einer hellen Sphäre umgebene Centrosomen sogar in der Mehrzahl enthalten. Diese Krankheiten sind die tuberöse Sklerose und der Morbus Recklinghausen. Die fraglichen Zellen haben hier ein ganz eigentümliches Gepräge. Sie besitzen einen großen, mit langen dendritenähnlichen Fortsätzen ausgestatteten Zellkörper, welcher aber weder chromatophile Substanzbrocken noch fibrilläre Strukturen enthält. In dieser Hinsicht weichen sie vom Bau der großen plasmareichen Ganglienzelltypen, denen sie ihrer äußeren Form nach recht ähnlich sind, ab. Ihr Kern trägt den bläschenförmigen Charakter großer Ganglienzellen und besitzt nur wenig Chromatinbestandteile. Nicht selten ist nur ein einziger großer Nucleolus vorhanden, und in diesem Falle ist die Übereinstimmung mit den Kernen großer Ganglienzellen eine fast vollkommene. Man hat diese großen Zellen als histologische Mißbildungen angesprochen, die eine Mittelstellung zwischen Ganglien- und Gliazellen einnehmen, und ihre Entstehung auf eine fehlerhafte Differenzierung der noch polyvalenten Urepithelien in der ependymären Matrix zurückgeführt. Es ist möglich, daß in dieser Auffassung etwas Richtiges enthalten ist. Gewisse Zeichen weisen jedoch darauf hin, daß die fraglichen Gebilde weit mehr nach der Seite der Neuroglia- als der Ganglienzellen tendieren. Außer der schon erwähnten Homogenität ihrer Plasmakörper und dem Fehlen axonartiger Fortsätze spricht für diese Auffassung die Tatsache, daß in den erkrankten Gebieten derartiger Gehirne Zellgebilde anzutreffen sind, die man zwanglos als atypische Proliferationsformen der Gliazellen deuten kann. Zweifellos sind diese großen Zellen wucherungsfähig, denn man findet nicht selten mehr oder minder breite Plasmabrücken zwischen ihnen. Auch die Erscheinungen der direkten und indirekten Kernteilung sind an ihnen beobachtet worden.

Die Tatsache des Vorhandenseins von Centrosomen in normalen Ganglienzellen des reifen Nervensystems kann, wie Cajal (1909) mit Recht betont, Zweifel darüber erwecken, ob in ihnen ausschließlich Organe der Zellteilung zu erblicken sind. Vielleicht dienen sie auch noch einer anderen unbekannten Funktion. Wenn man an der alten Deutung festhalte, dann werde man die Möglichkeit in Betracht ziehen müssen, ob nicht centrosomenhaltige Ganglienzellen doch noch ein gewisses Maß von Regenerationskraft besitzen. Ausreichende Untersuchungen, welche eine endgültige Beantwortung dieser Frage gestatten, sind bisher an geeigneten Objekten nicht angestellt worden, und deshalb sei die Frage nach der Bedeutung des Centrosoms in ausgereiften Ganglienzellen vor der Hand nicht mit Sicherheit zu beantworten. Der Kenner der Histopathologie wird bei der Fragestellung Cajals vielleicht auf den Gedanken kommen, ob nicht gewisse Besonderheiten in der Reaktionsweise der Spinalganglienzellen gegenüber pathologischen Einflüssen mit ihrem Centrosomenbesitz in einem ursächlichen Zusammenhang stehen. Tatsächlich vollziehen sich nämlich an ihnen unter der Einwirkung gewisser Schädlichkeiten grobe Formveränderungen, die mit der Bildung neuer axonartiger Fortsätze und fensterähnlicher Randgerüste einhergehen. Die Auf- faserung des Zellrandes grenzt dann mitunter ans Phantastische. Am sinn- fälligsten treten derartige Veränderungen an den Nervenzellen aseptisch trans- plantierter Spinalganglien zutage. Solche Überpflanzungen in das subcutane Bindegewebe sind von NAGEOTTE (1907), MARINESCO (1909) u. a. ausgeführt worden. Hier steht man ganz unter dem Eindruck, daß die Substanz, die dem kerntragenden Teil der Ganglienzellen verlorengeht, gewissermaßen an ihrem Rande — wenn auch nur vorübergehend — zu neuen Formgebilden wieder auf- gebaut wird. Sicher haben·die Kapselzellen an diesem Vorgang einen erheb- lichen Anteil; aber andererseits ist doch unverkennbar, daß sich hier produktive Eigenschaften des Cytoplasmas manifestieren, die anderen Nervenzelltypen, ins- besondere denjenigen des Zentralorgans, fremd sind. MARINESCO (l. c.) hat des- halb von einer „plastischen Aktivität" der Spinalganglienzellen gesprochen. Die Möglichkeit, daß zwischen dieser Aktivität und den Centrosomenbefunden kausale Beziehungen bestehen, kann jedenfalls nicht ganz von der Hand gewiesen werden, selbst dann nicht, wenn sich der Centrosomenbesitz nur als eine Eigentümlichkeit jugendlicher Zellen erweisen sollte.

8. Pericelluläre Strukturen.

An ihrer Oberfläche sind die zentralen Ganglienzellen und ihre Fortsätze von Gewebselementen verschiedener Herkunft bedeckt. Die wichtigsten sind die End- formationen der Nervenfasern, welche die Übertragung der ihnen aus der Peripherie oder von anderen zentralen Ganglienzellen zuströmenden Impulse vermitteln. Von ihnen soll aber erst die Rede sein, wenn die Beschaffenheit der zentralen Nervenfasern, deren letzte Ausläufer sie darstellen, erörtert worden ist. Hier sollen uns zunächst diejenigen pericellulären Strukturen beschäftigen, die für die Reiz- leitung nicht in Betracht kommen, oder deren Zugehörigkeit zu den reizleitenden Elementen zum mindesten zweifelhaft und umstritten ist. In erster Reihe kommen da die von GOLGI beschriebenen Netze in Betracht, die später von BETHE (1900) nach ihrem Entdecker als „Golginetze" bezeichnet und unter diesem Namen be- kannt geworden sind. Sie bilden einen die Oberfläche des Ganglienzellkörpers und seiner Cytoplasmafortsätze vollkommen bedeckenden Mantel und liegen ihr so dicht an, daß ihre Trennung vom Ekto- plasma der betreffenden Zelle Schwierig- keiten bereiten kann. Die Maschen des Netzes, die durch die Starrheit und Gleich-

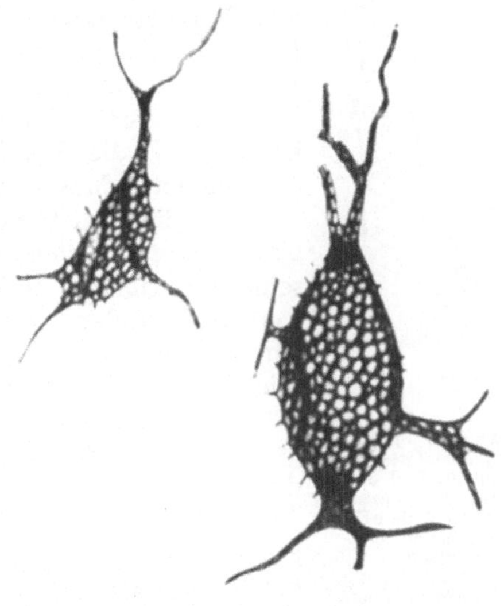

Abb. 53. Golginetze an kurzaxonigen Ganglien- zellen des Gehirns der *Katze*. EHRLICHsche Me- thylenblaufärbung. (Nach RAMÓN Y CAJAL.)

mäßigkeit ihrer Anordnung auffallen, sind von rundlicher oder polygonaler Form. Man kann das Netz mit verschiedenen Methoden zur Darstellung bringen. Die Abb. 53 zeigt zwei kurzaxonige Zellen aus der Hirnrinde einer *Katze*, wo es mit Hilfe der vitalen Methylenblaufärbung mit nachheriger Fixierung des Farbstoffes durch Ammoniummolybdat dargestellt worden ist. Es bildet hier eine membranartige Kapsel um die ganze Zelle, die sich auf die Dendriten fort-setzt, aber an diesen nur über die gröberen Äste verfolgbar ist. Nach Cajal (1909) bleibt der Ursprungshügel des Achsenzylinders frei von ihnen. Da, wo die der

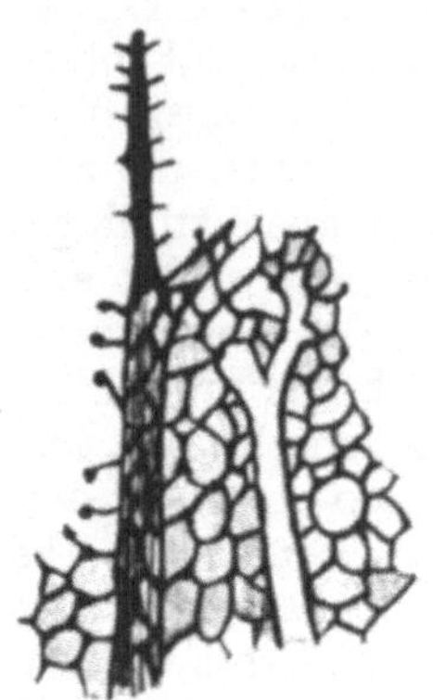

Abb. 54. Gipfeldendriten zweier Pyramidenzellen (von denen eine ungefärbt ist) mit Golgischer Netz-hose und diffusem Golgi-netz. (Molybdänmethode.) (Nach Bethe.)

Zelle benachbarte graue Substanz unter dem Einfluß der Fixierungsmittel etwas geschrumpft ist und sich ein künst-lich erweiterter pericellulärer Spalt gebildet hat, sieht man manchmal, daß von der Oberfläche des Netzes dornen-förmige Anhängsel abzweigen. Mit besonderer Schärfe treten die Golginetze bei Anwendung der Betheschen Molybdänmethode zutage. Bethe (l. c.) behauptet, daß sie sich auf der Oberfläche aller Ganglienzellen des Zentral-organs finden. An manchen Stellen bleiben sie aber nicht auf deren Außenfläche beschränkt, sondern dehnen sich seiner Beschreibung nach über die ganze graue Substanz in diffuser Weise aus, wie z. B. in der Großhirnrinde, im Kleinhirn und in der Substantia gelatinosa (Abb 54). An anderen Stellen, wie in den motorischen Kernen, im Nucleus dentatus und den unteren Oliven, sollen sie zwar an der Zelloberfläche bleiben, aber da, wo sich zwei Zellen oder zwei Dendriten nahekommen, miteinander anastomo-sieren. Im Gegensatz zu Cajal nimmt Bethe an, daß diese „Netzhosen" die Dendriten bis zu ihrer äußersten Spitze umkleiden, wobei ihre Maschen allmählich eine langgestreckte Form an-nehmen. Auch der Achsenfortsatz der Zellen kann bis zur Ansatzstelle der Markscheide von Netzbälkchen eingehüllt sein. Bethe gibt ferner an, daß sich

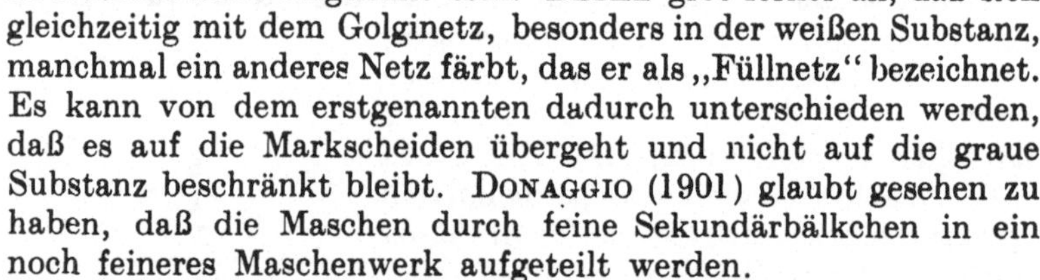

gleichzeitig mit dem Golginetz, besonders in der weißen Substanz, manchmal ein anderes Netz färbt, das er als „Füllnetz" bezeichnet. Es kann von dem erstgenannten dadurch unterschieden werden, daß es auf die Markscheiden übergeht und nicht auf die graue Substanz beschränkt bleibt. Donaggio (1901) glaubt gesehen zu haben, daß die Maschen durch feine Sekundärbälkchen in ein noch feineres Maschenwerk aufgeteilt werden.

Über die Beziehungen, welche das Golginetz zu den anderen Gewebsbestandteilen des Zentralnervensystems besitzt und über seine funktionelle Bedeutung gehen die Ansichten der Autoren weit auseinander. Golgi (1898) hat es wegen der Ähnlichkeit mit den Gitterstrukturen, die das Keratingerüst der Markscheiden bildet, als eine stützende Neurokeratinhülle angesprochen. Nach Bethe läßt sich aber diese Ansicht deswegen nicht aufrecht er-halten, weil ihm die Haupteigentümlichkeit des Neurokeratins, die Unverdaulichkeit, fehlt. Bethe sieht in ihm einen nervösen Apparat von größter histologischer Bedeutung, und zwar be-gründet er seine Auffassung mit dem Befund, daß aus der benach-barten grauen Substanz dünne Nervenfäserchen direkt in das Golginetz übergehen und auf der anderen Seite auch die intra-cellulären Fibrillen mit ihm in kontinuierliche Verbindung treten sollen (vgl. Abb. 55). Er kann sich dabei bis zu einem gewissen

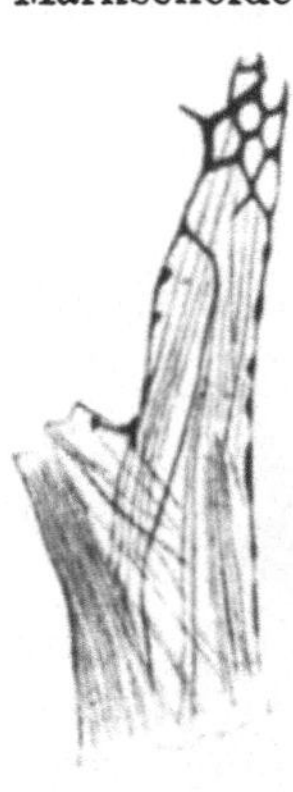

Abb. 55. Proto-plasmafortsatz aus der Med. obl. des *Kaninchens.* Intracelluläre Fi-brillen und Golgi-netztrabekeln sind gleichzeitig gefärbt. Über-gang einer Fi-brille in einen Knotenpunktdes Golginetzes. (Nach Bethe.)

Grade auf eine frühere Beobachtung von Semi Meyer stützen, welcher den Übergang feiner Nervenästchen in die Netzbalken, besonders an den Endverzweigungen der Dendriten, in vital gefärbten Präparaten beobachtet haben will. Meyer nahm aber nicht an, daß die intracellulären Fibrillen mit den Netzbalken verwachsen sind, sondern hielt an der Vorstellung eines einfachen Kontaktes zwischen dem Golginetz und der Zelloberfläche fest. Bethe ist aber auf Grund seiner Wahrnehmungen sehr weit gegangen. Für ihn bilden die Netze einen integrierenden, funktionell hochwertigen Bestandteil jeder grauen Substanz, auf die er deren besondere physiologische Eigenschaften, nämlich die Summation der Reize, die Leitungsverzögerung und Irreziprozität der Leitung bezieht. Sie sollen in dieser Beziehung den Apathyschen Fibrillengittern im Neuropil der *Wirbellosen* äquivalent sein; nur hinsichtlich der Lokalisation weichen sie von ihnen ab. Bei den *Wirbeltieren* sind sie wenigstens zu einem beträchtlichen Teil flächenhaft über der Oberfläche der Ganglienzelle ausgespannt, während sie ja im Neuropil der *Wirbellosen* dreidimensionale Gitter bilden. Allerdings ist auch dieser Unterschied kein durchgreifender, weil das Vorhandensein der erwähnten dreidimensionalen diffusen Golginetze in der Großhirnrinde und in anderen Grisea die Möglichkeit offen läßt, daß diese genau so wie die Apathyschen Gitter mit den Fibrillen afferenter Nervenfasern zusammenfließen. Den „Füllnetzen" der weißen Substanz gibt Bethe aber eine ganz andere Deutung. Er vermutet, daß es sich hier um Gerinnungsprodukte der Gewebsflüssigkeit handelt. — Apathy hält die von Bethe dargestellten Netz- und Gitterstrukturen für gliöse Formationen. Zu derselben Auffassung haben sich später Donaggio (1901) und Held (1902) bekannt. Held nimmt mit guten Gründen an, daß die fraglichen Gebilde dem allgemeinen Gliareticulum angehören. Dieses läßt sich nach seiner Auffassung als ein Syncytium definieren, in dem die Fortsätze gewisser Gliazellformen durch zahlreiche Anastomosen miteinander vereinigt sind. Allerdings emanzipiert sich die Substanz des Reticulums bis zu einem gewissen Grade von derjenigen der Gliazellkörper und besitzt auch besondere färberische Eigentümlichkeiten.

Die schwache Seite der Betheschen Hypothese besteht offensichtlich darin, daß er die Golginetze in der grauen und weißen Substanz histologisch voneinander trennt und ganz verschieden beurteilt. Das ist wohl einer der Hauptgründe gewesen, weshalb Cajal alle Golginetze für Artefakte erklärt hat, die durch die Fällung eiweißartiger Substanzen in den Gewebsspalten zustande kommen sollen. Er leugnet jeden Zusammenhang dieser Netze mit den Endausbreitungen zentraler Nervenfasern und mit intracellulären Fibrillen. Seine Präparate hätten etwas Derartiges nie gezeigt. Zugunsten seiner Auffassung führt er unter anderem auch die Tatsache ins Feld, daß die Fibringerinnsel innerhalb der Blutgefäße bei Anwendung des Betheschen Verfahrens eine ähnliche Zeichnung wie die Golginetze aufweisen.

Wenn man die verschiedenen Auffassungen nach ihren Argumenten bewertet, so wird man die von Held (1902) vertretene für die am besten begründete halten müssen. Sie besitzt zunächst einmal den Vorzug, daß sie sich auf äußerst sorgfältige Untersuchungen mit Bethes (l. c.) eigenem Verfahren stützt, ohne die Ergebnisse anderer Methoden zu vernachlässigen. Seine Befunde verdienen ferner deswegen besondere Beachtung, weil sie die Golginetze der grauen Substanz und die Füllnetze in der weißen auf eine einheitliche Grundlage stellen. Held hat nämlich in überzeugender Weise dargetan, daß die Betheschen Füllnetze mit den gliösen Netzformationen an der Oberfläche der Markfasern und mit den von ihm entdeckten gliösen Schnürringen an diesen Fasern kontinuierlich verbunden sind. Er hat ferner gezeigt, daß die Füllnetze der weißen Substanz in die Golginetze der grauen ohne erkennbare Grenze übergehen. Alzheimer (1910) hat die Grundanschauung Helds über den syncytialen Bauplan der zentralen Neuroglia als richtig anerkannt und dessen Ansicht von der Identität des Gliareticulums mit den Golgi- und Füllnetzen Bethes geteilt. Er hält sogar die Bethesche Methode auf Grund der Heldschen Untersuchungen für eine der leistungsfähigsten, um dieses Gliareticulum mit genügender Elektivität zur Anschauung zu bringen, und bedauert nur, daß sie an pathologischem Material fast völlig versagt.

Für den gliösen Charakter der Golginetzbildungen läßt sich noch eine andere Tatsache geltend machen. Es gibt im Zentralnervensystem Kerngebiete, deren Ganglienzellen von kompakten Mänteln aus plasmatischer Glia bedeckt sind. Hierhin gehören vor allem die Zellen des Globus pallidus, deren Körper samt den Dendriten von einer homogenen, ziemlich breiten gliösen Plasmaschicht umhüllt ist. An den ungewöhnlich langen Dendriten dieser Zellen tritt dieses Verhalten mit besonderer Schärfe hervor (Bielschowsky 1919). Die Gliahülle umhüllt hier die fibrillenführende plasmatische Substanz der Dendriten in ganz ähnlicher Weise wie sonst nur die Markscheide den Achsenzylinderfortsatz. Deshalb erhalten auch die Dendriten im Bilde einfacher Carminfärbungen ein ganz ähnliches Aussehen wie markhaltige Nervenfasern, was zu Verwechslungen geführt hat. Vom typischen Golginetz unterscheidet sich diese Gliahülle dadurch, daß sie keine Maschen aufweist, sondern als lückenlose Deckschicht die Zelle und ihre Dendriten begleitet. In der Regel ist sie am Rande des Zellkörpers etwas schmaler als an den Dendriten.

An den Ganglienzellen des Ganglion spirale hat Wittmaack die Beobachtung gemacht, daß sich die Markscheide, welche den Achsenzylinder der Nervenfaser umgibt, ohne Unterbrechung auf den Zellkörper fortsetzt und diesen einschließt. Bei einer Vorbehandlung der Schnitte in Osmiumsäurelösung erscheint sie am Zellkörper als ein zarter homogener Schleier, während sie im Bilde der Weigertschen Markscheidenfärbung wie ein netzförmig angeordnetes Balkenwerk aussieht, das die Zelle an ihrem Rande umschließt. Sie hat hier vollkommen das Gepräge des „Neurokeratingerüstes", wie es in den Markscheiden bei der Behandlung mit der Weigertschen Methode so häufig hervortritt. Tatsächlich hat Wittmaack dieses Keratingerüst auch an den Markscheiden der Akustikusfasern beobachtet und festgestellt, daß es von dort direkt auf die Zelloberfläche übergeht. Nur erscheinen die Maschen des Netzes hier etwas weiter als in der zugehörigen Nervenfaser. Wittmaack verweist auf eine ältere Arbeit von Max Schultze, die eine Abbildung der Zellen des Akustikusganglions vom *Hecht* enthält, und aus der hervorgeht, daß sich auch hier die Markscheide der Nervenfasern kontinuierlich auf die zugehörigen Ganglienzellen fortsetzt. In anderen Kopfganglien sind ähnliche Hüllstrukturen mit den morphologischen und färberischen Eigenschaften des Myelins bisher ebensowenig nachgewiesen worden wie in den Spinalganglien. Es handelt sich hier also um einen lokalen Befund von untergeordneter Bedeutung.

C. Zentrale Nervenfasern[1].

Von

MAX BIELSCHOWSKY
Berlin.

Mit 12 Abbildungen.

Neben den Ganglienzellen bilden die Nervenfasern das Parenchym des Zentralorgans. Sie sind von jeher mit Leitungsdrähten verglichen worden, welche die einzelnen Zentralstationen miteinander und mit der Peripherie verbinden. In den Zentralorganen bilden sie in den großen Massen der weißen Substanz den wesentlichen Gewebsanteil. Hier haben wir, abgesehen von der Neuroglia und den Gefäßen, ausschließlich zu Systemen angeordnete markhaltige Nervenfasern vor uns. In der grauen Substanz finden sich markhaltige und marklose Fasern nebeneinander. Das quantitative Verhältnis beider ist in den verschiedenen Zentren ein stark wechselndes. Im Striatum und in der Hirnrinde, insbesondere in deren Außenschichten, ist die Menge der marklos bleibenden Fasern eine nicht unbeträchtliche. Das geht aus dem Vergleich der Bilder, welche uns die verschiedenen Färbemethoden liefern, mit Sicherheit hervor. Das Markscheidenbild ist zum Beispiel in den oberflächlichen Partien der Hirnrinde, auch bei vorsichtigster Differenzierung, stets viel faserärmer als in entsprechenden Silberpräparaten, welche uns alle vorhandenen Fasern zur Darstellung bringen. Wenn nun auch in den Silberpräparaten ein Teil der gefärbten faserigen Elemente auf Rechnung der feineren Dendritenverzweigungen gesetzt werden muß, so bleibt doch immer noch ein nicht unbeträchtliches Plus übrig, welches nur auf marklose Axone bzw. marklos gewordene Endstrecken von Axonen bezogen werden kann. OSKAR SCHULTZE (1905) meint allerdings, daß man bei der Beurteilung der Frage, ob feine Nervenfäserchen im gegebnen Falle markhaltig oder marklos sind, nicht vorsichtig genug sein könne, weil bei den gebräuchlichen Markscheidenfärbungen die erforderlichen „Differenzierungsmaßnahmen" in zarten Myelinhüllen den Farbstoff zerstören. Obgleich diese Behauptung sicher etwas Richtiges enthält, kann man ihr doch entgegenhalten, daß auch diejenigen Markscheidenfärbungen, welche ohne Differenzierungsprozeduren arbeiten, in zahlreichen Gebieten der grauen Substanz hinter guten Silberpräparaten bezüglich des Quantums der dargestellten Fasern oft weit zurückbleiben.

Im peripherischen Nervensystem unterscheiden wir an der einzelnen Nervenfaser den Achsenzylinder und die ihn mantelartig umschließenden Hüllen: nämlich die Markscheide und die SCHWANNsche Scheide. Außerdem wird hier jede Nervenfaser noch von einer bindegewebigen Hülle eingeschlossen. Mehr oder minder starke Bindegewebszüge vereinigen die Fasern zu Bündeln und die Bündel zu Nervenstämmen. Im Zentralorgan liegen die Dinge etwas anders. Der Hauptunterschied besteht in der Struktur des Scheidenapparates. Da die Histologie der peripherischen Nervenfaser von anderer Seite ausführlich dargestellt wird, sollen hier vornehmlich diejenigen Punkte berührt werden, welche die Sonder-

---

[1] Abgeschossen am 31. März 1926.

stellung der zentralen Faser begründen. Die Struktur der Achsenzylinder im Zentralorgan und der Zusammenhang ihrer plasmatischen und fibrillären Substanz mit dem Cytoplasma und den Neurofibrillen der Ganglienzelle ist bereits geschildert worden. Hier soll nur daran erinnert werden, daß bei der Anwendung der heute für die Darstellung der Achsenzylinder so beliebten Silbermethoden von einer fibrillären Struktur derselben in markhaltigen Nervenfasern in der Regel nichts oder nicht viel zu sehen ist. Im günstigsten Falle macht sich eine ziemlich undeutliche Längsstreifung bemerkbar. Man hat das damit zu erklären versucht, daß das Axoplasma der Nervenfaser auf der markhaltigen Strecke gegenüber dem Ursprungshügel und ihrer markfreien Endausbreitung irgendwie verändert ist. Diese Auffassung ist übrigens schon vor der Einführung der Silberreduktions methoden von Strähuber (1901) und Kaplan (1902) vertreten worden. Kaplan war auf Grund subtiler Färbungsvergleiche zu dem Ergebnis gelangt, daß im Axoplasma eine nur auf der markhaltigen Wegstrecke der Faser vorhandene und mit besonderen Methoden darstellbare Substanz existiere, die mit der Markhülle in „topographischer, qualitativer, histologischer und genetischer Beziehung eine Einheit" bilde. Er hat sie als Myeloaxostroma bezeichnet und mit diesem Namen ihre enge Beziehung zum Myelin ausdrücken wollen. Tatsächlich kann man sich an chromgebeiztem und nachher mit Anthraceneisengallustinte gefärbtem Material leicht davon überzeugen, daß diese Substanz den marklos bleibenden Fasern und ebenso den Markfasern auf ihren marklosen Anfangs- und Endstrecken fehlt. Bei pathologischen Prozessen, die zu einer Entmarkung der Nervenfasern führen, verschwindet sie mit der Markscheide (wie z. B. in den Herden der multiplen Sklerose). Ob wir auf Grund dieser Befunde zwei verschiedene Arten von plasmatischer Substanz im Achsenzylinder der Markfasern anzunehmen haben, oder ob das Myeloaxostroma nur eine chemische Modifikation des gewöhnlichen Axoplasmas ist, läßt sich nicht sicher entscheiden.

Die Markscheiden umhüllen die Achsenzylinder der zentralen Fasern in Gestalt ziemlich glatter zylindrischer Röhren. Am gehärteten und gefärbten Material sind ihre äußeren Konturen besonders nach Fixierung mit den üblichen Kaliumbichromatlösungen oft höckerig und ausgebuchtet; auch zu perlschnurartigen Bildungen kommt es nicht selten. Der Vergleich mit frischem Material läßt keinen Zweifel darüber aufkommen, daß es sich da um kadaveröse Quellungsvorgänge handelt, zu denen die Markscheiden wegen ihrer weichen Konsistenz besonders prädestiniert sind. Ebenso wie an der Markscheide der peripherischen Nervenfaser lassen sich an der zentralen, besonders nach längerer Vorbehandlung mit konzentriertem Alkohol, die Ewald-Kühneschen Neurokeratingerüste sowie konzentrisch angeordnete Lamellen nachweisen, deren Anordnung an die Lantermannschen Trichterkegel erinnert. Wie diese Gebilde zu bewerten sind, wird weiter unten erörtert werden. Was nun die Unterschiede der zentralen Nervenfaser von der peripherischen anlangt, so steht die Frage im Vordergrund des Interesses, ob die zentralen Fasern mit Schwannschen Scheiden ausgestattet sind, und ob die Markscheiden Ranviersche Einschnürungen oder etwas Ähnliches besitzen. Über beide Punkte gehen die Meinungen der Autoren noch auseinander. Mit der Vertiefung unserer Kenntnisse vom Zusammenhang der Neuroglia mit den parenchymatösen Bestandteilen des Zentralorgans sind aber beide Probleme der Beantwortung nähergerückt worden. Die älteren führenden Histologen, Ranvier (1880) und Kölliker (1896 Gewebelehre), erblickten im Fehlen der Schwannschen Scheide ein charakteristisches Merkmal der zentralen Nervenfaser; und auch heute wird im allgemeinen angenommen, daß eine Hülle mit allen Eigenschaften der Schwannschen Scheide im Zentralnervensystem nicht vorkommt. Nur Ramón y Cajal (1909) vertritt den Standpunkt, daß eine derartige membranöse Scheide auch den zentralen Markfasern eigen ist. Sie sei zwar von außerordentlicher Zartheit und nur mit den besten optischen Hilfsmitteln erkennbar, aber bei Anwendung der EHRLICHschen vitalen Methylenblaufärbung und bei nachheriger Fixierung des Materials mit Ammoniummolybdat lasse sie sich deutlich demonstrieren. Sie bilde ein dünnes Häutchen um den Markmantel, das dann besonders deutlich sichtbar werde, wenn die Markhülle zufällig etwas von ihm abgelöst wird und ein künstlicher Hohlraum zwischen beiden entsteht. Ob die fragliche Membran etwa das verdichtete Ektoplasma einer bestimmten gliogenen Zellform ist, die man mit den SCHWANNschen Zellen der peripherischen Nervenfaser homologisieren kann, oder ob sie Beziehungen zu anderen Derivaten der Neuroglia besitzt, darüber äußert sich CAJAL nicht.

Daß an den zentralen Markfasern Unterbrechungen der Myelinscheide vorkommen, ist schon vor vielen Jahren von TOURNEUX und LE GOFF (1875) und später von SCHIEFFERDECKER angegeben worden. Da aber RANVIER und KÖLLIKER die gegenteilige Ansicht vertraten, sind die Angaben der erstgenannten Autoren, die wohl etwas Richtiges gesehen haben mögen, nicht zur Geltung gelangt. Das geschah erst, als RAMÓN Y CAJAL im elektrischen Lappen der *Torpedineen* an den Nervenfasern marklose Stellen beschrieb, die ihm durch ihre überraschende Länge auffielen. Die Ansatzstellen des Markes waren an beiden Enden der marklosen Strecken stets durch Plasmaringe von besonderer Beschaffenheit markiert. In diesem Befunde lag ein Hinweis darauf, daß nackte, den RANVIERschen Einschnürungen vergleichbare Axonstrecken auch an anderen zentralen Fasern vorkommen müßten; und tatsächlich wurden sie nachher von ihm, von FLECHSIG (1898) und von DOGIEL (1896) an verschiedenen Objekten mit verschiedenen Methoden gefunden. Die überzeugendsten Bilder liefert die vitale Methylenblaufärbung PAUL EHRLICHS (1885). Mit ihr hat CAJAL festgestellt, daß die „Einschnürungsstellen" im Zentralnervensystem viel näher aneinander gerückt sind als im peripherischen Nerven. So sollen sie an den Fasern der Pyramidenbahn nur durch ein Intervall von 150—240 μ voneinander getrennt sein. An Stellen, wo es zu Teilungen oder Kollateralabzweigungen der Nervenfaser kommt, kann die Entfernung zwischen ihnen noch geringer werden. Bemerkenswert ist, daß der Achsenzylinder im Niveau der Einschnürung eine besonders intensive Blaufärbung annimmt. Diese Starkfärbung setzt sich ein wenig auf die markumkleidete Nachbarstrecke fort. Auch die von ihm angenommene membranöse, der SCHWANNschen Scheide gleichwertige Hülle bedecke die marklose Strecke nicht. CAJAL unterscheidet verschiedene Typen von Einschnürungen, die aber prinzipiell miteinander übereinstimmen und sich nur dadurch voneinander unterscheiden, daß sie von längerer oder kürzerer Längsausdehnung sind und manchmal ein helleres Zwischenstück aufweisen. Es ist nun im Hinblick auf die bald zu erwähnenden Untersuchungen von HELD (1904) und A. JAKOB (1913) von Interesse, daß CAJAL dem Achsenzylinder auf der markfreien Strecke der Einschnürungen eine besondere zylindrisch geformte Plasmascheide vindiziert, die er als „Cylindre cimentaire" bezeichnet. Sie bildet gewissermaßen den Ersatz für das verschwundene Mark und wird von ihm mit den RANVIERschen Zwischenscheiben der peripherischen Nerven verglichen. Sie umgibt an der fraglichen Stelle den Achsenzylinder mit einer schützenden Hülle. Die besonders starke Färbbarkeit der Achsenzylinder im Niveau der Einschnürung wird damit erklärt, daß das Fehlen der Markscheide hier das Eindringen des Farbstoffes begünstigt. Auf der anderen Seite verhütet der Plasmazylinder das zu rasche Entweichen der Farbe während der Fixierung. An den Einschnürungsstellen der zentralen Markfasern erfolgen häufig Teilungen des Achsenzylinders und Abzweigungen von Kollateralen. Dadurch wird ihre Form und ihr Aussehen etwas beeinflußt.

Das Vorhandensein von Einschnürungsstellen an den zentralen Markfasern kann nach dem gegenwärtigen Stand der Forschung nicht mehr bestritten werden. Die von Held beschriebenen und in dem Kapitel über die Golginetze bereits erwähnten Gliaschnürringe sind mit den von Cajal beschriebenen markfreien und von einer besonderen plasmatischen Kittlage bedeckten Strecken identisch. Dafür spricht schon die Tatsache, daß beide Autoren in ihrem Bereich Teilungen und Kollateralabzweigungen beobachtet haben. Für Held ist aber die Substanz, welche Cajal als „Cylindre cimentaire" bezeichnet hat, gliogenen Ursprungs und steht mit der netzförmig gebauten Gliascheide, welche alle markhaltigen Nervenfasern umspinnt, in direktem Zusammenhang. Auch mit dem dichter geformten Gerüstwerk, welches die pericellulären und diffusen Golginetze bilden, sind diese Gliaschnürringe durch Substanzbrücken verbunden. Durch die Gliaschnürringe werden demnach die Markscheiden der zentralen Fasern ebenso segmentiert wie diejenigen der peripherischen Nerven. Hat man in einem Schnitte parallel getroffene Nervenfasern in ausreichender Zahl vor sich, so liegen ihre Segmentgrenzen zuweilen in gleicher oder schiefer Ebene nebeneinander, wobei man beobachten könne, wie die Substanz des einen Schnürringes direkt auf diejenige eines zweiten oder gar eines dritten und vierten übergreift. Die Substanz der Gliaschnürringe selbst sieht Held nicht als ganz homogen an; er meint vielmehr, daß sie eng durchlöchert sind, und daß die Kollateralen durch die feinen Lücken hindurchtreten. Das Wesentliche und besonders Wichtige seiner Untersuchungen besteht darin, daß die Golgi- und die Füllnetze Bethes (1900 u. 1903) Teilformationen eines allgemeinen Gliareticulums bilden und mit den Gliaschnürringen kontinuierlich verbunden sind. So wertvoll diese Forschungsergebnisse sind, so sind die Befunde, auf die er sich stützt, doch in gewisser Hinsicht lückenhaft. Seine Färbungen zeigen nämlich das perinucleäre Cytoplasma der Gliazellen in mangelhafter und unvollständiger Weise, und deshalb können Skeptiker den Einwurf erheben, daß die Ableitung seines Reticulums aus metaplastisch umgestalteten Fortsätzen dieser Zellen mehr auf einer Abstraktion als auf tatsächlicher Beobachtung beruht. Dabei ist zu betonen, daß Held (1902 u. 1904) von einer geschlossenen Membran um die zentralen Markfasern nichts erwähnt. Man wird aber mit der Annahme kaum fehlgehen, daß seinen die Markfasern umschließenden Netzgespinsten und der Cajalschen Membran dasselbe Substrat zugrunde liegt, und daß die feineren Strukturdifferenzen nur auf der Verschiedenartigkeit der Technik beruhen.

Ein neuer Anstoß zu erfolgreichen Betrachtungen über die histologischen und funktionellen Beziehungen der zentralen Markfasern zur Neuroglia ging von den Untersuchungen Doinikows (1911) über die normale und pathologische Histologie der peripherischen Nervenfasern aus. Doinikow steht auf dem Standpunkt, daß die Schwannschen Scheiden der peripherischen Fasern ektodermalen Ursprungs sind, und daß die aus den Ganglienleisten stammenden Schwannschen Zellen den zentralen Gliazellen äquivalent sind. Diese Auffassung ist von Nansen (1887), Froriep (1907), Harrison (1906, 1924), Nageotte (1905) und von Held ausreichend begründet worden und hat sich gegenüber der älteren Lehre von der bindegewebigen Natur derselben durchgesetzt. Nur Perroncito und Cajal halten heute noch an der alten Auffassung fest. Die Markscheiden werden nach den Untersuchungen Doinikows (1911) von den Schwannschen Zellen gebildet und bleiben dauernd in deren Substanz eingebettet. In diesem Punkte nähert er sich der Ansicht Ranviers, dem die engen Beziehungen der Schwannschen Zelle zur Markscheide und zum Achsenzylinder nicht verborgen geblieben waren, und der ihren Bau mit demjenigen der Fettzelle verglichen hatte. Doinikow definiert die histologische Zusammengehörigkeit von Zelle und

Myelin an der peripherischen Faser in folgenden Sätzen: „Das Plasma der SCHWANNschen Zellen besteht aus einem dichter gebauten perinucleären Hof und einem lockeren Wabensack, der die Markscheide eines interannulären Segmentes in seiner ganzen Ausdehnung durchdringt und in seinen Maschen das Nervenmark enthält. Das äußerst zarte Maschenwerk dieses Gerüstes wird durch dickere Balken verstärkt, die in der Längs-, Schräg- und Querrichtung ziehen und untereinander verbunden sind. Dies sind die vom perinucleären Plasmahof abgehenden Längsfortsätze, die reihenförmigen, die Markscheide in gewissen Abständen voneinander umschließenden Plasmastreifen und die von den letzteren zur Achsenzylinderoberfläche schräg ziehenden trichterförmigen Gebilde; an der Oberfläche der Markscheide und um den Achsenzylinder sind Verdichtungen der Struktur zu verzeichnen." HERINGA (1921) hat neuerdings die enge Verbindung der Achsenzylinder mit den Scheidenelementen in ähnlicher Weise vertreten.

Daß im Zentralnervensystem analoge Beziehungen zwischen Glia und Nervenfaser bestehen müssen, war schon durch die erwähnten Untersuchungen HELDS (l. c.) in den Bereich der Wahrscheinlichkeit gerückt worden. Durch seine entwicklungsgeschichtlichen Forschungen erhielt diese Annahme insofern eine weitere Stütze, als er gefunden hatte, daß die Substanz der Nervenfasern „direkt und unmittelbar" in die Substanz der sich entwickelnden Gliazellen bzw. in deren Fortsätze eindringt. Seiner Darstellung nach durchtränken sich neurogenes und gliogenes Plasma zu einer untrennbaren Masse.

Im Einklang mit dieser Anschauung stehen auch die Untersuchungen WLASSAKS (1898) über die Entwicklung der Markscheide. Er hat den Nachweis geführt, daß die aus dem Kreislauf stammenden, zum Aufbau der Markscheide erforderlichen Lipoidsubstanzen in den Gefäß- und Gliazellen zu Verbindungen höherer Ordnung synthetisch vereinigt werden, und daß die Bildung des Myelins im wesentlichen eine Funktion der Neuroglia ist. Die vorher viel verbreitete Ansicht, daß die Markscheide eine Art Ausschwitzungsprodukt des Achsenzylinders darstellt, ist seitdem unhaltbar geworden. „Je mehr die Masse des gliogen gebildeten Markmantels zunimmt, um so mehr muß die Nervenfaser in der Substanz der Neuroglia im histologischen Sinne sich ringförmig isoliert und begrenzt darstellen" (A. JAKOB 1912/13). Dabei wird allerdings das Gliaplasma selbst bis auf geringe, kaum sichtbare Spuren reduziert und bleibt nur an den Schnürringen deutlicher kenntlich, weil eben hier die Myelinproduktion aussetzt. Im reifen Zentralorgan sind demnach die näheren strukturellen Beziehungen zwischen Glia und Markscheide bei weitem nicht so leicht wie an der peripherischen Nervenfaser zu erfassen; sie treten aber auch hier in Erscheinung, wenn die Markfasern einem Degenerationsprozeß anheimfallen. Das ist besonders bei der sogenannten sekundären WALLERschen Degeneration der Fall. Werden im Gehirn oder Rückenmark Nervenfasern durchtrennt, so gehen die von ihren Ursprungszellen losgelösten Faserstrecken zugrunde. Mit dem Zerfall der Markscheiden und Achsenzylinder gehen gesetzmäßig Proliferationserscheinungen in der Neuroglia Hand in Hand, welche der Resorption des Zerfallsmaterials und der narbigen Deckung des Substanzverlustes dienen. Durch die Arbeiten von STRÖBE (1895), KNICK (1908) u. a. ist der Nachweis geführt worden, daß bei diesem Resorptionsvorgang hauptsächlich gliogene Zellen in Wirksamkeit treten, während man früher dafür hauptsächlich hämatogene Elemente in Anspruch genommen hatte. Eine sehr eingehende und deshalb ungemein wertvolle Analyse der sekundären Degenerationserscheinungen in der weißen Substanz des Rückenmarks hat A. JAKOB (l. c.) von verschiedenen Tierarten und vom Menschen geliefert. Der Zerfall der zentralen Fasern ist überall der gleiche und der Abbau stets rein gliogener Art. Er unterscheidet drei Phasen der Degeneration: 1. Das Stadium der sich bildenden

Marchischollen. Es ist dadurch gekennzeichnet, daß die Markscheide allenthalben ihre normale, ziemlich gleichmäßig erscheinende Wabenstruktur aufgibt und die Tendenz zeigt, sich in grobe Klumpen zusammenzuballen. Am auffälligsten tritt dies in der Nachbarschaft der Schnürringe zutage. Die sich bildenden Markballen sind überall von Gliaplasma umrahmt, das auch sonst die Markscheide in größere und kleinere polyedrische Felder aufteilt. Gerade in diesem Gliederungsphänomen wird der in der Norm fast völlig verdeckte Bauplan der Markscheide bzw. ihre Einbettung in gliöses Plasma kenntlich. So wird die Markscheide in kurzer Frist in zahlreiche konzentrisch geschichtete Fragmente zerlegt, die zunächst keine Fettreaktion geben. Schon in diesem Stadium — beim *Kaninchen* 55 Stunden nach der Verletzung — treten aber außerdem tropfenförmige Fettstoffe im Plasma zweier gliogener Zellformen von geringer Größe auf, die sich aus dem allgemeinen Zellverbande loslösen und als frühzeitig mobilisierte Funktionäre des Abbaues und der Resorption gelten müssen. Wahrscheinlich sind sie zum größten Teile mit den Mikrogliazellen Hortegas (1916—1921) identisch. A. Jakob unterscheidet an ihnen Myeloklasten von Myelophagen, ohne indessen für diese Trennung ausreichende morphologische Merkmale angeben zu können. Das zweite Stadium ist das der fertigen Marchischolle. Die Zerfallsprodukte der Nervenfasern präsentieren sich jetzt als Kugeln, die im Chrom-Osmiumsäuregemisch die charakteristische schwärzliche Färbung annehmen, sind aber für die sogenannten Fettfarbstoffe (Sudan III, Scharlach, Nilblau) noch nicht empfänglich. Auch diese osmiumgeschwärzten Schollen sind stets von gewuchertem, gliösem Plasma eng umschlossen, das sowohl frei gewordenen Myelophagen im engeren Sinne wie den im Verbande bleibenden Gliazellen angehören kann. In den Myelophagen wird die Marchischolle einem Emulsionierungsprozeß unterzogen und dabei zu fettigen Substanzen niederer Ordnung umgestaltet, die damit transportfähig und alsbald vom Orte ihrer Entstehung entfernt werden. Es handelt sich hier also im wesentlichen um einen phagocytären Prozeß, durch den die ursprünglich recht voluminösen Degenerationsprodukte in immer feinere Partikel zerlegt werden. Dabei erfahren sie zugleich eine chemische Umwandlung nach der Seite einfacher Neutralfette und Fettsäuren. Das dritte Stadium bezeichnet Jakob als dasjenige der Körnchenzellen. In ihm vollzieht sich der Transport der abgebauten Fettstoffe zum Gefäßsystem. Er wird bewerkstelligt durch die Mobilisation freier und wahrscheinlich auch beweglicher Gliazellen, die in ihrem Zellkörper die betreffenden Lipoidstoffe in Form feiner Körnchen aufspeichern. Dieser Eigenschaft verdanken sie ihren Namen. Jakob unterscheidet drei verschiedene Formen derartiger Körnchenzellen, die zeitlich wahrscheinlich nacheinander auftreten und ihren körnigen Inhalt von der jeweilig vorhergehenden Art übernehmen. Von der letzten wird der Anschluß an die Gefäßwand erreicht. Sie geben die nunmehr chemisch schon weit abgebauten und aufgestäubten Zerfallsprodukte an die mesodermalen Zellen der Adventitia weiter, die sie schließlich in den Lymphstrom des Virchow-Robinschen Raumes abstoßen. A. Jakob (l. c.) hat auch den Abbau der zentralen Nervenfasern mit demjenigen der peripherischen eingehend verglichen und ist dabei zu dem Ergebnis gelangt, daß tiefgreifende Unterschiede zwischen beiden nicht bestehen. Im Zentralorgan geht der ganze Resorptionsprozeß im allgemeinen nur langsamer vonstatten, und beim Abtransport der Zerfallsprodukte werden die mesodermalen Elemente des Blutgefäßbindegewebes mehr in Anspruch genommen als in der Peripherie. Gegen die allgemeine Gültigkeit dieser letzten Behauptung läßt sich zwar mancherlei einwenden, aber in der Hauptsache muß man ihm beipflichten, daß nämlich im peripherischen wie im zentralen Nervensystem der Abbau bei der sekundären Degeneration in den ersten und wichtigsten Phasen des Prozesses rein gliogener Natur ist. Eine wichtige Voraussetzung für die Berechtigung dieses Vergleiches ist natürlich, daß die Schwannsche Zelle wirklich ein aus der Ganglienleiste abgewanderter Gliocyt ist. Sollten neue Forschungen zu einer Revision dieser Annahme führen, dann würde der Vergleich seinen Boden verlieren. Neuere Untersuchungen, die von Hortega (l. c.) herrühren, können vielleicht heute schon die ganze Lehre von der morphologischen und genetischen Zusammengehörigkeit von Myelin und ektodermaler Neuroglia in zweifelhaftem Licht erscheinen lassen. Hortega (1920) glaubt nämlich, eine besondere Gliazellform mesodermaler Herkunft entdeckt zu haben, die von bestimmten kleinen, scharf abgegrenzten, frei beweglichen und über die gesamte graue und weiße Substanz des Zentralnervensystems verbreiteten Zellexemplaren gebildet wird. Diese Zellen seiner „Mikroglia" sollen bei degenerativen Vorgängen phagocytäre Eigenschaften von besonderer Intensität entwickeln und den Abbau und Transport der Zerfallsprodukte bewerkstelligen. Es ist hier nicht der Ort, auf diese Frage, die bereits in das Kapitel „Neuroglia" gehört, näher einzugehen. Es muß aber gesagt werden, daß die Befunde Hortegas, so interessant und wertvoll sie in zahlreichen Einzelheiten sind, gerade in dem Punkte, auf den es hier ankommt, keinerlei Beweiskraft besitzen; denn gegen die mesodermale Herkunft seiner Zellen lassen sich recht triftige Einwände geltend machen.

In der älteren Literatur wird als ein Unterschied der zentralen Nervenfaser von der peripherischen ihre Regenerationsunfähigkeit hervorgehoben. Er wurde in der Regel damit zu begründen versucht, daß die zentralen Fasern keine eigenen Scheidenapparate besitzen, deren Vorhandensein man für die Neubildung nervöser Sprossen aus dem zentralen Stumpfe durchtrennter Nervenfasern als unerläßlich ansah. In den letzten Jahrzehnten hat sich aber in dieser Frage ein vollkommner Umschwung vollzogen. Durch die Untersuchungen von Ströbe (1893 u. 1895), Fickler (1900), Borst (1904) und Saltykow (1905) wurden schon mit Hilfe einfacher Markscheidenfärbungen Nervenfasern von eigenartiger Beschaffenheit in erkrankten Gebieten des Zentralorgans nachgewiesen, die ihrer Lage und Anordnung nach als regenerierte angesprochen werden mußten. Mit den Silberreduktionsmethoden sind in den letzten Jahrzehnten eine Reihe von Feststellungen gemacht worden, durch welche das regenerative Produktionsvermögen der zentralen Faser außer Zweifel gerückt worden ist. So fand Bielschowsky (1906 u. 1909) in Kompressionsgebieten des Rückenmarkes, in der Randzone infiltrativ wachsender Blastome und Granulationsgeschwülste marklose Fäserchen von atypischer Verlaufsrichtung mit Teilungsfiguren und Endgebilden von derselben Art, wie sie bei den Regenerationsvorgängen im peripherischen Nervensystem häufig vorkommen. Auch Ansätze zur Bildung der Perroncitoschen Spiralen und neuromartige Knäuelformationen wurden im Gehirn und Rückenmark von ihm beobachtet. Nageotte (1906) beschrieb marklose Fäserchen mit verschiedenartigen Endstrukturen im Rückenmark von Tabikern, die er als Sprossungsprodukte endogener zentraler Fasern deutete. Über lebhafte Sprossungsvorgänge an den lädierten Markfasern im Grenzgebiet von Erweichungsherden haben Marinesco (1909 cit. n. Cellule nerveuse) und neuerdings Hortega (1925) berichtet. Experimente, die von Cajal (1906—1911) und Sala (1909) herrühren, haben die pathologischen Befunde in wertvollster Weise ergänzt und bestätigt. Nach Durchschneidungen des subcorticalen Markes junger Tiere fanden die genannten Autoren, daß nach dem Eingriff zunächst Quellungserscheinungen am zentralen Abschnitt der unterbrochenen Fasern auftreten. Die Quellung ist der Ausdruck einer traumatischen Degeneration, bei der das Ende des zentralen Stumpfes verloren geht. Dieser Abschnitt trennt sich aber schnell von dem gesund bleibenden Teile des Axons, und dieser zieht sich mehr und mehr nach der Ursprungszelle hin zurück, wobei er in ein kugelförmiges Endgebilde (Retraktionskugel) ausläuft. An den Axonen der Riesenpyramiden des Großhirns junger Tiere scheint die Retraktion über die Abgangsstelle der letzten Kollateraläste nicht herauszugehen. Diese Retraktionskugel kann bei jungen Tieren zu einem Wachstumsknopf werden, indem frische Seitensprossen aus ihr hervorgehen. Sala hat dann weiter ermittelt, daß sich auch an der zentralen Partie des Achsenzylinders, die nach der Verletzung etwas verdickt erscheint, frische Seitenäste bilden können. So kommt es, daß die jungen Narben an den Schnittstellen schon nach 14 Tagen von ganzen Bündeln frischer Nervenfäserchen durchwachsen sind.

Den Wert eines Experimentes am menschlichen Gehirn können die Beobachtungen von Pfeiffer (1908) an linearen Narben der Hirnrinde nach Gehirnpunktionen beanspruchen. Derartige Punktionen werden zur örtlichen Bestimmung von Neubildungen oder Abszessen vorgenommen. Pfeifer will gesehen haben, daß die bindegewebige Matrix der Narbe allmählich von jungen Achsenzylindersprossen durchwachsen wird. Marinesco (1924) hat seine früheren Angaben über die Regenerationsfähigkeit durchtrennter Rückenmarksfasern neuerdings an experimentellem Material bestätigt und durch interessante Einzelheiten ergänzt. Er fand, daß die Retraktionskugeln und die anschließenden Axonstrecken der lädierten Fasern eine stark positive Oxydasereaktion liefern. Auch die Narbe zwischen den Stümpfen enthält bei Anwendung der von ihm modifizierten Winkler-Graeffschen Methode viele blaue Granula, die sich aber auf den gliösen Anteil derselben beschränken. Im Zentralgebiet der Narbe, das vorwiegend aus gewucherten Bindegewebselementen besteht, sind die Oxydasegranula zum mindesten viel sparsamer. Aus diesem Befunde erklärt sich nach Marinesco (1924) die Aversion der neugebildeten Axonsprossen gegenüber dem Bindegewebe. Sie entfalten sich nur an solchen Stellen, wo die innere Atmung des Gewebes eine gewisse Höhe erreicht.

Bei einer ganzen Reihe von Krankheitsformen, zu denen die juvenile Paralyse, die multiple Sklerose und die amaurotische Idiotie gehören, sieht man an den Axonen der Purkinjeschen Zellen im Bereich der Körnerschicht ganz ähnliche Kugelformen, wie sie Cajal (l. c.) und andere nach experimentellen Eingriffen gesehen haben. Man war natürlich zunächst geneigt, sie für Degenerationsprodukte zu halten; aber an guten Silberpräparaten sieht man recht häufig, daß zahlreiche Seitensprossen von ihnen abzweigen. Besonders an ihren Polen entwickeln sich häufig Kollateralen, welche rückläufig der Molekularschicht zustreben und sich in ihr verzweigen. Die gesetzmäßige Wiederkehr solcher Bilder beweist, daß hier atypische Sprossungsphänomene zum Ausdruck gelangen. Das Zustandekommen der Anschwellung ist so zu erklären, daß durch sklerosierende Prozesse in der Körnerschicht die sie durchquerenden Axone unterbrochen werden, und daß sich die Retraktionskugeln ihrer zentralen Enden später zu Wachstumsknöpfen umgestalten. Die neugebildeten Seitensprossen der Purkinjeschen Axone verhalten sich ihrem Aussehen und ihrem Verlaufe nach genau so wie die Kollateralen des fetalen und jugendlichen Organs. Der Befund ist deswegen wichtig, weil man aus ihm entnehmen kann, daß die Wachstumsrichtung der Kollateralen von rein mechanischen Faktoren stark beeinflußt ist (Abb. 56). Die Kollateralen haben wahrscheinlich ebenso wie die regenerierten Seitensprossen der Axone die Tendenz, in der Richtung des geringeren Widerstandes zu wachsen. Jedenfalls sind die Befunde, welche wir bei der zentralen Regeneration beobachteten, geeignet, uns auch über die Wachstumsbedingungen der Kollateralen bei der Genese weitgehende Aufschlüsse zu liefern. — Man kann demnach die Regenerationsfähigkeit der zentralen Faser als erwiesen ansehen. Damit steht fest, daß auch in dieser Hinsicht kein prinzipieller Unterschied gegenüber der peripherischen Faser besteht. Trotzdem ist der funktionelle Erfolg der Regeneration an beiden Stellen ein ganz anderer. An der Peripherie können Ausfallserscheinungen auch nach beträchtlichen Substanzverlusten verschwinden, weil die aus dem zentralen Stumpf hervorgehenden Sprossen allmählich ihren Weg in den degenerierten peripherischen Stumpf finden, selbst wenn sich ihrem Wachstum erhebliche Hindernisse in den Weg stellen. Ihr Vorrücken erfolgt „zweckmäßig", weil die bei der Degeneration entstehenden Zellbänder im peripherischen Stumpf im wesentlichen die Lage und den Verlauf der vorher vorhandenen Nervenfasern festhalten. Hier bleibt also eine Leitbahn bestehen, welche die jungen Sprossen wieder an das richtige Ziel bringt. Im Gehirn und im Rückenmark gestalten sich die Dinge ganz anders. Hier fehlen die histologischen Faktoren, welche die jungen Sprossen in die alte Bahn befördern und in ihr

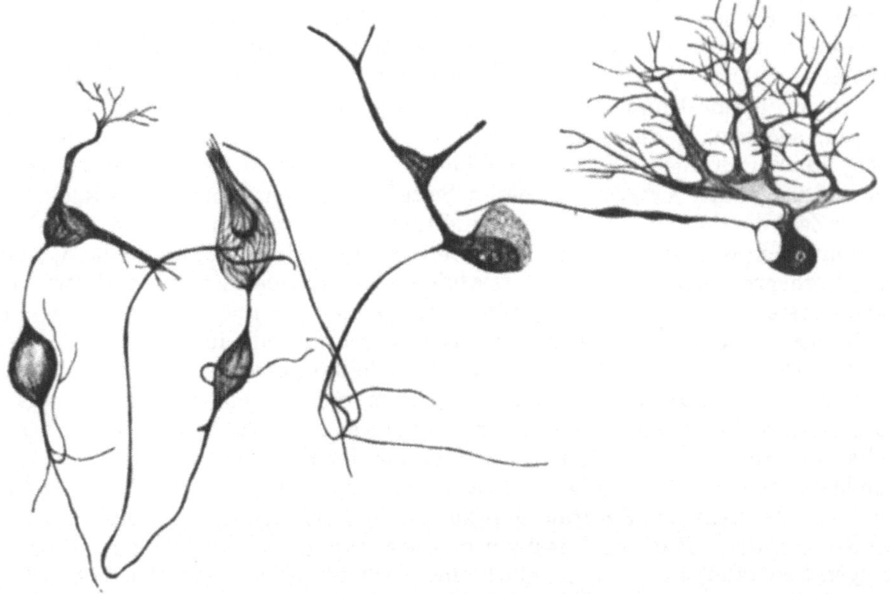

Abb. 56. Sprossungserscheinungen an den Axonen PURKINJEscher Zellen bei infantiler amaurotischer Idiotie. Die Axone der beiden links gelegenen Zellen zeigen starke spindelförmige Auftreibungen. Silberimprägnation nach BIELSCHOWSKY.

festhalten. Den wuchernden Gliazellen, welche hier die Wachstumsrichtung der Sprossen beeinflussen, fehlt die der ursprünglichen Anordnung entsprechende Orientierung, während in der Peripherie die SCHWANNschen Zellen und die aus ihnen hervorgehenden BÜNGNERschen Bänder durch parallelfaseriges Bindegewebe in Reih und Glied gehalten werden. Die oxydasebeladenen Gliazellen der zentralen Narbe erscheinen als regellose Haufen, und die ihnen nachrückenden Fasersprossen bilden dementsprechend wirre Knäuel und Geflechte. Die vorhandne Lücke in der Leitungsbahn wird deshalb im Zentralorgan niemals von jungen Nervenfasern überbrückt, und für die Wiederherstellung der Funktion bleibt die Regeneration deshalb bedeutungslos.

Unter Kollateralen verstehen wir die meist unter rechtem Winkel von einem Stammaxon abzweigenden Seitenäste, die sich von ihm in der Regel nur durch zarteres Kaliber unterscheiden. Sie zweigen von markumhüllten wie von markfreien Fasern ab. An markhaltigen Nervenfasern sind sie an den marklosen Anfangs- und Endgebieten am zahlreichsten; auf der markhaltigen Strecke sind es die Einschnürungsstellen, an denen sie von der Stammfaser abzweigen. Auch die Kollateralen können, wie ihre Stammfaser, eine Myelinhülle erhalten. Man hat den Besitz der Markscheide an ihnen als ein Kennzeichen ihrer funktionellen Inanspruchnahme und Leistungsfähigkeit gedeutet (Held 1909). Die meisten Kollateralbildungen zeigt uns die Golgische Methode an fetalen Objekten. Man hat sie lange Zeit als Dauereinrichtungen des Zentralnervensystems aufgefaßt und ihnen auch in der Fasersystematik für die Herstellung der Verbindungen zwischen den einzelnen Zentren eine große Bedeutung eingeräumt. Die Golgibilder sind in dieser Hinsicht aber nur mit größter Vorsicht zu verwerten. Im reifen Zentralorgan sind die Kollateralen nämlich nicht in annähernd gleicher Menge nachweisbar. Es ist, wie schon angedeutet wurde, in hohem Grade wahrscheinlich, daß der Bildung der Kollateralen ähnliche Faktoren zugrunde liegen, wie sie sich bei der Regeneration an der zentralen und — noch prägnanter — an der peripherischen Nervenfaser auswirken. Es handelt sich, mit einem Worte, um eine im Organisationsplan des Nervensystems liegende Überschußproduktion. Die Achsenzylinder geben in einem gewissen Stadium ihrer Entwicklung an zahlreichen Orten eine Unmenge von Seitenzweigen ab, die nicht frei in die Gewebsspalten, sondern in die präformierten Plasmabälkchen des allgemeinen gliösen Syncytiums eindringen. Wo sich gangbare Plasmodesmen finden, werden sie von den vordringenden Axonen und deren Seitenästen „neurotisiert". Entscheidend für die Zahl der Seitenabzweigungen und ihre Verlaufsrichtung ist die Anordnung der von den Spongioblasten und ihren Derivaten gelieferten Plasmabalken, welche eine „Vornervenbahn" im Sinne Helds bilden. Determiniert ist bei der Entwicklung nur die erste Wachstumsrichtung des Hauptaxons. Er entspringt stets von einem bestimmten Pol der Zelle, welcher meist einem Endpunkt ihrer Hauptachse entspricht. Aber schon in kurzer Entfernung vom Zellkörper wachsen die ihn bildenden Substanzen in die benachbarte gliogene Plasmabahn hinein, so daß sich aus der histologischen Betrachtung häufig gar nicht entnehmen läßt, was als Axon, was als Kollaterale zu gelten hat. Von diesem Stadium der Entwicklung liefert die Golgische Methode gute Bilder, die sich quantitativ dem wahren Sachverhalt zu nähern scheinen. Je mehr das Zentralorgan zur Reife gelangt, um so spärlicher werden die Kollateralen. Man wird deshalb mit der Annahme kaum fehlgehen, daß im fertigen Zentralorgan nur noch ein kleiner Bruchteil der im fetalen Leben angelegten Leitungen existiert. Schon aus der vergleichenden Betrachtung der Chromsilberpräparate aus verschiedenen Entwicklungsperioden geht hervor, daß an gewissen Stellen die Kollateralen eine starke Einbuße ihres ursprünglichen Bestandes erfahren. So hat Ramón y Cajal (Histologie du syst. nerv. 1911) z. B. an den Purkinjeaxonen beobachtet und an einigen sehr charakteristischen Figuren, welche nach Golgipräparaten aus der Kleinhirnrinde eines Neugeborenen gezeichnet sind, illustriert, daß hier der Achsenzylinder 20 bis 24 Seitensprossen liefert, welche in der Körnerschicht plexusartige Knäuel bilden. Aber schon bei einem 14tägigen Kinde ist ein großer Teil dieser Fasern verschwunden, und nach 1 oder 2 Monaten sollen nicht mehr als vier oder fünf Kollateralen übrig sein, die sich nach seiner Meinung ins spätere Leben hinein erhalten. Diese Zahl ist aber noch zu groß und schon deswegen mit Skepsis aufzunehmen, weil die Silberreduktionsmethoden unter normalen Verhältnissen kaum etwas von ihnen zeigen. Ihre Zuverlässigkeit ist in dieser Beziehung angezweifelt worden, aber die erwähnten Sprossungsphänomene an den zentralen Fasern hat man ja ausschließlich mit ihrer Hilfe entdeckt. Wie dem auch sein mag, darüber kann kein Zweifel bestehen, daß die kollateralen Sprossen der Axone im reifenden Zentralorgan zu einem sehr beträchtlichen Teile wieder verschwinden. Wovon hängt nun ihr Schicksal ab? Entscheidend ist da sicher der Umstand, ob sie das für die Funktion in Betracht kommende Ziel erreichen, oder mit anderen Worten, ob sie sich dem Verband zusammengehöriger Neurone in zweckentsprechender Weise einordnen. Tun sie das nicht, so verfallen sie einer ziemlich raschen Resorption. Gelangen sie an das adäquate Ziel, dann können sie sich unter Umständen mit einer Markscheide umkleiden und damit ein äußeres Kennzeichen ihrer funktionellen Inanspruchnahme und Leistungsfähigkeit erhalten. Daß auch auf diesem Gebiete Ausnahmen vorkommen und funktionell unbrauchbare Sprossen erhalten bleiben mögen, geht daraus hervor, daß wir an manchen Stellen der Zentralorgane Kollateralen antreffen, welche zu ihrer eigenen Ursprungszelle zurücklaufen. Aus der vergleichenden Betrachtung des unreifen und reifen Zentralorgans und aus den Ergebnissen der experimentellen Pathologie läßt sich entnehmen, daß bei der Anlage der kollateralen Verzweigungen eine determinierte Zielstrebigkeit für das einzelne Fäserchen nicht angenommen werden darf. Bei der Bildung der leitenden Fasern macht sich das Prinzip einer gewaltigen Überschußproduktion in derselben Weise wie bei der Entwicklung der Keimzellen in den Genitalorganen geltend. Der Zoologe ZUR STRASSEN hat hier von einem „Schrotflintenprinzip" gesprochen. Um das für die Funktion brauchbare Ziel zu erreichen, werden enorm viel mehr Kugeln abgeschossen als nötig sind, damit die Chance eines Treffers möglichst gesichert wird. BIELSCHOWSKY (1917) und andere haben ausgeführt, daß der gleiche Weg zur Erreichung des Zweckmäßigen bei der Regeneration betreten, wenn auch nicht immer erreicht wird. Genese und Regeneration sind also von diesem Gesichtspunkte aus betrachtet fast wesensgleiche Vorgänge. Die hier berührte Frage ist deswegen nicht belanglos, weil es Histophysiologen gibt, welche aus den mikroskopischen Bildern schon weitgehende Schlußfolgerungen für die Mechanik psychischer Vorgänge ableiten. In ihren Betrachtungen, bei denen sie sich auf die Golgibilder fetaler Organe stützen, müssen die Kollateralen naturgemäß eine Rolle spielen. Ganz abgesehen davon, daß diese ganze Forschungsrichtung auf erkenntniskritisch anfechtbaren Voraussetzungen beruht, zeigen die geschilderten Verhältnisse, wie unsicher das Fundament für derartige Spekulationen im Bereich ihres eigenen Vorstellungskreises ist.

Die Endstrecken der Nervenfasern.

Eine gewisse Sonderstellung nehmen die Endstrecken der Nervenfasern in den Gebieten ihrer Aufsplitterungen ein. Es sind das die Stellen, wo sie an der Peripherie mit den Muskelfasern und Sinnesorganen, im Zentralorgan mit fremden Nervenzellen in Beziehung treten. Diese Endgebiete waren von jeher ein Lieblingsobjekt der histologischen Forschung, aber einigermaßen befriedigende Ergebnisse sind im Zentralorgan erst mit der GOLGIschen Chromsilberimprägnation und mit der vitalen Methylenblaufärbung zutage gefördert worden. Die neuen Silberreduktionsverfahren haben sich für gewisse Objekte als noch bessere Untersuchungsmittel erwiesen und die Befunde, welche man mit den älteren Methoden erzielt hatte, in mannigfaltiger Weise ergänzt. Die Endstrecken aller Nervenfasern besitzen das gemeinsame Kennzeichen, daß sie marklos sind. Ebenso wie in der Peripherie die motorischen und sensiblen Fasern vor ihrem Eintritt in die betreffenden Endstationen ihre Myelinhülle einbüßen, ist dies im Zentralorgan bei allen denjenigen Fasern der Fall, die sich der Oberfläche einer Ganglienzelle nähern, um die Verbindung zwischen dieser und ihrer eigenen Ursprungszelle zu vermitteln. Diese Zone der Reizübertragung ist, wie wohl kaum auseinandergesetzt zu werden braucht, auch für die Physiologie von größter Bedeutung, und einige Autoren sind geneigt, alle spezifischen Eigenschaften der grauen Substanz in die Zone des „Transferts" zu verlegen. Es wäre ein Irrtum, wenn man sagen wollte, daß das histologische Substrat der Reizübertragung in allen Gebieten der grauen Substanz des Zentralorgans mit genügender Vollständigkeit und Klarheit ermittelt ist. Es bestehen da noch große Lücken, zu denen z. B. die Glomeruli olfact., die Glomeruli cerebellosi und vor allem die Großhirnrinde gehören. Immerhin sind die Fortschritte, welche in den letzten Jahrzehnten auf diesem Gebiete gemacht worden sind, so beträchtliche, daß man mit einer völligen Klarlegung der Verhältnisse — eventuell mit verbesserten Methoden — in absehbarer Zeit rechnen kann. Morphologisch lassen sich nach Heidenhain (1911 Plasma und Zelle) zwei große Gruppen von zentralen Endfasern unterscheiden: 1. solche, die

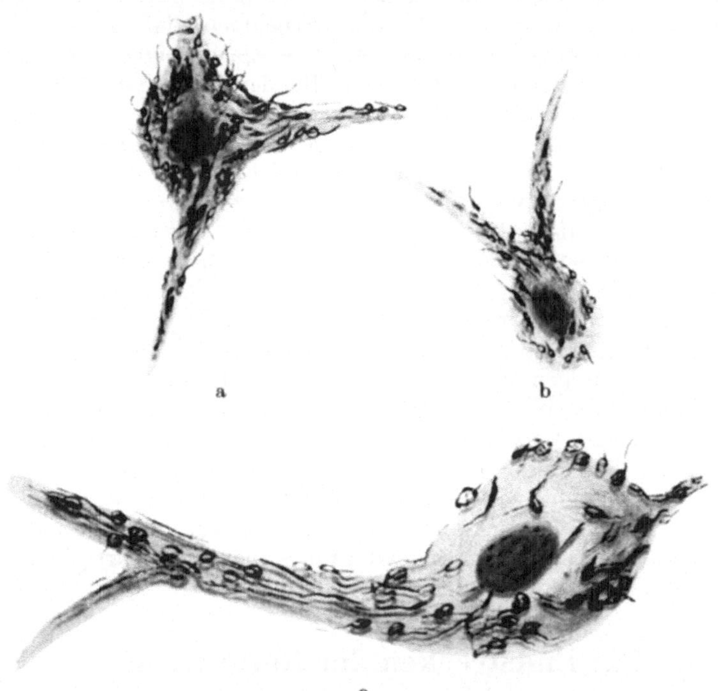

Abb. 57 a—c. Ganglienzellen aus der oberen Olive einer jungen *Katze*, bedeckt von knopf- bzw. ösenförmigen Endformationen cellulipetaler Nervenfäserchen; c bei stärkerer Okularvergrößerung.

in kleine Netzkörperchen oder Endösen auslaufen, und 2. solche, die sich, ohne Terminalkörper zu bilden, den Zellen und Dendriten anschmiegen und an ihnen längere Strecken entlang laufen. Die erste der beiden Arten ist von Held (1897 u. 1914) entdeckt und unabhängig von ihm bald darauf auch von Auerbach (1898) beschrieben worden. Held hat die an der Oberfläche der Ganglienzelle und Dendriten haftenden Gebilde als „Endfüßchen" bezeichnet. Auf Grund der Darstellung, welche Auerbach geliefert hat, gehen sie in der Literatur auch häufig unter dem Namen der „Auerbachschen Endknöpfe". Mit ihnen hat es folgende Bewandtnis. In zahlreichen Gebieten der grauen Substanz, besonders in den Vorderhörnern des Rückenmarks, in der oberen Olive und im Burdachschen Kern sieht man aus dem die Ganglienzellen umgebenden dichten Fasergeflecht zarte Fädchen hervortreten, die in mannigfaltiger Richtung der Oberfläche der Ganglienzelle zustreben und dort mit einer ösen- oder fußartigen Verbreiterung zu endigen scheinen. Oft erinnern sie an das Aussehen von Spermatozoen, wobei der Endring dem Kopfende des Samenfädchens entspricht. In Abb. 57 sind drei Zellen aus der oberen

Olive einer jungen *Katze* abgebildet, deren Oberfläche mit derartigen Gebilden bedeckt ist. Man hat hier durchaus den Eindruck, daß diese Gebilde frei endigen, und daß eine Verschmelzung mit der Substanz der Ganglienzelle nicht stattfindet. Sehr häufig sind ovale oder runde Varicositäten in den Verlauf der Endfädchen eingeschaltet, und häufig gehen von ihnen zahlreiche Seitenzweige ab, die sich mit ebensolchen Ringen und Endfüßen der Zelloberfläche anlegen. Man hat deshalb terminale Anschwellungen (CAJALS Varicosidades terminales [1903 u. folg. Jahre]) von solchen unterschieden, die in den Verlauf der Nervenfädchen ein-

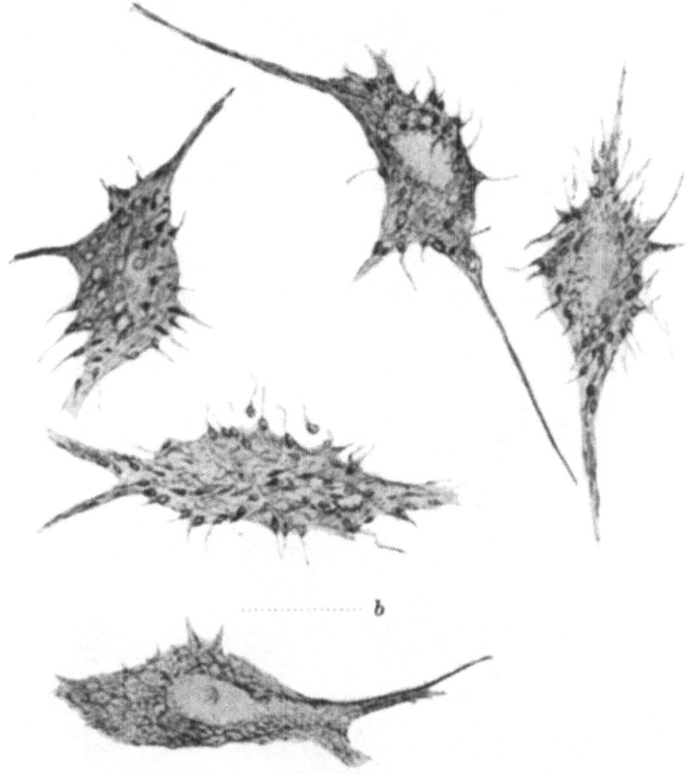

Abb. 58. Zellen aus dem Cochleariskern mit Übergang von Endreticularen in Zellfibrillen. *b* Eintritt der Endkörperfibrillen in ein superfizielles Netz.

geschaltet sind (Varicosidades de trayecto). In Abb. 58 ist eine Anzahl von Zellen aus dem ventralsten Teile des Cochleariskernes abgebildet. An ihnen sieht man zweierlei: 1. nämlich, daß die knopf- und ösenförmigen Endgebilde eine engmaschige Netzstruktur besitzen und 2. daß sie mit dem Rande bzw. mit der Oberfläche der Zelle eng verwachsen sind. Hier sind die Ganglienzellen unter dem Einfluß der Fixierungsmittel geschrumpft, aber die Endfäserchen sind mit ihrer Oberfläche in festem Zusammenhang geblieben, was man daran erkennt, daß sie den artifiziellen Schrumpfungsraum als ziemlich lange Fäden durchqueren. An der mit *b* bezeichneten Zelle sieht man auch, daß die Endkörperchen so dicht aufeinanderrücken können, daß sie einen netzartigen Überzug bilden. Außerdem hat man hier den Eindruck, daß von den Fibrillengittern dieser Endreticularen, wie man die Endfaser wegen ihres feineren Baues genannt hat, zarte Fäden mit dem intracellulären Fibrillenapparat in Verbindung treten. Ein ähnliches Bild zeigt Abb. 58, die dem DEITERSSchen Kern eines *Hundes* entnommen ist. Auch hier

ist neben der Dichtigkeit der die Zellen umschließenden Endfädchen und Terminalkörperchen die innige Verschmelzung ihrer Substanz mit derjenigen der Zelle

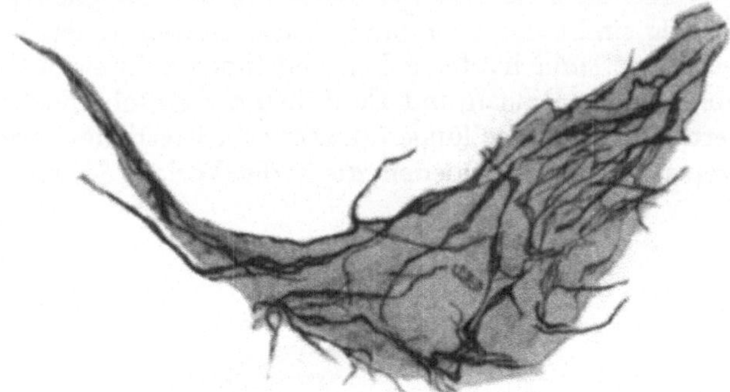

Abb. 59. Ganglienzelle aus dem lateralen Gebiet des DEITERSschen Kernes mit dichtem Geflecht von
Endfäserchen mit Terminalkörperchen.

bemerkenswert. Während in den bisher herangezogenen Beispielen die Endfasern
von zartestem Kaliber sind, sieht man an anderen Stellen des Zentralorgans,
daß sie erhebliche Verdickungen und Anschwellungen aufweisen, die den Auf-

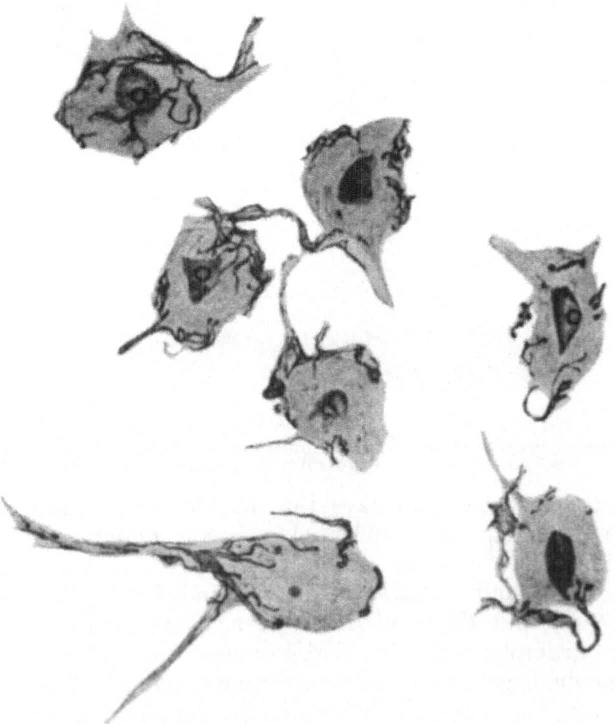

Abb. 60. Zellen aus dem ventralen Cochleariskern mit eigenartig verzweigten Endformationen an ihrer
Oberfläche.

bündelungsstrecken der Nervenfasern in den peripherischen Sinnesorganen
gleichen. Es kommen auf diese Weise ganz eigenartige Formationen zustande.
In Abb. 60 sind mehrere Zellen aus dem dorsalen Teile des Cochleariskernes ab-

gebildet, die dieses Verhalten illustrieren. Der Zelloberfläche nähern sich von allen
Seiten ziemlich dicke Achsenzylinder, die allenthalben spindelförmige und kugelige
Auftreibungen aufweisen. In ihnen ist eine deutliche fibrilläre Zeichnung erkenn-
bar. Erst von diesen Anschwellungen zweigen die letzten feinen Ausläufer ab.
An diesem Beispiel ist auch erkennbar, daß die an einer Zelloberfläche liegenden
Endformationen nicht etwa sämtlich von einer Endfaser herrühren, sondern daß
oft ganze Faserkomplexe, deren einzelne Elemente unter Umständen aus ganz
verschiedenen Quellen stammen können, an ihnen beteiligt sind.

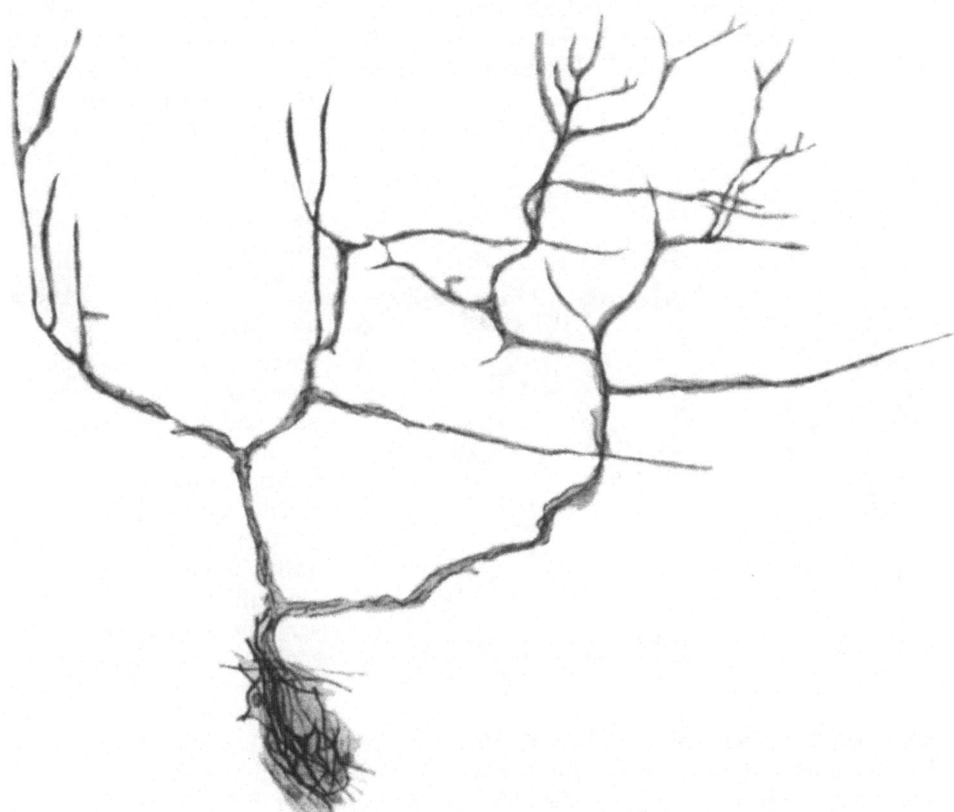

Abb. 61. Kletterfasern an den Dendriten einer PURKINJEschen Zelle vom Menschen als Paradigma
des Parallelkontaktes. Silberimprägnation.

Für die Parallelkontakte sind die Kletterfasern an den Dendriten der PUR-
KINJEschen Zellen das am häufigsten herangezogene Beispiel (vgl. Abb. 61). Sie
gehören zu den afferenten Fasern der Kleinhirnrinde und stammen wahrscheinlich aus den mittleren Kleinhirnschenkeln. Ihre Ursprungszellen würden demnach in den Inseln grauer Substanz, die zwischen die Längs- und Querfasern
des Brückenfußes eingebettet sind, zu suchen sein. RAMÓN Y CAJAL (1890) konnte
schon mit der GOLGIschen Methode ihren Verlauf genau verfolgen. Die zentripetale Stammfaser zieht an dem Körper der PURKINJEschen Zelle vorüber und
teilt sich bald in sehr zahlreiche Äste, welche sich den Dendriten anschmiegen und
sie wie plexusartige Hüllen umschließen. Abb. 61 ist einem nach der BIELSCHOW-
SKYschen Silberaldehydmethode gefärbten Schnitte entnommen. Die Stammfaser
ist hier unter den zahlreichen Fasern, die den Zellkörper korbartig umflechten,

nicht sicher zu identifizieren, aber ihre, den Dendriten folgenden Verzweigungen treten deutlich hervor und ranken sich an ihnen empor. Daher auch die Bezeichnung „Kletterfaser". Die Faserkörbe, welche die Purkinjeschen Zellen an der Oberfläche ihres Zellkörpers umschließen und wegen ihrer Anordnung häufig als Purkinjesche Körbe bezeichnet werden, gehören gleichfalls zu den Parallelkontakten (Abb. 62). Nach der alten Lehre werden sie vorwiegend von den Endkollateralen der Korbzellenaxone hergeleitet. Hier liegen aber recht komplizierte Verhältnisse vor. Aus dem relativ kleinen Körper dieser Korbzellen entspringt der Achsenzylinder als ein zartes Fädchen, das die Molekularschicht in transversaler Richtung — häufig unter Schleifenbildungen — durchzieht, um dann plötzlich zu einem breiten Bande anzuschwellen, von dem in ziemlich regelmäßigen Abständen breite, sich häufig teilende Kollateralen in die Schicht der Purkinjeschen Zellkörper absteigen, wo sie die Zellen korbartig umfassen. An ihrer Berührungsstelle mit der Zelloberfläche machen sich regelmäßig Entbündelungsphänomene bemerkbar; ihr Axoplasma nimmt an Menge zu, und die Fibrillen weichen zu plexusartigen Geflechten auseinander (Bielschowsky und Wolff 1904). Es ist nun aber sicher nicht richtig, daß alle Fasern, welche der Oberfläche der Purkinjeschen Zellkörper anliegen und sie korbartig einschließen, allein aus dieser Quelle stammen. Tatsächlich sind an den Purkinjeschen Körben Fasern ganz verschiedener Provenienz beteiligt, die sich zum Teil überkreuzen, zum Teil aber auch sicher durch Anastomosen miteinander verknüpft sind. Von der Reichhaltigkeit dieser pericellulären Faserapparate gibt Abb. 63 ein anschauliches Bild. Man sieht, daß den Körben nicht nur von oben her aus der Molekularschicht Fasern zufließen, sondern daß sich zu diesen auch solche aus der Körnerschicht (und aus dem Mark der Windungen) gesellen, die zum Teil schon die Anfangsstrecke der Purkinjeaxone umrahmen. Daß dem so sein muß, geht auch daraus hervor, daß der Faserbestand der Körbe auch dann noch ein recht beträchtlicher bleibt, wenn bei Verödungsprozessen der Molekularschicht die Korbzellen mit ihren Axonen zugrunde gehen (vgl. Abb. 64).

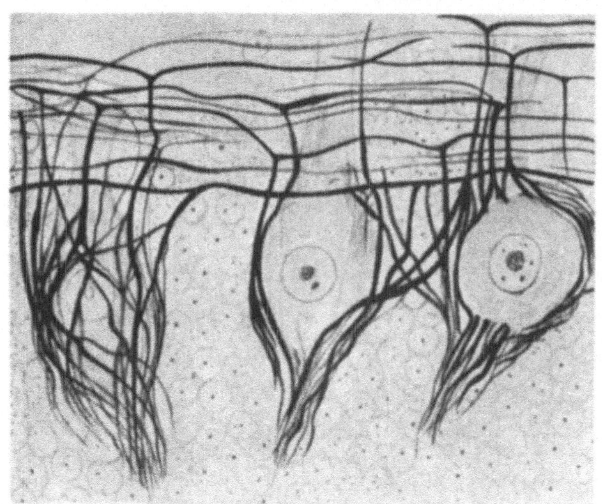

Abb. 62. Purkinjesche Zellen der Kleinhirnrinde, von Faserkörben umschlossen. Die Korbfasern gehen zum Teil aus vertikal abzweigenden Kollateralen der horizontal verlaufenden Korbzellenaxone hervor. Silberimprägnation. (Nach Ramón y Cajal.)

Eine wohl vereinzelt dastehende Form des Parallelkontaktes bieten die Zellen des in das System der lateralen Schleife eingebetteten Trapezkernes. Die hier zutage tretenden Verhältnisse dürfen ein historisches Interesse für sich in Anspruch nehmen, weil an ihnen von Held (1893) die engen Beziehungen zwischen Achsenzylinderendfläche und Ganglienzelloberfläche zuerst demonstriert worden sind. Er hat schon im Jahre 1897 mit Hilfe einer relativ einfachen Färbemethode festgestellt, daß von der Raphe her starke Nervenfasern in den Kern eindringen, die mit eigentümlichen festgefügten Faser- oder Endkörben an den Zellen endigen.

Später hat sie RAMÓN Y CAJAL (1895) mit der GOLGISchen und SEMI MEYER (1896) mit der vitalen Methylenblaufärbung zur Darstellung gebracht. Heute werden diese Endformationen in der Regel als „HELDsche Endkelche" bezeichnet. Abb. 65

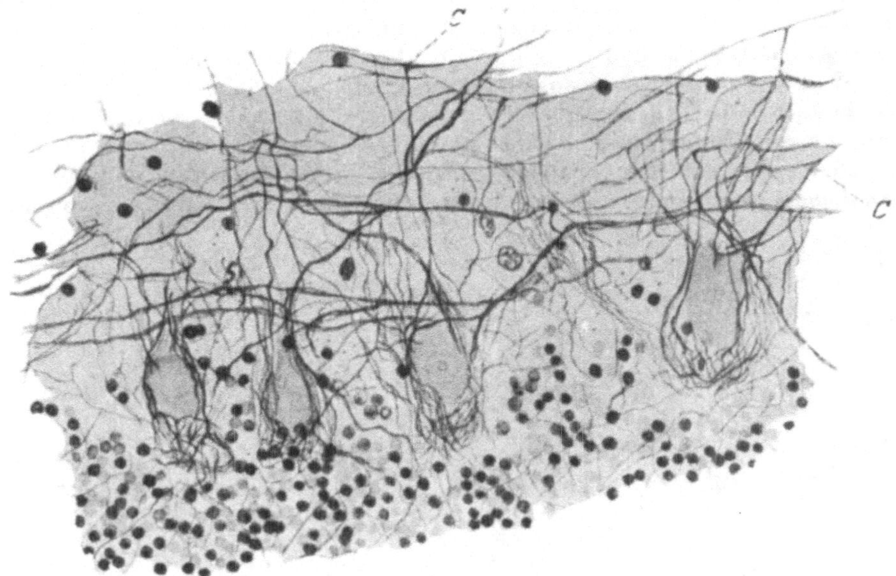

Abb. 63. Faserkörbe um die PURKINJEschen Zellen im Bilde der Silberimprägnation nach BIELSCHOWSKY. *C* Collateralen der Korbzellen.

zeigt die Kerne im Bilde der vitalen Methylenblaufärbung. Die ungewöhnlich breiten Endfasern teilen sich unmittelbar vor der zugehörigen Ganglienzelle oder auch schon in einiger Entfernung von ihr in mehrere Zweige, an denen die mehr oder minder breiten Endanschwellungen des Kelches sitzen. Die Launenhaftigkeit der Methode bringt es mit sich, daß die Ganglienzellkörper mitunter gar nicht

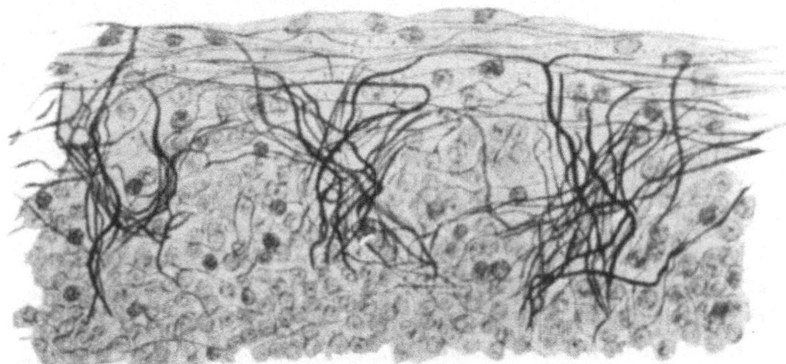

Abb. 64. „Leere" PURKINJEsche Faserkörbe nach Untergang der PURKINJEschen Zellen bei völliger Verödung der Molekularschicht des Kleinhirns. Fall von cerebellarer Heredoataxie. Silberimprägnation nach BIELSCHOWSKY.

oder nur ganz schattenhaft gefärbt sind, wodurch der Eindruck hervorgerufen wird, als ob sich zwischen den Kelchfasern ein Hohlraum befände. Aus den Bildern geht auch hervor, daß man die hier in ungewöhnlich prägnanter Weise hervortretenden Terminalverzweigungen wohl am besten mit Vogelkrallen vergleicht, welche die Zelle umfassen. Von den die PURKINJEschen Zellen umschließenden Körben unterscheiden sich diese Endfasern dadurch, daß sie sämtlich aus e i n e r

Stammfaser hervorgehen, während die Elemente der PURKINJEschen Körbe heterogener Natur sind. Beschränkt man sich bei der Betrachtung des Trapezkernes
auf die Bilder der vitalen Methylenblau- oder der Golgimethode, so wird man
keinen Anstand nehmen, in ihnen nach dem Vorgange CAJALS „eines der schönsten
Beispiele von Kontaktverbindungen" zu erblicken, das sich an den Zellen des
Zentralnervensystems findet. Dieses Objekt wird von ihm als eines der sicher-
sten Beweismittel für die Kontakttheorie gegenüber denjenigen Forschern ins
Feld geführt, welche an der Möglichkeit des Durchganges der Nervenströme quer
durch die die Nervenfasern und Zellkörper trennende Zwischensubstanz zweifeln. Bei der Untersuchung mit anderen Methoden sieht derselbe Gegenstand aber
ganz anders aus. In Abb. 66 sind zwei Zellen aus dem Trapezkern mit ihren

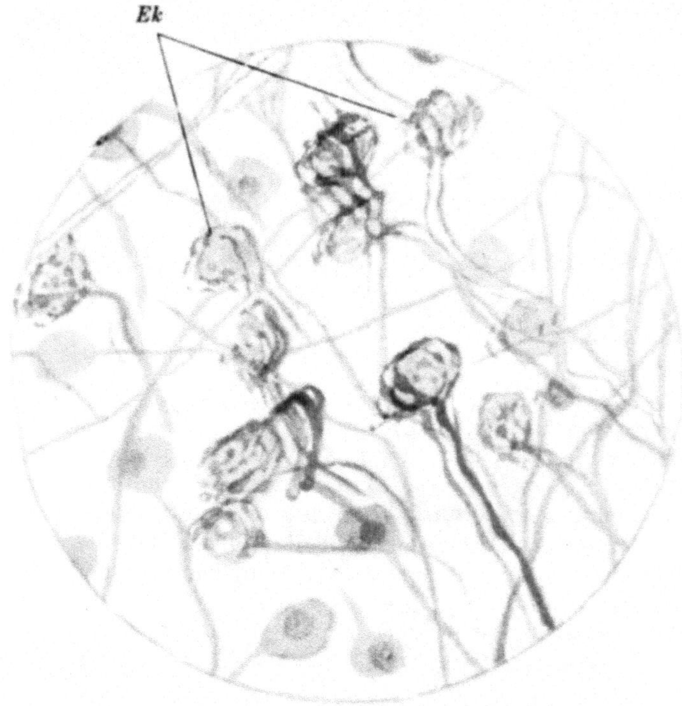

Abb. 65. HELDsche Endkelche aus dem Trapezkern des *Kaninchens*. Vitale Methylenblaufärbung.
Ek Endkelche, die den Körper von Zellen des Trapezkerns umfassen.

pericellulären Kelchen wiedergegeben, wie sie die Silberaldehydmethode zur Darstellung bringt. Während im Methylenblaupräparat nur der plasmatische Anteil
der Endfasern hervortritt, sind es hier die Fibrillen, welche die Eigenart des
Bildes bestimmen. Die mit *Kf.* bezeichnete Stammfaser des Kelches läßt bereits
eine fibrilläre Längsstreifung erkennen, und die einzelnen Fädchen weichen in
der Zelloberfläche büschelartig auseinander; sie sind mit ihr so fest verschmolzen,
daß eine optische Trennung von der oberflächlichen Lage der intracellulären Fibrillen nicht mehr möglich ist. Fast sieht es aus, als ob die Stammfaser des
Kelches der aus der Zelle entspringende Axon ist, und daß seine Fibrillen sich aus
den oberflächlich im Zellkörper verlaufenden Fibrillen sammeln. Tatsächlich
hat KÖLLIKER eine Zeitlang angenommen, daß diese dicken afferenten Fasern
aus dem Zellkörper entspringen. Der Entdecker dieser Formationen hatte
ursprünglich angenommen, daß im Zentralnervensystem des Fetus und des Neu-

geborenen hier ein einfaches Kontaktverhältnis besteht, daß sich aber mit zunehmender Reifung eine über den bloßen Kontakt hinausgehende Vereinigung zweier Neurone vollzieht, die er als „pericelluläre Concrescenz" bezeichnet. Später hat HELD (1897) dasselbe Verhältnis an den Zellen anderer Kerngebiete nachgewiesen und die Einschränkung, daß das Zusammenwachsen der Neurone erst mit der Reifung des Organs erfolgt, auf Grund seiner embryonalen Forschungen mit den Silbermethoden wohl fallen lassen.

Die komplizierteste Form des Parallelkontaktes besteht an den Zellen der Hirnrinde. Betrachtet man die graue Substanz des Cortex in einem gut gefärbten dünnen Silberpräparat, dann sieht man, daß die Zellen aller Schichten von mehr oder minder dichten Fasergeflechten umsponnen sind. Aus diesen unentwirrbaren Randgeflechten treten überall zarte Nervenfäserchen hervor, die sich der Oberfläche des Zellkörpers und seiner Dendriten anschmiegen und dabei häufig spindelförmige Auflockerungen in der Berührungszone erkennen lassen. Der Auflockerungsstreifen tritt niemals so sinnfällig wie an der Oberfläche der PURKINJE-schen Zellen hervor, aber deutlich genug, um ihn als eine Faserstrecke von besonderem Gefüge zu kennzeichnen. Auch hier verdankt er seine Entstehung einer Zunahme des Axoplasmas und einer Entbündelung der gröberen Fibrillen zu parallel verlaufenden oder plexusartig angeordneten feinsten Fädchen. In Abb. 35a und b ist eine Zelle aus der dritten Rindenschicht eines Kindes in verschiedenen Tiefen wiedergegeben. In Abb. 35b ist die Kernebene eingestellt. Hier ist der Zellkörper in seinem größten Längsdurchmesser getroffen, und man kann den Verlauf der intracellulären Fibrillen deutlich verfolgen. In der Abb. a ist die Oberfläche der Zelle eingestellt, wo man

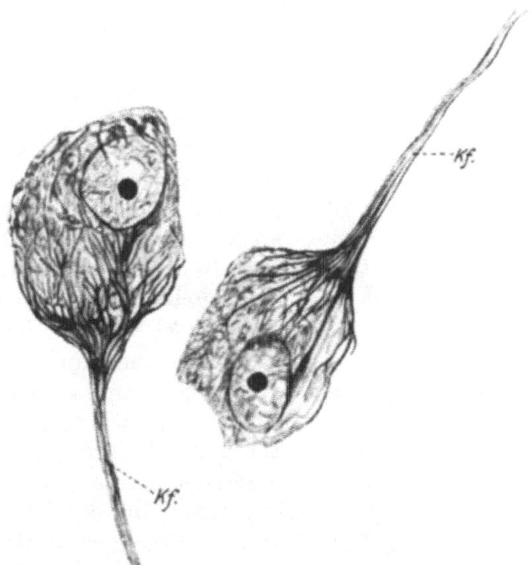

Abb. 66. Zwei Zellen aus dem Trapezkern vom neugeborenen Menschen. Die mit *Kf.* bezeichnete Kelchfaser „entbündelt" sich, und ihre Endfibrillen sind von den Fibrillen des Zellkörpers nicht zu trennen. Silberimprägnation nach BIELSCHOWSKY.

sieht, wie aus der Nachbarschaft von allen Seiten feine Fäserchen mit ihr in Kontakt treten. Auch die erwähnten Auflockerungsstreifen sind an einem Teile von ihnen angedeutet. Was die Verhältnisse hier gegenüber anderen Grisea enorm kompliziert, ist die Tatsache, daß man an keiner Faser ein scharf begrenzbares Ende findet. Alle diese Fäserchen ziehen an den Zelloberflächen vorüber, und an geeigneten Schnitten läßt sich beobachten, daß sie weiterhin mit benachbarten Zellen in ebensolche Beziehungen treten. So wird man zu der Annahme genötigt, daß ein und dieselbe Faser als afferenter Reizträger für einen mehr oder minder großen Zellkomplex in Betracht kommt. An der Grenze verschiedener Schichten kann man gelegentlich auch ein Abbiegen dieser pericellulären Fäserchen in eine benachbarte Schicht feststellen. Man hat an der Oberfläche der corticalen Pyramidenzellen auch ösenförmige Terminalgebilde beschrieben (CAJAL 1906, DOINIKOW 1908), aber diese sind so spärlich vorhanden, daß man ihnen für die Vermittlung cellulipetaler Impulse keine erhebliche Bedeutung beimessen darf.

Dabei soll nicht verschwiegen werden, daß in der Hirnrinde und auch im Striatum durch unsere besten Methoden das nähere histologische Verhältnis zwischen Zelloberfläche und Nervenfaser noch nicht genügend geklärt wird. Selbst bei der Betrachtung vorzüglich gefärbter Präparate wird man den Zweifel nicht los, daß hier das letzte verbindende Strukturelement nicht zu Gesicht gelangt. — Dieselbe Lückenhaftigkeit macht sich bei der Betrachtung der Glomeruli cerebellosi fühlbar, jener Plasmainseln in der Körnerschicht der Kleinhirnrinde, in der die aufgebündelten und verbreiterten Schlingen der Moosfasern mit den Dendriten der Körnerzellen in Beziehung treten. Man sieht zwar, wie von den Schlingen feine Ästchen abzweigen und mit ösenförmigen Terminalkörperchen endigen, ob sie aber die Dendriten der Körnerzellen direkt berühren, oder ob hier irgendeine nicht näher analysierbare Substanz zwischengeschaltet ist, entzieht sich noch unserer sicheren Erkenntnis.

Zwischen den Knopf- und Parallelkontakten gibt es Zwischenformen. Zu ihnen gehören die Zellen des Globus pallidus, deren lange Dendriten häufig von dichten Bündeln zarter Endfäserchen umsponnen werden (Abb. 67). Diese Fäserchen enden als typische Endreticularen zum Teil an den Dendriten selbst oder am kerntragenden Teil der Zelle. — Die Histologie der zentralen Endformationen birgt zwei Probleme, welche lange diskutiert worden sind, und die auch noch heute die Forschung beschäftigen. Die Fragestellung ist schon von HELD (1897) lange vor der Einführung der Fibrillenmethoden scharf formuliert worden. Es ist zu ergründen, wie die Fasern der die Zellen umschließenden Geflechte und Korbformationen sich zueinander verhalten, ob sie getrennt voneinander verlaufen oder netzartig miteinander verwachsen sind, und zweitens, wie die Elemente der pericellulären Endgebilde zu denjenigen der eingeschlossenen Zelle liegen. Was die erste Frage anlangt, so hat HELD die Ansicht vertreten, daß die feinsten terminalen Zweige der Endbäumchen auf der Zelloberfläche ein echtes engmaschiges Netz bilden. Dieses Netz darf nicht mit dem gliogenen Golginetz verwechselt werden, von dem es substantiell und durch seine Lage durchaus verschieden ist. Die Knotenpunkte des einen liegen in den Maschen des anderen. Gegen diese Auffassung haben sich die Vertreter der Neuronenlehre mit großer Entschiedenheit ausgesprochen. HEIDENHAIN (1911) meint, daß die Annahme von geschlossenen nervösen Netzstrukturen etwas physiologisch Undenkbares sei, weil durch sie unendliche Verbindungsmöglichkeiten geschaffen würden, mit denen die Irreziprozität der Leitung unvereinbar sei. Physiologische Unmöglichkeiten würden aber kein Argument gegen histologische Tatsachen bilden. Die Erfahrung hat gelehrt, daß auch das physiologische Kausalitätsbedürfnis auf recht verschiedenen Wegen befriedigt werden kann. — HEIDENHAIN gibt übrigens selbst zu, daß die Frage am histologischen Objekt nur sehr schwer in einer definitiven, absolut genauen Weise zu entscheiden sei, weil man im gegebenen Falle Plexusbildungen und Netze oft nur schwer auseinanderhalten könne. Das Vorkommen schlingenförmiger Übergänge innerhalb der Verzweigungen eines und desselben Fäserchens gibt er selbst zu, und an der Oberfläche der PURKINJE-

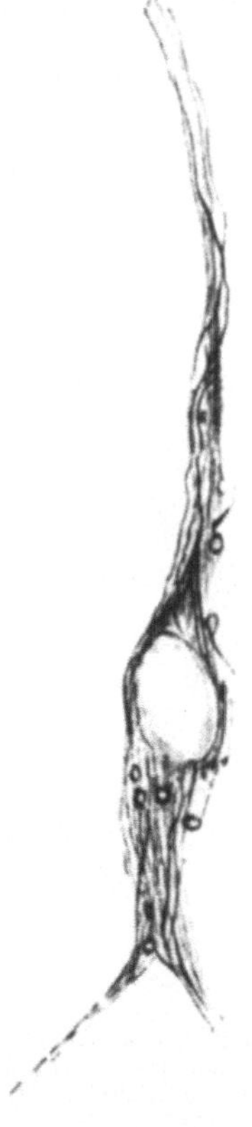

Abb. 67. Zelle aus dem Globus pallidus. Die Dendriten und der Zellkörper sind von langen Endfäden umwickelt, die in ösenartige Gebilde auslaufen. Silberimprägnation nach BIELSCHOWSKY.

schen Zellen konnten BIELSCHOWSKY und WOLFF (1904) einen Fibrillenaustausch zwischen benachbarten Korbfasern zweifellos feststellen; ob derartige Befunde aber die Existenz eines Netzes beweisen, kann mit Recht angezweifelt werden. Das letzte Wort in dieser Frage ist noch nicht gesprochen, und man darf nie vergessen, daß unsere Vorstellungen vollkommen vom jeweiligen Stande der Technik abhängig sind. Es ist sehr wohl denkbar, daß verfeinerte Methoden uns eine noch viel engere Verbindung der Terminalfasern untereinander aufweisen werden, als es unsere Silbermethoden tun, die auf diesem Gebiete gegenwärtig das Beste leisten. Schon die Tatsache, daß gerade an den gelungensten Präparaten die knopfförmigen Reticularen so dicht aufeinanderrücken können, daß sie zu einer fast geschlossenen Netzmembran vereinigt erscheinen, rechtfertigt die Annahme, daß das Ende des optisch Darstellbaren noch nicht erreicht ist.

Ähnlich liegen die Dinge hinsichtlich der Verbindungsweise von Achsenzylinderendfläche und Cytoplasma. Während eine Gruppe von Forschern mit HELD (1906—1909) an der Spitze sich für das Vorhandensein kontinuierlicher Brücken ausgesprochen hat, wird von anderen, die sich auf die Autorität RAMÓN Y CAJALS stützen können, ein reines Kontaktverhältnis angenommen. CAJAL, HEIDENHAIN und andere haben von kontinuierlichen Zusammenhängen an den fraglichen Stellen nie etwas gesehen und führen die gegenteilige Anschauung auf Beobachtungsfehler oder auf Täuschungen durch Kunstprodukte zurück. HEIDENHAIN (1911) meint, daß der ganze komplizierte terminale Apparat der afferenten Fasern vollständig überflüssig wäre, wenn eine Kontinuität existierte. Das Vorkommen verschiedenartiger Einrichtungen an der Grenze der interneuronalen Zusammenhänge weise darauf hin, daß diese Apparate spezifischer Natur sind und der Differenzierung der übertretenden Erregungen dienen. Das Geltendmachen dieser physiologischen Gesichtspunkte besitzt für die uns hier beschäftigende Frage ebensowenig Beweiskraft wie für die Existenz bzw. Nichtexistenz der terminalen Netze. Übrigens nimmt CAJAL (1909) selbst zwischen den Endflächen der afferenten Fasern und der innervierten Zelloberfläche eine plasmatische Kittsubstanz (Ciment unitif) an, und HEIDENHAIN neigt zu der Auffassung, daß zwischen beiden Teilen mehr als eine bloße Berührung, nämlich eine innige Adhäsion oder Verlötung statthat, jedoch ohne Verschmelzung und Vermischung der Substanz. Wie aber das eine ohne das andere an den weichen Plasmastrukturen der in Betracht kommenden Gewebsbestandteile möglich sein soll, ist nicht recht vorstellbar.

Von neueren Arbeiten über diesen Gegenstand ist besonders eine Arbeit von PHILIPP STÖHR jr. (1923) zu erwähnen, in der die näheren Beziehungen der PURKINJEschen Zellen zu den sie umflechtenden Korbfasern erörtert werden. Er meint, die von BIELSCHOWSKY vertretene Anschauung über die kontinuierliche Verbindung der Neurone sei richtig, und die gegenteilige Meinung deshalb anfechtbar, weil die Methoden von GOLGI, CAJAL und SCHULTZE gerade in diesem Punkt an der Grenze ihrer Leistungsfähigkeit angelangt sind. Mit Hilfe der Röntgenphotographie könne man sehr gut erkennen, wie von dem feinsten innersten Korbgeflecht feinste Ästchen abzweigen und direkt in das Cytoplasma der Zelle eindringen. Sie lassen sich eine kleine Strecke weit ins Zellinnere verfolgen, wie es vorher schon OUDENDAL (1912), ein Schüler BOEKES, angegeben hatte. Die Ansicht HEIDENHAINs, daß die neurofibrilläre Kontinuität mit den physiologischen Vorstellungen unvereinbar sei, falle damit in sich selbst zusammen. Aus dieser Darstellung geht hervor, daß der histologische Tatbestand der Diskussion noch nicht entrückt ist, und daß die definitive Klärung der Zukunft vorbehalten bleibt. Übrigens ist heute die Diskussion über diese mikromorphologischen Streitfragen fast interesselos geworden. Das Problem der Reizübertragung ist ganz in den Bereich der physikalisch-chemischen Betrachtung gerückt. Die Oberfläche der Ganglienzelle ist im physikalischen Sinne als semipermeable Membran anzusehen, vor und hinter welcher Potentialdifferenzen bestehen, von deren Wirksamkeit ihr funktionelles Verhalten beherrscht wird. Ob die Endflächen der afferenten Fasern mit der Zelloberfläche mehr oder weniger fest zusammenhängen, ist dabei ziemlich gleichgültig; im wesentlichen kommt es auf feine chemische und physikalische Unterschiede zwischen beiden an, über die kein mikroskopisches Bild Auskunft gibt. So sind, wie Klarfeld (1925) treffend bemerkt, die früher recht lebhaften Auseinandersetzungen über diesen Gegenstand in den letzten Jahren beinahe verstummt.

D. Übersicht über den gegenwärtigen Stand der Neuronenlehre und die gegen sie erhobenen Einwände.

Von

MAX BIELSCHOWSKY
Berlin.

Mit 4 Abbildungen.

Nachdem die histologischen Eigenschaften der Ganglienzelle und ihrer Fortsätze klargelegt sind, bleibt zu erörtern, wie weit das von WALDEYER (1891) formulierte Grundgesetz der Neuronenlehre von ihren Anhängern später modifiziert worden ist, und welche Einwände gegen die Gültigkeit des neuronalen Bauplanes erhoben wurden. In der richtigen Erkenntnis, daß die Neuronenlehre ein auf dem Boden histologischer und embryonaler Beobachtungen errichtetes Lehrgebäude ist, hat sich WALDEYER darauf beschränkt, das Nervensystem als einen Komplex zahlreicher anatomisch und genetisch nicht zusammenhängender Einheiten zu definieren. Diese Definition war damit begründet, daß die Achsenzylinder sämtlicher Nervenfasern, sowohl im reifen wie im embryonalen Nervensystem auf Grund der von der damaligen Technik gelieferten Bilder als direkte Zellausläufer angesehen werden mußten. Ein Zusammenschluß der Axone zu einem nervösen Netzwerk, wie es noch GOLGI vorgeschwebt hatte, war nirgends nachweisbar. Für alle Nervenfasern wurde die freie Endigungsweise ohne Anastomosenbildung postuliert. In diesen Leitsätzen WALDEYERS von der cellulären Einheit ist bereits die Kontakttheorie enthalten, obgleich diese nicht als unbedingte Konsequenz aus ihr hervorgeht. WALDEYER selbst sah in der Kontaktvorstellung noch keinen wesentlichen Punkt der Neuronenlehre, denn er gibt zu, daß Nervenfasernetze in der grauen Substanz, wie sie GOLGI angenommen hatte, mit seiner Auffassung von den Nerveneinheiten, wenn auch mit einigen Modifikationen, in Einklang gebracht werden können. In der späteren Entwicklung der Lehre ist aber aus der Kontakttheorie ein Kardinalpunkt geworden. Weiterhin hat die Lehre noch eine andere Beigabe erhalten, welche unter dem Namen des Gesetzes der dynamischen Polarisation bekannt geworden ist. Auf das Erzwungene in der Deutung der ihm zugrunde liegenden Befunde ist bereits hingewiesen worden. Zu den integrierenden Bestandteilen der Lehre gehört es sicher nicht, obgleich einzelne Autoren, wie VAN GEHUCHTEN (1904, 1905), anderer Meinung gewesen sind. Wir brauchen uns hier, wo nur die wesentlichsten Gesichtspunkte berührt werden können, nicht mehr mit ihm zu beschäftigen. Aus der Umkehrung der positiven Formel, daß jedes Neuron morphologisch einer einzigen Zelle entspricht und genetisch aus der Entfaltung einer einzigen Embryonalzelle hervorgeht, wurde dann der wichtige Leitsatz abstrahiert, daß es innerhalb des Nervensystems außer den Neuronen keinerlei Formelemente gibt, die als Träger nervöser Funktionen in Betracht kommen. Alle nervöse Substanz ist lediglich in der Summe der Neurone enthalten. Diese Fassung gibt dem Kern der Lehre den prägnantesten Ausdruck. Ihr Schicksal hängt davon ab, ob die jeweiligen Ergebnisse der histologischen Forschung sich dem Inhalt dieses Satzes zwanglos einordnen lassen oder nicht.

Man hat dann das Neuron als eine trophische Einheit bezeichnet, wobei man von der Erfahrungstatsache ausging, daß bei Kontinuitätstrennungen einer Nervenfaser die von der Zelle abgetrennte Strecke der Degeneration anheimfällt.

Schließlich hat man dem Neuron auch das Attribut der funktionellen Einheit zuerteilt. Mit dieser Formel war aber, wie Heidenhain (1911) mit Recht sagt, kaum etwas anzufangen, und keiner der Autoren, welche die funktionelle Einheit als wesentliche Eigenschaft des Neurons hervorgehoben haben, konnte eine klare Definition des Begriffes geben. Für Zelle und Faser hat man ja immer verschiedene Funktionen angenommen, und deshalb hat ihre Zusammenfassung zu einer Einheit keinen rechten Sinn. Wenn die These überhaupt einen Inhalt haben soll, so kann sie nur auf einen Unterschied eines Neurons gegenüber den benachbarten Anschlußneuronen hinweisen. Aber auch diese Interpretation ist deshalb höchst anfechtbar, weil das Einzelneuron für sich zur Ausübung einer spezifischen Funktion vollkommen untauglich ist. Nervöse Leistungen kommen immer erst zustande, wenn zahlreiche Neurone miteinander arbeiten und aufeinander einwirken. Wird das einzelne Neuron aus der Kette herausgelöst, dann kommt es für die Funktion nicht mehr in Betracht. Man tut gut daran, den immer wiederkehrenden Begriff der funktionellen Einheit fallen zu lassen. So stehen also nur die anatomische, die genetische und die trophische Einheit zur Diskussion. Jede von ihnen ist angefochten worden, und wir haben die Argumente zu prüfen, welche die Gegner geltend gemacht haben.

Wie steht es zunächst mit der anatomischen Einheit? Schon zu der Zeit, als der Siegeslauf der Neuronenlehre begann, waren gewisse Tatsachen bekannt, welche sich dem Schema nicht einfügen ließen. Sie betrafen vornehmlich die phylogenetisch am tiefsten stehenden Nervensysteme der *Wirbellosen*, an deren Ganglienzellen eine exakte Trennung der Fortsätze in Axone und Dendriten nicht überall durchführbar ist. Diese gleichgearteten Ausläufer können zu echten Netzen verbunden sein. Durch die Forschungen von Bethe (1903), Smith, Max Wolff (1903) und anderer kann das Vorkommen derartiger grober Anastomosen als sichergestellt gelten. Besonders Bethe darf das Verdienst für sich in Anspruch nehmen, auf die Existenz solcher Netze am Umbrellarande der *Cölenteraten* hingewiesen zu haben. Er betont, daß sie auch bei denjenigen Arten, die bereits ein zentralisiertes Nervensystem besitzen, noch in der Peripherie des Tierkörpers vorhanden sind, und daß sie bei den *Vertebraten* in der Wandung der Blutgefäße und des Herzens eine Rolle spielen. · In der Retina sind von Dogiel und Bielschowsky Netze beschrieben worden, welche aus der Vereinigung der Dendriten bestimmter Zelltypen hervorgehen, und in denen ein Austausch von Fibrillen zustande kommt. Für Dogiel bildet die Tatsache, daß dieselbe Fibrille ein Bestandteil mehrerer Zellen sein kann, einen wichtigen Einwand gegen die anatomische Einheit des Neurons. In neuerer Zeit haben O. Schultze (1905) und Philipp Stöhr jr. (1923) behauptet, daß auch im Zentralnervensystem der *Vertebraten* netzartige Strukturen durch Anastomosen der Dendriten zustande kommen. Sie wollen das an den Purkinjeschen Zellen beobachtet haben. Stöhr meint, aus seinen, nach dem Silberverfahren von O. Schultze gefärbten Präparaten lasse sich mit Sicherheit erweisen, daß es keine freien Enden an den Dendriten der Purkinjeschen Zellen gibt, sondern daß sie untereinander ein allseitig geschlossenes Netzwerk von ganz wunderbarer Regelmäßigkeit bilden. Ob die Cytoplasmafortsätze jeder einzelnen Zelle mit ihren feinsten Ausläufern unter sich verwachsen sind, läßt er dahingestellt. Für sicher hält er aber die Tatsache, daß von den seitlichen

Dendriten kontinuierliche Substanzbrücken zu denjenigen der Nachbarzelle führen. „Wir haben hier den syncytialen Zellverband vor uns, der nur als Ganzes Arbeit leistet, seinen Einheiten, aus denen er sich zusammensetzt, ihren individuellen Zellcharakter völlig nimmt und sie zu kernhaltigen Territorien herabsetzt." Daß Anastomosen zwischen den feinsten Ausläufern an den PURKINJE-schen Zellen vorkommen, haben schon BIELSCHOWSKY und WOLFF (1904) gesehen und abgebildet. Es heißt aber über das Ziel hinausschießen, wenn man aus diesem Befunde so weitgehende Schlußfolgerungen zieht, wie es STÖHR getan hat. Derartige Anastomosen zwischen den Dendriten sind gar nicht selten und finden

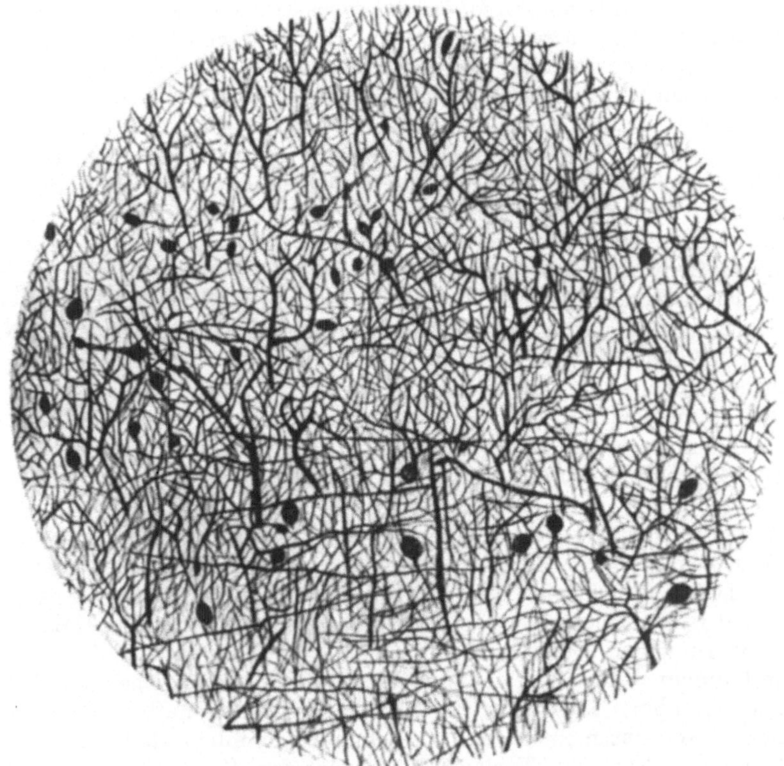

Abb. 68. Menschliche Kleinhirnrinde. Molekularschicht. Unentwirrbares Geflecht von Cytoplasmafortsätzen und Axonen. Silberimprägnation nach BIELSCHOWSKY.

sich in allen Grisea. Schon KÖLLIKER hat sie mehrfach beobachtet. Hier handelt es sich wohl nur um histologische Mißbildungen, die letzten Endes auf eine unvollkommene Zellteilung zurückzuführen sind, also um Entwicklungsstörungen, die man für den Grundriß des normalen Bauplanes nicht in Anspruch nehmen darf. Wie schwer übrigens die Orientierung in einer mit den modernen Silbermethoden gut ausgefärbten Kleinhirnrinde ist, soll Abb. 68 zeigen, die die Molekularschicht eines zehnjährigen Kindes zeigt. In diesem Labyrinth von Dendritenausläufern, Kletterfasern, Korbzellen und Korbzellenausläufern ist eine sichere Identifikation der feinsten Elemente fast unmöglich. Aus diesem Grunde wird man auch den Befunden von STÖHR (l. c.) keine entscheidende Beweiskraft gegen die Lehre von der anatomischen Einheit der Neurone beimessen können.

Eine Modifikation müßte das Dogma von dieser Einheit erfahren, wenn sich die von HELD und anderen beobachteten Substanzbrücken zwischen den Achsenzylinderendflächen und dem Ektoplasma der Ganglienzellen als eine gesetzmäßige Einrichtung im Zentralnervensystem erweisen sollten. Denn damit wäre für diese Stellen die Kontinuität der nervösen Substanz dargetan. Aber abgesehen davon, daß mit Cajal eine große Zahl angesehener Forscher derartige Verbindungen in Abrede stellt, darf man nicht verkennen, daß die Kontaktvorstellung keinen integrierenden Bestandteil der Lehre bildet. Selbst für diejenigen, welche die Kontakttheorie als überwunden betrachten, ist deshalb die Neuronenlehre noch lange nicht erledigt, denn sie ist ja nichts weiter als ein modifizierter Teil der allgemeinen Zellenlehre, deren Inhalt durch den Nachweis von Intercellularbrücken nicht in Frage gestellt wird. Es berührt nur sonderbar, daß heute, wo Intercellularbrücken bereits in so vielen Gewebsarten festgestellt worden sind, man sich gerade in der Histologie des Nervensystems vielfach noch mit solcher Energie gegen ihre Annahme sträubt. An dieser Stelle wäre auch auf die ganz hervorragenden Arbeiten Boekes (seit 1910) über die Innervation peripherischer Organe hinzuweisen. Der holländische Histologe hat den exakten Nachweis geführt, daß in der Peripherie die Nervenfasern in das Cytoplasma ganz verschiedenartiger Zellelemente eindringen und sich hier in so inniger Verbindung mit ihm befinden, daß sie ganz und gar wie ein Bestandteil ihres Cytoplasmas erscheinen. Derartige Befunde müssen das Vorkommen kontinuierlicher Verbindungen im Zentralnervensystem fast zu einem selbstverständlichen Postulat machen, selbst wenn sie bisher noch nicht darstellbar gewesen wären. Aber dieser Punkt berührt nur die Frage der anatomischen Einheit. Durch den Nachweis derartiger Brücken wird die Neuronenlehre nicht erschüttert. Sie kann auch ohne das anatomische und genetische Einheitsdogma bestehen. Sie wird erst dann hinfällig, wenn die Existenz nervöser Strukturen nachgewiesen werden kann, die weder Zelle noch Zelläusläufer sind. Strukturen dieser Art haben nun aber Apathy (1897), Bethe (1900) und Nissl (1903) als wesentlichen Bestandteil des Nervensystems angenommen und beschrieben. Wäre die Darstellung ihrer Befunde bzw. die Deutung, die sie ihnen geben, einwandfrei, dann erst wäre die Axt an die Wurzel der Lehre gelegt. Das Hauptergebnis der Untersuchungen Apathys bestand darin, daß er in den Neurofibrillen das einzige nervöse Gewebselement entdeckt zu haben glaubte, das kontinuierlich von den Ganglienknoten zur Peripherie und umgekehrt verfolgbar ist. Sie allein sind deshalb für ihn das leitende Element. Diese Feststellung war mit den Anschauungen der Neuronisten noch gut vereinbar. Aber seine Fibrillen haben Eigenschaften, welche sich dem Schema des Neurons nicht fügen. Er behauptet nämlich, daß eine und dieselbe Fibrille nicht selten den Verlauf durch mehrere Ganglienzellen nimmt, und — was viel wichtiger ist — daß sie in der zentralen Punktsubstanz der Ganglienknoten, im Neuropil, eine eigenartige „Umlagerung" erfährt. Hier soll sie, wie bereits erwähnt wurde, in ein engmaschiges Gitter übergehen, das nicht den mindesten Zusammenhang mit der plasmatischen Substanz der Ganglienzellen besitzt und eine von ihnen vollkommen emanzipierte Gewebsmasse bilde. Die Umlagerung geschieht in der Weise, daß die gröberen Primitivfibrillen eine Längsspaltung erfahren, wobei ihre auseinanderweichenden Elementarbestandteile (Neurotagmen) durch zahlreiche Anastomosen miteinander in Verbindung treten. Die Gitter, die auf diese Weise entstehen, bilden auch physiologisch relativ selbständige Gewebsareale, welche receptorische Fasern aufnehmen und effektorische aus sich hervorgehen lassen. Hier können demnach Reflexvorgänge, also exquisit zentrale Leistungen, unter Umgehung der Nervenzelle zustande kommen. In dem Schema (Abb. 69) ist der Bauplan des Nervensystems, wie ihn Apathy sich vorstellt, an einem Querschnitt durch das Ganglion einer *Hirudinee* schematisch wiedergegeben. Man sieht, daß die aus dem Stammfortsatz der Ganglienzelle austretenden Fibrillen zum Teil in das Netz der zentralen Gangliensubstanz einmünden, und daß mit diesem Netz Fibrillen peripherischer Nerven in direkter Verbindung stehen. Daß derartige Vorstellungen dem Neuronenschema stracks

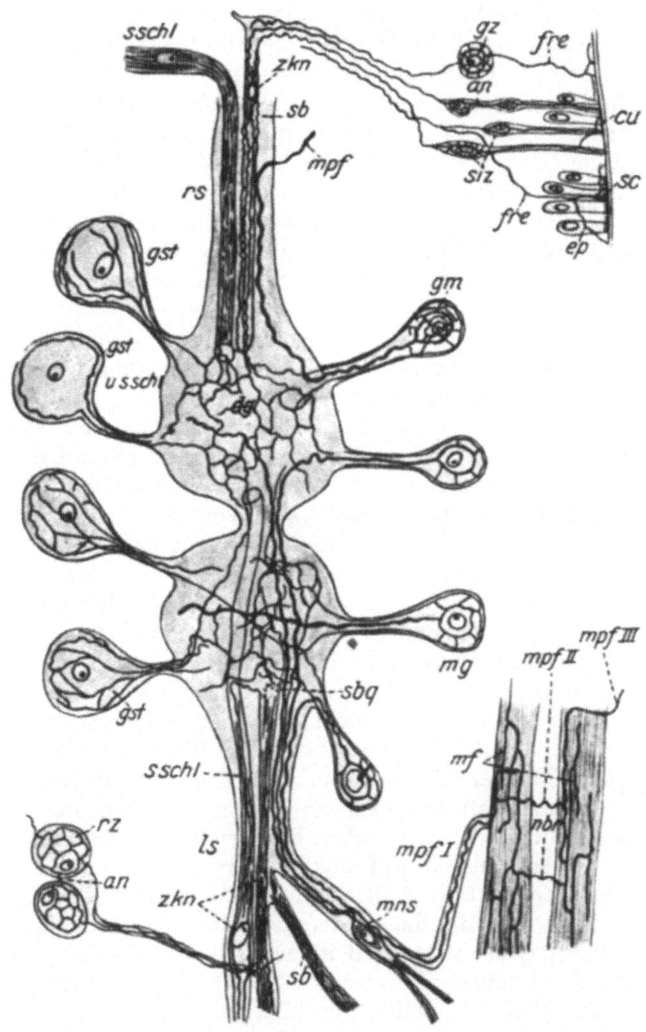

Abb. 69. Transversalschnitt eines Ganglions von *Hirudo* mit seinen Verbindungen nach Apathy (1897). *rs* und *ls* rechte und linke Seite; *cu* Cuticula; *sc* Subcuticularschicht; *dg* diffuses Gitter; *ep* Epithelzelle; *siz* Sinnesganglienzelle; *gz* subkutane Ganglienzelle; *fre* freie Endigungen; *sb* sensorisches Bündel oder Kabel sensibler Axonen; *zkn* Scheidenkern; *s schl* sensorischer Schlauch; *gst* und *gm* „Ganglienzellen" (Pyrenophoren), die ersteren angeblich sensorisch, die letzteren motorisch; *mg* motorische Ganglienzellen; *rz* Retinazelle; *an* neurofibrilläre Anastomose; *mns* motorische Faser (Kabel) mit Scheidenkern; *mf* Muskelfasern; *nbr* leitende Brücken zwischen Muskelfasern; *mpf* motorische „Primitivfibrillen"; *us schl* Stelle, wo ein sensorischer Schlauch, *sbq* Stelle, wo ein sensorisches Bündel in der zentralen Fasermasse in eine longitudinale Richtung umbiegt. Das Innere der Ganglien zeigt ein kontinuierliches neurofibrilläres Netz (Elementargitter nach Apathy). (Aus Verworn 1900 und Heidenhain 1911.)

entgegenlaufen, bedarf keiner Auseinandersetzung, denn die Neuronenlehre kennt ja keine andere nervöse Substanz als Zellen und Zellausläufer.

Den histologischen Anschauungen Apathys hat später Bethe durch seinen bekannten Fundamentalversuch am *Carcinus Maenas* eine physiologische Stütze verliehen. Bethe gelang es in mehreren Fällen, dasjenige Ganglion, welches die Innervation der zweiten Antenne dieses *Krebses* versorgt, von den übrigen

Ganglien zu trennen und durch eine überaus subtile Schnittführung seiner Ganglienzellkörper vollkommen zu berauben. Nach der Operation bleibt von dem Ganglion nur die zentrale Fasermasse, das Neuropil, übrig nebst den in ihm enthaltenen Verzweigungen der motorischen und sensiblen Fasern, welche mit der Muskulatur und dem Integument dieser Antenne in Verbindung stehen. Bei den operierten Tieren behielt die Antenne trotz der (nachher mikroskopisch kontrollierten) Entfernung aller Ganglienzellkörper ihre normale Haltung (Tonus) und Reflexerregbarkeit. Erst 2—3 Tage nach der Operation trat eine Parese bzw. eine Lähmung der Bewegungen ein. Mit diesem Experiment glaubte Bethe den Beweis dafür erbracht zu haben, daß die Ganglienzellen für das Zustandekommen zentraler Funktionen, unter denen die Reflexübertragungen einen wesentlichen Teil bilden, entbehrt werden können. Bethe hat dann auf Grund von Forschungen mit eigenen Methoden der Apathyschen Grundanschauung, daß die spezifisch nervöse Substanz nicht von Zellindividuen, sondern von den Fibrillen gebildet wird, für das Nervensystem der *Wirbeltiere* Geltung zu schaffen versucht. Aus dem Verhalten der Achsenzylinder an markhaltigen Nervenfasern, an der Übergangsstelle zum Ursprungshügel und in den Ranvierschen Schnürringen glaubte er entnehmen zu können, daß die Fibrillen von der plasmatischen Grundsubstanz der Ganglienzelle und des Axons unabhängige Gebilde sind, deren Existenz an keine Zellgrenze gebunden ist. Den Eckpfeiler seiner Lehre bilden die bereits erwähnten Golginetze. In die Knotenpunkte dieser pericellulären Netze lassen sich von der einen Seite die Fibrillen der Ganglienzelle, von der anderen Seite diejenigen der axonalen Endstrecken verfolgen. In ihnen werden sie kontinuierlich miteinander verschmolzen. So sind die Golginetze nichts anderes als ein auf die Oberflächen der Ganglienzellen ausgebreitetes Neuropil. An einzelnen Stellen der Zentralorgane, wie zum Beispiel im Rindengrau, tritt der Neuropilcharakter dieser Netze dadurch besonders scharf hervor, daß sie sich von den Zelloberflächen entfernen und dann dreidimensionale Gitter bilden, welche möglicherweise dem hypothetischen „Grau" Nissls entsprechen, von dem sogleich noch die Rede sein wird.

Ihren schärfsten Gegner hat die Neuronenlehre dann in Nissl (1903) gefunden, dem zu ihrer Bekämpfung neben einer glänzenden Dialektik das Rüstzeug einer ganz ungewöhnlichen histologischen Erfahrung zu Gebote stand. Er stützt sich bei seiner Kritik vielfach auf das positive Beweismaterial, das Apathy und Bethe gesammelt hatten. Außerdem betritt er den Weg einer geistvollen indirekten Beweisführung, die ihn zu dem Resultat führt, daß es in der grauen Substanz des Nervensystems, speziell in der Hirnrinde, einen besonderen nervösen Gewebsteil geben müsse, der weder Zelle noch Zellausläufer sei. Die älteren Histologen hätten außer den Zellen, die man in jeder grauen Substanz findet, eine zwischen ihnen gelegene Gewebsmasse beschrieben, in die sie, ganz im Einklang mit unseren heutigen Erfahrungen, Dendriten, feine Markfasern, Achsenzylinder und die Stützelemente samt den Gefäßen verlegten. Aber damit war der Raum für sie noch nicht ausgefüllt; es blieb da noch etwas übrig, was sie als körnig-fädige Grundsubstanz bezeichneten. Einige der älteren Autoren deuteten diesen Bestandteil des Graues nur als Stützsubstanz, während andere für seine nervöse Natur plädierten. Seit der Einführung der Golgischen Methode sei von dieser Grundsubstanz nicht mehr die Rede. Das kritiklose Vertrauen zu den Bildern einer Methode, die man gar nicht als eine histologische ansehen dürfe, habe zu der Anschauung geführt, daß es nichts anderes „Nervöses" geben könne als das, was eben diese Methode zur Darstellung brachte, und das sind die Zellen mit ihren Dendriten und Axonen. Das wichtigste Substrat der Betrachtungen Nissls bildet die Rinde der Großhirnhemisphären, zu deren besten Kennern er immer gerechnet werden wird. Er teilt sie in zweckmäßiger Weise in drei Teile ein: in das Rindenweiß, in das Rindengrau und das Rindendach. Das letztere bildet die oberflächlichste ganglienzellfreie Schicht; sie fällt mit der Lamina zonalis BRODMANNS u. a. zusammen. Das Rindengrau beginnt an der unteren Grenze des Daches und erstreckt sich annähernd bis zum äußersten Ende der radiär eintretenden Markstrahlen; es umfaßt die Schicht der kleinen und großen Pyramiden (die zweite und dritte Schicht im Schema BRODMANNS [1903 u. 1906]) und an gewissen Stellen auch noch Teile der inneren Körnerschicht. Den nach dem Markkegel hin sich erstreckenden Rest der Rinde, in dem die einstrahlenden Markfasern und die interradiären Markfasergeflechte räumlich gegenüber den anderen Elementen überwiegen, bezeichnet er als Rindenweiß. Das Rindendach besitzt in physiologischer Hinsicht nur geringe Bedeutung. Gewisse gesetzmäßig wiederkehrende architektonische Eigentümlichkeiten im Bau von Rindengrau und Rindenweiß deuten darauf hin, daß dem ersteren die höheren funktionellen Leistungen beizumessen sind. Sein Hauptargument für diese These besteht darin, daß die Verschmälerung, welche der Rindensaum überall in der Tiefe der Furchen erfährt, im wesentlichen auf einer Raumverminderung des Rindenweißes beruht. Vergleicht man nun identische Rindenpunkte verschiedener Tiere miteinander, so sieht man, daß in der Rinde derjenige Raum, welcher der unbekannten Grundsubstanz vindiziert werden muß, um so größer wird, je höher die betreffende Art in der phylogenetischen Reihe steht. In seinem elektiven Zellpräparat gelangt diese Tatsache dadurch zum Ausdruck, daß die Nervenzellen immer weiter auseinanderrücken. In einem gleich großen Volumen Rindengrau ist ihre Zahl um so geringer, je höher die Entwicklungsstufe des betreffenden Tieres ist. Beim Menschen ist der Abstand zwischen den Zellen und dementsprechend die Raumzunahme der fraglichen Grundsubstanz am größten. Damit sei der Nachweis erbracht, daß der in seinem feineren Bau noch unbekannte, aber dem Neuropil vielleicht ähnliche Gewebsbestandteil nervöser Natur sein muß, denn niemals ist die höhere Stufe eines spezifisch funktionierenden Gewebes durch eine bloße Zunahme von intercellulärer Stützsubstanz gekennzeichnet. Zu demselben Ergebnis gelange man, wenn man verschiedene, funktionell ungleichwertige Rindengebiete der menschlichen Hemisphären vergleicht. Die tiefer stehenden, phylogenetisch älteren Sinneszentren, wie z. B. die Calcarinarinde, enthalten weit mehr Zellen als die höherwertigen Windungen an der Konvexität des Stirnlappens. In den Frontalwindungen erreicht die Grundsubstanz oder — wie NISSL sie bezeichnet — „das Grau" beim Menschen seine größte Ausdehnung. Niemals hat ein Golgipräparat, auch nicht im besten Falle des Gelingens, beim erwachsenen Menschen gezeigt, daß sich die körnig-fädige Substanz der älteren Autoren räumlich mit den Silhouetten der Zelle und ihrer Ausläufer deckt. Es bleiben da immer noch große Lücken.

Die Existenz eines bisher nicht bekannten nervösen Bestandteiles im „Grau" wird demnach daraus erschlossen, daß alle uns bisher bekannten nervösen und nicht nervösen Elemente nicht imstande sind, seinen Raum (z. B. in der vorderen Zentralwindung des Menschen) auszufüllen. Wenn man Glia, Gefäße, Markfasern und marklose Fasern samt den Dendriten summiert, so bleiben immer noch leere Gebiete übrig, die in Wirklichkeit nur von einer spezifisch nervösen Substanz besetzt sein können. NISSL macht auch den Versuch, ein positives Bild dieser Substanz zu entwerfen. Er vermutet, daß sie nach der Art des APATHYSCHEN Neuropils der *Wirbellosen* gebaut ist und auf der einen Seite mit den Fibrillen der Ganglienzellen, auf der anderen mit Nervenfasern in kontinuierlicher Verbindung steht. Die längsverlaufenden Axonfibrillen der in die graue Substanz eintretenden Nervenfasern erfahren genau wie die Neurofibrillen der *Wirbellosen* im Neuropil eine Umlagerung ihrer Elementarbestandteile zu poly-

gonalen Gitterstrukturen. Diese „Neurotagmengitter" reichen bis an die Golginetze der Ganglienzellen, wo wieder eine Umlagerung im umgekehrten Sinne zu
längsverlaufenden intracellulären Fibrillen erfolgt. Eine direkte Verbindung
der Zellfibrillen mit den Fibrillen fremder Axone, wie sie Bethe in seinem
Golginetze annimmt, weist er aus verschiedenen Gründen von der Hand; die
Golginetze behalten aber als Umlagerungsstätten der polygonal angeordneten
Elementarbestandteile der Fibrillen in die Zellfibrillen auch in seiner Hypothese
eine hohe Bedeutung. Man sieht, daß die histologischen Vorstellungen Nissls
vorzugsweise auf den Befunden Apathys basieren. In einem wichtigen Punkte
weicht er aber von ihm ab. Für Apathy ist das Neuropil im wesentlichen nur
eine besondere Anordnung der leitenden Substanz und auch im physiologischen
Sinne vornehmlich zur Leitung befähigt. Die Kraftquellen des Nervensystems
bleiben für ihn die Ganglienzellen. Daß das Neuropil aktive Funktionen leisten könne,
glaubt erst Bethe durch den erwähnten Versuch bewiesen zu haben. Nach Nissls Ansicht ist das
nervöse Rindengrau als ein aktiver Faktor von höchster Leistungsfähigkeit zu bewerten. Die
Größe seiner Ausdehnung in der Rinde des menschlichen Vorderhirns, „der höchsten Diffe-
renzierungsstufe der organisierten Welt", nötige zu diesem Schluß.

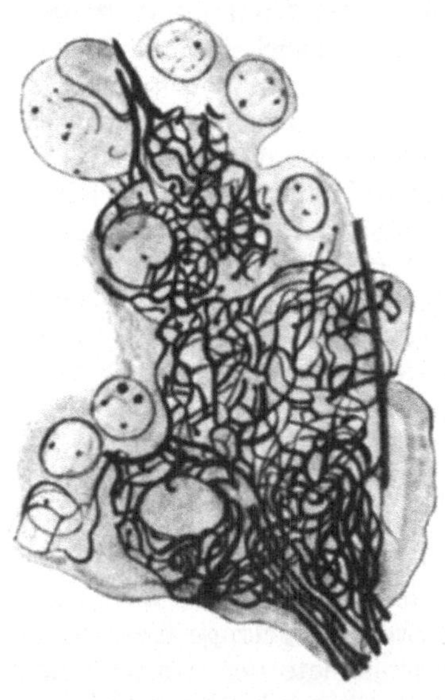

Abb. 70. Aus dem vollständig ausgefärbten Teil eines Trigeminusganglions von
einem etwa 4 Tage alten *Enten*embryo.
Die Neurofibrillen der Neuroblasten überschreiten die Grenzen der Zellkörper und
bilden ein diffuses Gitter. Silberimprägnation nach Cajal. (Nach Held 1909.)

Wie die anatomische, so ist auch die genetische Einheit des Neurons der Gegenstand zahlreicher Kontroversen gewesen. Auf embryolo-
gischem Gebiete standen sich bezüglich der
Entwicklung des Achsenzylinders von jeher zwei
Anschauungen gegenüber. Die eine ist die Ausläufertheorie, die den Standpunkt vertritt, daß
der Axon als ein Auswuchs des Zellkörpers entsteht und allmählich in den Interstitien der Gewebe vordringend den ihm adäquaten Ort seiner
Endigung erreicht. His (seit 1879) ist der wichtigste Vertreter dieser Lehre, und ihm ist ein
großer Teil der Histologen seiner Zeit gefolgt.
Für Ramón y Cajal und seine Anhänger ist der
Inhalt dieser Lehre auch heute noch unbestreit-
bar. Die andere ist die Theorie der primären Zusammenhänge, die besonders von
Hensen (1864) verteidigt worden ist. Sie nimmt an, daß der Nerv nicht einfach
seiner Endstätte mit immanenter Zielstrebigkeit entgegenwächst, sondern von
vornherein mit ihr durch eine Plasmabahn verbunden ist, die aus Zellen und Intercellularbrücken des embryonalen Parenchyms besteht. Er macht für seine Ansicht
außer einer Reihe positiver Befunde besonders den Gesichtspunkt geltend, daß ein
freies Auswachsen der Axone jede Möglichkeit ausschließe, die Vereinigung der
Ganglienzellen mit ihrem Innervationsgebiet entwicklungsmechanisch in zwangloser Weise zu erklären. Für ihn ist also der primäre Zusammenhang eine Denknotwendigkeit, welche zur Ablehnung der Ausläufertheorie und der Neuronenlehre führen muß. Es würde hier zu weit führen, alle in Betracht kommenden
Arbeiten, in denen der eine bzw. der andere Standpunkt verteidigt wurde, auch
nur zu erwähnen. Nur der ausgezeichneten Forschungen Helds (zusammengefaßt in seiner „Entwicklung des Nervengewebes bei den *Wirbeltieren*" 1909) muß
gedacht werden, weil sie sich auf ein ausgedehntes Tatsachenmaterial stützen und

für den Histologen von größtem Interesse sind. HELD, der ein sehr reichhaltiges Embryonenmaterial mit der CAJALschen Silberimprägnationsmethode untersucht hat, gliedert die Frage nach der genetischen Einheit des Neurons in drei Unterfragen: 1. Sind die Neuroblasten die primären Bildungszellen der Nervenbahn? 2. Sind sie die alleinigen Bildungszellen der Nervenbahn? 3. Sind die neuroblastischen Zellsubstanzen neuronenmäßig verteilt? Im Gegensatz zu APATHY und BETHE gibt er auf die erste Frage eine bejahende Antwort. Hier bleibt er mit der HISSchen Lehre in Übereinstimmung: Die Neuroblasten sind die einzigen bisher bekannten Ursprungszellen des Nervengewebes. Bei der Beantwortung der zweiten Frage entfernt er sich schon weit von ihr. Der sprossende Axon der Neuroblasten wächst nicht frei in die Gewebslücken hinein, sondern bewegt sich in vorgebildeten intercellulären Plasmabrücken (Plasmodesmen) vorwärts, deren Substanz er in sich aufnimmt und dadurch in „Neurodesmen‟ verwandelt. Er ist also zum Teil auch Bildungsprodukt dieser Zellen. Die dritte Frage verneint er, und zwar in doppeltem Sinne. Die neurofibrillären Substanzen, die aus den Neuroblasten herauswachsen, sind nicht neuronenmäßig ausgebreitet, denn ohne Rücksicht auf histologische Zellgrenzen erscheinen sie im Innern von Neuroblasten wie von Glioblasten (zum Beispiel im Randschleier) oder auch von gewissen peripherischen Zellen und solchen der innervierten Organe selbst. Es werden also ganz verschiedene Zelleinheiten durch die sich entwickelnde Nervenbahn miteinander vereinigt. Das gleiche antineuronistische Prinzip tritt auch in den Nachbarschaftsbeziehungen verschiedener Neuroblasten zutage, denn in einem frühen Stadium der Entwicklung dringen Neurofibrillen auf dem Wege präformierter syncytialer Verbindungen aus einem Neuroblasten in den anderen ein, so daß wir im Neurofibrillengerüst einer jeden derartigen Zelle die komplizierte Vereinigung der spezifischen Zellprodukte verschiedener Neuroblasten zu einer Gesamtstruktur erblicken müssen. In Abb. 70 ist ein nach der CAJALschen Methode gefärbter Teil

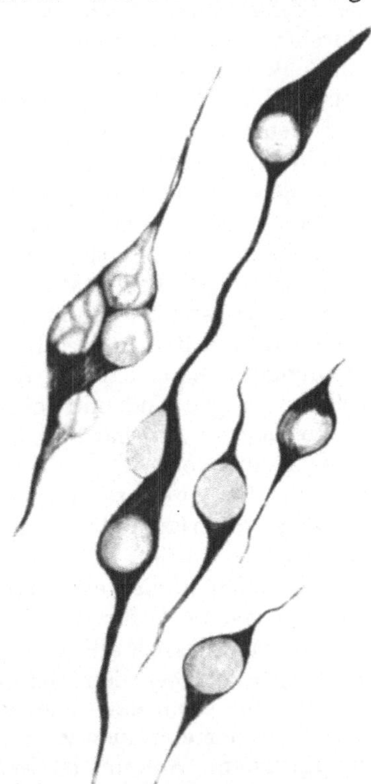

Abb. 70a. Ausschnitt aus einem Spinalganglion von einem 1,6 cm langen menschlichen Embryo mit fibrillären Brücken zwischen einzelnen Neuroblasten. Blockimprägnation nach BIELSCHOWSKY.

des Trigeminusganglions von einem etwa 4 Tage alten *Enten*embryo wiedergegeben. Die Zellgrenzen erscheinen hier verwischt, und zahlreiche benachbarte Neuroblasten sind durch ein ziemlich derbes Neuroreticulum miteinander verbunden. Von einer neuronenmäßigen Anordnung der Fibrillen kann hier keine Rede sein. Auch an menschlichen Embryonen lassen sich Übergänge der Neurofibrillen von einem Neuroblasten auf benachbarte konstatieren. Abb. 70a zeigt ein Spinalganglion von einem menschlichen Embryo von 1,6 cm Steiß-Nackenlänge. Die spindelförmigen Neuroblasten sind auch hier z. T. noch durch breite Fibrillenzüge miteinander vereinigt. Nach dem Vorgange HELDs könnte man sagen, daß dadurch ein Fibrillenaustausch zwischen ihnen zum Ausdruck gelangt. So ist also der aus einem Neuroblasten sprossende Axon bezüglich seines fibrillären Anteils das Produkt nicht einer, sondern vieler Zellen. Für HELD ist auch die ausgereifte Ganglienzelle ein Sammelpunkt zahlreicher Fibrillenbahnen, die von verschiedenen Gebilden gleicher Bedeutung herstammen und hier eine neue Gruppierung und Ordnung erhalten. In ihrer Gesamtheit kann die Lehre Helds als ein bedeutsamer Versuch gelten, den Gegensatz zwischen der Hisschen Ausläufertheorie und derjenigen der primären Zusammenhänge zu überbrücken.

Wie steht es mit der trophischen Einheit? Sie ist zweifellos aus der Beobachtung abgeleitet worden, daß die Nervenfasern nach Querschnittsläsionen auf der von der Zelle abgetrennten Strecke zugrunde gehen, wie etwa der Cytoplasmafortsatz einer *Protozoe* nach seiner Entfernung vom kernhaltigen Teile des Zellkörpers. Auch die Regenerationsvorgänge, die am zentralen Stumpf durchtrennter Nervenfasern erfolgen und die retrograden Reaktionserscheinungen im Zellkörper selbst hat man zugunsten der trophischen Einheit geltend gemacht. Nissl (l. c.) bezeichnet es aber als einen fundamentalen Irrtum, wenn man in der Neuronenvorstellung den Schlüssel zum Verständnis der Degenerationserscheinungen erblickt und etwa glaubt, daß sie mit den Ergebnissen der Forschungen Apathys (l. c.) und Bethes (l. c.) nicht in Einklang zu bringen seien. Er sagt, daß wir bei unseren Durchtrennungsversuchen die Erscheinungen der sekundären Degeneration niemals an einzelnen Fasern, sondern immer nur an ganzen Bündeln beobachten können, und daß wir aus der Tatsache des zirkumskripten Degenerationsfeldes noch nicht schließen dürfen, daß alle in ihm enthaltenen Einzelfasern ausschließlich Ganglienzellfortsätze sind. Es ist nach seiner Meinung durchaus denkbar, daß die Bildungsstätten eines Teiles von ihnen extracellulär gelegen sind und seinem hypothetischen Grau angehören.

In jüngster Zeit hat Schröder (1926) in einer gegen Klarfeld (1925) gerichteten Kontroverse diesem Gedanken Nissls von neuem Geltung zu verschaffen gesucht. Keiner der zahlreichen Gegner der Neuronenlehre zweifle an der Existenz geschlossen verlaufender Faserbündel und an dem funktionellen, nutritiven und trophischen Einfluß grauer Massen auf bestimmte Fasersysteme. Aber diese feststehenden klinischen, anatomischen und physiologischen Tatsachen können weder gegen noch für die Neuronenlehre verwertet werden, denn es sei unbewiesen, daß wirklich alle zu einem System gehörenden Fasern aus Ganglienzellen hervorgehen. Über die näheren Beziehungen zwischen Zellen und Fasern würden wir uns nur dann ein sicheres Urteil bilden können, wenn es gelänge, die Beziehungen der einzelnen Zelle innerhalb einer grauen Masse zur einzelnen Faser zu ergründen. Was uns die experimentell erzeugten und die pathologisch-anatomischen Befunde zeigen, ist für die Beantwortung des Problems deshalb nicht verwertbar, weil es sich hier immer um Massendefekte handelt, die wohl einen Einfluß einer grauen Masse auf ein Faserbündel oder eines Faserbündels auf eine graue Masse demonstrieren, aber niemals Zusammenhänge zwischen den Zellindividuen und den Faserindividuen aufdecken. Schröder geht noch weiter; er leugnet auch den heuristischen Wert der Neuronenlehre. Was die klinische Neurologie groß gemacht hat und sie heute noch stützt, sei nicht die Neuronenlehre. Diese könne richtig oder falsch sein, ohne daß Klinik und Faseranatomie davon berührt werden. Es bedarf wohl keiner näheren Ausführung darüber, daß Schröder hier vollkommen im Bann der Nisslschen Vorstellungen steht. Wenn der Beweis gelingt, daß ein nervöses Grau im Sinne Nissls nicht existiert, oder wenn auch nur durch die mit unseren heutigen Hilfsmitteln erreichbare Gewebsanalyse dargetan werden kann, daß eine Denknotwendigkeit für die Annahme einer solchen Substanz nicht besteht, dann werden seine Betrachtungen gegenstandslos.

Bethe (1901) hat das Dogma der trophischen Einheit auf anderem Wege zu erschüttern versucht. Er ging bei seinem Angriff von den Erscheinungen der sekundären Degeneration selbst aus. In der Regenerationslehre standen sich von jeher zwei Anschauungen gegenüber: die monogenetische oder zentrogenetische, welche nach Querschnittsläsionen der Nerven die jungen Sprossen aus den alten Kabeln des zentralen Nervenstumpfes hervorgehen läßt, und die polygenetische oder autogenetische, die deren Produktion in die SCHWANNschen Zellen des peripherischen Stumpfes verlegt. Als die Schöpfer der autogenen Regenerationstheorie sind PHILIPPEAUX und VULPIAN (1863) zu bezeichnen, die nach Excisionen langer Nervenstücke nach Ablauf einiger Monate im peripherischen Stumpfe normal aussehende und physiologisch erregbare Fasern fanden. Da sie innerhalb der excidierten Strecken keine Nervenfaserbrücken zwischen den Stümpfen entdecken konnten, so mußten sie den Befund im Sinne einer autogenen Regeneration deuten. Diese in Vergessenheit geratene Theorie hat BETHE wieder zu beleben versucht. Durch eine große Zahl geistvoll variierter Versuche an jungen Tieren glaubt er den Nachweis erbracht zu haben, daß nach Querschnittsläsionen auf der degenerierten peripherischen Strecke leitungsfähige Nervenfasern sich auch dann bilden, wenn die Vereinigung mit dem zentralen Stumpfe verhindert wird. Auch er schließt aus den Ergebnissen seiner Experimente, daß der Nerv die Fähigkeit besitzt, sich nach stattgehabter Degeneration selbständig und bis zur Leitungsfähigkeit wieder herzustellen. Das Aufbaumaterial für die neuen Nervenröhren bilden die aus der Vereinigung der SCHWANNschen Zellen des peripherischen Stumpfes hervorgehenden BÜNGNERschen Bänder. Allerdings lassen sich positive Resultate nur bei jugendlichen Tieren erzielen. Bei älteren Individuen bahne sich zwar der gleiche Regenerationsvorgang an, indessen bleibe die Umgestaltung der Bandfasern zu Nervenröhren auf halbem Wege stehen. Hier bedürfe es für das Zustandekommen einer vollständigen Regeneration doch einer vom zentralen Stumpfe ausgehenden Anregung, die schwer zu definieren sei. Es liege aber keine Veranlassung vor, diese unbekannte Größe in der trophischen Funktion der Ganglienzelle zu suchen.

Schließlich lassen sich auch rein histologische Tatsachen gegen die Vorstellung einer trophischen Einheit geltend machen. Die Leitungsbahnen sind beim ausgewachsenen *Wirbeltier* häufig von so enormer Länge, daß man sich nicht mehr vorstellen kann, wie die einzelne Faser vom Ganglienzellkörper aus ernährt werden soll. Tatsächlich spricht auch das enge örtliche Verhältnis der Nervenfasern zu den SCHWANNschen Zellen dafür, daß sie, wie HEIDENHAIN (1911) sagt, in loco ernährt werden. Ein Stoffaustausch zwischen Axon und Nervenzelle auf dem Wege der Diffusion wäre schon wegen seiner Langsamkeit und wegen des großen Zeitverlustes, der dazu erforderlich wäre, nicht möglich. Hier berührt sich der Zweifel an der trophischen mit demjenigen an der histologischen Einheit. Die Forschungen BOEKES (seit 1909), durch welche die Bestandteile der Nervenfaser im Cytoplasma von Körperzellen ganz heterogener Herkunft nachgewiesen wurden, sind auch nicht dazu angetan, das Schema von der trophischen Einheit in ihrer ursprünglichen Form zu stützen.

Zahlreiche Autoren haben den Versuch gemacht, die gegen die Neuronenlehre erhobenen Einwände zu entkräften. An ihrer Spitze steht RAMÓN Y CAJAL (1903) selbst, der ja die Fundamente zu ihrem Aufbau mitgelegt hat. Mit seinem neuen Silberreduktionsverfahren glaubt er ein Mittel in die Hand bekommen zu haben, die meisten der strittigen Fragen lösen zu können; und in den Bildern seiner neuen Methode sei ihm kein Befund begegnet, welcher die Neuronenlehre gefährdet. Alle Angriffe, die mehr von „einer ungesunden Vorliebe für das Paradoxe und einem unberechtigten Mißtrauen gegen die Methoden von GOLGI und EHRLICH, als von Wahrheitsliebe geleitet seien", hätten nur zu dem Resultat geführt, der großen Konzeption von HIS und FOREL und der Kontaktlehre noch mehr

Nachdruck und Ansehen zu verleihen. Vor allem werden die Forschungsergebnisse APATHYS und BETHES in ihren wesentlichen Punkten vollkommen abgelehnt. Das Elementargitter APATHYS existiert nicht. Seine Gegenüberstellung von Primitiv- und Elementarfibrille sei unbegründet, denn auch die dicksten Fibrillen erscheinen homogen, und es bestehe gar keine Veranlassung, sie als zusammengesetzte aufsplitterungsfähige Strukturen im Sinne dieses Autors zu deuten.

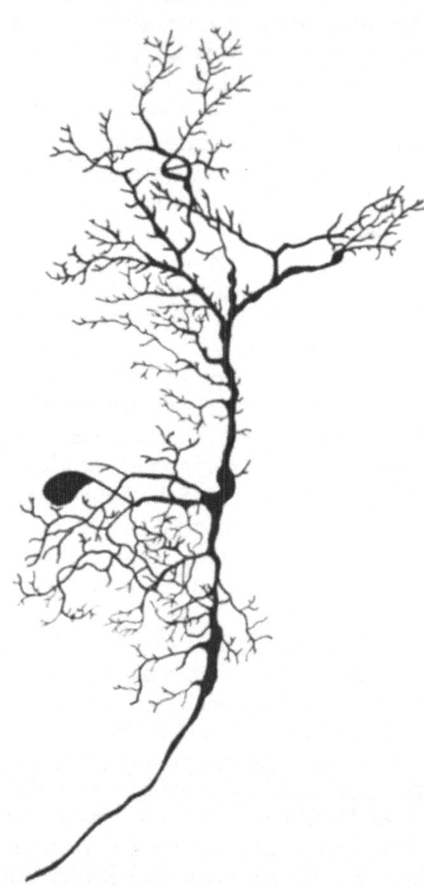

Abb. 71. Motorische Ganglienzelle von *Carcinus maenas*. Reiche Verästelung des Stammfortsatzes in ein Dendritenbuschwerk, aus dem nach unten die zur Peripherie gehende Nervenfaser abzweigt. Die Ganglienzelle bildet ein relativ kleines seitliches Anhängsel an den Cytoplasmafortsätzen. (Methylenblau.) (Nach BETHE 1895.)

Das Neuropil — und hier liegt der Schwerpunkt seines Gegenangriffes — ist kein dreidimensionales reines Fibrillengitter, sondern nichts weiter als ein Geflecht der feineren und feinsten Ganglienzellfortsätze. Die Dendriten bilden hier bei den *Wirbellosen* die Hauptmasse des Neurons und sind häufig in kaum übersehbarer Weise verästelt, auch entspringen oft die Axone aus ihnen, aber anastomotische Verbindungen und Netze lassen sich an ihren feinsten Ausläufern nicht nachweisen (Abb. 71). Das Fibrillenbild liefert ihm nichts weiter als eine Bestätigung und allenfalls eine Ergänzung dessen, was die Golgipräparate von jeher gezeigt haben. Der BETHEsche Versuch an *Carcinus maenas* wird ganz einfach damit erklärt, daß die Zelldendriten in dem betreffenden Ganglion auch nach Abtragung der Zellkörper noch eine Zeitlang die Reizübertragung auf die aus ihnen entspringenden motorischen Axone aufrecht erhalten. Auch die histologischen Forschungen BETHES lehnt er in den wesentlichen Punkten ab. Die pericellulären Netze dieses Autors, die das Analogon des Neuropils der *Wirbellosen* bilden sollen, gelangen mit CAJALS neuer Methode nicht zur Darstellung, eine Tatsache, welche genüge, um sie als nichtnervöse Strukturen verdächtig zu machen. Sie sind, wie schon oben auseinandergesetzt wurde, für ihn nichts weiter als Kunstprodukte, welche aus Niederschlägen der in den pericellulären Saftspalten enthaltenen Lymphe hervorgehen. CAJAL stellt auch alle Befunde, welche von anderen Autoren für das Vorhandensein direkter kontinuierlicher Übergänge pericellulärer Axonendigungen in das Cytoplasma der Ganglienzelle geltend gemacht worden sind, glatt in Abrede. Entweder beruhen derartige Angaben auf fehlerhaften Beobachtungen oder auf falschen Deutungen. Was man zwischen den pericellulären Endformationen und der Oberfläche der Ganglienzellen sieht, sei nur ein Verbindungskitt, über dessen Herkunft und Bedeutung er sich nicht äußert. Es sei also weder an der histologischen Einheit des Neurons noch an der Kontaktlehre das mindeste zu ändern. Daß diese Art der Beweisführung nicht befriedigt, bedarf keiner näheren Ausführung. — Für die Aufrechterhaltung der Hisschen Ausläufertheorie und der genetischen Einheit des Neurons ist besonders Heidenhain (1911) eingetreten. Was er an der dem Neuronenschema widersprechenden Darstellung Helds (1909) bemängelt, ist das von ihm angenommene intraplasmatische Wachstum der nervösen Elemente. Wenn man der Lehre Helds folge, so müsse man für seine Plasmabahn, welche die Wachstumsrichtung der aus den Ganglienzellen sprossenden Axone bestimmt, alle möglichen Gewebsformen in Anspruch nehmen; zuerst ein zwischen den Keimblättern und den Primitivorganen sich ausbreitendes Faserwerk, welches von Szily zuerst beschrieben wurde, dann die Mesenchymzellen und schließlich die Schwannschen Zellen. Schon dieser dreimalige Wechsel des plasmatischen Mediums gebe der Heldschen Konzeption das Gepräge der Unwahrscheinlichkeit. Das befremdende Resultat Helds sei dadurch möglich geworden, daß er Achsenfasern und Neurofibrillen verwechselt. Es sei hierzu bemerkt, daß dieser Einwand gegen die Heldsche Darstellung zu weit geht. Held ist vielleicht in seiner Terminologie nicht ganz einheitlich vorgegangen; der Inhalt seiner Lehre wird aber damit nicht getroffen. Tatsächlich liegt die Sache wohl so, daß er da, wo bei ihm von Neurofibrillen die Rede ist, mitunter zarteste Nervenfasern meint. Da derartige Nervenfäserchen von Boeke aber im Plasma verschiedenartiger Zellelemente ausgereifter Tiere einwandfrei nachgewiesen worden sind, wird die ganze Polemik Heidenhains gegen ihn hinfällig. Auch die Ergebnisse der experimentellen Untersuchungen Harrisons (1904), die auf experimentellem Wege ein freies Auswachsen erwiesen haben, darf man zugunsten der Hisschen Theorie nicht zu hoch bewerten, weil jedes Experiment pathologische Bedingungen schafft und Vorgänge in pathologisch veränderten Geweben nicht ohne weiteres mit denjenigen des sich normal entwickelnden Nervensystems auf gleiche Stufe zu stellen sind. Es muß offen anerkannt werden, daß für das Problem der richtigen Vereinigung der innervierenden Ganglienzellen mit dem zugehörigen Innervationsgebiet die Hensensche Theorie in der von Held umgestalteten Form plausiblere und zwanglosere Erklärungsmöglichkeiten bietet als die Ausläufertheorie in ihrer ursprünglichen Fassung. Man ist der Hisschen Theorie zwar dadurch zu Hilfe gekommen, daß man eine chemotaktische Attraktion auf die aussprossenden Axone von seiten der Gewebselemente in den zugehörigen Terminalgebieten annahm (Ramón y Cajal, Tello 1923), aber damit wird das Problem nicht gelöst, sondern nur mit einem neuen Rätsel belastet. Die Tatsache, daß bei der Regeneration im zentralen wie im peripherischen Nervensystem die Axonsprossen in den Plasmabrücken von Zellsyncytien vorrücken, spricht entschieden zugunsten der Heldschen Ansicht.

Am widerstandsfähigsten hat sich die trophische Einheit erwiesen. Die autogene Regeneration Bethes (l. c.) hat der Kritik nicht standgehalten. Es nimmt heute wohl kein Histologe und Physiologe mehr an, daß nach Querschnittsläsionen die peripherische Nervenstrecke aus sich heraus leitungsfähiges Fasermaterial zu bilden vermag. Die Ergebnisse Bethes sind offenbar dadurch herbeigeführt worden, daß die Wiedervereinigung des zentralen mit dem peripherischen Stumpf bei jungen Tieren, selbst bei sorgfältiger Beachtung aller Kautelen, kaum unterdrückbar ist. — Die modernen Untersuchungsmethoden haben zwar zu dem Ergebnis geführt, daß den Gliazellen und den ihnen äquivalenten Schwannschen Zellen ein beträchtlicher Einfluß auf die Ernährung der Ganglienzellfortsätze eingeräumt werden muß; aber darüber sind sich die meisten Forscher einig, daß der Achsenzylinder nach einer Abtrennung von seiner Mutterzelle zugrunde geht. Man ist also zu dem Schluß genötigt, daß die Mutterzelle einen unentbehrlichen Einfluß auf ihn ausübt. Von welchem ihrer Bestandteile er ausgeht, ob er ausschließlich dem Kern beizumessen ist, oder ob dabei nicht auch bestimmte Form-

elemente im Cytoplasma eine Rolle spielen, ist hier eine Frage von untergeordneter Bedeutung. Jedenfalls dürfen wir sagen, daß das Wachstum und die Konservierung der Axonbestandteile sowie deren Reparationsfähigkeit von einer nur
der zugehörigen Ganglienzelle beizumessenden Wirkung abhängig ist. Da diese
Eigenschaft der Ganglienzelle im wesentlichen dynamischer Natur ist und von
den örtlich wirkenden Faktoren der gliogenen Elemente zum mindesten begrifflich
getrennt werden kann, ist es ganz zweckmäßig, an Stelle der trophischen Einheit
nach dem Vorgange Heidenhains (1911) die histodynamische zu setzen.
Gegen die histodynamische Einheit kann nur ein Einwand geltend gemacht
werden: es ist der von Nissl erhobene, daß für die ausschließliche Herkunft der
Axone aus Ganglienzellen kein bündiger Beweis erbracht sei, denn nach seiner
Meinung können als deren Bildungs- und Ursprungsstätten ja auch nervöse Strukturen ohne zelligen Charakter in Betracht kommen. Dieser Einwand berührt
aber nicht nur die These der histodynamischen Einheit, sondern auch den Kern
der ganzen Neuronenlehre, und aus diesem Grunde müssen wir etwas bei ihm
verweilen.

Der Inhalt der Nisslschen Betrachtungen ist klargelegt worden. Seine
Beweisführung für die Existenz eines neuropilartig gebauten Graues in den
Zentren der *Wirbeltiere* ist eine indirekte. Zu der Zeit, wo er seinen Angriff gegen
die Neuronenlehre formulierte, war tatsächlich die Raumausfüllung in gewissen
Grisea — besonders in der Großhirnrinde — durch die mit den damaligen Methoden darstellbaren Elemente des Parenchyms und des Stützgewebes eine ungenügende. Das hat außer Nissl sicher mancher Histologe empfunden, wenn
auch keiner seine Bedenken in so scharfsinniger Weise auszudrücken vermochte
wie er. Heute ist das Resultat seiner Beweisführung deshalb hinfällig geworden,
weil man sich davon überzeugt hat, daß es durch die Unzulänglichkeit seiner
Methoden bedingt wurde. Zu einer richtigen Beurteilung der raumausfüllenden
Faktoren kann man mit den von ihm angewandten Verfahren nicht gelangen.
Er bemißt den Raum, welchen die Ganglienzellen beanspruchen, nach den
Bildern seiner Methylenblaufärbung unter Zuhilfenahme pathologischer Objekte,
die ihm angeblich die sonst nicht tingierbaren Bestandteile der Zelle sicht-
bar machen. Er stützte sich dabei besonders auf Befunde bei der sogenannten
akuten Zellerkrankung, wo tatsächlich viel längere Strecken der Axone und
Dendriten gefärbt erscheinen als im normalen Bilde. Wenn aber Nissl meinte,
daß er damit ein zuverlässiges Substrat für die Beurteilung des Gesamtbildes
der Zelle gewonnen habe, so war das ein Irrtum, weil die feineren und feinsten
Verästelungen der Dendriten, welche im Rindengrau einen ganz immensen
Raum einnehmen und speziell in der Schicht der großen und kleinen Pyramiden einen ganz unentwirrbaren Filz bilden, auch bei der akuten Zellerkrankung
mit seiner Methode nicht darstellbar sind. Der zweite Faktor, für den Nissl
nicht das Maß zu einer richtigen räumlichen Schätzung besaß, sind die Nervenfasern. Was er mit der ihm zur Verfügung stehenden Weigertschen und Exner-
schen Methode färben konnte, ist tatsächlich nur ein Bruchteil von dem, was die
modernen Silbermethoden aufweisen. Der Raum, welchen Dendriten und Nervenfasern gerade in den zellarmen Gebieten der Rinde einnehmen, ist so beträchtlich,
daß ein Zwang, auf eine besondere, von der Zelle emanzipierte nervöse Substanz
rekurrieren zu müssen, nicht besteht. Dazu kommt, daß ein dritter Faktor in
der Nisslschen Berechnung unterschätzt wird, nämlich die Neuroglia. Das Raum-
bild der Neuroglia erschließt er durch Methoden, welche nur deren Fasern und
Kerne sichtbar machen. Die Untersuchungen Helds (1904) haben uns aber darüber belehrt, daß diese Methoden den cytoplasmatischen Anteil der Glia, der dem
Volumen nach in den hochdifferenzierten Grisea besonders in die Wagschale

fällt, vollkommen unterschlagen. So sind also die indirekten Argumente NISSLs heute nicht mehr stichhaltig. Ähnlich liegen die Dinge bezüglich der Deutung der von ihm vorgebrachten positiven Beweismittel. Kein Kenner der Dinge wird leugnen, daß in der Hirnrinde des *Kaninchens* die Ganglienzellen viel dichter beieinander liegen als bei einem *Affen* oder gar beim Menschen. Vergleicht man aber homologe Rindengebiete in Fibrillenpräparaten, so sieht man, daß gleichartige Zelltypen, wie z. B. die Pyramidenzellen der dritten Schicht, ihrer Form und Struktur nach erhebliche Unterschiede aufweisen; je höher die Art, um so größer wird das Volumen des Zelleibes im Verhältnis zum Volumen des Kernes; je höher die Art, um so stärker wird die Gliederung der Zellen, d. h. um so zahlreicher und länger werden die Dendriten, welche seitlich vom Zellkörper und vom Gipfelfortsatz ausstrahlen. Das Abnehmen der Zellenzahl wird demnach in der aufsteigenden Tierreihe durch die Zunahme der Zelloberfläche nicht nur ausgeglichen, sondern überkompensiert. Wenn uns auch exakte Methoden zur Summierung der Zelloberflächen in einer bestimmten Masse grauer Rindensubstanz fehlen, so darf man doch mit Sicherheit annehmen, daß in dem gleichen Raum in der dritten Schicht der motorischen Region des Menschen die Summe der Zelloberflächen weit größer ist als in dem entsprechenden Gebiete der *Kaninchen*rinde. Zieht man aus dieser Betrachtung die physiologische Konsequenz, so ergibt sich, daß die Abnahme der Zellenzahl in keinem Widerspruch zur steigenden Funktion steht, weil mit der Vergrößerung der Zelloberflächen auch die Kontaktmöglichkeiten für die Verbindung mit afferenten cellulipetalen Nervenfasern zunehmen. Dasselbe Prinzip gilt für die zellreichen und zellarmen Gebiete der menschlichen Rinde.

Wie es mit der Nervenfaserkomponente bei den verschiedenen Arten steht, ob die marklosen Elemente in derselben Proportion zunehmen wie die Dendriten, darüber läßt sich etwas Sicheres nicht sagen; wahrscheinlich ist aber ein solcher Zuwachs durchaus. Wir dürfen deshalb annehmen, daß die im Rindengrau bekannten Zellen und Zellfortsätze genügen, um den Raum auszufüllen, und daß zum mindesten eine Denknotwendigkeit für die Annahme besonders beschaffener, von der Zelle emanzipierter nervöser Strukturen nicht existiert. Es soll dabei nicht in Abrede gestellt werden, daß gerade in der Hirnrinde unsere Kenntnisse über die engsten Beziehungen der Achsenzylinderendflächen zu den Zelloberflächen noch lückenhaft sind, aber das ist kein Grund, ein Grau im Sinne NISSLs zu supponieren[1]. Demnach besteht für die *Wirbeltiere* derjenige Satz, in dem der

---

[1] An dieser Auffassung glaubt der Verf. festhalten zu sollen, obgleich HELD in der lange nach Abschluß dieses Kapitels erschienenen neuen Arbeit (Monatsschr. f. Psychiatrie u. Neurol. Bd. 45, 1927) einen weit von ihr abweichenden Standpunkt einnimmt. Er beschreibt in der Molekularschicht des Kleinhirns ein allgemeines „Grundnetz", in das sowohl die Fortsätze der Nervenzellen als auch diejenigen der Gliazellen kontinuierlich übergehen. Dieses Grundnetz ist protoplasmatischer Natur und wird von Ganglienzell- und Gliazellausläufern gleichmäßig gebildet. Die Gliazellen sind in der Weise beteiligt, daß das aus ihrem Cytoplasma hervorgehende Reticulum allseitig in das Grundnetz übergeht, „während es bei den Nervenzellen hauptsächlich ihre Fortsätze, Dendriten wie Neuriten, sind, deren feine Spitzenzweige sich schließlich netzförmig auflösen". An der Grenze von grauer und weißer Substanz soll das Grundnetz der grauen Substanz in das weitmaschigere Gliareticulum der weißen Substanz übergehen. HELD hebt besonders hervor, daß die Neurofibrillen der Nervenzellen keineswegs auf den Zelleib und seine Fortsätze beschränkt sind, sondern vielfach aus den Seitenflächen- und Endspitzen der Dendriten hervortreten, um in den Bereich des Grundnetzes überzugehen, wo sie in den Netzbalken feine Gitter bilden. Auch von den Endverzweigungen der Neuriten werden solche Gitter innerhalb des Grundnetzes gebildet.

Die Darstellung HELDs ist, soweit sie sich auf die neurofibrilläre Gitterbildung in den Balken des protoplasmatischen Grundnetzes bezieht, nicht überzeugend. Vor allem muß (auch nach seinen Abbildungen) bezweifelt werden, daß es sich hier wirklich um ein ge-

Kern der Neuronenlehre zum Ausdruck gelangt, immer noch zu Recht: Es gibt im
Nervensystem keine andere nervöse Substanz als Ganglienzellen und Ganglienzellausläufer. Für die Herkunft der Axone kommen nur die Ganglienzellen in Betracht, und deshalb brauchen wir für die Erscheinungen der sekundären Degeneration keine unbekannte Größe in Rechnung zu stellen, wie es SCHRÖDER getan hat.
Der Fortfall des von der Ganglienzelle ausgehenden histodynamischen Einflusses
genügt zu ihrer Erklärung vollkommen. So läßt sich im allgemeinen sagen, daß
die Neuronenlehre noch nicht zum alten Eisen gehört. Sie hat für die Anatomie
des Nervensystems viel geleistet, und es wäre undankbar, wenn man leugnen
wollte, daß sie auch auf die Physiologie und Pathologie befruchtend gewirkt hat.
Auch heute ist ihr didaktischer und heuristischer Wert noch lange nicht erschöpft.
Wenn sich trotzdem in letzter Zeit eine tiefgehende Skepsis ihr gegenüber bemerkbar macht, so liegt das wohl hauptsächlich an der dogmatischen Fixierung
der ihr vindizierten Einheitsattribute. Die Entwicklung der modernen Biologie
hat uns dahin geführt, in den Zellen des Organismus nicht mehr so scharf begrenzte und voneinander unabhängige Gebilde zu sehen, wie sie es für die Begründer
der Zellenlehre waren. In der Stellungnahme gegenüber dem Neuron spiegelt sich
nur der Wandel der Anschauungen gegenüber dem Organisationsplan aller Gewebe.
BOEKE (1926) bemerkt dazu ganz richtig, daß die Zellenlehre, nach welcher alle
Organismen aus scharf voneinander getrennten Zellindividuen bestanden, unserer
ganzen modernen Denkweise nicht mehr entspricht. Die analytische Betrachtung
weicht immer mehr einer synthetischen, und der Fortschritt liege auf dem Wege
der Erfassung des morphologischen und funktionellen Zusammenhanges der
zelligen Elemente. Die Neuronenlehre mit ihrer scharfen Sonderung der Zellelemente des Nervensystems fußte auf der Zellenlehre in ihrer strengsten Fassung
und entsprach ganz der analytischen Denkweise des vorigen Jahrhunderts, wie
es auch nicht anders möglich war. „Dieser Zellenlehre war der Zusammenhang
gerade der nervösen Elemente ein Greuel." Aber die moderne histologische und
embryonale Forschung hat doch recht beachtenswerte Anhaltspunkte dafür ergeben, daß die Verbindung der Nervenzellen miteinander und mit anderen Körperzellen eine viel engere ist, als man auf Grund der GOLGIschen Methode, welche
die Anatomie des Nervensystems lange Zeit beherrscht hat, annehmen konnte.
Je weniger man die Neuronenlehre mit Einheits- und Trennungsvorstellungen
belastet, um so fruchtbarer und wertvoller wird sie sich für die biologische Forschung der Zukunft erweisen.

Literatur. (Abschnitt A—D.)

Lehrbücher und Monographien.

Altmann: Die Elementarorganismen. Leipzig 1890. — **Athias:** Anatomia da cellula
nervosa. Lisboa 1905. — **Bechterew:** Die Leitungsbahnen im Gehirn und Rückenmark.
Leipzig 1899. — **Bethe:** Allgemeine Anatomie und Physiologie des Nervensystems. Leipzig:
Thieme 1903. — **Bielschowsky, M.:** Allgemeine Histologie und Histopathologie des Nervensystems. Handb. d. Neurol. Bd. 1. Berlin: Julius Springer 1907. — **Boruttau, H.:** Taschenbuch der Physiologie, 1. u. 2. Teil. Leipzig: W. Klinkhardt 1908. — **Ramón y Cajal:**
Textura del sistema nervioso del hombre y de los *vertebrados*. Madrid 1904. — Studien
über Nervenregeneration. Leipzig: Barth 1908. — Histologie du système nerveux de
l'Homme et des *Vertébrés*. Bd. 1 u. 2. Paris: A. Maloine 1909, 1911. — **Deiters:** Unter-

schlossenes nervöses, von der Substanz der Ganglienzellen emanzipiertes Reticulum im
Sinne APATHYS und NISSLS handelt. Wenn man auch zugeben muß, daß die feinsten
Ganglienzellausläufer in die Bälkchen eines glioplasmatischen Grundnetzes eingebettet
sind, so ist doch die Vermutung gerechtfertigt, daß seine neurofibrillären Netzformationen
in diesen Bälkchen nur Entbündlungserscheinungen corticopetaler Axonendigungen und
feinster Dendritenverzweigungen darstellen. Der Beweis für die Existenz eines kontinuierlichen, dreidimensionalen Fibrillengitters ist jedenfalls durch diese, in anderer Hinsicht
außerordentlich wertvolle Studie nicht erbracht.

suchungen über Gehirn und Rückenmark des Menschen und der *Säugetiere*. Braunschweig 1865. — **Edinger:** Vorlesungen über den Bau der nervösen Zentralorgane. Leipzig 1896. **Forel, A.:** Gehirn und Seele. 1894. — **van Gehuchten:** Pathologische Anatomie der Nervenzellen. Handb. d. pathol. Anat. d. Nervensystems. Herausg. v. FLATAU, JACOBSOHN u. MINOR 1903, I. — L'anatomie du système nerveux de l'homme. Louvain 1900 u. 1905. — **Gerlach:** Rückenmark. Strickers Handb. Bd. 2. 1871. — **Goldscheider** u. **Flatau:** Normale und pathologische Anatomie der Nervenzellen. Berlin 1898. — **Gudden:** Gesammelte und hinterlassene Abhandlungen. Wiesbaden 1889. S. 136 u. 142. — **Heidenhain, M.:** Plasma und Zelle. Eine allgemeine Anatomie der lebendigen Masse. Jena: Fischer 1911. — **Held, Hans:** a) Über den Bau der Neuroglia und über die Wand der Lymphgefäße in Haut und Schleimhaut. Leipzig: Teubner 1904. — b) Die Entwicklung des Nervengewebes bei den *Wirbeltieren*. Leipzig: Barth 1909. — **Henle:** Handbuch der Nervenlehre 1879. — **Hensen:** Über die Entwicklungsmechanik der Nervenbahnen im Embryo der *Säugetiere*. Kiel u. Leipzig 1903. — **Heringa, G. C.:** Untersuchungen über den Bau und die Entwicklung des sensiblen peripheren Nervensystems. Amsterdam: Johannes Müller 1920. — **Herxheimer** u. **Gierlich:** Studien über die Neurofibrillen im Zentralnervensystem. Wiesbaden 1907. — **His:** Die Entwicklung des menschlichen Gehirns während der ersten Monate. Leipzig 1904. — **Kölliker:** a) Über die Entwicklung der Nervenfasern. Jena 1904. — b) Handbuch der Gewebelehre des Menschen Bd. 1 u. 2. Leipzig: Wilh. Engelmann 1896. — **v. Lenhossék:** Der feinere Bau des Nervensystems im Lichte neuester Forschungen. Berlin: Fischers med. Buchhdlg. (H. Kornfeld) 1895. — **Lugaro:** Allgemeine pathologische Anatomie der Neuroglia. Handb. d. pathol. Anat. d. Nervensystems. Herausg. v. FLATAU, JACOBSOHN u. MINOR. Berlin 1903. — Allgemeine pathologische Anatomie der Nervenfasern. Ebenda 1903. — **Marinesco, G.:** La cellule nerveuse Bd. 1 u. 2. Encyclopédie scientifique publiée sous la direction du Dr. TOULOUSE. Paris: O. Doin et fils 1909. — **Michaelis:** Einführung in die Farbstoffchemie für Histologen. Berlin: Karger 1902. — **Monakow:** Gehirnpathologie. Nothnagels spez. Pathol. u. Therapie Bd. 9. Wien 1905. — **Müller, L. R.:** Die Lebensnerven. Berlin: Julius Springer 1924. — **Nageotte, J.:** L'organisation de la matière dans ses rapports avec la vie. Paris: F. Alcan 1922. — **Nissl, Franz:** Die Neuronenlehre und ihre Anhänger. Jena: Fischer 1903. — Nervensystem. Enzyklopädie der mikroskopischen Technik. 2. Aufl. Urban u. Schwarzenberg 1910. — Zur Histopathologie der paralytischen Rindenerkrankung. Histol. u. histopathol. Arbeiten I. Jena 1904. — **Obersteiner:** Anleitung zum Studium des Baues der nervösen Zentralorgane. Wien 1901. — **Philipeaux** et **Vulpian:** Notes sur des expériences, que des nerfs séparés des centres nerveux peuvent se régénérer etc. Cpt. rend. hebdom. des séances de l'acad. des sciences 1859 u. Journ. de la physiol. de l'homme et des animaux Bd. 3. Paris 1860. — **Ranvier:** a) Traité technique d'histologie. Paris 1880. — b) Leçons d'anatomie générale. Paris: B. Ballière et fils 1880. — **Retzius:** Biologische Untersuchungen. 1.—8. Stockholm 1890 bis 1906. — **Romeis, B.:** Taschenbuch der mikroskopischen Technik. München und Berlin 1924. — **Sand:** La Neuronophagie. Bruxelles 1907. — **Schiefferdecker, P.:** Neurone und Neuronenbahnen. Leipzig: Barth 1906. — **Schmaus:** Vorlesungen über die pathologische Anatomie des Rückenmarks. Wiesbaden 1901. — **Schröder:** Einführung in die Histologie und Histopathologie des Nervensystems. Jena 1908. — **Schultze, Max:** Über die Strukturelemente des Nervensystems. Strickers Handbuch 1871. — Die Lehre von den Geweben. Ebenda 1871. — **Schwann:** Mikroskopische Untersuchungen über die Übereinstimmung in der Struktur und dem Wachstum der Tiere und Pflanzen. Berlin 1839. — **Tudichum:** Die chemische Konstitution des Gehirns des Menschen und der Tiere. Tübingen 1901. — **Wagner:** Neue Untersuchungen über Bau und Endigung der Nerven und die Struktur der Ganglien. Leipzig 1847. — **Weigert:** Beiträge zur Kenntnis der normalen menschlichen Neuroglia. Frankfurt 1895.

Einzelne Arbeiten.

Adamkiewicz: Les corpuscules nerveux. Cpt. rend. des séances de la soc. de biol. 1885. — **Alzheimer:** Beiträge zur Kenntnis der pathologischen Neuroglia in ihren Beziehungen zu den Abbauvorgängen im Nervengewebe. Nissl-Alzheimers histol. u. histopathol. Arb. Bd. 3, H. 4. 1910. — **Apathy, St.:** Nach welcher Richtung hin soll die Nervenlehre reformiert werden? Biol. Zentralbl. Bd. 9. 1889/90. — Über das leitende Element des Nervensystems und seine Lagebeziehungen zu den Zellen bei *Wirbeltieren* und *Wirbellosen*. Cpt. rend. des séances du troisième congr. internat. de zool., 16.—21. septembre 1895. — Das leitende Element des Nervensystems. Mitt. a. d. zool. Stat. zu Neapel Bd. 12. 1897. — Bemerkungen zu GRABOWSKIS Darstellung meiner Lehre von den leitenden Nervenelementen. Biol. Zentralbl. Bd. 18. 1898. — Über Neurofibrillen und ihre nervös leitende Natur. Internat. Congr. of zool., Cambridge 1898. — Bemerkungen zu den Ergebnissen RAMÓN Y CAJALS hinsichtlich der feineren Beschaffenheit des Nervensystems. Anat. Anz. Bd. 31, S. 481 u. 523. 1907. — **Arnold:** Über „Fettkörnchenzellen". Virchows Arch. f. pathol.

Anat. u. Physiol. Bd. 163. 1901. — **D'Arrigo, G.**: Il reticulo di GOLGI nelle cellule nervose. Cervello 1922. 1. 1. 17.—26. — **Auerbach**: Nervenendigungen in den Zentralorganen. Neurol. Zentralbl. 1898. S. 445 u. 734. — Das terminale Nervennetz in seinen Beziehungen zu den Ganglienzellen. Monatsschr. f. Psychol. u. Neurol. 1899. — Extra- sowie intracelluläre Netze nervöser Natur in den Zentralorganen von *Wirbeltieren*. Anat. Anz. Bd. 25, Nr. 2/3, S. 47. 1904. — Über das histologische Bild der polarisierten Nerven. 51. Vers. d. südwestdtsch. Neurol. u. Irrenärzte, Baden-Baden 1926 (ref. in Zentralbl. f. d. ges. Neurol. u. Psychiatrie Bd. 44, S. 406). — **Ballet** et **Dutil**: Sur quelques lésions expérimentelles de la cellule nerveuse. Congrès de Moscou 1897. — **Becker**: Zur Physiologie der Nervenzelle. Neurol. Zentralbl. 1906. S. 586 u. 882. — Neurofibrillenfärbung. Arch. f. Psychiatrie u. Nervenkrankh. Bd. 27, H. 3. — **Benda**: Über die Bedeutung der durch basische Anilinfarben darstellbaren Nervenzellstrukturen. Neurol. Zentralbl. Nr. 17, S. 759 u. 795. 1895. — **Bethe, A.**: Studien über das Zentralnervensystem von *Carcinus maenas*. Arch. f. mikroskop. Anat. Bd. 44. 1895 u. Bd. 50. 1897. — Über die Primitivfibrillen in den Ganglienzellen vom Menschen und anderen *Wirbeltieren*. Morphol. Arb. Bd. 8. Jena 1898. — Über die Neurofibrillen in den Ganglienzellen von *Wirbeltieren* und ihre Beziehungen zu den Golginetzen. Arch. f. mikroskop. Anat. Bd. 55. 1900. — Einige Bemerkungen über die intracellulären Kanälchen der Spinalganglienzellen usw. Anat. Anz. Bd. 17, S. 304. 1900. — Das Molybdänverfahren zur Darstellung der Neurofibrillen und Golginetze im Zentralnervensystem. Zeitschr. f. wiss. Mikroskopie Bd. 17. 1900. — Über die Regeneration peripherer Nerven. Arch. f. Psychiatrie u. Nervenkrankh. Bd. 34. 1901. — Die historische Entwicklung der Ganglienzellhypothese. Ergebn. d. Physiol. Jg. 3, Abt. 2. Wiesbaden: Bergmann 1904. — Neue Versuche über die Regeneration der Nervenfasern. Pflügers Arch. f. d. ges. Physiol. Bd. 116. 1907. — **Bidder, F.**: Zur Lehre von dem Verhältnis der Ganglienzellkörper zu den Nervenfasern. Leipzig 1847. — **Bidder, F.** u. **Kupffer, C.**: Untersuchungen über die Textur des Rückenmarkes und die Entwicklung seiner Formelemente. Leipzig 1857. — **Bielschowsky, M.**: Die Silberimprägnation der Achsenzylinder. Neurol. Zentralbl. 1902. Nr. 13, S. 579. — Die Silberimprägnation der Neurofibrillen. Ebenda 1903. Nr. 21, S. 977. — Die Silberimprägnation der Neurofibrillen. Journ. f. Psychol. u. Neurol. Bd. 3. 1904. — Die marklosen Nervenfasern in den Herden der multiplen Sklerose. Neurol. Zentralbl. 1904. Nr. 9, S. 59. — Die histologische Seite der Neuronenlehre. Journ. f. Psychol. u. Neurol. Bd. 5, H. 3/4, S. 128. 1905. — Über das Verhalten der Achsenzylinder in Geschwülsten des Nervensystems und in Kompressionsgebieten des Rückenmarkes. Ebenda Bd. 7. 1906. — Die fibrilläre Struktur der Ganglienzellen. Ebenda Bd. 10, 1908. — Über den Bau der Spinalganglienzellen unter normalen und pathologischen Verhältnissen. Ein Beitrag zur Kenntnis der Regenerationsvorgänge an Ganglienzellen und Nervenfasern. Ebenda Bd. 11, S. 188. 1908. — Über Regenerationserscheinungen an zentralen Nervenfasern. Ebenda Bd. 14, S. 131. 1909. — Über tuberöse Sklerose und ihre Beziehungen zur RECKLINGHAUSENschen Krankheit. Zeitschr. f. d. ges. Neurol. u. Psychiatrie Bd. 26. 1914. — Einige Bemerkungen zur normalen und pathologischen Histologie des Schweif- und Linsenkernes. Ebenda Bd. 25. 1919. — Zur Histopathologie und Pathogenese der amaurotischen Idiotie mit besonderer Berücksichtigung der cerebellaren Veränderungen. Journ. f. Psychol. u. Neurol. Bd. 26, S. 123. 1921. — **Bielschowsky, M.** u. **Brodmann**: Zur feineren Histologie und Histopathologie der Großhirnrinde. Ebenda Bd. 5, S. 173. 1905. — **Bielschowsky, M.** u. **Pollack, B.**: Zur Kenntnis der Innervation des *Säugetier*auges. Neurol. Zentralbl. 1904. S. 387. — **Bielschowsky, M.** u. **Unger, E.**: Die Überbrückung großer Nervenlücken. Journ. f. Psychol. u. Neurol. Bd. 22. 1917. — **Bielschowsky, M.** u. **Wolff**: Zur Histologie der Kleinhirnrinde. Ebenda Bd. 4. 1904/05. — **Boeke, J.**: Beiträge zur Kenntnis der motorischen Nervenendigungen. Internat. Monatsschr. f. Anat. u. Physiol. Bd. 28, H. 10/12, S. 377. 1911. — Über eine aus marklosen Fasern hervorgehende zweite Art von hypolemmalen Nervenendplatten bei den quergestreiften Muskelfasern der *Vertebraten*. Ebenda Bd. 35. 1910. — Nervenregeneration und verwandte Innervationsprobleme. Ergebn. d. Physiol. Bd. 19. München u. Wiesbaden: J. F. Bergmann 1921. — Die Beziehungen der Nervenfasern zu den Bindegewebselementen und Tastzellen. Das periterminale Netzwerk der motorischen und sensiblen Nervenendigungen, seine morphologische und physiologische Bedeutung, Entwicklung und Regeneration. Zeitschr. f. mikroskop.-anat. Forsch. Bd. 4, H. 3/4. 1926. — **Borst**: Neue Experimente zur Frage der Regenerationsfähigkeit des Gehirns. Zieglers Beitr. z. pathol. Anat. u. z. allg. Pathol. Bd. 36. 1904. — **Brock**: Untersuchungen über die Entwicklung der Neurofibrillen des *Schweine*fötus. Monatsschr. f. Psychiatrie u. Neurol. Bd. 18, Nr. 5, S. 467. 1905. — **Brodmann, K.**: Über den allgemeinen Bauplan des Cortex bei den *Mammaliern*. Journ. f. Psychol. u. Neurol. Bd. 6, Ergh. 1906. — Bemerkungen über die Fibrillogenie und ihre Beziehungen zur Myelogenie mit besonderer Berücksichtigung des Cortex cerebri. Neurol. Zentralbl. 1907. Nr. 8, S. 338. — **Bühler, A.**: Untersuchungen über den Bau der Nervenzellen. Verhandl. d. phys.-med. Ges., Würzburg Bd. 31. 1898. — **v. Büngner**: Über die Degenerations- und Regenerationsvorgänge an Nerven nach Verletzungen. Zieglers Beitr. z. pathol. Anat. u. z. allg. Pathol. Bd. 10. 1891. — **Bütschli:** Untersuchungen über mikroskopische Schäume und das Protoplasma. Leipzig 1892. — **Ramón y Cajal:** Nota sobre los tubos nerviosos del lobulo cerebral electrico del *Torpedo.* Rev. trim. de histol. nom. y patol., Nr. 2, agosto 1888. — La polarisation dynamique des éléments nerveux. Rev. d. sciences méd. Barcelone 1891. — Apuntes para el estudio del bulbo raquideo, cerebelo, etc. Madrid 1895. — Estructura del protoplasma nervioso. Rev. trim. microgr. Jg. 1, H. 1. 1896. — Die Struktur des nervösen Protoplasma. Monatsschr. f. Psychiatrie u. Neurol. Bd. 1, S. 156 u. 210. 1897. — Consideraciones criticas sobre la teoria de A. Bethe etc. Trabajos del laborat. de investig. biol. de la univ. de Madrid Bd. 2, S. 101. 1903. — Un sencillo metodo de coloración del reticulo protoplasmico etc. Ebenda Bd. 2, S. 129. 1903. — El aparato tubuliforme del epithelio intestinal de los *mamiferos.* Ebenda Bd. 3. 1904. — Variaciones morfológicas, normales y pathológicas del reticulo neurofibrillar. Ebenda Bd. 3, S. 9. 1904. — Algunas metodos de coloración de los cilindros-ejes, neurofibrillas y nidos nerviosos. Ebenda Bd. 3, S. 1. 1904. — Tipos cellulares de los ganglios sensitivos del hombre y *mamiferos.* Ebenda Bd. 4, S. 1. 1905/6. — Mécanisme de la régénérescence des nerfs et critique de la théorie de l'autorégénération des nerfs. Cpt. rend. des séances de la soc. de biol. 1905. — Studien über die Hirnrinde des Menschen. Vergleichende Strukturbeschreibung. Histogenesis der Hirnrinde. Barth: Leipzig 1906. — Die histologischen Beweise der Neuronentheorie von His und Forel. Anat. Anz. Bd. 30, S. 113. 1907. — Nouvelles observations sur l'évolution des neuroblastes avec quelques remarques sur l'hypothèse neurogénétique de Hensen-Held. Ebenda Bd. 32, S. 65. 1908. — **Cajal, S. R.:** Degeneración y regeneración de las vias nerviosas centrales. Trabajos del laborat. de investig. biol. de la univ. de Madrid Bd. 4. 1906. — **Cassirer:** Über Veränderungen der Spinalganglienzellen und ihrer zentralen Fortsätze nach Durchschneidung der zugehörigen peripheren Nerven Dtsch. Zeitschr. f. Nervenheilk. 1898. — **Ceni:** Sur les fines altérations histologiques de la moëlle épinière dans les dégénérescences secondaires ascend. et descend. Arch. ital. de biol. Bd. 26. — **Chenzinski:** Zur Frage über den Bau der Nervenzellen. Neurol. Zentralbl. 1903. S. 1045. — **Cohn, A.:** Über die Entwicklung des peripheren Nervensystems. Verhandl. d. anat. Ges. Genf, 1905. — Ganglienzelle und Nervenfaser. Münch. med. Wochenschr. 1906. — **Cox:** Beiträge zur pathologischen Histologie und Physiologie der Ganglienzellen. Internat. Monatsschr. f. Anat. u. Physiol. Bd. 9. 1898. — **Déjérine:** Quelques considé rations sur la théorie du neurone. Rev. neurol. 1904. S. 205. — **Dietrich** u. **Kleeberg:** Störungen des zell. Fettstoffwechsels. Lubarsch-Ostertag, Abt. 2. 1923. — **Dogiel, A. S.:** Zur Frage über das Verhalten der Nervenzellen zueinander. Arch. f. Anat. u. Physiol., anat. Abt. 1893. S. 429. — Der Bau der Spinalganglien bei *Säugetieren.* Anat. Anz. Bd. 12, S. 140. 1893. — Zwei Arten sympathischer Nervenzellen. Ebenda 1896. — Die Nervenelemente im Kleinhirn der *Vögel* und *Säugetiere.* Arch. f. mikroskop. Anat. Bd. 48. 1896. — **Dohrn:** Die Schwannschen Kerne, ihre Herkunft und ihre Bedeutung. Mitt. a. d. zool. Stat. z. Neapel Bd. 15. 1901. — **Doinikow:** Beiträge zur Histologie und Histopathologie des peripheren Nerven. Nissl-Alzheimers histol. u. histopathol. Arb. Bd. 4, H. 3, S. 445. 1911. — Beitrag zur vergleichenden Histologie des Ammonshornes. Journ. f. Psychol. u. Neurol. Bd. 8, S. 166. 1908. — **Donaggio:** Sulla presenza di un reticolo nel citoplasma della cellula nervosa. Riv. sperim. di freniatr., arch. ital. per le malatt. nerv. e ment. Bd. 22. 1896. — Nuove osservazioni sulla struttura delle cellule nervose. Ebenda Bd. 24, S. 772. 1898. — Sulla presenza di sottili fibrille tra le maglie del reticulo periferico nella cellula nervosa. Bibliogr. anat. 1901. H. 4. — Il reticolo fibrillare endocellulare ed il cilindrasse della cellula nerv. Riv. sperim. di freniatr., arch. ital. per le malatt. nerv. e ment. Bd. 30, S. 397. 1904. — **Donaggio** u. **Fragnito:** Lesioni del reticolo fibrillare endocellulare nelle cellule midolari per lo strappo dello sciatico etc. Congr. della soc. ital di freniatria, Genova 1904. — **Economo:** Beiträge zur normalen Anatomie der Ganglienzelle. Arch. f. Psychiatrie u. Nervenkrankh. Bd. 41, H. 1, S. 158. 1906. — **Ehrenberg:** Notwendigkeit einer feineren mechanischen Zerlegung des Gehirns und der Nerven vor der chemischen, dargestellt an Beobachtungen von C. G. Ehrenberg in Poggendorfs Ann. d. Physik u. Chem. Bd. 28. Leipzig 1833. — **Ehrlich, P.:** Das Sauerstoffbedürfnis des Organismus. Eine farbenanalytische Studie. Berlin 1885. — **Ehrlich:** Über die Methylenblaureaktion der lebenden Nervensubstanz. Dtsch. med. Wochenschr. Bd. 12. 1886. — **Da Fano:** Über die feineren Strukturveränderungen der motorischen Kernzellen infolge verschiedenartiger Verletzungen der zugehörigen Nerven. Zieglers Beitr. z. pathol. Anat. u. z. allg. Pathol. Bd. 44. 1908. — **Farrar:** On the phenomena of repair in the cerebral cortex. A study of mesodermal and ectodermal activities following the introduction of a foreign body. Histol. u. histo-pathol. Arb. Herausg. v. Franz Nissl. Bd. 2, S. 1. Jena 1908. — **Fickler:** Studien zur Pathologie und pathologischen Anatomie der Rückenmarkskompression bei Wirbelkaries. Dtsch. Zeitschr. f. Nervenheilk. Bd. 17. 1900. — **Fischer:** Zur Kritik der Granularmethoden. Anat. Anz. Bd. 9. 1894 u. 1895. — **Flatau:** Einige Betrachtungen über die Neuronenlehre im Anschluß an frühzeitige experimentell erzeugte Veränderungen der Zellen des Oculomotoriuskerns.

Fortschr. d. Med. 1886. — Neue experimentelle Arbeiten über die Pathologie der Nervenzelle. Ebenda 1897, Nr. 8. — Über Veränderungen des Rückenmarks nach Wegfall größerer Gliedmaßen. Dtsch. med. Wochenschr. 1898. — **Flechsig:** Über eine neue Färbungsmethode des zentralen Nervensystems. Ber. d. k. sächs. Ges. d. Wiss., math. u. phys. Kl., Sitzung am 5. August 1889. — **Flemming:** Ergebnisse der Anatomie und Entwicklungsgeschichte 1893. — Über die Struktur zentraler Nervenzellen bei *Wirbeltieren*. Anat. Hefte 1896. — Über den Bau der Spinalganglienzellen bei *Säugetieren*. Ebenda 1896. — Über den Bau der Spinalganglienzellen bei *Säugetieren* und Bemerkungen über den der zentralen Zellen. Schultzes Arch. Bd. 41. — **Fontana:** Traité sur le venin de la *Vipère*. Florence 1781. — **Forel:** Einige hirnanatomische Betrachtungen und Ergebnisse. Arch. f. Psychiatrie u. Nervenheilk. 1887. — **Fritsch, G.:** Über einige bemerkenswerte Elemente des Zentralnervensystems von *Lophius piscatorius*. Arch. f. mikroskop. Anat. Bd. 27. 1886. — **Froriep, A.:** Diskussionen zu den Abhandlungen A. v. KÖLLIKERs und A. COHNs. Verhandl. d. anat. Ges. bzw. 1904 u. 1905. — Über Entwicklung und Bau des autonomen Nervensystems. Med.-naturwiss. Arch. Bd. 1. 1907. — **van Gehuchten:** L'anatomie fine de la cellule nerveuse. 22. congr. internat. d. méd. 1897. — La structure des centres nerveux. La moëlle epinière et le cervelet. Cellule Bd. 7. 1898. — Boutons terminaux et réseau péricellulaire. Névraxe. Bd. 6, S. 217. 1904. — Considérations sur la structure des cellules nerveuses et sur les connexions anatomiques des neurones. Ebenda. Bd. 6, S. 81. 1904. — L'état actuel de la doctrine des neurones. Nederlandsch tijdschr. v. geneesk. 1905. H. 1. — **Gerlach, J.:** Mikroskopische Studien aus dem Gebiet der menschlichen Morphologie. Erlangen 1858. — Über die Struktur der grauen Substanz des menschlichen Großhirns. Med. Zentralbl. 1872. — **Goldscheider u. Flatau:** Beiträge zur Pathologie der Nervenzellen. Fortschr. d. Med. 1897. Nr. 7. — **Golgi:** Studii della fina anatom. degli organi del sistem. nerv. Riv. sperim. di freniatr., arch. ital. per le malatt. nerv. e ment. 1882, S. 8. — Méthode à l'argent. Arch. ital. de biol. 1883. — Imprégnation au sublimé. Ebenda 1886. — Le réseau diffus des centres du système nerveux. Ebenda Bd. 15. 1891. — Untersuchungen über den Bau der peripherischen wie zentralen markhaltigen Nervenfasern. Untersuchungen über den feineren Bau des zentralen und peripheren Nervensystems. (Übers. v. R. Teuscher.) Jena 1894. — Appareil réticulaire endocellulaire. Arch. ital. de biol. Bd. 30. 1898. — Intorno alla struttura delle cellule nervose. Boll. d. soc. med.-chirurg. di Pavia 1898. — **Grabowsky:** APATHYS Lehre von den leitenden Nervenelementen. Biol. Zentralbl. Bd. 18. 1898. — **Halliburton:** Proteids of nervous tissue. Journ. of physiol. 1893. — **Harrison:** Further experiments on the development of periph. nerves. Americ. journ. of anat. Bd. 5. 1906. — Experiments in transplanting limbs and their bearing upon the problem of the development of nerves. Journ. of exp. zool. Bd. 6. 1907. — Über die Histogenese des peripheren Nervensystems bei *Salmo Salar*. Arch. f. mikroskop. Anat. Bd. 57. 1910. — Neuroblast versus sheath cell in the development of peripherical nerves. Journ. of comp. neurol. Bd. 37, Nr. 1. 1924. — **Hannover:** Die Chromsäure ein vorzügliches Mittel bei mikroskopischen Untersuchungen. Müllers Arch. 1840. — **Held, H.:** Die zentrale Gehörleitung. Arch. f. Anat. u. Physiol., anat. Abt. 1893. — Beiträge zur Struktur der Nervenzellen und ihrer Fortsätze. Ebenda 1897. S. 204. — Über den Bau der grauen und weißen Substanz. Ebenda 1902. S. 189. — Zur weiteren Kenntnis der Nervenendfüße und zur Struktur der Sehzellen. Abh. d. math.-phys. Kl. d. k. sächs. Ges. d. Wiss. Bd. 29, Nr. 2. Leipzig 1904. — Zur Kenntnis der neurofibrillären Kontinuität im Zentralnervensystem der *Wirbeltiere*. Arch. f. Anat. u. Physiol., anat. Abt. 1905, S. 55. — Die Entstehung der Neurofibrillen. Neurol. Zentralbl. 1905, S. 706. — Histogenese der Nervenleitung. Verhandl. d. anat. Ges. 1906. — Kritische Bemerkungen zur Verteidigung der Neuroblasten- und Neuronenlehre durch RAMÓN Y CAJAL. Anat. Anz. Bd. 30, S. 369. 1907. — **Helmholtz:** De fabrica systematis nervosi *vertebratorum*. Berolini 1842. — **Heringa, G. C.:** De intraprotoplasmatische ligging der neurofibrillen in axon en eindorgaan. Handl. 16 ned. nat. u. gen. congres, den Haag 1917. — **His:** Über die Anfänge des perpherischen Nervensystems. Arch. f. Anat. u. Physiol. 1879, S. 456. — Die Entwicklung der ersten Nervenbahnen beim menschlichen Embryo. Ebenda 1887, S. 368. — Die Neuroblasten und deren Entstehung im embryonalen Mark. Abh. d. math.-phys. Kl. d. k. sächs. Ges. d. Wiss. Bd. 15. 1889. — **Holmgren, E.:** Kurze vorläufige Mitteilung über die Spinalganglien der *Selachier* und *Teleostier*. Anat. Anz. Bd. 15, S. 117. 1899. — Studien zur feineren Anatomie der Nervenzellen. Anat. Hefte 1900. — Weitere Mitteilungen über „Saftkanälchen" der Nervenzellen. Anat. Anz. Bd. 18, Nr. 11/12, S. 290. 1900. — Über die Trophospongien der Nervenzellen. Ebenda Bd. 24, S. 225. 1904. — **Rio del Hortega:** Sobre la verdadera significación de la celula neuroglia amiboides. Bol. de la soc. espagn. de biol. 1919. — La microglia y su transformación en células en bastoncitos y cuerpos granuloadiposos. Trabajos del laborat. de investig. biol. de la univ. de Madrid Bd. 8. 1920. — El „Tercer Elemento" de los centros nerviosos. Poder fagocitario y movilidad de la microglia. Bol. de la soc. espagn. de biol. Bd. 9, S. 154. 1921. — La Glia de escasas radiociones (Oligodendroglia).

Arch. de neurobiol. Bd. 2, Nr. 1. 1921. — El „Tercer Elemento" de los centros nerviosos: Histogenesis y evolución normal, exodo y destribución regionale de la microglia. Mem. de la soc. espagn. de hist. nat. Bd. 11, S. 213. 1921. — Phénomènes de régénération dans le ramollissement cérébral. Cpt. rend. des séances de la soc. de biol. Bd. 93. 1925. — **Hueck, W.:** Pigmentstudien. Zieglers Beitr. z. pathol. Anat. u. z. allg. Pathol. Bd. 54. 1912. — **Huxley:** L'écrevisse, trad. franç. de E. Alglave. Paris 1880. — **Jacobs, Werner:** Der Golgische Binnenapparat. Ergebnisse und Probleme. Ergebn. d. Biol. Bd. 2. 1927. — **Jacobsohn:** Über das Aussehen der motorischen Zellen im Vorderhorn des Rückenmarks nach Ruhe und Hunger. Neurol. Zentralbl. Bd. 20, S. 946. 1897. — **Jakob, A.:** Über die feinere Histologie der sekundären Faserdegeneration in der weißen Substanz des Rückenmarkes (mit besonderer Berücksichtigung der Abbauvorgänge). F. Nissl, Histol. u. histopathol. Arb. Bd. 5, S. 1. Jena 1913. — **Jäderholm:** Endocellulare Netze oder durchlaufende Fibrillen in den Ganglienzellen. Arch. f. mikroskop. Anat. Bd. 67. 1905. — **Jelgersma, G.:** Drei Fälle von Cerebellaratrophie bei der *Katze*; nebst Bemerkungen über das cerebrocerebellare Verbindungssystem. Journ. f. Psychol. u. Neurol. Bd. 23, S. 105. 1918. — Die Funktion des Kleinhirns. Ebenda 1918. S. 137. — **Joris:** A propos d'une nouvelle méthode de coloration des neurofibrilles. Structure et rapports des cellules nerveuses. Bull. de l'acad. roy. de Bruxelles 1904. — **Juliusburger:** Bemerkungen zur Pathologie der Ganglienzellen. Neurol. Zentralbl. Bd. 9, S. 386. 1896. — **Kaplan:** Nervenfärbungen. Ein Beitrag zur Kenntnis des Nervensystems. Arch. f. Psychiatrie u. Nervenkrankh. Bd. 35, H. 3. S. 825. 1902. — **Klarfeld, B.:** Der heutige Stand der Neuronenlehre. Klin. Wochenschr. Bd. 4, Nr. 52. 1925. — **Knick:** Über die Histologie der sekundären Degeneration im Rückenmark. Journ. f. Psychol. u. Neurol. Bd. 12, H. 1, S. 20. 1908. — **Kohnstamm, O.:** Über retrograde Degeneration. Schmidts Jahrb. Bd. 261. S. 253. — **Kolmer, W.:** Über das Verhalten der Neurofibrillen an der Peripherie. Anat. Anz. Bd. 26, Nr. 20/21, S. 560. 1905. — **Kopsch:** Die Darstellung des Binnennetzes in Spinalganglienzellen und anderen Körperzellen durch Osmiumsäure. Sitzungsber. d. preuß. Akad. d. Wiss 1902. — **Kölliker, A.:** Die Selbständigkeit und Abhängigkeit des sympathischen Nervensystems durch anatomische Beobachtungen bewiesen. Zürich 1844. — Vorläufige Mitteilung über den Bau des Rückenmarkes bei niederen *Wirbeltieren*. Zeitschr. f. wiss. Zool. Bd. 9. 1858. — Zur feineren Anatomie des zentralen Nervensystems. Erster Beitrag: Das Kleinhirn. Ebenda Bd. 49. 1890. — Gegen die Entstehung von Nervenfasern aus Zellensträngen. Anat. Anz. Bd. 18, Nr. 20/21, S. 511. 1900. — **Kupffer:** Über den Achsenzylinder. Sitzungsber. d. bayer. Akad. d. Wiss. München 1883. — **v. Lenhossék:** Centrosom und Sphäre in den Spinalganglienzellen des *Frosches*. Arch. f. mikroskop. Anat. Bd. 46. 1895. — Über Nervenzellenstrukturen. Verhandl. d. anat. Ges., 10. Vers. 1896. — Nervensystem. Bonnet u. Merkels Ergebn. Bd. 7. 1898. — Kritisches Referat über Bethes Arbeit „Die anatomischen Elemente des Nervensystems und ihre physiologische Bedeutung". Neurol. Zentralbl. 1899, S. 242 u. 301. — **Levi, G.:** Considerazione sulla struttura del nucleo delle cellule nervose. Riv. di patol. nerv. e ment. Bd. 3, Jg. 3, S. 289. 1898. — Intorno alla cosiditta rigenerazione collaterale dei neuroni etc. Monitore zool. ital. 1907. — **Lewis, Marg.:** Centrosome and sphere in certain of the nerve cells of an *Intervertebrate*. Anat. Anz. Bd. 12, S. 291. 1896. — **Leydig:** Der reizleitende Teil des Nervengewebes. Arch. f. Anat. u. Physiol. 1897, S. 431. — **Liesegang, R. Ed.:** Die Kolloidchemie der histologischen Silberfärbung. Kolloidchem. Beih. Bd. 3. Dresden: Steinkopf 1911. — Das Verhalten minimaler Räume bei einigen Färbungen. Zeitschr. f. wiss. Mikroskopie u. mikroskop. Techn. Bd. 28, S. 257/60. 1911. — Protoplasmastrukturen und deren Dynamik. Arch. f. Entwicklungsmech. d. Organismen Bd. 34, H. 3. 1912. — **Lugaro:** Sulla patologia delle cellule dei gangli sensitivi. Riv. di patol. nerv. e ment. Bd. 5—8. 1900—1903. — Nuovi dati e nuovi problemi nella patologia della cellula nervosa. Ebenda Bd. 8. 1896. — Sulle alterazioni delle cellule nervose dei gangli spinali etc. Ebenda 1896. — Autogene Regeneration. Neurol. Zentralbl. Bd. 24/25, S. 1143, 1905; S. 786, 1906. — **Macallum:** Die Methoden und Ergebnisse der Mikrochemie in der biologischen Forschung. Ergebn. d. Physiol. 1908. — **Mackenzie, J. J.:** Investigation in the chemistry of nerve cells. Brit. assoc. report 1897, S. 822. — **Mahaim:** Les terminaisons cylindraxiles péricellulaires de Held. Bull. de l'acad. méd. de Belgique 1905. — **Marburg:** Zur Pathologie der Spinalganglienzellen. Arb. a. d. neurol. Inst. Wien 1902. — **Marchi e Alghieri:** Sulle degenerazione discendenti consecutive a lesioni della corteccia cerebrale. Riv. sperim. di freniatr., arch. ital. per le malatt. nerv. e ment. Bd. 11. 1885. — **Marinesco, G.:** Des lésions primitives et des lésions secondaires de la cellule nerveuse. Cpt. rend. des séances de la soc. de biol. 1896. — Considérations générales sur l'histologie et la biologie de la cellule nerveuse. Semaine méd. 1896, Nr. 50. — Recherches sur l'histologie de la cellule nerveuse avec quelques considérations physiologiques. Cpt. rend. hebdom. des séances de l'acad. des sciences 1897. — L'évolution et l'involution de la cellule nerveuse. Rev. sc. 1900. — Recherches cytométriques et caryométriques des cellules radiculaires motrices après section du cylindraxe. Journ. de neurol. Bd. 6, S. 81. 1901. —

Recherches sur les granulations et les corpuscules colorables des cellules du système nerveux central et périphérique. Zeitschr. f. allgem. Physiol. Bd. 3, H. 1. 1903. — Recherches sur la structure de la partie fibrillaire des cellules nerveuses à l'état normal et pathologique. Riv. neurol. 1904. — Sur la réparation des neurofibrilles après la section du nerf hypoglosse. Rev. neurol. 1905, Nr. 1, S. 30. — Le mécanisme de la régénérescence nerveuse. Rev. gén. des sciences 1907. — Les réactions chromatiques des cellules nerveuses des ganglions spinaux traitées par la méthode de la coloration vitale. Séance de la réunion biol. de Bucarest du 21 déc. 1911. Bd. 72. — Des changements qu'impriment à la luminosité et à l'état colloïdal des cellules nerveuses vivantes certains agents physicochimiques. Cpt. rend. des séances de la soc. de biol. Bd. 70, S. 1061. 1911. — Etudes ultramicroscopiques des cellules des ganglions spinaux des animaux nouveau-nés. Ebenda 1911, S. 1057. — Forschungen über die Kolloide der Nervenzellen. Kolloid-Zeitschr. Bd. 11, S. 209. 1912. — Sur la structure colloïdale des cellules nerveuses et ses variations à l'état normal et pathologique. Bruxelles: L. Severeyns 1913. — Du rôle des ferments oxydants dans les phénomènes de la vie. Festschr. f. RAMÓN Y CAJAL Bd. 1. 1922. — Recherches sur le rôle des ferments oxydants dans le mécanisme de la thermogénèse et de la fièvre. Paris: Masson et Cie. 1923. — Recherches histochemiques sur le rôle des ferments oxydants dans les phénomènes de la vie à l'état normal et pathologique. Ann. d'anat. pathol. med.-chirurg. Mars 1924, Nr. 2. — **Marinesco, G.** u. **Draganesco, St.**: Untersuchungen über den Eisenstoffwechsel in den Nervenzentren. Ref. Zentralbl. f. d. ges. Neurol. u. Psych. Bd. 35, S. 68. 1924. — **Marinesco, G.** u. **Minea**: Nouvelles recherches sur la transplantation des ganglions nerveux. Cpt. rend. hebdom. des séances de l'acad. des sciences 1907. — **Merzbacher**: Zur Biologie der Nervendegeneration. Neurol. Zentralbl. Bd. 4, S. 150. 1905. — Untersuchungen über die Morphologie und Biologie der Abräumzellen im Nervensystem. Nissls histol. u. histopathol. Arb. Bd. 3, H. 1, S. 1. Jena 1909. — **Meyer, Semi**: Über eine Verbindungsweise der Neurone usw. Arch. f. mikroskop. Anat. Bd. 47. 1896. — Über die Funktion der Protoplasmafortsätze der Nervenzellen. Ber. d. mathem.-physik. Kl. d. k. sächs. Ges. d. Wiss. zu Leipzig 1897. — Über zentrale Neuritenendigungen. Arch. f. mikroskop. Anat. Bd. 54. 1899. — **Meynert**: Vom Gehirn der *Säugetiere*. Strickers Handb. 1871. — **Michotte**: L'histologie fine de la cellule nerveuse. Névraxe Bd. 6, S. 235. 1904. — **Misch**: Das Binnennetz der spinalen Ganglienzellen bei verschiedenen *Wirbeltieren*. Internat. Monatsschr. f. Anat. u. Physiol. Bd. 20. 1903. — **Mott** and **Halliburton**: The chemistry of nerve degeneration 1901. — **Mott, Halliburton** and **Edmunds**: Regeneration of nerves. Verhandl. d. „Royal Society" Bd. 78. 1906. — **de Moulin, F.**: Beiträge zur Kenntnis des Baues der Ganglienzellen. Arch. f. Zellforsch. Bd. 17, H. 4. 1923. — **Mönckeberg** u. **Bethe**: Die Degeneration der markhaltigen Nervenfasern bei *Wirbeltieren* unter hauptsächlicher Berücksichtigung des Verhaltens der Primitivfibrillen. Arch. f. mikroskop. Anat. Bd. 54. 1899. — **Mühlmann**: Über die Veränderungen der Nervenzellen in verschiedenem Alter beim *Meerschweinchen*. Arch. f. mikroskop. Anat. u. Entwicklungsmech. 1901. u. Anat. Anz. 1901. — Mikrochemische Untersuchungen an der wachsenden Nervenzelle. Arch. f. mikroskop. Anat. Bd. 79. 1912. — Zur mikrochemischen Technik der Nervenzellen. Verhandl. d. dtsch. pathol. Ges. 1913, S. 298. — **Müller, Max**: Über physiologisches Vorkommen von Eisen im Zentralnervensystem. Zeitschr. f. d. ges. Neurol. u. Psychiatrie Bd. 77. 1922. — **Nageotte**: La structure fine du système nerveux. Paris 1905. — Régénération collatérale des fibres nerveuses terminées par des massues de croissance. Nouv. iconogr. de la Sap. 1906. — Greffe des ganglions rachidiens. Cpt. rend. des séances de la soc. de biol. 1907. — Etude sur la greffe des ganglions rachidiens etc. Anat. Anz. Bd. 31, S. 225. 1907. — **Nansen**: The structure and combination of the histological elements in the central nervous system. Bergen 1887. — **Negri**: Di una fina particularità di struttura di alcune ghiandole dei *mammiferi*. Boll. d. soc. med.-chirurg. di Pavia 1900, Nr. 1. — **Nissl, F.**: Über den Zusammenhang von Zellstruktur und Zellfunktion. Tagebl. d. Naturforschervers. zu Köln 1889. — Die Kerne des Thalamus beim *Kaninchen*. Tagebl. d. Naturforschervers. zu Heidelberg 1890. — Über die Untersuchungsmethoden der Großhinrinde. Zeitschr. f. Psych. 1891. — Über experimentell erzeugte Veränderungen an den Vorderhornzellen des Rückenmarkes bei *Kaninchen*. Allg. Zeitschr. f. Psychiatrie u. psych.-gerichtl. Med. Bd. 48. 1892. — Über die Veränderungen der Ganglienzellen am Facialiskern der *Kaninchen* nach Außreißung der Nerven. Ebenda Bd. 48. 1892. — Über eine neue Untersuchungsmethode der Zentralorgane. Zentralbl. f. Nervenheilk. u. Psych. Bd. 18. 1894. — Über die sog. Granula der Nervenzellen. Neurol. Zentralbl. 1894, S. 676, 781, 810. — Mitteilungen zur Anatomie der Nervenzellen. Allg. Zeitschr. f. Psychiatrie u. psych.-gerichtl. Med. Bd. 50. 1894. — Der gegenwärtige Stand der Nervenzellenanatomie und -pathologie. Zentralbl. f. Nervenheilk. u. Psych. 1895. — Über die Nomenklatur in der Nervenzellenanatomie und ihre nächsten Ziele. Neurol. Zentralbl. 1895, S. 66 u. 104. — Die Beziehungen der Nervenzellensubstanzen zu tätigen, ruhenden und ermüdeten Zellzuständen. Allg. Zeitschr. f. Psychiatrie u. psych.-gerichtl. Med. 1896. — Über die

Veränderungen der Nervenzellen nach experimentell erzeugter Vergiftung. Jahresvers. d. Ver. d. dtsch. Irrenärzte in Heidelberg 1896. — Kritische Fragen der Nervenzellenanatomie. Neurol. Zentralbl. 1896, S. 98. u. 157. — Die Hypothese der spezifischen Nervenzellenfunktion. Allg. Zeitschr. f. Psychiatrie u. psych.-gerichtl. Med. Bd. 54. 1898. — Nervenzellen und graue Substanz. Münch. med. Wochenschr. 1898, Nr. 31, 32, 33. — Eine kritische Besprechung GOLDSCHEIDERS und FLATAUS Darstellung der normalen und pathologischen Anatomie der Nervenzellen auf Grund der neueren Forschungen. Dtsch. Zeitschr. f. Nervenheilk. Bd. 8. — **Oberndorfer, S.:** Pigment. Lubarsch-Ostertag Bd. 12, S. 479. 1908. — Pigment und Pigmentstudien. Ergebnisse. Zentralbl. f. d. ges. Neurol. u. Psychiatrie Bd. 26. 1921. — **Obersteiner:** Zur Histologie der Gliazellen in der Molekularschicht der Großhirnrinde. Arb. a. d. neurol. Inst. Wien 1900. — Über das hellgelbe Pigment in den Nervenzellen und das Vorkommen weiterer fettähnlicher Körper im Zentralnervensystem. Ebenda 1903. — **Oudendal, A. J. F.:** Über den Zusammenhang der Ausläufer der Korbzellen mit den Zellen von PURKINJE in der Rinde des Kleinhirns. Psychiatr. en neurol. bladen Bd. 1. 1912. — **Penfield:** The Golgi apparatus and its relationship to HOLMGRENS trophospongium in nerve cells. Comparison during redispersion. Anat. record Bd. 22, Nr. 1. 1921. — **Pensa:** Eine nicht zu vernachlässigende Beobachtung an den Dendriten der Nervenäste. Zentralbl. f. d. ges. Neurol. Bd. 42, 7/8, S. 355. 1926. — **Peritz, G.:** Chemie des Zentralnervensystems. Handb. d. Biochemie d. Menschen u. d. Tiere Bd. 4. 1924. — Stoffwechsel des Nervensystems; Stoffwechsel des Herzens und des Muskels. Ebenda Bd. 8. 2. Aufl. Jena: Fischer 1924. — **Perroncito:** Sulla questione della rigenerazione autogena della fibre nervose. Nota prevent. Boll. d. soc. med. di Pavia 1905. — Die Regeneration der Nerven. Zieglers Beitr. z. pathol. Anat. u. z. allg. Pathol. Bd. 42. 1907. — **Pfeiffer:** Über die traumatische Degeneration und Regeneration des Gehirns erwachsener Menschen Journ. f. Psychol. u. Neurol. Bd. 12. 1908. — **Philipeaux** et **Vulpian:** Recherches expérimentales sur la réunion bout à bout de nerfs de fonctions différentes. Journ. de la physiol. Bd. 6. 1863. — **Pighini, Giacomo:** Chemische und biochemische Untersuchungen über das Nervensystem unter normalen und pathologischen Bedingungen. 1. Mitteilung über die Indophenol-Oxydase im Zentralnervensystem, in der Tela chorioidea und in der Cerebrospinalflüssigkeit. Biochem. Zeitschr. 42, S. 125. 1912. — **Purkinje:** Neueste Untersuchungen aus der Nerven- und Hirnanatomie. Ber. üb. d. Vers. dtsch. Naturforsch. u. Ärzte, Prag 1838. — **Reich:** Über den zelligen Aufbau der Nervenfasern auf Grund mikrohistochemischer Untersuchungen. 1. Teil. Journ. f. Psychol. u. Neurol. Bd. 8. 1907. — **Remak, R.:** Neurologische Notizen. Frorieps neue Notizen Bd. 3. 1837. — Über multipolare Ganglienzellen. Monatsber. d. k. preuß. Akad. d. Wiss. zu Berlin 1854. — Über den Bau der grauen Säulen im Rückenmark der *Säugetiere*. Göschens „Deutsche Klinik". Berlin 1855. — **Retzius, G.:** Über den feineren Bau des Achsenzylinders der Nervenfasern. Arkiv för zool. Bd. 3. 1905. — **Rossi:** Normaler Bau und pathologische Veränderungen der Nervenzellen. Berlin. klin. Wochenschr. Bd. 36. 1899. — **Rothmann:** Über das Lipochrom der Ganglienzellen. Dtsch. med. Wochenschr. 1901. — **Röthig:** Über den Bau der Ganglienzelle. Med. Woche 1900. Nr. 50. — **Růžička:** Zur Geschichte und Kenntnis der feineren Struktur der Nucleolen zentraler Nervenzellen. Anat. Anz. Bd. 16. S. 557. 1899. — **Sala:** Sulla fina struttura del torus longitudinalis nel cervello dei *teleostei*. Pavia 1895. — Beitrag zur Kenntnis der markhaltigen Nervenfasern. Anat. Anz. Bd. 18, H. 2/3, S. 49. 1900. — Über die Regenerationserscheinungen im zentralen Nervensystem. Ebenda Bd. 34. 1909. — **Saltykow:** Versuche über Gehirnreplantation, zugleich ein Beitrag zur Kenntnis reaktiver Vorgänge an den zelligen Gehirnelementen. Arch. f. Psychiatrie u. Nervenkrankh. Bd. 40, H. 2, S. 329. 1905. — **Schaffer, J.:** Über einen neuen Befund von Centrosomen in Ganglien und Knorpelzellen. Sitzungsber. d. k. Akad. Wien, Mathem.-naturw. Kl. II, 1896. — **Schaffer, K.:** Recherches sur la structure dite fibrillaire de la cellule nerveuse. Rev. neurol. 1905. S. 1027. — Über die Pathohistologie eines neueren Falles von SACHSscher familiärer amaurotischer Idiotie mit einem Ausblick auf das Wesen der sog. Neurofibrillen. Journ. f. Psychol. u. Neurol. Bd. 10, S. 121. 1907. — **Schiefferdecker, P.:** Über Regeneration, Degeneration und Architektur des Rückenmarks. Virchows Arch. f. pathol. Anat. u. Physiol. Bd. 67. 1876. — Beiträge zur Kenntnis des Baues der Nervenfasern. Arch. f. mikroskop. Anat. Bd. 30. — **Schröder, P.:** Zur Frage der Neuronenlehre. Klin. Woche Bd. 9, Jg. 5, Nr. 2. 1926. — **Schultze, O.:** Weiteres zur Entwicklung der peripheren Nerven mit Berücksichtigung der Regenerationsfrage nach Nervenverletzung. Verhandl. d. phys.-med. Ges. zu Würzburg Bd. 37. 1905. — Die Kontinuität der Organisationseinheiten der peripheren Nervenfaser. Pflügers Arch. f. d. ges. Physiol. Bd. 108. 1905. — **Schwalbe:** Über den Bau der Spinalganglienzellen nebst Bemerkungen über den der sympathischen Ganglienzellen. Arch. f. mikroskop. Anat. Bd. 4. 1868. — **Schwann, Th.:** Mikroskopische Untersuchungen über die Übereinstimmung in der Struktur und dem Wachstum der Tiere und Pflanzen. Berlin 1839. — **Scott:** The structure micro-chemist. and development of nerve cells with special reference to their nuclein compounds. Transact. of the Canad. inst. 1898/99. — **Simarro:** Nuovo metodo histológico de impregnación por los sales fotograf. Riv. trimestr. micrograf. 1900. — **Sjövall:** Die Zellstruktur einiger Nervenzellen und Methylenblau als Mittel, sie frisch zu untersuchen. Anat. Hefte 1899. — **Smirnow:** Über freie Nervenendigungen im Epithel des *Regenwurmes.* Anat. Anz. Bd. 9. 1894. — Zur Kenntnis der Morphologie der sympathischen Ganglienzellen beim *Frosche.* Ebenda 1900. — Zur Frage von der Endigung der motorischen Nerven in den Herzmuskeln der *Wirbeltiere.* Ebenda Bd. 18, 4/5, S. 105. 1900. — Einige Betrachtungen über den Bau der Spinalganglienzellen bei einem viermonatigen menschlichen Embryo. Arch. f. mikroskop. Anat. Bd. 59. 1901. — **Soukhanoff:** Réseau endocellulaire de Golgi dans les éléments nerveux des ganglions spin. Rev. neurol. 1901. — Réseau endocellulaire de Golgi dans les cellules nerveuses de la moëlle épinière. Ebenda 1902. — Sur le réseau endocellulaire de Golgi dans les éléments nerveux en général et dans les cellules nerveuses des gangl. sympath. Journ. de neurol. 1902, S. 489. — **Sömmering:** Vom Bau des menschlichen Körpers. V. Teil. Hirn- und Nervenlehre. Frankfurt a. M. 1791. — **Spatz, H.:** Über den Eisennachweis im Gehirn, bes. im Zentrum des extrapyramidal-motorischen Systems. Zeitschr. f. d. ges. Neurol. u. Psychiatrie Bd. 77, H. 3/4. 1922. — Über die Kernauflagerungen der Nervenzellen. Verhandl. d. anat. Ges., 32. Vers. in Heidelberg, April 1923. — **Stefanowska:** Sur les appendices des dendrites. Bull. de la soc. roy. des sciences nat. et méd. de Bruxelles, 9 avril 1897. — Sur les appendices piriformes des cellules nerveuses cérébrales. Arch. ital. de biol. 1902. — **Stieda, L.:** Geschichte der Entwicklung der Lehre von den Nervenzellen und Nervenfasern während des 19. Jahrhunderts. I. Teil. Festschr. z. 70. Geburtstag v. Carl v. Kupffer. Jena: G. Fischer 1899. — **Stöhr, Ph.** jr.: Studien am menschlichen Kleinhirn mit O. Schultzes Natronlauge-Silbermethode und mit der ultravioletten Mikrophotographie. Zeitschr. f. d. ges. Anat. u. Entwicklungsgesch. Bd. 69, H. 1/3. 1923. — **Straehuber:** Eine elektive Färbung des Achsenzylinders. Zentralbl. f. pathol. Anat. 1901, S. 822. — **van der Stricht:** Demonstration von Präparaten. Verhandl. d. ant. Ges. Rostock 1900. — **Stroebe:** Experimentelle Untersuchungen über Degeneration und Regeneration peripherer Nerven nach Verletzungen. Zieglers Beitr. z. pathol. Anat. u. z. allg. Pathol. Bd. 13. 1893. — Die allgemeine Histologie des degenerativen und regenerativen Prozesses im zentralen und peripheren Nervensystem nach den neuesten Forschungen. Zentralbl. f. allg. Pathol. u. pathol. Anat. Bd. 6. 1895. — **Studnička, F. K.:** Beiträge zur Kenntnis der Ganglienzellen. Ein neuer Befund von Centrosomen; die intracellulären Kanälchen. Sitzungsber. d. k. böhm. Ges. d. Wiss. in Prag 1900. — Beiträge zur Kenntnis der Ganglienzellen. Einige Bemerkungen über die feinere Struktur der Ganglienzellen aus dem Lobus electricus von *Torpedo marmorata.* Ebenda 1901. — Beiträge zur Kenntnis der Ganglienzellen. Über endocelluläre und pericelluläre Blutcapillaren der großen Ganglienzellen von *Lophius* 1903. — **Tello, J. F.:** Gegenwärtige Anschauungen über den Neurotropismus. Vortr. u. Aufs. über Entwicklungsmech. d. Organismen. Berlin: Julius Springer 1923. — **Tourneux** et le **Goff:** Notes sur les étranglements des tubes nerveux de la moëlle épinière. Journ. de l'anat. et de la physiol. 1875. S. 403. — **Treviranus:** Über die organischen Elemente des tierischen Körpers. Vermischte Schriften anat. u. physiol. Inhalts Bd. 1. Göttingen 1816. — **Turner:** Notes on the chromoph. material in the motor cells of brain etc. Brain 1899. — **Unna u. Gans:** Zur Chemie der Zelle. Berlin. klin. Wochenschr. Bd. 51, S. 444. 1914. — **Veratti:** Sul alcune particolarità di struttura dei centri acustici dei *mammiferi.* Pavia 1900. — **Verworn:** Das Neuron in Anatomie und Physiologie. Jena 1900. — **Wagner, R.:** Sympathischer Nerv, Ganglienstruktur und Nervenendigungen. Handwörterb. d. Physiol. Bd. 3, Abt. 1, Braunschweig 1846. — Neue Untersuchungen über Bau und Endigung der Nerven und die Struktur der Ganglien. Leipzig 1847. — **Wainmann-Findlay:** Observ. on the norm. and pathol. histology of the chorioid plex. Journ. of ment. science 1898. — **Waldeyer:** Über einige neuere Forschungen im Gebiete der Anatomie des Zentralnervensystems. Dtsch. med. Wochenschr. Bd. 17. 1891. — **Waller:** Expérience sur les sections des nerfs. Cpt. rend. des séances de la soc. de biol. 1857. — **Warncke:** Zur Darstellung der Achsenzylinderfibrillen in den markhaltigen Fasern des Zentralnervensystems nebst Bemerkungen zur Histologie des Achsenzylinders im allgemeinen. Archiv f. Psychiatrie u. Nervenkrankh. Bd. 38, H. 1, S. 156. 1904. — **Weimann, W.:** Studien am Zentralnervensystem des Menschen mit der Mikrophotographie im ultravioletten Licht. Zeitschr. f. d. ges. Neurol. u. Psychiatrie Bd. 98, H. 3/4. 1925. — **Wittmaack, K.:** Über Markscheidendarstellung und den Nachweis von Markhüllen der Ganglienzellen im Acusticus. Arch. f. Ohrenheilk. Bd. 61. — **Wlassak:** Die Herkunft des Myelins. Arch. f. Entwicklungsmech. d. Organismen Bd. 6. 1898. — **Wolff, Max:** Über die Kontinuität des perifibrillären Neuroplasmas. Anat. Anz. Bd. 23, S. 20. 1903. — Zur Kenntnis der Heldschen Nervenendfüße. Journ. f. Psychol. u. Neurol. 1905. — Neue Beiträge zur Kenntnis des Neurons. Biol. Zentralbl. 1905.

E. Die peripherische Nervenfaser.

Von

PH. STÖHR jr.

Bonn.

Mit 86 Abbildungen.

I. Historisches und Vergleichend-Anatomisches.

Historisches. Sich ein klares Bild von der Struktur der lebenden peripherischen Nervenfaser zu verschaffen, ist heute beinahe noch gerade so schwierig wie vor hundert Jahren. Das hat seine Ursache zweifellos darin, daß das nervöse Cytoplasma selbst den scheinbar minimalsten technischen Eingriffen gegenüber eine außerordentliche Empfindlichkeit aufweist. Daher führt die Anwendung einer einzigen unserer heutzutage manchmal recht komplizierten Färbe- und Imprägnierungsmethoden allzuleicht zu morphologischen Irrtümern und man muß also auf mannigfache Weise versuchen, die Bauelemente der Nervenfasern zu analysieren.

Es pflegen aber gerade die verschiedensten Methoden auch wiederum die allerverschiedensten Bilder einer Nervenfaser unter dem Mikroskop hervorzuzaubern, wodurch die Schwierigkeit einer einheitlichen Deutung der erhaltenen Resultate eher gesteigert wie verringert wird, und eine Aussage über das, was wirklich im Leben existiert und was nur künstlich in unseren Präparaten oft mit vieler Mühe erzielt worden ist, kann häufig nur mit äußerstem Vorbehalt getan werden.

Die moderne Technik der Kultur in vitro gibt uns freilich jetzt ein unschätzbares Hilfsmittel in die Hand, morphologische Verhältnisse an lebenden Zellen zu studieren und somit gerade die lebendige Masse zum Prüfstein aller mit Hilfe der Fixation und Färbetechnik gewonnenen Resultate zu erwählen. Immerhin suchten sich auch schon die alten Anatomen durch Zerzupfen frischen Gewebes in Wasser oder Kochsalzlösung vor Kunstprodukten nach Möglichkeit zu schützen. Wenn seit ungefähr vierzig Jahren trotz einer außerordentlich verfeinerten Technik keine prinzipiell neuen Ergebnisse über die Struktur der Nervenfaser mehr erreicht worden sind, so zeigt dies nur um so schöner die glänzende Beobachtungskunst unserer alten Histologen mit ihrer teilweise recht primitiven Methodik und Optik.

Wie KÖLLIKER (1850) in seiner mikroskopischen Anatomie bemerkt, hat FONTANA (um 1780 herum) Nervenfasern sicher und den Achsenzylinder sehr wahrscheinlich schon gekannt.

STIEDA nennt in einer mehr fleißigen als kritischen geschichtlichen Monographie ebenfalls FONTANA den Entdecker der Nervenfaser, spricht ihm aber die Kenntnis des Achsenzylinders ab. Es dünkt mich im Grunde müßig, darüber zu streiten, was ein guter Beobachter vor 150 Jahren gesehen haben könnte oder nicht, da wir bei einer historischen Betrachtungsweise alter mikroskopischer Errungenschaften an der Hand meist mangelhafter Bilder über Vermutungen doch niemals hinauskommen.

Eine ganz gute Darstellung markhaltiger Nervenfasern vom Ischiadicus des *Frosches* finden wir übrigens schon bei TREVIRANUS (1816), den sonderbarerweise KÖLLIKER mit keinem Worte erwähnt. Umstehende Abb. 1 läßt die doppelt konturierte Markscheide, den Achsenzylinder und eine Reihe von kleinen, kugeligen Gebilden, offenbar Myelinfiguren, aufs deutlichste erkennen. Auch das Neurilemm hat TREVIRANUS möglicherweise beobachtet und den Begriff „Nervenröhren" geprägt. Was er allerdings damit gemeint hat, ist heute nicht mehr ganz klar ersichtlich; als Inhalt dieser Röhren nimmt er jedenfalls gemeinsam mit EHRENBERG eine schleimige Masse, das Nervenmark, an, das aber wahrscheinlich dem jetzigen Achsenzylinder entspricht.

Spätere, zum Teil sehr bedeutsame Arbeiten, die ungefähr zu gleicher Zeit zwischen den Jahren 1835 und 1840 erschienen sind und die sich mit der mikroskopischen Anatomie der Nervenfasern beschäftigen, verdanken wir VALENTIN, REMAK, PURKINJE und SCHWANN. Die Entdeckung des Achsenzylinders wird gewöhnlich REMAK zugeschrieben, der ihn mit Primitivband bezeichnet; PURKINJE hat ihn wohl zu gleicher Zeit ebenfalls richtig gesehen.

Der Name „cylindri axis", eben unser jetziger Achsenzylinder, findet sich zuerst bei ROSENTHAL, einem Schüler PURKINJES, der auch zum ersten Male die den Achsenzylinder umgebende Cytoplasmamasse mit Markscheide bezeichnet.

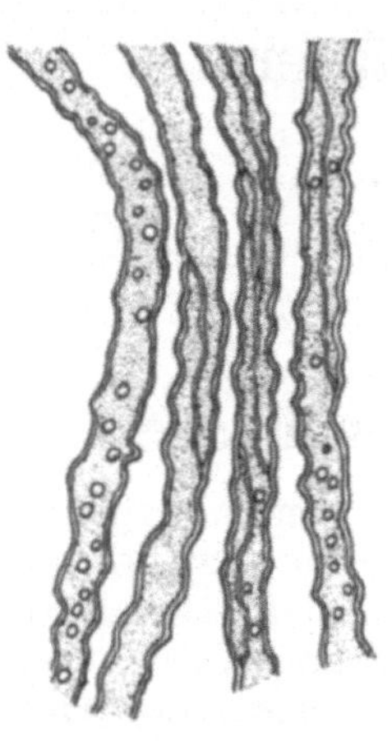

Abb. 1. „Nervenröhren" aus dem Ischiadicus des *Frosches.* (Nach TREVIRANUS aus STIEDA.)

Unter „REMAKschen Fasern" verstehen wir im allgemeinen marklose Nervenfasern, wie sie sich bei den meisten *Wirbellosen,* bei höheren Tieren im Zentralnervensystem, im N. olfactorius und vor allem im sympathischen Nervensystem vorfinden. REMAK nennt diese am Milznerven des *Ochsen* von ihm entdeckten Elemente wegen ihres grauen Farbtones, wodurch sie sich von den weißen markhaltigen Nervenfasern leicht, vom umgebenden Bindegewebe aber schwer unterscheiden lassen, „graue Fasern" (organische Fasern). Im übrigen beruht der graue Ton meist nicht auf völliger Marklosigkeit, sondern nur auf Markarmut, worauf vor allem O. SCHULTZE später hingewiesen hat.

SCHWANN bestätigt in der Hauptsache die Befunde REMAKS, eine genauere Schilderung der äußeren Hülle des Neurilemms ist ihm gleichfalls zu verdanken. Die SCHWANNschen Neurilemmkerne tragen seinen Namen mit Recht, da sie von ihm zuerst beobachtet und in ihrer Lage richtig geschildert wurden. Eine große Rolle spielte später SCHWANNS Anschauung über die Histogenese der Nervenfaser, wonach jede Faser durch Verschmelzung primärer, mit einem Kern versehener Zellen entstanden sein sollte. (Siehe den Abschnitt über Entwicklung der Nervenfasern.)

So waren um das Jahr 1850 Achsenzylinder und markhaltiges Neurilemm mit seinen Kernen genau bekannt, wie aus KÖLLIKERS zusammenfassender Schilderung aus dieser Zeit zu ersehen ist. Wenn auch ein streifiges Aussehen des Achsenzylinders schon von KÖLLIKER und früheren Autoren beschrieben worden war, so ist es doch erst das Verdienst von M. SCHULTZE (1871), in einer höchst bedeutsamen Schilderung das Fibrillensystem des Achsenzylinders in den Vordergrund gestellt zu haben. Es folgt noch RANVIERS (1871) Beobachtung von der Unterbrechung der Markscheide an den bekannten Schnürringen, die übrigens schon von CZERMAK und KÖLLIKER abgebildet worden waren, womit mir in der Hauptsache die deskriptive Anatomie der Nervenfaser abgeschlossen erscheint. Die ausgezeichneten Fibrillenmethoden haben außer einer teilweise sehr erheblichen Selbstüberschätzung nichts prinzipiell Neues für die Histologie der Nervenfaser mehr gebracht. Nur BOEKES glänzende Resultate auf dem Gebiete der Nervenendigung, sein Nachweis des intraplasmatischen Verlaufs der präterminalen Fäserchen und deren kontinuierliche Verbindung mit dem Cytoplasma der von ihnen versorgten Endorgane, seine synthetische, das „Ganze" im Organismus nie vergessende Arbeitsweise sei hier besonders erwähnt.

Vergleichend-Anatomisches. Zum ersten Male tritt ein differenziertes Nervensystem bei den *Hydroidpolypen*, primitiven *Coelenteraten* auf, wo es an der Basis des Ektoderms und derjenigen des Entoderms als ein diffuses Netz gleichartig gebauter multipolarer oder bipolarer Ganglienzellen erscheint, die mit ihren Fortsätzen sehr wahrscheinlich in direkter Verbindung miteinander stehen. MAURER spricht hier von einem ektodermalen und entodermalen Abschnitt des Nervensystems. Bei den *Medusen* ist die Differenzierung des nervösen Apparates insofern zu höherer Stufe gediehen, als wir hier neben dem erwähnten Netzwerk noch eine bündelartige Anordnung feiner, markloser Nervenfasern mit eingelagerten Nervenzellen vor uns haben. Diese Fasern sind längs des Ursprungs des Velums in Form von zwei konzentrischen Ringen zu beobachten und fristen als umbrellarer oder äußerer, dem Ektoderm näher gelegener, und als subumbrellarer, aus stärkeren Fasern bestehender Nervenring in der Literatur ihr Dasein.

Wenn auch bei den *Echinodermen* an verschiedenen Stellen des Körpers nervöse Elemente in größerer Menge zusammengehäuft erscheinen, so liegt eine deutliche Sonderung in ein zentrales und peripherisches Nervensystem doch erst bei den *Anneliden* und *Polychäten* vor, wo vor allem RETZIUS hervorragende neurohistologische Befunde aufzuweisen hat, während APÁTHY bei *Hirudineen* und *Lumbriciden* mit seiner kaum übertreffbaren Fibrillentechnik ausgezeichnete Ergebnisse zuzuschreiben sind. Auch über das peripherische Nervensystem bei *Mollusken* und *Arthropoden* sind wir durch die mikroskopischen Arbeiten von RETZIUS sehr gut orientiert; weitere Angaben über die Nerven *Wirbelloser* stammen von BETHE.

Da besonders bemerkenswerte histologische Einzelheiten über die Nerven *Wirbelloser* in späteren Abschnitten Erwähnung finden, so sei hier nur die Frage über das Vorkommen einer Markscheide an den Nerven *Wirbelloser* kurz erörtert.

Im allgemeinen sind nur bei wenigen wirbellosen Tieren markhaltige Fasern beobachtet; in der *Arthropoden*klasse finden wir derartige Angaben von RETZIUS bei *Palaemon squilla* und von O. SCHULTZE bei *Crangon vulgaris*, während ältere Behauptungen über das Vorhandensein markhaltiger Fasern bei *Astacus* von EHRENBERG und REMAK herrühren.

O. SCHULTZE unterscheidet in Anlehnung an eine Einteilung WALDEYERS vom Jahre 1863 zwei Nerventypen bei den *Wirbellosen:*

I. Den vollkommenen Typus, der durch röhrenförmige Fasern mit Achsenzylinder und stark lichtbrechender Hülle, die manchmal sicher, manchmal fraglich markhaltig ist, dargestellt wird.

II. Den primitiven Typus, wobei sich der Nerv nur durch ein Bündel von Neurofibrillen mit ein- oder angelagerten Kernen repräsentiert. Diese Form tritt wahrscheinlich auch bei der Ontogenese der *Vertebraten*nerven vorübergehend auf und läßt sich noch im erwachsenen Zustand im Sympathicus und in manchen peripherischen Nerven gelegentlich erkennen.

Merkwürdigerweise können beide Formen selbst bei nahe verwandten Gruppen vorkommen; so zeigen z. B. von den *Mollusken* die *Lamellibranchier* und *Gastropoden* den primitiven, die *Cephalopoden* hingegen den vollkommenen Typus im Aufbau ihrer Nerven. Bei *Eledone*, *Sepiola* und *Loligo* hat O. SCHULTZE an der Nervenfaser eine doppelt konturierte Scheide mit ihrer Innenseite anliegenden, plattovalen Kernen festgestellt, desgleichen an den *Crustaceen* bei *Cancer* und *Homarus*. In beiden Fällen ließ jedoch diese doppelt konturierte Hülle eine Schwärzung mit Osmiumsäure vermissen. Unter den *Anneliden* ist eine ausgeprägte Markscheide bei *Hirudo, Aulostomum, Pontobdella* und *Lumbricus* zu beobachten, während *Lepidastenia, Polynoe, Hermione* und *Aphrodite* nur marklose Fasern ohne Hülle mit reichlichen Kernen aufweisen.

Die Nervenfasern des *Amphioxus* stehen histologisch auf primitiverer Stufe als die der *Cephalopoden, Anneliden* und *Crustaceen* (O. Schultze); denn sie zeigen einen einheitlich fibrillären Bau mit eingelagerten Kernen und eine äußerst zarte, anscheinend strukturlose Hülle, die bei sehr dunkel mit Hämatëin tingierten Nerven im Querschnitt ein Abzweigen feiner Septa zwischen die Neurofibrillen hinein erkennen läßt. Die schmaleren Neurofibrillenbündel scheinen ohne jede Hülle zu sein, die peripherischen Nervennetze setzen sich wahrscheinlich nur aus Fibrillen und Kernen zusammen; letztere finden sich vornehmlich an den Kreuzungspunkten der Fibrillen vor.

(Weitere Einzelheiten über Nerven *Wirbelloser* siehe auch in dem Abschnitt Polarisation.)

II. Entwicklung der Nervenfasern.

Die Frage nach der Entwicklung peripherischer Nervenfasern führt in eines der schwierigsten Kapitel der Ontogenese hinein. Jeder der zahlreichen Histologen, die an dieses Problem herangegangen sind, hat mit einer Hypothese geendigt, keiner hat den ganzen Vorgang der Nervenfasergenese in eine Reihe bekannter Einzelfaktoren aufgelöst. Vielfacher Meinungsstreit vermochte insofern keine Klarheit zu bringen, als jeder Histologe im Grunde seine Kompetenzen dadurch überschritt, daß er aus dem Studium seines fixierten Präparates heraus viel zu weitgehende Schlüsse auf das funktionelle und kausale Geschehen der Nervenentwicklung zog. So wurde schließlich nicht mehr Beobachtung gegen Beobachtung, sondern Hypothese gegen Hypothese ausgespielt, was natürlich eine unlösbare Differenz ergibt. Man kann es eben einer Schwannschen Zelle, die im embryonalen Gewebe einer Nervenfaser eng anliegt, nicht ansehen, ob sie die Faser gegen irgend etwas Unbekanntes schützt, oder nur umhüllt, ernährende oder die Erregung leitende Bedeutung hat, aus dem Ektoderm oder Mesoderm stammt, am Aufbau der Faser aktiv beteiligt ist oder nicht.

Hieraus resultiert, daß die Grundfrage nach dem eigentlichen Wie in der Genese der Nervenfaser mit dem Mikroskop allein sicher gar nicht lösbar ist, sondern des kausal-analytischen Experimentes bedarf, so notwendig wie das Mühlrad des Wassers. Wenn auch schon seit zwanzig Jahren Braus und Harrison auf diesem Gebiete bedeutende Erfolge erzielt und vor allem mehr Tatsachen wie Hypothesen gebracht haben, so ist aber ihren experimentellen Ergebnissen gegenüber die gleiche scharfe Kritik anzuwenden wie bei den rein histologischen Beobachtungen. Man muß sich darüber im klaren sein, daß von dem, was das Experiment an Lebenserscheinungen gezeigt hat, bis zum tatsächlichen Verhalten im normalen Geschehen oft noch ein weiter Weg ist und daß das manchmal sehr beträchtliche Regulationsvermögen des Organismus unsere Einsicht in die normalen Entwicklungsvorgänge in erheblichem Grade zu trüben vermag. Wenn eine Ganglienzelle in der Kultur einen nervösen Fortsatz von erstaunlicher Länge aus sich heraus entwickeln kann, so zeigt dies im Grunde nur eine Potenz der Zelle, das zu leisten; damit ist aber noch lange nicht gesagt, daß im normalen Entwicklungsgeschehen innerhalb des Organismus dieser Wachstumsprozeß in genau der gleichen Weise ohne Einwirkung irgendwelcher anderer Faktoren vonstatten gehen müsse.

Ich führe zunächst, gleichsam als historische Aufklärung, die vier wichtigsten Hypothesen über die Nervenfaserentwicklung an:

1. Die Hypothese von Hensen; sie nimmt einen anfänglichen Zusammenhang des Zentralnervensystems mit dem später zu innervierenden Endorgan durch embryonale Plasmabrücken, sogenannte Urnervenbahnen, an, die dann zu den definitiven Nerven umgewandelt werden sollen.

2. Die Hypothese von Schwann-Balfour die in neuerer Zeit besonders in O. Schultze einen eifrigen Verfechter hatte; die peripherische Nervenfaser ist hiernach als ein vielkerniges Syncytium, eine Zellkette, ihrer Genese nach anzusehen; sie verdankt ihre Entstehung der Verschmelzung einer Reihe bereits in loco vorhandener Zellen, die später als Schwannsche Zellen dem Achsenzylinder anliegen.

Die Hypothese von KUPFFER-W. HIS; sie hält die einzelne peripherische Nervenfaser in ihrer ganzen Länge für den ungeheuren, cytoplasmatischen „Ausläufer" einer einzigen Zelle. Die Nervenfaser wächst aber frei von der Ganglienzelle aus zu ihrem Endorgan hin; vor allem hat sich R. Y. CAJAL mit großem Nachdruck für diese Theorie eingesetzt.

4. Die Hypothese von HELD; sie vereint in gewissem Sinne die Hypothesen von HENSEN und HIS zu einer besonderen Anschauung, indem sie das Wachstum der Nervenfasern von den im Zentralorgan befindlichen Neuroblasten aus innerhalb einer vorgezeichneten, durch die „Plasmodesmen" gebildeten Bahn nach dem Endorgan vor sich gehen läßt.

Im folgenden sollen jetzt die gesicherten Beobachtungen über die Genese der Nervenfaser Erwähnung finden, wobei von einer gelegentlichen kritischen Erörterung der genannten Hypothesen kein Abstand genommen werden soll. Des weiteren gedenke ich die Grenze zwischen Wissen und Nichtwissen mit möglichster Schärfe darzustellen.

Es unterliegt seit dem kühnen Explantationsversuch von HARRISON, der später von BURROWS, BRAUS, LEWIS und LEVI mit dem gleichen Ergebnis wiederholt wurde, nicht dem geringsten Zweifel mehr, daß eine Nervenzelle imstande ist, aus sich heraus einen cytoplasmatischen Fortsatz von unbestreitbar nervöser Natur hervorzutreiben (Abb. 2). So sehen wir in der Kultur den gleichen Wachstums-

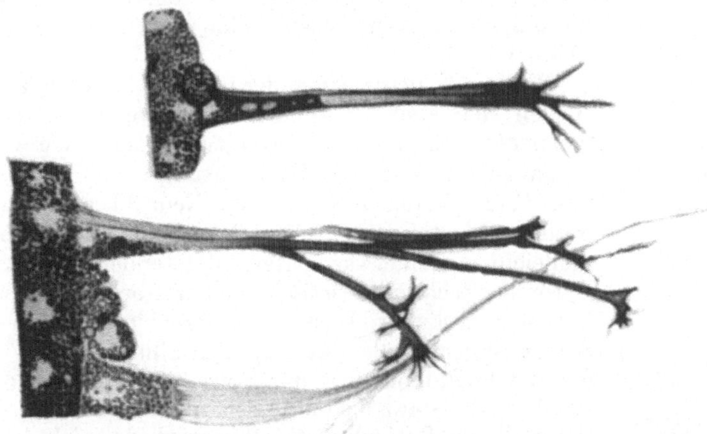

Abb. 2. Lebende Nervenfaser, von Ganglienzellen des Rückenmarkes beim *Frosch*, auswachsend. Oben nach 25 ½ Stunden, unten nach 44 Stunden. (Nach HARRISON.)

vorgang, wie ihn die Anhänger der Ausläufertheorie zwar längst behauptet, aber nicht bewiesen hatten, sich direkt vor unseren Augen abspielen. Es erfolgt also zunächst ein Hervorsprossen der Nervenfaser aus der Ganglienzelle und dann bei weiterem Wachstum eine Aufteilung der Faser in einzelne Äste. Hierbei ist das peripherische Ende der auswachsenden Faser gewöhnlich länglich oder kolbig zur sogenannten Wachstumskeule, die im übrigen eine außerordentlich wechselnde Form zeigt, verdickt. Es scheint, daß dieses Vorgeschobenwerden der Wachstumskeule mit gewissen amöboiden Bewegungen derselben einhergeht, ja man kann es beinahe mit den Formänderungen eines Pseudopodiums vergleichen. Die Wachstumsschnelligkeit einer solchen Faser schwankt zwischen 15,6 und 56 μ in der Stunde, die längste Faser hatte eine Streckenausdehnung von 1,15 mm in 53 Stunden gewonnen. Somit ist die Wachstumsenergie, die in einer einzelnen Nervenzelle aufgespeichert liegt, eine ganz enorme.

Der auswachsende Fortsatz — hierbei handelt es sich nur um den Neuriten — zeigt im übrigen alle morphologischen Merkmale nervöser Substanz; eine äußerst feine fibrilläre Differenzierung ist aus Abb. 3 ohne weiteres zu erkennen. Als es BRAUS einmal geglückt war, den Fortsatz von seiner Zelle abzutrennen, ging er zugrunde; an der nervösen Natur des Ausläufers als eines aus der Nervenzelle stammenden echten Neuriten kann somit kein Zweifel mehr gehegt werden.

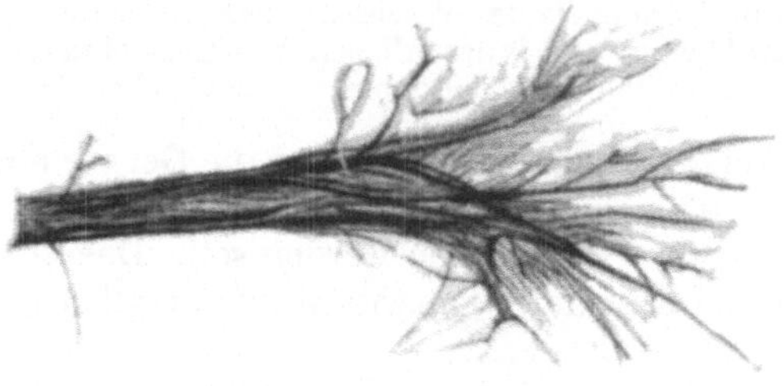

Die experimentelle Forschung zeigt hier das gleiche Bild, das eine Anzahl Histologen veranlaßt hatte, ein Auswachsen der Nervenfaser aus der embryonalen Nervenzelle, dem Neuroblasten, anzunehmen. Hierbei nimmt die ursprünglich ungefähr rundliche Zelle ein mehr längliches Aussehen an und stellt sich gleichzeitig mit ihrer Längsachse in eine für die spätere Orientierung des auswachsenden Fortsatzes ganz bestimmte Richtung ein. Da zunächst nur der Neurit von der Zelle herausgeschoben wird, so gewinnen die unipolaren Neuroblasten eine etwa birnförmige Gestalt (Abb. 4 u. 5).

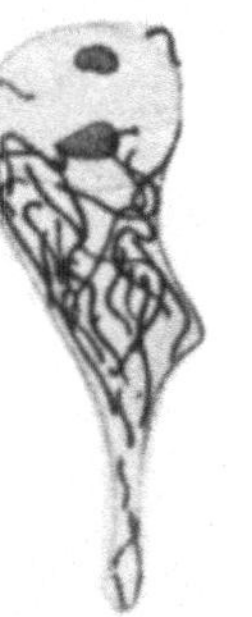

Abb. 3. Auswachsende Endkeule mit deutlicher Fibrillenbildung. Kultur. ZENKER fix. Hämatoxylin nach HELD. Vergr. 1750fach. (Nach LEVI.)

Während dieser Umänderung des äußeren Zellkonturs spielen sich auch im Innern des Cytoplasmas erhebliche, morphologisch faßbare Gestaltungs- und Umwandlungsvorgänge ab. Nach den Beobachtungen von MEVES, HOVEN und KATO findet man in den Neuroblasten sehr junger Stadien Plastokonten in großer Menge vor (Abb. 4), die vielleicht zu den etwas später auftretenden, für das nervöse Cytoplasma charakteristischen Neurofibrillen auf irgendeine höchst komplizierte Weise umdifferenziert werden (Abb. 5). Sicher ist jedenfalls, daß mit dem allmählichen Verschwinden der Plastokonten in den Neuroblasten zuerst die neurofibrilläre Substanz als ein feines, mit spezifischen Methoden darstellbares Reticulum sichtbar wird, das sich dann als ein verschieden starkes Bündel feinster Neurofibrillen in den Fortsatz hinein verlängert.

Abb. 4. Unipolare Ganglienzelle in der Ventralregion des Rückenmarkes mit Plastokonten. *Huhn.* Methode nach BENDA. Zeiss Imm. 2 mm Ok. 18. (Nach HOVEN.)

HELD spricht in seiner Monographie über die Entwicklung der peripherischen Nerven stets von auswachsenden „Fibrillenbündeln", statt von einer auswachsenden Nervenfaser. Ich glaube nicht, daß seine Darstellung hier richtig ist, da sich, wie zahlreiche histologische Beobachtungen ergeben haben, zwischen den Fibrillen stets Interfibrillärsubstanz, die Nervenfaser also als ein aus Fibrillen und interfibrillärem Plasma zusammengesetztes Cytoplasma erkennen läßt. Auch die mit der Explantationsmethode gemachten Erfahrungen zeigen im auswachsenden Fortsatz Neurofibrillen und Neuroplasma nebeneinander.

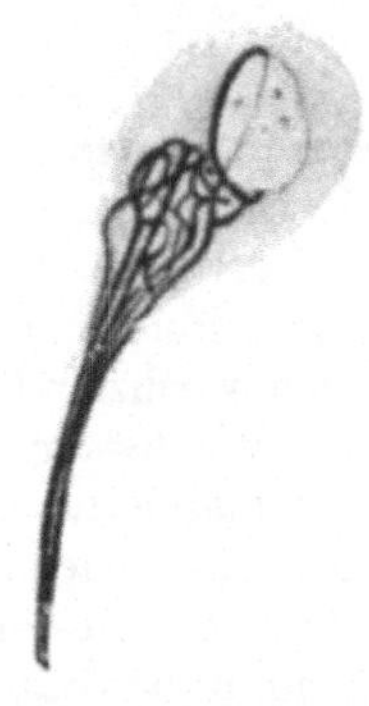

Abb. 5. Unipolarer Neuroblast aus dem Medullarrohr eines *Enten*embryos von 3 Tagen. Imm. 2 mm Ok. 18. Silberreduktion nach CAJAL. (Nach HELD.)

Während dieser Umwandlungsprozesse verlassen die Neuroblasten die innerste Markschicht und rücken allmählich bis an die Grenze des „Randschleiers" (HIS) heran, der aus einem Gerüst Fasern und Fortsätzen von Neuroblasten besteht und die Anlage der Substantia alba des Rückenmarkes darstellt. Da der Wachstumspol der für die Bildung der peripherischen Nerven in Betracht kommenden

Neuroblasten nach außen gerichtet ist, so durchlaufen jetzt deren Fortsätze zunächst an der ventrolateralen Kante des Rückenmarkes den Randschleier, um dann, nach Durchbohrung der Membrana limitans externa in das umgebende Mesenchym zur vorderen Wurzel jeweils zusammengefaßt, hinauszutreten.

Die Bildung der dorsalen Wurzeln geht von Neuroblasten aus, die von der dorsolateralen Kante des Medullarrohres, ursprünglich als Ganglienleiste formiert, ebenfalls in das benachbarte Mesenchym allmählich geschoben werden und nun nach zwei Richtungen ihre Fortsätze aussenden, als dorsale Wurzel nach dem Rückenmark zurück und die andere Hälfte in der Richtung zur ventralen Wurzel (Abb. 6). Bei manchen *Anamniern* (*Triton, Salamandra, Siredon, Rana, Forelle*) treten nach Art der vorderen Wurzeln Fortsätze aus Neuroblasten, die in den Hinterhörnern gelegen sind, in das Mesenchym, um dann unter der Haut feine sensible Geflechte zu formieren (Abb. 7). Die erwähnten Zellen, die in der Literatur vielfach als ROHON-BEARDsche Hinterzellen Erwähnung finden, werden gelegentlich für im Rückenmark zurückgebliebene Spinalganglienzellen gehalten.

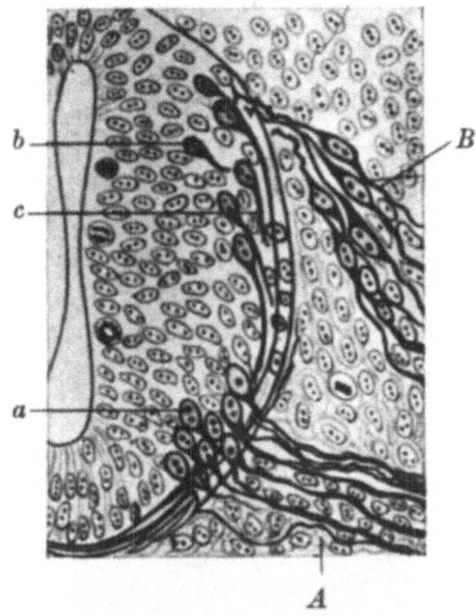

Abb. 6. Rückenmark vom *Hühnchen* am 3. Tage mit auswachsender vorderer und hinterer Wurzel. Silbermethode nach CAJAL. *A* motorische Wurzel; *B* Anlage des Spinalganglions; *a* mot. Neuroblasten, *b* u. *c* Neuroblasten, die zu Kommissurenzellen werden.
(Nach CAJAL aus HARRISON.)

Wenn die Ausläufertheorie, die ich bis jetzt hier vertreten habe, richtig ist, dann müssen die aus dem Rückenmark austretenden Fasern zunächst im Mesenchym völlig frei von jedweden anhaftenden Kernen oder Zellen einherziehen, da sonst die Theorie einer multicellulären Genese der Nervenfaser mit Hilfe des Mikroskops gar niemals zu entkräften ist.

Gerade hier trifft man aber in der umfangreichen Literatur auf eine Fülle der widersprechendsten Beobachtungen und eine Menge hieraus resultierender Meinungsverschiedenheiten. Eine Hauptursache des oft sehr unnötigen Streites über die unicelluläre oder multicelluläre Genese der Nervenfaser liegt darin, daß viele Autoren auf Grund ihrer Beobachtungen an einer einzigen Spezies weitgehende Schlüsse auf die Nervenentwicklung im gesamten Tierreich mit kühner Ver-

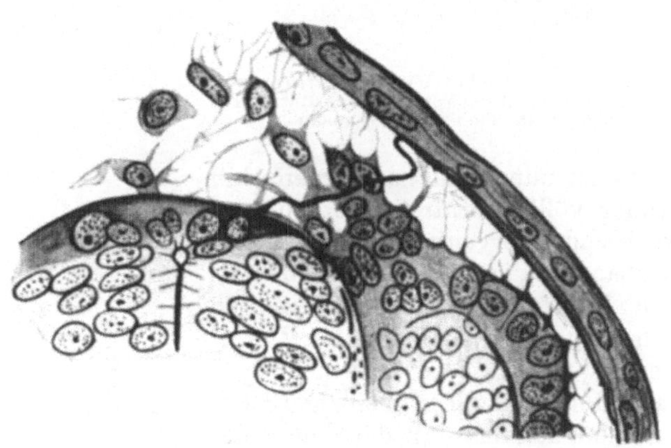

Abb. 7. ROHON-BEARDsche Zellen mit einem entspringenden primären Hautnerven. *Forellen*embryo. Imm.-Ok. 4. Sublimat-Eisessig, Molybdänhämatoxylin. (Nach HELD.)

allgemeinerungssucht zogen. Ich halte es prinzipiell für verfehlt, histologische Resultate, die an *Selachiern* erhalten wurden, auf das *Huhn* oder gar die *Säugetiere* ohne weiteres zu übertragen, wie das so häufig, um irgendwelche Entwicklungsvorgänge leichter „verständlich" zu machen, unternommen wurde. Wenn wir aus der Entwicklungsmechanik sehen, wie verschiedenartig die Natur bei der Bildung eines Organes zu Werke gehen kann, so ist a priori wohl denkbar, daß sie bei der Genese der Nervenfaser unter den verschiedenen Tierklassen ebenfalls verschiedene Mittel in Anwendung bringen könnte. Daher sind erhaltene Resultate zunächst einmal nur für die Spezies, die man gerade bearbeitet hat, auszuwerten.

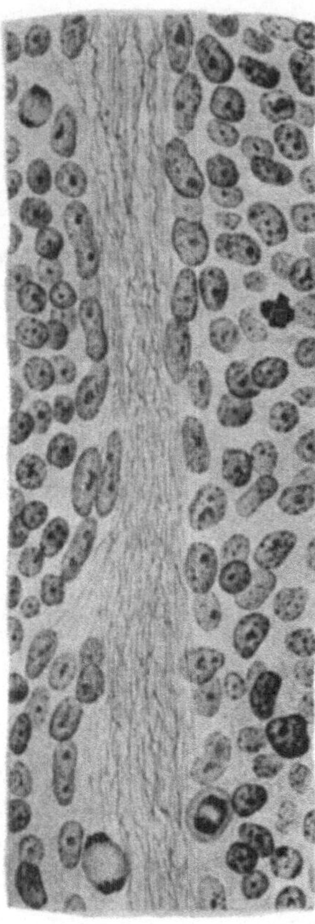

Abb. 8. Kernlose, vordere Wurzel. *Ratten*embryo, 12 Tage. Zenker.Carmin.Vergr. 500 fach.Imm.-Ok.4. Präparat von Prof. Henneberg.

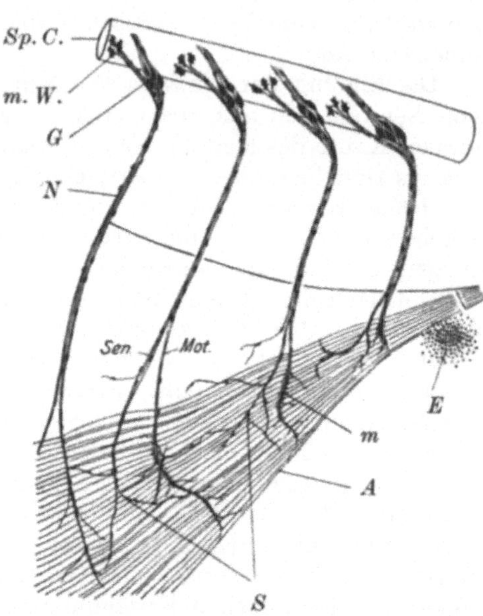

Abb. 9. Motorische Nervenfasern mit Schwannschen Zellen. *Frosch*. Normalansicht. *E* Anlage der hinteren Extremität; *A* Bauchmuskulatur; *Sp. C.* Rückenmark; *m. W.* motorische Wurzelzellen; *G* Spinalganglion; *N* Segmentalnerv; *S* sensibler, *m* motorischer Zweig des Spinalnerven. (Nach Harrison.)

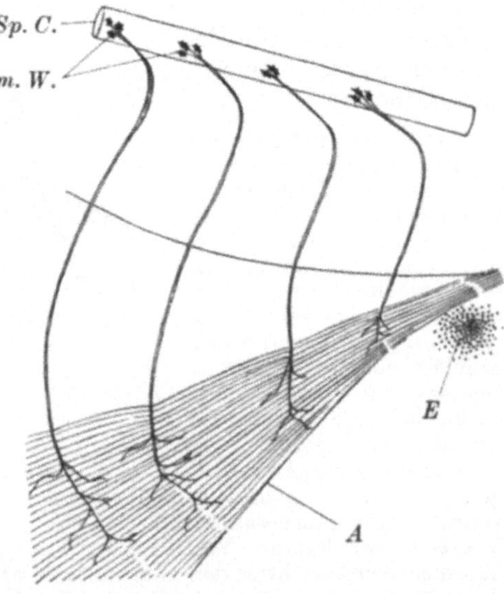

Abb. 10. Motorische Nervenfasern ohne Schwannsche Zellen nach Enfernung der Ganglienleiste. *Sp.C.* Rückenmark; *m.W.* mot. Wurzelzellen; *A* Bauchmuskulatur; *E* Anlage der hinteren Extremität. (Nach Harrison.)

Es ist nun nicht zu leugnen, daß primär völlig kernfreie Stadien auswachsenderNervenfasern in derTat zur Beobachtung gelangen (Abb. 6 und 7). Auch in Abb. 8, in welcher die nackten Achsenzylinder in der vorderen Wurzel eines zwölf Tage alten *Ratten*embryos dargestellt sind, ist kein einziger Kern zu sehen, den man mit der Genese der Nervenfaser irgendwie in Verbindung bringen könnte. Hier kann also von einer multicellulären Entstehung der Nervenfaser keine Rede sein. Auch das Experiment zeigt in klarer Weise, daß beim *Frosch* Schwannsche Zellen zur Bildung der Nervenfasern nicht nötig sind. Wenn Harrison bei einem *Frosch*embryo die Ganglienleiste mit dem dorsalen Teil des Rückenmarkes entfernte, die hier als Bildungsstätte der SCHWANNschen Zellen gilt, so erzielte er damit motorische Spinalnerven, denen die SCHWANNschen Zellen völlig fehlten (Abb. 9 u. 10). Und wenn es weiterhin HARRISON gelang, beim *Frosch* nach Entfernung des Medullarrohres völlig nervenlose Larven zu erhalten, so beweist dies, daß außerhalb des nervösen Zentralorganes keine Zellen vorhanden sind, denen die Potenz innewohnt, Nervengewebe zu bilden. Daher kann O. SCHULTZES Ansicht von der nervenbildenden Tätigkeit seiner peripherischen „Neuroblasten" nicht zu Recht bestehen; überdies hat er ohne Zweifel zu alte Stadien, wo die SCHWANNschen Zellen schon bis in die Peripherie ausgewandert waren, vor Augen gehabt (Abb. 11).

Somit lauten an den erwähnten Beispielen unsere bisherigen Ergebnisse zur Nervenentwicklung folgendermaßen: Die Neuriten entstehen durch Auswachsen aus der im Zentralorgan befindlichen embryonalen Nervenzelle und begeben sich, zu kernlosen Bündeln zusammengefaßt, einerseits als motorische Wurzeln in das Mesenchym hinein, während die dorsalen Wurzeln von den vom Rückenmark losgelösten Anlagen der Spinalganglien abstammen, jedoch zunächst den

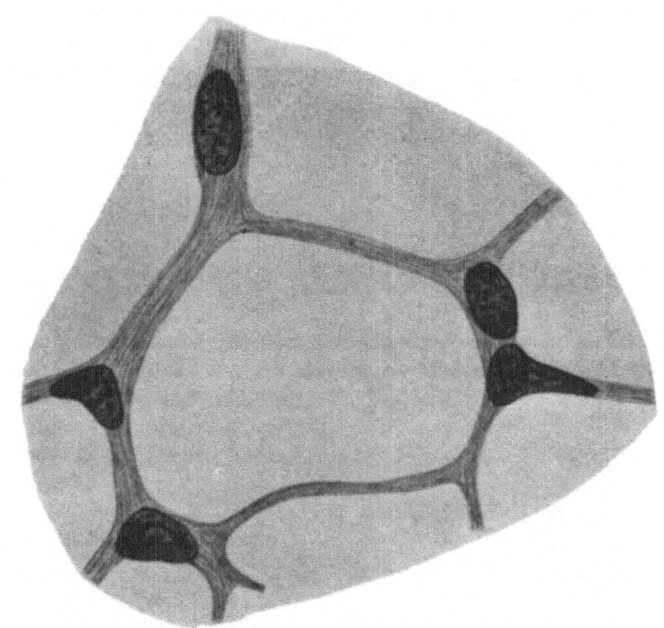

Abb. 11. Plexus feinster Achsenzylinder aus dem Schwanz einer *Kaulquappe* mit SCHWANNschen Kernen. Präparat von O. SCHULTZE. Imm.-Ok. 4. Vergr. 500fach.

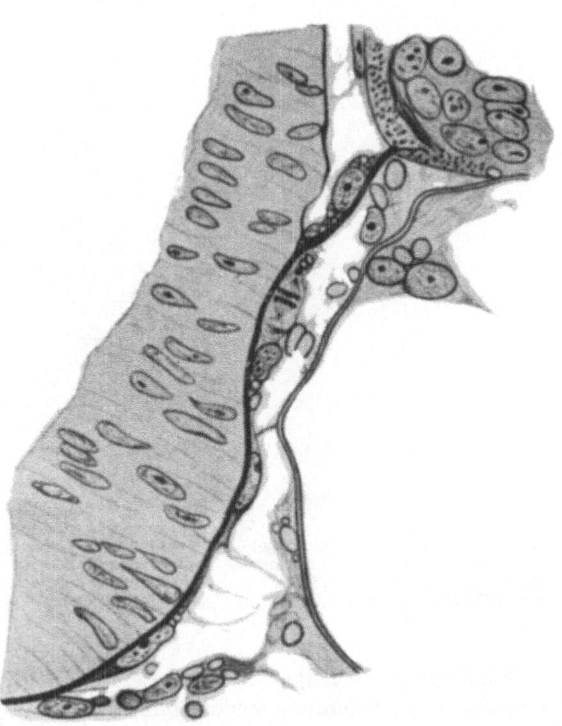

Abb. 12. Motorischer Spinalnerv von *Petromyzon Planeri*. Pikrinsäure-Sublimat, Molybdänhämatoxylin. Imm. 2 mm, Ok. 8. (Nach HELD.)

gleichen histologischen Befund aufweisen wie die motorischen. Schwannsche Zellen sind zum Aufbau der Nervenfaser nicht notwendig, im übrigen allein nicht imstande, eine solche zu bilden.

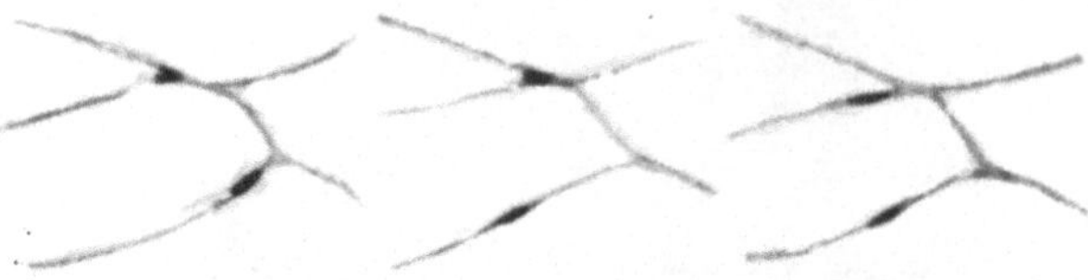

Abb. 13. Wanderung von Schwannschen Zellen an sensiblen Nerven der dorsalen Schwanzflosse. *Rana esc.* (Nach Harrison.)

Es scheint nun dieser primäre, kernlose Entwicklungstypus der peripherischen Nerven nach den Untersuchungen von Held nicht immer in der angeführten, reinen Form vorhanden zu sein, sondern gelegentlich, vor allem bei manchen *Amnioten*, eine Anzahl von Kernen zwischen den feinen Neuriten vorzukommen. Sollten sich in der Tat bei irgendwelchen Organismen im engsten Verband mit den auswachsenden Nervenfasern gleichzeitig Schwannsche Zellen vom Rückenmark loslösen, so ist für einen solchen Fall die allerdings nur hypothetische Lehre von der multicellulären Genese der Nervenfaser mit dem Mikroskop allein niemals zu widerlegen.

Bei unseren Beispielen schieben sich zwischen die primär kernlosen motorischen Wurzeln vom Rückenmark her cytoplasmaarme Zellen, die Schwannschen Zellen, ein, während in die dorsalen Wurzeln gleich beschaffene Zellen aus den Spinalganglienanlagen hineinströmen. So entsteht der sekundäre, kernhaltige Entwicklungstypus der Nervenfaser. Abb. 12 zeigt die Auswanderung der Schwannschen Zellen bei *Petromyzon Planeri*, wobei es aber nicht nur mit einem Gleiten der Zellen an der Nervenfaser entlang sein Bewenden hat, sondern auch zahlreiche Mitosen unter den Schwannschen Zellen auftreten.

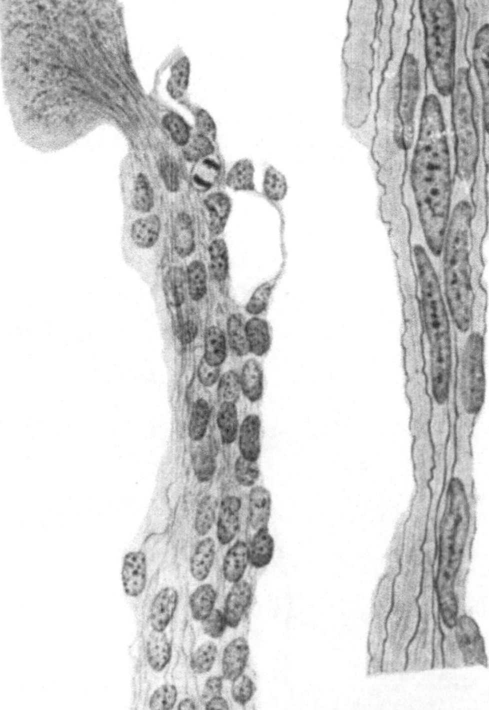

Abb. 14. Sekundäres Entwicklungsstadium einer dorsalen Wurzel mit Schwannschen Kernen. *Huhn.* Vergr. 500 fach. Zenker, Carmin. Imm.-Ok. 4.

Abb. 15. Sekundäres Entwicklungsstadium einer dorsalen Wurzel mit Schwannschen Kernen. *Frosch.* Osmiumsäure. Imm. 2 mm Ok. 4. Vergr. 500 fach.

Wie aus Abb. 13 ersichtlich ist, gelang es Harrison neuerdings, die Wanderung der Schwannschen Zellen an der lebenden Larve zu beobachten; ihre Bewegung ist hiernach eine ziemlich wechselnde, manchmal bleiben sie lange an dergleichen Stelle stehen, manchmal gleiten sie ziemlich rasch am Neuriten dahin, bis zu 35 μ in der halben Stunde zurücklegend.

Die Abbildungen 14 und 15 mögen als Beispiele des sekundären Entwicklungsstadiums der Nervenfaser bei *Huhn* und *Frosch* gelten. Gewöhnlich legen sich die auswandernden SCHWANNschen Zellen, deren ektodermale Natur wohl sicher ist, zunächst um den Rand ganzer Bündel von jungen Achsenzylindern herum (Abb. 16). Derartige Bilder, wie das in Abb. 17 dargestellte, zeigen den peripherischen Nerven im „Kabelstadium", wo die nach Art eines Cylindermantels gruppierten SCHWANNschen Zellen eine Reihe von Neuriten, nicht etwa Neurofibrillen, zwischen sich einschließen. Durch Nachschub vom Zentralorgan her erfahren die Neuriten in späteren Stadien eine beträchtliche Vermehrung. Ein

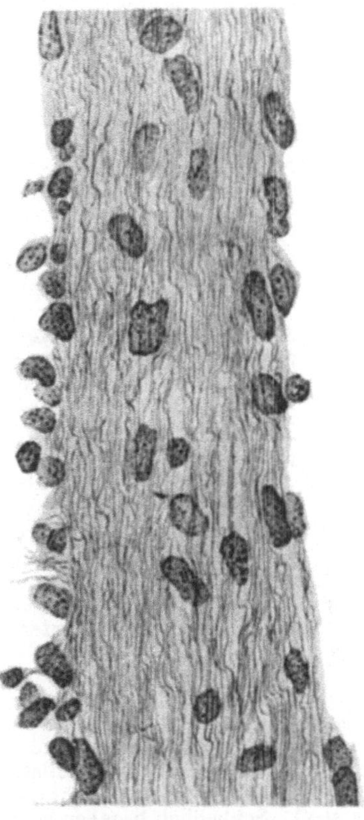

Abb. 16. Motorische Wurzel im Kabelstadium. *Huhn.* ZENKER, Carmin. Imm.-Ok. 4. Vergr. 500fach.

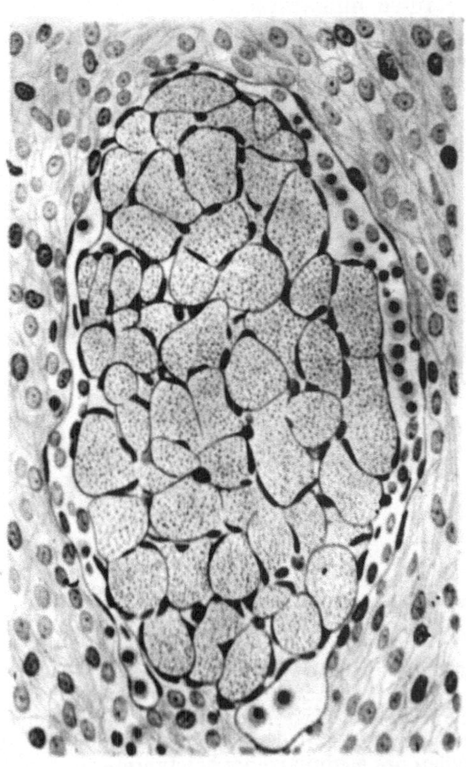

Abb. 17. Nervenquerschnitt im Kabelstadium. *Huhn.* ZENKER, Carmin. Imm.-Ok. 4. Vergr. 500fach.

solches Kabelstadium scheint an den peripherischen Nerven erwachsener *Wirbelloser* häufig vorzukommen.

Während der Auswanderung der SCHWANNschen Zellen lassen sich, wie HOVEN gezeigt hat, in den auswachsenden Nervenfasern Plastokonten noch deutlich nachweisen, die allmählich verschwinden, um den entstehenden Neurofibrillen Platz zu machen oder sich in diese umzuwandeln (Abb. 18). Bei weiterer Entwicklung legen sich an jede einzelne Nervenfaser auf ihre ganze Länge eine ungeheure Anzahl von SCHWANNschen Zellen an und verschmelzen so mit den Fasern zu einer nicht mehr trennbaren funktionellen Einheit. Diese Einheit geht nach MAXIMOWS Erfahrungen nicht einmal in der Kultur verloren, wo sich bei der *Ratte* Nervenfasern und SCHWANNsche Zellen im engsten Konnex miteinander züchten lassen (Abb. 19).

Die Schwannsche Zelle führt verschiedene Synonyma, die ich der Vollständigkeit wegen anführe, ohne sie aber zu gebrauchen, da eine Anzahl der Benennungen nach unserer Darstellung der Neurogenese falsch ist. Sie heißt: Neurocyt (v. Kupffer), Neuroblast (O. Schultze), Nervenfaserzelle, periphere Gliazelle (Held, Harrison), Leitzelle (Held), Lemnoblast (v. Lenhossék), Nervenzelle (Cohn, Bethe, Apáthy).

Mit der Erkenntnis, daß die Nervenfasern einem direkt vom Neuroblasten ausgehenden Wachstumsprozeß ihre Entstehung verdanken, beginnt aber erst die eigentliche Schwierigkeit zum Verständnis der Neurogenese. Denn die Frage, die man sich jetzt vorlegen muß, lautet: Wie kommt es, daß jede der auswachsenden Nervenfasern immer auf dem gleichen Wege ihr Endziel, das Myotom, den Hautbezirk, die Eingeweide usw. mit absoluter Sicherheit erreicht? Zur Klärung dieser so außerordentlich schwierigen Frage sei zunächst auf einige experimentelle Ergebnisse hingewiesen.

An ortsfremde Stellen implantierte Extremitäten von *Amphibien* vermögen sich aktiv zu bewegen, wie auf sensible Reize zu reagieren (Harrison, Braus, Brandt). Extremitätenknospen, von nervenlosen Embryonen auf normale Embryonen implantiert, erhalten später ein vollkommen normales Nervensystem (Harrison). Hieraus ist ersichtlich, daß die Implantate mit dem Zentralnervensystem des Wirtstieres irgendwie in direkten Konnex gebracht wurden, was wohl nur durch Einwachsen der Nervenfasern von der Unterlage des Wirtstieres her in das implantierte Gewebe geschehen sein kann. Leider fehlen gerade hier — die Arbeit von Gemelli abgesehen — exakte histologische Untersuchungen vollständig, so daß wir über die Genese der Nervenfaser innerhalb des Implantates nicht hinreichend unterrichtet sind.

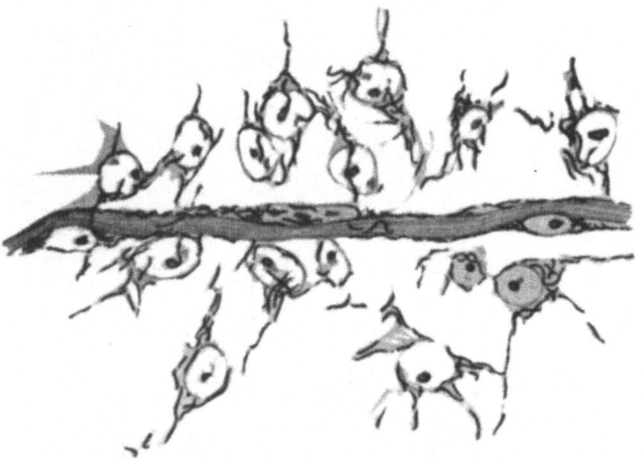

Abb. 18. Nervenfaser mit Schwannschen Zellen. *Huhn*, 8 ¹/₂ Tage. Methode nach Benda. Imm. 2 mm, Ok. 6 (Nach Hoven.)

Immerhin ist ein Einwachsen von Nervenfasern in ortsfremdes Gewebe mit Sicherheit nachgewiesen. Implantiert man ein Stück Medullarrohr in die Bauchwandung eines nervenlosen *Amphibien*embryos, so wachsen aus dem Implantat Nerven in das umliegende Gewebe hinein; exzidiert man einen Teil des Medullarrohrs und ersetzt den Defekt durch geronnenes Blut, so finden sich hierin von den Schnittzellen des Medullarrohrs herstammende Nerven vor (Harrison). Schließlich begaben sich von einer implantierten Augenblase ebenfalls Nerven in das umgebende Gewebe (W. H. Lewis). Hierbei schlug jedoch der Sehnerv nur zum geringen Teil die übliche Richtung durch die Retina auf das Gehirn ein, sondern durchbohrte mit der Hauptmasse seiner Fasern Glaskörper und Pupille, um sich dann in der Haut des Wirtstieres zu verlieren.

Es ist nun für die auswachsenden Nervenfäserchen dieser erwähnten drei Fälle aufs äußerste charakteristisch, daß sie ein völlig regelloses Durcheinander in ihrem Verlauf aufweisen; sie sind nicht imstande, die charakteristische Form des ihnen gewöhnlich eigenen Weges zu erzeugen, geschweige denn fremde Wege zu bilden. Daher schließt Braus mit Recht, daß z. B. der Facialis, der in eine auf den Kopf gepflanzte Extremität den richtigen Weg findet, dies nicht aus sich heraus allein tun kann, sondern von irgendeinem Einfluß in der richtigen Weise in die implantierte Extremität hineingelenkt wird.

Dieser Faktor, der die auswachsenden Nervenfasern in die richtige Bahn zwängt und der sicher vorhanden sein muß, scheint mir aber damit nicht erfaßt zu sein, daß man, wie Held und neuerdings Heringa, das Auswachsen der Nervenfasern innerhalb einer bereits vorgezeichneten plasmatischen Bahn, den Plasmodesmen, vor sich gehen läßt. Hierdurch wird die Frage nur verschoben, aber nicht gelöst; denn man braucht nur dieses ungeheure Fasergewirr der Plasmodesmen zu betrachten, um erneut zu fragen, wie denn hierin die Nervenfaser imstande sei, den rechten Weg einzuschlagen und man ist mit seinem Wissen gerade so weit wie vorher. Daher halte ich die Frage, ob die auswachsenden Nerven innerhalb einer Cytoplasmamasse (HELD, BRAUS, KERR) oder in den Zellinterstitien (CAJAL, HARRISON) ihren Weg suchen, für untergeordnet, wenn man nach dem Wie des richtenden Faktors forscht.

Es ist klar, daß in demjenigen Stadium, wo die Nervenfasern auswachsen, alle Organanlagen des Embryos sehr eng beieinander liegen und die Fasern daher sehr kurze Entfernungen zurückzulegen haben. Auch ist natürlich Lage und Umfang einer Organanlage für die Art ihrer Innervation von Bedeutung. Denn wird einer *Amblystoma*-Larve im Schwanzknospenstadium vier bis fünf Segmente hinter die normale Anlage der Vorderextremität eine zweite derartige Anlage implantiert, so wird diese von den Rückenmarkssegmenten, welche ihrer Lage entsprechen, inerviert und erhält nie Fasern aus dem Plexus brachialis; daher ist ihre Funktion eine unvollkommene und ohne Koordination zu den beiden normalen vorderen Extremitäten (DETWILER). Es scheint fernerhin ziemlich sicher, daß die morphologische Gliederung des Endorgans auf die feinere Verteilung und Anordnung der Nervenfasern von wesentlicher Bedeutung ist. (Weiteres in Peripherische Endigungen der Nerven, Regeneration.)

Wir wissen bis jetzt nicht, wie die Nervenfasern in die bestimmten Bahnen hineingelenkt werden. Wir dürfen uns aber nicht dazu verleiten lassen, durch Schlagworte wie Neurotropismus (CAJAL) oder Neurobiotaxis (KAPPERS) diesen Vorgang der Neurogenese erklärt, d. h. Unbekanntes auf bekannte Dinge zurückgeführt zu haben. Es stellt einen Höhepunkt phantasievoller Spekulation dar,

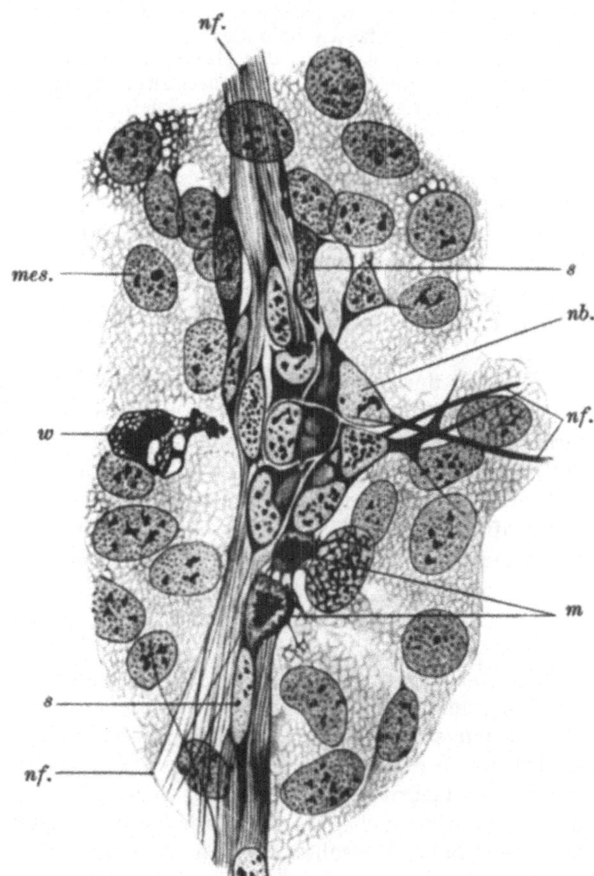

Abb. 19. Kultur von sympathischen Zellen mit Nervenfasern und SCHWANNschen Zellen. *Ratten*embryo. Vergr. 750fach. *nb.* Neuroblast; *m* Mitose von Neuroblasten, die mit feinen Cytoplasmafortsätzen zusammenhängen; *s* SCHWANNsche Zellen; *nf.* Nervenfasern; *mes.* Mesenchymzelle; *w* Wanderzelle. (Nach MAXIMOW.)

wenn A. KAPPERS für die Wanderung von Hirnnervenkernen in der Medulla oblongata während der Phylogenese fernwirkende Richtkräfte biochemischer oder gar bioelektrischer Natur in Anspruch nimmt. Wenn INGVAR an Zellkulturen nach Anwendung ganz schwacher elektrischer Ströme ein Wachstum der Zellen den Kraftlinien des elektrischen Feldes entsprechend beobachten konnte, so zeigt dies zwar eine Beeinflußbarkeit der Wachstumsrichtung durch den elektrischen Strom, keineswegs aber, daß dies im normalen Geschehen ebenso vor sich gehen müsse.

Es ist nach Harrisons Untersuchungen über die Entwicklung der Seitenlinie bei den *Amphibien* sehr wohl möglich, daß die Wachstumsbahn, die die junge Nervenfaser einschlägt, im Gewebe bereits vorgebildet ist, oder anders ausgedrückt: Es haben ganz bestimmte Zellen die Aufgabe erhalten, die auswachsende Faser in genau festgesetzter Richtung zu dirigieren. Welcher Mittel sich die Zellen hierbei bedienen, wissen wir nicht, sicher ist nur, daß die auswachsende Faser imstande sein muß, auf die Reize dieser Zellen zu reagieren.

Tello hat in einem Referat die gegenwärtigen Anschauungen über den Neurotropismus zusammengestellt; hierdurch scheint mir, da im Grunde nur Hypothesen und Spekulationen zur Besprechung gelangen, unser Nichtwissen über die Ursachen der Wachstumsrichtung der Nervenfasern besonders scharf beleuchtet und man legt das Buch am Ende so klug wie zuvor wieder aus der Hand. Nach Burrows und Harrison scheint in den Kulturen die auswachsende Nervenfaser zum richtigen Weiterkommen einer mechanischen Grundlage (Spinngewebe, Fibrinstränge usw.) zu bedürfen (Haptotropismus). Offenbar wird die auswachsende Nervenfaser durch in der Nähe befindliche organische Gebilde irgendwie angezogen. Auch die von Braus beobachtete Änderung in der Richtung einer auswachsenden Nervenfaser durch ein in der Nähe befindliches rotes Blutkörperchen gehört hierher.

Zum Schlusse sei die hier vertretene Ansicht über die Neurohistogenese noch einmal zusammengefaßt: 1. Die Nervenfasern entstehen durch Auswachsen aus den Neuroblasten. 2. Die Schwannschen Zellen wandern aus dem Rückenmark oder der Ganglienleiste aus und legen sich an die nackten Achsenzylinder heran. 3. Beim *Frosch* sind nach Harrisons Experimenten die Schwannschen Zellen zur Bildung der Nervenfaser nicht notwendig; über ihre Bedeutung können wir keine Angaben machen. 4. Die auswachsenden Nervenfasern bedürfen, um zu ihrem Endorgan zu gelangen, eines „richtenden" Faktors, der wahrscheinlich von Zellen ausgeht, die in der künftigen Bahn der auswachsenden Faser gelegen sind. 5. Welche Kräfte die Nervenfasern in bestimmter Weise an ihr bestimmtes Endziel hinführen, wissen wir nicht. 6. Es ist möglich, daß die Neurohistogenese im gesamten Tierreich nicht einheitlich vor sich geht.

III. Der Aufbau der Nervenfasern.

Die Nervenfasern sind sämtlich nichts anderes als cytoplasmatische Ausläufer der Ganglienzellen; unter der Definition einer Faser versteht man im allgemeinen nur die langen Fortsätze (Neuriten, Axonen, Neuraxonen) einer Nervenzelle, die im folgenden einer genaueren Betrachtung unterzogen werden sollen. Die Länge der Nervenfasern ist beträchtlich verschieden und durch den Sitz ihrer zugehörigen Ganglienzelle und den ihrer Endverästelung in ungefähren Grenzen zu bestimmen; beim Menschen können die längsten von ihnen, die Fuß und Rückenmark miteinander verbinden, etwa einen Meter Längenausdehnung erreichen.

Die Nervenfasern waren lange vor den Nervenzellen bekannt; den direkten Zusammenhang beider Gebilde hat zuerst Helmholtz (1842) bei *Wirbellosen* beobachtet, während bei den *Säugetieren* den nämlichen Befund Kölliker aufdeckte.

Es ist Aufgabe der Nervenfaser, Reize zu leiten; die Leitungsgeschwindigkeit ist bei verschiedenen Tierarten eine verschieden hohe. Während sie beim *Menschen* auf 120 m in der Sekunde angegeben wird, erreicht sie z. B. in den Olfactoriusfasern vom *Hecht* einen Wert von 5—24 cm in der Sekunde, in den Muskelnerven von *Anodonta* gar nur einen solchen von 1 cm in der Sekunde. Die Leitungsgeschwindigkeit nimmt bei 10° Temperaturerhöhung ungefähr um 100 vH zu, verhält sich also wie eine chemische Reaktionsgeschwindigkeit.

Morphologisch können wir im allgemeinen sensible und motorische Nerven nicht voneinander unterscheiden. Neuere Angaben von W. Brandt schreiben an den Gehirnnerven von *Pferd, Hund* und *Schwein* den motorischen Fasern im wesentlichen eine größere Dicke zu wie den sensiblen. Doch kann diese Beobachtung eine allgemeine Geltung wohl nicht in Anspruch nehmen.

Untersucht man frische Nervenfasern in physiologischer Kochsalzlösung, wozu gerne der Ischiadicus vom *Frosch* gewählt wird, so lassen sich dieselben leicht voneinander isolieren und stellen sich dem Auge als Cylinder mit völlig glatter Oberfläche dar (Abb. 20). Sie zeigen eine sehr verschiedene Dicke, die innerhalb ziemlich weiter Grenzen schwanken kann. Nach einer Tabelle von KÖLLIKER ist für die feinsten markhaltigen Fasern beim Menschen eine Dicke von 1 μ und für die stärksten eine solche von 16 μ festgestellt worden. Bei *Torpedo* wurden sogar 20 μ dicke markhaltige Fasern beschrieben.

Es scheint, daß dickere Fasern von großen Nervenzellen und feinere von kleineren Ganglienzellen abstammen; ferner gilt als Regel, daß alle Nervenfasern vom Zentrum bis zu ihrem Endorgan hin allmählich ihr Kaliber verringern, wobei nach SCHWALBES Feststellung die motorischen Fasern erst durch den Teilungsvorgang ihren Dickendurchmesser erniedrigen, während die sensiblen Fasern, auch solange sie noch ungeteilt sind, immer schmäler werden. Ferner sind jugendliche Fasern gewöhnlich dünner, wie solche höheren Alters. Endlich sollen nach SCHWALBE die längsten Nervenfasern beim gleichen Individuum zugleich die dicksten sein.

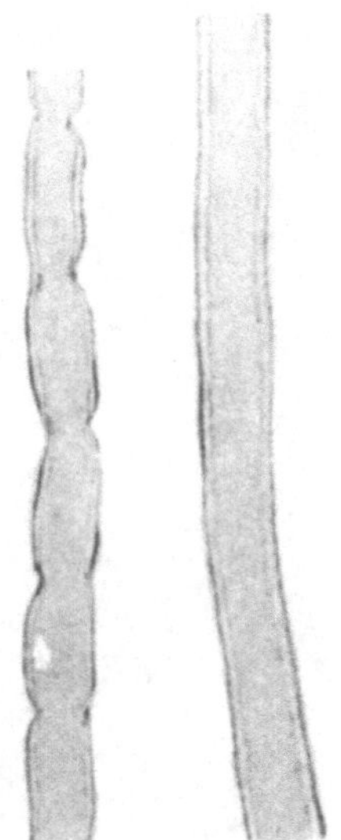

Abb. 20. Frische, markhaltige Nervenfasern aus dem Ischiadicus des *Frosches*. NaCl-Lösung. Imm. 2 mm, Ok. 6. Vergr. 700fach.

Die Farbe frischer Nervenfasern ist weißlich grau. Die markhaltigen Fasern lassen an ihrer Oberfläche eine stark lichtbrechende, doppelte, grünlich schillernde Kontur hervortreten, die dem Markmantel ihre Entstehung verdankt. Das, was von dem Marke eingeschlossen wird, der Achsenzylinder, zeigt nicht die geringste Spur irgendeiner Struktur, ist offenbar von einer sehr weichen Konsistenz und von sehr blasser Farbe. Gelegentlich zeigt die Markscheide eine ringförmige Unterbrechung, die den Achsenzylinder scheinbar frei hervortreten läßt (RANVIERsche Einschnürung). Auch schräge, äußerst feine Einschnitte, die durch die ganze Dicke der Markscheide hindurchgehen und meist in bestimmten Abständen mit einer gewissen Regelmäßigkeit aufeinander folgen, werden sichtbar, die SCHMIDT-LANTERMANNschen Einkerbungen oder Incisuren.

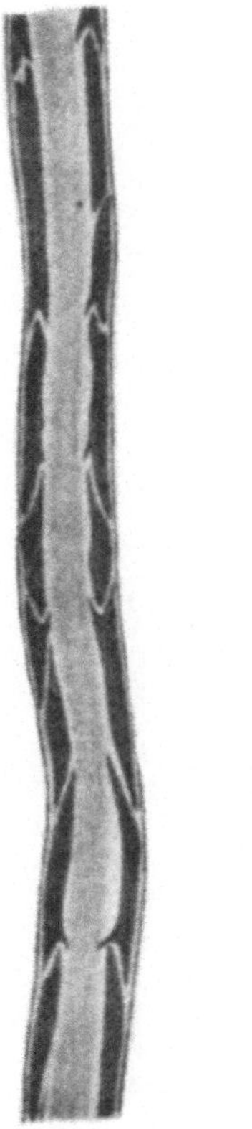

Abb. 21. Markhaltige Faser aus dem Vagus des *Kaninchens*. Osmiumsäure. Imm. 2 mm, Ok. 6. Vergr. 750fach.

Fixiert man eine markhaltige Faser in Osmiumsäure, so tritt an günstigen Stellen eine weitere morphologische Eigentümlichkeit auf: ein feinstes, strukturloses Häutchen, welches dem Marke kontinuierlich außen aufliegt und das man mit dem Namen äußere Hülle (Neurilemm oder SCHWANNsche Scheide) bezeichnet (Abb. 21). Ferner läßt sich zwischen Markmantel und Achsenzylinder häufig eine etwas hellere, schmale Schicht erkennen, die unter dem Titel Axolemma, Innenscheide oder MAUTHNERsche Scheide ein etwas unsicheres Dasein führt.

Ein Querschnitt durch den mit Osmiumsäure behandelten N. sympathicus ergibt schließlich noch ein sehr wichtiges Unterscheidungsmerkmal unter den Nervenfasern. Zunächst sieht man markhaltige Fasern von größter Stärke bis zum allerfeinsten Kaliber; daneben treten aber nervöse Elemente auf, denen jener feine schwarze Ring, welcher eben die Markscheide darstellt, fehlt. Diese Fasern heißen mark-

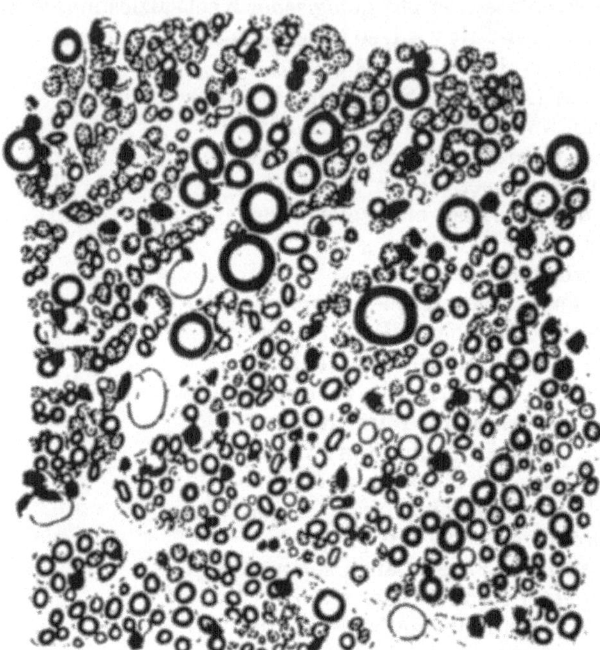

Abb. 22. Querschnitt aus dem Sympathicus der *Katze*. Osmiumsäure, Alaun-Cochenille. Imm. 2 mm, Ok. 6. Vergr. 700 fach. Präparat von O. Schultze.

lose Fasern (Abb. 22). Ob eine völlige, morphologische Trennung von marklosen und markhaltigen Fasern ganz zu Recht besteht, wird in dem Abschnitt Polarisation weiter behandelt werden.

Achsenzylinder. Dieser scheint einen beträchtlichen Wassergehalt in seinen plasmatischen Bestandteilen zu besitzen; denn bei den meisten unserer Fixierungsmethoden zeigt er ziemlich starke Schrumpfungserscheinungen oder verändert jedenfalls sein Aussehen gegenüber dem frischen Zustande ganz erheblich. Abb. 23 stellt einen derartig geschrumpften Achsenzylinder dar, wobei die Distanz zwischen ihm und dem äußeren Kontur der Markscheide vergrößert ist und von einem scheinbar wabig gebauten Cytoplasma ausgefüllt imponiert.

Bei Anwendung eines trefflichen Konservierungsmittels, wie z. B. der Osmiumsäure, kann man den Achsenzylinder in seiner ganzen Breite und wahrscheinlich auch in einer den natürlichen Verhältnissen am nächsten kommenden Gestalt zur Darstellung bringen (Abb. 24). Gleichzeitig gewahrt man eine strukturelle Erscheinung, die wohl der gesamten nervösen Substanz eigentümlich ist, nämlich eine allerfeinste, fädige Längsstreifung. Somit setzt sich der Achsenzylinder aus zwei verschiedenen morphologischen Elementen zusammen, einer offenbar homogenen Grund- oder Zwischensubstanz, dem Neuroplasma (Axoplasma, Waldeyer; perifibrilläre Substanz, Bethe) und einer je nach der Dicke des Achsenzylinders

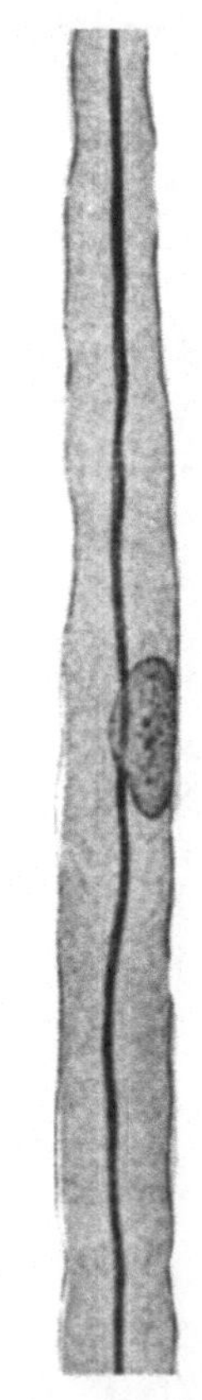

Abb. 23.   Markhaltige Faser aus dem Ischiadicus mit geschrumpftem Achsenzylinder   und Schwannschem   Kern. *Kaninchen*. Lithium-Carmin. Imm. 2 mm, Ok. 6. Vergr. 750 fach.

verschieden großen Anzahl von fädigen Gebilden, den Neurofibrillen (Neuronemen). Diese letzteren sind, wie aus der Querschnittsfigur 25 hervorgeht, alle
parallel zur Längsrichtung des Achsenzylinders gestellt
und rufen so jene feine fibrilläre Beschaffenheit hervor,
wie sie zum ersten Male von M. Schultze in Strickers
Handbuch der Gewebelehre Bd. I, S. 108, 1871 eine genaue Schilderung erfahren hat.

Über das Neuroplasma bestimmte Angaben zu
machen, erscheint mir wegen der außerordentlichen Feinheit der morphologischen Verhältnisse sehr schwierig, ja
fast unmöglich. Man kann nur sagen, daß diese Substanz
an unseren fixierten Präparaten homogen aussieht; von
einem wabigen Bau (Bütschli, Held) konnte ich an markhaltigen Fasern nichts wahrnehmen. Wie diese Substanz
im Leben beschaffen ist, darüber fehlt uns jede genauere Einsicht. Daher sind Angaben, wonach sie flüssig
(v. Kupffer, Boveri) oder halbflüssig (Cajal, Kölliker,
Retzius) sein soll, im Grunde bedeutungslos. Wenn Heidenhain und v. Lenhossék aus den starken Schrumpfungserscheinungen des Achsenzylinders schließen, daß das Neuroplasma sehr wasserreich sei, so könnte diese Aussage für
die Neurofibrillen mit dem gleichen Rechte Geltung beanspruchen.

An marklosen Fasern gewinnt man manchmal bei Anwendung stärkster Vergrößerungen den Eindruck, als sei
eine feinste wabige Struktur innerhalb des Neuroplasmas
vorhanden, welche an der Peripherie des Achsenzylinders
dunkler und in größerer Dichte auftrete wie im Innern
(Abb. 26). Da aber hier die Fibrillen ziemlich unregelmäßig
über den Querschnitt verteilt sind, so halte ich es für fraglich, ob wir hier noch eine getreue Wiedergabe natürlicher
Verhältnisse vor uns haben und ob nicht das Fixierungsmittel an jenen Erscheinungen Schuld trägt. Im übrigen
könnte eine gewisse Verschiedenheit in der Anordnung

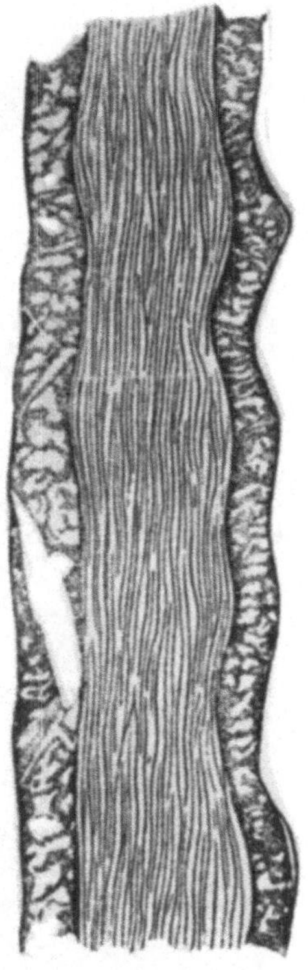

Abb. 24. Markhaltige Faser mit Fibrillen aus dem Ischiadicus vom *Frosch*. Subli-mat Osmiumsäure, Rubin S. Vergr. 2300 fach. (Nach Heidenhain.)

des Neuroplasmas zwischen markhaltigen und marklosen Fasern bestehen,
worauf Bielschowsky hingewiesen hat. Doch scheint mir ein derartiger Gedanke einstweilen nicht genügend begründet.

Die Neurofibrillen (argentophile Substanz,
Cajal, Axofibrillen, Neuronemen) lassen sich sowohl mit Osmiumfixierung und nachträglicher Färbung mit Säurefuchsin (v. Kupffer), Rubin S
(Heidenhain) oder Hämatëin (O. Schultze) darstellen, wie fernerhin mit den spezifischen Silber-
und Goldmethoden sehr elegant zur Anschauung
bringen. Da wir im frischen Zustande eine fibrilläre
Streifung des Achsenzylinders nicht mit Sicherheit
erkennen können, so scheint mir die Frage nach
der realen Existenz der Neurofibrillen im lebenden
Organismus von großer Bedeutung.

So wollen Levi und Burrows in der Kultur an
lebenden Nervenfasern Fibrillen festgestellt haben
(Abb. 27). Doch hat Levi mit dieser Beobachtung

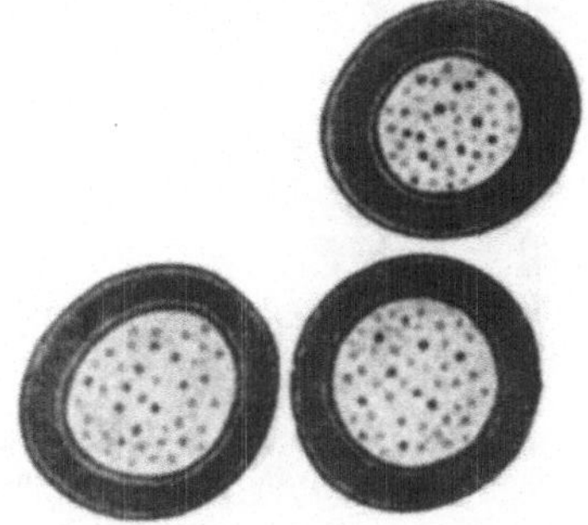

Abb. 25. Querschnitte markhaltiger Fa-sern aus dem Ischiadicus der *Ratte*. Im Neuroplasma des Achsenzylinders die Querschnitte der Fibrillen sichtbar. Osmiumsäure. Imm. 2 mm Ok. 12. Vergr. 1500 fach.

wohl ziemliche Schwierigkeiten gehabt, da er ein konstantes Vorkommen der Fibrillen in Abrede stellt, vielmehr in ihnen Strukturelemente von offenbar stark veränderlicher Natur erblickt. Somit mag die Existenz der Neurofibrillen im Leben als sehr wahrscheinlich gelten; ganz gesichert ist sie aber bis jetzt noch keineswegs. Man muß nur immer bedenken, welchen überaus eingreifenden Prozeduren man das lebende Cytoplasma unterwirft, ehe man die Fibrillen überhaupt zu Gesicht bekommt. Die Möglichkeit einer Artefaktbildung läßt sich daher, wenn man die betreffenden Gebilde nicht lebend gesehen hat, nicht ohne weiteres ablehnen.

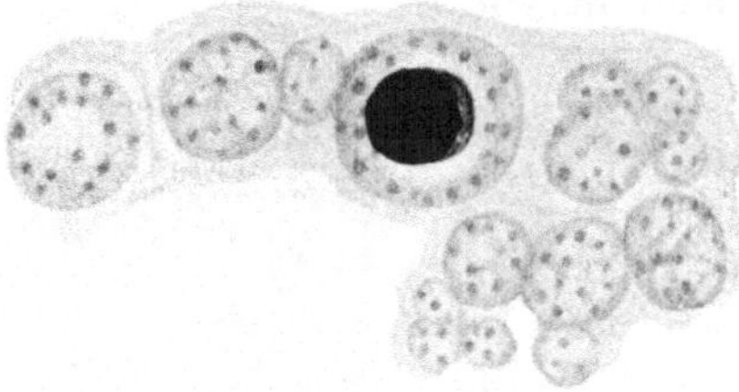

Abb. 26. Marklose Fasern aus dem Sympathicus der *Katze*. Osmiumsäure, Alaun-Cochenille. Imm. 2 mm, Ok. 18. Vergr. 1500fach. Präparat von O. Schultze.

Sicher sind viele Dinge, die von den Autoren als Fibrillen hingestellt worden sind, gar keine solchen, sondern stellen ein zusammengeklumptes Bündel von Fibrillen dar. Denn die Fibrillen sind so ungeheuer feine Gebilde und liegen überdies so außerordentlich eng beieinander, daß wir bei Abbildungen, wo die neuroplasmatische Substanz eine sehr große Ausdehnung einnimmt oder wo sogar nur eine einzige Fibrille im Achsenzylinder vorhanden sein soll (Apáthy), große Vorsicht walten lassen müssen.

Die Fibrillen sind, wie aus Abb. 28 hervorgeht, mit exaktester Genauigkeit, eine von der anderen gleich weit entfernt, eine mit der anderen gleich gerichtet, über den ganzen Achsenzylinderquerschnitt völlig gleichmäßig verteilt. Wenn in dem in Abb. 29 dargestellten Querschnitt in der Mitte des Achsenzylinders die Fibrillen scheinbar in Bündelform auftreten, ähnlich der Cohnheimschen Felderung, so glaube ich, daß dies nur in der Unvollkommenheit unserer Konservierungsmittel seine Ursache hat und einem tatsächlichen Verhalten nicht entspricht.

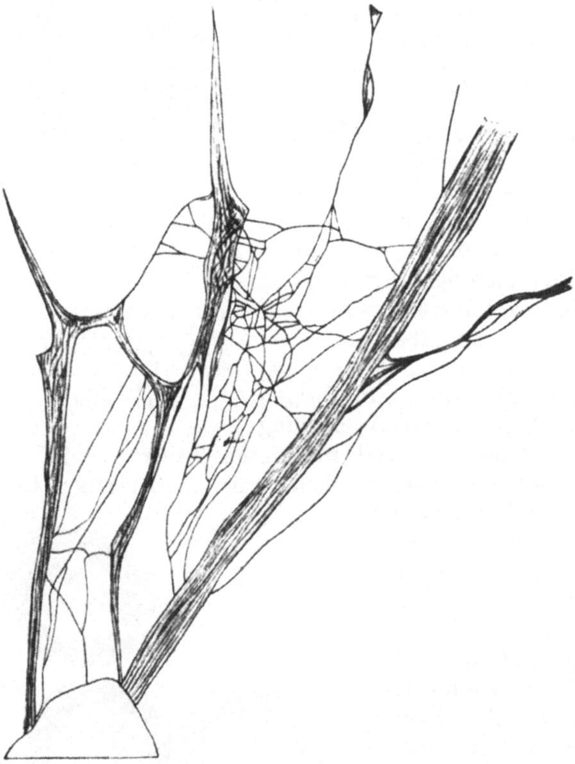

Schieferdecker bildet einen Achsenzylinder von *Petromyzon fluviatilis* im Querschnitt ab, der nur in seiner Mitte zusammengehäufte Fibrillen zeigt, während sich an seiner Peripherie ein Mantel von Neuroplasma vorfindet. Ob eine derartige Anordnung der Fibrillen das Resultat einer Schrumpfung oder eine spezifische Einrichtung bei *Petromyzon* darstellt, vermag ich nicht zu entscheiden.

Abb. 27. Feinste Nervenfibrillen. Kultur. Zenker, Helds Hämatoxylin. Vergr. 660fach. (Nach Levi.)

Innerhalb eines Faserquerschnittes sind die Fibrillen sicherlich alle von gleicher Dicke; wahrscheinlich werden sie aber mit der allmählichen Aufteilung der Faser in dünnere Äste ebenfalls immer feiner, so daß sie schließlich bei den allerfeinsten marklosen Fäserchen gar nicht mehr zu sehen sind. Erst bei den motorischen Endplatten usw. treten sie wieder hervor. Ob die Fibrillen isoliert nebeneinander herlaufen (BETHE, APÁTHY) oder netzartig miteinander verbunden sind (RETZIUS, SCHIEFFERDECKER), ist bei der ungeheuren Feinheit dieser Elemente mit unseren jetzigen Methoden nicht mit Sicherheit zu entscheiden und eine Diskussion hierüber somit zwecklos. Auch die Angabe von APÁTHY, wonach die Fibrillen in den Nervenzellen bei höher organisierten Tieren an Feinheit zunehmen sollen, scheint mir noch einer genaueren Untersuchung bedürftig.

In den RANVIERSchen Einschnürungen soll sich nach SCHIEFFERDECKER durch Verschmelzung einzelner Fibrillen die Zahl derselben gegenüber den angrenzenden Partien des Achsenzylinders verringern, wobei gleichzeitig eine Verdickung der Fibrillen mehrfach beschrieben wurde. Wegen der häufig auftretenden Artefakte gerade an den RANVIERSchen Schnürringen sind derartige Angaben sehr vorsichtig aufzunehmen. BETHE läßt hingegen die Fibrillen an den Schnürringen in unveränderter Zahlenstärke hindurchtreten und erblickt hierin einen wesentlichen Unterstützungspunkt

Abb. 28. Längsschnitt einer Nervenfaser mit deutlich sichtbaren Fibrillen. *Loligo vulgaris.* Osmiumsäure, Kalibichromat, Hämatëin. Vergr. 900fach. Präparat von O. SCHULTZE.

für seine Lehre von der Längsindividualität und Leitfähigkeit der Fibrillen.

Was zunächst die Frage der Längsindividualität anbelangt, so ist diese bei der ungeheuren Feinheit und großen Menge der Elemente nicht zu entscheiden. Wir haben also keinen gesicherten Anhaltspunkt, in den Fibrillen gesonderte Einheiten wie Kabeldrähte zu erblicken. Die Fibrillen können auch aus kurzen oder verschieden langen, aneinander gereihten Fadenstücken bestehen; vielleicht sind sie sogar aus allerfeinsten Körnchen zusammengesetzt.

Eine Diskussion, wie sie früher mit solcher Lebhaftigkeit geführt wurde, ob die Fibrillen das leitende Element der nervösen Substanz darstellen oder nicht, überschreitet die Kompetenz des Mikroskopikers. An und für sich stellt schon ein Vergleich der Fibrillen mit Telephondrähten eine Oberflächlichkeit der Betrachtungsweise und Verkennung lebendigen Geschehens im Cytoplasma dar, wie sie schlimmer nicht gedacht werden kann. Auch der Nachweis, Fibrillen irgendwo im Gewebe völlig isoliert von umgebendem

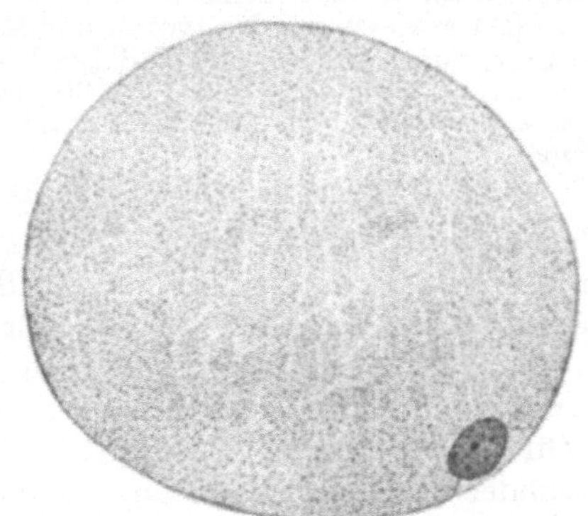

Abb. 29. Querschnitt einer Nervenfaser mit deutlich sichtbaren Fibrillen. *Loligo vulgaris.* Osmiumsäure, Kalibichromat, Hämatëin. Vergr. 900fach. Präparat von O. SCHULTZE.

Cytoplasma darzustellen, ist bis jetzt nicht gelungen und würde überdies nur bedeuten, daß die Fibrillen auch einmal allein imstande sind die Erregung weiterzuleiten, aber noch lange nicht heißen, daß das Neuroplasma im Achsenzylinder an der Reizleitung unbeteiligt sei. Auch BETHES Angabe, daß die Fibrillen in den Schnürringen frei von Neuroplasma seien, kann einer ernsthaften Kritik nicht standhalten. Ferner ist sein Experiment, durch Kompression des Achsenzylinders die leitende Funktion der Fibrillen demonstrieren zu wollen, bei der Feinheit der Dinge viel zu gewalttätig, um einen brauchbaren Schluß daraus zu ziehen.

v. LENHOSSÉK lehnt mit Recht die Hypothese der alleinigen Leitfähigkeit der Neurofibrillen ab; er verfällt aber dann dadurch, daß er den Fibrillen in den auswachsenden Nervenfasern eine stützende Funktion zuschreibt, in den gleichen Fehler, Hypothetisches ohne jedes beweisende Argument aufzustellen.

Es hat daher keinen rechten Sinn, darüber zu streiten, ob die Fibrillen allein (APÁTHY, BETHE, HEIDENHAIN, BIELSCHOWSKY) oder das Neuroplasma (LEYDIG, WOLFF, STRASSER) die Erregungsleitung übernehmen oder ob neben den Fibrillen auch dem Neuroplasma ein gewisses Leitvermögen zuzuschreiben sei (CAJAL, RETZIUS, MARINESCO). Die Frage läßt sich eben mit dem Mikroskop allein gar nicht entscheiden.

In der Pathologie ist einem „verwaschenen" Fibrillenbild gegenüber eine gewisse Vorsicht am Platze, da man dies auch einmal an völlig normalen Fasern und Zellen bei unglücklicher Technik erhalten kann. Körniger Zerfall der Fibrillen nach Nervenverletzung wurde gelegentlich beschrieben (MARINESCO). Auch während des Winterschlafes mancher Tiere sollen die Fibrillen nach TELLO Veränderungen erleiden.

Nach APÁTHY sollen bei *Hirudineen* die Nervenfasern älterer Tiere mehr Neurofibrillen enthalten wie diejenigen jüngerer Individuen. Diese Vermehrung der Fibrillen soll durch Spaltbarkeit bereits vorhandener Neurofibrillen zustande kommen, eine Ansicht, der auch HELD ziemlich nahe steht. Die Hypothese ist unbewiesen und auch unbeweisbar; überdies kann man ebensogut behaupten, daß das Neuroplasma neue Fibrillen aus sich heraus entstehen läßt. HEIDENHAIN sucht schließlich die Neurofibrillen in sein Teilkörpersystem, ähnlich den Muskelfibrillen, hinein zu zwängen, faßt dieselben als teilungsfähige Histomeren auf und schreibt ihnen eine dementsprechende „Metastruktur" zu. Die Elementarorganisation der Neurofibrille soll aber nicht derart sein, daß in jeder Fibrille eine bestimmte Anzahl unsichtbarer „Metafibrillen" enthalten ist, sondern sie besteht in einer monaxial angeordneten Protomerenstruktur, d. h. in einer einzeiligen Reihe parallel zur Faserrichtung gestellter kleinster Teilkörper oder Protomeren. Ich kann mich mit dieser Lehre einstweilen nicht recht befreunden, da sie den Boden morphologischer Beobachtung verläßt.

Die Frage, wie sich die Fibrillen an den Teilungsstellen der Nervenfasern verhalten, ist ebenfalls mit unseren heutigen Hilfsmitteln nicht zu entscheiden. Man kann annehmen, daß sie sich ebenfalls teilen oder daß neue Fibrillen auftreten, da ja ihre Kontinuität nicht erwiesen ist. NAGEOTTE und MACCABRUNI haben im Neuroplasma Mitochondrien in Form von Körnchen und Fädchen beschrieben; möglicherweise handelt es sich hier nur um unvollständig dargestellte Fibrillen oder Trümmer von solchen, da mir nicht recht klar ist, wie zwischen den ungeheuer dicht stehenden Fibrillen auch noch diese Dinge Platz finden sollen.

Axolemma. Betrachtet man die Abb. 21 und 32 so sieht man, daß zwischen dem eigentlichen, dunkleren Achsenzylinder und dem Markmantel noch eine feine, hellere Schicht hineingeschoben ist, die als Axolemma (innere Hülle, Innenscheide, MAUTHNERsche Scheide, Achsenzylinderrinde [SCHIEFFERDECKER], inneres Neurilemm [BOVERI]) verschiedentlich Erwähnung findet. Die Beobachtung, daß der Achsenzylinder manchmal eine konzentrische Schichtung aufweist, stammt wohl von MAUTHNER und führte ihn dazu, denselben aus einem inneren soliden Zylinder bestehen zu lassen, der in einen zweiten, hohlen Zylinder gleichsam hineingesetzt ist. SCHIEFFERDECKER wie SCHAFFER schreiben diesem äußeren Teil des Achsenzylinders eine festere Beschaffenheit zu, ohne es allerdings zu beweisen.

Schon RANVIER hat übrigens jene feine Ringlage gesehen und sie für eine Cytoplasmafortsetzung der SCHWANNschen Zelle gehalten, während BOVERI in ihr eine Fortsetzung des Neurilems erblickt, das sich an den Schnürringen von der Außenseite des Markes auf dessen Innenseite umschlagen soll und auf diese Weise zwischen Achsenzylinder und Markscheide zu liegen kommt.

So deutlich nun auch jene Axolemmlage in den beiden erwähnten Abbildungen hervortritt, so wenig ist aber in den allermeisten Fällen, besonders mit anderen

Darstellungsmethoden, davon zu beobachten, ja am frischen Präparat kann man sie überhaupt niemals erkennen. Daher nennt schon KÖLLIKER das Vorkommen eines Axolemms in hohem Grade zweifelhaft und ich pflichte ihm hier völlig bei. Wenn man sich klar gemacht hat, wie ungeheuer leicht der Achsenzylinder schrumpft, was besonders an Querschnitten gut hervortritt, so ist im Grunde das Auftreten einer hellen Zwischenschicht zwischen demselben und der widerstandsfähigeren Markscheide nicht weiter verwunderlich und wohl als ein feiner Spaltraum aufzufassen.

Wenn SCHIEFFERDECKER von einem Spaltraum, einer Lymphe führenden „Gerinnselscheide" zwischen Achsenzylinder und Mark spricht, so hat er wohl sicher schlecht fixierte Präparate vor sich gehabt. CAJAL streitet nicht ohne weiteres das Vorhandensein eines Axolemms ab und hält die Ansicht, wonach es sich hierbei um eine Art nutritives Plasma handle, für annehmbar, unterläßt freilich, Beweise hierfür zu bringen.

FROMMANNsche Streifen. FROMMANN beobachtete zum ersten Male (1864) an Achsenzylindern, die er in wäßriger Argent. nitric.-Lösung hatte liegen lassen, feine dicht hintereinander gereihte, etwas glänzende, genau quer zur Längsachse des Achsenzylinders gestellte Leistchen, die in der Literatur unter dem Namen FROMMANNsche Streifen allgemein bekannt sind. Aus Abb. 30 läßt sich weiterhin bemerken, daß diese Querstreifen bei Anwendung einer stärkeren Vergrößerung aus einer Menge feinster Körnchen zusammengesetzt sind, was übrigens FROMMANN schon gesehen hatte.

Besonders deutlich treten die FROMMANNschen Streifen im Anschluß an die RANVIERschen Kreuze auf, die offenbar dadurch zustande kommen, daß die Silberlösung nur an den Stellen, wo das Mark unterbrochen ist, eben an den Schnürringen, in das Innere der Faser eindringen kann und hier einen nicht ganz klar deutbaren Niederschlag erzeugt. Der durch den Achsenzylinder dargestellte Längsbalken des RANVIERschen Kreuzes setzt sich nicht mehr kontinuierlich, sondern gleichsam in Intervallen am Achsenzylinder nach beiden Richtungen hin fort, derartig, daß die am RANVIERschen Kreuze befindlichen Streifen die größten und stärksten sind, um sich bei weiterer Entfernung am Kreuz immer mehr zu verfeinern.

Es unterliegt wohl keinem Zweifel — und hierüber sind sich alle Histo-

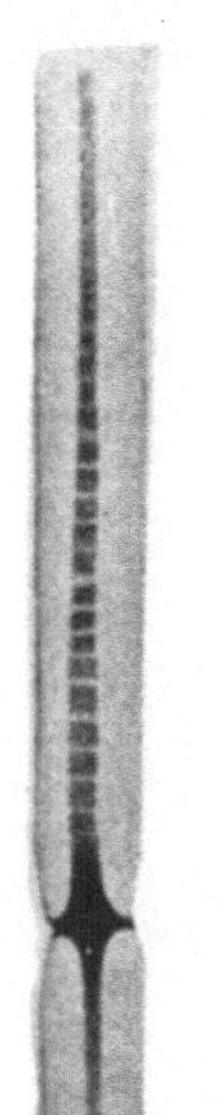

Abb. 30. Markhaltige Nervenfaser mit RANVIERschem Kreuz und FROMMANNschen Streifen. *Kaninchen.* Vergr. 450 fach. Silberlösung. Präparat aus dem Anat. Institut Freiburg.

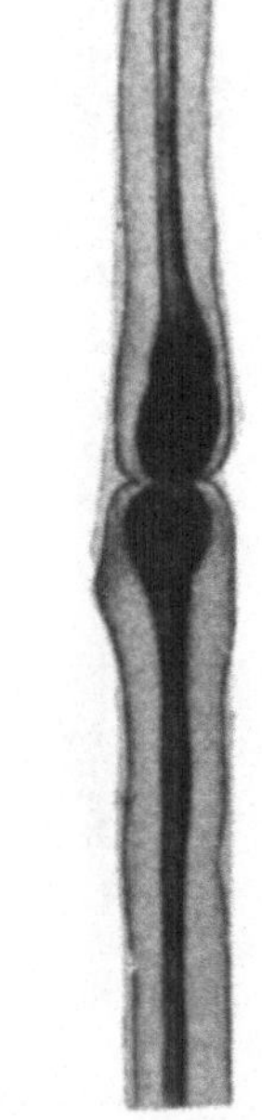

Abb. 31. Markhaltige Faser mit RANVIERscher Einschnürung und „biconischer Anschwellung" des Achsenzylinders. Ischiadicus, *Kaninchen.* MÜLLERS Flüss. Carmins. Natron. Imm. 2 mm, Ok. 4. Vergr. 500 fach.

logen einig, — daß die FROMMANNschen Streifen als auf dem Achsenzylinder niedergeschlagene Silberringe und somit als Artefakte aufzufassen sind, die ihre Entstehung einer phasenmäßigen Ausfällung des Silbers aus der von dem RANVIERschen Schnürring vordringenden Silberlösung verdanken.

Man findet vielfach die Angabe, daß durch dieses Versilberungsexperiment gleichsam der Weg markiert werde, den ernährende Substanzen zum Achsenzylinder nehmen, daß somit der RANVIERsche Schnürring eine für die Ernährung des Achsenzylinders sehr zweckmäßige

Unterbrechung der sonst undurchdringlichen Markscheide bedeute. Man darf aber eine an totem Material gemachte Erfahrung nicht ohne weiteres zur Deutung lebendiger Vorgänge verwenden. Die Behauptung, daß die äußere Hülle sich die für den Achsenzylinder bestimmten Stoffe aus dem umgebenden Medium aussuche, aber mit dem Tode undurchlässig werde, würde durch die Vorgänge der Versilberung nicht widerlegt werden können. Vielleicht ist mit Vitalfärbungen hier weiter zu kommen.

An Stelle der RANVIERschen Einschnürung trifft man nicht selten auf eine nach Behandlung mit den verschiedensten Methoden erscheinende Verdickung des Achsenzylinders, die bikonische Anschwellung (Renflement biconique, RANVIER) (Abb. 31). Wahrscheinlich handelt es sich hierbei um ein Kunstprodukt, das durch Verschmelzung des Achsenzylinders mit dem als Querbalken oder Kittring gelegentlich beschriebenen Cytoplasma zu jener sonderbaren Form geprägt wurde. Doch ist diese Erklärung insofern unzureichend, als manchmal gerade die stärksten Partien der Anschwellung von dem Querbalken ziemlich weit entfernt liegen. Da überdies die bikonische Anschwellung im gleichen Präparat unter vielen Fasern nur vereinzelt auftritt, so muß die betreffende Faser jeweils ganz besonders zur Bildung dieses eigentümlichen Kunstproduktes „disponiert" sein.

Neurilemm. Wie wir oben gesehen haben, treten gleichzeitig mit dem Auswachsen des Achsenzylinders eine Reihe aus dem Zentralorgan stammender Zellen (Gliazellen) an denselben heran, gleiten den Neuriten entlang und bilden schließlich jene peripherische, gliöse Hülle, die als Neurilemm oder SCHWANNsche Scheide allgemein bekannt ist. Nach v. MÖLLENDORFF, dessen Bezeichnungsweise ich hier verwende, kommt das Neurilemm in zwei verschiedenen Formen, einem markhaltigen und marklosen Zustand, vor.

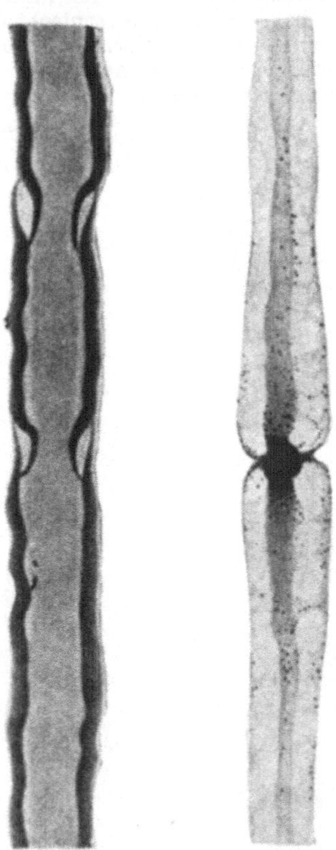

Abb. 32. Markhaltige Faser. *Kaninchen*. Osmiumsäure. Imm. 2 mm, Ok. 8.

Abb. 33. Markhaltige Faser. *Kaninchen*. Silberlösung. Imm. 2 mm, Ok. 6.

Die v. MÖLLENDORFFsche Benennung — im Gegensatz zur früheren Markscheide und Neurilemm — sei dadurch gerechtfertigt, daß Neurilemm (jetzt „äußere Hülle") und Mark als eine untrennbare Einheit aufgefaßt werden. Die morphologische Unterscheidung zwischen markhaltiger und markloser Faser ist demnach keine prinzipielle, sondern nur eine graduelle, die darin ihre Ursache hat, daß die SCHWANNschen Zellen (peripherische Gliazellen) im ersteren Falle in ihrem Cytoplasma Myelin gebildet haben, im zweiten aber nicht. Die Fasern mit markhaltigem Neurilemm seien zunächst behandelt.

Man erkennt leicht, daß die Nervenfasern schon im frischen Zustande durch eine starke Lichtbrechung ausgezeichnet sind, die dem Myelin oder Nervenmark, einer eigenartigen, lipoiden Substanz, ihre Entstehung verdankt. Das markhaltige Neurilemm zeigt im Leben wie an der augenblicklich frisch untersuchten Faser ein völlig homogenes Aussehen, verändert sich aber infolge seiner großen Empfänglichkeit gegenüber sämtlichen differenten oder indifferenten Flüssigkeiten oder beim Absterben sehr rasch und läßt dann doppelte Begrenzungsumrisse wahrnehmen, die den markhaltigen Fasern die Bezeichnung „doppelt konturiert" eingetragen hat (KÖLLIKER). Die gleichen Fasern sind also im lebenden Zustand als „einfach konturiert" aufzufassen (HENLE, KÖLLIKER, SCHWALBE). RANVIER scheint auch an lebenden *Fröschen* im Gegensatz zu KÖLLIKER doppelt konturierte Fasern gesehen zu haben.

Das markhaltige Neurilemm läßt sich sehr schwer, vielleicht überhaupt nicht in einem Zustand fixieren, der einer im Leben beobachteten Form völlig entsprechen würde. Das beste Konservierungsmittel ist immer noch die Osmiumsäure, welche dasselbe tiefschwarz erscheinen läßt (Abb. 21 und 32).

Man versteht jetzt, was bei den älteren Autoren nicht der Fall war, unter Myelin einen Körper, der die Eigenschaft aufweist, sich mit Osmiumsäure zu schwärzen. Nach Untersuchungen von GAD und HEYMANS scheinen auch noch andere Bestandteile im Nervenmark die gleiche Reaktion zu geben, ja es soll sogar in manchen markhaltigen Fasern das Myelin überhaupt fehlen.

Das markhaltige Neurilemm umgibt an den peripherischen Nervenfasern den Achsenzylinder nicht als kontinuierlicher Mantel, sondern zeigt in bestimmten Abständen eine Unterbrechung seiner

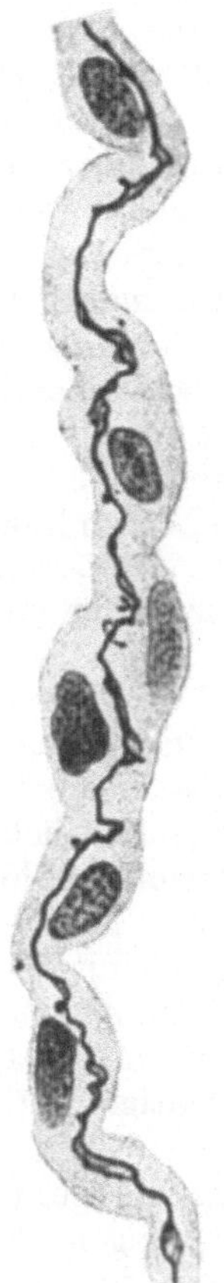

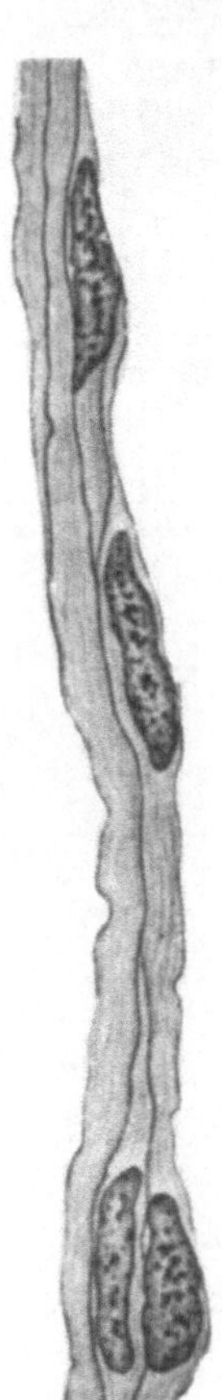

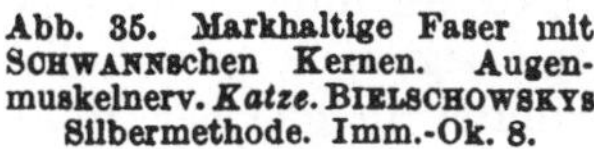

Abb. 34. Markhaltige Faser mit zwei interannulären Segmenten und zwei SCHWANNschen Kernen. Aus BRAUS-ELZE, Anatomie, Bd. 3.

Abb. 35. Markhaltige Faser mit SCHWANNschen Kernen. Augenmuskelnerv. *Katze.* BIELSCHOWSKYs Silbermethode. Imm.-Ok. 8.

Abb. 36. Markhaltige Fasern von einer *Frosch*larve mit SCHWANNschen Kernen. Osmiumsäure, Kaliumbichromat, Hämatein. Imm.-Ok. 6.

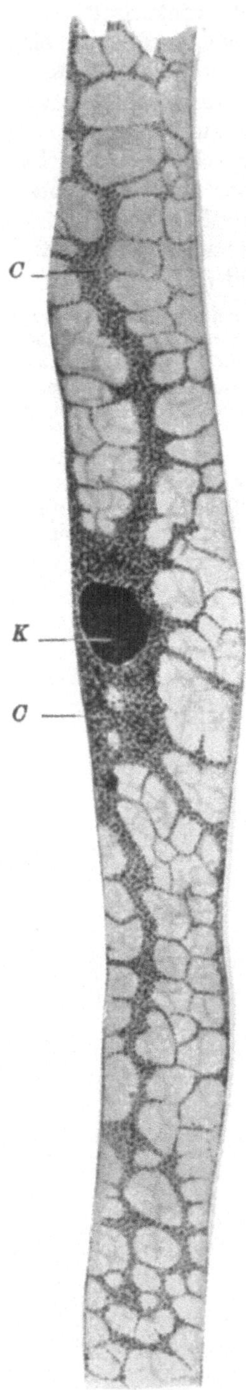

ADD. 37. SCHWANNsche Zelle einer markhaltigen Faser. *Katze*. Methylenblau. Zeiss Imm. ¹/₂, Ok. 3. *K* = Kern; *C* = Cytoplasma. (Nach NEMILOFF.)

markhaltigen Partie. Hierdurch erscheint die Faser gleichsam eingeschnürt und man bezeichnet eine solche Unterbrechung mit dem Namen RANVIERscher Schnürring (Abb. 33.) Nach SCHAFFER ist die Entfernung dieser Schnürringe von einander von der Dicke der Nervenfaser abhängig; sie soll bei den stärksten Fasern etwa 1 mm betragen und bei dünnen Fasern geringer werden. Diejenigen Abschnitte des markhaltigen Neurilemms, die von zwei Schnürringen eingefaßt werden, führen den Namen interannuläres Segment.

Im allgemeinen findet sich beim Menschen und bei *Säugetieren* in jedem interannulären Segment ein einziger Kern (SCHWANNscher Kern) vor, der gewöhnlich an der äußersten Peripherie des Neurilemms direkt unter der feinen, strukturlosen, äußeren Hülle (Neurilemm oder SCHWANNsche Scheide der früheren Autoren) seinen Sitz hat. Diese Beobachtung führte RANVIER dazu, einem interannulären Segment ungefähr die Deutung einer Zelle zuzuweisen, wobei der Schnürring die Rolle eines intercellulären Spaltraumes spielt, eine Ansicht, die später von BOVERI ebenfalls vertreten wurde.

An Stelle des RANVIERschen Schnürrings erfährt das markhaltige Neurilemm keine völlige Unterbrechung, sondern stellt mit jener feinen, cytoplasmatischen Gliasubstanz, der membranösen äußeren Hülle, den plasmodialen Zusammenhang mit dem nächsten Segment her (Abb. 34). Im markhaltigen Neurilemm eines Augenmuskelnerven der *Katze* habe ich einmal eine große Anzahl von SCHWANNschen Kernen hintereinander gesehen, ohne daß von einer Segmentierung etwas zu bemerken gewesen wäre (Abb. 35). Auch an markhaltigen Fasern junger *Frosch*-Larven lassen sich ähnliche Beobachtungen leicht machen (Abb. 36). Bei *Fischen* wurden bis zu sieben Kerne zwischen zwei Einschnürungen aufgefunden (BOVERI).

Äußere Hülle. Das markhaltige Neurilemm zeigt an seiner äußersten Peripherie eine sehr feine, strukturlose, dünne, membranartige Haut, die sehr schwer zu sehen ist, sich aber gelegentlich von der Hauptmasse des markhaltigen Neurilemms ablöst. Dieses Häutchen, das früher unter dem Namen Neurilemm oder SCHWANNsche Scheide bekannt war, sei mit dem Namen äußere Hülle gekennzeichnet. Auf den Abb. 21, 31, 32 ist es sehr gut zu sehen.

Man findet am frischen wie am fixierten Präparat, daß die markhaltige Partie des Neurilemms auch zwischen zwei Schnürringen keine kontinuierliche Masse darstellt, sondern häufig schräge, trichterförmige Spalten aufweist, die in unregelmäßigen Abständen aufeinander folgen und den Namen SCHMIDT-LANTERMANNsche Einkerbungen oder Incisuren führen (Abb. 20, 21 u. 32). Diese Einkerbungen beginnen gewöhnlich ringförmig um den Achsenzylinder in gleicher Höhe und durchsetzen den

Markmantel dann in schiefer Richtung von innen oben nach außen unten oder auch umgekehrt, von außen oben nach innen unten, in ganzer Dicke bis zum Achsenzylinder. So entstehen bald gleichsinnig übereinander gelagerte, bald gegeneinander gestellte trichterförmige Unterbrechungen des Markes. Einen Markabschnitt, der durch zwei Einkerbungen begrenzt wird, heißt man zylindrokonisches Segment. Es kommt auch vor, daß die Incisuren nicht ringförmig, in gleicher Höhe der Faser, auftreten, sondern einen spiraligen Verlauf nehmen (Abb. 21). Die äußere Hülle zieht über die LANTERMANNschen Einkerbungen, ebenso wie über die Schnürringe, stets hinweg.

Die Länge der zylindrokonischen Segmente ist eine verschiedene. An den zentralen Fasern werden die Segmente nicht beobachtet. KÖLLIKER, FÜRST u. a. halten die Incisuren und die hierdurch bedingten Segmente für Artefakte. Es ist möglich, daß diese Anschauung das Richtige trifft.

SCHWANNsche Zellen. Das Neurilemm zeigt, wie schon erwähnt, eine große Anzahl längsovaler oder rundlicher Kerne (SCHWANNsche Kerne, Neurilemmkerne). Sie liegen meistens dicht unter der äußeren Hülle und sind manchmal ziemlich tief in die markhaltige Schicht eingedrückt. Bei genauer Betrachtung mit geeigneten Methoden ergibt sich, was GRUENHAGEN zuerst gesehen zu haben

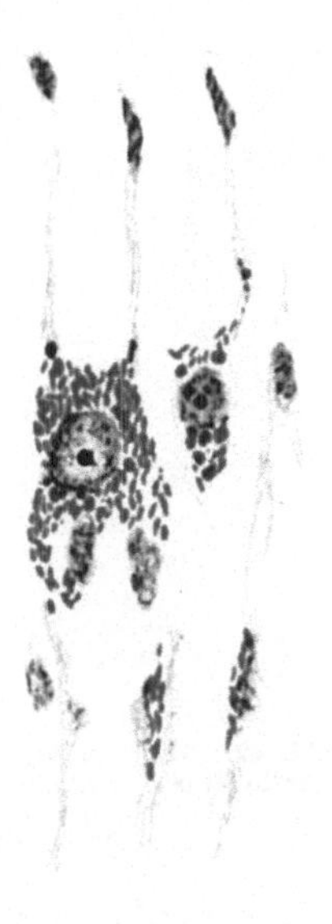

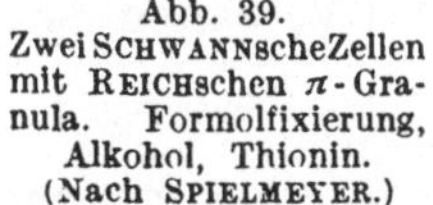

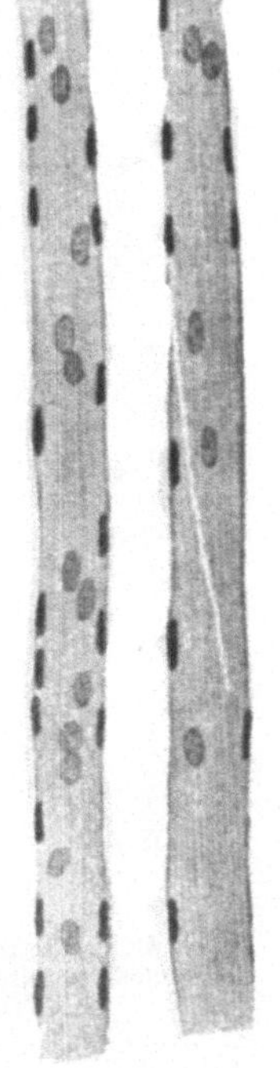

Abb. 38. SCHWANNsche Zelle mit anliegender Zelle des Endoneuriums. Thioninfärbung. (Nach SPIELMEYER.)

Abb. 39. Zwei SCHWANNsche Zellen mit REICHschen π-Granula. Formolfixierung, Alkohol, Thionin. (Nach SPIELMEYER.)

Abb. 40. Zwei Nervenfasern mit zahlreichen SCHWANNschen Kernen. *Engerling*. Osmiumsäure, Kaliumbichromat, Hämateïn. Vergr. 200fach. Präparat von O. SCHULTZE.

scheint, daß die Kerne von einer feinen Masse granulierten Cytoplasmas umgeben sind. Wenn auch dieses Cytoplasma um den Kern am dichtesten auftritt (SCHWANNsche Zelle), so ist es doch durch eine Menge sich immer mehr verfeinernder Ausläufer charakterisiert (Abb. 37), die mit Fortsätzen benachbarter Zellen in einem plasmodialen Zusammenhang stehen.

Das Cytoplasma der SCHWANNschen Zelle ist nicht leicht darstellbar; um den Kern herum ist es dichter gebaut, wird an der Peripherie immer feiner und zeigt hier eine allmähliche Vergrößerung seiner wabigen Maschen (Abb. 38). Feine plasmatische Ausläufer scheinen auch die Markscheide in ihren tieferen Partien zu durchsetzen. Im Cytoplasma der SCHWANNschen Zelle, vor allem in der perinucleären Zone, findet man verschieden geformte, körnchenartige Gebilde, die sich mit Thionin oder polychromem Methylenblau gut darstellen lassen und unter dem Namen REICHsche π-Granula bekannt sind. Sie geben eine karmoisinrote Farbreaktion und ordnen sich häufig zwiebelschalenförmig an (Abb. 39). Wenn auch diese Granula gelegentlich, und zwar vor allem in pathologischen Fällen, in mesodormalen Elementen des Endoneuriums vorkommen (DOINIKOW), so scheinen sie in der Hauptsache doch den normalen SCHWANNschen Zellen der peripherischen Nervenfaser eigentümlich zu sein (SPIELMEYER). Eine Menge weiterer Einzelheiten über das Verhalten der π-Granula findet man in der Arbeit von UKAI vor.

Die SCHWANNschen Zellen, die sicher ektodermaler Herkunft sind, führen auch den Namen „periphere Gliazellen" (ALZHEIMER, BIELSCHOWSKY, HELD). Ich halte

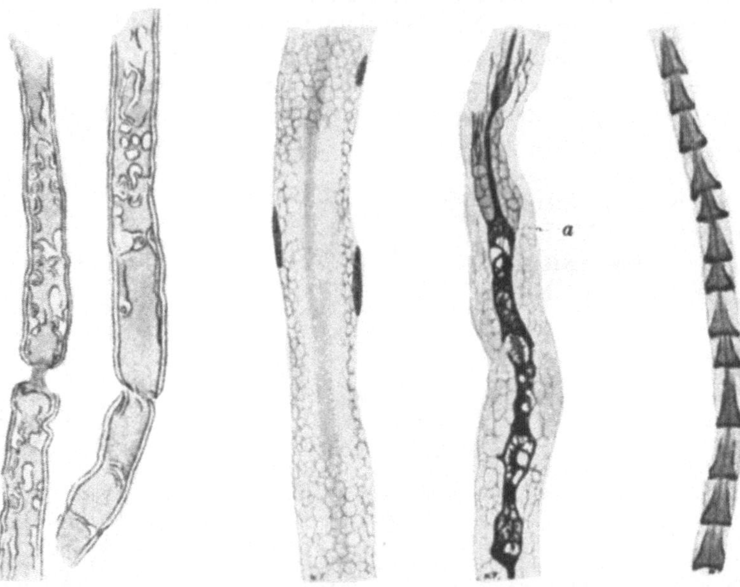

Abb. 41.   Markhaltige
Nervenfasern, frisch zerzupft.   Myelinfiguren.
Frosch.

Abb. 42.   Drei markhaltige Nervenfasern mit „Neurokeratingerüst" und GOLGIschen Trichtern.   Mensch.
a = Achsenzylinder.
(Aus BRAUS-ELZE: Anatomie, Bd. 3.)

den Namen, vor allem da wir über ihre Funktion nichts Rechtes wissen, für überflüssig, für falsch hingegen den Namen „periphere Neuroblasten" (O. SCHULTZE, APÁTHY, BETHE u. a.). Über das Verhalten der SCHWANNschen Zellen bei der Regeneration siehe dort.

RANVIER, DUVAL u. a. vergleichen ein interannuläres Segment, das mit seinem SCHWANNschen Kern als Zelle hingestellt wird, in seiner gröberen Organisation mit einer Fettzelle. Abgesehen davon, daß der Vergleich falsch ist, kann ich nicht recht einsehen, was damit bezweckt werden soll.

Bei wirbellosen Tieren finden sich an marklosen Fasern SCHWANNsche Zellen oft in großer Anzahl vor, so daß diese Fasern in ihrem Kernreichtum den quergestreiften Muskelfasern sehr ähnlich sind (Abb. 40).

Nervenmark. Gewöhnlich wird an den Nervenfasern das markhaltige Neurilemm erst dann deutlich bemerkbar, wenn diejenige Partie, die eng um den Achsenzylinder gelagert ist und die den Namen Nervenmark oder Myelin führt (Markscheide der früheren Autoren), in stärkerem Maße ausgebildet ist. In frischem Zustande ist das Nervenmark homogen, völlig strukturlos und soll bei den längsten Fasern am dicksten sein. Schon nach kurzer Zeit zeigt es erhebliche Veränderungen. Es bilden sich sowohl unter der äußeren Hülle, wie vor allem an den Schnittwunden der Fasern, und aus diesen in reichlichem Maße hervorquellend, eigentümlich glänzende, sehr verschieden gestaltete, teils schollig, teils konzentrisch geschichtete Elemente, die unter dem Namen Myelinfiguren oder Myelinformationen bekannt sind (Abb. 41).

Es unterliegt keinem Zweifel, daß wir es hier nicht etwa mit im Marke vorhandenen, präformierten Strukturen zu tun haben, sondern postmortale, unter Zusatz von Wasser oder auch von verschiedenen anderen Flüssigkeiten entstandene Gebilde erblicken, die vielleicht einen gewissen Einblick in die komplizierte, physikalische Beschaffenheit des Nervenmarkes gestatten. Das Nervenmark ist von weicher Konsistenz und offenbar sehr wasserreich; gegen seine rein flüssige Natur spricht die später zu beschreibende Doppelbrechung.

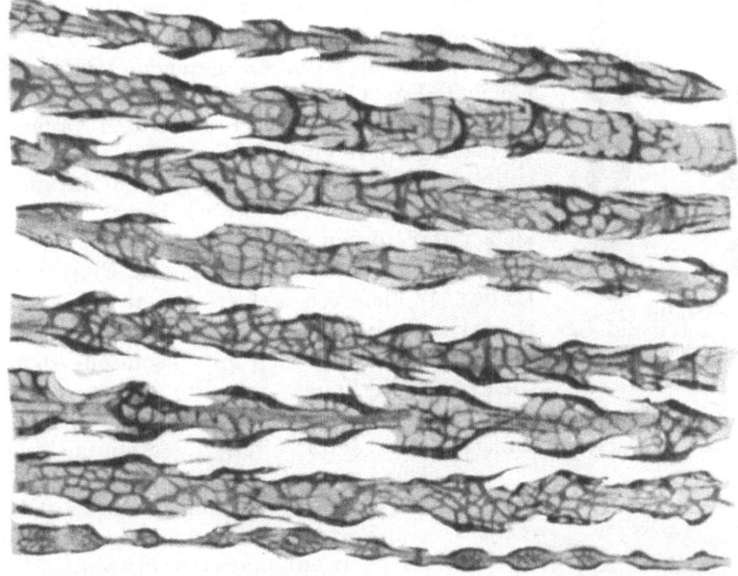

Abb. 43. Spongiosa-, Trichter- und Fischflossenbildungen des Markes peripherischer Nervenfasern. Weigertmethode. Imm. 2 mm, Ok. 8. Präparat von Prof. SOBOTTA.

Die Myelinfiguren, die im Alkohol, Äther und Terpentin löslich sind, stellen keinen einheitlichen Körper dar. Seifen der Ölsäuren, Phosphatide, darunter Lecithin- und Cholesterinester, oder Gemische dieser Substanzen können ebenfalls myelinähnliche Figuren bilden und befinden sich hierbei in kolloidalem Zustand. Bringt man etwas Lecithin auf einen Objektträger unter gleichzeitigem Wasserzusatz, so sieht man bald schlauch- und kugelartige Gebilde mit doppelter Konturierung auswachsen, die in bezug auf ihre Länge negative Doppelbrechung zeigen (AMBRONN). Wahrscheinlich sind die Myelinfiguren eine besondere Modifikation flüssiger Krystalle.

Das Mark normaler, peripherischer Nervenfasern zeigt, allerdings nie im lebenden Zustand, aber häufig nach Gebrauch der verschiedensten Fixierungsmittel und Färbemethoden, zwei sonderbare Strukturen: ein aus feinen Maschen bestehendes, fädiges Gerüst und eigentümliche Gebilde, die den Anschein erwecken, als sei das Mark aus ineinander gesteckten oder auch gegeneinander gestellten Trichtern zusammengesetzt (Abb. 42).

Die Trichter (Zwischentrichter, GOLGISche Trichter) werden mit WEIGERTschen Markscheidenfärbung, wie nach Golgiimprägnierung, nach Fixierung in ZENKERS oder MÜLLERS Flüssigkeit und Färbung in karminsaurem Ammoniak, nach Formolfixierung und Bielschowskyversilberung sichtbar; stehen sie dicht hintereinander, so rufen sie ein fischflossenartiges Aussehen hervor (SPIELMEYER) (Abb. 43).

Nach verschiedenen Angaben sollen die Trichter nichts anderes sein wie eine in den LANTERMANNschen Incisuren befindliche Zwischensubstanz. GOLGI, SALA und MACCABRUNI haben noch allerfeinste Fasern innerhalb des Markes beschrieben, welche mit den in den Trichtern befindlichen spiraligen Fäden in Verbindung stehen und somit ein ganzes System verschlungener Fibrillen darstellen sollen, dem die Bedeutung eines Myelinstützapparates zugeschoben wird (Abb. 44). Sehr wahrscheinlich handelt es sich bei dem gesamten „Stützapparat" um Artefakte gröbster Sorte.

EWALD und KÜHNE beschrieben in der Markscheide ein feinmaschiges Gerüst, das nach Kochen der Nervenfaser in absolutem Alkohol aufzutreten pflegte und dem feinen in Abb. 42 gezeichneten Maschenwerk gleicht. Das Gerüst, das vielleicht schon STILLING (1856) gesehen hat, spielte unter dem Namen Neurokeratingerüst eine ziemliche literarische Rolle und sollte aus einem, durch den ganzen Markmantel hindurchgesteckten Maschenwerk bestehen. Man stellte sich unter diesen „Hornscheiden" etwas Ähnliches wie ein Skelett vor, und KÖLLIKER, PERTIK, vor allem GEDOELST, lieferten ausgezeichnete Bilder von dieser sonderbaren Formation. Es kann wohl keinem Zweifel unterliegen, daß Kochen mit absolutem Alkohol nicht die richtige Methode ist, um Protoplasmastudien zu betreiben. Daher ist das Neurokeratingerüst, wovon schon KÖLLIKER und CAJAL überzeugt waren, als ein kunstvolles Resultat großer Verständnislosigkeit der

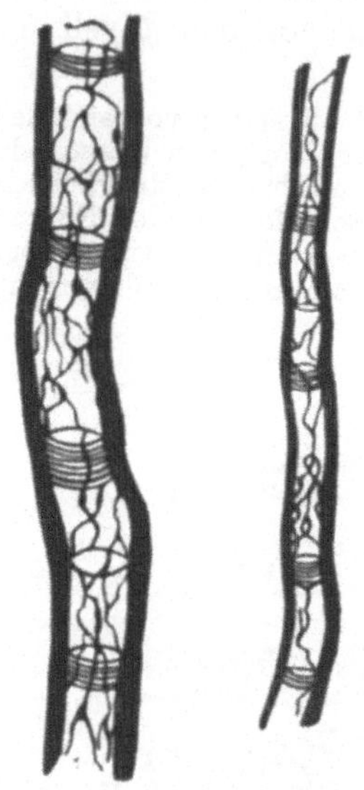

Abb. 44. Zwei markhaltige Fasern vom *Sperling* mit GOLGIschen Spiralen. Golgimethode. (Nach SALA.)

lebendigen Materie gegenüber anzusehen. Daß NEMILOFF das Neurokeratinnetz als ein Gerüst von Fortsätzen SCHWANNscher Zellen deutet, sei noch anhangsweise erwähnt.

KÖLLIKER erwähnt schließlich noch ein von LANTERMANN zuerst näher beschriebenes, im Marke vorhandenes Netzgerüst (LANTERMANNsches Marknetz), dessen Balken sich im Gegensatz zum Neurokeratingerüst mit Osmiumsäure darstellen lassen und Myelin enthalten sollen. Doch haben wir es hier wohl ebenfalls mit einem Artefakt zu tun.

Nach Anwendung verschiedener Fixierungsmittel (Sublimat, Kaliumbichromat) tritt an Querschnitten von Nervenfasern eine deutlich erkennbare, feine radiäre Streifung der Markscheide hervor (Abb. 45). Die Streifen durchziehen die ganze Dicke des Markes. Diese längst bekannten Pseudostrukturen unterzogen später FUCHS, ERNST und KAMJO noch einmal einer genaueren Untersuchung, wobei aber nicht viel mehr herauskam wie der Name „Radspeichenstruktur" statt der

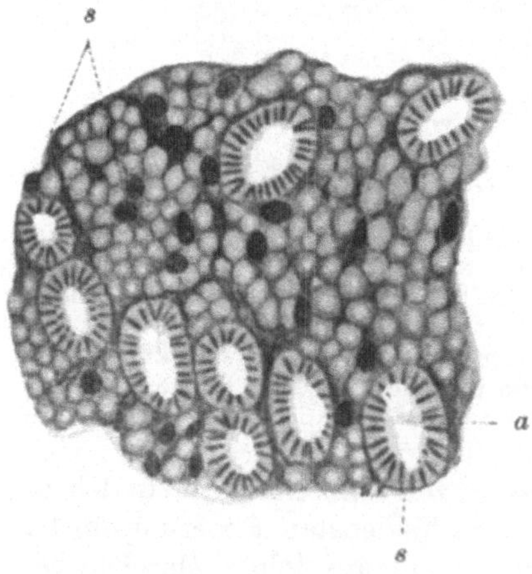

Abb. 45. Querschnitt markhaltiger Fasern mit deutlicher „radiärer Streifung". Kaliumbichromat, Hämatëin. *s* Kerne von SCHWANNschen Zellen; *a* Achsenzylinder; *r* radiäre Streifung der Markscheide. (Aus BRAUS-ELZE: Anatomie, Bd. 3.)

„Sonnenbildchenfigur" der alten Autoren. Obwohl ERNST eine radiäre Struktur als im Marke tatsächlich existierend annimmt, vermag er seine Ansicht trotz vieler Trypsinverdauungsversuche nicht zu beweisen. Es handelt sich eben um Kunstprodukte. Auch eine gelegentlich beschriebene, konzentrische Schichtung der Markscheide, wodurch ein Zerfallen derselben in Lamellen ermöglicht würde („blätteriger Bau"), gehört hierher.

Das Myelin zeigt schließlich noch eine merkwürdige, physikalische Eigenschaft, die von EHRENBERG (1849) entdeckte Doppelbrechung. Diese wird von GÖTHLIN, AMBRONN, KLEBS und KÜHNE auf eine krystallinische Struktur der Markscheide zurückgeführt, indem die Glycerophosphatide (Lecithin, Cephalin, Cerebron, Sphingomyelin) mit einer geringen Menge Wasser die Eigenschaften krystallinischer Flüssigkeiten annehmen, wobei deren doppelbrechende Moleküle in eine ganz bestimmt orientierte Stellung gebracht sind. Das Nervenmark ist nach der übereinstimmenden Ansicht aller Autoren positiv einachsig doppelbrechend in bezug auf die radiale Richtung der Markröhre. Die optischen Achsen liegen nicht in der Längsrichtung der Fasern, sondern in Radien senkrecht zur Oberfläche.

Zwischen gekreuzten Nicols ist auch die Gliederung des Markes in die zylindrokonischen Segmente sowie seine völlige Unterbrechung an den Schnürringen oft sehr gut zu sehen (Abb. 46 und 47). Es scheint, daß die Feststellung

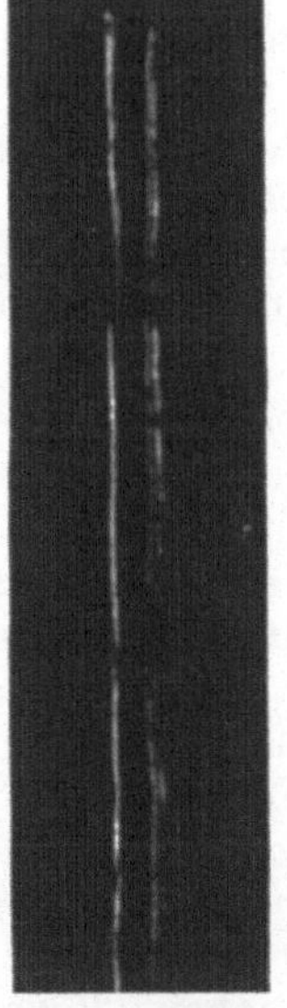

Abb. 46. Markhaltige Faser vom Ischiadicus des *Frosches* im polarisierten Licht. Schwingungsrichtung der Nicols diagonal. Vergr. 400fach. (Nach SCHMIDT.)

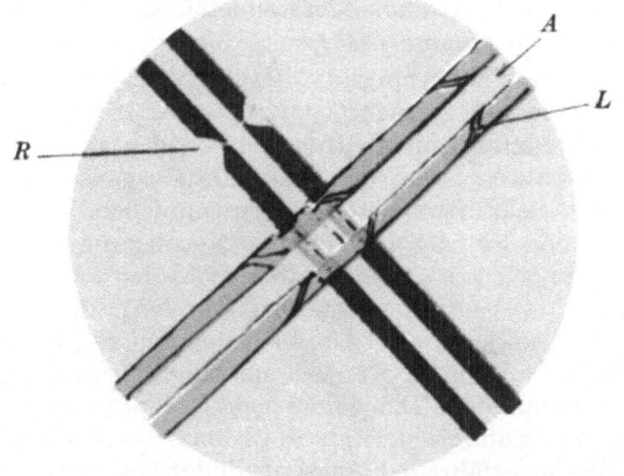

Abb. 47. Markhaltige Nervenfasern vom Ischiadicus des *Frosches* im polarisierten Licht. Vergr. 500fach. *A* Achsenzylinder; *R* RANVIERscher Schnürring; *L* LANTERMANNsche Einkerbung. (Nach SCHAFFER.)

von Nervenmark mit Hilfe des Polarisationsmikroskopes zu wesentlich genaueren und weitergehenden Resultaten führt, wie diejenige, die mit unseren bekannten Färbemethoden erzielt wurde, ja nach GÖTHLINS Beobachtungen gilt sogar die Existenz völlig markloser Nerven für höchst zweifelhaft.

In sehr umfassenden Untersuchungen hat GÖTHLIN weiterhin festgestellt, daß Glycerin je nach Art der Nerven einen ganz verschiedenen Einfluß auf die Doppelbrechung ausübt, und er gibt nach dem polarisationsoptischen Verhalten folgende Einteilung der Nervenfasern:

1. Manifest myelotrope Nerven: = markhaltige Nerven, deren Doppelbrechung sowohl in natürlichem Zustand wie nach Einbettung in Glyzerin negativ in bezug auf ihre Länge ist. Hierzu gehören die Nerven sämtlicher *Wirbeltiere*; von den *Garneelen*: *Calaemon, Crangon, Pandalus, Hyppolyte, Athanos*; ferner einige *Schizopoden* und *Anneliden*; die Neurochorde.

2. Metatrope Nerven: Die Doppelbrechung ist in natürlichem Zustand positiv in

bezug auf ihre Länge oder unbestimmt, wird jedoch nach Einbetten in Glycerin negativ. Hierzu gehören die marklosen Fasern der *Arthropoden* und *Mollusken*; Verzweigungen von Nerven nach Verlust der Markscheide.

3. Stabil proteotrope Nerven: Die Doppelbrechung wirkt sowohl in natürlichem Zustand, wie nach Einbettung in Glycerin positiv in bezug auf die Länge. Hierzu gehören die REMAKschen Fasern der *Wirbeltiere*, einige Nervenstämme bei den *Cyclostomen*, vereinzelte Nerven von *Wirbellosen*, z. B. im Bauchmark von *Pontobdella*.

4. Heterotrope Nervenbündel: Im gleichen Stamm verlaufen Fasern verschiedener Kategorien nebeneinander; in den meisten Bahnen des Sympathicus der *Wirbeltiere*, wo myelotrope, metatrope und stabil proteotrope Nerven sind; im Bauchmark einiger *Anneliden* und *Schizopoden*, wo Neurochorde und metatrope Fasern existieren.

Auch am Achsenzylinder wurde Doppelbrechung beobachtet; er verhält sich schwach positiv in bezug auf die Faserlänge; die optische Achse entspricht der Faserachse. Hierbei sollen nach GÖTHLINs und APÁTHYs Untersuchungen an Nerven von *Wirbellosen* die Fibrillen positiv einachsig doppelbrechend sein. Dieses Ergebnis führte AMBRONN schließlich zu der Auffassung, das allen Nerven eine Grundmasse von positiver Doppelbrechung zukomme, die aber bei Anwendung von Myelin entweder geschwächt und aufgehoben oder schließlich umgekehrt wird.

Was die chemische Zusammensetzung der markhaltigen Nerven betrifft, so enthalten sie etwa 70 vH Wasser, ferner Phosphatide, Cerebroside, darunter Lecithin, Cephalin, Protagon, sowie Cholesterin und das gegen verdauende Flüssigkeiten und Säuren sehr widerstandsfähige Neurokeratin. Auch Nucleoproteine und Globuline kommen vor.

Ranviers Schnürringe. Hierüber existiert eine ausgiebige, teilweise unnötige Literatur. Zunächst darf man — und ich befinde mich hier in völliger Übereinstimmung mit HEIDENHAIN — sich nicht auf die mit Silberlösung erzielten Resultate verlassen. Wenn ein Reagens, wie das launische Silber, an der Stelle des Schnürrings jenen eigentümlichen Querbalken zum RANVIERschen Kreuz (Abb. 30) oder eine gewisse Verdickung hervorzaubert (Abb. 33), so beweist dies noch lange nicht, daß hier in der Tat irgendeine plasmatische „Kittsubstanz", die vielfach als Querbalken oder Kittring beschrieben worden ist, auch existiert. Man kann auf Grund solcher Silberbilder mit ihren mannigfachen Niederschlägen an Linien, Körnern und ringartigen Truggebilden gar nichts über tatsächlich vorhandene Dinge aussagen; von physiologischen Schlüssen hieraus über Saftströmung und Salzaustausch an den Schnürringen kann ferner keine Rede sein.

Vielleicht erfährt der Achsenzylinder an den Schnürringen eine gewisse Verschmälerung, dies könnte man eigentlich nur in der Kultur oder im lebenden Zustand ganz sicher feststellen. Wo sie in fixierten Präparaten auftritt, kann man sie stets als Schrumpfungserscheinung deuten. Daher halte ich die Ansicht von RETZIUS und SCHIEFFERDECKER, wonach die Fibrillen im Schnürring geringer an Zahl infolge gegenseitiger Vereinigung auftreten („Verbündelung" und „Entbündelung" HEIDENHAINS), für höchst zweifelhaft; auch Verdickungen der Fibrillen (BETHE und MÖNCKEBERG) sind wohl Artefakte. Die BETHEsche Ansicht, wonach die Fibrillen ohne Neuroplasma den Schnürring passieren und eine hypothetische, im frischen Zustande gar nicht sichtbare Trennungsplatte wie ein Sieb durchbohren, ist äußerst gequält und nur hingestellt, um seine Hypothese von der Längsindividualität der Fibrillen aufrecht zu erhalten. Die Anschauung ist trotz seiner Versuche völlig unbewiesen und unhaltbar.

Somit findet nach meiner Meinung im Schnürring nur eine Unterbrechung des Markes statt, äußere Hülle und Achsenzylinder ziehen kontinuierlich weiter. Über die Bedeutung der Schnürringe, die den zentralen Nervenfasern fehlen, wissen wir nichts Sicheres.

Auch über die Funktion des Markmantels sind wir noch im unklaren; man spricht gewöhnlich davon, daß es sich um eine Art Isolierschicht der eigentlichen Leitungsbahn des Achsenzylinders handle. Ist schon nicht recht einzusehen, warum die marklose Faser ohne dieses „Isoliermaterial" ebensogut leitet, so möchte ich doch noch einmal am Schlusse meiner Schilderung von den Aufbau-elementen der Nervenfaser vor einem so groben Vergleich wie mit einem Tele-phondraht eindringlich warnen. Der Histologe, der in seinen Präparaten die Nervenfaser in ihre einzelenen Strukturelemente aufgelöst hat, vergißt gar zu leicht, daß diese Fibrillen, Hüllen, SCHWANNschen Zellen usw. als selbständige Teile im lebendigen Geschehen wohl gar nicht existieren und mit Bausteinen eines Gebäudes niemals zu vergleichen sind. Sondern diese scheinbaren Einzelelemente leben, bilden miteinander ein lebendiges Ganzes, sind eins vom anderen abhängig und beeinflussen sich gegenseitig dauernd; sie sind alle wiederum jenem Ganzen, das sie selbst mit der Nervenzelle gemeinsam formen, dem Neuron, untertan und zu einer untrennbaren, funktionellen Einheit zusammengeschweißt, deren Selb-ständigkeit neuerdings sehr in Frage gestellt ist.

Die Bildung des Neurilemms erfolgt beim Menschen ziemlich früh; SCHWANN-sche Zellen wurden gegen Ende der dritten Woche bereits beobachtet. Das Auf-treten des Nervenmarkes erfolgt viel später, ist aber bei den peripherischen Nerven des Menschen durchgehends noch nicht genau festgestellt; O. SCHULTZE hat beim menschlichen Fetus von fünf Monaten bereits im N. medianus und anderen Nerven trotz ihrer grauen Beschaffenheit eine Menge markhaltiger Fasern auf-gefunden. Wie das Mark entsteht, wissen wir nicht sicher. An seiner Bildung können die SCHWANNschen Zellen oder der Achsenzylinder oder beide Elemente zusammen beteiligt sein.

Markloses Neurilemm. Nach gänzlichem Verlust des Markmantels haben wir nur noch die äußere Hülle mit den SCHWANNschen Zellen als peripherische Ab-grenzung des Achsenzylinders gegen das Bindegewebe vor uns. Viele Fasern des sympathischen Nervensystems scheinen ein derartig markloses Neurilemm zu be-sitzen. Bei den allerfeinsten Fäserchen konnte ich mich von dem Vorhandensein irgendeiner Hülle nicht überzeugen. Es finden sich an diesen nur noch Kerne ohne jedes Cytoplasma vor. Hieraus aber auf das Vorhandensein eines Neuri-lemms zu schließen, das man nicht sehen kann, halte ich für verfehlt. Ich werde im folgenden noch auf diese Dinge zurückkommen.

Endoneuralscheide. Jede markhaltige Nervenfaser ist noch einmal von einer bindegewebigen Hülle umgeben, die aus dem Endoneurium sich herleitet und mit dem Namen Endoneuralscheide bezeichnet wird. Diese liegt dem Neurilemm direkt auf, ist von einer außerordentlichen, manchmal fast strukturlosen Zartheit und besteht in den meisten Fällen aus feinsten Bindegewebsfibrillen, die in paral-leler Richtung zur Längsachse der Nervenfaser orientiert sind. Die Endoneural-scheide führt nach ihren Entdeckern gelegentlich auch den Namen KEY-RETZIUS-sche Fibrillenscheide; nach der sehr genauen Beschreibung der beiden Autoren können auch manchmal zwei bis drei feine Fasern innerhalb einer gemeinsamen Endoneuralscheide gelegen sein.

Irrtümlicherweise schlug RANVIER vor, die Endoneuralscheide mit HENLEscher Scheide zu bezeichnen, worin ihm v. LENHOSSÉK, RAUBER, OBERSTEINER u. a. gefolgt sind. Diese Bezeichnung ist insofern ungerechtfertigt, als die sogenannte „HENLEsche Scheide" einer Perineuralscheide um feinste peripherische Nervenbündel entspricht und im Grunde eine überflüssige Bezeichnung darstellt.

Ob zwischen der Endoneuralscheide und dem Neurilemm ein feiner Lymph-raum vorhanden ist, ist nicht recht klar. Sicher ist aber schon manchem Histologen eine Verwechslung von Neurilemm und Endoneuralscheide passiert, was ich bei der Schwierigkeit, diese Gebilde zu sehen, für entschuldbar halte.

IV. Die Besonderheiten der marklosen Nervenfasern.

Im folgenden seien unter marklosen Fasern solche verstanden, die mit unseren mikroskopischen Färbemethoden kein Mark mehr erkennen lassen; wenn man mit dem Polarisationsmikroskop doch noch markhaltige Substanzen an ihnen wahrnehmen kann, so sei dies ohne Einfluß auf unsere morphologische Betrachtungsweise.

Die Entdeckung der marklosen Fasern (REMAKsche Fasern 1838) stellt eine Meisterleistung der Beobachtung dar; man braucht sich nur

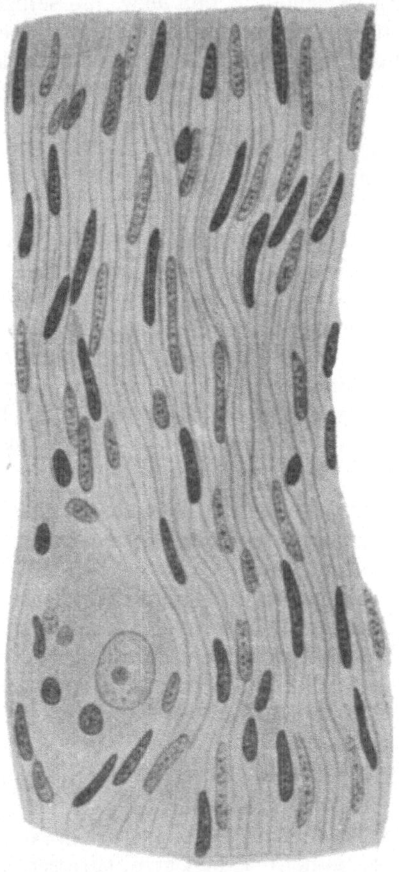

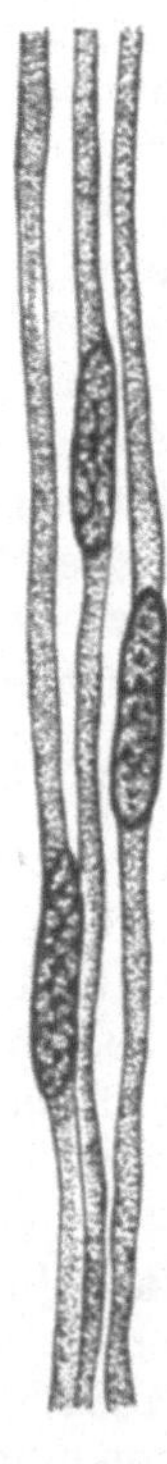

Abb. 48. Bündel markloser Nervenfasern mit SCHWANNschen Kernen und mit einer sympathischen Ganglienzelle. Prostata. Mensch. VAN GIESON. Imm.-Ok. 6. Vergr. 750fach.

Abb. 49. Drei marklose Fasern mit SCHWANNschen Kernen aus einem sympathischen Nerven. *Katze.* (Nach RAMÓN Y CAJAL.)

daran zu erinnern, mit welchen primitiven Hilfsmitteln sie gefunden wurden und wie leicht sie mit Bindegewebe zu verwechseln sind.

Auf einem dünnen Querschnitt durch den sympathischen Grenzstrang sind die marklosen Fasern verhältnismäßig leicht zu sehen (Abb. 22). Sie wechseln in ihrem Kaliber ziemlich stark, sind aber manchmal viel dicker wie die feinsten markhaltigen Fasern. Im Längsschnitt gleichen sie, wenn man keine spezifischen Färbungen verwendet, beinahe den Bindegewebsbündeln; nur sind ihre Kerne gewöhnlich etwas länger, ihre Farbe gegenüber dem Bindegewebe ein wenig verändert, ihre Anordnung mehr geregelt wie beim Bindegewebe. Doch gehört viel Übung dazu, sich hier zurecht zu finden (Abb. 48).

Die marklosen Fasern sind ziemlich schwer zu isolieren; gelingt dies, so kann man an ihnen nicht viel mehr sehen, wie wenn sie im Verbande einherlaufen. Der längliche charakteristische SCHWANNsche Kern liegt ihnen in gewissen Abständen jeweils dicht auf (Abb. 49). Die gröberen Fasern sollen nach den übereinstimmenden Angaben fast aller Autoren ein Neurilemm besitzen; ich habe es aber niemals recht sehen können.

Wir unterscheiden an der marklosen Faser ein Neuroplasma und darin befindliche Neurofibrillen. Wahrscheinlich sind die in Abb. 26 bei starker Vergrößerung gezeichneten Fibrillenquerschnitte durch Vereinigung mehrerer Fibrillen vorgetäuscht; ist das nicht der Fall, so würde das Neuroplasma hier einen viel größeren Raum einnehmen, wie bei den markhaltigen Fasern.

An den Milznerven, die ein sehr beliebtes, aber ungünstiges Objekt zum Studium [markloser Fasern bilden, ist im Querschnitt eine morphologische Orientierung insofern schwierig, als man hier sehr leicht Fasern mit Fibrillen ver-

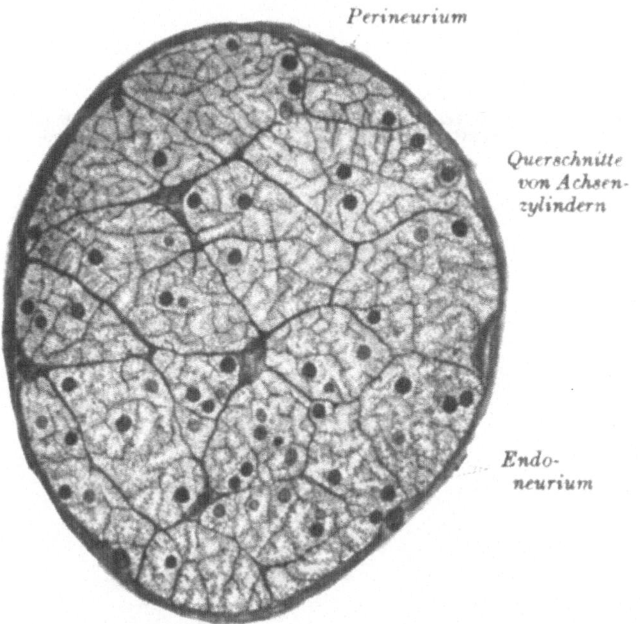

Abb. 50. Querschnitt eines Milznerven. 1½jähriges Kind. Osmium-Kalibichromat-Hämatein. Vergr. 500fach. (Nach BRAUS-ELZE: Anatomie, Bd. 3.)

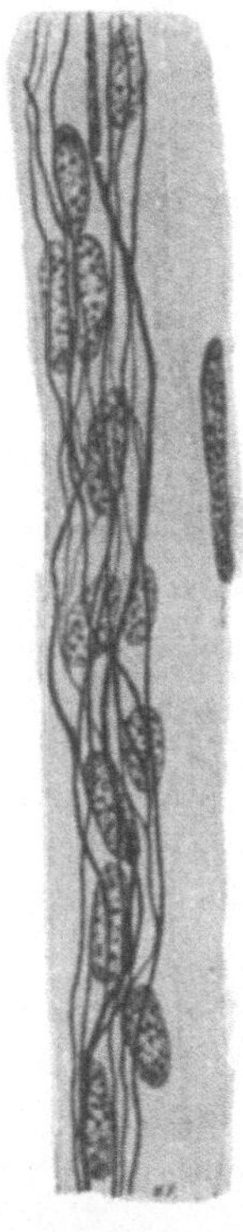

Abb. 51. Feine marklose Fasern mit SCHWANNschen Kernen aus der Harnblase des Menschen. Der längliche Kern gehört einer glatten Muskelfaser an. Bielschowsky-methode. Vergr. 750fach. (Nach STÖHR jr.)

wechseln kann. In einem solchen Präparat sieht man zunächst eine Menge bindegewebig abgegrenzter, kleinster Bezirke, in deren Mitte oder an deren Rand sich häufig ein Kern vorfindet (Abb. 50). In einem derartigen Bezirk treffen wir eine Menge gleich dicker, feiner Punkte, die gewöhnlich gleichmäßig darin verteilt sind, manchmal aber, besonders an schlecht fixierten Präparaten, mehr an den Rand gedrängt erscheinen und damit im Zentrum eine helle Stelle freilassen. Ich glaube nun, daß wir es in diesen Punkten mit Achsenzylindern, nicht aber mit Fibrillen, wie SCHAFFER meint, zu tun haben; daher umfaßt ein solcher Bezirk ein Bündel von Achsenzylindern, nicht aber eine einzelne Faser, womit wir im Milznerven ähnliche Verhältnisse wie im Kabelstadium der Nervenfasern vor uns haben. Die Fibrillen müssen hier von einer ungeheuren Feinheit sein. KÖLLIKER bezeichnet die Punkte mit Fibrillen, hält sie aber für Achsenzylinder und nennt ein solches Bündel von Achsenzylindern eine REMAKsche Faser. Dies kann freilich sehr leicht zu Irrtümern führen.

In ihrem ganzen Verlaufe, von der größten Stärke bis zur kaum mehr meßbaren Feinheit, werden die marklosen Fasern von SCHWANNschen Kernen begleitet.

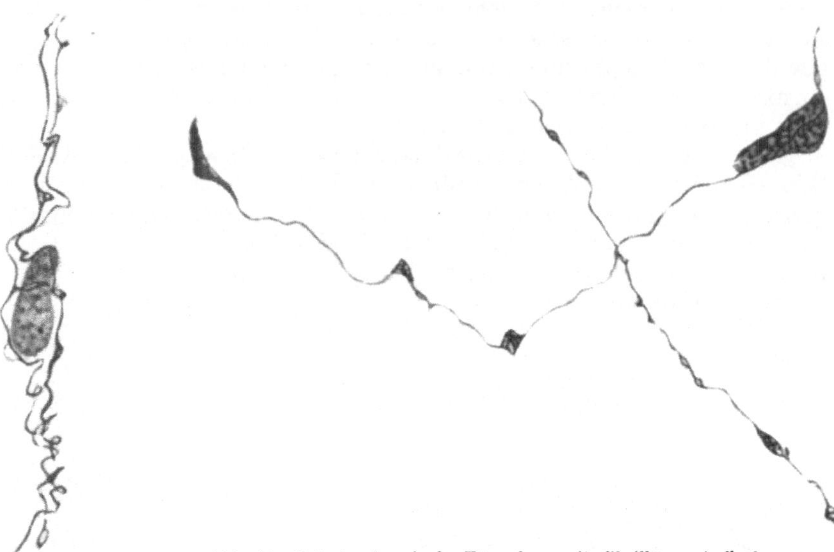

Abb. 52. Feinste, stark gewundene marklose Fäserchen mit einem Schwannschen Kern vom terminalen Plexus aus der menschlichen Harnblase. Bielschowskymethode. Vergr. 1500fach. (Nach Stöhr jr.)

Abb. 53. Feinste, terminale Fäserchen mit fibrillären Auflockerungen und einem Schwannschen Kern. Mensch. Bielschowskymethode. Vergr. 1000fach. (Nach Stöhr jr.)

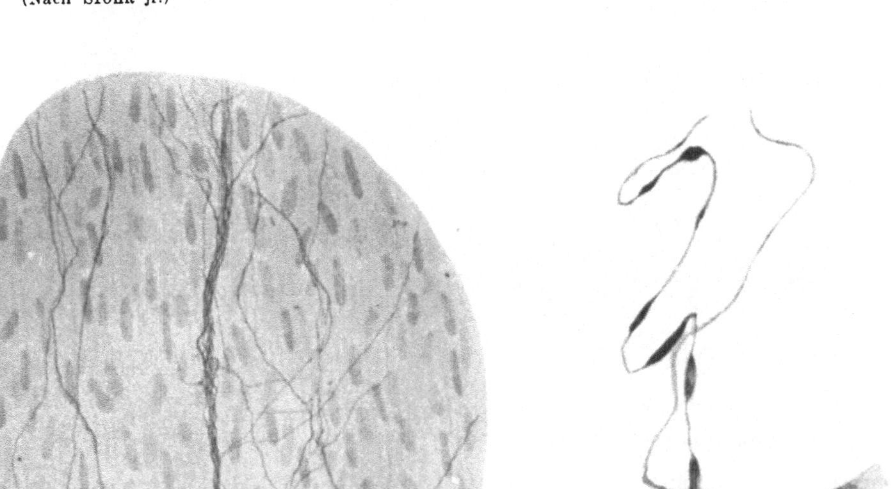

Abb. 54. Geflecht markloser Fäserchen aus der Muscularis der Samenblase vom Neugeborenen. Bielschowskymethode. Vergr. 400fach. (Nach Stöhr jr.)

Abb. 55. Marklose Nervenfasern mit „Varicositäten", eine Capillare umschlingend. Mensch. Bielschowskymethode. Vergr. 400fach. (Nach Stöhr jr.)

Ich glaube, daß es sich hier, vor allem bei den feinsten Kalibern, nur noch um
Kerne, nicht mehr um Zellen handelt; die Kerne sind stets mit ihrer Längsachse dem Verlaufe der Fasern parallel gerichtet und liegen, solange die Fasern
noch in Bündeln einherziehen, oft dicht nebeneinander und hintereinander gedrängt (Abb. 51). Die Kerne befinden sich gewöhnlich in engstem Kontakt mit
den Fasern, derart, daß die Faser der Kernmembran ein Stück weit direkt aufliegt (Abb. 52). Manchmal treten mehrere Fasern zum gleichen Kern in Beziehung, vor allem an Kreuzungsstellen zweier Fäserchen.

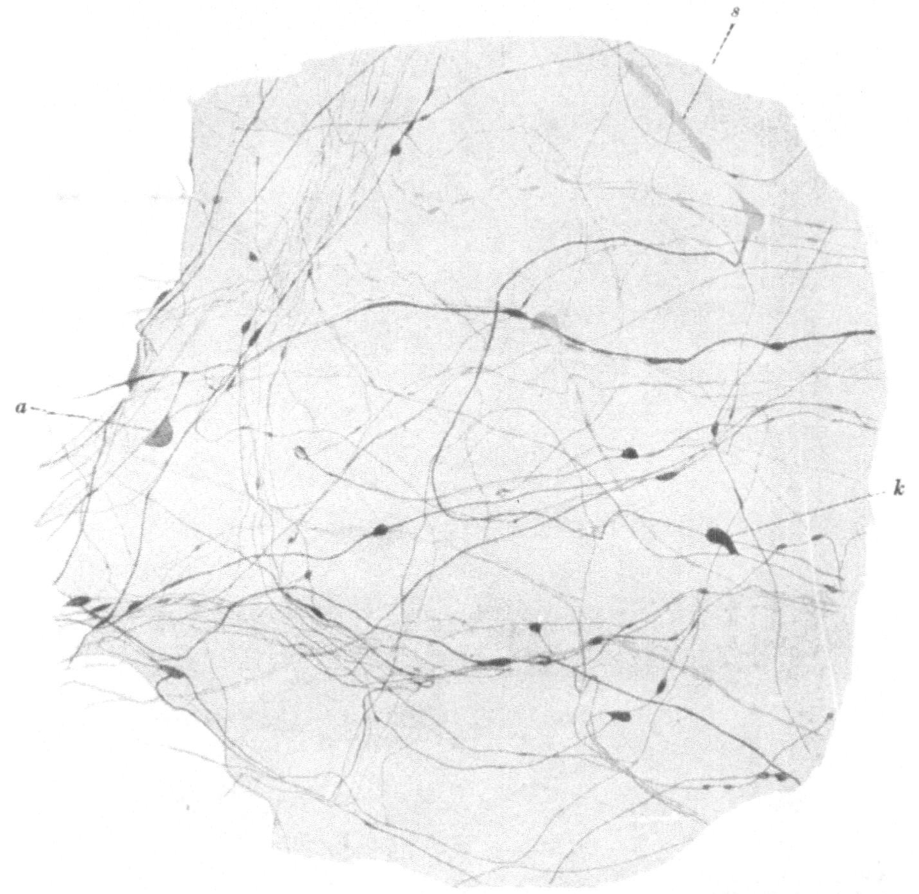

Abb. 56. Geflecht markloser Nervenfasern mit vielen „Varicositäten“ und Endkörperchen. Tela. Mensch.
Natronlauge-Silber-Methode nach O. SCHULTZE-STÖHR jr. Vergr. 500fach. *a* freies Endkörperchen; *k* nervöses
Körperchen, welches in das Geflecht eingeschaltet ist; *s* längliche, varicöse Anschwellung einer Nervenfaser.
(Nach STÖHR jr.)

Gelegentlich gewinnt man den Eindruck, als zöge die Nervenfaser mitten durch
den Kern hindurch; wenigstens kann man bei ganz starker Vergrößerung Faser
und Chromatin mit gleicher Einstellung gleich scharf sehen (Abb. 53). Wahrscheinlich verläuft aber die Faser doch nur in einer in der Kernmembran
befindlichen Rinne.

Bei größeren marklosen Fasern kann man auch Kerne, die in der Mitte ihres
Neuroplasmas gelegen sind, sehen (Abb. 22 und 26). Derartige Fasern hat O.
SCHULTZE zum ersten Male im sympathischen Grenzstrang und in Eingeweide-

nerven bei der *Katze* näher beschrieben. Die Kerne zeigen einen kreisrunden Querschnitt, liegen in der Achse der Faser und folgen in bestimmten Abständen aufeinander. Diese Fasern weisen somit einen syncytialen Bau auf, da von „Neurilemmkernen" hier nicht mehr die Rede sein kann. Freilich ist mit einem solchen Befund die multicelluläre Genese der Nervenfaser nicht bewiesen, auch über die Funktion dieser Kerne wissen wir ebensowenig, wie wenn sie an der Peripherie lägen.

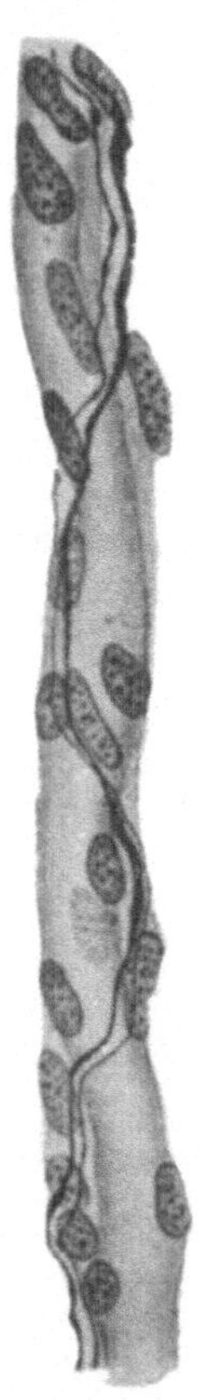

Abb. 57. Marklose Nervenfäserchen mit feinster fibrillärer Auflockerung auf der Wand einer Capillare. Mensch. Bielschowskymethode.Vergr. 750fach. (Nach STÖHR jr.)

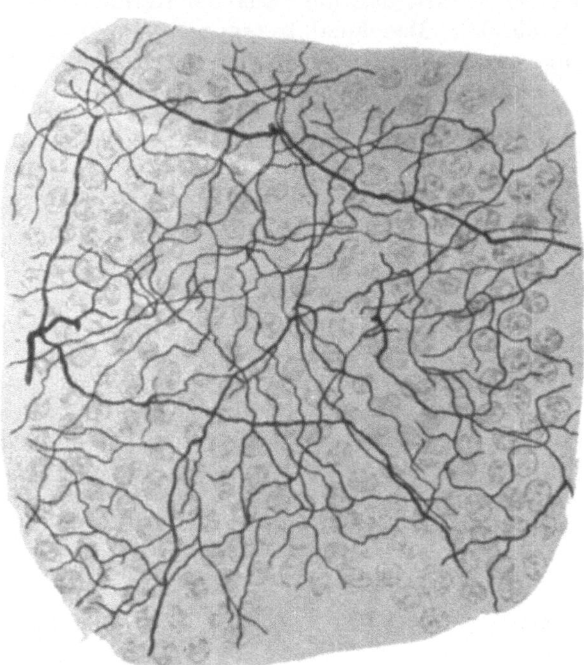

Abb. 58. Basales Geflecht markloser Fäserchen im Epithel der Cornea eines *Baumfalken*. Bielschowskymethode, Hämatoxylin. (Nach BOEKE.)

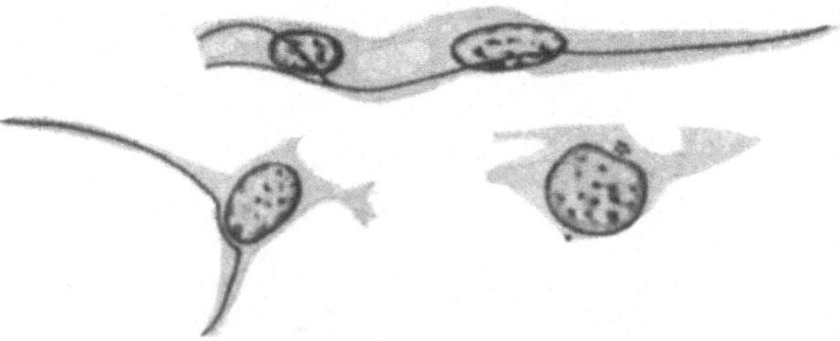

Abb. 59. Feinste marklose Fäserchen, die im Cytoplasma von Bindegewebszellen eingeschlossen sind. Bielschowskymethode. Vergr. 800fach. (Nach BOEKE.)

Die dünnsten marklosen Fäserchen sind von völlig glattem Aussehen, laufen im Gewebe scheinbar regellos durcheinander, teilen sich häufig weiter auf, ohne hierbei ihr Kaliber zu verringern und sind vor allem beim Embryo von einer kaum meßbaren Feinheit (Abb. 54). Nicht selten findet man an ihnen kleine längsovale Anschwellungen, die in den verschiedensten Abständen einander folgen können, und die man mit dem Namen Varicositäten bezeichnet (Abb. 55 und 56).

Die Varicositäten stellen Auflockerungen der Nervenfasern dar; wenigstens kann man in ihnen bei Anwendung stärkster Vergrößerungen feinste Fibrillen deutlich erkennen. Wahrscheinlich haben wir es mit Artefakten zu tun. Gelegentlich findet man auch seitlich der Faser hervorgebuchtete Anschwellungen von verschiedener Größe und Form. Je feiner die Faser, um so feiner ist gewöhnlich die Varicosität.

Äußerst schmale, längliche, fibrilläre Auflockerungen sind an den Capillarnerven zu beobachten (Abb. 57); möglicherweise handelt es sich hierbei doch um präformierte Dinge. Ähnliches hat vielleicht für ganz minimale Auflockerungen feinster Fasern Geltung, wie wir sie z. B. zwischen der glatten Muskulatur antreffen (Abb. 52 und 53). Denn es ist denkbar, daß wir an diesen präterminalen Fäserchen eine gewisse Form der Oberflächenvergrößerung vor uns haben, worauf bei Schilderung der Endigungen noch näher zurückzukommen sein wird.

An den feinsten marklosen Fäserchen habe ich, die oben erwähnten SCHWANNschen Kerne ausgenommen, keine cytoplasmatische Hülle mehr wahrnehmen können. In diesem Falle ist die Erregungsleitung dem Achsenzylinder allein zu überlassen, womit aber natürlich nicht bewiesen ist, daß das Neurilemm nichts damit zu tun hätte. Im übrigen ist die Eigenschaft der präterminalen Fäserchen, „frei" im Bindegewebe zu verlaufen, entweder nur scheinbar oder von nicht allzu langer Dauer. So hat BOEKE immer wieder darauf hingewiesen, daß das Nervengewebe mit den Elementen der Endorgane, die es versorgt, in viel engerem Zusammenhang steht, als man dies aus den Resultaten der Golgimethode ersehen konnte. BOEKE hat präterminale Nervenfasern im Cytoplasma von Bindegewebs- und Epithelzellen nachgewiesen (Abb. 58 und 59). Daß hier auf Grund des morphologischen Befundes ein Zusammenarbeiten zweier Gewebe vorliegen muß, wie es inniger nicht gedacht werden kann, erhellt ohne weiteres. Das Studium derartiger morphologisch-funktioneller Zusammenhänge zwischen den Geweben führt eben doch weiter wie das Zergliedern.

V. Die Verbindungsweise unter den Nervenfasern.

Die Nervenfasern treten zu den Organen, die sie versorgen, nie einzeln, sondern als Bündel zusammengefaßt. Doch behält ein solches Bündel niemals seine Individualität bei, wie etwa eine Endarterie, sondern es tritt durch steten Austausch einer großen Anzahl seiner Fasern mit benachbarten Bündeln in Verbindung, und wir bekommen so im Feinen das gleiche Bild zu Gesicht, wie wir es beim Austritt der Nerven aus dem Rückenmarke wahrnehmen konnten, die Plexusbildung. Teilt sich ein Nervenbündel in zwei gleich starke Hälften auf, so geschieht dies gewöhnlich unter spitzem Winkel und man bezeichnet eine solche Teilung mit dichotomisch (Abb. 60). Dieser Aufteilungsmodus ist der weitaus häufigste; er betrifft nicht nur die Nervenbündel, sondern erstreckt sich auch auf die einzelnen Nervenfasern (Abb. 61) und ist selbst bei den feinsten marklosen Fäserchen noch zu beobachten.

Verbindungen zwischen benachbarten Nervenbündeln werden gewöhnlich Anastomosen genannt. Der Name trifft, wie SCHAFFER bemerkt, insofern nicht ganz das Richtige, als es sich hierbei nicht um ein Zusammenfließen von Aufbauelementen, sondern nur um ein Nebeneinanderlagern von Fasern handelt. Doch kann man bei Verbindungen zwischen einzelnen Fasern ganz gut von einer Anastomose reden. Beifolgendes Schema mag die verschiedene Art der Verbindung (Konjugation, SCHAFFER) zwischen zwei Nervenbündeln erläutern (Abb. 62).

Innerhalb der Organe ist die Verbindungsweise der Nervenbündel viel inniger und verwickelter, als man beim ersten Anblick zu sehen vermeint. Aus Abb. 63 fällt sogleich neben der verschiedenen Dicke der einzelnen Fasern auf, daß die Fasern des schmalen Bündels in zwei gerade entgegengesetzten Richtungen in das stärkere Bündel hineintreten. Hieraus resultiert, daß die sämtlichen Fasern eines peripherischen Bündels nicht die gleiche Richtung der Erregungsleitung aufzuweisen brauchen.

Dies wird um so klarer, wenn wir in Abb. 64 eine weitere Verbindungsstelle motorischer Fasern aus der menschlichen Harnblase betrachten. Hier ist außer der dichotomischen Teilung einzelner grober wie feinster Fasern ein scheinbar planloses Ineinanderfahren und Umschlingen der nervösen Elemente wahrzunehmen. Ein Charakteristikum der Plexusbildung in der Peripherie besteht darin, eine ganz ungeheure Durchmischung der einzelnen Fasern vorzunehmen, wobei dieselben aber in der Bündelform zusammengefaßt bleiben. Für die einzelne Faser resultiert hieraus, daß sie niemals auf dem kürzesten Wege ihr Erfolgsorgan erreicht, sondern erst auf vielfachen Umwegen durch

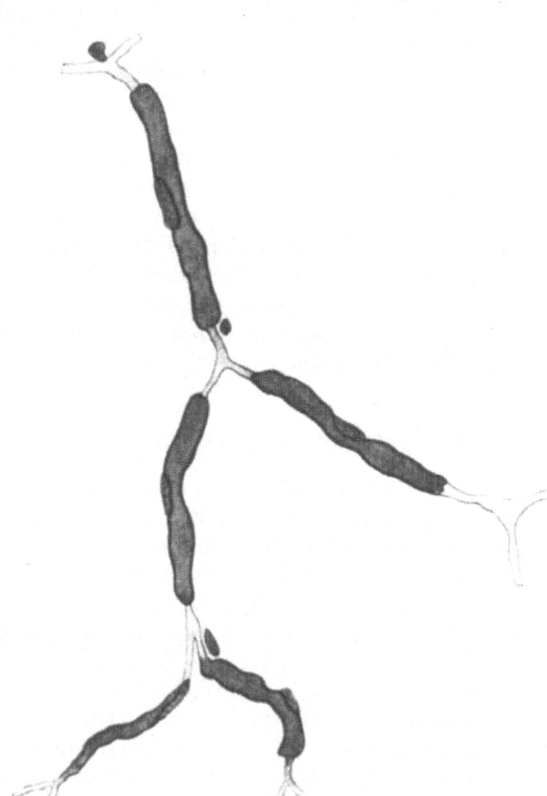

Abb. 60. Aufteilungs- und Verbindungsweise von Nervenbündeln aus der Adventitia der menschlichen Harnblase. Bielschowskymethode. Vergr. 250fach. (Nach STÖHR jr.)

Abb. 61. Dichotomischer Aufteilungsmodus einer markhaltigen Faser aus dem elektrischen Organ vom *Zitterwels*. Osmiumsäure. Obj. DD Zeiss Ok. 6.

eine Menge von Bündeln hindurch zu ihrem Ziel gelangen kann. Somit wird durch die Plexusbildung die Wegstrecke einer Nervenfaser bedeutend verlängert.

Der Plexusbildung der Nervenfasern kommt offenbar die wichtigste Bedeutung zu. Die fortwährende, bis in die feinsten Gewebsteile sich erstreckende formale Umänderung vieler Organe wie Muskeln, Herz, Darm, Harnblase usw., die starke Verschieblichkeit von Haut und Schleimhaut, die durch die Pulsation bedingte rhythmische Verschiebung des die Blutbahn umgebenden Gewebes hat natürlich ein gleichzeitiges Hin- und Herschieben, ein Ausdehnen und Verkürzen Teiler Nervenbahn im Gefolge. Hierbei muß die Länge der Nervenfaser diesen Gewebsverschiebungen Rechnung tragen, ohne daß bei größter Ausdehnung eines Organs, z. B. bei der gefüllten Harnblase, die Nervenfaser Gefahr läuft, gezerrt oder zerrissen zu werden. Dem wird durch eine Verlängerung der Wegstrecke der Nervenfaser mit Hilfe der Plexusbildung vorgebeugt.

Die Anordnung bei der Geflechtbildung von Nervenbündeln kann eine sehr regelmäßige sein, z. B. beim AUERBACHschen und MEISSNERschen Plexus, wo das Maschenwerk sich in einer charakteristischen, gleichmäßigen Form wiederholt. Weniger regelmäßig ist sie bei den sensiblen Nerven der Haut und Schleimhäute.

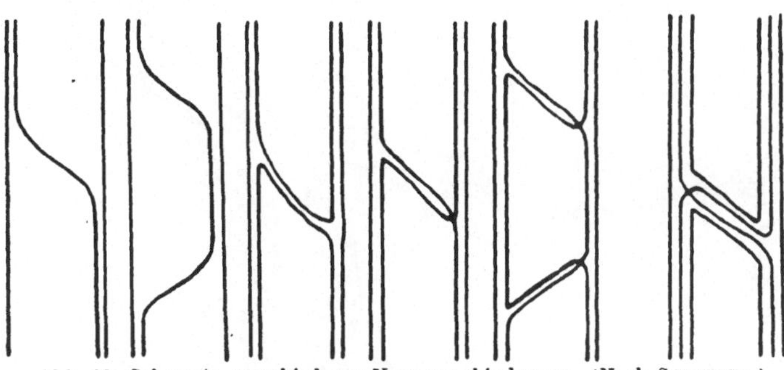

Abb. 62. Schemata verschiedener Nervenverbindungen. (Nach SCHAFFER.)

Immerhin lassen sich auch hier größere Maschen zwischen groben Nervenbündeln auffinden, die dann durch feinere, abgespaltene Bündel (Sekundärgeflecht) noch einmal in kleinere Maschen abgeteilt werden (Abb. 65).

Die Gruppierung der einzelnen Fasern ist von derjenigen der Bündel unabhängig; sie können in einem wohlgeordneten Maschenwerk in scheinbar völliger Verwirrung und Regellosigkeit durcheinander laufen (Abb. 65). Gelegentlich findet hingegen zwischen benachbarten Nervenbündeln ein äußerst regelmäßiger Faseraustausch statt (Abb. 66).

Ein schönes Beispiel eines regelmäßigen Nervengeflechtes stellt der sensible Plexus im Schwanz von *Amphibien*larven dar (Abb. 67). Feinste Achsenzylinder, nicht etwa Fibrillen, sind hier zu Bündeln vereint, die von noch wenigen SCHWANNschen Zellen begleitet werden.

Es ist zweifellos, daß das jeweilige Erfolgsorgan auf Anordnung und Verlauf der in ihm befindlichen Nervenfasern einen Einfluß ausübt und daher die einwachsenden Nervenfasern in einer ganz bestimmten, typischen Richtung

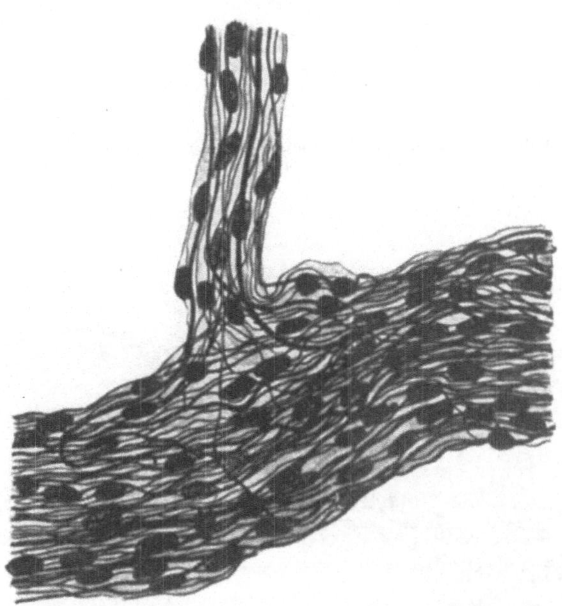

Abb. 63. Austrittsmodus eines feineren Astes aus einem größeren Nervenbündel. Mensch. Bielschowskymethode. Vergr. 500fach. (Nach STÖHR jr.)

dirigiert, manchmal für unser Auge scheinbar regellos, manchmal in erstaunlicher Regelmäßigkeit, z. B. beim Plexus myentericus. Doch scheint auch eine gewisse Tendenz, Verbindungen miteinander einzugehen, den auswachsenden Nervenfasern selbst inne zu liegen; denn sogar in der Kultur vermögen die auswachsenden Fasern der Neuroblasten sich miteinander bündelweise zu verbinden und so ein dichtes Flechtwerk zu erzeugen (BURROWS, LEVI) (Abb. 68 und 69).

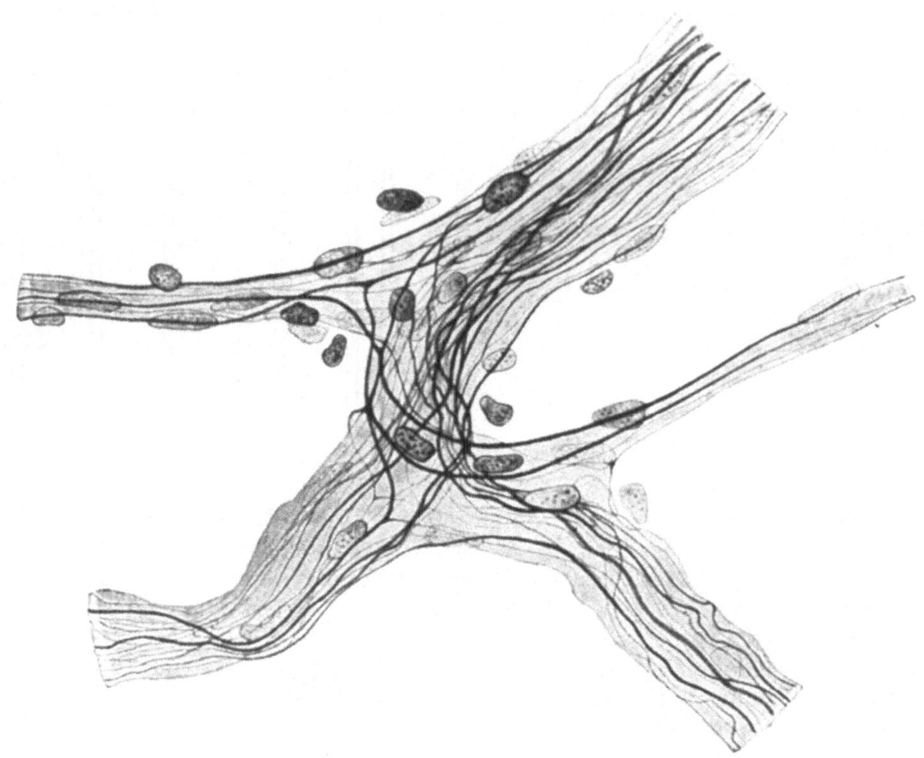

Abb. 64. Verbindungsweise motorischer Nervenbündel bei gleichzeitiger Aufteilung einzelner Fasern. Mensch. Bielschowskymethode. Imm.-Ok. 6. Vergr. 750fach.

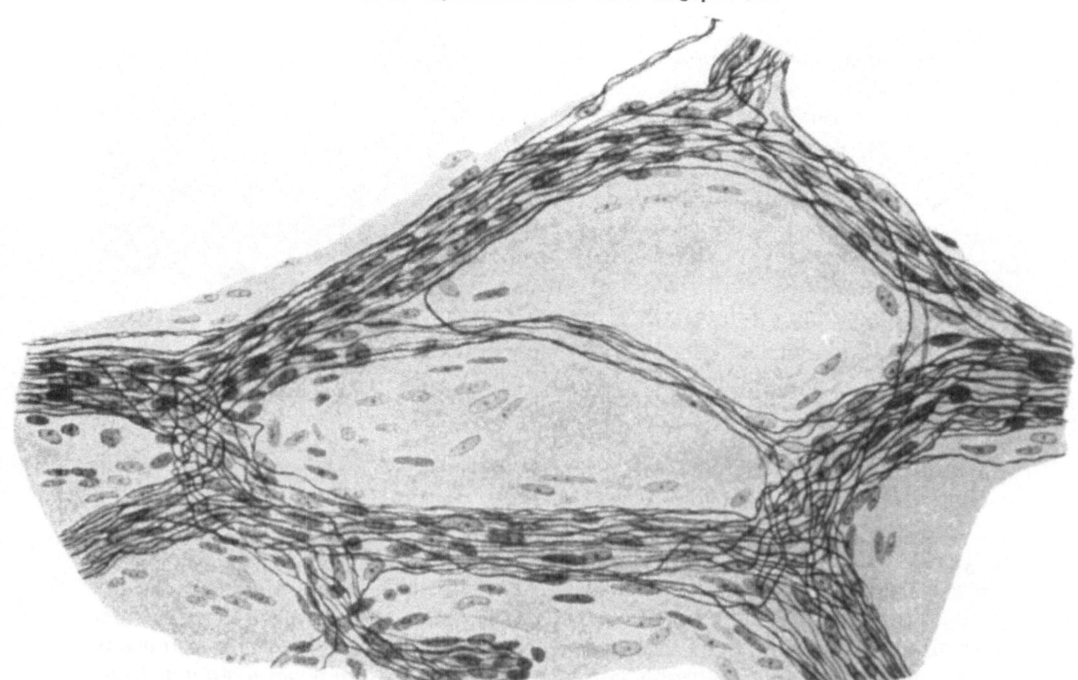

Abb. 65. Geordnetes Geflecht sensibler Nervenbündel aus der Gaumenschleimhaut vom *Frosch*. Bielschowskymethode. Imm.-Ok. 4. Vergr. 500fach.

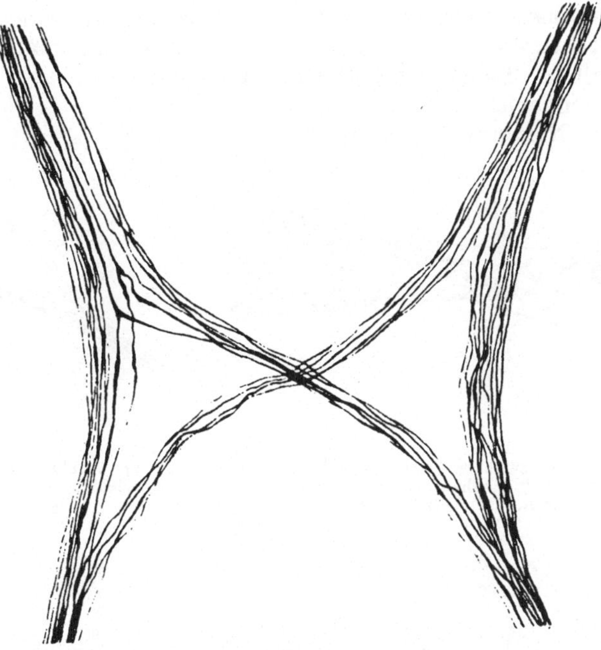

Abb. 66. Gegenseitiger Faseraustausch zwischen zwei marklosen Nervenbündeln aus der Chorioidea. Mensch. Natronlauge-Silber-Methode nach O. SCHULTZE-STÖHR jr. Zeiss Obj. DD, Ok. 4. Vergr. 400fach.

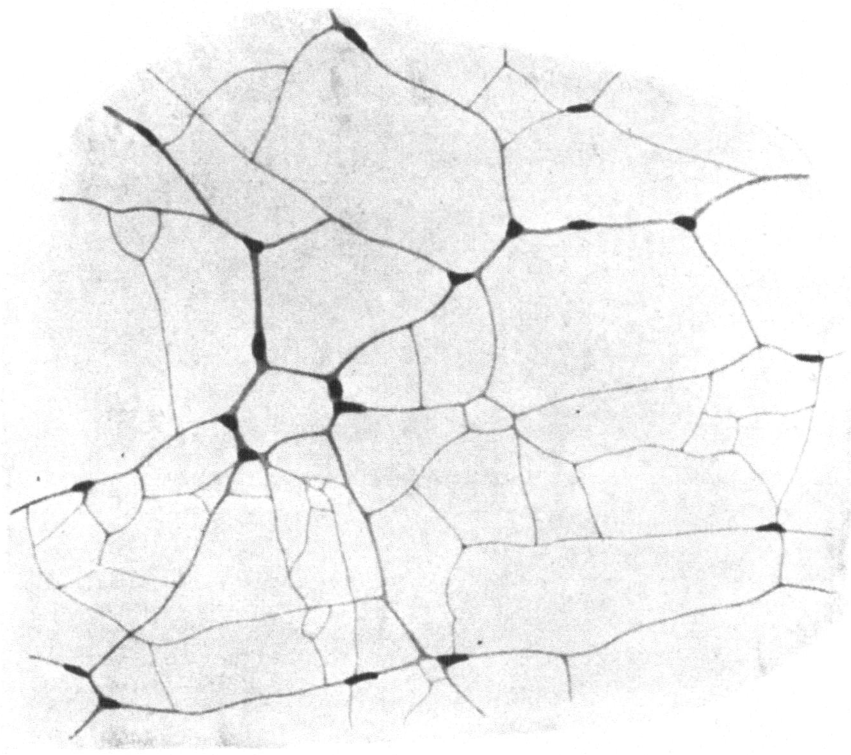

Abb. 67. ¦Geordnetes Geflecht, aus Bündeln feinster Achsenzylinder bestehend, mit SCHWANNschen Kernen. Schwanz der *Frosch*larve. Osmium-Kalibichromat-Hämatëin. Vergr. 150fach. Präparat von O. SCHULTZE.

Auch einzelne Fasern von zwei verschiedenen Neuronen können in der Kultur in Kontakt miteinander treten (Levi) und schließlich eine kontinuierliche Verbindung herstellen. Treten viele Fasern miteinander in einen solchen Zusammenhang, so haben wir ein Nervennetz (Rete) vor uns.

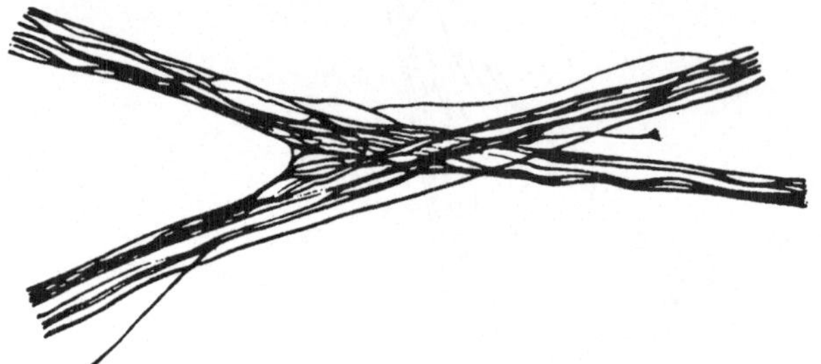

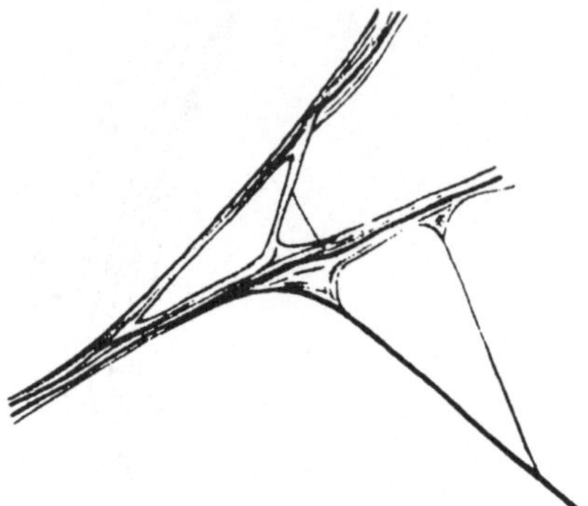

Abb. 68. Verbindungsweise zwischen Nervenbündeln in einer 5 Tage alten Kultur. Molybdänhämatoxylin nach Held. Vergr. 525fach. (Nach Burrows.)

Abb. 69. Verbindungsweise zwischen Nervenbündeln in der Kultur. Vergr. 1880fach. (Nach Levi.)

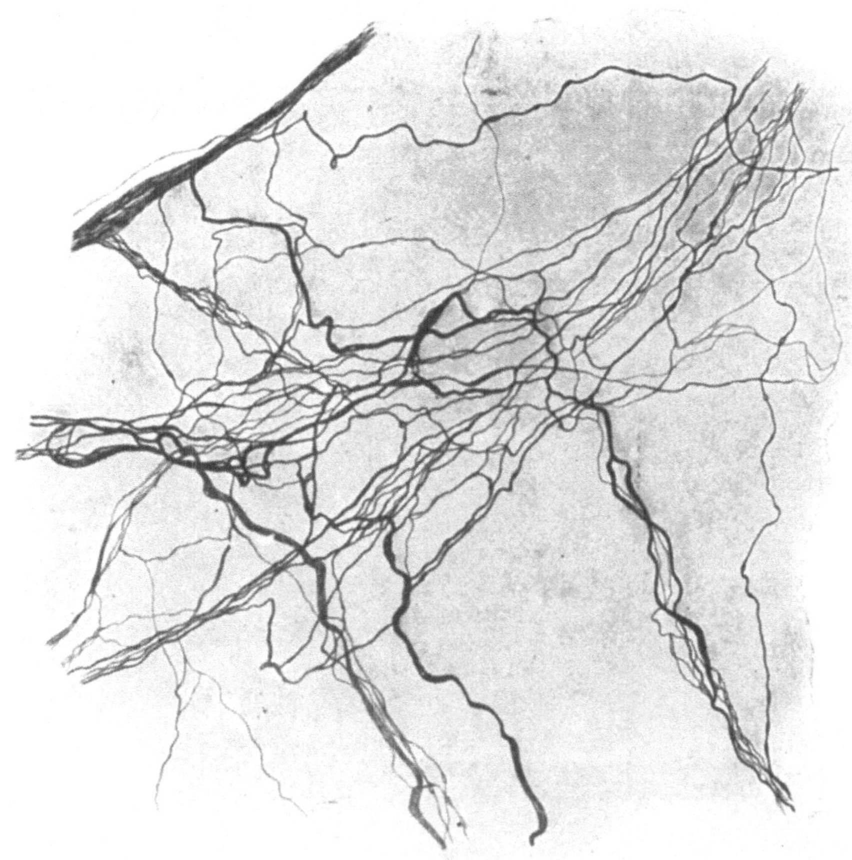

Abb. 70. Regelloses Nervengeflecht unter gleichzeitiger Aufteilung einzelner markloser Fasern. Adventitia einer Arterie. Mensch. Natronlauge-Silber-Methode nach O. Schultze-Stöhr jr. Vergr. 500fach. (Nach Stöhr jr.)

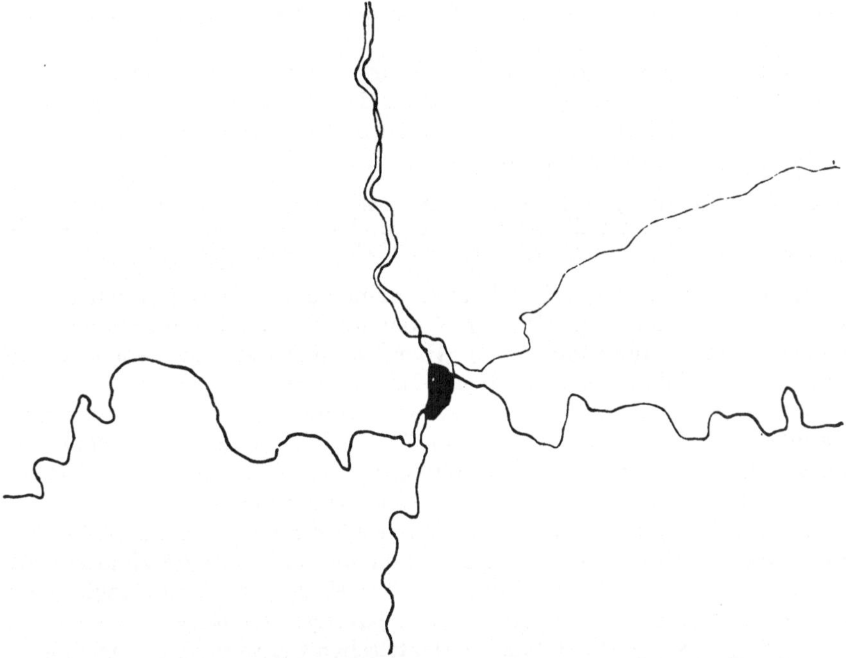

Abb. 71. Kreuzungsstelle markloser Fäserchen mit Schwannschem Kern. Herz vom Neugeborenen. Bielschowskymethode. Vergr. 1000fach.

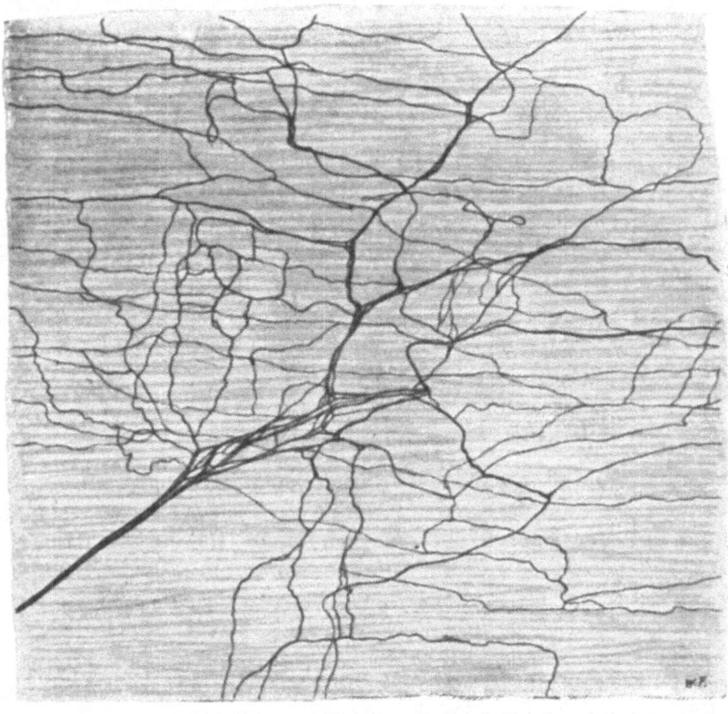

Abb. 72. Auflösung eines Nervenbündels zur Bildung eines nervösen Netzes. Vene vom *Schaf*. Goldmethode. Vergr. 300fach. Präparat von Prof. Bonnet.

Einzelne markhaltige Fasern pflegen an den gewöhnlich dichotomischen Teilungsstellen des Markmantels zu entbehren und deutliche Einschnürungen aufzuweisen (Abb. 61). Gelegentlich kann sich auch einmal eine Faser gleichzeitig in mehrere aufteilen; so hat schon R. Wagner (1847) eine Aufteilung einer Faser in 25 Äste beobachtet, während ein anderer Autor 7—9fache Teilungen von Nervenfasern bei *Malapterurus* beschreibt. („Polytome" Teilung.)

Als ein viel zitiertes Beispiel vom Teilungsvermögen einer einzelnen Faser sei die Entdeckung von Bilharz erwähnt, wonach sich im elektrischen Organ vom *Zitterwels* eine einzige markhaltige Faser millionenfach allmählich aufteilt.

Einzelne marklose Fäserchen können manchmal außerordentlich dichte Geflechte miteinander bilden (in Schleimhäuten, um Drüsen, Haare, zwischen glatten Muskelfasern, in Gefäßwänden usw.). Hier tritt meist eine große Menge von Fasern zu einer scheinbar völlig regellosen Masse zusammengehäuft auf; die Fäserchen umschlingen einander bei häufiger Aufteilung vielfach, lassen aber nirgends sogenannte freie Enden erkennen (Abb. 70). Oft liegt an der Kreuzungs- oder Teilungsstelle einzelner Fasern ein Schwannscher Kern, an dessen Kontur sich die Fäserchen dicht anlegen (Abb. 71). Seine Bedeutung ist unklar.

Gehen einzelne Nervenfasern verschiedener Neuronen miteinander kontinuierliche Verbindungen ein, so haben wir die schon oben erwähnte Netzbildung vor uns. Wahrscheinlich ist sie in reiner Form bei *Wirbellosen*, wo auch Ganglienzellen in ein solches Netz eingeschaltet sein können, häufiger wie bei *Wirbeltieren*. Sicher bilden die feinen Nervenfäserchen im elektrischen Organ ein Netz (O. Schultze). Eine Kombination von Netz- und Geflechtbildung ist aus Abb. 72 ersichtlich, wo die Maschen ihre Entstehung einzelnen Fasern verdanken, aber auch Überkreuzungen und Verflechtungen von Fasern vorkommen. Sicher ist die Netzbildung seltener, wie sie beschrieben wurde, auch Bindegewebsformationen führen in der Literatur gelegentlich als nervöse Zellnetze ein unerquickliches Dasein.

VI. Degeneration und Regeneration.

Seit den Untersuchungen Wallers (1852) wissen wir, daß nach Läsion einer Nervenbahn sämtliche Fasern der peripherischen Strecke eine degenerative Veränderung aufweisen, die sich über Achsenzylinder und Markscheide erstreckt und den Untergang dieser Gebilde bei gleichzeitiger Unerregbarkeit zur Folge hat (sekundäre Degeneration).

Es ist hier nicht der Ort, auf die ungeheure Zahl der einschlägigen Arbeiten genau einzugehen. Es sei in der Hauptsache auf die Arbeiten von Cajal, Tello, Marinesco, Bethe und Boeke verwiesen, auf das Lehrbuch der Histopathologie von Spielmeyer, auf das umfassende Sammelreferat von Boeke über Nervenregeneration sowie auf die Lehrbücher der Pathologie, wodurch man die wichtigste Literatur und den nötigen Überblick über unser Problem erhalten kann.

Da man annahm, daß das Nichtverbundensein der abgetrennten Faser mit ihrer Ganglienzelle die Ursache ihres degenerativen Zerfalles sei, so zog man hieraus die Folgerung, daß der Nervenzelle eine erhebliche Bedeutung für die Lebensfähigkeit des zugehörigen Neuriten zufallen müsse und legte ihr den Namen „nutritorisches Zentrum" bei. Hiermit sei aber nur gesagt, daß die Nervenfaser ihre Ganglienzelle zum Leben unbedingt benötigt, wobei jedoch der Nervenzelle auch noch andere Funktionen wie „nutritorische" zukommen können.

Am Beginn der Degeneration zeigt zunächst der Achsenzylinder des peripherischen Endes eigentümliche Erscheinungen einer sehr starken Imprägnationsfähigkeit mit den Silbermethoden; an manchen Orten ist er hingegen schwer darzustellen und läßt vielfach eine ungefähr spindelförmige Auflockerung und Auftreibung bei gleichzeitiger Verwaschenheit des Fibrillenbildes erkennen (Abb. 79). Bald darauf kann man eine deutliche Fragmentierung des Achsenzylinders beobachten, die einzelnen Stücke zerbröckeln und fallen in ganz verschieden geformte Trümmer, manchmal auch in wellenartig gebogene Reste auseinander; häufig sieht man, besonders an den Enden der entstandenen Teilstrecken, spiralig oder schlingenartig gekrümmte Rudimente (Abb. 73). Schließlich finden sich nur

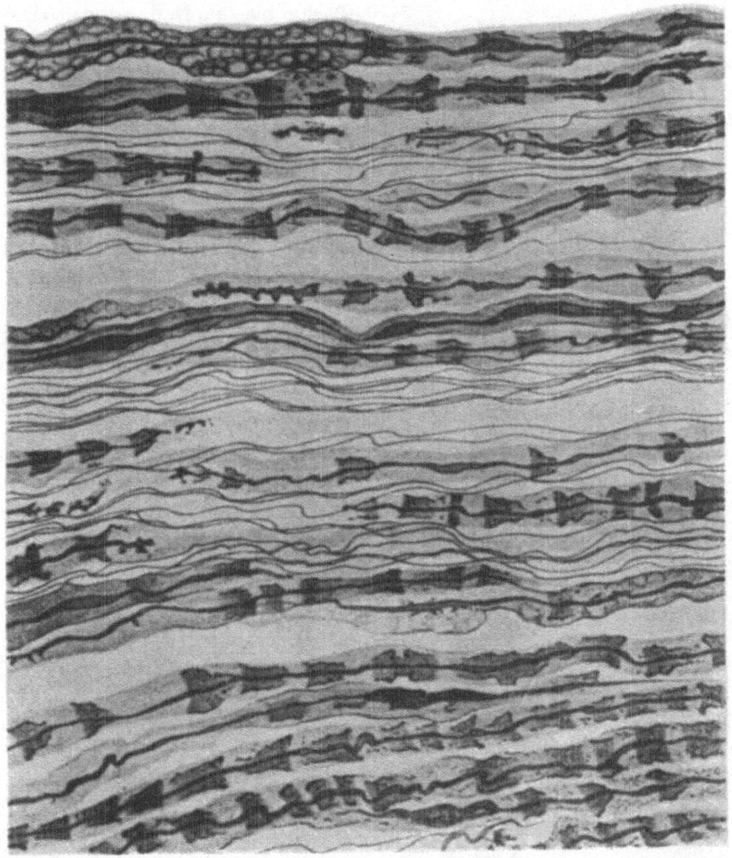

Abb. 73. Degenerierende Nervenfasern vom peripherischen Stumpf mit zerfallenden Achsenzylindern. Mensch. Bielschowskymethode. Zeiss Obj. DD, Ok. 6. Vergr. 400fach. Präparat von O. SCHULTZE.

noch ganz kleine Achsenzylinderpartikel in den Resten der gleichzeitig zerfallenden Markscheide eingeschlossen vor.

Das erste Anzeichen des Zerfalls des markhaltigen Neurilemms scheint in einer Schwellung der äußeren Hülle mit einer darauf folgenden Wucherung der SCHWANNschen Kerne·zu bestehen. Das Mark läßt sehr häufig eine spongiosaartige Struktur beobachten, ähnlich den EWALD-KÜHNEschen Figuren (Abb. 74), die manchmal von einer ganz ungeheuren Feinheit sein kann (Abb. 75). Auch der Zerfall des Markes in Segmente (Abb. 75 und 79), später in aneinander gegliederte Fragmente wird immer deutlicher, eine teilweise Aufblähung des Markes tritt ein und schließlich haben wir die Markscheide nur noch in Form von Kugeln und Ballen (Abb. 76) vor uns, die nur noch in ihrer kettenförmigen Anordnung dem

Verlaufe der ehemaligen Faser einigermaßen entsprechen. Die Ursache dieser Längsgliederung ist in dem Erhaltenbleiben der äußeren Hülle und der SCHWANNschen Zellen zu erblicken, die somit die zerfallenden Marksubstanzen in sich einschließen.

Die Reste des Markes werden gleichzeitig chemisch abgebaut, zunächst derart, daß sie sich nach WEIGERT nicht mehr darstellen lassen, sondern nach der Chromosmiumreaktion von MARCHI als intensiv gefärbte, schwarze Körner und Ballen in Längsordnung auftreten (Marchistadium). In diesem Stadium, etwa vom zwölften Tage der Läsion bis zum Ende der dritten Woche, sind die Markballen am deutlichsten zu sehen.

Allmählich beginnt ein weiterer Abbau des Myelins zu Fett (Abb. 77), der nach etwa sechs Wochen zum Höhepunkt dieses „Scharlachrotstadiums" führt. Die leuchtend roten fettigen Zerfallsprodukte liegen nicht nur zwischen der äußeren Hülle und den gewucherten SCHWANNschen Zellen, sondern werden auch innerhalb der SCHWANNschen Zellen angetroffen, sowie von Zellen des Endoneuriums aufgenommen und abtransportiert. In späteren Degenerationsstadien findet man nur noch vereinzelte Fettreste sowohl im Cytoplasma der zu den „Bandfasern" verschmolzenen SCHWANNschen Zellen (v. BÜNGNERsche Bandfasern) als auch in einzelnen Zellen mesodermaler Abkunft vor (Abb. 78).

Wie der Abtransport der Zerfallsprodukte ausgeführt wird, ist noch nicht ganz klargestellt; es kommen losgelöste SCHWANNsche Zellen oder Elemente aus dem Endoneurium („Gitter- oder Körnchenzellen") in Betracht. Im mikroskopischen Präparate läßt sich dies nicht leicht entscheiden.

Am zentralen oder proximalen Stumpfende treten gleichfalls degenerative Veränderungen auf, die sich im allgemeinen nur bis zur nächsten RANVIERschen Einschnürung, manchmal aber auch etwas weiter zentralwärts erstrecken können. Im Achsenzylinder haben wir schon in den ersten Tagen der Läsion körnigen Zerfall der Fibrillen, kugelige oder spindelförmige Auftreibungen und eigentümliche, wellenartige Krümmungen vor uns (Abb. 79). Auch

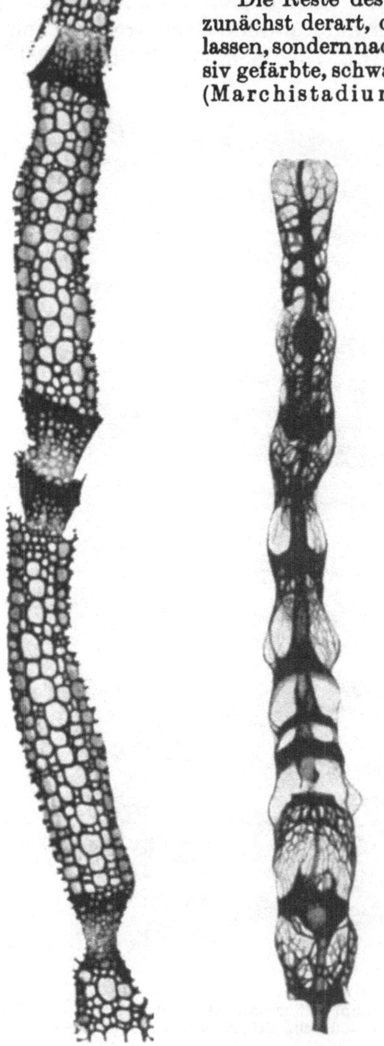

Abb. 74. Spongiosaartige Struktur einer zerfallenden Markscheide mit GOLGIschen Trichtern. Ischiadicus. *Frosch.* Imm.-Ok. 6. Präparat von O. SCHULTZE.

Abb. 75. Degenerierende Nervenfaser mit Zerfall der Markscheide. Peripherisches Stumpfende. Mensch. Weigertmethode. Imm.-Ok. 6. Vergr. 750fach. Präparat von O. SCHULTZE.

eine Fragmentierung wird sichtbar, und nach Zerfall der Stücke wird das peripherische Ende des proximalen Achsenzylinders gewöhnlich durch kugelförmige oder keulenartige Anschwellungen dargestellt (Abb. 80).

Im proximalen Stumpf degenerieren im Unterschied zum peripherischen, wo alle Fasern zugrunde gehen, vor allem die gröberen Fasern; die marklosen Fasern

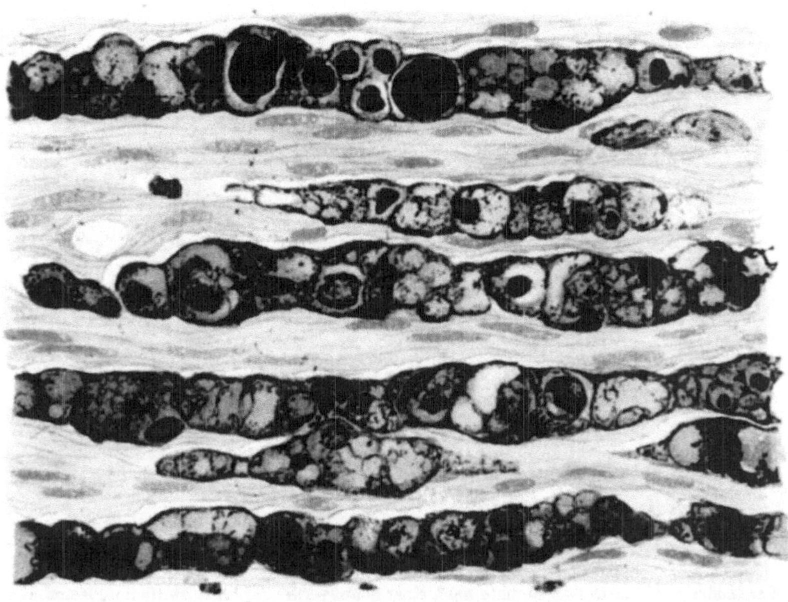

Abb. 76. **Markballen**; neben den Kugeln und Ballen noch Reste des geblähten, zersprengten und verklumpten **Markes. Markscheidenfärbung** am Gefrierschnitt. Radialis, Mensch. (Nach SPIELMEYER.)

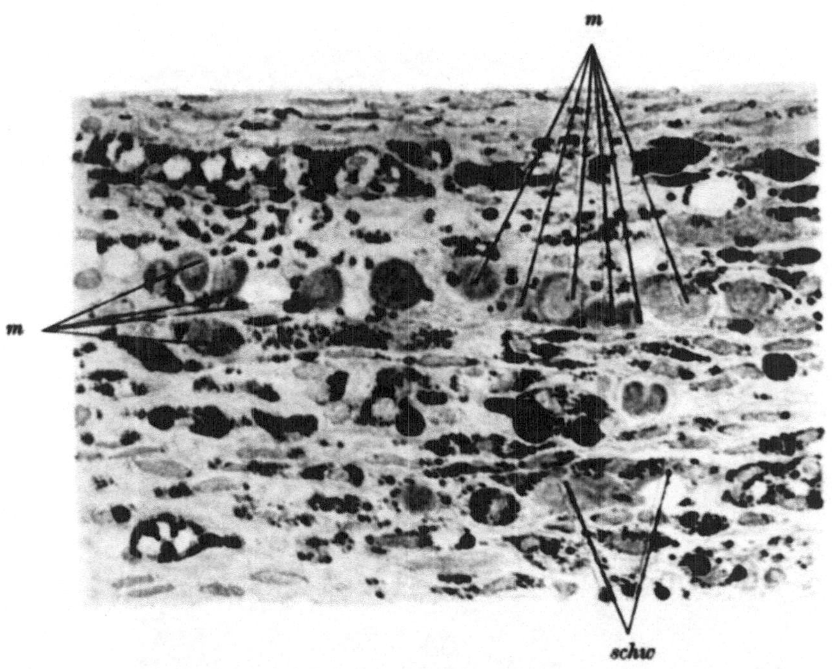

Abb. 77. Sekundäre Degeneration am peripherischen Nerven 4 Wochen nach der Läsion. Übergang zum Scharlachrotstadium. HERXHEIMERS Hämatoxylin-Scharlachrotfärbung. *m* Markballen grau gefärbt, in einzelnen von ihnen Fettröpfchen; *schw* die in einer SCHWANNschen Zelle enthaltenen, zusammengeballten Markmassen in fettiger Umwandlung. Im Bereiche vieler Nervenfasern schon weit vorgeschrittener Abbau zu Fett. (Nach SPIELMEYER.)

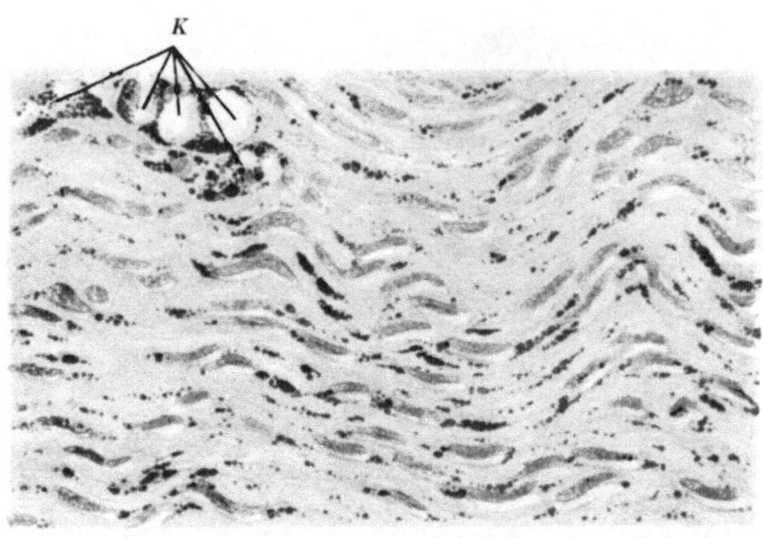

Abb. 78. Sekundäre Degeneration, 5 Monate nach einer Schußverletzung. Fettstoffe im Plasma der zu Bandfasern umgewandelten Schwannschen Zellen und in Zellen des Endoneuriums. K vereinzelte Körnchenzellen.
(Nach Spielmeyer.)

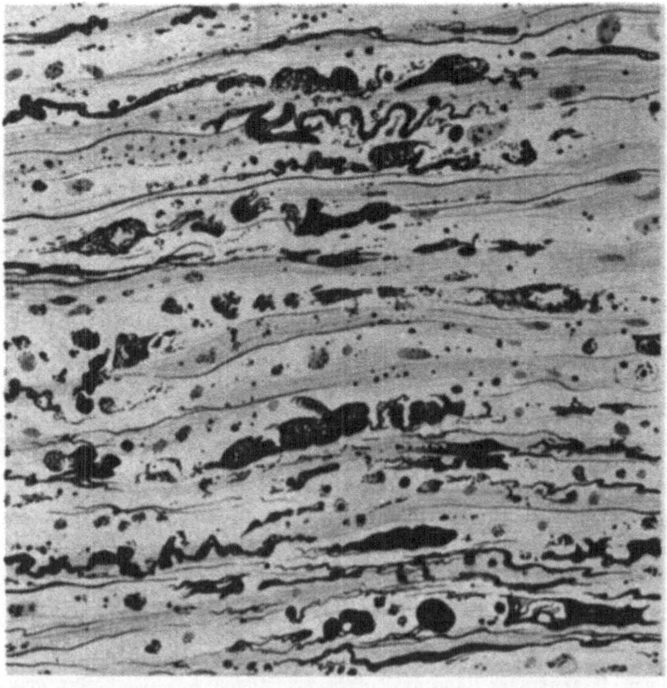

Abb. 79. Degenerierende Nervenfasern mit teilweise spindelförmigen Auftreibungen der Achsenzylinder.
Proximaler Stumpf. Mensch. Bielschowskymethode. Präparat von O. Schultze. Zeiss Obj. DD, Ok. 6.

bleiben, wie schon lange bekannt ist, bedeutend länger intakt, gehen aber schließlich ebenfalls nach Boekes Angaben zugrunde.

An der Markscheide lassen sich im proximalen Stumpf, allerdings nur in der oben angegebenen Ausdehnung, die gleichen Erscheinungen beobachten, wie am peripherischen Ende.

Regeneration. Der Regenerationsprozeß der peripherischen Nervenfaser weist mit ihrer normalen Histogenese einige äußere Ähnlichkeit auf, ist aber wahrscheinlich noch verwickelter in seinem Geschehen, woher denn auch hier die Theorie eine größere Rolle spielt wie das Wissen. Im übrigen ist die Beobachtung bei der Regeneration

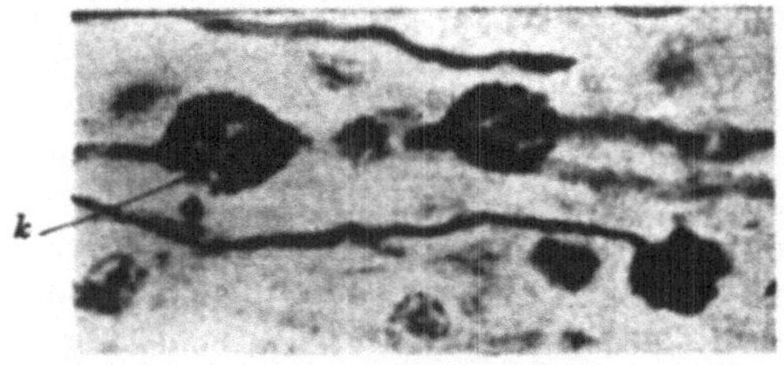

Abb. 80. Keulenförmige Achsenzylinderendigungen 2 Tage nach der Läsion. Proximaler Stumpf. Bielschowskymethode. Mensch. *k* kugelige Endanschwellung. (Nach Spielmeyer.)

oft außerordentlich schwierig, weshalb gerade entgegengesetzte beschreibende Resultate in der Literatur sehr häufig sind.

Im allgemeinen stehen in der Frage der Nervenregeneration zwei Anschauungen einander gegenüber, die vielleicht gar nicht so unvereinbar sind, wie es zunächst den Anschein hat. Da das mikroskopische Bild über das Wie der Regeneration keine restlos-klare Auskunft gibt und gar nicht geben kann, somit in verschiedenem Sinne zu deuten ist, so ist keine dieser beiden Ansichten ganz bewiesen; sie haben daher nur den Wert von Theorien und lauten kurz folgendermaßen:

a) Die Kettentheorie oder polygenistische Auffassung:

Die regenerierten Nervenfasern werden, allerdings gewöhnlich im Anschluß an den zentralen Stumpf, an Ort und Stelle der Läsion durch die Tätigkeit der zu den Büngnerschen Bändern vereinigten Schwannschen Zellen gebildet; die fibrillären Differenzierungsprodukte werden kettenartig zu einer kontinuierlichen, neuen Nervenfaser aneinandergelagert. Diese Ansicht wurde in der Hauptsache von Bethe vertreten.

b) Die Auswachsungstheorie oder monogenistische Auffassung:

Die Nervenfasern wachsen vom zentralen Stumpf als Fortsätze der hier befindlichen Fasern durch die Narbe hindurch in das peripherische Nervenstück entweder in die Büngnerschen Bänder oder zwischen dieselben hinein, um dann auf der Bahn der degenerierten Nerven ihr jeweiliges Erfolgsorgan wieder zu erreichen. Cajal, Perroncito, Marinesco und Boeke sind die wesentlichsten Verfechter dieser Theorie.

Nach Spielmeyers Ergebnissen tritt als erstes sichtbares Phänomen an der Durchtrennungsstelle des Nerven eine beträchtliche Wucherung der Schwannschen Zellen am proximalen

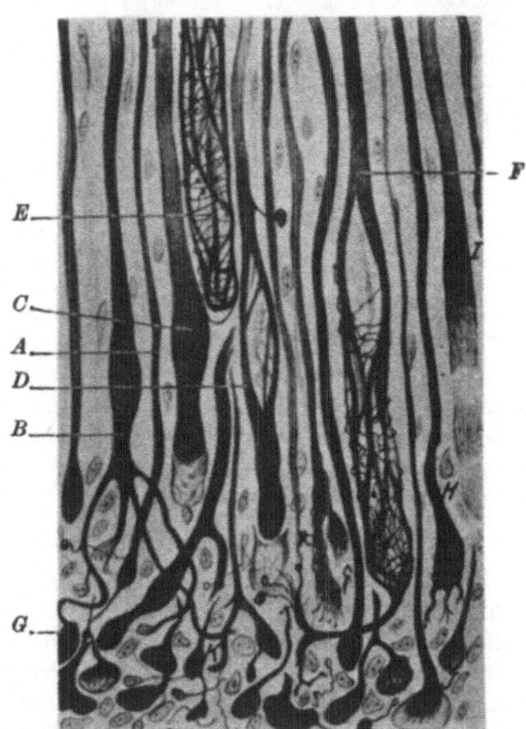

Abb. 81. Ende des zentralen Stumpfes vom Ischiadicus, 2 ½ Tage nach der Läsion. *Katze. A* Achsenzylinder mit Endkeule; *B* verzweigter Achsenzylinder; *C* noch nicht regenerierender Achsenzylinder; *D* Zerfaserung des Achsenzylinders; *E* und *F* Phänomen von Perroncito; *G* bis *K* Endkeulen. (Nach Cajal aus Heidenhain.)

Stumpf auf, die sich, zu Zellketten vereinigt, durch das Narbengewebe hindurch meist in wirrem Durcheinander nach dem peripherischen Stumpf hinschieben; ihre genaue histologische Unterscheidung von den umgebenden, mesodermalen Elementen des Narbengewebes scheint mir jedoch des öfteren recht schwierig und sehr unsicher zu sein. Im peripherischen Ende sind unterdessen durch syncytiale Verbindung und Wucherung der SCHWANNschen Zellen die BÜNGNER-schen Bänder entstanden, deren Nähe auf die vom zentralen Ende hervor-stoßenden Zellketten irgendeine richtende Kraft ausuben muß, so daß diese nach anfänglichen Kreuz- und Querzügen eine annähernd parallele Stellung zuein-ander einnehmen und sich schließlich mit den BÜNGNERschen Bandfasern ver-binden. Von großer Bedeutung ist fernerhin für eine erfolgreiche Regeneration nach SPIELMEYER die durch Wucherung des Peri- und Endoneuriums hervorge-rufene bindegewebige Zwischenschicht zwischen den beiden Nervenenden, wo-durch erst den SCHWANNschen Zellen ein Vordringen nach dem periphe-rischen Stumpf ermöglicht wird. Doch kann eine besonders ungünstige Struk-tur der Bindegewebszüge dieser Narbe das Auswachsen der SCHWANNschen Zellketten verhindern (BERBLINGER).

Schon sehr bald nach der Durch-schneidung treten an den Faserenden des proximalen Stumpfes eigentüm-liche birnförmige Auftreibungen auf (Endkolben, Wachstumskeulen, CAJAL, Abb. 81). Ferner lassen sich Auftei-lungen der Achsenzylinder in feinere Fäserchen (effilochement, CAJAL) und schließlich noch eigentümliche spiralen-artige Bildungen (PERRONCITOsche Ap-parate) um die Faserenden beobachten, die durch vielfache Umwicklungen der alten Faser von Seite einer neu aus-wachsenden Kollaterale entstanden sind (Abb. 82). Wie SPIELMEYER angibt,

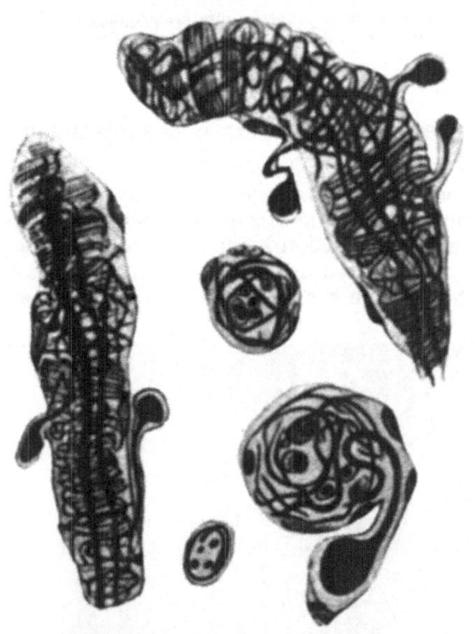

Abb. 82. PERRONCITOs Apparate vom zentralen Stumpf 2 Monate nach Durchschneidung. *Kaninchen*. Quer-schnitte und Längsschnitte der Nervenknäuel mit End-keulen. (Nach CAJAL aus BOEKE.)

handelt es sich bei allen diesen Erscheinungen um Hemmungsbildungen, da sich die erwähnten Gebilde niemals in das Narbengewebe hineinbegeben.

Viele Autoren reden von auswachsenden Fibrillen, ebensoviele von auswachsenden Fasern. Wenn auch die regenerierenden Nerven oft von einer ganz ungeheuren Feinheit sind, so halte ich es doch für wahrscheinlicher, daß es sich hierbei um Fasern handelt, da iso-liert verlaufende Fibrillen wohl gar nicht vorkommen.

Die auswachsenden Fäserchen schieben sich, als seitliche Kollateralen der Ner-venfasern des proximalen Stumpfes entstehend, in das Gewirr der SCHWANNschen Zellketten des Narbengewebes hinein, folgen diesen großenteils in ihrem Verlaufe, teilen sich vielfach und bilden so, da sie häufig wieder eine rückläufige Richtung einschlagen, ein ziemlich wirres Durcheinander (Abb. 83). Es fehlt bei den re-generierenden Fäserchen entschieden das Planmäßige, Zielstrebige im Richtungsver-lauf nach dem peripherischen Stumpfende hin; sie tasten gleichsam unter mancher-lei Irrungen die unbekannte Gegend erst einmal ab, ehe sie zu den BÜNGNERschen Bändern der peripherischen Endes gelangen, um erst in deren Nähe eine mehr parallele Richtung, den SCHWANNschen Zellketten entsprechend, einzuschlagen.

Beim Anblicke des wirren Durcheinanders auswachsender Nervenfäserchen, Schwannscher Zellen und mesodermaler Narbenelemente sind wir da angelangt, wo wir über das Wie der Entstehung neuer Nervenfasern bestimmte Angaben gar nicht mehr liefern können. Gewöhnlich liegen die Schwannschen Zellen — mei-

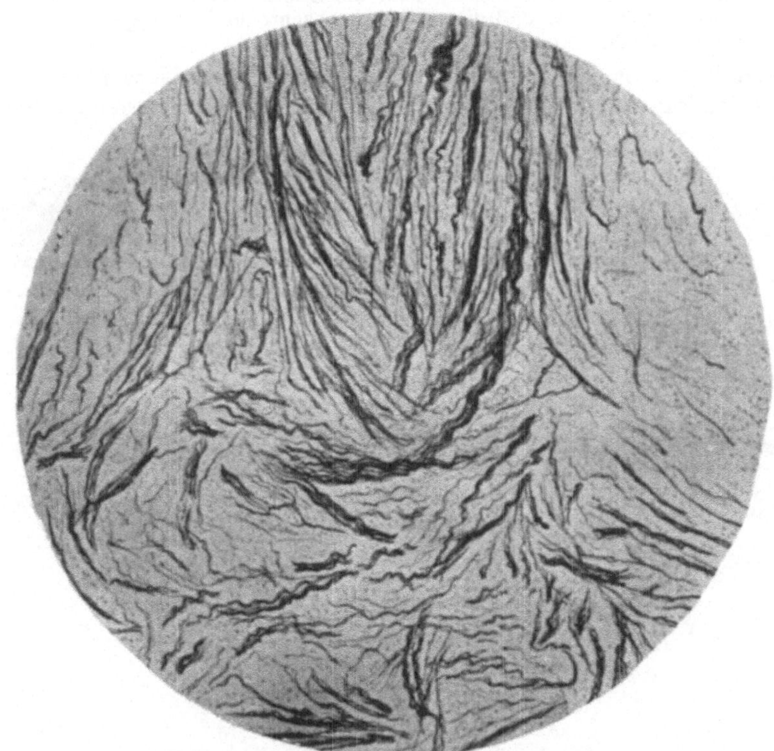

Abb. 83. Auswachsende Nervenfasern vom proximalen Stumpfe. Mensch. Bielschowskymethode. Schwache Vergr. Präparat von O. Schultze.

stens waren übrigens nur Schwannsche Kerne sichtbar — den auswachsenden Nervenfasern aufs engste an (Abb. 84). Ist es nun schon sehr schwer oder oft ganz unmöglich, Schwannsche Zellen von Bindegewebselementen zu unterscheiden, so ist auch niemals mit Sicherheit nachzuweisen, woher die feine protoplasmatische

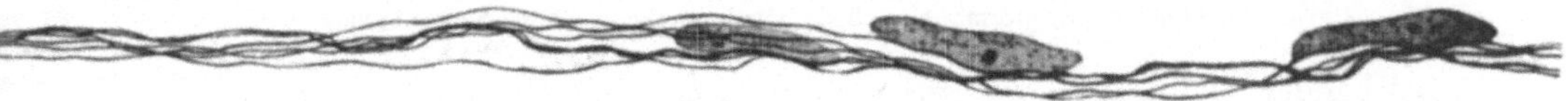

Abb. 84. Regenerierende, feinste Nervenfäserchen mit Schwannschen Kernen innerhalb des Narbengewebes. Mensch. Bielschowskymethode. Imm.-Ok. 8. Vergr. 1000fach. Präparat von O. Schultze.

Hülle, die nach Boeke alle auswachsenden Nervenfasern einschließen soll, stammt, ob von den Schwannschen Zellen, den Bindegewebszellen oder gar der Nervenfaser selbst. Von jener Protoplasmahülle konnte ich mich im übrigen nicht so recht überzeugen. Die Behauptung, daß die Schwannschen Zellen die Nervenfaser mit aufbauen helfen, ist auf Grund histologischer Präparate jedenfalls niemals zu widerlegen, ebensowenig wie derjenige, der die Nervenfasern unter Benutzung der Schwannschen Zellen als Leitgewebe auswachsen läßt, eines Irrtums hieraus überführt werden kann.

Man darf als Vertreter der Auswachsungstheorie den Explantationsexperimenten von HARRISON, LEWIS, BRAUS, BURROWS und LEVI, wonach der Neuroblast seine Faser hervorsprossen läßt, keineswegs soviel Beweiskraft zulegen, daß dies Auswachsen bei der Regeneration nun ebenso vor sich gehen müsse. Wo SCHWANNsche Zellen zur Zeit oder gar vor der Zeit der auswachsenden Nervenfaser vorhanden sind, ist ihre Mitwirkung an der Genese der Nervenfaser niemals zu widerlegen; denn die Explantationsresultate zeigen nur Potenzen, beweisen aber nicht, daß die hierbei beobachteten Vorgänge im normalen Geschehen ebenso ablaufen müssen.

SPIELMEYER läßt die auswachsenden, neugebildeten Nervenfäserchen stets innerhalb der SCHWANNschen Zellketten gelegen sein; freie Fasern außerhalb dieser

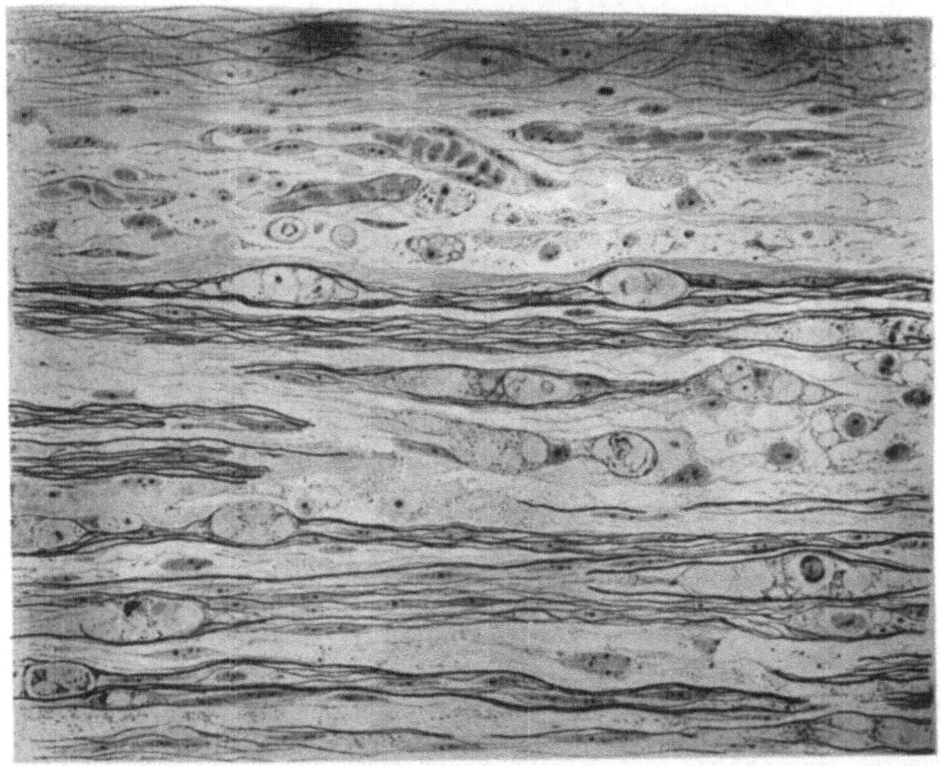

Abb. 85. Achsenzylinder-Regeneration 10 Tage nach der Durchfrierung, direkt unterhalb der Läsionsstelle. Oben Bindegewebshülle des Nerven, darunter eine lokale Zone mit Zerfallsprodukten. Die neugebildeten Nervenfäserchen liegen zu Bündeln in gewucherten, kernreichen SCHWANNschen Zellketten. Die Fibrillen weichen den Markballen bogenförmig aus. Bielschowskymethode. (Nach SPIELMEYER.)

„Leitbänder" kommen zwar vor, dringen aber nicht weiter bis zum peripherischen Stumpf hindurch und gehen schließlich an körnigem Zerfall zugrunde (BERBLINGER). Somit sind die SCHWANNschen Zellen — ob als Leitband, nutritorischer Apparat, aufbauendes Element, ist nicht zu entscheiden — für ein erfolgreiches Auswachsen der Nervenfaser jedenfalls von erheblicher Bedeutung. Allerdings hat BOEKE auch außerhalb der SCHWANNschen Zellketten auswachsende Nervenfasern beobachtet, die viel langsamer wachsen und ihr Endgebiet daher später erreichen sollen.

Die Bildung der Nervenfaser beginnt, ebenso wie die des später erscheinenden Nervenmarkes, stets am zentralen Ende und schreitet distalwärts fort.

Haben die Nervenfasern das peripherische Stumpfende erreicht, so wachsen sie, meist zu Bündeln angeordnet, innerhalb der BÜNGNERschen Bänder weiter, dort noch vorhandenen Zerfallsprodukten oft bogenförmig ausweichend (Abb. 85). Wie Querschnitte mit Sicherheit ergeben, liegen die feinen Fäserchen meist innerhalb des allmählich vakuolisierten Cytoplasmas der BÜNGNERschen Bänder (Abb. 86).

Bei der Frage, welche Faktoren die auswachsenden, regenerierenden Nervenfäserchen zum peripherischen Stumpfende hindirigieren, sind wir vor der gleichen Schwierigkeit angelangt wie bei der normalen Histogenese. Auch hier kommen wir mit dem Schlagwort „Neurotropismus" nicht weiter, ebensowenig wie mit den anderen „Tropismen". Wenn die Defektstelle zwischen beiden Nervenenden nicht zu groß ist, so ist immerhin wahrscheinlich, daß vom peripherischen Nervenende irgendein richtungfördernder Reiz auf die auswachsenden SCHWANNschen Zellketten oder Nervenfasern ausgeübt wird; ob hierbei die in den BÜNGNERschen Bändern vorhandenen Oxydasen (MARINESCO) allein wirksam sind, mag dahingestellt bleiben. Wir dürfen aber bei aller Zergliederungssucht, die dem Mikroskopiker innewohnt, niemals vergessen, daß beide Nervenenden, auswachsende Nervenfäserchen, SCHWANNsche Zellketten, Bindegewebszellen, vom gleichen Lymphstrom umspült, ein lebendiges Ganzes bilden, abhängig voneinander und einander zu Vorteil und Nachteil beeinflussend, in ihrem morphologisch sichtbaren Geschehen die Auswirkung eines Zusammenspieles von Faktoren voll der ungeheuersten Kompliziertheit.

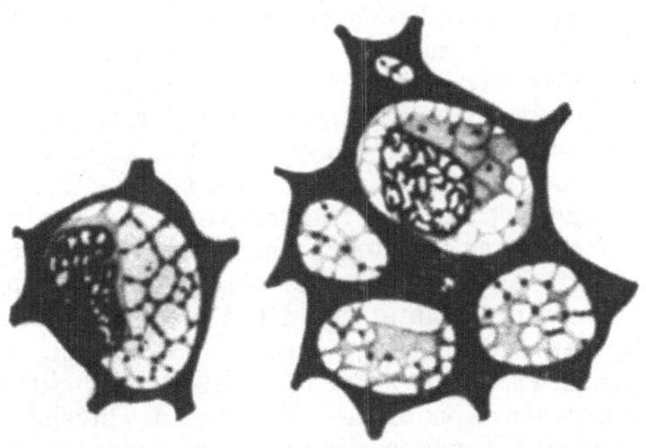

Abb. 86. Querschnitte durch regenerierende Nervenfasern; punktförmige Querschnitte der feinsten Fäserchen innerhalb des vakuolisierten Protoplasmas der BÜNGNERschen Bänder. Bielschowskymethode. (Nach BOEKE.)

Bei der Entwicklung des Markes an der regenerierenden Fasern tritt auch die oben beschriebene Markspongiosa mit der „Fischflossenzeichnung" wieder auf, die SPIELMEYER aus diesem Grunde für präformiert und somit für kein Kunstprodukt hält. Ich kann hier SPIELMEYERS Schluß nicht ganz beistimmen; das Auftreten dieser Gebilde beweist nur, daß die nämliche chemische Substanz wieder gebildet worden ist, die mit den gleichen Reagenzien die gleichen Kunstprodukte liefert, wie wir es eben beim Myelin der erwachsenen Faser gesehen haben. (Über Regeneration von Endigungen siehe bei Endigungen.)

Transplantation. Nach den Angaben von BORST scheint jedes implantierte Nervenstück, auch bei Autoplastik, schließlich der Nekrose zu verfallen. Möglicherweise erhalten sich in einem in eine größere Nervenlücke implantierten Nerven die SCHWANNschen Zellen (MARINESCO, SPIELMEYER); es treten die oben beschriebenen Degenerationserscheinungen auf und die BÜNGNERschen Bänder dienen als Leitseil für die durch das Implantat hindurch wachsenden Nervenfasern. Ganz klare Ergebnisse scheinen aber die gemachten Erfahrungen, wozu auch BETHES Versuche mit Einpflanzung von Leichennerven gehören, nicht gezeitigt zu haben.

Daß an parabiotisch vereinigten *Ratten* Nervenfasern vom proximalen Nervenstumpf des einen Partners in den peripherischen Stumpf des anderen Partners hineinwachsen können, geht aus den Untersuchungen von MOPURGO hervor.

Literatur.

Almqvist, R.: Zur Kenntnis des RANVIERschen Imprägnierungsbildes. Zeitschr. f. mikroskop.-anat. Forsch. Bd. 4, S. 510. 1926. — **Apáthy, St.:** a) Das leitende Element des Nervensystems und seine topographischen Beziehungen zu den Zellen. Mitt. a. d. zool. Stat. zu Neapel Bd. 12, S. 495. 1897. — b) Über postembryonale Vermehrung und Wachs-

tum der Neurofibrillen. Verhandl. d. anat. Ges., Pavia 1900. S. 211. — **Auerbach, L.:**
a) Weitere Erfahrungen über die primäre Färbbarkeit des Nervengewebes und die Fibrillensäure. Anat. Anz. Bd. 32, S. 102. 1908. — b) Die Beziehungen zwischen dem Strukturbild
des Achsenzylinders der markhaltigen Nerven der *Wirbeltiere* und den phys. Bedingungen der Fixation. Arch. f. mikroskop. Anat. Bd. 81, S. 151. 1912. — c) MÖLLGARDS vitale
Fixation und meine Kritik der Neurofibrillenlehre. Anat. Anz. Bd. 40, S. 182. 1912. —
Balabanow, L.: Über die Untersuchung der Nervenfasern und Zellen mittels Färbung
derselben mit Methylenblau. Zeitschr. f. wiss. Biol., Abt. B: Zeitschr. f. Zellforsch. u.
mikroskop. Anat. Bd. 3, S. 56. 1925. — **Ballowitz, E.:** Über polytome Nervenfaserteilung.
Anat. Anz. Bd. 16, S. 541. 1899. — **Banchi, A.:** Sullo sviluppo dei nervi periferichi in maniera
indipendente dal sistema nervoso centrale. Ebenda Bd. 28, S. 169. 1905. — **Beard, S.:**
The histogenesis of nerves. Ebenda Bd. 7, S. 290. 1892. — **Berblinger:** Über die Regeneration der Achsenzylinder in resezierten Schußnarben peripherer Nerven. Zieglers Beitr.
z. pathol. Anat. u. z. allg. Pathol. Bd. 64, S. 226. 1918. — **Besta, C.:** Sulla struttura della
guaina mielinica delle fibre nervose periferiche. Riv. sperim. di freniatr., arch. ital. per le
malatt. nerv. e ment. Bd. 31, S. 569. 1905. — **Bethe, A.:** a) Allgemeine Anatomie und Physiologie des Nervensystems. Leipzig: G. Thieme 1903. — b) Zur Frage über die autogene
Nervenregeneration. Neurol. Zentralbl. Jg. 22, S. 60. 1903. — c) Neue Versuche über die
Regeneration der Nervenfaser. Pflügers Arch. f. d. ges. Physiol. Bd. 116, S. 385. 1907. —
d) Ist die primäre Färbbarkeit der Nervenfasern durch die Anwesenheit einer besonderen
Substanz bedingt. Anat. Anz. Bd. 32, S. 337. 1908. — e) Zellgestalt, PLATEAusche Flüssig-
keit und Neurofibrillen. Ebenda Bd. 40, S. 209. 1911. — f) Nervenpolarisationsbilder und
Erregungstheorie. Pflügers Arch. f. d. ges. Physiol. Bd. 183, S. 289. 1920. — **Bethe, A. u.
Mönckeberg:** Die Regeneration der markhaltigen Nerven. Arch. f. mikroskop. Anat. Bd. 54,
1899. — **Bidder:** Zur Lehre von dem Verhältnis der Ganglienkörper zu den Nervenfasern
mit einem Anhang von Dr. VOLKMANN-Halle. Leipzig 1847. — **Boeke, J.:** a) Studien zur
Nervenregeneration, 1. u. 2. Verhandel. d. koningkl. akad. v. wetensch. te Amsterdam
(Naturwiss. Abt.) Bd. 18 u. 19, Ser. 2, 1916/17. — b) Nervenregeneration und verwandte
Innervationsprobleme. Ergebn. d. Physiol. Bd. 19, S. 447. 1921. — c) Die intracelluläre
Lage der Nervenendigungen im Epithelgewebe und ihre Beziehungen zum Zellkern. Zeit-
schr. f. mikroskop.-anat. Forsch. Bd. 2, S. 391. 1925. — d) Die Beziehungen der Nerven-
fasern zu den Bindegewebselementen und Tastzellen usw. Ebenda Bd. 4, S. 448. 1926. —
Boveri, Th.: Beiträge zur Kenntnis der Nervenfasern. Abh. d. bayr. Akad. d. Wiss.,
Kl. II, Bd. 15, Abt. 2, S. 1. 1885. — **Boycott, A.:** On the number of nodes of RANVIER in
different stages of the growth of nerve fibres in the *frog.* Journ. of physiol. Bd. 30,
Nr. 3/4, S. 370. — **Brachet, A.:** Sur l'histogénèse et la signification morphologique des
fibres. nerveuses périphériques. Soc. roy. des sciences méd. et nat. de Bruxelles, séance
du 2 octobre 1905. S. 1. — **Brandt, W.:** a) Untersuchungen über die Dickenverhältnisse
der Nervenfasern sowie des Mark- und Achsenzylinders einiger Hirnnerven. Med. vet.
Diss. Dresden-Leipzig 1922. — b) Experimentell erzeugte Gliedmaßenverdoppelung bei
Triton. W. Roux' Arch. f. Entwicklungsmech. d. Organismen Bd. 106, S. 193. 1925. —
Braus, H.: a) Experimentelle Beiträge zur Frage nach der Entwicklung peripherer Nerven.
Anat. Anz. Bd. 26, S. 433. 1905. — b) Die Entstehung der Nervenbahnen. Verhandl. d.
Ges. dtsch. Naturforsch. u. Ärzte 1911. — c) Die Entstehung der Nervenbahnen. Samml.
wiss. Vortr. H. 3. Leipzig: F. C. W. Vogel. — **Brickeles, G. u. Franke:** Zur Frage einer
peripheren Abstammung sensibler Nervenfasern bei *Säugetieren.* Neurol. Zentralbl. Jg. 22,
S. 386. 1903. — **Brock, G.:** a) Untersuchungen über die Innervation der Neurofibrillen des
*Schweine*fetus. Monatsschr. f. Psychiatrie u. Neurol. Bd. 18, S. 467. — b) Weitere Untersuchungen über die Neurofibrillen. Ebenda. Bd. 23, S. 390. — **Brodmann, K.:** Bemerkungen zur Untersuchung des Nervensystems im polarisierten Lichte. Journ. f. Psychol.
u. Neurol. Bd. 2, S. 211. — **v. Büngner, O.:** Über die Degenerations- und Regenerationsvorgänge am Nerven nach Verletzungen. Arb. a. d. pathol. Inst. Marburg H. 3, 1891. —
Burrows, M. T.: The growth of tissues of the chick embryo outside the animal body with
special reference to the nervous system. Journ. of exp. zool. Bd. 10, S. 63. 1911. —
Cameron, J.: The histogenesis of nerve fibres, a cytological study of the embryonic
cell-nucleus. Journ. of anat. Bd. 40, S. 3. 1906. — **Capparelli, A.:** Über die feinere Struktur
der doppelt konturierten Nervenfasern. Arch. f. mikroskop. Anat. Bd. 66, S. 561. 1905. —
Chio, M.: Sur quelques particularités de structure de la fibre nerveuse myélinique soumise
à l'action de l'acide osmique. Arch. ital. de biol. Bd. 41, S. 277. 1904. — **Clark, E.:**
Regeneration of medullated nerves in the absence of embryonic nerve-fibres, following
experimental non-traumatic degeneration. Journ. of comp. neurol. Bd. 24, S. 61. 1914. —
Coggi, A.: Sullo sviluppo della sistema nervoso periferico dei vertebrati e su una nuova
classificazione dei principali organi di senso. Monit. zool. ital. Jg. 16, S. 298. 1905. —
Coghill, G. E.: Correlated anatomical and physiological studies of the growth of the
nervous system of *Amphibia.* Journ. of comp. neurol. Bd. 24, S. 161. 1914. — **Cone, S. M.:**

Endings of cut nerves. Anat. record Bd. 23, S. 185. 1922. — **Corning, H. K.**: Über die Färbung des Neurokeratinnetzes in den markhaltigen Fasern der peripheren Nerven. Anat. Anz. Bd. 17, S. 309. 1900. — **Detwiler, S. R.**: Coordinates movements in supernumerary transplanted limbs. Journ. of comp. neurol. Bd. 38, S. 461. 1925. — **Doinikow**: Beiträge zur Histologie und Histopathologie der peripheren Nerven. Nissl-Alzheimers Arb. Bd. 4. — **Dornaldson, H.** u. **Hoke, G.**: On the areas of the axis cylinder and medullary sheath as seen in cross sections of the spinal nerves of *vertebrates*. Journ. of comp. neurol. Bd. 15. — **Edinger, L.** u. **Lisegang**: Nachahmungen der Vorgänge beim Nervenwachstum. Anat. Anz. Bd. 47, S. 225. 1914. — **Ernst, P.**: Der Radspeichenbau der Markscheide der Nerven. Festschr. f. G. E. v. RINDFLEISCH. Herausgeg. v. BORST. Leipzig 1907. S. 7. — **Fischel, A.**: Zur Anatomie des Nervensystems der Entomostraken. Zool. Anz. Bd. 33, S. 698. 1908. — **Fischer, Joh.**: Über den Bau der Nerven des sympathischen Nervensystems. Anat.. Anz. Bd. 26, S. 288. 1905. — **Fragnito, O.**: Ancora sulla genesi delle neurofibrille. Ebenda Bd. 32, S. 314. 1908. — **Friedländer, B.**: Über die markhaltigen Nervenfasern und Neurochorde der *Crustaceen* und *Anneliden*. Mitt. a. d. zool. Stat. zu Neapel Bd. 9, S. 205. 1889. — **Frommann, C.**: a) Über die Färbung der Binde- und Nervensubstanz des Rückenmarks durch Argentum nitricum und über die Struktur der Nervenzellen. Virchows Arch. f. pathol. Anat. u. Physiol. Bd. 31, S. 124. 1864. — b) Zur Silberfärbung der Achenzylinder. Ebenda Bd. 31, S. 151. 1864. — **Fuchs, H.**: Bemerkungen über den Bau der Markscheide am *Wirbeltier*nerven. Anat. Anz. Bd. 30, S. 621. 1907. — **Fürst, C. M.**: Ein Beitrag zur Kenntnis der Scheide der Nervenfasern. A. d. morphol. Arb. v. Gust. Schwalbe Bd. 6, S. 529. 1896. — **Fusari, R.**: Alcune osservazioni di fina anatomia nel campo del sistema nervoso periferico. Giorn. d. accad. med. di Torino Jg. 65, S. 426. 1902. — **Gad** u. **Heymans**: Über das Myelin, die myelinhaltigen und myelinlosen Nervenfasern. Arch. f. Anat. u. Physiol., physiol. Abt. 1890. S. 530. — **Gaule, I.**: Die Ringbänder der Nervenfaser. Zentralbl. f. Physiol. 1891. H. 1, S. 1. — **Gedoelst, L.**: Etude sur la constitution cellulaire de la fibre nerveuse. Cellule Bd. 3, S. 117. 1886. — **Gemelli, J. A.**: Ricerche sperimentale sullo sviluppo dei nervi negli arti pelvici de *Bufo vulgaris* stati in sede anomala. Rendic. d. R. ist. lomb. di scienze e lett., Ser. 2, Bd. 39, S. 729. 1906. — **Golgi, C.**: Beitrag zur Kenntnis der markhaltigen Nervenfasern. Verhandl. d. anat. Ges., Pavia 1900. S. 176. — **Goldschmidt, R.**: a) Einiges vom feineren Bau des Nervensystems. Verhandl. d. dtsch. zool. Ges., 17. Vers., Rostock 1907. S. 130. — b) Die Neurofibrillen im Nervensystem von *Ascaris*. Zool. Anz. Bd. 32, S. 562. 1908. — **Gorowitz, A.**: Zur Frage der Markscheidenstruktur der peripheren Nerven. Zentralbl. f. allg. Pathol. u. pathol. Anat. Bd. 18, S. 6. 1907. — **Göthlin, S. F.**: Die doppelbrechenden Eigenschaften des Nervengewebes, ihre Ursachen und ihre biologischen Konsequenzen. Svenska akad. handl. Bd. 51. 1913. — **Groemann, M. J.**: Studies on the regeneration of the peroneal nerve of the *albino rat*, number and section of fibres, areas relation of axis to sheath. Journ. of comp. neurol. Bd. 23, S. 479. 1913. — **Gruenhagen, A.**: Über ein Endothelialelement der Nervenprimitivscheide. Arch. f. mikroskop. Anat. Bd. 23, S. 380. 1884. — **Gurwitsch, A.**: Die Histogenese der SCHWANNschen Scheide. Arch. f. Anat. u. Physiol., anat. Abt. Jg. 1900. S. 85. — **Harrison, R. G.**: a) Neue Versuche und Beobachtungen über die Entwicklung der peripheren Nerven der *Wirbeltiere*. Sitzungsber. d. niederrhein. Ges. f. Natur- u. Heilk. zu Bonn 1904. S. 1. — b) Further experiments on the development of peripheral nerves. Americ. journ. of anat. Bd. 5, S. 121. 1906. — c) Experiments in transplanting limbs and their bearing upon the problems of the development of nerves. Journ. of exp. zool. Bd. 4, S. 239. 1907. — d) Observations on the living developing nerve fibres. Americ. journ. of anat. Bd. 7, S. 116. 1907. — e) Embryonic transplantation and development of the nervous system. Anat. record Bd. 2, S. 385. 1908. — f) The development of peripheral nerve fibres in altered surroundings. Arch. f. Entwicklungsmech. d. Organismen Bd. 30, S. 15. 1910. — g) Neuroblast versus sheath cell in the development of peripheral nerves. Journ. of comp. neurol. Bd. 37, S. 123. 1924. — h) Über die Histogenese des peripheren Nervensystems bei *Salmo salar*. Arch. f. mikroskop. Anat. Bd. 57, S. 354. 1901. — i) An experimental study of the relation of the nervous system to the development musculature in the embryo of the *frog*. Americ. journ. of anat. Bd. 3, S. 197. 1908. — **Hatai, S.**: a) The neurokeratin in the medullary sheaths of the peripheral nerves of *mammals*. Journ. of comp. neurol. Bd. 13, S. 148. 1903. — b) On the increase in the number of medullated nerve fibres in the ventral roots of the spinal nerves of the growing white *rat*. Ebenda Bd. 13, S. 177. 1903. — **Heidenhain, M.**: Plasma und Zelle. Bd. 2. Die nervöse Substanz. S. 687. Jena: G. Fischer 1911. — **Held, H.**: a) Zur Histogenese der Nervenleitung. Verhandl. d. anat. Ges., Rostock 1906. S. 185. — b) Kritische Bemerkungen zu der Verteidigung der Neuroblasten- und der Neuronentheorie durch R. Y CAJAL. Anat. Anz. Bd. 30, S. 369. 1907. — c) Die Entwicklung des Nervengewebes bei den *Wirbeltieren*. Leipzig: J. A. Barth 1909. — **Hendriksen, P. B.**: Cultivation of nerve tissue. What it has proved with regard to nerve cultivation. Act. chirurg. scandinav. Bd. 53, H. 3, S. 265. 1921. — **Henneguy:** Survie des ganglions spinaux des *Mammifères*, conservés in vitro hors de l'organisme. Bull. de l'acad. de méd. Bd. 68, S. 119. 1912. — **Hensen, V.:** a) Über die Nerven im Schwanze der *Frosch*lavern. Arch. f. mikroskop. Anat. Bd. 4, S. 111. 1868. — b) Über die Entwicklung des Gewebes und der Nerven im Schwanze der *Frosch*larve. Virchows Arch. f. pathol. Anat. u. Physiol. Bd. 31, S. 51. 1868. — c) Die Entwicklungsmechanik der Nervenbahnen im Embryo der *Säugetieren*. Kiel u. Leipzig: Lipsius & Fischer 1903. — d) Über das Auswachsen der Nerven im Embryo. Münch. med. Wochenschr. 1908. Nr. 18. — **Heringa:** Untersuchungen über den Bau und die Entwicklung des peripheren sensiblen Nervensystems. Verhandel. d. koninkl. akad. v. wetensch. te Amsterdam (Naturwiss. Abt.) 1920. — **His, W.:** a) Die Neuroblasten und deren Entstehung im embryonalen Mark. Abh. d. mathem.-phys. Kl. d. k. sächs. Ges. d. Wiss. Bd. 15, S. 313. 1889. — b) Histogenese und Zusammenhang der Nervenelemente. Arch. f. Anat. u. Physiol., anat. Abt., Suppl.-Bd., S. 95. 1890. — **Hoven, H.:** Sur l'histogénèse du sistème nerveux périphérique chez le *poulet* et sur le rôle des chondriosomes dans la neurofibrillation. Arch. de biol. Bd. 25, S. 427. 1910. — **Ingebrigtsen, R.:** a) Regeneration of axis cylinder in vitro. Journ. of exp. Med. Bd. 17 u. 18. 1913. Münch. med. Wochenschr. Jg. 60, Nr. 41, S. 1913. — b) A contribution to the biology of peripheral nerves in transplantation. Journ. of exp. med. Bd. 23, S. 251. 1916. — **Ingvar, Sven:** Reaction of cells to the galvanic current in tissue cultures. Proc. of the soc. f. exp. biol. a. med. 1920. S. 17. — **Joris, H.:** a) Des neurofibrilles et de leurs rapports avec les cellules nerveuses. Bull. de l'acad. de méd. de Belgique 1907. — b) À propos d'une nouvelle méthode de coloration des neurofibrilles. Ebenda Ser. 4, Bd. 18. — c) Les voies conductrices neurofibrillaires. 5. congr. de Belge de neurol. et de psych., Mons, 25.—26. Sept. 1909. — **Just, E. u. Bethe:** Zur Theorie und Praxis der Verheilung durchtrennter Nerven. Libro in honor de RAMÓN Y CAJAL Bd. 2, S. 31. Madrid 1922. — **Kanjo, S.:** Über den feineren Bau der Markscheide der Nervenfasern im normalen und pathologischen Zustand. Jap. journ. of med. Bd. 2, S. 62. 1925. — **Kaplan, L.:** Nervenfärbung (Neurokeratin, Markscheide und Achsenzylinder). Arch. f. Psychiatrie u. Nervenkrankh. Bd. 25. 1902. — **Kappers, A.:** Die vergleichende Anatomie des Nervensystems der *Wirbeltiere* und des Menschen. Haarlem 1920. — **Kato, N.:** Über die Histogenese des Nervengewebes bei den *Wirbeltieren*. Jap. journ. of med. Bd. 2, S. 62. 1925. — **Kerr, I. G.:** On some points in the early development of motor nerve trunks and myotomes in *Lepidosiren paradoxa*. Transact. of the roy. soc. of Edinburgh Bd. 41, S. 119. 1904. — **Key, H. u. Retzius, S.:** Studien in der Anatomie des Nervensystems. Arch. f. mikroskop. Anat. Bd. 9, S. 308. 1873. — **Kimura, O.:** Histologische Degenerations- und Regenerationsvorgänge im peripheren Nervensystem. Mitt. a. d. pathol. Inst. d. k. Univ. zu Sendai, Japan Bd. 1, S. 1. 1919. — **Kohn, A.:** Über die Entwicklung des peripheren Nervensystems. Verhandl. d. anat. Ges., Genf 1905. S. 145. — **Kölliker, A.:** Die Entwicklung der Elemente des Nervensystems. Zeitschr. f. wiss. Zool. Bd. 82, S. 1. 1905. — **Kolmer, W.:** Ein Beweis für die Auswachsungstheorie des Achsenzylinders. Anat. Anz. Bd. 59, S. 455. 1925. — **Kuhnt, I.:** Die peripherische, markhaltige Nervenfaser. Arch. f. mikroskop. Anat. Bd. 13, S. 427. 1877. — **Kühn, A.:** Zur Kenntnis des Nervenverlaufs in der Rückenhaut von *Rana fusca*. Ebenda Bd. 55, S. 231. 1900. — **Kupffer, C.:** Über den „Achsenzylinder" markhaltiger Nervenfasern. Sitzungsber. d. bayr. Akad. d. Wiss., Mathem.-physik. Kl. Bd. 13, S. 466. 1883. — **Lantermann, A. J.:** Über den feineren Bau der markhaltigen Nervenfaser. Arch. f. mikroskop. Anat. Bd. 13, S. 1. 1877. — **v. Lenhossék, M.:** a) Nervensystem. Zeitschr. f. d. ges. Anat., Abt. 3: Ergebn. d. Anat. u. Entwicklungsgesch. Bd. 7, S. 110. 1897. — b) Kritisches Referat über die Arbeit A. BETHES „Die anatomischen Elemente des Nervensystems und ihre physiologische Bedeutung". Neurol. Zentralbl. 1899. S. 1. — c) Zur Frage nach der Entwicklung peripherer Nervenfasern. Anat. Anz. Bd. 28, S. 287. 1906. — d) Über die physiologische Bedeutung der Neurofibrillen. Ebenda Bd. 36, S. 257. 1910. — **Leontowitsch, A.:** Etwas über Neurilemmkerne. Ebenda Bd. 28, S. 442. 1906. — **Levi, G.:** a) Sull'origine delle reti nervose nelle colture dei tessuti. Atti d. Reale accad. dei Lincei, rendiconto Bd. 25, Ser. 5. 1916. — b) Connessioni e struttura degli elementi nervosi sviluppati fuori dell'organismo. Ebenda Bd. 12, S. 1. 1917. — c) La vita degli elementi isolati dell'organismo. Scientia, Riv. di sc. Bd. 25, S. 21. 1919. — d) Quelques résultats acquis en histologie par la méthode de la culture des tissus. Bull. d'histol. Bd. 1, S. 1. 1924. — **Lewis, W. H.:** Experimental evidence in support of the theory of outgrowth of the axis-cylinder. Americ. journ. of anat. Bd. 6, S. 461. 1907. — **Lewis, W, and Lewis, R.:** The cultivation of sympathetic nerves from the intestine of *chick* embryos in saline solutions. Anat. record Bd. 6, Nr. 1. 1912. — **London u. Pesker:** Entwicklung des peripheren Nervensystems bei *Säugetieren*. Arch. f. mikroskop. Anat. Bd. 67, S. 303. 1906. — **Lugaro, E.:** a) Osservazioni sui gomitoli nervosi nella rigenerazione dei nervi. Riv. di patol. nerv. e ment. Bd. 2, H. 7, S. 170. — b) Ancora intorno a l'esistenza delle neurofibrille nel vivente.

Ebenda Bd. 15, H. 2, S. 112. — c) Weiteres zur Frage der autogenen Regeneration der Nervenfasern. Neurol. Zentralbl. Jg. 25, Nr. 17, S. 786. — **Maccabruni, F.:** a) Sulla fine struttura delle fibre nervose. Boll. d. soc. med.-chirurg. di Pavia Jg. 24, S. 363. 1911. — b) Zur feineren Struktur der Nervenfasern. Folia. neurobiol. Bd. 6, S. 17. 1912. — **Marinesco, G.:** Sur la nature des neuro-fibrilles. Cpt. rend. des séances de la soc. de biol. Bd. 77, S. 581. 1914. — **Marinesco, M. S.:** a) Sur la dégénerescence des neuro-fibrilles après l'arrachement et la rupture des nerfs. Ebenda Bd. 1, S. 406. 1904. — b) Sur la réparation des neurofibrilles après les sections nerveuses. Ebenda Bd. 2, S. 407. 1904. — **Mauthner, L.:** Beiträge zur näheren Kenntnis der morphologischen Elemente des Nervensystems. Sitzungsber. d. Akad. Wien, Mathem.-naturw. Kl. Bd. 39, S. 1. 1860. — **Maximow, M. D.:** Tissue-cultures of young *mammalia* embryos. Publ. 361 of the Carnegie inst. of Washingten 1925. S. 47. — **Mayer, S.:** Wachstumsendkugeln und Ganglienzellen. Anat. Anz. Bd. 30, S. 536. 1907. — **Michotte, A.:** La fibre nerveuse et sa bifurcation dans les ganglions. Névraxe Bd. 6. 1904. — **Mondino, C.:** Sulla struttura delle fibre nervose periferiche. Arch. per le scienze med. Bd. 8, Nr. 2. — **Mopurgo, B.:** Nervenvereinigung an *Parabioseratten.* Zentralbl. f. allg. Pathol. u. pathol. Anat. Bd. 36, Erg.-H., S. 255. 1925. — **Müller, E.:** Untersuchungen über die Anatomie und Entwicklung des peripheren Nervensystems bei den *Selachiern.* Arch. f. mikroskop. Anat. Bd. 81, S. 325. 1913. — **Nageotte, I.:** a) Les étranglements de RANVIER et les espaces interannulaires des fibres nerveuses à myéline. Cpt. rend. de l'assoc. des anat., 12. réun., Bruxelles 1910. S. 30. — b) Quelques considérations sur les fibres nerveux à myéline, à propos du travail d. F. MACCABRUNI. Folia neurobiol. Bd. 7, S. 611. 1913. — a) Quelques faits et quelques considérations au sujet de la cicatrisation des nerfs. Cpt. rend. des séancesde la soc. de biol. Bd. 78, S. 102. 1915. — d) Membrane de SCHWANN, membranes juxtamyélinique externe et interne. Ebenda Bd. 78, S. 139. 1915. — e) Le processus del a cicatrisation des nerfs. Ebenda Bd. 78, S. 153, S. 240. 1915. — f) Note sur les fibres à myéline et sur les étranglements de RANVIER chez certains *crustacés.* Ebenda Bd. 79, S. 259. 1916. — **Neal, H. V.:** Nerve and plasmodesma. Journ. of comp. neurol. Bd. 33, S. 65. — **Nemiloff, A.:** a) Einige Beobachtungen über den Bau des Nervengewebes bei *Ganoiden* und *Knochenfischen.* Arch. f. mikroskop. Anat. Bd. 72, S. 575. 1908. — b) Zur Frage über den feineren Bau der nervösen Verdickungen an den marklosen Nervenfasern. Ebenda Bd. 75, S. 562. 1910. — c) Über die Beziehung der sogenannten „Zellen der SCHWANNschen Scheide" zum Myelin in den Nervenfasern von *Säugetieren.* Ebenda Bd. 76, S. 329. 1910. — d) Noch einmal über den Bau der markhaltigen Nervenfaser. Ebenda Bd. 79, S. 639. 1912. — **Neumayer, L.:** Histogenese und Morphogenese des peripheren Nervensystems, der Spinalganglien und des Nervus sympathicus. HERTWIG: Handbuch d. Entwicklungslehre Bd. 2, S. 513. 1906. — **Olmer, D.** et **Stephan, P.:** Sur le développement des neurofibrilles. Cpt. rend. des séances de la soc. de biol. Bd. 58, Nr. 3, S. 166. **Pensa, A.:** Le cylindraxe de la fibre nerveuse miélinique. Arch. ital. de biol. Bd. 73, S. 24. 1922. — **Perroncito, A.:** La régénération des fibres nerveuses. Ebenda Bd. 46, S. 273. 1906. — **Pertik, O.:** Untersuchungen über Nervenfasern. Arch. f. mikroskop. Anat. Bd. 19, S. 183. 1881. — **Pighini, G.:** a) Sulla origine e formazione degli elementi nervosi degli embrioni di *Selacei.* Anno di nevroglia Jg. 22, H. 5, S. 497. — b) Nuovi metodi e nuove ricerche sul primo differenziamento delle cellule e delle fibre nervose. Monit. zool. ital. Jg. 14, S. 223. — c) Sullo sviluppo delle fibre nervose periferiche e centrali dei gangli spinali e dei gangli cefalici nell'embrione del *pollo.* Riv. sperim. di freniatr., arch. ital. per le malatt. nerv. e ment. Bd. 30, H. 1, S. 169. — **Rabl, H.:** Über geschichtete Niederschläge bei Behandlung der Gewebe mit Argentum nitricum. Sitzungsber. d. Akad. Wien, Mathem.-naturw. Kl. Bd. 102. 1893. — **Rachmanow, A.:** Zur normalen und pathologischen Histologie der peripheren Nerven des Menschen. Journ. f. Psychol. u. Neurol. Bd. 18, Ergänzungsh., S. 410. 1911. — **Raffaele, F.:** a) Ricerche intorno allo sviluppo della linea e del nervo laterale negli *Amfibii.* Internat. Monatsschr. f. Anat. u. Physiol. Bd. 17, S. 389. 1900. — b) Per la genesi dei nerve da catene cellulari. Anat. Anz. Bd. 18, S. 337. 1900. — **Ramón y Cajal:** a) Die histogenetischen Beweise der Neurontheorie von HIS und FOREL. Anat. Anz. Bd. 30, S. 113. 1907. — b) Nouvelles observations sur l'évolution des neuroblastes avec quelques remarques sur hypothèse neurogénétiques de HENSEN-HELD. Ebenda Bd. 32, S. 1. 1908. — c) Studien über Nervenregeneration. Übers. v. J. BRESSLER. Leipzig 1908. — d) Histologie du système nerveux. Paris: A. Maloine 1909 u. 1911. — e) Algunas observaciones contrarias a la hipotesis syncytial de la regeneración nerviosa y neurogénesis normal. Trabajos del laborat. de investig. biol. de la univ. de Madrid Bd. 18, S. 275. 1920. — **Ranson, S. W.:** a) Regeneration and degeneration of nerve fibres. Journ. of comp. neurol. Bd. 22. 1912. — b) Transplantation of the spinal ganglion with observations on the significance of the complex types of spinal ganglion cells. Ebenda Bd. 24, S. 547. 1914. — **Reich, F.:** a) Über eine neue Granulation der Nervenzellen. Arch. f. Anat. u. Physiol. 1903. — b) Über den zelligen

Aufbau der Nervenfaser auf Grund mikrohistochemischer Untersuchungen. Journ. f. Psychol. u. Neurol. Bd. 8. 1907. — **Remak, R.**: a) Weitere mikroskopische Beobachtungen über Primitivfasern des Nervensystems der *Wirbeltiere*. Frorieps neue Notizen Bd. 3. 1837. — b) Neurologische Erläuterungen. Müllers Arch. 1844. S. 463. — **Retzius, G.**: a) Über die myelinhaltigen Nervenfasern bei *Evertebraten*. Verhandl. d. biol. Ver. in Stockholm Bd. 1, S. 58. 1889. — b) Der Bau des Achsenzylinders der Nervenfasern. Ebenda Bd. 1, S. 83. 1889. — c) Zur Kenntnis des Nervensystems der *Crustaceen*. Biol. Unters. Bd. 1. 1890. — d) Zur Kenntnis des Nervensystems der *Würmer*. Ebenda Bd. 2, S. 1. 1891. — e) Das Nervensystem der *Lumbricinen*. Ebenda Bd. 3, S. 1. 1892. — f) Das sensible Nervensystem der *Polychäten*. Ebenda Bd. 4, S. 11. 1892. — g) Das sensible Nervensystem der *Mollusken*. Ebenda Bd. 4, S. 11. 1892. — h) Das sensible Nervensystem der *Crustaceen*. Ebenda Bd. 7, S. 12. 1895. — i) Was ist die HENLEsche Scheide der Nervenfasern? Anat. Anz. Bd. 15, S. 140. 1898. — k) Zur Kenntnis des sensiblen Nervensystems der *Hirudineen*. Ebenda Bd. 8, S. 94. 1898. — l) Zur Kenntnis des sensiblen und sensorischen Nervensystems der *Würmer* und *Mollusken*. Ebenda Bd. 9, S. 83. 1900. — m) Über den feineren Bau des Achsenzylinders der Nervenfaser. Arch. f. Zool. Bd. 3, S. 1. 1905. — n) Punktsubstanz „nervöses Grau" und Neuronenlehre. Biol. Unters. Bd. 12, S. 1. 1905. — o) Zur Kenntnis des Nervensystems der *Daphniden*. Ebenda Bd. 13, S. 107. 1906. — p) Über die von RUFFINI beschriebene „guaina subsidiaria" der Nervenfasern. Anat. Anz. Bd. 28, S. 1. 1906. — q) Über die sogenannten FROMMANNschen Querlinien der Achsenzylinder der Nervenfasern. Biol. Unters. Bd. 15, S. 87. 1910. — **Rohde, E.**: Ganglienzelle, Achsenzylinder, Punktsubstanz und Neuroglia. Arch. f. mikroskop. Anat. Bd. 45, S. 387. 1895. — **Rojas, P.**: Degeneración y regeneración experimental de los nervios periféricos. Trabajos del laborat. de investig. biol. de la univ. de Madrid Bd. 15, S. 301. 1917. — **Rossi, E.**: Alcune osservazioni alle teorie riguardanti lo sviluppo e la rigenerazione delle fibre nervose periferiche e centrali. Ann. di fac. di med. e chirurg. (Perugia) Bd. 26, S. 71. 1921. — **Ruffini, A.**: Le espansioni nervose periferiche alla luce dell'analisa moderna. Monit. zool. ital. Jg. 17, S. 16. 1906. — **Saito, M.**: Zur Frage der Regeneration der peripheren Nerven des erwachsenen Menschen. Arb. a. d. neurol. Inst. d. Wiener Univ. Bd. 24, H. 1, S. 85. 1923. — **Sala, G.**: a) Beitrag zur Kenntnis der markhaltigen Nervenfasern. Anat. Anz. Bd. 18, S. 49. 1900. — b) Sulla rigenerazione delle fibre nervose nell'uomo in seguito a lesioni traumatiche. Atti d. soc. ital. di patol., 4. reun. in Pavia, 2. Ottobre 1906. — **Sandberg, H.**: Zur Kenntnis von dem Bau der sympathischen Nervenfaser. Diss. med. Göttingen 1913. — **Sannomiga, N.**: Morphologische Studien über die SCHMIDT-LANTERMANNschen Einkerbungen. Folia Anat. Japon. Bd. 5, S. 243, 1927. — **Santanelli, G.**: Sulla genesi e sviluppo degli elementi nervosi. Neurologica Bd. 41, S. 37. 1924. — **Schiefferdecker, P.**: a) Beiträge zur Kenntnis des Baues der Nervenfasern. Arch. f. mikroskop. Anat. Bd. 30, S. 435. 1887. — b) Über das Verhalten der Fibrillen des Achsenzylinders an den RANVIERschen Einschnürungen der markhaltigen Nervenfasern. Ebenda Bd. 67, S. 783. 1906. — **Schmidt, W. J.**: a) Die Bausteine des Tierkörpers in polarisiertem Lichte. Bonn: Friedrich Cohen 1924. — b) Zur Doppelbrechung des Nervenmarks. Zeitschr. f. wiss. Mikr. Bd. 41, S. 29. 1924. — **Schneider, K. C.**: Lehrbuch der vergleichenden Histologie der Tiere. Jena: G. Fischer 1902. — **Schultze, M.**: Allgemeines über die Strukturelemente des Nervensystems. Strickers Handbuch d. Lehre v. d. Geweben Bd. 1, S. 108. Leipzig 1871. — **Schultze, O.**: a) Nachtrag zu meinem auf der Anatomenversammlung in Jena gehaltenen Vortrag über die Entwicklung des peripheren Nervensystems. Anat. Anz. Bd. 25, S. 131. 1904. — b) Beiträge zur Histogenese des Nervensystems. Arch. f. mikroskop. Anat. Bd. 66, S. 41. 1905. — c) Die Kontinuität der Organisationseinheiten der peripheren Nervenfaser. Pflügers Arch. f. d. ges. Physiol. Bd. 108, S. 1. 1905. — d) Zur Histogenese der peripheren Nerven. Verhandl. d. anat. Ges., 20. Vers., Rostock 1906. — e) Zur Frage von dem feineren Bau der elektrischen Organe der *Fische*. Festschr. f. F. Rosenthal. Leipzig: G. Thieme 1906. S. 103. — f) Über den frühesten Nachweis der Markscheidenbildung im Nervensystem. Sitzungsber. d. phys.-med. Ges., Würzburg 1906. S. 46. — **Shorey, M. L.**: A study of the differentiation of neuroblasts in artificial culture media. Journ. of exp. zool. Bd. 10, S. 85. 1911. — **Spielmeyer, W.**: Histopathologie des Nervensystems. Bd. 1. Berlin: Julius Springer 1922. — **Sterzi, S.**: Interno allo sviluppo tessuto nervoso nei *Selaci*. Monit. zool. ital. Bd. 22, S. 34. 1911. — **Stieda, L.**: Geschichte der Entwicklung der Lehre von den Nervenzellen und Nervenfasern während des 19. Jahrhunderts. Festschr. f. C. v. KUPFFER. Jena 1899. S. 79. — **Stöhr, Ph. jr.**: a) Über die Innervation der Pia mater und des Plexus chorioideus des Menschen. Zeitschr. f. d. ges. Anat. Bd. 63, S. 562. 1922. — b) Über die Innervation der Harnblase und der Samenblase des Menschen. Ebenda Bd. 78, S. 555. 1926. — c) Mikroskopischer Beitrag zur Innervation der Blutcapillaren beim Menschen. Zeitschr. f. wiss. Biol., Abt. B: Zeitschr. f. Zellforsch. u. mikroskop. Anat. Bd. 3, S. 431. 1926. — **Strasser, H.**: Alte und neue Probleme der entwicklungsgeschichtlichen Forschung auf dem

Gebiete des Nervensystems. Zeitschr. f. d. ges. Anat., Abt. 3: Ergebn. d. Anat. u. Entwicklungsgesch. 1892. S. 721. — **Tello, J. F.:** a) Las neurofibrillas en los vertebrados inferiores. Trabajos del laborat. de investig. biol. de la univ. de Madrid Bd. 3. 1904. — b) Gegenwärtige Anschauung über den Neurotropismus. W. Roux' Vortr. u. Aufs. üb. Entwicklungsmech. d. Organismen 1923. H. 33, S. 1. — c) Les différenciations neuronales dans l'embryon poulet pendant les premiers jours de l'incubation. Trabajos del laborat. de recherches biol. de la univ. de Madrid Bd. 21. — **Tiegs, O. W.:** The nerve net of plain muscle and its relation to automatic rhythmic movements. Austral. journ. of exp. biol. a. med. Bd. 2, S. 157. 1925. — **Ukai, S.:** Beiträge zur Kenntnis der π-Granula in den peripheren Nervenfasern. Mitt. über Allg. Pathol. u. Pathol. Anat. Bd. 2, S. 65. 1923. — **Walter, F. K.:** Zur Kenntnis der peripheren markhaltigen Nervenfaser. Dtsch. Zeitschr. f. Nervenheilk. Bd. 35, S. 152. 1908. — **Wynn, W. H.:** The minute structure of the medullary steath of nerve-fibres. Journ. of anat. Bd. 34, S. 3. 1900.

II. Das peripherische Nervensystem.

Von

PHILIPP STÖHR jr.

Bonn.

Mit 251 Abbildungen.

A. Die Anteile
des cerebrospinalen Nervensystems.

Die ventralen Wurzeln der cerebrospinalen Nerven entstehen durch auswachsende Neuriten der in der Mantelschicht des Medullarrohrs gelegenen Neuroblasten, die sich später zu den Vorderhornzellen umwandeln. Die hinteren Wurzeln stammen von der Ganglienleiste ab, einer von der dorsalen Verschlußstelle des Medullarrohrs sich beiderseits absondernden Zellschicht, die sich beim 4 mm langen menschlichen Embryo vom Hörbläschen caudal bis zur Endspitze des Medullarrohrs erstreckt. Die Zellen der Ganglienleiste rücken allmählich mehr an der Seite des Medullarrohrs nach ventral, sondern sich gleichzeitig in segmentale Anhäufungen und bilden dann die Anlagen der Spinalganglien. Schon gegen Ende der 4. Woche wachsen von den in den Ganglienanlagen befindlichen Neuroblasten feine Fortsätze in das Medullarrohr hinein und stellen so die erste Anlage der dorsalen Wurzeln dar. Bald darauf senden die Neuroblasten der Spinalganglien einen zweiten Fortsatz nach der Peripherie hin; die auswachsenden Fäserchen sind als Anlage der distal vom Spinalganglion befindlichen, dorsalen Wurzelteile aufzufassen, die sich dann mit den ventralen Wurzeln vereinigen.

Beim Embryo von 9—10 mm Länge sind Spinalganglien, dorsale und ventrale Wurzeln bereits gut erkennbar, ihre Vereinigung zum Spinalnerven ist vollzogen, und der nach der Aorta hin gelagerte Ramus communicans ist ebenfalls zu beobachten. (Weitere Einzelheiten über die Entwicklung der Nerven siehe diesen Band, S. 146 ff.)

I. Die Ganglien.

Diese sind in den Verlauf eines peripherischen Nerven eingeschaltete Mengen von Ganglienzellen, die in ihrer Gesamtheit dem Nerven eine Verbreiterung oder spindelförmige, meist mit bloßem Auge schon sichtbare Auftreibung verleihen. Die Anordnung der Nervenzellen ist darin eine jeweils verschiedene; manchmal sind sie alle auf einem Haufen zusammengeballt, während die Nervenfasern sich auf der anderen Seite des Ganglions in Masse vorfinden. Mitunter werden die Zellen zu kleinen Gruppen oder Längsreihen zusammengefaßt, zwischen welchen die Nervenfasern hindurchziehen (Abb. 1). Es läßt sich eben keine bestimmte Regel in der Anordnung der Ganglienzellen und Nervenfasern erkennen; für die Funktion scheint Lage und Verteilung der nervösen Elemente innerhalb des Ganglions gleichgültig zu sein.

Die Zellen der hier zu besprechenden Ganglien (Ggl. semilunare Gasseri, Ggl. geniculi, Ggl. petrosum, Ggl. nodosum vagi, Spinalganglien) zeigen in frühen embryonalen Stadien ursprünglich bipolare Gestalt, d. h. zwei Fortsätze an zwei gegenüberliegenden Polen des Zellkörpers. Nach den Untersuchungen von His (1890), v. Lenhossék (1897), Retzius (1880), van Gehuchten (1892) und Cajal (1906) wandelt sich die bipolare Form in die unipolare um; doch geschieht diese Umgestaltung bei sämtlichen Zellen des Ganglions nicht gleichzeitig, sondern zu jeweils verschiedenem Zeitpunkt, so daß man unipolare und bipolare Zellen, sowie deren Übergangsformen im gleichen Präparat sehr oft zu Gesicht bekommt (Abb. 2).

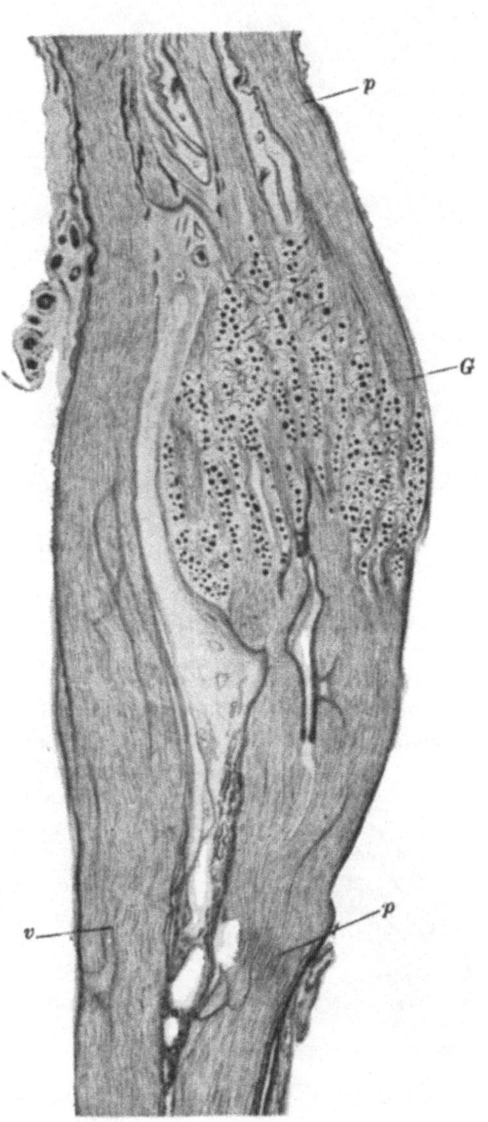

Abb. 1. Spinalganglion vom Kind. Bielschowskymethode. *G* Ganglion; *v* vordere, *p* hintere Wurzel. Vergr. 8fach.

Diese Umwandlung des bipolaren Typus in den unipolaren geschieht wahrscheinlich durch einseitig gerichtetes Wachstum des Zellkörpers, wodurch die beiden Fortsätze einander genähert werden und schließlich zu einem gemeinsamen Fortsatz verschmelzen. Freilich wäre auch denkbar, worauf Streeter mit Recht hinweist, daß die T-förmige Teilung das Resultat einer Gabelung des auswachsenden Neuriten darstellt, wie solche Zweiteilungen auswachsender Fortsätze ja auch in den Zellkulturen Harrisons zur Beobachtung gelangt sind. Die sogenannten Übergangsformen würden demnach als rein zufällige Gebilde zu gelten haben, die ihre Entstehung einem störenden Einfluß eng anliegender, benachbarter Zellen verdanken. Beim Erwachsenen kommen bipolare Zellen jedenfalls nur sehr selten vor; Cajal (1906) hat einige im Ganglion nodosum vagi gesehen, Dogiel (1908) solche im Spinalganglion des *Pferdes* gefunden. Hingegen lassen sich bei *Fischen* auch noch im erwachsenen Stadium in den Spinalganglien alle möglichen Übergangsformen vom unipolaren bis zum bipolaren Typus verfolgen (Holmgren 1899)

Die Form des Körpers der Spinalganglienzelle ist beim Menschen rundlich bis birnförmig (Abb. 3 und 4), die Größe der einzelnen Zellen ist, wie ebenfalls aus den beiden Abbildungen hervorgeht, starken Schwankungen unterworfen. Bühler (1898) hat bei den größten Zellen einen Durchmesser von 120 μ gefunden. Die kleinsten Zellen im Spinalganglion scheinen nach dem gleichen Autor bei den

Fischen und *Reptilien* vorhanden zu sein, wo sich ein Zelldurchmesser von nur 20 bis 30 μ feststellen ließ. Das Cytoplasma der Ganglienzellen zeigt im frischen Zustand ein feinkörniges Aussehen; auch ein fein verteiltes, gelbbraunes Pigment ist häufig anzutreffen. Die Nisslschollen sind von einer außerordentlichen Feinheit und

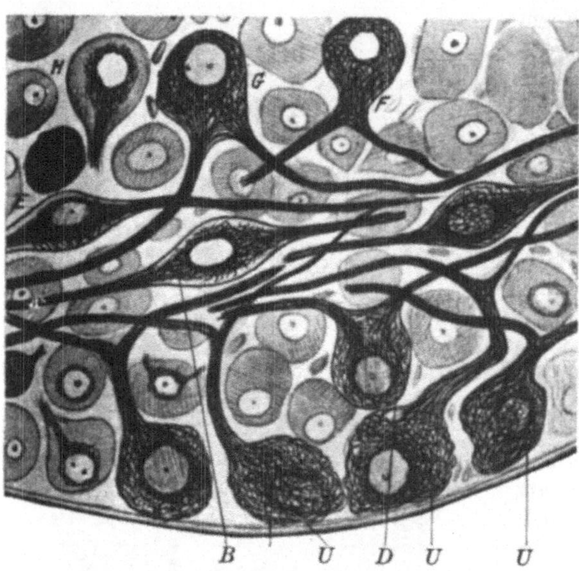

manchmal konzentrisch um den Kern herum angeordnet. v. LENHOSSÉK (1895) beschrieb als erster Zentralkörperchen mit Sphäre in den Spinalganglienzellen des *Frosches*, eine Entdeckung, die bald darauf von BÜHLER (1898), VAN DER STRICHT (1906) und SMIRNOW (1902) auf Mensch und *Säugetiere* ausgedehnt wurde. FUCHS (1903) erwähnt sogar mehrere Zentralkörperchenpaare innerhalb einer Ganglienzelle bei *Maus*, *Schwein* und *Meerschweinchen*; doch scheinen beim *Säuger* die Zentralkörperchen nur im embryonalen Stadium vorzukommen. Bei *Lophius* hat sie HOLMGREN (1899) gefunden.

Abb. 2. Stück eines Spinalganglions vom *Hühnchen*. 14 Tage alt. Unipolare, bipolare Zellen und deren Übergangsformen. (Nach CAJAL.) *U* u. *H* unipolare Zellen; *B* bipolare Zelle; *D—G* Übergangsformen.

In den PURKINJEschen Zellen, dann aber auch in den Zellen der Spinalganglien beobachtete GOLGI (1898) eigentümliche, aus feinen Fäden bestehende Netze, die sich mit seiner Silbermethode tiefschwarz imprägnieren lassen, und die in den

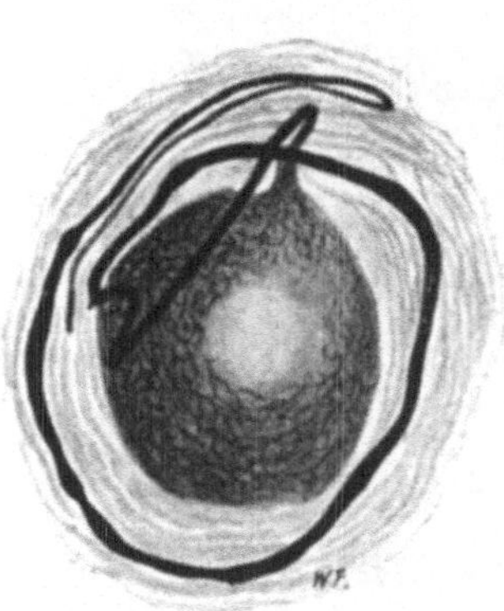

inneren Regionen der Zelle um den Kern herum ihre Lage haben („Apparato reticolare interno"); auch mit Osmiumsäure lassen sich diese Gebilde darstellen („Binnennetz", KOPSCH 1902). Eine Reihe weiterer Autoren (SMIRNOW 1902, COWDRY 1913, v. BERGEN 1904, LEGENDRE 1910) gelangte zu ähnlichen Ergebnissen; auch die von HOLMGREN (1900) und SJÖVALL (1901) beschriebenen Saftkanälchen („Trophospongium") scheinen hierher zu gehören.

Da man jedoch an frischen Zellen das erwähnte Netzwerk niemals beobachten kann und seine Entstehung überdies der höchst launischen Golgimethode zu verdanken ist, so halte ich es doch für sehr fraglich, ob wir es bei dem Apparato reticolare interno nicht mit irgendeinem Eiweißfällungsprodukt, also irgendeinem sonderbaren Truggebilde, zu tun haben. In dieser Anschauung fühle ich mich, wenigstens für die Spinalganglienzellen, noch da-

Abb. 3. Unipolare Zelle aus einem Spinalganglion vom Menschen. Bielschowskymethode. Eigenes Präparat. (Aus BRAUS-ELZE: Anatomie, III. Bd.)

durch bestärkt, daß in guten Bielschowskypräparaten in dem die ganze Zelle gleichmäßig durchziehenden Fibrillengefüge auch nicht der geringste Raum mehr vorhanden ist, der für derartig grobe Strukturen wie für das Golginetz unbedingt ausgespart sein müßte. Da ferner zwischen dem schon überdies ungeheuer feinen Fibrillennetz auch noch die Nisslschollen, die Pigmentkörnchen und die von COWDRY (1905) und WEN-CHAO-MA (1926) sehr gut dargestellten Plastosomen gelegen sein müssen, so ist nicht recht ersichtlich, wo das dicke, ausgedehnte Golginetz in dieser enorm dich-ten Menge feinster Zellorganel-len noch Platz finden soll. Ich halte daher seine reale Exi-stenz in den Spinalganglien-zellen für eine äußerst zweifel-hafte.

Die Kerne der Ganglienzel-len sind im allgemeinen ziem-lich groß, rundlich, bläschen-förmig und mit einer deutlichen Membran ausgestattet. Der Ge-halt an chromatischen Bestand-teilen ist sehr gering; um so deutlicher tritt der Nucleolus in Erscheinung, der sich in vielen Fällen auch mit Silber imprägnierbar erweist.

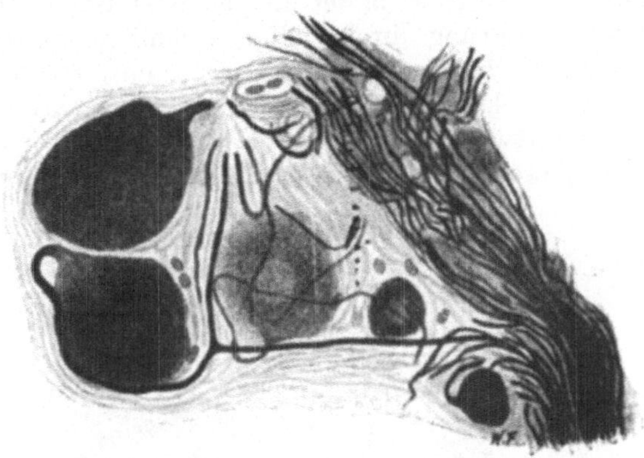

Abb. 4. Unipolare Zelle mit T-förmiger Teilung des Fortsatzes aus einem Spinalganglion des Menschen. Eigenes Präparat. (Aus BRAUS-ELZE: Anatomie.)

Sämtliche Zellen der Spinalganglien zeigen einen einzigen Fortsatz, dessen T-förmige Aufteilung in zwei Äste RANVIER 1875 gefunden hat (Cellulesen T). Die Fortsätze der bipolaren Zellen in den Spinalganglien der *Fische* waren hingegen etwa 30 Jahre vorher von ROBIN (1848), WAGNER (1847) und BIDDER (1847) ent-deckt worden, während die Feststellung der Unipolarität der Ganglienzelle bei

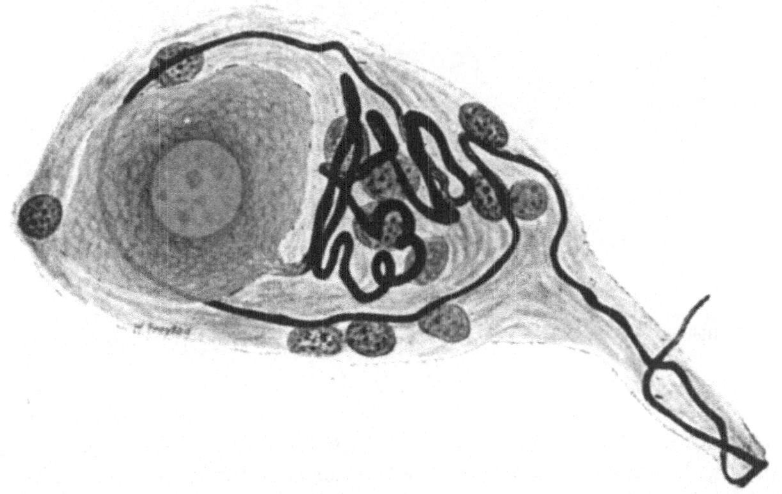

Abb. 5. Zelle mit Knäuelbildung des Fortsatzes. Ganglion Gasseri. Mensch. Bielschowskymethode. Vergr. 1000fach. Präparat von Priv.-Doz. R. WETZEL.

Frosch und *Säuger* KÖLLIKER (1850) zu verdanken ist. Von den beiden Ästen, die nach Aufteilung des Hauptfortsatzes entstanden sind, zieht gewöhnlich der schwä-chere zum Rückenmark, um in dessen grauer Substanz zu endigen, der stärkere begibt sich zur Peripherie; häufig ist aber kein Kaliberunterschied in den beiden Ästen zu bemerken (Abb. 4).

Der Hauptfortsatz zeigt kurz nach seinem Austritt aus den Ganglienzellen ein höchst sonderbares und sehr bemerkenswertes Verhalten. Bei den großen runden Zellen windet er sich nämlich in einer unendlich mannigfachen Weise erst ein- oder mehrmal um den Zellkörper herum, ehe er sich in seine beiden Endäste aufteilt (Abb. 3). Oder er bildet an der einen Seite der Zelle kurz nach seinem kegelförmigen Ursprung durch vielfache Schlingenbewegung einen Knäuel (Glomerulus), dessen Vorhandensein schon Key und Retzius (1876) bekannt war (Abb. 5). In sehr vielen Fällen windet sich der Fortsatz in großen Spiral- oder Kreistouren unter fortwährender, gänzlich unregelmäßiger Schlingenbewegung innerhalb der bindegewebigen Kapsel um den Zellkörper herum und läßt so gleichsam ein ner-

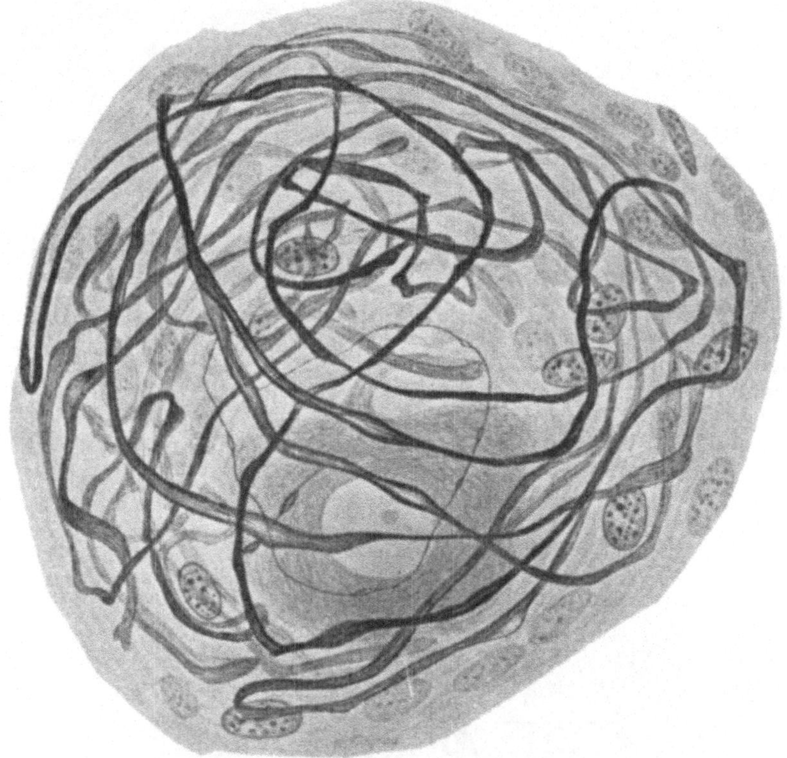

Abb. 6. Zelle mit stark ausgeprägter Schleifenbildung des Fortsatzes. Ganglion Gasseri. Mensch. Bielschowskymethode. Präparat von Priv.-Doz. R. Wetzel. Vergr. 1000fach.

vöses Fasergeflecht erstehen, in welches die Zelle eingehüllt ist (Abb. 6). Daß hierdurch eine sehr beträchtliche Oberflächenvergrößerung der nervösen Substanz zustande kommt, erhellt ohne weiteres; doch kann eine solche auch dadurch erzielt werden, daß aus dem Fortsatz noch innerhalb der Kapsel eine oder mehrere äußerst feine Kollateralen entspringen, die mit einem kleinen Endplättchen entweder innerhalb der Kapsel oder auch unter Umständen weit außerhalb derselben ihren Abschluß finden, wie Huber (1896) und Levi (1906) zuerst gesehen haben (Abb. 7).

In seltenen Fällen gehen mehrere Zellfortsätze nach kurzem, verschiedentlich gekrümmtem Verlauf in einen einzigen Neuriten über, wobei kleine Hohlräume freibleiben; solche Zellen, die Cajal (1906) mit dem Namen „gefensterte Zellen" bezeichnet hat, scheinen beim Menschen nur im Ggl. nodosum des Nervus vagus und im Ggl. semilunare vorzukommen, in den Spinalganglien konnte ich sie niemals auffinden. Hingegen lassen sie sich bei den bisher untersuchten *Haussäugetieren* in den erwähnten Ganglien des öfteren antreffen (Abb. 8). Ein gefenstertes Aussehen kann auch dadurch entstehen, daß kleinere Fortsätze der Zelle nach kurzem bogenförmigem Verlaufe wieder in den Zellkörper zurückkehren.

Die gefensterten Zellen, die verschiedentlich von CAJAL (1906), v. LENHOSSÉK (1897), LEVI (1906), THOMAS (1906) und MARINESCO (1906) beschrieben worden sind, scheinen im Alter in größerer Anzahl aufzutreten, sind im übrigen aber sehr selten. TAKEDA (1925) hat im menschlichen Ggl. semilunare 1 gefensterte Zelle auf 218 gewöhnliche, unipolare Zellen angetroffen. Im Ggl. semilunare von *Katze, Hund, Schwein* kommen sie ebenfalls vor.

DOGIEL (1908), dem wir ausgezeichnete Untersuchungen über die mikroskopische Anatomie der Ganglienzellen verdanken, stellt in seiner großen Monographie nicht weniger als 11 Zelltypen auf, die

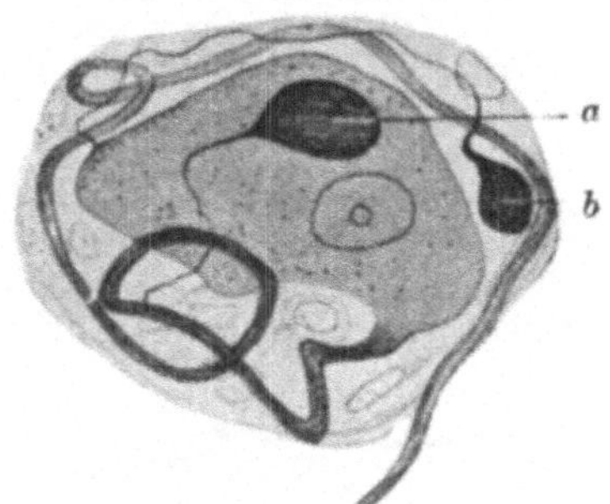

Abb. 7. Zelle aus dem Ganglion nodosum vagi mit Endplättchen. Mensch. (Nach CAJAL.) *a* und *b* Endplättchen.

nach Verlauf und Aufteilungsart ihres Fortsatzes unterschieden werden sollen. Ein solcher Versuch scheint mir, da im morphologischen Verhalten des Fortsatzes keine Zelle der anderen gleicht, eine ziemlich vergebliche Bemühung zu sein. Jeker Fortsatz zeigt andere Schlingen und Kurven, was darauf hinweist, daß sein Verlauf für die Funktion offenbar gleichgültig ist. Es kann daher nicht unsere Aufgabe sein, jede einzelne Faserschlinge pedantisch zu beschreiben, solange wir nicht wissen ob eine physiologische Bedeutung besonderer Art hinter jeder Krümmung verborgen liegt. Wir wissen aber einstweilen überhaupt nicht, warum die Schlingenbildung des Fortsatzes in so ungeheurer Mannigfaltigkeit kurz nach Verlassen der Zelle auftritt.

Daher scheint es mir zweckmäßiger, bei der morphologischen Beurteilung der Spinalganglienzellen das Verhalten des Fortsatzes außer acht zu lassen und nur nach der Größe des Zellkörpers große und kleine, meist mehr birnförmige Zellen zu unterscheiden, wobei zwischen beiden Extremen eine fließende Kette von Übergangsformen zu vermerken ist. Bei den kleinen Zellen fehlen übrigens die glomerulusartigen Schlingen des Neuriten in den meisten Fällen. Freilich ist eine derartige Einteilung, solange uns etwaige funktionelle Unterschiede großer und kleiner Ganglienzellen unbekannt bleiben, ohne tiefere Bedeutung.

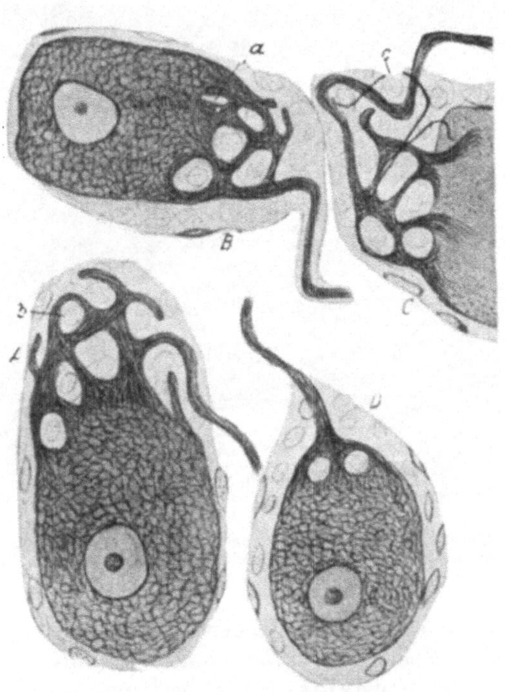

Abb. 8. „Gefensterte" Zellen aus dem Ganglion nodosum vagi. *Hund.* (Nach CAJAL.) *a* und *b* Zellen der Kapsel; *c* sehr feines Nervenfäserchen.

In den Spinalganglien findet man sehr selten von DISSE (1893) entdeckte, multipolare Zellen, die später von SPIRLAS, CAJAL (1906), DOGIEL (1908), v. LENHOSSÉK (1897), KÖLLIKER (1896), RETZIUS (1900), HUBER (1896), LEVI (1906) und THOMAS (1906) teils im gleichen Organ, teils im Ggl. Gasseri und Ggl. nodosum vagi beobachtet worden sind. Meistens handelt es sich hierbei, wie ich ebenfalls bemerken konnte, um Zellen mit mehreren, etwa 3—8 kurzen, teils dicken, teils sehr feinen Fortsätzen, die noch innerhalb der Kapsel ein scheinbares Ende erreichen. Takeda (1924) zählte im Ggl. Gasseri vom Rinde 12 multipolare bei 2801 unipolaren Zellen. Eine besondere Bedeutung kann den multipolaren Zellen wohl kaum zukommen. Cajal (1906) erwähnt schließlich noch eigentümliche Zellen mit sehr vielen kleinen Fortsätzen, wobei der Zellsaum wie ausgefranst erscheint („zerrissene Zellen"). Ihr Fibrillensystem ist noch intakt; vielleicht haben wir es hier mit Alterserscheinungen zu tun.

Wohl die meisten Ganglienzellen besitzen eine bindegewebige Umhüllung (Kapsel), die um so dünner wird, je kleiner die Zelle ist; den kleinsten Zellen scheint sie öfters ganz zu fehlen. Die Kapsel besteht aus einer Menge feinster, in verschiedenen Richtungen zirkulär verlaufender, kollagener Fäserchen; eine Reihe rundlicher bis längsovaler Kerne sind dazwischen eingelagert, die vor allem am Ursprung des Fortsatzes in größerer Menge angehäuft sein können (Abb. 5, 6, 7). Die bindegewebige Hülle geht als Fibrillenscheide auf den Fortsatz der Ganglienzelle über. Zwischen der eigentlichen Bindegewebskapsel und der Oberfläche der Ganglienzelle trifft man häufig auf flache, spindelartige oder sternförmige, mit kurzen Fortsätzen versehene Zellen (Mantelzellen, Amphicyten v. Lenhossék 1897, Satellitenkörperchen, Cajal 1906, Scheidenzellen Kohn 1907), deren Menge ziemlichen Schwankungen unterworfen ist. Sie wurden schon von Key und Retzius (1876) beschrieben, sind im übrigen in ihrer Bedeutung unbekannt. Auch über ihre Herkunft lassen sich keine

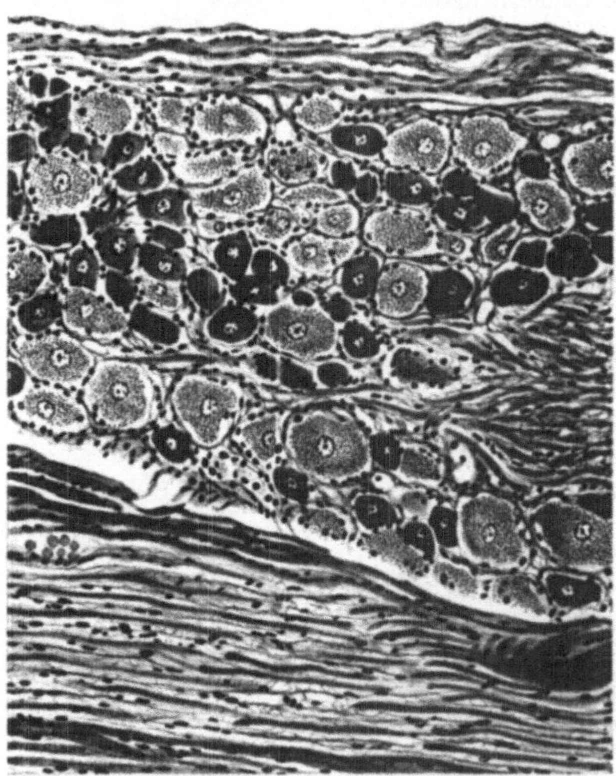

Abb. 9. Stück eines Spinalganglions. Mensch. Hämatoxylin-Eosin. Schwache Vergr. Man sieht'helle, granulierte Zellen und dunklere, die meist kleiner sind wie die letztgenannten.

sicheren Angaben machen; v. Lenhossék (1897) hält sie, wie die Schwannschen Zellen, für ektodermaler Abkunft, vermag dies aber nicht zu beweisen.

Die Spinalganglien bestehen aus einer Anhäufung von Nervenzellen, die in der hinteren Wurzel zwischen deren Austritt aus dem Rückenmark und ihrer Vereinigung mit der vorderen Wurzel ihren Sitz haben. Sie werden von einer bindegewebigen Hülle umgeben, die mit einer Menge feiner Fortsätze sich im Innern des Ganglions geflechtartig ausbreitet, die Blutgefäße in sich birgt und Nervenfasern wie Ganglienzellen mit feinen Fäserchen in der verschiedensten Weise umspinnt. In das Ganglion Gasseri vermag das Bindegewebe unter Umständen in großen Zügen einzudringen und dessen nervöse Bestandteile in eine Anzahl

von Gruppen einzuzwängen. Auch Plasmazellen konnte hier normalerweise
E. MEYER (1906) beobachten, während dieselben in den Spinalganglien zu fehlen
scheinen. Bei der *Katze* hat KÖLLIKER (1896) in dem Winkel zwischen beiden
Spinalwurzeln außerhalb des Ganglions eine lymphdrüsenähnliche Ansammlung
von Leukocyten vorgefunden.

Bei den Spinalganglien wird eine Anordnung der Nervenzellen in einzelne Gruppen in der Hauptsache durch die Bündel durchziehender Nervenfasern verursacht
(Abb. 9 und 10). Gruppierung wie verschiedene Größe der einzelnen Zellen lassen
sich schon bei schwacher Vergrößerung gut erkennen. Es scheinen im übrigen auch
mancherlei Schwankungen im Bau des Cytoplasmas unter den einzelnen Ganglienzellen vorzukommen, da in Hämatoxylin-Eosin-Präparaten vor allem die kleineren

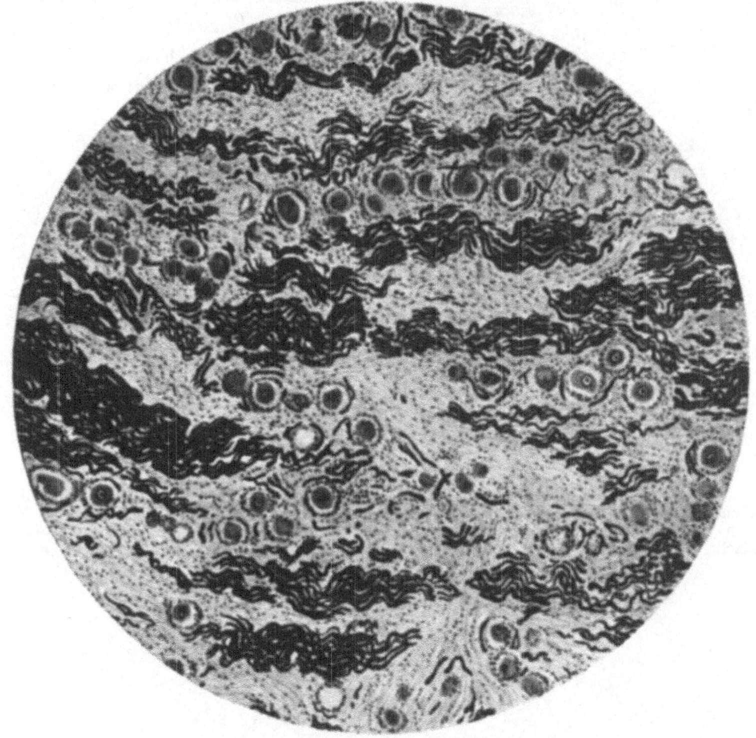

Abb. 10. Stück eines Spinalganglions. Mensch. Markscheidenfärbung nach WEIGERT. Schwache Vergr.

Zellen sich mehr dunkel und homogen tingieren, während die größeren Exemplare
in der Mehrzahl ein mehr feinkörniges, helleres Aussehen erhalten (Abb. 9). Die
markhaltigen Fasern des Spinalganglions verlaufen großenteils zu Bündeln zusammengefaßt parallel zur Längsachse des Ganglions durch dasselbe hindurch; in
vielen Fällen sind auch die Schleifen und Knäuel, die der austretende Fortsatz
kurz nach Verlassen der Zelle um dieselbe entwickelt, bereits markhaltig (Abb. 10).

Marklose, mit kleinen Varicositäten besetzte Fäserchen sind in den Spinalganglien in reichlicher Menge zu beobachten; sie sind in völliger Regellosigkeit durcheinander gewirrt und umschlingen sehr häufig die markhaltigen Fasern. Ihre Herkunft ist mitunter schwer festzustellen; teils stammen sie als Kollateralen aus den
markhaltigen Fortsätzen der größeren Ganglienzellen, teils sind sie als direkte
Fortsätze der kleinen Ganglienzellen zu betrachten. Vielfach können sich auch
innerhalb des Ganglions markhaltige Fasern in marklose umwandeln. Ein wei-

terer Teil der marklosen Faserelemente ist wahrscheinlich dem sympathischen System zuzurechnen.

Die Endigungsweise der marklosen Fasern ist in den meisten Fällen sehr schwer zu erkennen. Mitunter sieht man an umschriebener, beliebig lokalisierter Stelle innerhalb des Ganglions ein oder mehrere Fäserchen unter Bildung zahlreicher variköser Auflockerungen sich miteinander verschlingen und vielfach umwickeln und auf diese Weise ein knäuelartiges Geflecht entstehen lassen, das infolge seiner ausgeprägten Oberflächenvergrößerung vielleicht irgendeine Endigungsart darstellt (Abb. 11). Auch um viele Ganglienzellen trifft

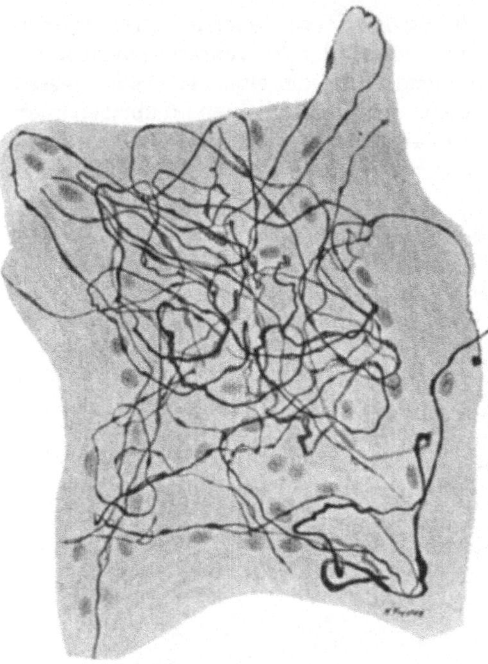

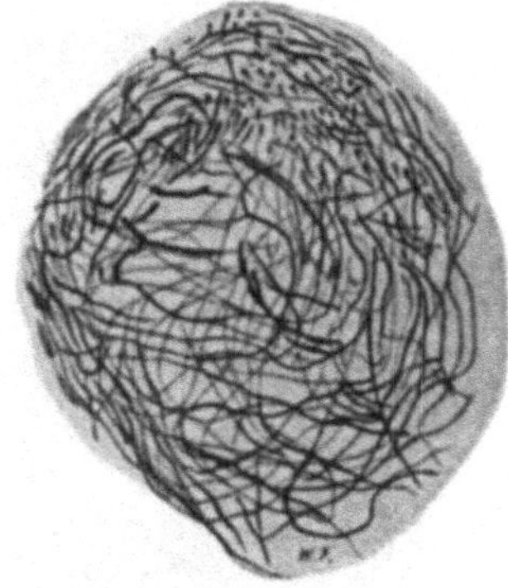

Abb. 11. Knäuelartiges Geflecht einer marklosen Nervenfaser. Ganglion Gasseri. Mensch. Bielschowskymethode. Vergr. 450fach. Präparat von Priv.-Doz. R. Wetzel.

Abb. 12. Korbgeflecht markloser Fasern um eine Ganglienzelle. Spinalganglienzelle. Mensch. Natronlauge-Silber-Methode von O. Schultze. Eigenes Präparat. (Aus Braus-Elze: Anatomie.)

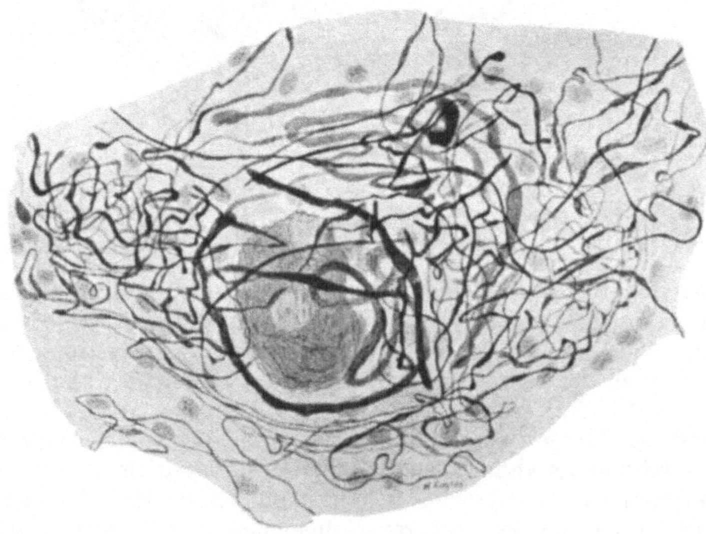

Abb. 13. Geflecht markloser Fasern um eine Zelle des Ganglion Gasseri. Mensch. Bielschowskymethode. Vergr. 480fach. Präparat von Priv.-Doz. R. Wetzel.

man ein noch in der Bindegewebshülle derselben befindliches Netz oder Geflecht (pericelluläres Geflecht) feinster markloser Nervenfäserchen, welches den Zellkörper korbartig umgibt (Abb. 12). Ob diese Fäserchen aus dem Sympathicus stammen oder aus Kollateralen der Neuriten der Spinalganglienzellen, läßt sich nicht mit Sicherheit entscheiden. Möglicherweise nehmen sie aus beiden Quellen ihren Ursprung; viele dieser pericellulären Geflechte sind durch marklose Fasern zu einer offenbar höheren, physiologischen Einheit miteinander verknüpft.

Zwischen den Schlingen des aus der Ganglienzelle austretenden Fortsatzes trifft man des öfteren vereinzelte marklose Fäserchen an (Abb. 6); mitunter treten sie hier als ein sehr dichtes Geflecht auf, das noch einmal in den verwickelten Anfangsweg des Neuriten hinein verwoben ist (Abb. 13). Zum Teil haben wir hier sicherlich die Endigungen von Fasern vor uns, die aus Zellen des gleichen Spinalganglions stammen; schon DOGIEL (1908) hat darauf hingewiesen. Man darf sich eben den Aufbau eines Spinalganglions nicht so einfach vorstellen, wie das aus den alten embryologischen Golgipräparaten hervorzugehen scheint, wobei der eine Fortsatz der bipolaren Zelle stets zum Rückenmark, der andere stets nach der Peripherie hin gerichtet ist. Schon die bekannte Zählung von GAULE und LEVIN (1896), die in der hinteren Wurzel beim 32. Segment vom *Kaninchen* 3173 markhaltige Fasern, im zugehörigen Ganglion aber 20361 Zellen ergab, weist darauf hin, daß der größte Teil der Fortsätze der Ganglienzellen entweder marklos sein oder bereits innerhalb des Ganglions ihr Ende finden müssen. Ein Teil der in den hinteren Wurzeln befindlichen marklosen Fasern wird sich also von diesem Zellüberschuß herleiten lassen.

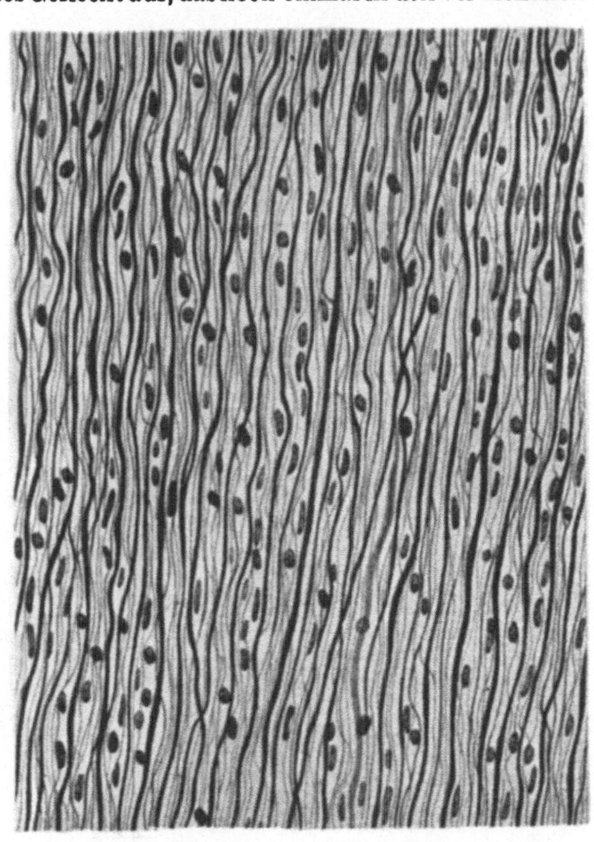

Abb. 14. Längsschnitt durch die hintere Wurzel eines Spinalnerven. Mensch. Bielschowskymethode. Vergr. Leitz Obj. 5, Ok. 1.

Wie aus gut imprägnierten Silberpräparaten hervorgeht, ist in den Spinalganglien ein Zusammenschluß aller nervösen Elemente von einer solchen Innigkeit und Kompliziertheit vorhanden, daß eben eine rein morphologische Zergliederung in Einzelbestandteile ohne willkürlich gesetzte Trennungen gar nicht möglich ist. Wir haben im Spinalganglion offenbar gar keine Zellindividuen, sondern anatomische wie physiologische Zellkomplexe vor uns, ungeheuer verwickelte nervöse Netze im weitesten Sinne mit eingeschalteten Ganglienzellen. Dies mag freilich für den Versuch, sich über die Funktion eines Spinalganglions Klarheit zu verschaffen, eine außerordentliche Schwierigkeit bedeuten.

DOGIEL (1908) hat sowohl im Bindegewebe der Spinalganglien wie in dem der hinteren Wurzeln von der Eintrittsstelle in das Rückenmark bis zu ihrer Verbindung mit den vorderen Wurzeln sensible Endapparate, wie VATER-PACINISCHE Körperchen, Nervenknäuel, Endplättchen und baumförmige Verzweigungen, angetroffen; die Fasern stammen wohl aus Zellen des Spinalganglions.

Bei *Vogel*embryonen wurden von KÖLLIKER (1896), v. LENHOSSÉK (1897), CAJAL (1906), VAN GEHUCHTEN (1898) und RETZIUS (1900) Fasern beobachtet, die von den Vorderhornzellen ihren Ursprung nehmen, direkt durch das Spinalganglion hindurchziehen und in den sympathischen Grenzstrang eindringen sollen.

Wie eingangs erwähnt, sind die Zellen des Ggl. Gasseri, des Ggl. geniculi, Ggl. petrosum, Ggl. nodosum vagi wie die Spinalganglienzellen gebaut und werden daher nicht weiter besprochen.

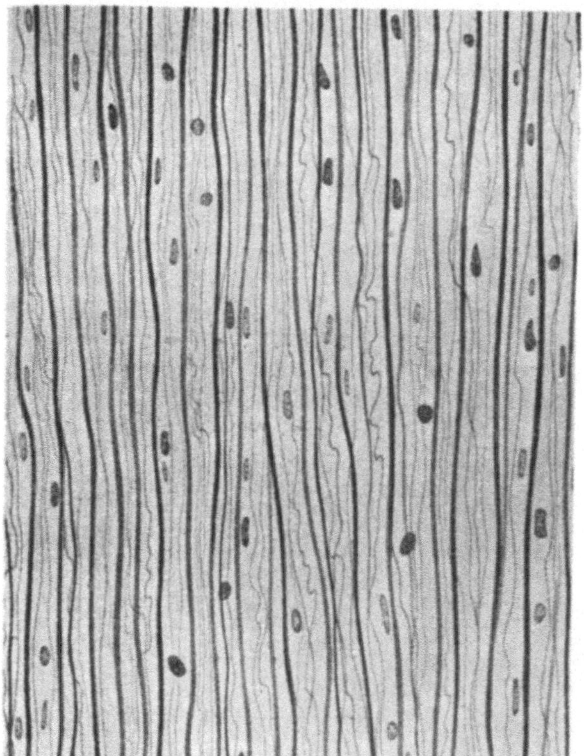

Vom Ganglion semilunare Gasseri werden gelegentlich einige versprengte Zellen in den Wurzeln desselben aufgefunden; so konnten TAKEDA (1924) und ALLEN (1924) in der Portio minor trigemini bei der *Katze* unipolare Zellen beobachten, auch in den sensorischen Wurzeln kommen diese Gebilde mitunter vor. Multipolare Ganglienzellen, die kleiner sind wie die Zellen des Ganglion Gasseri, beschreibt TAKEDA (1925) im Ophthalmicus beim *Rind* und zwischen 1. und 2. Trigeminusast in der Nähe des Ganglions; beim Menschen wird zwischen 1. und 2. Trigeminusast eine isolierte Gruppe kleiner Zellen mit marklosen Fortsätzen vom gleichen Autor erwähnt.

Abb. 15. Längsschnitt durch die vordere Wurzel eines Spinalnerven. Mensch. Bielschowskymethode. Vergr. Leitz Obj. 5, Ok. 1.

In den vorderen und hinteren Wurzeln laufen die Nervenfasern alle parallel dicht nebeneinander her; zú Bündeln werden sie durch einspringendes Bindegewebe hier nicht zusammengefaßt. Die Kaliberstärke der Fasern ist schon in den dorsalen Wurzeln außerordentlich schwankend; man trifft neben markhaltigen Fasern von beträchtlichem Kaliber auch solche von ziemlicher Feinheit an. Dazwischen lagern sich aber auch in großer Menge feinste marklose Fäserchen (Abb. 14). In den ventralen Wurzeln ist ein ähnliches Verhalten zu beobachten (Abb. 15). Auch Ganglienzellen wurden zwischen ihren Fasern beschrieben (KÖLLIKER 1896, HOCHE, SCHÄFER, TAKEDA 1924), die wohl vom Medullarrohr aus an diese Stelle gewandert sind.

Die Verpflanzung ganzer Spinalganglien wurde von NAGEOTTE (1907) und MARINESCO (1906) beim *Kaninchen* versucht; doch scheinen sich die Nervenzellen hierbei in abnormer

Weise verschiedentlich zu verändern. Sie senden mehrere Fortsätze aus, gleichen somit mehr den sympathischen Zellen und bekommen ein eigentümlich gelapptes Aussehen.

Die Blutgefäßversorgung der hier besprochenen Ganglien ist eine sehr reichliche. Die Gefäße dringen von außen her mit dem Bindegewebe ins Innere ein und

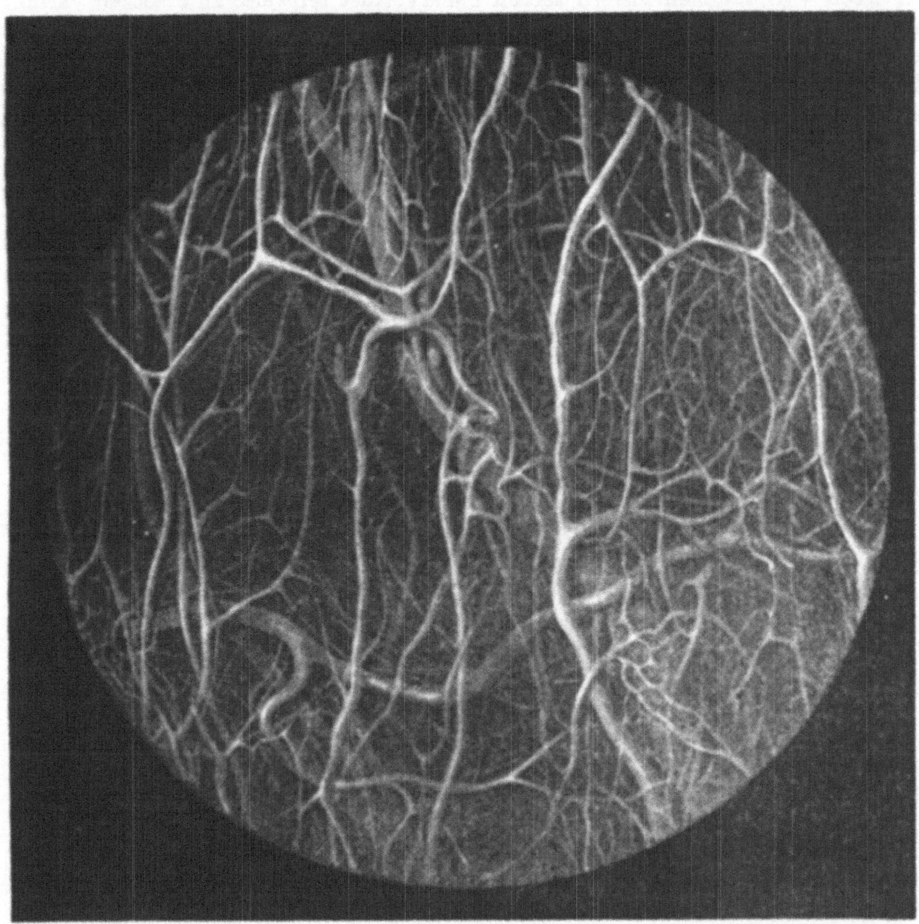

Abb. 16. Blutgefäßgeflecht aus dem Ganglion Gasseri. Injektionspräparat aus dem Anat. Inst. Würzburg.

bilden hier ein ungeheuer dichtes Geflecht (Abb. 16); die feinen Capillaren umspinnen dann schließlich die einzelnen Zellen.

II. Die Nerven.

Alle Nerven setzen sich, je nach ihrer Stärke, aus einer verschieden großen Menge von Nervenfasern zusammen, die, dicht nebeneinander gelagert, im wesentlichen in paralleler Richtung einherziehen. Die Farbe der Cerebrospinalnerven ist infolge der überwiegenden Zahl markhaltiger Fasern weißlich glänzend, bei den sympathischen Nerven infolge der vielen markarmen und marklosen Elemente mehr ins Graue spielend. In jedem cerebrospinalen Nerven sind Fasern von allerverschiedenstem Kaliber zu beobachten; motorische, sensible oder auch sympathische Fasern, die im gleichen Nerven vorhanden sein können, lassen sich morphologisch nicht voneinander unterscheiden.

Die Cerebrospinalnerven werden, je weiter sie nach der Peripherie gelangen, durch Abgabe zahlreicher Äste immer dünner und verringern hierbei, wie leicht im Querschnitt zu sehen ist, die Anzahl ihrer einzelnen Faserelemente. Das muß freilich nicht immer so sein, da ein Nerv nach Abgabe eines Astes durch Aufteilung der noch vorhandenen Fasern seinen Faserverlust teilweise zu ersetzen vermag. Auch ohne daß kleinere Zweige den Nerven verlassen hätten, kann sich die Zahl seiner Fasern ändern; so zählte BORS (1926) im Abducens bei dessen Austritt aus dem Hirnstamm 3862, im Sinus cavernosus 4291 und im Muskelhilus 4698 Fasern. Somit zeigt sich hier eine allmähliche Zunahme an Nervenfasern, die natürlich nur in Aufteilungen derselben innerhalb des Nerven ihre Ursache haben kann.

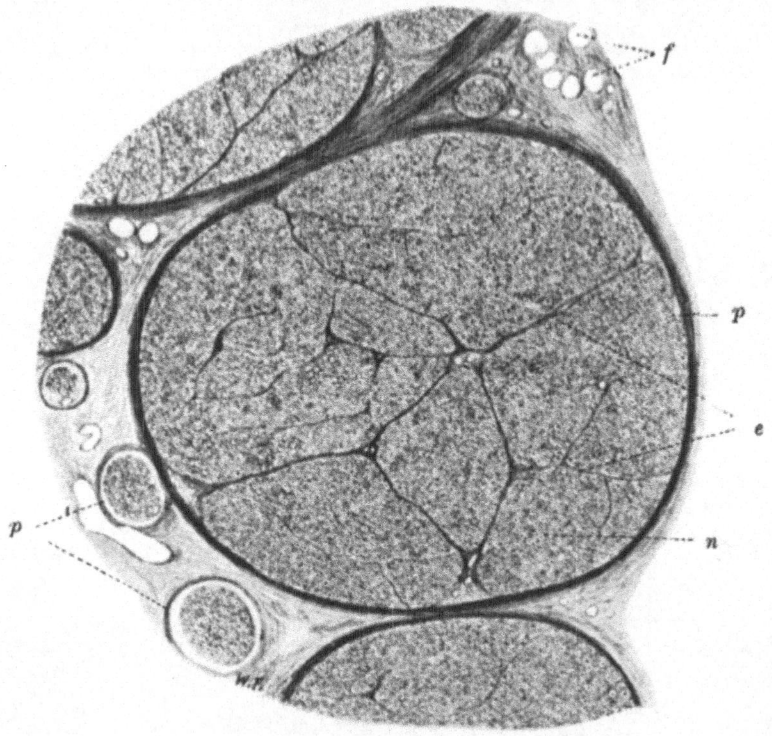

Abb. 17. Querschnitt eines Cerebrospinalnerven. Übersicht. Mensch. Chromsäure-Fuchsin. Eigenes Präparat. *e* Endoneurium; *p* Perineurium; *f* Fettzellen im Epineurium; *n* Querschnitte der Nervenfasern. (Aus BRAUS-ELZE: Anatomie.)

Weiterhin scheint nach dem gleichen Autor das Zahlenverhältnis zwischen Nervenfasern und Muskelfasern bei den einzelnen Muskeln sehr starken Schwankungen zu unterliegen. So trifft von den Augenmuskeln auf den Rectus inferior 1 Nervenfaser auf 6 Muskelfasern, während beim Semitendinosus 1 Nervenfaser für ungefähr 50 Muskelfasern bestimmt ist.

Alle Nerven zeigen außen eine bindegewebige Hülle, das Epineurium (Abb. 17); dieses besteht aus meist längsverlaufenden, ziemlich starken Bindegewebsbündeln kollagener Natur. Auch elastische Fasern und Fettzellen finden sich im Epineurium vor, das an seiner Oberfläche einen mehr lockeren Bau erkennen läßt. Das Epineurum sendet ins Innere der Nerven bindegewebige Septen hinein, welche die Menge der Nervenfasern in einzelnen Logen zusammenfassen.

Die Nervenfasern, die in einer solchen Bindegewebsloge einherziehen, bezeichnet man in ihrer Gesamtheit als Nervenfaserbündel. Jedes derselben besitzt noch einmal eine sehr feste bindegewebige Umhüllung, das Perineurium, das neben den faserigen Elementen auch eine Menge glatter Endothelzellen enthält. Die Grenzen

dieser Zellen sind mit Silberlösung gut darstellbar (Abb. 18). Die Nervenfaserbündel, die vom Perineurium umschlossen werden, führen auch den Namen
sekundäre Nervenfaserbündel. Innerhalb
eines derartigen Faserbündels sind nochmals feine Bindegewebszüge zu beobachten, die sich vom Perineurium abgezweigt
haben und in ihrer Gesamtheit den Namen
Endoneurium führen (Abb. 19 und 17).

Das Endoneurium bildet nicht nur
kleinere Gruppen von Nervenfasern (primäre Nervenfaserbündel), sondern es gibt
auch schließlich um jede einzelne Nervenfaser feinste kollagene Fäserchen ab,
die meist in der Längsrichtung der Nervenfaser einherziehen und die KEY-
RETZIUSsche Fibrillenscheide darstellen.
Beim Austritt der Wurzeln aus dem
Rückenmark liefern die Rückenmarkshäute einen Teil der bindegewebigen Umhüllung; auch Neuroglia wurde gelegentlich in den abgehenden Wurzeln beobachtet (J. SCHAFFER 1920). Sehr kleine
Nerven bestehen nur aus
einem einzigen Bündel
von Nervenfasern.

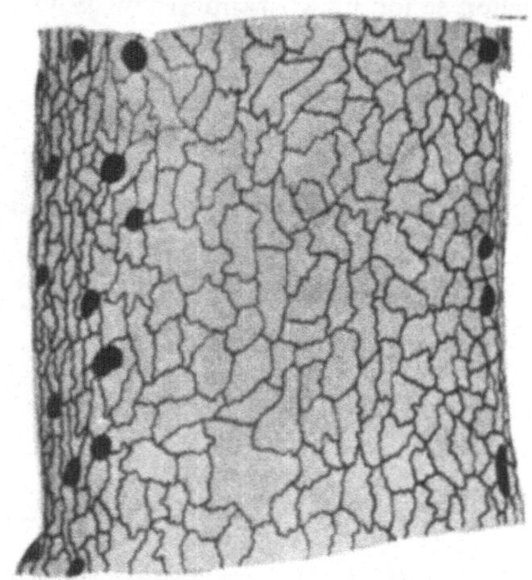

Abb. 18. versilbertes Nervenstämmchen aus dem
Plexus lumbalis vom *Frosch*. Endothel der Perineuralscheide. Vergr. 160 fach. Die schwarzen
Punkte sind kontrahierte Pigmentzellen.
(Nach SCHAFFER.)

Die Nervenfaserbündel, die primären wie die
sekundären, ziehen niemals, wie Bündel von
Leitungsdrähten, völlig
isoliert in einem Kabel
nebeneinander her, sondern sie stehen in lebhaftem Faseraustausch
durch Abgabe einzelner Fasern oder kleiner
Bündelchen miteinander
(HEINEMANN 1917, VEIT
1917). Daher sieht man
in jedem Längsschnitt
eines Nerven vereinzelte
Fasern schräg verlaufen,
die von einem Bündel auf
das benachbarte übertreten (Abb. 20).

Infolgedessen gibt es
in den peripherischen
Nerven keinen isolierten
Verlauf bestimmter Leitungsbahnen, sondern

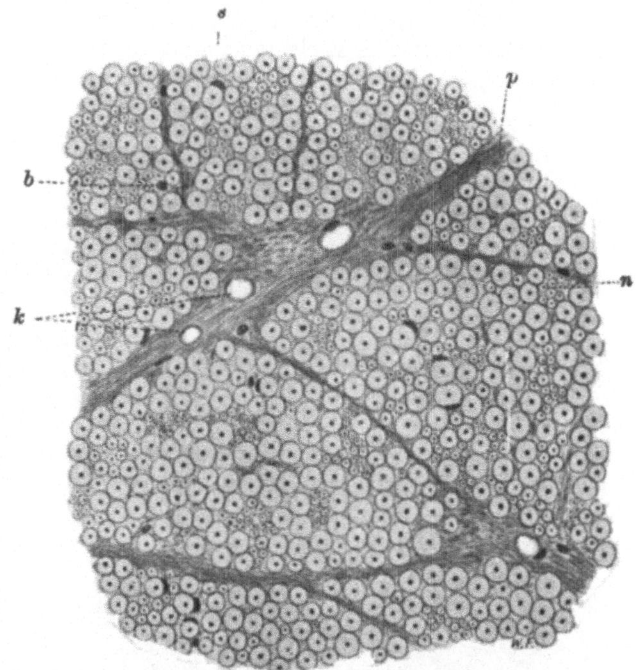

Abb. 19. Querschnitt eines Cerebrospinalnerven. Mensch. Chromsäure-
Fuchsin. Eigenes Präparat. Starke Vergr. *p* Perineurium, von dem feine
bindegewebige Züge, das Endoneurium, ausstrahlen; *k* Blutkapillaren;
n feine markhaltige Nervenfasern; *s* SCHWANNscher Kern; *b* Bindegewebskern. (Aus BRAUS-ELZE: Anatomie.)

wir haben eine sehr innige Verflechtung der einzelnen Nervenfaserbündel im Verlaufe des ganzen Nerven vor uns. Hieraus resultiert, daß sich das mikroskopische

Querschnittsbild eines Nerven bezüglich der Größe und Anordnung seiner Faserbündel dauernd ändern muß; so hat VEIT (1917) beim Nervus ulnaris des Menschen schon in Abständen von je 1 cm wesentliche Unterschiede in Zahl und Grup

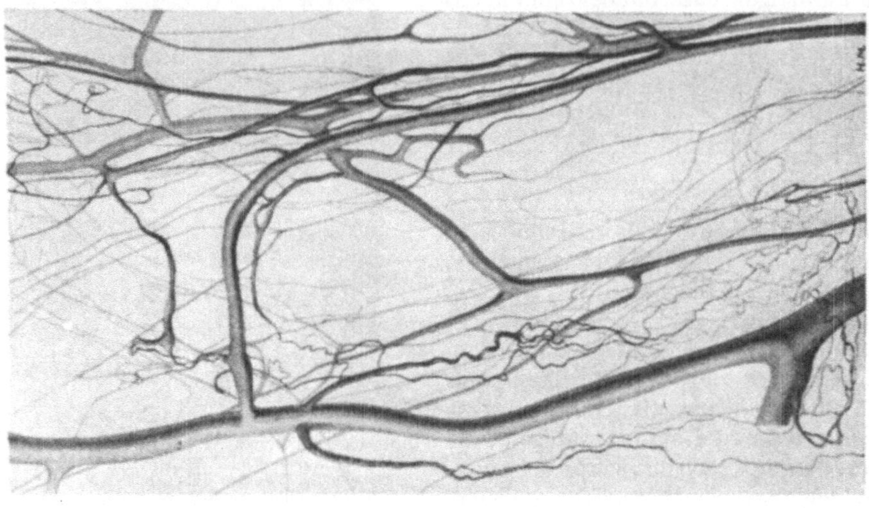

Abb. 21. Blutgefäße aus dem N. facialis. *Hund.* Injektionspräparat aus dem Anat. Inst. Würzburg. Schwache Vergr.

pierung der Nervenfaserbündel feststellen können. Die Geflechtbildung wird im allgemeinen in zentraler Richtung immer dichter und setzt sich bis an die Spinalganglien fort; in den Wurzeln ist sie nicht mehr vorhanden, die Fasern laufen

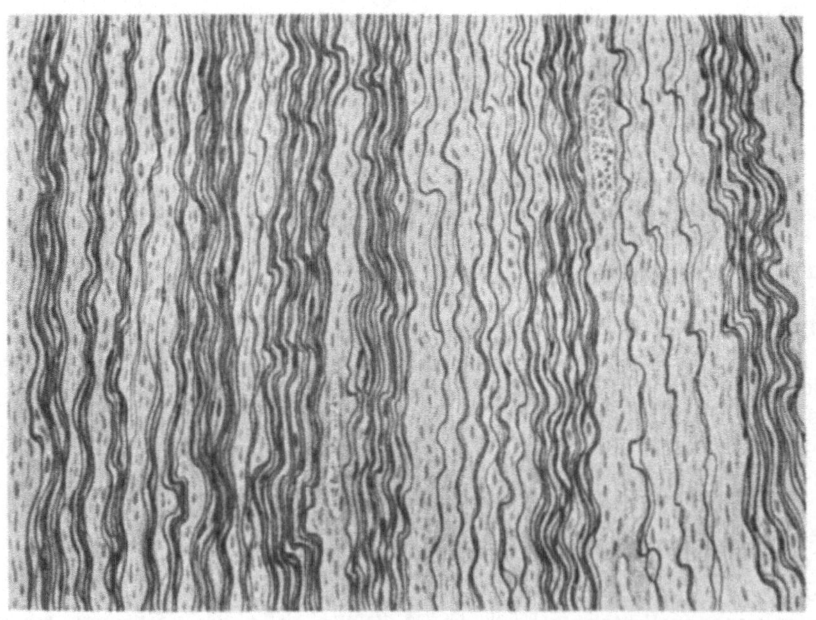

Abb. 20. Stück aus dem N. ulnaris. Längsschnitt. Mensch. Bielschowskymethode. Mittl. Vergr.

hier alle parallel nebeneinander her. Die Verflechtung der Nervenfaserbündel geschieht in allen möglichen Richtungen, so daß ein bestimmtes System nicht erkennbar ist; nur im Ischiadicus konnte HEINEMANN (1917) je ein getrenntes

Fasersystem für den Peroneus und Tibialis durch Auffaserung erzielen. Im übrigen ist schon bei jedem gleichnamigen Nerven der Faserverlauf in gleicher Höhe ein verschiedener (HEINEMANN 1917, VEIT 1917).

Die stärksten Blutgefäße für den Nerven liegen im Epineurium (Abb. 21), verzweigen sich hier vielfach und dringen dann in das Perineurium ein; von hier gelangen sie in das Endoneurium, um hier in ein capillares Schlingensystem überzugehen. Auch einzelne feine Nervenfäserchen finden sich in den Bindegewebshüllen der Nerven zwischen den Gefäßen vor. Von Endothel ausgekleidete Lymphbahnen scheint es im peripherischen Nerven nicht zu geben.

Im Verlauf mancher Nerven trifft man gelegentlich auf einzelne Ganglienzellen; so fand schon ROSENTHAL 1845 im Stamme des Oculomotorius Nervenzellen, TAKEDA (1924) erwähnt solche in den Ästen des Trigeminus; im Glosso-pharyngeus sind sie seit langem bekannt. Bei KÖLLIKER (1896) und v. LENHOSSÉK (1897) sind Angaben über das Vorkommen von Ganglienzellen in den vorderen Wurzeln zusammengestellt. OTT (1894) hat Nervenzellen im Plexus brachialis und lumbalis bei *Hund* und *Katze* beobachtet, während sie S. MAYER (1907) im Ischiadicus der *Maus* beschreibt. (Weiteres siehe bei Ganglien.)

III. Die peripherischen Endigungen der Nerven.

1. Allgemeines.

Das Charakteristikum sämtlicher Endigungen peripherischer Nerven ist in einer Oberflächenvergrößerung der nervösen Substanz zu suchen, wobei gewöhnlich noch eine gewisse Auflockerung des Neurofibrillengefüges zu beobachten ist. Die kleinsten Endgebilde stellen die außerordentlich feinen Endösen oder Retikularen dar (BOEKE 1925), die im Cytoplasma verschiedener Epithelzellen und der glatten Muskelzellen beschrieben worden sind. Wesentlich größer sind schon jene kolbenartigen Anschwellungen, wie ich sie im Bindegewebe der Pia mater auffinden konnte und die in ihrem Aussehen ungefähr den bekannten Endplättchen in den peripherischen Ganglien entsprechen (Abb. 22). Sogenannte „freie Nervenenden", wobei die Nervenfaser etwa wie eine Blitzableiterspitze im Gewebe (Epithel, Bindegewebe, Muskulatur) ihr Ende finden soll, kommen niemals vor; sie sind ein Resultat mangelhafter Technik und als unvollkommen imprägnierte Achsenzylinder anzusehen.

Man kann auch die motorischen Endplatten der Skelettmuskulatur als vielfach verästelte Retikularen von ganz beträchtlicher Ausdehnung auffassen. Die nervöse Substanz steht wahrscheinlich zu ihrem Erfolgsorgan (Epithel, Muskulatur usw.) in einem ganz bestimmten Mengenverhältnis, dessen obere und untere Grenze zwar niemals überschritten, im übrigen aber unendlich vielen Schwankungen unterworfen ist. Es kommt offenbar nur darauf an, daß eine entsprechend große Menge nervöser Substanz mit dem Gewebe des Erfolgsorganes in engste Verbindung gebracht wird. Die äußere Form der Endigungen spielt für die Funktion wohl nur eine gleichgültige Rolle; so gleicht z. B. keine motorische Endplatte morphologisch genau der anderen.

Eine Oberflächenvergrößerung nervöser Substanz wird aber nicht nur durch

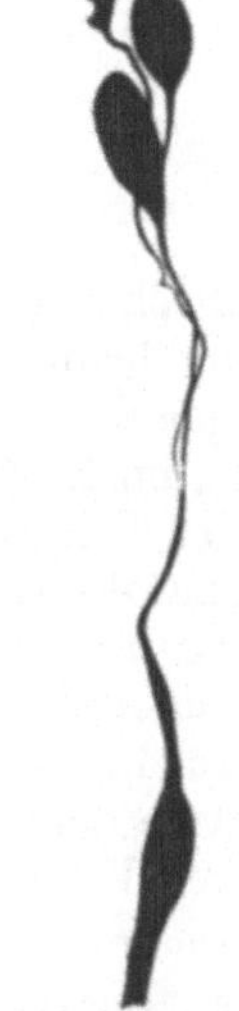

Abb. 22. Kolbenförmige Nervenendigung aus der Tela chor. des III. Ventrikels. Mensch. O. SCHULTZES Natronlauge-Silber-Methode. Vergr. 600fach. (Nach STÖHR jr.)

eine Verbreiterung des Nervenfaserendes bei gleichzeitiger Auflockerung des Fibrillengefüges erzielt, sondern sie kann auch das Ergebnis einer Verlängerung und Verwicklung einer oder mehrerer Nervenfasern an zirkumskripter Stelle sein. Auf diese Weise entstehen die so außerordentlich verschieden geformten sensiblen Endgeflechte im Bindegewebe und an der Muskulatur. Ist ein derartiges Endgeflecht auf den denkbar kleinsten Raum zusammengepreßt und womöglich noch von einer bindegewebigen Hülle umgeben, so haben wir das Bild der Endkörperchen in ihrer mannigfachen Gestalt vor uns, die durch Eingliederung verschiedener Zellen noch allerlei Veränderung erfahren kann.

Ganz besonders sei hervorgehoben, daß der Formenreichtum der sensiblen Endkörperchen ein unendlich großer ist; auch hier ist offenbar die Anordnung, die Zahl der Biegungen und der Verlauf der einzelnen Fäserchen für die Reizaufnahme nebensächlich. Nur in der Oberflächenvergrößerung der nervösen Substanz an zirkumskripter Stelle haben wir das entscheidende Moment für die sensible Nervenendigung zu erblicken. Hierbei ist wohl zu bedenken, daß das, was wir unter Meissnerschen, Pacinischen, Ruffinischen Körperchen usw. verstehen, rein willkürlich aus einer unendlichen Formenreihe herausgegriffene Typen sind, die man aber niemals als feste, nebeneinander bestehende, unveränderliche Formengebilde ansehen darf, sondern die durch eine riesige Menge von „Modifikationen“ alle ineinander gleichsam fließend übergehen. Daher ist in sehr vielen Fällen eine sichere Bezeichnung der gerade in Frage kommenden Endorgane ganz unmöglich. Die gewöhnlich mit den Autorennamen bezeichneten Endkörperchen sind eben nur wie Kurvengipfel in der Reihe der sensiblen Endorgane zu betrachten, ein morphologischer Befund, der freilich dem Versuch, den einzelnen Endkörperchen eine jeweils verschiedene physiologische Deutung beizulegen, nur eine sehr unsichere Unterlage liefern kann.

2. Die receptorischen Endigungen.

a) Sensible Plexus.

Geflechte sensibler Nerven lassen sich sehr leicht und sehr häufig zur Beobachtung bringen. Sie finden sich bei Mensch und *Säugetier* überall verstreut im Bindegewebe der Haut und der meisten Schleimhäute, in serösen Häuten, im Periost, im Endokard, Epikard und im Bindegewebe vieler Organe vor und sind auch im Unterhautzellgewebe von *Amphibien*larven besonders gut darstellbar. Das Charakteristische solcher Geflechte besteht gewöhnlich in einem vielfachen Faseraustausch der verschiedentlich durcheinander laufenden Nervenbündel, die sich schließlich aufsplittern, um ihre Einzelfäserchen zu den eigentlichen Endkörperchen oder in das Epithel hineinzusenden (Abb. 23). In der Zunge ist der Reichtum derartiger Geflechte an Nervenfasern besonders groß, weil überdies die Geschmacksfasern großenteils mit hinein verwoben sind.

Manchmal tritt in den sensiblen Nervengeflechten eine gewisse Regelmäßigkeit zutage, derart, daß die Nervenbündel verschieden geformte, aber immerhin einigermaßen geordnete Maschen miteinander bilden. Ein solches Maschenwerk pflegt sich gewöhnlich unter der Basis der Epithelschicht auszudehnen; in der Mundschleimhaut vom *Frosch* kann man es schon am frischen Präparat leicht erkennen.

Ich glaube nun aber nicht, daß wir es bei diesen, vielfach in der Literatur beschriebenen Nervengeflechten mit sensiblen Endigungen zu tun haben, wie der eine oder andere Autor gelegentlich annehmen möchte. Sondern die erwähnten Geflechte stellen erst die Quelle dar, von der aus die einzelnen Nervenfäserchen ihren Ursprung nehmen, um sich zu den Epithelzellen, den Endkörperchen,

Haaren usw. hinzubegeben. Warum freilich in den meisten Fällen eine so ungeheuer innige und mannigfache Verflechtung und Verwicklung der einzelnen Nervenfäserchen im Bindegewebe stattfindet, ist nicht so ohne weiteres einzusehen. Sicherlich erreicht infolge dieser Geflechtbildung jede einzelne Nervenfaser ihr Endziel erst nach weitläufigen, vielfach verschlungenen Umwegen. Hierdurch ist sie zweifellos jeder mechanischen Verschiebung des Epithels, Unterhautzellgewebes oder der Muskulatur aufs beste angepaßt, ohne Gefahr einer Zerrung oder Zerreißung zu laufen. Daß hierin der einzige Grund zur Geflechtbildung zu suchen ist, halte ich aber für unwahrscheinlich.

Verschiedentlich habe ich Nervengeflechte beobachtet, bei denen mir keine andere Deutung wie die einer sensiblen Endigungsform möglich scheint. So findet man in der Pia an vielen Orten, vor allem aber in gehäuftem Maße in der Tela des III. und IV. Ventrikels, ein sehr dichtes Fasergewirr markloser Nervenfäserchen vor (Abb. 24). Solche Geflechte entstehen gewöhnlich durch dauernd

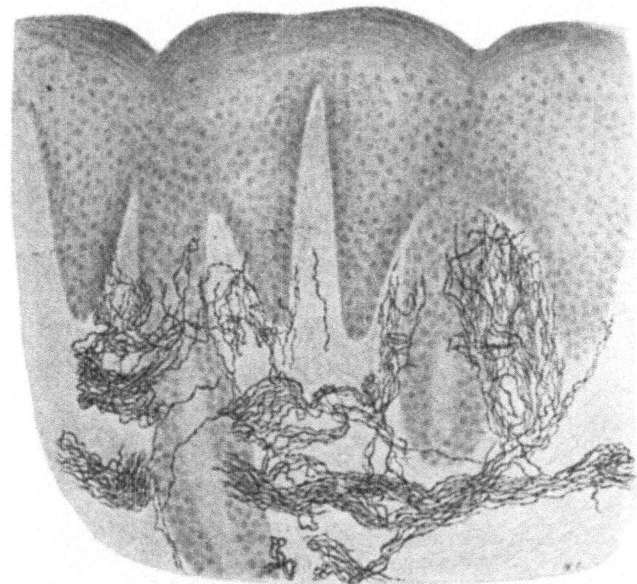

Abb. 23. Nervengeflecht aus dem subepithelialen Bindegewebe der Zunge. *Kaninchen.* Golgimethode. Vergr. 160fach.

wiederholte Aufsplitterung mehrerer ziemlich starker Nervenfasern, die schließlich durch die fortwährende Abgabe einzelner Fäserchen ihr Kaliber bis zu einer fast kaum mehr meßbaren Feinheit verringern. Die einzelnen Fäserchen gehen teilweise wiederum miteinander Verbindungen ein, umwirren und umschlingen sich hierbei gegenseitig auf die komplizierteste Weise. Eine völlige Regellosigkeit in der Anordnung der Nervenfäserchen bleibt charakteristisch. Der Gedanke, in einem derartigen Geflecht eine sensible Endigungsform zu erblicken, erfährt einerseits durch die Anwesenheit allerfeinster rundlicher oder birnförmiger Nervenendkörperchen eine gewisse Stärkung. Andererseits scheint auch den Achsenzylindern bei der Reizaufnahme hier eine gewisse Rolle zuzukommen; denn es läßt sich sonst nicht recht einsehen, was die komplizierte Schlingenbildung für einen anderen Zweck haben sollte, als die Oberfläche der nervösen Substanz für die leichtere Aufnahme auftreffender Reize entsprechend zu vergrößern.

Das Prinzip der Oberflächenvergrößerung auf möglichst kleinem Raume läßt

sich bei der sensiblen Endigung auf Abb. 25 wesentlich leichter erkennen. Man sieht
hier deutlich, wie von links unten her an das Blutgefäß herantretende Nervenfasern (leider sind sie bei der Präparation von der eigentlichen Endigung abge-
rissen) an der Arterienwand ein ganz außerordentlich dichtes Geflecht entstehen
lassen, in das auch zwei kleine Endkörperchen mit eingeschaltet sind. Im übrigen
handelt es sich bei dieser Endigung vielleicht schon nicht mehr um ein Geflecht
(Plexus), sondern um ein allerfeinstes Netzwerk (Rete), da die Nervenfäserchen
vielfache direkte Verbindungen miteinander zeigen.

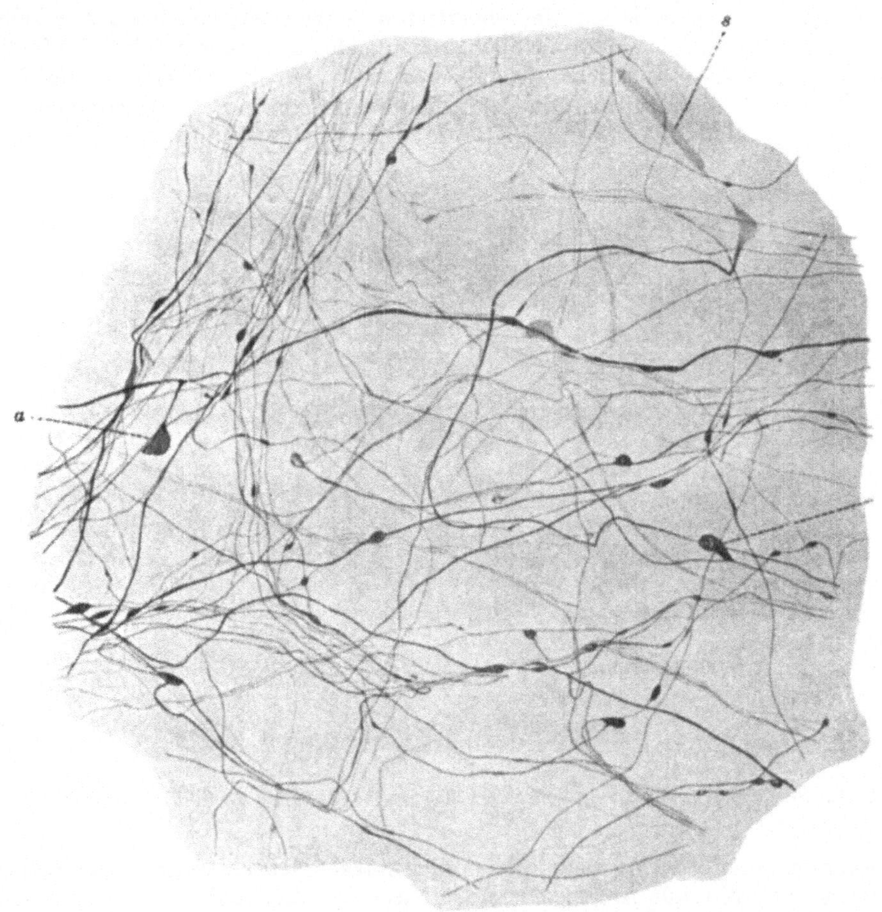

Abb. 24. Nervenendgeflecht aus der Tela chor. des III.Ventrikels. Mensch. O. Schultzes Natronlauge-Silber-
Methode. Vergr. 500fach. *a* freies Endkörperchen; *k* nervöses Körperchen, das in das Geflecht eingeschaltet
ist; *s* längliche Anschwellung einer Nervenfaser. (Nach Stöhr jr.)

Zwei kleine Fäserchen verlassen das Nervengeflecht, um auf der Gefäßwand
weiter zu ziehen, ein Befund, durch den die Selbständigkeit eines einzelnen Nerven-
endorgans für die Reizaufnahme sehr an Bedeutung verliert; wahrscheinlich werden eben infolge derartiger Verbindungsfasern eine ganze Menge sensibler Nervenenden stets gleichzeitig erregt. Wir werden solchen Fasern, die man, wie bei den
motorischen Endigungen, auch als ultraterminale Fasern bezeichnen könnte, auch
bei den Endkörperchen des öfteren noch begegnen.

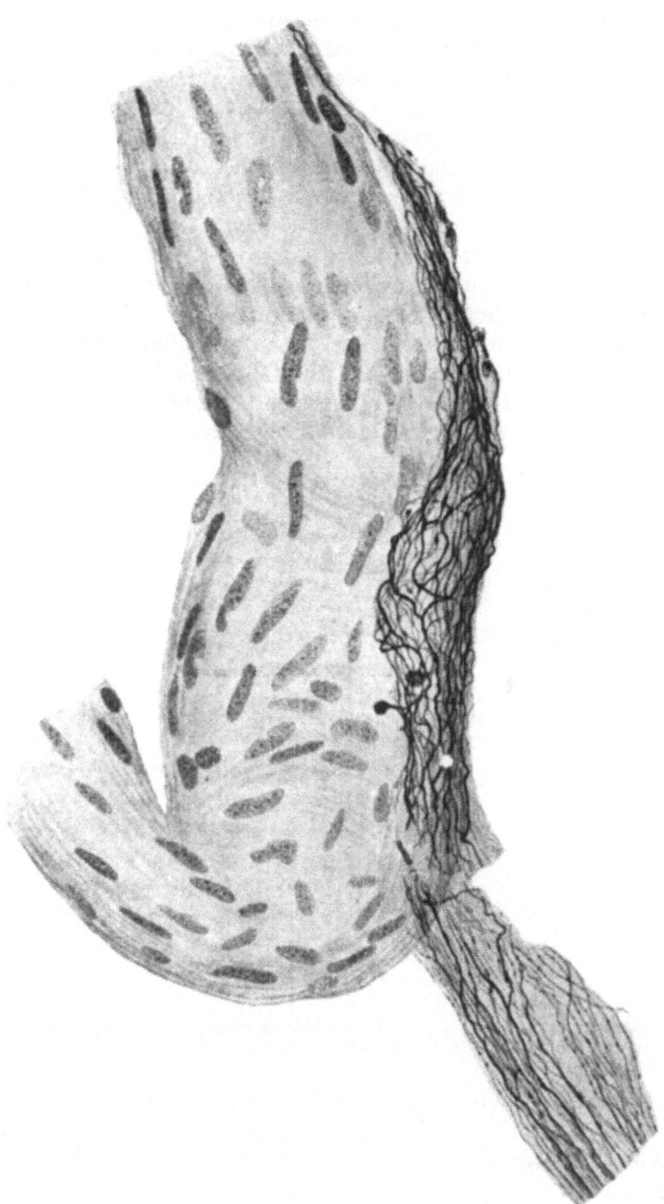

Abb. 25. Netzartige Nervenendigung an einer kleinen Arterie der Pia mater. Mensch. O. Schultzes Natron-lauge-Silber-Methode. Vergr. 500fach. (Nach Stöhr jr.)

b) Intraepitheliale Endigungen.

Daß Nerven im Epithel auftreten können, wurde zuerst von Hoyer (1866) und Cohnheim (1866) an der Hornhaut beobachtet. Beim Menschen hat hingegen als erster Langerhans (1868) feine Nervenfasern im Stratum Malpighi aufgefunden, ein Resultat, das später durch Kölliker (1889), Ranvier (1880), Merkel (1880), Stöhr sen. (1910), van Gehuchten (1892) und Dogiel (1903) eine weitere Bestätigung fand. Von den älteren Autoren hat ohne Zweifel Retzius

(1892) die besten Ergebnisse an einem ausgedehnten, sich über das gesamte Wir-
beltierreich erstreckenden Material erzielt. Abb. 26, welche eine sehr beträchtliche Menge feiner Nerven in der Epidermis von *Salamandra maculata* darstellt,
zeigt deutlich das Eindringen feiner Nervenstämmchen in das Epithel; mehrere
Nervenfasern verlaufen in der tiefsten Schicht des Epithels horizontal, andere sind
vielfach gebogen und verschlungen. Alle Fäserchen finden mit kleinen Knöpfchen
ihr Ende, zwischen den Zellen, wie Retzius (1892) angibt; hierauf wird noch zurückzukommen sein.

In neuester Zeit gelang es besonders Kadanoff (1924), sehr gute Abbildungen
intraepithelialer Nerven beim Menschen und *Rinde* zu erhalten. Die im Epithel
der äußeren Haut befindlichen Nerven stammen sämtlich von den meist markhaltigen Fasern ab, die im Bindegewebe den subpapillären Plexus formieren; sie
verlieren beim Eintritt in das Epithel ihre Markscheide und streben nun, alle
nebeneinander annähernd senkrecht aufsteigend, der obersten Schicht des Epithels
zu (Abb. 27). Ihr Weg ist kein ganz geradliniger, sondern läßt eine ganze Anzahl

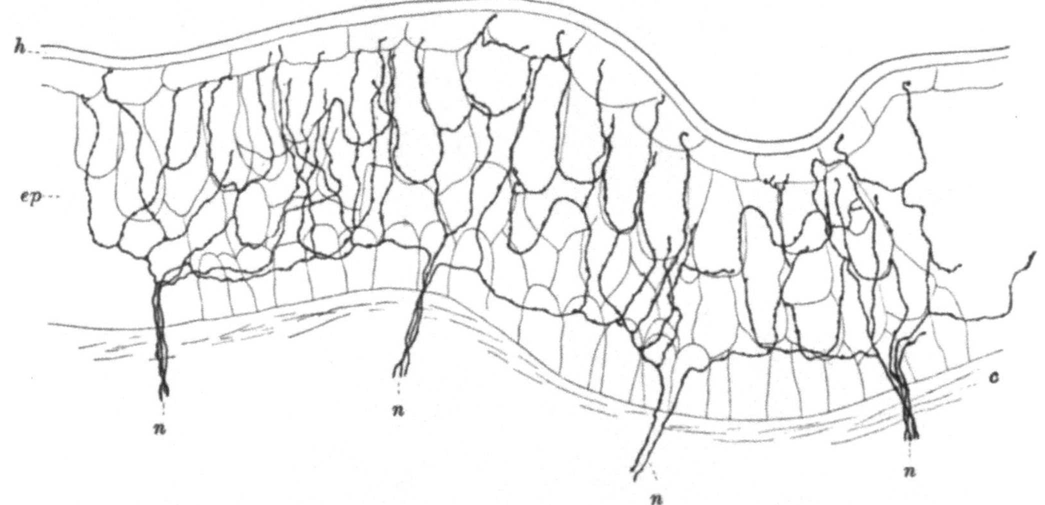

Abb. 26. Intraepitheliale Nerven aus der Epidermis von *Salamandra maculata*. Golgimethode.
n Nervenfasern; *ep* Epithel; *h* Hornschicht; *c* oberste Lage der Cutis. (Nach Retzius.)

kleiner Krümmungen erkennen, die offenbar dadurch bedingt sind, daß die Nervenfäserchen den Epithelzellen in ihrem Verlauf vielfach auszuweichen haben.
Aus dem in Abb. 28 dargestellten Querschnitt scheint ersichtlich, daß die Mehrzahl
der Fäserchen sich zwischen den Epithelzellen hindurchwindet.

Es läßt sich nun sehr leicht beobachten, daß die intraepithelialen Nerven nicht
alle von gleicher Dicke sind, sondern eine sehr verschiedene Stärke aufweisen
(Botezat 1902, Tretjakoff 1902, Cybulsky 1893, Crevatin 1902, Kadanoff
1924). Kadanoff (1924) stellt, was man als einfachste Beschreibung annehmen
kann, zwei Arten von Fasern auf: 1. Dicke Fasern, die meist wenige Varicositäten
im unteren Abschnitt zeigen, im Verlaufe durch die oberen Schichten des Stratum
Malpighi eine Anzahl kurzer Seitenästchen abgeben, im übrigen aber ihre
Kaliberstärke auf dem Wege durch das Epithel hindurch verschiedentlich wechseln können. So verdünnen sich viele Fasern erst auf ihrer Endstrecke in den oberen Epithelschichten ganz erheblich, während andere das gleiche schon mehr in
der Tiefe nach Abgabe einiger Seitenästchen zu tun pflegen. Die Abgabe der

feinen Seitenzweige, die mit kleinen Knöpfchen endigen, erfolgt gewöhnlich im rechten Winkel zur Längsrichtung, welche die Hauptfaser eingeschlagen hat.

Die zweite Art der Nervenfasern setzt sich aus außerordentlich dünnen Elementen zusammen, die erst bei Anwendung stärkster Vergrößerungen hervortreten und zu solcher Feinheit gelangen können, daß sie von Neurofibrillen kaum mehr zu unterscheiden sind. Sie scheinen keine Seitenästchen abzugeben, zeigen gelegentlich Schlingenbildung, begleiten oder umwickeln häufig die Fasern der ersten Art und verschwinden schließlich dem Auge, weil sie sich offenbar technisch nur äußerst schwer darstellen lassen. Auch in den Epitheleinsenkungen zwischen den Coriumpapillen kommen dünne Fäserchen, die sich von markhaltigen Nervenfasern im Corium abgezweigt haben, manchmal in größerer Anzahl angehäuft, vor.

Die von den Hauptfasern abgehenden Seitenästchen sind an Form und Länge in gewissen Grenzen alle voneinander verschieden; sie endigen stets mit kleinen knopfartigen Anschwellungen, die ein Fibrillennetzchen, mithin eine Oberflächenvergrößerung allerfeinster Art, darstellen. Längere Ästchen ziehen an zwei bis drei Epithelzellen vorbei, ehe sie endigen. Jede der stärkeren Fasern kann vier bis sechs und mehr kleine Seitenästchen aufweisen. Dichotomische Aufteilungen stärkerer Fasern innerhalb des Epithels gelangen gelegentlich zur Beobachtung.

Die morphologische Unterscheidung von dicken und dünnen Fasern bei den intraepithelialen Nerven scheint mir einstweilen für ihre Funktion von keiner

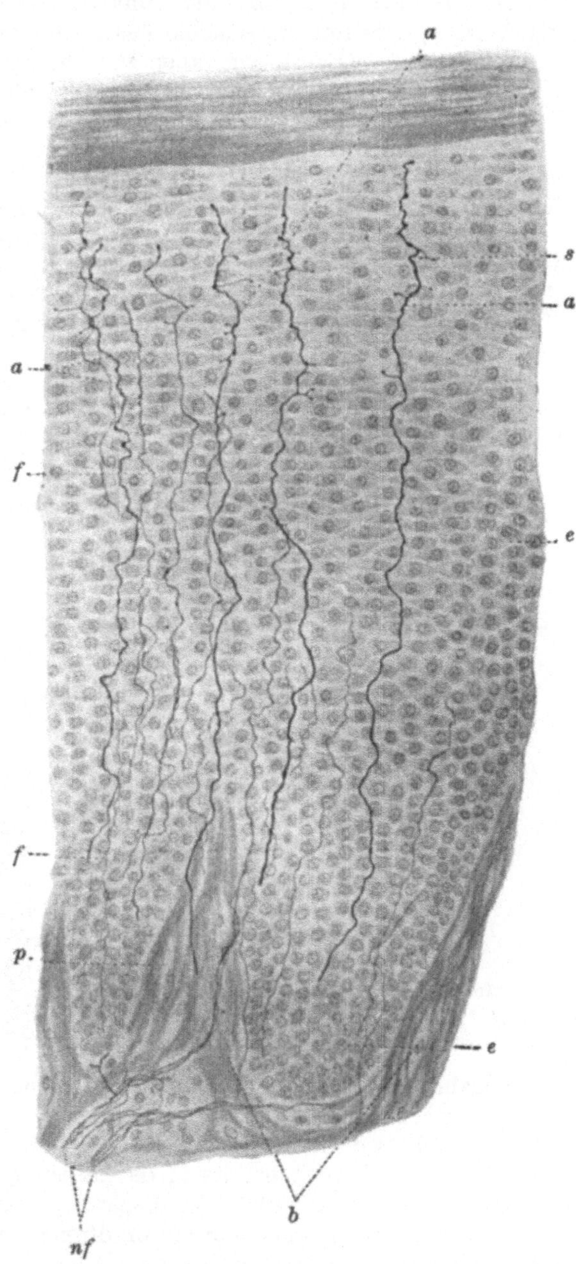

Abb. 27. Intraepitheliale Nerven aus der Schnauze vom *Rind*. Gelatine-Silber-Methode. Vergr. etwa 300fach. *a* dicke, *f* feine Nervenfasern; *s* Seitenästchen; *e* Epithel; *b* Bindegewebe; *p* Papille; *nf* Nervenfasern. (Nach KADANOFF.)

allzugroßen Bedeutung zu sein, zumal zahlreiche Übergangskaliber zwischen den
beiden Endtypen zu erkennen sind. Ich glaube nicht, daß es sich hierbei um Nerven von verschiedener spezifischer Funktion handelt, wie etwa um sensible und
sympathische, oder nur um sensible Fasern, die auf verschiedene Reizqualitäten
reagieren sollten. Sondern wir haben es wohl nur mit jener, beim peripherischen
Nervensystem so unendlich häufigen Formverschiedenheit einer einzigen Faserart
zu tun, eine Ansicht, die sich auch bei TRETJAKOFF (1902) vorfindet. Im übrigen
liegt in der Launenhaftigkeit der Silbermethoden eine Mahnung verborgen, auf
Kaliberunterschiede feiner Nervenfasern nicht allzuviel Gewicht zu legen, da man
sehr feine Fäserchen unter Umständen stark imprägnieren kann.

Daher halte ich hier allzufeine morphologische Unterscheidungen oder gar das Aufstellen von „Typen" feinster Nervenfäserchen — BOTEZAT (1908) berichtet über 7 Arten
intraepithelialer Nerven — für eine überflüssige und verfehlte Kleinarbeit, solange nicht der
Beweis hinzukommt, daß wir in den verschiedenen Nervenformen auch wirklich verschieden

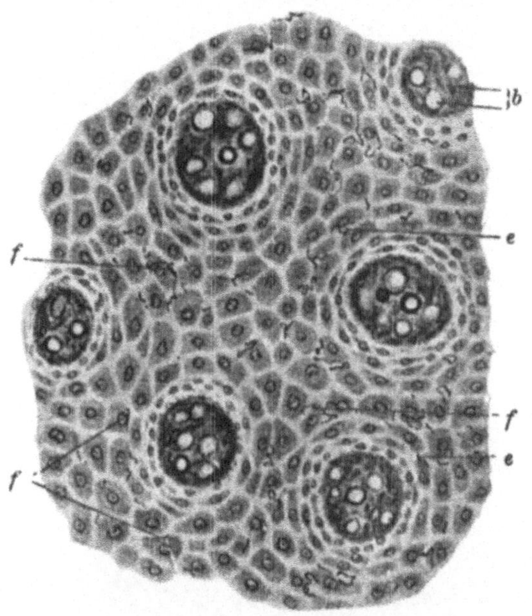

Abb. 28. Intraepitheliale Nerven aus der Schnauze vom *Rind*.
O. SCHULTZES Natronlauge-Silber-Methode.   Vergr. 300fach.
Querschnitt. *e* Endknöpfchen; *f* Nervenfasern; *b* bindegewebige Papille mit Blutkapillare.   (Nach KADANOFF.)

funktionierende Elemente vor uns haben. TRETJAKOFF (1902) erwähnt in
der Haut des *Schweine*rüssels noch
eine besondere Faserart, die sich nach
sehr kurzem Verlaufe in den tiefen
Schichten des Epithels über den Spitzen der Papillen verästelt; eine ähnliche Beobachtung hat KADANOFF
(1924) beim *Schaf* und *Igel* angestellt.

Von ganz besonderer Bedeutung scheint mir nun die feinere
Beziehung zwischen den Nervenfasern und Epithelzellen, somit
zwischen Nervengewebe und Erfolgsorgan, zu sein. Die meisten
der oben erwähnten Autoren,
ebenso CAJAL (1911) und TELLO
(1905), vertreten die Ansicht, daß
die Nervenfasern zwischen den
Epithelzellen einherziehen und
auf deren Wand mit feinen Knöpfchen endigen; auch die Abbildung
von KADANOFF (1924), der im
übrigen ein Eindringen von Neurofibrillen in die Epithelzellen nicht
abstreiten will, ruft den gleichen
Eindruck hervor. Wenn auch in
einer Anzahl von Arbeiten die Möglichkeit einer intracellulären Endigung der
Nervenfäserchen in Erwägung gezogen wird (VAN GEHUCHTEN 1893, RANVIER 1880,
BOTEZAT 1908), wenn ferner CREVATIN (1903) einen Teil des subepithelialen Nervengeflechtes der Cornea bereits in deren tiefste Epithelschicht hinein verlegt,
so ist es doch BOEKES (1925) Verdienst, den engen Zusammenhang zwischen
Nerven- und Epithelgewebe mit einwandfreier Technik nachgewiesen zu haben.

Aus seinen Untersuchungen an der Cornea läßt sich nicht nur die intraepitheliale Lage des subepithelialen (besser „basalen") Nervengeflechtes ersehen,
sondern es wird weiterhin deutlich, daß diese Nerven, sowie auch alle aufsteigenden Fäserchen, großenteils in das Cytoplasma der Epithelzellen eingebettet sind
(Abb. 29).   Die Endigung der Nervenfasern liegt sicher intracytoplasmatisch
(Abb. 30) und besteht in einer feinen netzartigen Bildung (Retikulare), die oft so
nahe an den Zellkern herangeschoben ist, daß derselbe leicht eingebuchtet er-

scheint. Wie man aus dem nur 3 μ dicken, in Abb. 29 dargestellten Schnitte ohne weiteres ableiten kann, muß der Nervenreichtum im Epithel der Cornea ein ganz enorm großer sein, ja der Gedanke, daß jede einzelne Epithelzelle von einer Nervenfaser versorgt wird, hat die größte Wahrscheinlichkeit für sich.

Da BOEKE (1925) den gleichen Befund intracellulärer Endigung an der Cornea vom *Baumfalken* und *Frosch*, sowie an den Papillae foliatae und circumvallatae vom *Igel* zu erheben vermochte, so ist die Möglichkeit, daß es sich hierbei um ein

gesetzmäßiges Verhalten aller intraepithelialen Nerven, vielleicht auch der Drüsennerven, handelt, eine sehr große.

Um seinem Befund eine breitere Basis zu geben, hat BOEKE (1925) mit der Bearbeitung des EIMERschen Organs einen weiteren Schritt getan. Dieses Gebilde wurde 1871 von EIMER in der Schnauze vom

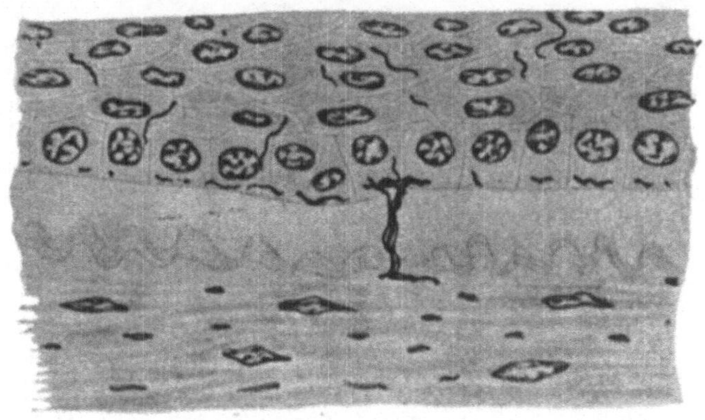

Abb. 29. Intraepitheliale Nerven aus der Hornhaut vom *Baumfalken*. Bielschowskymethode. (Nach BOEKE.)

Maulwurf entdeckt und stellt im Epithel der Rüsselscheibe eine eigentümliche, zylindrische oder sanduhrförmige Zellsäule dar, die sich auf der Oberfläche des Rüssels als eine feine hügelige Erhebung bemerkbar macht, die ganze Epithelschicht durchdringt und sich auch gegen das Bindegewebe der Cutis vorbuchten kann. Durch eine große Menge derartiger Epithelerhebungen wird das körnige Aussehen der *Maulwurfsschnauze* bedingt. Schon EIMER (1871) hatte erkannt, daß am peripherischen Rande dieses Epithelzapfens Nervenfasern parallel zu dessen

Längsachse nach aufwärts verlaufen; ihre Zahl schwankt nach BIELSCHOWSKYS (1907) Angaben zwischen 20 und 40. In der Mitte der Zellsäule befindet sich eine dicke Nervenfaser (Zentralfaser). Auch im EIMERSCHEN Organ liegen die Nervenfasern intracytoplasmatisch (Abb. 31 u. 32). Die Randfasern zeigen im Embryonalstadium zunächst feine, netzförmige Varicositäten, die dann als kollaterale Gebilde in das Cytoplasma der Zelle hineinwachsen, um hier als Retikularen

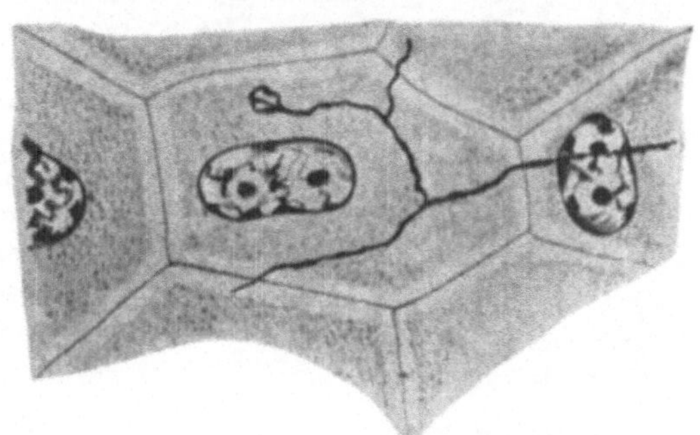

Abb. 30. Nervenendigung in einer oberflächlichen Zelle des Hornhautepithels vom *Baumfalken*. Bielschowskymethode. (Nach BOEKE.)

zu endigen (GROENEWEG 1923). Sie sind ferner auf ihrem Wege stets in der Außenzone des Säulchens ungefähr kreisförmig im Cytoplasma der Zellen eingebettet, oft in ziemlicher Entfernung vom Zellenrande (Abb. 32). Die Fäserchen scheinen in einem wasserreichen, hellen Cytoplasma zu liegen, das noch einmal von einem feinen, dunklen Rande umgeben wird. Die in den Abb. 31 und 32 deutlich sichtbare, von BOEKE und DE GROOT (1902) zuerst klar nachgewiesene, intracytoplasmatische Endigungsweise der Randfasern wurde im übrigen schon von EIMER (1871) und HUSS (1898) behauptet. Der Nervenreichtum in der *Maulwurfs*schnauze ist enorm groß. Allein die Zahl der EIMERschen Organe beträgt etwa 5000, was nach BIELSCHOWSKYS (1907) Berechnung etwa 150 000 Fäserchen erfordern würde; hierzu wären aber die intraepithelialen Nerven noch weiter hinzu zu rechnen.

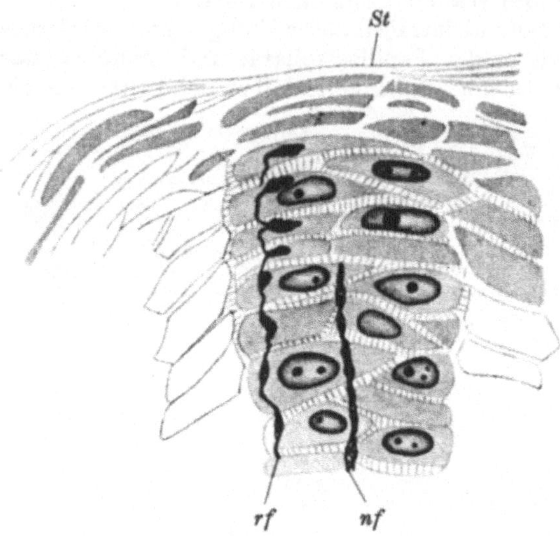

Abb. 31. Längsschnitt durch einen Epithelzapfen des EIMERschen Organs aus der Schnauze von *Talpa europaea*. Bielschowsky-methode. *nf* zentrale Nervenfaser; *rf* Randfaser; *St* Stratum corneum. (Nach BOEKE.)

Bei den von MERKEL (1875) entdeckten und nach ihm benannten Tastzellen handelt es sich um Epithelzellen, die eine besondere Differenzierung zu spezifischen Sinneszellen durchgemacht haben. Sie wurden von RANVIER (1880), BOTEZAT (1907), DOGIEL (1891), BOEKE (1925), TRETJAKOFF (1902) und SZYMONOWICZ (1897) genauer untersucht und finden sich vor allem in den tieferen Schichten des Epithels. Ihre Verbreitung scheint eine ziemlich beträchtliche zu sein; denn sie wurden im *Schweine*rüssel, in der *Rinder*schnauze, im harten Gaumen, in der äußeren Wurzelscheide der Tasthaare, im EIMERschen Organ und nach KÖLLIKERS (1889) Angaben auch in der Epidermis über die ganze Körperoberfläche hin verstreut beobachtet. Auch bei *Vögeln* sind sie beschrieben worden.

Die MERKELschen Tastzellen stellen ziemlich große, helle Epithelzellen mit einem umfangreichen, gewöhnlich etwas abgeplatteten Kern dar und zeigen, wie BOEKE (1925) besonders hervorhebt, eine helle Cytoplasmaschicht an der Peripherie, während die um den Kern gelegene Zellschicht eine dunklere Färbung aufweist; diese mag vielleicht als Folge einer hier vorhandenen größeren, netzförmig angeordneten Fibrillenmasse gelten. An die MERKELschen Zellen treten aus dem unter dem Epithel gelegenen Bindegewebe feine Nervenfäserchen heran und bilden gewöhnlich an der dem Corium zugekehrten Fläche der Epi-

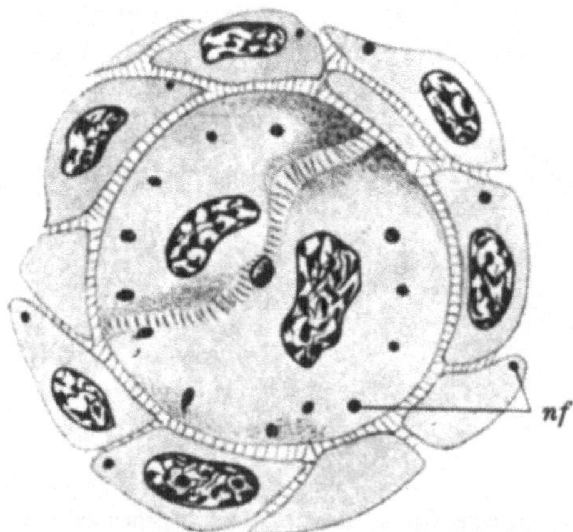

Abb. 32. Querschnitt durch den Zapfen des EIMERschen Organs. HERMANN-Sublimat-Eisenhämatoxylin. Vergr. 2100fach. *nf* Nervenfasern, quergetroffen. (Nach BOEKE.)

thelzelle, also an ihrer Unterseite, feine, die Zelle wie eine flache, nur wenig ausgehöhlte Schale umfassende Netzchen (Tastscheiben, Tastmenisken).

In Abb. 33 ist eine solche Tastscheibe in der Profilansicht dargestellt, wo sie zunächst nur als eine scheinbare Verdickung der zuführenden Nervenfaser imponiert. Doch läßt sich hier ihre von BOEKE (1925) mit Bestimmtheit behauptete, intracytoplasmatische Lage deutlich ersehen. Die Tastscheibe liegt also nicht allein an der Unterseite der Epithelzelle, wie fast alle Autoren angeben, sondern innerhalb der dem Bindegewebe zugeneigten Cytoplasmaschicht. Es gelang BOEKE (1925) weiterhin noch ein regelrechtes periterminales Netzwerk in der MERKELschen Tastzelle darzustellen, das sich an die mit feinsten, dornartigen Fortsätzen besetzte Tastscheibe anschließt. Freilich haben wir hier Verhältnisse von einer ganz ungeheueren Kleinheit vor uns, weshalb wir weitere Aussagen über die Natur dieses periterminalen Netzwerkes oder über seine Beziehung zum Zellprotoplasma nicht mehr mit Sicherheit tun können. Wir sind an der Grenze unsere optischen Leistungsfähigkeit angelangt oder haben sie vielleicht schon überschritten.

Wie BOTEZAT (1907), DOGIEL (1891) und KADANOFF (1924) angeben, kann auch noch eine zweite feine Nervenfaser zu einer MERKELschen Tastzelle hinziehen oder sich von der Tastscheibe aus weiter in das Epithel verlieren (GROENEWEG 1923). Wahrscheinlich handelt es sich hierbei nicht um spezifische Nervenfasern, sondern nur um Verbindungsfasern zwischen mehreren Tastscheiben; denn

nach den Ergebnissen mehrerer Autoren (BOTEZAT 1907, DOGIEL 1891, SZYMONOWICZ 1897, TRETJAKOFF 1902, KSJUNIN 1899) sind gewöhnlich viele Tastscheiben miteinander zu einer anatomischen wie funktionellen Einheit verknüpft. Auch daß intraepitheliale Nervenfasern von Tastscheiben ihren Ursprung nehmen können, wäre denkbar. Eine nervöse Verbindung morphologisch verschiedener sensibler Endorgane wurde schon des öfteren beschrieben und scheint ziemlich häufig vorzukommen. So erwähnt BIEL-

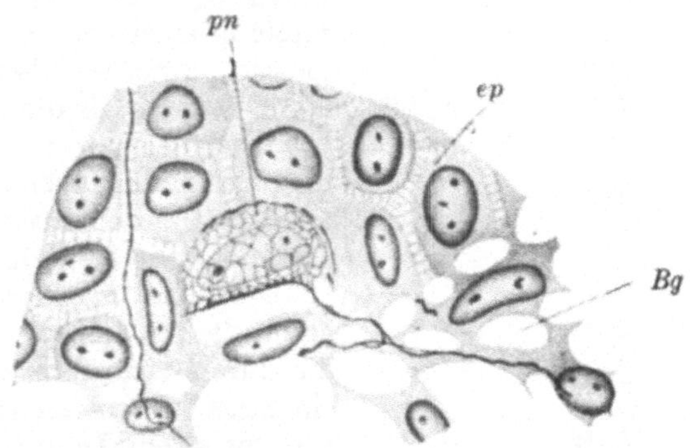

Abb. 33. MERKELsche Tastzelle aus dem EIMERschen Organ von *Talpa* mit zuführender Faser und periterminalem Netzwerk. Bielschowskymethode. Vergr. 1200fach. *pn* periterminales Netzwerk; *Bg* Bindegewebe; *ep* Epithel. (Nach BOEKE.)

SCHOWSKY (1907) einen direkten nervösen Zusammenhang des EIMERschen Organs mit KRAUSEschen Endkolben in der Cutis, während DOGIEL (1891) intraepitheliale Nerven aus MEISSNERschen Körperchen hat entspringen sehen.

LANGERHANS (1868) beschreibt im Stratum germinativum der menschlichen Haut eigentümliche, mit verschieden langen, verästelten Fortsätzen ausgestattete Zellen, die sich auch mit Methylenblau oder mit Silber sichtbar machen lassen (LANGERHANSsche Zellen). Es gelang bis jetzt nicht, Nervenfasern in unzweifelhafter Verbindung mit diesen Zellgebilden zu beobachten. KÖLLIKER (1889), der die Zellen etwa gleichzeitig mit LANGERHANS (1868) gesehen zu haben scheint, vermutet in ihnen eingewanderte Bindegewebselemente; v. MÖLLENDORFF (1924) hält die Mehrzahl der LANGERHANSschen Zellen für Umbildungen von Epithelzellen, da alle Übergänge von jenen sternförmigen Zellen bis zu den typischen Epithelzellen zu beobachten seien.

c) Sehnenspindeln, Muskelspindeln, RUFFINIS Endbüschel.

Sehnenspindeln. Man versteht hierunter spindelförmige Auftreibungen einer Gruppe von Sehnenfasern, die gewöhnlich in ihrer Gesamtheit noch einmal von einer bindegewebigen Hülle umgeben werden. Von Bedeutung ist an einer solchen Spindel das Verhalten der Nervenfasern. Das Vorkommen von Nerven-

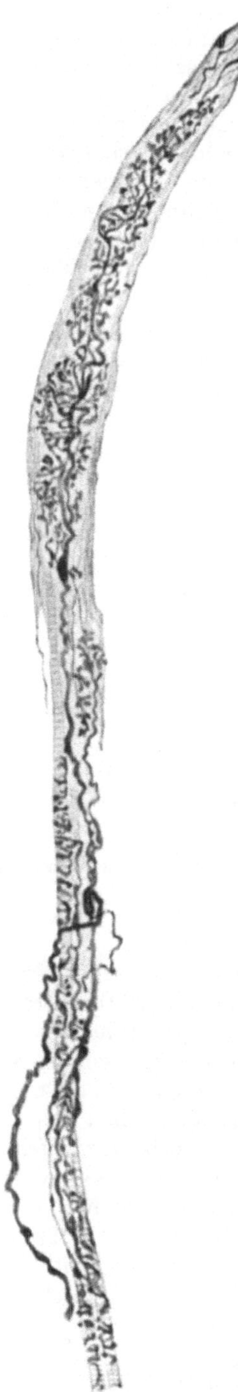

Abb. 34. Sehnenspindel und Muskelspindel aus einem Augenmuskel vom *Rind*. Methylenblau. (Nach·Dogiel.)

fasern in der Sehne hat zuerst Kölliker (1850) beobachtet; während später Sachs (1874) und Rollet (1876) über die Endverästelungen dieser Nerven weitere Beiträge geliefert haben. Golgi beschrieb zuerst an den Sehnenspindeln (1880) die feinere Endigungsweise der Nerven mit Hilfe seiner Silbermethode, und Kölliker (1889) nannte ihm zu Ehren die von ihm gefundenen eigentümlichen nervösen Endorgane Golgische Sehnenspindeln (Organo nervoso terminale musculo-tendineo). Genauere Angaben über diese Gebilde verdanken wir späterhin noch Kölliker (1889) selbst, dann Cattaneo (1888), Ciaccio (1891), Pansini (1889), Ruffini (1892), Huber (1897), Dogiel (1906) und Tschurajew. Sonderbarerweise verstehen die meisten Autoren unter Sehnenspindel nur den nervösen Apparat.

Das Charakteristikum dieser in Frage kommenden Endigung liegt in einer baum- oder strauchartigen Verästelung einer oder mehrerer markhaltiger Nervenfasern, die sich zwischen den sehnigen Elementen gewöhnlich am Übergang in die Muskelfasern vorfindet (Abb. 34). Die Endgebilde sind wohl in allen Sehnen des Organismus vorhanden, auch im Centrum tendineum des Zwerchfelles und in den Inscriptiones tendineae des Rectus abdominis vom Menschen wurden sie beschrieben.

Das feine, marklose, außerordentlich dichte Nervengeäst der Sehnenspindel endigt mit kleinen Plättchen, die durch viele feinste Nervenfäserchen wiederum miteinander verbunden sind. Die Endplättchen bestehen, wie vor allem Dogiel (1906) zeigen konnte, aus einem geschlossenen Netzwerk feinster Neurofibrillen mit umschließender perifibrillärer Substanz. Form und Ausdehnung des nervösen Astwerkes sind ungeheuer verschieden, keine Endigung gleicht hierin der anderen, auch gespaltene Sehnenspindeln kommen vor. Eine bindegewebige Hülle ist häufig um die Endapparate gelagert. Oft sind mehrere Sehnenspindeln durch einzelne Nervenfasern miteinander zu einer Einheit verknüpft; auch mit Muskelspindeln treten nervöse Verbindungen auf, ja es können sogar in einer einzigen markhaltigen Faser eine Schnen- und eine Muskelspindel ihren gemeinsamen Ursprung haben, ein sicherer Beweis dafür, daß wir es bei den Muskelspindeln mit sensiblen und nicht mit motorischen Endorganen zu tun haben.

Muskelspindeln. Diese etwa 3 mm langen, spindelartigen Gebilde wurden 1862 von Kölliker im Brusthautmuskel des *Frosches* entdeckt und lassen sich in der Zungen- und der gesamten Skelettmuskulatur des Menschen und der *Wirbeltiere* auffinden. Es sind Gruppen mehrerer feiner Muskelfasern (Weismannsche Fasern), die von einer eigenen bindegewebigen Faserschicht umhüllt werden und eine besondere Innervierung aufweisen. Die hier gefundenen nervösen Endigungen gleichen denen

der Sehnenspindeln sehr erheblich. Es handelt sich in den meisten Fällen ebenfalls um baumartige Verästelungen einzelner oder mehrerer markhaltiger Nervenfäserchen, die dann in feinen, fibrillär gebauten Plättchen ihr Ende finden
(Abb. 35). Im übrigen lassen sich hier festumgrenzte, morphologische Endformen
nicht mehr aufstellen; wie die Oberflächenvergrößerung der nervösen Substanz
morphologisch erreicht wird, scheint für die Funktion ohne jede Bedeutung zu
sein. Denn jeder Endapparat ist bezüglich des Verlaufes und der Anordnung seiner Fäserchen vom anderen verschieden konstruiert.

So können die Nervenfasern die einzelzen Muskelfasern in sehr dicht aufeinander folgenden Spiralwindungen umklammern (Crevatin 1902, Cilimbaris 1910,
Huber 1897, Dogiel 1906, Ruffini 1892), wobei sie
gleichzeitig eine Menge feinster Auflockerungen und Endplättchen aufweisen (Abb. 34). Es können aber auch
durch vielfache Aufsplitterung markhaltiger wie markloser Nervenfäserchen sehr dichte Geflechte oder vielleicht auch Netze um Gruppen mehrerer Muskelfasern
gelagert werden (Abb. 35); hierbei sind ebenfalls zahlreiche Varicositäten und Endplättchen zu beobachten.
Gelegentlich schlingen sich auch gleichzeitig eine große
Menge von Nervenfasern um einige Muskelfasern ringartig herum, wobei sie sich zu einem ganz enorm dichten
Geflecht miteinander verwirren (Abb. 36).

Die Nervenendorgane der Muskelspindeln liegen, wie
alle Autoren übereinstimmend angeben (Kölliker 1889,
Kühne 1863, Huber 1897, Ruffini 1892, Cilimbaris
1910, Sihler 1896, Dogiel 1906, Kerschner 1893) auf
dem Sarkolemm; damit unterscheiden sie sich von den
motorischen Endigungen, deren Lage hypolemmal ist.
Feine marklose Nervenfäserchen, die sich einzeln zu den
Nervenapparaten an den Muskelspindeln begeben, werden verschiedentlich beschrieben. Ob es sich hierbei allerdings um sympathische Elemente handelt, wie Huber
(1897) und Dogiel (1906) annehmen, ist zur Zeit noch unbewiesen. Hingegen wurden auch echte motorische Endplatten an den Muskelspindeln beobachtet (Kerschner
1893, Ruffini 1892).

Bei den beschriebenen Endapparaten an den Muskelspindeln haben wir es wohl mit solchen sensorischer Funktion zu tun. Wahrscheinlich vermitteln sie die Tiefensensibilität oder das, was man als Kraftsinn oder Muskelsinn (v. Frey 1926) bezeichnet. Im übrigen ist die Annahme Köllikers (1889), wonach die Muskelspindeln eine

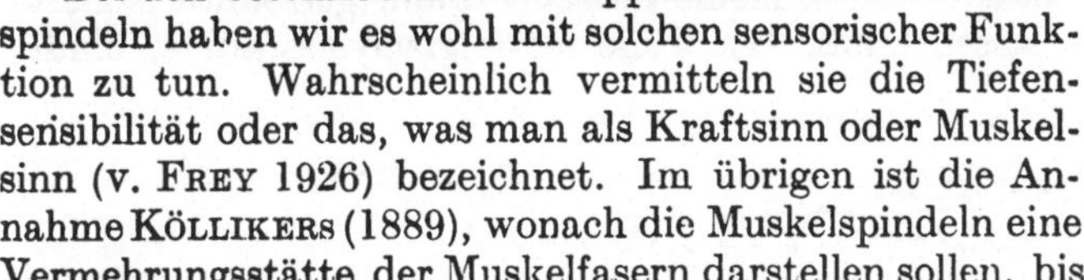

Abb. 35. Muskelspindel aus
einem Augenmuskel. *Pferd.*
Methylenblau.
(Nach Dogiel.)

Vermehrungsstätte der Muskelfasern darstellen sollen, bis heute noch nicht direkt
widerlegt.

Auch zwischen der glatten Muskulatur sollen sich sensible Endigungen vorfinden, wie
dies Jones (1926) an der Bronchialmuskulatur bei *Reptilien* beschreibt und abbildet.

Ruffinis Endbüschel (Fiocchetti papillari). Diese von Ruffini (1894) im
Subcutangewebe des Fingers entdeckten Organe sehen den Endapparaten in den
Muskel- und Sehnenspindeln sehr ähnlich, wahrscheinlich handelt es sich hierbei
überhaupt nur um die gleiche Endigungsform. Eine oder mehrere markhaltige

Nervenfasern teilen sich gleichzeitig und bilden an umschriebener Stelle ein meist
einheitliches, sehr dichtes Geflecht von gewöhnlich länglicher Gestalt, in wélchem

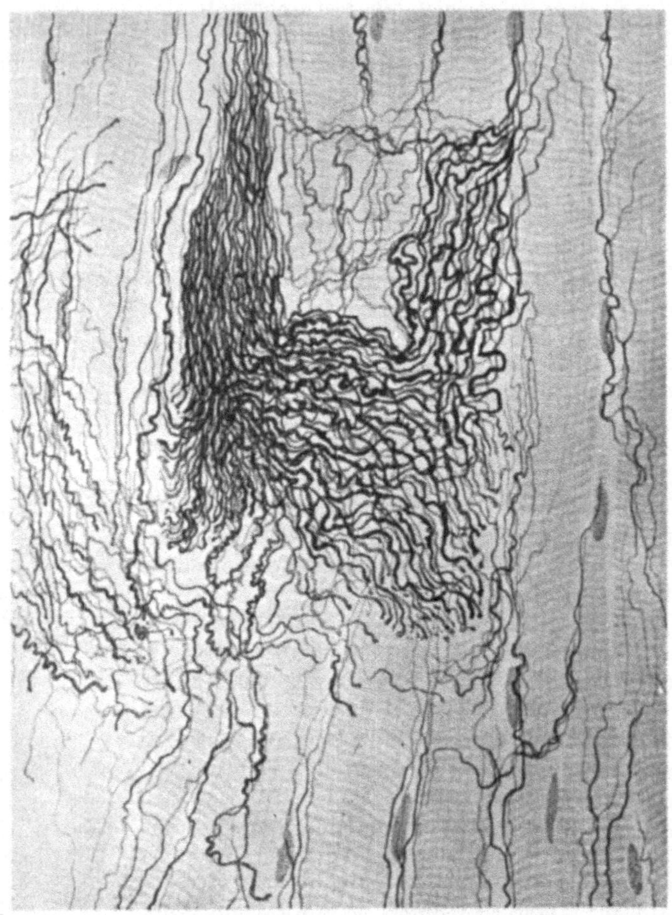

Abb. 36. Muskelspindel aus dem Zwerchfell vom *Hund*. Bielschowskymethode. Vergr. Immers. Ok. 6.

zahlreiche Endplättchen enthalten sind. Manchmal vermag auch eine einzige
Faser verschiedene, voneinander durch kleine Zwischenräume getrennte, isolierte
Endbüschel entstehen zu lassen (Abb. 37). Eine mannigfach gestaltete, binde-

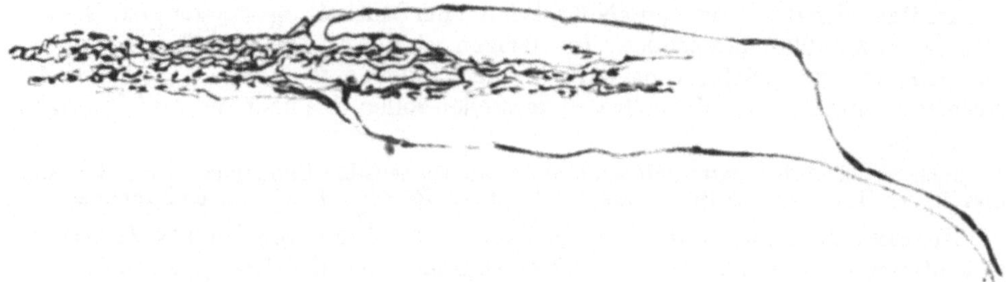

Abb. 37. RUFFINIS Endbündel aus intermuskulärem Bindegewebe vom *Kaninchen*. Methylenblau.
(Nach DOGIEL.)

gewebige Kapsel, die aber häufig fehlen kann, ist noch zu erwähnen. Die RUFFINI-schen Endbüschel sind im Bindegewebe weit verstreut. Sie sind bis jetzt an den Sehnen, im Corium, im Nagelbett, Zahnfleisch, Pia, Dura, Endokard, Iris, Corpus ciliare, im Bindegewebe zwischen den Muskeln und an den Haarbälgen beschrieben worden.

d) Endkörperchen.

a) GRANDRYsche Körperchen. Diese wurden 1869 von GRANDRY in der Wachshaut des *Enten*schnabels entdeckt und von MERKEL (1875), CARRIÈRE (1882), KRAUSE (1882), GEBERG (1893), KEY und RETZIUS (1876) genauer untersucht, soweit dies eben mit den damaligen Methoden möglich war. Mit der Verbesserung der Technik schritt die Kenntnis vom feineren Aufbau der GRAN-DRYSCHEN Körperchen stetig fort, weshalb die neueren Arbeiten von BOTEZAT (1906), DOGIEL (1904), VAN DE VELDE (1909), SZYMONOWICZ (1897), BOEKE (1925), HERINGA (1917), NOWICK (1910) und LAW-RENTJEW (1926) im folgenden vor allem Berücksichtigung erfahren werden.

Die GRANDRYSCHEN Körperchen kommen in der Wachshaut des Schnabels von *Ente* und *Gans* vor, werden aber nach BOTEZATS (1906) Angaben auch bei *Nachtraubvögeln* an der gleichen Stelle beobachtet. Ferner wurden sie in der Zunge vieler *Vögel* gefunden und haben ihren Sitz gewöhnlich in den dem Epithel anliegenden Coriumschichten. Es sind zusammengesetzte Gebilde, die meist aus zwei dicht aneinander gelagerten, ziemlich großen Zellen, den Tast- oder Deckzellen, einer zwischen den beiden Zellen befindlichen nervösen Differenzierung, der Tastscheibe, und einer das Ganze umhüllenden bindegewebigen Kapsel bestehen (Abb. 38). Die Tastzellen sind etwa 15 μ hoch und 50 μ breit, etwa kuchenförmig gestaltet und an der den Kapseln angrenzenden Partie ein wenig abgerundet; mit der mehr abgeplatteten Seite berühren sie einander innig.

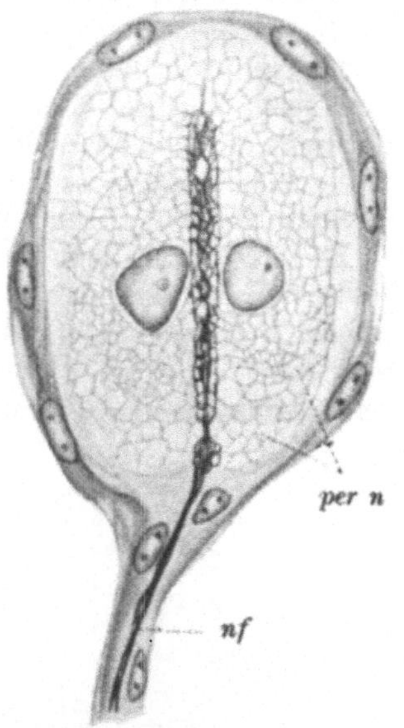

Abb. 38. Zweigliedriges GRANDRY-sches Körperchen. *Ente*. Querschnitt. Eintretende Nervenfaser mit periterminalem Netzwerk in den Zellen. Bielschowskymethode. Vergr. 2100fach. *nf* Nervenfaser; *per n* periterminales Netzwerk. (Nach BOEKE.)

Innerhalb der Zellen ist eine, wohl schon den alten Autoren bekannte, vor allem von DOGIEL (1904), SZYMONOWICZ (1897) und NOWICK (1910) genauer studierte, auch von SCHAFFER (1920) abgebildete fibrilläre Streifung zu erkennen, wobei sich im Verlaufe der Fibrillen eine gewisse Regelmäßigkeit bemerkbar macht. Im zentralen Teil der Zelle sind dieselben gewöhnlich bogenförmig geordnet und mit der Konvexität ihres Bogens zum Zellkern hin gerichtet; in der Peripherie sind sie hingegen radiär vom Zentrum zum äußeren Zellrand dicht nebeneinander gestellt. Über die Bedeutung der Fibrillen lassen sich keine bestimmten Angaben machen; die Bezeichnung Tonofibrillen oder Stützfibrillen entbehrt jeder Grundlage und zeugt von einer viel zu mechanischen Vorstellung über Bau und Funktion des Cytoplasmas. Die Tastzellen liegen im allgemeinen mit ihrem Breitendurchmesser parallel zur Oberfläche der Haut.

Wie SZYMONOWICZ (1897) fand und BOEKE (1925) und LAWRENTJEW (1926) bestätigen konnten, ist die Lage des Kerns innerhalb einer Tastzelle ziemlich veränderlich, ein sicheres Zeichen, daß das Fibrillenwerk gar keine „stützende"

Funktion ausüben kann. Häufig liegen die Kerne der Zellperipherie genähert, manchmal sind sie aber so dicht an die gleich zu erwähnende nervöse Tastscheibe herangepreßt, daß sie in derselben eine Eindellung zu erzeugen vermögen.

Zwischen die eng aneinander gelagerten Tastzellen ist die eigentliche nervöse Endigung als eine kleine, im Zentrum dickere, nach den Rändern sich im Querdurchmesser allmählich verjüngende, meist bikonvexe Platte eingefügt. In der Mehrzahl der Fälle ist der Radius dieser Tastscheiben kleiner als derjenige der Tastzellen, weshalb diese an der äußersten Peripherie sich direkt zu berühren pflegen. Manchmal ist hier, wenn nicht einmal von der Kapsel abgespaltenes, feines Bindegewebe hineinragen sollte, der Zusammenhang der beiden Tastzellen ein ungeheuer enger, ja die Zellgrenzen können völlig verwischt sein und die Fibrillen ziehen ohne weiteres von der einen zur anderen Zelle hinüber.

In den Tastscheiben findet sich ein von DOGIEL (1904) und VAN DE VELDE (1909) gut beobachtetes, später von BOEKE (1925) und HERINGA (1917) genauer studiertes neurofibrilläres Netzwerk vor, das durch Aufsplitterung einer Nervenfaser nach Verlust ihres Markes in eine Menge feinster Fibrillen entsteht. Die Markscheide verschwindet ungefähr beim Eintritt der Faser in die Kapsel, während gleichzeitig die äußere Faserhülle mit den bindegewebigen Kapselelementen zu einer Einheit verschmolzen wird.

Es gelang vor allem BOEKE (1925) und HERINGA (1917) — bei DOGIEL (1904) findet sich im übrigen schon ein ähnlicher Hinweis vor — einen ganz besonders innigen Zusammenhang zwischen Tastscheibe und Tastzellen vor Augen zu führen. Man kann in den Tastzellen ein ungeheuer feines, intracytoplasmatisches Netzwerk darstellen, das gleichmäßig über die ganze Zelle verteilt ist und mit dem

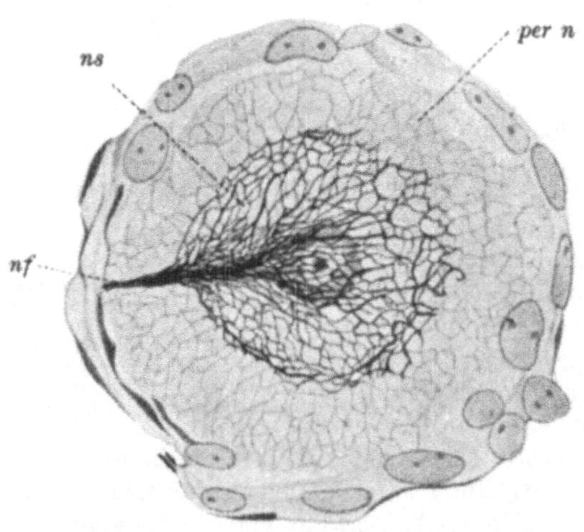

nicht geschlossenen, sondern mit feinen Spitzchen versehenen neurofibrillären Netz der Tastscheibe in kontinuierlichem Zusammenhang steht. Dieses feine, cytoplasmatische Maschenwerk, das sich nicht mehr mit Silber tingieren läßt, ist sehr wahrscheinlich dem von BOEKE (1925) an den motorischen Endigungen beobachteten, periterminalen Netzwerk gleichzusetzen und mag auch hier diesen Namen führen (Abb. 38 und 39). An der Peripherie des Körperchens, wo die Tastscheibe oft nicht mehr hinreicht, hängen die Maschen des periterminalen Netzes beider Zellen dicht miteinander zusammen.

Abb. 39. Flachschnitt durch die Tastscheibe des GRANDRY-schen Körperchen. *Ente.* Bielschowskymethode. Vergr. 2100fach. *per n* periterminales Netzwerk; *nf* Nervenfaser; *ns* Flachschnitt der nervösen Scheibe. (Nach BOEKE.)

Ob das periterminale Netzwerk nervöser oder protoplasmatischer Natur ist, ob es eine plasmatische Bildung darstellt, welche die ebenso angeordnete nervöse Substanz umhüllt (BOEKE 1925), oder ob es nicht letzten Endes einer auf Eiweißfällung beruhenden „Alveolarstruktur" gleichzusetzen ist, läßt sich bei der außerordentlich starken Vergrößerung, die zu seiner Sichtbarmachung notwendig ist, nicht mehr mit Sicherheit angeben. Jedenfalls ist der Zusammenschluß zwischen Tastscheibe und Tastzellen der morphologisch denkbar innigste. Ein solcher Zusammenhang beruht nicht nur im direkten Übergang des neurofibrillären Netzwerkes der Tastscheibe in das periterminale Maschenwerk der Zellen, sondern er läßt sich auch an den von LAWRENTJEW (1926) glänzend dargestellten Plastosomen beobachten, die ebenfalls von der Tastscheibe in die Tastzellen übergehen können. Sogar von den Zellen der Kapsel reichen die Plastosomen in das Plasma der Tastzellen direkt hinein. In der Tastscheibe liegen die Chondriokonten längs der Neurofibrillen, weichen dann nach der Peripherie zu strahlenförmig auseinander, um in die Tastzellen überzugreifen.

Somit haben wir in den GRANDRYSCHEN Körperchen Gebilde von einer morphologischen und funktionellen Geschlossenheit vor uns, wie sie inniger kaum vorstellbar ist. Manche Körperchen können bis zu fünf Tastzellen mit vier Endscheiben enthalten; gelegentlich sind auch die Tastzellen zu Doppelsäulen angeordnet. Andererseits wurden im Gaumen von *Huhn* und *Taube* Endorgane gefunden, die nur aus einer einzigen Tastzelle und einer Tastscheibe bestehen und somit den MERKELSCHEN Körperchen sehr ähnlich sind. BOTEZAT (1906), DOGIEL (1904) und SFAMENI (1900) beschreiben schließlich noch feine marklose Nervenfäserchen, welche die GRANDRYSCHEN Körperchen in der Kapsel umgeben und viele von ihnen miteinander verbinden sollen. Ob die Tastzellen bindegewebiger oder epithelialer Abkunft sind, ist bis jetzt nicht ganz sicher erwiesen.

Wie BOEKE (1922) und TAMURA (1922) zeigen konnten, geht nach Durchschneidung der zuführenden sensiblen Nerven das Neurofibrillengefüge und das periterminale Netzwerk zugrunde; auch die Masse der Plastosomen wird verringert (LAWRENTJEW 1926). Bei der Regeneration dringt die einwachsende Nervenfaser in die Tastscheibe ein, verzweigt sich allmählich, während sich anschließend im Cytoplasma der Tastzellen das periterminale Netzwerk herausdifferenziert. Eine Vermehrung der Kapselzellen nach Durchschneidung wird ferner noch von BOEKE (1922) und LAWRENTJEW (1926) angegeben.

b) MEISSNERsche Tastkörperchen. Diese Gebilde, die gelegentlich auch unter dem Namen WAGNERsche Tastkörperchen in der Literatur auftreten, wurden von MEISSNER 1852 in der Haut der Fingerspitzen entdeckt und von einer Anzahl von Autoren (MERKEL 1880, KÖLLIKER 1889, FISCHER 1876, RANVIER 1880, BOTEZAT 1912, SMIRNOW 1893 und SZYMONOWICZ 1895) weiterhin beschrieben. Ferner wurden sie mit der Golgimethode vor allem von RUFFINI (1902), SFAMENI (1900) und CREVATIN (1902) studiert, während DOGIEL (1892) teilweise glänzende Darstellungen mit seiner Methylenblaumethode erzielen konnte. Die Arbeiten von BOEKE (1925), HERINGA (1917) und VAN DE VELDE (1909) scheinen mir jedoch den Aufbau der MEISSNERschen Körperchen erst restlos klar gestellt zu haben.

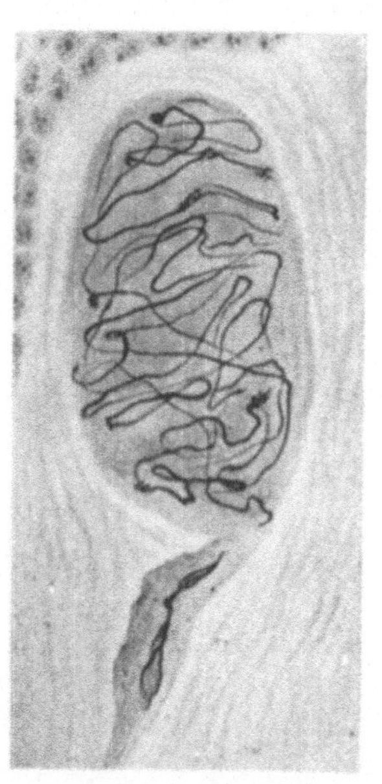

Abb. 40. MEISSNERsches Tastkörperchen aus der Haut der Fußsohle. Mensch. Bielschowskymethode. Vergr. Leitz Immers. Ok. 1. Präparat von Dr. KADANOFF.

Die MEISSNERschen Körperchen sind meist längsovale Gebilde (Abb. 40, 41), die, bei schwacher Vergrößerung betrachtet, eine feine Querstreifung erkennen lassen, in ihrer Länge zwischen 40 und 180 μ schwanken und im allgemeinen eine sehr oberflächliche Lage an der Spitze der Cutispapillen direkt unter dem Epithel einnehmen. Sie kommen vor allem in der Vola der Finger und Zehen vor, werden an behaarten Hautstellen seltener, sind aber in der gesamten äußeren Bedeckung des Menschen anzutreffen. Auch in der Zungenspitze wurden sie beschrieben, wie sie gelegentlich auch in den nervösen Häuten vorzukommen scheinen. Bei *Primaten*, bei *Hund* und *Katze* (SFAMENI 1900) und bei *Marsupialiern* (DUCCESCHI (1909) sind sie ebenfalls bekannt.

Gewöhnlich sind die MEISSNERschen Körperchen von einer bindegewebigen Hülle umgeben (Abb. 41), von welcher sich mitunter feine Züge senkrecht zur

Längsachse des Körperchens in dessen Tiefe hinein erstrecken; sind diese stärker ausgebildet, so kann es zu einem Zerfall des Tastkörperchens in mehrere Läppchen kommen.

Der nervöse Teil des Meissnerschen Körperchens verdankt seine Entstehung 1—5 zuführenden Fasern, die kurz vor Eintritt in das Körperchen ihre Markscheide verlieren und ihre bindegewebige Hülle mit der Kapsel des Meissnerschen Körperchens gleichzeitig vereinigen. Dogiel (1892) und Crevatin (1902) erwähnen auch noch dünne, marklose Fäserchen (Fasern II. Art), die an der Peripherie des Körperchens ein feines Geflecht bilden, sich aber auch ins Innere des Endorgans hinein begeben (Abb. 41). Innerhalb des Körperchens verlaufen, wie schon bei schwacher Vergrößerung leicht zu ersehen ist, die Nervenfäserchen in

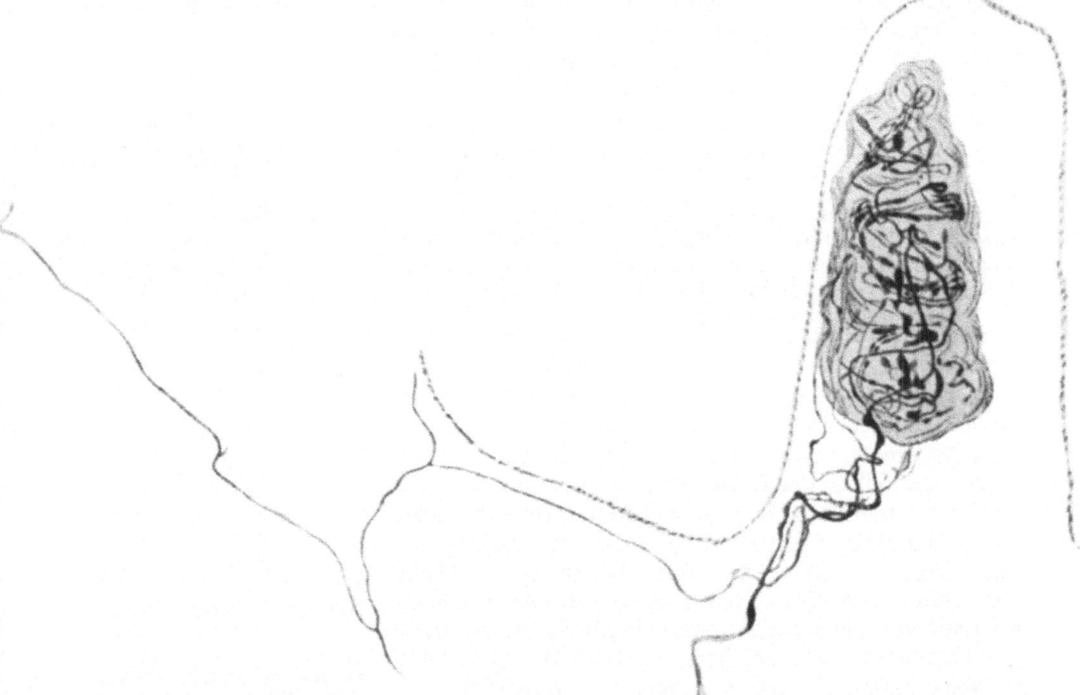

Abb. 41. Meissnersches Tastkörperchen. Mensch. Methylenblau. (Nach Dogiel.)

feinen, spiraligen Windungen einher. Diese vor allem quergelagerten Windungen stehen meist senkrecht zur Längsachse des Körperchens und sind somit zur Oberfläche des Epithels parallel gestellt, da ja die Längsachse des Meissnerschen Körperchens wiederum senkrecht auf die Epitheloberfläche auftreffen würde. Die Anordnung der Nervenfasern hauptsächlich in Querspiralen hat ihre Ursache offenbar in der eigentümlichen Zusammensetzung des Innenkolbens (W. Krause 1882), der aus einer Anzahl von langgestreckten Zellen aufgebaut ist (Abb. 42).

Diese Zellen (Kolbenzellen, Tastzellen) sind längsoval oder birnförmig, mit ihrer Längsachse senkrecht zu derjenigen des Körperchens gerichtet und liegen mit ihrem breiten, den Kern enthaltenden Teil meistens an der Peripherie des Körperchens unter dessen Kapsel. Die Nervenfäserchen bilden im Innern des Körperchens manchmal ein ungeheuer dichtes Geflecht und gehen auch häufig direkte Verbindungen miteinander ein. Gleichzeitig läßt sich an vielen Stellen eine Verbreiterung der Nervenfäserchen beobachten, die aus einer Auflockerung der Fibrillen zu einer feinsten Netzbildung resultiert. Über die Beziehung dieses Netzgefüges zu den Kolbenzellen waren fast sämtliche Autoren der Meinung, daß die feinen Neurofibrillennetze den Zellen dicht angelagert seien.

Erst BOEKE (1925) und HERINGA (1924) vermochten zu zeigen, daß die Neurofibrillenschlingen und netzartigen Verbreiterungen des so außerordentlich verwickelten nervösen Apparates nicht zwischen den Zellen, sondern im Cytoplasma der keilförmig ausgebreiteten Tastzellen eingebettet liegen. Dies läßt sich an Querschnitten durch ein MEISSNERsches Körperchen besonders gut erkennen (Abb. 43). Infolge der queren Übereinanderschichtung der Tastzellen sind auch die netzartigen Verbreiterungen der Neurofibrillenstränge gewöhnlich horizontal gelagert. An solchen Stellen tritt innerhalb der Tastzellen neben dem Neurofibrillennetz noch eine weitere netzartige Struktur des Cytoplasmas auf, die in das neurofibrilläre Netzgefüge kontinuierlich übergeht (HERINGA 1924). Wir haben hier offenbar eine ähnliche Bildung wie das von BOEKE (1925) an den Tastscheiben der GRANDRYSCHEN Körperchen beobachtete periterminale Netzwerk vor uns.

Manchmal finden sich bis zu vier MEISSNERsche Körperchen an der Spitze einer einzigen Cutispapille. Nervöse Verbindungen zwischen den einzelnen Körperchen sind mehrfach beschrieben; ebenso können aus dem Nervengewirr des MEISSNERschen Körperchens heraus feine Fäserchen ins Epithel hineinsteigen (RANVIER 1880, DOGIEL 1892, VAN DER VELDE 1909) oder sich zu einem RUFFINIschen Endbüschel begeben (RUFFINI). Nervöse Verbindungen zwischen sensiblen Endigungen, auch solchen von ganz verschiedener Gestalt, sind offenbar sehr häufig. Wie BOEKE (1925) angibt, vermögen MEISSNERsche Körperchen

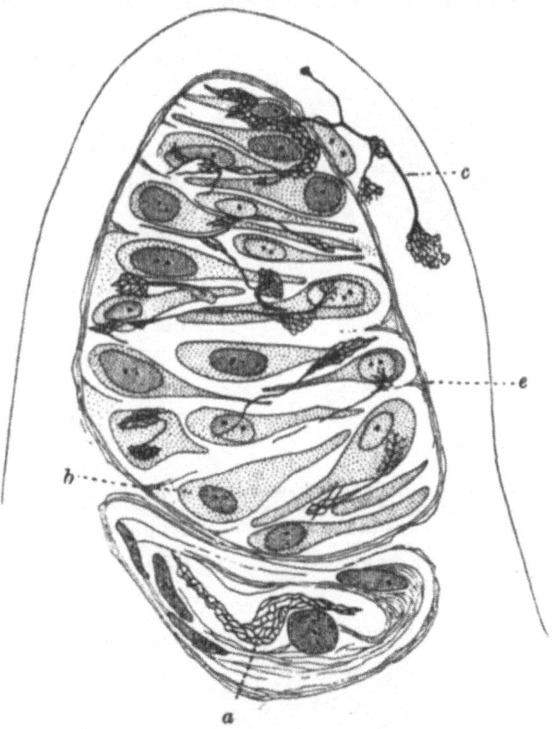

Abb. 42. MEISSNERsches Tastkörperchen. Mensch. Bielschowskymethode. *a* eintretender Achsenzylinder mit fibrillärer Auflockerung; *b* Tastzelle; *e* bindegewebige Kapsel; *c* feiner nervöser Ausläufer. (Nach VAN DER VELDE.)

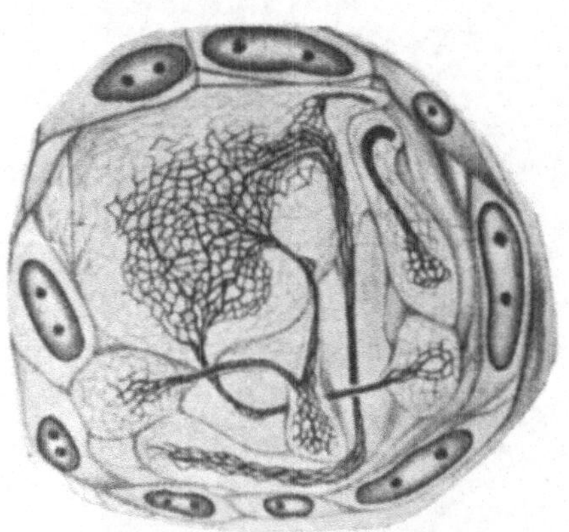

Abb. 43. Horizontalschnitt durch ein MEISSNERsches Tastkörperchen. Neurofibrillennetz im Protoplasma einer Innenkolbenzelle. Mensch. Bielschowskymethode. Vergr. 2100fach. (Nach BOEKE.)

nach Durchschneidung der zuführenden sensiblen Nerven wieder regeneriert zu werden.

Man darf sich nun keineswegs vorstellen, daß die MEISSNERschen Körperchen stets jene festumrissene Form unveränderlich zutage treten lassen, wie ich dies im vorhergehenden ausgeführt habe. Das, was gewöhnlich in der Literatur als MEISSNERsche Körperchen aufzutreten pflegt, ist vielmehr ein aus einer unendlichen Formenmannigfaltigkeit rein willkürlich herausgestellter Begriff. Die MEISSNERschen Körperchen können eine ungeheuere Menge morphologischer „Modifikationen" aufweisen; so kann die Kapsel fehlen und die Anordnung der nervösen Bestandteile eine gänzlich andere sein; manchmal sind die Endgebilde mehr in die Länge gestreckt oder umgekehrt mehr abgerundet; schließlich finden sie sich gelegentlich auch in der Tiefe des Bindegewebes vor.

Im letzteren Falle sind die MEISSNERschen Körperchen sogar nach DOGIELs (1892) eigenen Angaben von den KRAUSEschen Endkolben und den DOGIELschen Genitalnervenkörperchen nicht mehr zu unterscheiden (Abb. 44). Das Studium einer ausgedehnten Literatur über die sensiblen Endkörperchen läßt immer wieder die große Mühe, aber auch sehr häufig die völlige Willkür hervortreten, mit welcher die betreffenden Autoren die gefundenen Endorgane in irgendeinen „Typus" einzureihen versucht haben. Ich glaube, daß wir durch das Aufstellen von „eigentlichen" und „modifizierten" MEISSNERschen Körperchen mit allen möglichen „Übergängen", durch den Typus der KRAUSEschen Endkolben und der DOGIELschen Genitalnervenkörperchen doch letzten Endes dazu geführt wurden, den Wald vor Bäumen nicht zu sehen. Das peinlich genaue Beschreiben von Hunderten der hier in Frage kommenden Endigungen zeitigte schließlich nur das eine Resultat, daß jede Endform in der Art ihres Aufbaues von der anderen verschieden ist. Es kommt auch hier nur auf eine Oberflächenvergrößerung der nervösen Substanz auf einem möglichst geringen Raumgebiet an; die MEISSNERschen, KRAUSEschen und DOGIELschen Endorgane sind im Grunde genommen nur „Übergänge" in einer riesigen Formenreihe. Die in Abb. 45 und 46 dargestellten Endigungen, die, dicht unter dem Epithel gelegen, sehr häufig vorkommen, seien als zwei Formen zum Schlusse aufgeführt, deren Einreihung in einen bestimmten Typus gar nicht mehr möglich ist.

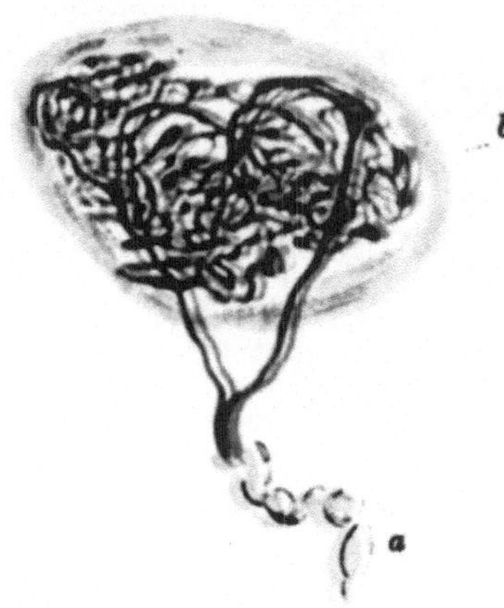

Abb. 44. Endkolben mit bindegewebiger Kapsel aus der Glans penis vom Menschen. Methylenblau. *a* markhaltige Nervenfaser; *b* bindegewebige Hülle. (Nach DOGIEL.)

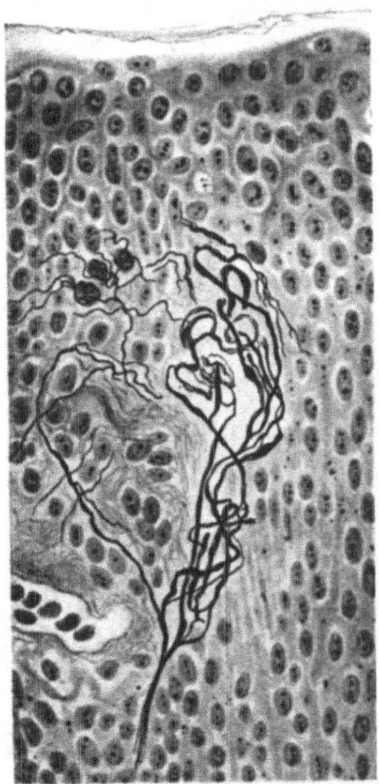

Abb. 45. Kolbenartige Nervenendigung aus der Lippe vom Menschen. Bielschowskymethode. Vergr. Leitz Immers. Ok. 0. Präparat von Dr. KADANOFF.

(Siehe auch die bei Lippe und Mundschleimhaut beschriebenen Endigungen.)

Weil mir eine exakte morphologische Abgrenzung zwischen MEISSNERschen, DOGIEL-
schen und KRAUSEschen Endorganen unaus-
führbar erscheint, so vermag ich dem Versuch
von v. FREY und STRUGHOLD, für bestimmte
Sinnesqualitäten entsprechende Körperchen
als Reizempfänger in Anspruch zu nehmen,
nur auf denjenigen Sinnesflächen Beweiskraft
zuerkennen, wo andere Formen hierfür nicht
in Betracht kommen können.

c) VATER-PACINIsche Lamellenkörperchen. Diese wurden 1741 von B.
VATER entdeckt, von PACINI 1836 genauer mikroskopisch untersucht und
waren schon 1843 von HENLE und
KÖLLIKER im Mesenterium der *Katze*
beobachtet worden. Sie können über
2 mm lang werden, sind von längsovaler Gestalt, setzen sich aus einer ge-
raden, in der Längsachse des Körperchens verlaufenden, marklosen Nervenfaser zusammen, ferner aus einer feinen
plasmatischen Faser, dem Innenkolben,
welcher die Nervenfaser umgibt, und haben in der Menge der zwiebelschalenartig
übereinander geschichteten, bindegewebigen Lamellen ihr hauptsächlichstes
Charakteristikum (Abb. 47).

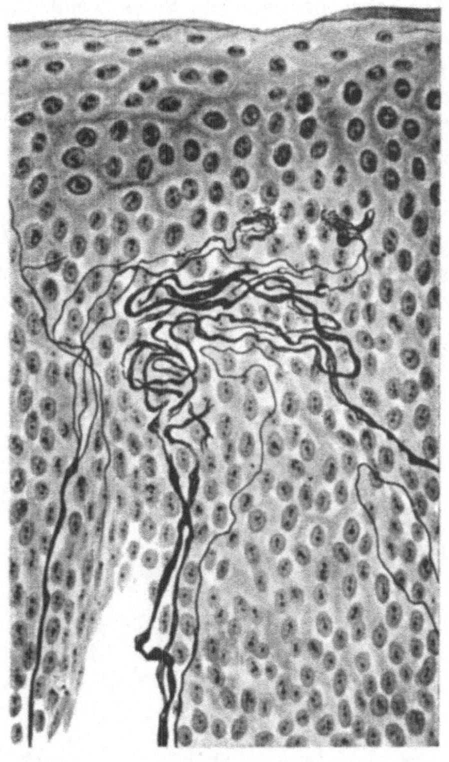

Abb. 46. Sensible Endigung aus der Lippe vom
Menschen. Bielschowskymethode. Vergr. Leitz
Immers. Ok. 0. Präparat von Dr. KADANOFF.

Wie schon KEY und RETZIUS (1876)
gesehen haben und wie vor allem v. SCHUMACHER (1911) und SCHAFFER
(1920) hervorheben, scheinen die Lamellen, die wir in den meisten Präparaten
als einfache Linien zu sehen pflegen, Duplikaturen
zu sein; v. SCHUMACHER (1911) gelangte zu der Anschauung, daß immer je zwei Lamellen je eine mit
Flüssigkeit gefüllte Hohlkapsel bilden. Demnach würde
der breite Raum zwischen den Lamellen, wie er gewöhnlich in den Präparaten auftritt, das Innere einer
solchen Hohlkapsel darstellen, während wir die scheinbar einfach sichtbare Lamelle eben als doppelt und
somit als die Grenze zu denken hätten, wo zwei Hohlkapseln aneinanderstoßen. Die Hohlkapseln werden
um so schmäler, je näher sie dem Innenkolben anliegen,
weshalb in dessen nächster Umgebung die Lamellen
am engsten aneinandergereiht erscheinen (Abb. 48).

An der Peripherie des Lamellenkörperchens findet
sich eine feine bindegewebige Hülle vor; innerhalb
des Hohlkapselsystems scheint sich ebenfalls ein Geflecht feinster Bindegewebsfäserchen auszubreiten, in
den verschiedensten Richtungen als interkapsuläres
Netz (DOGIEL 1910) zwischen das Lamellengefüge verankert zu sein und dessen Festigkeit zu verstärken.

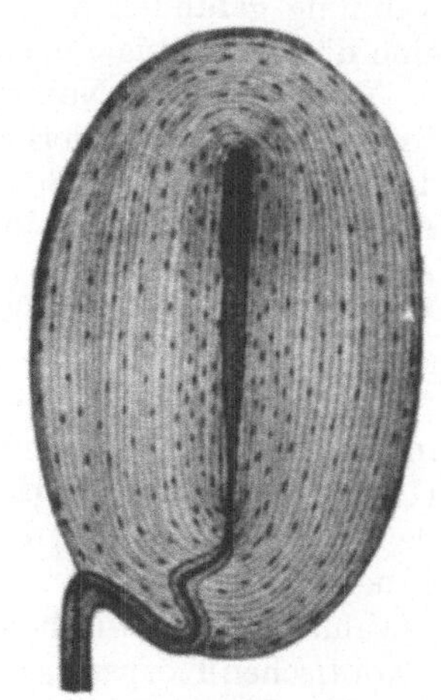

Abb. 47. VATER-PACINIsches Kör-
perchen. Mensch. Hämatoxylin-
Eosin. Vergr. 45fach.
(Nach SOBOTTA.)

Ähnliches beobachtete SALA (1899) in den HERBSTschen Körperchen vom *Sper-*
ling und *Huhn*, wo er ein stark verwirrtes System feinster Fäden darzustellen
vermochte, das besonders um den Innenkolben eine vielfache spiralige Drehung
erkennen ließ; das Faserwerk soll nach SALAS (1899) Angaben elastischer Natur
sein. Auch bei den PACINISchen Körperchen sind elastische Elemente besonders
in den äußeren Lamellen verschiedentlich beschrieben worden.

Den Lamellen sind von innen her bindegewebige Zellen angelagert, deren Kerne
leicht zu sehen und deren Grenzen zuerst von HOYER (1887) mit Silbernitrat dargestellt worden sind; auch KÖLLIKER (1889) liefert in seiner Gewebelehre eine entsprechende Abbildung. Sternförmige Bindegewebszellen zwischen den Lamellen
der HERBSTschen Körperchen wurden schließlich noch von DOGIEL (1910) beobachtet, der sie mit der Me-
thylenblaumethode deutlich
demonstrieren konnte; wahrscheinlich sind die Fortsätze
jener Zellen in das feine, faserige Bindegewebssystem hinein
verwoben.

Die Zahl der Lamellen bei
den PACINISchen Körperchen
ist starken Schwankungen unterworfen; bis zu 60 wurden
bei den größten Gebilden beobachtet. Häufig stoßen die
Lamellen, besonders die inneren Lagen derselben, in einer
gemeinsamen Nahtlinie zusammen, die am Gegenpol der eintretenden Nervenfaser die
Richtung des Innenkolbens
fortsetzt und als Ligamentum
interlamellare gelegentlich Er-

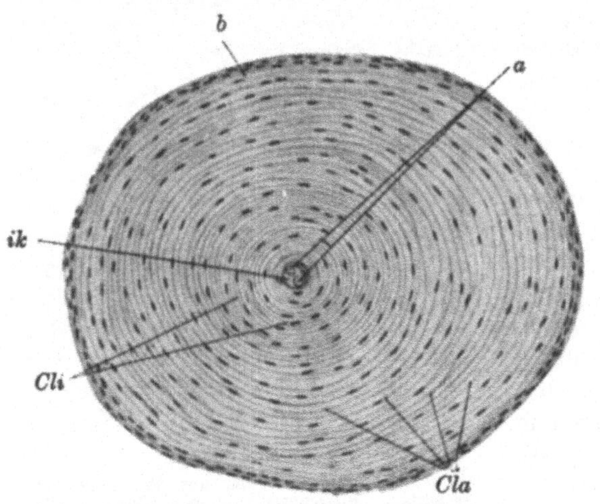

Abb. 48. VATER-PACINISches Körperchen aus der Vola manus.
Querschnitt. Mensch. ZENKER, Hämatoxylin-Eosin. Vergr. 100fach.
b bindegewebige Hülle; *Cla* äußere, weitere Lamellen; *Cli* innere,
engere Lamellen; *ik* Innenkolben; *a* doppelter Achsenzylinder.
(Nach SOBOTTA.)

wähnung gefunden hat. Zwischen den Lamellen innerhalb der Kapseln ist wohl
eine dünne Flüssigkeit enthalten.

Die eintretende Nervenfaser, deren bindegewebige Hülle in die des PACINISchen
Körperchens kontinuierlich übergeht, verliert alsbald ihre Markscheide und ist in eine
dunkle plasmatische Substanz eingebettet, die als Innenkolben bezeichnet wird.
Am oberen Ende zeigt die Achsenfaser eine ziemlich verschieden gestaltete, kleine
Anschwellung, die, wie DOGIEL (1910), KOLMER (1905), BOTEZAT (1912), VAN DE
VELDE (1909), SALA (1899), SZYMONOWICZ (1895) und BOEKE (1925) gezeigt haben,
eine sehr feine Auflockerung des Fibrillengefüges hervortreten läßt. Das fibrilläre
Netz, dessen allmähliche Ausbreitung im übrigen schon beim Eintritt der Faser
in den Innenkolben ihren Anfang nimmt, sendet nach DOGIELs (1910), BOTEZATS
(1912) und BOEKES (1925) Angaben feinste seitliche Sprossen in das Cytoplasma
des Innenkolbens und bei den HERBSTschen Körperchen sogar in die Zellen des
Innenkolbens hinein. Sehr wahrscheinlich haben wir hier den gleichen innigen
Zusammenhang zwischen dem nervösen Fibrillengefüge und dem Cytoplasma des
PACINISchen Körperchens unter Bildung eines periterminalen Netzwerkes vor uns,
wie dies BOEKE (1925) bei den MEISSNERschen Körperchen dargestellt hat.

Öfters sind mehrere PACINISche Körperchen durch Nervenfasern miteinander
verbunden; auch das gleichzeitige Eindringen einer marklosen Faser neben der
Hauptfaser wird von verschiedenen Autoren erwähnt (DOGIEL 1910, SALA 1899,

TIMOFEEW 1896, BOTEZAT 1912, SOKOLOW 1899). Hierbei kommt es in den PA-CINISchen Körperchen zu einem außerordentlich feinen Geflecht direkt um den Innenkolben, während in den HERBSTschen Körperchen die dem Innenkolben anliegenden Zellen von jenem nervösen Netzwerk umfaßt werden (Abb. 49). An der Eintrittsstelle der Nervenfaser in das Körperchen ist in den meisten Fällen ein Netz von Blutcapillaren zu beobachten; der Innenkolben bleibt stets frei von Gefäßen.

Die PACINISchen Körperchen sind im menschlichen Organsimus außerordentlich stark verbreitet; sie finden sich nicht nur in der Tela subcutanea der äußeren Haut vor, sondern lassen sich auch im Bindegewebe vieler Eingeweide, der Blutgefäße und des gesamten Bewegungsapparates, ferner in den serösen Häuten und im Perineurium peripherischer Nerven gelegentlich entdecken. Genauere Angaben hierüber stammen von RAUBER und sind aus dem Lehrbuch von RAUBER-KOPSCH (1923) zu ersehen.

Die äußere Gestalt der PACINISchen Körperchen läßt die gleiche Mannigfal-

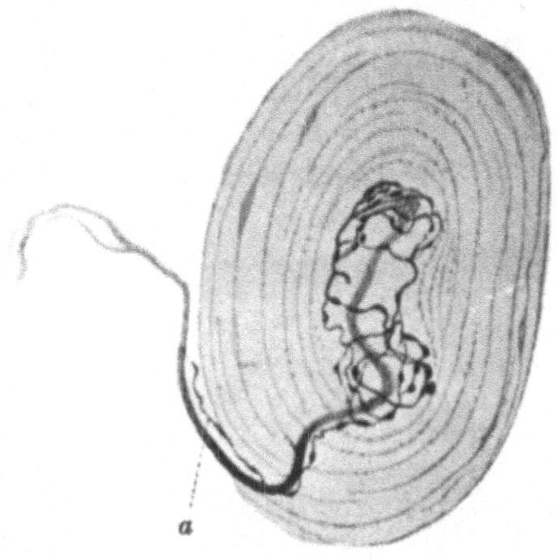

Abb. 49. HERBSTsches Körperchen mit akzessorischer, markloser Faser. Methylenblau.
a akzessorische, marklose Faser. (Nach DOGIEL.)

tigkeit wie bei den MEISSNERschen Endorganen an den Tag treten. Ist die Zahl der Lamellen stark verringert, so spricht man häufig von GOLGI-MAZZONISchen Körperchen, eine ziemlich überflüssige Bezeichnungsweise. Bei solchen Gebilden entsteht manchmal noch eine Verästelung der Innenfaser und des Innenkolbens, was aber dann schließlich eine Unterscheidung von den KRAUSEschen Endkolben, die ja zur Formenreihe der MEISSNERschen Körperchen gehören, zur Unmöglichkeit macht.

Nur die HERBSTschen Körperchen (Abb. 50), die sich bei manchen *Vögeln* an verschiedenen Stellen (Wachshaut des Schnabels, Zunge, äußere Haut) vorfinden, seien hier noch besonders erwähnt. Sie sind im allgemeinen kleiner wie die PACINISchen Körperchen, haben in ihren inneren Lamellen keine Kerne und sind weiterhin durch eine Doppelreihe von Zellen um den Innenkolben von den PACINIschen Körperchen zu unterscheiden. (Über das Verhalten der Neurofibrillen zu diesen „Kolbenzellen" siehe oben.) Die Anordnung des Lamellenapparates scheint im übrigen nach CLARAS (1925) Untersuchungen die nämliche zu sein wie bei den PACINISchen Endigungen; Blutgefäße fehlen jedoch. Im Grunde sind die HERBSTschen Körperchen nur als eine Abart der PACINISchen Körperchen anzusehen.

Da die Lamellenkörperchen nicht nur in der Wand

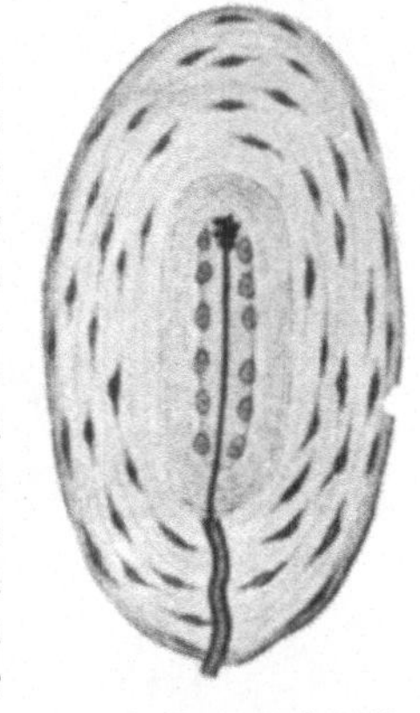

Abb. 50. HERBSTsches Körperchen. Vergr. 380fach. (Nach SOBOTTA.)

großer Blutgefäße, sondern auch in den Organen meistens in unmittelbarer Nähe der Gefäße beobachtet worden sind, so wäre denkbar, daß sie an der Regulation des Blutdruckes irgendwie beteiligt sind (GROSSER 1901, MICHAILOW 1909, THOMA 1884, v. SCHUMACHER 1911, CLARA 1925); ob ihnen, vor allem im Periost, den Muskeln und Gelenkkapseln, nicht noch eine andere Funktion zukommt, mag dahingestellt bleiben. Wir wissen eben hierüber nichts Sicheres.

3. Die motorischen Endigungen.

In den Organen mit glatter Muskulatur, wie Blutgefäßen, Darmtractus, Harnblase, Uterus, finden sich oft Nervengeflechte markloser Fäserchen in einer ganz außerordentlichen Dichte. Diese Geflechte zeigen meistens eine völlige Regellosigkeit in der Anordnung ihrer Fasern, z. B. bei den der Tunica media der Gefäße aufgelagerten Nervenplexus; manchmal sind die Fäserchen in ihrer Hauptmasse ungefähr parallel zur Längsrichtung der Muskelfaserzüge gestellt (Abb. 51), oder zeigen gelegentlich mit gleichzeitig eingelagerten Ganglienzellen ein wohlgeordnetes Maschenwerk, wie das vom Plexus myentericus und submucosus im Darm bekannt ist.

Niemals habe ich aber aus einem derartigen Geflecht Fasern direkt an die glatten Muskelzellen herangehen sehen; sondern zwischen den Muskelelementen verlaufen auf vielfach verschlungenen und verwickelten Umwegen feinste marklose Nervenfäserchen, die manchmal miteinander in Verbindung stehen, den Endplexus (Plexus terminalis) bilden und als die eigentlichen für die Muskelfasern bestimmten Elemente anzusehen sind. Nicht nur auf großen Wegstrecken, sondern auch in kürzester Reihenfolge zeigen die Nervenfäserchen neben kleinen fibrillären Auflockerungen wiederum feine Ausbiegungen und Schlingen (Abb. 52). Diese manchmal spiraligen Drehungen und Windungen können bei einzelnen Fäserchen so klein sein und in so kurzen Abständen aufeinander folgen, daß man erst bei 2000facher Vergrößerung den Weg einer solchen Faser einigermaßen zu entwirren vermag. Durch ein solches Verhalten, das ja letzten Endes auf eine ganz enorme Wegstreckenverlängerung der Faser hinausläuft, wird offenbar das Nervengewebe dem jeweiligen Dehnungszustand der glatten Muskulatur ohne die geringste Zerrung nachzugeben in den Stand gesetzt.

Das wichtigste und zugleich technisch schwierigste morphologische Problem, um dessentwillen man so häufig vor allem die Harnblase des *Frosches* zum Untersuchungsobjekt gewählt hat, liegt zweifellos in der Art des Zusammenhanges zwischen Nerv und glatter Muskulatur. Es sind von vornherein drei Möglichkeiten einer nervösen Endigungsart in Erwägung zu ziehen: 1. Die Nervenfasern enden frei an den Muskelzellen. 2. Die Nervenfasern dringen in die Muskelzellen hinein. 3. Die Nervenfasern bilden unter sich ein geschlossenes Netz, das zwischen den Muskelzellen angeordnet ist oder auch durch die Muskelzellen hin-

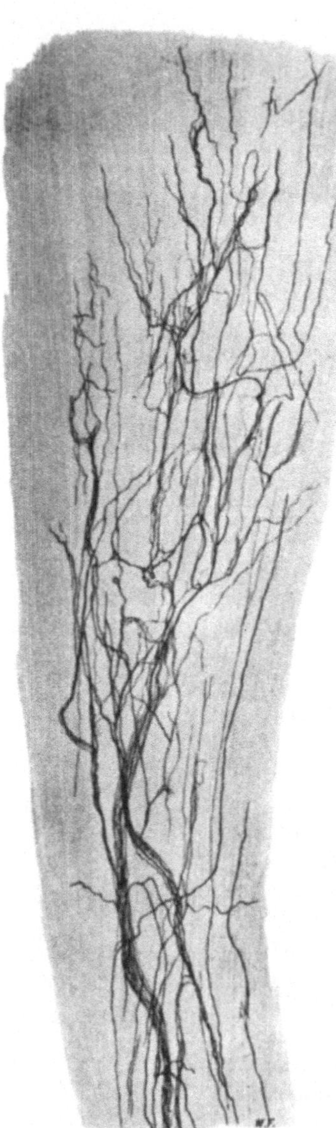

Abb. 51. Geflecht markloser Nervenfasern aus der Muscularis der Harnblase. Mensch. Bielschowskymethode. Vergr. 150fach. (Nach STÖHR jr.)

durchdringen kann. In der Tat ist jede dieser Möglichkeiten als gesichert beschrieben worden, woher denn, wenn man die Literatur allein sich zur Führung gewählt hat, kaum eine Möglichkeit besteht, den rechten Weg zu finden.

Ohne Zweifel sind aber in dieser Schwierigkeit die besten Resultate bei demjenigen zu suchen, der in der Darstellung der peripherischen Nerven die beste Technik in Anwendung bringt, weshalb wir den Schilderungen älterer Autoren, die alle mit ziemlich unvollkommenen Methoden gearbeitet haben, große Vorsicht entgegenbringen müssen. Freilich darf man in dieser Kritik, älteren Arbeiten infolge ihrer häufig mangelhaften Technik ein allzu geringes Vertrauen zu schenken, nicht zu weit gehen oder hierüber vergessen, daß man die Eigenschaft sich zu irren, im nämlichen Maße zugeteilt erhalten hat, wie unsere histologischen Vorgänger. Wenn wir also, wie das BOEKE (1905) getan hat und ich selbst notgedrungenerweise ebenfalls tun mußte, feinste, intracytoplasmatische Nervenendigungen bei einer linearen Vergrößerung über das 2000fache hinaus untersuchen wollen, so ist gar wohl zu bedenken, daß wir hierbei Bilder bekommen können, die nicht mehr ganz der Wirklichkeit entsprechen; das nötigt uns, unsere eigenen Angaben ebenfalls mit größter Vorsicht aufzustellen.

Betrachten wir in einer kurzen, kritischen Übersicht die Angaben, die über den Zusammenhang zwischen Nerv und glatter Muskelfaser bis jetzt geliefert wurden, so ist zunächst eine völlig unbrauchbare, an der *Frosch*harnblase gemachte Arbeit älteren Datums diejenige von TOLOTSCHINOFF (1869), wobei sich der Verfasser über die Art der Endigung nicht einmal klar wurde. LÖWIT (1875) und DRASCH (1881) sind infolge des Gebrauchs der doch nur recht mittelmäßigen Goldchloridmethode und einer allerdings sehr verfehlten Beobachtungsweise in den Irrtum verfallen, einen zwischen den Muskelfasern der *Frosch*harnblase dargestellten Niederschlag für Nervenfasern zu halten, weshalb ihre Angaben keine weitere Beachtung verdienen. Schließlich sind die von MAIER (1881) an den Muskelzellen des Ureters erhaltenen Ergebnisse infolge ihrer mangelhaften Technik heutzutage bedeutungslos.

Die ersten genaueren Resultate über die Nerven der Harnblase und ihr Verhältnis zur glatten Muskulatur verdanken wir nach REMAK (1840), der sie wohl hier zuerst gefunden hat, KÖLLIKER (1850) und BEALE (1862); und zwar stellte KÖLLIKER (1850) zum ersten Male die Behauptung auf, an der er auch sein ganzes Leben festgehalten hat, daß die motorischen Nerven zwischen den glatten Muskelzellen frei endigen und sich an die Wand dieser Zellen direkt anlegen, wobei es undenkbar sei, daß alle Muskelzellen mit Nervenenden in Berührung kommen sollten.

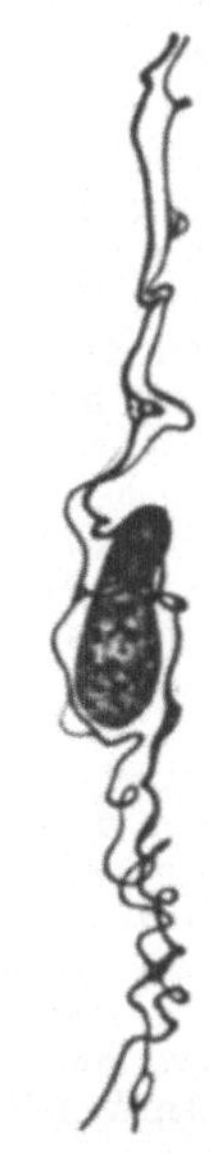

Abb. 52. Marklose Nervenfäserchen mit feinsten Auflockerungen aus der Muscularis der Harnblase. Mensch. Bielschowskymethode. Vergr. 1500fach. (Nach STÖHR jr.)

Diese Angabe wurde später mit Hilfe der Golgi-Methylenblau- und anderer Methoden nachgeprüft und von RETZIUS (1892), JORIS (1906), E. MÜLLER (1908), NEMILOFF (1900), BERKLEY (1893), HUBER (1897), LONDON (1906), ARNSTEIN (1887), PLOSCHKO (1897), GLASER (1924) und JONES (1926) an den glatten Muskelzellen der Harnblase, der Darmwand, der Speiseröhre und Trachea von *Frosch, Reptilien* und verschiedenen *Säugetieren* mit zum Teil sehr guten Abbildungen bestätigt. Wenn auch GRÜNSTEIN (1900), BERNHEIN (1892) und WOLFF (1882) an den Muskeln der *Frosch*harnblase, v. CSIKY (1897) an denen des *Blutegels* und *Frosches*, und endlich AGABABOW (1912) beim M. ciliaris von *Katze* und Mensch scheinbar zum nämlichen Resultate wie die eben genannten Autoren gelangen, so sind doch ihre Abbildungen viel zu undeutlich, um ihre Ansicht in genügendem Grade beweiskräftig zu unterstützen.

DISSELHORST (1894) scheint in der glatten Muskulatur des menschlichen Ureters die feinsten Nervenendigungen gar nicht gesehen zu haben; ferner werden von GSCHEIDLEN (1877), KLEBS (1865) und ENGELMANN (1869) in der *Frosch*harnblase verschiedentliche nervöse Geflechte und Netze beschrieben, ohne daß über die engere Beziehung derselben zu den Muskelfasern eine bestimmte Aussage gemacht würde. Endlich läßt sich aus der Arbeit von GONIAEW (1875) kein Schluß auf eine Verbindung zwischen Nervensystem und Muskulatur ziehen, da die Technik dieses Autors noch sehr im argen liegt.

Schon im Jahre 1867 gelangte Frankenhäuser an den glatten Muskelfasern von Ureter und Lig. latum des Menschen zu der Behauptung, daß die feinen
Nervenfäserchen in das Sarkoplasma der Muskelzellen selbst eindringen, ja sich
sogar mit dem Nucleolus kontinuierlich verbinden, was an einer großen Zahl von
Abbildungen darzustellen versucht wird. Ohne Zweifel machen seine Abbildungen
einen stark schematischen Eindruck und ebenso ist seine Methode: Isolierung der
Muskelfasern mit Chromsäure, Untersuchung der zerzupften Fasern in Holzessig-
Glyzerin eine nach heutigen Begriffen sehr primitive; trotzdem läßt sich aber
a priori die Möglichkeit nicht ableugnen, daß Frankenhäuser (1867) ein Eindringen der Nervenfaser in die Muskelzelle bereits beobachtet hat. Daß aber die
Nervenfaser sogar im Nucleolus der Muskelzelle endigen soll, ist ganz sicher eine
Täuschung; denn Frankenhäuser (1867) verfügte damals noch nicht über die genügende Technik, Optik und Beleuchtung, um diese schwierige Frage überhaupt
in Angriff nehmen zu können.

Daß die Abbildung Arnolds (1871), die sogar ein geschlossenes nervöses Endnetz mit
den Nucleolen der Kerne von glatten Muskelfasern als Knotenpunkte vorstellen will, ein
Phantasiegebilde ist, ersieht man allerdings auf den ersten Blick; denn bei einer nur 380-
fachen Vergrößerung kann man die feinsten Nerven noch kaum sehen, geschweige denn derartige komplizierte Details. Die Resultate Arnolds (1871) wurden an der *Frosch*harnblase
von Heitz und Lipmann (1869) nachgeprüft und sogar bestätigt, weshalb man aber trotzdem diesen beiden Autoren nur wenig Glauben schenken darf, da ihre Hilfsmittel ja keine
besseren waren, wie diejenigen Arnolds (1871).

Später haben ein Eindringen von Nervenfasern in die Muskelzellen der Harnblase von
Meerschweinchen und *Hund* noch Lustig (1881) und Obregia (1890) behauptet; doch sind
ebenfalls ihre Methoden und Abbildungen für eine klare Entscheidung der Dinge ohne Wert,
was besonders für die Angabe Obregias (1890) gilt, wonach sogar durch den Kern der
Muskelzellen hindurch die Nervenfaser verlaufen soll. Wenn im übrigen v. Csiky (1897)
neben der einfachen Berührung noch eine intracytoplasmatische Endigung der Nervenfaser festgestellt haben will, so ist das aus seinen ungenügenden Abbildungen absolut nicht
zu ersehen; desgleichen haben die nur sehr primitiven Darstellungen von Elischer (1876),
welche die Nervenfasern sogar im Innern des Kerns mit kleinen Körperchen enden lassen,
wenig Glaubhaftes an sich. Eine von Bernheim (1892) beschriebene Endigungsart: eine
parallel zur Muskelfaser verlaufende Nervenfibrille, die fast im rechten Winkel in regelmäßigen Abständen feine Ästchen in die Muskelzelle hinein abgibt, ist noch von niemand
gesehen worden und beruht sicher auf einer falschen Beobachtung bei der ohnehin sehr oberflächlichen Arbeitsweise des Autors.

Es ist ohne Zweifel ein ausgezeichnetes Verdienst von Boeke (1915), zum
erstenmal an der Hand einer glänzenden Technik die innigen Beziehungen zwischen Muskulatur, Epithel und Bindegewebe einerseits und Nervengewebe andererseits systematisch untersucht und aufgedeckt zu haben. So gelangte er schon
1915 am Musculus ciliaris des Menschen zu dem Ergebnis, daß die Nervenfaser in
der Tat in die Muskelfaser hineindringt und hier innerhalb des Cytoplasmas mit
einer feinen Retikulare häufig in der Nähe des Kerns endigt. Ich selbst (1926) habe
die gleiche Frage noch einmal an der menschlichen Harnblase nachgeprüft und hier
die nämlichen Resultate wie Boeke (1915) erhalten.

Zunächst finden wir zwischen den Muskelfasern feinste, von dünnen Nervenbündeln sich abspaltende Nervenfäserchen, die sich gelegentlich um die Muskelzellen herumwinden, einander des öfteren auch überkreuzen, gewöhnlich sich wiederholt teilen (Abb. 53, 54, 55) oder sogar Verbindungen miteinander eingehen, so
daß wir sehr häufig eine netzartige Anordnung des Nervengewebes beobachten
können. Kein Zweifel, daß wir es hier mit jenem terminalen Netzwerk zu tun
haben, wie es vor allem von Agababow (1912) und Boeke (1915) geschildert, aber
wohl schon früher von Joris (1906) und Nemiloff (1900) sehr gut beobachtet worden ist. Hiergegen sind die Darstellungen Lapinskys (1905) von Nervennetzen
innerhalb der Muskulatur von Blutgefäßen gänzlich unbrauchbar.

Wie aus den Abb. 54 und 55 hervorgeht, sind an den einzelnen Fäserchen des

Endnetzes häufig kleine variköse Anschwellungen zu bemerken, die in ihrem Innern eine allerfeinste, fibrilläre Auflockerung gelegentlich erkennen lassen. Man muß sich aber hüten, solche Varicositäten etwa für eine Endigung anzusehen, was sehr leicht passieren kann, wenn die Faser gerade an einer Varicosität ihre Richtung im Präparat nach oben oder unten geändert hat und hier infolgedessen vom Schnitt getroffen wurde. Daher ist äußerste Vorsicht bei der Beobachtung von Nervenenden sehr am Platze. An dem nervösen Endnetz sind fernerhin noch vereinzelte SCHWANNsche Zellen zu beobachten, um die sich die Fäserchen manchmal herumschlingen (Abb. 52) oder deren Kernoberfläche eng anliegen und etwas eindrücken (Abb. 54).

Wenn wir nun die eigentliche Verbindungsart zwischen Nerv und Muskelfaser genauer betrachten, so unterliegt es keinem Zweifel, daß die Nervenendigung eine intracytoplasmatische ist. So liegt die in Abb. 53 aus dem terminalen Netzwerk an dem dreieckigen Knotenpunkt sich abspaltende feinste Faser der Kernmembran direkt auf, muß sich also innerhalb des Cytoplasmas der Muskelfaser befinden. Dasselbe gilt für die in Abb. 56 dargestellte Endigung, wo die bei 2150facher Vergrößerung gezeichnete Endöse oder Retikulare deutlich an die Kernmembran angelagert zu erkennen war. Auch die in Abb. 55 gezeichnete, vom terminalen Netzwerk abgezweigte Faser sah man bei stärkster Vergrößerung mit ihrer Endöse innerhalb des Muskelprotoplasmas in gleicher Höhe mit der einen Polseite des Kernes liegen. Die Form dieser Endapparate kann mannigfach innerhalb geringer Grenzen variieren und entspricht wohl der Form der von BOEKE (1915) beschriebenen Retikularen, weshalb mir auch ihre motorische Natur als gesichert erscheint. Es ist im übrigen notwendig, daß man diese Endorgane in direktem Zusammenhang mit dem zwischen den Muskelfasern befindlichen, feinen nervösen Netzwerk beobachtet, da sonst bei dem Gebrauch stärkster Vergrößerungen Täuschungen mit großer Leichtigkeit auftreten können.

Die motorischen Endigungen verlassen meist in größeren, manchmal sogar in sehr weiten Abständen voneinander das terminale Netzwerk; möglicherweise stellt die mit *b* in Abb. 54 bezeichnete Endigung einen receptori-

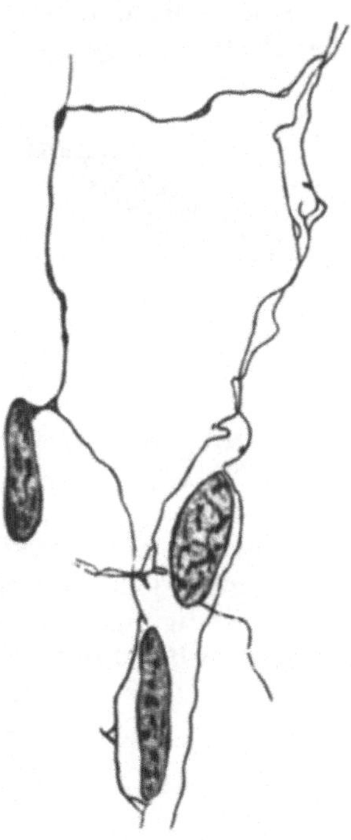

Abb. 53. Marklose Nervenfäserchen aus dem terminalen Netz in der Muscularis der Harnblase. Mensch. Bielschowskymethode. Vergr. 1000fach. (Nach STÖHR jr.)

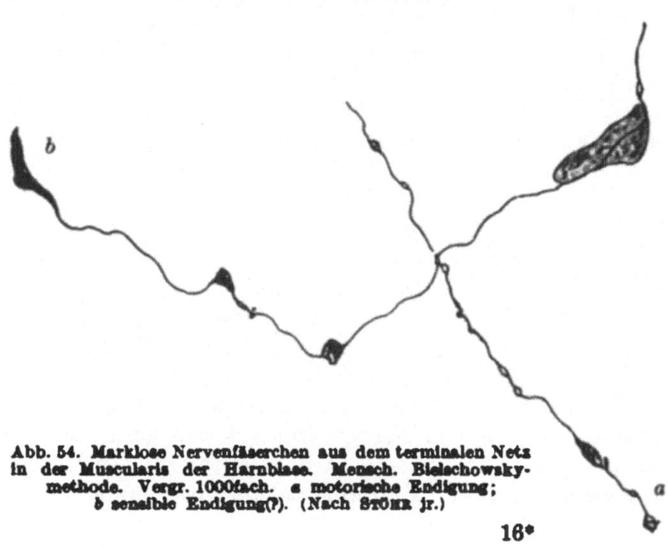

Abb. 54. Marklose Nervenfäserchen aus dem terminalen Netz in der Muscularis der Harnblase. Mensch. Bielschowskymethode. Vergr. 1000fach. *a* motorische Endigung; *b* sensible Endigung(?). (Nach STÖHR jr.)

schen Apparat dar, was auch mit den von BOEKE (1915) erhaltenen Resultaten in Einklang zu bringen wäre. Mit Sicherheit läßt sich aber eine derartige Behauptung nicht aufstellen.

Eine Anzahl feinster Nervenendigungen zwischen den glatten Muskelfasern der *Reptilien*lunge erwähnt JONES (1926). Die Endapparate sollen angeblich sensibel sein und stellen eigentümlich verschlungene Nervenfasern dar.

Schon KÖLLIKER (1850) und ENGELMANN (1869), später DISSELHORST (1894), WOLFF (1882) und HUBER (1897), geben an, daß nicht jede Muskelzelle mit einer Nervenendigung versehen sei, womit also verschieden weit ausgedehnte Muskelfaserbezirke frei von direkter, nervöser Beeinflussung wären. Demgegenüber

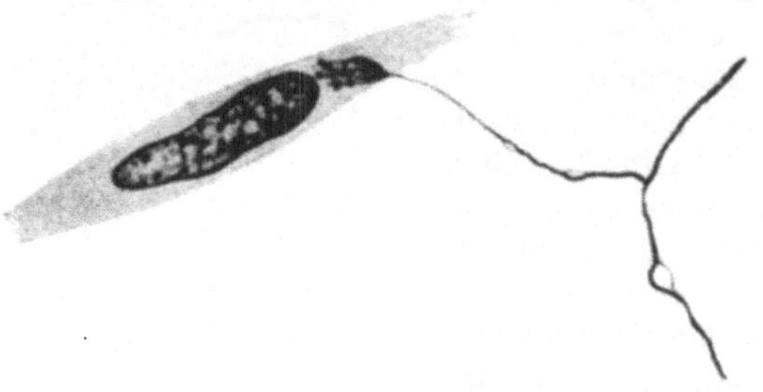

Abb. 55. Motorische Endigung innerhalb einer glatten Muskelfaser. Harnblase. Mensch. Bielschowskymethode. Vergr. 1500fach. (Nach STÖHR jr.)

behaupten LUSTIG (1881), AGABABOW (1912) und GSCHEIDLEN (1877) eine nervöse Versorgung jeder einzelnen Muskelfaser, v. CSIKY (1897) läßt 2—4 und mehr Nervenendigungen an und in der glatten Muskelfaser in Erscheinung treten, was er aber an Hand seiner mangelhaften Abbildungen nicht zu beweisen vermag. Da die Arbeiten der drei anderen Autoren auf der gleichen primitiven Färbetechnik basieren, so scheint mir bis jetzt eine nervöse Versorgung jeder einzelnen glatten Muskelfaser aus der Literatur in keiner Weise bewiesen zu sein.

Gerade in dieser Hinsicht habe ich Hunderte von Präparaten auf das Genaueste durchgemustert, mit dem Ergebnis, daß wohl nicht einmal jede hundertste Muskelfaser mit einer nervösen Endigung ausgestattet ist. Besonders an 15—20 μ dicken Schnitten, welche nervöse Geflechte und einzelne Fasern bei guter Vergrößerung in reichlichem Maße aufweisen, sind fast nervenfreie, unter Umständen beträchtlich ausgedehnte Muskelbezirke eine ganz gewöhnliche Erscheinung, ja es besteht auch in Gegenden, wo das terminale Netz in dieser Ausbildung anzutreffen ist, oft erhebliche Mühe, einige der oben angegebenen Nervenendigungen aufzufinden.

Auch bei den Muskelfasern der Gefäße ist das nämliche der Fall. Keinem einzigen Autor ist es bis jetzt gelungen, in der Media der Arterien eine nervöse Versorgung jeder Muskelfaser nachzuweisen, ja ich selbst glaube, daß das, was bis jetzt von DOGIEL (1898) und GLASER (1924) als Netzwerk der Media beschrieben worden ist, gar nicht in dieser selbst, sondern zwischen Adventitia und Media seinen Platz hat. Mir selbst ist es trotz eingehenden Studiums eines großen Materials nicht geglückt, eine größere Nervenansammlung innerhalb der Media zu beobachten, von einigen mini-

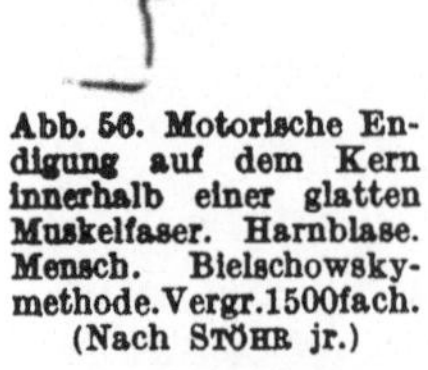

Abb. 56. Motorische Endigung auf dem Kern innerhalb einer glatten Muskelfaser. Harnblase. Mensch. Bielschowskymethode. Vergr.1500fach. (Nach STÖHR jr.)

malen Zweigen zweifelhafter Natur abgesehen.

Somit komme ich zu dem Schlusse, daß die Media der Gefäße höchstens in der äußeren Schicht von Nerven versorgt sein kann, was natürlich eine direkt vom Nervensystem unabhängige Arbeitsleistung für einen großen Teil der glatten Muskelfasern bedeutet. Daß eine solche unabhängig vom Nervensystem geleistete

Arbeit der glatten Muskelfaser aber möglich ist, ersehen wir an den Placentar-
gefäßen, die, ganz sicher nervenlos, dennoch einer regulatorischen Komponente,
und zwar einer chemischen, unterliegen, wie dies verschiedentlich experimentell
gezeigt worden ist.

Die neuerdings von K. MABUCHI (1924) in der Placenta beschriebenen Nerven
scheinen mir keine solchen zu sein.

Wenn weiterhin nach L. R. MÜLLER (1924) trotz Durchschneidung sämtlicher
zur Blase führender Nerven sich doch immer wieder spontane, periodische Ent-
leerungen der Blase einstellen, wenn nach O. B. MEYER (1924) sogar die isolierte,
aus dem Körper herausgenommene Blase imstande ist, automatische Kontraktionen auszuführen, so muß eben diese Fähigkeit der Kontraktion selbst in der
glatten Muskelfaser gelegen sein. Die Anwesenheit von Ganglienzellen in manchen
Regionen kann mit der Kon-
traktion nervenloser Muskelfaserbezirke nichts zu tun
haben.

Es wäre noch einzuwen-
den, daß das Fehlen von Nervenenden in den meisten Muskelfasern auf die launenhafte
und unvollkommene Wir-
kungsweise unserer Silbermethoden zurückzuführen
sei. Obgleich diese Möglichkeit von vornherein nicht ab-
zuleugnen ist, war es und ist
es immer bedenklich, an sogenannten „schönen Stellen“
im Präparat gemachte Be-
funde zu verallgemeinern.
Sollte jemand das Glück haben, in einem einzigen Präparat sämtliche Muskelfasern
von Nervenenden versorgt zu
sehen, so mag an der Abhängigkeit jeder einzelnen glatten

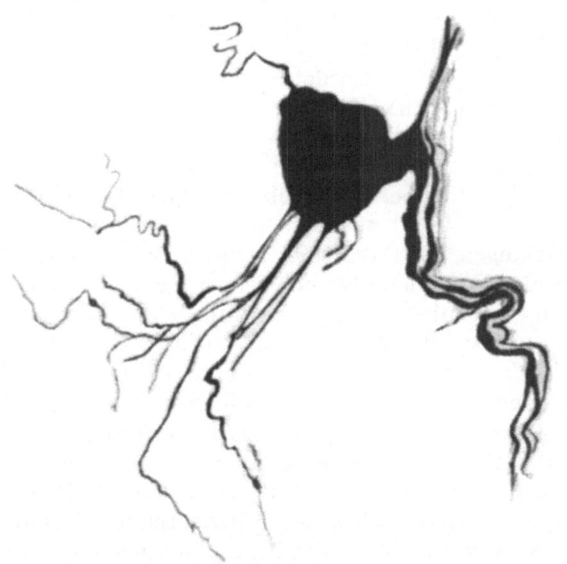

Abb. 57. Multipolare Ganglienzelle aus der Muscularis der mensch
lichen Harnblase. Bielschowskymethode. Vergr. 400fach.
(Nach STÖHR jr.)

Muskelfaser vom Nervensystem kein Zweifel mehr bestehen. Vorher glaube ich
aber nicht daran.

Sind es doch ganz sicher mindestens zwei Komponenten, ein chemischer und
ein nervöser Faktor, welche die Arbeitsleistung der glatten Muskulatur dirigieren,
regulieren und sich überdies gegenseitig vertreten können, was die Durchschneidungsexperimente sympathischer Nerven gewöhnlich zu so unklaren Resultaten
führt. Dieses offenbar sehr verwickelte Zusammenwirken jener beiden Faktoren
stellt eben wahrscheinlich eine Einrichtung dar, die man mit „doppelter Sicherung“ bezeichnen könnte.

In mehreren Fällen habe ich übrigens auch beobachtet, daß aus einer in der
Muscularis der menschlichen Harnblase gelegenen multipolaren Ganglienzelle sich
eine ganze Menge feiner Fortsätze tief zwischen die Muskelfasern hinein verloren
und direkt an ihrer Oberfläche verliefen; von mehreren der allerfeinsten Fäserchen
hatte ich den Eindruck, daß sie innerhalb des Protoplasmas der Muskelzellen endigten und somit sehr wahrscheinlich motorischer Natur sind (Abb. 57). Kleine
Endösen habe ich aber hierbei nicht finden können. Eine Ganglienzelle, die sich

mit ihren Fortsätzen auf ähnliche Weise zwischen den glatten Muskelzellen verästelte, wird übrigens schon von Ploschko (1897) in der hinteren Trachealwand
des *Hundes* beschrieben.

Zwischen der glatten Muskulatur des Verdauungstractus hat Cajal (1911) eigentümliche Gebilde, die interstitiellen Zellen, entdeckt, die er, von E. Müller (1908) und
P. Schultz in seiner Ansicht unterstützt, für nervöse Zellen hält, während Dogiel
(1895) und Heidenhain (1911) in ihnen bindegewebige Elemente zu erkennen glauben.
Neuerdings hat Lawrentjew (1925) diese Frage am Darmtractus und der Harnblase kleiner
Säugetiere einer genauen Prüfung unterzogen, um sich entschieden für eine nervöse Natur
der interstitiellen Zellen auszusprechen. Wenn auch die Formationen, die er darstellt,
sicher den Nervenelementen zuzurechnen sind, so scheint mir doch sein Nachweis, daß es
sich in der Tat hier um interstitielle Zellen handelt, einstweilen nicht recht geglückt zu
sein; offenbar hat er nur Schwannsche Zellen dargestellt. Weiteres siehe bei Verdauungs-
apparat.

An den Skelettmuskeln wurden die motorischen Nervenendigungen zuerst 1841 bei den *Tardigrada (Bärtierchen)* aufgefunden und von Doyère (1841)
als hügelige Erhebungen an der Oberfläche der Muskelfasern beschrieben (Doyère-
sche Hügel). Als Entdecker der motorischen Endplatten bei den *Wirbeltieren* hat
wohl W. Kühne (1860) zu gelten, während übrigens nur wenig später Rouget
(1862) die gleichen Gebilde gesehen zu haben scheint.

Die Literatur über die morphologische Beschaffenheit der motorischen Endplatten ist außerordentlich umfangreich. Wenn die älteren Arbeiten, die sich bei
Kallius (1896) zusammengestellt vorfinden, heute, trotz teilweise guter Darstellungen (Retzius 1892, Kühne 1886, Dogiel 1891, Huber 1897) keinen allzugroßen Wert mehr für sich beanspruchen können, so ist hieran der den alten Methoden weit überlegenen Neurofibrillentechnik die Hauptschuld zuzumessen. So
hat zuerst Cajal (1911) die neurofibrilläre Netzstruktur der Endplatten bei jungen
Vögeln und *Säugetieren* erkannt, während die gleiche Feststellung am Material
erwachsener Tiere Tello (1905) gelang. Das größte Verdienst um die Erforschung
der motorischen Endplatte ist aber zweifellos J. Boeke (1911) zuzuschreiben, der
mit Hilfe einer hervorragenden histologischen Technik und einer gleichzeitigen
experimentellen Inangriffnahme der durch die morphologische Betrachtungsweise
allein unlösbaren Fragen zu bedeutenden Resultaten gelangte. Daher verdienen
seine Angaben im folgenden die hauptsächlichste Würdigung, während ältere Arbeiten nur gelegentlich Berücksichtigung finden.

Entwicklung der Endplatten. In den ersten 3 Monaten der intrauteri-
rinen Entwicklung sind noch keine Endplatten zu beobachten; solange die Muskelfasern in Differenzierung und Verschiebung begriffen sind, laufen die motorischen Nervenelemente in Gestalt markloser Fäserchen, einzeln oder auch zu
schmalen Bündeln zusammengefaßt zwischen den Muskelfasern hindurch. Die
Nervenfasern sind gewöhnlich zu einem Geflecht angeordnet. Nach $3^{1}/_{2}$ Monaten
— Iwanaga (1925) nimmt 4 Monate an —, nachdem die Muskelfasern ihre endgültige Lage und Gestalt angenommen haben, zeigen die Nervenfäserchen an den
Stellen, wo sie mit den Muskelelementen in enger Berührung stehen, kleine Verdickungen, die an der gleichen Nervenfaser in bestimmten Zwischenräumen hintereinander auftreten und ihr ein rosenkranzartiges Aussehen zu verleihen vermögen.

Wie aus umstehender Abb. 58 ersichtlich ist, vermag auf diese Weise eine
einzige Nervenfaser eine ganze Gruppe von Muskelfasern zu versorgen. Die kleinen nervösen Verdichtungen zeigen sich bei stärkster Vergrößerung als feinste
fibrilläre Auflockerungen, stellen also den Beginn einer Oberflächenvergrößerung
dar, die ja als das wichtigste Charakteristikum aller Nervenendigungen anzusehen
ist. Von Kernen kann man in der Nähe dieser Auflockerungen noch nichts wahrnehmen.

In etwas späteren Stadien spaltet sich die Auflockerung von der Hauptfaser ab und stellt somit nur noch eine kollaterale Faser dar, die eben mit jenem feinen Netzchen auf der Mus-
kelfaser endigt. In ihrer Umgebung treten all-mählich Kerne auf, die entweder als eingewan-derte SCHWANNsche Kerne oder als in loco vermehrte Muskelfaser-kerne zu deuten sind und als ein wichtiges Merkmal der motori-schen Endplatte gelten können. Sie wurden schon von KÜHNE (1886) beschrieben (Sohlen-kerne) und später von RANVIER (1878) als

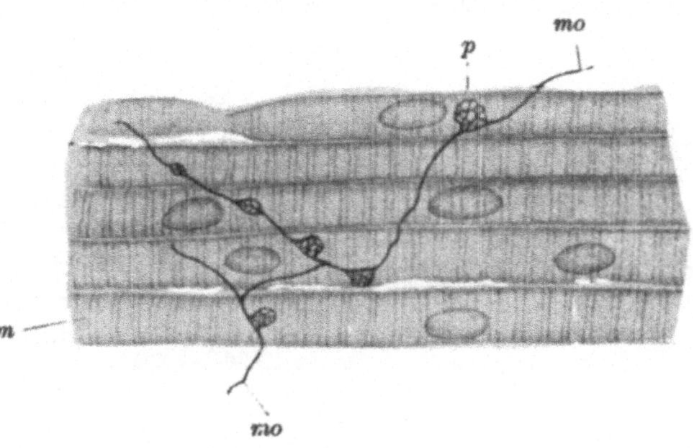

Abb. 58. Erste Entwicklungsstadien motorischer Endplatten in der Zunge. Embryo von *Talpa europ.* Vergr. 2100fach. Bielschowskymethode. *p* motorische Endplatte, *m* Muskelfaser; *mo* motorische Nervenfaser. (Nach BOEKE.)

eigentliche Sohlenkerne (Noyaux fondamentaux) und als Scheidenkerne (Noyaux de l'arborisation) noch einmal unterschieden. Doch scheint mir diese Unterschei-dung sehr unsicher zu sein und keinen großen Wert zu besitzen, abgesehen davon, daß wohl in jedem Organ die Kerne an Größe ganz beträcht-lich variieren können.

Gleichzeitig mit der Kernansammlung macht sich an Stelle der Endplattenanlage eine Ver-mehrung des körnigen Sarkoplasmas geltend. Aus dem ursprünglich einheitlichen Nervenend-plättchen sprossen nun allmählich immer neue Netzchen und Ösen hervor und bewirken somit eine weitere Vergrößerung der nervösen Sub-stanz. Manchmal können auch derartige End-plättchen des neurofibrillären Gefüges durch feine Fibrillen miteinander verbunden sein. Im übrigen scheint auch das Fibrillennetz innerhalb der Endplättchen bei weiterem Wachstum ziem-lich starken Schwankungen und Veränderungen unterworfen zu sein. Die fertig entwickelte moto-rische Platte hat eine Länge von 40—60 μ, eine Breite von etwa 40 μ und ist ungefähr 6—10 μ dick. Diese ihre größte Ausdehnung wird nur um weniges nach oben überschritten und ist somit hinreichend, die Erregung von Nerv auf Muskel zu übertragen. Hingegen gibt es auch isolierte Endplättchen von akzessorischen oder ultrater-minalen Fasern, die von einer ganz außerordent-lichen Kleinheit sind und kaum 1 μ im Durch-messer haben dürften.

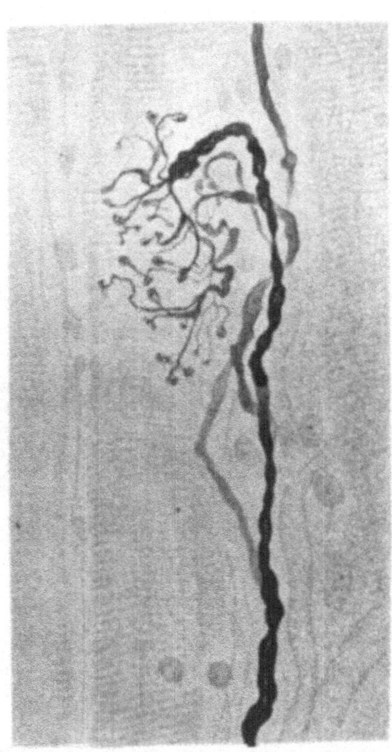

Abb. 59. Motorische Endplatte aus dem menschlichen Augenmuskel. Übersicht. Bielschowskymethode. Vergr. Leitz Imm. Ok. 0. Präparat von Dr. KADANOFF.

Lage der Endplatten. Die motorischen Nervenplatten liegen, wie von KÜHNE (1886) zuerst und von späteren Autoren (DOGIEL 1891, HUBER 1897, PERRONCITO 1901, GEMELLI 1906, BOEKE 1909)

weiterhin behauptet wurde, unter dem Sarcolemm, also hypolemmal; nach BAR-
DEEN (1907) soll die motorische Platte bereits vor dem Vorhandensein eines Sar-
colemms ausgebildet sein. Jedenfalls tritt bei erwachsenen Individuen die Nervenfaser erst nach Verlust des mark-
haltigen Neurilemms in die Endplatte hinein, wobei die äußere
Hülle des Neurilemms in das
Sarcolemma kontinuierlich übergeht (Abb. 61).

Form und Bestandteile
der Endplatten. Die Form
der motorischen Endplatten wird
im allgemeinen nach der Lage
und Anordnung des neurofibrillären Gefüges beurteilt. Dies
ist freilich ein Merkmal, das am
meisten ins Auge springt; wir
dürfen aber hierbei nicht vergessen, daß auch sarkoplasma-

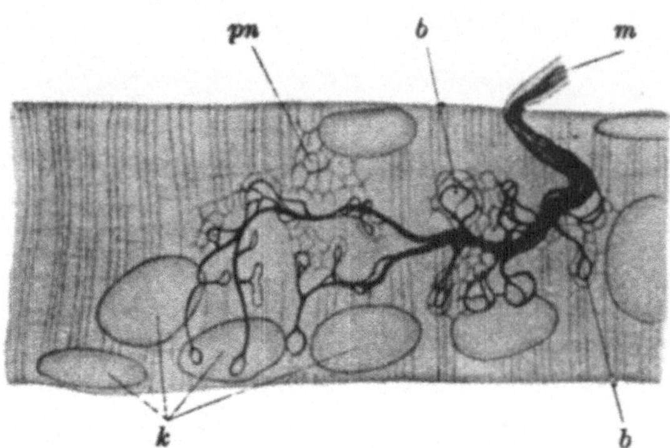

Abb. 60. Motorische Endplatte mit Schlingenbildung und periterminalem Netzwerk. Zunge der *Fledermaus*. Bielschowskymethode. Vergr. 2100fach. *k* Kerne; *m* Nervenfaser; *b* Endöse;
pn periterminales Netzwerk. (Nach BOEKE.)

tische Bestandteile am Aufbau der Endplatte beteiligt sind und auch bei ihrer
Genese eine wichtige Rolle gespielt haben können.

In der Aufsicht ist der Umfang einer motorischen Endplatte gewöhnlich ein
längsovaler (Abb. 59), wobei der Längs-
durchmesser dieses Ovals meistens, aber
nicht immer, zur Längsachse der Muskelfaser parallel gestellt ist. Die Profilansicht
einer Endplatte ergibt dann ohne weiteres,
daß wir es bei der Endigung mit einer hüge-
ligen Erhebung zu tun haben; häufig wird
die Spitze dieses Hügels durch den eintretenden Achsenzylinder hervorgerufen. Dieser
bildet nun jenes gelegentlich „hirschgeweihartige“ neurofibrilläre Netzwerk mit seinen
Endplättchen und Endösen, nach deren
Lage man die Form einer Endplatte zu bestimmen und zu begreifen vermeinte. Gerade
in diesem Punkte scheint es mir aber das
wichtigste Merkmal zu sein, daß keine Endplatte der anderen gleicht; man kann daher
auch nicht von großen Variationsmöglich-
keiten und dergleichen reden, weil es ja
einen normalen „Typ“, der morphologisch
faßbar und fest umgrenzbar wäre, gar nicht
gibt. Die Natur vermag eben hier mit Hilfe
von unendlich vielen Formen immer das
nämliche Ziel, die Übertragung der Erre-

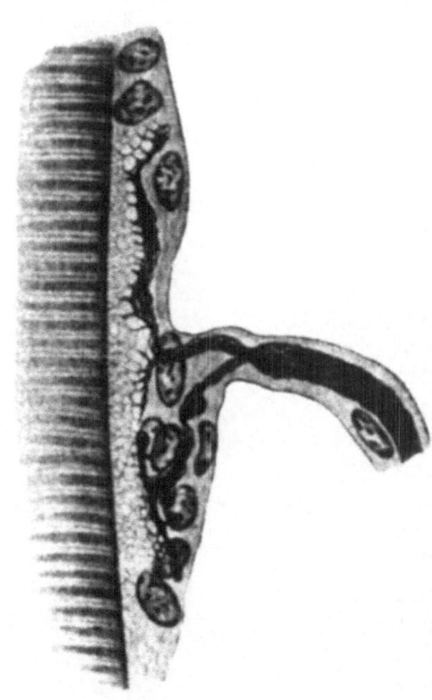

Abb. 61. Motorische Endplatte aus dem M. obliquus sup. der *Katze* mit periterminalem Netzwerk.
Bielschowskymethode, Nachfärbung mit Hämatoxylin. Vergr. 1800fach. (Nach BOEKE.)

gung auf den Muskel, zu erreichen. Daher
hat es im Grunde, wenn man einmal zu
dieser Einsicht gekommen ist, heutzutage
keinen rechten Sinn mehr, wenn man, wie KÜHNE (1886), mehr als 300 verschiedene Endplatten abbildet oder einzelne Typen aufstellt (CUCATTI 1888), die dann
wieder durch Übergangsformen miteinander verbunden sein sollen (RETZIUS 1892).

Denn die Aufstellung an Typen ist hier, gerade wie bei den sympathischen Ganglienzellen, etwas rein Willkürliches, wobei überdies noch als „Typen" gewöhnlich
von den übrigen Zellen morphologisch besonders abstechende Elemente gewählt
werden.

Daher halte ich es für unnötig, eine detaillierte Schilderung über die Ausbrei-
tungsmöglichkeiten des neurofibrillären Gefüges zu geben und will hier nur das
hervorheben, was für fast sämtliche Endplatten in gleicher Weise Geltung hat.
Zunächst findet man an der Eintrittsstelle der Nervenfaser in die Endplatte häufig
eine kleine Verdickung (Abb. 59). Das Grundprinzip im Aufbau einer motorischen
Endplatte liegt nun darin, daß eine Oberflächenvergrößerung der nervösen Substanz erzielt werden muß; diese geschieht, nachdem die Faser unter das Sarcolemm getreten ist, auf zweierlei Weise: durch mannigfache, bei jeder Endigung
verschieden gestaltete Verästelung der Nervenfaser und durch Auflockerung des
Neurofibrillengerüstes (Abb. 60 und 61). In manchen Fällen ist von einer Verästelung nichts zu bemerken; die Endigungen stellen dann flache Platten von der
verschiedensten Ausdehnung dar, an denen gelegentlich eine geringe Lappung zu
erkennen ist (Abb. 62). Das Fi-
brillengewebe zeigt in diesen Platten eine vollkommen gleichmäßige
Auflockerung.

Derartige kompakte Endplatten
hat BOEKE (1908) in der Hauptsache
beim *Amphioxus* aufgefunden, während DOGIEL (1891) dieselben auch
an der *Frosch*muskulatur erwähnt.

Wie man vor allem aus Abb. 60
ersehen kann, handelt es sich bei
der Anordnung des neurofibrillären Apparates stets um eine
flächenhafte Ausbreitung, wobei
neben der Auflockerung der Neurofibrillen noch eine weitere Netzbildung unter diesen zu beobach-

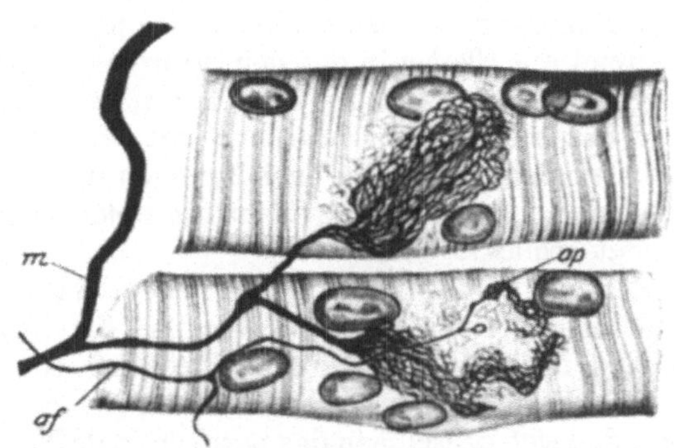

Abb. 62. Unverästelte motorische Endplatten aus der Zunge
einer jungen *Maus*. Bielschowskymethode. Vergr. 2100fach.
af akzessorische Faser; *ap* akzessorische Platte; *m* motorische
Nervenfaser. (Nach BOEKE.)

ten ist. In dem sich ziemlich rasch aufteilenden Fasergeäst findet man im
übrigen niemals ein sogenanntes „freies" Ende, sondern jedes Fäserchen schließt
mit einer kleinen retikulären Endknospe, einer Endöse oder nur mit einer einfachen Schlinge ab. Freilich scheint mir, bei den starken Vergrößerungen, die zum
Studium dieser Feinheiten nötig sind, die Entscheidung recht schwierig zu sein,
auf welche Weise die Entstehung eines solchen ringartigen Gebildes zustande
kommt. Ohne Zweifel ist aber in manchen Endknospen noch einmal ein feines
fibrilläres Netzchen vorhanden. Im übrigen scheint es bei der Ausbreitung des
neurofibrillären Gefüges weder auf die Zahl noch auf die Größe derselben im
einzelnen anzukommen. Wichtig ist nur, daß ein bestimmt großer Abschnitt der
Muskelfaser mit dem Nervengewebe in Verbindung steht, daß also die vorhin angeführten Grenzen der motorischen Endplatte weder nach oben noch nach unten
überschritten werden. Die Form des neurofibrillären Apparates ist offenbar für
die Funktion gänzlich gleichgültig.

Die muskuläre Substanz ist an der Entstehung der motorischen Endigung
durch die Bildung der Sohlenplatte (Sohlenscheibe) beteiligt. Man versteht hierunter eine unter dem Sarcolemm befindliche, häufig etwas verdichtete Schicht von
Sarkoplasma. Dieses weist bei den gewöhnlichen Färbemethoden meistens eine
etwas feinkörnige Beschaffenheit auf, die wahrscheinlich auf der Anwesenheit

reichlicher Mitochondrien beruht (Boeke 1926 und Noel 1925). In diese Sohlenscheibe ist nun das neurofibrilläre, wie das gleich zu erwähnende periterminale
Netzwerk eingebettet.

Zwischen dem neurofibrillären Gefüge und der eigentlichen contractilen Substanz findet sich auch im Sarkoplasma eine ziemlich grobe, wabige Struktur, die
nur bei bester Beherrschung der Technik mit den Neurofibrillenmethoden darstellbar ist, nämlich das von Boeke (1911) entdeckte periterminale Netzwerk
(Abb. 60 und 61). Es kann im ganzen Umfange der Sohlenplatte aufgefunden
werden und läßt sich von hier aus teilweise sogar zwischen die einzelnen Interstitien der Muskelfibrillen hinein verfolgen. Wie aus Abb. 60 hervorgeht, schließt
sich das periterminale Netzwerk kontinuierlich vor allem an die Endformen,
manchmal aber auch direkt an die Bündel des Neurofibrillengerüstes an und bildet
direkt aneinander gelagerte Maschen von polygonaler Gestalt.

Die Frage, ob wir es bei dem periterminalen Netzwerk mit einer nervösen oder
einer sarkoplasmatischen Bildung zu tun haben, ist meiner Ansicht nach bei der
ungeheuren Feinheit seiner Elemente gar nicht mehr mit Sicherheit zu unterscheiden. Auch seine Reaktion auf die Silberbehandlung vermag kein sicheres
Kriterium mehr zu liefern; es zeigt eine braunrote oder braunviolette Färbung,
während die Elemente des neurofibrillären Netzwerkes noch dunkelschwarz imprägniert sind. Boeke (1926) läßt neuerdings das periterminale Netzwerk aus
zwei Komponenten zusammengesetzt sein, einem alveolären Cytoplasma, das als
Fortsetzung des die Nervenendigungen umhüllenden Cytoplasmas anzusehen ist,
und einem fibrillären Cytoplasma, in welchem er das neurofibrilläre Netzwerk fortgesetzt erblickt.

Ich glaube nun nicht, daß wir bei derartig feinen Elementen noch imstande
sind, irgendwelche Angaben über ihre Struktur mit Sicherheit zu machen. Wir
können, nach Boekes (1926) Entdeckung, eben nur sagen, daß das neurofibrilläre
Netzwerk im Grunde nicht das Ende der nervösen Leitungsbahn darstellt, sondern daß sich dasselbe in das periterminale Netzwerk weiter fortsetzt, welches nun
auch mit der contractilen Substanz in engste Beziehung tritt. Ob es sarkoplasmatischer oder nervöser Natur ist oder erst der Einwirkung beider Gewebsarten seine
Entstehung verdankt, läßt sich nicht mit Bestimmtheit angeben. Boeke (1926)
schreibt schließlich dem periterminalen Netzwerk die Erregungsübertragung von
nervöser auf die muskuläre Substanz zu und sieht in ihm jene von Langley
schon längst theoretisch geforderte „receptive substance". Zu beweisen ist dies
freilich nicht; im übrigen wäre auch eine Annahme, die eine Erregungsübertragung
von Nerv auf Muskelsubstanz durch das Sarkoplasma der Sohlenplatte geschehen
ließe, rein morphologisch gar nicht zu widerlegen.

Stefanelli (1911), Erlacher (1915), Agduhr (1916), Murray (1924) und Iwanaga (1925) haben das periterminale Netzwerk nach Boekes (1911) Entdeckung ebenfalls
beschrieben, während vorher Veratti (1902) etwas Ähnliches gesehen zu haben scheint.
Neuerdings gibt auch Cajal (1926) die Existenz des periterminalen Netzes zu, was er früher
verneint hatte, kann sich aber von einem Zusammenhang mit dem neurofibrillären Netzwerk noch nicht überzeugen.

Gelegentlich löst sich von einer motorischen Endplatte noch einmal ein feines,
markloses Nervenfäserchen ab, um dann mit einem kleinen Netzchen auf einer in
der Nähe liegenden Muskelfaser zu endigen (Perroncito 1901, Ruffini 1901,
Crevatin 1901). Solche Endigungen kommen beim Menschen nur sehr selten vor
(Boeke 1911, Iwanaga 1925), finden sich jedoch bei den *Ophidiern*, wo sie sogar
ein ganzes markloses Netz bilden können, ziemlich reichlich (Boeke 1922). Nach
Cilimbaris (1910) endigen diese ultraterminalen Fäserchen häufig auf Fasern von Muskelspindeln. Ich glaube nicht, daß wir ihnen eine größere Bedeutung
zuschreiben dürfen, da es sich wohl nur um ein paar aus dem Fibrillennetz der mo-

torischen Endplatte in die Nachbarschaft weitergewachsene Fäserchen handelt, wie wir derartiges bei sensiblen Endigungen ebenfalls sehen können.

Eine Anzahl von Autoren haben noch eine Abart einer Endplatte beschrieben, die den Namen terminaison en grappe (TSCHIRIEW 1879), doldenförmige Endigung (BREMER 1882), Terminacione a grappolo (CREVATIN 1901, GIACOMINI 1898, PERRONCITO 1901, STEFANELLI 1912) führt (Abb. 63). Diese Endigungen liegen hypolemmal und sind wohl als motorische anzusehen. Ein Hauptcharakteristikum außer der eigentümlichen Verdickung ihres nervösen Fibrillenwerkes scheint mir nur die sehr dünne Beschaffenheit ihrer zuführenden Faser zu sein. Im übrigen weist sie aber nach BOEKE (1926) ein periterminales Netzwerk, eine wenn auch schmale Sohlenplatte und weiterhin eine Anzahl Kerne auf, stellt aber im Grunde weder morphologisch, noch auch funktionell die Besonderheit dar, die ältere Autoren in ihr erkannt haben wollen. Wahrscheinlich wurden verschiedene Dinge, dar-

unter auch die gleich zu erwähnenden Endigungen, unter dem Titel Terminacioni a grappolo beschrieben.

Schon vor dem Erscheinen von BOEKES (1911) Arbeiten hatten verschiedene Autoren, vor allem BREMER (1882), GRABOWER (1902), BOTEZAT(1910),RUFFINI(1901),HUBER (1897) und CECCHERELLI(1902) feine, marklose Fäserchen beobachtet, die

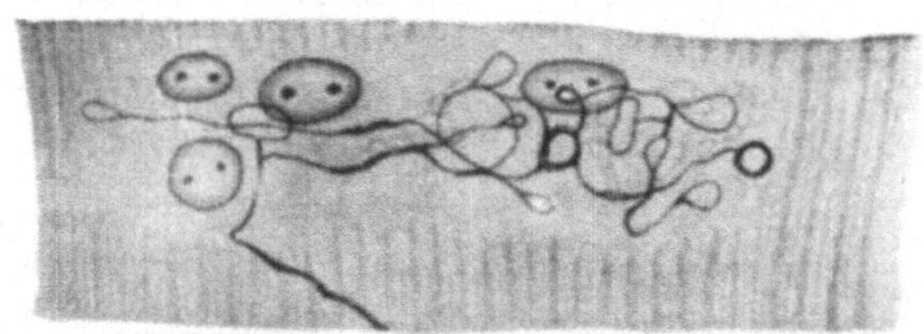

Abb. 63. Doldenförmige motorische Nervenendigung (Terminacione a grappolo). *Schlange*. Bielschowskymethode. (Nach BOEKE.)

zwischen den quergestreiften Muskelfasern verliefen oder gemeinsam mit der markhaltigen Faser in die motorische Endplatte eindrangen, um sich darin zu verlieren. Besonders PERRONCITOS Abbildungen sind geeignet, das in hervorragendem Maße zu demonstrieren; nur scheint mir doch sehr fraglich, ob das, was er in vielen Abbildungen als marklose Nerven darstellt, auch wirklich Nerven sind, da ich niemals gesehen habe, daß innerhalb einer gemeinsamen Scheide — was PERRONCITO (1901) hier unter HENLEscher Scheide versteht, ist überdies nicht recht klar — eine markhaltige und eine marklose Faser miteinander verlaufen wären. Es ist wohl zweifellos, daß viele dieser marklosen Fäserchen weiter nichts sind, wie feine Äste, die sich bereits vor Bildung der Endplatte von der motorischen Faser abgespalten haben, wie das besonders bei PERRONCITO (1901) zu ersehen ist, oder daß wir bei einem großen Teil von ihnen jene oben erwähnten ultraterminalen Fibrillen vor uns haben.

Immerhin ist sehr wohl möglich, daß schon der eine oder der andere der erwähnten Autoren das Richtige, nämlich die marklose, akzessorische Faser (BOEKE 1912), bereits gesehen hat. Es bleibt aber unbestreitbares Verdienst BOEKES (1912), morphologisch und vor allem experimentell gezeigt zu haben, daß die marklose Faser in der Tat etwas Besonderes, vom motorischen Nervensystem Unabhängiges darstellt. Was ihre Morphologie anbelangt, so ist sie schon im jungen embryonalen Stadium vorhanden und verläuft stets als feines markloses Gebilde unabhängig von der motorischen Faser, geht niemals mit ihr irgendwelche Verbindungen ein oder spaltet sich gar von ihr ab. Sie dringt dann mit den Neurofibrillen der motorischen Faser gemeinsam in die gleiche Sohlenplatte ein, um hier ein von dem motorischen Fibrillengefüge völlig unabhängiges kleines Endöschen oder Endnetzchen zu formen (Abb. 184).

Doch hängt dieses isolierte Endgebilde mit dem periterminalen Netzwerk zusammen; gelegentlich kommen auch solche akzessorische Endplättchen völlig isoliert außerhalb einer motorischen Nervenplatte unter dem Sarcolemm einer Muskelfaser vor. Diesen Befund hat BOEKE (1913) bei *Reptilien*, *Vögeln*, beim Menschen und *Säugetier* erhoben. Daß aber jene marklosen, akzessorischen Fasern ein besonderes System für sich darstellen und nicht etwa von der motorischen Faser weit oberhalb ihrer Eintrittsstelle in die Endplatte abgesplittert sind, wie

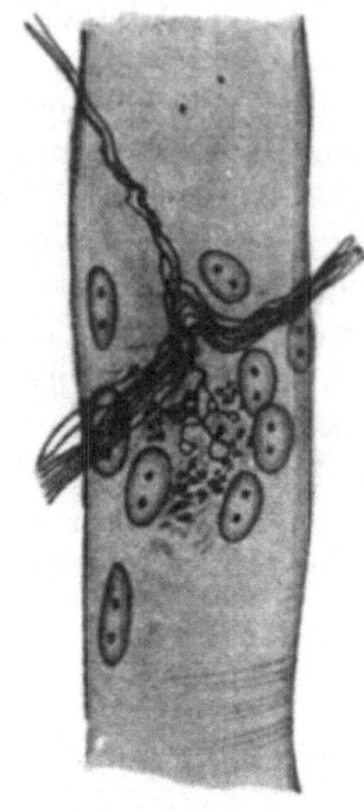

Abb. 64. Akzessorische Faser innerhalb einer motorischen Sohlenplatte in den Trümmern der degenerierten Endplatte liegend; 3 Tage nach Durchschneidung des N. trochlearis. *Katze*. Bielschowskymethode. (Nach BOEKE.)

man ja immer noch vermuten könnte, vermochte BOEKE (1913) dadurch zu zeigen, daß er bei der *Katze* den Nervus trochlearis durchschnitt, worauf die sämtlichen motorischen Endplatten im M. obliquus sup. der Degeneration verfielen, während das gesamte System der akzessorischen Fasern mit ihren Endplättchen erhalten blieb (Abb. 64). Es müssen demnach die akzessorischen Fasern aus anderer Quelle stammen wie die motorischen, und BOEKE (1913) vermutet, daß diese Quelle der Sympathicus ist.

Diese doppelte, cerebrospinale und sympathische Innervation der quergestreiften Muskelfaser, die BOEKE (1913) auf diese Weise erwiesen hatte, wurde später von AOYAGI (1913) im menschlichen Zwerchfell, von IWANAGA (1925) im menschlichen Auge, allerdings hier nur in seltensten Fällen, beschrieben. Ebenso vermochten KEN KURÉ (1922) und seine Schüler BOEKES (1913) Angaben zu bestätigen.

KEN KURÉ (1922) nennt übrigens die schon oben erwähnte, von der motorischen, markhaltigen Faser sich abspaltende marklose Faser, die ein eigenes Endplättchen für sich in der gemeinsamen Sohlenplatte bildet, akzessorische Faser II. Art und schreibt ihr das Zustandekommen eines cerebrospinalen Muskeltonus zu, während ein sympathischer und parasympathischer Tonus durch BOEKES (1913) akzessorische Endplättchen verursacht würde. Mir scheint bei der Beurteilung der Funktion dieser feinen akzessorischen Fäserchen jedenfalls sehr viel Vorsicht am Platze zu sein. Was sie eigentlich tun, kann man ihnen jedenfalls nicht ansehen.

Schließlich hat AGDUHR (1916) mit Hilfe von Durchschneidungsexperimenten

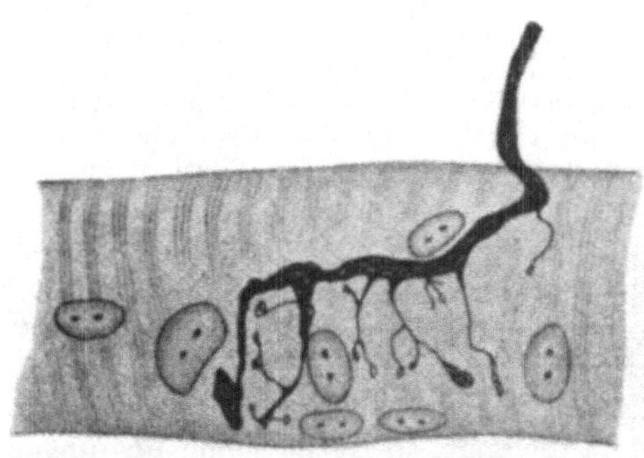

Abb. 65. Regenerierte motorische Endplatte aus dem M. intercostalis. *Igel.* 64 Tage nach Durchschneidung. Bielschowskymethode. (Nach BOEKE.)

an der *Katze* beobachtet, daß mehrere Endplatten der gleichen Muskelfaser verschiedenen Segmentalnerven angehören können, eine Beobachtung, die jedenfalls in mancherlei Hinsicht Berücksichtigung verdient.

Wie vor allem BOEKE (1913) bei *Katze*, *Igel* und *Kaninchen* genauer festgestellt hat, kann eine motorische Endplatte wieder vollständig regeneriert werden. Die Degenerationserscheinungen nach Durchschneidung des zuführenden Nerven bestanden zunächst in einer stellenweisen Anschwellung mit gleichzeitiger, stärkerer Färbbarkeit des Neurofibrillengerüstes, worauf das gesamte neurofibrilläre Netzwerk sich zu einer tiefschwarzen Masse zusammenklumpte, in Brocken und Schollen zerfiel und schließlich völlig verschwand.

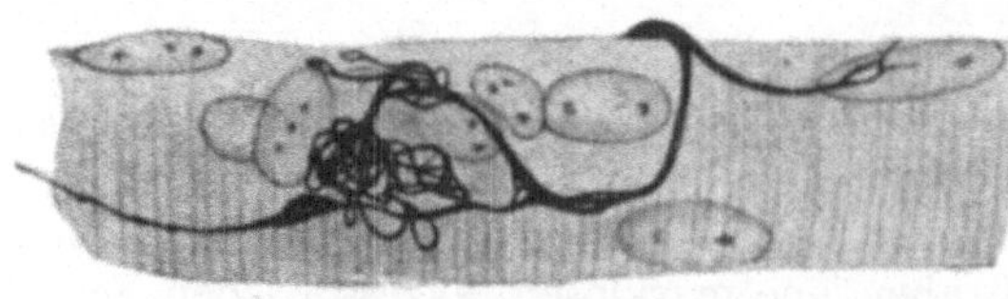

Abb. 66. Regenerierte motorische Nervenendigung auf der Muskelfaser einer Muskelspindel. *Igel.* 62 Tage nach Durchschneidung. Bielschowskymethode. Vergr. 2100fach. (Nach BOEKE.)

Die neuen motorischen Fasern wachsen kollateral aus der Hauptfaser hervor, durchdringen das Sarcolemm und lassen im Sarkoplasma der Sohlenplatte zunächst feine

Endösen oder auch schon breitere, netzförmige Platten hervorsprießen (Abb. 65).
Nach Bildung des Neurofibrillengerüstes beginnt die Differenzierung des periterminalen Netzwerkes. Aus zuerst entwickelten, ziemlich unregelmäßigen Platten-
formen scheinen sich allmählich wieder mehr regelmäßig gestaltete Endplatten
auszubilden (Abb. 66). Im übrigen haben wir hier das gleiche Problem vor uns wie
bei der Entwicklung der peripherischen Nerven überhaupt. Ein derartig, schon
morphologisch kompliziertes Gebilde, wie es eine motorische Endplatte darstellt,
mag wohl nicht allein auf das Gestaltungsvermögen der auswachsenden Nervenfibrillen zurückzuführen sein, sondern verdankt wohl auch einem von der Sohlenplatte herrührenden Einfluß einen guten Teil seiner Entstehung. Daß auch von
den Endplatten her ultraterminale Fäserchen wieder neu auswachsen können
(Boeke 1914), sei der Vollständigkeit wegen noch erwähnt.

Literatur.

1. Ganglien und Nerven.

Agduhr, E.: Studien über die postembryonale Entwicklung der Neuronen und die
Verteilung der Neuriten in den Wurzeln der Spinalnerven. Journ. of physiol. Bd. 25,
Erg.-H. 2. 1920. — **Agosti:** Le forme cellulari atipiche nei gangli cerebrospinali dei feti
di alcuni *mammiferi*. Riv. ital. di neuropatol., psichiatr. ed elettroterap. Bd. 2, S. 105.
1909. — **Allen, W. F.:** a) Localization in the ganglion semilunare of the *cat*. Journ. of comp.
neurol. Bd. 38, S. 1. 1924. — b) Function of the cells in the motor root of the nervus
trigeminus in the *cat*. Journ. of comp. neurol. Bd. 38, S. 349. 1925. — **Antoni, N.:** „Delta-
bildungen" und derartige Strukturen bei den Ganglienzellen von *Lophius*. Anat. Anz.
Bd. 31, S. 214. 1917. — **Askanazy, M.:** Vater-Pacinische Körperchen im Stamme des
menschlichen Nervus tibialis. Ebenda Bd. 8, S. 423. 1893. — **Barbieri:** Les racines dorsales
au postérieures des nerfs spinaux sont centrifuges, motrices et trophiques. Ebenda Erg.-
Bd. 34, S. 77. 1909. — **Beccari, N.:** Le cellule dei gangli spinali e simpatici in una grossa
Tartaruga. Monit. zool. ital. Bd. 28, S. 15. 1917. — **v. Bergen, F.:** Zur Kenntnis gewisser
Strukturbilder im Protoplasma verschiedener Zellenarten. Arch. f. mikroskop. Anat.
Bd. 64, S. 498. 1904. — **Bethe, A.:** a) Über die Neurofibrillen in den Ganglienzellen von
Wirbeltieren und ihre Beziehung zu den Golginetzen. Ebenda Bd. 55, S. 513. 1900. —
b) Einige Bemerkungen über die „intracellulären Kanälchen" der Spinalganglienzellen
und die Frage der Ganglienzellenfunktion. Anat. Anz. Bd. 17, S. 304. 1900. — **Bielschowsky, M.:** Über den Bau der Spinalganglien unter normalen und pathologischen Verhältnissen. Journ. f. Psychol. u. Neurol. Bd. 11, S. 188. 1908. — **Bogrowa, V.:** Observations
sur la structure fine de la cellule nerveuse des ganglions rachidiens. Journ. de l'anat. et
de la physiol. Bd. 50, S. 225. — **Bors, E.:** Über das Zahlenverhältnis zwischen Nerven- und
Muskelfasern. Anat. Anz. Bd. 60, S. 415. 1926. — **Bühler, A.:** Untersuchungen über den Bau
der Nervenzellen. Verhandl. d. phys.-med. Ges. Würzburg Bd. 31, S. 1. 1898. — **Ramón y
Cajal:** Die Struktur der sensiblen Ganglien des Menschen und der Tiere. Zeitschr. f. d. ges.
Anat., Abt. 3: Ergebn. d. Anat. u. Entwicklungsgesch. Bd. 16, S. 177. 1906. — **Coghill,
G. E.:** The cranial nerves of *Triton taeniatus*. Journ. of comp. neurol. Bd. 16, S. 247. 1916.
— **Colucci, C.:** Contributo alla anatomia e fisiologia del trigemino. Monit. zool. ital. Bd. 12,
S. 232. 1901. — **Cowdry, E. V.:** a) The relations of mitochondria and other cytoplasmic con-
stituents in spinal ganglioncells of the *pigeon*. Internat. Monatsschr. f. Anat. u. Physiol.
Bd. 29, S. 473. 1913. — b) The comparative distribution of mitochondria in spinal ganglion
cells of vertebrates. Americ. journ. of anat. Bd. 17, S. 1. 1905. — **Cox, W. H.:** Der feinere
Bau der Spinalganglienzelle des *Kaninchens*. Anat. Hefte Bd. 10, S. 75. 1898. — **Cushing,
H.:** The sensory distribution of the fifth cranial nerve. Bull. of Johns Hopkins hosp.
Bd. 15, S. 213. 1904. — **Daae, H.:** Zur Kenntnis der Spinalganglienzellen beim *Säugetier*.
Arch. f. mikroskop. Anat. Bd. 31, S. 223. 1888. — **Davies, H. M.:** The function of the
trigeminal nerve. Brain Bd. 30, S. 219. 1908. — **Disse, J.:** Über die Spinalganglien der
Amphibien. Verhandl. d. anat. Ges. Bd. 8, S. 201. 1893. — **Dixon:** On the development
of the branches of the fifth cranial nerve in man. Science transact. roy. Dublin soc. Bd. 6,
1906. — **Dogiel, A. S.:** a) Der Bau der Spinalganglien bei den *Säugetieren*. Anat. Anz.
Bd. 12, S. 140. 1896. — b) Zur Frage über den feineren Bau der Spinalganglien und deren
Zellen bei den *Säugetieren*. Internat. Monatsschr. f. Anat. u. Physiol. Bd. 14, S. 73. 1897.
— c) Der Bau der Spinalganglien des Menschen und der *Säugetiere*. Jena: G. Fischer 1908.
— **Donaggio, A.:** Le fibre collagene nei gangli spinali. Riv. di patol. nerv. e ment. Bd. 14,
S. 551. 1909. — **Dumm, E. H.:** The presence of medullated nerve fibres passing from the

spinal ganglion to the ventral root in the *frog*. Journ. of comp. neurol. Bd. 24, S. 429. — **Flemming, W. A.**: Über den Bau der Spinalganglienzellen bei *Säugetieren* und Bemerkungen über den Bau der zentralen Zellen. Arch. of mikroskop. Anat. Bd. 46. S. 379. 1895. — b) Die Struktur der Spinalganglienzellen bei *Säugetieren*. Arch. f. Psychiatrie u. Nervenkrankh. Bd. 29, S. 1. 1897. — **Fragnito, O.**: Le fibrille e la sostanza fibrillogena nelle cellule ganglionari dei *vertebrati*. Ann. di neurol. Bd. 25, S. 1. 1907. — **Fuchs, H.**: Über Spinalganglienzellen und Vorderhornganglienzellen einiger *Säuger*. Anat. Hefte Bd. 21, S. 99. 1903. — **Fürst, C. M.**: a) Ringförmige Bildungen in Kopf- und Spinalganglienzellen bei *Lachs*embryonen. Anat. Anz. Bd. 18, S. 253. 1900. — b) Ringe, Ringreihen, Fäden und Knäuel in den Kopf- und Spinalganglienzellen beim *Lachs*. Anat. Hefte Bd. 19, S. 389. 1902. — **Gad, J.** und **Joseph, M.**: Über die Beziehungen der Nervenfasern zu den Nervenzellen in den Spinalganglien. Arch. f. Anat. u. Physiol., Physiol. Abt. Jg. 1889, S. 199. — **Gaule, J.** und **Levin, Th.**: Über die Zahl der Nervenfasern und Ganglienzellen in den Spinalganglien des *Kaninchens*. Zentralbl. f. Physiol. 1896, — **van Gehuchten, A.**: a) Contribution à l'étude des ganglions cérébrospinaux. Cellule Bd. 8, S. 211. 1892. — b) Nouvelles recherches sur les ganglions cérébrospinaux. Ebenda Bd. 8, S. 235. 1892. — **van Gehuchten, A.** et **Nelis**: Quelques points concernant la structure des cellules des ganglions spinaux. Acad. roy. d. med. de Belgique 1898. S. 1. — **Giglio-Tos, E.**: Sull' origine embrionale de nervo trigemino nell'uomo. Anat. Anz. Bd. 21, S. 85. 1902. — **Golgi, C.**: a) Sulla struttura delle cellule nervose dei gangli spinali. Boll. della soc. med.-chirurg. di Pavia. Comm. del 15 Luglio 1898. — b) Sur la structure des cellules nerveuses des ganglions spinaux. Arch. ital. de biol. Bd. 30, S. 1. 1898. — c) Di nuovo sulla struttura delle cellule nervose dei gangli spinali. Comm. fatta alla soc. med.-chirurg. di Pavia nella sed. 20. Gennaio 1899. S. 1. — d) De nouveau sur la structure des cellules nerveuses des ganglions spinaux. Arch. ital. de biol. Bd. 31, S. 1. 1899. — **Griffith, F. W.**: On the cells of the spinal ganglia and on the relationship of their histological structure to the axonal distribution. Brain Bd. 27, S. 297. 1904. — **Guerrini, G.**: Contributo alla conoscenza dell'anatomia minuta dei nervi. Anat. Anz. Bd. 15, S. 17. 1898. — b) Sugli elementi elastici dell tessuto connettivo dei nervi. Ric. laborat. anat. Roma etc. Bd. 7, S. 109. 1899. — **Hatai, Sh.**: On the finer structure of the spinal ganglion cells in the *white rat*. Journ. of comp. neurol. Bd. 11, S. 1. 1900. — b) Number and size of the spinal ganglion cells and dorsal root fibers in the *white rat* at different ages. Ebenda Bd. 12, S. 107. 1902. — c) Spinal nerves of the *rat*. Ebenda Bd. 13, 1903. — **Hardesty, J.**: On the number and relations of the ganglion cells and medullated nerve fibres in the spinal nerves of *frogs* and different ages. Journ. of comp. neurol. Bd. 15, S. 17. 1905. — **Heinemann, P.**: a) Über Schußverletzungen der peripheren Nerven. Arch. f. klin. Chirurg. Bd. 108, S. 107. 1917. — b) Weitere Untersuchungen über den inneren Bau der großen Nervenstämme. Ebenda Bd. 109, S. 121. 1917. — **Hoag, S. A.**: Histology of the sensory root of the trigeminal nerve of the *rat*. Anat. record Bd. 14, S. 165. 1918. — **Holmgren, E.**: a) Zur Kenntnis der Spinalganglien von *Lophius piscatorius*. Anat. Hefte Bd. 12, S. 75. 1899. — b) Studien in der feineren Anatomie der Nervenzellen. Ebenda Bd. 15, S. 1. 1900. — c) Noch weitere Mitteilungen über den Bau der Nervenzellen verschiedener Tiere. Anat. Anz. Bd. 17, S. 113. 1900. — d) Die Trophospongien spinaler Ganglienzellen. Arkiv f. zool. Bd. 9. 1915. — **Huber, G. C.**: The spinal ganglia of *amphibia*. Anat. Anz. Bd. 12, S. 417. 1896. — **Ingbert, Ch. E.**: An enumeration of the medullated nerve fibres in the ventral roots of the spinal nerves of man. Journ. of comp. neurol. Bd. 14, S. 209. 1904. — **Iri, A.**: Experimentelle Beiträge zur Anatomie des Trigeminus. Zeitschr. f. d. ges. Anat. Bd. 70, S. 336. 1922. — **Kamkoff, G.**: Zur Frage über den Baü des Ganglion Gasseri bei den *Säugetieren*. Internat. Monatsschr. f. Anat. u. Physiol. Bd. 14. 1897. — **Key** und **Retzius**: Studien in der Anatomie des Nervensystems und des Bindegewebes. II. Teil. Stockholm 1876. — **Kohn, A.**: Über die Scheidenzellen peripherer Ganglienzellen. Anat. Anz. Bd. 30, S. 154. 1907. — **Kopsch, F.**: a) Die Darstellung des Binnennetzes in spinalen Ganglienzellen und anderen Körperzellen mittels Osmiumsäure. Sitzungsber. d. preuß. Akad. d. Wiss., Math.-physikal. Kl. Bd. 40, S. 1. 1902. — b) Das Binnengerüst in den Zellen einiger Organe des Menschen. Zeitschr. f. mikroskop.-anat. Forschung Bd. 5, S. 221. 1926. — **Kühn, A.**: Zur Kenntnis des Nervenverlaufes in der Rückenhaut von *Rana fusca*. Arch. f. mikroskop. Anat. Bd. 55, S. 231. 1899. — **Langley, J. N.**: The nerve fibre constitution of peripheral nerves and of nerve roots. Journ. of physiol. Bd. 56, S. 382. — **Legendre, R.**: Recherches sur le réseau interne de GOLGI des cellules nerveuses des ganglions spinaux. Anat. Anz. Bd. 36, S. 207. 1910. — **v. Lenhossék, M.**: a) Beobachtungen an den Spinalganglien und dem Rückenmark von *Pristiurus*-Embryonen. Ebenda Bd. 7, S. 519. 1892. — b) Centrosom u. Sphäre in den Spinalganglienzellen des *Frosches*. Arch. f. mikroskop. Anat. Bd. 46, S. 345. 1895. — c) Über den Bau der Spinalganglienzellen des Menschen. Arch. f. Psychiatrie u. Nervenkrankh. Bd. 29, S. 1. 1896. — d) Nervensystem. Zeitschr. f. d. ges. Anat., Abt. 3: Ergebn. d. Anat. u. Entwicklungsgesch. Bd. 7, S. 178. 1897. — e) Zur Kenntnis der Spinalganglienzellen. Arch. f. mikroskop. Anat. Bd. 69, S. 245. 1907. — **Levi, A.:** a) Beitrag zur Kenntnis der Struktur des Spinalganglions. Verhandl. d. anat. Ges. Genf 1905. S. 158. — b) La struttura dei gangli cerebrospinali dei *cheloni.* Monit. zool. ital. Bd. 17, S. 112. 1906. — c) La struttura dei gangli cerebrospinali nei *Selaci* e nei *Teleostei.* Ebenda Bd. 17, S. 242. 1906. — d) Struttura ed istogenesi dei gangli cerebrospinali dei *mammiferi.* Anat. Anz. Bd. 30, S. 180. 1907. — e) La capsula delle cellule dei gangli sensitivi. Monit. zool. ital. Bd. 18, S. 153. 1907. — f) Intorno alla cosidetta rigenerazione collaterale dei neuroni radicolari posteriori. Ebenda Bd. 18, S. 89. 1907. — g) Appunti alla publicazione di Donaggio „Nuovi dati sulle propagini nervose del citoplasma e sulle fibre collagene dei gangli spinali". Ebenda. Bd. 22, S. 146. 1911. — **Lugaro, E.:** Fibre aberranti, fibre centrifughe et fibre recorrenti nella radici posteriori. Ebenda Bd. 17, S. 217. 1906. — **Mayer, S.:** Wachstumsendkugeln und Ganglienzellen. Anat. Anz. Bd. 30, S. 536. 1907. — **Marinesco, M.:** Quelques recherches sur la morphologie normale et pathologique des cellules des ganglions spinaux et sympathiques de l'homme. Névraxe Bd. 8. 1906. — **Meyer, E.:** Plasmazellen im normalen Ganglion Gasseri des Menschen. Anat. Anz. Bd. 28. S. 81. 1906. — **Michotte, A.:** La fibre nerveuse et so bifurcation dans les ganglions. Névraxe Bd. 6. 1903. — **Misch, G.:** Das Binnennetz der spinalen Ganglienzellen bei verschiedenen *Wirbeltieren.* Internat. Monatsschr. f. Anat. u. Physiol. Bd. 20, S. 329. 1903. — **Motta, C.:** Nuovo contributo sulle granulazioni fuscinofile delle cellule dei gangli spinali. Anat. Anz. Bd. 25, S. 97. 1904. — **Müller, E.:** Untersuchungen über den Bau der Spinalganglien. Nord. med. Arkiv Bd. 23, S. 1. 1891. — **Nageotte, J.:** a) Recherches expérimentales sur la morphologie des cellules et des fibres des ganglions rachidiens. Rev. neurol. Bd. 8, S. 357. 1907. — b) Deuxième note sur la greffe des ganglions rachidiens. Cpt. rend. des séances de la soc. de biol. Bd. 62, S. 289. 1907. — c) Etude sur la greffe des ganglions rachidiens, variations et tropismes du neurone sensitif. Anat. Anz. Bd. 31, S. 225. 1907. — d) Greffe de ganglions rachidiens, survie des éléments nobles et transformation des cellules unipolaires en cellules multipolaires. Cpt. rend. des séances de la soc. de biol. Bd. 52, S. 62. 1907. — e) L'organisation du nerf périphérique. Bull. biol. de France Bd. 54, 1920. — **Nichols, G. E.:** On the occurrence of an intracranial ganglion upon the oculomotor nerve in *Cyllium canicula* etc. Proc. of the roy. soc. of London, Ser. B. Bd. 88. 1915. — **Nicholson, H.:** On the presence of ganglion cells in the third and sixth nerves of man. Journ. of comp. neurol. Bd. 37, S. 31. 1924. — **Ott, N.:** Über peri- und endoneurale Wucherungen in den Nervenstämmen einiger Tierspezies. Virchows Arch. f. pathol. Anat. u. Physiol. Bd. 136. 1894. — **Pighini, G.:** Sullo sviluppo delle fibre nervose periferiche e zentrali dei gangli spinali e dei gangli cefalici nell'embrione del *pollo.* Riv. sperim. di freniatr., arch. ital. per le malatt. nerv. e ment. Bd. 30, S. 169. — **Ranson, S. W.:** The architectural relations of the afferent elements entering into the formation of the spinal nerves. Journ. of comp. neurol. Bd. 18, S. 101. 1908. — b) Non-medullated nerve fibers in the spinal nerves. Americ. journ. of anat. Bd. 12, S. 67. 1912. — c) The structure of the spinal ganglia and of the spinal nerves. Journ. of comp. neurol. Bd. 22, S. 159. 1912. — d) Transplantation of the spinal ganglion with observations on the significance of the complex types of spinal ganglion cells. Ebenda Bd. 24, S. 547. 1914. — **Ranvier, L.:** Des tubes nerveux en T et de leurs rélations avec les cellules ganglionnaires. Cpt. rend. hebdom. des séances de l'acad. des sciences Bd. 81. 1875. — **Retzius, G.:** a) Untersuchungen über die Nervenzellen der cerebrospinalen Ganglien und der übrigen Kopfganglien. Arch. f. Anat. u. Physiol., Anat. Abt. 1880. S. 369. — b) Weiteres zur Frage von den Nervenendigungen und anderen Strukturverhältnissen in den Spinalganglien. Biol. Untersuch., N. F. Bd. 9, S. 69. 1900. — **Rizzo, C.:** Speciale comportamento delle cellule dei gangli nervosi di fronte ad un nuovo metodo d'indagine istologica. Torino: Tipogr. soc. torinese 1926. — **Rossi, O.:** On the afferent paths of the sympathetic nervous system with special reference to nerve cells of spinal ganglia sending their peripheral processes into the rami communicantes. Journ. of comp. neurol. Bd. 34, S. 493. 1922. — **Schäfer:** Note on the occurence of ganglion cells in the anterior roots of the *cats* spinal nerves. Proc. of the roy. soc. of London Bd. 31, S. 348. — **Sjövall, E.:** a) Über die Spinalganglienzellen des *Igels.* Anat. Hefte Bd. 18, S. 241. 1901. — b) Über Spinalganglienzellen und Markscheiden. Ebenda Bd. 30, S. 261. 1916. — **Simon, P.** et **Hoche:** Les ganglions nerveux des racines postérieures appartiennent-ils au système du grand sympathique? Cpt. rend. des séances de la soc. de biol. Bd. 59. S. 487. — **Smirnow, A. E.:** Einige Beobachtungen über den Bau der Spinalganglienzellen bei einem vier Monate alten menschlichen Embryo. Arch. f. mikroskop. Anat. Bd. 59, S. 459. 1902. — **Solger, B.:** Über die „intercellulären Fäden" der Ganglienzellen des elektrischen Lappens von *Torpedo.* Morphol. Jahrb. Bd. 31, S. 104. 1902. — **Spirlas, A.:** Zur Kenntnis der Spinalganglien der *Säugetiere.* Anat. Anz. Bd. 11, S. 629. 1896. — **Streeter, G. L.:** a) The peripheral nervous system in the human embryo at the end of the first month. Americ. journ. of anat. Bd. 8, S. 285. 1908. — b) Die Entwicklung des Nervensystems. Keibel-Mall:

Handb. d. Entwicklungsgesch. Bd. 2, S. 1. 1911. — **van der Stricht, A.:** La sphère attractive dans les cellules nerveuses des *Mammifères*. Bull. de l'acad. roy. de méd. de Belgique 1906. S. 1. — **Takeda, G.:** a) Beiträge zur histologischen Kenntnis des N. trigeminus. I. Über das sympathische Ganglion im Nervus ophthalmicus. Folia anat. japon. Bd. 2, S. 297. 1924. — b) Über das Vorkommen der Ganglienzellen in der Portio minor des Nervus trigeminus. Folia Anat. Jap. Bd. 2, S. 305. 1924. — c) Über die multipolaren Zellen im Ganglion semilunare. Folia Anat. Jap. Bd. 2, S. 311. 1924. — d) Über die gefensterten Zellen und die Zellen mit Vakuolen im Ganglion semilunare. Folia Anat. Jap. Bd. 3, S. 17. 1925. e) Nachtrag zur 2. Mitteilung. Ebenda Bd. 3, S. 87. 1925. — **Tauri:** Sur la présence de cellules ganglionnaires dans les racines spinales antérieures du *chat*. Arch. ital. de biol. Bd. 21, S. 345. 1894. — **Tello, F.:** Las neurofibrillas en los vertebrados inferiores. Trabajos del laborat. de investig. biol. de la univ. de Madrid Bd. 3. 1904. — **Terni, T.:** a) Sulla correlazione fra ampiezza del territorio di innervazione e volume delle cellule gangliari. Anat. Anz. Bd. 47, S. 369. 1915. — b) Sull' ipertrofia delle cellule dei gangli spinali che innervano la coda rigenerata della *Lacerta muralis*. Giorn. di r. accad. di med. di Torino Bd. 83. 1920. — **Thomas:** Examen des ganglions rachidiens par la méthode de R. Y CAJAL dans un cas d'amputation. Cpt. rend. des séa ncesde la soc. de biol. Bd. 60 S. 857. 1906. — **Tomaselli, A.:** Alcune particolarità di struttura delle cellule nervose dei gangli spinali etc. Anat. Anz. Bd. 30, S. 229. 1907. — **Tozier, F. M.:** On the presence of ganglion cells in the roots of the third, fourth and sixth cranial nerves. Journ. of physiol. Bd. 45, S. 15. 1912. — **Trinci, G.:** Le radici ed i gangli dei nervi spinali dei *Teleostei* nelle loro varie disposizioni. Monit. zool. ital. Bd. 16, S. 330. 1905. — **Veit, R.:** Über den inneren Bau der peripheren Nerven. Anat. Anz. Bd. 50, S. 379. 1917. — **Warfwringe, E.:** Beiträge zur Kenntnis der spinalen und sympathischen Ganglienzellen des *Frosches*. Arch. f. mikroskop. Anat. Bd. 68, S. 432. 1906. — **Wen-Chao-Ma:** A study of the mitochondrial elements of the spinal ganglion of beriberi *fowls*. Americ. journ. of anat. Bd. 36, S. 215. 1926. — **Windle, W. F.:** Unmyelinated nerve fibres of the dorsal root. Journ. of anat. Bd. 17, S. 36. 1923. — **Zappert, J.:** Die Spinalganglien im Kindesalter. Arb. a. d. neurol. Inst. d. Wiener Univ. Bd. 19, S. 305. 1911.

2. Die receptorischen Endigungen.

Arnstein, C.: a) Über die Nerven der behaarten Haut. Sitzungsber. d. Akad. Wien, Mathem.-naturw. Kl. III Bd. 74, S. 203. 1876. — b) Die Nerven der Sinushaare. Anat. Anz. Bd. 10, S. 781. 1895. — **Ayers, H.:** The skin end-organs of the trigeminus and lateralis nerves. Americ. journ. of anat. Bd. 7, S. 327. 1907. — **Ballowitz, E.:** a) Die Nervenendigungen der Pigmentzellen. Zeitschr. f. wiss. Zool. Bd. 56. 1893. — b) Über das Vorkommen echter peripherer Nervenendnetze. Anat. Anz. Bd. 9, S. 165. 1894. — **Bielschowsky, M.:** Über sensible Nervenendigungen in der Haut zweier *Insectivoren*. Ebenda Bd. 31, S. 187. 1907. — **Boeke, I.:** a) On the regeneration of sensitive endcorpuscles after section of the nerve. Proc. of the roy. acad. Amsterdam Bd. 25, S. 1. 1922. — b) Die intracelluläre Lage der Nervenendigungen im Epithelgewebe und ihre Beziehungen zum Zellkern. Zeitschr. f. mikroskop.-anat. Forsch. Bd. 2, S. 391. 1925. — c) Die Beziehungen der Nervenfasern zu den Bindegewebselementen und Tastzellen. Ebenda Bd. 4, S. 448. 1925. — d) Innervationsprobleme, Zellbegriff und Organismus. Klin. Wochenschr. 1925. Nr. 16. — **Boeke, I.** and **de Groot, S. I.:** Physiological regeneration of neurofibrillar endnets in the organ of EIMER in the *mole*. Proc. of the roy. acad. Amsterdam 1902. — **Boeke, I.** and **Heringa, G. C.:** Tactile corpuscles and protopathic sensibility of the skin in a case of nerveregeneration. Proc. d. koninkl. akad. v. wetensch. te Amsterdam Bd. 27, S. 1. 1924. — **Bonnet, R.:** a) Studien über die Innervation der Haarbälge der *Haustiere*. Gegenbaurs morphol. Jahrb. Bd. 4, S. 387. 1878. — b) Über die MERKELschen Tastzellen in der Haut. Mitt. d. Ges. f. Morphol. u. Physiol. zu München, 11. Nov. 1894. — **Botezat, E.:** a) Über die Nervenendigungen in Tastmenisken. Zeitschr. f. wiss. Zool. Bd. 70, S. 559. 1901. — b) Über das Verhalten der Nerven im Epithel der *Säugetier*zunge. Ebenda Bd. 71, S. 211. 1902. — c) Die Nervenendigungen in der Schnauze des *Hundes*. Gegenbaurs morphol. Jahrb. Bd. 29, S. 439. 1902. — d) Über die epidermoidalen Tastapparate in der Schnauze des *Maulwurfs* usw. Arch. f. mikroskop. Anat. Bd. 61, S. 730. 1903. — e) Die Nervenendapparate in den Mundteilen der *Vögel* und die einheitliche Endigungsweise der peripheren Nerven bei den *Wirbeltieren*. Zeitschr. f. wiss. Zool. Bd. 84, S. 205. 1906. — f) Die fibrilläre Struktur von Nervenendapparaten in Hautgebilden. Anat. Anz. Bd. 39, S. 321. 1907. — g) Die Nerven der Epidermis. Ebenda Bd. 33, S. 45. 1908. — h) Die sensiblen Nervenendapparate in den Hornpapillen der *Vögel* im Zusammenhang mit dem Studium der vergleichenden Morphologie und der Sinnesorgane. Ebenda Bd. 34, S. 449. 1909. — i) Die Apparate des Gefühlssinnes der nackten und behaarten Haut. Ebenda Bd. 42, S. 191. 1912. — **Bremer, L.:** Über die Muskelspindeln nebst Bemerkungen über Struktur, Neubildung und Innervation der quergestreiften Muskelfaser. Arch. f. mikroskop. Anat. Bd. 22, S. 318. 1883. — **Carrière, I.:** Kurze Mitteilungen zur Kenntnis der Herbstschen und Grandryschen Körperchen in dem Schnabel der *Ente*. Ebenda Bd. 21, S. 146. 1882. — **Cattaneo:** Organes nerveux terminaux musculotendineux, leurs condition normales etc. Arch. ital. de biol. Bd. 10. 1888. — **Cavalié:** Sur les terminaisons nerveuses motrices et sensitives dans les muscles striés chez la *torpille*. Cpt. rend. des séances de la soc. de biol. Bd. 54. 1901. — **Ceccherelli, G.:** Sulle espansioni nervose di senso nella mucosa della lingua dell' uomo. Anat. Anz. Bd. 25, S. 56. 1904. — **Christomanos:** Beitrag zur Kenntnis der Muskelspindeln. Sitzungsber. d. Akad. Wien, Mathem.-naturw. Kl. III, Bd. 100. 1891. — **Ciaccio, G. W.:** Sur les plaques nerveuses finales dans les tendons des *vertébrés*. Arch. ital. de biol. Bd. 14, S. 31. 1891. — **Cilimbaris, A.:** Histologische Untersuchungen über die Muskelspindeln der Augenmuskeln. Arch. f. mikroskop. Anat. Bd. 75, S. 692. 1910. — **Clara, M.:** Über den Bau des Schnabels der *Waldschnepfe*. Zugleich ein Beitrag zur Kenntnis der Herbstschen Körperchen und zur Funktion der Lamellenkörperchen. Zeitschr. f. mikroskop.-anat. Forsch. Bd. 3, S. 1. 1925. — **Cohnheim:** Über die Endigung der sensiblen Nerven in der Hornhaut der *Säugetiere*. Zentralbl. f. d. med. Wiss. 1866. — **Coryllos, P.:** Corpuscules de Pacini dans la trompe utérine. Rev. franç. de gynécol. et d'obstétr. Bd. 27, Nr. 3, S. 257. — **Crevatin, F.:** a) Su di alcune particolari forme di terminazioni nervose nei musculi che muovono l'occhio. Bologna 1901. — b) Über das strudelartige Geflecht der Hornhaut der *Säugetiere*. Anat. Anz. Bd. 19, S. 411. 1901. — c) Über Muskelspindeln von *Säugetieren*. Ebenda Bd. 19, S. 173. 1902. — d) Sulle terminazioni nervose nelle papille linguali e cutanee degli *ucelli*. Rendic. d. R. accad. d. scienze di Bologna Bd. 6, S. 90. 1902. — e) Beitrag zur Kenntnis der epithelialen Geflechte der Hornhaut der *Säugetiere*. Anat. Anz. Bd. 23, S. 151. 1903. — **Cybulsky, I.:** Das Nervensystem der Schnauze und der Oberlippe des *Ochsen*. Zeitschr. f. wiss. Zool. Bd. 39, S. 653. 1883. — **Dogiel, A. S.:** a) Methylenblautinktion der motorischen Nervenendigungen in den Muskeln der *Amphibien* und *Reptilien*. Arch. f. mikroskop. Anat. Bd. 35, S. 305. 1890. — b) Die Nervenendigungen in Tastkörperchen. Arch. f. Anat. u. Physiol., anat. Abt. 1891. S. 182. — c) Die sensiblen Nervenendigungen im Herzen und in den Blutgefäßen der *Säugetiere*. Arch. f. mikroskop. Anat. Bd. 52, S. 44. 1892. — d) Die Nervenendigungen in Meissnerschen Tastkörperchen. Internat. Monatsschr. f. Anat. u. Physiol. Bd. 9, S. 1. 1892. — e) Die Nervenendigungen in der Haut der äußeren Genitalorgane des Menschen. Arch. f. mikroskop. Anat. Bd. 41, S. 585. 1892. — f) Zur Frage über den Bau der Herbstschen Körperchen und die Methylenblaufixierung nach Bethe. Zeitschr. f. wiss. Zool. Bd. 66, S. 358. 1899. — g) Die Nervenendigungen im Bauchfell, in den Sehnen, den Muskelspindeln und dem Centr. tend. des Diaphragmas beim Menschen und den *Säugetieren*. Arch. f. mikroskop. Anat. Bd. 59, S. 1. 1901. — h) Über die Nervenendapparate in der Haut des Menschen. Zeitschr. f. wiss. Zool. Bd. 75, S. 46. 1903. — i) Über die Nervenendigungen in den Grandryschen und Herbstschen Körperchen im Zusammenhang mit der Neuronentheorie. Anat. Anz. Bd. 25, S. 558. 1904. — k) Die Nervenendigungen im Nagelbett des Menschen. Arch. f. mikroskop. Anat. Bd. 64, S. 173. 1904. — l) Der fibrilläre Bau der Nervenendapparate in der Haut des Menschen und der *Säugetiere* und die Neuronentheorie. Anat. Anz. Bd. 27, S. 97. 1905. — m) Zur Frage über den fibrillären Bau der Sehnenspindeln oder der Golgischen Körperchen. Arch. f. mikroskop. Anat. Bd. 67, S. 638. 1906. — n) Die Endigungen der sensiblen Nerven in den Augenmuskeln und deren Sehnen beim Menschen und den *Säugetieren*. Ebenda Bd. 68, S. 501. 1906. — o) Zur Frage über den Bau der Kapseln der Vater-Pacinischen und Herbstschen Körperchen. Fol. neurobiol. Bd. 4, S. 218. 1910. — **Dogiel u. Willanen:** Die Beziehungen der Nerven zu den Grandryschen Körperchen. Zeitschr. f. wiss. Zool. Bd. 67, S. 349. 1900. — **Ducceschi, V.:** a) Gli organi della sensibilità cutanea nei *Marsubiali*. Arch. di fisiol. Firenze, Suppl. 1909. S. 327. — b) Osservazioni anatomiche e fisiologiche sopra gli apparati sensitivi della cute umana. Ebenda Bd. 9, S. 341. 1911. — c) Sensibilità cutanea e senso muscolare. Ebenda Bd. 10, S. 448. 1912. — **Eberth u. Bunge:** Die Endigungen der Nerven in der Haut des *Frosches*. Anat. Hefte Bd. 2, S. 173. 1893. — **Eimer, Th.:** a) Die Schnauze des *Maulwurfes* als Tastwerkzeug. Arch. f. mikroskop. Anat. Bd. 7, S. 181. 1871. — b) Die Tastapparate bei *Eucharis multicornis*. Ebenda Bd. 17, S. 342. 1880. — **Fischer, E.:** Über den Bau der Meissnerschen Körperchen. Ebenda Bd. 12, S. 364. 1876. — **Flemming, W.:** Zur Kenntnis der sensiblen Nervenendigung. Ebenda Bd. 19, S. 513. 1881. — **v. Franqué:** Beiträge zur Kenntnis der Muskelknospen. Phys.-med. Ges. Würzburg 1899. — **v. Frey, M.:** Die Tangoreceptoren des Menschen. Handb. d. norm. u. pathol. Physiol. Bd. 11, S. 94. Berlin: Julius Springer 1926. — **v. Frey, M. u. Hacker, F.:** Die Schichtung der Nervenenden in der Haut. Arb. a. d. physiol. Inst. Würzburg Bd. 13, 1915/16. — **Fusari, R.:** Contributo allo studio dei nervi cutanei e delle terminazioni nella cute e nella mucosa orale dell' *Ammocoetes branchialis*. Arch. per le scienze med. Bd. 30, S. 1. 1906. — **Gasiorowsky:** Über den Einfluß des Cocains, der Durchschneidung des Nerven und mechanischer Reizung auf die Struktur der Grandryschen Körperchen. Poln. Arch. f. Biol. u. med. Wiss., Lemberg Bd. 1.

1901. — **Geberg, A.:** Über die Innervation der Gaumenhaut bei *Schwimmvögeln*. Internat. Monatsschr. f. Anat. u. Physiol. Bd. 10, S. 205. 1893. — **van Gehuchten, A.:** a) Les terminaisons nerveuses libres intraépidermiques-Verhandl. d. anat. Ges., 6. Vers., Wien 1892. S. 64. — b) Les terminaisons nerveuses intraépidermiques chez quelques *Mammifères*. Cellule Bd. 9, S. 301. 1893. — **Golgi, C.:** Sui nervi nei tendini dell' uomo e di altri *vertebrati* et di un nuovo organo nervoso terminale musculo-tendineo. Mem. d. R. accad. d. scienze di Torino Bd. 32. 1880. — **Grandry:** Recherches sur les corpuscules de PACINI. Journ. de l'anat. et de la physiol. Bd. 6, S. 393. 1869. — **Gregor, A.:** Über die Verteilung der Muskelspindeln in der Muskulatur des menschlichen Fetus. Arch. f. Anat. u. Physiol., anat. Abt. 1904. — **Groeneweg, W.:** Over de entwikkeling van het organ van EIMER in den snuit van den *mol*. Inaug.-Diss. Utrecht 1923. — **Großer, O.:** Zur Anatomie und Entwicklungsgeschichte des Gefäß-systemes der *Chiropteren*. Anat. Hefte Bd. 17, S. 205. 1901. — **Häggquist, S.:** Von Zellen nervöser Art in der Epidermis des Menschen. Anat. Anz. Bd. 47, S. 285. 1914. — **Henle u. Pfeuffer, V.:** Über Nervenendigungen. Zeitschr. f. rat. Med. Bd. 5, S. 28. 1858. — **Heringa, G. C.:** a) Le développement des corpuscules de GRANDRY et de HERBST. Arch. néerland. de physiol. de l'homme et des anim., Ser. 3, Bd. 3, B, 1917. — b) Untersuchungen über den Bau und die Entwicklung des peripheren, sensiblen Nervensystems. Verhandel. d. koninkl. akad. v. wetensch. te Amsterdam (Naturwiss. Abt.) Bd. 21. 1920. — **Herrick, C. J.:** The innervation of palatal taste-buds and teeth of *Amblystoma*. Journ. of comp. neurol. Bd. 38, S. 389. 1925. — **Horsley, O.:** Short note on sense organs in muscle and on the preservation of muscle-spindles in condition of extreme muscular atrophy, following section of the motor nerve. Brain Bd. 20. 1897. — **Hoyer:** Über den Austritt der Nervenfasern in das Epithel der Hornhaut. Arch. f. Anat. u. Physiol. 1866, S. 180. — **Huber, C. S.:** A note on sensory nerve endings in the extrinsic eye muscle of the *rabbit*, „atypical motor endings of RETZIUS". Anat. Anz. Bd. 15, S. 335. 1899. — **Huber, C. S. and de Witt, L.:** A contribution on the motor nerve-endings and on the nerve-endings in the muscle-spindles. Journ. of comp. neurol. Bd. 7, S. 169. 1897. — **Hulanika, R.:** Über die Nervenendigungen bei der *Schildkröte*. Anat. Anz. Bd. 46, S. 485. 1914. — **Huß, G.:** Beiträge zur Kenntnis der EIMERSchen Organe in der Schnauze von *Säugern*. Zeitschr. f. wiss. Zool. Bd. 63, S. 1. 1898. — **Jabureck, L.:** Über Nervenendigungen in der Epidermis der *Reptilien*. Zeitschr. f. mikr.-anat. Forschung. Bd. 10, S. 1. 1927. — **Jones, A. C.:** Innervation and nerve terminations of the *reptilian* lung. Journ. of comp. neurol. Bd. 40, S. 371. 1926. — **Jurjewa, E.:** Die Nervenendigungen : a Zahnfleisch des Menschen und der *Säugetiere*. Folia neurobiol. Bd. 7, S. 772. 1913. — **Kadanoff, D.:** a) Eine besondere Nervenendigung in der Haut des Menschen. Zeitschr. f. d. ges. Anat., Abt. 1: Zeitschr. f. Anat. u. Entwicklungsgesch. Bd. 72, S. 542. 1924. — b) Beitrag zur Kenntnis der Nervenendigungen im Epithel der *Säugetiere*. Ebenda Bd. 73, S. 431. 1924. — **Kallius, E.:** Endigungen sensibler Nerven bei *Wirbeltieren*. Zeitschr. f. d. ges. Anat., Abt. 3: Ergebn. d. Anat. u. Entwicklungsgesch. Bd. 5, S. 55. 1895. — **Kerschner, L.:** a) Beitrag zur Kenntnis der sensiblen Endorgane. Anat. Anz. Bd. 3, S. 288. 1888. — b) Über Muskelspindeln. Verhandl. d. anat. Ges., Wien 1892. — c) Über die Fortschritte in der Erkenntnis der Muskelspindeln. Anat. Anz. Bd. 8, S. 449. 1893. — **Key, A. u. Retzius, G.:** Studien in der Anatomie des Nervensystems und des Bindegewebes. Bd. 2. Stockholm 1876. — **v. Kölliker, A.:** Über die Endigungen der Nerven in den Muskeln des *Frosches*. Zeitschr. f. wiss. Zool. Bd. 12, S. 149. 1863. — **Kolmer, W.:** Über das Verhalten der Fibrillen an der Peripherie. Anat. Anz. Bd. 27, S. 416. 1905. — **Krause, W.:** a) Über die Nervenendigungen. Zeitschr. f. rat. Med. Bd. 5. 1858. — b) Über Nervenendigungen innerhalb der terminalen Körperchen. Arch. f. mikroskop. Anat. Bd. 19, S. 53. 1881. — c) Die Nervenendigungen in den Tastkörperchen. Ebenda Bd. 20, S. 212. 1882. — **Ksjunin, P.:** Zur Frage über die Nervenendigungen in den Tast- und Sinushaaren. Ebenda Bd. 54, S. 403. 1899. — **Kubik, J.:** Über die Darstellung des Glaskörpergerüstes und peripherer Nervenfasern nach S. MAYERS Methode. Ebenda Bd. 81, S. 74. 1912. — **Kühne:** Die Muskelspindeln. Virchows Arch. f. pathol. Anat. u. Physiol. Bd. 28. 1863. — **Kultschitzky, N. K.:** Über die Struktur der GRANDRYSchen Körperchen. Arch. f. mikroskop. Anat. Bd. 23, S. 358. 1884. — **Langerhans:** Über die Nerven der menschlichen Hand. Virchows Arch. f. pathol. Anat. u. Physiol. Bd. 44. 1868. — **Larsell, O.:** Smooth muscle nerve-spindles. Anat. record Bd. 25, S. 138. 1923. — **Lawrentjew, B. J.:** Über dasChondriom in den GRANDRYSchen Körperchen. Zeitschr. f. mikroskop.-anat. Forsch. Bd. 6, S. 241. 1926. — **Lefébure:** a) Contribution à l'étude des corpuscles du tact chez l'homme. Thèse de doct. en méd. Lyon 1906. — b) Considérations sur la physiologie des terminaisons nerveuses sensitives de la peau. Journ. de l'anat. et de la physiol. Jg. 44, S. 382. 1908. — c) Les terminaisons nerveuses dans la peau du sein en dehors du mamelon. Ebenda Bd. 45. 1909. — **v. Leydig, F.:** Über den Bau, insbesondere die VATERSchen Körperchen des Schnabels der *Schnepfe*. Arch. f. mikroskop. Anat. Bd. 4, S. 195. 1868. — b) Über die Schwanzflosse, Tastkörperchen und Endorgane der Nerven bei *Batrachiern*. Ebenda Bd. 12, S. 513. 1876. — **Lüdden:** Nachuntersuchungen über die KRAUSESchen Endkolben. Zeitschr. f. wiss. Zool.

Bd. 12. 1863. — **Marchi, V.:** Über die Terminalorgane der Nerven (Golgis Nervenkörperchen) in den Sehnen der Augenmuskeln. v. Graefes Arch. f. Ophth. Bd. 28. 1892. — **Marinesco, G.:** Considération sur la structure des boutons terminaux. Cpt. rend. des séances de la soc. de biol. Bd. 60, S. 655. — **Martynoff, W.:** Nervenendapparate in der Brustwarze der Frau und des *Säugetier*weibchens. Folia neurobiol. Bd. 8, S. 249. 1914. — **Mazzoni, V.:** Delle terminazione dei nervi nella pelle della *Rana rubra*. Mem. d. R. accad. d. scienze di Bologna Bd. 8, Ser. 4, S. 271. 1887. — **Merkel, Fr.:** a) Tastzellen und Tastkörperchen bei den *Haustieren* und beim Menschen. Arch. f. mikroskop. Anat. Bd. 11, S. 636. 1875. — b) Die Tastzellen der *Ente*. Ebenda Bd. 15, S. 415. 1878. — c) Über die Endigungen der sensiblen Nerven in der Haut der *Wirbeltiere*. Rostock 1880. — **Michailow, S.:** Ein neuer Typus von eingekapselten sensiblen Nervenendapparaten. Anat. Anz. Bd. 31, S. 81. 1907. — b) Die Struktur der typischen VATER-PACINIschen Körperchen und ihre physiologische Bedeutung. Folia neurobiol. Bd. 2. 1909. — **Miller, Ch.:** Note on demonstration of motor and sensory nerve-endings. Anat. record Bd. 25, S. 77. 1923. — **Mitrophanow, P.:** Endigungen der Nerven im Epithel der *Kaulquappen*. Arch. f. Anat. u. Physiol., physiol. Abt. 1884. S. 191. — **Mobilio, C.:** Sulla fina distribuzione dei nervi nell organo cheratogeno degli equidi. Monit. zool ital. Jg. 21, S. 199. 1910. — **Nowick, N.:** Zur Frage von dem Bau der Tastzellen in den GRANDRYschen Körperchen. Anat. Anz. Bd. 36, S. 217. 1910. — **Odenius, M. O.:** Beiträge zur Kenntnis des anatomischen Baues der Tasthaare. Arch. f. mikroskop. Anat. Bd. 2, S. 436. 1866. — **Ottendorf, G.:** Die Plexusbildung der Nerven in der Mittellinie der Rückenhaut einheimischer *Frösche*. Ebenda Bd. 53, S. 131. 1899. — **Packheiser, Th.:** Beitrag zum Rongalitweißbild der Haut. Dermatol. Zeitschr. Bd. 38, S. 263. 1923. — **Pansini:** Des terminaisons des nerfs sur les tendons des *Vertébrés*. Arch. ital. de biol. Bd. 11. 1889. — **Petrini:** Note sur la présence des corpuscules de PACINI et des ganglions nerveux dans le pancréas du *chat*. Cpt. rend. des séances de la soc. de biol. Ser. 9, Bd. 4, S. 275. 1892. — **Pfitzner, W.:** Nervenendigungen im Epithel. Gegenbaurs morphol. Jahrb. Bd. 7, S. 726. 1882. — **Pianese, G.:** La natura della clava centrale e le diverse forme di terminazione della fibra nervosa ne' corpuscoli PACINI-VATER del mesentere del *gatto*. Giorn. internaz. d. science med. Jg. 13. 1891. — **Picconi:** Sul rapporto dei corpuscoli di PACINI modificati cogli organi muscolo-tendinei di GOLGI e su di uno speciale modo di aggrupamento dei medesimi nel perimisio dell'uomo e dello *scojattolo*. Monit. zool. ital. Bd. 12, S. 325. 1901. — **Pilate, M.:** Contribution à l'étude de la structure et du développement des corpuscules de VATER-PACINI. Arch. Russes d'anat., d'histol. et d'embryol. Bd. 3, S. 427, 1925. — **Polumordwinow:** Recherches sur les terminaisons nerveuses sensitives dans les muscles striés volontaires. Cpt. rend. hebdom. des séances de l'acad. des sciences Bd. 128. — **Rainer, F. J.:** Sur l'existence d'un type géant de corpuscule de PACINI chez l'homme. Cpt. rend. des séances de la soc. de biol. Bd. 67. 1909. — **Ramström, M.:** Über die Funktion der VATER-PACIOIschen Körperchen. Mitt. a. d. Grenzgeb. d. Med. u. Chirurg. Bd. 18, S. 314. — **Ranvier, L.:** a) On the terminations of nerves in the epidermis. Quart. journ. of microscop. science Bd. 20, S. 456. 1880. — b) Nouvelles recherches sur les organes du tact. Cpt. rend. hebdom. des séances de l'acad. des sciences Bd. 91. 1880. — **Rappini, M.:** Sulle espansioni nervose nei fusi neuro-musculari e nei tendini delle Sucertole. Monit. zool. ital. Jg. 31, S. 131—133. 1920. — **Regaud** et **Favre:** Les terminaisons nerveuses et les organs nerveux sensitifs de l'appareil locomoteur. Rev. gén. d'histol. Bd. 1, S. 1. 1905. — **Retzius, G.:** a) Über die sensiblen Nervenendigungen in den Epithelien der *Wirbeltiere*. Biol. Unters. N. F. Bd. 4, S. 37. 1892. — b) Einige Beiträge zur Kenntnis der intraepithelialen Endigungsweise der Nervenfasern. Ebenda N. F. Bd. 6, S. 62. 1894. — c) Kürzere Mitteilungen. Ebenda N. F. Bd. 6, S. 65. 1894. — d) Die SMIRNOWschen freien Nervenendigungen im Epithel des *Regenwurms*. Anat. Anz. Bd. 10, S. 117. 1895. — e) Zur Frage der Endigungsweise der peripherischen sensiblen Nerven. Biol. Unters. N. F. Bd. 8, S. 114. 1898. — **Ries, E.:** VATER-PACINIsche Körperchen in der Tube. Zeitschr. f. Geburtsh. u. Gynäkol. Bd. 62, H. 1, S. 100. 1908. — **Rollet:** Über einen Nervenplexus und Nervenendigung in einer Sehne. Sitzungsber. d. Akad. Wien, Mathem.-naturw. Kl. 1876. — **Rouget:** Terminaisons des nerfs sensitifs musculaires sur les faisceaux striés. Cpt. rend. hebdom. des séances de l'acad. des sciences Bd. 123. — **Ruffini, A.:** a) Sulla terminazioni nervosa nei fusi muscolari e sul loro significato fisiologico. Atti d. Reale accad. dei Lincei, Ser. 5, rendiconto Bd. 1, S. 31. 1892. — b) Sur la termination nerveux dans les faisceaux musculaires et sur leur signification physiologique. Arch. ital. de biol. Bd. 18, S. 106. 1892. — c) Di un nuovo organo nervoso terminale e sul la presenza dei corpuscoli GOLGI-MAZZONI. Mem. d. R. accad. dei Lincei, Cl. di science fis.-mat. e natur., Ser. 4, Bd. 7. 1894. — d) Considerazioni critiche sui recenti studi dell'apparato nervose nei fusi muscolari. Anat. Anz. Bd. 9, S. 80. 1894. — e) Sulla presenza di nuove forme di terminazione nervose nello strato papillare e subpapillare della cute dell'uomo etc. Monit. zool. ital. Bd. 6, S. 196. 1895. — f) Sulla fina anatomia dei fusi neuro-muscolari del *gatto* e sul loro significato fisiologico. Ebenda Bd. 7, S. 49. 1896. — g) Sullo strozzamento preterminale nelle diverse forme di terminazioni nervose periferiche.

Ebenda Bd. 7, S. 112. 1896. — h) Observation on sensory nerve-ending in voluntary muscle. Brain Bd. 79. 1897. — i) Sopra due speciali modi d'innervazione degli organi di Golgi ... Monit. zool. ital. Jg. 8, S. 101. 1898. — k) Le fibrille nervose ultraterminali nelle terminazioni nervose di senso e la teoria del neurone. Riv. di patol. nerv. e ment. Bd. 6, S. 70. 1900. — Sull' apparato nervoso di Timofeew ed apparato ultra-terminale nei corpuscoli del Meissne. Bibliogr. anat. Bd. 11. 1902. — m) Di una nuova guaina nel tratto terminale delle fibre nervose di senso nell' uomo. Atti d. R. accad. dei fisiocritici, Ser. 4, Bd. 15. 1903. — Sachs, C.: a) Physiologische und anatomische Untersuchungen über die sensiblen Nerven der Muskeln. Arch. Reich. u. Du Bois-Reymond 1874. — b) Die Nerven der Sehnen. Arch. f. Anat., Physiol. u. wiss. Med. 1875. — Sala, G.: a) Untersuchungen über die Struktur der Pacinischen Körperchen. Anat. Anz. Bd. 16, S. 193. 1899. — b) Über den innersten Bau der Herbstschen Körperchen. Ebenda Bd. 19, S. 595. 1901. — Schöbl: Die Nervenendigungen an den Tasthaaren der *Säugetiere* sowie über die feinere Struktur derselben. Arch. f. mikroskop. Anat. Bd. 9, S. 197. 1873. — v. Schumacher, S.: Beiträge zur Kenntnis des Baues und der Funktion der Lamellenkörperchen. Ebenda Bd. 77, S. 157. 1911. — Schwalbe, G.: Sinnesorgane. Erlangen: E. Besold 1887. — Sfameni, P.: a) Speciali terminazioni nervose trovate nei piccoli rami dei nervi periferici. Accad. R. d. scienze di Torino, adunanza del 3. Diz. 1899. — b) Gli organi nervosi terminali del Ruffini etc. Mem. d. R. accad. d. scienze di Torino, adunanza del 8. Aprile 1900, Ser. 2, Bd. 50, S. 70. — c) Le terminazioni nervose delle papille cutanee e dello strato subpapillare. Ann. di freniatr. e scienze affini d. R. manicomio di Torino 1900. — d) Di una particolare reticella nervosa amielinica esistente intorno di corpuscoli del Grandry. Ebenda 1900. — Sihler, Chr.: a) Über Muskelspindeln und intramuskuläre Nervenendigungen bei *Schlangen* und *Fröschen*. Arch. f. mikroskop. Anat. Bd. 46, S. 709. 1896. — b) Die Muskelspindeln. Ebenda Bd. 56, S. 334. 1900. — Simonelli, F.: Contributo allo studio delle espansioni nervose nel derma della cute umana. Internat. Monatsschr. f. Anat. u. Physiol. Bd. 31, S. 287. 1915. — Smidt, H.: Die intraepithelialen freien Nervenendigungen bei *Helix* und ihre Beziehungen zu Sinneszellen und Drüsen. Anat. Anz. Bd. 20, S. 495. 1902. — Smirnow, A.: a) Über freie Nervenendigungen im Epithel des *Regenwurms*. Ebenda Bd. 9, S. 570. 1884. — b) Über Endkolben in der Haut der Planta pedis und über die Nervenendigungen in den Tastkörperchen des Menschen. Internat. Monatsschr. f. Anat. u. Physiol. Bd. 10, S. 241. 1893. — Sokolow, A.: Zur Frage über die Endigungen der Nerven in den Vater-Pacinischen Körperchen. Anat. Anz. Bd. 16, S. 452. 1899. — Stefanelli, Aug.: a) Sui dispositivi microscopici della sensibilità cutanea e nella mucosa orale dei *rettili*. Internat. Monatsschr. f. Anat. u. Physiol. Bd. 31, S. 8. 1915. — b) Nuova contributo alla conoscenza delle espansioni sensitive dei *rettili*, e considerazioni sulla tessitura del sistema nervoso periferico. Ebenda Bd. 39, S. 22. 1916. — Strughold, H.: a) Die Schwellen des Kältesinnes am Auge. Zeitschr. f. Biol. Bd. 82, S. 201. 1925. — b) Die Topographie des Kältesinnes in der Mundhöhle. Ebenda Bd. 83, S. 515. 1925. — Strughold u. Karbe: a) Die Topographie des Kältesinnse auf Cornea und Conjunctiva. Ebenda Bd. 83, S. 189. 1925. — b) Die Dichte der Kaltpunkte im Lidspaltenbereiche des Auges. Ebenda Bd. 83, S. 207. 1925. — c) Vitale Färbung des Auges und experimentelle Untersuchung der gefärbten Nervenelemente. Ebenda Bd. 83, S. 297. 1925. — Szymonowicz, L.: a) Beiträge zur Kenntnis der Nervenendigungen in Hautgebilden. Arch. f. mikroskop. Anat. Bd. 45, S. 624. 1895. — b) Über den Bau und die Entwicklung der Nervenendigungen im *Enten*schnabel. Ebenda Bd. 48, S. 329. 1897. — c) Über die Nervenendigungen in den Haaren der Menschen. Ebenda Bd. 74, S. 622. 1909. — Tamura: Die Folgen der Nervendurchschneidung am *Enten*schnabel. Arch. f. Entwicklungsmech. d. Organismen Bd. 51, S. 522. 1922. — Tello, F.: a) Terminaciones sensitivas en los pelos y utros organos. Trabajos del laborat. de investig. biol. de la univ. de Madrid Bd. 4. 1905. — b) Génesis de las terminaciones nerviosas motrices y sensitivas. I. En el sistema locomotor de los *vertebrados* superiores. Histogenesis muscular. Ebenda Bd. 15, S. 101. 1917. — c) I. Genèse des terminaisons motrices et sensitives. II. Terminaisons dans les poils de la *souris blanche*. Trav. du laborat. de recherches biol. de l'univ. de Madrid Bd. 21, S. 257. 1923. — Timofeew, T.: Über eine besondere Art von eingekapselten Nervenendigungen in den männlichen Geschlechtsorganen bei den *Säugetieren*. Anat. Anz. Bd. 11, S. 44. 1896. — Tretjakoff, D.: a) Zur Frage der Nerven der Haut. Zeitschr. f. wiss. Zool. Bd. 71, S. 625. 1902. — b) Die Nervenendigungen in den Sinushaaren des *Rindes*. Ebenda Bd. 97, S. 408. 1911. — Trinchese, S.: Contribution à la connaissance des fuseaux musculaires. Arch. ital. de biol. Bd. 14, S. 221. 1891. — Tschurajev, I.: a) Die Innervation des tendinis Achillis. Arch. Russ. d'Anat. Bd. 4, S. 151. 1925. — b) Die Nervenendigungen in den großen Sehnen der unteren Extremitäten des Menschen. Ibidem. Bd. 4, S. 149. 1925. — c) Die Nervenendigungen in den großen Sehnen der unteren Extremitäten des Menschen. Morphol. Jahrb. Bd. 58, S. 1. 1927. — Unna, P. G.: Die Nervenendigungen in der menschlichen Haut. Monatsh. f. prakt. Dermatol. Bd. 1. 1882. — van der Velde, E.: Die fibrilläre Struktur in den Nervenendorganen der *Vögel* und der *Säugetiere*. Anat. Anz. Bd. 31, S. 621. 1907.

— b) Die fibrilläre Struktur der Nervenendorgane. Monatsschr. f. Anat. u. Physiol. Bd. 26, S. 225. 1909. — **Vitali, G.**: L'espansioni nervose nel tegumento sottocorneo e membrana cheratogena dello zoccolo del *cavallo*. Ebenda Bd. 28, S. 1. 1911. — **Wagner, R.**: Neue Untersuchungen über den Bau und die Endigung der Nerven. Gelehrte Anzeigen. München, 1. Nov. 1848. Nr. 218. — **Wunderer, H.**: Die Terminalkörperchen der *Anamnier*. Arch. f. mikroskop. Anat. Bd. 71, S. 504. 1908.

3. Die motorischen Nervenendigungen.

Agababow, A.: Über die Nerven der Augenhäute. v. Graefes Arch. f. Ophthalmol. Bd. 83, S. 317. 1912. — **Agduhr, E.**: a) Morphologischer Beweis der doppelten (segmentalen) motorischen Innervation der einzelnen quergestreiften Muskelfasern bei den *Säugetieren*. Anat. Anz. Bd. 49, S. 1. 1916. — b) Sympathetic innervation of the muscles of the extremities. Verhandel. d. koninkl. akad. v. wetensch. te Amsterdam (Naturwiss. Abt.) Bd. 20, Nr. 6. 1920. — **Aggazotti, A.**: Sulla terminazione nervosa motrice nei muscoli striati degli *insetti*. Atti d. accad. d. scienze med. e nat. in Ferrara Bd. 37, S. 532. 1901. — **Aoyagi, T.**: Zur Histologie des Nervus phrenicus, des Zwerchfells und der motorischen Nervenendigungen in demselben. Mitt. d. med. Fakult. Tokyo Bd. 10, H. 3. 1913. — **Arione, L.**: Ricerche istologiche sulle espansioni nervose motrici dei muscoli laringei dei *Mammiferi*. Arch. ital. di anat. e di embriol. Bd. 21, S. 435. 1924. — **Arnold**: Das Gewebe der organischen Muskeln. Strickers Handb. d. Gewebelehre Bd. 1, S. 142. 1871. — **Arnstein, C.**: Die Methylenblaufärbung als histologische Methode. Anat. Anz. Bd. 2, S. 125. 1887. — **Beale, L.**: a) On selecting tissues for demonstrating the arrangement of the distribution of the terminal branches of nerve-fibres. Arch. of internal med. Bd. 3, S. 241. 1862. — b) Remarks on the recent observations of KÜHNE and KÖLLIKER upon the termination of the nerves in voluntary muscles. Ebenda Bd. 3, S. 257. 1862. — **Berkley, H. J.**: The nerves and nerve-endings of the mucous layer of the ileum. Anat. Anz. Bd. 8, S. 12. 1893. — **Bernheim, J.**: Die Innervation der Harnblase beim *Frosch* und *Salamander*. Arch. f. Anat. u. Physiol., anat. Abt., Suppl. 1892. — **Boeke, J.**: a) On the termination of the efferent nerves in plain muscle-cells and its bearing on the sympathetic innervation of the striated muscle-fibre. Verhandel. d. koninkl. akad. v. wetensch. te Amsterdam (Naturwiss. Abt.) Bd. 22. 1905. — b) Zur Innervierung der Muskelsegmente des *Amphioxus*. Anat. Anz. Bd. 33, S. 273. 1908. — c) Die motorische Endplatte bei den höheren *Vertebraten*, ihre Entwicklung, Form und ihr Zusammenhang mit der Muskelfaser. Ebenda Bd. 35, S. 193. 1909. — d) Über eine aus marklosen Fasern hervorgehende zweite Art von hypolemmalen Nervenendplatten bei den quergestreiften Muskelfasern der *Vertebraten*. Ebenda Bd. 35, S. 481. 1910. — e) Beiträge zur Kenntnis der motorischen Nervenendigungen. Internat. Monatsschr. f. Anat. u. Physiol. Bd. 28, S. 377. 1911. — f) Über De- und Regeneration der motorischen Endplatten und die doppelte Innervation der quergestreiften Muskelfasern bei den *Säugetieren*. Verhandl. d. anat. Ges., München 1912. S. 149. — g) Die Regenerationserscheinungen bei der Verheilung von motorischen und receptorischen Nervenfasern. Anat. Anz. Bd. 43, S. 366. 1913. — h) Die doppelte efferente Innervation der quergestreiften Muskelfasern. Ebenda Bd. 44, S. 343. 1913. — i) Die Regenerationserscheinungen bei der Verheilung von motorischen und receptorischen Nervenfasern. Pflügers Arch. f. d. ges. Physiol. Bd. 158. 1914. — k) The innervation of striped muscle fibres and LANGLEY's receptive substance. Brain Bd. 44. 1921. — l) Zur Innervation der quergestreiften Muskeln bei den *Ophidiern*. Libro en honor d. R. Y CAJAL, Madrid, Bd. 1, S. 113. 1922. — m) Le réseau périterminal et le sarcoplasma dans les plaques motrices des fibres musculaires striées. Bull. d'histol. Bd. 3, S. 1. 1926, — n) Die Beziehungen der Nervenfasern zu den Bindegewebselementen und Tastzellen. Das periterminale Netzwerk der motorischen und sensiblen Nervenendigungen, seine morphologische und physiologische Bedeutung, Entwicklung und Regeneration. Zeitschr. f. mikroskop.-anat. Forsch. Bd. 4, S. 448. 1926. — **Boeke, J. u. Dusser de Barenne**: De sympathische innervatie van de dwarsgestreepte spieren bij de gewervelde dieren. Verhandel. d. koninkl. akad. v. wetensch. te Amsterdam, 25. Jan. 1919, Bd. 27, S. 1. — **de Boer, S.**: Die quergestreiften Muskeln erhalten ihre tonische Innervation mittels der Verbindungsäste des Sympathicus. Fol. neuro-biol. Bd. 7, S. 378. 1913. — b) Die Bedeutung der tonischen Innervation für die Funktion der quergestreiften Muskeln. Zeitschr. f. Biol. Bd. 65, S. 239. 1915. — **Botezat, E.**: a) Die Nervenendapparate in den Mundteilen der *Vögel* und die einheitliche Endigungsweise der peripheren Nerven bei den *Wirbeltieren*. Zeitschr. f. wiss. Zool. Bd. 84, S. 205. 1906. — b) Fasern und Endplatten der Nerven zweiter Art an den gestreiften Muskeln der *Vögel*. Anat. Anz. Bd. 35, S. 396. 1910. — **Bremer, L.**: a) Über die Endigungen der markhaltigen und marklosen Nerven im quergestreiften Muskel. Arch. f. mikroskop. Anat. Bd. 21, S. 165. 1882. — b) Über die Muskelspindeln nebst Bemerkungen über Struktur, Neubildung und Innervation der quergestreiften Muskulatur. Ebenda Bd. 22, S. 318. 1883. — **Ramón y Cajal**: a) Terminaciones nervosas en los husos muscolares de la *rana*. Rev. trimestr. de histol. norm. y patol. 1888.

Nr. 1. — **Cavalié, M.**: a) Sur les terminaisons nerveuses motrices et sensitives dans les muscles striés chez la *torpille*. Cpt. rend. des séances de la soc. de biol. Bd. 54. 1901. — b) Sur les terminaisons nerveuses motrices dans les muscles striés du *lapin*. Ebenda Bd. 54, Nr. 30, S. 1280. 1901. — c) Note sur le développoment de la partie terminale des nerfs moteurs et des terminaisons nerveuses motrices dans les muscles striés, chez le *poulet*. Ebenda Bd. 56, Nr. 6, S. 269. — **Ceccherelli, L.**: a) Sulle piastre motrici e sulle fibrille ultra-terminali nei muscoli della lingua di *Rana esculenta*. Mon. zool. ital. Jg. 13, S. 246. 1902. — b) Sulle „terminazioni nervose a panieri" del GIACOMINI nei muscoli dorsali degli *anfibi anuri* adulti. Anat. Anz. Bd. 24, S. 428. 1904. — **Cjlimbaris, C. A.**: Histologische Untersuchungen über die Muskelspindeln der Augenmuskeln. Arch. f. mikroskop. Anat. Bd. 75, S. 692. 1910. — **Cipollone, L. Tommaso**: Ancora sulle terminazioni motrici del fuso neuro-muscolare. (Fascetto di WEISSMANN-KÖLLIKER.) Riv. di biol. Bd. 2, S. 622—632. 1920. — **Crevatin**: a) Su di alcune particolari forme di terminazioni nervose nei muscoli che muovero l'occhio. Rendic. d. accad. d. scienze ist. di Bologna. Boll. d. scienze med. Jg. 71, Bd. 1. 1901. — b) Sulle fibrille nervose ultraterminali. Arch. d. scienze d. ist. di Bologna 10. Febbr. 1901. — c) Su di alcune forme di terminazioni nervose nei muscoli dell'occhio del *dromedario*. Rendic. d. accad. d. scienze ist. di Bologna. Boll. d. scienze med. 1902. — **Cuccati**: Delle terminazioni nervose nei muscoli addominali della *Rana temporaria* e della *Rana esculenta*. Internat. Monatsschr. f. Anat. u. Physiol. Bd. 5, S. 337. 1888. — **v. Cziky**: Die Nervenendigungen in den glatten Muskelfasern. Ebenda Bd. 14, S. 171. 1897. — **Disselhorst, R.**: Der Harnleiter der *Wirbeltiere*. Anat. Hefte Bd. 4, S. 129. 1894. — **Dogiel, A. S.**: a) Methylenblautinktion der motorischen Nervenendigungen in den Muskeln der *Amphibien* und *Reptilien*. Arch. f. mikroskop. Anat. Bd. 35, S. 305. 1891. — b) Das periphere Nervensystem der *Amphibien*. Anat. Hefte Bd. 21, S. 145. 1903. — **Doyère, M.**: Mémoire sur les *Tardigrades*. Ann. des sciences nat., Ser. 2, Bd. 14, S. 346. 1841. — **Drasch, O.**: Beiträge zur Kenntnis des feineren Baues des Dünndarms, insbesondere über die Nerven desselben. Sitzungsber. d. Akad. Wien, Mathem.-naturw. Kl. Bd. 82, S. 168. 1881. — **Dusser de Barenne**: Über die Innervation und den Tonus der quergestreiften Muskulatur. Pflügers Arch. f. d. ges. Physiol. Bd. 166, S. 145. 1917. — **Elischer**: Beiträge zur feineren Anatomie der Muskelfasern des Uterus. Arch. f. Gynäkol. Bd. 9, S. 10. 1876. — **Engelmann, Th. W.**: Zur Physiologie des Ureters. Pflügers Arch. f. d. ges. Physiol. Bd. 2, S. 243. 1869. — **Erlacher, Ph.**: Über die motorischen Nervenendigungen. Zeitschr. f. orthop. Chirurg. Bd. 34, S. 561. 1915. — **Fischer, E.**: Über die Nervenendigungen in den quergestreiften Muskeln der *Wirbeltiere*. Arch. f. mikroskop. Anat. Bd. 13, S. 365. 1877. — **Frankenhäuser, F.**: Über die Nerven der Gebärmutter und ihre Endigung in den glatten Muskelfasern. Jena: F. Manke 1867. — **Fusari**: Contributo allo studio delle terminazioni nervose nei muscoli striati de *Ammocoetes*. Arch. d. soc. med. Bd. 29. 1905. — **Gemelli, A.**: a) Nuove osservazioni sulla struttura delle placche motrici e dei fusi neuro-muscolari. Monit. zool. ital. Jg. 17, S. 90. 1906. — b) Sur la structure des plaques motrices chez les *Reptiles*. Névraxe Bd. 7, S. 107. 1906. — **Gerlach, L.**: a) Über das Verhältnis der nervösen und contractilen Substanz der quergestreiften Muskeln. Arch. f. mikroskop. Anat. Bd. 13, S. 399. 1877. — b) Über die Einwirkung des Methylenblaus auf die Muskelnerven des lebenden *Frosohes*. Sitzungsber. d. mathem.-physik. Kl. d. k. bayr. Akad. d. Wiss. Bd. 19. 1889. — **Giacomini, E.**: Sulla maniere onde i nervi si terminano nei miocommi e al estremità delle fibre muscolari dei miomeri negli *Anfibi urodeli*. Monit. zool. ital. Bd. 9, S. 92. 1898. — **Goniaew**: Die Nerven des Nahrungsschlauches. Arch. f. mikroskop. Anat. Bd. 11, S. 479. 1875. — **Grabower**: Über Nervenendigungen im menschlichen Muskel. Ebenda Bd. 60. 1902. — **Gramegna, A.**: Sopra le terminazioni nervose negli muscoli estrinseci dell'occhio del *coniglio* adulto. Giorn. d. accad. med. di Torino Jg. 70, Nr. 7/8, S. 330. — **Grünstein, N.**: Zur Innervation der Harnblase. Arch. f. mikroskop. Anat. Bd. 55, S. 1. 1900. — **Gscheidlen, R.**: Beiträge zur Lehre von der Nervenendigung in den glatten Muskelfasern. Ebenda Bd. 14, S. 321. 1877. — **Hertz**: Zur Struktur der glatten Muskelfasern und Nervenendigungen in einem weichen Uterusmyom. Virchows Arch. f. pathol. Anat. u. Physiol. Bd. 46, S. 235. 1869. — **Hofmann, F. B.**: Histologische Untersuchungen über die Innervation der glatten und der ihr verwandten Muskulatur der *Wirbelitere* und *Mollusken*. Arch. f. mikroskop. Anat. Bd. 70, S. 361. 1907. — **Huber, C.**: a) A note on sensory nerve endings in the extrinsic eye muscle of the *rabbit* „atypical motor endings of RETZIUS". Anat. Anz. Bd. 15, S. 334. 1897. — b) Lectures on the sympathetic nervous system. Journ. of comp. neurol. Bd. 7, S. 73. 1897. — c) Note on the structure of the motor nerve endings in the voluntary muscles. Americ. journ. of anat. Bd. 1, Nr. 4, S. 520. — **Huber-De Witt**: A contribution on the motor nerve-endings and on the nerve-endings in the muscle-spindles. Journ. of comp. neurol. Bd. 7, S. 169. 1897. — **Iwanaga, J.**: Studien über die motorischen Nervenendigungen. I.—III. Mitt. üb. allg. Pathol. u. pathol. Anat. Bd. 2, S. 257. 1925. — **Jones, A. C.**: Innervation and nerve terminations of the *reptilian* lung. Journ. of comp. neurol. Bd. 40, S. 371. 1926. — **Joris, H.**: L'innervation des muscles lisses dans les parois vésicales. Acad. roy. de méd. de Belgique, séance du 28. avril 1906. — **Kallius, E.**: Endigungen motorischer Nerven in der Muskulatur der *Wirbeltiere*. Zeitschr. f. d. ges. Anat., Bd. 3: Ergebn. d. Anat. u. Entwicklungsgesch. Bd. 6, S. 26. 1896. — **Ken Kuré** etc.: a) Die morphologische Grundlage der sympathischen Innervation des quergestreiften Muskels und die Lokalisation der Zwischenschaltganglien der tonusgebenden Faser für den quergestreiften Muskel. Pflügers Arch. f. d. ges. Physiol. Bd. 196, S. 423. 1922. — b) Die morphologische Grundlage für die doppelte Innervation des quergestreiften Muskels. Zeitschr. f. d. ges. exp. Med. Bd. 46, S. 144. 1925. — **Klebs, E.**: Die Nerven der organischen Muskelfasern. Virchows Arch. f. pathol. Anat. u. Physiol. Bd. 32, S. 168. 1865. — **v. Kölliker, A.**: a) Über die letzten Endigungen der Nerven in den Muskeln des *Frosches*. Würzburger naturwiss. Zeitschr. Bd. 3, S. 1. 1862. — b) Untersuchungen über die letzten Endigungen der Nerven. Zeitschr. f. wiss. Zool. Bd. 12, S. 149. 1863. — **Krause, W.**: Die Nervenendigungen in den Muskeln. Internat. Monatsschr. f. Anat. u. Physiol. Bd. 5, S. 64. 1888. — **Krebs, P.**: Die Nervenendigungen im Musculus stapedius mit besonderer Berücksichtigung der bei der Färbung angewandten Technik. Arch. f. mikroskop. Anat. Bd. 65, S. 704. 1905. — **Kühne, W.**: Neue Untersuchungen über motorische Nervenendigungen. Zeitschr. f. Biol. Bd. 23, N. F. Bd. 5. 1886. — **Kulchitzky, N.**: Nerveendings in muscles of the *frog*. Journ. of anat. Bd. 59, S. 1. 1924. — **Lasagna, C.**: Sulla rigenerazione delle terminazioni nervose motrici nei muscoli striati. Boll. d. soc. med.-chirurg. di Padova Jg. 24, Nr. 1, S. 1. — **Lawrentjew, B. J.**: Über die nervöse Natur und das Vorkommen der sogenannten interstitiellen Zellen (CAJAL, DOGIEL) in der glatten Muskulatur. Verhandel. d. koninkl. akad. v. wetensch. te Amsterdam (Naturwiss. Abt.) Bd. 28, S. 1. 1925. — **Levinsohn**: Über das Verhalten der Nervenendigungen in den äußeren Augenmuskeln des Menschen. v. Graefes Arch. f. Ophth. Bd. 53. 1901. — **Lippmann**: Die Nerven der organischen Muskeln. Diss. Berlin 1869. — **London u. Pesker**: Über die Entwicklung des peripheren Nervensystems bei *Säugetieren*. Arch. f. mikroskop. Anat. Bd. 67, S. 303. 1906. — **Löwit, M.**: Die Nerven der glatten Muskulatur. Sitzungsber. d. Akad. Wien, Mathem.-naturw. Kl. Bd. 71, S. 355. 1875. — **Lustig, A.**: Über die Nervenendigungen in den glatten Muskelfasern. Ebenda Bd. 83, S. 186. 1881. — **Maier, R.**: Die Ganglien in den harnabführenden Wegen des Menschen und einiger Tiere. Virchows Arch. f. pathol. Anat. u. Physiol. Bd. 85, S. 49. 1881. — **Merelli, G.**: Ricerche sulle terminazioni nervose motrici dei muscoli laringei. Boll. d. soc. med. di Parma, Ser. 2, Jg. 8, S. 90—91. 1915. — **Miller, Ch.**: Note cn demonstration of motor and sensory nerve-endings. Anat. record Bd. 25, S. 77. 1923. — **Müller, E.**: Zur Kenntnis der Ausbreitung und Endigungsweise der Magen-, Darm- und Pankreasnerven. Arch. f. mikroskop. Anat. Bd. 72, S. 554. 1908. — **Murray, P.** u. **F.**: The motor nerve-endings of the limb muscles of the *frog* etc. Proc. of the Linnean soc. of New South Wales Bd. 49, S. 371. 1924. — **Negro, C.**: a) Sui rapporti delle guaine di SCHWANN e perineurale colla placca motrice. Giorn. d. accad. di med. di Torino 1902. — b) Ricerche istologiche sulla terminazione nervosa motrice. (Topografia delle placca rispetto alla fibra muscolare. Morfologia generale delle placche motrici. L'ameboismo delle terminazioni motrici). Ebenda Jg. 74, Nr. 6—10, S. 254. — **Nemiloff, A.**: Zur Frage der Nerven des Darmkanals bei den *Amphibien*. Naturforsch. Ges. Petersburg, Sitz. v. 23. Okt. 1900. — **Noel, B.**: La structure dela substance protoplasmique dans les plaques motrices des *Vertébrés*. Bull. d'histol. Bd. 2. 1925. — **Obregia, A.**: Über die Nervenendigungen in den glatten Muskelfasern beim *Hunde*. Verhandl. d. 10. internat. med. Kongr. in Berlin Bd. 2, S. 148. 1890. — **Odier, R.**: Terminaisons des nerfs moteurs dans les muscles striés de l'homme. Cpt. rend. hebdom. des séances de l'acad. des sciences Bd. 140. 1905. — **Orlov, I.**: Die Innervation des Darmes der *Insekten*. Zeitschr. f. wiss. Zool. Bd. 122, S. 625. 1924. — **Perroncito, A.**: a) Sur les terminaisons des nerfs dans les fibres musculaires striées. Arch. ital. de biol. Bd. 36. 1901. — b) Demonstration ultraterminaler Nervenfibrillen. Verhandl. d. anat. Ges. Bonn Bd. 19, S. 206. 1901. — c) Sulla terminazione dei nervi nelle fibre muscolari striate. Boll. d. soc. med.-chirurg. di Pavia, Febr. 1901. — d) Studi ulteriori nella terminazione dei nervi nei muscoli a fibre striate. Ebenda Juli 1902. — e) Études ultérieures sur la terminaison des nerfs dans les muscles à fibres striées. Arch. ital de biol. Bd. 38. 1902. — **Ploschko, A.**: Die Nervenendigungen und Ganglien der Respirationsorgane. Anat. Anz. Bd. 13, S. 12. 1897. — **Prentiss, W.**: The nervous structures in the palate of the *frog*. Journ. of comp. neurol. Bd. 14, S. 93. 1904. — **Razzauti, A.**: Alcune ricerche sopra le terminazioni nervose motrici nei *Petromizonti*. Monit. zool. ital. Jg. 25, S. 117. 1914. — **Régaud, C.** u. **Favre, M.**: Les terminaisons nerveuses et les organes nerveux sensitifs des muscles striés squelettaux. Rev. gén. d'histol. Bd. 1, H. 1. 1904. — **Remak**: Beiträge zur Kenntnis des organischen Nervensystems. C. Schmidts Jahrb. Bd. 27, S. 13. 1840. — **Retzius, G.**: Zur Kenntnis der motorischen Nervenendigungen. Biol. Unters. N. F. Bd. 3, S. 41. 1892. — **Rio-Hortega, P.**: La plaque motrice. Cpt. rend. des séances de la soc. de biol. 2 avril 1925. — **Rossi**: Sur les filaments nerveux dans les plaques motrices de *Lacerta agilis*. Névraxe Bd. 3, H. 3. 1903. — **Rouget**: Note sur la terminaison des nerfs moteurs dans les muscles chez les *Reptiles*, les *Oiseaux* et les *Mammifères*. Cpt. rend. hebdom. des séances de l'acad. des sciences 1862. — **Ruffini, A.**: Sulle fibrille nervose

ultraterminali nelle piastre motrici dell'uomo. Riv. di patol. nerv. e ment. Bd. 6. 1901.
— **Ruffini, A.** e **Apáthy**: Sulle fibrille nervose ultraterminali nelle piastre motrice dell'uomo.
Ebenda Bd. 5, H. 10. 1900. — **Schaeppi, Th.**: Über den Zusammenhang von Muskel und
Nerv bei den *Siphonophoren*. Mitt. d. naturwiss. Ges. Winterthur Jg. 1904, Sep., S. 1. —
Siameni: Speciali terminazioni nervose trovate nei piccoli rami dei nervi periferici. Atti d.
R. accad. d. scienze di Torino Bd. 35. 1900. — **Sihler, Ch.**: Neue Untersuchungen über die
Nerven der Muskeln. Zeitschr. f. wiss. Zool. Bd. 68, S. 223. 1900. — **Sommariva**: Contributo
allo studio delle terminazioni nervose nei muscoli striati. Mon. zool. ital. Jg. 12, S. 360. 1901.
— **Spampani**: Contributo alla conoscenza delle terminazioni nervose nei muscoli striati dei
mammiferi. Ebenda Bd. 9, S. 176. 1898. — **Stefanelli, A.**: a) Contributo alla più intima
conoscenza dei rapporti tra le piastre motrici. Ebenda Bd. 22, S. 161. 1911. — b) La piastra
motrice secondo le vecchie e le nuove vedute con osservazioni originali. Ann. di neurol. 1912,
H. 4, S. 161. — **Steinitz, W.**: Beiträge zur Kenntnis der Nervenendigungen in den quergestreiften Muskeln der *Säugetiere*. Diss. med. Rostock 1905. — **Stöhr, Ph.** jr.: Über die Innervation der Harnblase und der Samenblase beim Menschen. Zugleich ein Beitrag über die
Beziehungen zwischen Nerv und glatter Muskulatur. Zeitschr. f. d. ges. Anat., Abt. 1: Zeitschr. f. Anat. u. Entwicklungsgesch. Bd. 78, S. 555. 1926. — **Tello, Fr.**: a) Terminaciones
en los musculos estriados. Trabajos del laborat. de investig. biol. de la univ. de Madrid Bd. 4,
1905. — b) Dégénération et régénération des plaques motrices après la section des nerfs.
Ebenda Bd. 5. 1907. — c) La régénération dans les fuseaux de KÜHNE. Ebenda Bd. 5. 1908.
— d) Génesis de las terminaciones nerviosas motrices y sensitivas. I. En el sistema locomotor
de los *vertebrados* superiores. Histogenesis muscolar. Ebenda Bd. 15, S. 101. 1917. — e) Die
Entstehung der motorischen und sensiblen Nervenendigungen. Zeitschr. f. d. ges. Anat.,
Abt. 1: Zeitschr. f. Anat. u. Entwicklungsgesch. Bd. 64, S. 348—441. 1922. — **v. Thanhoffer**:
Beiträge zur Histologie und Nervenendigung der quergestreiften Muskelfaser. Arch. f. mikroskop. Anat. Bd. 21, S. 26. 1882. — **Tolotschinoff**: Über das Verhalten der Nerven in den
glatten Muskelfasern der *Frosch*harnblase. Ebenda Bd. 5, S. 509. 1869. — **Tschiriew, S.**:
Sur les terminaisons nerveuses dans les muscles striés. Arch. de physiol. Bd. 11. 1879. —
Veratti, E.: Ricerche sulla fine struttura della fibra muscolare striata. Mem. d. R. ist. lomb.
di science e lett. Bd. 19. 1902. — **Waldeyer, W.**: Über die Endigung der motorischen Nerven
in den quergestreiften Muskeln. Zentralbl. f. d. med. Wiss. 1863, Nr. 24. — **Wilson, J. G.**:
The relation of the motor endings in the muscle of the *frog* to neighbouring structures.
Journ. of comp. neurol. Bd. 14, S. 1. 1904. — **Wolff, W.**: Die Innervation der glatten
Muskulatur. Arch. f. mikroskop. Anat. Bd. 20, S. 361. 1882.

B. Die peripherischen Anteile des vegetativen Nervensystems.

I. Ontogenese.

Bekanntlich findet sich beim Menschen zu beiden Seiten der Wirbelsäule ein zusammenhängendes, aus Ganglien und Faserelementen bestehendes, strickleiterartiges nervöses System vor, das vom 1. Halswirbel ohne Unterbrechung bis zum letzten Kreuzbeinwirbel herabreicht und den Namen sympathischer Grenzstrang führt (Sympathicus, Truncus sympathicus, Chaine sympathique). Dieses zu den peripherischen Nerven gehörige System unterscheidet sich morphologisch von den eigentlichen Cerebrospinalnerven durch ein gehäuftes Auftreten markarmer und markloser Fasern, sowie durch das Vorkommen zahlreicher multipolarer Ganglienzellen, weshalb KÖLLIKER (1850) für den Sympathicus auch den Ausdruck „Gangliennerven" vorgeschlagen hat. Jene Bezeichnung hat zwar den Vorzug, immer richtig zu sein, weil sie nichts voraussetzt und auf einer unumstößlichen, morphologischen Beobachtung beruht, hat aber leider keinen Eingang in die Literatur erhalten, da im Laufe der Jahre der „Sympathicus" sich mehr und mehr zu einem physiologischen Begriff umgestaltet hat. Hierauf wird noch zurückzukommen sein.

Der sympathische Grenzstrang unterscheidet sich, was seinen Ursprung anbelangt, von den Cerebrospinalnerven nicht sonderlich. Wenn wir von der Hauptmasse seiner Fasern absehen, die nichts wie die Fortsätze der in seinem Ganglion angehäuften Nervenzellen darstellen, so erhält er, wie schon seit langem bekannt ist, Fasern sowohl aus den vorderen wie aus den hinteren Wurzeln, gleicht also hierin völlig den Cerebrospinalnerven. Diese Fasern werden dem Grenzstrang durch die Rami communicantes (Rami viscerales) zugeführt, die sich gewöhnlich, aber nicht immer, von den vorderen Ästen sämtlicher Spinalnerven abspalten und neben der regelmäßigen Anordnung der Ganglien dem Grenzstrang ein segmentales Aussehen verleihen. Die Entwicklung dieses Grenzstranges mag im folgenden einer kurzen Betrachtung unterzogen werden.

Nach den Angaben von STREETER (1911) sind beim menschlichen Embryo von 7 mm Länge in einigen Regionen bereits zahlreiche Rami communicantes zu bemerken. Beim 9 mm langen Embryo ist der Grenzstrang und die Nervi splanchnici deutlich sichtbar, während beim 16 mm langen Embryo der gesamte Grenzstrang die sympathischen Anteile der Kopfganglien sowie die mit dem Grenzstrang in Verbindung stehenden visceralen Ganglienanhäufungen (Plexus cardiacus, Plexus coeliacus) als umrissene Einzelgebilde zu erkennen sind (Abb. 67). Zuerst treten wie O. SCHULTZE (1897) bemerkt, das obere und untere Halsganglion am Ende der vierten Woche auf; dann erscheinen die Brustganglien. Die Kopfganglien entwickeln sich im Anschluß an das Wachstum der Halsganglien.

Aus dem in Abb. 68 dargestellten schematischen Querschnitt durch ein Thoraxsegment eines 17 mm langen menschlichen Embryos wird die Lage des sympathischen Grenzstranges auf der linken Seite ohne weiteres sichtbar. Er befindet sich dorsolateral von der Aorta, schräg lateralwärts vor dem Wirbelkörper und steht durch den Ramus communicans mit dem Ramus ant. des Spinalnerven in direktem Zusammenhang. Die Frage nach der Entstehungsweise des Sympathicus gerade an dieser Stelle bildet schon seit langem ein Ziel mühevoller Forschung. Sie ist, wie wir sogleich sehen werden, bis heute noch nicht endgültig entschieden; zwei Anschauungen von Bedeutung seien aber sogleich hier hervorgehoben: 1. Der Sympathicus entsteht durch Verschiebung von Zellmaterial, das aus dem

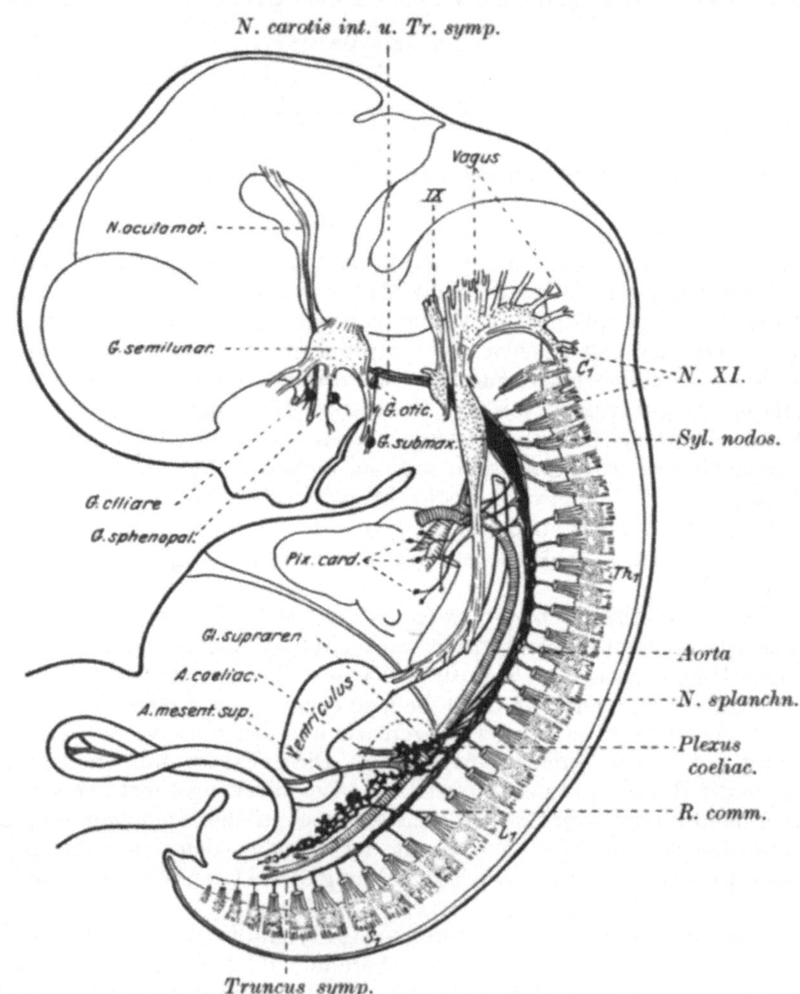

Abb. 67. Profilkonstruktion des sympathischen Nervensystems eines 16 mm langen, nahezu 6 Wochen alten menschlichen Embryos. Vergr. 10fach. C_1 1. Cervicalsegment; Th_1 1. Thorakalsegment; L_1 1. Lumbalsegment; S_1 Sakralsegment. (Nach STREETER aus KEIBEL-MALL.)

cerebrospinalen Nervensystem abzuleiten ist; er ist somit ektodermaler Abkunft (BALFOUR 1877). 2. Der Sympathicus verdankt seine Bildung einer Ausdifferenzierung von mesenchymatischen Zellen, die an Ort und Stelle bereits vorhanden sind; er ist infolgedessen dem mittleren Keimblatt zuzurechnen (REMAK 1847).

BALFOUR (1877) hat in einer viel zitierten Arbeit die These aufgestellt, daß der Sympathicus bei *Selachiern* zuerst als feine Anschwellung an den Hauptstellen der Spinalnerven etwas unterhalb der Spinalganglien sichtbar wird; allmählich trennt sich dieses Zellmaterial vom Nerven medianwärts ab und schiebt sich seitlich vor die Chorda, nur noch durch einen kurzen Ast, eben dem Ramus communicans, mit dem Spinalnerven verbunden. Damit schien die Abstammung des Sympathicus bei *Selachiern* vom cerobrospinalen Nervensystem nachgewiesen.

HELD (1909) führt übrigens bei *Selachiern* den Sympathicus nicht auf eine Abzweigung in den Spinalnerven vorhandener Zellen zurück, sondern auf eine Verlängerung des in den Spinalganglien angehäuften Zellmaterials.

Da um die Zeit der BALFOURschen Entdeckung, sowie in den folgenden Jahrzehnten in der vergleichenden Entwicklungsgeschichte das Bestreben, „allgemein gültige Gesetze" aufzufinden, eine große Rolle spielte, so konnte eine Menge von Nachuntersuchungen an den verschiedensten Tierklassen nicht ausbleiben und in der Tat haben sich eine Reihe von Autoren für die ektodermale Herkunft des Sympathicus als Resultat einer Zellverlagerung aus dem cerebrospinalen Nervensystem ausgesprochen (ABEL 1912, FRORIEP 1907, KOHN 1907, ONODI 1886, HIS 1892,

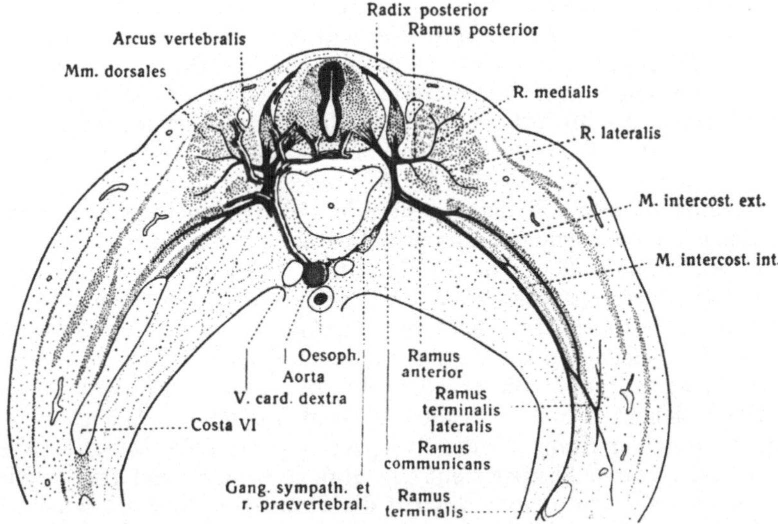

Abb. 68. Schematischer Durchschnitt durch ein Thoraxsegment eines menschlichen Embryos von 17 mm. (Nach STREETER aus KEIBEL-MALL.)

HOFFMANN 1900, HELD 1909, KUNTZ 1910, E. MÜLLER 1920, STREETER 1911, CAJAL 1908, CARPENTER 1907, JONES 1905, MARCUS 1909, NEUMAYER 1906). Freilich birgt diese scheinbare Einigkeit der Anschauung sogleich den Keim erheblicher Differenzen in sich; denn in der Frage, ob die Zellen des Sympathicus von der vorderen oder hinteren Wurzel, vom Spinalganglion, vom vorderen Ast des Spinalnerven, von ventralen oder dorsalen Medullarrohrteilen stammen, existiert keine Ansicht, die sich nicht eine dieser Möglichkeiten zu eigen gemacht hätte.

Zunächst darf man natürlich nicht den bei den *Selachiern* erhobenen Befund für die gesamte *Wirbeltier*reihe verallgemeinern wollen; denn ein Entwicklungsmodus, der bei jenen gilt, braucht bei *Amphibien*, *Vögeln* oder *Säugetieren* noch lange nicht in gleichem Maße abzulaufen. Daher mag für eine Differenz, die sich zwischen den an verschiedenen Tierklassen erhobenen Resultaten vorfindet, nicht ohne weiteres eine fehlerhafte Beobachtung oder ein fehlerhafter Schluß des jeweiligen Autors als verantwortliche Ursache hingestellt werden.

Was fürs erste die Ontogenese des Sympathicus beim *Hühnchen* anbelangt, so nehmen W. HIS sen. (1890) und jun. (1892) ein aktives Auswandern sympathischer

Zellelemente aus den Spinalganglien an, die am Vereinigungswinkel der motorischen und sensiblen Wurzeln sich vom cerebrospinalen System loslösen, nach medianwärts abrücken und an ihrer geringeren Größe von Zellkern und Protoplasma von den Spinalganglienzellen zu unterscheiden sein sollen, eine auch von Onodi (1886) geteilte Anschauung. Held (1909) und Abel (1912) führen die Entstehung des Grenzstranges mehr auf ein Auswachsen und Verlängern des Spinalganglions zu Zellketten zurück, die ihre Richtung nach der für den Sympathicus charakteristischen Stelle einschlagen, ohne daß aber beide Autoren ein gleichzeitiges Auswandern spärlichen Zellmaterials aus den ventralen Teilen des Medullarrohrs durch die vorderen Wurzeln hätten in Abrede stellen können; Cajal (1908) ließ hingegen ursprünglich die sympathischen Zellen nur durch die vorderen Wurzeln aus dem Medullarrohr ihren Weg nehmen, ein Vorgang, dem Carpenter (1907) auch beim *Schwein* Gültigkeit verleihen wollte.

In neuerer Zeit hat sich E. Müller (1920) die alte Hissche Lehre wiederum zu eigen gemacht und erblickt infolgedessen in der Sympathicusanlage beim *Huhn* ein Resultat einer Zellauswanderung aus dem ventralen Ende der Spinalganglienanlage längs der Fasern der gemischten Nervenstämme mit der folgenden medialen Abspaltung. Hingegen läßt Kuntz (1922) am gleichen Objekt den Sympathicus aus einer Anhäufung von Zellen entstehen, die ihren ursprünglichen Sitz in den ventralen Partien des Medullarrohrs durch die vorderen Wurzeln verlassen und nur zum geringsten Teil aus dem in den Spinalganglien vorhandenen Zellmaterial herstammen sollen.

Es erscheint mir nun äußerst schwierig, in vielen Fällen sogar ganz unmöglich, Verschiebungen embryonalen Zellmateriales allein durch den mikroskopischen Schnitt feststellen zu wollen. Die für die primitiven Gestaltungsvorgänge mit der vitalen Farbmarkierungsmethode erzielten sehr bemerkenswerten Resultate von Vogt (1925) und Goerttler (1925) bei *Amphibien* und von R. Wetzel (1925) beim *Hühnchen* beleuchten zur Genüge die Kompliziertheit in der Bewegung embryonalen Anlagematerials, die aus dem mikroskopischen Präparat niemals mit einer solchen Sicherheit hatte erschlossen werden können. Es liegt daher nahe, zur Entscheidung der Frage, ob der Sympathicus vom Spinalganglion abstammt oder nicht, vor allem das Experiment zur Hilfe zu nehmen und die Ganglienleiste zu entfernen; fehlt nach diesem Eingriff der Sympathicus, so ist seine Herkunft aus dem Spinalganglion sicher; tritt er trotzdem auf, so braucht das Spinalganglion nicht als alleinige Quelle für den Sympathicus angesehen zu werden. Kuntz (1922) und E. Müller (1923) haben dieses Experiment ausgeführt, leider mit widersprechendem Ergebnis.

E. Müller (1923) fand nämlich in den meisten Fällen nach Entfernung der Ganglienleiste keinen Sympathicus mehr vor, wodurch er sich in seiner Meinung, daß dieser von der Ganglienleiste herzuleiten sei, nur bestärkt sah; Kuntz (1922) sah hingegen sehr wohl sympathische Ganglien ohne die Anwesenheit von Spinalganglien sich entwickeln, ein Vorgang der die medulläre Abkunft des Sympathicus zu beweisen schien, jedoch den Vorwurf E. Müllers (1923), daß die Ganglienleiste unvollständig exstirpiert worden sei, zur Folge hatte. Somit zeitigen die bisherigen experimentellen Ergebnisse keineswegs eine brauchbare Lösung für die Herkunft des Sympathicus.

Im übrigen halte ich es für wichtiger, ehe man daran geht zu untersuchen, von welchen Teilen des Medullarrohrs oder des cerebrospinalen Systemes der Sympathicus herzuleiten sei, zuerst einmal den Nachweis zu erbringen, ob überhaupt das Medullarrohr zu seiner ersten Entstehung einen notwendigen Faktor darstellt. Dies wäre natürlich nur durch Exstirpation des Medullarrohres nachzuweisen, keine allzuschwierige Operation, die aber noch ihrer Ausführung harrt. Bei den nervenlosen *Amphibien*embryonen Harrisons konnte ich keine näheren Angaben über einen etwa vorhandenen Sympathicus finden.

Betrachtet man nämlich die **Entstehung des sympathischen Grenzstranges** in seinen primitiven Anfängen (Abb. 69), so ist infolge der außerordentlichen Ähnlichkeit der Neuroblasten mit den Mesodermzellen, zwischen denen diese verstreut liegen und von denen sie sich nur durch ihre erst allmählich auftretende Neurofibrillenmasse unterscheiden, der alte REMAKsche Gedanke, wonach der Sympathicus ein Differenzierungsprodukt mesodermaler Elemente darstellen soll, gar nicht ohne weiteres, sicher aber nicht allein nach dem mikroskopischen Bilde, von der Hand zu weisen. So mußte auch kürzlich TELLO (1925) die Frage nach der Herkunft der sympathischen Neuroblasten innerhalb der Mesodermzellen unentschieden lassen, während früher schon CAMUS (1921), PATERSON (1890) und FUSARI (1892) für die mesodermale Abstammung des Sympathicus eingetreten waren.

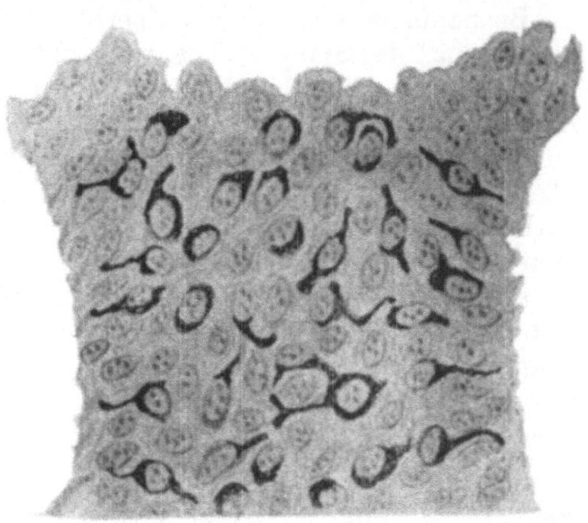

Abb. 69. Apolare, bipolare und unipolare Neuroblasten eines sympathischen Ganglions. *Huhn*embryo, 52 Stunden. (Nach RAMÓN Y CAJAL.)

Auch nach den Angaben von O. SCHULTZE (1897) unterscheiden sich bei *Vespertilio* die ersten Zellen des Sympathicus morphologisch durchaus nicht von den umgebenden Mesodermzellen; sie tauchen eines Tages im Mesenchym auf, ohne daß sich hier, was auch für andere *Säuger* gelten mag, Anhaltspunkte gefunden hätten, die ihre Abkunft von den Spinalganglien sichergestellt hätten. Damit stimmt zum größten Teil auch HELDS (1909) ausgezeichnete Abbildung der Entstehung des Sympathicus beim *Kaninchen* überein, wonach das in dem die Aorta umgebenden Bindegewebe sich ausdifferenzierende Ganglion als ein teilweise dicht zusammengedrängter Zellhaufen erscheint, dessen Einzelelemente zum Teil untereinander, zum Teil mit den umgebenden Bindegewebszellen durch Plasmabrücken organisch verbunden sind (Abb. 70).

Gerade aus der von HELD (1909) selbst beigegebenen Abbildung scheint mir aber der Nachweis der Abkunft des Sympathicus vom Spinalganglion, den HELD (1909) für erbracht hält, überhaupt nicht lieferbar, wie umgekehrt die These, daß der Sympathicus vom Mesoderm abzuleiten sei, niemals

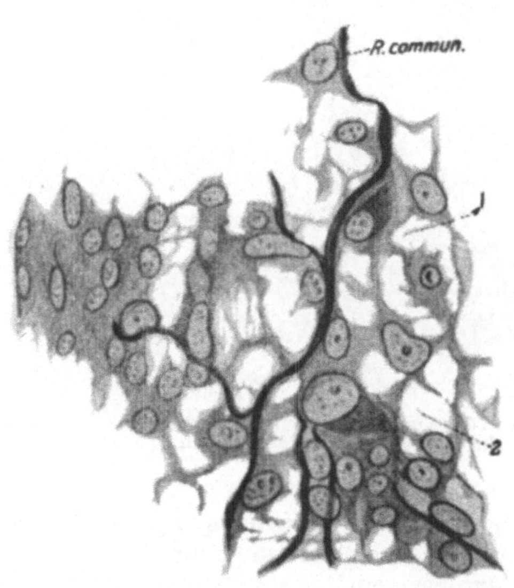

Abb. 70. Sympathicusanlage bei einem 14 Tage alten *Kaninchen*embryo. Zeiss Imm. 2 mm. Ok. 6. Die Pfeile *1* und *2* deuten in der Richtung auf 2 Neuroblasten, deren Cytoplasma dunkler erscheint (Nach HELD.)

durch die gleiche Figur zu widerlegen ist. Hier wird besonders deutlich, daß die Betrachtung des mikroskopischen Schnittes nicht genügen kann, um Materialverschiebungen festzustellen; denn viele mikroskopischen Schnitte sind leider in sehr verschiedener Weise ausdeutbar. Daher scheint mir für die Entscheidung der

Frage nach der Herkunft des Sympathicus die Anwendung des Experimentes besonders dringlich, freilich in größerer Ausdehnung und Sorgfalt, als das bisher geschehen ist.

Bis dahin ist aber, wie ein Überblick über die verschiedenen Resultate erweist, die Abkunft des Sympathicus, vielleicht mit Ausnahme der *Selachier*, keineswegs klargelegt. Es ist nicht erwiesen, daß die sympathischen Zellen aus vorderer oder hinterer Wurzel aus Spinalganglion oder Medullarrohr herzuleiten sind, noch kann die Frage der Beteiligung des Mesoderms an seinem Aufbau als erledigt gelten. Die Mehrzahl der Autoren hat sich für die ektodermale Abstammung des Sympathicus eingesetzt, nur wenige nehmen eine Mitwirkung des Mesoderms an seiner Entstehung an, während Tello (1925) die Herkunft der sympathischen Zellen unentschieden läßt, ein Standpunkt der hier ebenfalls vertreten sei.

Vor allem scheint mir bei künftiger Arbeit nötig, ohne jede vorgefaßte Meinung an das Problem der

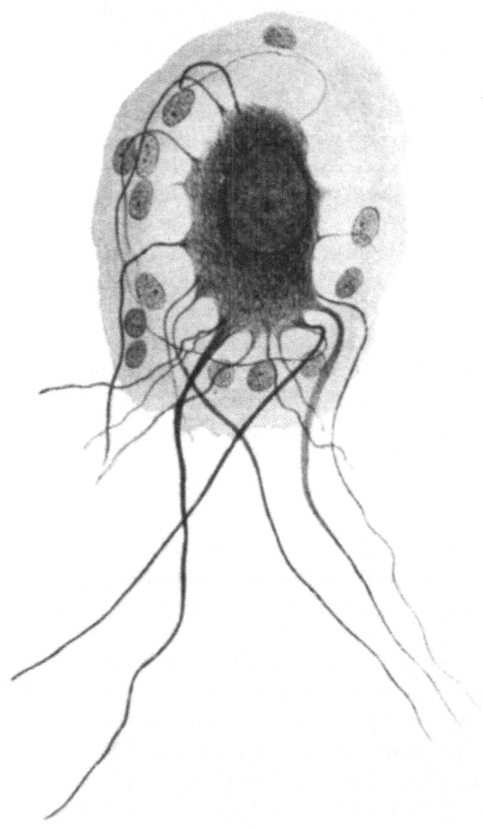

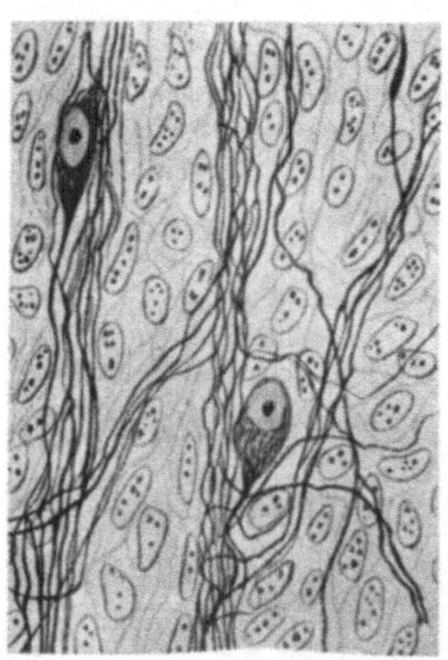

Abb. 71. Embryonale sympathische Ganglienzellen vom 4 Tage alten *Huhn*.
(Nach Cajal.)

Abb. 72. Multipolare Ganglienzelle aus dem Ggl. cerv. supr. Mensch. Bielschowskymethode. Vergr. 900fach.
(Nach Stöhr jr.)

Primärentwicklung des sympathischen Grenzstranges heranzutreten. Denn im Grunde genommen stellt die Ableitung des Sympathicus aus dem cerebrospinalen Nervensystem nur eine Hypothese dar, und Hypothesen geraten bei der kommenden Generation gar leicht in Gefahr, für Tatsachen gehalten zu werden, vor allem wenn bedeutende Männer ihre Urheber sind. In diesem Falle mag eine Hypothese oft mehr Schaden wie Nutzen stiften.

Eine eigentümliche Anschauung über die Herkunft des Sympathicus vertritt Kohn (1907), indem er nicht ausgewanderte Zellelemente der Spinalganglien, sondern die Schwannschen Zellen der Spinalnerven zu Nervenzellen (Neurocyten) werden läßt und diesen dann nach ihrem Austritt in die Umgebung der Aorta die Bildung des Sympathicus zudiktiert. An der Schlußfolgerung Kohns (1907) kann man den Einfluß der herrschenden Meinung von der ektodermalen Abkunft des Sympathicus sehr deutlich verspüren. Denn an seinen sehr guten Abbildungen sind die von ihm mit dem Namen Neurocyten belegtenZellen nicht im mindesten von den umliegenden Mesodermzellen zu unterscheiden. KOHN (1907) hätte demnach ebensogut eine mesodermale Abkunft des Sympathicus vertreten können. Aber, wie schon erwähnt, kann es sich bei Beurteilung von Verschiebungen größerer Zellmassen allein aus dem mikroskopischen Bilde heraus nur um Hypothesen, wohl kaum um Tatsachen handeln.

Der Sympathicus wird zuerst als ein kontinuierlicher, aus Zellen bestehender Strang zu beiden Seiten der Wirbelsäule angelegt (primärer Grenzstrang); erst allmählich tritt eine Segmentierung auf, zwischen den Zellhaufen differenzieren sich Fasern zu den Rami internodiales, es resultiert entsprechend dem gleichzeitigen oder vorherigen Auftreten der Rami communicantes ein strickleiter- oder ein rosenkranzartiges System (sekundärer Grenzstrang). Nur in der Cervical- und oberen Thorakalregion tritt die segmentale Anordnung der Ganglien nicht mehr in Erscheinung; die Nervenzellen bleiben hier in größeren Anhäufungen beisammen, so daß die dortigen Ganglien etwa 2—5 Segmenten entsprechen.

Während dieser Materialverschiebung und Umgruppierung ändert sich gleichzeitig das Aussehen der Zellen; sie nehmen an Umfang zu, ihre Fibrillenmasse wird immer deutlicher erkennbar, ihre Fortsätze verlängern sich erheblich, wodurch sie sich nunmehr von dem umgebenden Mesoderm leicht unterscheiden lassen (Abb. 71). Schließlich vermehrt sich auch die Zahl der Fortsätze, so daß aus den ursprünglich unipolaren oder bipolaren Elementen multipolare Zellen werden; diese erlangen endlich unter gleichzeitiger Bildung einer bindegewebigen Kapsel eine Form, wie sie uns dann in dem in Abb. 72 dargestellten Beispiel charakteristisch für das sympathische Nervensystem gegenüber tritt.

Von KOHN (1907) und ZUCKERKANDL (1911) werden auch die chromaffinen Organe in genetischen Zusammenhang mit dem Sympathicus gebracht.

II. Allgemeiner Aufbau und Einteilung des peripherischen vegetativen Nervensystems; Kritik der Forschungsmethoden.

Das sympathische Nervensystem morphologisch zu erfassen, d. h. in seiner Genese, Zusammensetzung und Ausbreitung innerhalb des Körpers festzulegen, ist zunächst Aufgabe des Anatomen und daher für diesen in erster Linie auch mit den Hilfsmitteln der Morphologie in Angriff zu nehmen. Da mir vor allem wichtig erscheint, daß man sich über den Begriff des sympathischen Nervensystems in seinem ganzen Umfange klar sein muß, ehe man daran geht, die Fülle seiner Einzelheiten zu studieren, so sei hier in Anlehnung an unsere alten anatomischen Meister, wie HENLE (1871), KÖLLIKER (1850) u. a., unter Sympathischem Nervensystem zusammengefaßt: 1. Der zu beiden Seiten der Wirbelsäule von gangliösen Anschwellungen regelmäßig unterbrochene Nervenfaserzug, den man als Grenzstrang bezeichnet. 2. Die Verbindungen dieses Grenzstranges mit den vorderen Ästen der Spinalnerven, die Rami communicantes, wobei es gleichgültig ist, ob die in denselben verlaufenden Fasern durch die vorderen oder hinteren Wurzeln zum Rückenmark oder direkt in die Spinalnerven hineinziehen. 3. Sämtliche vom Grenzstrang sich abspaltenden Nervenzweige und mit diesen in Verbindung stehenden Ganglien; ob nun diese Ganglien noch ein makroskopisch sichtbares Geflecht bilden, wie den Plexus coeliacus, uterovaginalis usw., oder von mikroskopischer Kleinheit in die Wand von Eingeweiden hinein versenkt sind, spielt hierbei ebenfalls keine Rolle.

L. R. Müller (1924) faßt die in der Wand der Eingeweide-Hohlorgane (Verdauungs-schlauch, Ureter, Blase, Herz) befindlichen nervösen Apparate als „juxta- und intramurales" System oder Wandnervensystem zusammen. Hierbei sind aber auch die von dem später zu erwähnenden parasympathischen System stammenden Fasern und Ganglienzellen mit ein-gerechnet.

Nach dieser Einteilung stellt also der Sympathicus, wie man das sympathische System auch kurz benennen mag, einen Teil des peripherischen Nervensystems dar. Er erhält, wie wir noch genauer sehen werden, wie dieses, seine Fasern aus vorderen und hinteren Wurzeln, unterscheidet sich aber von jenem vor allem da-durch, daß sich in den Verlauf seiner Faserzüge eine große Menge von Ganglien-zellen eingeschaltet finden, die den Sympathicus auch den nicht mehr gebräuch-lichen Namen Gangliennerven eingetragen haben.

Was freilich die Ausdehnung des Sympathicus im gesamten Körper anbelangt, so stoßen wir bei dem Versuch sie morphologisch festzustellen und genau um-grenzen zu wollen, auf erhebliche, zum Teil bis jetzt unüberwindliche Schwierig-keiten. Viele unserer Eingeweide, z. B. Herz und Magen, werden nämlich außer vom Sympathicus auch noch vom Vagus versorgt; da nun Vagus und Sym-pathicus einerseits keine besonderen histologischen Verschiedenheiten aufweisen, andererseits teils außerhalb, teils innerhalb der Erfolgsorgane die allerdich-testen und verwickeltsten Verflechtungen miteinander eingehen, so ist in sol-chen Fällen — und leider sind es wohl die meisten — die Endausbreitung des Sym-pathicus nicht mehr mit Sicherheit zu erkennen. Wenn in den Cerebrospinalner-ven, wohin sympathische Fasern durch die Rami communicantes gelangen, die sympathischen Elemente sich ebenfalls nicht von den übrigen Fasern unter-scheiden lassen, so scheint doch im Gebiet der quergestreiften Muskeln nach Boekes (1925) Untersuchungen die Beteiligung des Sympathicus morphologisch eher faßbar zu sein.

(Weiteres hierüber siehe 3. Abschnitt, XIII.)

Es unterliegt nun keinem Zweifel, daß wir zur Morphologie des Nervensystems und somit auch des Sympathicus das Experiment notwendig in Anwendung bringen müssen. Verdanken wir doch den Methoden der Durchschneidung der Nerven mit ihrer darauffolgenden Degeneration, der Reizung des Nervenstumpfes sowie den pathologischen Erfahrungen eine Fülle morphologischen Wissens über den Verlauf der Bahnen im gesamten Nervensystem. Es kommt also hinzu, daß die Anatomie bei der Erforschung des Nervensystems die Physiologie gleichsam als Hilfswissenschaft benötigt, während sie umgekehrt auf allen anderen Gebieten der Physiologie und Klinik die Grundlage ihrer Experimente und Überlegungen zu liefern hat. Schon J. Henle (1871), einer der klarsten und weitblickendsten Köpfe der anatomischen Wissenschaft, sagt, daß die Beobachtung von Claude Bernard, wonach auf Durchschneidung des Sympathicus am Halse die Blut-gefäße der entsprechenden Kopfhälfte sich erweitern, „alles was Messer und Mikroskop in Verfolgung der Nerven leisten können, weit hinter sich lasse". Sein Ausspruch mag ein Zeugnis dafür sein, daß den alten Anatomen das schließ-liche Endziel anatomischen Forschens, die Vorgänge im lebenden Körper dem Ver-ständnis näher zu bringen, recht wohl bekannt war.

Leider verlor aber die Anatomie dieses Ziel auf dem Gebiete des Sympathicus mehr und mehr aus dem Auge. Man geriet in eine Schilderung kleinster Details hinein und es bedeutet wohl keinen Fortschritt, wenn Cajal (1911), Dogiel (1895) und andere z. B. unter den Millionen von sympathischen Ganglienzellen, von denen keine einzige der anderen gleicht, willkürlich gerade die seltensten Formen heraus-greifen, als „Typen" aufstellen und hiervon dann nach Zahl und Verlauf ihrer Ausläufer umständliche Beschreibungen liefern. Es stellt ein verfehltes Beginnen dar, wenn man, wie Dogiel (1895), einer sympathischen Ganglienzelle eine sen-

sible oder motorische Funktion ansehen will, wenn man, wie CAJAL (1911), Do-
GIEL (1895) und die Mehrzahl der Untersucher, aus der Zahl der Fortsätze einer
Nervenzelle den am geeignetsten erscheinenden herausgreift und mit Neuriten bezeichnet, wenn man den Markgehalt einer Nervenfaser zu Hilfe nehmen will, um
hiernach ihre Zugehörigkeit zum sympathischen oder cerebrospinalen System festzustellen. Mit unseren jetzigen morphologischen Methoden ist es eben ganz unmöglich einer normalen Nervenzelle oder Nervenfaser anzusehen, welche funktionelle Leistung ihr obliegt und in welchem Zustande sie sich befindet.

So nahmen allmählich, besonders seit LANGLEYS (1922) Arbeiten, Physiologie,
Pharmakologie und Klinik der Anatomie immer mehr die Führung auf dem Gebiete der Sympathicusforschung aus der Hand, nicht immer zum Vorteil unserer
Kenntnis, wie mir scheinen will. Zunächst wurde hierbei der morphologische Begriff des Sympathicus zu einem physiologischen umgepreßt; man gewöhnte sich
schließlich daran, nur noch von sympathischer „Wirkung" zu reden und verstand
unter Sympathicus nur noch efferente Fasern, die von dem morphologischen
sympathischen Nervensystem aus zu den glatten Muskelfasern, dem Herzmuskel
und den Drüsen hinziehen sollten. Afferente Fasern, die, wie an ihren Endigungen
leicht zu erkennen ist, im Sympathicusgebiet reichlich vorkommen, wurden, weil
sie nicht in die Reaktionsweise des physiologischen Sympathicusbegriffes hinein-
zubringen waren, ohne weiteres den Cerebrospinalnerven zugewiesen. Weiterhin
fand LANGLEY (1922) in einem großen Teil des Ausbreitungsgebietes der sympathischen Fasern Nerven auf, die den efferenten sympathischen Fasern gegenüber eine antagonistische Funktion ausübten, faßte sie unter dem Namen Parasympathicus zusammen und stellte sie als einem Sammelbegriff dem physiologischen Sympathicusbegriff gegenüber.

Entgegen dem morphologisch faßbaren sympathischen System ist der Parasympathicus weder dem Ursprung, noch der Verbreitung nach etwas Einheitliches; vielmehr gehören zu ihm Fasern im Oculomotorius, in der Chorda tympani,
im Glosso-pharyngeus, Vagus und einigen Teilen des Accessorius sowie in Nervenstämmen, die aus dem I.—III. Sakralsegment herkommen und sich zu den Becken-
eingeweiden begeben. Das, was diese morphologisch sehr uneinheitliche Nervenmasse wenigstens bis jetzt zum Parasympathicus zusammenhält, ist lediglich ihre
Eigenschaft, nach ihrer Reizung am Erfolgsorgan eine der Reizung sympathischer
Fasern entgegengesetzte Wirkung hervorzurufen. Die efferente sympathische
Nervenmasse und der funktionell gegenüberstehende Parasympathicus wurden
von LANGLEY (1922) unter dem Namen Autonomes Nervensystem — wir wollen
hier Vegetatives Nervensystem dafür sagen — zusammengefaßt.

Wenn früher die Anatomie versäumt hatte, das Experiment zur Deutung ihrer
Befunde in Anwendung zu bringen, so ging und geht jetzt die experimentelle
Richtung den gerade entgegengesetzten Weg. Die anatomischen Grundlagen werden entweder überhaupt nicht mehr in Rechnung gezogen oder nur dann erwähnt,
wenn sie zufällig mit dem Experiment übereinstimmen. Es werden mit Hilfe von
LANGLEYS (1922) Nikotinmethode Unterbrechungen und Umschaltungen der
„Neuronen" als Tatsachen hingenommen, ohne daß sich jemand die Mühe genommen hätte, derartiges auch einmal unter dem Mikroskop zu zeigen. Eine
sympathische oder parasympathische Innervation eines Organes wird lediglich nach pharmakologischen Reaktionen festgelegt und so gleichsam eine Art von
chemischer Anatomie aufgestellt, unbekümmert darum, ob diese nun mit den
morphologischen Befunden übereinklingt oder nicht. Ich kann mich des Ein-
druckes nicht erwehren, daß mit dem Verlassen einer soliden, freilich sehr schwer
erringbaren anatomischen Unterlage die weitaus größte Zahl der auf dem Sympathicusgebiet gelieferten experimentellen Arbeiten in das Nebelmeer der Speku-

lation hineingestoßen ist. Es sei nur an die Flut von widersprechenden Angaben erinnert, die über die Physiologie der Darm- und Herzbewegung, über die Wirkung von Giften auf Organzellen oder Nervenendigungen, über den Wert der Sympathektomie an Blutgefäßen beigesteuert wurden, um zu zeigen, wie leicht man heutzutage exakte und festbegründete, vielfach wiederholte Beobachtung mit schneller Hypothesenbildung zu vertauschen pflegt. Auf die Möglichkeit, experimentellen Resultaten eine verschiedene Deutung zu geben, sowie auf die manches Experiment in seinen Schlußfolgerungen so sehr abschwächende Regulationsfähigkeit des Organismus sei hier nicht weiter eingegangen. Es ist nicht eben schwer einzusehen, daß der solide, alte morphologische Begriff des Sympathicus heute zu einem gar nicht mehr recht greifbaren, nebelhaften Zerrbild auseinandergerissen worden ist.

Zusammenfassend sei bemerkt: Der Sympathicus oder das sympathische Nervensystem besteht aus 1. dem Grenzstrang, 2. den durch die Rami communicantes zum Rückenmark oder zu den Cerebrospinalnerven verlaufenden Fasern, 3. aus sämtlichen vom Grenzstrang sich abspaltenden Nervenästen und mit diesem verknüpften Ganglien oder einzelnen Ganglienzellen. In der Wandung vieler Erfolgsorgane ist eine Abgrenzung des sympathischen Systems nicht möglich, da sich gleichzeitig Vaguselemente mit letzterem aufs innigste verflechten.

Der Parasympathicus ist ein physiologischer, kein morphologisch einheitlicher Begriff; er besteht aus Fasern, die im Oculomotorius, Chorda tympani, Glossopharyngeus, Vagus, Accessorius und im I.—III. Sakralnerven verlaufen.

Sympathicus und Parasympathicus stellen zusammen das Vegetative Nervensystem dar.

Die Physiologie versteht zur Zeit unter autonomer Innervation nach der Darstellung von E. SCHILF (1926): Alle diejenigen Nerven, die in efferenter Richtung zu glatten Muskeln, dem Herzmuskel und den Drüsen Erregungen leiten, werden autonome genannt.

Präparatorische Einzelheiten über den Aufbau des Truncus sympathicus finden sich bei MATSUI (1925).

Über die vergleichende Anatomie des Sympathicus geben die Arbeiten von VAN DEN BROEK (1908) und HIRT (1921) Aufschluß. Bei den *Cyclostomen* ist der Nachweis eines sympathischen Nervensystems noch nicht erbracht (BRANDT 1922); das phylogenetisch ältere Vagussystem scheint dort dessen Funktion zu übernehmen.

III. Mikroskopische Anatomie.

1. Der Grenzstrang.

a) Rami communicantes, Rami internodiales.

Der zu beiden Seiten der Wirbelsäule liegende sympathische Grenzstrang besteht aus einer Reihe spindelförmiger, Ganglienzellen enthaltender Anschwellungen, die durch einfache, gelegentlich auch geteilte Nervenfaserzüge, die Rami internodiales, in regelmäßigen Abständen zu einer Kette miteinander verbunden sind. Hierbei fällt die Längsachse des Durchmessers der Ganglien mit der Längsachse des gesamten Nervenstranges zusammen; die Rami internodiales bilden also gleichsam die nach oben und unten spitz ausladende Fortsetzung der Ganglien (Abb. 73).

Mit den Cerebrospinalnerven und hierdurch indirekt mit dem Rückenmark ist der Grenzstrang durch die Rami communicantes verbunden. Es sind dies feine, in Zahl und Länge etwas variierende Nervenfädchen, die in den meisten Fällen von der Mitte der Grenzstrangganglien zu den Spinalnerven hinüberziehen, gewöhnlich gerade dorthin, wo sich vordere und hintere Wurzel zu einem einheitlichen Nervenstrang zusammengeschlossen haben.

Das regelmäßigste Verhalten zeigen die Rami communicantes im Brustteil, wo sie gewöhnlich den N. intercostalis gerade gegenüber der Austrittstelle des Ramus dorsalis oder etwas weiter lateralwärts davon verlassen und sich dann nach der Mitte hin in schräg abwärts geneigtem Laufe meistens zum lateralen Rande des nächst unteren Ganglions begeben, in seltenen Fällen hingegen auch in den Ramus internodialis ober- oder unterhalb des Grenzstrangganglions einfließen.

Dadurch, daß im Lendenteil der Grenzstrang mehr nach der Medianebene hin auf die Vorderseite der Wirbelsäule gelagert ist, wird der Weg der Rami communicantes von den Foramina intervertebralia aus natürlich verlängert; sie schlagen hier eine mehr transversale, häufig sogar aufsteigende Richtung ein und können sich, auch wenn sie von verschiedenen Segmenten stammen, auf mannigfache Weise miteinander verbinden. Im Lumbal- und Sakralteil vermögen ferner infolge der hier so häufig beobachteten Verlaufsvariationen Rami communicantes von zwei Nervensegmenten in einem Ganglion zusammenzutreffen oder aber Rami communicantes eines einzigen Segmentes treten mit zwei benachbarten Grenzstrangganglien in Verbindung.

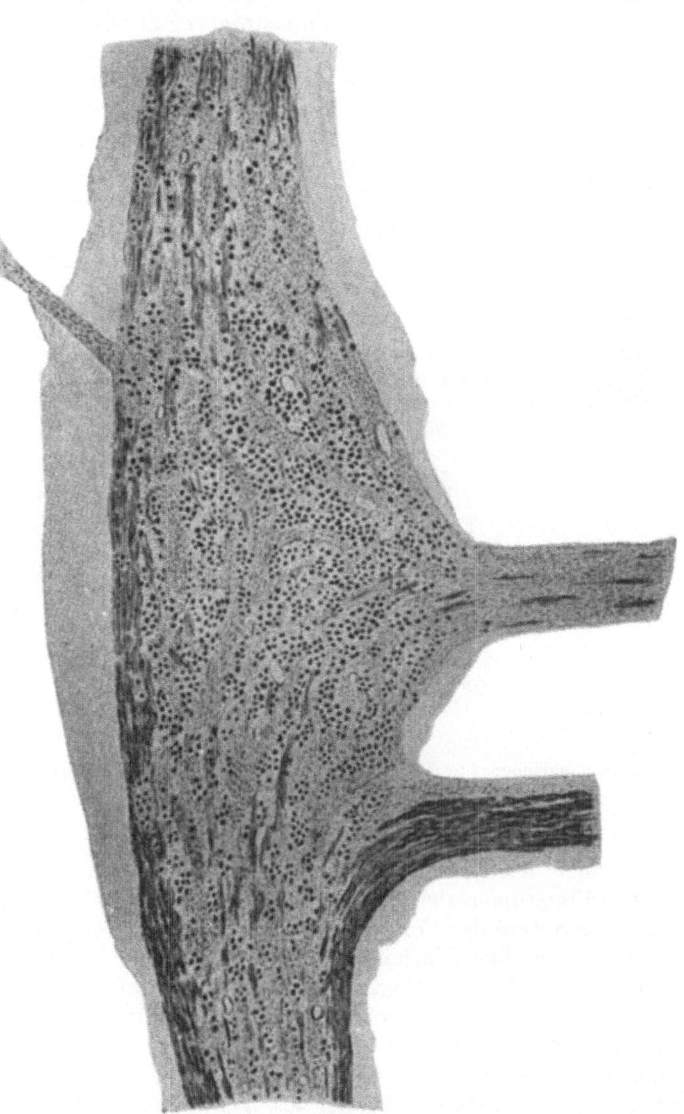

Abb. 73. Ganglion des unteren Brustgrenzstranges. Mensch. Hämatoxylin-Eosin. Übersicht. (Nach L. R. MÜLLER.)

Am unregelmäßigsten ist die Anordnung der Rami communicantes im Halsteil, was wohl teilweise darin seine Ursache finden mag, daß hier auch die Ganglien

nicht mehr die Regelmäßigkeit einer segmentalen Reihenfolge aufweisen, sondern
auf zwei oder drei (Ggl. cervicale sup. inf. und med.) zusammengeschmolzen sind.
(Weitere Angaben hierüber sind aus den Lehrbüchern der Anatomie und bei VAN
DEN BROEK [1908] zu ersehen.)

Wie schon HENLE (1871) beobachtet hat, geben die Rami communicantes, ehe
sie den Grenzstrang erreichen, sehr feine Ästchen ab, die sich teilweise geflechtartig im Fettgewebe der Foramina intervertebralia verlieren, in das Periost des
Wirbelkörpers eindringen, die Intercostalarterien begleiten und mit einem kleinen
Zweig wieder in die Wirbelhöhle zurückkehren. Dieser rückläufige Ast vereinigt
sich mit einem meist aus der hinteren Wurzel entspringenden Nervenfädchen zu
dem von LUSCHKA (1863) entdeckten N. sinuvertebralis, der sein Ausbreitungsgebiet an den Rückenmarkshüllen und den dort befindlichen Venengeflechten sowie an den Wirbeln selbst besitzt. Auch kleine Ganglien wurden in dem an den
Foramina intervertebralia befindlichen Nervengeflecht beobachtet.

Es war den alten Anatomen längst bekannt, daß in den Rami communicantes

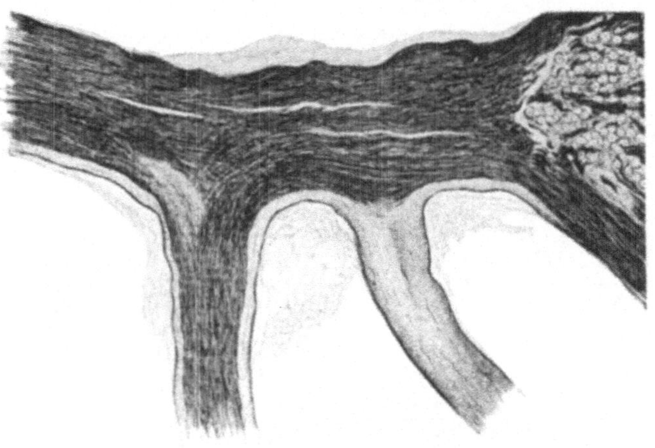

Abb. 74. Einmündungsstelle eines weißen und eines grauen Ramus comm.
Mensch. Weigertmethode. (Nach L. R. MÜLLER.)

zweierlei Arten von
Nervenfasern vorkom-
men: markhaltige
(weiße) und markarme
oder marklose (graue)
Fasern. Beim Über-
wiegen der einen Faser-
art über die andere
sprach man von Rami
communicantes albi
oder grisei. In der Mehr-
zahl der Fälle sind aber
die weißen von den
grauen Ästen nicht so
deutlich zu unterschei-
den, wie das in den
Abb. 73 und 74 zu er-
sehen ist, sondern ge-
wöhnlich birgt ein Ra-
mus communicans beide Faserarten in verschiedener Menge in sich und führt
daher auch den Namen „gemischter" Ramus communicans (Abb. 75).

Die Frage nach der Herkunft der in den Rami communicantes verlaufenden
Fasern bereitete der Forschung schon erhebliche Mühe und scheint mir bis heute
noch keine völlige Klarheit gefunden zu haben. Allerdings findet sich schon bei
KÖLLIKER (1850) die Angabe vor, daß Fasern aus vorderer und hinterer Wurzel
an der Bildung der Rami communicantes beteiligt seien, eine Ansicht, der sich auch
später HENLE (1871) angeschlossen hat; in neuerer Zeit trifft man bei RANSON
und BILLINGSLEY (1918), ROSSI (1922) und HIRT (1926) auf ähnliche Beobachtungen. Besonders die beiden letztgenannten Autoren konnten an Golgipräparaten den Verlauf von Fortsätzen der Spinalganglienzellen in die Rami communicantes hinein bei Embryonen von *Sperling, Schwein* und *Ente* deutlich demonstrieren. Abb. 76 mag die Zusammensetzung der Rami communicantes aus Fasern
der vorderen und hinteren Wurzeln weiterhin veranschaulichen.

Auch J. CH. ROUX der nach Durchschneidung der vorderen und hinteren Wurzeln
sowie nach Entfernung der Spinalganglien bei der *Katze* Degenerationserscheinungen
an markhaltigen Fasern im Brustsympathicus erkennen konnte, schließt hieraus, wie mir
scheint mit Recht, auf eine Beteiligung der vorderen und hinteren Wurzel an der Bildung der
Rami communicantes und somit des Grenzstranges.

Da somit der Grenzstrang, gleich den Cerebrospinalnerven, seine Fasern aus vorderer und hinterer Wurzel bezieht, könnten die Rami communicantes gleichsam als Wurzeln des Sympathicus angesehen werden, wie KÖLLIKER (1850) bereits mit aller Schärfe hervorhob. Ganz so einfach liegen aber die Verhältnisse nicht. Bis jetzt war hauptsächlich nur von markhaltigen Fasern die Rede; in den Rami communicantes, vor allem in den Rami grisei, wo solche ausgebildet sein sollten, verlaufen aber noch eine Menge markloser Elemente. Ein großer Teil von ihnen scheint seinen Ursprung in den Zellen der sympathischen Grenzstrangganglien zu besitzen und von hier, wie seit langem bekannt ist, durch die Rami communicantes in die Cerebrospinalnerven einzumünden.

Die Rami communicantes sind also etwas mehr als „Wurzeln" des Grenzstranges; sie bringen diesen außer mit dem Zentralnervensystem auch mit den peripherischen cerebrospinalen Nerven im engsten Zusammenhang. Wir können mit Sicherheit annehmen, daß in jedem Cerebrospinalnerven eine ganze Menge

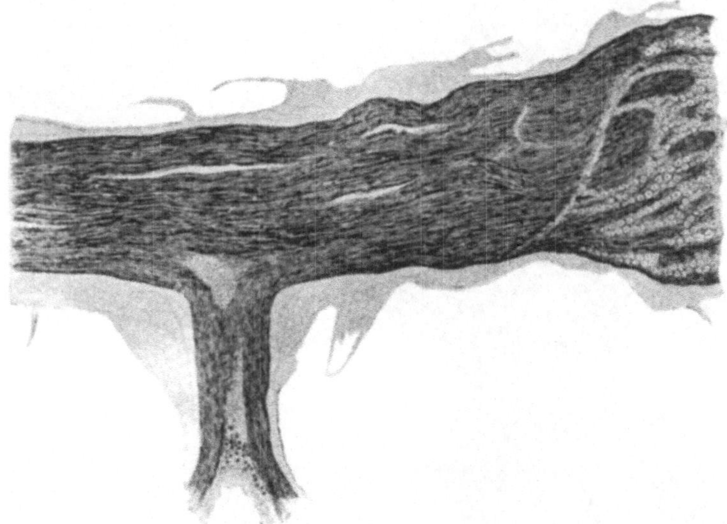

Abb. 75. Eintritt eines gemischten Ramus comm. in den II. Lendennerven. Mensch. Weigertmethode.
(Nach L. R. MÜLLER.)

sympathischer Elemente eingeschlossen sind. Daß auch in vorderer und hinterer Wurzel, sowie in den Spinalganglien marklose, mit dem Grenzstrang in Verbindung stehende Fasern vorkommen, halte ich nicht für zweifelhaft. KÖLLIKER (1896), DOGIEL (1908), CAJAL (1911) und andere haben schon das Vorhandensein markloser Fasern in den Spinalganglien festgestellt, was im übrigen sehr leicht zu sehen ist. Nur darf man die marklosen Fasern nicht in ihrer Gesamtheit für sympathisch erklären wollen.

Die Frage nach dem Markgehalt spielte in der gesamten Literatur über das sympathische Nervensystem insofern eine sehr wenig glückliche Rolle, als man nach der Stärke des Nervenmarkes die Zugehörigkeit einer Faser zum sympathischen oder cerebrospinalen System bestimmen zu können glaubte. In dieser Überschätzung morphologischer Betrachtung liegt eine Quelle verhängnisvoller Irrtümer. Es heißt die ungeheure morphologische Mannigfaltigkeit des peripherischen Nervensystems in schwerstem Maße verkennen, wenn man etwa nach dem Querdurchmesser einer Faser entscheiden will, ob sie sympathischen oder cerebrospinalen Ursprungs sei. Dies wäre einfach, wenn alle von sympathischen Gan-

glienzellen entspringenden Fasern marklos und alle cerebrospinalen Fasern markhaltig wären. Dem ist aber nicht so; denn 1. können Fasern, die von sympathischen Ganglienzellen abstammen, sehr wohl markhaltig werden; 2. müssen die in
den Cerebrospinalnerven verlaufenden, von den sympathischen Ganglien durch die
Rami communicantes zugeströmten, großenteils marklosen Fasern kurz nach
ihrem Eintritt in den Nerven sich wieder mit einer Markhülle überziehen, da es
mir, entgegen den Angaben von Ranson (1911), nicht gelingen wollte, marklose
Elemente in den Spinalnerven aufzufinden. Wenn sich in einem solchen Nervenquerschnitt auch Fasern von außerordentlicher Feinheit beobachten lassen, so
schienen sie mir doch immer noch von einem feinen Markmantel umgeben zu sein;
3. können im Gewebe der Endorgane die cerebrospinalen Nerven — ich brauche
nur an die subepithelialen, sensiblen Endgeflechte zu erinnern — ebenfalls mark-

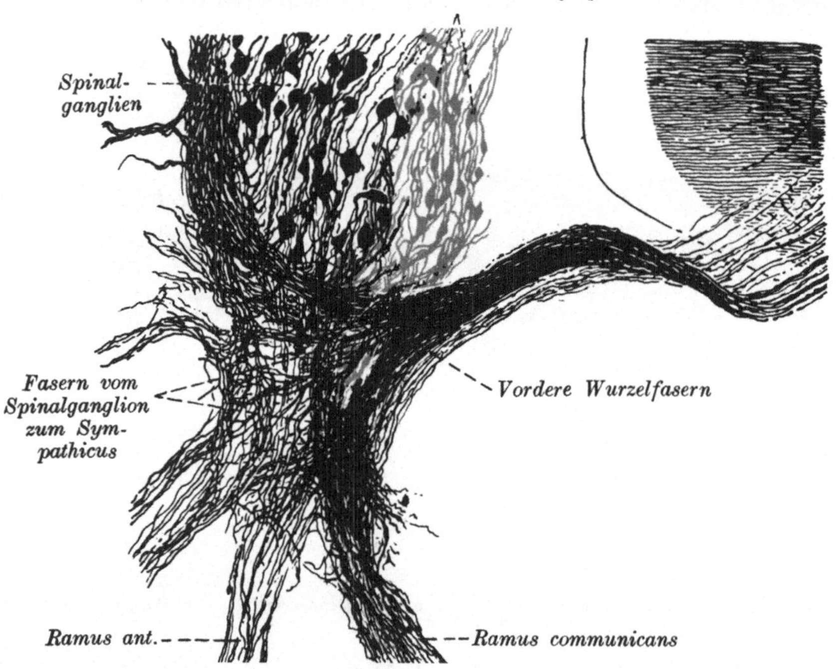

Abb. 76. Zusammensetzung der Fasern eines Ramus comm. Vordere Wurzel schwarz, Spinalganglienzellen und
deren Fortsätze rot. *Entenembryo. Golgimethode. Präparat von Geheimrat E. Kallius. (Nach Hirt.)

los werden, sind somit von dort befindlichen marklosen sympathischen Nervenelementen gar nicht mehr zu unterscheiden; 4. können schließlich markarme Nerven auf sehr einfache Weise durch vielfache Aufteilung cerebrospinaler Fasern
schon innerhalb ihres Nervenbündels auftreten.

Aus all dem resultiert, daß die morphologische Betrachtungsweise von Nervenfasern uns kein Mittel in die Hand gibt, über ihre Funktion irgendwelche Aussagen
zu tun. Gedanken über die Zugehörigkeit von Nervenfasern zum sympathischen
oder cerebrospinalen System müssen, wenn nicht morphologisch feststellbare Zusammenhänge mit bekannten Zellelementen jeden Zweifel ausschließen, unbedingt auf experimentelle Erfahrung gegründet sein.

Leider hat Kölliker (1896), ohne recht ersichtlichen Grund und ohne den genügenden
Beweis hierfür zu erbringen, alle markhaltigen, vom Spinalganglion in den Grenzstrang
ziehenden Fasern für sensibel erklärt und den cerebrospinalen Fasern zugerechnet, was zur

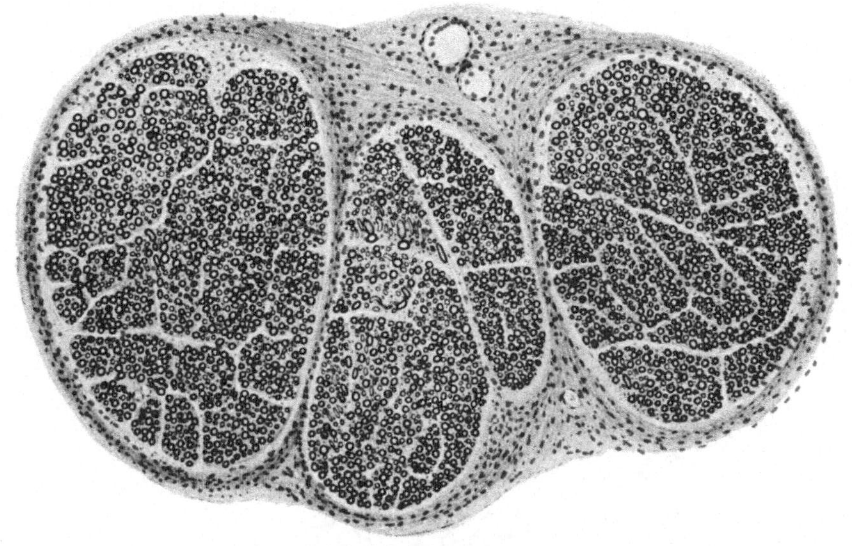

Abb. 77. Querschnitt durch den Lendensympathicus. Mensch. Osmium-Kalibichromat-Alaun-Cochenille.
Imm. Ok. 2. Vergr. 60fach. (Nach STÖHR jr.)

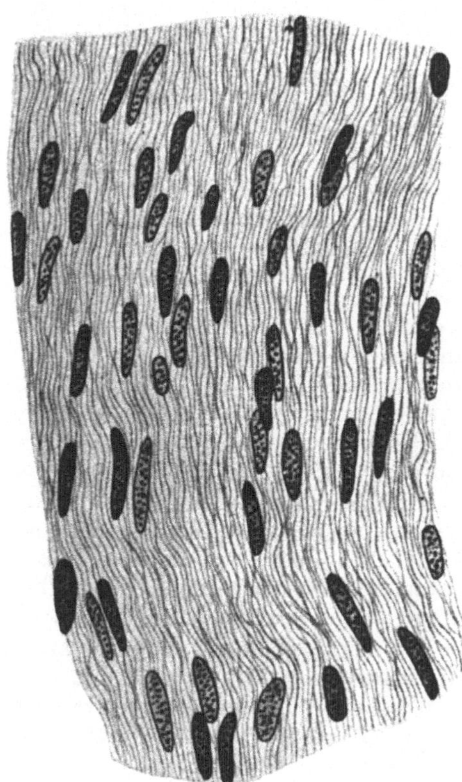

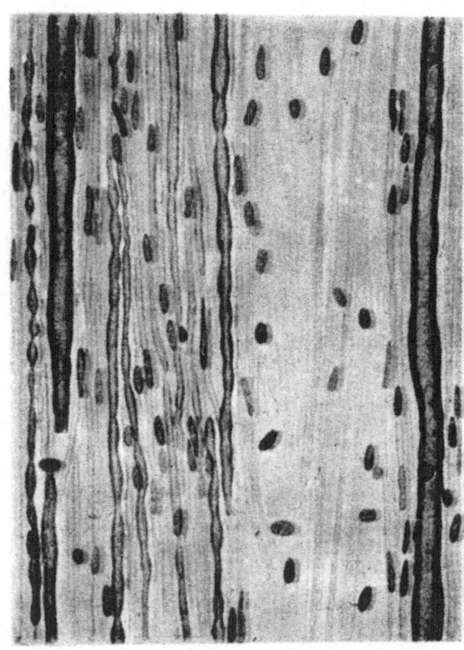

Abb. 78. Längsschnitt durch den Brustsympathicus.
Mensch. Hämatoxylin-Eosin. Vergr. 750fach.
(Nach STÖHR jr.)

Abb. 79. Längsschnitt durch den Lendensympathicus.
Mensch. Osmium-Kalibichromat-Alaun-Cochenille.
Vergr. 320fach. (Nach STÖHR jr.)

Folge hatte, daß in einer Menge von Arbeiten ohne weitere Kritik jeder im Sympathicusgebiet aufgefundenen, markhaltigen Faser eine sensible Eigenschaft und cerebrospinale Herkunft zugeschrieben wurde. Abgesehen davon, daß man, wie oben erwähnt, einer Nervenfaser ihre funktionelle Bedeutung niemals ansehen kann, scheint mir die Anschauung Köllikers (1896) insofern ein Fehler gewesen zu sein, als sie lediglich auf Grund rein physiologischer Befunde eine morphologische Einteilung peripherischer Nerven da vornahm, wo sie unbegründet und gar nicht am Platze war.

Mit dem gleichen Recht könnte man dann auch die von den vorderen Wurzeln zum Grenzstrang ziehenden Fasern mit Markscheide den Cerebrospinalnerven zurechnen, worauf dann vom sympathischen System nicht mehr allzuviel übrig bliebe.

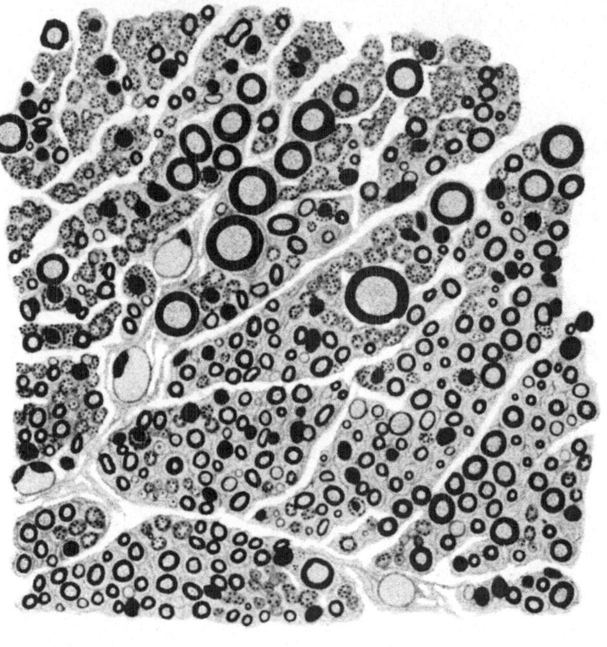

Damit aber nicht letzten Endes ein Streit nur um Worte entstehe, wenn man den physiologischen und morphologischen Sympathicusbegriff miteinander verwirrt, so sei hier ausdrücklich bemerkt:

Ich fasse alle durch die Rami communicantes zum Grenzstrang oder von diesem weg ziehenden Fasern, sowie die peripherischen Äste des Grenzstranges unter der morphologischen Einheit Sympathisches Nervensystem zusammen, gleichgültig, ob die Fasern efferenter oder afferenter Natur sind. Da eine Schmerzempfindlichkeit der inneren Organe vor allem bei Zug am Peritoneum von den Klinikern zweifelsfrei festgestellt wurde, da im Splanchnicus sicher sensible Fasern verlaufen (näheres siehe bei Brüning 1924, L. R. Müller 1924, Kappis 1924, Lehmann 1921, Schilf 1926, Stahnke 1926), da des weiteren in der Ausdehnung des Mesenteriums sensible Endigungen, wie Vater-Pacinische Körperchen, zu beobachten sind, so liegt für mich keine morphologische Begründung vor, diese, nur an das Sympathicusgebiet gebundenen, afferenten Fasern einem anderen System als dem sympathischen zuzurechnen. Ich glaube, daß sich in diesem Falle die Morphologie um den physiologischen, augenblicklich gültigen Sympathicusbegriff, der nur efferente Fasern kennt, nicht weiter zu bekümmern braucht.

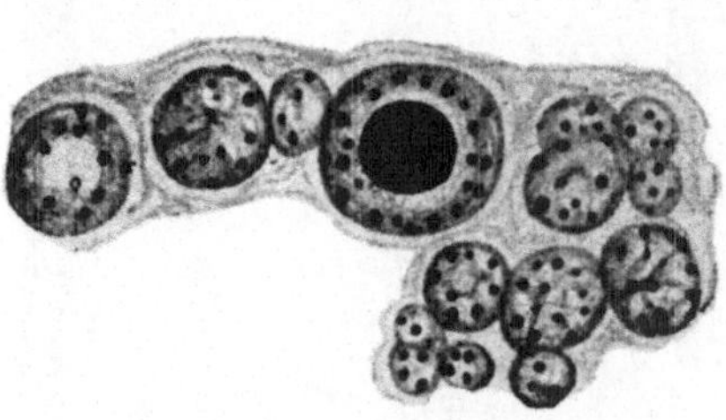

Abb. 80. Querschnitt durch den Brustsympathicus. *Katze.* Osmium-Kalibichromat-Alaun-Cochenille. Imm.Ok. 6. Vergr. 700fach. (Nach Stöhr jr.)

Abb. 81. Querschnitt durch den Brustsympathicus. *Katze.* Osmium-Kaliumbichromat-Alaun-Cochenille. Imm. Ok. 18. In der Mitte einer marklosen Faser ein Kern. Vergr. 1500fach. (Nach Stöhr jr.)

Daher halte ich es auch nicht für berechtigt, wenn Matsui (1925), Roux und andere die markhaltigen Fasern, die sie nach Durchschneidung der vorderen oder hinteren Wurzeln im Grenzstrang degeneriert fanden, den spinalen zuteilen.

Die durch die Rami communicantes für den Grenzstrang bestimmten Fasern ziehen, sobald sie in diesem angelangt sind, sowohl in cranialer, wie in caudaler Richtung weiter; ein Teil von ihnen scheint in dem zugehörigen sympathischen Ganglion sich in nicht weiter verfolgbare Äste aufzusplittern. Wie weit die zugeflossenen Nervenfasern innerhalb des sympathischen Systems reichen, läßt sich morphologisch nicht mehr feststellen; man kann dies, aus Gründen, die später noch erörtert werden sollen, mit dem Mikroskop allein eben nicht entscheiden.

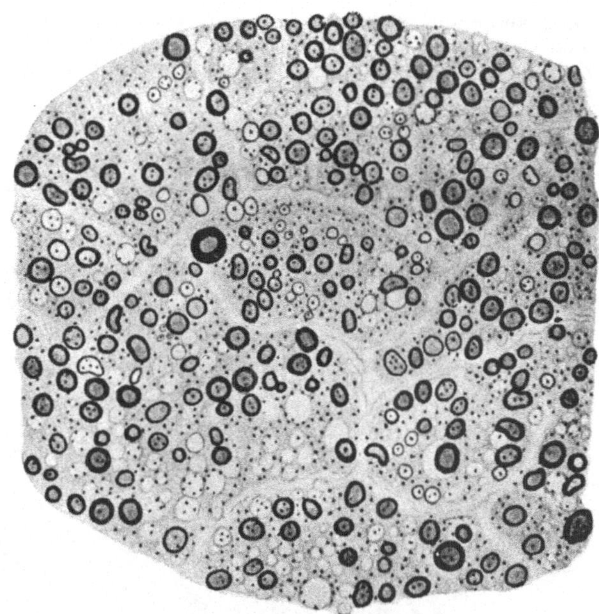

Abb. 82. Querschnitt durch den Halsgrenzstrang. Mensch. Osmiumsäure. Vergr. 800fach. (Nach STÖHR jr.)

Einen richtigen Weg für die Festsetzung des Verlaufes dieser Fasern bedeuten ohne Zweifel die Durchschneidungsexperimente mit nachfolgender Feststellung der nach dem Eingriff degenerierten Fasern. Derartige Experimente wurden am sympathischen System schon häufig ausgeführt (LANGLEY 1922, ROUX, RANSON und BILLINGSLEY 1918, LARSELL 1921, LAWRENTJEW 1925, MATSUI 1925, HESS und POLLAK 1926, E. S. JOHNSON 1918 u. a.). Doch scheint mir bei Bewertung der hier erzielten Resultate größte Vorsicht am Platze zu sein, da die wenigsten Autoren über die nötige, allerdings sehr schwierige histologische Technik verfügen, um Degenerationserscheinungen mit Sicherheit feststellen zu können. Bei markhaltigen Fasern, von denen gewöhnlich berichtet wird, mag man den Befunden noch eher einigen Glauben schenken; das Studium von degenerativen Veränderungen an marklosen Elementen birgt hingegen eine Menge außerordentlicher Schwierigkeiten in sich. Unsere Silbermethoden sind, wenn man nicht über ein sehr großes Untersuchungsmaterial verfügt, viel zu launisch, um sich auf den histologischen Befund allein allzusehr festzulegen. Ein Fehlen markloser Fasern und von

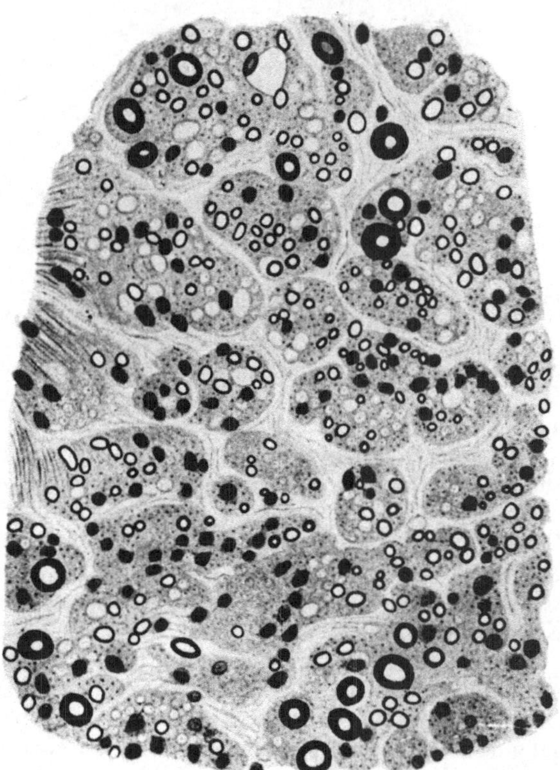

Abb. 83. Querschnitt durch den Brustgrenzstrang. Mensch. Osmium-Kalibichromat-Alaun-Cochenille. Vergr. 500fach. (Nach STÖHR jr.)

ihnen ausgeführter Bildungen, wie Spiralfasern, Faserkörbe um Zellen usw., ist noch lange
kein Beweis dafür, daß sie degeneriert sind; denn selbst am normalen und frischesten Material kann man diese Dinge sehr häufig aus irgendwelchen technischen Schwierigkeiten nicht
zu Gesicht bekommen.

Rami internodiales. Diese stellen, wie oben erwähnt, die Verbindungsstücke
zwischen den Grenzstrangganglien dar; sie sind im Querschnitt mehr platt wie
rundlich und setzen sich, je nach Abgabe von Teilästen, aus einer verschiedenen
Anzahl größerer Nervenbündel zusammen (Abb. 77). Auf Längsschnitten, die
nach den gewöhnlichen Methoden hergestellt sind, sieht man eine Reihe feiner,
parallel nebeneinander verlaufender Fasern, in deren Begleitung die ebenfalls
längsgestellten SCHWANNschen Zellen leicht erkennbar werden (Abb. 78). Auch
Ganglienzellen lassen sich in den Rami internodiales gelegentlich beobachten, weshalb L. R. MÜLLER (1924) die letzteren langgestreckten Grenzstrangganglien

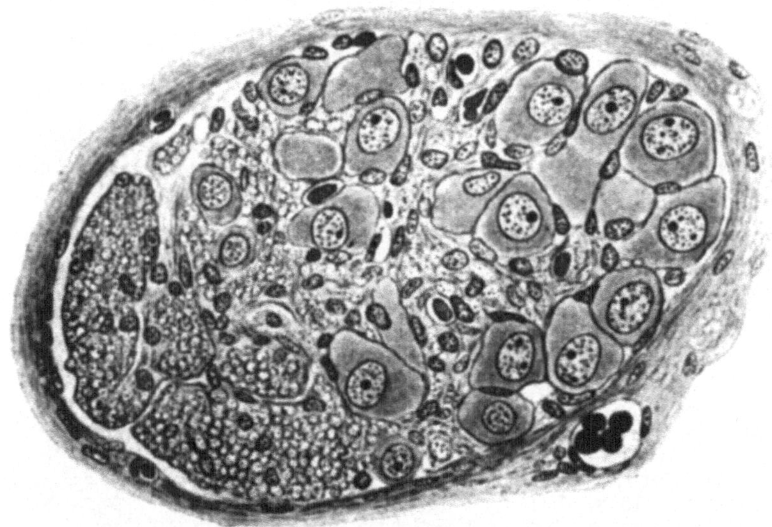

Abb. 84. Querschnitt durch das Gangl. cerv. supr. Menschlicher Embryo, 7 Monate. Osmium-Kalibichromat.
Die Nervenfasern beginnen teilweise markhaltig zu werden. Vergr. 500fach. Imm. (Nach STÖHR jr.)

gleichstellen will, eine Ansicht, der aber nicht ohne weiteres zuzustimmen ist, da
die Anordnung der nervösen Elemente in den Ganglien sich von der in den Rami
internodiales doch sehr verschieden gestaltet.

Was die Frage des Markgehaltes der Nervenfasern in den Rami internodiales
anbelangt, so genügt schon ein Überblick bei schwacher Vergrößerung aus Abb. 79,
daß eine beträchtlich große Zahl von Fasern mit einer Markscheide ausgestattet ist.
Der in Abb. 79 dargestellte Längsschnitt zeigt des weiteren, daß die markhaltigen
Fasern die verschiedenste Kaliberstärke aufweisen. Neben Fasern von ganz erheblicher Dicke lassen sich hier bereits auch solche von mittlerem und feinem
Kaliber bemerken.

Am schönsten ist die ganze Stärkeskala markhaltiger Elemente aus dem in
Abb. 80 dargestellten Querschnitt durch einen Teil des Ramus internodialis vom
Brustsympathicus der Katze zu ersehen. Es besteht ein kontinuierlicher Übergang vom stärksten bis zum allerfeinsten Kaliber, weshalb Versuchen mancher
Autoren, die Fasern in starke, mittelstarke und dünne einzuteilen, kein recht ersichtlicher Wert beizumessen ist. Auch marklose Fasern treten in den Querschnitten in reichlicher Menge hervor, was ebenfalls Abb. 80 zeigen mag; ihre Zahl

scheint eine sehr schwankende zu sein. Die von O. SCHULTZE zuerst im Innern des Neuroplasmas erkannte Lage von zahlreichen SCHWANNschen Kernen läßt sich an ihnen besonders deutlich ersehen (Abb. 81). Weitere Einzelheiten hierüber siehe Band IV.

Die Abb. 82 und 83 geben noch Querschnitte durch Rami internodiales vom menschlichen Hals- und Brustgrenzstrang wieder. Aus dem Studium der gezeigten Abbildungen geht hervor, daß es in der Anordnung der markhaltigen Fasern in den verschiedenen Regionen des Grenzstranges keinerlei Regeln gibt. Sämtliche Nervenfaserarten scheinen wahllos durcheinander gewürfelt zu sein; man kann also nicht aus ihrer Lage und Beschaffenheit Halsteil vom Lendenteil unterscheiden. Die Fasern verlaufen in den Rami internodiales nach aufwärts und abwärts; sie stammen zum Teil aus den Rami communicantes, zum Teil sind sie als Fortsätze der in den Grenzstrangganglien befindlichen Nervenzellen zu betrachten. Doch lassen sich diese Fortsätze von den durch die Rami communicantes zugeströmten Fasern nicht unterscheiden.

Die Bildung des Nervenmarkes im sympathischen Grenzstrang scheint beim Menschen etwa im sechsten Fetalmonat ihren Anfang zu nehmen; wenigstens kann man um diese Zeit, wie auch O. SCHULTZE (1906) bemerkt, mit Osmiumsäure schon allerfeinste Markhüllen zur Darstellung bringen (Abb. 84).

b) Die Ganglien.

Dem Ausbreitungsgebiet des sympathischen Nervensystems verleiht eine ungeheure Menge von Ganglienzellen ein besonderes Charakteristikum; die Nervenzellen sind entweder zu geschlossenen, mit einer bindegewebigen Kapsel umhüllten Ganglien von der allerverschiedensten Größe angehäuft, oder sie kommen einzeln oder in kleinen Gruppen im Verlaufe aller sympathischen Nerven vom Grenzstrang fast bis zur Endausbreitung im Erfolgsorgan vor. Im Grenzstrang bilden sie kleine, knötchenartige Anschwellungen, die in segmentaler Gesetzmäßigkeit aneinander gereiht sind und, im Cervicalteile auf drei größere Ganglien reduziert, als Ganglion cervicale sup. med. und inf. in Erscheinung treten. Das Ganglion cervicale med. kann beim Menschen fehlen.

Mit der Histologie der im Grenzstrang befindlichen Nervenzellen haben sich schon seit langer Zeit eine große Anzahl von Autoren immer wieder beschäftigt (APOLANT 1896, ARNOLD 1865, ARNDT 1874, CAJAL 1905, DEHLER 1895, DOGIEL 1895, VAN GEHUCHTEN 1892, GREVING 1921, HENSCHEN 1904, HERZOG 1926, HUBER 1900, KÖLLIKER 1896, CASTRO 1917, LAWRENTJEW 1924, V. LENHOSSÉK 1894, JUSCHTSCHENKO 1897, MARINESCO 1909, L. R. MÜLLER 1924, MICHAILOW 1908, NORDKEMPER 1921, PITZORNO 1912, W. FICK 1926, REMAK 1847, RETZIUS 1892, SALA 1893, SMIRNOW 1890, TOKURA 1925). Ein Teil der Arbeiten, vor allem diejenigen vor Einführung der Silbermethoden, ist heute veraltet; auch die mit der Golgimethode erzielten Resultate besitzen keinen allzugroßen Wert mehr. Erst die CAJALsche und BIELSCHOWSKYsche Silbermethode vermochten den Aufbau der sympathischen Ganglien näher zu erschließen.

Die sympathische Ganglienzelle ist multipolar, d. h. mit einer größeren Anzahl von plasmatischen Ausläufern ausgestattet, und hat hierin ein wichtiges morphologisches Merkmal; ihre Multipolarität wurde schon von REMAK (1847) behauptet, von KÖLLIKER (1896) mit der Golgimethode zuerst sicher erkannt. In sehr seltenen Fällen kommt gelegentlich auch einmal eine unipolare oder bipolare Zelle zum Vorschein; wahrscheinlich handelt es sich hierbei um Formen, die auf embryonaler Stufe stehen geblieben sind.

Ein zweites, bedeutsames Charakteristikum sympathischer Ganglienzellen liegt in ihrer ungeheuren morphologischen Verschiedenheit; es gleicht, wenn wir ihrer äußeren Gestalt einen irgendwie festeren Umriß geben wollten, keine einzige Zelle der anderen. Schon allein in den Größenmassen treten sehr beträchtliche Schwankungen hervor; nach Cajal (1911) kann der Zelldurchmesser 20—60 μ betragen, eine Angabe, die im übrigen nur wenig Wert hat, da bei der Mannigfaltigkeit der Zellform ein bestimmter Durchmesser gar nicht festzulegen ist.

Vor allem haben Cajal (1911), Dogiel (1895), Michailow (1908) und andere die Gestalt der sympathischen Ganglienzelle dadurch zu erfassen gesucht, daß sie möglichst auffallend aussehende Formen aus der ganzen Zellmasse gleichsam herausnahmen, als Maßstäbe oder „Typen" benutzten und hiernach die übrige Menge von Zellen in zugehörige Sondergruppen einzureihen versuchten; hierbei kam vor allem Länge oder Aussehen der Zellenausläufer als gewöhnlichstes, weil am leichtesten zu erkennendes Kriterium in Anwendung. Ein solches Vorgehen liegt scheinbar in der Natur des Objektes begründet. Man braucht nur bei schwacher oder mittlerer Vergrößerung einen Schnitt durch ein sympathisches Ganglion zu mustern, so fallen sogleich aus einer Menge wenig charakteristischer Zellelemente ein paar große, häufig auch etwas dunkler tingierte Formen ins Auge. Gerade diese wenigen Zellen als Typen zu benutzen, ist man nur gar zu leicht geneigt, obwohl sie in die morphologischen Verhältnisse der Hauptzellmasse nur wenig Einblick gewähren. Die zweite Ursache, jede Typenaufstellung abzulehnen, liegt in dem enormen Formenreichtum der Ganglienzellen; alle Typen würden daher, was auch die Autoren zugestehen, durch „Übergänge" fließend miteinander verbunden sein, womit mir aber dann die Notwendigkeit ihrer Prägung nicht im geringsten gegeben erscheint.

Ein Aufstellen von Zelltypen hätte nur dann Zweck, wenn wir hierbei über die Funktion des betreffenden Typus eine bestimmte Angabe leisten könnten. Hierzu sind wir aber nicht imstande; auch Dogiels (1895) Bezeichnung motorischer und sensibler Ganglienzellen innerhalb des Sympathicus ist rein willkürlich und entbehrt jeder Beweiskraft. Ich unterlasse daher eine Klassifikation der Ganglienzellen und erwähne nur aus historischen Gründen Cajals (1911) Einteilung derselben in a) Zellen mit kurzen Dendriten, wozu der „Glomerulotypus" gerechnet wird, b) Zellen mit langen Dendriten, c) Zellen mit langen und kurzen Dendriten. L. R. Müller (1924) nennt Zellen mit langen Dendriten „Sternzellen", mit kurzen, hakenartigen Dendriten „Kronenzellen".

Im folgenden sei auf die Anatomie der sympathischen Ganglienzellen etwas näher eingegangen, wobei vor allem das morphologisch Gemeinsame in den Vordergrund der Schilderung gerückt wird. Wie zunächst aus den Abb. 72, 85, 86 und 87 leicht zu erkennen ist, zeigt der Zellkörper ein rundliches, längsovales oder birnförmiges Aussehen und enthält einen meist ovalen oder rundlichen, bläschenförmigen, hellen Kern, in welchem ein oder zwei Kernkörperchen scharf hervortreten und eine ziemlich geringe Chromatinmenge in meist feinverteiltem Zustande vorkommt. Mehrkernige Zellen sind im sympathischen System keine Seltenheit und schon des öfteren beschrieben worden; zweikernige Zellen kann man manchmal beobachten, Herzog (1926) erwähnt sogar beim Neugeborenen Ganglienzellen, die sechs bis acht Kerne enthalten sollen.

Im Cytoplasma gelingt es mit Hilfe der Bielschowskymethode aufs schönste, den gesamten neurofibrillären Apparat zu Gesicht zu bringen. Die Fibrillen sind von einer ungeheuren Feinheit und durchziehen, in den verschiedensten Richtungen sich überkreuzend und miteinander verflechtend, den gesamten Zelleib. Nach der Austrittsstelle von Zellfortsätzen hin ist eine mehr konvergierende Anordnung im Verlauf der in der Nähe befindlichen Fibrillen zu bemerken, die dann innerhalb der Ausläufer schließlich in eine mehr parallel gestellte Richtung der einzelnen Fibrillen zueinander übergeht. Ob wir es bei dem neurofibrillären Gefüge innerhalb der Zelle mit einem Netz oder einem Geflecht zu tun haben, läßt sich bei seiner außerordentlichen Feinheit nicht entscheiden. Da die Maschen des

Neurofibrillenapparates eine ganz erhebliche Kleinheit aufweisen, so kann natürlich für die NISSLsche Granula nur ein minimaler Raum zur Verfügung stehen. Daher tritt das Tigroid nach HERZOGS (1926) Angaben niemals grobschollig, sondern als feinste diffuse Granula in Erscheinung. Wo allerdings für den von VERATTI (1898) geschilderten GOLGISchen Apparat noch der für seine Größe erforderliche Raum im Zelleib zu lokalisieren wäre, ist mir bei der völlig gleichmäßig durch den Zellkörper verteilten Neurofibrillenmasse nicht recht ersichtlich; die Möglichkeit, daß der Golgiapparat in Nervenzellen lediglich das Resultat irgendeiner Eiweißfällung darstellt, scheint mir doch sehr nahe zu liegen. Das gleiche gilt auch für die von HENSCHEN (1904) beschriebenen „Trophospongien". Um den Kern herum nimmt das neurofibrilläre Gefüge an Dichte in vielen Fällen erheblich zu.

In vielen Zellen machen sich, hauptsächlich im höheren Alter, Ansammlungen feinster, gelbbrauner Pigmentkörnchen bemerkbar (Abb. 87); das Pigment ist hierbei, wie auch aus der Schilderung von L. R. MÜLLER (1924) hervorgeht, zunächst nur auf einen Teil der Zelle beschränkt, kann sich dann aber gleichmäßig durch den ganzen Zellkörper hindurch auf Kosten des Neurofibrillenapparates und des Tigroids ausbreiten. Das Pigment hat sich nach den Angaben von SPIEGEL (1920) aus einem ursprünglichen Lipoidpigment, das sich mit Osmiumsäure und Sudan färbt und in Alkohol und Äther löst, entwickelt. Bei mißlungenen Silberimprägnationen kann man es gelegentlich sehr schön schwarz zu Gesicht bekommen.

Von besonderer Bedeutung ist das Verhalten der von der Zelle ausstrahlenden Fortsätze vor allem wegen der theoretischen Erwägungen, die sich hieraus über die Struktur des gesamten sym-

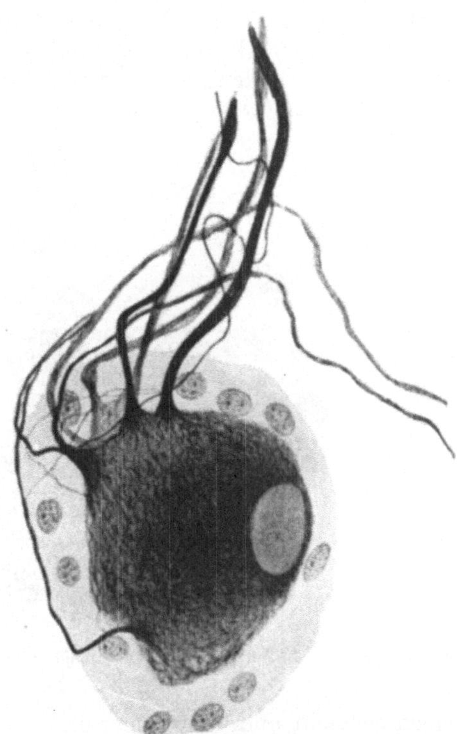

Abb. 85. Nervenzelle mit ihren Fortsätzen. Gangl. cerv. supr. Mensch. Bielschowskymethode. Vergr. 750fach. (Nach STÖHR jr.)

pathischen Nervensystems folgern lassen. Was zunächst die Zahl der Ausläufer anbelangt, so kann sie ungefähr zwischen 3 und 20 schwanken; größere Zellen haben häufig mehr Fortsätze wie kleinere, doch muß das nicht unter allen Umständen so sein. Über die Bedeutung dieser Zahlenverschiedenheit wissen wir nichts. Die Ursprungsstellen der Fortsätze sind über die Oberfläche des Zellkörpers verschieden verteilt. Manchmal geschieht diese Verteilung an der Oberfläche in einer mehr gleichmäßigen Weise (Abb. 72), manchmal sind alle Zellausläufer in einen kleinen, eng umschriebenen Bezirk des Zelleibes hinein orientiert (Abb. 85); es läßt sich eben hier keine Regel aufstellen.

An der Ursprungsstätte eines Ausläufers ist am Zellkörper gewöhnlich eine kegelförmige Ausziehung zu erkennen, die sich dann weiterhin zum Fortsatz verschmälert. Die Stärke der Fortsätze kann selbst an der gleichen Zelle vom allerfeinsten, kaum meßbaren Kaliber bis zur denkbar größten Dicke einer Nervenfaser schwanken. Die Größe einer Zelle ist auf die Stärke ihrer Fortsätze nicht

von Einfluß. Schließlich vermögen sich die Zellfortsätze noch dichotomisch zu
teilen oder eine Reihe sehr feiner Kollateralen abzugeben; sehr kurze Zellausläufer münden manchmal nur nach Bildung einer kleinen Schlinge direkt wieder
in den Zellkörper hinein (Abb. 87).

Die für den Bau des Zentralnervensystems früher maßgebliche Neuronentheorie hat auch für das Sympathicusgebiet fast alle Forscher dazu verleitet,
hier ähnliche Aufbauverhältnisse anzunehmen, mit anderen Worten, den Zell-
ausläufern eine funktionelle Deutung zuzuschieben und den Neuriten und die
Menge der Dendriten zu unterscheiden. Die „Entdeckung des Neuriten" der
sympathischen Ganglienzelle nimmt CAJAL(1911) für sich in Anspruch, obwohl er
freilich sogleich die Einschränkung, daß es oft große Mühe mache, den Neuriten zu
erkennen, seiner „Entdeckung" auf dem Fuße folgen läßt. Leider haben fast alle
auf dem Sympathicusgebiet tätigen Autoren, darunter KÖLLIKER (1896), RETZIUS
(1892), DOGIEL (1895), L. R. MÜLLER (1924), sich die CAJALsche Anschauung zu

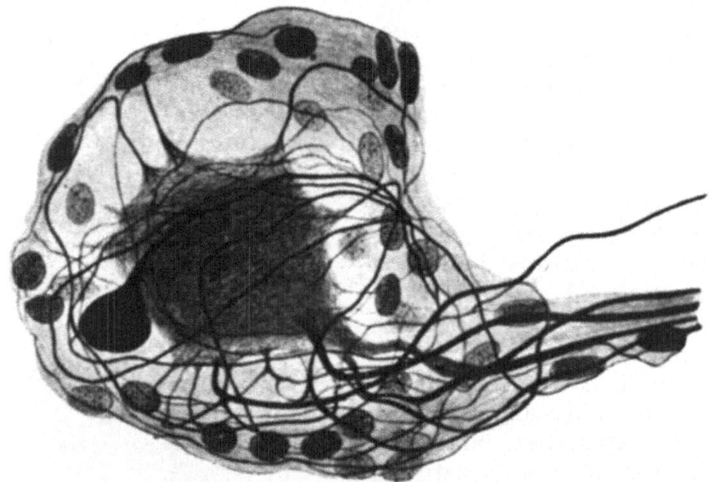

Abb. 86. Nervenzelle mit Endplättchen. Gangl. cerv. supr. Mensch. Bielschowskymethode. Vergr. 1000fach.
(Nach STÖHR jr.)

eigen gemacht und, wenn man die von ihnen gelieferten Abbildungen genau daraufhin besieht, irgendeinem beliebigen Zellausläufer rein willkürlich die Eigenschaften des Neuriten zugeteilt. Nur wenige Autoren, wie E. MÜLLER (1892),
lassen die Frage, den Neuriten zu bestimmen, unentschieden.

Es unterliegt nun keinem Zweifel, daß eine Einteilung der Zellausläufer in
Neuriten und Dendriten nur aus der mikroskopischen Betrachtung heraus eine
Unmöglichkeit darstellt. Tausende von Zellen, die ich in dieser Hinsicht durch-
mustert habe, ließen nicht die geringste Handhabe zu den Neuriten morphologisch auch mit einer nur irgendwie annähernden Bestimmtheit festzulegen.
Allerdings ist für ein Studium derartiger Details eine sichere Technik notwendig;
die Golgimethode ist hierbei nicht mehr zu verwerten. Besonders BIELSCHOWSKYS
ausgezeichnete Silbermethode zeigt auf das Klarste, daß es sogenannte „frei
endigende" Dendriten an der sympathischen Ganglienzelle überhaupt nicht gibt;
niemals vermochte ich derartige Dinge an gut imprägnierten Präparaten wahrzunehmen. Schien ein Zellfortsatz frei zu enden, so war er bei genauer Kontrolle
stets infolge Ausbiegens in eine andere Objektebene abgeschnitten worden.

Da bekanntlich die feinsten Nerven einer Darstellung oft große Schwierigkeiten entgegensetzen, so tritt natürlich gerade bei den dünnsten Fortsätzen das

Trugbild einer freien Endigung am leichtesten hervor. Bei vollkommener Imprägnierung verschwinden jedoch alle freien Nervenenden; wir sehen diese feinsten Fortsätze in die Kapsel eindringen, auch diese wieder verlassen und sich in ein ungeheueres Fasergewirr innerhalb des Ganglions hineinverlieren in unauflösbaren Wegen.

Es ist somit für alle sympathischen Ganglienzellen ein charakteristisches Merkmal, daß sie einen Unterschied zwischen Dendriten und Neuriten niemals erkennen lassen und daß, wenigstens innerhalb der Ganglien, ihre Fortsätze sehr lang sein müssen, da ich das Ende eines solchen, von den Endplättchen abgesehen, nicht auffinden konnte. Diese morphologische Grundeigenschaft der sympathischen Zellen gilt sowohl für diejenigen innerhalb des Grenzstranges und seiner vorgelagerten Ganglienflechte wie für die in die Wand der Eingeweide hineinversenkten Elemente. Sämtliche beigegebenen Abbildungen von Ganglienzellen zeigen in dieser Beziehung die gleiche Erscheinung. In der Zeichnung frei endigende Fortsätze entsprechen also nicht der Wirklichkeit, aus Gründen, die ich oben angegeben habe.

Hieraus resultiert ohne weiteres, daß jeder Versuch einem Zellfortsatz eine funktionelle Deutung zu verleihen, zum Scheitern verurteilt ist; es steht nach dem histologischen Befund nichts im Wege, alle Fortsätze für Neuriten oder für Dendriten zu halten oder für beides zugleich. Jede Unterscheidung in Dendriten oder Neuriten ist hier ein Akt reiner Willkür, wenn wir von den Endplättchen einmal absehen. Das durch die geschilderten anatomischen Verhältnisse die LANGLEYSche Hypothese, die mit Hilfe des Nicotins das gesamte sympathische System aus einem präganglionären und postganglionären Neuron bestehen läßt, nicht gefestigt wird, liegt auf der Hand. Hierauf wird noch zurückzukommen sein.

TOKURA (1925) hat im Ganglion cervicale bei der *Katze* unipolare Zellen beobachtet, die vom Ganglion nodosum vagi abstammen und sensibler Natur sein sollen; ein Beweis für beide Thesen wird aber nicht erbracht.

Auf zwei Eigentümlichkeiten der Zellfortsätze in verschiedenen Fällen eine erhebliche Oberflächenvergrößerung nervöser Substanz hervorzurufen, sei noch besonders hingewiesen. Zunächst können manche Fortsätze tatsächlich frei enden, aber nicht etwa wie eine Blitzableiterspitze, sondern mit einem rundlichen, längsovalen oder auch birnförmigen Gebilde, dem sogenannten Endplättchen (Abb. 86 und 94). Das Zytoplasma dieser Endapparate unterscheidet sich mit seinem feinen, neurofibrillären Gefüge nicht weiter von dem des zugehörigen Zellleibes. Gelegentlich er

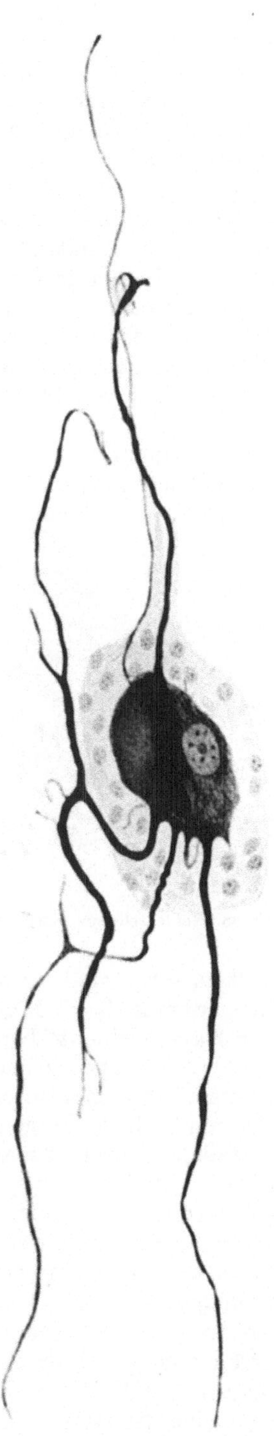

Abb. 87. Pigmenthaltige Nervenzelle. Gangl. cerv. supr. Mensch. Bielschowskymethode. Vergr. 500fach. (Nach STÖHR jr.)

hält ein solches Endplättchen eine eigene, bindegewebige Hülle (Abb. 94); es kann unter Umständen in beträchtlicher Entfernung von der zugehörigen Zelle aufgefunden werden. Ist das Verbindungsstück zwischen Endplättchen und Zelle nur sehr klein, so haben wir die sogenannten „kolbigen" Fortsätze vor uns, die vor allem an den Ganglienzellen des Herzens und der Harnblase gelegentlich zu beobachten sind.

Der zweite Modus die nervöse Substanz zu vergrößern besteht darin, daß irgend ein Fortsatz um den zugehörigen Zellkörper eine Anzahl von Spiralturen herumlegt oder in unmittelbarer Nähe der Zelle einen oft schwer durchdringlichen Knäuel mit einer großen Menge unregelmäßiger, auf das Engste neben- und übereinander gelagerter Schlingen entwickelt (Abb. 88). Ein solcher Knäuel kann auch von mehreren Fortsätzen der gleichen Zelle gebildet werden; es sind dann sehr häufig Fasern benachbarter Zellen oder allerfeinste, von irgendwoher kommende marklose Fäserchen mit hinein verflochten. In den meisten Fällen fehlt die Knäuelbildung.

Die sympathischen Ganglienzellen sind gewöhnlich von einer bindegewebigen Kapsel umgeben; es handelt sich hierbei um feinste Fibrillen, zwischen denen eine Menge von kleinen längsovalen Kernen eingestreut liegen. Da Zellgrenzen

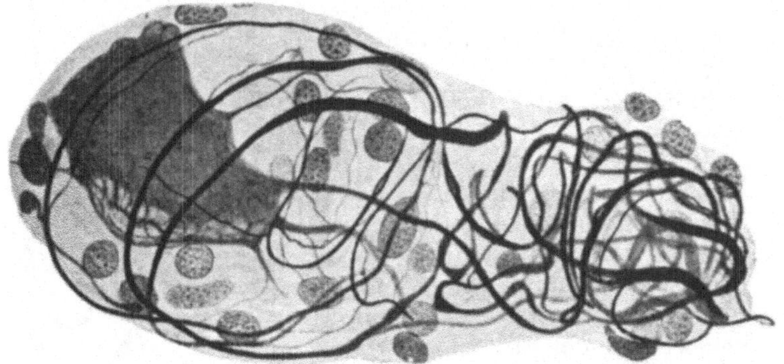

Abb. 88. Nervenzelle mit Knäuelbildung eines Fortsatzes. Gangl. cerv. supr. Mensch. Bielschowskymethode. Vergr. 900fach. (Nach Stöhr jr.)

nicht zu sehen sind, so haben wir wahrscheinlich eine syncytiale Masse vor uns. Oft werden mehrere Nervenzellen von einer gemeinsamen Kapsel eingeschlossen oder Kapselelemente benachbarter Zellen gehen unmerklich ineinander über.

Durch die oben gelieferten morphologischen Beobachtungen wird die Individualität der sympathischen Ganglienzelle mit ihrem Fortsatz, das angebliche „Neuron" sehr in Frage gestellt. Dies tritt noch mehr in Erscheinung, wenn wir die Zellen in ihrem Verbande innerhalb eines Ganglions etwas näher betrachten. In guten Bielschowskypräparaten fällt am meisten das Fehlen jeglicher freien Nervenendigungen auf; wo sie hervortreten, handelt es sich, wie mit der Mikrometerschraube unschwer festzustellen ist, um abgeschnittene Fortsätze. Unwillkürlich drängt sich hierbei der Gedanke auf, daß eine Ganglienzelle im Grunde eine kernhaltige Anhäufung neurofibrillärer Substanz an einer Stelle repräsentiert, wo eine Anzahl von Nervenfasern verschiedensten Kalibers miteinander zusammentreffen. Sie würde demnach, wenigstens morphologisch gedacht, die Rolle eines Remakschen Knotenpunktes innerhalb eines nervösen Endnetzes übernehmen, somit einer Schwannschen Zelle entsprechen, der sich an der Kreuzungsstelle markloser Nervenfäserchen vorfindet. (Siehe auch Bd. IV, 1. Teil, C.)

Der Schluß liegt sehr nahe, die sympathischen Ganglienzellen gleichsam als Kern und Tigroid enthaltende, plasmatische Verdichtungsstellen eines ungeheuer komplizierten Neuroreticulums aufzufassen. Ein Vergleich mit embryonalen Mesenchymzellen würde aber zu oberflächlich sein, um den morphologisch wohl unauflösbaren Konstruktionsverhältnissen des nervösen Apparates nur einigermaßen Rechnung zu tragen; das Tertium comparationis wäre hierbei nur auf die Lage der Ganglienzellen wie der Reticulumzellen an Knotenpunkten von Fasern zu beschränken, wie wir das auch im Nervensystem bei *Wirbellosen* sehen können. Sonst ist jede weitere Vergleichung des sympathischen Systems mit embryonalem Mesenchym sorgfältig zu vermeiden.

Das geht schon daraus hervor, daß es mir niemals gelungen ist, direkte plasmatische Verbindungen benachbarter Ganglienzellen aufzufinden. Möglicherweise kommen sie hin und wieder einmal vor; die Beobachtungen von MICHAILOW (1911) und COLE (1925) weisen darauf hin. Doch darf dies niemals dazu verleiten, plasmatische Verbindungen benachbarter Nervenzellen als allgemein gültig anzunehmen. Vielmehr müssen die plasmatischen Verbindungen zwischen den Ganglienzellen sich über sehr beträchtliche Zwischenräume, vielleicht sogar über mehrere Ganglien hinüber erstrecken, worin auch die Ursache gelegen ist, daß man sie

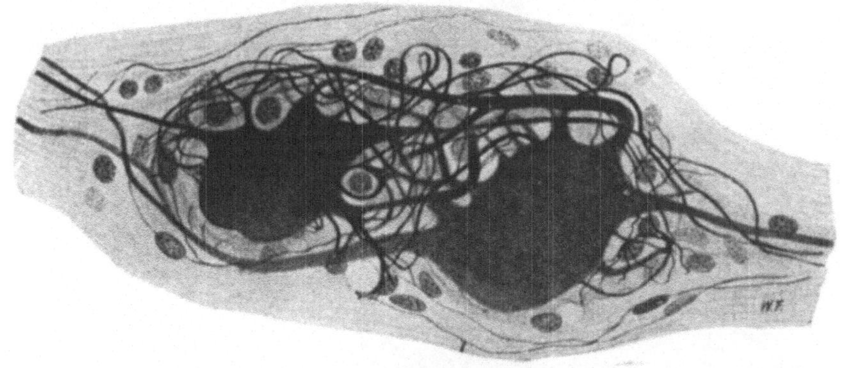

Abb. 89. Zwei mit ihren Fortsätzen ineinander verflochtene Nervenzellen. Gangl. cerv. supı. Mensch. Natronlauge-Silber-Methode von O. SCHULTZE. Aus BRAUS-ELZE: Anatomie, Bd. 3.

in einem einzigen Schnitt niemals zu sehen bekommt. Das Fehlen jedweder Nervenendigungen ist gar nicht anders wie durch die Annahme eines plasmodialen, nach dem Gewirr der Nervenfasern freilich ungeheuer verwickelten Baues des sympathischen Systems zu erklären. Daß das so häufige Mißlingen vieler Durchschneidungsexperimente in dieser Netzkonstruktion des sympathischen Nervensystems zum Teil begründet liegt, scheint mir durchaus annehmbar.

Nicht gar zu selten kommen Fälle zur Beobachtung, wo benachbarte Ganglienzellen sich so sehr mit ihren Fortsätzen ineinander hineinverhaken und verflechten, daß man die Zugehörigkeit vieler von diesen Fäserchen zur einen oder anderen Zelle häufig unmöglich mehr mit Sicherheit bestimmen kann (Abb. 89, 90, 91). CAJAL (1905) hat zuerst derartige Zellgruppen beobachtet und mit „Glomerulotypus" bezeichnet. So nahe es liegt, in einem solchen Fasergewirr nach direkten plasmatischen Verbindungen zwischen den beiden Zellen zu suchen, so konnte ich gerade hier keine direkten Zusammenhänge plasmatischer Zellsubstanz zweifelsfrei auffinden. Das Studium nach solchen Verbindungen wird sehr häufig noch dadurch erschwert, daß zu dem aus Fortsätzen von beiden Zellen zusammengeballten Nervenknäuel noch eine Anzahl allerfeinster, aus der Ferne kommender markloser Nervenfäserchen sich hineinverwickeln und die Verhältnisse hierdurch um ein Erhebliches komplizieren (Abb. 89).

In anderen Fällen vereinigen sich die Fortsätze mehrerer Nervenzellen erst in
weiterer Entfernung von den Zellkörpern zu einem solchen Knäuel (Abb. 90),
wobei sie häufig ihr Kaliber plötzlich stark verringern und ein allerfeinstes Fasergewirr hervorzaubern; auch eine Menge von kleinen Kernen, wohl bindegewebiger
Natur, ist darin zu beobachten. Schließlich vermögen einzelne Fortsätze, um ihre
zugehörigen Zellkörper durch eine Anzahl von Spiral- oder Kreistouren besondere
Geflechte, „Körbe“, entstehen zu lassen, ehe sie mit Fortsätzen benachbarter
Zellen an die Bildung jener Faserknäuel herantreten (Abb. 91). Gewöhnlich sind

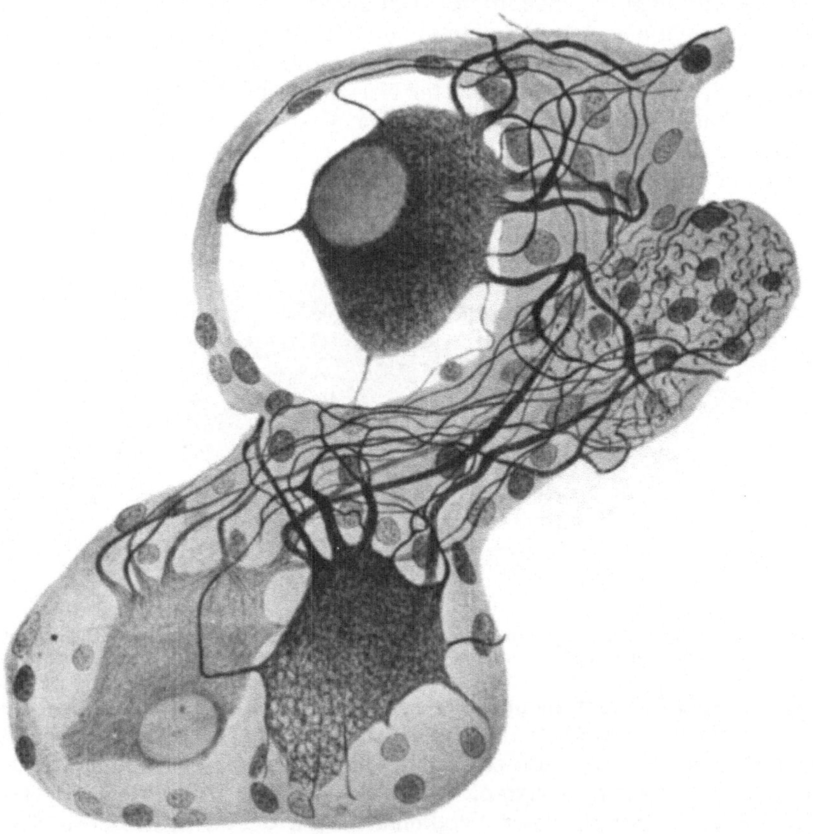

Abb. 90. Drei Nervenzellen mit Knäuelbildung ihrer Fortsätze. Gangl. cerv. supr. Mensch.
Bielschowskymethode. Vergr. 900fach. (Nach STÖHR jr.)

zwei Zellen mit ihren Fortsätzen zu einem Knäuel ineinander verflochten; es
können aber auch drei und mehr Zellen eine derartige, auf engstem Raume zusammengehäufte Fasermasse mit ihren Ausläufern entstehen lassen.

Daß in diesem Fasergewirr, wo die Ausläufer der einen Zelle mit denen der
benachbarten in hundertfältigen Kontakt geraten, eine Übertragung der Erregung von Zelle zu Zelle stattfinden kann, scheint mir durchaus wahrscheinlich.
Die Knäuel, in denen frei endigende Fasern niemals zu sehen sind, stellen keine
eigentlichen Endapparate dar, da viele Fortsätze, die an ihrer Bildung beteiligt
waren, die Geflechte wieder verlassen und durch das Ganglion in nicht mehr fest-
stellbarer Richtung weiterziehen. Im übrigen ist diese nervöse Faserverdichtung
der Knäuel keineswegs allein an die sympathischen Ganglien gebunden, sondern

man kann sie auch im intramuralen Abschnitt des sympathischen Systems des öfteren beobachten.

Es ist zweifellos ein Verdienst von Langley (1922) gezeigt zu haben, daß mit Hilfe des Nicotins die Leitung jeder efferenten sympathischen Faser innerhalb eines peripheren sympathischen Ganglions unterbrochen werden kann; hieraus schloß Langley (1922), daß die efferente sympathische Leitungsbahn aus zwei hintereinander geschalteten „Neuronen" sich aufbauen müsse. Diejenige Faser, die wahrscheinlich in der Seitenhorngruppe des Rückenmarkes ihren Ursprung nimmt und in einem sympathischen Ganglion an einer Nervenzelle ihr Ende finden soll, nannte er präganglionär; der Fortsatz, der hinwiederum aus der von der präganglionären Faser umfaßten Ganglienzelle entspringt und schließlich im Erfolgsorgan endigt, hieß der postganglionäre. Es kann hier selbstverständlich keine Kritik der Nicotinmethode gegeben werden. Daß sie nicht ganz zuverlässig ar-

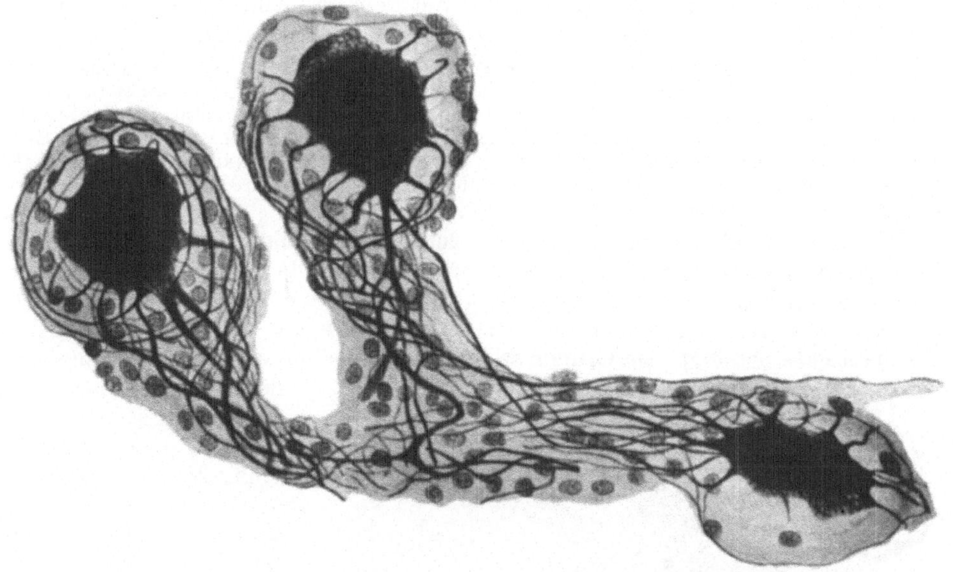

Abb. 91. Drei Nervenzellen mit Knäuelbildung ihrer Fortsätze. Gangl. cerv. supr. Mensch. Bielschowskymethode. Vergr. 500fach. (Nach Stöhr jr.)

beitet, geht aus den Angaben von Schilf (1926) hervor, wonach ihre Wirkung bei verschiedenen Warmblütern „nicht immer die gleiche" sein soll, wonach der *Hund* „relativ recht unempfindlich gegen Nicotin ist" und anderes mehr. Wie dem auch sei, es genügt zu wissen, daß man die Leitung einer efferenten sympathischen Bahn mit Nicotin unterbrechen kann.

Die Ansicht von Gaskell (1916), wonach alle präganglionären Fasern markhaltig, die postganglionären dagegen ohne Markscheide seien, ist eine reine Spekulation. Schon Langley (1922) und Kölliker (1896) haben markhaltige Fasern aus sympathischen Zellen entspringen sehen; im übrigen hat es überhaupt keinen rechten Sinn, nach dem Markgehalt einer Faser auf ihre Funktion zu schließen, da die gleiche Faser ihre Markscheide verlieren und sich wieder mit einer solchen umhüllen kann.

Das die Morphologie hierbei interessierende Problem scheint mir nun darin zu liegen, ob eine Unterbrechung der Leitung unter allen Umständen auch eine morphologisch feststellbare Unterbrechung der nervösen Bahn zu bedeuten hat, wie dies seit Langley (1922) mit zahllosen, leider aber nur schematischen Abbildungen erläutert wird. Es stellt immer ein Wagnis dar, auf Grund experimenteller Beobachtung anatomische Einrichtungen zu konstruieren. Ist aber der Schluß LANGLEYS (1922) richtig, so müssen in allen sympathischen Ganglien eine Menge von Nervenendigungen um die Zellen aufzufinden sein, d. h. genauer ausgedrückt: es muß sich an jeder sympathischen Ganglienzelle eine Endigung einer Nervenfaser erkennen lassen.

Verzweigungen von Nervenfasern in Form von korbartigen Geflechten (nids' pericellulaires) scheint zum ersten Male CAJAL (1905) genauer beschrieben zu haben, indem er Dendriten sympathischer Ganglienzellen auf diese Weise an benachbarten Zellen ein Ende finden läßt. VAN GEHUCHTEN (1892), RETZIUS (1892), SALA (1893), v. LENHOSSÉK (1894), KÖLLIKER (1896) und JUSCHTSCHENKO (1897) gelangten mit der Golgimethode ebenfalls zur Darstellung derartiger, pericellulärer oder circumcel.ulärer Geflechte; die mit der Methylenblaumethode erzielten Abbildungen von DOGIEL (1895), HUBER (1900) und MICHAILOW (1908) bringen das gleiche Resultat zur Wiederholung. In neuerer Zeit haben sich HERZOG (1926), GREVING (1921) und LAWRENTJEW (1924) mit dem Problem der Endigungsweise von Nervenfasern an sympathischen Ganglienzellen beschäftigt.

GREVING (1921) unterscheidet fünf Typen einer solchen Endigungsweise: 1. die grobe Schlinge, 2. die Endaufsplitterung, 3. die kapsuläre Geflechtbildung, 4. das pericelluläre Geflecht, 5. das knäuelartige Geflecht nach CAJAL (1911). Die Mehrzahl dieser „Endgeflechte" soll sich teils auf, teils unterhalb der bindegewebigen Kapsel vorfinden; ihre Herkunft — und das ist gerade das Wichtigste an der Sache — konnte GREVING (1921) niemals feststellen. Es ist also zunächst unbewiesen, daß diese Geflechte ihre Bildung „präganglionären" Fasern verdanken.

Es hat nur wenig Zweck, sich auf eine detaillierte Schilderung dieser pericellulären Faserkörbe einzulassen; ihr Formenreichtum ist ebenso groß, wie derjenige der Ganglienzellen. Nur auf einen Punkt sei besonders hingewiesen: Stets sind mehrere, manchmal sogar mehrere Dutzend von Nervenfasern an der Bildung der Korbgeflechte beteiligt. Im Grunde stellen die pericellulären Geflechte nichts anderes wie höchst verwickelte Fasergewirre dar und gleichen somit völlig den oben erwähnten Knäueln nur mit dem Unterschiede, daß sie mit ihrer Fasermasse noch eine Ganglienzelle umschließen.

In der Tat unterscheiden sich die pericellulären Geflechte in ihrem Aufbau nicht im geringsten von den knäuelartigen Bildungen; hier wie dort finden

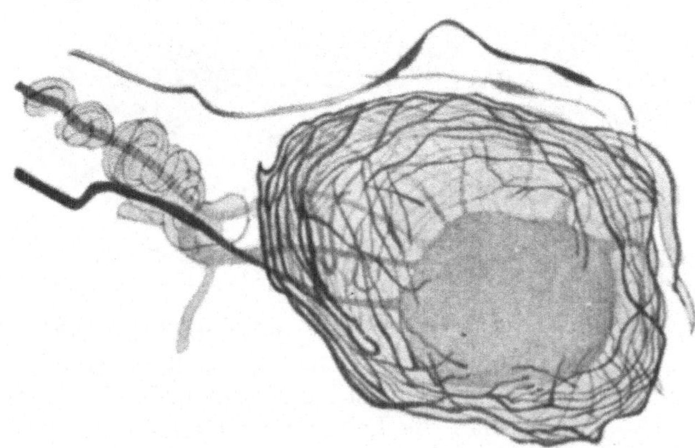

Abb. 92. Nervenzelle mit Korbgeflechtbildung sowie mit einer „Spiralfaser"? um einen ihrer Fortsätze. Gangl. cerv. supr. Mensch. Natronlauge-Silber-Methode von O. SCHULTZE. (Nach STÖHR jr.)

wir ein vollständig geschlossenes Fasergewirr, hier wie dort fehlen freie Nervenenden vollkommen. Niemals stellt ein Zellkorb das Produkt einer einzigen Nervenfaser dar, wie dies im Schema demonstriert zu werden pflegt. Er verdankt stets seine Entwicklung mehreren Fasern, gleichgültig ob vom stärksten oder allerfeinsten Kaliber, und kann sehr gut als ein über die Zelle wie eine Hülle herübergezogener Faserknäuel gedacht werden (Abb. 92).

Hieraus resultiert, daß wir in diesen Korbgeflechten so wenig eine bestimmte Endigung einer präganglionären oder sonstigen Faser vor uns haben wie in den

Faserknäueln, da ja nichts von dem Aufhören einer oder mehrerer Fasern zu bemerken ist. Vielmehr sind diese Zellkörbe als mehr zufällige Verdichtungen des nervösen Fasergewirres zu betrachten, eine schon von VAN GEHUCHTEN (1892) und HUBER (1900) vertretene Anschauung, die noch dadurch eine besondere Stärkung erfährt, daß die weitaus überwiegende Anzahl aller Nervenzellen keine derartigen Endkörbe um sich erkennen lassen.

Beim *Frosch*, dessen sympathische Ganglienzellen meist unipolar, selten bipolar oder multipolar zu sein scheinen, wurden schon vor langer Zeit (BEALE 1863) eigentümliche marklose Fäserchen dargestellt, die sich in spiraligen Windungen zunächst um den Fortsatz herumwickeln, ehe sie am Zellkörper ihr Ende finden sollen (Spiralfaser). Solche Fasern wurden von einer ganzen Reihe von Autoren beschrieben (ARNOLD 1865, COURVOISIER 1866, KEY und RETŻIUS 1876, SMIRNOW 1890, JOHNSON 1918, WARFWRINGE 1906, HUBER 1913, SALA 1893); sie stellen jedoch, wie GREVING 1921 mit Recht hervorhebt, kein charakteristisches Merkmal für eine besondere Tierklasse dar, sondern finden sich auch bei *Vögeln* (v. LENHOSSÉK), *Säugetieren* (SALA 1893) und beim Menschen vor (CAJAL 1911, GREVING 1921). Auf Abb. 92, die von menschlichem Materiale stammt, ist sie ebenfalls zu sehen.

Es geht also aus dem mikroskopischen Bild, aus dem Fehlen freier Enden an den Zellfortsätzen und aus dem Fehlen jeglicher erkennbarer Nervenendigungen sowohl innerhalb der Ganglien zwischen den Fasern, wie an den Nervenzellen selbst hervor, daß für den von LANGLEY postulierten Aufbau des sympathischen

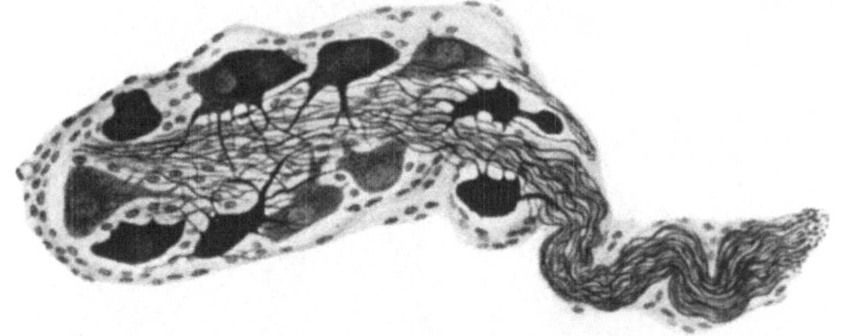

Abb. 93. Übersicht über ein kleines sympathisches Ganglion in der Harnblasenwand. Mensch. Bielschowskymethode. Vergr. 250fach.

Systems aus zwei hintereinander geschalteten Neuronen keine morphologische Grundlage vorhanden ist. Unterbrechung der Leitung durch Nicotin ist demnach nicht gleichbedeutend mit morphologisch sichtbarer Unterbrechung der Nervenfaser. Der anatomische Befund drängt vielmehr zur Annahme, daß das gesamte sympathische System ein geschlossenes Netz darstellt, von welchem nur die äußersten Partien als freie Ästchen in die versorgten Epitheldrüsen und Muskelzellen zu untrennbarer physiologischer, wie anatomischer Einheit hineinversenkt sind oder als verschieden gestaltete sensible Endigungen ihren Lauf vollenden.

Eine Anzahl von Autoren haben den zweifellos richtigen Versuch gemacht, mit der Durchschneidungsmethode Verlauf und Endigungsweise sympathischer Fasern innerhalb des Grenzstranges festzustellen oder um LANGLEYS (1922) Lehre vom präganglionären und postganglionären Neuron nachzuweisen (LANGLEY 1922, LAWRENTJEW 1925, MATSUI 1925, RANSON und BILLINGSLEY 1918, JOHNSON 1918 u. a.). Leider sind die Resultate dieser Autoren nicht mit solcher Sicherheit anzusehen, wie das beim ersten Augenblick erscheinen möchte; dies hat vor allem seine Ursache in der Schwierigkeit, degenerative Veränderungen von Nervenfasern mit Sicherheit zu erkennen, was wiederum großenteils auf der Launenhaftigkeit der Silbermethoden beruht. Nur markhaltige Fasern in den Kreis seiner Betrachtung zu ziehen, hat nur geringen Wert, da hierbei die große Masse der mindestens ebenso wichtigen marklosen Elemente keine Berücksichtigung erfährt. Gerade an den marklosen Fäserchen sind aber degenerative Merkmale besonders schwer festzustellen, ja sie scheinen überhaupt, wie schon seit langem bekannt ist, sehr schwer zu degenerieren. So kommt es, daß die Resultate der Durchschneidungsexperimente bis jetzt sehr unsicherer Natur sind und keinerlei weitgehende Schlüsse zulassen.

Die Ganglien des Grenzstranges, seine vorgelagerten sympathischen Ganglien und die Ganglien des intramuralen Systems weisen die gleiche oben geschilderte Konstruktion auf. Es sind also weder die Grenzstrangganglien, noch das Ganglion coeliacum oder intramurale, geschlossene Ganglien voneinander mit Sicherheit bis jetzt zu unterscheiden. Nur in kleinen Ganglien des intramuralen Systems sind manchmal alle Zellen an den Rand unter die Kapsel gelagert und senden die Hauptmasse ihrer Fortsätze ins Innere zu einem gemeinsamen Faserbündel hin-

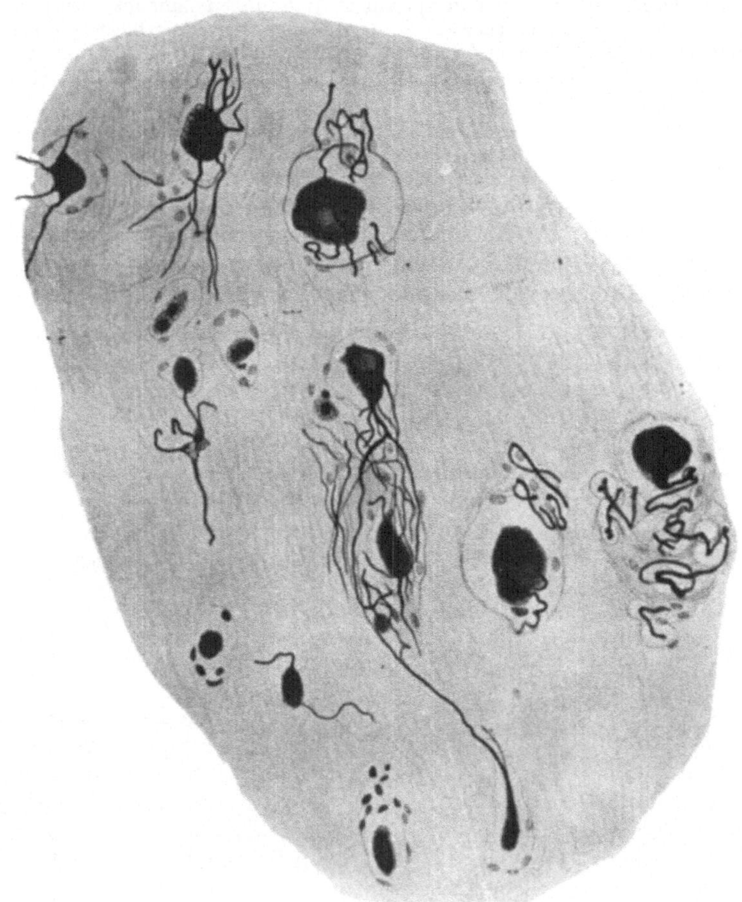

Abb. 94. Verwachsungsstelle von Gangl. cerv. supr. und Gangl. nodosum. Mensch. Bielschowskymethode. Vergr. 250fach. Präparat von Dr. W. Fick.

ein (Abb. 93), eine Beobachtung, die sich auch bei L. R. Müller (1924) an einem Blasenganglion vorfindet. Wahrscheinlich handelt es sich hierbei nur um eine reine Zufälligkeit.

Verbindungen des sympathischen Grenzstranges mit dem Vagus wurden verschiedentlich beschrieben (Sternschein 1922, Ranson und Billingsley 1918 bei der *Katze*, Shawe 1924 und Fick 1926 beim Menschen). W. Fick 1926 vermochte eine konstante, in Zahl und Stärke der Nervenfasern stark wechselnde Verbindung zwischen Ganglion nodosum und Ganglion cervicale supremum aufzudecken. Die Mehrzahl der Verbindungsfasern, besonders an der Einmündungsstelle in den Sympathicus besitzt keine Markscheide, scheint sich jedoch innerhalb der Verbindungsbrücke nach dem Vagus zu mit einer solchen zu umgeben; ein Teil der markhaltigen Fasern steigt im Vagus kranialwärts empor, die marklosen Elemente ziehen in der Hauptsache im Vagus peripherwärts. Schließlich konnte W. Fick (1926) in 14 vH aller Fälle eine Verschmelzung von Gangl. nodosum und Gangl. cervicale sup. feststellen, wobei im proximalen Teil ein deutlicher Faseraustausch vor sich ging und sogar Vaguszellen in das Sympathicusgebiet verlagert waren (Abb. 94). Eine ähnliche Angabe stammt von Tokura.

Shawe (1924) hat bei 28 Leichen in 17 Fällen Verbindungsäste zwischen dem unteren Cervicalganglion und in 8 Fällen Verbindungen zwischen mittlerem Cervicalganglion und dem Vagus, bzw. Recurrens gesehen. Über die nervösen Verbindungen des Gangl. cervicale sup. bei der *Katze* liefern Ranson und Billingsley (1918) eine sehr genaue Beschreibung mit der richtigen Bemerkung, daß aus dem Markgehalt einer Faser kein Schluß auf ihre Funktion gefolgert werden dürfe. Bei Potts (1925) finden sich schließlich die hauptsächlichen peripherischen Verbindungen des Grenzstranges beim Menschen geschildert.

Im Grenzstranggebiet des Sympathicus trifft man hier und da eingelagerte chromaffine Zellen. Kohn (1903) hat solche Zellengebilde im Ganglion cervicale superius gelegentlich beobachtet; in einem sympathischen Ganglion aus dem Plexus coeliacus der *Katze* beschreibt er sogar ein eingesprengtes, nur aus chromaffinen Zellen bestehendes Körperchen.

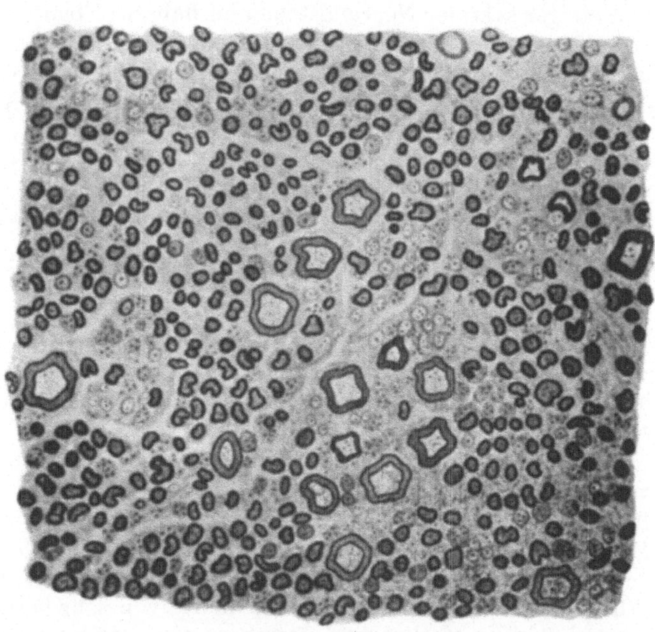

Abb. 95. Querschnitt durch den Nervus splanchnicus. *Katze.* Osmium. Vergr. 550fach. (Nach Stöhr jr.)

Der Nervus Splanchnicus major setzt sich aus Nervenästchen zusammen, die gewöhnlich vom sechsten bis neunten Thorakalganglion stammen, während der Splanchnicus minor seine Wurzeln hauptsächlich im zehnten und elften Thorakalganglion besitzt. Beide Nerven münden in den Plexus coeliacus ein, der Splanchnicus minor gibt vorher noch einen Zweig an den Plexus renalis ab. Die mehr weißliche Farbe der N. Splanchnici beruht auf ihrem großen Reichtum markhaltiger Fasern, die vom stärksten bis zum allerfeinsten Kaliber schwanken können (Abb. 95). Doch finden sich nicht ausschließlich markhaltige Elemente vor, wie L. R. Müller (1924) angibt, sondern es lassen sich auch eine große Menge feinster markloser Fäserchen erkennen. Im oberen und unteren Ende der Nervi Splanchnici sind gelegentlich sympathische Ganglienzellen eingeschlossen.

Die Physiologie des Nervi Splanchnici scheint sehr kompliziert zu sein; es wird ihnen ein Einfluß auf die Tätigkeit des Magen-Darmkanales, der Niere und Nebenniere zugewiesen; daß in ihnen auch afferente Fasern verlaufen, die die

Leitung des Eingeweideschmerzes besorgen, mag aus der von Kappis (1924) eingeführten Splanchnicusanästhesie als gesichert zu ersehen sein.

Über die Entwicklung der sympathischen Ganglien ist bei Castro (1923) Näheres zu
erfahren.

2. Das parasympathische System.

Das parasympathische System ist, wie aus dem obigen Abschnitt hervorgeht,
ein physiologischer, kein anatomischer Begriff, der diejenigen Nervenelemente in
sich vereinigt, deren Reizung eine den efferenten sympathischen Fasern entgegengesetzte Wirkung im Erfolgsorgan hervorruft. Die parasympathischen
Fasern sind nicht als präparatorisch isolierbare Nervenstränge festzustellen, sondern sie sind als morphologisch nicht weiter erkennbare Einzelelemente in der
Fasermasse des Oculomotorius, Facialis, Glossopharyngeus, Vagus, Accessorius
und einiger sakraler Nervenästchen enthalten. Eben weil in den erwähnten Nerven die parasympathischen Fasern sich nicht von den mitverlaufenden spezifischen Nervenfasern mikroskopisch unterscheiden lassen, stellt im Grunde der
„Parasympathicus" überhaupt kein Objekt anatomischer Forschung dar.

Nichtsdestoweniger sollen diejenigen Teile des peripherischen Nervensystems,
welche nach Feststellung der Physiologen parasympathische Fasern enthalten,
hier eine kurze morphologische Beschreibung erfahren, wobei aber ausdrücklich
bemerkt wird, daß die parasympathischen Elemente nur einen in seiner Größe
und Ausdehnung unbekannten, mikroskopisch gar nicht analysierbaren Teil der
geschilderten nervösen Gebilde darstellen.

a) Die kranialen Anteile.

A. Nervus oculomotorius, Ganglion ciliare. Beide Gebilde werden
bei den Nerven der Orbita abgehandelt und sind in einem Anhang zu dem Abschnitt Sehorgan Bd. 3 beschrieben.

B. Nervus Vagus. Mit seiner Histologie haben sich schon eine ganze Anzahl
von Autoren beschäftigt (van Gehuchten 1912, Molhant 1910, Cajal 1911, L.
R. Müller 1924, Ranson 1914, Holzmann und Dogiel 1910, Couvreur und
Duculty 1923, Nordkemper 1921). Was zunächst die Stärke der Nervenfasern
anbelangt, so kommen hier alle erdenklichen Schwankungen im Kaliber vor.
Wir finden sowohl markhaltige Elemente von sehr beträchtlicher Dicke und mit
einem kräftigen Markmantel versehen, sowie andererseits marklose Nervenfäserchen von einer ganz ungeheueren Feinheit. Zwischen beiden Extremen wird durch
eine ganze Fülle verschieden dicker Nervenfasern ein kontinuierlicher Übergang
hergestellt (Abb. 96). Sämtliche Faserelemente sind, wenn wir sie nach ihrem
Dickendurchmesser betrachten, wie beim sympathischen Grenzstrang regellos
durcheinander gewürfelt. Die Ansicht von Molhant (1910), den verschieden
dicken Fasern ein jeweils verschiedenes topographisches Ausbreitungsgebiet in
den Erfolgsorganen des Vagus zuzuweisen, scheint mir nicht genügend gesichert.

Nach L. R. Müller (1924) sind im Halsteile des Vagus bis zum Abgang der
N. Laryngei die markhaltigen Fasern in der Überzahl und nehmen unterhalb des
Plexus pulmonalis ab; doch sind auch in den unteren Vaguspartien starke markhaltige Fasern noch zahlreich vorhanden. Das den Nerven umhüllende Bindegewebe faßt die Fasermasse zu einer Anzahl von Nervenbündeln zusammen.

Über den Verlauf der markhaltigen Fasern im Vagus, ihr teilweises Eindringen
in sympathische Äste sowie über den gegenseitigen Austausch rechter und linker
Vagusfasern geben bei der *Katze* die Durchschneidungsexperimente von Iwama
(1925) einen gewissen, wenn auch lange nicht genügenden Aufschluß, während
Larsell (1921) über den Vagusanteil an der Lungeninnervation einen weiteren

experimentellen Beitrag geliefert hat. Soviel scheint jedenfalls sicher zu sein, daß jede Lunge vom gleichseitigen wie vom kontralateralen Vagus markhaltige Fasern zugeteilt bekommt; der Austausch beiderseitiger Vagusfasern erfolgt bei der *Katze* offenbar unterhalb der Lungenwurzeln und im Plexus oesophageus. Daß auch sympathische Fasern im Vagus einherziehen, geht aus den Beobachtungen von W. FICK hervor.

Präparatorische Einzelheiten über die Aufteilung des Nervus vagus sind bei Mc. CREA (1924), vor allem aber aus dem sehr gründlichen Werk von HOVELACQUE (1927) zu ersehen. Daß im Vagus auch unterhalb des Abganges vom Laryngeus sup. noch schmerzempfindliche Fasern verlaufen, haben die Beobachtungen von KAPPIS (1925) gezeigt.

Die beiden peripherischen Ganglien des Nervus vagus, das Ggl. jugulare und Ggl. nodosum, sind wie die Spinalganglien gebaut. Nach HOLZMANN und DOGIEL (1910) scheint das Ggl. nodosum beim *Pferd* und *Ochsen* eine große Längenausdehnung zwischen den Fasern des Vagus zu besitzen und mehr aus einzeln verstreuten Reihen von Nervenzellen wie aus einem abgrenzbaren Zellhaufen zu bestehen. Im übrigen gilt für beide Ganglien das in dem Abschnitt Spinalganglien Gesagte. Über die Verbindungen des Ggl. nodosum mit dem Ggl. cervicale supremum siehe den vorhergehenden Abschnitt.

C. Ganglion sphenopalatinum. Dieses Ganglion enthält, wie zuerst RETZIUS (1880) festgestellt hat, durchweg multipolare Zellen und gleicht im Aufbau einem sympathischen Gan-

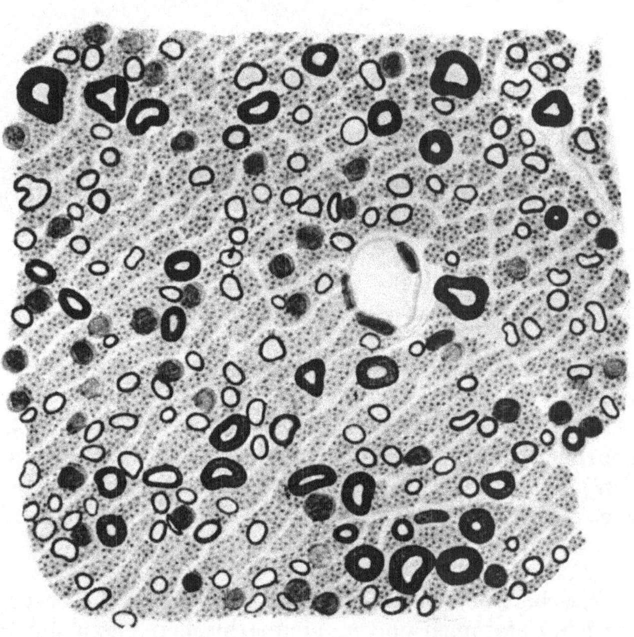

Abb. 96. Querschnitt durch den Vagus. *Kaninchen.* Osmium-Kalibichromat-Alaun-Cochenille. Vergr. 1000fach.

glion. Später haben v. LENHOSSÉK (1894), BIONDI und L. R. MÜLLER (1924) jene Beobachtung bestätigt, die in sämtlichen Lehrbüchern der Anatomie und Histologie Eingang gefunden hat.

Ganglion oticum. Es weist den gleichen Bau wie das Ganglion sphenopalatinum auf, besteht also aus multipolaren Zellen (RETZIUS 1880, RIQUIER 1914, L. R. MÜLLER 1924); manchmal zerfällt es in mehrere zerstreute Zellhaufen (WEIGNER 1915, CAMIEU 1899).

Ganglion geniculi. Man trifft auf das Ganglion gerade am Facialisknie an der Abgangsstelle des N. petrosus superf. major (Abb. 97). Seine Zellelemente können gelegentlich eine Strecke weit in den Nervus intermedius und den N. petrosus superf. major hineinverlagert sein (WEIGNER 1915). RETZIUS hat zuerst (1880) bei Mensch, *Hund* und *Katze* die Zusammensetzung des Ganglions aus unipolaren Zellen beobachtet; später gelangten v. LENHOSSÉK (1894), VAN GEHUCHTEN (1900) und L. R. MÜLLER (1924) zu dem gleichen Ergebnis. Das Gan-

glion geniculi weist somit den Bau eines Spinalganglions auf. Über den genaueren
Verlauf der von den Zellen entspringenden Fortsätze sind wir noch nicht genügend
unterrichtet.

Ganglion submaxillare. Seine Nervenzellen sind multipolar (Retzius
1880, v. Lenhossék 1894) und gleichen den sympathischen. Auch für das Gan-

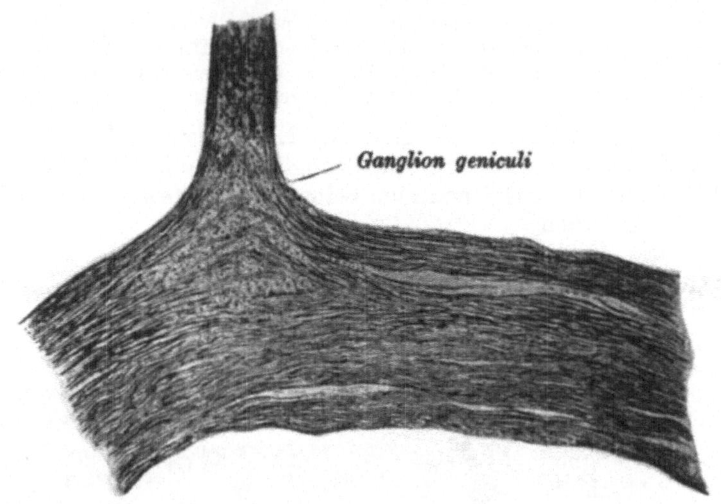

Abb. 97. Nervus facialis mit Ganglion geniculi. Mensch. Weigertmethode. (Nach L. R. Müller.)

glion sublinguale scheint das nämliche Verhalten zuzutreffen (Böhm-Davidoff
1906).

Über die makroskopische Anatomie der hier erwähnten Ganglien ist in den
Lehrbüchern der Anatomie sowie in dem umfassenden Werke von Hovelacque
(1927) das weitere nachzusehen; über die Physiologie geben die Monographien
von L. R. Müller (1924) und E. Schilf (1926) nach Möglichkeit Aufschluß.

b) Die sakralen Anteile.

Hierbei handelt es sich um parasympathische Fasern, die aus dem unteren Sakralmark stammen und im sympathischen Plexus pudendus des kleinen Beckens
einherziehen. Sie sind nur mit physiologischen Methoden feststellbar; bei manchen
Tieren sind sie eine Strecke weit zu einem größeren Nervenstamm, dem Nervus
pelvicus vereinigt. Langley und Anderson (1896) haben sich eingehend mit
dem Verlauf und der Anatomie dieser Fasern beschäftigt; da dieselben aber
morphologisch sich nicht weiter von den sympathischen Fasern unterscheiden,
so ist ihr Studium mit den Mitteln der Morphologie bis jetzt ohne einen klaren
Erfolg geblieben.

3. Die Anteile des vegetativen Systems an der Innervation der Organe.

a) Blutgefäße.

Präparatorisch haben die alten Anatomen wohl schon vor hundert Jahren auf oder in
der Adventitia der großen Körperarterien feine Nervengeflechte festgestellt. Auch über die
Herkunft dieser Nerven ist man schon seit langer Zeit einigermaßen unterrichtet. Der um
die Aorta befindliche sympathische Nervenplexus sowie feine Äste von peripheren Nervenstämmen, die gleichzeitig mit den Gefäßen verlaufen und in bestimmten Intervallen immer
wieder mit dem in der Adventitia vorhandenen Nervenplexus in Verbindung treten (Goe-
ring, Frey 1876), werden als die Quelle des Gefäßnervensystems angegeben.

In neuer Zeit, da die Lériche-Brüningsche Operation der periarteriellen Sympathektomie ziemlich viel von sich reden gemacht hat, gewann die Frage nach der Herkunft der Nerven in der Adventitia ein erneutes Interesse und eine Reihe von Arbeiten befaßten sich wiederum mit diesem Thema und schilderten großenteils Dinge, die längst bekannt waren (Hirsch 1925, Bergglas 1925, Braeuker 1927, Potts 1915, Kramer 1914, Laubmann 1924, Hahn und Hunczek 1925 u. a.). Es ist immerhin zu bedenken, daß derartige Präparationsarbeiten letzten Endes an einer etwas unsicheren Grenze landen, wo man die Nerven eben nicht mehr darstellen'kann, oder nicht mehr genau weiß, was Nerv, was Bindegewebe zu heißen hat. Hier bedeuten die Methoden der elektiven Färbung makroskopischer Nervengeflechte nach Worobiew (1925) und Kondratjeff (1927) einen ganz erheblichen Fortschritt in der Erkennung feiner, peripherischer Nerven, und die mit diesen Methoden gewonnenen Resultate von Ljetnik (1925) über die Verbreitung der Nervengeflechte in der Adventitia der Gefäße sind zweifellos allen übrigen Angaben überlegen.

Zunächst ist sicher gestellt, daß an der Versorgung der Blutgefäße Hirnnerven, Cerebrospinalnerven und sympathischer Grenzstrang beteiligt sind. Für die einzelnen Arterien kommen folgende besondere Innervationsverhältnisse in Betracht:

- a) Art. Subclavia: Plexus brachialis, Gangl. cervical. inf., Sympath. Grenzstrang.
- b) Art. Carotis communis: Sympathicus, Vagus, Glossopharyngeus, R. desc. nervi hypoglossi.
- c) Art. Carotis int.: Sympathicus, feine Zweige aus dem Ganglion Gasseri.
- d) Oberflächliche Kopfarterien: Sympathicus, Trigeminus, Facialis, Occipitalis major, Auricularis magnus.
- e) Art. Axillaris: Sympathicus, N. Ulnaris, Medianus, Ggl. cerv. inf.
- f) Art. Brachialis: Zweige vom Musculocutaneus.
  Art. Radialis: Zweige vom R. superf. nervi radialis.
  Art. ulnaris: Zweige vom N. ulnaris.
- g) Aorta thorac.: Vagus, Sympathicus, Truncus collateralis.
- h) Art. iliaca: Aus dem Geflecht um die Aorta, N. genitofemoralis, Plexus mesent. sup., Plex. hypogastricus.
- i) Art. femoralis: Plexus mes. sup. und hypogastricus, N. femoralis.
- k) Art. poplitea: Äste vom N. tibialis.
- l) Art. tibialis post.: Nervus tibialis.
  Art. tibialis ant : Nervus peronaeus profundus.

Im übrigen scheint es gar keinem Zweifel zu unterliegen, daß die Arterien bis in die äußersten peripherischen Enden von den begleitenden Cerebrospinalnerven zuführende Äste erhalten und wir werden sehen, daß im mikroskopischen Präparat die gleiche Erscheinung ihre Geltung hat. Dieser Befund bringt nun aber einige ganz erhebliche Schwierigkeiten mit sich. Zunächst wissen wir nicht, wenn wir die Adventitianerven eines peripherischen Gefäßes betrachten, welche Elemente vom Sympathicus und welche von den cerebrospinalen Nerven stammen; es ist möglich, daß der Sympathicus mit langen Bahnen bis hinunter in die Capillaren reicht, es ist aber auch denkbar, daß schon wenig peripherisch der Art. subclavia oder Iliaca die Cerebrospinalnerven die gesamte Gefäßversorgung übernehmen.

Ein zweiter, höchst wichtiger Punkt kommt noch hinzu: ich halte es nämlich für sehr fraglich, ob die Nerven, die in dem Geflecht in der Adventitia verlaufen, auch in der Tat alle als Vasomotoren anzusehen sind, oder sonst irgendwie mit der Blutregulation zu tun haben. Oft genug benutzen, wie besonders unter dem mikroskopischen Präparat zu beobachten ist, eine ganze Menge von Nerven die Adventitia der Gefäße nur gleichsam eine Strecke weit als Leitbahn, um sich dann wieder in das umgebende Bindegewebe, zu Muskeln, Drüsen usw. weiterzubegeben. Somit läßt sich weder im makroskopischen noch im mikroskopischen Präparat jemals mit Sicherheit Abkunft und Art der in der Gefäßadventitia befindlichen Nerven feststellen. Jedenfalls ist morphologisch sicher, daß der gesamte peripherische Gefäßnervenapparat mit dem gesamten peripherischen Nervensystem zu einem unentwirrbaren Ganzen verbunden ist.

Das erschwert freilich die Deutung experimenteller Eingriffe am Gefäßnervenapparat ganz außerordentlich, da wir sehr wahrscheinlich schon an einem eng begrenzten Gefäßabschnitt ein gemeinsames Zusammenwirken der Nerven von der verschiedensten Herkunft gewärtigen müssen. Wenn wir fernerhin noch bedenken, daß glatte Muskulatur auch nach Ausschluß von zuführenden Nerven gerade so weiter arbeiten kann, als wäre nichts geschehen, wenn wir weiter wissen, daß bei kleinen Arterien, Venen und Capillaren der Gefäßquerschnitt auch auf chemische Reize hin sich zu verändern pflegt, so werden wir doch gut daran tun, bei Anfertigung „erklärender“ Innervationsschemata von Gefäßen äußerste Vorsicht walten zu lassen. Wenn wir daher nicht einmal anatomisch genau sagen können, welche Nerven wir bei der periarteriellen Sympathektomie entfernen, so können wir physiologisch noch viel weniger eine Auskunft darüber geben, wie wir eigentlich in das ungeheuer komplizierte Getriebe der nervösen Regulation eingegriffen haben.

Wenn auch mit Hilfe des Mikroskops schon PURKINJE (1845) und REMAK (1844) über das Vorkommen von Gefäßnerven berichten, so hat wohl zum ersten Male mit Sicherheit KÖLLIKER ein Eindringen von Nerven in die Gefäßwand beobachtet (1854), wie aus seiner mikroskopischen Anatomie zu ersehen ist. Mit den gleichen Angaben folgten dann HIS (1863), BEALE (1864), LEHMANN (1864), DARWIN (1874) und ARNOLD (1871), letzterer mit der sonderbaren Ansicht, daß die feinsten Nervenzweige sogar mit dem Nucleolus der Muskelfaserkerne in direktem Kontakt stehen sollten. Für das feinere Verhalten der Gefäßnerven sind die älteren Arbeiten nur mehr von geringem Werte; erst die Einführung des Goldchlorids, Methylenblaus und schließlich des Silbers in die mikroskopische Technik lieferte einigermaßen gesicherte Resultate. Die Gefäßnerven, ganz besonders die Capillarnerven, sind außerordentlich schwierig darzustellen. Der Grund hierzu ist mir unbekannt.

Nerven der Arterien. In der Adventitia der Gefäße von Mensch und *Säugetier* ist bei mittelgroßen Gefäßen, wie die meisten Autoren angeben, ein oberflächliches und ein tiefes Geflecht vorhanden, welches an die Media grenzt. In der Peripherie der Adventitia einer kleinen, etwa 1 mm dicken menschlichen Arterie erkennt man zunächst ohne besondere Schwierigkeit stets eine Anzahl von etwa 70 μ dicken Nervenbündeln, die ihre Richtung gewöhnlich parallel zur Längsachse des Gefäßes nehmen, manchmal dasselbe aber

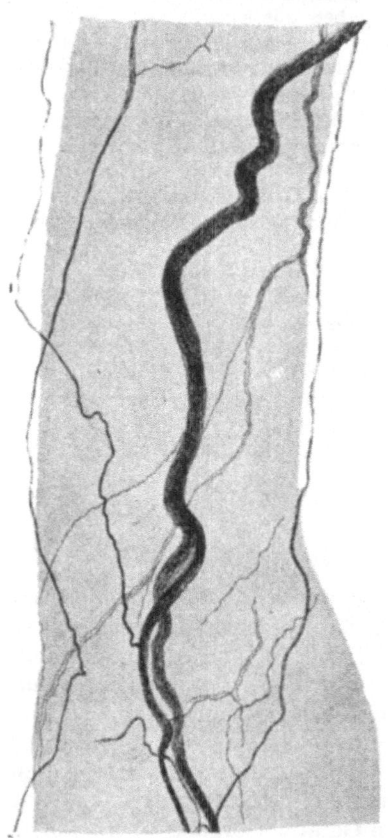

Abb. 98. Nerven in der Adventitia einer Arterie aus dem Plexus chorioideus. Mensch. Natronlauge-Silber-Methode von O. SCHULTZE. Vergr. 60fach. (Nach STÖHR jr.)

auch spiralig umwinden (Abb. 98). Je stärker das Kaliber einer Arterie ist, um so mehr nimmt auch Umfang und Zahl der begleitenden Nervenbündel zu. Diese teilen sich gewöhnlich dichotomisch auf und verringern auf diese Weise im weiteren Verlaufe ihren Durchmesser. Häufig stehen benachbarte Nervenbündel durch derartige Teiläste nun wieder miteinander in Verbindung, so daß hierdurch jenes grobmaschige Geflecht zustande kommt, wie es eben LJETNIK (1925) mit seiner Färbemethode makroskopisch oder unter der Lupe noch gut sichtbar darstellen konnte. Es ist sicher, daß in den Maschen dieses Geflechtes die Fasern nicht alle in der gleichen Längsrichtung einherziehen, sondern daß sie den allerverschiedensten, oft umständlichsten Weg einschlagen und erst nach vielfachen

Umwegen zu ihrem Endziel gelangen. Die so festgestellte übergroße Länge der Nervenfasern vermag allen pulsatorischen oder sonstwie mechanischen Beanspruchungen der Gefäßwand aufs Leichteste nachzugeben, ohne daß hierbei die Fasern Gefahr liefen, zerrissen oder gezerrt zu werden.

Die Nervenbündel bestehen gewöhnlich aus marklosen, allerdings ziemlich dicken Fasern. Nicht selten trifft man aber, vor allem bei größeren Arterien, auch markhaltige Fasern an. Aus der Anwesenheit des Markes darf man aber nicht sogleich wie HUBER (1899), auf eine sensible Funktion dieser Fasern schließen wollen, da im sympathischen System markhaltige Fasern in großer Menge anzutreffen sind, ohne deshalb schon sensibel zu sein.

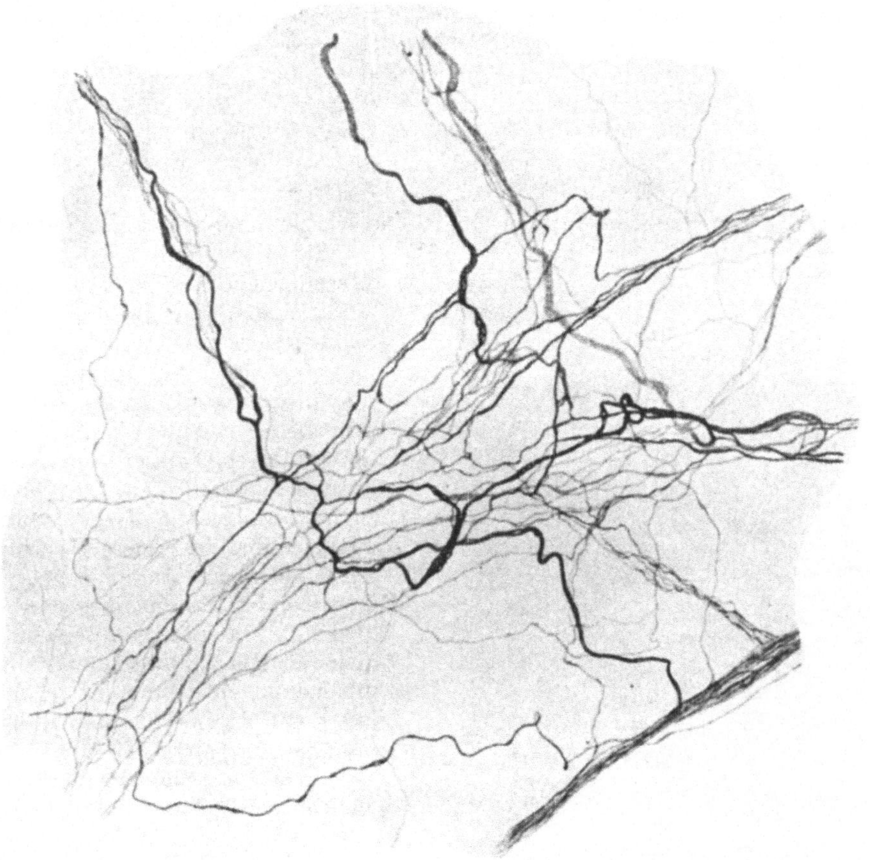

Abb. 99. Nervengeflecht aus der tiefen Adventitia einer Arterie in der Pia mater. Mensch. Natronlauge-Silber-Methode von O. SCHULTZE. Vergr. 430fach. (Nach STÖHR jr.)

Etwa in gleicher Ebene mit den Nervenbündeln finden sich in verschiedener Zahl auch einzelne Fasern vor, die sich von den ersteren im spitzen Winkel abgezweigt haben. Diese Fasern verlaufen gleichfalls meist in der Längsrichtung der Arterie, können aber auch eine schräge, ja quere Richtung einschlagen und gehen häufig an typischen, ungefähr dreieckigen Knotenpunkten direkte Verbindungen miteinander ein, so daß man schon stellenweise von einem allerdings ziemlich weitmaschigen, sehr unregelmäßigen Netzwerk sprechen kann. Von den groben Nervenbündeln legt, wie schon oben erwähnt, ein Teil nur die gleiche Wegstrecke wie daß Gefäß zurück, hat aber nichts mit seiner Innervierung zu tun.

Nach HIRSCH (1926) sind in der Adventitia der menschlichen Arteria femoralis Nerven besonders reichlich in der Nähe der Vasa vasorum zu beobachten.

Unter diesem Geflecht grober Nervenbündel und dem feinen Netz einzelner Nervenfasern befindet sich nun eine zweite nervöse Formation aus feinen und feinsten Nervernfäserchen bestehend, die an die Media angrenzt und größtenteils Abzweigungen aus dem äußeren Nervenplexus ihre Entstehung verdankt (Abb. 99).

Dieses Geflecht kann in Anordnung und Zusammensetzung seiner einzelnen Elemente eine außerordentliche Verschiedenheit aufweisen. Schon die einzelne Faser ist durch eine beträchtliche Umständlichkeit ihres Verlaufes, durch eine häufige Schlingenbildung in ihrer Wegstrecke gekennzeichnet; sie kehrt in vielen Fällen, nachdem sie große Teile der tiefen Adventitia durchzogen hat, genau an ihre Ausgangsstelle wieder zurück, von wo man sie zuerst im Präparat verfolgt hat. Stärkere Fasern teilen sich vielfach allmählich in eine größere Anzahl feiner und feinster Fäserchen, die bereits an der Grenze der Sichtbarkeit stehen, auf. Derartige Nervenfäserchen ziehen öfters zunächst in ungefähr paralleler Richtung nebeneinander her, gehen aber unter Umständen wiederum direkte Verbindungen miteinander ein; doch ist die Zahl dieser Verbindungen geringer, als man anfänglich infolge der vielen Verflechtungen und Überkreuzungen zu sehen vermeint.

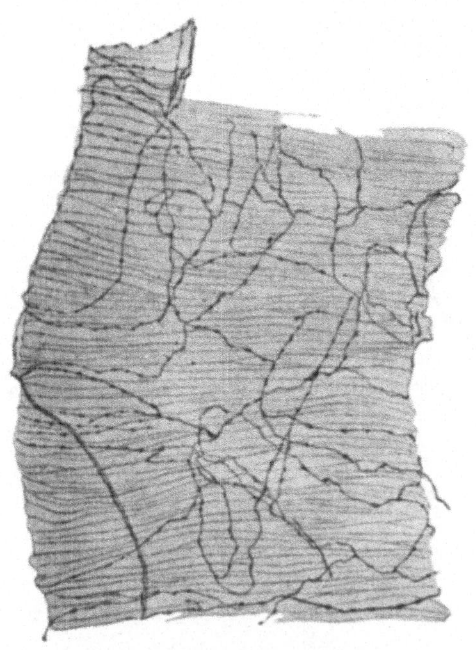

Abb. 100. Der Media einer Arterie aufliegendes Nervengeflecht. Mensch. Methylenblau. (Nach DOGIEL.)

Treffen mehrere Züge feinster Fäserchen, die in der tiefen Adventitia in den verschiedensten Richtungen verlaufen können, an zirkumscripter Stelle zusammen, so pflegt an einer solchen Kreuzungsstelle ein ungeheuer dichtes, kaum entwirrbares Durcheinander von Nervenfäserchen aufzutreten. Hierbei teilen sich die meisten Fasern vielfach noch einmal in feinere Zweige auf, oder verbinden sich mit entgegenkommenden Fasern, und umschlingen sich gegenseitig in der verschiedensten Weise, wobei gewöhnlich noch eine Änderung in der Richtung ihres vorher innegehabten Verlaufes zu beobachten ist (Abb. 99).

In der Anordnung solcher Nervengeflechte ist Unregelmäßigkeit und Mannigfaltigkeit die Regel, so daß von irgendeinem bestimmten Verlaufsschema keine Rede sein kann. Gelegentlich erscheint allerdings der tiefe Plexus einmal in sehr regelmäßiger Aufstellung, die feinen Fäserchen gehen dann, immer in ganz bestimmten Abständen und in ganz bestimmter Richtung, direkte Verbindungen miteinander ein und bilden auf diese Weise ein wohlgeordnetes nervöses Netz (Abb. 100). Dieses Netz liegt der Muscularis direkt auf, nicht aber etwa innerhalb derselben, wie DOGIEL (1895) angibt.

Man sollte nun meinen, daß in der Muscularis, als dem wahrscheinlichen, eigentlichen Erfolgsorgan fast aller hier beschriebenen Nerven, diese in größter Masse anzutreffen seien, um schließlich in den glatten Muskelzellen ihr Ende zu finden. Sonderbarerweise ist dies aber gar nicht der Fall; in Hunderten von Präparaten habe ich nicht eine Spur von Nerven in der Muscularis bemerkt, ganz selten sah ich einmal ein vereinzeltes Fäserchen sich von dem tiefen Adventitiaplexus nach der Media hin abzweigen und selbst da war ich nicht ganz sicher, ob nicht ein Schrägschnitt die Ursache der Erscheinung war.

Auch die GLASERsche Angabe von dem Vorhandensein eines Nervennetzes innerhalb der Media der *Kaninchen*aorta scheint mir doch noch nicht genügend gesichert, abgesehen davon, daß die Aorta einen ganz anderen Typ des Baues repräsentiert, wie die übrigen Arterien. Die öfters zitierte Gefäßnervenarbeit von LAPINSKY (1905) ist jedenfalls wegen ihrer ungenügenden Technik gar nicht zu verwerten.

In der Intima werden gelegentlich feinste Nerven, die sogar bis an das Endothel heranreichen sollen (GLASER 1914), beschrieben. Ich selbst habe niemals derartiges gesehen, konnte auch nirgends in der Literatur eine einwandfreie Abbildung von Intimanerven auffinden und glaube daher einstweilen nicht an ihre Existenz.

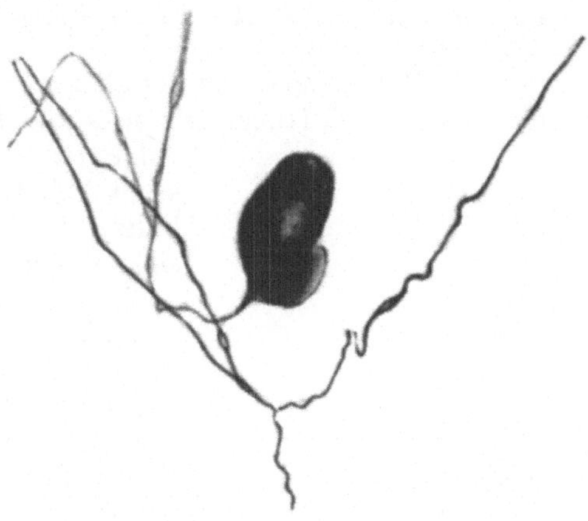

Abb. 101. Unipolare Ganglienzelle aus der Adventitia einer Arterie des Plexus chorioideus. Mensch. Natronlauge-Silber-Methode von O. SCHULTZE. Vergr. 1000fach. (Nach STÖHR jr.)

Obige Schilderung der Gefäßnerven steht in wesentlicher Übereinstimmung mit den Resultaten von BOTEZAT (1908), DOGIEL (1895), GLASER (1914), HUBER (1899), JORIS (1906), LAPINSKY (1905), MORISON (1899), MEYER (1880) und RETZIUS 1892 bei *Säugetieren* und den Ergebnissen von BREMER (1882), GONIAEW (1875), JEGOROW (1892), GSCHEIDLEN (1877) und LEONTOWITSCH (1906) bei *Kaltblütern*.

In seltenen Fällen lassen sich auch Ganglienzellen in der Adventitia von Gefäßen beobachten. Nach GLASER (1914) sind sie jedoch bis jetzt nur an den in den Körperhöhlen verlaufenden Gefäßen vorgefunden worden. Die in obenstehender Abb. 101 dargestellte Ganglienzelle stammt aus dem tiefen Geflecht einer Arterie des Plexus chorioideus. Sie ist sehr klein, $20\,\mu$ lang und $30\,\mu$ breit, längsoval und besitzt einen einzigen kurzen Fortsatz, der sich bald nach Verlassen der Zelle in zwei Äste aufteilt. GLASER (1914) beschreibt ferner multipolare Ganglienzellen in der äußeren Adventitia der Carotis; die Zellen stammen offenbar von dem aufliegenden Plexus caroticus. Beim *Frosch* sind Nervenzellen von JEGOROW (1892) in der Aorta und der Mesenterialarterie beobachtet worden.

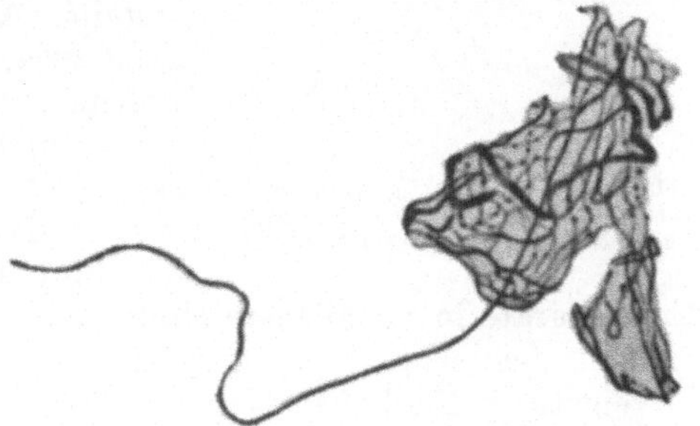

Abb. 102. Knäuelartige sensible Endigung aus der Adventitia einer Arterie der Pia mater. Mensch. Natronlauge-Silber-Methode von O. SCHULTZE. Vergr. 1250fach. (Nach STÖHR jr.)

Ältere Angaben über das Vorkommen von Ganglienzellen in der Gefäßwand sind mit Vorsicht aufzunehmen. LEHMANN (1864), BEALE (1864), DARWIN (1874), ARNOLD (1871), KESSEL (1871), später BETHE (1895), DOGIEL (1895), GEBERG (1884), BREMER (1882), AGABABOW (1893) und LEONTOWITSCH (1906) stellen zwar zum Teil das Vorhandensein von Nervenzellen fest; jedoch sind die hier in Frage kommenden Zellen alle nur in der Umgebung der Gefäße, gar nicht aber in deren Wand gelegen; zum anderen Teil handelt es sich gar nicht um Ganglienzellen, sondern nur um SCHWANNsche Zellen an der Kreuzungsstelle von Nervenfasern (REMAKsche Knotenpunkte); schließlich wurden auch sternförmige Bindegewebszellen, die sich mit Methylenblau aufs schönste darstellen lassen, als multipolare Ganglienzellen beschrieben, ein Fehler, auf den besonders DOGIEL aufmerksam gemacht hat. Immerhin kommt nach den oben erwähnten positiven Befunden von Nervenzellen innerhalb der Gefäßwand den Angaben von RANVIER (1888), GSCHEIDLEN (1877), LAPINSKY (1905), MEYER (1880), KOLATSCHEWSKY (1877), MICHAILOW (1908) und BARBIERI (1897), die das Vorkommen von Ganglienzellen in den Blutgefäßen in Abrede stellen, keine weitere Bedeutung mehr zu.

Sensible Endigungen von der allerverschiedensten Form sind in der Arterienwandlung schon seit langer Zeit bekannt. Ein kleines Endkörperchen, das aus der Adventitia einer 1 mm breiten Piaarterie stammt, stellt Abb. 102 dar. Die zuführende marklose Faser bildet unter vielfacher Umwicklung eine Menge sich kreuzender und miteinander verflochtener Schlingen und ändert gleichzeitig hierbei auch einmal die Dicke ihres Kalibers. Manchmal können auch mehrere Fasern an der Bildung eines solchen Nervenbündels beteiligt sein, das gelegentlich auch eine mehr längliche Form annehmen kann; bisweilen sind zwei nahe aneinander gelagerte Nervenbündel durch einzelne Fasern miteinander verbunden.

DOGIEL (1898) hat fernerhin auch nervöse Endigungen von einer etwas komplizierteren Form beschrieben (Abb. 103). Feine Nervenfäserchen, die eine Markscheide aufweisen, zerfallen innerhalb der Arterienwandung in eine Menge feinster, kurzer Nervenfädchen, die sich miteinander verflechten und in kleinen plättchenartigen Verbreiterungen endigen. Derartige Endigungen hat DOGIEL (1898) sowohl direkt der Media aufliegend als auch in äußeren Schichten der Adventitia bei Arterien festgestellt. Auch hier kann ein nervöser Zusammenhang zwischen mehreren solchen Endapparaten bestehen.

Die kleinen Arterien, besonders vor ihrem Übergang in das Capillarsystem, scheinen für die nervöse Gefäßregulation einen besonders wichtigen Abschnitt darzustellen. Denn hier pflegen sensible

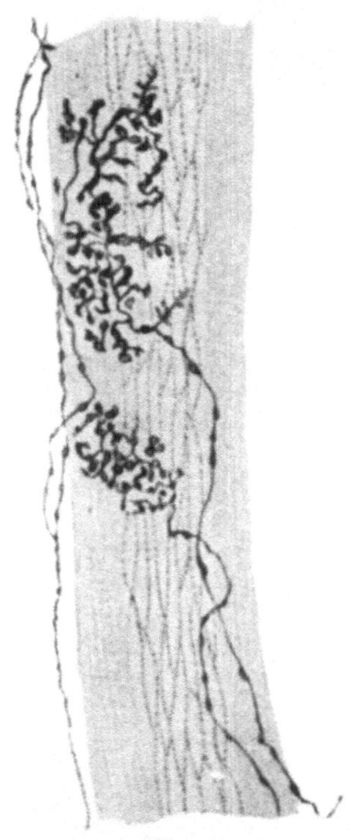

Abb. 103. Sensible Endigungen einer kleinen Arterie aus dem Epikard. *Katze*. Methylenblau. (Nach DOGIEL.)

Endapparate in reichlichem Maße und ziemlich beträchtlicher Größe aufzutreten. Sie stammen sehr häufig, wie leicht zu beobachten ist, gar nicht von den in der Adventitia befindlichen Nerven ab, sondern laufen vorher irgendwo im Bindegewebe der betreffenden Organe umher, um sich erst kurz vor ihrer Endigung in die Adventitia der Gefäßwand zu begeben. Oft ziehen ganze Bündel feinster, markloser Fäserchen aus dem interstitiellen Bindegewebe zur Arterie hin, verflechten sich in deren Adventitia aufs innigste miteinander, gehen auch miteinander vielfache Verbindungen ein und stellen so schließlich ein sehr kompliziertes Endgebilde her, das der Wand der Arterie direkt aufliegt (Abb. 104). Auch sehr kleine birnförmige Endkörperchen können sich darin vorfinden. Die Form und die Größe derartiger Endigungen ist außerordentlich variabel; ihre Länge beträgt ungefähr 200—400 μ, ihre Breitenausdehnung ist ziemlich schwierig zu bestimmen, da sie die Gefäßwand sehr häufig eine kleine Strecke weit spiralig umgeben und hierbei ihre Breite verändern. Gewöhnlich lösen sich aus einem solchen Endapparat ein bis drei feinste, marklose Fäserchen ab, um die Arteriole dann auf ihrem weiteren Verlaufe zu begleiten.

Die sensiblen Endigungen, die LAPINSKY (1905) und GLASER (1914) in der Media von Arterien beschrieben haben, halte ich für sehr zweifelhafte Gebilde.

Brauchbare Abbildungen von Gefäßnerven sind in den Arbeiten von MICHAILOW (1908), DOGIEL (1898), JORIS (1906), JEGOROW (1892), LEONTOWITSCH (1906), BREMER (1882), E. MÜLLER (1892), RHINCHART (1912) und R. MONTI (1899) vorhanden. Die sonst sehr guten Darstellungen von KÖLLIKER (1896), CAJAL (1911), RETZIUS (1892), SALA (1892), BIETTI (1895), DE CASTRO (1923) und GEMELLI (1909), zeigen stets an den Gefäßnerven noch eine Menge feinster Nervenästchen, die entweder frei oder in knöpfchenartigen Anschwellungen endigen. Hier handelt es sich jedenfalls um unvollkommene oder irgendwie vorgetäuschte Imprägnierungsbilder, die auf den Gebrauch der Golgimethode zurückzuführen sind; denn ich habe freie Endigungen einzelner Fasern von Arteriennerven bei guter Darstellung derselben bis jetzt nicht beobachtet.

Schließlich finden sich noch, wohl über das gesamte Kreislaufsystem verstreut, entweder in der Adventitia der großen Gefäße selbst, oder in nächster Umgebung kleinerer Gefäße gelagerte VATER - PACINIsche Körperchen vor, die schon vor langer Zeit W. KRAUSE (1860) und A. RAUBER (1867) gesehen haben. Besonders an und in der Adventitia der Aorta sind diese Gebilde des öfteren schon beschrieben worden (KÖLLIKER 1895, RACHMANOW 1901, THOMA 1884, MANOUÉLIAN 1912).   Abb. 105

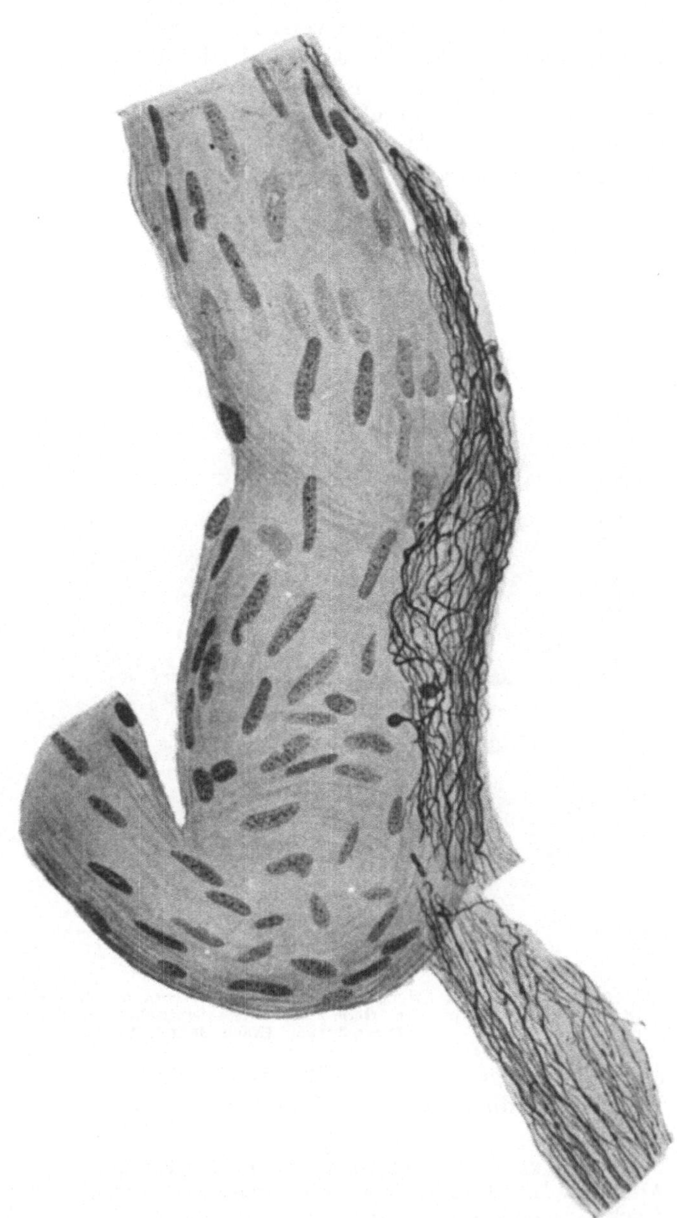

Abb. 104. Sensible Nervenendigung auf der Wand einer kleinen Arterie der Pia mater. Mensch. Natronlauge-Silber-Methode von O. SCHULTZE. Vergr. 440fach. (Nach STÖHR jr.)

zeigt den Querschnitt eines PACINIschen Körperchens, das sich zwischen Art. und Vena tibialis ant. im umgebenden Bindegewebe beim Menschen vorfand. An den kleineren Gefäßen trifft man die Körperchen nur vereinzelt an; PACINIsche Körperchen und knäuelartige Nervenapparate, ähnlich den KRAUSEschen Endkolben, die mit einer Kapsel versehen waren, hat HIRSCH (1926) schließlich noch in der Adventitia der Arteria femoralis des Menschen in großer Menge festgestellt.

Es unterliegt wohl keinem Zweifel, daß wir in der gesamten Masse der eben beschriebenen sensiblen Endigungen einen nervösen Kontrollapparat für die Regulation des Blutkreislaufs vor uns haben. Wahrscheinlich stehen die sensiblen Endigungen, die in den serösen Häuten der Körperhöhlen aufgefunden wurden,

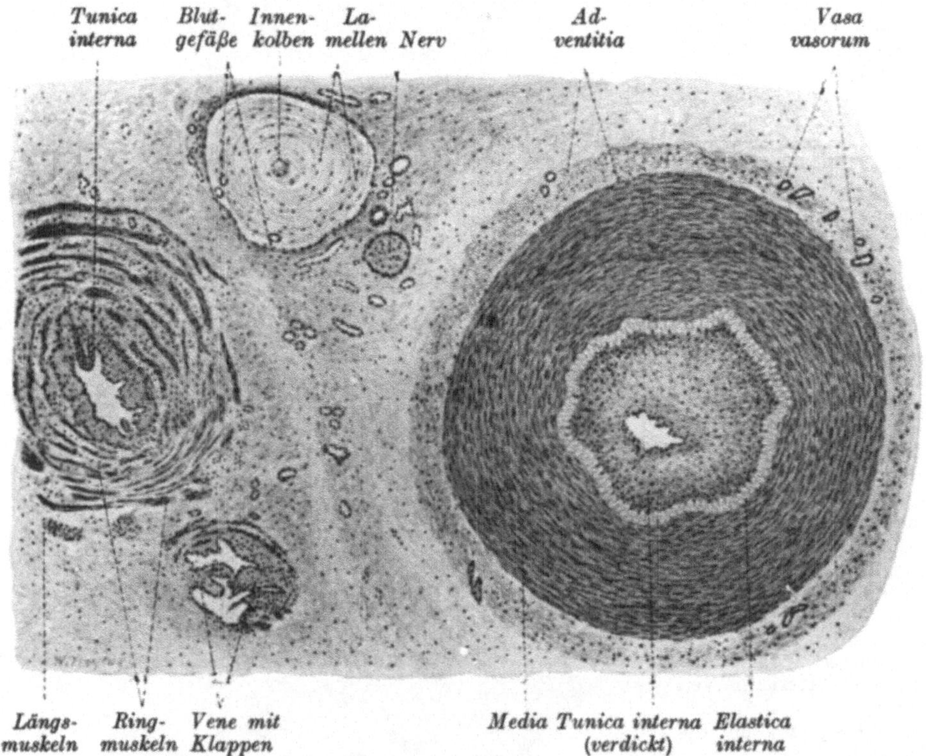

Abb. 105. Querschnitt der Arteria und Vena tibialis anterior mit dazwischen gelagertem VATER-PACINIschen Körperchen. Die Intima der Arterie zeigt arteriosklerotische Verdickung. Mensch. Hämatoxylin-Eosin. Vergr. 60fach. (Nach BRAUS: Anatomie, Bd. 2.)

ebenfalls zum großen Teil im Dienste der Blutregulation, auch wenn sie nicht den Blutgefäßen direkt anliegen (ARONSON 1900, DOGIEL 1910, v. SCHUMACHER 1910, STÖHR jr.).

W. R. HESS (1923) und ODERMATT (1922) sehen in der Wanddehnung der Arterien und Arteriolen den adäquaten Reiz für die sensiblen Nerven, denen sie die Regulation des Blutdruckes, besonders in den Arteriolen, zuschreiben. Über die Schmerzempfindlichkeit der Blutgefäße ist näheres aus der Arbeit von ODERMATT (1922) zu sehen. Doch scheint mir bei der ungeheuren Kompliziertheit in Aufbau und Funktion der Gefäßelemente bei allen Aussagen nach experimentellen Eingriffen äußerste Vorsicht am Platze zu sein.

Die Nerven der Venen. Die größeren Venen zeigen in ihrer Innervierung häufig ein ähnliches Bild wie die Arterien. Stärkere Nervenbündel, die in der Adventitia verlaufen, splittern sich in eine Menge einzelner Fasern allmählich auf und bilden dann auf der Media ein feines Geflecht. Dies kann gelegentlich von einer außerordentlichen Regelmäßigkeit sein, wie aus Abb. 106, die ein Nervengeflecht aus der Vena cava des *Schafes* darstellt, leicht hervorgeht. An vielen Stellen gehen hier sogar einzelne Fasern miteinander direkte Verbindungen ein und wir haben hier bereits Ansätze zu einer typischen Netzbildung vor uns, wobei die Maschen des Netzes nur einzelnen Fasern ihre Entstehung verdanken.

Bei kleineren Venen trifft man hingegen manchmal auf einen völlig regellosen Verlauf der nervösen Elemente. Fasern, von teilweise erheblicher Dicke, geben eine Menge feinster Ästchen ab, die unter sich die mannigfachste Schlingenbildung im Bindegewebe erkennen lassen (Abb. 107). Auch eine Menge kleiner knopf- und birnenförmigen Endigungen kann man beobachten, die in seltenen Fällen sogar eine ziemlich beträchtliche Größe erreichen können. Baumförmig verästelte Endapparate, angeblich in der Media der Vena cava vom *Meerschweinchen* hat

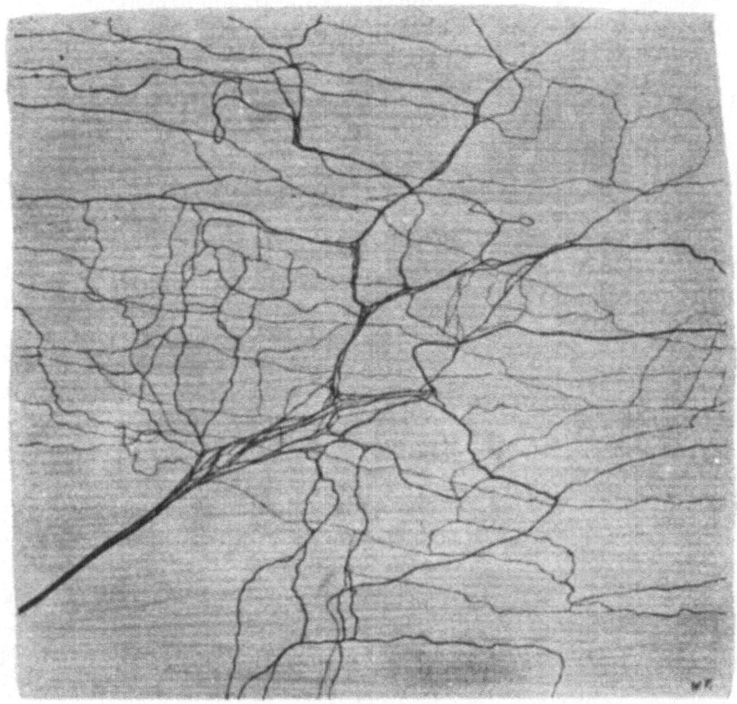

Abb. 106. Nervengeflecht in der Wand der Vena cava. *Schaf.* Goldmethode. Vergr. 110fach.
Präparat von Prof. R. BONNET.

RACHMANOW (1901) beschrieben. VATER-PACINIsche Körperchen werden ebenfalls von RACHMANOW (1901) in der Vena cava vom *Meerschweinchen* und von EICH (1914) in der Pfortader vom menschlichen Neugeborenen erwähnt. Im übrigen scheinen die kleinen Arterien einen größeren Nervenreichtum zu besitzen, wie die kleinen Venen.

An sämtlichen Arterien und Venen des Körpers sind bis jetzt Nerven aufgefunden worden. Es bestehen aber zwei Ausnahmen: 1. Die Gefäße der Placenta. Ich selbst konnte hier niemals eine Spur von Nerven auffinden; überdies müßten die Placentargefäße ihre Nerven vom Embryo erhalten und dann in der Nabelschnur in reichlichem Maße zu erkennen sein. Aber auch hier habe ich niemals Nerven gesehen, während KÖLLIKER (1895) allerdings angibt, daß von der Bauchhaut des Embryo ein kleines Stück weit Nerven in den Nabelstrang hineinzögen. 2. Die Gefäße der Substanz des Zentralnervensystems. Hier sind bis jetzt Nerven noch nicht einwandfrei nachgewiesen worden. Alle hierauf bezüglichen Angaben (Gulland 1898, Hunter 1901, Morison 1899, Rohnstein 1900) basieren auf einer ungenügenden Technik und sind daher wertlos.

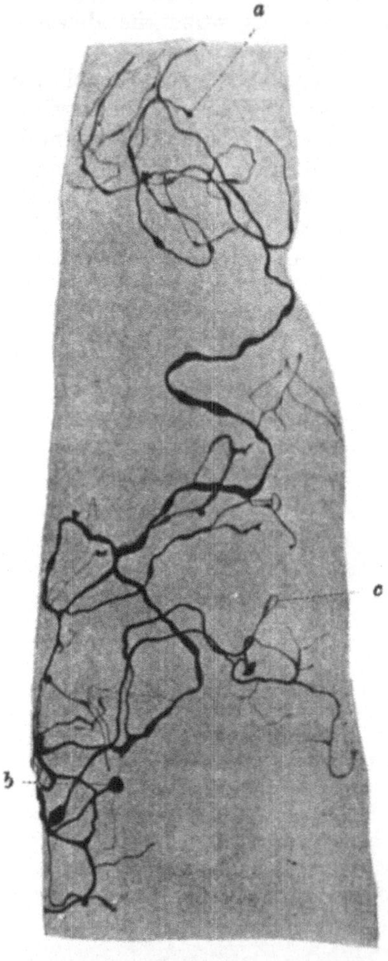

O. Schultze (1918) beschrieb auf der zweiten Kriegstagung der Deutschen Gesellschaft für Psychiatrie in Würzburg „eigenartige, marklose Fasermäntel um die Blutgefäße“; ich selbst habe derartige nervöse Bildungen auf dem Anatomenkongreß in Jena 1920 demonstriert. Hierbei handelt es sich um außerordentlich feine, ungeheuer dicht und parallel nebeneinander gelagerte Fäserchen, welche das Gefäß, wie aufgehängte Wollfäden ein horizontales Stäbchen, umgeben und sogleich wieder verlassen. Diese Bildungen sind wohl dadurch zu erklären, daß sich wachsende Gefäße in Züge markloser Fasern hineingeschoben und auf solche Weise diese auf die Seite gedrängt haben. Mit Gefäßnerven haben aber wohl die Fasermäntel nichts zu tun.

Die Nerven der Capillaren. Diese sind zweifellos am schwierigsten von allen Gefäßnerven darzustellen und man muß in der Tat, neben einer sehr beträchtlichen Ausdauer auch etwas Glück haben, wenn man sie sehen will. Wenn man von Capillarnerven zu reden gedenkt, muß man sich zunächst einmal darüber klar sein, daß zwischen Nerv und Capillarwand irgendwie einmal ein inniger, direkter Kontakt vorhanden sein muß. Sonderbarerweise achten aber die meisten Autoren gar nicht auf einen solchen Zusammenhang, sondern legen schon Nerven, die das Capillarrohr in einiger Entfernung begleiten, die Bezeichnung Capillarnerv zu. Nebenstehende Abb. 108 von Ciaccio (1864) mag als Musterbeispiel gelten von dem, was die meisten Leute unter Capillarnerven verstehen und zahlreiche Arbeiten (Beale 1864, His 1863, Tomsa 1869, Darwin 1874, Grünhagen 1883, Klein 1872), die älteren Datums sind, und neuere Untersuchungen von Gad und Sihler Meyer (1880), Joris (1906), Michailow (1908) und Glaser (1914) haben in der Tat auch derartige Angaben geliefert.

Die veralteten Resultate von Nesterowsky (1875) und Kolatschewsky (1877), sowie die Ergebnisse von Allegra (1904) und Botezat (1908) sind infolge ihrer allzu mangelhaften Technik für das Capillarnervensystem heute nicht mehr brauchbar.

Abb. 107. Nervengeflecht in der Wand einer Vene aus der Pia mater. Mensch. Natronlauge-Silber-Methode von O. Schultze. *a* und *b* Nervenendkörperchen; *c* Endigung mit Schlingenbildung. Vergr. 200fach. (Nach Stöhr jr.)

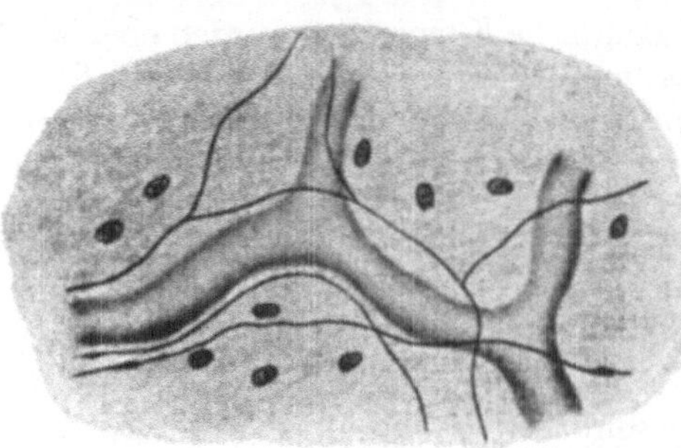

Abb. 108. „Capillar-Begleitnerven“ nach Ciaccio. (Nach Stöhr jr.)

Auch die GOLGISCHE Methode ist im übrigen mit großer Vorsicht bei der Darstellung der Capillarnerven zu handhaben; denn ich glaube nicht, daß die Riesenmenge von Fasern, die CECCHERELLI an Capillaren für Nerven hält, in der Tat nervöser Natur sein sollten. Schließlich muß man sich noch davor hüten, Grenzen von Endothelzellen für Capillarnerven zu halten.

Sicherlich hat man schon sehr lange mit großer Mühe nach einer Endigungsform der Capillarnerven auf der Gefäßwand gesucht. Die mit der veralteten LÖWITSchen Goldmethode von BREMER (1882) und KRIMKE (1884) auf der Capillarwand hervorgezauberten Endknöpfchen halten einer ernsthaften Kritik wohl heute nicht mehr stand. Wenn überdies KRIMKE (1884) Varicositäten an Nervenfasern für Ganglienzellen hält, so beweist dies zur Genüge seine mangelhafte Beobachtungskunst, die eben nur durch den Gebrauch einer unvollkommenen Methode eine gewisse Entschuldigung verdient. Die Angabe von NATUS (1910), wonach im Pankreas von *Kaninchen* eine oder zwei Nervenfasern die Capillaren begleiten und teilweise mit Knöpfchen auf dem Endothel endigen sollen, ist, da entsprechende Abbildungen fehlen, nicht recht für unsere Zwecke verwertbar. Schließlich hat OHNO (1924) mit der Rongalitweißmethode im Mesenterium beim *Frosch* eine Menge von Nervenfäser-

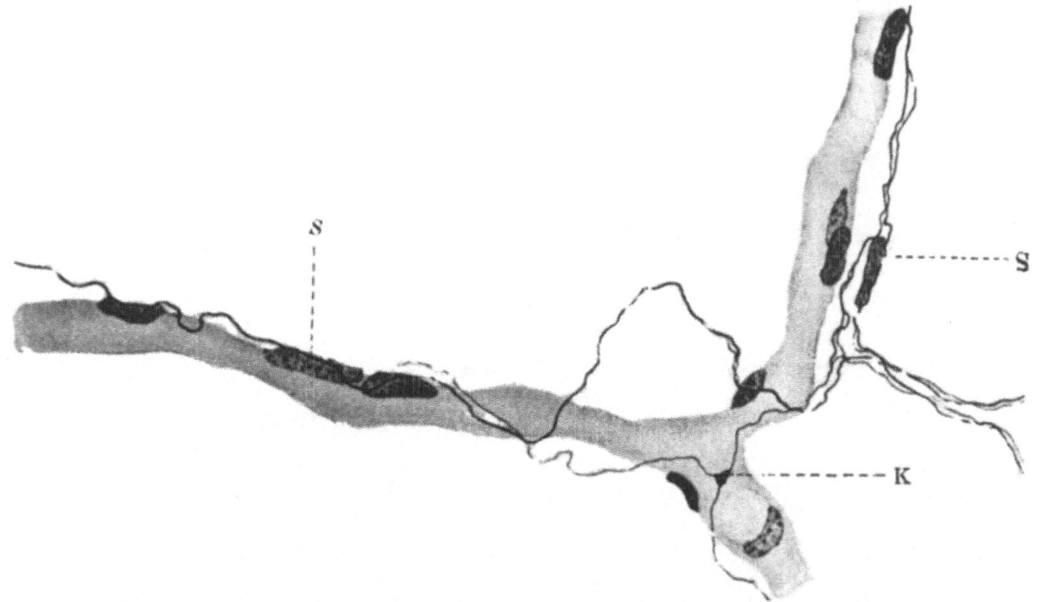

Abb. 109. Capillarnerven aus dem Herzen. Mensch. *S* SCHWANNSche Keile; *K* Knotenpunkt. Bielschowskymethode. Vergr. 700 fach. (Nach STÖHR jr.)

chen dargestellt, welche die Capillaren begleiten, auch kolbig aufgetriebene Endigungen erkennen lassen, im übrigen aber eine solche Anzahl von Knötchen, Verdickungen und feine Ästchen aufweisen, daß mir die Möglichkeit von Artefakten doch hier sehr nahe zu liegen scheint. Denn die Rongalitweißmethode ist offenbar den neuen Silbermethoden an Leistungsfähigkeit erheblich unterlegen.

Mir ist es an Hunderten von Präparaten in der menschlichen Pia nur in zwei Fällen gelungen, feinste marklose Fäserchen auf der Capillarwand mit kleinen Knöpfchen endigen zu sehen. (Siehe Abb. 165 bei Pia.) In anderen Organen (Herz, Muskel, Harnblase, Haut) konnte ich aber eine derartige Endigungsform nicht mehr auffinden.

Wie ich durch einen besonders günstigen Zufall an den Capillaren des menschlichen Herzens gefunden zu haben glaube, zeigen offenbar die Capillarnerven ein ganz besonders eigentümliches Verhalten, auf das ich jetzt etwas näher eingehen will.

Zunächst ist einmal die Anschauung, wonach die Capillarnerven weiter nichts als die Fortsetzung der Nerven der praekapillaren Arterien seien und die

Capillaren dann während ihres ganzen Verlaufes ohne Unterbrechung begleiten sollen, ganz sicher unrichtig. Vielmehr ziehen zu den Capillaren, wie ich das schon oben auch für die kleinen Arterien angegeben habe, feinste marklose Nerven aus dem umgebenden Bindegewebe heran (Abb. 109). Woher diese Nerven eigentlich stammen, ließ sich aus den Präparaten in keiner Weise genau feststellen. Sicher ist nur, daß sie von der äußersten Feinheit und nur sehr schwer auffindbar sind.

Das häufigste Bild ist nun dies, daß eine feine Nervenfaser ein Stück in nächster Nähe der Capillare und in gleicher Richtung mit dieser verläuft, sich dann aber stellenweise direkt auf die Gefäßoberfläche hinauflegt, somit einen direkten Kontakt mit dieser eingeht, wobei die Faser in den meisten Fällen eine größere Anzahl mäanderartiger, unregelmäßiger Windungen erkennen läßt. Ich glaube nicht, daß diese eigentümlichen Windungen, die ich so außerordentlich häufig auf der Capillarwand beobachtet habe, das Produkt eines Zufalls sein sollten. Sondern

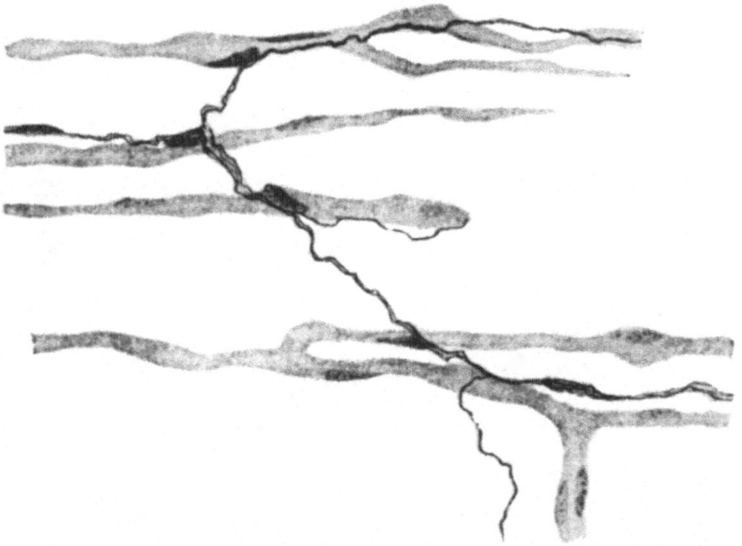

Abb. 110. Übersicht über den Verlauf eines Capillarnervenbündels. Herz. Mensch. Bielschowskymethode. Vergr. etwa 500fach. (Nach STÖHR jr.)

wir haben hier bereits eine gewisse Oberflächenvergrößerung der Faser auf dem Capillargefäß vor uns, wodurch natürlich eine wesentlich innigere Verbindung zwischen Nervengewebe und Erfolgsorgan hergestellt wird.

Man kann nun freilich einwenden, eine derartige Nervenfaser begleite die Capillare nur zufällig ein Stück ihres Weges, um dann in irgendeinem anderen Gewebe, wie Drüsen, Muskeln usw., zu endigen. Eine solche Meinung würde überdies noch dadurch eine Stärkung erfahren, daß in der Tat ein feiner Nerv niemals ununterbrochen mit der Capillarwand in Berührung bleibt, sondern gewöhnlich, kleine Ausbiegungen ins Bindegewebe abgerechnet, wiederum die Capillare verläßt. Wie ich jedoch am menschlichen Herzen beobachten konnte, ziehen diese Fasern aber nur immer wieder zu benachbarten Capillaren, legen sich gleichfalls an diese heran oder umschlingen sie, um sich dann zu weiteren Capillaren zu begeben, wo sie das gleiche Spiel von neuem beginnen (Abb. 110).

Auf diese Weise wird das gesamte capillare Blutgefäßsystem durch einen nervösen Apparat zu einer physiologischen Einheit verknüpft. Da ich freie Nervenenden auf der Capillarwand am Herzen nicht finden konnte, so glaube ich, daß wir ein eingeschlossenes, nervöses Netz vor uns haben, das mit dem Capillargefäßnetz aufs engste verbunden ist.

Studiert man die Anordnung der Capillarnerven etwas genauer, so sieht man zunächst, daß ihre Zahl in einer Größe von 1—3 Fäserchen auf einer Capillare schwanken kann. Weiterhin ist eine verschiedene Dicke der Nervenfasern festzustellen. Es kommen ziemlich starke Fasern neben solchen von einer kaum meßbaren Feinheit vor. Die schmalen Fäserchen teilen sich manchmal unter Auflockerung ihrer Fibrillen an den bekannten dreieckigen Knotenpunkten auf, was ebenfalls auf einen netzartigen Zusammenhang dieses feinsten Nervenapparates hinweist. Ein solcher Knotenpunkt scheint des öfteren mit der Capillarwand dicht verlötet zu sein und findet sich gewöhnlich an Teilungsstellen der Capillaren vor (Abb. 109).

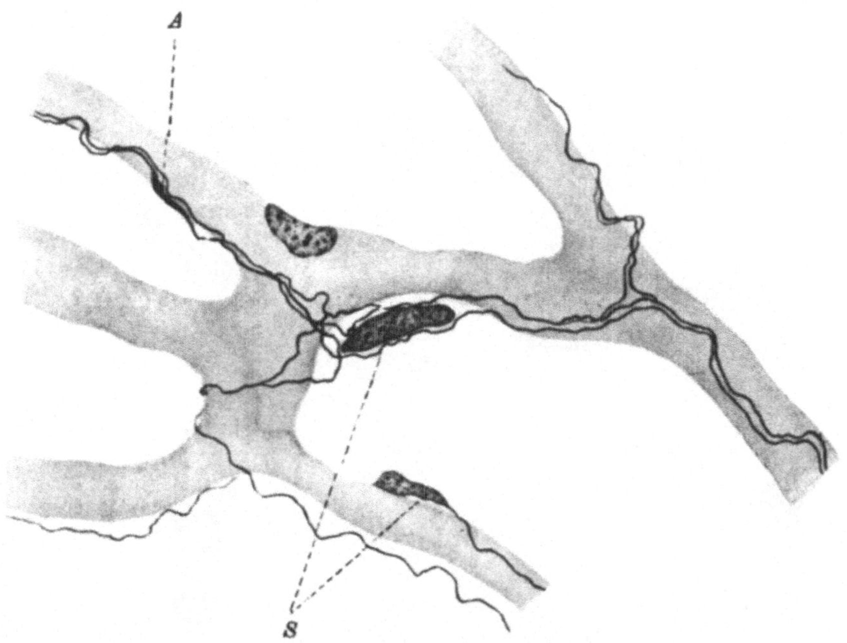

Abb. 111. Capillarnerven aus dem Herzen. Mensch. *A* fibrilläre Auflockerung; *S* SCHWANNsche Kerne. Bielschowskymethode. Vergr. 1200fach. (Nach STÖHR jr.)

Die Capillarnerven sind stets von SCHWANNschen Zellen begleitet, deren Kernmembran sie entweder eng aufliegen, teilweise sogar wie eine feine Rinne eindrücken (Abb. 109, 111, 112). Die Kerne sind gewöhnlich längsoval, zeigen einen feinen Chromatinbestand, lassen aber, wenigstens an meinen Präparaten, kaum eine Spur irgendeiner plasmatischen Hülle erkennen. Es ist klar, daß die Kerne mit der Nervenfaser irgendwie direkt zu tun haben müssen; ich kann mich aber einstweilen nicht dazu verstehen, von ihrer Anwesenheit sogleich auf das Vorhandensein eines Neurilemms zu schließen, von dem ich nichts entdecken konnte. Vielmehr laufen die feinen Capillarnerven ohne jede Hülle einher; was sie im Grunde mit den Kernen zu tun haben, wissen wir nicht. Denn eine Bezeichnung: „Trophisches Zentrum" für einen Kern ist schließlich auch nur ein Wort, unter welchem man sich nicht allzuviel vorstellen kann. Sehr gerne befinden sich die SCHWANNschen Zellen an Kreuzungsstellen mehrerer Nervenfasern (Abb. 111).

Im übrigen liegen die SCHWANNschen Zellen sehr häufig der Capillarwand direkt auf und sind nur durch ihre größere Länge von den Endothelkernen meistens zu unterscheiden. Damit scheint mir übrigens eine weitere Möglichkeit gegeben zu sein, einen Reiz vom Nervengewebe auf die Endothelwand oder umgekehrt zu übertragen. Denn es ist bei der außerordentlichen Enge, mit welcher oft Nervenfaser, SCHWANNsche Zelle und Endothelwand aneinander gepreßt sind, und bei dem zweifellos feinsten, plasmatischen Zusammenhang dieser Gebilde untereinander, sehr wahrscheinlich, daß sie sich auch gegenseitig irgendwie beeinflussen. Durch das enge Aufliegen der SCHWANNschen Zellen auf der Endothelwand wird die Verbindung zwischen Nervensystem und Gefäßapparat eine ganz besonders innige.

An Teilungsstellen von Capillarnerven, manchmal auch inmitten ihres Verlaufes, finden sich gelegentlich noch äußerst feine fibrilläre Auflockerungen

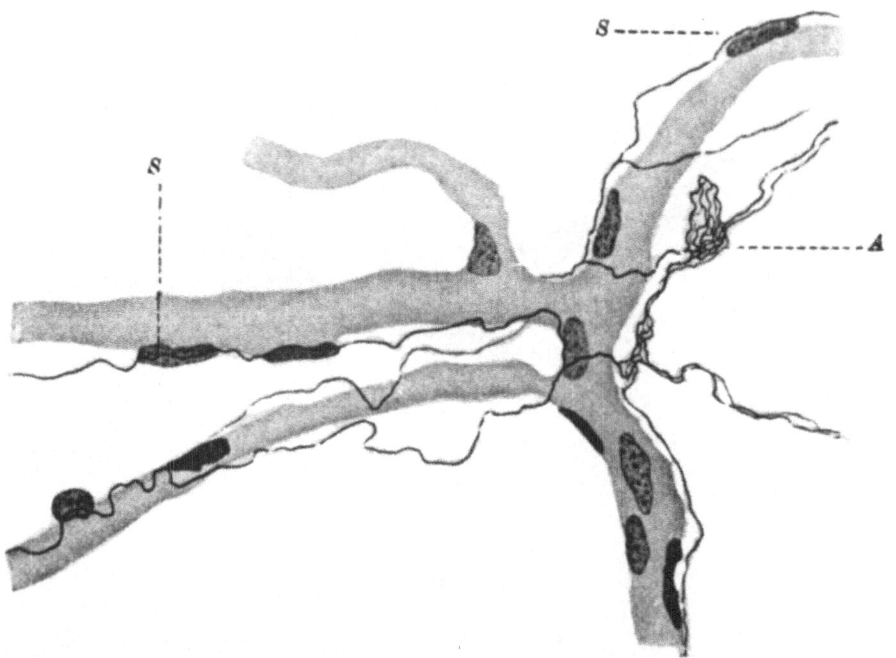

Abb. 112. Capillarnerven aus dem Herzen. Mensch. *S* SCHWANNsche Kerne; *A* fibrilläre Auflockerung. Bielschowskymethode. Vergr. 800fach. (Nach STÖHR jr.)

(Abb. 112, 123). Des weiteren ist an einem Zusammenfluß mehrerer Capillaren die Anordnung der Nervenfäserchen eine etwas verwickeltere, da sich diese hier häufig miteinander verflechten, aufteilen, sich gegenseitig überkreuzen und die Gefäße auf die verschiedenste Weise umschlingen (Abb. 111).

Somit ist das Gesamtresultat meiner Beobachtungen dies, daß die Capillarnerven ein geschlossenes Netz bilden, welches in das Gefäßnetz gleichsam hinein geknüpft ist und mit diesem durch direktes Aufliegen seiner Fasern und SCHWANNschen Zellen auf der Endothelwand in innigstem Zusammenhang steht. Daß jede Endothel- oder Rougetzelle mit einer Nervenfaser in Verbindung stehen sollte, wie KROGH (1924) vermutet, habe ich niemals gesehen. Ähnliche Verhältnisse der Capillarinnervation, wie ich sie beim Menschen gesehen habe, scheint A. C. JONES (1926) an den Capillaren der *Reptilien*lunge beobachtet zu haben.

Was die Capillarnerven für eine Funktion haben, läßt sich vom histologischen Standpunkt aus nicht beurteilen; sie können ebensogut motorisch wie sensibel sein; wir können nur sagen, daß das Nervensystem irgendwie an der Blutregulation im Capillarsystem beteiligt sein muß. Wie, das zu entscheiden ist Sache der Physiologie; doch scheint diese ganz erhebliche Schwierigkeiten beim Studium des nervösen Einflusses auf die Blutcapillaren zu haben. Sicheres wissen wir wenigstens hierüber nur wenig. KROGH stellt sich die Innervationsweise der Capillaren jedenfalls zu leicht vor; über den Zusammenhang zwischen Nerv und Capillarwand hat er sich überhaupt nie einen Gedanken gemacht, der anatomisch zu rechtfertigen wäre. Seine Angaben sind mit Vorsicht hinzunehmen.

(Näheres siehe bei OTFRIED MÜLLER, KROGH 1924, HEIMBERGER 1926, EBBECKE 1926, J. TANNENBERG u. FISCHER-WASELS, 1927.)

b) Herz und Perikard.

Das menschliche Herz erhält seine Nerven vom Vagus und Sympathicus. Von letzterem ziehen gewöhnlich drei Zweige zum Herzen, die N. cardiacus sup., med. und inf. Der N. cardiacus sup., der sich häufig mit einem Zweig aus Laryngeus sup. oder Vagus verbindet, läßt zuweilen in der Gegend der oberen Brustapertur ein kleines Ganglion erkennen (Ggl. cardiacum sup. Valentini); er selbst stammt vom Gangl. cervicale supremum. Der Nervus cardiacus medius entspringt aus dem mittleren sympathischen Halsganglion, fehlt dies, direkt aus dem sympathischen Grenzstrang, und weist ebenfalls manchmal ein kleines Ganglion auf (Ggl. cardiacum med. Arnoldi). Der Nervus cardiacus inf. kommt vom Ggl. cervicale inf. TANDLER (1913) erwähnt in einigen Fällen noch einen Nervus cardiacus imus, der sich vom Ganglion thoracale I herleiten soll. PERMAN (1924) weist ganz besonders auf eine beträchtliche Anzahl von Variationen hin, die sich im Ursprung und Verlauf der sympathischen Herzäste beobachten lassen.

Der Vagus gibt die Rami cardiaci sup. und inf. zum Herzen ab, die infolge mancherlei Verflechtungen mit den sympathischen Nerven bald nicht mehr von letzteren genau zu unterscheiden sind. Schließlich entsteht aus der völligen Vereinigung der Vagus- und Sympathicusäste der Plexus cardiacus, dessen oberflächliche Schicht ventral vom Aortenbogen an der Teilungsstelle der Art. pulmonalis, und dessen tiefe Schicht zwischen Aorta und Bifurcatio tracheae ausgebreitet ist. Aus Fasern beider Herzgeflechte entstehen schließlich die Plexus coronarii dexter und sinister, die sich nun mit ihrer Fasermasse zum Herzen begeben.

Das Ganglion Wrisbergi, das nicht ganz konstant ist, findet sich nach GLASERS (1914) Angaben an der Hauptvereinigungsstelle von Vagus und Sympathicus. Seine Zellen, die L. R. MÜLLER (1911) näher beschrieben hat, sind multipolar und denen im sympathischen Grenzstrang sehr ähnlich; eine Kapsel fehlt meist oder ist sehr fein. Die gleiche Zellart wird wohl auch in den obenerwähnten kleinen Ganglien zu beobachten sein. Wenn auch PERMAN (1924) und GLASER (1914) des öfteren Fasern vom N. laryngeus sup. zum Herzen gesehen haben, so ist doch ein eigener N. depressor beim Menschen offenbar nicht vorhanden. TANDLER (1913) erwähnt schließlich noch für die Herzinnervation einen inkonstanten Ast aus der Ansa hypoglossi, der Zweige von Vagus und Sympathicus mit Wahrscheinlichkeit enthalten soll. BRAUS (1924) weist auf die gemeinsame Nervenversorgung der Schilddrüse, Epithelkörperchen, der Thymus und des Herzens von den Halsabschnitten des Vagus und Sympathicus hin; vielleicht ist eine derartig enge nervöse Verknüpfung dieser Organe für ein Verständnis verschiedener Krankheitssymptome von Bedeutung.

Die für das Herz bestimmten Nervenfasern wachsen nach den Angaben von HIS (1893), ABEL (1912) und PERMAN (1924) durch das arterielle und venöse

Mesokard ein. Beim menschlichen Embryo von 13 mm findet man schon Nerven, die bis zur Basis der großen Arterien sich in das Myokard hineinsenken, und ebenso in den dorsalen Vorhofswänden verlaufend vor. Beim menschlichen Embryo von 18 mm hat Perman (1924) schon Ganglienzellen am kranialen Ende des arteriellen Mesokards und im venösen Mesokard, teilweise schon auf den dorsalen Vorhofswänden, gesehen, während Abel (1912) beim *Hühner*embryo von vier Tagen und zwölf Stunden Nervenzellen und Fasern am kranialen Ende des Truncus arteriosus beschrieben hat. Es wachsen offenbar zuerst die Nerven durch das arterielle und venöse Mesokard ein, dann schieben sich ihrer Bahn entlang die Nervenzellen vor, um schließlich die Herzganglien entstehen zu lassen.

Die Frage, ob bei Entstehung der ersten Herzkontraktionen Nerven beteiligt sind oder nicht, ist histologisch außerordentlich schwer zu entscheiden, weil uns an derartig frühen Stadien die Methoden zur Darstellung der Nervenfäserchen bis jetzt im Stiche lassen. Notwendig sind aber Nerven zur Auslösung der ersten Herzkontraktionen ganz sicher nicht. Denn entnimmt man, wie Ekman (1921) und ich (1924) gezeigt haben, einem *Unken*embryo im Stadium der offenen Medullarplatte, wo unmöglich Nerven ausgewachsen sein können, die Herzanlage und züchtet sie unter Ektodermumhüllung in der Kultur weiter, so beginnen die explantierten, undifferenzierten Herzzellen alsbald zu pulsieren, einen in vier Abschnitte gegliederten Schlauch zu formen und können ihre immer kräftiger werdenden Kontraktionen drei Wochen lang ausführen. Die Herzzellen haben somit zweifellos die Fähigkeit, wie auch aus den Explantationsresultaten anderer Autoren hervorgeht, ohne nervösen Einfluß zu pulsieren sowie die Pulsation zu beginnen.

Die ältesten mikroskopischen Angaben über die Herznerven, die einer Beachtung wert sind, stammen von Remak (1844), Ludwig (1848), Bidder (1852) und Kölliker (1854). Den ersten drei Autoren verdanken wir die Entdeckung der nach ihnen benannten Ganglien bei verschiedenen Tieren, Kölliker (1854) beschrieb zum erstenmal Ganglien im Atrium und Ventrikel beim Menschen. Sogar das endokardiale Nervengeflecht war Kölliker (1854) schon um die gleiche Zeit bekannt.

Unter dem Epikard ist ein ausgedehntes Nervengeflecht schon seit langem präparatorisch dargestellt worden. Die neuesten, auf die gleiche Weise erhaltenen, sehr beachtenswerten Resultate stammen von Perman (1924). Doch ist der präparatorischen Arbeit durch das allmähliche Feinerwerden der Nervenfasern eine Grenze gesetzt, die man nicht mehr überschreiten kann, ohne eine Verwechslung der Nerven mit Bindegewebe zu riskieren. Diese Grenze haben aber jetzt manche Autoren, vor allem Worobiew (1925), dadurch weiter hinausgeschoben, daß sie durch verschiedene Färbemethoden das gesamte gröbere Nervengewebe am makroskopischen Präparat aufs schönste sichtbar machten. So findet sich nach Worobiews (1925) vorläufiger Angabe an der äußeren Wand des rechten Vorhofes beim Menschen ein außerordentlich dichtes, aus Ganglien und Faserzügen zusammengesetztes Nervengeflecht vor, das alle seitherigen Schilderungen makroskopischer Natur an Menge seiner Elemente weit übertrifft.

Von diesem zwischen Epikard und Myokard gelegenen Nervengeflecht (Grundplexus, Gerlach 1876), subepikardiales Geflecht, Dogiel 1899) stammen sämtliche Nerven des Herzens ab; sie verlaufen einerseits im Bindegewebe des Epikards, senken sich dann in die Tiefe zwischen die Muskulatur hinein, um diese zu versorgen und gelangen schließlich zum Teil durch diese hindurch ins Endokard. Das Grundgeflecht besteht aus teilweise ziemlich starken Bündeln markhaltiger und markloser Nerven, die einen vielfach gewundenen, oft sehr verwickelten Verlauf nehmen. Was die Markhaltigkeit einer Faser betrifft, so ist es verfehlt, derselben irgendwelche Bedeutung bezüglich ihrer Herkunft oder Funktion beizulegen. Schon Dogiel (1898) hat festgestellt, daß bereits im Grundgeflecht markhaltige Fasern ihre Markscheide verlieren können, während Michailow (1908) markhaltige Fasern marklos und dann wieder markhaltig werden sah. Es ist daher histologisch ganz unmöglich, die Faser je nach ihrem Markgehalt dem Vagus, Sympathicus oder cerebrospinalen System zuzurechnen, oder auf ihre Zugehörig-

keit zum präganglionären oder postganglionären Neuron zu schließen; denn auch
von Ganglienzellen innerhalb des Herzens können markhaltige Fasern ihren Ur-

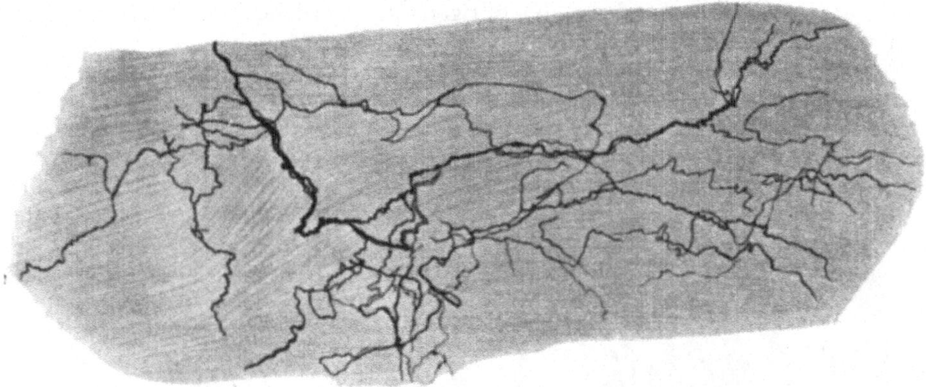

Abb. 113. Übersichtspräparat über den Nervenverlauf in der Vorhofsmuskulatur. Herz. *Frosch*. Golgimethode.
Vergr. 200fach.

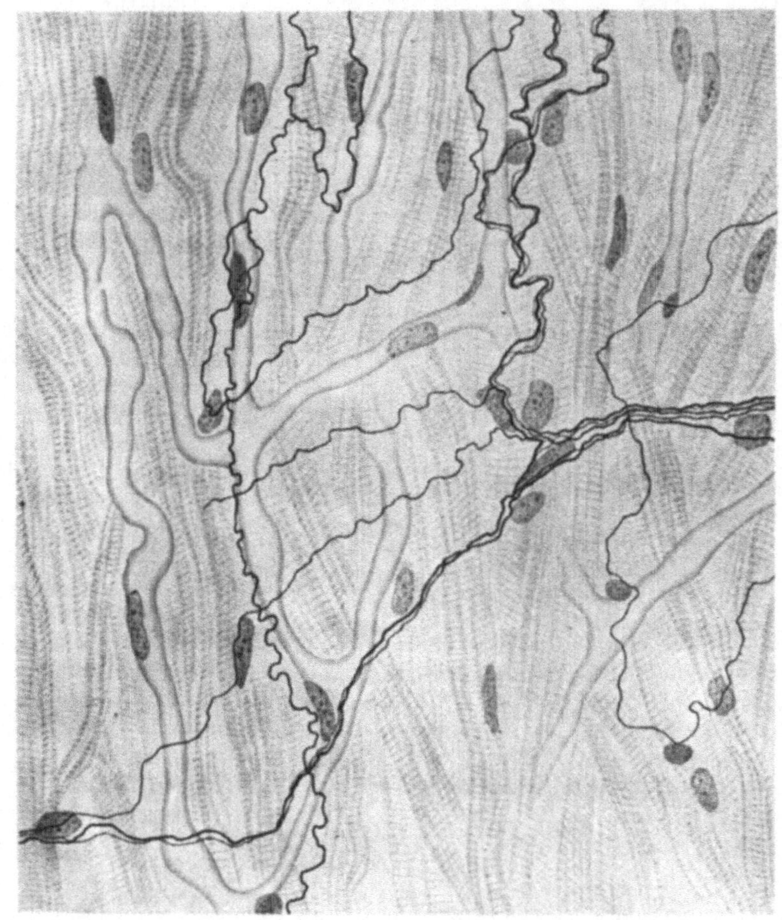

Abb. 114. Nerven aus der Kammermuskulatur. Herz. Mensch. Bielschowskymethode. Vergr. etwa 750fach.

sprung nehmen. Skworzow (1874) beschreibt noch ein zweites, mehr oberflächliches subepikardiales Geflecht, dessen Maschen viel feiner und dessen Fasern marklos sein sollen. Die Fasern des Grundgeflechtes kümmern sich, worauf Jacques (1894) hingewiesen hat und was im übrigen für sämtliche Nervengeflechte gilt, nicht um den Verlauf der Gefäße.

Nerven des Myokards. Die Nervenbündel, die ins Myokard hineinziehen, benutzen hingegen in der Hauptsache den Verlauf der Gefäße zu ihrem Wege und man kann sie daher in dem um die Gefäße befindlichen Bindegewebe leicht antreffen. Die Bündel zeigen die verschiedenste Stärke, sie können sogar aus mehreren hundert sehr feinen Fasern sich zusammensetzen. Meist verflechten sich nun diese Bündel auf die mannigfachste Art miteinander und verzweigen sich auch an den Teilungsstellen der Gefäße in entsprechender Weise. Diese Bündel geben nun die Fasern für die Herzmuskulatur ab. In der manchmal ganz beträchtlichen Bindegewebsmasse, welche die größeren Gefäße umhüllt, konnte ich sehr häufig ein aus feinsten Fäserchen bestehendes, manchmal sehr dichtes Nervengeflecht beobachten. Ich glaube, daß die für die Muskeln bestimmten Fäserchen erst noch einmal in dieses Geflecht auf die komplizierteste Weise verwickelt werden, ehe sie sich zu ihrem Erfolgsorgan begeben.

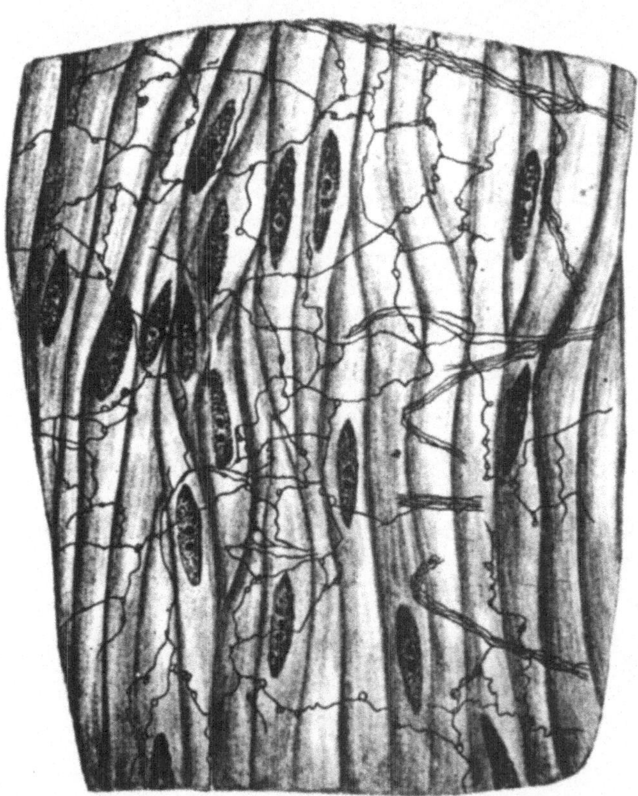

Abb. 115. Nervengeflecht aus dem Herzen des *Frosches.* Silber-Methode. Nach Michailow.

Es kommen im übrigen im Myokard auch Nervenbündel vor, die von den Gefäßbahnen getrennt einherziehen. Die Nervenbündel des gesamten Myokards bilden wahrscheinlich untereinander ein zusammenhängendes, grobmaschiges Geflecht, von welchem sich dann die Nervenfasern zu dem zwischen die einzelnen Muskelfasern hineingeflochtenen Endgeflecht (intermuskulärer Plexus) abspalten. Eine Übersicht über ein Nervengeflecht in der Vorhofsmuskulatur des *Frosch*herzens stellt Abb. 113 dar; die gröberen Nerven verlaufen hier zum größten Teil in der ungefähren Richtung der Faserzüge der Muskulatur. Markhaltige Fasern scheinen überall im Myokard vorzukommen, bis zur Spitze werden sie von J. Dogiel (1882) beim *Frosch* beobachtet.

Der intermuskuläre Plexus setzt sich aus allerfeinsten, marklosen Fäserchen zusammen. Sie verlaufen häufig in der Längsrichtung der Muskelfasern, liegen diesen gewöhnlich sehr eng auf, bleiben aber nicht in stetem Kontakt mit ihnen, sondern biegen bald wieder ab, um sich zu weiteren Muskelfasern zu begeben.

Die Frage, ob die Masse der intermuskulären Nerven als System (Plexus) oder Netz (Rete) zusammenzufassen ist, kann für den Menschen dahin beantwortet werden, daß wir es hier vielleicht mit einem feinen Nervengeflecht zu tun haben (Abb. 114). In meinen eigenen Präparaten konnte ich mich wenigstens nicht recht von einer netzartigen Verbindung unter den Nervenfäserchen überzeugen. Im Verlaufe der Nervenfasern finden sich sets SCHWANNsche Kerne vor, eine umgebende protoplasmatische Hülle habe ich hierbei nicht beobachtet. Auch FUKUTAKE (1925) kommt in seinen bei *Eidechse, Huhn, Maus, Ratte, Meerschweinchen* und menschlichen Embryonen angestellten Untersuchungen zum gleichen Ergebnis.

Beim *Frosch* scheinen hingegen, nach der sehr guten Darstellung von MICHAILOW (1908) auch netzartige Bildungen unter den Nervenfasern vorzukommen (Abb. 115), allerdings gemeinsam mit Nervengeflechten.

BETHE (1903) hält die intermuskulären Nervenfäserchen des *Frosch*herzens für ein in sich geschlossenes Nervennetz, in das eine Menge von Ganglienzellen hineingewoben seien. Seine Abbildungen sind aber bei der heutigen Technik der Nervendarstellung nicht mehr sehr vertrauenerweckend, ja es ist nicht unmöglich, daß BETHE (1903) Bindegewebe und Nervengewebe verwechselt hat.

Die Schilderung des feinen intermuskulären Nervenplexus stimmt bei den meisten Autoren, wie J. DOGIEL (1882), A. S. DOGIEL (1898), GERLACH (1876), JACQUES (1894), FUKUTAKE (1925), HUBER (1897), BOEKE (1924), MICHAILOW (1908), ungefähr überein. Die Art des Zusammenhangs zwischen Nervengewebe und Herzmuskelgewebe ist natürlich von außerordentlicher Bedeutung. Zunächst ist sicher, daß im Herzen nervöse Endorgane, ähnlich den motorischen Platten in der Skelettmuskulatur, nicht vorhanden sind. HEYMANNS und DEMOOR (1894), CAJAL (1911), RETZIUS (1892), HUBER (1897), SMIRNOW (1900) und MICHAILOW (1908) lassen die Nervenfäserchen mit feinsten knopfähnlichen Verdickungen auf den Muskelfasern endigen; HUBER (1897) beschreibt des weiteren vor der eigentlichen Endöse noch feinste fibrilläre Auflockerungen an den Nervenfäserchen. Nach BOEKE (1924) sind die feinen Endösen innerhalb des Sarkoplasmas gelegen (Abb. 116). Wenn es mir auch trotz mühevollsten Suchens nicht gelingen wollte, solche Endigungen aufzufinden, so zweifle ich doch, auf Grund ähnlicher Befunde an glatten Muskelfasern, nicht daran, daß BOEKE (1924) mit seiner Beobachtung im Recht ist. FUKUTAKE (1925) konnte übrigens ebenfalls keine Nervenendigungen auffinden.

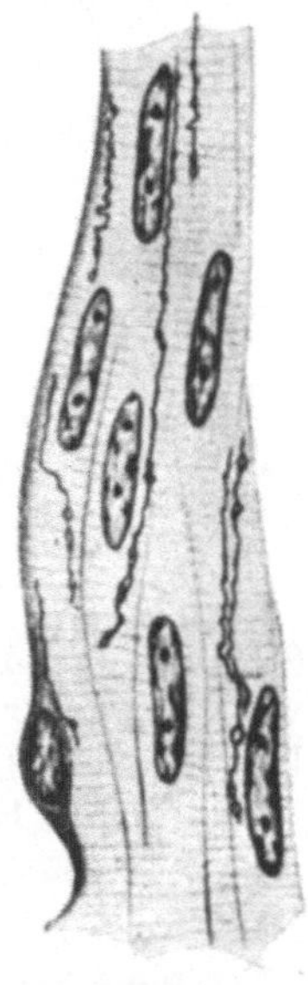

Im übrigen hat BOEKE (1924) mit seinem Nachweis der intracytoplasmatischen Endigung der Herznervenfäserchen nur eine alte Behauptung RANVIERS (1888) bestätigt. Im gesamten Myokard lassen sich durchgehend nervöse Elemente beobachten; daß aber jedes um einen Muskelkern befindliche Territorium von einer nervösen Endigung versorgt würde, vermag ich aus meinen Präparaten nicht anzunehmen, ja, daß jeder Muskelfaser eine eigene Nervenfaser zukomme, halte ich ebenfalls nicht für wahrscheinlich.

Auch im HIsschen Bündel kommen Nerven vor, wie MORISON (1912) für den Menschen, BOEKE (1925) für die *Schildkröte*, ENGEL (1910) und MEIKLEJOHN (1913) für *Artiodactyla* angeben, wie fernerhin im Sinusknoten und TAWARAschen

Abb. 116. Nervenendigungen innerhalb von Muskelfasern. Herzohr von *Emys europaea*. Bielschowskymethode. (Nach BOEKE.)

Knoten ebenfalls Nerven beobachtet wurden. Jacques (1894) will an den Purkinjeschen Fasern noch ein eigenes, feines nervöses Netz bemerkt haben.

Nerven des Endokards. Diese wurden von Kölliker (1854) entdeckt,
später bei Toldt (1884) erwähnt und erfuhren schließlich genauere Schilderungen von Smir-
now (1895), Michailow (1908), Dogiel (1898) und Glaser (1914). Sie stammen von den Nerven des Myokards ab und bilden verschiedenerlei Geflechte im Bindegewebe des Endokards. Die Anordnung der Geflechte scheint eine ziemlich lockere zu sein in den Vorhöfen, Herzohren und Ventrikeln und wird an der Basis der Papillarmuskeln und an den Chordae tendineae sehr fein. Auch an den Atrioventrikularklappen sowie an den Semilunarklappen wurden feine Nerven beschrieben. Ein Teil der Nerven des Endokards ist markhaltig, doch verlieren die Fäserchen bei ihrer Aufteilung allmählich ihre Markscheide.

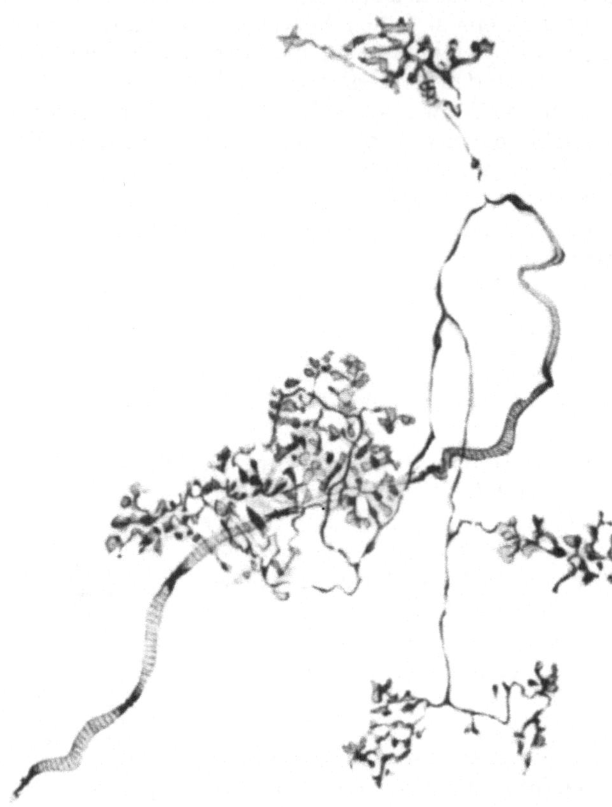

Abb. 117. Sensible Endverzweigungen unterhalb des Epikards. Vorhof. *Katze*. Methylenblau. (Nach Dogiel.)

Smirnow (1895) erwähnt noch ein weiteres feines subendotheliales Geflecht und
will bei *Säugern* auch feine Nerven, die ins Endothel eindrangen (interendothe-
liales Geflecht), beobachtet haben.

Sensible Endigungen. Wie Dogiel (1898), Michailow (1908) und Smir-
now (1895) beobachtet haben, finden sich im Herzen von Mensch, *Katze, Hund, Pferd* und einer weiteren Anzahl kleiner *Säugetiere*, ebenso bei *Frosch* und *Kröte*, sensible Endapparate von der mannigfachsten Form vor. Sie sind zunächst im Epikard nach Dogiels (1898) Feststellungen sehr reichlich anzutreffen, wobei fast 300 Endigungsformen auf 1 qcm gezählt wurden. Wie überall, so lassen sich auch hier die sensorischen Endapparate nur sehr schwer in bestimmte morphologische Typen einteilen, da sie niemals eine feste morphologische Form einhalten, sondern eine ungeheure Mannigfaltigkeit ihr Hauptcharakteristikum darstellt.

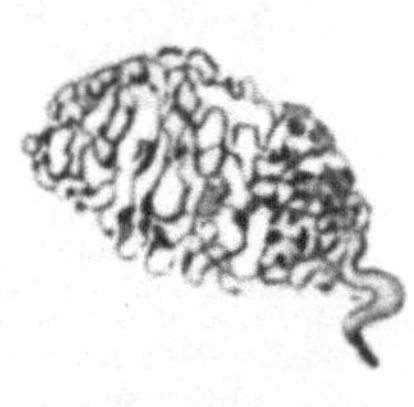

Abb. 118. Knäuelartige Endigung unterhalb des Epikards. Vorhof. *Katze*. Methylenblau. (Nach Dogiel).

Zunächst seien im Epikard Endbäumchen erwähnt, die durch Aufteilung feiner
markhaltiger Fasern entstehen und dann an umschriebener Stelle ein dichtes Geäst kleiner Endplättchen erkennen lassen (Abb. 117). Zwischen einem solchen End-

geflecht kann man gelegentlich eine Menge kleiner Kerne sehen, die wohl bindegewebiger Natur sind. Ferner bekommt man knäuelartige Endverzweigungen zu
Gesicht (Abb. 118), die einer vielfältigen Umwicklung und Umschlingung einer einzelnen Faser auf sehr engem Raume ihre Entstehung verdanken.

Sämtliche Endapparate können eine bindegewebige Kapsel besitzen, die aber auch in vielen Fällen fehlt. Abb. 119 stellt schließlich einen eingekapselten Endapparat dar, der als weitere Besonderheit noch eine Anzahl platten- und keulenartiger Gebilde in seinem Schlingenwerk aufweist. An der Bildung eines Endorganes können eine

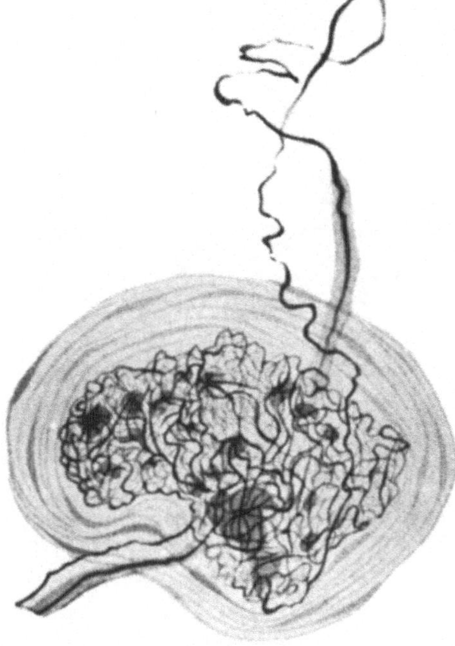

Abb. 119. Eingekapselte Nervenendigung mit Endplatte aus dem Epikard. *Pferd*. Methylenblau. Leitz Obj. 7, Ok. 4. (Nach MICHAILOW.)

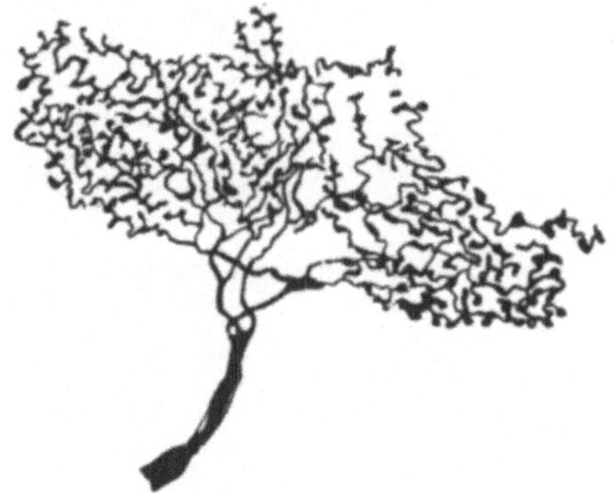

Abb. 120. Sensible Endigung aus dem Endokard. Vorhof. *Hund*. Methylenblau. (Nach SMIRNOW.)

wie mehrere Fasern beteiligt sein, sei es mit, sei es ohne Markscheide. Feste morphologische Grundtypen lassen sich eben gar nicht aufstellen. Auch in der Nähe
der Blutgefäße wurden sensible Endigungen beobachtet. Verbindende Fasern,
die die Endorgane wohl zu einem einheitlichen, physiologischen Komplex zusammenfassen, wurden gewöhnlich noch beschrieben.

Im Endokard hat zuerst SMIRNOW (1895) baumförmige Endapparate aufgefunden, eine Entdeckung, die später von DOGIEL (1898) und MICHAILOW (1908) ihre Bestätigung erhielt (Abb. 120). Meistens handelt es sich bei den Endigungen

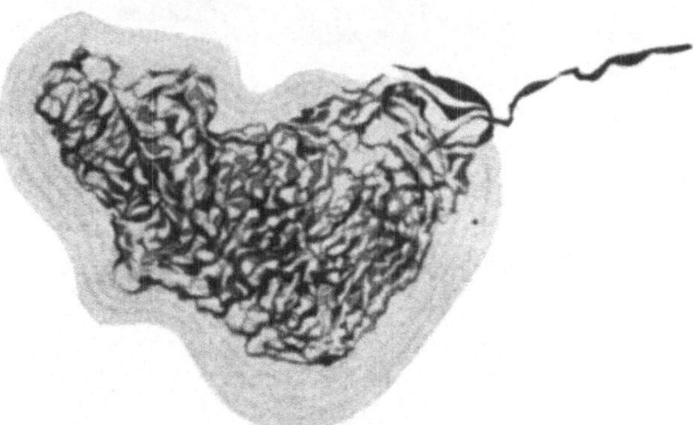

Abb. 121. Eingekapseltes Nervenknäuel aus dem Endokard. *Pferd*. Methylenblau. Leitz Obj. 7, Ok. 2. (Nach MICHAILOW.)

um Nervenknäuel (Abb. 121), die mit und ohne bindegewebige Kapsel auftreten
können, bald einzeln, bald in Gruppen gelegen sind und gewöhnlich durch markhaltige wie marklose Fasern noch einmal in Verbindung miteinander stehen. Es

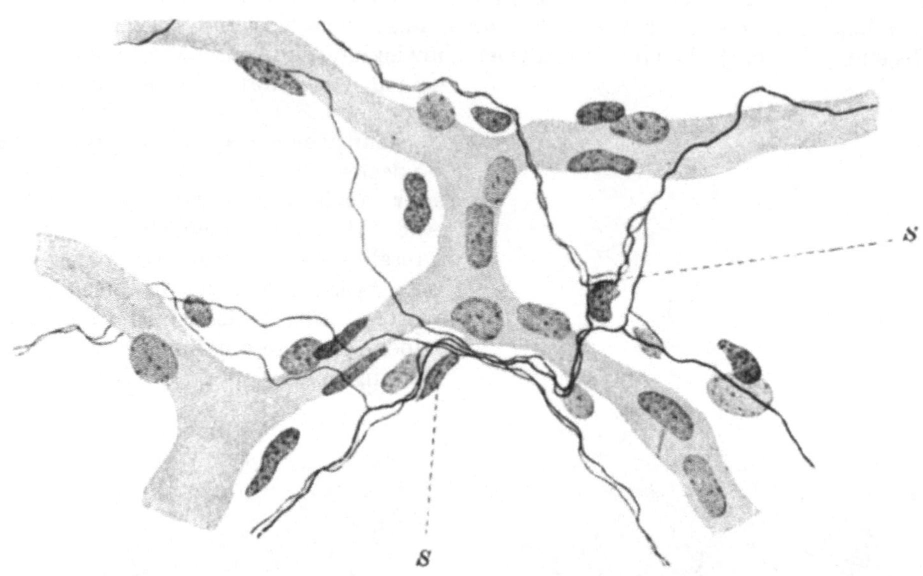

Abb. 122. Capillarnerven aus dem Herzen. Mensch. Bielschowskymethode. *S* SCHWANNsche Kerne. Vergr. 800fach. (Nach STÖHR jr.)

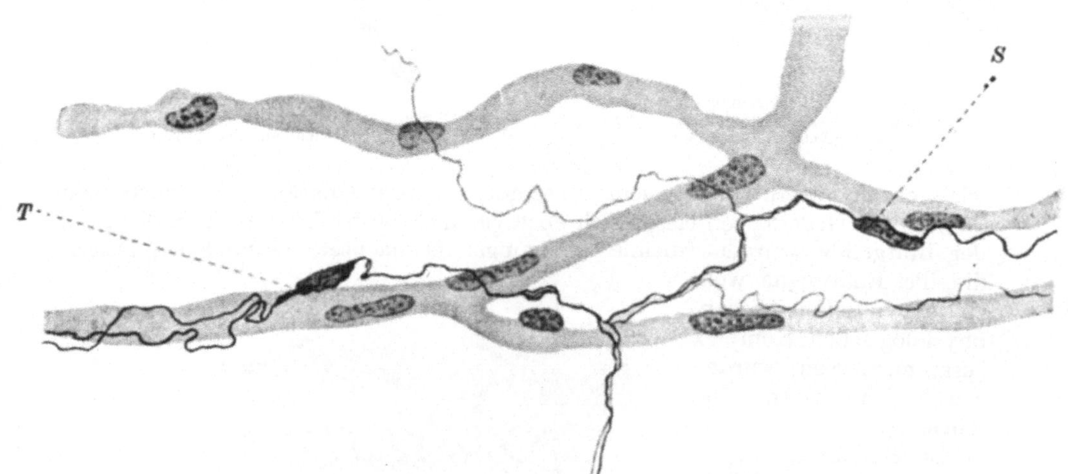

Abb. 123. Capillarnerven aus dem Herzen. Mensch. Bielschowskymethode. *S* SCHWANNsche Kerne; *T* Auflockerung. Vergr. 800fach. (Nach STÖHR jr.)

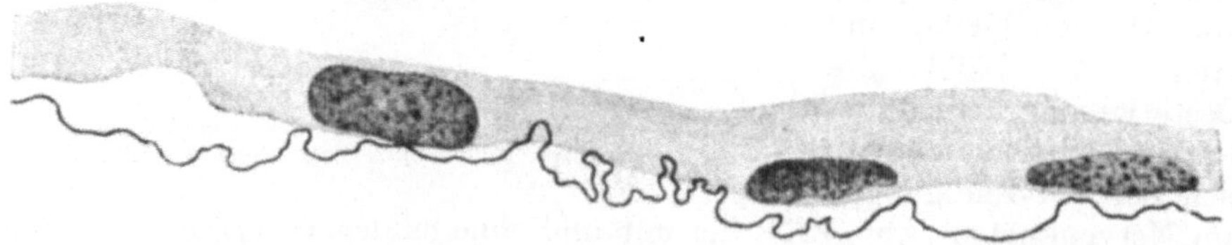

Abb. 124. Stark gewundener Capillarnerv aus dem Herzen. Mensch. Bielschowskymethode. Vergr. 1200fach. (Nach STÖHR jr.)

scheint im Endokard auch regelrechte, feinste Endnetze zu geben, an deren Bildung sich meist mehrere Nervenfasern beteiligen.

Die Blutgefäße des Herzens sind sämtlich von Nerven versorgt. In perivasculären Nervengeflecht der Aorta und Art. coronaria wurden überdies auch Ganglienzellen mit langen Fortsätzen aufgefunden, während sensible Endigungen nur in der Adventitia der Coronargefäße von DOGIEL (1898) und MICHAILOW (1908) beobachtet wurden. Die Capillaren werden nicht, wie MICHAILOW (1908) angibt, von ein oder zwei feinen Nervenfäserchen stets begleitet, die sich gleichzeitig mit den Blutgefäßen verzweigen, sondern zwischen das Capillargefäßsystem ist, wie ich nachweisen konnte, ein feines Geflecht oder Netzwerk markloser Fasern hineingewoben (Abb. 122, 123). Diese Fäserchen liegen dem Endothel streckenweise unter vielerlei Krümmungen direkt auf (Abb. 124), wobei gelegentlich kleine, fibrilläre

Auflockerungen zu erkennen sind. Sie verlassen aber alsbald wieder das Gefäß, um sich zu benachbarten Capillaren zu begeben; häufig teilen sie sich hierbei dichotomisch auf. Eine zweite Form innigsten Kontaktes zwischen Nerv und Capillarwand wird durch die SCHWANNschen Zellen hergestellt, die, wie das aus dem vorhergehenden Abschnitt über die Nerven der Blutgefäße näher zu ersehen ist, ebenfalls zum großen Teil mit dem Endothel in dichtester Berührung stehen. Über die Nerven der Kranzgefäße und über die in deren Adventitia vorhandenen Ganglien macht GLASER (1926) neuerdings genauere Angaben.

Die Ganglienzellen des Herzens. Die Mehrzahl der Ganglienzellen im Herzen bei Mensch und *Säugetier* liegt ziemlich oberflächlich, an der Grenze zwischen Myokard und Epikard, und ist im wesentlichen dem Verlaufe der großen, das Grundgeflecht bildenden Nervenstämme angeschlossen. Exakte topographische Angaben lassen sich über

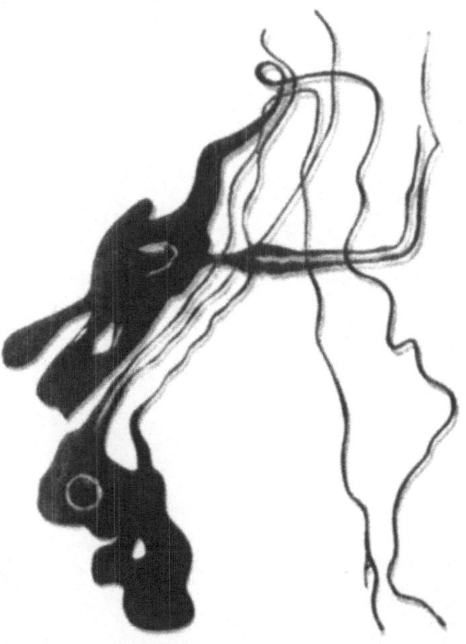

Abb. 125. Gefensterte sympathische Ganglienzellen aus dem Herzen. Methylenblau. Leitz Obj. 7, Ok. 4. (Nach MICHAILOW.)

die Lage der Ganglien beim Menschen und bei den *Säugetieren* gar nicht liefern, da hier die Ganglien individuell sehr stark an Größe und Lage variieren und überdies durch eine Menge verbindender Zellen sich gar nicht scharf voneinander abgrenzen lassen. Wenn auch WOROBIEW (1925) neuerdings sechs Ganglienzellenfelder an der Außenfläche des Herzens unterscheidet, so scheint doch zunächst einmal die Hauptmasse der Ganglienzellen auf den dorsalen Wänden der Vorhöfe gelegen zu sein, sowie an der Einmündungsstelle der Hohlvenen (L. R. MÜLLER 1924, FAHR 1910, ASCHOFF 1913, PERMAN 1924, LISSAUER 1909 u. a.). Nach MICHAILOW (1912) soll der rechte Vorhof die größte Anzahl Ganglienzellen von allen Herzabschnitten beherbergen; die Menge der an der Einmündungsstelle der oberen Hohlvene (Cavatrichter) gelegenen Nervenzellen erstreckt sich bis zum Sinusknoten hin, in welchem sie ebenfalls noch aufgefunden werden können. Ferner kommen sie im Septum atriorum, im Atrioventrikularknoten und im ventrikulären Abschnitt des Reizleitungssystems vor.

Des weiteren liegen erhebliche Mengen von Ganglienzellen noch auf dem proximalen Teil der vorderen und hinteren Kammerwand, vor allem in der vorderen und hinteren Längsfurche und im Sulcus coronarius. Schließlich finden sich noch an der Basis von Aorta und Arteria pulmonalis Nervenzellen in größerer Masse vor, die aber nur etwa bis zur Umschlagstelle des Perikards hinaufreichen (Dogiel 1899, Michailow 1908). Je mehr wir uns der Herzspitze nähern, um so mehr nimmt Zahl und Umfang der Ganglien ab. Die Zellen werden in den zwei unteren Dritteln der Kammerabschnitte nur noch in kleinen Gruppen oder ganz

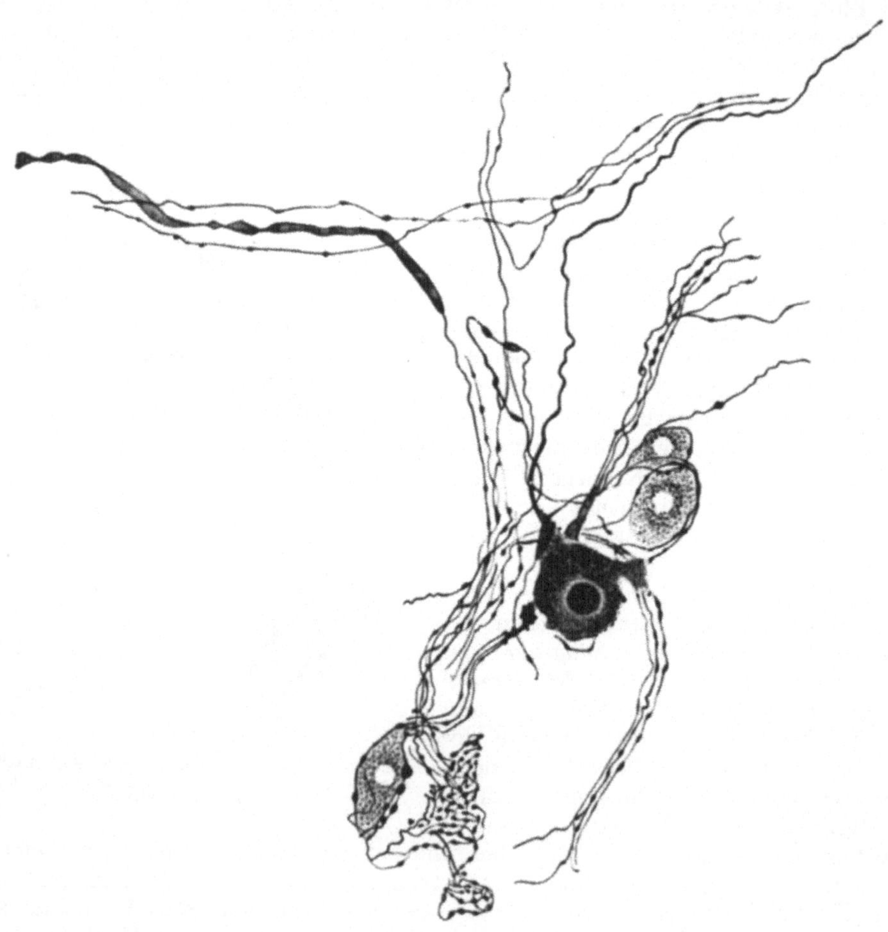

Abb. 126. Ganglienzellen aus dem Vorhof der *Katze*. Methylenblau. (Nach Dogiel.)

vereinzelt beobachtet. In der Kammerscheidewand scheinen die Nervenzellen sehr selten zu sein.

Im unteren Drittel der Kammer werden Ganglienzellen nur in seltenen Fällen angetroffen, ja manche Autoren verneinen hier jedes Vorkommen nervöser Zellelemente. Hingegen wollen Pisskunoff (1911) bei *Elster, Dohle* und *Habicht,* und Smirnow (1905) bei *Säugern* auch in der Herzspitze Ganglienzellen bemerkt haben, während Valedinsky (1905) beim *Kalb* noch 3 mm oberhalb der Herzspitze an deren Vorderfläche solche beschreibt.

Beim *Frosch* ist' die Verteilung der großen Ganglienzellanhäufungen eine viel regelmäßigere wie bei *Säugern.* Man unterscheidet hier a) den Bidderschen Knoten in der Nähe der Atrioventrikulargrenze, b) den REMAKschen Knoten auf der Hinterfläche des Sinus venosus und c) den LUDWIGschen Knoten längs des Verlaufes der Hauptnerven des Herzens auf der Vorhofscheidewand.

Sämtliche Ganglien sind durch zahlreiche Nervenfasern miteinander verbunden. Im Myokard sind Ganglienzellen selten und nur vereinzelt in dessen mehr oberflächlichen Partien anzutreffen (DOGIEL 1914, MICHAILOW 1912, JACQUES 1894, VALEDINSKY 1905).

Im Herzen von *Mollusken* hat J. DOGIEL vereinzelte Ganglienzellen beobachtet; über die Innervation des *Insekten*herzens finden sich nähere Angaben bei ZAWARZIN (1911) und ALEXANDROWICZ (1926).

Die Nervenzellen sind bei Mensch und *Säugetier* in ihrer weitaus größten Mehrheit multipolar, selten bipolar oder unipolar und zeigen, was ihren eigentlichen Körper anbelangt, jene ungeheure Mannigfaltigkeit der Form, wie sie eben für die sympathischen Zellen charakteristisch ist. Sie weisen meistens einen rundlichen, eiförmigen oder spindelartigen Körperumfang auf und lassen gelegentlich zwei Kerne in ihrem Innern erkennen. Der Pigmentgehalt ist unter den einzelnen Zellen sehr verschieden; eine bindegewebige Kapsel, die sich auch etwas auf die Fortsätze erstreckt, umgibt gewöhnlich die Zelle.

Wie bei allen sympathischen, multipolaren Nervenzellen, so kann man auch hier Dendriten und Neuriten nicht mit Sicherheit unterscheiden, und die Möglichkeit, daß eine einzelne Zelle mehrere Neuriten aufweist, scheint mir eine sehr große

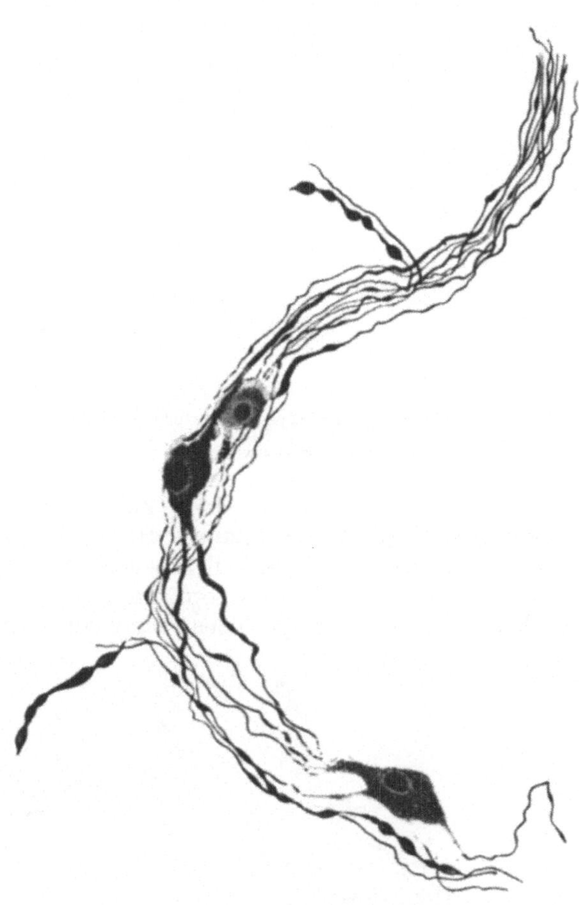

Abb. 127. Ganglienzellen aus der Adventitia des Aortenbogens. Kind. Methylenblau. (Nach DOGIEL.)

zu sein. Sicher ist jedenfalls, daß eine ungeheure Menge von Nervenfasern im Herzen als Fortsätze der hier befindlichen Ganglienzellen zu gelten hat. Hierbei können diese Fasern markhaltig wie marklos sein, so daß hier eine Unterscheidung von präganglionärer und postganglionärer Faser, sympathischer oder möglicherweise parasympathischer Faser überhaupt nicht im mikroskopischen Präparat ausführbar ist.

Da keine einzige Ganglienzelle der anderen morphologisch völlig gleicht, und da wir ferner über eine etwa spezifische Wirkungsweise oder Abkunft verschieden gebauter Ganglienzellen gar nichts wissen, so hat es meiner Ansicht nach keinen rechten Zweck, eine Typeneinteilung der Nervenzellen nach Form (DOGIEL 1914) oder Endigungsweise der Dendriten (MICHAILOW 1912) vorzunehmen. Überdies fassen beide Autoren, wie dies eben nicht anders möglich ist, den Begriff ihrer Zelltypen derart unscharf, so daß schon hiernach die Aufstellung von Zelltypen zum Scheitern verurteilt ist.

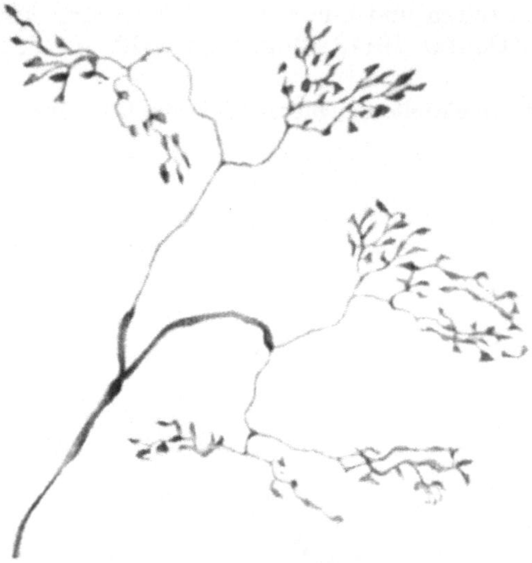

Die Abb. 125, 126, 127 mögen nur eine Anzahl verschiedener Zellformen vor Augen führen, ohne daß hiermit eine Einteilung der Ganglienzellen nach ihrer äußeren Gestalt versucht sein soll. Die Zahl der Dendriten ist äußerst schwankend; sie können kurz, keulenförmig oder kolbenartig sein, in direkter Umgebung der Zelle mit einem feinen Strauchwerk oder mehreren Endplättchen endigen oder auch eine beträchtliche Länge aufweisen und sich mit vorbeiziehenden Fasern gemeinsam in die Muskulatur hinein begeben, so daß man sie schließlich gar nicht mehr von den Neuriten unterscheiden kann.

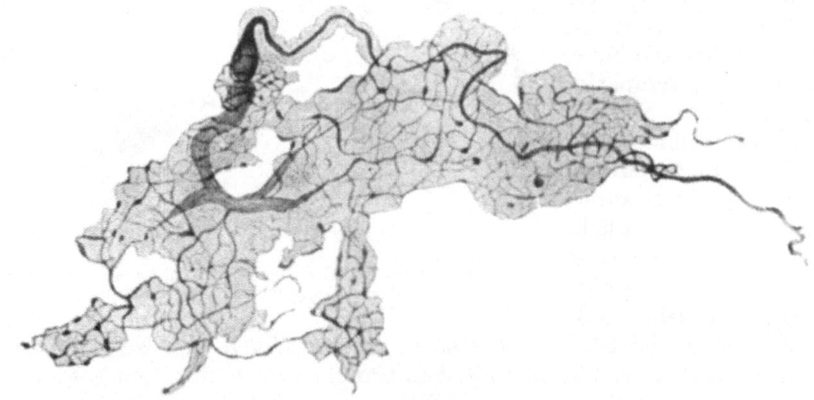

Abb. 128. Baumförmiger Endapparat aus dem Perikard. *Kaninchen.* Methylenblau. Leitz Obj. 7, Ok. 2. (Nach MICHAILOW.)

In den Ganglien finden sich zwischen den Zellen feine Geflechte markloser wie markhaltiger Fasern, die auch um die einzelnen Zellen als pericapsuläre oder pericelluläre Geflechte angeordnet sein können. Hierbei handelt es sich entweder um Bildungen von Fortsätzen von Zellen benachbarter Ganglien oder um Formationen der Sympathicus- oder Vagusfasern. Im übrigen kann man auch den Zellen nicht ansehen, ob sie vom Sympathicus oder Vagus abstammen; den nervösen Elemen-

Abb. 129. Knäuelförmiger Endapparat aus dem Perikard. Mensch. Methylenblau. Zeiss Obj. A, Ok. 3. (Nach MARTYNOFF.)

ten allein nach dem histologischen Bilde irgendeine bestimmte funktionelle Bedeutung zuschreiben zu wollen, heißt jedenfalls nur leere Spekulationen treiben.

Beim *Frosch* scheint es sehr viele unipolare Ganglienzellen zu geben, an deren Fortsatz häufig eine von einer anderen Nervenzelle stammende feine Faser mit spiraligen Windungen ihr Ende findet.

Nerven des Perikards. Sie stammen vom Vagus, Sympathicus und Phrenicus ab und bilden auf dem gesamten Perikard ein breitmaschiges Geflecht markhaltiger und markloser Fasern. Ihr Vorhandensein wurde zuerst von SKWORZOW (1874) und JANTSCHITSCH (1874) mit dem Mikroskop bei *Hund* und *Katze* studiert, während genauere Angaben vor allem über die Endigungsweise der Nerven im Perikard von MICHAILOW (1910), MARTYNOFF (1914), PIANESE (1892) und RUHEMANN (1925) herrühren.

Die Nervengeflechte sind stellenweise sehr dicht, eine Menge von Nerven begleitet die Gefäße, steht aber mit den Nervi proprii des Perikards in enger Verbindung; die größte Nervenmenge scheint in den äußeren Schichten des Perikards zu liegen. Der Formenreichtum der Endigungen ist ein äußerst mannigfacher, wobei der Endapparat in manchen Fällen auch von einer bindegewebigen Kapsel umgeben sein kann. Es gibt baumförmige und knäuelartige Endigungen (Abb. 128, 129), die aus markhaltigen wie marklosen Fäserchen entstehenkönnen. Öfters sind eine ganze Menge markloser Fäserchen an der Bildung derartiger Körperchen beteiligt. Eingekapselte Knäuel

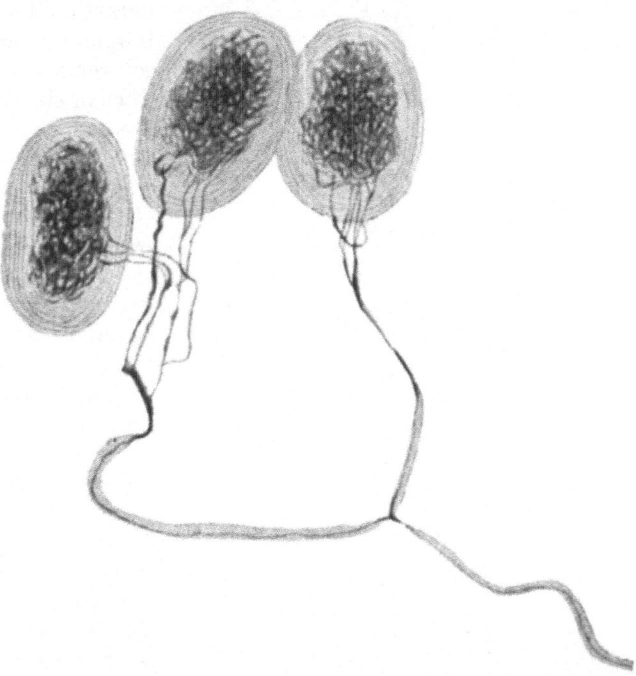

Abb. 130. Eingekapselte Nervenknäuel aus dem Perikard. *Pferd.* Methylenblau. Leitz Obj. 5, Ok. 2. (Nach MICHAILOW.)

(Abb. 130) finden sich des öfteren in Gruppen vor, wie besonders aus den Abbildungen von MICHAILOW (1910) und PIANESE (1892) zu ersehen ist; RUHEMANN (1925) gibt die größte Länge dieser Gebilde mit 90 μ, ihre größte Breite mit 60 μ an. MICHAILOW (1910) erwähnt schließlich noch netzförmige und girlandenförmige Endapparate, doch scheinen mir seine Darstellungen hier nicht ganz einwandfrei zu sein. Über vereinzeltes Vorkommen von Ganglienzellen wird endlich noch von MARTYNOFF (1914) berichtet.

Daß wir es bei sämtlichen Endapparaten im Endokard, Epikard und Perikard mit solchen afferenter Natur zu tun haben, ist zweifellos. Wahrscheinlich stehen sie normalerweise im Dienste der Blutregulation. Daß sie in pathologischen Fällen schmerzempfindend sein können, ist wohl möglich.

c) Lymphatische Organe.

Das feinere mikroskopische Verhalten der Nerven in den lymphatischen Organen ist bis heute noch nicht genügend bekannt. Dies hat seine Hauptursache wohl darin, daß hier einer Darstellung der nervösen Elemente ganz erhebliche technische Schwierigkeiten entgegenstehen, die vielleicht zum Teil in einer besonderen, eine gute Imprägnierung der Nerven verhindernden chemischen Reaktionsweise

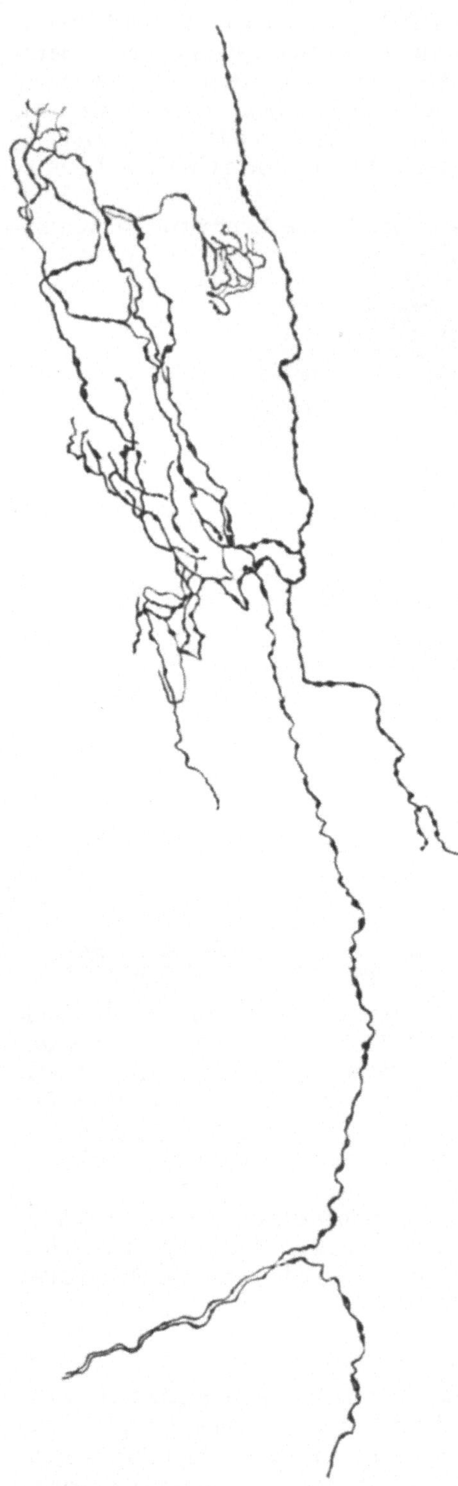

Abb. 131. Nerven in der Adventitia des Ductus thoracicus.
Hund. Methylenblau. (Nach Kytmanof.)

des lymphatischen Gewebes gelegen sind. Sollten übrigens feine Nervenfäserchen im retikulären, lymphatischen Gewebe verlaufen, so könnte dies entweder intraprotoplasmatisch, also innerhalb des lymphadenoiden Plasmodiums, oder zwischen dessen Maschenwerk geschehen. Selbst wenn sich derartige feinste Nervenfäserchen imprägnieren ließen, so würde es äußerst schwer sein und sehr vieler Übung bedürfen, sie auch von dem Bindegewebe, das gar zu leicht die gleiche Silberreaktion annimmt, mit Sicherheit zu unterscheiden. Daher sind auch die mit der Golgimethode erzielten Resultate der früheren Autoren nur mit großer Vorsicht zu beurteilen; denn eine Menge der von ihnen als Nervenfasern abgebildeten Elemente stellen zweifellos bindegewebige Formationen dar.

Da die feineren Lymphgefäße schon von vornherein sehr schwer an gewöhnlichen Schnitten zu sehen sind, so bringt dieser Umstand sogleich eine weitere Erschwerung des Studiums ihrer Nerven mit sich. Daher sind auch die Angaben über das Vorkommen von Nerven an Lymphgefäßen äußerst spärlich (Dogiel 1897, Timofejew 1896, Kytmanof 1901) und erfreuen sich überdies, wie mir scheint, einer bedenklichen Unsicherheit. Bis jetzt gelangten nur Lymphgefäße des Samenstranges, des Praeputium penis und der Gallenblase zur Untersuchung. Die Nerven werden als marklos beschrieben, stammen von den in der Nähe befindlichen Blutgefäßnerven ab und bilden zunächst in der Adventitia der Lymphgefäße eine Art von Grundgeflecht. Von hier aus sollen dann eine Menge feinster Ästchen in die Media hineinziehen, um hier die glatte Muskulatur zu versorgen.

Dogiels (1897) Darstellungen der Nerven der Lymphgefäße scheinen mir nicht ganz einwandfrei zu sein; mehr Vertrauen verdienen die mit der Methylenblaumethode gewonnenen Resultate von Kytmanof (1901); doch sind die von ihm geschilderten sensiblen Endigungen in der Adventia ebenfalls zweifelhafter Natur.

Die Nervenversorgung des Ductus thoracicus wurde bis jetzt nur beim *Hunde* von KYTMANOF (1901) und LAWRENTJEW (1926) untersucht. Nach den Angaben des letztgenannten Autors erhält der Ductus seine Nerven vom sympathischen Grenzstrang, von Ästchen aus Intercostalnerven vor allem der linken Seite, in seiner unteren Region vom Nervus splanchnicus und schließlich von dem um die Aorta befindlichen Nervenplexus, dem auch Vagusfasern beigemischt sein sollen. Alle diese Nervenfasern bilden in der Adventitia des Ductus thoracicus ein einheitliches Geflecht, in welchem LAWRENTJEW (1926) vereinzelte Ganglienzellen erwähnt. Die Nerven sind sämtlich marklos, ziehen zu schmalen Bündeln

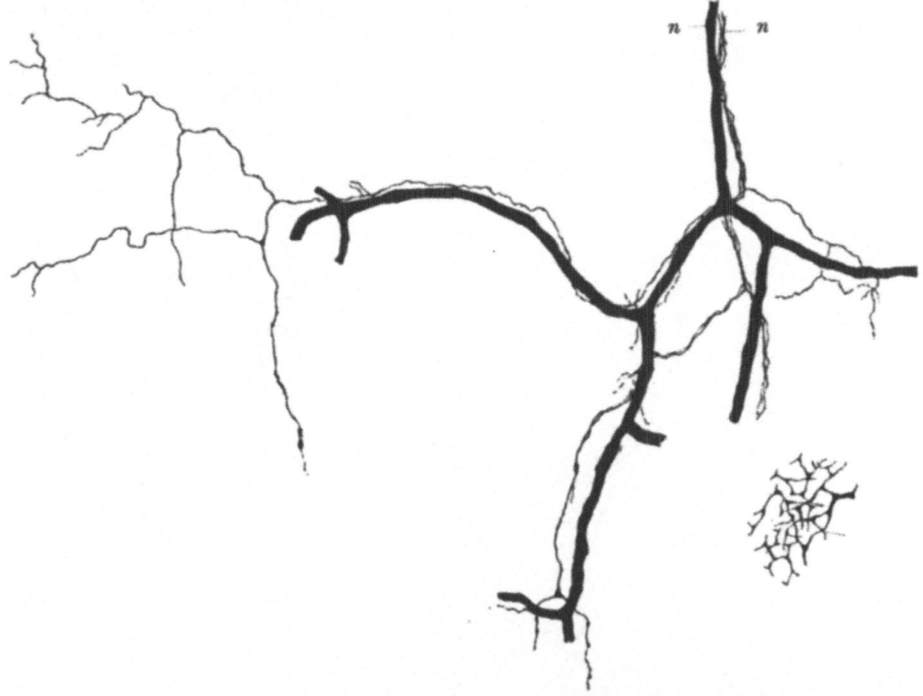

Abb. 132. Nerven aus dem Lymphknoten. *Hund.* n Nervenbündel, welches ein schmales Blutgefäß begleitet. Golgimethode. (Nach RETZIUS.)

oder auch einzeln in der Adventitia einher und können stellenweise durch vielfache Umschlingungen und Überkreuzungen ein zierliches Maschenwerk hervorrufen (Abb. 131).

Von dem adventitiellen Geflecht scheinen noch vereinzelte Fäserchen mehr nach der Tiefe zu dringen und vielleicht in den glatten Muskelfasern zu endigen. Daß in der Intima noch ein subendotheliales Geflecht vorhanden sein soll, wie dies KYTMANOF (1901) beschreibt, halte ich einstweilen für wenig wahrscheinlich, desgleichen das Vorkommen sensibler Nervenendigungen in der Adventitia.

In den meisten Lehrbüchern findet sich gewöhnlich die Angabe, daß die Innervation der Lymphgefäße derjenigen der Blutgefäße analog sei; leider ist diese These nicht genügend begründet.

Über die Innervation der Lymphdrüsen stammen die ersten Angaben von KÖLLIKER (1854), der feine marklose Fäserchen gleichzeitig mit den Arterien vom Hilus aus in das Innere der Lymphknoten vordringen sah. Da die Resultate von RETZIUS (1893) und TONKOFF (1899) nicht viel weiter gelangt sind, so stellen sie im Grunde nur eine Bestätigung von KÖLLIKERS (1854) Beobachtung dar. Bündel feiner Nerven umflechten die Arterien und begeben sich gemeinsam mit diesen in die Tiefe der Lymphknoten, sich gleichzeitig mit den Gefäßen in immer feinere Äste und einzelne Fäserchen aufspaltend (Abb. 132). Wahrscheinlich sind die Nerven des Lymphknotens nicht alle als Gefäßnerven anzusehen, da auch im eigentlichen lymphatischen Gewebe, die Follikel ausgenommen, feine Nervenfäserchen beobachtet wurden; TONKOFF (1899) erwähnt bei der *Katze* in den Trabekeln der Lymphdrüse Nervenfasern, die zu den glatten Muskelzellen in Beziehung stehen sollen. Doch sind die Dinge, wie schon oben erwähnt, nicht genügend klargestellt.

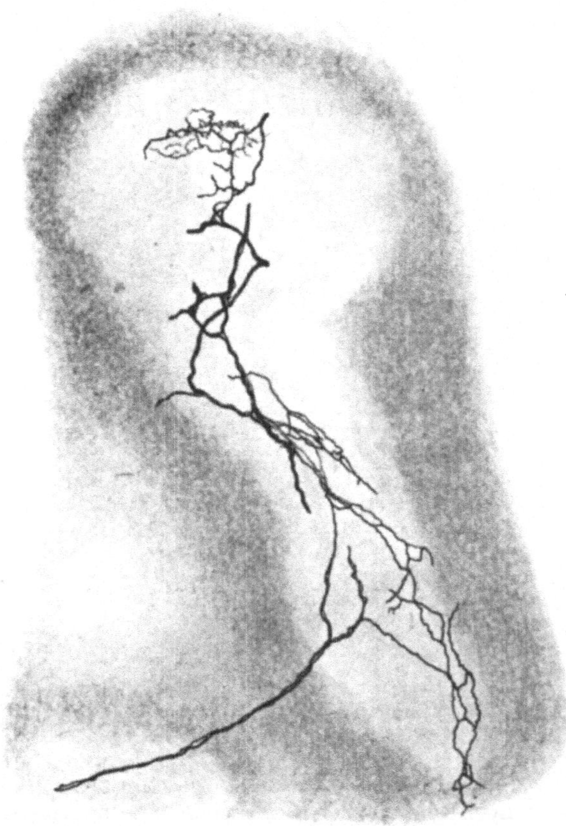

Ganglienzellen sind in den Lymphknoten bis jetzt nicht gefunden, wohl auch kaum vorhanden, da sie in dem so viel untersuchten Organ schon an einfachen Hämatoxylin-Eosin-Präparaten längst hätten gesehen werden müssen.

Die Nerven der Milz sind bis auf wenige Fasern ohne Mark, stammen vom Plexus coeliacus, umflechten die Arteria lienalis und dringen gemeinsam mit deren Ästen in das Innere des Organsein. Bei manchen *Säugern* sind die großen Milznerven neben der Arterie sehr kräftig und von einem ganz charakteristischen Aufbau. (Näheres hierüber siehe S. 175.) In der Hauptsache verlaufen die Nerven als feine Bündel neben den Arterien einher und werden noch an kleinen Gefäßen innerhalb der MALPIGHIschen Körperchen von KÖLLIKER (1854) beschrieben. Andere Autoren (RETZIUS 1892, BILLROTH 1861, W. MÜLLER 1865, RUFFINI 1906, MONTI 1899, CORTI 1903) gelangten im wesentlichen zu dem gleichen Ergebnis. Manchmal splittern sich in einem Milztrabekel einzelne Fäserchen auf und entwickeln dort ein zierliches Geflecht, das vielleicht zu den glatten Muskelzellen einige Ästchen abgibt (Abb. 133).

Abb. 133. Nerven in der Milz. *Maus.* Golgimethode. Vergr. 150fach.

Sollten in der Pulpa Nerven vorkommen, so kann es sich hierbei nur um einzelne allerfeinste Fäserchen handeln; manche Autoren wollen solche Gebilde gesehen haben, RUFFINI (1906) schildert sogar ganze Netze von Nerven. Doch lassen seine Abbildungen eine Silberimprägnierung des Bindegewebes vermuten, wie denn überhaupt die mit der Golgimethode erzielten Resultate der erwähnten

Autoren heutzutage nur noch wenig Vertrauen erwecken. Wir wissen also nichts Sicheres über das Verhalten von Nerven in der Milzpulpa. Ganglienzellen wurden in der Milz nicht beobachtet. In der Milzkapsel sollen sich einzelne Nervenfasern vorfinden.

d) Die innersekretorischen Drüsen.

Thyreoidea. Die Schilddrüse erhält, wie besonders aus den sehr gründlichen präparatorischen Untersuchungen von BRAEUCKER (1922) hervorgeht, ihre Nerven in der Hauptsache aus Vagus und Sympathicus. Letzterer schickt Ästchen aus allen drei Ganglien des Halsgrenzstranges zur Drüse; da dem Herzen aus dem gleichen Symathicusabschnitt Fasern zuströmen wie der Schilddrüse, so wäre bei deren Erkrankung denkbar, daß dem Sympathicus an dem Auftreten pathologische Herzsymptome unter Umständen eine gewisse Rolle zukommt. Die Hauptmasse der Vagusfasern gelangt über den Laryngeus superior und Recurrens zur Schilddrüse; auch von den Rami cardiaci spalten sich feine Ästchen nach dorthin ab. Schließlich stammen noch einige Nerven von dem Plexus caroticus communis ab, der sich aus Elementen von Vagus, Sympathicus und Glosso-pharyngeus zusammensetzt.

Auch von der Ansa hypoglossi wurden feine zur Schilddrüse ziehende Fädchen beschrieben; BRAEUCKER (1922) meint, daß es sich hierbei nicht um Hypoglossusfasern, sondern um solche aus Vagus und Sympathicus handelt, die lediglich die Bahn der Ansa hypoglossi in Anspruch nehmen. Ein Beweis für die Richtigkeit dieser Ansicht wird aber nicht von ihm erbracht.

Die für die Schilddrüse bestimmten Nerven lassen, ehe sie ins Innere des Organs eindringen, erst in der Kapsel ein ziemlich grobmaschiges Geflecht entstehen, in welchem nach den Angaben von VERSON (1907) auch marklose Fasern vorkommen sollen. Das Geflecht ist, wie BRAEUCKER (1922) hervorhebt, in der Gliederung seiner Faserbündel unabhängig von dem Verlauf der Gefäße konstruiert.

Im Innern der Drüse scheint mit Hilfe des Mikroskopes zuerst KÖLLIKER (1854) Nerven aufgefunden zu haben, die er an Zahl gering und nur für die Gefäße bestimmt schildert. Später wurde das feinere Verhalten der Nerven von einer ganzen Reihe von Autoren studiert (CRISAFULLI 1892, ANDERSON 1892, SACERDOTTI 1893, TRAUTMANN 1895, JACQUES 1897, BERKLEY 1894, POINCARÉ 1875, RHINEHART 1912, PEREMESCHKO 1867); doch sind die meisten der von den genannten Autoren stammenden Angaben veraltet und als nicht mehr ganz zuverlässig anzusehen.

Bis jetzt wurden in der Schilddrüse nur marklose Nervenfäserchen beobachtet. Sie verzweigen sich hauptsächlich zu einem feinen, teilweise um die Gefäße gewickelten Geflecht, woraus man wohl einen Einfluß des Nervensystems auf die Blutregulation der Drüse folgern mag. Ein anderer Teil der Nerven sondert sich von diesem Geflecht ab und bildet um die Follikel herum einen sehr feinen Plexus (perifolliculäres Geflecht). Feinste Nervenfäserchen steigen von hier zum Epithel empor, um zwischen oder in den Drüsenzellen ein Ende zu finden. Nach dem anatomischen Befund ist somit ein nervöser Faktor an der Tätigkeit der Drüsenzellen mit Sicherheit beteiligt. Gefäßnerven und Drüsen sind, wie bei allen drüsigen Organen, aufs engste miteinander verknüpft.

Ganglienzellen wurden bis jetzt nicht aufgefunden; wären sie zahlreich, so würden sie schon an gewöhnlichen Hämatoxylinpräparaten leicht zu sehen sein. Im übrigen wäre ein vereinzeltes Vorkommen einer sympathischen Ganglienzelle wohl ohne große Bedeutung.

Die Angaben verschiedener Autoren, welche Ganglienzellen in der Thyreoidea beobachtet haben wollen, verdienen nur wenig Vertrauen; möglicherweise kann PEREMESCHKO (1867) eine Nervenzelle vor sich gehabt haben.

Epithelkörperchen. Diese übernehmen ihre Nerven aus dem Kapselgeflecht der Schilddrüse, beziehen also Fasern aus Vagus und Sympathicus. Nach Rhinehart (1912) soll es sich hierbei nur um Vasomotoren handeln. Ganglienzellen wurden nicht aufgefunden.

Thymus. Die Nerven der Thymus stammen, wie neuerdings Braeucker (1923) präparatorisch dargestellt hat, in der Hauptsache aus den Halsabschnitten von Vagus und Sympathicus und gelangen vor allem durch das Herznervengeflecht zur Drüse; manchmal spalten sich auch von dem Nervenplexus der anliegenden großen Gefäße sowie vom Nervus phrenicus feine Ästchen zur Thymus ab. Sie bilden auf deren Kapsel ein feines Geflecht und dringen dann, wie schon Kölliker (1854) angibt, mit den Gefäßen in das Innere ein.

Über das feinere Verhalten der Thymusnerven sind wir schlecht unterrichtet.

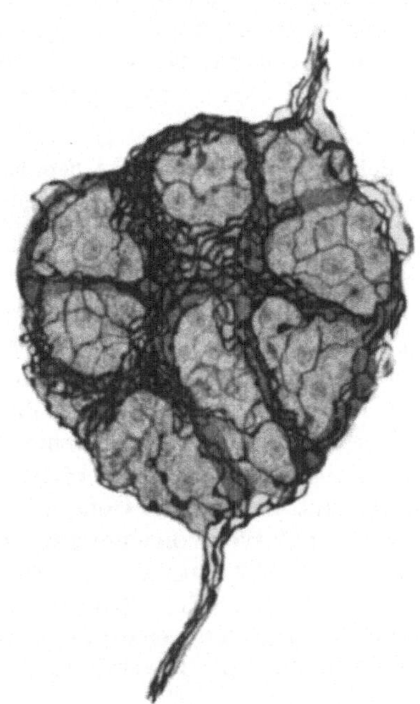

Abb. 134. Nervengeflecht um eine Langer
Hanssche Insel. *Hund.* Golgimethode.
(Nach Pensa.)

Josifow (1899) behauptet nur, daß die Fasern sich aus markhaltigen und marklosen Elementen zusammensetzen, Bovero (1899) läßt an Hand der sehr unsicheren Golgimethode die Nerven feine Geflechte um die Gefäße im interlobulären Bindegewebe entwickeln, von welchen spärliche Fäserchen in das Mark eindringen und mit kleinen Anschwellungen dort frei enden sollen. Doch verdienen diese Schilderungen nur wenig Vertrauen.

Hypophyse. Die Frage nach der Innervation der Hypophyse hat schon eine große Anzahl von Autoren beschäftigt (Cajal 1894, Kölliker 1896, Gemelli 1906, Trautmann 1909, Gentes 1907, Thaon, Savagnone 1909, Bochenek 1902, Stendell 1913, Watrin und Baudot 1922, Berkley 1894, Hoenig 1922, Greving 1925, Pines 1925); doch scheint mir das feinere Verhalten der Nervenfasern innerhalb dieses Organs noch nicht mit der nötigen Klarheit erfaßt zu sein. Das hat seine Ursache vor allem darin, daß, wenn wir zunächst das Verhalten der Nerven im Hinterlappen betrachten, eine Menge von Gliaelementen sich dort vorfinden, deren Anwesenheit in sehr vielen Fällen zur Verwechslung mit Nervengewebe den Anlaß gegeben hat.

Daß überhaupt Nervenfasern in den Hinterlappen eindringen, ist durch die Untersuchung von Pines (1925), wonach die Fasern von der Zwischenhirnbasis den Weg durch das Infundibulum zur Drüse einschlagen, wohl ziemlich gesichert. Als Ursprungsstätte der Fasern wird eine am Boden des Ventrikels etwas hinter- und oberhalb des Chiasmas gelegene, mit Nucleus supraopticus bezeichnete Kerngruppe angegeben, welche Greving (1925) mit einer gewissen Wahrscheinlichkeit den vegetativen Zentren zuteilt. Doch sind unsere Kenntnisse über den Verlauf der Nervenfasern im Hinterlappen mehr als zweifelhaft; nach Pines (1925) sollen sie zum Teil feine Äste nach dem Mittellappen abgeben, um hier mit intraepithelialen Verzweigungen ein Ende zu finden.

Der Vorderlappen soll seine Nervenfasern nach den Angaben von Dandy (1914) und Pines (1925) vom Sympathicus aus dem Plexus carotideus erhalten und ein feines, aus marklosen Fäserchen bestehendes Geflecht zwischen den Drüsenzellen erkennen lassen, das schließlich zu jenen in engste Beziehung tritt. Nervenzeilen in der Hypophyse wurden bis jetzt nicht mit Sicherheit beobachtet.

Epiphyse. Die Angaben der Autoren über das Vorkommen von Nervenelementen sind hier nur wenig zuverlässig. Nach CAJAL (1911), KRABBE (1917). WALTER (1922), JOSEPHY (1920) u. a. sollen Nervenfasern von der hinteren Commissur und der Commissura habenularum in die Epiphyse eindringen. KÖLLIKER (1896) konnte nur bei *Katze* und *Kaninchen* Nerven in der Zirbeldrüse feststellen; beim Menschen ist das Organ nach seiner Anschauung nervenlos. Ich glaube,

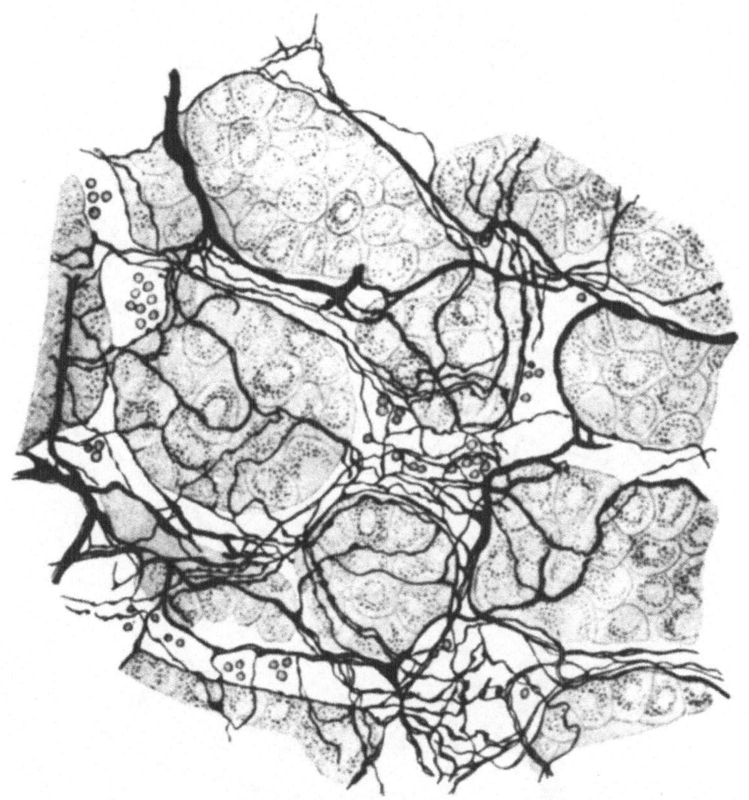

Abb. 135. Nervengeflecht in der Nebenniere vom *Meerschweinchen*. Zellgruppen der Zona reticularis. Golgimethode. (Nach DOGIEL.)

daß auch hier, wie in der Hypophyse, sehr häufig eine Verwechslung von Nervengewebe mit Glia stattgefunden hat. Eigentümliche Zellen, die als Ganglienzellen beschrieben worden sind (KRABBE 1917, ACHÚCARRO und SACRISTON 1912), sind ganz sicher keine solchen, sondern gehören entweder teilweise zur Glia oder sind spezifischer Natur, eine Anschauung, die von WALTER (1922) vertreten worden ist.

LANGERHANSsche Inseln. Diese erhalten ihre nervöse Versorgung von der im Pankreas befindlichen Nervenmasse. Eine Menge von marklosen Fäserchen umspinnen, besonders nach den Angaben von PENSA (1905) und CASTRO (1922), mit einem dichten Gewirr die Drüsenzellen der LANGERHANSschen Inseln, wobei sie gewöhnlich mit den Gefäßen in den Zellkomplex hineingelangen (Abb. 134).

Ein Einfluß des Nervensystems auf die Tätigkeit der Langerhansschen Inseln steht somit außer Zweifel. Castro (1922) hat in der Nähe der Langerhansschen Inseln des öfteren kleine Ganglien beobachtet, Glaser (1926) will sogar in jeder Langerhansschen Insel bei Mensch und *Maus* Ganglienzellen gesehen haben, die er aber mit den gebräuchlichen Silbermethoden nicht zur Darstellung gebracht hat.

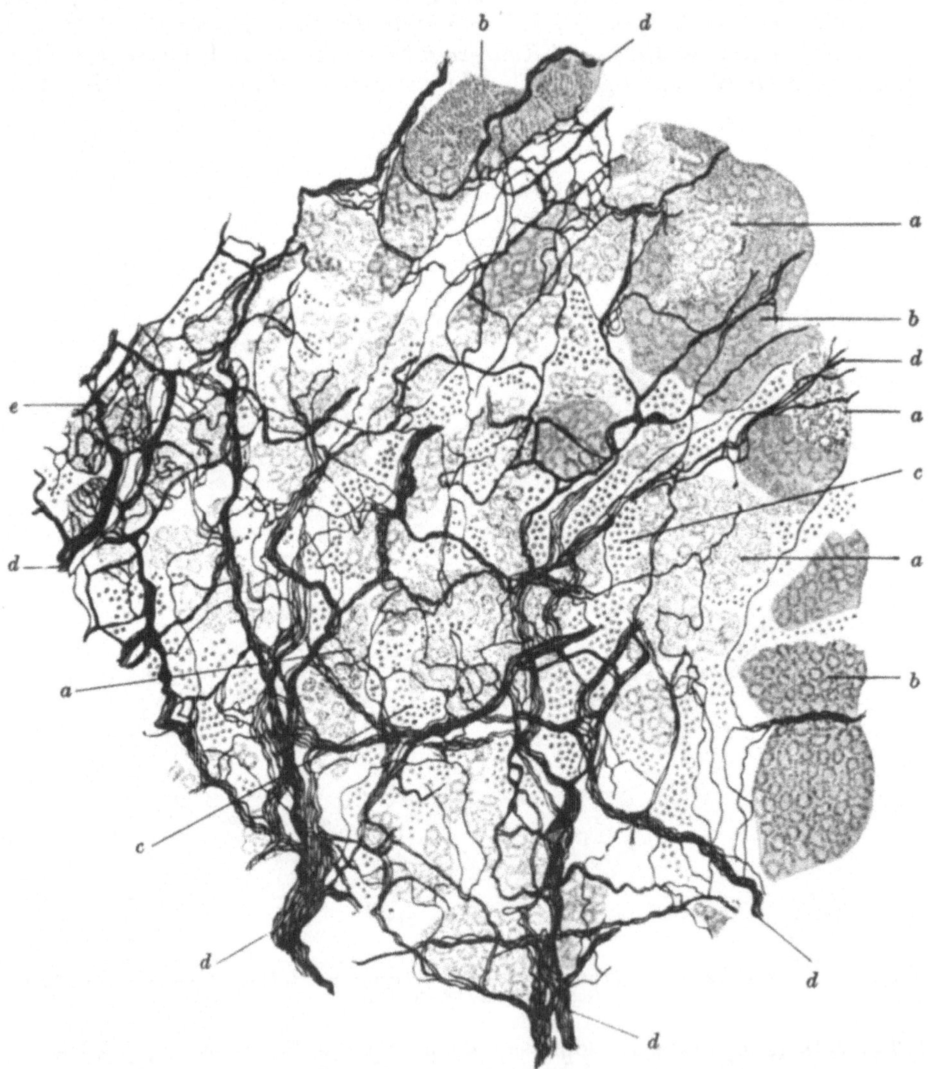

Abb. 136. Nervengeflecht aus der Nebenniere vom *Meerschweinchen*. *a* Zellgruppen vom Mark; *b* Zellen der Zona reticularis; *c* Gefäße; *d* Nerven. Golgimethode. (Nach Dogiel.)

Nebenniere. Die Nerven der Nebenniere stammen größtenteils aus einem eigenen Geflecht, dem Plexus suprarenalis, der seine Fasern aus dem Plexus coeliacus, somit vom Vagus und Splanchnicus bezieht; auch direkte Äste der beiden letztgenannten Nerven zur Nebenniere sind beschrieben worden (Renner 1914, Hirt 1924). Kleine verstreute Anhäufungen von Ganglienzellen sind in den zur Nebenniere ziehenden Nerven schon seit langer Zeit bekannt (Berg-

MANN 1839, PAPPENHEIM 1840). Die Nervi suprarenales sind von den für die Niere bestimmten Nerven nicht scharf zu trennen; auch mehrfache Verbindungen der in der Kapsel der Nebenniere befindlichen Nerven mit den Nerven der Nierenkapsel kommen vor. Ob in diesen Verbindungsästen die Fasern von der Niere zur Nebenniere oder umgekehrt ziehen, läßt sich präparatorisch nicht feststellen.

Die Entdeckung der Ganglienzellen im Mark der Nebenniere ist wohl auf HOLM und MOERS (1866) zurückzuführen; ein reichliches Auftreten von Nervenfasern in der gleichen Gegend hatte schon KÖLLIKER (1854) beobachtet, der im übrigen zum ersten Male die Marksubstanz als einen „höchstwahrscheinlich zum Nervensystem gehörenden Apparat" bezeichnet. In dieser Frage hat das Studium der Entwicklungsvorgänge zu dem Resultat geführt, daß die Rinde der Nebenniere eine Bildung des Coelomepithels darstellt, während das Mark als

ein Produkt sympathisch-chromaffiner Zellelemente anzusehen ist, die von der medialen Seite her gegen das Zentrum der zuerst vorhandenen, präsumptiven Rindenzellen einwachsen.

In der Kapsel der Nebenniere bilden die Nervenfaserbündel zunächst ein dichtes Geflecht miteinander und dringen dann in die Zona glomerulosa, hierauf in die Zona fasciculata der Rinde ein; am reichlichsten scheinen sie nach DOGIELS (1894) Angaben im innersten Teil der Rinde, in der Zona reticularis aufzutreten, wo

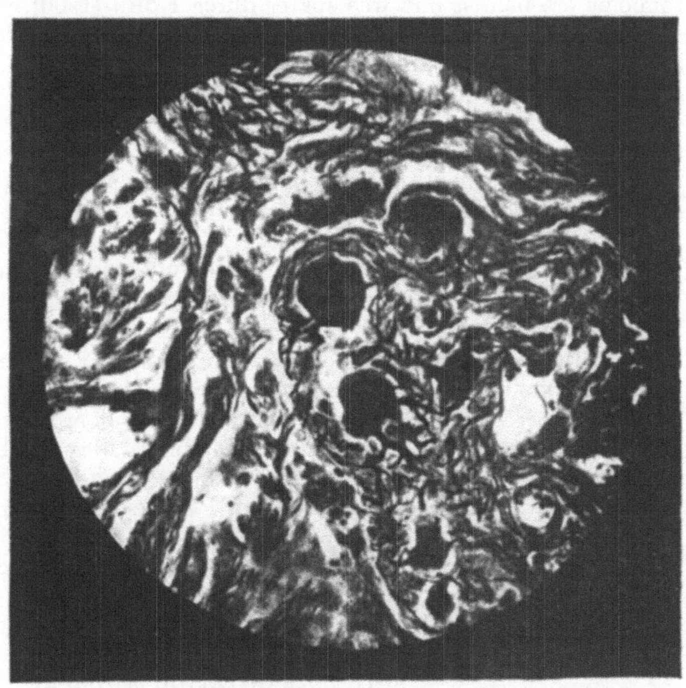

Abb. 137. Ganglienzellen im Mark der Nebenniere. Mensch. Bielschowskymethode. (Nach L. R. MÜLLER.)

sich die Nervenstämme in sehr feine, vielfach miteinander verwirrte Fasergeflechte um die Epithelzellen und Blutgefäße aufsplittern (Abb. 135). Über das feinere Verhalten der Nervenfasern zu den Drüsenzellen der Rinde sind wir bis jetzt nicht genügend unterrichtet.

Die Hauptmasse der Nervenfasern ist zweifellos im Mark ausgebreitet, wo dieselben aufs engste zwischen die Zellen des Markes hinein verklammert sind, Gruppen von Markzellen umschlingen oder mit feinsten Ästchen in diese hineindringen (Abb. 136). Nach den Beobachtungen von FUSARI (1891) sollen die Nervenfäserchen auf der Oberfläche der Markzellen mit einem feinen Netzchen ihr Ende finden.

In dieses, zwischen die Maschen der Markzellen eingelagerte nervöse Geflecht sind noch eine Menge von Ganglienzellen, sei es einzeln, sei es in ganzen Gruppen, eingeschaltet. Die Nervenzellen zeigen, wie alle Zellen des sympathischen Systems, in Größe und Form erhebliche Unterschiede und sind multipolarer Natur (Abb. 137); einzelne Ganglienzellen scheinen gelegentlich auch einmal in der Rinde vorzukommen (DOGIEL 1894). Ihre Bedeutung ist, was wohl für alle in den Eingeweiden befindlichen Ganglienzellen Geltung hat, unbekannt. Die Anwesenheit von Nervenelementen an den Drüsenzellen von Rinde und Mark sowie an den Gefäßen der Nebenniere beweist, daß dieses Organ dem Nervensystem in seiner Funktion irgendwie unterstellt ist.

Einige Angaben über die vergleichende Innervation der Nebenniere sind bei KOHNO (1925) zu ersehen; doch sind im allgemeinen vergleichende, histologische Angaben über das Verhalten von Nervenfasern in Organen, wenn man nicht über ein sehr bedeutendes Material verfügt, nur von sehr bedingtem Wert.

Carotisdrüse. Diese erhält ihre Nerven, wie aus LUSCHKAS (1862) Anatomie zu ersehen ist und was später durch KOHN (1900), neuerdings durch WILSON und BILLINGSLEY (1923) eine Bestätigung erfahren hat, aus dem Ganglion cervicale supremum, aus Vagus und Glossopharyngeus. Die feinen Nervenästchen entwickeln um die Drüse ein manchmal auch Ganglienzellen enthaltendes, dichtes Geflecht und dringen dann in das Innere des Organes ein; zwischen den chromaffinen Zellen der Drüse sind Nerven in reichlichem Maße aufzufinden. In der Hauptsache scheint es sich um marklose Fasern zu handeln; gelegentlich läßt sich auch, wie die meisten Autoren angeben, hier und dort eine vereinzelte Ganglienzelle beobachten. Über die näheren Beziehungen der Nervenelemente zu den chromaffinen Zellen sind wir nicht weiter unterrichtet; möglicherweise gehören die Fasern, wie WILSON und BILLINGSLEY (1923) vermuten, zu den sekretorischen Elementen.

Steißdrüse. Die Nerven der Glandula coccygea stammen nach den Angaben von LUSCHKA (1862) und TESTUT aus einem letzten unpaaren sympathischen Ganglion am caudalen Ende des Grenzstranges, dem Ganglion coccygeum, oder in dessen Ermangelung aus einem Verbindungsfaden der beiden unteren Grenzstrangenden. LUSCHKA (1862) erwähnt in der Nähe des Knötchens ein nervöses Geflecht, in welchem vereinzelte VATER-PACINIsche Körperchen anzutreffen sind. Innerhalb des Organs sollen nach LUSCHKA (1862) markhaltige und marklose Nerven vorkommen; KÖLLIKER (1896) rechnet die vorhandenen Nervenelemente zu den Gefäßnerven. Eine genauere Darstellung über das Verhalten der Nerven im Steißknötchen fehlt.

e) Der Respirationsapparat.

Larynx. Der Kehlkopf erhält seine Nerven vom Vagus durch dessen Äste Laryngeus sup. und inf. Der Laryngeus sup. ist vorwiegend sensibel und für die Schleimhaut bestimmt; nur mit einem Ast versorgt er den M. cricothyreoideus. Der Recurrens übernimmt die motorische Innervation aller übrigen Muskeln, schickt aber auch sensible Zweige zur Schleimhaut in das unterhalb der Stimmbänder gelegene Larynxgebiet und geht mit dem Laryngeus sup. eine anastomotische Verbindung ein (Ansa Galeni). Auch vom sympathischen Grenzstrang begeben sich feine Zweige in das Geflecht der Vagusäste hinein, um gemeinsam mit diesen in den Kehlkopf zu gelangen.

Im Nervus recurrens kommen nach den Angaben von L. R. MÜLLER (1910) sowohl starke, markhaltige Fasern wie sehr zarte Nervenelemente vor.

An der Stelle, wo der Laryngeus sup. in seine gröberen Äste zerfällt, fand NICOLAS (1894) ein kleines Ganglion. ELZE (1923) beschreibt ein zweites konstantes Ganglion an der Verschmelzungsstelle der beiden kleineren Äste des Laryngeus sup., welche kranialwärts von der Ansa Galeni einherziehen; das Ganglion besteht aus 20—30 Zellen, die nach seiner Angabe an Kresylviolett-Zupfpräparaten den unipolaren Typus der Spinalganglienzelle erkennen lassen.

Auch im Ausbreitungsgebiet des Recurrens scheinen des öfteren gangliöse Bildungen an verschiedenen Stellen aufzutreten (PERNA 1905, GRYNFELT und HEDON 1909). Die gefundenen Ganglienzellen, die in ihrer Form und Größe äußerst schwankend sind, sollen übrigens nach PERNA (1905) zum multipolaren Typus gehören.

Die motorischen Endigungen der Kehlkopfnerven in den Muskeln wurden schon verschiedentlich untersucht (GRABOWER 1902, MERELLI 1915, ARIONE 1924). Besonders letzterer gibt eine ausführliche Schilderung der Endplatten in den verschiedenen Kehlkopfmuskeln bei Mensch und *Säugetieren*; hierbei scheint sich der M. vocalis durch eine größere Feinheit seiner Endplatten auszuzeichnen.

Die Frage nach dem Verhalten der Nervenelemente in der Kehlkopfschleimhaut wurde schon mehrfach in Angriff genommen (LINDEMANN 1869, FUSARI 1894,

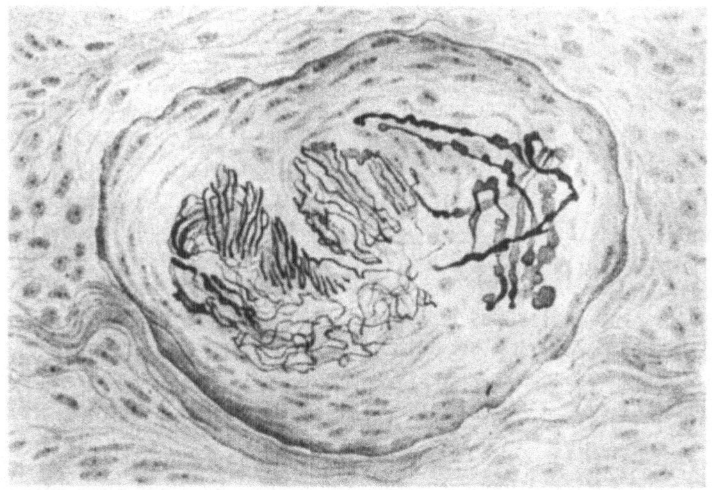

Abb. 138. Nervenendigung unter dem Epithel der Epiglottis. Mensch. Bielschowskymethode. Zeiss Imm.-Ok. 0. Präparat von Dr. KADANOFF.

SIMANOWSKY 1883, STIRLING 1883, ARNSTEIN 1897, RETZIUS 1892); Ganglienzellen im Verlauf des Laryngeus sup. innerhab der Schleimhaut waren schon dem alten REMAK (1844) bekannt.

Im allgemeinen ist die feinere Anordnung der Nerven in den oberen, mit geschichtetem Pflasterepithel ausgestatteten Partien der Schleimhaut von Kehlkopf und Epiglottis nicht von derjenigen in der Mundschleimhaut zu unterscheiden. Man trifft daher zunächst auf einen tiefer gelegenen, aus schmalen Bündeln bestehenden Nervenplexus, von welchem sich dann eine Menge feiner Fäserchen teils zu den Drüsen, teils nach dem Epithel hin absplittern. Gerade wie in der Mundschleimhaut sind auch hier unter dem Epithel eine Reihe von Nervenendigungen zu erkennen, die fast sämtlich zu den knäuelartigen Gebilden zu rechnen sind. Häufig entstehen dieselben aus markhaltigen Fasern, die sich dann an umschriebener, von einer bindegewebigen Kapsel umhüllten Stelle in ein Gewirr feinster markloser, vielfach miteinander verschlungener Fäserchen auflösen (Abb. 138). Auch Endbäumchen, ohne eine Kapsel sind in dem subepithelialen Geflecht bei *Ratte* und *Kaninchen* von ARNSTEIN (1897) beschrieben worden.

Zum Epithel steigen von dem darunter befindlichen Nervengeflecht feinste marklose Fäserchen empor, nehmen gewöhnlich eine zur Oberfläche desselben senkrechte Richtung ein und finden hier wohl innerhalb der Zellen ein Ende. Da ferner Geschmacksknospen im Epithel der Epiglottis vorhanden sind, so sind die mit diesen verbundenen Nerven als spezifische Fasern anzusehen (Abb. 139). Die Ligamenta aryepiglottica zeigen die gleichen Innervationsverhältnisse wie die Epiglottis. Im Epithel der oberen Stimmbänder des *Kaninchens* werden von ARNSTEIN (1897) noch schmale, stiftförmige Zellen erwähnt, die mit einem besonderen Netz markloser Nervenfäserchen umfaßt sind.

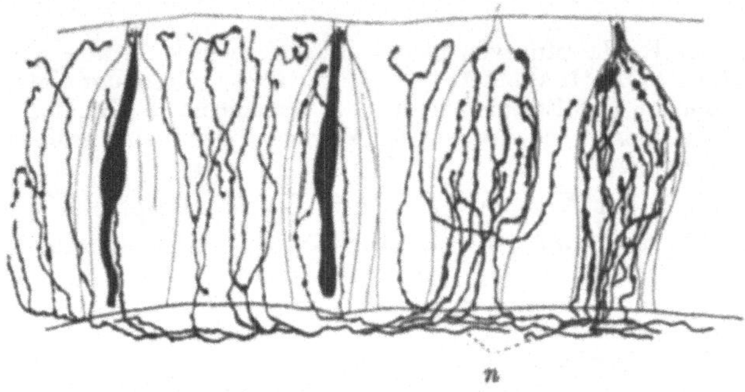

Abb. 139. Intraepitheliale Nerven aus der unteren Region der Epiglottis mit vier Geschmacksknospen. *Katze.* *n* Nervenfasern. Golgimethode. (Nach RETZIUS.)

Im Epithel der unteren Stimmbandregion wurden vor allem von RETZIUS (1892) außerordentlich dicht gelagerte, feine Fäserchen beschrieben (Abb. 140); auch STIRLING (1883) und SIMANOWSKY (1883) haben hierüber berichtet. Alle die erwähnten Nerven, außer den Drüsenfasern, sind wohl sensibler Natur.

Nervenzellen finden sich hauptsächlich in den tiefer gelegenen Nervenplexus der Schleimhaut von Larynx und Epiglottis vor, manchmal zu kleinen Ganglien angehäuft (LINDEMANN 1869, FUSARI 1894). In ihrer Größe sind sie nach ARNSTEIN (1897) stark wechselnd, im übrigen multipolarer Natur.

Trachea. Die Luftröhre erhält ihre Nerven vom Laryngeus inf. und direkt vom Vagus; auch Fasern vom sympathischen Grenzstrang treten hinzu. Die feineren Innervationsverhältnisse, über die genauere Angaben von BENEDICENTI (1892) vorliegen, gleichen denen der Bronchien und sollen dort abgehandelt werden. Zahlreiche Ganglien sind in der Trachealwand zu beobachten;

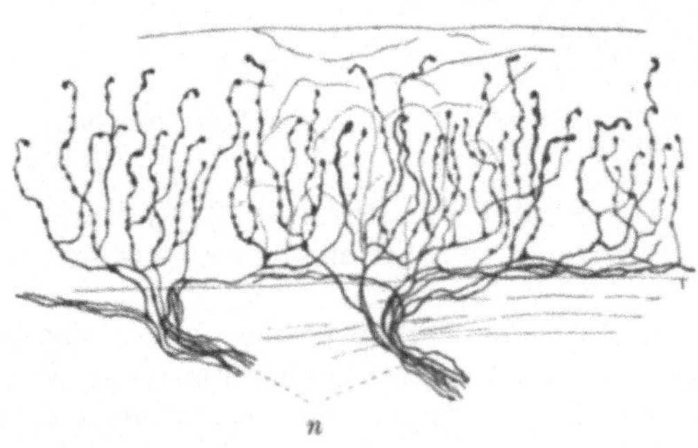

Abb. 140. Intraepitheliale Nerven aus dem unteren Stimmband einer *Katze. n* Nervenfasern. Golgimethode. (Nach RETZIUS.)

die Nervenzellen, die zum multipolaren Typus gehören, kommen vor allem an der hinteren Trachealwand wie an der Teilungsstelle der Trachea in gehäuftem Maße vor (KANDARAZKI 1881, ARNSTEIN 1897). In den äußeren Schichten der Trachealwand sind die Ganglienzellen an Zahl am stärksten vertreten, in der Submucosa lassen sie sich nur noch ganz vereinzelt auffinden. Mehrere Fortsätze einer Ganglienzelle scheinen nach ARNSTEINS (1897) Schilderung gleichzeitig zu glatten Muskelfasern hinziehen zu können, ein Befund, wie ich ihn bei manchen Ganglienzellen in der Muscularis der Harnblase ebenfalls zu sehen bekam.

Lunge. Die Nerven der Lunge stammen vom Vagus und Sympathicus. Ersterer und die vom untersten Cervicalganglion und Plexus cardiacus herzuleitenden sympathischen Äste bilden am Lungenhilus zwei starke Geflechte (Plexus pulmonalis ant. und post.). Von hier ziehen dann die Nervenfasern, hauptsächlich in Begleitung der Bronchien, in geringerer Anzahl mit den Lungengefäßen in das Innere der Lunge hinein. Ganglien in der Lunge wurden zuerst von REMAK (1844) gesehen und später von KÖLLIKER (1850), VERSON (1868) und TOLDT (1884) bestätigt.

Was zunächst die Innervierung der größeren und mittleren Bronchien anbelangt, so kann man, wie auch LARSELL (1923) neuerdings hervorhebt, zwei Nervengeflechte deutlich voneinander unterscheiden. Das eine findet sich außerhalb der Knorpelspangen in dem zwischen diesen und dem Lungenparenchym gelegenen Bindegewebe vor und weist eine große Anzahl vorwiegend markhaltiger Fasern auf, die, in Bündeln zusammengefaßt, in der Längsrichtung des Bronchus einherziehen. Zwischen den Bündeln dieses perichondralen Geflechtes (extrachondriales Geflecht, LARSELL 1923) trifft man, ohne besondere Schwierigkeit und schon mit der einfachen Hämatoxylinfärbung deutlich hervortretend, kleine Anhäufungen von Ganglienzellen an. Sie wurden schon des öfteren bei Mensch und kleinen *Säugetieren* beschrieben (BUDDE 1904, FRANKENHÄUSER 1879, MILLER 1918, KANDARAZKI 1881, LARSELL 1923), ihre multipolare Natur jedoch zuerst von L. R. MÜLLER (1910) erkannt. Um

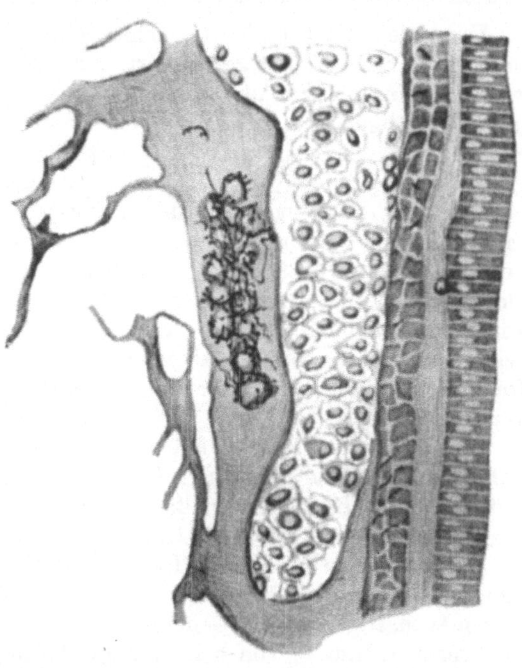

Abb. 141. Ganglienzellen mit pericellulärem Geflecht aus dem extrachondralen Plexus eines Bronchialastes. *Kaninchen.* Methylenblau. Vergr. 270fach. (Nach LARSELL.)

die Ganglienzellen findet man sehr häufig feine pericelluläre Geflechte (Abb. 141); marklose Fäserchen, die im perichondralen Plexus verlaufen, stammen vielleicht zum Teil von den hier gelegenen Ganglienzellen ab.

Das zweite Nervengeflecht ist in das zwischen Knorpel und Muscularis gelegene Bindegewebe der Submucosa eingelagert (Subchondraler Plexus). Die Nervenbündel sind hier wesentlich schmaler, die gebildeten Maschen kleiner, die Fasern feiner und überwiegend marklos. Dieser Plexus steht mit dem außen gelegenen Geflecht durch eine Reihe von Nervenfasern in enger Verbindung. Ganglienzellen kommen hier nur noch vereinzelt und sehr selten vor; sie nehmen überdies mit dem Feinerwerden der Bronchien an Zahl entsprechend ab.

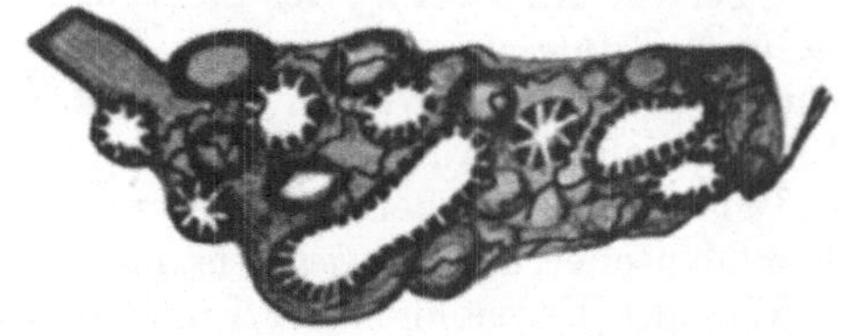

Abb. 142. Nervengeflecht an Bronchialdrüsen. *Hund.* Methylenblau. Vergr. 178fach. (Nach LARSELL.)

Von dem in der Submucosa befindlichen Geflecht ziehen die Nervenfäserchen schließlich zu den ihnen bestimmten Geweben. Die Drüsen werden zunächst von einem feinen Plexus markloser, sekretorischer Elemente versorgt (Abb. 142); eine weitere große Gruppe von Fasern begibt sich zur glatten Muskulatur, um hier nach Bildung eines feinsten Netzes mit kleinen Endästchen wohl im Innern der Muskelzellen ein Ende zu finden.

LARSELL (1923) und JONES (1926) beschreiben innerhalb der Muskulatur noch markhaltige Fäserchen, die in eine Anzahl feiner, mit Endösen und Endplättchen ausgestatteter Ästchen zerfallen und sensibler Funktion sein sollen („smooth muscle nerve-spindles"). CARPENTER (1924) erwähnt in der Muscularis des Darmtractus ähnliche Gebilde. Ehe nicht eine größere Anzahl gleichlautender Befunde vorliegt, scheint mir jedoch die Deutung sensibler Endorgane nicht genügend gesichert. Ich selbst konnte wenigstens in der glatten Muskulatur niemals derartige Dinge beobachten.

Unter dem Epithel der Bronchien haben BERKLEY (1893) und PONZIO (1906) noch ein feines Geflecht geschildert, das seine Fasern zwischen und in die Epithelzellen hineinschickt (Subepithelialer Plexus). Je kleiner die Bronchien werden, um so mehr gehen die oben beschriebenen Nervengeflechte ineinander über; die Zahl der Nervenfasern und Ganglienzellen nimmt gleichzeitig ab. Kleine Bronchien haben schließlich nur noch einen einzigen Plexus.

Wie weit die Nerven von den äußersten Verästelungen des Bronchialbaumes in das eigentliche Lungenparenchym hineinreichen, ist noch nicht genügend klargestellt; RETZIUS (1893) beschreibt bei einem 15 cm langen menschlichen Embryo Nervenfasern, die bis zum Halse der Alveolen zu verfolgen waren, BERKLEY (1893) will in der gleichen Gegend Nerven gesehen haben, während PONZIO (1906) ein reichstes nervöses Netz im Alveolargewebe darstellt; es scheint mir aber doch sehr fraglich, ob nicht der letztgenannte Autor Nervenfasern mit elastischem Gewebe verwechselt hat.

Die Gefäße der Lungen, Arterien wie Venen, weisen eine reichliche Innervation auf (KÖLLIKER 1896, BERKLEY 1893, LARSELL 1923); ihre Nervengeflechte stehen mit denen der Bronchien vielfach in inniger Verbindung.

Der Vagus innerviert, wie Durchschneidungsexperimente beim *Kaninchen* und bei der *Katze* ergeben haben (LARSELL 1921, IWAMA 1925), zum größten Teil die gleichseitige Lunge, zum geringen Teil die gegenüberliegende. Jede Lunge erhält also markhaltige Fasern — denn nur um solche handelt es sich bei Feststellung der Degeneration — von beiden Vagi, die ihre Elemente durch eine Anastomose unterhalb der Lungenwurzeln austauschen.

LARSELL (1921) glaubt, daß die Vagusfasern mit feinen Körben um die in der Bronchialwand gelegenen Ganglienzellen ein Ende fänden, da die pericellulären Geflechte nach Vagusdurchschneidung nicht mehr darzustellen waren; er rechnet somit die Vagusfasern „zu typisch präganglionären" Fasern. Ich habe oben in dem Abschnitt über den sympathischen Grenzstrang darauf hingewiesen, daß unsere Methoden derartige Schlüsse bis jetzt nicht mit Sicherheit zulassen, da Ganglienzellen ohne pericelluläre Geflechte entweder infolge Launenhaftigkeit der Methode oder unvollkommener Technik des Autors schon an sich beim normalen Tier das weitaus häufigste Bild darstellen. Im übrigen scheinen viele Nervenzellen überhaupt keine Faserkörbe zu besitzen.

Über die Anordnung der Nervengeflechte in der Lunge von *Rana temporaria* und *Triton cristatus* ist bei CUCCATI (1889) genaueres nachzusehen, während über die Innervation der *Reptilien*lunge sehr gute Angaben von JONES (1926) geliefert werden. SMIRNOW (1888) hat in der Lunge beim *Frosch* sensible Endknäuel beschrieben, die besonders zahlreich am Hilus vorkommen sollen. Beim Menschen und *Säugetier* ist noch nichts Ähnliches mit Sicherheit beobachtet.

Was die Physiologie der Lungennerven anbelangt, so wird dem Vagus Verengerung, dem Sympathicus Erweiterung der Bronchien zugeschrieben. Doch sollen auch, wie bei SCHILF (1926) zu ersehen ist, dilatatorische Fasern für die Bronchien im Vagus verlaufen.

Nerven in der Pleura parietalis wurden von LUSCHKA (1851) aufgefunden; sie stammen aus Ästen vom Phrenicus, Sympathicus, Vagus und von den Intercostalnerven. DOGIEL (1903) erwähnt ein weitmaschiges Geflecht markloser und markhaltiger Fasern. Von eingekapselten Endapparaten konnte er VATER-PACINIsche Körperchen mit allen möglichen Modifikationen bis zu den GOLGI-MAZzonischen Körperchen beobachten. Uneingekapselte Endigungen kommen gelegentlich in Form kleiner Endbäumchen zu Gesicht. Die Endorgane sind sowohl in der äußeren, wie in der inneren Schicht der Pleura anzutreffen; auch zwischen den Fettzellen der Pleura laufen Nerven einher. Im allgemeinen scheint die Innervation der Pleura parietalis der des parietalen Peritoneums sehr ähnlich zu sein.

In der Pleura pulmonalis hat zuerst KÖLLIKER (1850) feine Nerven und vereinzelte Ganglienzellen beschrieben.

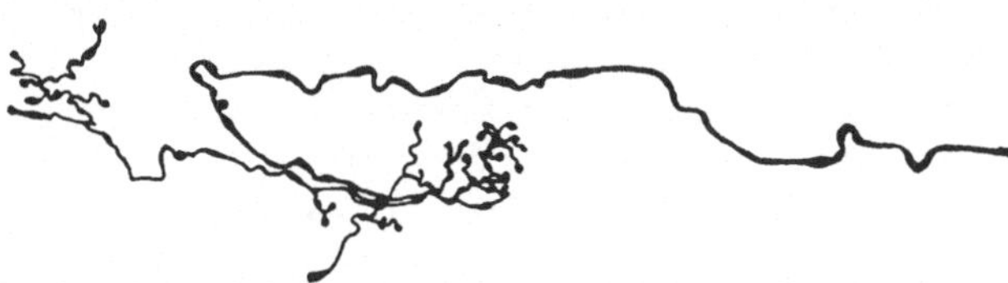

Abb. 143. Nervenendigungen in der Pleura pulmonalis vom *Hund*. Methylenblau. Vergr. 270fach. (Nach LARSELL.)

LARSELL (1923) bemerkt bei *Kaninchen* und *Hund* markhaltige Fasern, die sich von den periarteriellen Geflechten abgespalten haben und deren knäuelartige Endigungen hauptsächlich in den Rändern der Lungenlappen gelegen sind, (Abb. 143). Die Fasern sind wohl sensibel.

f) Verdauungsapparat.

Die sensiblen Nerven der Lippe stammen aus den Trigeminusästen Infraorbitalis, Mentalis, Buccinatorius, gelegentlich auch vom Auricularis magnus (ZANDER 1897), während der Facialis die Muskulatur mit motorischen und vielleicht die Drüsen mit sekretorischen Fasern versorgt. Daß sympathische Nerven gleichzeitig mit den Blutgefäßen in die Lippe eindringen, ist anzunehmen.

Daß innerhalb der Mucosa ein weitmaschiger Plexus feinster Nervenästchen zu beobachten sei, wußte bereits KÖLLIKER (1854), wobei er auf die große Ähnlichkeit in der Anordnung der nervösen Elemente mit derjenigen in der äußeren Haut hinwies. Die Schleimhautpartie in der Lippe zeigt im allgemeinen die gleichen nervösen Verhältnisse wie die Mundschleimhaut; der Reichtum an sensiblen Endorganen ist außerordentlich groß. Im Bindegewebe der Submucosa sind in das Flechtwerk markloser, weniger markhaltiger Fäserchen KRAUSEsche oder MEISSNERsche Endkörperchen von

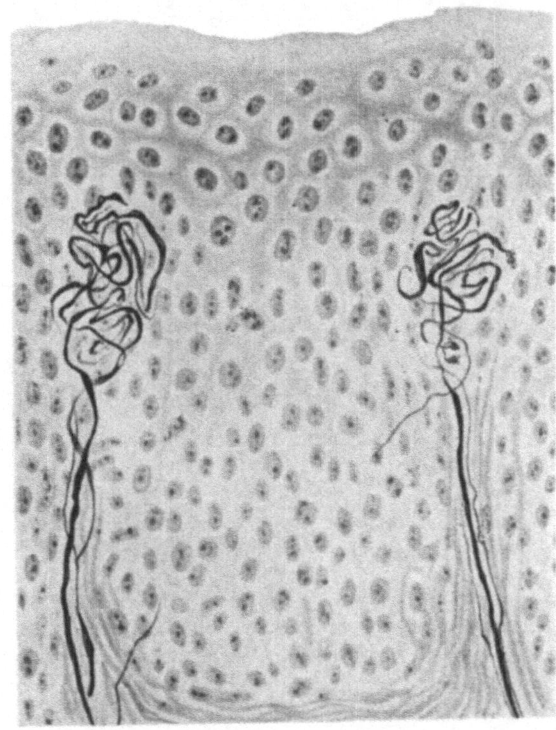

Abb. 144. Sensible Nervenendigungen aus der Lippe. Mensch. Bielschowskymethode. Leitz Imm.-Ok. 0. Präparat von Dr. KADANOFF.

der mannigfaltigsten Form mit hinein verwoben. Im Stratum papillare finden wir die ganze Skala jener knäuelförmigen Endorgane aufs engste zusammen-

geballt vor, wobei es, wie auch aus meiner Schilderung bei den receptorischen
Endigungen hervorgeht, ganz unmöglich ist, die einzelnen Körperchen in bestimmte Klassen einteilen zu wollen. Es ist eben jede Endigung von der anderen morphologisch verschieden.

Die Abb. 144, 145, 146 mögen eine Reihe derartiger Endorgane vor Augen führen. Wahrscheinlich handelt es sich in sehr vielen Fällen hierbei gar nicht um die
eigentliche nervöse Endigung, da man sehr häufig von den Endgebilden ein Absplittern feinster markloser Fäserchen in das Epithel hinein beobachten kann.
Doch ziehen auch direkt aus dem Stra-
tum papillare marklose Fasern in das

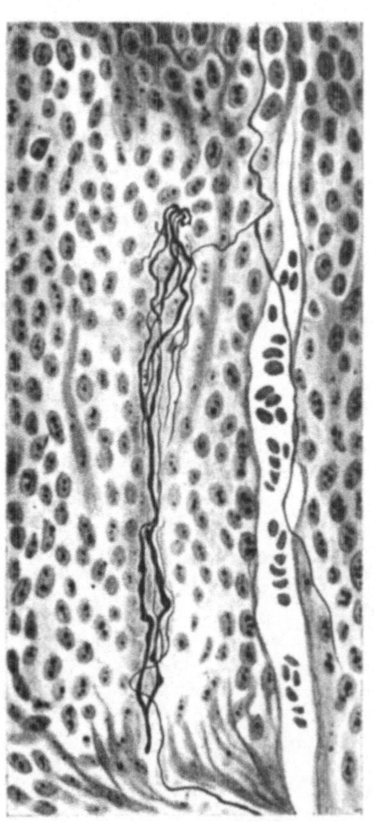

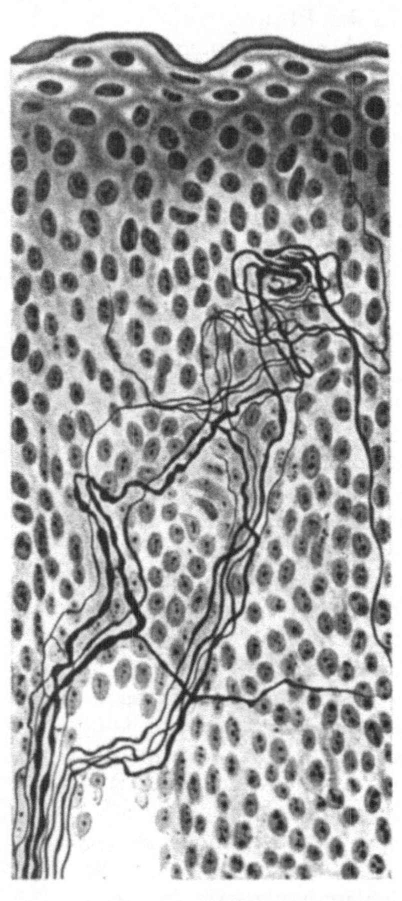

Abb. 145. Subepitheliale, sensible Nervenendigungen
aus der Lippe. Mensch. Bielschowskymethode.
Leitz Imm.-Ok. 0. Präparat von Dr. KADANOFF.

Abb. 146. Sensible Nervenendigung mit intraepithelialen Fasern. Lippe. Mensch. Bielschowskymethode.
Leitz Imm.-Ok. 0. Präparat von Dr. KADANOFF.

Epithel, wie schon G. RETZIUS (1892) bei einem 23 cm langen menschlichen
Embryo beschrieben hat. Auch die Labialdrüsen erhalten ein reichliches Geflecht
markloser Nerven; an der Wand ihrer Ausführungsgänge fand CECCHERELLI (1908)
gelegentlich knäuelartige Nervengebilde in Form der KRAUSEschen Endkolben.

Die afferenten Nerven der Zunge stammen aus dem Nervus lingualis, in
welchem noch Fasern aus der Chorda tympani verlaufen, ferner aus dem N.
glosso-pharyngeus und dem N. hypoglossus, sympathische Elemente kommen
wohl zum größten Teil mit der Arteria lingualis hinein.

Schon vor mehr als 70 Jahren waren KÖLLIKER (1854) und REMAK (1844) sehr genau
über den Verlauf der Nerven in der Zungenschleimhaut unterrichtet. KÖLLIKERs Ab-

bildung über die Nerven der Papilla vallata vom Jahre 1854 zeugt heute noch von meisterhafter Beobachtung vergangener Zeiten mit primitivsten Hilfsmitteln.

Die Menge der im Bindegewebe der Zungenschleimhaut vorhandenen Nerven ist sehr beträchtlich. Eine große Masse aus markhaltigen und marklosen Fasern bestehender Bündel bildet einen dichten, kaum entwirrbaren Grundplexus, aus welchem sich dann die einzelnen Fasern für das Epithel, für die Geschmacksknospen, für die sensiblen Endorgane, die Drüsen und teilweise für die Gefäße absondern. Abb. 147 gibt einen Überblick über diese gröberen Innervationsverhältnisse in der Mucosa. Es findet offenbar in diesem Grundgeflecht eine außerordentliche Durchmischung aller Nervenelemente statt, ehe dieselben zu ihrem eigentlichen Erfolgsorgan gelangen.

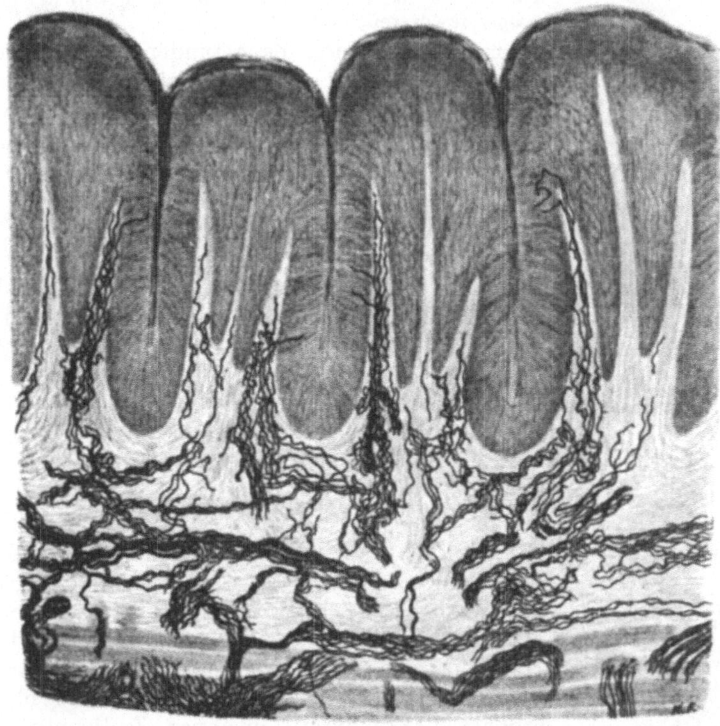

Abb. 147. Nervengeflecht in der Zungenschleimhaut. Übersicht. *Kaninchen.* Golgimethode. Vergr. 100 fach.

In dem Grundgeflecht, das sich zum Teil noch zwischen die Drüsen und Muskulatur hinein erstreckt, trifft man sehr häufig im Bereiche des N. lingualis, wie vor allem in dem des N. glosso-pharyngeus in der Gegend der Papillae vallatae kleine Ganglien, die von REMAK (1844) entdeckt wurden und dessen Namen führen (REMAKsche Hemiganglien) (Abb. 148). Auch vereinzelt kommen die Ganglienzellen im Verlaufe von Nervenbündeln vor (Abb. 149); sie sind multipolar und lassen sich manchmal noch ziemlich hoch im Körper der Papillae vallatae auffinden.

· In sämtlichen Papillen treten aus dem Grundgeflecht kleine Stämmchen markhaltiger Nerven hinein, die je nach der Größe der Papillen eine verschiedene Stärke aufweisen, bei den Papillae filiformes nur etwa aus einem Dutzend Fasern zu bestehen pflegen (Abb. 150). Nach Verlust der Markscheide bilden die Nerven zum Teil sensible Endorgane, deren Formenreichtum, gerade so wie bei der Lippe, ein ganz enormer ist. Die Endknäuel, um die es sich gewöhnlich handelt, können sogar dicht gehäuft nebeneinander in einer einzigen Papille auftreten (Abb. 151); meistens sind sie noch durch eine Anzahl feiner Fasern zu einem größeren Komplex miteinander verknüpft. An der Bildung dieser Endknäuel sind auch marklose Fäserchen in größerer Anzahl beteiligt, die hierauf in das Epithel manchmal weiterziehen. In der Zunge der *Ente* sind auch HERBSTsche und GRANDRYsche Körperchen beschrieben worden (Abb. 152).

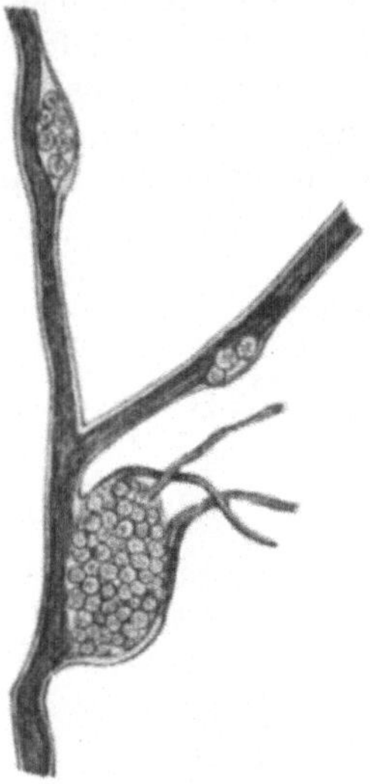

Ausgezeichnete Untersuchungen über die sensiblen Endorgane in der Zunge stammen von CECCHERELLI (1904); CIVALLERI (1908) hat bei der *Katze* PACINIsche Körperchen direkt unter dem Zungenepithel gefunden, während DUCCESCHI (1912) die Anwesenheit von RUFFINIschen Körperchen in der Zunge vom *Papagei* festgestellt hat.

Ohne Zweifel sind die gefundenen Endorgane sämtlich sensibler Natur; eine bestimmte Reizqualität für eine bestimmte Endform läßt sich nicht festsetzen, vor allem deshalb, weil die verschiedenen Endformen alle ineinander übergehen. Viele markhaltigen Fasern teilen sich unter dem Epithel in feine marklose Fäserchen auf und formieren einen subepithelialen Plexus. Von hier aus verlieren sich die letzten Nervenelemente in das Epithel hinein und finden dort teils in den Geschmacksknospen, teils im Epithel selbst ihr Ende. KÖLLIKER (1906), RETZIUS (1905), BOTEZAT (1902), NIEMACK (1892) und ROESKE (1897) lassen die Fäserchen mit kleinen Knöpfchen zwischen den Zellen endigen, wahrscheinlich ist aber das letzte Ende intracytoplasmatisch. Die zwischen den Geschmacksknospen im Epithel befindlichen Nervenfasern werden auch als „intergemmale" Fasern bezeichnet.

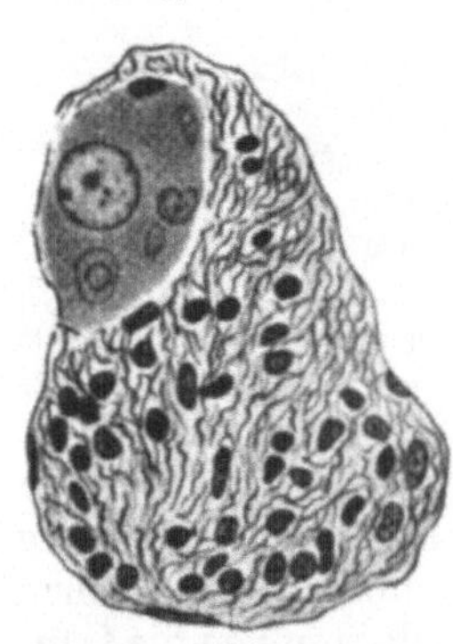

Abb. 148. Nervenbündel des Glossopharyngeus mit 3 Ganglien. Zunge. Mensch. (Nach KÖLLIKER.)

Auch in der Muskulatur der Zunge werden sensible Endorgane in Form von Muskelspindeln beobachtet (Abb. 153); sie wurden von SCHAFFER (1920) beim Menschen, von LANGWORTHY bei *Katze, Affe, Opossum* und *Ratte* beschrieben und lassen sich ohne Schwierigkeiten auffinden. Da sie nach Durchschneidung vom Hypoglossus degenerieren, nach Lingualis- und Glossopharyngeusausschaltung hingegen intakt bleiben, so erblickt LANGWORTHY in ihnen Endigungen proprioceptiver, im Hypoglossus selbst verlaufender Fasern. Freilich muß man sich hierbei in acht nehmen, motorische Endplatten mit sensiblen Endigungen an den Muskelspindeln zu verwechseln, was sich manchmal gar leicht ereignen kann.

Über die mikroskopische Anatomie der großen Zungennerven stammen ebenfalls nähere Angaben von LANGWORTHY; hiernach enthält der Hypoglossus fast lauter dicke, markhaltige und nur wenig marklose Fasern, der Lingualis dicke und mitteldicke, markhaltige, sowie marklose Fasern zu gleichen Teilen gemischt, während der Glossopharyngeus durch überwiegend marklose Elemente bei nur wenigen mitteldicken markhaltigen Fasern gekennzeichnet ist.

Abb. 149. Ganglienzelle zwischen Fasern vom Glossopharyngeus. Mensch. Hämatoxylin-Eosin. Zeiss Obj. 00, Ok. 6.

Zähne. Die erste eingehende Schilderung des Nervenapparates innerhalb der menschlichen Zahnpulpa verdanken wir CZERMAK (1850); wenn auch seiner Abhandlung bildliche Darstellungen leider fehlen, so scheint sie immer an Schärfe der Beobachtung und Genauigkeit der Schilderung manche Arbeit zu übertreffen, die 30—60 Jahre später das gleiche Thema zum Ziele hatte. Auch in KÖLLIKERS Mikroskopischer Anatomie (1854) findet sich manches Bemerkenswerte hierüber vor.

Die Nerven für die Zähne am Oberkiefer stammen aus dem II., für diejenigen des Unterkiefers aus dem III. Ast des Trigeminus. Daß neben diesen sensiblen Fasern auch noch sympathische Äste gleichzeitig mit den Gefäßen in das Innere der Pulpahöhle eindringen, ist anzunehmen; die sympathischen Elemente würden in diesem Falle aus dem Nervengeflecht der Maxillaris interna herzuleiten sein.

Gleichzeitig mit den Gefäßen, jedoch ohne sich streng an deren Verlauf zu binden, begeben sich markhaltige wie marklose Fasern, gewöhnlich zu Bündeln zusammengefaßt, in die Pulpa. Von den Nervenbündeln, deren Zahl vier bis sechs beträgt, ist meistens das zentrale durch eine etwas größere Dicke, die bis zu 90 μ steigen kann, ausgezeichnet, während die übrigen einen Durchmesser von etwa 20—40 μ aufweisen. Die Bündel steigen in dem zentralen Bezirk der Pulpa von unten nach oben ein wenig divergierend empor und tauschen in ihrem Verlaufe ziemlich häufig ganze Gruppen von Nervenfasern miteinander aus; so kommt es zur Bildung eines ziemlich weitmaschigen, längsgestreckten, nervösen Flechtwerkes.

Wenn auch die Nervenbündel durch gelegentliche Abgabe einzelner oder mehrerer Fäserchen ihr Kaliber manchmal verringern, so tun sie dies in der Hauptsache erst dann, wenn sie an den peripherischen Schichten der Pulpa angelangt sind. Hier lösen sie sich, mit-

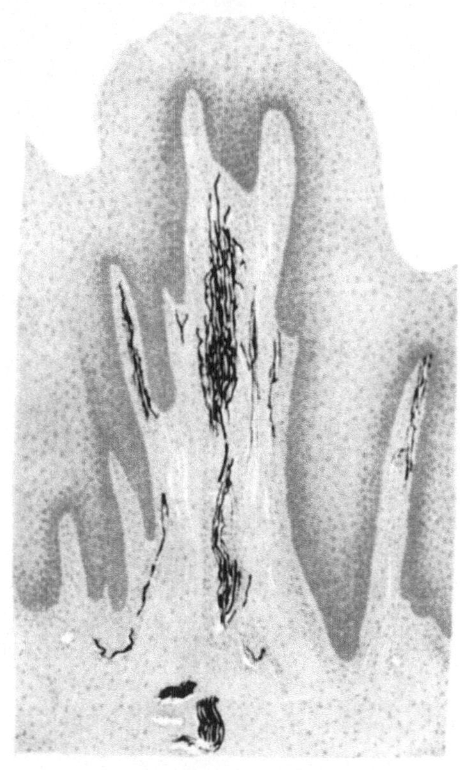

Abb. 150. Markhaltige Fasern in einer Papilla fungiformis. Zunge. Mensch. Weigertmethode. Vergr. 60fach.

unter ziemlich plötzlich, in eine Menge feiner Bündel und einzelner Fasern auf, die scheinbar völlig regellos in wirrem Durcheinander sich an der äußeren Pulpagrenze zu einem dichten Geflecht formen, das an Stärke von der Spitze des Zahnes nach der Wurzel hin abnimmt und weit über die Mitte der Pulpahöhle herunterreicht. Der ungeheure Reichtum der Pulpanerven, ihre Gruppierung in jenes allerfeinste peripherische Geflecht und in ein zentrales, aus Bündeln bestehendes Maschenwerk sind aus den beiden Abb. 154 und 155, die mit der ultravioletten Mikrophotographie hergestellt sind, gut erkennbar.

Das peripherische Nervengeflecht entsteht in seinem oberen Drittel mehr aus den zentral gelegenen Nervenbündeln, während die in den beiden unteren Dritteln des Geflechtes befindlichen Fäserchen aus den peripherischen unteren Bündeln hergeleitet werden können. Wie fast überall im peripherischen Nervensystem eilen die Nerven niemals auf dem kürzesten Wege ihrem Ziele, in unserem Falle der Odontoblastenschicht, zu, sondern sie gelangen erst auf vielfachen Umwegen und nach zahlreichen Verschlingungen im Geflecht der Bündel wie in der peripherischen Nervenmasse an die Stelle ihrer Endigung.

Im Innern der Pulpa finden wir aber nicht nur jenes grobmaschige, aus Bündeln bestehende System, sondern auch vereinzelte ungeheuer feine marklose Fäserchen vor, die mit vielerlei Ausbiegungen regellos durch das Pulpagewebe hindurchziehen (Abb. 156); möglicherweise haben wir hier sympathische Elemente vor uns, was sich freilich nicht ohne weiteres beweisen läßt. Freie Nervenenden innerhalb der Pulpa, wie sie z. B. von Morgenstern (1896) beschrieben werden, habe ich nie gesehen; sie sind stets auf unvollkommene Imprägnierung zurückzuführen. Teilungen einzelner Fasern lassen sich gelegentlich beobachten; wahrscheinlich verdankt jedoch die Dichte des peripherischen Flechtwerkes in der Hauptsache der innigen Verschlingung der einzelnen Fäserchen ihre Entstehung.

Über Stelle und Art der eigentlichen Nervenendigung sind wir heute noch nicht ganz sicher unterrichtet. Die feinsten Fäserchen des peripherischen Geflechtes verlaufen meistens dem inneren Rand der Odontoblastenschicht annähernd parallel (Abb. 157); mitunter sieht man aber doch das eine oder andere von ihnen zwischen die Odontoblasten

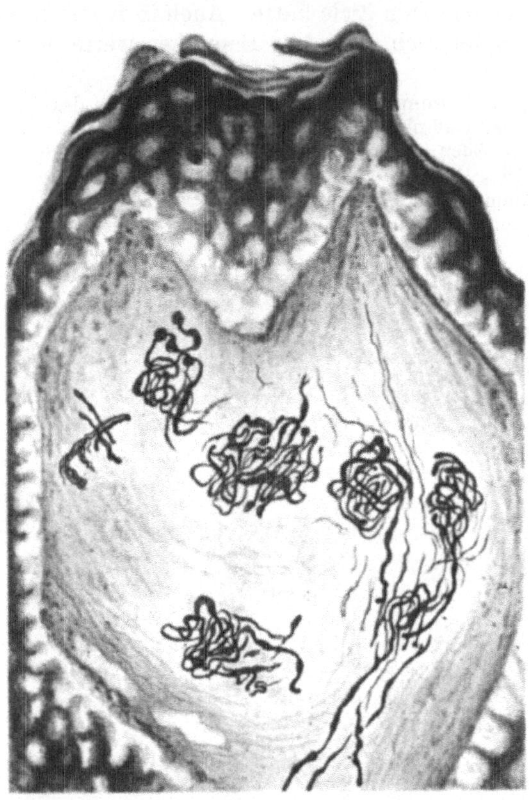

Abb. 151. Sensible Endigungen in der Zungenspitze vom Menschen. Bielschowskymethode. Leitz Obj. 5, Ok. 1. Präparat von Dr. Kadanoff.

hineintreten und in deren Lage scheinbar frei endigen. Ein solches Verhalten wurde zuerst von Retzius (1892) bei *Fischen, Reptilien, Amphibien* und bei der *Maus,* später von Morgenstern (1896), Mummery (1902), Römer, Rygge (1902) u. a. bei Mensch und *Säugetieren* beschrieben. Die besten Beobachtungen über diese Frage stammen wohl von Dependorf (1913), dessen Arbeit Abb. 158 (S. 147) entnommen ist. Das Eindringen der feinen Nerven zwischen die Odontoblasten, ihr verschiedenförmiger Verlauf, ihre gelegentliche dichotomische Aufteilung, ihr Ende zwischen den Zellen

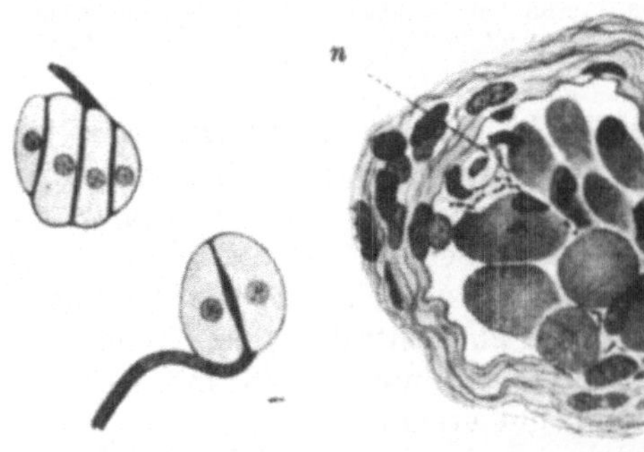

Abb. 152. Zwei Grandrysche Körperchen aus der Zunge der *Ente.* Vergr. 450fach. (Nach Sobotta.)

Abb. 153. Muskelspindel aus der Zunge. Mensch. *n* Nervenfaser. Hämatoxylin-Eosin. Zeiss Obj. 00, Ok. 6.

oder sogar am äußeren Rand der Odontoblastenschicht tritt aufs schönste in Erscheinung.

Die Frage, ob auch das Dentin Nerven enthalte, die natürlich nur durch die Odontoblastenschicht dorthin gelangen können, ist seit langer Zeit Gegenstand vieler Diskussionen. So wurde von MORGENSTERN (1896), MUMMERY (1902), FRITSCH (1914) u. a. ein Eindringen feinster Fäserchen in die Zahnbeinkanälchen behauptet, nach DEPENDORF (1913) sollen sich sogar in der Grundsubstanz des Dentins Neurofibrillen vorfinden, weitmaschige Netze bildend. Die Technik von MUMMERY (1902) und MORGENSTERN (1896) ist jedoch, ihren Abbildungen nach zu schließen, eine unge-nügende, während mir DEPENDORF (1913) wie FRITSCH (1914) mancher-lei Täuschungen, die bei Silbermethoden ja sehr leicht auftreten, zum Opfer gefallen zu sein scheinen. WALKHOFFS Lehre, wonach das Dentin frei von Nerven sein soll, ist freilich bis jetzt noch nicht erschüttert, kann aber eines Tages doch ihre Geltung verlieren.

Bekanntlich ist das Dentin sehr schmerz-empfindlich; entweder enthält es also doch sen-sible Nerven, die bis jetzt nur nicht mit Sicher-heit aufgefunden worden sind, oder es muß ein auf das Dentin ausgeübter Reiz auf die Fortsätze der Odontoblasten wei-tergeleitet und von den Körpern dieser Zellen an die sich daran an-schmiegenden Nerven-enden übertragen werden. Im übrigen bildet gerade das am Pulparande ge-legene peripherische Nervengeflecht mit seiner enormen Oberflächenvergrößerung einem von den Odontoblasten hergeleiteten Reiz die allergünstigste Angriffsstelle.

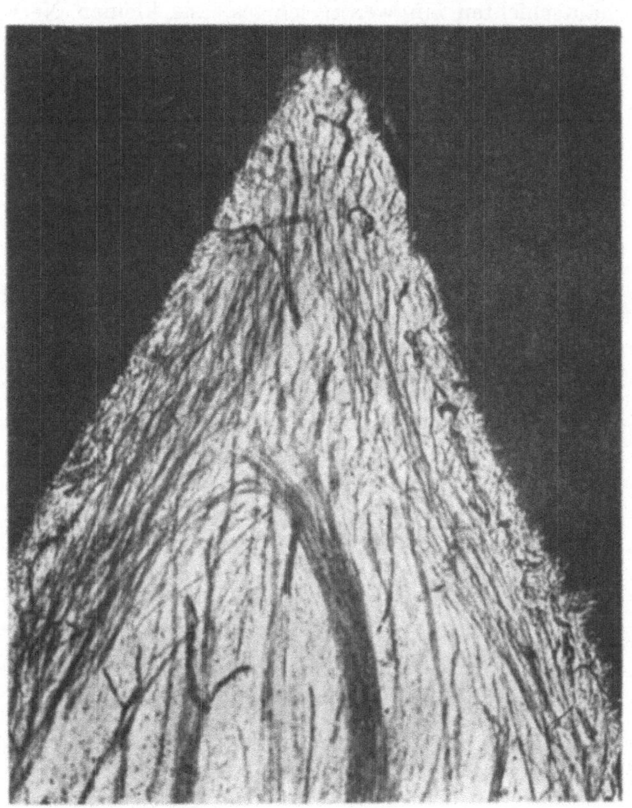

Abb. 154. Nerven der Zahnpulpa im ultravioletten Mikrophotogramm. Mensch. (Nach WALKHOFF.)

Da wir die Zähne nicht nur zum Kauen, sondern gleichzeitig als Tastorgane benutzen — fühlen wir doch aufs genaueste den Widerstand des Bissens, den wir bei seiner Zerkleinerung zu überwinden haben —, so muß den Pulpanerven auch eine sehr feine Empfindlichkeit auf Druck zugeschrieben werden. Doch spielen bei dieser sensorischen Komponente des Kau-aktes wahrscheinlich die Nerven des Alveolarperiostes ebenfalls eine wichtige Rolle.

Nach WELLINGS (1926) sollen auch die Kapillaren der Zahnpulpa von Nerven versorgt werden.

Über degenerative Veränderungen von Nervenzellen im Ganglion semilunare nach Ex-traktion von Zähnen geben die Arbeiten von SPITZER (1910), PERNA (1914) und W. F. ALLEN (1923) näheren Aufschluß.

Im Alveolarperiost finden sich Nerven in reichlicher Anzahl vor; sie wurden von CZERMAK (1850) entdeckt und in ihrem Verlaufe zuletzt von DEPENDORF (1913) genau beschrieben. Dichte Geflechte markloser, wie markhaltiger Fasern, die im Bereiche der Zementoblasten, der angrenzenden Knochenmarksräume und des darüber gelegenen Zahnfleisches endigen, kommen hiernach vor. Häufige Verbindungen dieser verschiedenen Nervengruppen finden untereinander statt.

Über die Nerven des Zahnfleisches sind wir durch eine gründliche, aus der Schule DOGIELS stammende Arbeit von I. JURJEWA (1913) gut orientiert. Wie überall in der Mundschleimhaut wird auch hier in den tieferen Schleimhautschichten ein weitmaschiges, aus kleinen Nervenstämmchen zusammengesetztes Geflecht sichtbar, das nach dem Epithel hin an Feinheit allmählich zunimmt. Von dem oberflächlichen Plexus zweigen sich dann die einzelnen Nervenfasern zu den Endapparaten ab, die in großer Zahl und beträchtlicher Formverschiedenheit in Erscheinung treten.

Von den eingekapselten sensiblen Endorganen unterscheidet JURJEWA (1913) zunächst Endkolben, wie sie schon von MERKEL (1880) in der Umgebung der Zähne bei niederen *Wirbeltieren* und von KRAUSE (1870) an gleicher Stelle bei *Lacerta* und *Tropidonotus* vor langer Zeit beschrieben worden sind. Ferner wurden noch modifizierte PACINIsche Körperchen, Nervenknäuel und Gebilde mit plättchenartigen Endverzweigungen in sämtlichen Schichten des Zahnfleisches festgestellt.

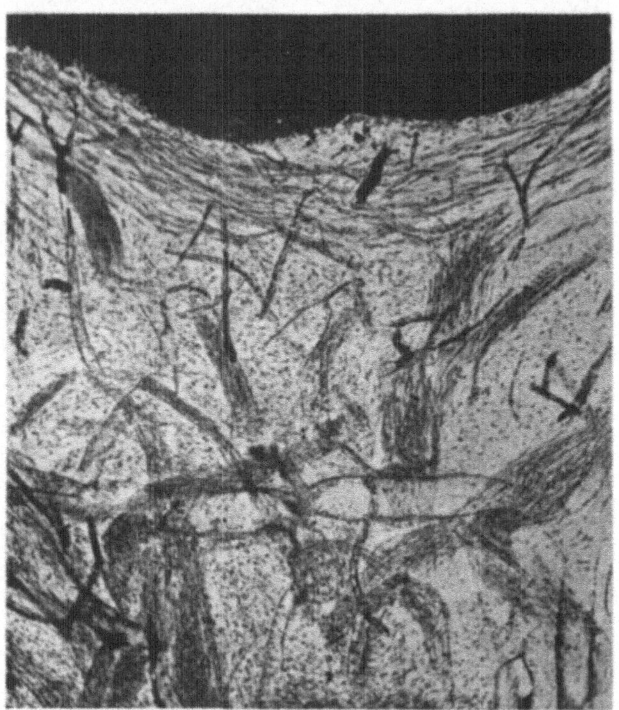
Abb. 155. Nerven der Zahnpulpa im ultravioletten Mikrophotogramm. Mensch. (Nach WALKHOFF.)

Ohne Kapsel kommen gleichfalls knäuelartige Endorgane vor, von welchen zum Teil feine Fasern in das Epithel emporsteigen; ferner lassen sich baumförmige Verzweigungen und MERKELsche Tastzellen, die ausschließlich auf die Kuppen der Epithelwälle beschränkt bleiben, beobachten. Für letztere Endigungsart mag Abb. 159 zur Erläuterung beitragen, während die übrigen Endapparate sich nicht weiter von denen der Mundschleimhaut unterscheiden und dort genauer dargestellt sind.

Mundschleimhaut. Feine Nervengeflechte in der Submucosa der menschlichen Mundschleimhaut wurden schon von KÖLLIKER (1854) beschrieben; W. KRAUSE (1870) hat nervöse Endkolben in der Mundschleimhaut der *Maus* aufgefunden.

In der Submucosa der Mundschleimhaut trifft man zunächst ein Geflecht markhaltiger wie markloser Nervenfasern, das ungefähr die gleiche Anordnung wie in der äußeren Haut aufweist. Schmale Bündel verlaufen in mannigfacher Umschlingung und Verbindung nebeneinander und übereinander, wodurch eben jenes weitmaschige, unregelmäßige Geflecht zustande kommt, wie es schon oft geschildert worden ist. Aus diesem Plexus zweigen sich vereinzelte, feine Fäserchen ab, die in das Stratum subpapillare oder in das Epithel emporsteigen, um hier auf die allerverschiedenste Weise zu endigen.

Zahl und Art der in der Mundschleimhaut beobachteten nervösen Endorgane ist eine ziemlich beträchtliche. So sind in der Schleimhaut der Wange Endigungen nach RUFFINI und SFAMENI, KRAUSEsche Endkolben und GOLGI-MAZZONIsche Körperchen zu erwähnen; sie gehören sämtlich zu den knäuelartigen Gebilden und sind mehr durch histologisches Taktgefühl wie durch bestimmte Merkmale voneinander zu unterscheiden. Zur bildlichen Erläuterung mag ein RUFFINIsches Körperchen aus dem Stratum subpapillare dienen (Abb. 160).

Auch am harten Gaumen lassen sich die nämlichen Endgebilde erkennen; MEISSNERsche Körperchen und „Fiochetti papillari", längliche, von CECCHERELLI (1908) erwähnte, kolbenförmige Gebilde gesellen sich noch hinzu. Die häufigste Art wird jedoch auch hier durch die Endknäuel vertreten, die an der Spitze der Bindegewebspapillen dicht unter dem Epithel ihren Lieblingssitz haben (Abb. 161).

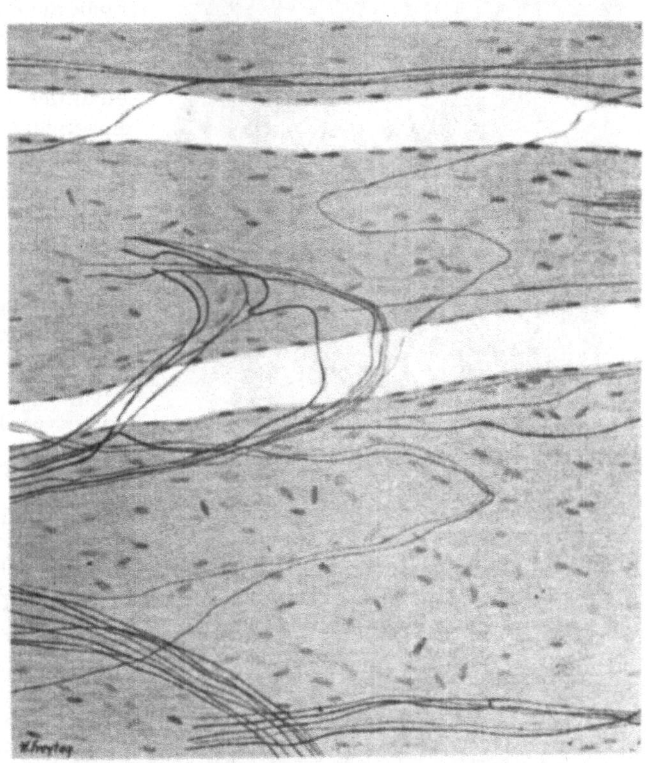

Abb. 156. Marklose Nervenfasern in der Zahnpulpa des Menschen. Bielschowskymethode. Zeiss Imm. Vergr. 240fach. Präparat von Prof. ADRION.

Ein sehr sonderbares, von KADANOFF gefundenes Gebilde ist schließlich in Abb. 162 dargestellt. Dieses verdankt seine Entstehung einer markhaltigen Faser, die sich in eine Menge nebeneinander in gebogener Richtung verlaufender markloser Elemente auflöst; zwei dieser feinsten Fäserchen treten dann in das Epithel hinein.

Damit ist aber der sensorische Apparat der Mundhöhle noch nicht erschöpft; wie RETZIUS (1892), ELIN (1871) und BOTEZAT (1907) nachgewiesen haben, steigen aus dem Bindegewebe zahlreiche Nervenfasern zum Epithel empor und verzweigen sich, nachdem sie hierin erst einige mehr horizontal verlaufende Äste abgegeben haben, zwischen den Zellen, mit feinen Endösen wahrscheinlich in das Cytoplasma derselben hinein versenkt (Abb. 163). Daß im Epithel Fasern von verschiedener Dicke einherlaufen, sei noch nebenbei erwähnt.

Ganglienzellen treten gelegentlich in der Submucosa der Mundschleimhaut auf; bei einem neugeborenen Kind habe ich sie einmal zu einem Ganglion angehäuft gefunden.

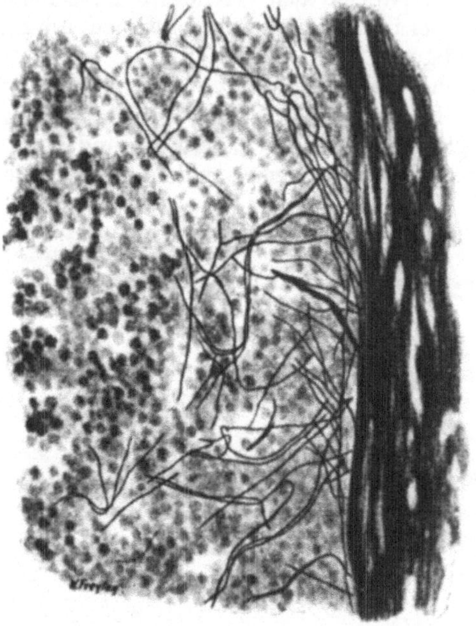

Die Nerven der Wangenschleimhaut stammen vom III. Ast des Trigeminus, diejenigen vom Gaumen ebenfalls vom III. Trigenmiusast und vom Ganglion sphenopalatinum, während die Schleimhautnerven des weichen Gaumens auch vom Glosso-pharyngeus und Vagus hergeleitet werden können. Auf die von KIESOW (1903) entdeckte, schmerzfreie Stelle in der Wangenschleimhaut sei hingewiesen.

Da die meisten Endorgane untereinander sowie mit den epithclialen Fäserchen durch feine Nerven verknüpft sind, so haben wir letzten Endes ein einheitlich zusammenhängendes, ungeheuer dichtes, sensibles Überwachungssystem vor uns, das über die ganze Schleimhaut gleichmäßig ausgebreitet und in deren Einzelgewebe auf das innigste hinein versenkt ist.

In der vergleichenden Anatomie waren vor allem die Nerven des Gaumen daches vom *Frosch* Gegenstand verschiedentlicher Untersuchung. So hat BETHE (1895) mit der Methylenblaumethode nervöse Endigungen an den Drüsen und Epithelzellen in der Gaumenschleimhaut

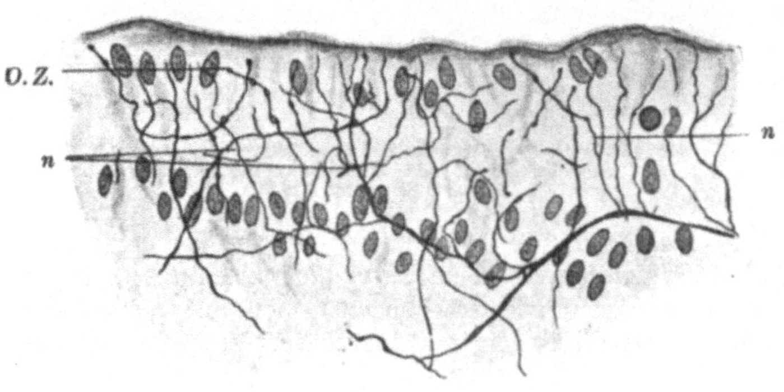

Abb. 157. Nervengeflecht am äußeren Rande der Zahnpulpa, unter dem Dentin. Mensch. Bielschowskymethode. Zeiss Imm. Ok. 8. Vergr. 280fach. Präparat von Prof. ADRION.

vom *Frosch* festgestellt, die schon hier von LEYDIG beschriebenen spezifischen Sinnesorgane noch einmal einer genauen Erörterung unterzogen und Sinneshügel genannt. Mir scheint jedoch das von BETHE (1895) beschriebene Nervennetz bindegewebiger Natur zu sein, ganz sicher gilt dies aber von dem, was er mit perivasculärem Netz bezeichnet hat.

Im übrigen handelt es sich in der Gaumenschleimhaut des *Frosches* gar nicht um ein nervöses Netz, sondern um ein Geflecht, dessen Maschen aus Bündeln oder einzelnen Fasern bestehen und sich gleichmäßig über die ganze Submucosa erstrecken (Abb. 164). Das Charakteristische dieses Geflechtes liegt in dem gegenseitigen Faseraustausch zwischen den einzelnen Bündeln; verfolgt man eine einzelne Faser durch ein solches Geflecht auf weite Strecken hindurch, so erscheint ihr Verlauf zunächst ein völlig planloser. Ein vielfaches Umbiegen im Gewebe, ein fortwährendes Umändern

Abb. 158. Nerven in der Odontoblastenschicht.
n Nervenfasern; *O. Z.* Odontoblastenschicht. (Nach DEPENDORF.)

ihrer Richtung, oft nach der direkt entgegengesetzten Seite, häufige Windungen und Schlingen legen den Gedanken nahe, daß die Natur eine Unmenge von Nervenfasern, die scheinbar viel zu lang sind, durch die Bildung eines derartigen Flechtwerkes in ein wohlgeordnetes, morphologisches System hinein gepreßt hat. Es findet also hierin eine ganz enorme Oberflächenvergrößerung der nervösen Substanz statt, wodurch einem vielleicht auftreffenden Reiz eine große Angriffsfläche geboten, mechanischen Verschiebungen der Schleimhaut, wie sie im Gaumendache leicht vorkommen, aber zweifellos ohne irgendwelche Zerrung der einzelnen Nervenfasern auf das leichteste nachgegeben werden kann. Die in Abb. 164 dargestellten Fasern sind in der Hauptsache marklos und zum Teil von allerfeinstem Kaliber, von SCHWANNschen Zellen begleitet.

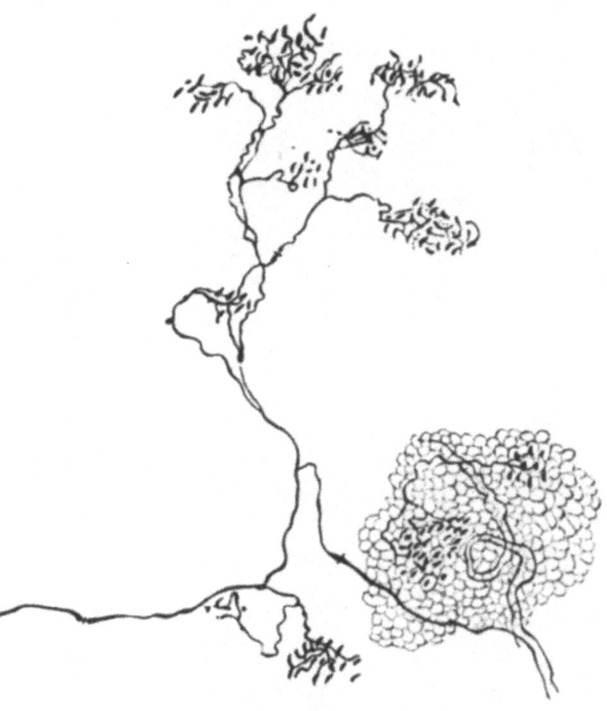

Abb. 159. Sensible, baumförmig verzweigte Nervenendigung aus dem Zahnfleisch. Mensch. Methylenblau. (Nach JURJEWA.)

Zu einem ähnlichen Resultat wie BETHE (1895) ist übrigens PRENTISS (1904) gelangt, der einen grobmaschigen sensiblen Plexus und ein höchst zweifelhaftes Netz mit angeblicher trophischer Funktion beschreibt. Wenn nach seinen Durchschneidungsexperimenten die sensiblen Fasern degenerierten, das „trophische Netz" aber nicht, so bestärkt mich dies nur in der Anschauung, daß er in letzterer Formation Bindegewebe vor sich hatte.

In der Mundschleimhaut von *Reptilien* hat STEFANELLI (1915) sehr schöne sensorische Endigungen beschrieben, während HULANICKA (1913) im Gaumen vom *Krokodil* freie intraepitheliale Nervenendigungen und Tastkörperchen in Form der KRAUSEschen Endkolben mit mancherlei Variationen nachgewiesen hat.

Bei den *Schwimmvögeln* (*Gans, Ente, Schwan*) finden sich in der Schleimhaut des Schnabels GRANDRYsche und HERBSTsche Körperchen in großer Menge vor (GEBERG 1893, BOTEZAT 1906). Im Gaumen von *Igel, Spitzmaus* und *Maulwurf* hat BOTEZAT (1901) noch PACINIsche Körperchen, schlingenartige und baumähnliche Endnetze in der Submucosa und intraepitheliale Nerven beobachtet. Manchmal fehlt jedoch seinen Abbildungen die genügende Überzeugungskraft.

Sehr genaue Angaben über die Verteilung der Kältepunkte in der menschlichen Mundhöhle stammen von STRUGHOLD (1925). Wenn er jedoch als spe-

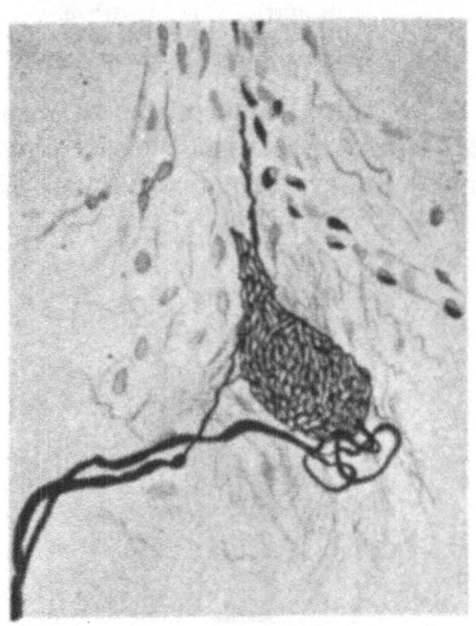

Abb. 160. RUFFINIsches Endkörperchen im Stratum subpapillare. Wangenschleimhaut. Mensch. Golgimethode. (Nach CECCHERELLI.)

zifische Empfänger des Kältesinnes die Krauseschen Endkolben hinstellt, so vermag
ihm hierzu die Anatomie keine sichere Grundlage zu liefern, da eben die Krauseschen
Endkolben leider keine morphologisch fest umrissenen Gebilde verkörpern.

Pharynx. Die Nerven des Pharynx
stammen vom Glosso-pharyngeus, Vagus

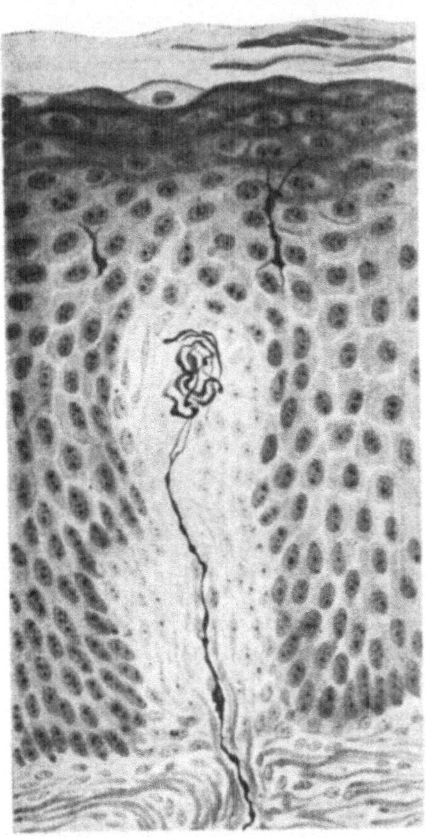

Abb. 161. Sensible Endigung aus der Gaumen-
schleimhaut vom Menschen.
Bielschowskymethode. Leitz Imm. Ok. 0.
Präparat von Dr. Kadanoff.

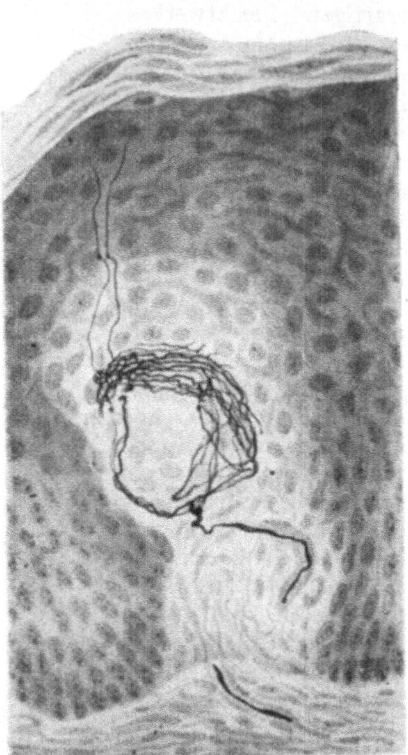

Abb. 162. Sensible Endigung mit intraepitheli-
alen Fäserchen aus der Gaumenschleimhaut vom
Menschen. Bielschowskymethode. Leitz Imm.
Ok. 0.   Präparat von Dr. Kadanoff.

und Sympathicus und formen schon vor ihrem Eintritt in die Adventitia einen
gut präparierbaren Plexus pharyngeus; die Mehrzahl der Fasern liefert der Ramus pharyngeus des Vagus. Der obere Pharynxabschnitt erhält mehr Fasern

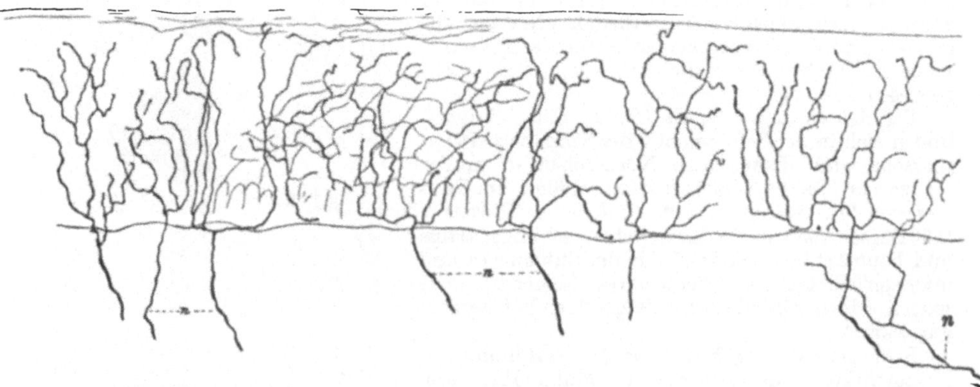

Abb. 163. Intraepitheliale Nervenfasern vom harten Gaumen der *Katze*. Golgimethode. *n* Nervenfasern.
(Nach Retzius.)

vom Glosso-pharyngeus, während bei der Versorgung des mittleren und unteren Abschnittes dem Vagus der größere Anteil zufällt.

In der Schleimhaut des Pharynx wurden Nerven und Ganglienzellen zuerst von REMAK (1840) beschrieben; bei KÖLLIKER (1854) findet ein reichlich verzweigter Nervenplexus eine kurze Erwähnung. TH. BILLROTH (1858) hat eine eingehende Schilderung eines oberflächlichen und tiefen Nervenplexus hinterlassen.

Im allgemeinen ist die Anordnung des nervösen Apparates in der Pharynxschleimhaut die nämliche wie in der Mundhöhle. In den tieferen Schichten der Submucosa trifft man auf ein Geflecht von Bündeln markhaltiger und markloser Fasern, woraus sich dann durch Abspaltung feiner Fäserchen ein subepithelialer Plexus formt. Von diesem steigen dann feinste marklose Fäserchen in das Epithel empor oder bilden im Stratum papillare die mannigfachsten Endformen. ·Multi-

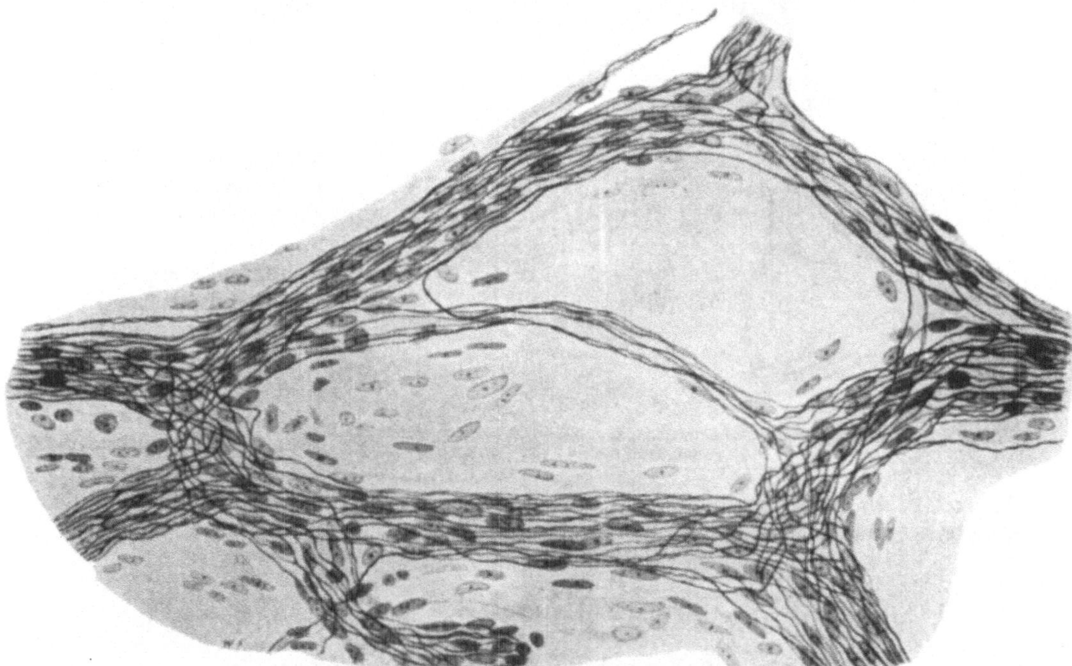

Abb. 164. Nervengeflecht aus der Gaumenschleimhaut des *Frosches*. Bielschowskymethode. Zeiss Imm. Ok. 6. Vergr. 350fach.

polare Ganglienzellen kommen in der Submucosa vereinzelt oder in kleinen Gruppen vor, sind aber von KÖLLIKER (1854) auch zwischen den Pharynxmuskeln gesehen worden.

In der hinteren Schlundwand von *Katze* und *Kaninchen* hat SABUSSOW (1913) zylindrische Endkolben mit und ohne bindegewebige Hülle beschrieben. Bei *Helix* werden von H. SHMIDT (1901) zwischen der Schlundmuskulatur gelegene Ganglienzellen notiert.

Tonsillen. Die Tonsillae palatinae erhalten ihre Nerven vom Glosso-pharyngeus und Lingualis, während die sympathischen Nerven gleichzeitig mit den Blutgefäßen in das lymphadenoide Gewebe gelangen. Die Tonsilla pharyngea wird von Nervenästen aus dem Plexus pharyngeus, aus Vagus und Ganglion cervicale sup. versorgt. Was die mikroskopischen Innervationsverhältnisse anbelangt, so dringen nach den Untersuchungen von CALAMIDA (1899) feine marklose Nerven sowohl mit den Gefäßen, wie unabhängig von ihnen durch die Kapsel in die Tonsille ein und bilden schließlich einen feinsten Plexus um die Drüsenfollikel herum.

Von diesem Geflecht aus zweigen sich dann einzelne Fäserchen in das Innere des Follikels ab; über die genauere Endigungsweise ist nichts bekannt. Auch zum Epithel steigen Nervenfasern empor.

Speicheldrüsen. Die sekretorischen Nerven für die Parotis stammen teils vom N. glosso-pharyngeus, von wo sie durch den N. petrosus superficialis minor zum Ganglion oticum und von da gleichzeitig mit sensiblen Fasern des N. auriculo - temporalis zur Drüse ziehen. Zum anderen Teil sind sie sympathischer Abkunft und kommen wahrscheinlich aus dem Ganglion cervicale sup. mit dem die Art. temporalis superf. begleitenden Nervengeflecht in das Drüsengewebe hinein.

Die Glandula submaxillaris erhält ihre Fasern einerseits vom Facialis, von wo sie

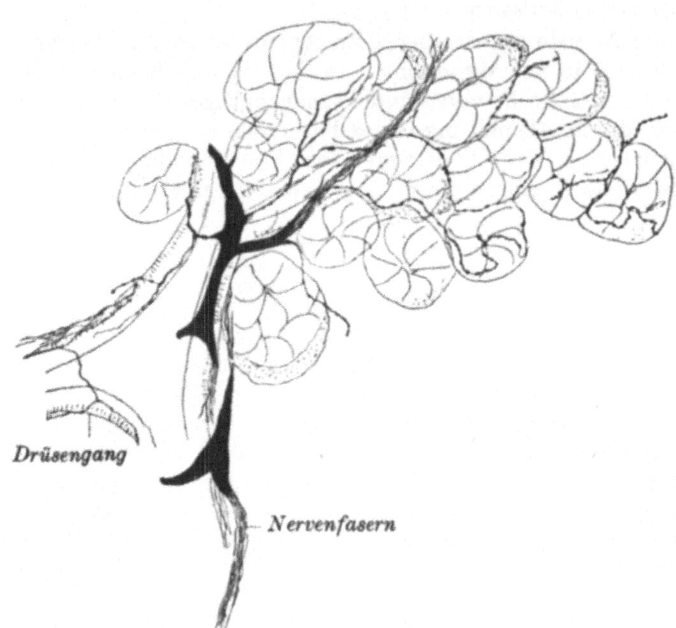

Abb. 165. Drüsennerven aus der Glandula submaxillaris. *Hund.* Golgimethode. (Nach RETZIUS.)

durch die Chorda tympani und durch den N. lingualis zum Ganglion submaxillare ziehen und von hier zur Drüse gelangen. Die sympathischen Elemente

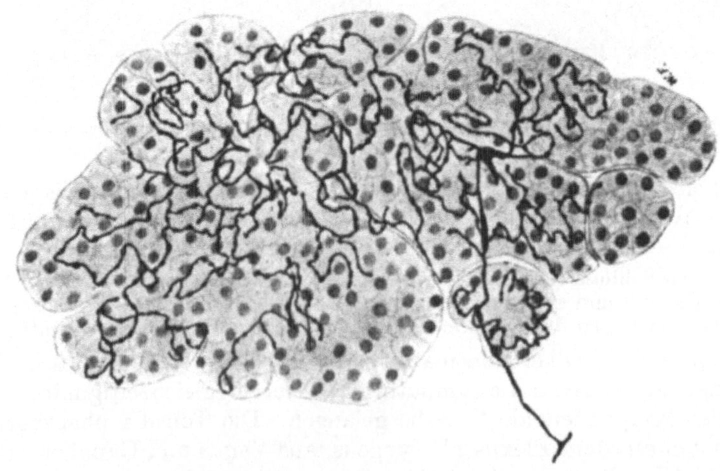

Abb. 166. Nerven an einer Speicheldrüse des *Kaninchens.* Golgimethode. Vergr. 350fach.

stammen ebenfalls aus dem Ganglion cerv. sup. und verlaufen mit dem Nervengeflecht der Art. maxillaris ext. zur Drüse.

Die nervöse Versorgung der Glandula sublingualis ist die nämliche, nur daß die sympathischen Fasern vom Geflecht der Art. sublingualis herzuleiten sind. Da die mikroskopischen Innervationsverhältnisse bei den genannten Drüsen denen des Gaumens und der Zunge gleichen, so soll hier die Drüseninnervation gemeinsam besprochen werden.

Daß Nerven in das Drüsengewebe hineinziehen und an den Ausführungsgängen derselben in größerer Anzahl anzutreffen sind, war schon KÖLLIKER (1854) bekannt. Nerven innerhalb der Parotis und Submaxillaris werden beim *Kaninchen* und *Ochsen* von E. PFLÜGER (1869) beschrieben. Doch sind die Angaben PFLÜGERs (1869) über die Endigungsweise dieser Nerven infolge seiner unvollkommenen Technik heutzutage unbrauchbar. Das Verdienst, die Beziehungen zwischen Nerv und Drüsenzelle zum ersten Male richtig dargestellt zu haben, mag vielmehr G. RETZIUS (1888) für sich in Anspruch nehmen.

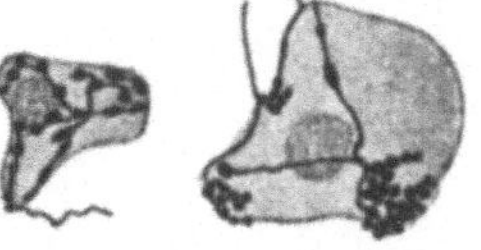

Abb. 167. Nerven an isolierten Drüsenzellen aus der Parotis des *Kaninchens*. Methylenblau. Imm. (Nach ARNSTEIN.)

Im Bindegewebe der Drüsenläppchen findet man, zwischen Gefäßen und Ausführungsgängen sich vorbeiwindend, eine Anzahl von schmalen Nervenbündeln, die aus markhaltigen wie aus marklosen Fasern bestehen, leicht vor. Des weiteren machen sich nicht allzu selten multipolare Ganglienzellen, die einzeln oder in Gruppen an die Nervenstämmchen gelagert sind, bemerkbar (RETZIUS 1888, KÖLLIKER 1902, KRAUSE, KOROLKOW 1892).

Entsprechend der doppelten Innervierung der Speicheldrüsen durch das bulbär-autonome und sympathische System liegt der Gedanke nahe, eine derartige

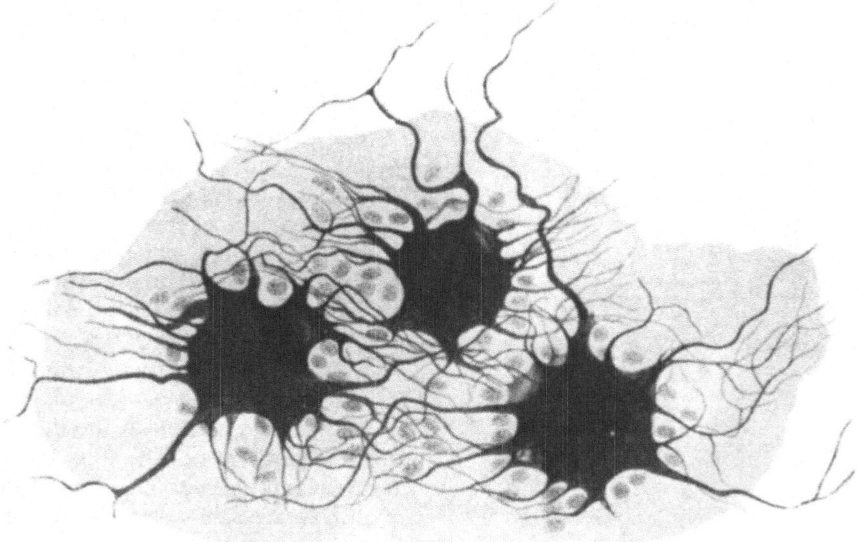

Abb. 168. Ganglienzellen aus der Adventitia des Oesophagus. Mensch. Bielschowskymethode. Zeiss Imm. Ok. 6. Vergr. 410fach. Präparat von Prof. GREVING.

Differenzierung auch morphologisch an den Nervenfasern oder ihren Endigungen nachzuweisen. Dies ist jedoch, wenn man das Gewirr der feinen Achsenzylinder betrachtet, ganz unmöglich, und auch die angebliche Unterscheidung der Endigungsweise in eine epilemmale und hypolemmale ist viel zu unsicher, als daß man hieraus auf eine sympathische oder parasympathische Endigung schließen dürfte.

Von den Nervenbündeln ziehen eine Menge feinster markloser Fäserchen zu den Endstücken und bilden um deren Wölbungen ein zierliches, aus rundlichen oder polygonalen Maschen bestehendes Geflecht (Abb. 165). Nach RETZIUS (1892) legen sich dann die Endästchen mit kleinen Knöpfchen an die Außenseite der Drüsenzellen an, wo sie ihr Ende finden.

Besonders schön läßt sich ein solches Endgeflecht auch aus Abb. 166 erkennen, wo eine durch die vielfachen Windungen der Fäserchen erzielte Oberflächenvergrößerung deutlich hervortritt, wodurch ein ausgedehnter Kontakt mit dem Drüsengewebe erzielt wird.

Von Bedeutung scheint mir die Arbeit von ARNSTEIN (1894) zu sein, worin zum ersten Male zwischen epilemmalen, der Membrana propria aufliegenden Nervenfasern, und zwischen hypolemmalen, die Membrana propria durchbohrenden Fäserchen unterschieden wird. Demnach scheinen RETZIUS (1892) und KÖLLIKER (1854) nur das epilemmale Geflecht, mit anderen Worten, gar nicht die letzten Nervenenden, gesehen zu haben; denn diese finden sich nach ARNSTEIN (1894) zwischen den Drüsenzellen unter der Tunica propria. Hierbei entstehen entweder mannigfache Schlingentouren, die der Oberfläche der Drüsenzelle direkt aufliegen, oder kleine granuläre, maulbeerartige Gebilde, wahrscheinlich fibrilläre Auflockerungen, von denen sich manchmal gar nicht entscheiden läßt, ob sie innerhalb oder außerhalb der Zelle zu lokalisieren sind (Abb. 167).

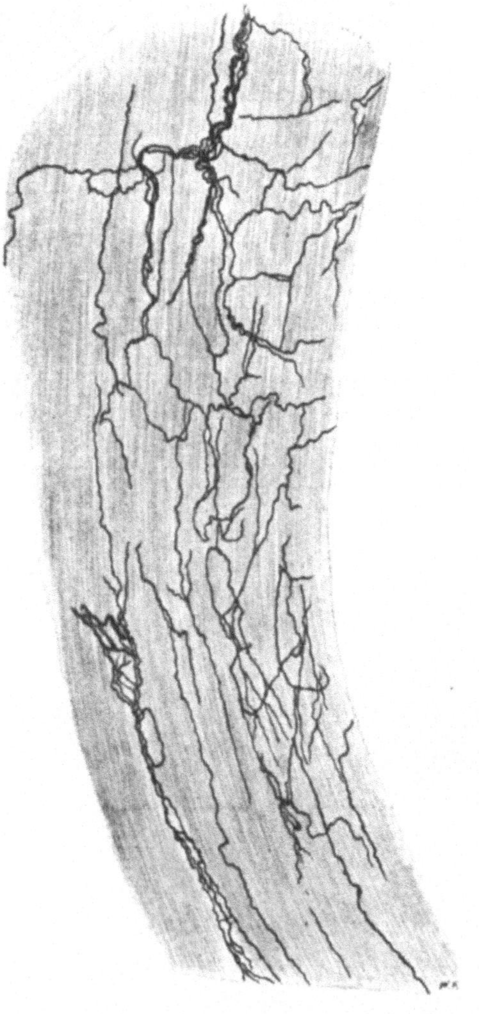

Die Drüsenausführungsgänge sind gewöhnlich in der Adventitia von einem feinen Nervengeflecht umgeben; von hier aus scheinen Nervenfäserchen in das Epithel hinein zwischen die Zellen einzudringen, wie ARNSTEIN (1894) beim *Hund* beobachtet hat.

Schließlich finden sich im Drüsengewebe gelegentlich sensible

Abb. 169. Nervenfasern in der Ringmuskelschicht des Oesophagus. Übersicht. Golgimethode. Vergr. 160fach.

Endigungen in Form von Knäueln und Endkolben vor, um eine Beobachtung KRAUSES bei *Igel* und *Katze* noch anzuführen. Wahrscheinlich stehen diese Endigungen im Dienste der Blutregulation.

Sämtliche Resultate über die mikroskopische Anatomie der Drüsennerven wurden bei *Katze, Hund, Maus, Ratte* und *Kaninchen* erhoben; beim Menschen liegen nur unvollständige Angaben von KRAUSE vor. Bei *Schlangen* hat C. BISOGNI (1896) die Nerven der Parotis und Submaxilllaris untersucht, ist aber zu ziemlich ungenügenden Ergebnissen gelangt.

Oesophagus. Dieser empfängt seine Nerven einerseits vom kranial-autonomen System durch Vagus im Brustteil und Recurrens im Halsteil, andererseits

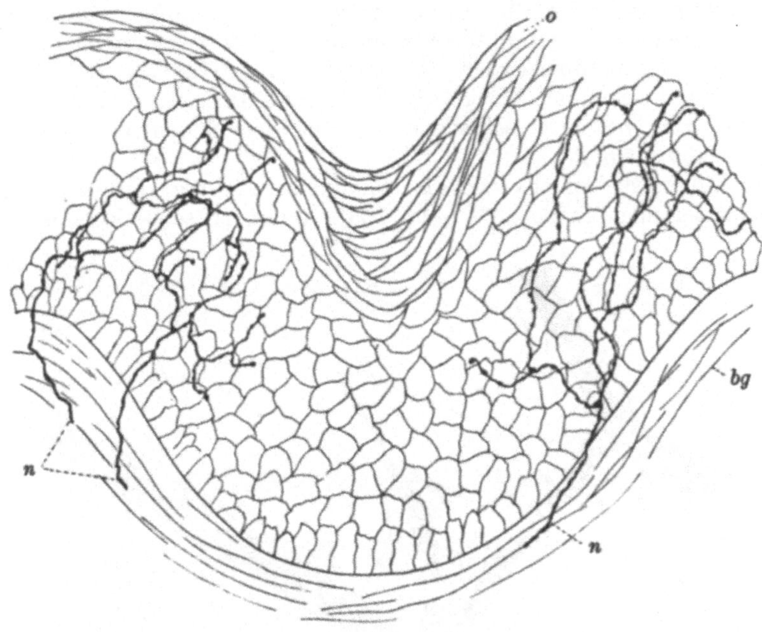

Abb. 170. Intraepitheliale Nerven aus dem Oesophagus der *Katze*. Golgimethode.
o Oberfläche des Epithels; *bg* subepitheliales Bindegewebe; *n* Nervenfasern. (Nach Retzius.)

durch die Fasern des sympathischen Grenzstranges, die sowohl mit den Gefäßen, wie gemeinsam mit den Vagusfasern einherziehen können.

Die Entdeckung von Nervenfasern und Ganglienzellen im Oesophagus verdanken wir Remak (1847); Klein hat hingegen zuerst ihre Anordnung entsprechend dem Meissnerschen und Auerbachschen Plexus erkannt.

Wie leicht zu beobachten ist, verlaufen die stärksten Nervenbündel für die Speiseröhre innerhalb der Adventitia, wo sie ein ziemlich weitmaschiges Netz miteinander bilden. Von hier aus treten eine Menge von Ästen in die Muskulatur ein, um zwischen Längs- und Ringmuskelschicht den sogenannten intermuskulären Plexus zu bilden. Dieser Plexus läßt sich mit seinem dichten Maschenwerk und der dazwischen geschalteten großen Menge von Ganglienzellen erst 3—4 cm unterhalb des Kehlkopfs sicher feststellen, wie Greving (1920) hervorhebt.

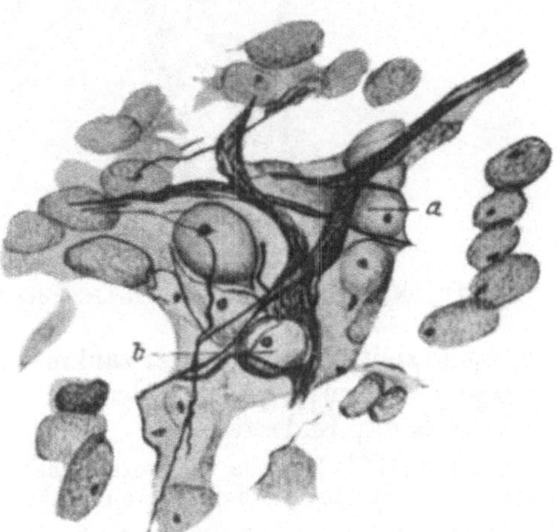

Abb. 171. Vom Vagus stammendes Nervengeflecht aus dem Magen. *Squalus acanthias*. Bielschowskymethode. Imm. Ok. 12. *a* und *b* Nervenzellen. (Nach E. Müller.)

Die Nervenzellen sind vom multipolaren Typus und zeichnen sich durch eine sehr beträchtliche Anzahl von Fortsätzen aus (Abb. 168). Form und Größe des

Zellkörpers ist erheblichen Schwankungen unterworfen; ja es tritt eine unendliche
Mannigfaltigkeit hierin zutage, weshalb eine weitere Aufstellung von Zelltypen
keinen rechten Wert hat. Ebensowenig lassen sich von den Fortsätzen Dendriten
und Neuriten unterscheiden. Die Ganglienzellen sind gewöhnlich von einer bindegewebigen Kapsel umgeben und des öfteren zu Ganglien zusammengefaßt, die bis
zu 40 Zellen in ihrem Innern zu vereinigen vermögen (GREVING 1920).

Die Nerven zwischen den Muskelschichten sind teils markhaltig, teils marklos;
beiden Arten eine jeweils verschiedene physiologische Bedeutung zukommen zu
lassen, ist nicht möglich.

In der Ringmuskelschicht sind die Nervenfasern in der Hauptsache parallel
den Muskelfaserzügen angeordnet (Abb. 169). Das nervöse Geflecht ist ziemlich

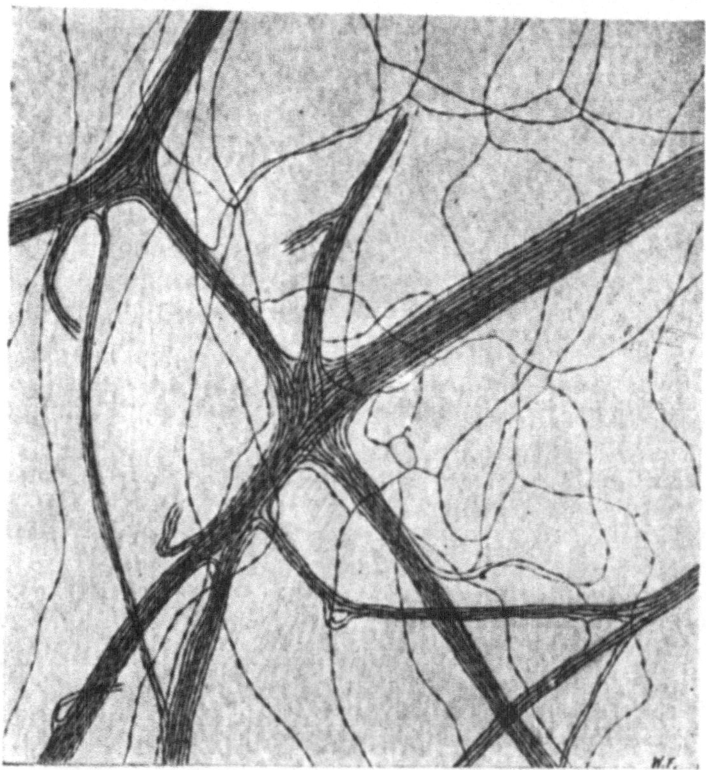

Abb. 172. Nervengeflecht aus der Muscularis des Magens. *Kaninchen.* Goldmethode. Vergr. 100fach.

dicht und splittert in großer Anzahl marklose Fäserchen ab, die zwischen den Muskelfasern ein feinstes Netz bilden und als Retikularen im Cytoplasma der Zellen
schließlich ein Ende finden.

GLASER (1924) läßt die Nervenfäserchen mit feinen Knöpfchen den Muskelfasern aufliegen, eine Ansicht, die der neueren Technik aber nicht mehr standhält.

In der Submucosa findet sich ein wesentlich feineres Geflecht mit sehr kleinen
Ganglienzellen (DE WITT 1900), das schon REMAK (1847) und KÖLLIKER (1854) bekannt war und außerdem von SMIRNOW (1893) und R. MÜLLER (1908) beim *Frosch*
näher beschrieben wurde. Von diesem Geflecht aus formt sich ein weiterer, subepithelialer, schmaler Plexus, der seine Fäserchen schließlich in das Epithel emporsteigen läßt, wo sie in allen Schichten desselben wahrscheinlich innerhalb der

Zellen mit feinsten fibrillären Auflockerungen endigen (Abb. 170). Ein solches Verhalten wurde von RETZIUS (1892) und DE WITT (1900) beim *Kaninchen* und bei der *Katze*, von SMIRNOW (1893) beim *Frosch* beobachtet, in dessen zylindrischem Oesophagusepithel sogar die Becherzellen von feinsten Nervenästchen umsponnen sein sollen.

Feinste, sehr komplizierte Endverästelungen (Telodendrien) wurden von L. DE WITT (1900) in der Submucosa erwähnt, fanden aber bis jetzt keine weitere Bestätigung.

Magen. Die Nerven des Magens stammen vom Vagus und Sympathicus; der linke Vagus übernimmt den Fornix und die zwei oberen Drittel des Corpus, die Leber, das Vestibulum und den Canalis pyloricus, der rechte Vagus hat Cardia, kleine Kurvatur und einen Teil des Corpus, den präpylorischen Abschnitt und das Ganglion semilunare dextrum zu versorgen. Sympathicus und Vaguselemente vermischen sich gewöhnlich zu einem untrennbaren Fasergewirr, meist schon 1—3 cm von der kleinen Kurvatur entfernt (BRANDT 1920).

Nach den Untersuchungen von E. MÜLLER (1921) scheinen, wenigstens bei *Squalus acanthias*, zuerst die Vagusfasern in die Wand der Speiseröhre hineinzuwachsen und sich von hier aus auf den Magen und die proximalen Darmteile auszubreiten. Es entsteht offenbar ein nervöses Netz, wobei die feinen Neurofibrillen kontinuierlich durch die embryonalen Nervenzellen hindurchziehen, auf diese Weise eine zusammenhängende Masse bildend (Abb. 171). Von diesem Netz aus wachsen dann Zweige gegen die Muskulatur und Schleimhaut vor; erst später sollen sich noch sympathische Elemente hinzugesellen. Doch ist der Versuch E. MÜLLERS (1921), noch in älteren Stadien Vagus- und Sympathicuszellen histologisch voneinander zu unterscheiden, mit großer Vorsicht zu beurteilen.

In der Mucosa des Magens haben KÖLLIKER (1854) und REMAK (1847) lange vor MEISSNER (1857) Nerven und Ganglienzellen gesehen; trotzdem gebührt letzterem das eigentliche Verdienst, die morphologische Anordnung dieser Nervenelemente richtig erkannt zu haben.

Eine dem AUERBACHschen Plexus ähnliche nervöse Einrichtung läßt sich zwar zwischen den Muskelschichten des Magens beobachten, aber keineswegs in der Regelmäßigkeit, wie sie vom Pylorus abwärts dem erwähnten Geflecht ein charakteristisches Gepräge verleiht. Für die größere Unregelmäßigkeit im Aufbau des intermuskulären Plexus in der Magenwand mag die Ursache wohl in dem ziemlich verwickelten Verlauf der Muskelzüge zu suchen sein. Trotzdem kann man in der Muscularis zwischen den verschiedenen Lagen manchmal ein aus Nervenbündeln bestehendes, weitmaschiges Geflecht erkennen, das noch von einem zweiten, nur aus einzelnen Fasern zusammengesetzten Geflecht oder vielleicht auch Netzwerk zu einer einheitlichen Formation ergänzt wird (Abb. 172).

Von jenem sekundären Geflecht ziehen dann feine Ästchen zu den glatten Muskelfasern, um hier zu endigen. Von der Reichhaltigkeit der Nervenmasse innerhalb der Muskelfaserschicht mag der in Abb. 173 dargestellte Querschnitt Zeugnis ab-

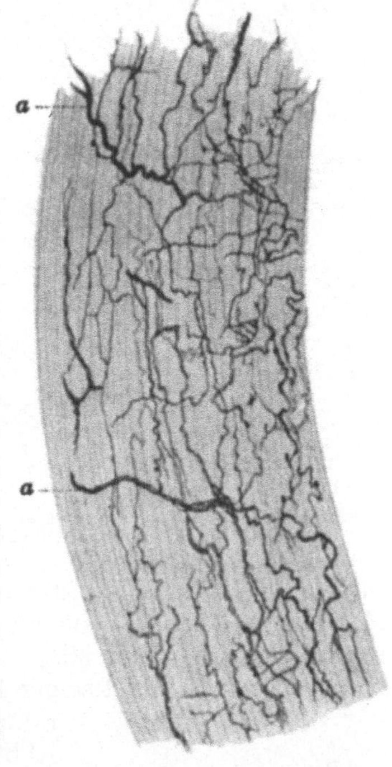

Abb. 173. Nervengeflecht in der Ringfaserschicht des Magens. *Frosch*. Golgimethode. *a* Nervenbündel aus dem AUERBACHschen Plexus kommend. (Nach E. MÜLLER.)

legen. Über den Bau des feinen Endgeflechts in Muscularis und Mucosa bei der *Katze* und über die intraprotoplasmatische Endigung der Nervenfäserchen innerhalb der Muskelzellen bringt LAWRENTJEW (1925) gute Angaben.

Ganglienzellen kommen in der Magenwand, vor allem am Pylorus, in reichlicher Menge vor; sie sind gewöhnlich an den Knotenpunkten der Bündel des intermuskulären Plexus zu kleinen Anhäufungen gruppiert und sämtlich von multipolarem Typus. Ihre Größe ist ziemlich stark wechselnd, ihre Form vom Rundlichen ins Längsovale hinüberspielend, ihre Fortsätze sind von der allerverschiedensten Länge und Gestalt. Die Ganglien können am Fundus und Fornix aus 30—40 Zellen bestehen, während sie an der Cardia meistens kleiner sind (BRANDT 1920).

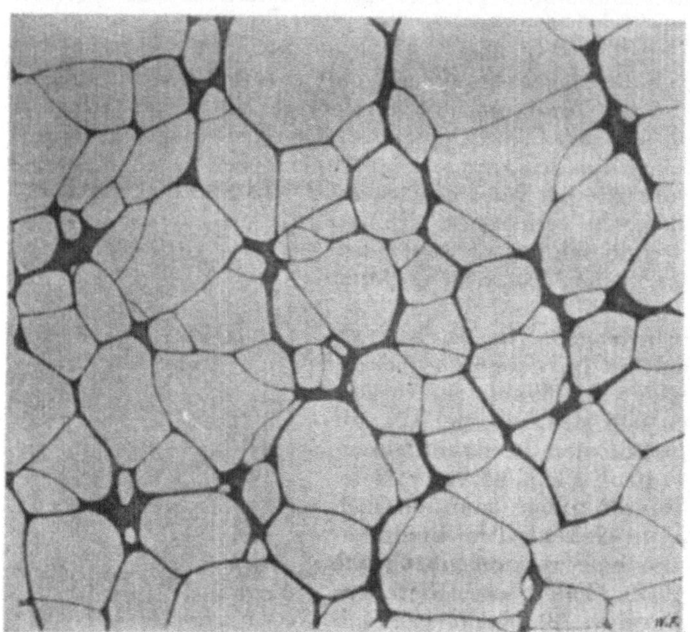

Abb. 174. MEISSNERscher Plexus aus der Mucosa des Magens. *Kaninchen.* Goldmethode. Vergr. 35fach.

Mit dem AUERBACHschen Geflecht vielfach verbunden ist der in der Submucosa befindliche, vom Magen bis zum Enddarm reichende MEISSNERsche Plexus. Er ist im Gegensatz zum AUERBACHschen Plexus schon im Magen von einer wunderbaren Regelmäßigkeit und wesentlich größeren Feinheit seiner Elemente. Die große Masse der Ganglien, ihre charakteristische Verbindungsweise untereinander ist aus Abb. 174 auf das schönste zu sehen.

Vom MEISSNERschen Plexus aus dringen dann feinste marklose Fäserchen durch das Bindegewebe zu den glatten Muskelfasern der Muscularis mucosae zum Epithel und zu den Drüsen. In letzteren enden diese, sowohl an den Haupt- wie an den Belegzellen, mit feinsten Verästelungen, kleinen Knöpfchen, fibrillären Auflockerungen und dergleichen auf der Oberfläche des Zellkörpers (Abb. 175).

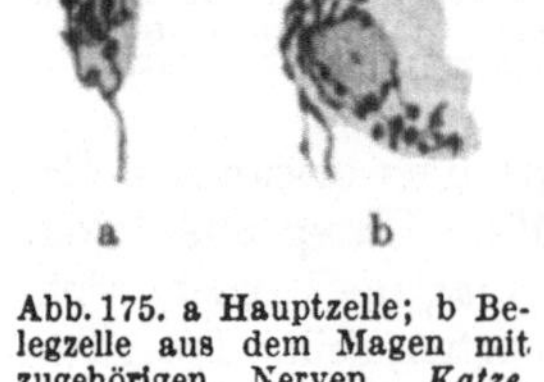

Abb. 175. a Hauptzelle; b Belegzelle aus dem Magen mit zugehörigen Nerven. *Katze.* Methylenblau. (Nach KYTMANOW.)

Unter der Serosa erwähnt SCHAFFER (1920) noch ein besonderes Nervengeflecht (Subseröser Plexus), das mit dem AUERBACHschen Plexus zusammenhängt.

Die Nervenverhältnisse im Oesophagus und Magen des *Frosches* wurden zuletzt von R. MÜLLER (1908) dargestellt. Eine zusammenfassende Besprechung über die Funktion der Magennerven findet sich bei L. R. MÜLLER (1924); eine sehr gute, auf eigenen experimentellen Untersuchungen beruhende Studie über die Physiologie der Mageninnervation stammt von E. STAHNKE (1924), der auch eine ausgedehnte Literatur berücksichtigt hat.

Darm. Die sympathischen Nerven für den Darm stammen aus dem Ganglion coeliacum und den Nervi splanchnici, ferner aus dem Plexus mesentericus sup. und inf. Vom parasympathischen System reicht die Wirksamkeit vom N. vagus wahrscheinlich nur bis zur Flexura coli sinistra, von da abwärts bis zum Rectum übernehmen vom unteren Sakralmark abgehende Fasern die Innervation.

Zwei nervöse Systeme von besonderer Eigenart geben dem Nervenapparat innerhalb der Darmwand ein spezifisches Gepräge: Der in der Schleimhaut befindliche Plexus submucosus (MEISSNER 1857, BILLROTH 1858) und der zwischen die Rings- und Längsmuskelschicht gelagerte Plexus myentericus (AUERBACH 1862). Beide Systeme sind durch zahlreiche Nervenäste miteinander verbunden und stehen noch mit einem weiteren, unter der Serosa gelegenen

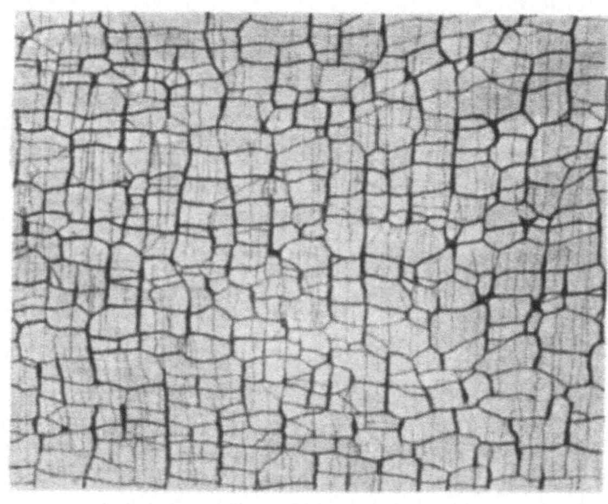

Abb. 176. AUERBACHscher Plexus aus dem Darm vom *Kaninchen*. Goldmethode. Vergr. 10fach. (Nach BRAUS: Anatomie, Bd. 2.)

feinen Geflecht in Zusammenhang, das schon nach AUERBACHS (1862) Beobachtung längs der Anheftungsstelle des Mesenteriums einen schmalen Streifen der Darmwandung einnimmt und keine Ganglien enthalten soll.

Das hervorstechendste Moment des AUERBACHSchen Plexus ist sein aus Nervenbündeln bestehendes Maschenwerk, welches in seinen Knotenpunkten, also da, wo größere Nervenbündel zusammenstoßen, eine Anzahl von multipolaren Ganglienzellen beherbergt. Trotzdem, daß in ihrer Form keine einzige Masche geometrisch der anderen genau gleicht, besteht doch eine beträchtliche Regelmäßigkeit in der Anordnung dieses nervösen Apparates, die dadurch erzielt wird, daß die Aufteilungen und Verbindungen der Nervenbündel unter einem in bestimmten Grenzen schwankenden Winkel stattfinden und in ihrer Entfernung voneinander ebenfalls nur innerhalb eines gewissen Grenzmaßes variieren (Abb. 176).

GERLACH (1873) gibt an, daß die Maschen des Geflechtes im Duodenum am engsten sind und von da bis zum Colon hinunter an Weite zunehmen, während nach DOGIEL (1895) die Maschen im Colon wieder enger sein sollen wie im Dünndarm. Derartigen Beobachtungen ist nur wenig Bedeutung beizumessen, da die Weite der Maschen von dem jeweiligen Dehnungszustand der Darmmuskulatur abhängt, sowohl im Leben, wie im Augenblick der Fixierung und überdies bei verschiedenem tierischen Material eine jeweils verschiedene sein kann.

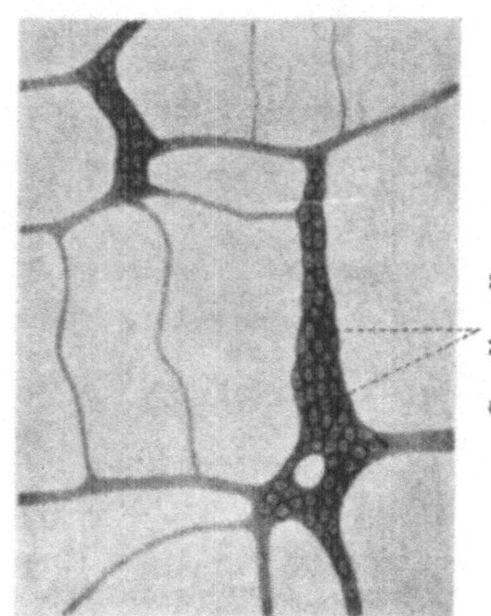

Abb. 177. AUERBACHscher Plexus aus dem Darm vom *Kaninchen*. Goldmethode. Vergr. 80fach. (Nach BRAUS: Anatomie, Bd. 2.)

Von dem eben beschriebenen Maschenwerk I. Ordnung ist gewöhnlich noch ein Sekundärgeflecht oder Maschenwerk II. Ordnung unterscheidbar, dessen

Bündel markloser Fasern wesentlich dünner sind, an ihren Knotenpunkten meist keine Ganglienzellen enthalten und im Grunde nur Verbindungsbrücken darstellen, die meist im rechten Winkel zu den Hauptbündeln orientiert sind (Abb. 176 und 177). Von dem Sekundärplexus ziehen dann feinste Fäserchen gewöhnlich auf Umwegen zu den angrenzenden Muskelfasern, um hier ihr Ende zu finden.

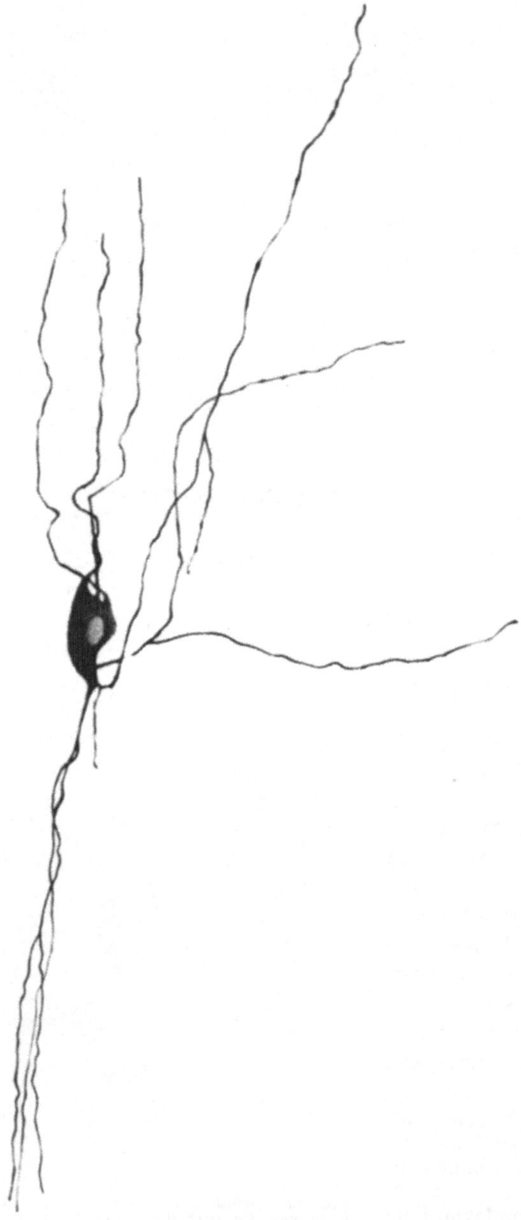

Die Ganglienzellen des AUERBACHschen Plexus sind sämtlich multipolar und weisen jene unendliche Formverschiedenheit auf, wie sie eben für die sympathischen Elemente charakteristisch ist. Zahl und Länge der Fortsätze können innerhalb erheblicher Grenzen schwanken. Es gibt Ausläufer, die nur sehr kurz sind und in der gerade vorbeiziehenden Muskulatur ihr Ende finden, neben solchen, die wegen ihrer Länge gar nicht bis zu ihrer Endigung verfolgt werden können. Innerhalb der Ganglien sind die meisten Fortsätze in einen undurchdringlichen und unentwirrbaren Knäuel miteinander verwickelt, so daß sich über ihren Verlauf und ihre Endigungsweise keine bestimmte Aussage machen läßt.

Wie überall bei den sympathischen Zellen ist es auch hier nicht möglich, Dendriten und Neuriten voneinander zu unterscheiden (Abb. 178); RAMÓN Y CAJAL (1893), E. MÜLLER (1892) u. a. haben früher ebenfalls darauf hingewiesen. Auch die DOGIELsche Aufstellung von zwei Zelltypen: motorische Zellen mit kurzen, stark verästelten Dendriten und sensible Zellen mit sehr langen Dendriten, ist im Grunde unbeweisbar; man kann eben einer sympathischen Ganglienzelle nicht ansehen, was sie tut.

Abb. 178. Ganglienzelle vom AUERBACHschen Plexus aus dem Dünndarm. Mensch. Methylenblau. (Nach DOGIEL.)

Desgleichen ist der Versuch von E. MÜLLER (1921), beim *Hühnchen* zwei Zelltypen erkennen zu wollen und überdies ihre Abkunft vom Vagus beziehungsweise Sympathicus festzulegen, ein verfehlter; auch der Nachweis einer verschiedenen Verteilung beider Zellgruppen in der Magen- und Darmgegend ist ihm nicht gelungen.

RAMÓN Y CAJAL (1893), DOGIEL (1899) und KÖLLIKER (1902) haben in der Darmwand auch unipolare und bipolare Zellen beobachtet; vielleicht ist eine Anzahl der unipolaren Elemente auf Rechnung der launischen Golgimethode zu setzen. L. R. MÜLLER (1924) erwähnt nichts von solchen, obwohl er eine sehr große Menge verschiedener Zellformen abbildet; eine bindegewebige Kapsel um die Ganglienzellen konnte er nicht immer nachweisen.

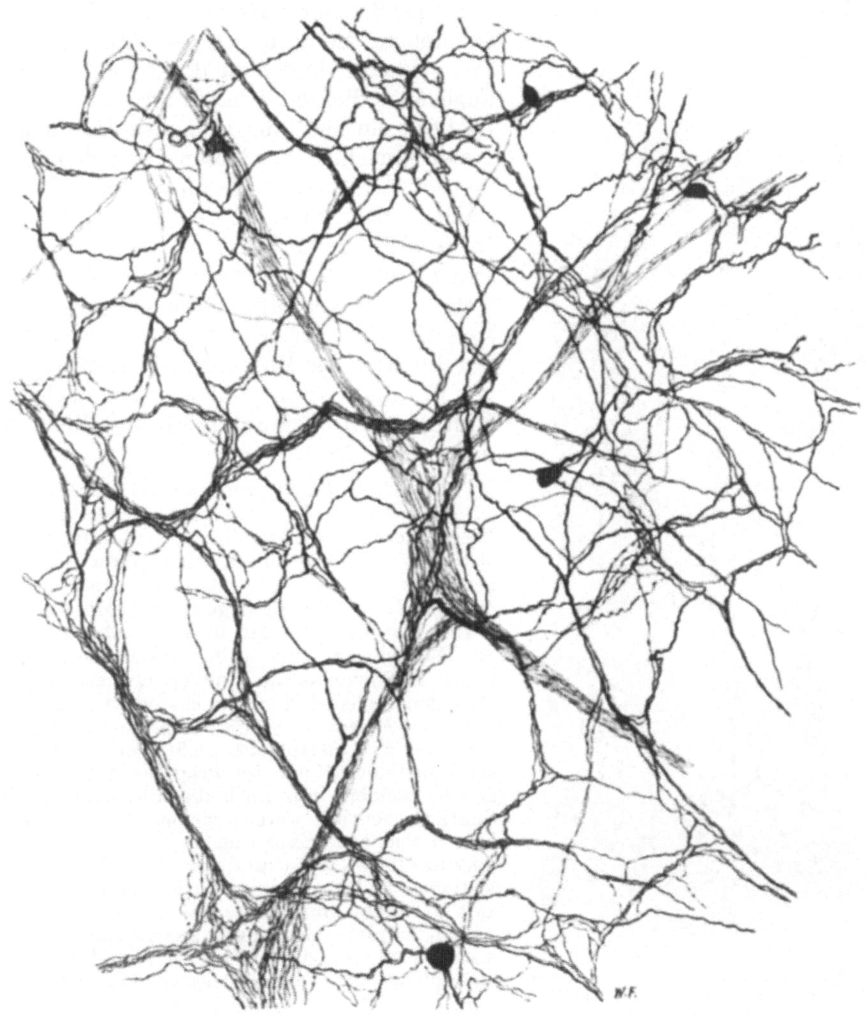

Abb. 179. Nervengeflecht aus der Mucosa des Darmes. *Hund.* Golgimethode. Vergr. 200fach.

Direkte plasmatische Verbindungsbrücken benachbarter Ganglienzellen werden von KÖLLIKER (1902) und E. MÜLLER (1921) erwähnt; die letzte derartige Beobachtung stammt von E. C. COLE (1925), welcher dergleichen an den Zellen des Plexus myentericus vom *Frosch* beschreibt. KÖLLIKER (1902) hält die Anastomose für die Folge einer unvollkommenen Trennung der Nervenzelle bei ihrer Teilung, COLE (1925) sieht umgekehrt hierin sowie in dem Auftreten zweikerniger Ganglienzellen einen Verschmelzungsvorgang nahe aneinander liegender Zellen; beiden Behauptungen fehlt der Beweis.

Die Ganglienzellen im Processus vermiformis unterscheiden sich nach den Angaben von L. R. Müller (1924) nur durch ihre geringere Anzahl, nicht aber durch ihre Form, von denen der übrigen Darmabschnitte.

Der in der Submucosa befindliche Meissnersche Plexus weist in seiner Anordnung wesentlich feinere Verhältnisse auf; seine Ganglien sind kleiner, seine Maschen enger, seine Bündel und Fasern schmäler. Sonst zeigt er aber den gleichen Grundtypus im Aufbau wie der Auerbachsche Plexus.

Innerhalb der Mucosa lassen sich in allen Schichten Nerven in reichlicher Masse feststellen; sie stammen alle vom Meissnerschen Plexus, bilden in der Nähe der Drüsen ungeheuer dichte, ziemlich unregelmäßige Geflechte, die sich aus schmalen Bündeln und vielen einzelnen marklosen Fäserchen zusammensetzen; auch kleine multipolare Ganglienzellen trifft man in einzelnen Fällen an (Abb. 179). Feine Geflechte um die Brunnerschen und Lieberkühnschen Drüsen, um die Gefäße und zur Muscularis mucosae werden weiterhin beschrieben. Andere Nervenästchen durchbohren die Muscularis, steigen im Bindegewebe der Zotten empor, um zwischen den Epithelzellen oder unterhalb derselben zu endigen (Abb. 180).

Nach Cajal (1893) formieren sie noch ein feinstes „Nervennetz“, welches Ganglienzellen enthalten soll. Diese „Nervennetze“ mit ihren sternförmigen („interstitiellen“) Zellen scheinen mir in ihrer Natur nicht ganz klar zu sein. Dogiel (1895) und Kölliker (1902) halten sie für Bindegewebe, E. Müller (1921), der sie mit Methylenblau übrigens sehr ungenügend zur Darstellung gebracht hat, erklärt sie für nervös, Cole (1925) suchte die Bindegewebsnatur der interstitiellen Zellen dadurch nachzuweisen, daß er am lebenden *Frosch* ein Stück Darm sechs Stunden lang zwischen zwei Glasplatten preßte, worauf dann nach Methylenblaufärbung im Präparat keine Ganglienzellen, sondern nur noch die interstitiellen Zellen deutlich sichtbar waren; meiner Ansicht nach ein sehr unsicheres Experiment. Neuerdings hat sich Lawrentjew (1925) für die nervöse Natur der interstitiellen Zellen entschieden; ich glaube, daß er damit recht hat, nur daß es sich nicht um Ganglienzellen, sondern um Schwannsche Zellen handelt. van Esveld (1926) hat kürzlich in der Ringmuskelschicht des *Katzen*darmes Ganglienzellen aufgefunden, und erwähnt auch solche an der Ansatzstelle des Mesenteriums.

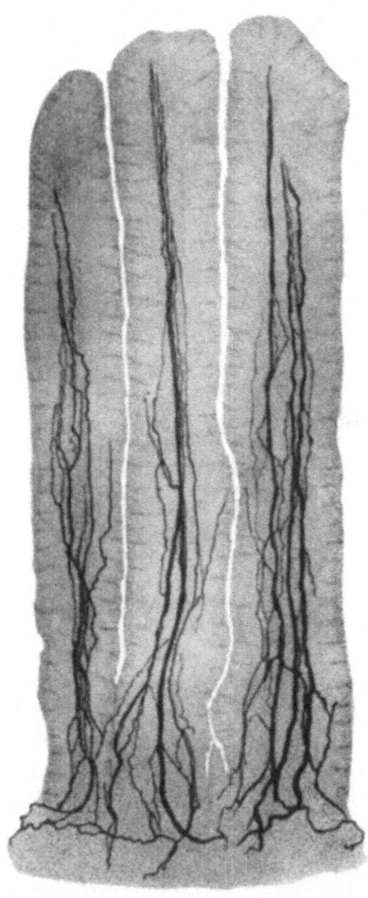

Abb. 180. Nerven in der Schleimhaut des Darmes. *Kaninchen.* Golgimethode. (Nach E. Müller.)

Sensorische, von markhaltigen Fasern abstammende Endigungen wurden von Nemiloff (1902) unter und in dem Dickdarmepithel vom *Frosch* beschrieben. Auch Cole (1925) berichtet über ähnliche Gebilde in der Kloake von *Rana pipiens*, wo markhaltige Fasern, vom Plexus myentericus abzweigend, innerhalb der zirkulären Muskellage ein baumartig verästeltes Ende finden sollen. Die neuerdings von Carpenter (1924) dargestellten pinselartigen Endbäumchen in der Längsmuskelschicht des *Hunde*dünndarmes scheinen mir höchst zweifelhafter Natur zu sein und sind weiterer Bestätigung sehr bedürftig. Auch die vom gleichen Autor in der Cardia behaupteten sensiblen Endorgane sind sehr unsicher. Beim

Menschen sind jedenfalls in der Darmwand typische sensible Endigungen noch nicht aufgefunden worden.

Infolge der ganz ungeheuren Kompliziertheit des nervösen Apparates innerhalb der Darmwand lassen sich nur zwei bestimmte Angaben bezüglich ihrer Funktion aus der anatomischen Unterlage heraus machen: Die für die Muskulatur bestimmten Nerven sind motorisch, die für die Drüsen sekretorisch. Es ist aber schon verfehlt, den MEISSNERschen Plexus und die zu den Epithelzellen ziehenden Fasern für sensorisch zu halten, wie das gelegentlich geschieht. Denn da die Epithelzellen des Darmes auch sekretorische Eigenschaften haben können, so wäre auch an eine efferente Natur der zu ihnen ziehenden Nervenfasern zu denken. Daher kann auch der Versuch von KUNTZ (1922), innerhalb der Darmwand einen nervösen Reflexbogen zu konstruieren, durch den anatomischen Befund keine Unterstützung erfahren.

Ebenso scheint es mir ein vergebliches Beginnen zu sein, in dem Fasergewirr eines Darmganglions die Herkunft der einzelnen Fasern bestimmen zu wollen. Weder KÖLLIKER (1902) noch DOGIEL (1895) haben nachgewiesen, daß die um die Nervenzellen befindlichen Körbe Endigungen von Vagus- oder Splanchnicusfasern seien; auch CARPENTERS (1924) Ansicht ist

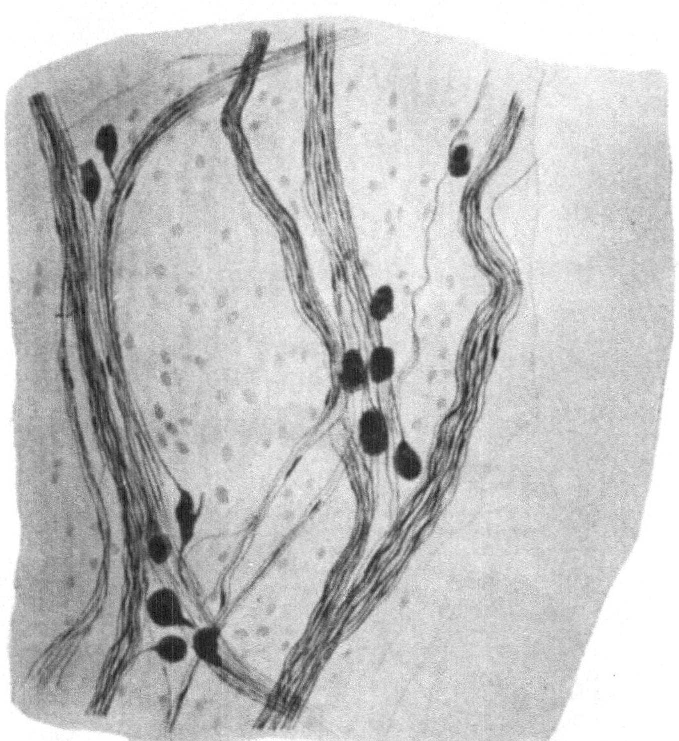

Abb. 181. Nervengeflechte vom Ramus intestinalis vagi bei *Myxine glutinosa.* Natronlauge-Silber-Methode. (Nach W. BRANDT.)

eine reine Spekulation, wenn er präganglionäre Vagusfasern als pericelluläres, postganglionäre Splanchnicusfasern als intercelluläres Geflecht endigen läßt. Vielleicht führt die von E. S. JOHNSON (1925) unternommene Durchschneidung der Mesenterialnerven, des Vagus und Splanchnicus einen Schritt weiter, wonach sämtliche zwischen den Nervenzellen gelegene Fasern degenerierten, während nur die direkt zu den Muskelfasern ziehenden Fortsätze der Ganglienzellen erhalten blieben. Doch bedarf dieser Befund bei der Launenhaftigkeit der zur Kontrolle verwendeten Silbermethoden in seiner Beurteilung großer Vorsicht.

Nach der zusammenfassenden Übersicht von E. SCHILF (1926) übt beim Magen-Darmsystem der Parasympathicus „im allgemeinen" eine erregende Wirkung aus, während der Sympathicus die Muskulatur in ihren Bewegungen hemmt; weiterhin soll die Spontanrhythmik des Darmes an den AUERBACHschen Plexus gebunden sein. Im übrigen scheint mir die Physiologie der Darmbewegung bis jetzt keineswegs eindeutig klargelegt. Das läßt sich ohne weiteres aus der Besprechung der verschiedenen experimentellen Ergebnisse der in Frage kommenden Autoren bei Schilf (1926) ersehen, wo im folgenden Satze gewöhnlich das Gegenteil gesagt wird, was im vorhergehenden angegeben war. Die Ursache zu vielen Meinungsverschiedenheiten liegt offenbar darin, daß sich ein Experiment oft verschieden deuten läßt, daß verschiedene Versuchstiere verschieden zu reagieren vermögen, daß glatte Muskulatur auch ohne Nerven Bewegungen ausführen kann, daß die Entscheidung, ob in der Peripherie ein Gift auf Nerven oder glatte Muskulatur einwirkt, oft ungeheuer schwer ist, daß neben nervösen auch noch chemische Einflüsse auf die glatte Muskulatur des Darmes wirksam sein können sowie in einer weiteren Reihe rein technischer Schwierigkeiten und Fehlerquellen.

Zur Zeit reiht die Physiologie das Darmnervensystem weder in das sympathische, noch parasympathische System ein, sondern betrachtet es als einen selbständigen nervösen Apparat innerhalb des autonomen Nervensystems.

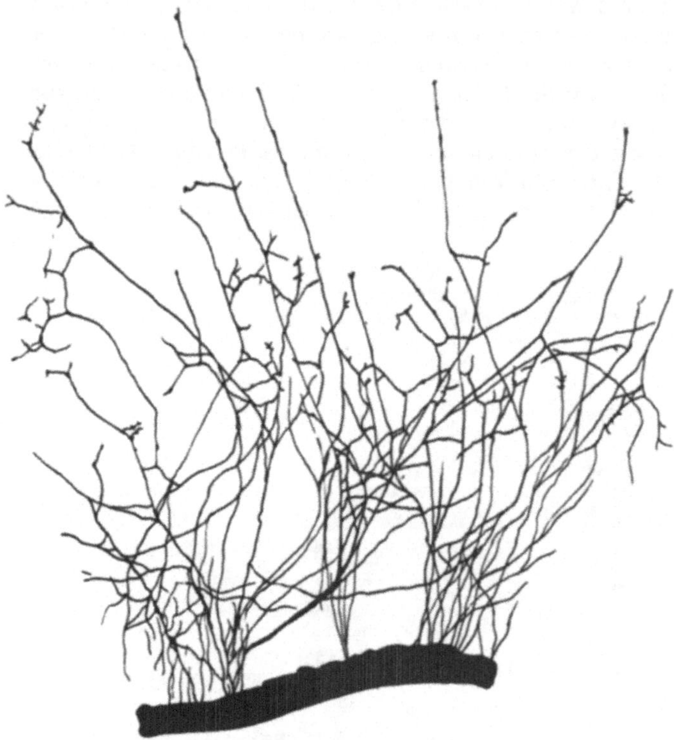

Abb. 182. Sympathische Darmnerven einer 48 Stunden alten Kultur. *Hühnchen*. Vergr. 150fach. (Nach W. L. Lewis.)

An der Innervation des Darmes scheint der Vagus phylogenetisch länger beteiligt zu sein als der Sympathicus; so konnte weder von Marcus (1909) noch Brandt (1922) ein Sympathicus bei *Myxine glutinosa* aufgefunden werden. Abb. 181 zeigt ein Nervengeflecht am *Myxime*-Darm, das nur aus Vaguselementen, Nervenbündeln markloser Fasern, sowie unipolaren und bipolaren Ganglienzellen zusammengesetzt ist.

Über das Darmnervensystem von *Elasmobranchiern* stammen

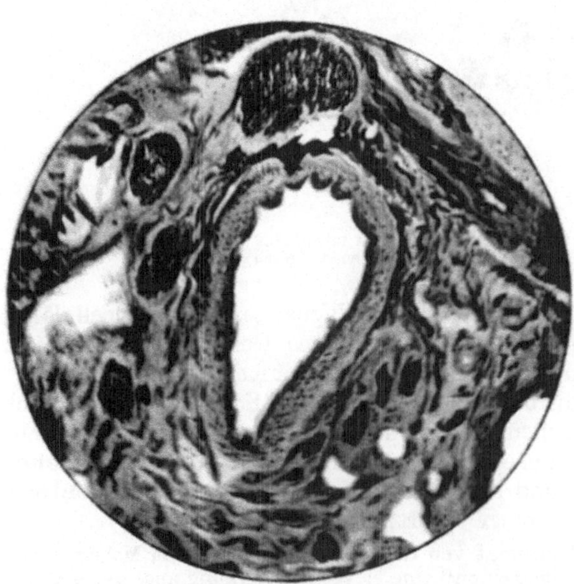

Abb. 183. Nervenbündel in Begleitung der Arteria hepatica. Mensch. Natronlauge-Silber-Methode. (Nach L. R. Müller.)

weitere mikroskopische Untersuchungen von E. MÜLLER und LILJESTRAND (1918), über das von *Fischen* und *Lacerta muralis* von R. MONTI (1897). Die Darmnerven beim *Blutegel* hat AZOULAY (1904), und diejenigen bei *Insekten* und beim *Flußkrebs* ORLOV (1925) bearbeitet. Die Resultate von DRASCH (1888) und BERKLEY (1893) sind ziemlich veraltet.

Nach W. H. LEWIS (1912) sind auswachsende, sympathische Nerven vom Darm eines acht Tage alten *Hühner*embryos sogar in der Kultur imstande, ein Geflecht und Netzwerk zu bilden (Abb. 182), das sich rein äußerlich von dem in Abb. 179 dargestellten Nervenapparat nicht allzusehr unterscheidet. Diese interessante Beobachtung zeigt auf das schönste die Potenz des peripherischen Nervengewebes, morphologisch charakteristische Formationen aus eigener Kraft ohne den Einfluß der Umgebung einigermaßen zustande zu bringen. Allerdings darf man hieraus nicht schließen, als ob im normalen Entwicklungsgeschehen ein formbestimmender und richtungsbestimmender Einfluß der Umgebung auf die Anordnung peripherischer Nervenfasern nicht vorhanden sei; nötig ist er nur nicht.

Leber. Die Nerven für die Leber stammen aus dem Ganglion coeliacum, wohin sie aus dem sympathischen Grenzstrang durch die Nervi splanchnici gelangen, und aus dem N. vagus.

In Anbetracht der Größe der Leber ist die Zahl der Nervenfasern, die gleichzeitig mit der Arteria hepatica in die Leberpforte eindringen, eine unverhältnismäßig geringe. Abb. 183 mag eine Übersicht über diese Verhältnisse geben. Im interlobulären Bindegewebe verlaufen die Nerven dann weiter in die Tiefe, teilen sich verschiedentlich in immer feinere Ästchen

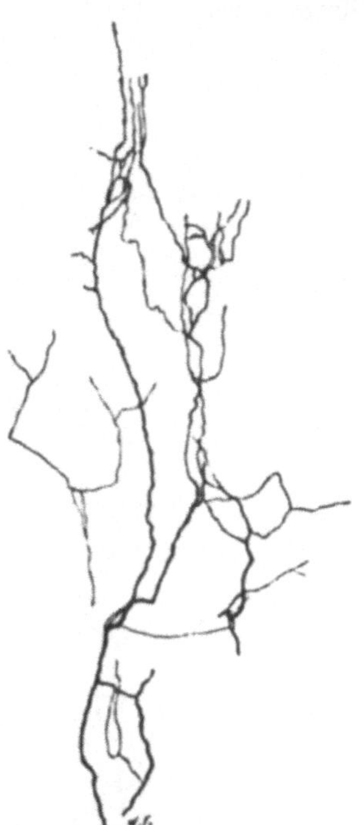

Abb. 184. Nerven im Bindegewebe der Leber. *Kaninchen.* Golgimethode. Vergr. 180fach.

auf und bilden, wie zuerst RETZIUS (1894) und KÖLLIKER (1902) festgestellt haben, mannigfache Geflechte miteinander. Ein solches interlobuläres Nervengeflecht ist in Abb. 184 dargestellt. Ganglienzellen scheinen sich nur vereinzelt und äußerst selten vorzufinden; SCHMINCKE (1907) hat solche im interlobulären Bindegewebe beschrieben (Abb. 185), während GREVINGS (1924) Suchen nach ihnen erfolglos geblieben ist.

Daß im eigentlichen Leberparenchym zwischen den Leberzellbalken noch vereinzelte marklose Fäserchen vorkommen, hat GREVING (1924) mit Sicherheit nachgewiesen. Über die Art ihrer Endigungsweise sind wir bis jetzt nicht imstande, bestimmte Angaben

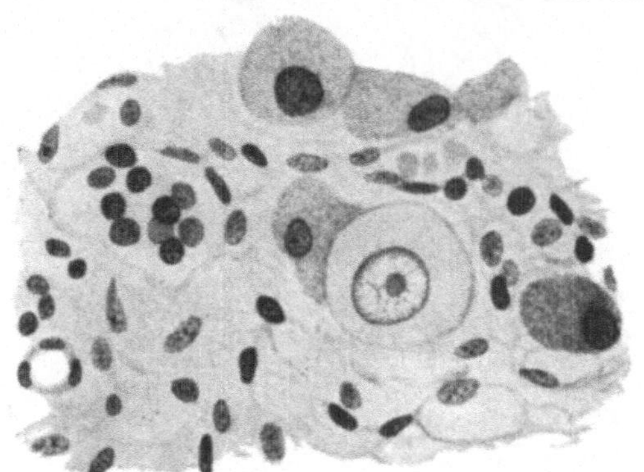

Abb. 185. Ganglienzelle im Bindegewebe der Leber. Mensch. Hämatoxylin-Eosin. Vergr. 600fach. Präparat von Prof. SCHMINCKE.

zu machen. Die Abbildungen von NESTEROWSKY (1875), BERKLEY (1893), ALLEGRA (1904), MACALLUM (1887) und WOLFF (1902) sind sämtlich unbrauchbar, und auch KOROLKOWS (1893) Schilderung verdient kein uneingeschränktes Vertrauen.

Einer mikroskopischen Untersuchung von Nerven in parenchymatösen Organen,
wie Leber, Niere, Milz usw., stehen offenbar ganz beträchtliche technische
Schwierigkeiten im Wege, die schon manches mühevolle Streben scheitern ließen.

Die Nerven der Gallenblase kommen vom Ganglion coeliacum und folgen in
ihrem Verlaufe der Art. cystica; nur wenige ziehen selbständig einher. Sobald sie

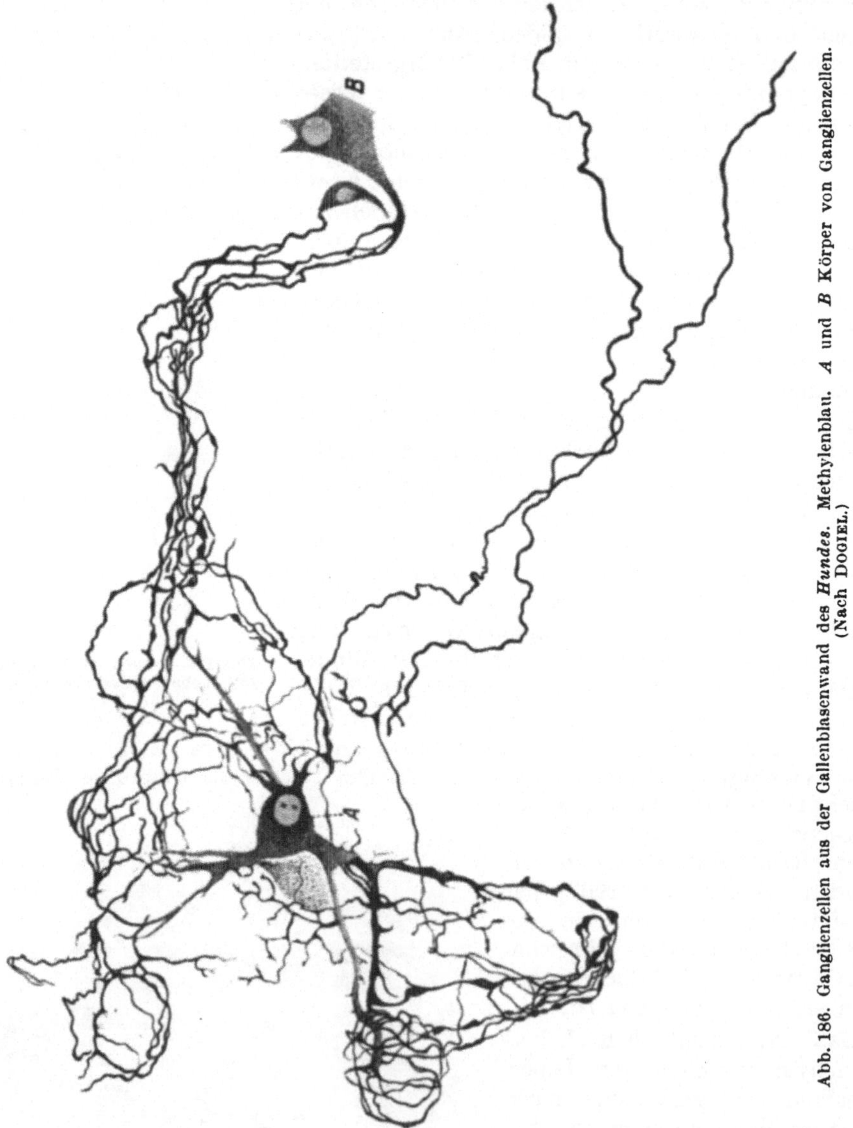

Abb. 186. Ganglienzellen aus der Gallenblasenwand des *Hundes*. Methylenblau. *A* und *B* Körper von Ganglienzellen.
(Nach DOGIEL.)

an der Wand der Gallenblase angelangt sind, formieren sie in der Adventitia ein
aus kleinen Bündeln bestehendes Grundgeflecht, aus welchem sich dann die für
die Muskulatur, die Blutgefäße und die Schleimhaut bestimmten meist marklosen
Fäserchen absondern.

Ganglienzellen finden sich ebenfalls in der Wand der Gallenblase vor; sie sind
entweder einzeln den Nervenstämmen angelagert oder zu kleinen, aus fünf bis zehn

Zellen bestehenden Ganglien zusammengefaßt. Ihre Form ist gewöhnlich multipolar, doch gelangen auch unipolare oder bipolare Zellen zum Vorschein (Abb. 186).
Neuriten und Dendriten sind nicht voneinander zu unterscheiden; eine große Anzahl von Fasern in der Gallenblasenwand sind wohl als Fortsätze der Ganglienzellen anzusehen. Die kleinen Ganglien sind vielfach durch Fasern miteinander verbunden.

TESTUT (1924) erwähnt innerhalb der Schleimhaut ein unterhalb des Capillarnetzes befindliches Nervengeflecht und ein weiteres, sehr feines, das direkt unter dem Epithel vorkommen soll.

Ductus choledochus. Die Nerven für den Ductus choledochus stammen ebenso wie diejenigen vom Ductus cysticus aus dem Plexus hepaticus. Sie finden sich in der Schleimhaut, an den Gefäßen, in der Muscularis und Adventitia. ODDI und ROSCIANO (1895) haben an der Papilla Vateri-Gruppen von sympathischen Ganglienzellen beschrieben, denen ein tonischer Einfluß auf die Sphinctermuskulatur des Gallenausführungsganges zukommen soll.

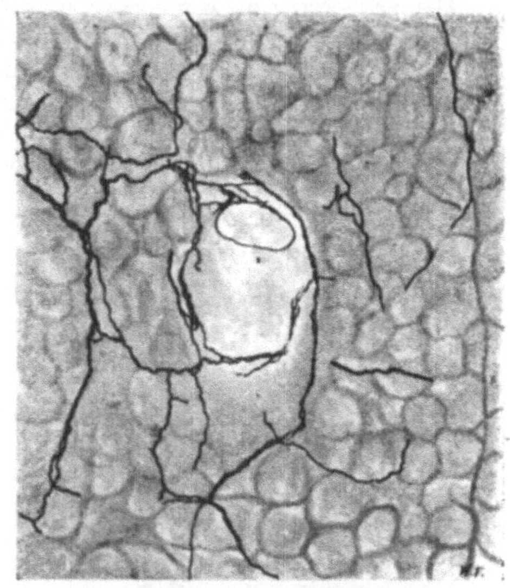

Abb. 187. Nerven im Pankreas des *Hundes*. Golgimethode. Vergr. 200fach.

Pankreas. Die für das Pankreas bestimmten sympathischen Nerven kommen aus dem Ganglion coeliacum und werden von Vagusfasern, die ebendort hindurchziehen, begleitet. BRAUS (1924) erwähnt noch markhaltige Vagusfasern, die aus der Magenwand über die Pylorus- und Duodenalwand zur Drüse gelangen. Die eintretenden Nerven sind gewöhnlich an den Verlauf der Gefäße gebunden, können aber auch unabhängig davon ihren eigenen Weg durch das Bindegewebe einschlagen.

Nach den experimentellen Erfahrungen von HESS und POLLAK (1926) kommen nach Pankreasexstirpation bei *Hunden* degenerative Erscheinungen an den Zellen vom Ganglion jugulare und nodosum zur Beobachtung, während an den Zellen des Ggl. coeliacum Degenerationsprozesse nur ganz geringfügig bemerkbar werden.

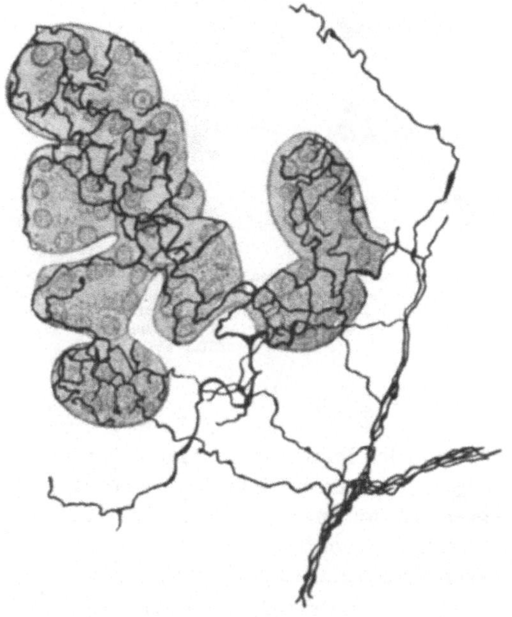

Abb. 188. Nervengeflecht an den Drüsen vom Pankreas der *Katze*. Golgimethode. Vergr. 200fach. (Nach PENSA.)

Daß es im Innern der Drüse markhaltige und marklose Nervenfasern gibt, war schon KÖLLIKER (1854) bekannt; im übrigen sind wir, von PFLÜGERS (1869) verunglückter Untersuchung abgesehen, durch eine Reihe von teilweise sehr guten Arbeiten (CAJAL 1891, E. MÜLLER 1892, GENTES 1902, PENSA 1905, DE CASTRO 1922, CEELEN 1912) über die mikroskopische Innervation des Pankreas weit besser unterrichtet, wie über diejenige der Leber.

Die größeren, im Bindegewebe mit den Gefäßen einherziehenden Nervenbündel setzen sich aus überwiegend marklosen und nur wenigen markhaltigen Fasern zusammen; letztere können allerdings teilweise eine erhebliche Stärke erreichen. Die eigentlichen Drüsennerven sind, was auch für andere drüsige Organe Geltung hat, nicht immer scharf von den Gefäßnerven zu trennen, ja sehr oft sind sie sogar aufs engste miteinander verflochten. Im übrigen hängen wohl Sekretion und Blutregulation sehr innig miteinander zusammen. Viele Nervenfasern verlassen die Bahn der größeren Gefäße und begeben sich zur Bildung eines periacinösen Plexus zu den Drüsenläppchen und den LANGERHANSschen Inseln, wobei sie jedoch die mannigfachsten Umwege durch das Bindegewebe hindurch zu nehmen pflegen. Abb. 187 stellt eine Übersicht über die gröberen Verhältnisse der Pankreasinnervation dar.

Um die Drüsenacini ist, wie sämtliche Autoren übereinstimmend berichten, ein dichtes Geflecht von feinen, marklosen Nervenfäserchen zu beobachten (Abb. 188). Diese legen sich, wie E. MÜLLER (1892) und PENSA (1905) angeben, den Drüsenzellen direkt an und scheinen auch nach den Schilderungen CAJALS (1891) und DE CASTROS (1922) zwischen dieselben eindringen zu können. (Über die Innervation der LANGERHANSschen Inseln siehe Abschnitt IV.)

Ganglienzellen scheinen im Pankreas nicht gerade häufig zu sein, kommen aber vereinzelt wie zu kleinen Ganglien zusammen-

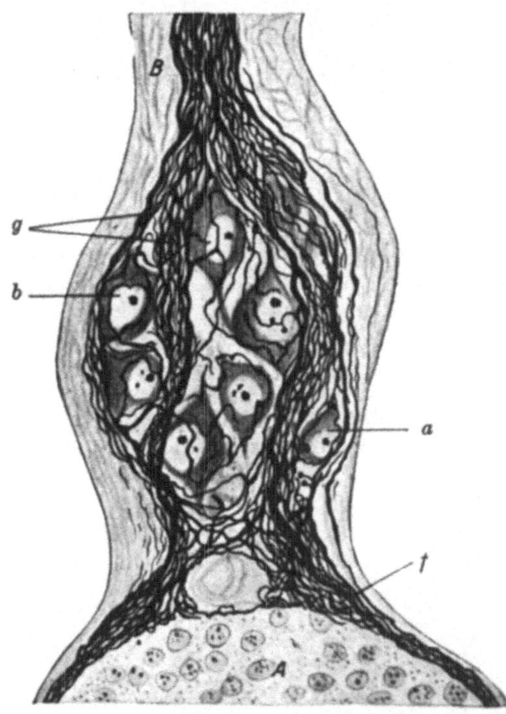

Abb. 189. Kleines Ganglion in der Nähe einer LANGERHANSschen Insel. CAJALS Silbermethode. *B* Nervenbündel; *a* und *b* Ganglienzellen; *g* und *f* markhaltige Nervenfasern zwischen marklosen Fäserchen; *A* LANGERHANSsche Insel. (Nach DE CASTRO.)

geschlossen gelegentlich vor und zeigen meist die multipolare Form. Von DE CASTRO (1922) wurde bei kleinen *Säugetieren* an der Eintrittsstelle der großen Gefäße in das Pankreas ein ziemlich großes Ganglion aufgefunden, das auch eine Menge angeblich aus dem Vagus stammender, markhaltiger Fasern enthalten soll. Ferner wurden in der Nähe der LANGERHANSschen Inseln des öfteren kleine Ganglien beobachtet, die wohl in der Bahn der für diese Drüsen bestimmten Nerven eingeschaltet sind (Abb. 189).

Nach M. GLASER (1924) finden sich sogar in jeder LANGERHANSschen Insel bei Mensch und *Maus* sympathische Ganglienzellen vor, die er aber leider nicht mit Silbermethoden zur Anschauung gebracht hat.

Viele Fasern, vor allem markhaltige, ziehen häufig durch ein solches Ganglion nur hindurch, manche finden aber vielleicht ein Ende darin.

Die von Cajal (1893) beschriebenen visceralen sympathischen Zellen („interstitielle Zellen") scheinen mir zum Bindegewebe zu gehören, eine Ansicht, die auch von Kölliker (1902), Pensa (1905) und Greving (1924) vertreten wurde. Im übrigen sind die von E. Müller (1892) als Ganglienzellen hingestellten Gebilde höchst zweifelhafter Natur, wie man denn überhaupt mit der Golgimethode sehr sonderbare Gebilde ganglienzellenartig imprägniert erhalten kann. Mit der gleichen Vorsicht sind auch die Gefäßnervenbilder von Cajal (1893) und de Castro (1922) zu betrachten; denn die vielen kleinen Enden und Knöpfchen lassen sich mit der Bielschowskymethode niemals auffinden. Es handelt sich hierbei wahrscheinlich um eigenartige Silberniederschläge.

De Castro (1922) erwähnt noch markhaltige Fasern an den Gefäßen, welche sensibler Funktion sein sollen; den Beweis für diese Meinung bleibt er allerdings schuldig.

Schließlich trifft man noch ziemlich häufig im Pankreas Vater-Pacinische Körperchen an. Sie wurden bei der *Katze* von W. Krause entdeckt und später von Virchow, Retzius (1892), Kölliker (1902) und Petrini (1892) am gleichen

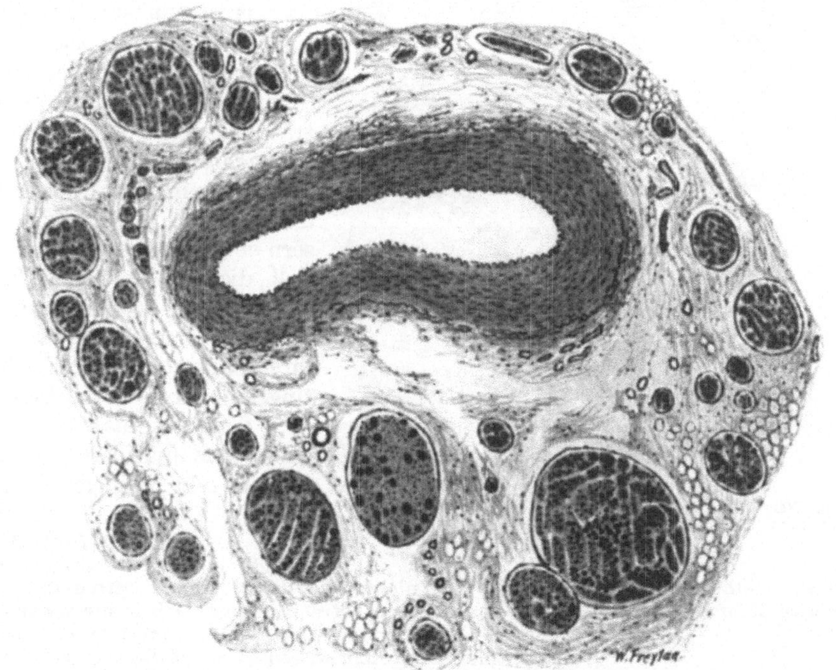

Abb. 190. Nervenbündel mit kleinem Ganglion in Begleitung der Art. mes. supr. Mensch. Osmiumsäure. Übersichtspräparat. Vergr. 40fach.

Objekt erwähnt. Beim Menschen kommen sie ebenfalls vor und variieren an Zahl unter den einzelnen Individuen beträchtlich. Ihr Hauptsitz scheint nach W. Ceelens (1912) Untersuchung das Bindegewebe um den Pankreaskopf und die an das Duodenum angrenzende Partie zu sein; Ssobolew (1912) hat auch einmal am Schwanzteil ein Pacinisches Körperchen gefunden. Da die Körperchen sehr häufig den Gefäßen ziemlich eng anliegen, so glaube ich, daß sie im Dienste der Blutdruckregulation stehen.

Über die Nervenverhältnisse im Pankreas des *Kaninchens* stammen auch einige Angaben von Natus (1910); leider fehlen beweisende Abbildungen, überdies macht die ganze Schilderung nicht den Eindruck großer Zuverlässigkeit.

Peritoneum. Im Bauchfell scheint Luschka zuerst Nerven gefunden zu haben; Kölliker 1854 berichtet über feine Nervenfasern im Lig. coronarium hepatis, im großen Netz und im Mesenterium des Menschen. Auch

Pacinische Körperchen werden schon von ihm im Bauchfell von Mensch und *Katze* beschrieben.

Die für den Darm bestimmten Nerven nehmen sämtlich ihren Weg gleichzeitig mit den Gefäßen durch das jeweilige viscerale Peritoneum hindurch. Wir finden sie daher am engsten an der Ursprungsstelle der großen Darmgefäße angehäuft, wo sie als dichtes Geflecht um dieselben anzutreffen sind. Ein solcher, aus ziemlich starken Bündeln von verschiedener Dicke bestehender Plexus ist aus dem Querschnitt in Abb. 190 gut zu ersehen. Markhaltige Fasern lassen sich in manchen Bündeln in ganz beträchtlicher Menge und Stärke beobachten (bei schwacher Vergrößerung in Abb. 190 sind nur die dicksten markhaltigen Fasern eingezeichnet). Es scheint, daß die markhaltigen Fasern auf ihrem Wege bis zum Eintritt in die Darmwand die Stärke ihrer Markscheide erheblich verringern oder ganz marklos werden; denn innerhalb der Darmwand sind markhaltige Fasern nur in sehr geringer Zahl zu sehen.

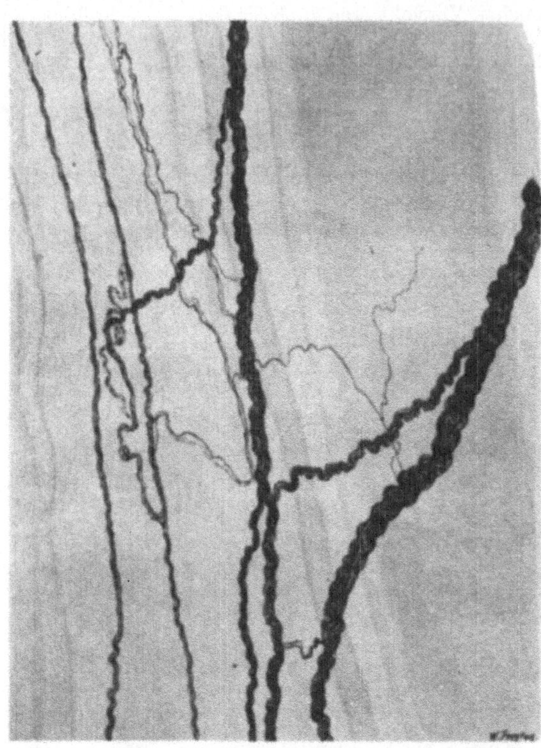

Abb. 191. Nervengeflecht im Mesenterium in der Nähe eines Blutgefäßes. Mensch. Natronlauge-Silber-Methode von O. Schultze. Vergr. 85fach.

L. R. Müllers (1924) Unterscheidung der markhaltigen Fasern des Mesenteriums in grobe und feine ist wohl nicht nötig, da die feinen Fasern in ihrer überwiegenden Mehrzahl als Teiläste der gröberen zu betrachten sind. Über eine etwaige verschiedene Funktion markhaltiger und markloser Fasern im sympathischen System wissen wir nicht das geringste. Sicher ist nur, daß die meisten markhaltigen Fasern, wenn sie an ihrem Bestimmungsorgan eintreffen, ihre markhaltige Hülle verlieren. Damit besitzt im Grunde genommen die Frage nach dem Markgehalt gar nicht den Wert und die Beachtung, die ihr vielfach beigelegt wird.

Ein kleines an der Arterie gelegenes Ganglion ist in Abb. 190 zu sehen; doch können Nervenzellen auch vereinzelt im Verlauf der Mesenterialnerven vorkommen. L. R. Müller (1924) hat im N. mesentericus und im N. hypogastricus einzelne multipolare Ganglienzellen aufgefunden.

Mit der allmählichen Aufteilung der Gefäße in der Nähe der Darmwand nimmt auch die Stärke der Nervenbündel gleichzeitig ab; sie verästeln sich, behalten aber die Tendenz, Geflechte miteinander zu bilden, bei. In Abb. 191 ist eine Anzahl Mesenterialnerven in der Nähe von Blutgefäßen dargestellt.

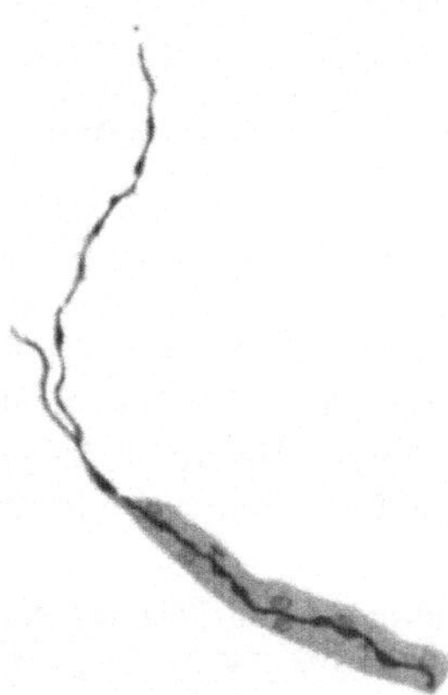

Abb. 192. Kolbenförmige Endigung im Mesenterium des Menschen. Natronlauge-Silber-Methode von O. Schultze. (Nach Kadanoff.)

Das Mesenterium ist aber nicht nur als Passage für die Darmnerven aufzufassen, sondern es enthält auch eigene Nerven (Nervi proprii) von einer teilweise ganz ungeheuren Feinheit. Sie verlaufen unbekümmert um die Gefäße als einzelne Fasern unter mannigfachen Windungen durch das Bindegewebe, teilen sich dichotomisch in immer feinere Ästchen und endigen manchmal in sehr kleinen Endkolben (Abb. 192). „Freie" Endigungen kommen wohl nicht vor, eher wäre noch an die Möglichkeit einer peripherischen Netzbildung zu denken. Im übrigen ist das Studium dieser Nervi proprii wegen ihrer Feinheit mit großen Schwierigkiten verknüpft.

PACINIsche Körperchen im Mesenterium, vor allem im Mesocolon und Mesorectum der *Katze* und beim *Kaninchen*, sind seit langer Zeit bekannt (HENLE 1837, KÖLLIKER 1854, HASSAL 1873, HERBST, SALA 1899, ROBINSON 1899). Sie sind gewöhnlich in der Nähe von Gefäßen aufzufinden (v. SCHUMACHER 1911, LAWRENTJEW 1920) und wahrscheinlich in der Regulation des Blutkreislaufes als irgendwelche Überwachungsorgane beteiligt. Sie kommen gelegentlich auch in ganzen Gruppen vor (Abb. 193). Die zu den Körperchen führende Zentralfaser ist stets markhaltig und sehr häufig von einem oder zwei marklosen Fäserchen begleitet, die sich verschiedentlich um sie herumschlingen; hierauf hat schon SALA (1899) vor langer Zeit hingewiesen.

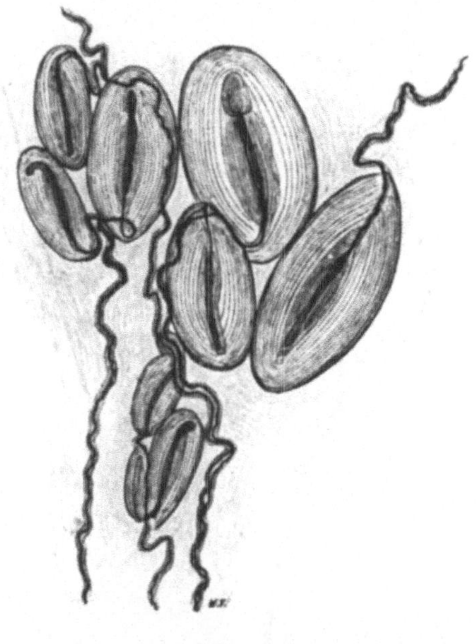

Daß große Bezirke des Mesenteriums nervenfrei sein sollen, wie V. HOFMANN (1920) behauptet, beruht sicher auf einer ungenügenden histologischen Technik. DOWGJALLO (1925) bringt die Körperchen auch mit dem lymphatischen Apparat in Verbindung, nachdem er Lymphdrüsen und VATER-PACINIsche Körperchen gezählt und verglichen hatte; die Angaben sind aber mit Vorsicht zu beurteilen.

Abb. 193. VATER-PACINIsche Körperchen aus dem Mesenterium der *Katze*. Präparat von Prof. R. BONNET. Vergr. 25fach.

Im parietalen Peritoneum des Menschen liegen nach RAMSTRÖM die lamellären Endkörperchen gewöhnlich in Gruppen angeordnet an den Eintrittsstellen der Nerven in das Bauchfell. Ihre Länge schwankt von 90—900 μ. (Über die topographische Verteilung siehe RAMSTRÖM [1904], Verhdlg. d. Anat. Ges. 1904, S. 44.) Es kommen noch eingekapselte Endapparate von der verschiedensten Gestalt hinzu (Abb. 194); auch Endigungen ohne Kapsel, die sich in feine marklose Fasernetze mit vielen untereinander verbundenen kleinen Plättchen aufsplittern, lassen sich manchmal auffinden.

DOGIEL (1901) hat in dem aus markhaltigen wie allerfeinsten Fäserchen bestehenden, über das ganze parietale Bauchfell ausgebreitete Nervengeflecht manchmal kleine Ganglienzellen bemerkt. Beim Kind schätzt er die Zahl der VATER-PACINIschen Körperchen auf 1 qcm. Sehr häufig sind die Nerven, wie im visceralen Peritoneum, an die Gefäßbahnen gebunden.

Beim *Meerschweinchen* und *Kaninchen* hat TIMOFEJEW (1902) die Nerven des

parietalen Bauchfells einem genauen Studium unterzogen und hierbei Nervengeflechte, Endbäumchen und zylindrische Endkolben beschrieben. Ein unter dem
Diaphragma befindlicher, in der Subserosa gelegener Nervenplexus soll seine Fasern vom N. phrenicus, Plexus solaris, den Leber- und Intercostalnerven erhalten;
auch kleine Ganglien und verschieden geformte Endorgane lassen sich nicht selten
darin antreffen.

Es unterliegt wohl jetzt keinem Zweifel mehr, daß unter den Eingeweidenerven afferente Fasern vorhanden sein müssen. Erst kürzlich haben dies W. R. HESS und v. WYSS
(1922) beim *Frosch* experimen-
tell festgestellt; Zug am Mesenterium wird hier selbst bei feinster Dosierung mit isolierter
Herzhemmung beantwortet.
Offenbar wird durch diese viscerale Tiefensensibilität die Peri-
staltik der einzelnen Darmabschnitte kontrolliert, allerdings
ohne daß hierbei das Bewußtsein beteiligt wäre.

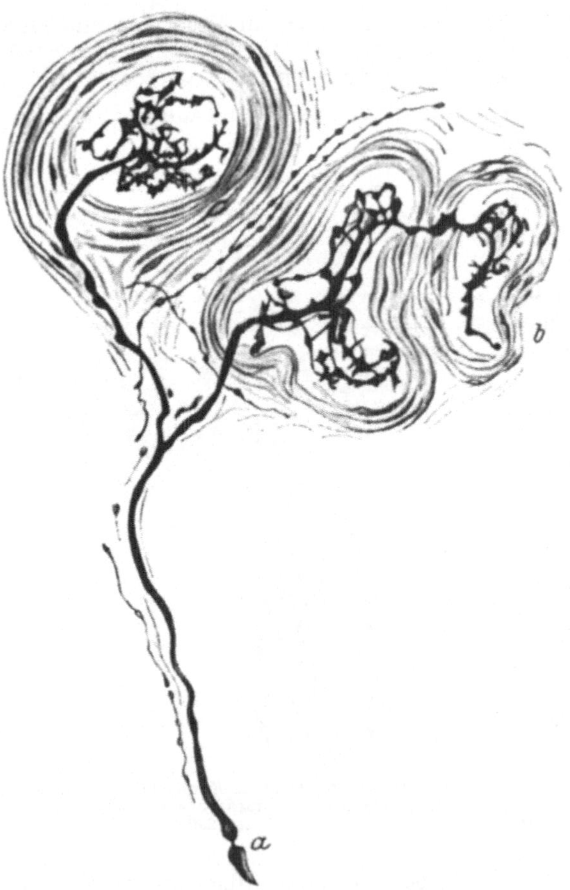

In der Chirurgie ist es seit
langem bekannt, daß Zug am
Mesenterium Schmerzhaftigkeit
auslöst; es muß also hierbei die
Erregung in das Großhirn gelangen. Die Hauptmasse der sensiblen Fasern für die Baucheingeweide scheint im N. splanchnicus zu verlaufen, da nach seiner
Anästhesierung kein Schmerzgefühl in der Bauchhöhle mehr
auftritt (KAPPIS 1920, LEHMANN
1921 u. a.), während der Vagus
unterhalb des Zwerchfells entweder gar keine (SCHILF 1925)
oder nur wenige afferente Fasern für den Magen (KAPPIS
1925) enthalten soll. W. LEH-
MANN (1921) vertritt die Ansicht,
daß die sensiblen Fasern für die
Baucheingeweide durch die vorderen Wurzeln in das Rückenmark verlaufen, während die
meisten Autoren am Wege über
die hinteren Wurzeln festhalten.

Leider kann die mikrosko-
pische Anatomie in dieser Frage
weder der Physiologie noch der
Chirurgie eine sichere Stütze
verleihen, da Nervenfasern aus
vorderer wie hinterer Wurzel
zum sympathischen Grenzstrang
ziehen. Es ist aber zwecklos,

Abb. 194. Eingekapselte sensible Endigungen aus dem parietalen
Bauchfell. Mensch. Methylenblau. *a* markhaltige Nervenfaser;
b bindegewebige Kapsel. (Nach DOGIEL.)

den Nervenfasern ihre afferente oder efferente Natur ansehen zu wollen, und aussichts-
los, nach Markreichtum oder Dicke ihre Funktion zu beurteilen. Wenn nach den Beobachtungen von ROSSI (1922) aus dem Sympathicus durch die hinteren Wurzeln kommende
Fasern im Spinalganglion als der eine Fortsatz einer bipolaren Ganglienzelle zu erkennen
sind und dann als zweiter Fortsatz sich zum Rückenmark begeben, so ist im übrigen damit noch lange nicht gesagt, daß es sich hierbei um zentripetale Elemente handelt, wie L.
R. MÜLLER (1924) meint, sondern die Reizleitung kann in einem solchen System auch ebensogut aus dem Rückenmark heraus stattfinden. Die histologisch morphologische Betrachtungsweise vermag dies jedenfalls allein nicht zu entscheiden.

SCHILF (1926) sagt mit Recht, daß histologische und physiologische Betrachtungen
schlecht übereinstimmen, das gilt aber schon für die experimentellen Erfahrungen allein,

wo man von einer Klarlegung der schwierigen Frage der Eingeweidesensibilität doch noch recht weit entfernt zu sein scheint.

g) Die Nerven der Exkretionsorgane.

Die menschliche Niere erhält den größten Teil ihrer Nerven aus dem Plexus solaris, dem Fasern aus Vagus und Splanchnicus zufließen. An der Ursprungsstelle der Arteria renalis findet sich häufig ein kleines Ganglion, das bei manchen Autoren den Namen Ganglion renale trägt. Dieses sendet seine Ästchen zur Niere und steht auch mit dem Plexus aorticus und dem Bauchsympathicus durch feine Fäden in Verbindung. Auch direkte Zweige aus Bauchsympathicus und Splanchnicus minor können sich zum Nierenhilus begeben, zahlreiche weitere Ganglien sind in das Geflecht der Nierennerven eingelagert. Nach Braus (1924) geben auch X.—XII. Intercostalnerv Fasern zur Niere ab, während Hirt (1924) noch feine Ästchen von der Nebenniere zur Niere hinziehen sah.

Weitere Einzelheiten über die Herkunft der Nierennerven, besonders bei *Hund, Katze* und *Kaninchen,* sind bei Hirt (1924 und 1926) zu ersehen.

So leicht es einerseits an der Arteria renalis gelingt, das zur Niere ziehende Nervengeflecht unter der Lupe freizupräparieren, so groß ist andererseits die Schwierigkeit im Drüsengewebe mit dem Mikroskop nervöse Elemente aufzufinden; worauf dies beruht, ist einstweilen nicht recht ersichtlich.

Pappenheim (1841) scheint zuerst das Eintreten von Nerven gemeinsam mit den Gefäßen in das Nierenparenchym beobachtet zu haben. Retzius (1892) und Kölliker (1902) haben ihre Angaben im wesentlichen auf die Schilderung der an den Arteriae interlobulares verlaufenden Nerven beschränken müssen; freie Endigungen feiner Fäserchen, die aus den Gefäßnervengeflechten stammen, werden noch erwähnt. Viele Dinge, die jedoch, vor allem an der Gefäßwand, als Nerven dargestellt werden, scheinen mir Kunstprodukte zu sein, die eben auf die Launenhaftigkeit und Unvollkommenheit der Golgimethode zurückzuführen sind.

Die Entdeckung einer nervösen Versorgung der Harnkanälchen stammt von Disse (1902); sie fand bald darauf durch Azoulay, Berkley (1893), Pensa (1896) und d'Evant (1899) ihre Bestätigung. Azoulay und Berkley (1893) lassen die Nerven im Epithel der Harnkanälchen ihr Ende finden, während es bei Disse (1902) noch zweifelhaft erscheint, ob die Nerven in der Membrana propria der Kanälchen endigen oder in deren Epithel hineindringen.

Die für die Niere bestimmten Nerven sind, wie schon seit langem bekannt ist und worauf auch Renner (1913) hinweist, teils markhaltig, teils marklos. Einzelne Ganglienzellen oder kleine Gruppen von solchen kommen ziemlich häufig inmitten des Verlaufes der Nervenbündel vor. Im Sinus renalis findet sich, ehe die Nerven in das Parenchym eintreten, noch ein mächtiges Geflecht zahlreicher Nervenbündel vor, in welches sowohl die mit den Blutgefäßen verbundenen Nerven wie die in der Wand des Nierenbeckens verlaufenden Elemente verwickelt sind. Kleine, aus wenigen Zellen bestehende Ganglien, sowie einzelne Zellen lassen sich vor allem an den Knotenpunkten dieses Geflechtes häufig erkennen. Die Ganglienzellen, die im Plexus renalis in großer Zahl auftreten, sind rundlich oder oval, von ziemlich schwankender Größe, aber stets multipolar (Renner 1913, Smirnow 1901) und im übrigen durch nichts von den gewöhnlichen Nervenzellen zu unterscheiden.

In der Wand des Nierenbeckens wurden von Smirnow (1901), Häbler (1925) und Hryntschak (1925) reichliche Geflechte markhaltiger, wie vor allem markloser Nerven beschrieben, die in der Hauptsache mit der dort befindlichen glatten Muskulatur in enge Beziehung zu treten scheinen. Strauchartige sensible Endigungen im Bindegewebe erwähnt Smirnow (1901), Ganglienzellen sollen nach Häbler (1925) und Hryntschak (1925) sowohl beim Menschen, wie bei *Schwein,*

Hund und *Katze* in Schleimhaut und Muscularis ohne Ausnahme fehlen. Die im Bindegewebe der Schleimhaut verlaufenden feinen Nervenfäserchen scheinen in das Epithel einzudringen (Smirnow 1901).

Sämtliche Blutgefäße der Niere werden von Nerven versorgt; Smirnow (1901) erwähnt in ihrer Wandung eine Menge sensibler Endigungen in Form von Quasten und Endbüscheln, die besonders deutlich in der Adventitia der Vena interlobulares von *Hund* und *Katze* auftreten sollen. Zugleich setzen sich von der Wand der Vasa afferentia feine marklose Fäserchen auf den Glomerulus fort, wo sie auf der äußeren Oberfläche der Bowmanschen Kapsel zu endigen scheinen.

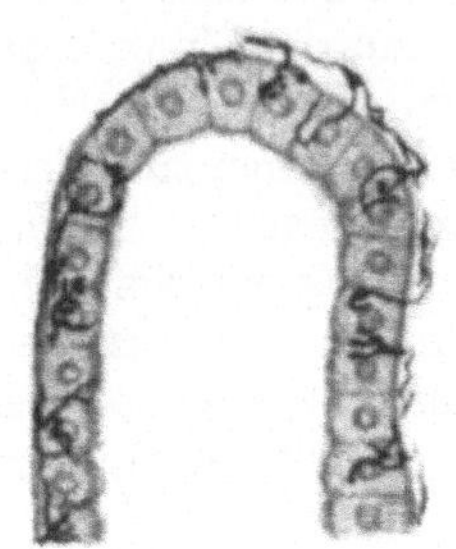

Abb. 195. Tubulus contortus mit „epilemmalen" Fasern, von denen einige ins Innere des Epithels eindringen. Mensch. Zeiss Imm.-Ok. 6. Methylenblau. (Nach Smirnow.)

Im Nierenparenchym kommt es zu einer sehr innigen Verbindung zwischen Gefäßnerven und den Nerven der Tubuli. Auf der Membrana propria der letzteren findet sich ein Geflecht feinster markloser Fäserchen („epilemmale" Fasern), welches den in das Epithel eindringenden Nervenelementen („hypolemmale" Fasern) zur Ursprungsstätte dient (Abb. 195 u. 196). Die Nervenfäserchen endigen wahrscheinlich mit feinen fibrillären Auflockerungen intracytoplasmatisch, also innerhalb der Zellen, nicht zwischen denselben, wie Smirnow (1901) angibt. Auf diese Weise werden Tubuli contorti und recti und die Ductus papillares vom Nervensystem versorgt. In der Marksubstanz der Niere trifft man auf ein verschiedentlich zwischen die Kanälchen eingelagertes Geflecht markloser Nerven, von welchen sich auch zum Epithel der Nierenpapillen feinste Ästchen abzweigen.

Hiernach unterliegt es keinem Zweifel, daß der gesamte Gefäßapparat wie das drüsige System der Niere unter nervösem Einfluß stehen. Freilich scheint mir bis jetzt die Wirkungsweise der aus den verschiedenen, oben angegebenen Quellen stammenden Nerven nichts weniger wie klargestellt.

In der fibrösen Nierenkapsel läßt sich ein ziemlich dünnes Geflecht schmaler Nervenbündel beobachten, die sich nicht weiter um den Verlauf der Gefäße kümmern und vielfach Fasern miteinander austauschen (Abb. 197). An Teilungsstellen solcher Fasern treten häufig die typischen Knotenpunkte auf. Von diesem Geflecht sondern sich dann allerfeinste marklose Fäserchen ab, die wahrscheinlich unter sich noch einmal ein sehr weitläufig verzweigtes Netz bilden (Abb. 198). Smirnow

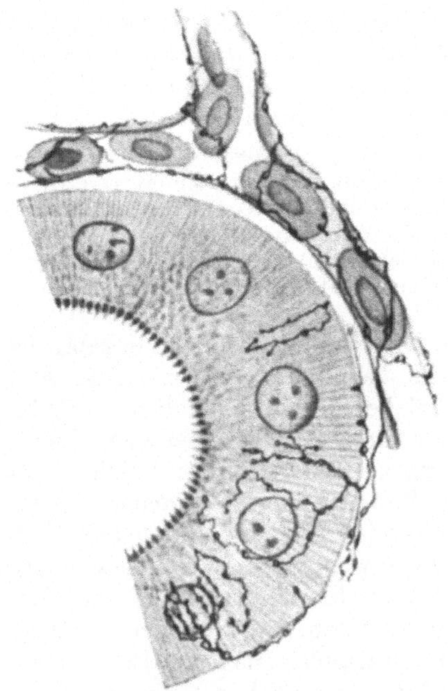

Abb. 196. Tubulus contortus mit eindringenden Nerven aus der Niere vom *Frosch.* Methylenblau. Imm. (Nach Smirnow.)

(1901) hat schließlich in der Nierenkapsel noch büschelförmige Endorgane vorgefunden. Es handelt sich bei den Nerven der Kapsel wohl um afferente Fasern; einige können auch efferent sein und sich zu den unter der Kapsel befindlichen glatten Muskelzellen begeben oder in die Nierenrinde eindringen.

Die Nerven des Ureters stammen aus dem Plexus renalis, spermaticus und hypogastricus inferior. Sie sind teils markhaltig, zum größeren Teil aber marklos und bilden einen in der Adventitia gelegenen Grundplexus, von dem aus sich dann die einzelnen Fasern in Muscularis und Submucosa begeben. Ganglienzellen wurden von verschiedenen Autoren (ENGELMANN 1869, DISSELHORST 1894, MAIER 1881, PROTOPOPOW 1897, SATANI, DOGIEL 1878, DISSE 1902, HÄBLER 1925 und HRYNTSCHAK 1925) aufgefunden. Sie scheinen nur in der Adventitia in größerer Menge vorzukommen, entweder zu Ganglien angehäuft oder einzeln verstreut, und nehmen vor allem nach dem distalen Ende des Harnleiters hin an Zahl zu; im oberen Drittel sind sie sehr selten oder fehlen gänzlich. Die Muscularis des Ureters vom *Schwein* soll nach HRYNTSCHAKs (1925) Untersuchungen völlig frei von Ganglienzellen sein.

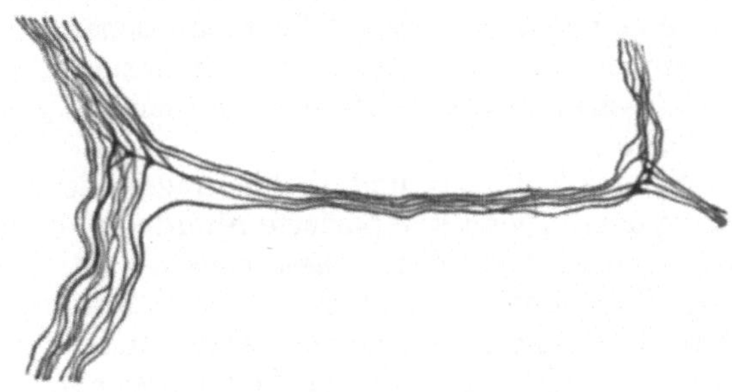

Abb. 197. Verbindungsweise zweier Nervenbündel aus der Nierenkapsel. Mensch. Natronlauge-Silber-Methode von O. SCHULTZE. Vergr. 500fach. (Nach STÖHR jr.)

Die Nerven der Harnblase stammen einerseits vom Plexus hypogastricus, andererseits als Nervi pelvici vom dritten und vierten Sakralnerven; sie treten als außerordentlich dichtes, mit zahlreichen Ganglien vermischtes Geflecht vor allem an der Einmündungsstelle der Ureteren hauptsächlich an die seitliche und rückwärtige Blasenwand heran und verlieren sich dann in Bindegewebe und Muskulatur mehr und mehr dem bloßen Auge. VOLANTE (1926) beschreibt weitere innige Verbindungen des Plexus vesicalis mit dem Plexus haemorrhoidalis medius, vesico-deferentialis, prostaticus oder uterovaginalis.

Man findet, wie aus der Schilderung von L. R. MÜLLER (1918) hervorgeht und was beim *Frosch* schon BEALE (1862) richtig beschrieben hat, im äußeren Bindegewebe vor allem der rückwärtigen Blasenwand auf jedem Flachschnitt eine erhebliche Anzahl grober Nervenbündel

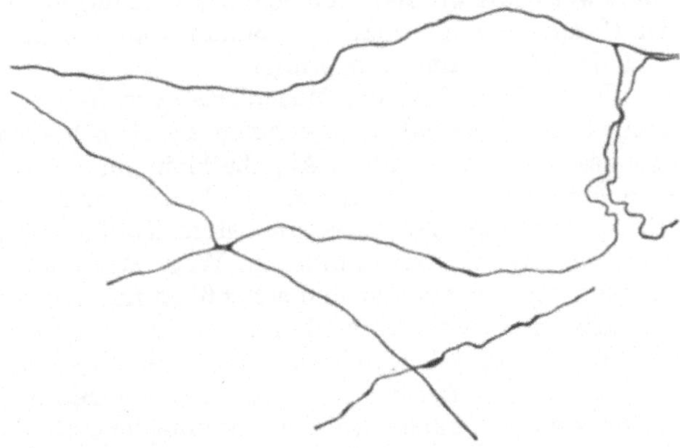

Abb. 198. Feinste einzelne Nervenfasern in der Nierenkapsel. Mensch. Natronlauge-Silbermethode von O. SCHULTZE. Vergr. 500fach. (Nach STÖHR jr.)

vor, die zum größeren Teil aus markhaltigen, in geringerer Menge aus marklosen Fasern zusammengesetzt sind. Die Nervenbündel, die an ihrer Eintrittsstelle in die Blasenadventitia eine annähernd parallele Richtung zueinander innehaben, liegen sehr dicht beieinander und weisen einen Durchmesser von 40—60 μ auf; in dem an die Samenblase angrenzenden Bindegewebe können sie innerhalb der Adventitia noch erheblich stärker sein. Der Verlauf dieser Bündel ist wohl von dem jeweiligen Dehnungszustand der Blasenwand abhängig; bei entleerter Blase stellt die wellenförmige Anordnung der Nervenbündel zweifellos die Norm dar, um bei gedehnter Blasenwand mehr in den geradlinigen Verlauf überzugehen.

Diese nur mikroskopisch sichtbaren Nervenbündel verlaufen im übrigen niemals isoliert nebeneinander her, sondern gehen zahlreiche Verbindungen miteinander ein; hierbei teilen sich die Nerven gewöhnlich dichotomisch auf und lassen ihre Äste meist in spitzem Winkel mit denen benachbarter Bündel wieder zusammenstoßen. Auf diese Weise kommt es zur Bildung eines die gesamte Adventitia der Blasenwand überziehenden, aus ziemlich groben Nervenbündeln bestehenden Geflechtes.

An den Teilungs- und Verbindungsstellen der Nervenbündel kann man sehr häufig eine äußerst komplizierte Anordnung in der Verlaufsrichtung der einzelnen Nervenfasern bemerken. Diese behalten nämlich nicht immer die gleiche Richtung, die sie inne gehabt hatten, bei, nur mit der Änderung, daß sie jetzt an ein anderes Nervenbündel gebunden wären, sondern sie schlagen an solchen Stellen sehr oft einen gerade rückläufigen Weg wieder ein, wobei sie sich gewöhnlich noch mit weiteren, benachbarten Bündeln auf die verschiedenste Weise verflechten. Hieraus resultiert, daß, einmal im Bindegewebe der Harnblase angelangt, die Mehrzahl der Fasern erst auf vielfach verschlungenem, weitem Umweg ihr Endziel erreichen muß.

Meistens setzen sich die im äußeren Bindegewebe der Harnblase verlaufenden Nervenbündel aus Fasern annähernd gleichstarken Kalibers zusammen. Das ändert sich jedoch, sobald wir die der Muscularis aufliegenden oder in diese hineindringenden Bündel daraufhin untersuchen. Hier finden wir nämlich neben sehr starken, wohl markhaltigen Fasern eine große Menge dünner, ja allerfeinster Nervenfäserchen vor, die sich besonders an den Teilungsstellen der Nervenbündel aufs innigste miteinander verschlingen können. Die feinen Fasern verdanken ihre Herkunft wohl zum größten Teil einem Aufteilungsprozeß der gröberen Fasern, der in der Hauptsache innerhalb der Bündel während ihres Verlaufes durch die Adventitia der Blase hindurch erfolgt.

Wenn wir auch in der Muscularis noch Nervenbündel von ziemlich beträchtlicher Stärke vorfinden, so nehmen sie doch hier an Umfang ganz erheblich ab; dies geschieht meist durch Abgabe kleinerer Bündel, die sich dann in immer feinere Äste allmählich auflösen. Es kommt aber auch vor, daß nur eine einzelne oder ganz wenige Fasern von feinstem Kaliber das Bündel verlassen, um sich gewöhnlich auf sehr umständlichem Wege zu ihrem Endziel, den Muskelfasern, zu begeben. In der Mucosa sind schließlich nur noch sehr schmale Nervenbündel zu beobachten; daß die Nervenbündel auf ihrem ganzen Verlaufe sich nur sehr wenig nach den Blutgefäßen richten, sei zum Schlusse noch erwähnt.

Da ohne Zweifel die Mehrzahl aller zur Blase ziehenden Nerven motorischer Natur sind, so haben wir die einschneidendste Veränderung in der Anordnung des gesamten nervösen Apparates innerhalb der Muskelschicht zu erwarten. Im morphologischen, zur Umgebung gerichteten Verhalten der einzelnen Nervenfasern ist das völlig Regellose die Regel; eine ungeheure, ja unerschöpfliche Mannigfaltigkeit beherrscht den Aufbau und die Gruppierung der nervösen Elemente zwischen den Muskelfasern, so daß selbst auf Hunderten von Schnitten kein Gesichtsfeld mit dem anderen auch nur irgendwelche Ähnlichkeit aufweist.

Dieser Umstand mag seine Ursache vielleicht in dem ebenso komplizierten Verlauf der glatten Muskelfasern haben, die sich in ihren einzelnen Schichten und Zügen durch zahlreiche Überkreuzungen und Verflechtungen zu einem schier unentwirrbaren Filz ineinander verwickeln. Es muß aber auch irgend etwas, was das scheinbar Regellose, zum mindesten aber ungeheuer Variable in der Anordnung der peripherischen Nervenfasern bedingt, in diesen selbst gelegen sein. Denn selbst dort, wo das zu innervierende Gewebe eine äußerlich einfache Gruppierung aufweist, wie in den Muskelschichten des Darmes und der

Arterien, ist in der Bildung nervöser Geflechte die nämliche, unendliche Mannigfaltigkeit zu erkennen.

Was die topographische Verteilung der feineren Nervengeflechte innerhalb der Muscularis anbelangt, so herrscht hier dieselbe Regellosigkeit wie in ihrem morphologischen Einzelaufbau vor. Es gibt keine Region in der Muskelschicht, die durch einen größeren Nervenreichtum irgendwie bevorzugt würde, wie das des öfteren vom Trigonum Lieutaudi angegeben wurde. Weiterhin bilden die feineren Nervenfasern niemals ein sich gleichmäßig über die ganze Muscularis erstreckendes Geflecht oder Netz, sondern sie sind scheinbar wahllos zwischen die verwickelten Züge der glatten Muskulatur hineinversenkt.

Eine sehr gute bildliche Übersichtsdarstellung über die gröbere Verteilung der Nervenelemente in der Harnblase des *Hundes* stammt nach WOROBIEWS (1926) Angaben von SCHABADASCH.

So finden wir in vielen Schnitten verhältnismäßig wenige Nervenfasern, die einzeln oder zu mehreren sich auf mannigfache Weise durch die Muskelfasern hindurchwinden, benachbarte Nervenfasern häufig erreichen und ein Stück ihres Weges begleiten, um sie dann wie-

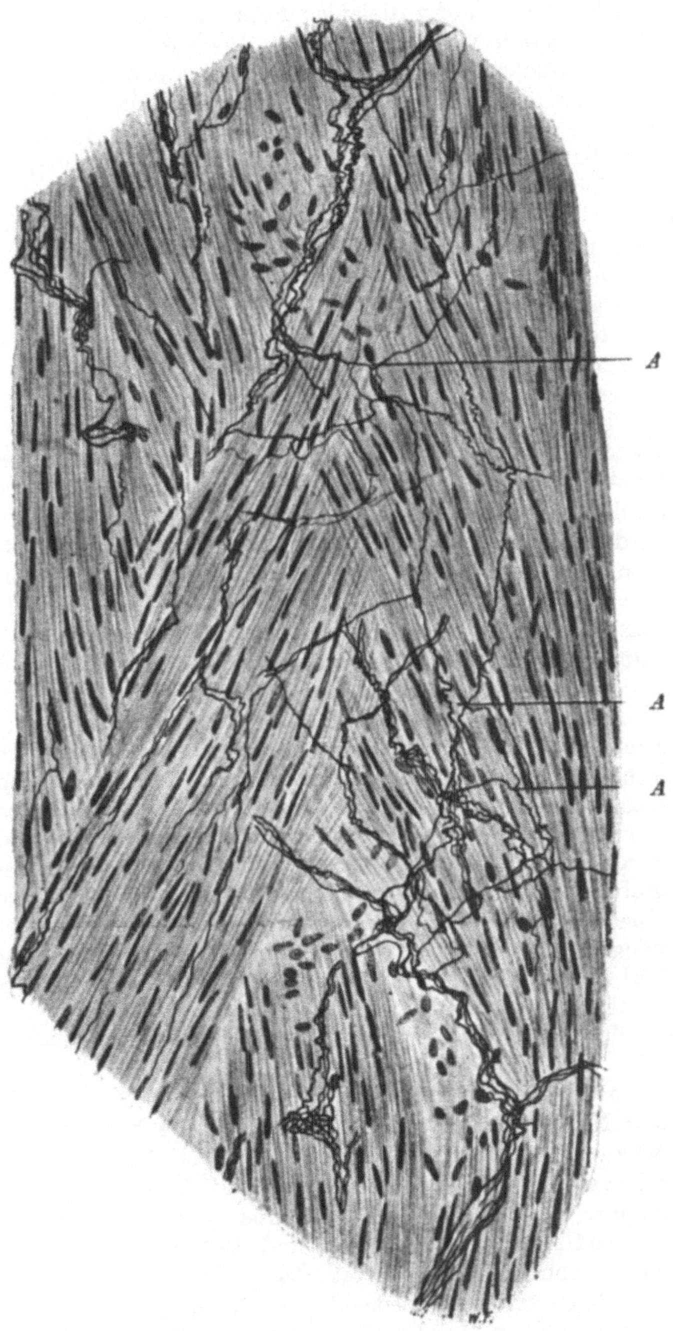

Abb. 199. Nervengeflecht in der Muscularis der Harnblase. Mensch. Bielschowskymethode. *A* direkte Verbindungsstellen zwischen einzelnen Nervenfasern. Vergr. 400fach. (Nach STÖHR jr.)

derum zu verlassen. Es kommen auch direkte Verbindungen zwischen einzelnen Nervenfasern vor, wobei dann die bekannten dreieckigen Knotenpunkte zu entstehen pflegen, vor allem, wenn die Nervenfäserchen sehr fein sind. Verfolgt man eine einzelne Nervenfaser eine längere Strecke durch das Präparat hindurch, so schlägt sie häufig diejenige Richtung ein, die der betreffende Muskelzug, in dem sie gerade verläuft, inne hat. Doch ist auch eine fast senkrechte Kreuzung einer Muskellage durch Nervenfasern gar nicht so selten (Abb. 199).

In manchen Stellen der Muscularis sind die Nervenfasern zu einem außerordentlich dichten Geflecht zusammengehäuft, vor allem dann, wenn sich hier kleinere Nervenbündel zur gleichen Zeit vollständig aufsplittern. Hierbei fällt eine annähernd parallele Richtung der Nervenfasern untereinander sowie zu dem Muskelfaserzug, in welchem sie sich befinden, zumeist auf. Direkte netzartige Verbindungen habe ich zwischen den einzelnen Fasern nur sehr selten beobachten können; meistens handelt es sich nur um eine innige Verflechtung.

Daß selbst bei 400 facher Vergrößerung die Nervengeflechte noch von einer außerordentlichen Feinheit sind, ergibt ein Blick auf Abb. 199. Nächst der völlig regellosen Anordnung der Nervenbündel und der vielfachen Verflechtung der einzelnen Fasern läßt sich hier auch das verschieden starke Kaliber der letzteren sehr gut beobachten. Ferner fällt ein ziemlich stark gewellter Verlauf der einzelnen Fasern ins Auge, vor allem dann, wenn dieselben in der Längsrichtung der glatten Muskelfaserzüge einherziehen. Dies kann seine Ursache in dem bei der Fixierung erfolgten Kontraktionszustand der Muskelfasern haben, wobei der Nerv genötigt wird, sich in Falten zu legen. Das in Abb. 199 dargestellte Geflecht gleicht ungefähr dem, was von L. R. MÜLLER (1918), JORIS (1906) und MICHAILOW (1908) bei *Säugetieren*, von BEALE (1862), TOLOTSCHINOFF (1869), BERNHEIM (1892), LIPMANN (1869), F. B. HOFMANN (1907) und KLEBS (1865) beim *Frosch* unter dem Namen Nervengeflecht, Sekundärplexus, Intermediärplexus, intramuskuläres Netz und Endplexus beschrieben worden ist.

Abb. 200 mag eine Übersicht über einen Teil eines bei starker Vergrößerung gezeichneten Nervengeflechts wiedergeben. Der wellige Verlauf der Nervenbündel, ihre Aufsplitterung in einzelne Fasern, ihre innige Verbindung untereinander macht zunächst das Bild zu einem ziemlich verwickelten. Die scheinbar freien Nervenenden sind auf das Abbiegen der Fasern in eine andere Ebene und die hierdurch bedingte Durchschneidung mit dem Mikrotommesser zurückzuführen. Die grobkalibrigen Fasern werden meist noch von mittelstarken bis äußerst feinen Fäserchen begleitet, die überdies noch mancherlei Umschlingungen auszuführen pflegen. Die dargestellten Kerne sind teils bindegewebiger Natur, zum größten Teil gehören sie zu den Nervenfasern selbst und sind als SCHWANNsche Kerne anzusehen.

Von derartigen Geflechten sondern sich dann feinste marklose Fäserchen zwischen die Muskelfasern hinein zu einem ungeheuer feinen terminalen Netzwerk ab, wie es von AGABABOW (1912), BOEKE (1915), JORIS (1906), LAWRENTJEW (1926) und NEMILOFF (1900) teilweise sehr gut beobachtet worden ist. Das terminale Netzwerk liefert schließlich jene Endästchen, die innerhalb der glatten Muskelzellen als Endösen oder Retikularen die Übertragung nervöser Reize auf die Muskulatur besorgen. (Weiteres hierüber siehe bei Motorische Endigungen.)

Die Gefäße der Harnblasenwand sind gewöhnlich von einer Anzahl Nerven begleitet, ohne daß diese deshalb alle als Vasomotoren anzusehen wären; denn viele von ihnen verlassen wieder das Gefäß, um sich in das umgehende Muskelgewebe hineinzuwinden. Die Capillarnerven zeigen das gleiche Verhalten, wie ich dies beim Herzen beschrieben habe. (Siehe auch den Abschnitt: Nerven der Blutgefäße.)

Zuerst hat wohl REMAK (1840) Ganglienzellen in der Harnblasenwand von

Säugetieren vorgefunden, eine Entdeckung, die später von DARWIN (1874), GRÜN-STEIN (1900), DISSELHORST (1894), MICHAILOW (1908), L. R. MÜLLER (1918) und SCHABADASCH (1926) am gleichen Materiale, von LAWDOWSKY (1872), WOLFF (1882) u. a. beim *Frosch* in mannigfacher Weise ihre Bestätigung gefunden hat.

Was LENDORF (1901) als Ganglienzellen beschrieben hat, scheint mir nichts mit solchen zu tun zu haben, sondern nur durch die im Verlauf der Nerven befindlichen Kerne vorgetäuscht zu sein. Einem ähnlichen Irrtum ist auch wohl R. MAIER (1881) verfallen.

Wenn auch OBER-STEINER (1871) als er-ster von dem Auftreten spärlicher Ganglienzel-len in der menschlichen Harnblase spricht und viel später DISSE (1902) Ganglien in der Ad-ventitia sowie einzelne Zellen innerhalb der Muscularis am gleichen Objekte beschreibt, so gebührt das eigentliche Verdienst, den Gan-glienzellenapparat in der Harnblase des Men-schen zum ersten Male genauer studiert zu ha-ben, L. R. MÜLLER (1918), der hier auch die Ganglienzellen mit der Bielschowskyme-thode in ihrer wahren Form dargestellt hat.

HRYNTSCHAK (1922) hat schließlich zwei morphologisch sich scharf unterscheidende Typen von Ganglien-zellen beim Kind auf-gefunden, eine leicht zu bestätigende Ent-deckung, die den alten Autoren offenbar nur deshalb entgangen ist, weil sie das Studium von *Laboratoriums-säugern* und *Fröschen*

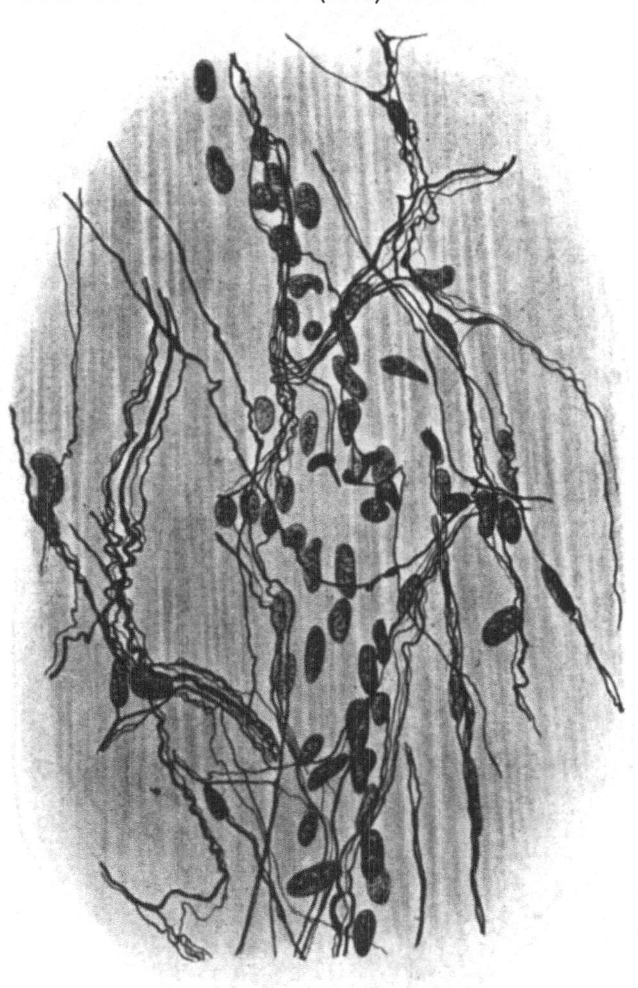

Abb. 200. Nervengeflecht in der Muscularis der Harnblase. Mensch. Bielschowskymethode. Vergr. 560fach. (Nach STÖHR jr.)

dem des Menschen wohl aus technischen Gründen vielfach vorgezogen haben.

Was zunächst die topographische Verteilung der Ganglienzellen anbelangt, so unterscheidet L. R. MÜLLER (1924) extramurale, d. h. in der Adventitia gelegene, und intramurale, in der Muscularis befindliche Zellen, wobei ein ganz besonders stark gehäuftes Auftreten von Nervenzellen an der Einmündungsstelle der Urete-ren Erwähnung findet. HRYNTSCHAK (1922), der mit Hilfe von Serienschnitten eine genaue Topographie des gangliösen Apparates festgelegt hat, nimmt noch einen um und über den Samenblasen gelegenen Plexus retromuralis an und fügt als neue Beobachtung ein reichlicheres Auftreten von intramuralen Ganglienzellen im unteren Drittel der Regio trigonalis hinzu; der Musculus trigonalis soll stets frei von solchen bleiben.

In der Tat lassen sich an den bezeichneten Stellen außerordentlich große Massen von Ganglienzellen beobachten. In dem der hinteren Blasenwand des Neugeborenen aufliegenden Bindegewebe habe ich eine Menge von Ganglien ohne Schwierigkeit feststellen können. Diese sind von verschiedener Größe, umfassen etwa zehn bis zu Hunderten von Zellen, sind in der Adventitia der Blase noch in ganz erheblicher Anzahl aufzufinden und schieben sich zum Teil in die Faserzüge der Muscularis manchmal ziemlich tief hinein.

Der auffallendste Befund beim Studium dieser Ganglien ist in dem von HRYNTSCHAK (1922), von mir (1926) und VOLANTE (1926) beobachteten Auftreten von zwei morphologisch differenten Zellformen zu erblicken, die zwar ohne scharfe Grenze ineinander über gehen, aber trotzdem einen kleinzelligen und einen großzelligen Typus mit Leichtigkeit erkennen lassen. So sind besonders in dem zwischen Samenblasen und Harnblase befindlichen Bindegewebe und in der Adventitia der hinteren Blasenwand die kleinzelligen Formen in den dortigen Ganglien

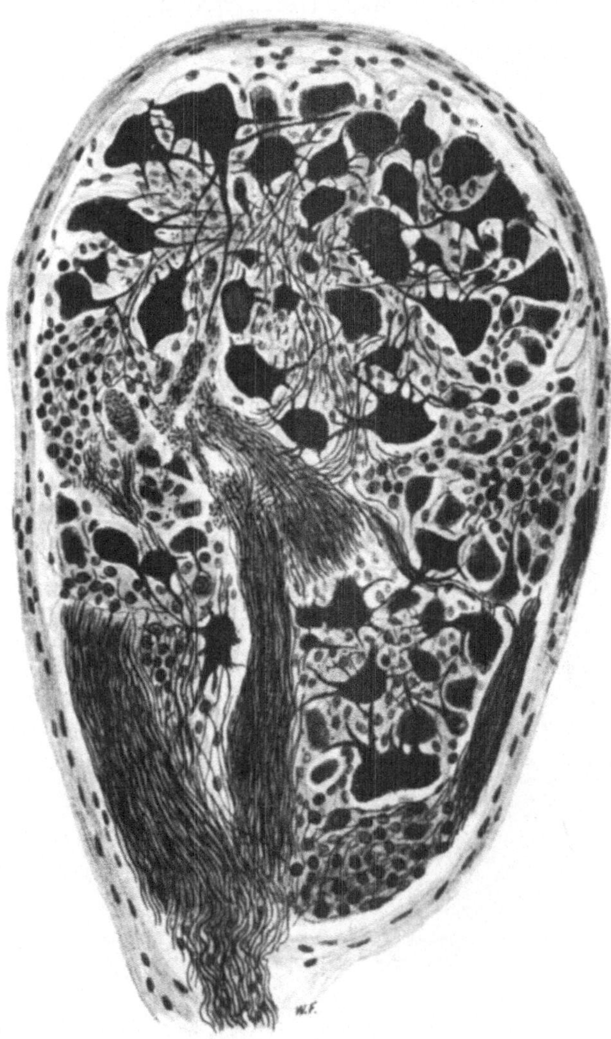

Abb. 201. Ganglion aus der Blasenwand eines Neugeborenen mit großen und kleinen Nervenzellen sowie zahlreichen Übergangsformen. Bielschowskymethode. Vergr. 300fach. (Nach STÖHR jr.)

manchmal zu Hunderten zusammengehäuft, so daß man bei schwacher Vergrößerung und allerdings etwas oberflächlicher Betrachtung vermeint, Lymphocytenhaufen vor sich zu haben. Auch in den Ganglien der Muscularis, die im übrigen an Umfang hinter den im Bindegewebe befindlichen Ganglien gewöhnlich zurückstehen, finden sich die kleinen Zellen oft noch in reichlichem Maße vor.

Wohl in den meisten Fällen sind innerhalb der Ganglien beim Neugeborenen den kleinen Zellformen noch größere Nervenzellen zugesellt, zwar jenen an Zahl sehr häufig unterlegen, aber doch als Gruppen von 3—15 Zellen in die kleinzellige Masse gleichsam eingesprengt und ohne weiteres erkennbar. Manche Ganglien setzen sich ungefähr zur Hälfte aus großen, zur Hälfte aus kleinen Zellen zusammen, wozu vorstehende Abb. 201 ein Beispiel darstellen mag; das Ganglion befand sich an der Grenze zwischen Adventitia und Muscularis. Im übrigen lassen sich diese aus großen und kleinen Zellen zusammengesetzten Ganglien noch in großer Menge an der Eintrittstelle der Blutgefäße in die Harnblase beobachten; kleinere Ganglien kommen gelegentlich innerhalb großer Nervenstämme oder an solche direkt angelagert und mit ihnen aufs engste verbunden vor (Abb. 93). Ganglien, die sich nur aus großen Zellformen zusammensetzen, sind beim Neugeborenen in der Adventitia und dem darüber gelagerten lockeren Bindegewebe gelegentlich aufzufinden, liegen jedoch meistens innerhalb der Muscularis, wo sie sich zwar an Umfang verringern, aber immerhin noch aus 10—20 Zellen zu bestehen pflegen.

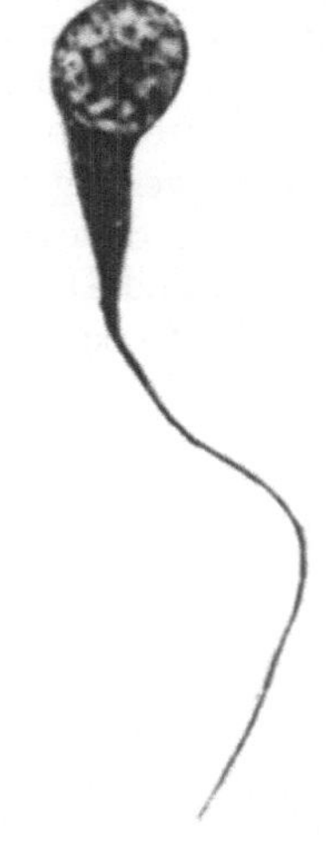

Abb. 202. Kleine unipolare Ganglienzelle. Mensch, neugeb. Bielschowskymethode. Vergr. 1500fach. (Nach STÖHR jr.)

Innerhalb der Schleimhaut habe ich ebenso wie HRYNTSCHAK (1922) niemals Ganglienzellen gesehen; L. R. MÜLLER (1924) gibt vereinzelte Nervenzellen zwischen Muskulatur und Schleimhaut an, während nach MICHAILOW (1908) ganze Ganglien am Trigonum und Fundus vesicae und in den Seitenwänden der Blase in der Schleimhaut vorhanden sein sollen. Für den Menschen kann ich diese Angaben nicht bestätigen; sollten dennoch Ganglienzellen in der Submucosa vorkommen, so sind sie sicherlich an Zahl äußerst gering.

Das in Abb. 201 dargestellte Ganglion, das aus der Blasenwand vom Neugeborenen stammt, breitet zunächst zur Übersicht eine Fülle morphologisch differenter Zellformen vor uns aus. Der starke Unterschied zwischen großen und kleinen Zellen springt sofort ins Auge, alle möglichen Übergangsformen werden sichtbar. In voller Klarheit tritt die rundliche oder auch manchmal etwas gestreckte Form der großen multipolaren Zellen hervor; ihre Fortsätze sind mannigfach an Zahl und Gestalt, was für die Verästelungsweise derselben ebenfalls seine Geltung hat.

Es ist im übrigen ein Irrtum, etwa zu glauben, sämtliche Fortsätze einer multipolaren, sympathischen Ganglienzelle, mit Ausnahme eines einzigen, eben des Neuriten, hörten in der Nähe dieser Zelle wie eine Blitzableiterspitze auf, von den Endplättchen einmal abgesehen. Hiervon habe ich mich niemals überzeugen können. Studiert man nämlich an gut imprägnierten Silberpräparaten jene Fortsätze ge-

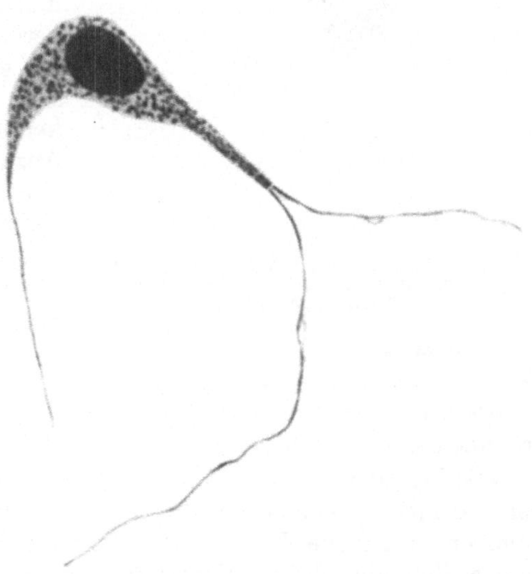

Abb. 203. Kleine bipolare Ganglienzelle. Neugeb. Bielschowskymethode. Vergr. 1500fach. (Nach STÖHR jr.)

nauer, so findet man, daß sie da, wo sie scheinbar aufhören, dies gar nicht tun.
vielmehr die oberste und unterste Ebene des Präparates nur verlassen und infolgedessen abgeschnitten sind.

Unter den Fortsätzen gibt es neben solchen von beträchtlicher Stärke wiederum andere von einer ungeheuren Feinheit. Ich halte es aber für einen Akt reiner
Willkür, wenn man gerade den Ausläufer, den man zufällig am weitesten im
Präparat verfolgen kann, für den Neuriten erklärt, den übrigen Fortsätzen hingegen eine dendritische Natur zuweist. Eine exakte Unterscheidung zwischen
Neuriten und Dendriten ist an den sympathischen Ganglienzellen gar nicht möglich, womit auch alle Aussagen, die wir über die etwaige Funktion einzelner Fortsätze tun, jeden Beweises entbehren. Häu-
fig werden zwei Kerne innerhalb einer kleinen Nervenzelle sichtbar.

Das Cytoplasma der kleinen Ganglienzellen ist gelegentlich auf eine außerordentlich geringe Menge reduziert, desgleichen scheint von den Fortsätzen oft
nur ein einziger vorhanden zu sein. Die
kleinen Ganglienzellen sind der Form nach
zunächst unipolar, etwa birnförmig, und
erhalten erst bei allmählicher Reife mit
zunehmendem Wachstum die Gestalt der
großen multipolaren Zelle. Abb. 201 stellt
wohl die jüngste, am wenigsten ausdiffe-
renzierte Form einer kleinen Ganglienzelle
dar; die ganz beträchtliche Kleinheit derselben geht schon aus der Anwendung der
1500fachen Vergrößerung hervor. Der
große Kern mit seinen reichlichen Chro-
matinteilen, die birnförmige Gestalt des
verhältnismäßig geringen Cytoplasmas,
das sich allmählich zu dem einzigen Fortsatz verdünnt, werden ohne weiteres
kenntlich. Im Cytoplasma finden sich eine
Anzahl feinster Körnchen vor, Anzeichen
einer streifigen Anordnung derselben zu
Fibrillen machen sich überdies bemerkbar.

Unter den kleinen Zellen kommen aber

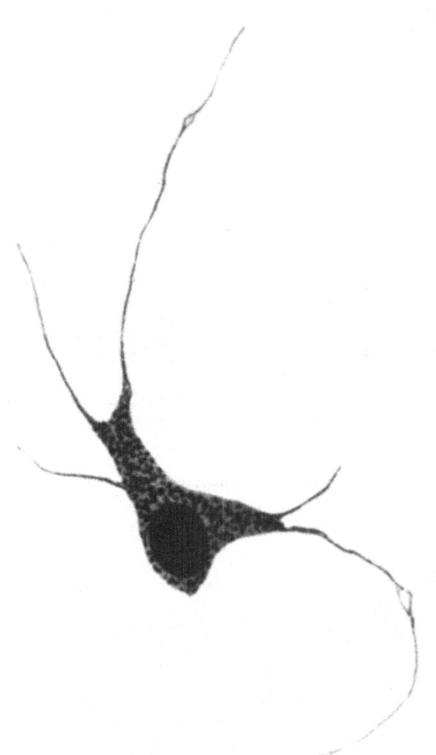

Abb. 204. Kleine multipolare Ganglienzelle.
Neugeb. Bielschowskymethode. Vergr. 1500fach.
(Nach STÖHR jr.)

auch bipolare und multipolare Formen in
reichlichem Maße vor. Abb. 203 zeigt eine
bipolare Zelle von gebogener, spindelartiger Gestalt des Zelleibes, dessen einer
Fortsatz sich in zwei äußerst feine Fäserchen aufsplittert. Die multipolare Art
der kleinen Zellen wird durch Abb. 204 demonstriert, wo bereits fünf Fortsätze zu
erkennen sind. Wo diese endigen, ließ sich nicht feststellen.

Wie bei allen multipolaren sympathischen Ganglienzellen ließe sich auch hier
bei den kleinen Zellen eine unendliche Anzahl von verschiedenen Einzelformen
angeben. Da keine Zelle im Hinblick auf ihre Form der anderen gleicht, so hat
eine weitere detaillierte Formbeschreibung im Grunde keinen Zweck.

Am Schlusse der Beschreibung der in Abb. 201 dargestellten Zellformen sei
noch auf die an mehreren Stellen des Ganglions zusammengehäuften Massen noch
kleinerer Zellen als die eben beschriebenen kleinen Ganglienzellen hingewiesen.
Irgendwelche Fortsätze oder Einzelheiten des Cytoplasmas sind bei der von mir

angewendeten Methode nicht mehr zu erkennen; daß wir hier Vorstufen zu den kleinen Nervenzellen vor uns haben, ist denkbar, läßt sich aber nicht beweisen. Im übrigen ist auch eine Verwechslung mit SCHWANNschen Zellen oder Kapselzellen der großen multipolaren Zellformen leicht möglich. Es läßt sich eben nichts Sicheres über einen solchen völlig undifferenzierten Zellhaufen aussagen. Daß alle in und auf der Blasenwand gelegenen Ganglien mit einer bindegewebigen Hülle umgeben sind, sei der Vollständigkeit wegen noch bemerkt.

Bei den kleineren, nur aus großen multipolaren Zellen bestehenden, innerhalb der Muscularis gelegenen Ganglien kommt noch eine sonderbare Gruppierung der Zellen sehr häufig zu Gesicht. Die meistens etwa birnförmig gestalteten Zellen liegen hierbei alle mit ihrer breiten Basis nach der Bindegewebskapsel hin orientiert, während sie ihre sämtlichen Fortsätze ins Innere des Ganglions hineinsenden und zu einem großen Nerven zusammenfließen lassen, der das meist längsovale Ganglion an einem spitzen Pole desselben zu verlassen pflegt (Abb. 93). Eine ähnliche Anordnung der Zellen hat auch L. R. MÜLLER (1924) in seinem Handbuch, 2. Aufl., abgebildet. Über die Ursache dieser eigentümlichen Stellung der Ganglienzellen lassen sich keinerlei Aussagen machen.

In der Mucularis kommen auch einzelne Ganglienzellen vor, manchmal zu kleinen Gruppen von zwei bis vier Stück zusammengeschlossen und ineinander mit den Fortsätzen zu einem kaum entwirrbaren Knoten verschlungen und verwickelt. Diese Zellen liegen meistens

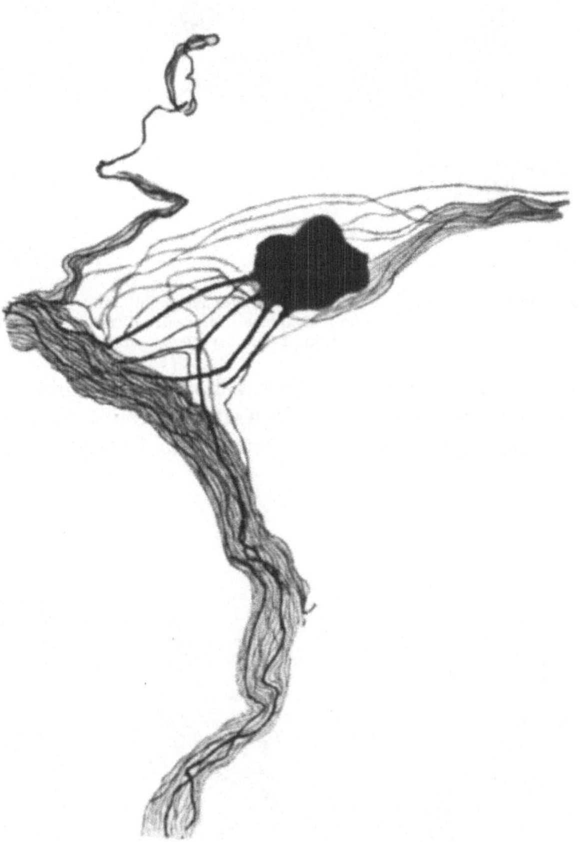

Abb. 205. Multipolare Ganglienzelle aus der Muscularis der Harnblase. Mensch. Bielschowskymethode. Vergr. 400fach. (Nach STÖHR jr.)

ebenso wie die einzelnen Ganglienzellen in der Nähe größerer Nervenbündel, denen sie ihre Fortsätze zugesellen. Es ist im übrigen sehr wahrscheinlich, daß die Mehrzahl der innerhalb der Muscularis befindlichen Nervenfasern Fortsätze der in den Blasenganglien vorhandenen Nervenzellen darstellen. Nach meinen Präparaten scheint es mir zum mindesten fraglich, ob nicht auch Fasern direkt vom Rückenmark, also Hypogastricus und Pelvicus, in die Muscularis einstrahlen können, um hier zu endigen.

Dies scheint der experimentellen Erfahrung zu widersprechen; einfache Innervationsschemata haben freilich immer etwas Bestechendes an sich. Ich habe aber doch gewisse Bedenken, um höchst schwierig zu deutender Experimente willen die morphologischen Verhältnisse der Theorie des jeweiligen Experimentators anzupassen, während doch gerade das Umgekehrte der Fall sein sollte.

Wie in der Muscularis gelegene Ganglienzellen sogar nach entgegengesetzten Richtungen hin ihre Fortsätze in die vorbeiziehenden Nervenbündel gelangen lassen, mögen die Abb. 205 und 206 demonstrieren. Die Fortsätze der in Abb. 205 dargestellten Zelle sind bis auf einen Teilast sämtlich stärkeren Kalibers als die meisten im Bündel verlaufenden Fasern; sie können sämtlich efferent sein, ohne daß dies zu beweisen oder zu widerlegen wäre. Mitunter kommen in der Muscularis

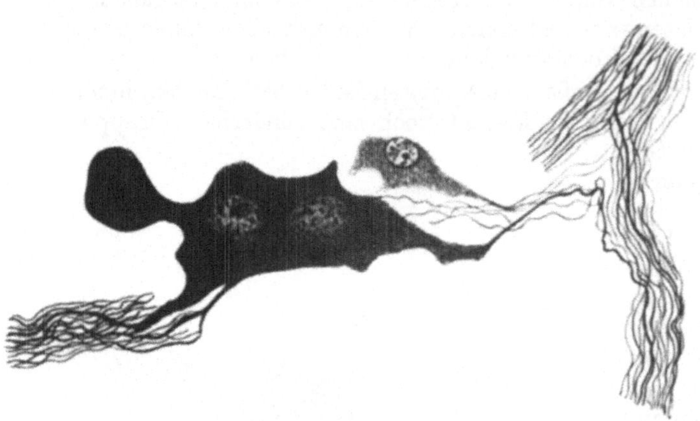

Abb. 206. Zweikernige, multipolare Ganglienzelle mit kolbenförmigem Fortsatz aus der Muscularis der Harnblase. Mensch. Bielschowskymethode. Vergr. 400fach. (Nach STÖHR jr.)

beträchtlich große Ganglienzellen von eigentümlich gelapptem Aussehen zur Beobachtung, wie sie MICHAILOW (1908) in der Harnblase des *Pferdes* ebenfalls gesehen hat. Die Kontur des Cytoplasmaleibes ist gewöhnlich mehrfach ausgebuchtet, ein oder mehrere Fortsätze können mit einer kolbenförmigen Verdickung sogleich wieder enden (Abb. 206). Die hier abgebildete Zelle, deren feine fibrilläre Struktur deutlich hervortritt, besitzt zwei große, chromatinreiche Kerne.

Zweikernige Nervenzellen sind innerhalb der Blase auch bei den großen Formen nicht allzu selten und öfters beschrieben worden, so von MICHAILOW (1908) und L. R. MÜLLER (1924), ja vor einigen Jahrzehnten wurden sie schon von REMAK (1840), BIDDER, S. MEYER gesehen. Mehrkernigkeit scheint überhaupt bei den intramuralen sympathischen Nervenzellen häufiger vorzukommen; v. MÖLLENDORFF hat sogar vierkernige Ganglienzellen in der Samenblase des Menschen beobachtet.

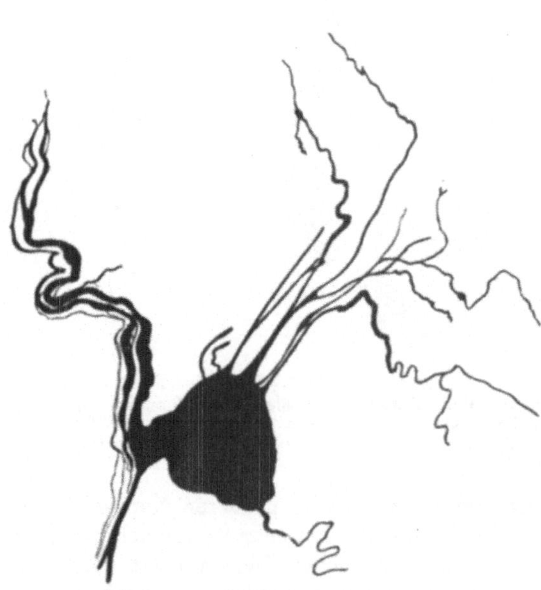

Abb. 207. Multipolare Ganglienzelle aus der Muscularis der Harnblase. Mensch. Bielschowskymethode. Vergr. 400fach. (Nach STÖHR jr.)

Eine sehr merkwürdige, zwischen den Muskelfasern gelegene Ganglienzelle zeigt noch Abb. 207. Neben dem großen Hauptfortsatz, der sich kurz nach Verlassen der Zelle in schmälere Äste aufteilt, scheint mir das Auftreten der übrigen

äußerst feinen Fortsätze von besonderem Interesse. Diese verlieren sich allmählich tief zwischen die Muskelzellen hinein, direkt an deren Oberfläche verlaufend;
mehrere der allerfeinsten Fäserchen machten den Eindruck, als ob sie innerhalb
des Protoplasmas der Muskelzellen endigten; kleine Endösen habe ich aber hierbei nicht finden kön-
nen. Immerhin weist
die Endigungsweise der
feinsten Fortsätze auf
eine motorische Funk-
tion hin.

Eine Einteilung der
großen Ganglienzellen
nach MICHAILOW (1908)
in einzelne Typen scheint
mir ebenso unnötig wie
verfehlt. Denn abgesehen
davon, daß es ganz un-
möglich ist, die großen
Ganglienzellen nach ihrer
Form zu gruppieren, da
von vornherein keine der
anderen gleicht, hat auch
eine morphologische Un-
terscheidung der Zellen
keinen rechten Sinn, so-

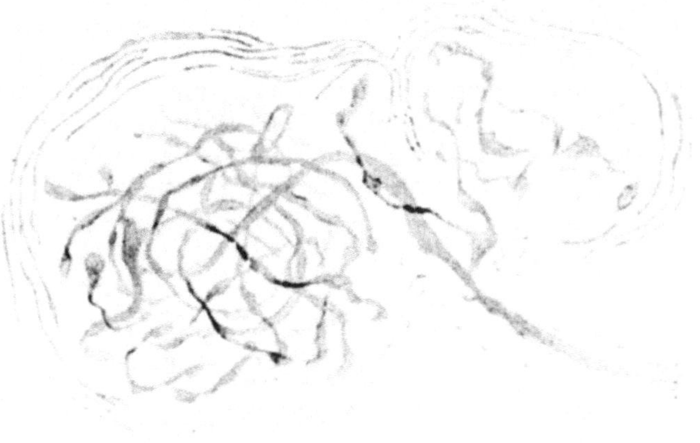

Abb. 208. Sensible, knäuelförmige, eingekapselte Endigung aus der
Harnblase. *Pferd*. Methylenblau. Leitz Obj. 7, Ok. 2. (Nach MICHAILOW.)

lange wir nicht wissen, ob an eine verschiedene Form der sympathischen Nervenzelle auch
eine jeweils verschiedene Funktion gebunden ist. Davon sind wir aber noch weit entfernt,
ja ich glaube, wir wissen nicht einmal genau, wozu die peripherischen sympathischen Ganglienzellen überhaupt da sind.

Die sensiblen Endapparate in der Harnblase von *Pferd*, *Katze* und
Schwein fanden eine sehr genaue Schilderung bei MICHAILOW (1908), während

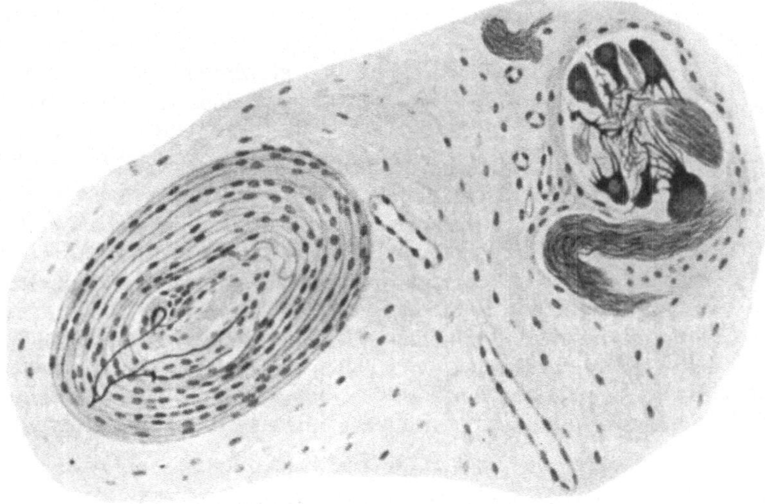

Abb. 209. VATER-PACINIsches Körperchen mit kleinem Ganglion aus der Adventitia der Harnblase. Mensch.
Bielschowskymethode. Vergr. 150fach.

GRÜNSTEIN (1900), EHRLICH (1886), NEMILOFF (1900) und HUBER (1897) zu teilweise sehr guten Darstellungen feinster Endbäumchen beim *Frosch* gelangt sind.
So finden sich bei den genannten *Säugetieren* zwischen Epithel und Muscularis

eingekapselte, zu den PACINIschen Körperchen zu zählende, kugelige, ovale oder zylindrische Apparate mit einer knäuelförmigen Endigung der markhaltigen Faser (Abb. 208). Auch Knäuel und Nervengeflechte sowie baumförmige Verzweigungen ohne Kapsel wurden beschrieben. Innerhalb der Adventitia konnte ich des öfteren PACINIsche Lamellenkörperchen, manchmal drei bis vier nebeneinander gelagert, bemerken (Abb. 209). WOROBIEW (1926) gelangte zu demselben Ergebnis.

In der Submucosa der menschlichen Harnblase scheinen beim Menschen nur äußerst feine Nervenfäserchen vorzukommen; sie dringen, wie RETZIUS (1894) und MICHAILOW (1908) beim *Säuger* beschrieben haben, in das Epithel ein, um hier wahrscheinlich intraprotoplasmatisch zu endigen (Abb. 210). Es sind somit zweifellos in der Harnblase afferente Fasern vorhanden; daß sie das Gefühl des jeweiligen Füllungszustandes der Blase vermitteln, also in der jeweils wechselnden Spannungsänderung der Blasenwandgewebe ihren adäquaten Reiz haben, ist mit großer Wahrscheinlichkeit anzunehmen. Daß in pathologischen Fällen die Reaktionsweise der Nerven eine andere werden kann, ist denkbar.

In der Adventitia der Urethra findet sich ein aus schmalen Nervenbündeln bestehendes Geflecht, das zwischen Längs- und Ringmuskelschicht sowie in die Submucosa hinein Fasern absplittern läßt, um hier jeweils einen weiteren Plexus zu formieren (PLANNER 1888, LAWRENTJEW 1914). Die Fasern stammen vom Plexus hypogastricus ab. Auch sensible Endorgane werden in größerer An-

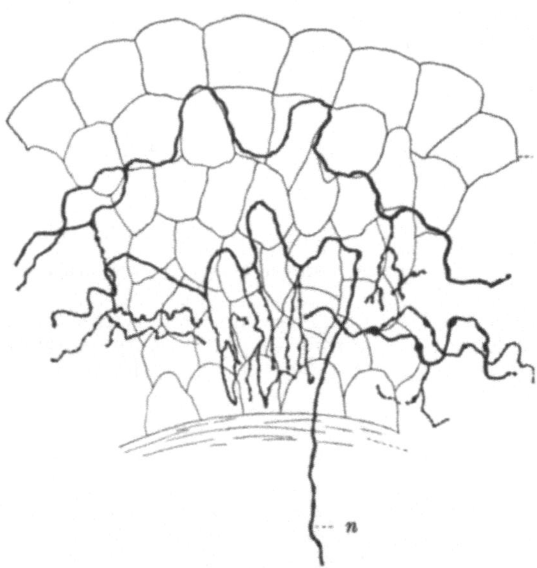

Abb. 210. Intraepitheliale Nerven der Harnblase. *Kaninchen.* Golgimethode. *n* Nervenfasern. (Nach RETZIUS.)

zahl erwähnt, vor allem Endbüsche, Endknäuel und PACINIsche Körperchen, die letzteren mehr in die Tiefe der Schleimhaut gelagert (TIMOFEEW 1894, PLANNER 1888, LAWRENTJEW 1914). Multipolare Ganglienzellen scheinen in dem in der Adventitia befindlichen Nervengeflecht vereinzelt aufzutreten und die verschiedensten Formen aufzuweisen. In das Epithel eindringende Nervenfäserchen werden von RETZIUS (1894) und SCLAVUNOS (1894) erwähnt.

Der Nervenapparat der männlichen Harnröhre zeigt wohl die gleiche Anordnung wie derjenige der weiblichen; nur sollen die meisten Ganglienzellen für die männliche Harnröhre in der die Prostata umgebenden bindegewebigen Masse ihren Sitz haben, während sie bei der Frau mehr in der äußeren Adventitia gelegen sind.

h) Männliche Geschlechtsorgane.

Im allgemeinen sind wir über das feinere Verhalten der Nerven in den männlichen Geschlechtsorganen nur ungenügend unterrichtet. Die Zahl der hier gelieferten Arbeiten ist verhältnismäßig klein und überdies teilweise nur von geringem Wert, was besonders für die mit der Golgimethode erzielten Resultate zu bemerken ist.

Hoden. Die Nerven des Hodens stammen nach den Angaben von BRAUS (1924) aus dem 10. Thorakalsegment und verlaufen durch den Plexus coeliacus, aorticus und renalis als Plexus spermaticus gemeinsam mit den Gefäßen herab zur Keimdrüse; auch von dem um den Samenleiter befindlichen Nervengeflecht, dem Plexus deferentialis, ziehen einzelne Ästchen zum Hoden. Über den Verlauf und die Endigungsweise der in das Hodenparenchym eingedrungenen Nervenelemente wissen wir nur weniges.

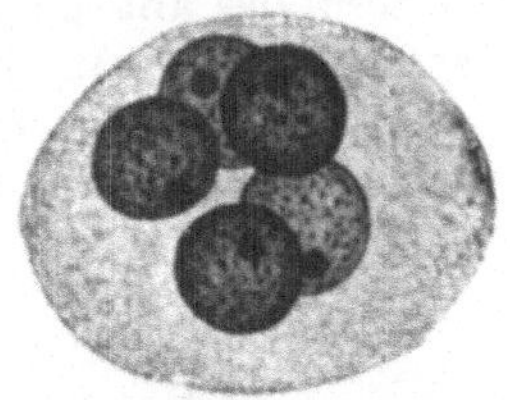

Abb. 211. Mehrkernige Ganglienzelle aus dem sympathischen Samenblasengeflecht. Mensch. Hämatoxylin-Eosin. Vergr. 750fach. (Präparat von Prof. V. MÖLLENDORFF.)

RETZIUS (1893) und TIMOFEEW (1894) haben ein feines Nervenfasergeflecht mit den Blutgefäßen zusammen im Bindegewebe des Hodens einherziehen sehen. Von diesem Gefäßnervenplexus scheinen sich einzelne Fäserchen abzuzweigen und durch das Bindegewebe hindurch der Wand der Tubuli contorti zuzustreben, um sich deren Membrana propria direkt anzulegen. Ein Eindringen der Fäserchen in die Tubuli contorti hinein wurde bis jetzt nicht beobachtet. Ganglienzellen scheinen im Hoden nicht vorzukommen.

SCLAVUNOS (1894) hat zweifellos eine Menge von Bindegewebe oder irgendwelchen Gewebsspalten mit der Golgimethode imprägniert und irrtümlich unter das Nervengewebe eingereiht. Daher können seine Resultate heute keine Geltung mehr beanspruchen. OHMORI (1924) berichtet in einer neueren Untersuchung nur von vereinzelten Nervenfasern im Hodenbindegewebe, kommt aber weiterhin zu keinem bestimmten Ergebnis.

Nebenhoden. Dieser erhält seine Nervenfasern im wesentlichen aus der gleichen Quelle wie der Hoden. Am Caput epididymidis wurden von TIMOFEEW (1894) bei kleinen *Säugetieren* feine Nervenfäserchen um die Kanälchen beschrieben; die Fasern sollen nach OHMORI (1924) meist marklos sein. TIMOFEEW (1894) will an den für den Nebenhoden bestimmten Nerven einzelne Ganglienzellen gesehen haben; doch sind im Nebenhoden selbst wohl keine solchen vorhanden.

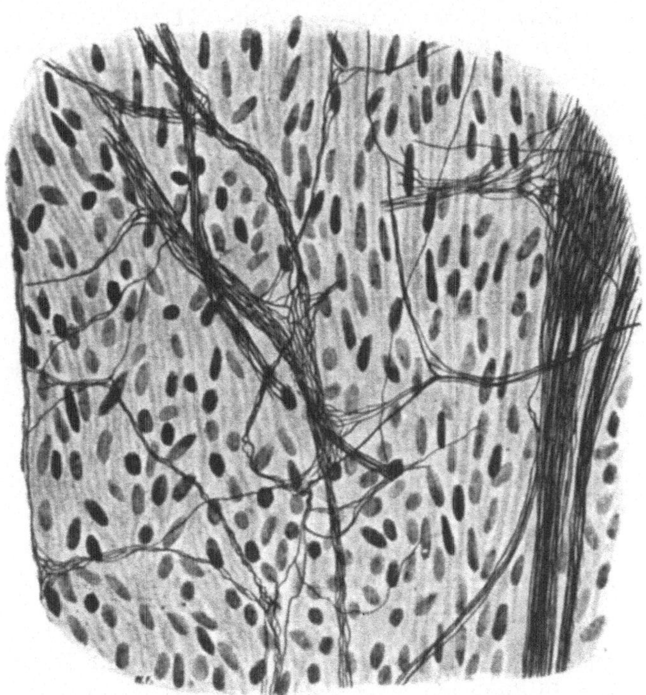

Abb. 212. Geflecht feinster markloser Nervenfasern aus der Muscularis der Samenblase. Neugeb. Bielschowskymethode. Vergr. 400fach. (Nach STÖHR jr.)

Vas deferens. TIMOFEEW (1894) beschreibt in dessen Adventitia ein Geflecht von marklosen Fasern, in welchem sich auch einige markhaltige Elemente vorfinden sollen. Auch Ganglienzellen scheinen vorzukommen, am gewöhnlichsten zu ganzen Haufen vereint am distalen Ende des Samenleiters in der Nähe der Prostata.

Die Angaben von SCLAVUNOS (1894), wonach in der Submucosa ein feines Geflecht von Nervenfasern ausgebreitet liegt, sind höchst zweifelhaft und unsicher.

Die sensiblen Nerven des Hodens und seiner Hüllen werden vom Nervus pudendus durch die Nn. scrotales post. und N. spermaticus ext. und durch die Nn. scrotales ant. geliefert; auch vom N. ileoinguinalis ziehen gelegentlich einige Fasern dorthin. In der Tunica vaginalis communis des Hodens hat TIMOFEEW (1894) einige zu den KRAUSEschen Endkolben gehörige, knäuelartige Gebilde beobachtet, während RAUBER (1923) auf der Cremasterscheide sowie im Gewebe der Tunica dartos zahlreiche VATER-PACINIsche Körperchen erwähnt. Die Nerven für die glatte Muskulatur der Tunica dartos sind wohl von den sympathischen Fasern des Plexus spermaticus herzuleiten, können aber auch direkt aus den Nerven Pudendus und Spermaticus ext. stammen, welche ihre sympathischen Elemente bereits kurz nach ihrem Austritt aus dem Rückenmark durch die Rami communicantes erhalten haben.

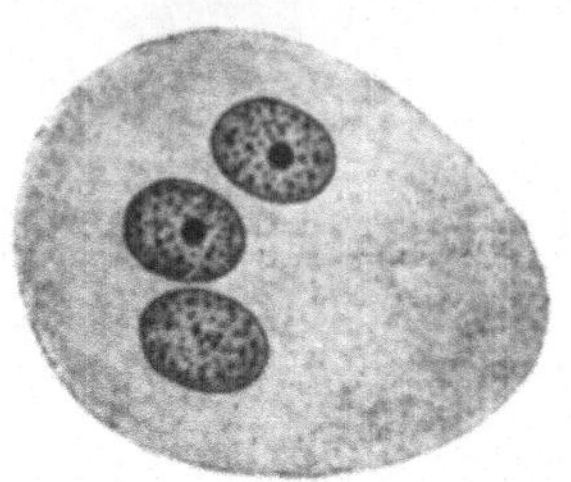

Abb. 213. Dreikernige Ganglienzelle aus der Prostata. Mensch. (VAN GIESON.) Vergr. 750fach.

Samenblase. Diese bekommt ihre Nerven vom Plexus hypogastricus, dessen Ausläufer um die Samenblase noch einmal ein eigenes Geflecht formieren, das in seinen Maschen nach FRÄNKELS (1903) Beobachtung einzelne Ganglienzellen enthält. Die Nervenzellen lassen, wie v. MÖLLENDORFF berichtet, häufig zwei oder mehrere Kerne erkennen. Abb. 211 auf S. 387 zeigt sogar eine Ganglienzelle mit fünf Kernen. Auch SOBOTTA (1911) bildet schon zwei- und dreikernige Ganglienzellen ab.

Zwischen den glatten Muskelfasern der Samenblase trifft man schon beim Neugeborenen ein Geflecht feinster, markhaltiger Nervenfäserchen, die teils zu Bündeln zusammengefaßt, teils einzeln das Gewebe durchziehen und sich auf die mannigfachste Weise miteinander verbinden (Abb. 212). Innerhalb der Samenblase konnte ich keine Ganglienzellen auffinden.

Die Nerven der Samenblase stehen mit dem Plexus deferentialis, haemorrhoidalis und vesicalis in Verbindung, auch Fasern vom II.—IV. Sakralnerven (Nn. erigentes) kommen hinzu.

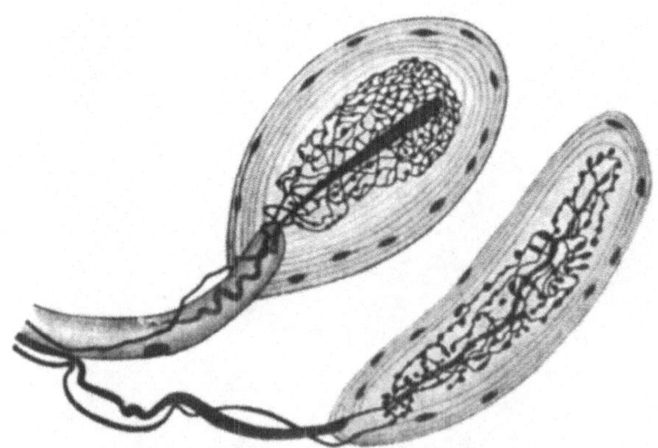

Abb. 214. Zu den PACINIschen Körperchen gehörende Nervenendapparate aus der Bindegewebshülle der Prostata. *Hund.* Methylenblau. Imm. 2 mm Ok. 2. (Nach TIMOFEEW.)

Prostata. Die Nerven für die Prostata stammen aus dem Plexus hypogastricus und bilden um die Drüse ein dichtes Geflecht, ehe sie sich in diese hinein versenken (Plexus prostaticus). In den Bündeln dieses Geflechtes sind des öfteren Ganglienzellen zu beobachten, die ebenfalls häufig mehrere Kerne erkennen lassen (Abb. 213). Die Ganglienzellen des Plexus prostaticus sind nach der zuverlässigen Darstellung von L. R. MÜLLER (1924) sämtlich multipolarer Natur, unterscheiden sich aber nicht weiter von allen übrigen sympathischen Nervenzellen.

In der bindegewebigen Kapsel der Prostata scheinen zahlreiche sensible Endigungen in Form von Nervenknäueln aller Art und VATER-PACINIschen Körperchen vorzukommen (Abb. 214). Sie wurden von KRAUSE (1868) entdeckt und von TIMOFEEW (1896), PRSCHEWALSKI (1897) und OHMORI (1924) erneut gefunden. Auch im Innern der Prostata werden die Endkörperchen manchmal angetroffen; sie spielen wahrscheinlich bei der Blutregulation eine Rolle.

Innerhalb der Prostata scheinen einzelne Nervenfäserchen in den Bindegewebsbalken und zwischen den glatten Muskelfaserzügen zu verlaufen; PRSCHEWALSKI (1897) will sogar beobachtet haben, wie feine Nervenelemente sowohl in das Epithel der Drüse wie in das der Pars prostatica urethrae eingedrungen sind.

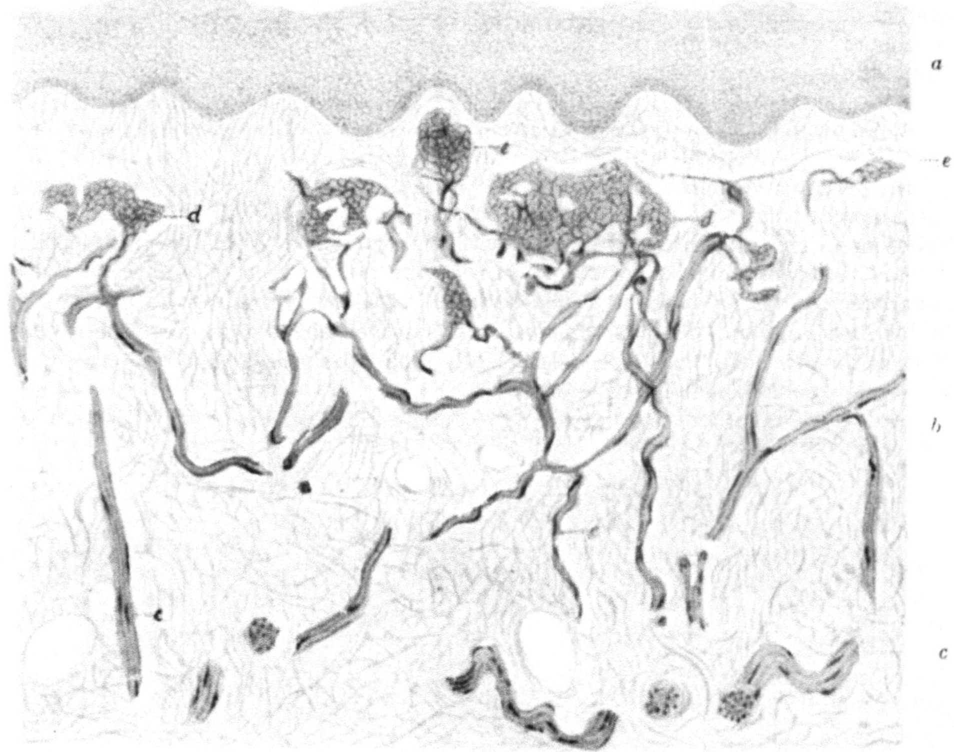

Abb. 215. Übersicht der Nervenendigungen in einem Querschnitt durch die Glans penis. Mensch. *a* Epithel; *b* Cutis; *c* Nervenbündel, *d* und *e* knäuelförmige Endgebilde. Methylenblau. (Nach DOGIEL.)

Die Nerven der COWPERschen Drüsen stellen wohl Abzweigungen des Plexus hypogastricus dar. TIMOFEEW (1894) hat innerhalb der Drüsen ein Geflecht feiner Nerven beschrieben, dessen Fäserchen die Drüsenalveolen umklammern, deren Membrana propria durchbohren und mit feinsten Netzchen auf den Drüsenzellen endigen sollen.

Die Ductus ejaculatorii erhalten ihre Nerven ebenfalls aus dem Plexus hypogastricus (TESTUT). Im Colliculus seminalis wurde von OHMORI (1924) ein subepithelialer Nervenplexus festgestellt, von welchem sich feine Nervenfäserchen in das Epithel hinein abzweigen.

Penis. Die sensible Innervation des Penis wird in der Hauptsache vom Nervus pudendus durch seine beiden Äste, die Nervi perinei, und den N. dorsalis penis übernommen. Auch der Ileoinguinalis gibt einige Zweige zum Penis ab.

Die sympathischen Fasern entstammen dem Plexus hypogastricus und entwickeln noch einen eigenen Plexus cavernosus, parasympathische Fasern werden dem Penis durch den I.—III. oder IV. Sakralnerven (Nervi erigentes) über den Weg des Plexus hypogastricus zugeführt.

In der Haut der Glans penis trifft man auf eine Fülle sensibler Endapparate (Abb. 215); Dogiel (1893), Retzius (1890), Timofeew (1894), Ferrarini (1906), L. R. Müller (1924), Pardi (1900) und Ohmori (1924) haben diese mehrfach untersucht. Sie gehören sämtlich zu den knäuelartigen Gebilden und weisen jenen ungeheuren Formenreichtum auf, wie ich ihn in dem Abschnitt über die receptorischen Endigungen geschildert habe. Die ganze Masse der Endigungen, die vielfach miteinander verbunden sind, stellt zweifellos eine einheitlich geschlossenes System dar, das mit seinen letzten Ausläufern in die Zellen des Epithels hinein verankert ist. Unter dem Epithel sind die Nerven gewöhnlich zu einem subepithelialen Geflecht ausgebreitet.

Der von Dogiel (1893) aufgestellte Typ der Genitalnervenkörperchen ist für die äußeren Genitalien nicht spezifisch; es handelt sich hierbei um eingekapselte Nervenknäuel, die anderwärts ebenfalls vorkommen.

Im Praeputium erwähnen Dogiel (1893) und Timofeew (1894) ähnliche Innervationsverhältnisse wie in der Glans. Pacinische Körperchen trifft man in allen Teilen des Penis an; Schweiger-Seidel hat sie zuerst (1866) längs des Nervus dorsalis penis entdeckt. Auch in den Corpora cavernosa penis sind nervöse Endapparate beschrieben worden. Nach v. Frey (1924) werden durch die hier sowie in der Albuginea und der Fascia penis liegenden Nervenenden im Verein mit den Nerven der übrigen Geschlechtsorgane die Wollustempfindungen mit einer gewissen Wahrscheinlichkeit hervorgerufen.

Die in den Corpora cavernosa penis und urethrae von Sclavunos (1894) beschriebenen Nervenelemente stellen wahrscheinlich Bindegewebe dar.

i) Weibliche Geschlechtsorgane.

Ovarium. Dieses erhält seine Nerven aus dem Plexus ovaricus, einem aus überwiegend marklosen Fasern und einer Anzahl eingestreuter multipolarer Ganglienzellen bestehenden Geflecht, das in seinem Verlauf die Vasa ovarica teilweise umspinnt und seine Fasern gemeinsam mit den Gefäßen am Hilus in die Substanz des Ovariums hineingelangen läßt. Der Plexus ovaricus hat seinen Ursprung in dem vor der Aorta in Höhe des Abganges der Art. mesent. sup. gelegenen Nervengeflecht und vereinigt eine Menge von Nervenelementen in sich, die aus dem Ganglion mes. sup., dem Ganglion renale und dem Ganglion coeliacum stammen. Da in der Höhe des Abganges der Nierenarterie von der Aorta alle sympathischen Ganglien durch zahlreiche nervöse Verbindungsfäden auf das innigste miteinander zusammenhängen, an Zahl und Größe allerdings individuell stark variieren, so ist der Ursprung des Plexus ovaricus, wie Dahl (1916) mit Recht bemerkt, nicht immer mit Sicherheit festzulegen. Oertel (1924) beschreibt hingegen eigene Ganglia ovarica in der Höhe der Vasa renalia. In der Gegend des Eintritts der Ovarialnerven in den Hilus werden Anastomosen mit dem Plexus utero-vaginalis erwähnt.

Die mikroskopische Untersuchung der Nerven im Ovarium bereitete den Histologen, was auch heute noch gilt, erhebliche Schwierigkeiten. So muß sich noch Luschka (1863) darauf beschränken, „einzelne Primitivröhren bis an die Peripherie der Follikelwand zu verfolgen, ohne ihre eigentliche Endigung ausfindig zu machen", bis Elischer (1876) eine allerdings nicht ganz einwandfreie Schilderung der Follikelnerven in den Ovarien von *Kaninchen*, *Schaf* und *Kuh* gab und damit zuerst das Nervensystem in nähere Beziehung zur Ovogonese brachte. Einigermaßen sichere Ergebnisse verdanken wir allerdings erst nach Einführung der Golgimethode den Arbeiten von Riese (1891), v. Herff (1892), Retzius (1893), Gawronsky (1894), Mandl (1895), Cajal (1922) und anderen.

Alle Autoren stimmen darin überein, daß nach Eintritt in den Hilus die Nerven in der Zona vasculosa ein zwischen die Gefäße hineingeschobenes und mit diesen auf das engste verknüpftes Geflecht bilden (RIESE 1891, v. HERFF 1892, BRILL 1915, GANFINI 1903, GAWRONSKY 1894, RETZIUS 1893, WINTERHALTER 1896, MANDL 1895, MARKOWITIN 1899, WALLART 1915). Dieser dichte Plexus setzt sich aus überwiegend marklosen, nur wenigen markhaltigen Fasern zusammen und scheint auch in der Hauptsache zu den Gefäßen in funktionelle Beziehung zu treten, wie häufige Abspaltungen von Nervenfasern nach der Gefäßwand hin vermuten lassen. Diese Untersuchungen waren an tierischem Material ausgeführt worden. Für menschliche Ovarien stammen gleichlautende Angaben von DAHL (1916), VALLET (1900), AKAGI (1921) und MABUCHI (1924); AKAGI (1921) erwähnt drei bis vier mächtige Nervenbündel, die vom Hilus in die Marksubstanz

hineindringen, um hier jenes feine, nur aus marklosen Fasern bestehende Geflecht zu entwickeln.

Im allgemeinen sind die Nerven in der vasculären Zone sehr zahlreich, durchlaufen das Stroma meist, zu dicken oder dünneren Bündeln zusammengefaßt, in der verschiedensten Richtung, streben aber dann strahlenförmig nach der Follikelzone hin aus (Abb. 216). Auch im Stroma befindliche glatte Muskelfasern, sowie Stromazellen selbst sollen gelegentlich mit feinen Nervenfäserchen in direkter Verbindung stehen (AKAGI 1921, VALLET 1900); der Verlauf der Nerven in der Zona vasculosa ist ein ziemlich stark gewundener.

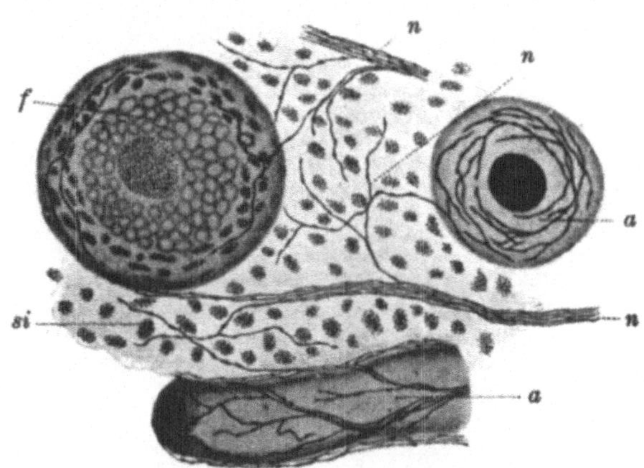

Abb. 216. Nerven im Ovarium. *Hund.* Golgimethode. *a* Blutgefäße; *f* GRAAFscher Follikel; *n* Nervenfasern; *si* interstitielle Zellen. (Nach GANFINI.)

In der Follikelschicht splittern sich die Nervenbündel in eine Menge einzelner Fasern auf, die hier ein ziemlich dichtes Geflecht miteinander bilden, das mit den Follikeln in nähere Verbindung tritt (Abb. 217). Zwischen den kleinsten Follikeln ziehen sehr feine Fäserchen einher, die das Follikelepithel teilweise berühren; bei mehrschichtigen und größeren Follikeln bilden dieselben in der Theca folliculi ein feines umspinnendes Flechtwerk. Ob jedes Primitivei hingegen eine Nervenfaser erhält, wie AKAGI (1921) meint, scheint mir sehr fraglich zu sein; das gleiche gilt für AKAGIS (1921) Behauptung, wonach die eindringende Nervenfaser im Ooplasma des Primordialeies ihr Ende finden soll.

Möglicherweise begeben sich von dem in der Theca folliculi befindlichen Nervengeflecht auch einige Fäserchen in das Epithel des Stratum granulosum hinein, wie die Mehrzahl der Autoren anführen; RETZIUS (1893) und AKAGI (1921) konnten allerdings nichts dergleichen beobachten. Auch in der Theca atretischer Follikel sowie im Bindegewebe der Corpora lutea wurden einzelne feine Nervenfäserchen beschrieben (MARKOWITIN 1899, v. HERFF 1892, AKAGI 1921).

Zwischen den interstitiellen Zellen des Ovariums ist der Nervenreichtum jedenfalls ein sehr beträchtlicher (Abb. 218). Ob allerdings die hier befindlichen Nerven auch alle in funktioneller Beziehung zu diesen Zellen stehen oder nur hindurchziehen, scheint mir hingegen sehr fraglich; über die eigentliche Endigungsweise der Nerven sind wir hier nicht genügend unterrichtet, da die hier und auch sonstwo beschriebenen freien Endigungen immer den Verdacht unvollkommener Imprägnierung im Gefolge haben. Aus der Follikelschicht heraus verlieren sich schließlich feine Nervenfäserchen in die Tunica albuginea hinein und scheinen sogar mit dem Keimepithel in Berührung zu kommen (Retzius 1893, v. Herff 1892, Brill 1915, Ganfini 1903).

Beim Menschen ist ein einheitliches, größeres Ganglion im Innern des Ovars sicher nicht vorhanden, da dieses schon bei den gewöhnlichen Hämatoxylinmethoden leicht zu sehen sein müßte. Auch das Suchen nach vereinzelten Ganglienzellen ist bis jetzt erfolglos geblieben; etwaige Darstellungen von solchen sind jedenfalls nicht einwandfrei. Hingegen scheint sich in der Nähe des Hilus ein ganglionähnlicher Zellhaufen vorzufinden (Mabuchi 1924, Akagi 1921), der aber noch zum Plexus ovaricus zu rechnen wäre.

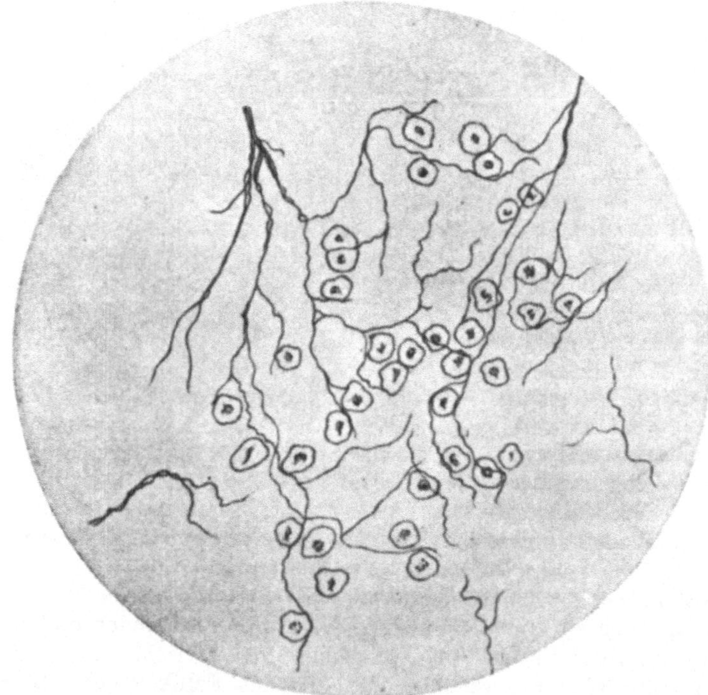

Abb. 217. Feine Nervenfasern in der Follikelschicht des Ovariums einer 32 jährigen Frau. Golgimethode. (Nach v. Herff.)

Bei *Kaninchen* und *Maus* hat Brill (1915) in der Ovarialsubstanz in der Nähe des Hilus kleine Gruppen multipolarer Ganglienzellen beschrieben und auch gute Abbildungen hiervon geliefert; chromaffine Zellen sollen sich überdies in der Umgebung dieser kleinen Ganglien vorfinden und von feinen Nervenfäserchen wie die Ganglienzellen umsponnen sein.

Tube. Die Nerven der Tube stammen zum Teil aus dem Plexus ovaricus, zum Teil aus dem Frankenhäuserschen Plexus utero-vaginalis. Sie finden sich nach Angaben von Jacques (1899), Gawronsky (1894), Köstlin (1894), v. Herff (1892) und Dahl (1916) zunächst in der subserösen Schicht als feine, marklose Nervenbündel vor, die hier zwischen den Verästelungen der Gefäße eine Art Grundgeflecht entwickeln.

Von hier aus splittern sich feine Ästchen zur Serosa ab, ein anderer Teil zieht zur Muscularis, um hier einen intermuskulären Plexus von außerordentlicher Feinheit zu bilden, der die Versorgung der glatten Muskulatur zu übernehmen hat.

Endlich wurden von Jacques (1899) auch schmale Nervenfäserchen in der Mucosa bemerkt, die teilweise noch mit dem Epithel in Verbindung treten sollen.

Ganglienzellen scheinen zu fehlen oder wurden bis jetzt noch nicht mit Sicherheit nachgewiesen; Roith (1907) erwähnt solche in der Nähe der Tube unter dem Ligamentum latum. Sensorische Endigungen kommen in Form von Vater-Pacinischen Körperchen vor (Ries 1908, Coryllos 1913), scheinen aber sehr selten zu sein.

Wahrscheinlich ist die Hauptmasse der Nerven von Einfluß auf die peristaltischen Bewegungen der Tube; freilich braucht das Nervensystem nicht der einzige bewegungauslösende Faktor zu sein. Die in der Tube befindlichen afferenten Fasern werden zu den zwei letzten Thorakal- und zum I. Lumbalnerven gerechnet.

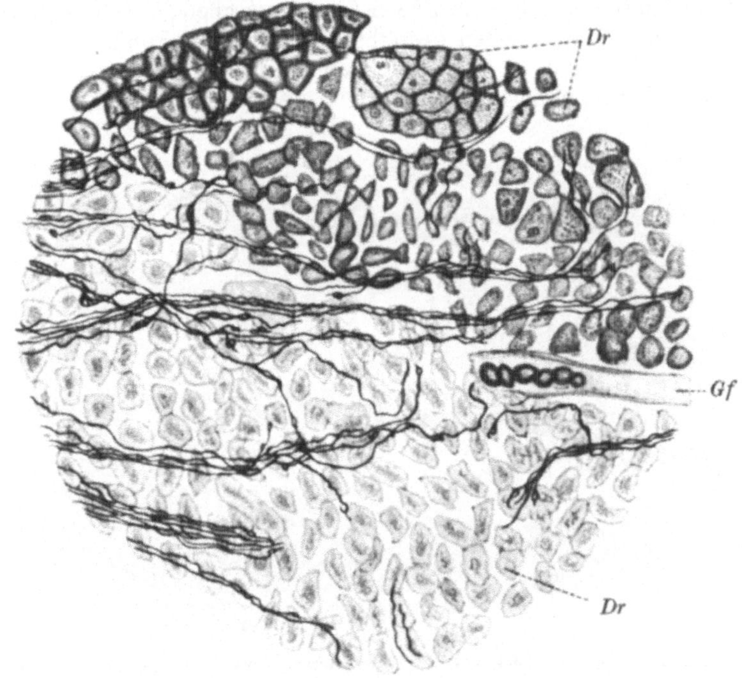

Abb. 218. Nervenfasern im drüsigen Gewebe des Ovariums. *Maus.* Silbermethode nach Cajal. *Dr* Drüsengewebe; *Gf* Gefäß. (Nach Brill.)

Uterus. Diesem fließen die Nerven aus dem seinen beiden Seitenkanten anliegenden, zuerst von Frankenhäuser (1867) genauer beschriebenen Geflecht zu, in welchem sich Fasern vom Plexus hypogastricus sowie aus den Ästen des I. bis IV. Sakralnerven (N. erigens bei Tieren) auf das komplizierteste vereinigen. Auch von den an Blase und Mastdarm befindlichen Nervengeflechten können sich Fasern zum Uterus hin abspalten. Die afferenten Fasern scheinen das Rückenmark durch die hinteren Wurzeln in Höhe des X. Thorakal- bis I. Lumbal- und III.—IV. Sakralsegmentes zu erreichen. In das Nervengewirr des Frankenhäuserschen Geflechtes (Plexus utero-vaginalis) sind eine Menge verschieden großer Ganglien eingeschaltet; gewöhnlich findet sich in Höhe der Cervix und dieser eng anliegend ein Ganglion von größerer Ausdehnung, das vielfach den Namen Ganglion cervicale uteri führt.

Die Nervenbündel des Frankenhäuserschen Plexus setzen sich nach den mikroskopischen Untersuchungen von Dahl (1916) aus überwiegend markhaltigen Fasern zusammen; vereinzelte Ganglienzellen sind des öfteren inmitten ihres Verlaufes, in größeren Anhäufungen vor allem aber an den Teilungs- und Verbindungsstellen der Nervenbündel, anzutreffen. In den größeren Ganglien sind die Nervenzellen zu verschiedentlich großen Haufen wahllos durch Bindegewebe zusammengeschlossen. Sie sind sämtlich multipolar und lassen, wie auch Dahl (1916) mit Recht bemerkt, eine sichere Unterscheidung ihrer Fortsätze in Neuriten und Dendriten, wie alle sympathischen Zellen, nicht zu; ebenso ist das Aufstellen bestimmter Zelltypen infolge der ungeheuren Mannigfaltigkeit ihrer Form ein vergebliches Beginnen. Die Ganglienzellen werden alle von einer bindegewebigen Kapsel zusammengefaßt.

Einige Zellen enthalten zwei Kerne, viele weisen im Alter einen größeren Pigmentreichtum auf. Nach den Untersuchungen von Dohrn (1926) wechselt die Zahl der chromaffinen Zellen im Frankenhäuserschen Plexus im Verhältnis zur Gesamtzahl der Ganglienzellen desselben je nach den Funktionszuständen; sie beträgt beim Neugeborenen 1,4 vH, beim achtmonatigen Kinde 1,7 vH, in Gravidität und Wochenbett bis zu 12,6 vH der Ganglienzellen, um dann wieder

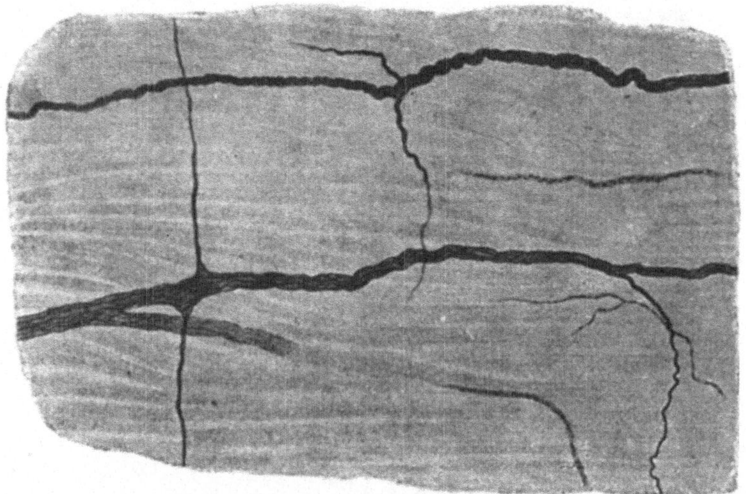

Abb. 219. Feine Nervenbündel in der Wand des Uterus. Mensch. Methylenblau. (Nach Dahl.)

abzunehmen. Sensible Endigungen im Bindegewebe des Frankenhäuserschen Geflechtes wurden in Form von Vater-Pacinischen Körperchen von Keiffer, die gleichen Endorgane zwischen Harnblase und Uterus sowie in der Mesosalpinx von Oudendal beschrieben.

Über den mikroskopischen Verlauf der Nerven innerhalb der Uteruswand stammen die ersten, allerdings sehr unvollkommenen Angaben von Remak (1840) und Kilian (1850), während Frankenhäuser (1867) hierüber einen ausgezeichneten, in mancher Beziehung heute noch nicht übertroffenen Beitrag geliefert hat. Die später mit der Golgimethode angestellten Untersuchungen (Clivio, Köstlin 1894, Hoogkamer 1913, Gawronsky 1894, Keiffer, Acconci 1908 u. a.) haben sonderbarerweise mehr zweifelhafte wie sichere Ergebnisse gezeitigt.

Nachdem die Nerven des Frankenhäuserschen Plexus die Uteruswand erreicht haben, bilden sie zunächst an ihrer Oberfläche ein ausgebreitetes Geflecht, dringen dann von hier in die Tiefe der Muscularis hinein, wo sie, nur noch aus feinen marklosen Fäserchen bestehend, sich abermals auf die verschiedentlichste Weise miteinander verbinden, um schließlich den Plexus terminalis zwischen den einzelnen Muskelfasern herzustellen (Abb. 219). Die schmalen Nervenbündel richten sich häufig nach dem Verlauf der Muskelfaserzüge und verlaufen gewöhnlich parallel mit diesen; andere Nervenbündel schlagen den Weg der Gefäße ein. Die aus dem Plexus terminalis stammenden, feinsten Fäserchen finden wohl innerhalb der Muskelfasern mit kleinen fibrillären Netzchen (Retikularen) ein Ende.

Schon FRANKENHÄUSER (1867), später auch ELISCHER (1876), hatten angegeben, daß die feinen Nervenfäserchen in die Muskelzellen selbst eindringen, ja sogar im Innern des Kernes mit dem Nucleolus kontinuierlich verbunden sein sollten. Wenn sich auch die Möglichkeit nicht leugnen läßt, daß FRANKENHÄUSER (1867) schon intracytoplasmatische Endigungen gesehen hat, so war doch andererseits die Optik damals noch nicht genügend weit entwickelt, um derartig feine Details, wie Beziehungen zwischen Kern und Nervenendigung, zu ermitteln.

Daß in der Schleimhaut des Uterus Nerven vorkommen, ist möglich und wurde auch verschiedentlich behauptet; sogar zum Epithel sind feine Fäserchen beschrieben worden (CLIVIO, HOOGKAMER 1913, GAWRONSKY 1894, KÖSTLIN 1894, ACCONCI 1908). Doch scheint mir die Technik dieser Autoren viel zu sehr im argen zu liegen, als daß man diese Frage für entschieden gelten lassen könnte.

In der Gravidität nimmt wahrscheinlich, entsprechend der Vermehrung und Vergrößerung der Muskelfasern, auch die nervöse Masse an Menge zu. Im Schnitt kann man jedenfalls graviden und nicht graviden Uterus nur nach dem Verhalten der Nervenelemente, nicht voneinander unterscheiden. Die Nervenbündel sollen allerdings nach DAHL (1916) im graviden Uterus weniger gewellt einherziehen, was aber auch vom Dehnungszustand desselben im Augenblick der Fixierung abhängig sein kann. Eine Veränderung der Nervenfasern in der Gravidität bezüglich ihres Markgehaltes kommt wahrscheinlich nicht in Betracht.

Ganglien sind in der Uteruswand sicher nicht vorhanden, da sie sonst schon mit der einfachen Hämatoxylinfärbung zu erkennen sein müßten; es wäre möglich, daß sich unter der Serosa gelegentlich einmal vom FRANKENHÄUSERschen Plexus her die eine oder andere Ganglienzelle auffinden ließe, was auch für die Wand der Cervix Geltung haben könnte (MABUCHI 1924). Im allgemeinen ist jedoch der Uterus als ganglienfrei anzusehen; bis jetzt beschriebene Ganglienzellen sind jedenfalls Artefakte.

Im Ligamentum rotundum wurden von KÖLLIKER (1850) und HENLE (1873) schon vor langer Zeit Nervenfasern gefunden.

Vagina. Diese erhält für die oberen zwei Drittel in der Hauptsache ihre nervöse Versorgung aus dem Plexus utero-vaginalis, die für das untere Drittel bestimmten Fasern lassen sich vom Plexus pudendus herleiten. Auch der II. bis IV. Sakralnerv sind an der Innervierung der Vagina beteiligt.

Im perivaginalen Bindegewebe und in der Adventitia der Vagina trifft man auf ein Geflecht feiner Bündel von Nervenfasern, die überwiegend marklos sind. In diesem Plexus lassen sich, wenigstens in den beiden oberen Dritteln der Vagina, eine Anzahl von multipolaren Ganglienzellen leicht auffinden (JUNG 1905, ROITH 1907, DAHL 1916, MABUCHI 1924), teils vereinzelt, teils in kleineren Ansammlungen. Hiervon ziehen wohl die meisten marklosen Nervenfäserchen zur Muscularis, um an die Muskelfasern heranzutreten; andere Nervenfasern begeben sich zur Schleimhaut, bilden dort noch einmal einen sehr feinen Plexus, der schließlich seine letzten Ästchen in das geschichtete Plattenepithel der Vagina emporsteigen läßt (WORTHMANN 1906, KÖSTLIN 1894, DAHL 1916).

Sensible Endigungen wurden von KRAUSE (1866) und KÖLLIKER (1902) in Form von Endkolben und VATER-PACINISchen Körperchen in der Mucosa der Vagina beobachtet. Im allgemeinen ist jedoch die Empfindlichkeit der Vagina für viele Reizqualitäten ziemlich gering.

Klitoris. Schon KÖLLIKER (1854) erwähnt einen großen Nervenreichtum in der Klitoris und hat auch die von KRAUSE (1858) hier erkannten Endkolben be-

reits gesehen und als „den Tastkörperchen ähnliche Bildungen und Nervenendigungen mit Schlingen" beschrieben. Auch VATER-PACINISche Körperchen waren
damals schon gefunden worden. Wegen der schon offenbar von früher her bekannten Nervenmenge bildete die Klitoris ein sehr beliebtes Untersuchungsobjekt
(IZQUIRDO 1879, RETZIUS 1890, GELLER 1922, SFAMENI
1905, WORTHMANN 1906, DAHL 1916, MARUCHI 1924,
OHMORI 1924).

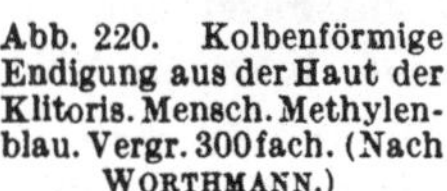

Vor allem sind hier die Endkörperchen in großer Zahl
auf verhältnismäßig engem Raume zusammengedrängt.
Es kommen Endkolben vor (Abb. 220), die im wesentlichen den DOGIELschen Genitalnervenkörperchen gleichen,
RUFFINIsche, MEISSNERsche und GOLGI-MAZZONIsche Körperchen, lauter Varianten, die zu den knäuelartigen Endorganen zu rechnen sind; auch ausgebreitete, baumartige
Nervengeflechte unter dem Epithel wurden beschrieben
(Abb. 221). Teils sind diese Endorgane durch Nervenäst-

Abb. 220. Kolbenförmige
Endigung aus der Haut der
Klitoris. Mensch. Methylen-
blau. Vergr. 300fach. (Nach
WORTHMANN.)

chen untereinander verknüpft, teils winden sich feine Elemente aus ihrem Fasergewirr heraus, um innerhalb des geschichteten Plattenepithels ein Ende zu finden.

Auch in den bindegewebigen Papillen lassen sich zahlreiche Nerven antreffen,
die von hier auch direkt in das Epithel eindringen können. Die für die Endkörperchen und für das Epithel bestimmten Nerven lassen sich von einem in der Tiefe
der Klitoris befindlichen, aus markhaltigen und marklosen Fasern zusammen-

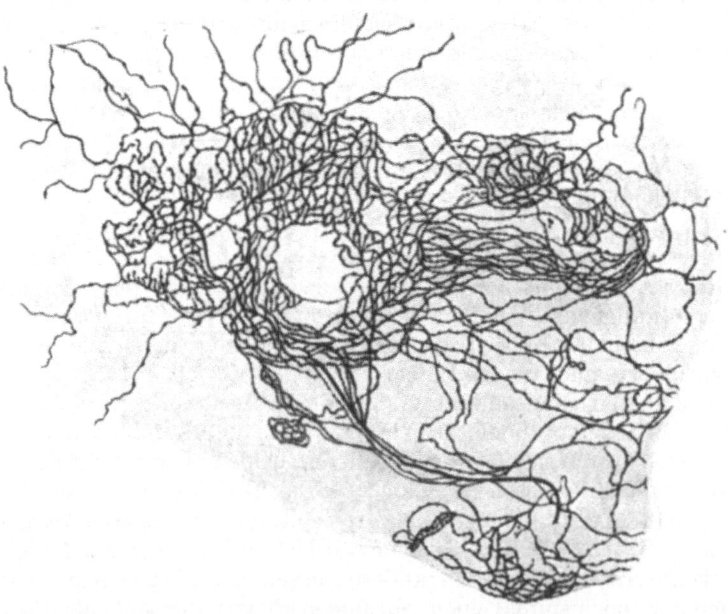

Abb. 221. Ausgedehntes Nervengeflecht aus der Klitoris der Frau. Golgimethode. (Nach SFAMENI.)

gesetzten Geflecht herleiten. An den Gefäßen der Klitoris werden marklose Nerven
beschrieben, im Plexus cavernosus kommen auch VATER-PACINIsche Körperchen
vor (GELLER 1922). Ganglienzellen wurden bis jetzt nicht aufgefunden.

Die Nerven der Klitoris und Labia minora stammen vom Plexus hypogastricus
und vom N. pudendus; die große Empfindlichkeit der Klitoris ist ohne Zweifel
auf den hier angesammelten Reichtum sensibler Endorgane zurückzuführen.

Labia minora. In den kleinen Labien ist die Anzahl der Nervenkörperchen etwas verringert; trotzdem finden sich wohl ebenfalls sämtliche Formen der knäuelartigen Endgebilde vor, wovon Abb. 222 noch ein Beispiel geben mag. Sonst ist kein besonderer Unterschied in der Nervenversorgung gegenüber der Klitoris und ihrem Praeputium zu bemerken.

Nach den Untersuchungen von OHMORI (1924) nimmt die Entwicklung der Nervenendkörperchen in Klitoris und Vagina erst postnatal in der Hauptsache ihren Anfang und erreicht ihren Abschluß mit vollendeter Pubertät.

SFAMENI (1905) vertritt die eigentümliche Ansicht, daß nicht die sensiblen Endorgane in Klitoris und Labia minora die eigentlichen Nervenenden darstellen, sondern differenzierte, ektodermale Zellen, welche zerstreut in dem Epithel und den oberflächlichsten Cutisschichten liegen und mit den feinsten Endfäserchen in direkte Verbindung treten sollen. Daß er hiermit in gewissem Sinne recht hat, ist nicht zu bezweifeln; nur bleiben eben die Epithelzellen, in welche die Nervenenden hinein versenkt sind, das, was sie sind, nämlich Epithelzellen, und verdienen deshalb noch lange nicht die Bezeichnung „periphersiche Nervenzellen", wie SFAMENI (1905) vorschlägt. Inwieweit im Bindegewebe einzelne Nervenfasern enden, scheint mir nicht genügend klargestellt; gewöhnlich handelt es sich um unvollkommene Imprägnierungen.

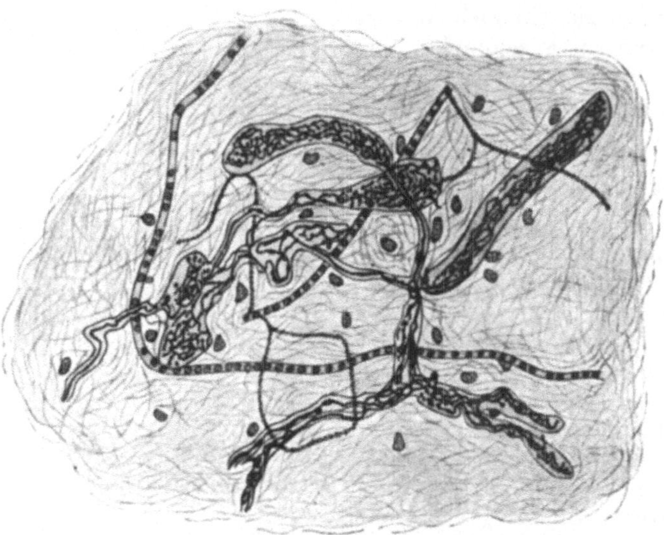

Abb. 222. Nervöse Endkörperchen aus den Labia minora der Frau. Golgimethode. (Nach SFAMENI.)

Die Nervenverteilung in den Labia majora ist die gleiche wie in der äußeren Haut.

Anhang: In der Placenta und Nabelschnur konnte ich bis jetzt mit Sicherheit keine Nerven auffinden. Sie müßten vor allem in der Nabelschnur an Querschnitten leicht zu sehen sein, wenn sie in größerer Zahl vorkommen sollten. Ebensowenig vermochte ich an den Gefäßen der Nabelschnur Nerven zu bemerken. Die von MABUCHI (1924) in Placenta und Nabelschnur dargestellten Nerven sind sicherlich Artefakte.

k) Die Brustdrüse.

Die Brustdrüse erhält ihren Nervenzufluß aus dem Ramus cutaneus lateralis des II.—VI. Intercostalnerven, von den Nervi supraclaviculares und aus Abzweigungen vom Plexus brachialis. Die sympathischen Fasern stammen aus dem Nervengeflecht der Art. thoracica longa, der Rami perforantes der Art. intercostales und der Art. mammaria int., soweit nicht in den Intercostalnerven selbst sympathische Elemente vorhanden sein sollten.

Die in die Brustdrüse eingedrungenen Nervenbündel bilden in dem zwischen den Drüsenläppchen vorhandenen Bindegewebe zunächst ein unregelmäßiges Geflecht; ein Teil der Nerven verläuft mit den Blutgefäßen, ein anderer Teil kümmert sich nicht weiter um dieselben. Von diesem Geflecht, das überwiegend marklose Fasern enthält, spalten sich einzelne Fäserchen zu den glatten Muskelzellen ab, die Hauptmasse begibt sich zum Drüsengewebe und legt sich, nach weiterer Verflechtungen zwischen den Drüsenendstücken, als feiner „epilemmaler" Plexus ihrer Tunica propria auf. Feinste marklose Fäserchen spalten sich hiervon ab, durchbohren die Tunica propria und dringen zwischen die Drüsenzellen hinein; wahrscheinlich lockern sich hierbei ihre Fibrillen zu sehr kleinen Varicositäten auseinander, mit welchem sie entweder auf der Wand der Drüsenzelle (ARNSTEIN 1895) oder sogar in ihrem Innern (TRICOMINI 1903) ein Ende finden (Abb. 223). Auch an den Ausführungsgängen der Drüsen lassen sich Nervengeflechte beobachten.

Zahlreiche sensible Endorgane sind in der Brustdrüse vorhanden. In der Brustwarze haben schon KÖLLIKER (1850) und W. KRAUSE (1858), später PACINOTTI, BRACK (1924) und SFAMENI (1905) MEISSNERsche und VATER-PACINIsche Körperchen beschrieben; eine genaue Schilderung der End-

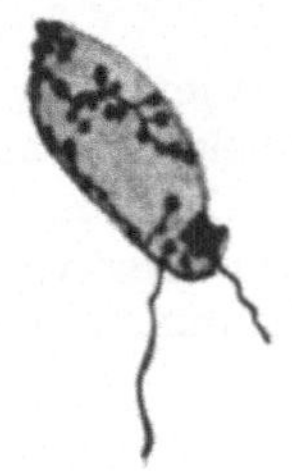

Abb. 223. Längliche Drüsenzelle aus der Milchdrüse einer schwangeren *Katze* mit Nervenendigungen. Methylenblau. Zeiss Imm. 2 mm, Ok. 12. (Nach ARNSTEIN.)

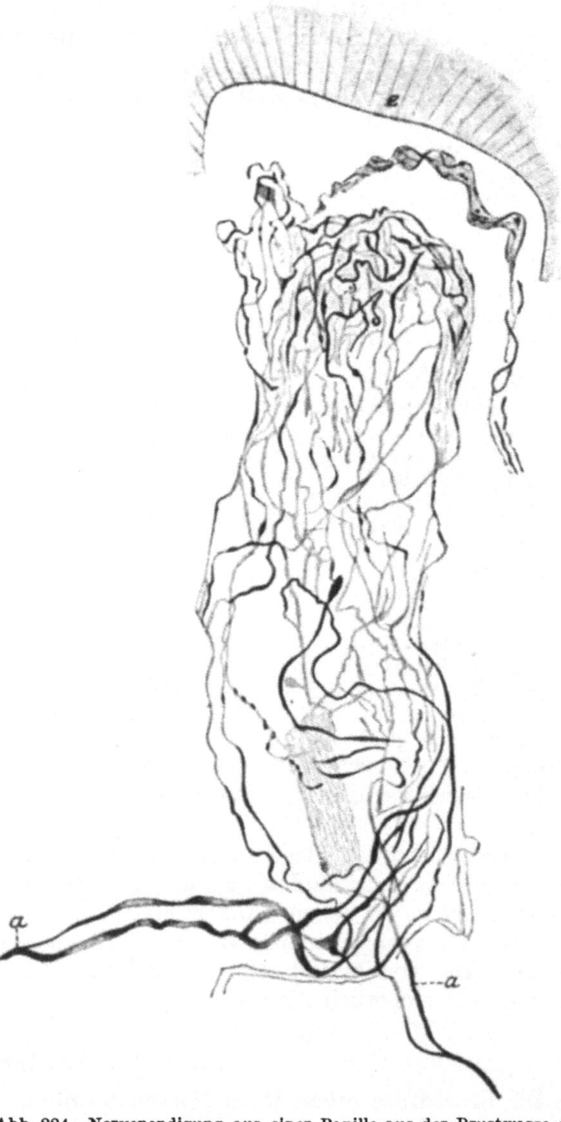

Abb. 224. Nervenendigung aus einer Papille aus der Brustwarze der Frau. Methylenblau. Zeiss Obj. C, Ok. 3. *e* Epithel; *a* markhaltige Nervenfasern. (Nach MARTYNOFF.)

körperchen in dieser Region stammt von MARTYNOFF (1914), der sowohl uneingekapselte Nervenknäuel und baumförmige Endigungen, wie eingekapselte Apparate, die sämtlich zu den knäuelartigen Gebilden zählen, in großer Menge zur Darstellung gebracht hat (Abb. 224).

Die zuführenden Nervenfasern dieser Endkörperchen stammen aus einem in

der Tela subcutanea befindlichen Nervengeflecht, von wo aus eine Reihe von
Fasern zu einem feineren, an der Basis der Papillen gelegenen Plexus und von
hier direkt in das Epithel oder zu besonderen Merkelschen Tastzellen emporsteigen. Unter dem Epithel der Milchgänge innerhalb der Brustwarze wurden
ebenfalls baumförmige Verzweigungen und knäuelartige Gebilde angetroffen.

Auch im Drüsengewebe lassen sich sensible Endorgane beobachten; Dimitrijewski (1895) gibt eine sehr gute Abbildung von Nervenknäueln aus der Milchdrüse der weißen *Ratte*, während an den größeren Ausführungsgängen Endkolben
(Krause 1881) und Endbäumchen aufgefunden wurden. In dem unter den Milchdrüsen gelegenen Bindegewebe hat Langer bei Kindern und einem Manne schon
1851 Vater-Pacinische Körperchen bemerkt.

Wenn auch nach den histologischen Befunden wohl kein Zweifel darüber herr-
schen kann, daß das Nervensystem an der Milchabsonderung irgendwie beteiligt
ist, so führten hinwiederum eine Anzahl von Untersuchungen zu dem Ergebnis,
daß die Milchsekretion in ziemlich erheblichem Grade auch unabhängig von nervösem Einfluß vor sich gehen kann. Genauere Angaben zur Physiologie der Brustdrüse sind von Greving (1924) übersichtlich dargestellt.

Ganglienzellen wurden in der Brustdrüse bis jetzt nicht gesehen.

l) Die Hirnhäute.

Die Dura mater erhält ihre Nerven in der Hauptsache aus den drei Ästen des Nervus
trigeminus: Vom Ophthalmicus tritt der Nervus tentorii, vom Maxillaris der Nervus me-
ningeus und vom Mandibularis der rückläufige Nervus spinosus an die Dura heran. Außerdem werden auch kleine Äste vom Glosso-pharyngeus, Vagus, Accessorius und Hypoglossus
in der Dura beschrieben. Die sympathischen Fasern stammen wahrscheinlich von dem Geflecht um die Art. maxillaris int. und meningea media ab. Präparatorisch dargestellte feine
Verästelungen dieser Nerven in-
nerhalb der Dura werden schon
vor langer Zeit von Arnold
(1851), Froment, Luschka(1850),
Rüdinger (1863) und Purkinje
genau erwähnt. Das Resultat dieser Untersuchungen war die Feststellung von offenbar ziemlich groben Nervengeflechten, die sich
über die gesamte Ausbreitung der
Dura erstrecken.

Eine mikroskopische Un-
tersuchung nach dem feineren
Verhalten der darin befindlichen Nerven wurde zum
ersten Male von Alexander
(1875) bei *Säugetieren*, *Vögeln*
und *Amphibien* mit Hilfe der
Goldchloridmethode unter-
nommen. Hierbei konnte Alexander (1875) schon zwei Sor-
ten von Nerven in der Dura
feststellen: Gefäßnerven oder

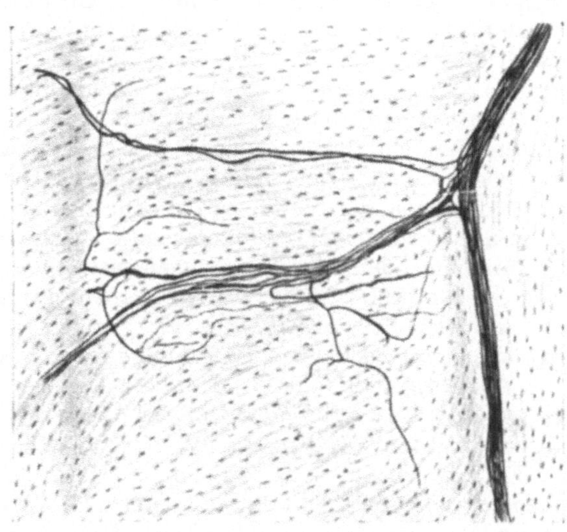

Abb. 225. Gefäßnerven aus der Dura mater.
Bielschowskymethode. (Nach Traum.)

solche, die nur in Begleitung der Gefäße verlaufen, und Nerven, die im Bindegewebe der Dura unbekümmert um die Gefäße einherziehen, Eigennerven oder
Nervi proprii.

Weitere mikroskopische Untersuchungen über die Nerven der Dura stammen
von Nahmmacher (1879), Ivanoff (1893), d'Abundo (1894), Jacques (1895),
Jantschik (1895) und Acquisto und Pusateri (1896). In neuerer Zeit hat

sich Traum (1925) mit dem gleichen Thema an menschlichem Material beschäftigt, während Wreden (1905) bei *Katze, Hund* und *Pferd* die Dura des Rückenmarkes untersuchte.

Im allgemeinen scheint der Nervenreichtum in der Dura dem der Pia erheblich nachzustehen, im übrigen aber an der Schädelbasis ein größerer zu sein wie an der Konvexität des Gehirns. Traum (1925) vermochte in der mittleren Schädelgrube im Bereich der Arteria menigea media eine beträchtliche Nervenmenge innerhalb der Dura festzustellen; stärkere Anhäufungen von Nervenfasern konnten noch im Tentorium cerebelli aufgefunden werden.

Die Gefäßnerven lassen sich zunächst als dicke, 35—40 μ starke Bündel in der Adventitia der Arterien erkennen, stehen gewöhnlich mit benachbarten Bündeln durch feinere, mehr quer oder schräg verlaufende Äste in direkter Verbindung und bilden so ein verschieden dichtes Geflecht. Mit der allmählichen Aufteilung der Arterien in immer kleinere Äste werden die Nervenbündel ebenfalls in gleichem Maße feiner und geben dann häufig eine Anzahl feinster markloser Fasern ab, die sich zwischen den glatten Muskelfasern der Muscularis nach vorheriger vielfacher Aufteilung zu verlieren scheinen (Abb. 225).

Spezifische sensible Endigungen wurden in der Wand der Duragefäße bis jetzt noch nicht beobachtet.

Viele Nerven, die mit den Gefäßnerven gemeinsam einherziehen, sind sicher keine Vasomotoren, sondern begleiten nur die Gefäße eine Strecke ihres Weges, um sich dann in das Bindegewebe der Dura zu begeben. Ebenso kann man auch umgekehrt Nervenbündel im Bindegewebe der Dura verlaufen sehen, die manchmal eine einzelne Faser zu den gerade in der Nähe befindlichen Blutgefäßen absenden.

Die Nervi proprii setzen sich aus marklosen und markhaltigen Fasern zusammen und sind nicht besonders zahlreich. Die Fasern verlaufen teilweise zu Bündeln zusammengefaßt, teilweise aber auch völlig isoliert durch das Bindegewebe hindurch und sind auf ihrem vielfach verschlungenen und gewundenen Wege oft auf weite Strecken durch das Präparat hindurch zu verfolgen. Die Nervenbündel splittern sich des öfteren in einzelne Fasern auf (Abb. 226) oder gehen mit benachbarten Bündeln durch gegenseitigen Faseraustausch Verbindungen ein, wodurch ein ziemlich unregelmäßiges, sehr weitmaschiges Geflecht zutage tritt.

Endigungen der Nervi proprii sind ziemlich spärlich und treten in der sehr variablen Form feiner Endbäumchen oder knäuelartiger Endkolben auf. Traum (1925) konnte derartige Endigungen feststellen, die den von Jacques (1895) sowie von Acquisto und Pusateri (1896) beschriebenen völlig gleichen. Hierbei teilt sich eine markhaltige Faser plötzlich in eine Anzahl feinerer Zweige auf, die unter vielfachen Umschlingungen in feinste Ästchen aufsplittern und, wie Acquisto und Pusateri (1896) angeben, unter dem Endothel ihr Ende finden, zum Teil mit knopfförmigen Anschwellungen. Auch keulenförmige Endverbreiterungen wurden von Traum (1925) beschrieben (Abb. 227).

Ein Beispiel einer weiteren Endigungsform stellt schließlich noch das in Abb. 228 wiedergegebene Gebilde dar, von welchem Wreden (1905) eine größere Anzahl in der Dura des Rückenmarkes beim *Pferd* aufgefunden hat. Im übrigen scheinen in Anordnung und Verlauf der Nerven zwischen Dura des Rückenmarkes und Gehirns keine größeren Unterschiede zu bestehen. Wreden (1905) und verschiedene andere Autoren wollen Ganglienzellen in der Dura gesehen haben. Ich glaube jedoch, daß diese Angabe sehr wahrscheinlich auf eine Verwechslung mit Bindegewebszellen beruht; wenigstens wurden bis jetzt einwandfreie Darstellungen von Ganglienzellen in der Dura noch nicht geliefert und ich konnte ebenfalls nichts dergleichen wahrnehmen.

Über die Funktion der Duranerven ist es nicht leicht, sich ein befriedigendes

Urteil zu verschaffen. Ein Teil der die Gefäße begleitenden Nerven gehören sicherlich zu diesen selbst und können somit als Vasomotoren Geltung beanspruchen. Bei den Nervi proprii handelt es sich wohl nur um Nerven mit afferenter Leitung. Tast- und Temperaturempfindungen kommen für die Dura normalerweise nicht in Betracht; somit wäre denkbar, daß die Nerven der Dura, gleich denen der Pia, im Dienste der Liquorzirkulation stehen, da jedwede Liquorbewegung sich auf den jeweiligen Spannungszustand der Dura sofort auswirken und die hierdurch verursachte Änderung im Spannungszustand des Duragewebes sehr wohl

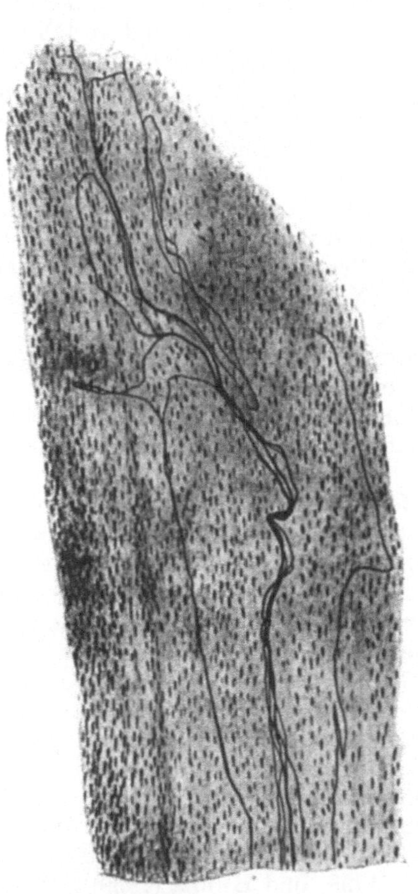

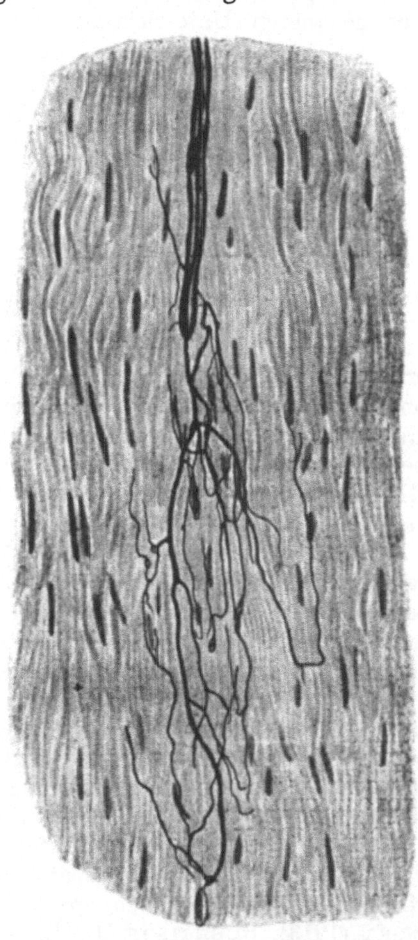

Abb. 226. Nerven in der Dura mater. Kind.
Bielschowskymethode. Vergr. 100fach. (Nach TRAUM.)

Abb. 227. Nervenendigung in der Dura mater. Kind.
Bielschowskymethode. Vergr. 350fach. (Nach TRAUM.)

als adäquater Reiz für die Duranerven angesehen werden könnte. Es wäre auch möglich, daß ein chemischer Reiz auf die Nervenendigungen in der Dura einwirken könnte, der durch Veränderungen in der chemischen Zusammensetzung des Liquors bedingt wäre.

Direkt schmerzempfindlich scheint nach den Angaben der Chirurgen die Dura nicht zu sein; vielleicht ändert sich dies aber, wenn die harte Hirnhaut bei erhöhtem Hirndruck unter eine gesteigerte Spannung versetzt wird.

In der Duralscheide des Nervus opticus findet sich eine ganze Menge von Nervenbündeln vor, die eine Dicke über 60 μ aufweisen können. Sie stehen gewöhnlich miteinander in Verbindung und sind stellenweise zu einem engen Maschenwerk miteinander verknüpft. Auch einzelne Fasern, die sich von den Bündeln abgezweigt haben, kann man gelegentlich im Bindegewebe beobachten; über ihre Endigungsweise ist nichts bekannt.

In der Pia mater des Gehirns und des Plexus chorioideus finden sich Nerven in reichlicher Masse sowohl an den Gefäßen wie unabhängig von diesen im Bindegewebe verlaufend vor. Sie wurden zuerst von PURKINJE beim *Rinde* gesehen (1836) und etwas später von REMAK (1841) beobachtet.

Die Frage nach der Herkunft der Pianerven hat zum ersten Male BOCHDALEK einer genaueren Untersuchung unterworfen, mit dem Ergebnis, daß außer von dem sympathischen Geflecht der Art. carotis und vertebralis sich auch feine Ästchen vom III. VI. VIII. XI. und XII. Gehirnnerven sowie direkt aus Pons und der Unterfläche der Crura cerebri zur Pia hinabzweigen. Ich selbst kann seine Angaben bestätigen und sah gelegentlich auch feinste Nervenfädchen vom VII. IX. und X. Gehirnnerven sich in der Pia

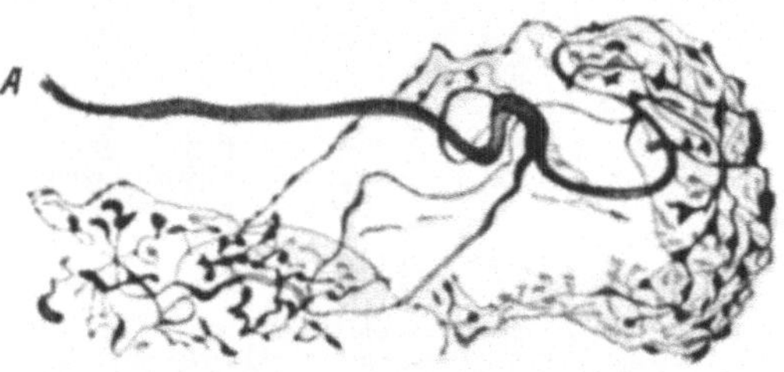

Abb. 228. Knäuelförmige sensible Endigung aus der Dura mater. *Pferd*. Methylenblau. *A* markhaltige Nervenfaser. (Nach WREDEN.)

verlieren, wobei der Vagus auch noch an der Versorgung des Plexus chorioideus vom IV. Ventrikel beteiligt erschien. BENEDIKT (1874) hat vom Boden der Rautengrube aus der Gegend des Vaguskerns ein sehr feines Fädchen in den darüber liegenden Plexus chorioideus ziehen sehen, das er mit dem Namen eines XIII. Gehirnnerven ausstatten wollte; ich habe den gleichen Befund ebenfalls in einem Falle erheben können.

Schließlich gibt RÜDINGER (1863) noch feine Ästchen der Nervi sinu-vertebrales, die sich aus Fäserchen sensibler Wurzeln und sympathischen Elementen zusammensetzen, als zur Pia des Rückenmarkes gehörig an, während die Hauptmasse der für die Pia des Rückenmarkes bestimmten Nerven aus den sympathischen Gefäßflechten und den hinteren Wurzeln (REMAK 1841) abstammen.

Mikroskopische Untersuchungen über die Nerven der Pia wurden von KÖLLIKER (1896), LAPINSKY (1913), HUBER (1899), HUNTER (1901), GULLAND (1898), MORISON (1898), ARONSON (1900), BERGER (1924) und mir selbst ausgeführt, während im Plexus chorioideus BENEDIKT (1874), FINDLAY (1899), BOCHENEK (1899), HWOROSTOCHIN (1911) und ich Nerven beschrieben haben.

Gefäßnerven. Sämtliche Gefäße der Pia mater sind mit Nerven versorgt; schon KÖLLIKER (1896), etwas später OBERSTEINER (1897), erwähnen feine Nervengeflechte an den Piaarterien, später folgen MORISON (1898),.HUNTER (1901), LAPINSKY (1913), ROBERTSON (1896), GULLAND (1898) und HUBER (1899) mit den gleichen Resultaten, und in neuester Zeit macht BERGER (1924) entsprechende Angaben.

Man kann sich mit Hilfe geeigneter Silbermethoden leicht davon überzeugen, daß in der äußeren Adventitia der Arterien von Pia und Plexus chorioideus stets eine Anzahl längsverlaufender Nervenbündel einherziehen, die gelegentlich auch das Gefäß in ziemlich steilen Spiralwindungen umschlingen können. Die Bündel bei etwa 1 mm dicken Arterien setzen sich aus wenigen, bis zu 60 und mehr, Nervenfasern zusammen und erreichen eine Dicke bis zu 60 μ. Je stärker das Kaliber einer Arterie, um so stärker ist der Umfang der begleitenden Nervenbündel.

Diese Bündel, die auch markhaltige Fasern enthalten können, teilen sich gewöhnlich dichotomisch auf, treten hinwiederum sehr häufig durch derartige Teilungsäste mit benachbarten Teilungsästen in Verbindung, wodurch ein grob-

maschiges, ziemlich oberflächlich gelegenes Nervengeflecht zustande kommt. Zwischen den Bündeln
finden sich meist in gleicher Ebene gewöhnlich noch
eine Anzahl einzelner Fasern vor, die sich von den
Bündeln abgezweigt haben und ebenfalls hauptsächlich in der Längsrichtung der Arterie einherziehen;
mitunter treten die Fäserchen durch querverlaufende Verbindungsäste untereinander in direkten Zusammenhang, teilen sich auf und schlagen häufig
einen vielfach gewundenen Weg ein.

Nicht alle der in der äußeren Adventitia befindlichen
Nervenbündel sind als Gefäßbündel anzusehen. Ein Teil
von ihnen begleitet nur das Gefäß und verläßt es nach
einer verschieden langen Wegstrecke wieder, um sich in das
Bindegewebe der Pia zu begeben.

Unter dem aus Bündeln zusammengesetzten Nervengeflecht ist an der Grenze zwischen Adventitia
und Media noch ein zweites nervöses Flechtwerk
gelagert, das aus einer ungeheuren Menge von Fasern
von ziemlich starkem bis zum allerfeinsten Kaliber
besteht. Wenn auch diese Fasern, gelegentlich zu
schmalen Bündeln vereint, hauptsächlich in der
Längsrichtung des Gefäßes einherziehen, so zeigen
sie doch an Stellen, wo verschiedene solcher Bündel
zusammenstoßen, ein völlig regelloses Durcheinander
in ihrer Anordnung, teilen sich gleichzeitig noch vielmals auf, verbinden sich wiederum miteinander und
rufen so ein kaum durchdringbares Gewirr hervor
(siehe Abb. 99).

Manchmal trifft man, in das feine Flechtwerk
eingeschaltet, ziemlich kleine unipolare Ganglienzellen an von rundlich ovalem bis birnenförmigem
Aussehen. Bei einem Arterienstück vom Plexus
chorioideus von 4 mm Länge und 1 mm Breite fand
ich einmal drei Ganglienzellen in der tiefen Adventitia vor. Schon BENEDIKT (1874) hat am Zer-
zupfungspräparat vom Plexus chorioideus birnenförmige Ganglienzellen beobachtet, wobei mir aber
fraglich erscheint, ob diese Zellen auch wirklich aus
der Gefäßwand und nicht etwa aus dem Bindegewebe
des Plexus chorioideus stammen; das gleiche gilt für
die von MORISON angeblich in der Wand der Pia-
gefäße beschriebenen Nervenzellen.

Innerhalb der Media der Arterien habe ich nur
in ganz seltenen Fällen eine vereinzelte Nervenfaser
trotz mühevollsten Suchens bemerken können. Hingegen lassen sich manchmal in der Adventitia noch
sehr kleine, zweifellos sensible, knäuelartige Endkörperchen beobachten.

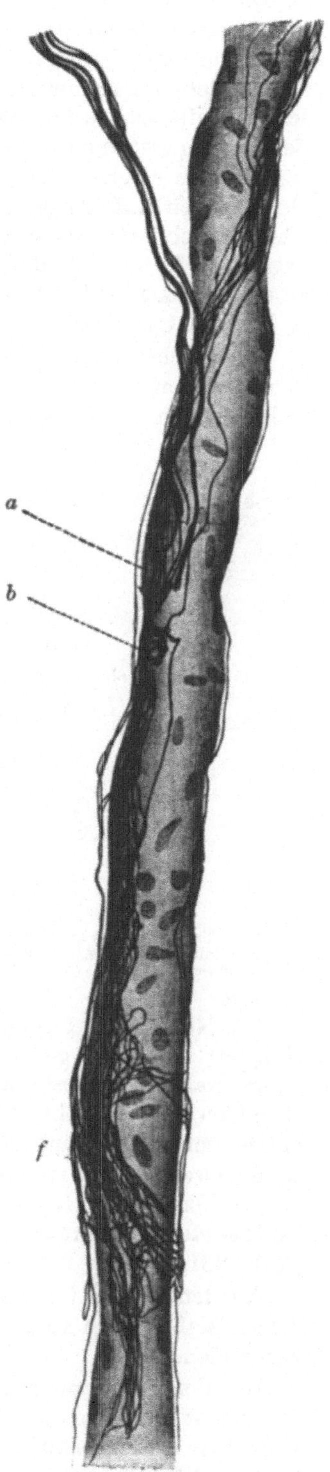

Abb. 229. Innervation einer Arteriole aus der Tela des IV. Ventrikels.
Mensch. Natronlauge-Silber-Methode von O. SCHULTZE. *a* Rißstelle
eines Nervenbündels, welches das Gefäß begleitet; *b* nervöses Körperchen; *f* Nervengeflecht mit zahlreichen Schlingen, eine Endigung darstellend. Vergr. 500fach. (Nach STÖHR jr.)

Die nervöse Versorgung der Arteriolen der Pia ist außerordentlich reichlich und überdies durch das Auftreten ausgedehnter sensibler Endorgane besonders gekennzeichnet. Zunächst umschlingen die längsverlaufenden Nervenfasern teils zu Bündeln zusammengeschlossen, teils einzeln das Gefäß, wobei auch kleine, schwer definierbare nervöse Körperchen mit den Nerven in Verbindung stehen. Sehr häufig treten einzelne, im freien Bindegewebe verlaufende Fasern, oder auch Bündel von solchen, an die Arteriole heran, verflechten sich mit den dortigen Gefäßnerven aufs engste, um sich nach einer gewissen Wegstrecke wieder zu einer benachbarten Arteriole zu begeben und hier das gleiche Spiel von neuem zu beginnen. Es scheint, daß alle Arteriolen durch ein nervöses Verbindungssystem zu einer funktionellen Einheit zusammengeschlossen sind, ein Verhalten, wie ich es bei den Capillaren des Herzens ebenfalls beobachten konnte.

Eine wichtige Besonderheit im Nervenapparat der Arteriolen bilden die sehr komplizierten Endorgane sensibler Natur (Abb. 229). Diese bis zu 400 μ langen Gebilde legen sich der Gefäßwand meist spiralig dicht an und entstehen dadurch, daß mehrere Nervenfasern, entweder von den eigentlichen Gefäßnerven oder aber aus dem Bindegewebe der Pia stammend, miteinander an circumscripter Stelle ein ungeheuer dichtes Netz und Flechtwerk bilden und somit eine außerordentliche Oberflächenvergrößerung des Nervengewebes auf engem Raum hervorrufen. Aus solchen Geflechten lösen sich dann immer wieder einzelne marklose Fäserchen ab, um in der Wand der Arteriole weiter zu ziehen. Die Form dieser Geflechte zeigt, wie bei allen peripherischen Nervenendigungen, die größten Verschiedenheiten.

An den Arteriolen des Plexus chorioideus konnte ich in der Adventitia ein ziemlich grobmaschiges Nervengeflecht beobachten; hingegen gelang es mir hier nicht, größere sensible Endigungen aufzufinden.

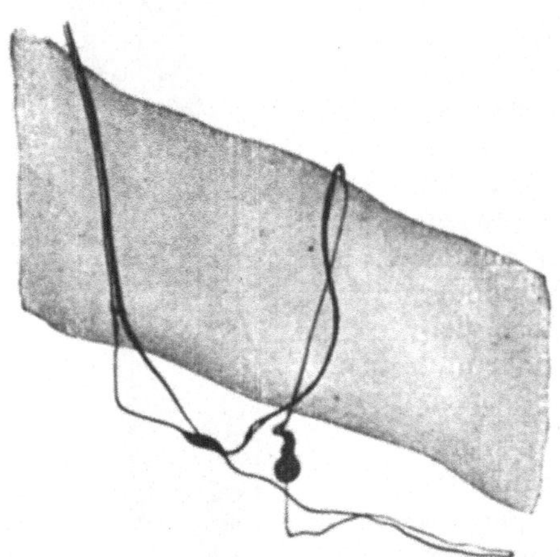

Abb. 230. Capillarnerven aus der Pia mater. Mensch. Natronlauge-Silber-Methode von O. SCHULTZE. Vergr. 1000fach. (Nach STÖHR jr.)

Die Nerven der Capillaren sind, wie überall, sehr schwer zur Darstellung zu bringen; sie liegen gewöhnlich der Capillarwand direkt auf und schlingen sich manchmal in Spiralwindungen um das Gefäß, wobei mitunter feine Endkörperchen hervortreten (Abb. 230). Sie sind aber nicht streng an den Verlauf einer Capillare gebunden, sondern verlassen dieselbe bald wieder, um sich durch das Bindegewebe der Pia hindurch zu benachbarten Capillaren zu begeben. Eine zweite Form einer Nervenendigung, wo sich die feinen Fäserchen mit kleinen Endknöpfchen direkt dem Endothel auflagern, habe ich in einem Falle beobachtet (Abb. 231).

An den Venen der Pia, einschließlich der Vena Galeni, sind Nerven in reichlichem Maße, wenn auch gewöhnlich in anderer Anordnung wie bei den Arterien, vorhanden.

Aus dem Vorhandensein von Nerven an allen Abschnitten des Gefäßsystems der Pia ist ohne weiteres der Schluß berechtigt, daß an der Regulation des intrakraniellen Blutkreislaufes ein nervöser Faktor mit Sicherheit beteiligt sein muß. Da die Gefäße der Pia des Rückenmarkes den gleichen nervösen Befund aufweisen, so gilt für die Blutversorgung der Medulla spinalis natürlich der nämliche

Schluß. Von erheblicher Bedeutung scheint mir nur die Frage zu sein, ob die Gefäße der Substanz des Zentralnervensystems eigene Nerven besitzen. Es wäre denkbar, daß von der Pia her feine Nerven gleichzeitig mit den Gefäßen ein Stück weit in die Gehirnsubstanz hineinzögen, eine Angabe, die sich schon bei KÖLLIKER (1896) vorfindet. Ich habe mich hiervon nur in ganz vereinzelten Fällen überzeugen können und halte die Gefäße der Substanz des Zentralnervensystems für nervenlos, ein allerdings negatives Ergebnis, zu dem auch BERGER (1924) und andere Autoren gelangt sind.

O. SCHULTZE (1918) beschrieb „eigenartige marklose Fasermäntel um die Blutgefäße der Gehirnsubstanz". Diese sind an Präparaten, die vor allem mit seiner Natronlauge-Silber-Methode hergestellt sind, sehr leicht zu sehen; sie bestehen aus einer großen Menge sehr feiner, ganz dicht parallel nebeneinander gelagerter Fäserchen, die sich gewöhnlich senkrecht zur Längsachse der Gefäße um deren Wand herumschlingen, aber nur um einen Teil der Wandungsperipherie, so daß ein Bild entsteht, wie wenn man ein Bündel feiner Wollfäden über ein horizontal gehaltenes Glasröhrchen legen würde. Die Nerven begeben sich also, nachdem sie sich um den größten Teil der Gefäßwand herumgewunden haben, wieder dahin zurück, von wo sie — allerdings nur in der näheren Umgebung des Gefäßes — gekommen sind. Ich glaube jedoch, daß es sich bei diesen Nerven, da sie niemals in enge Beziehung zur Gefäßwand treten, nicht um Vasomotoren, sondern um Faserzüge handelt, die in der Embryonalzeit durch das Wachstum der Gefäße zum Teil aus ihrer ursprünglichen Lage verschoben worden sind.

Es scheint also, daß der Angriffspunkt des nervösen Faktors für die Blutregulation des gesamten Zentralnervensystems gleichsam in die Pia vorverlagert ist. Dieser nervöse Faktor ist

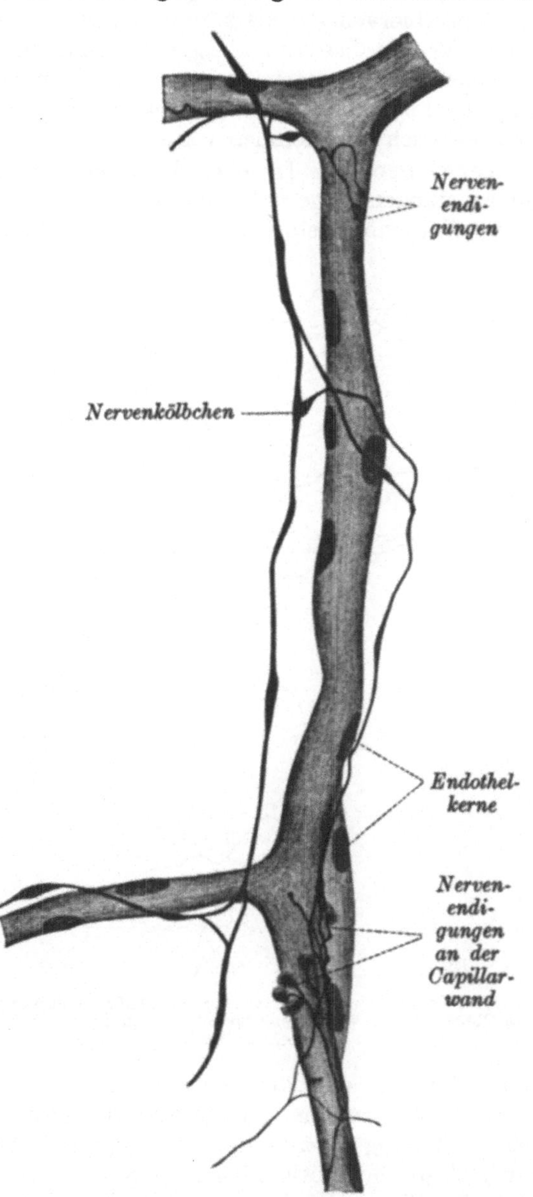

Abb. 231. Capillarnerven der Pia mater. Mensch. Natronlauge-Silber-Methode von O. SCHULTZE. Eigenes Präparat. Vergr. 800fach. (Aus BRAUS: Anatomie, Bd. 2.)

wahrscheinlich aus verschiedenen Komponenten, einer sympathischen und einer parasympathischen, zusammengesetzt, wozu noch ein eigenes, besonders an den Arteriolen stark ausgebildetes, sensibles Überwachungssystem kommt. Wenn nun auch, wie WEBER (1908) experimentell gezeigt hat, der Gedanke viel Wahrscheinlichkeit besitzt, daß das Gehirn durch ein eigenes Zentrum die Regelung der ihm zukommenden Blutmenge in der Pia übernimmt, so wäre doch immerhin möglich, daß auch eine chemische Komponente an der Regulierung des Gefäßquerschnittes noch überdies beteiligt ist; auch das Fehlen von Nerven in der Substanz des Zentralnervensystems könnte darauf hinweisen. Es ist somit an der Regulation der für das Zentralorgan bestimmten Blutmenge ein zweifellos äußerst verwickeltes Zusammenarbeiten einer nervösen und einer chemischen Komponente denkbar, wobei eine gegenseitige regulierende Vertretung beider Faktoren überdies noch anzunehmen wäre.

Nervi proprii. In mikroskopischen Präparaten der Pia, die mit geeigneten Silbermethoden hergestellt sind, lassen sich leicht eine ganze Anzahl von 10—90 μ dicke Nervenbündeln beobachten, die völlig unbekümmert um den Verlauf der Gefäße im Bindegewebe einherziehen. Diese Bündel pflegen durch allmähliche Abgabe einzelner Äste oder auch einzelner Nervenfasern ihr Kaliber zu verringern, treten hinwiederum durch weitere Verzweigungen mit benachbarten Bündeln in Verbindung und formieren auf diese Weise ein ziemlich weitmaschiges, unregelmäßiges Geflecht, das über die gesamte Pia des Großhirns wie des Kleinhirns ausgespannt ist. Untersucht man systematisch die Pia nach jenen Nervenbündeln, so ergibt sich, daß dieselben an der Gehirnbasis an Zahl

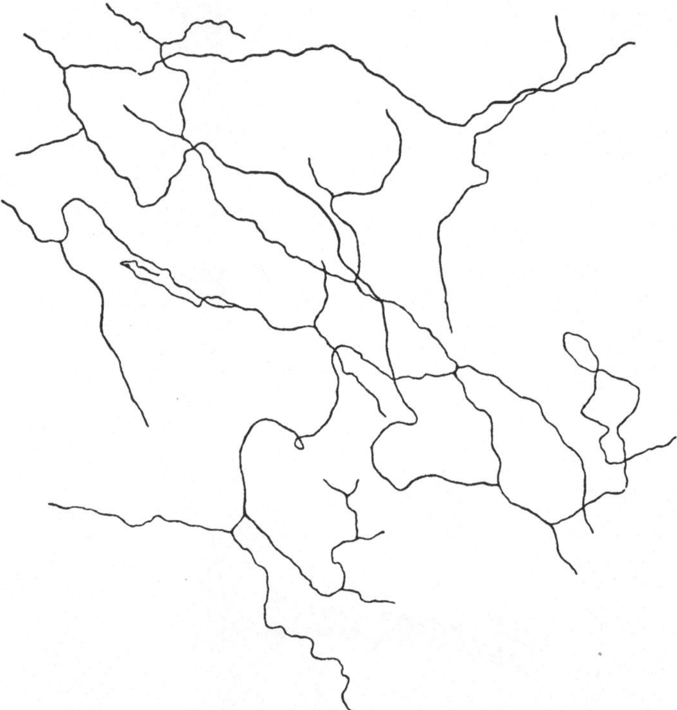

Abb. 232. Feinstes Nervengeflecht aus der Pialscheide des Nervus opticus. Mensch. Zeiss Obj. 8 mm, Ok. 4. Natronlauge-Silber-Methode von O. Schultze. (Nach Stöhr jr.)

und Kaliber am stärksten vertreten sind; je näher die Bezirke der Pia der oberen Konvexität liegen, um so mehr verringern sich die Bündel durch vielfache allmähliche Aufteilung an Zahl und Umfang, um schließlich in der Fissura longitudinalis nur noch spärlich vorhanden zu sein.

In der Pia des Rückenmarkes ist die Anordnung und Stärke der Nervenbündel im allgemeinen ähnlich derjenigen der Gehirnpia; nur ziehen die Bündel zumeist parallel zur Längsachse der Medulla spinalis einher. Ein Teil der Fasern ist markhaltig, wie sich mit der Weigertschen Methode leicht feststellen läßt.

In der Pialscheide des Nervus opticus weisen die Nervenbündel ein etwas schmäleres Kaliber auf, mit einer größten Dicke von etwa 40 μ. Sie verlaufen ziemlich stark gewunden und sind gewöhnlich durch feine Teiläste zu einem Geflecht miteinander verbunden; sie stammen aus dem Nervenplexus der Art. ophthalmica und aus dem Nervus oculomotorius.

Im Bindegewebe des Plexus chorioideus sind Nervenbündel von etwa 30 μ Dicke leicht aufzufinden; in denjenigen Teil, welcher in direkter Nachbarschaft vom Thalamus opticus gelegen ist, dringen manchmal Fasern aus der Gehirnsubstanz hinein, während die Telae chorioideae gelegentlich von Fasern aus den Tänien versorgt werden.

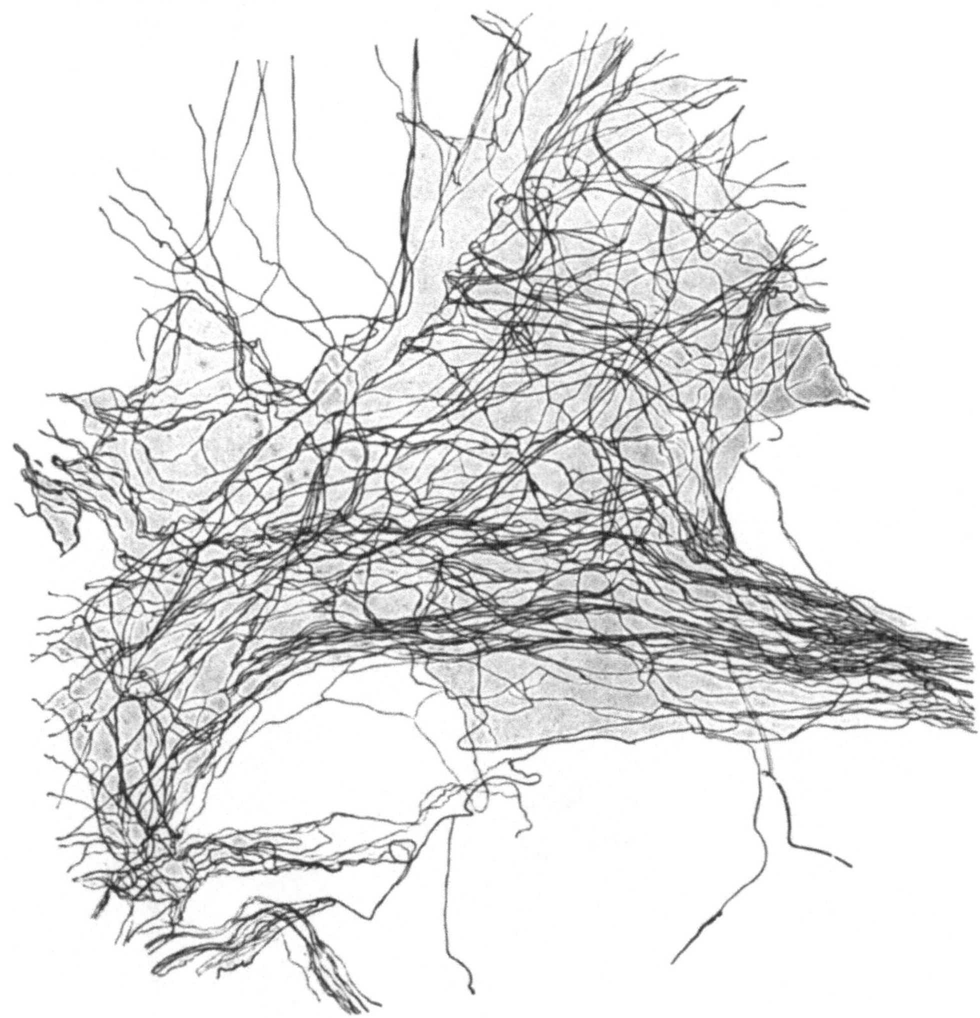

Abb. 233. Nervengeflecht aus der Tela chorioidea des III. Ventrikels. Mensch. Natronlauge-Silber-Methode von O. Schultze. Vergr. 275fach. (Nach Stöhr jr.)

Zwischen den Nervenbündeln finden sich in der gesamten Pia einzelne Fasern von sehr starkem bis zum allerfeinsten Kaliber vor, die fast alle von deh Nervenbündeln abstammen, sich unter mannigfacher Aufteilung durch einen vielfach gewundenen Weg auszeichnen und miteinander zu einem weitmaschigen Netz vereinigen. Manche dieser Fasern haben sich von Gefäßnervengeflechten abgezweigt, andere hinwiederum sind Fortsätze unipolarer oder auch multipolarer Ganglienzellen, die innerhalb der Pia, wenn auch sehr selten, zu beobachten sind. Die Ganglienzellen kommen gewöhnlich nur vereinzelt vor, einmal habe ich ein kleines, aus wenigen unipolaren, rundlichen Zellen bestehendes Ganglion

gefunden, welches an der Basis in der Nähe der Fissura hippocampi seinen
Sitz hatte.

Man darf die Ganglienzellen nicht mit dunklen, bräunlichen, mit Ausläufern versehenen
Zellen verwechseln, deren Pigment im Toluidinblaupräparat grünlich erscheint (Spielmeyer 1922). Wenn sie gelegentlich auch einen runden, hellen Kern mit einem einzigen,

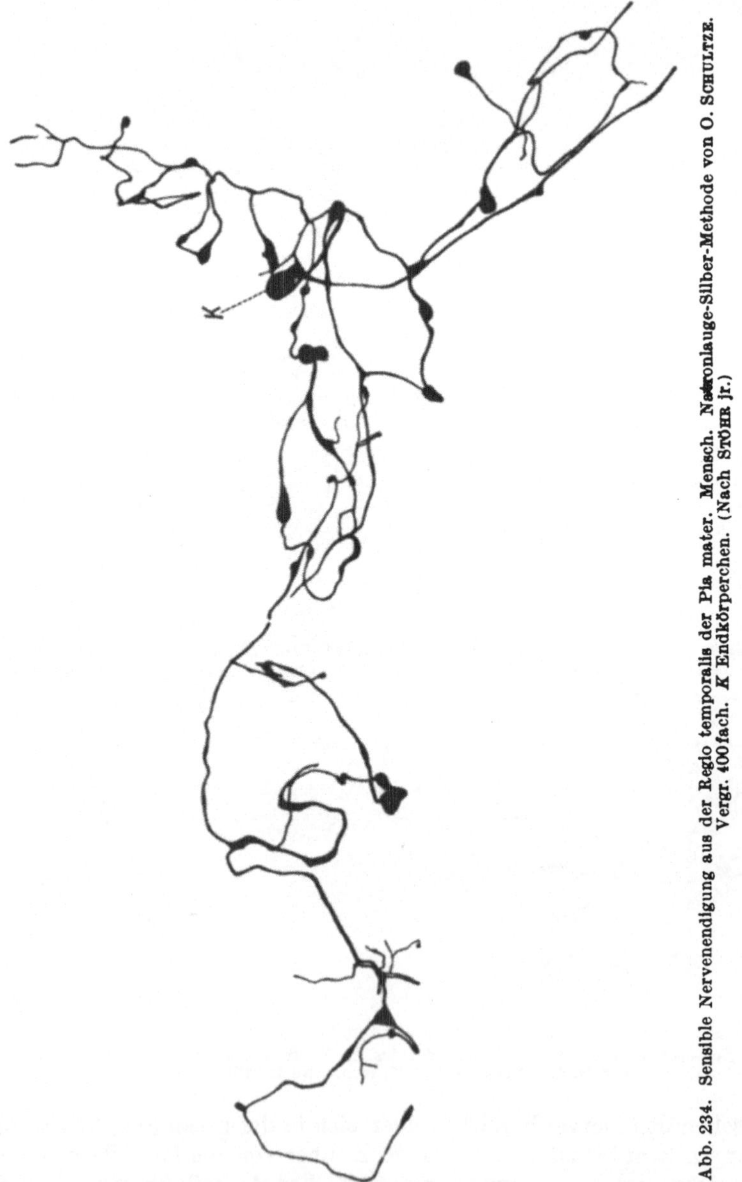

Abb. 234. Sensible Nervenendigung aus der Regio temporalis der Pia mater. Mensch. Neutronlauge-Silber-Methode von O. Schultze. Vergr. 400fach. *K* Endkörperchen. (Nach Stöhr jr.)

scharf umgrenzten Nucleolus erkennen lassen, so handelt es sich hier um Chromatophoren,
die nach Spielmeyer (1922) im Alter und in pathologischen Fällen eine beträchtliche Vermehrung erfahren.

Netze einzelner Fasern von außerordentlicher Feinheit zeigt die Pia des Nervus
opticus (Abb. 232); die Fäserchen stehen hier in kontinuierlichem Zusammenhang

miteinander und bilden so ein geschlossenes Ganzes. Freie Endigungen konnte ich nicht beobachten; wo sie in der Abbildung auftreten, sind die Nervenfasern entweder abgeschnitten oder es handelt sich um unvollkommen imprägnierte Achsenzylinder.

Über die einzelnen Fasern in der Pia des Großhirns sind noch zwei Besonderheiten anzuführen; einmal lassen sich gelegentlich feine, bis zu $12\,\mu$ breite, ganz verschieden geformte Körperchen erkennen, die ähnlich einer kleinen Ganglienzelle in ihre Bahn eingeschaltet sind und nichts mit den bekannten Varicositäten zu tun haben. Wahrscheinlich stellen die Gebilde sensorische Endorgane dar. Ein vielfach gekrümmter, umständlicher Verlauf ist für die einzelne

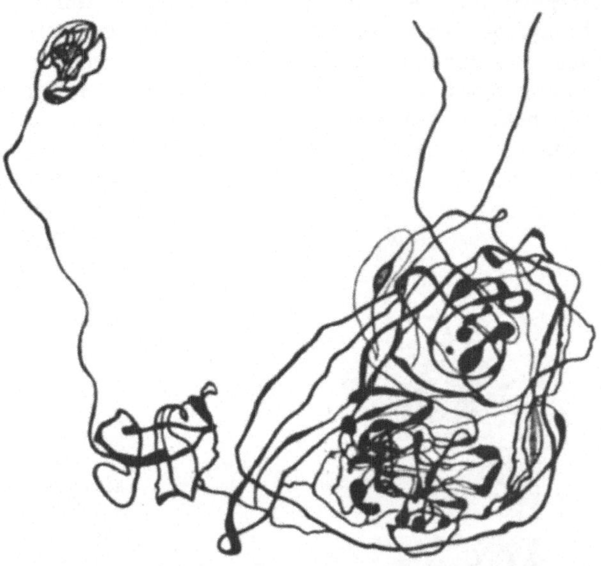

Abb. 235. Meissnersches Körperchen aus der Tela chorioidea des IV. Ventrikels. Mensch. Natronlauge-Silber-Methode von O. Schultze. Vergr. 400fach. (Nach Stöhr jr.)

Faser innerhalb der Pia ohnehin charakteristisch; es kommt aber auch eine gehäufte Schlingenbildung einzelner Nervenfäserchen an circumscripter, enger Stelle vor, wobei jene kleinen Endkörperchen überdies zahlreicher zu sehen sind; vielleicht ist hier schon eine nervöse Formation vorhanden, die einer Endigung gleichzusetzen ist.

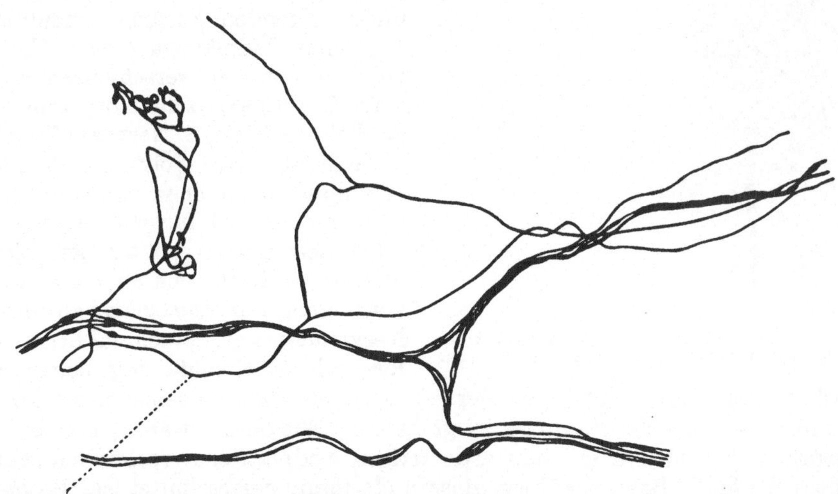

Abb. 236. Nervengeflecht mit sensibler Endigung aus der Pia mater des Rückenmarkes. Mensch. *f* zuführende Faser. Natronlauge-Silber-Methode von O. Schultze. Vergr. 450fach. (Nach Stöhr jr.)

Die einzelnen Nervenfasern sind über die gesamte Pia in verschiedenen Mengen verteilt. Diejenigen Partien, die mit dem Plexus chorioideus in Verbindung stehen, die Telae chorioideae des III. und IV. Ventrikels, ferner der an der Fissura

hippocampi gelegene Abschnitt, weisen einen ganz enormen Reichtum an Nervenfasern auf (Abb. 233). An solchen Stellen ist das nervöse Gewebe durch reichliche
Aufsplitterung der einzelnen Fasern und durch ungeheuer verwickelte Umschlingungen und Verbindungen der Nervenfasern zu einer kaum entwirrbaren
Masse zusammengehäuft. Derartige Geflechte entstehen gewöhnlich an einer
Vereinigungsstelle mehrerer Bündel markloser Nervenfasern und lassen auch oft
ein gehäuftes Auftreten kleiner Endkörperchen erkennen.

Im Plexus chorioideus stammen die einzeln verlaufenden Nervenfasern fast
sämtlich von den dort befindlichen Nervenbündeln ab, verbinden sich häufig
zu Geflechten der allerverschiedensten
Anordnung und ziehen gelegentlich
auch zu den Gefäßen; Ganglienzellen
sind im Plexus chorioideus, allerdings
sehr selten, anzutreffen.

Manchmal imprägnieren sich im Bindegewebe des Plexus chorioideus feine Fasern
geradeso wie Nerven mit Silberlösung tiefschwarz, ja man kann sogar scheinbar die
allerverwickeltsten und schönsten sensiblen
Endknäuel erhalten. Wenn aber der Zusammenhang dieser Gebilde mit ganz sicher
diagnostizierten Nervenfasern fehlt, so sei
man mit der Diagnose Nervenendigung sehr
vorsichtig. Denn wahrscheinlich handelt es
sich hierbei um verkalktes Bindegewebe,
das mit Silber derartige Trugbilder hervorzutäuschen vermag.

Endigungen der Nervi proprii, die
in der Pia des Rückenmarkes zum
ersten Male beobachtet wurden, sind
in der gesamten Pia im wesentlichen
unter folgenden Formen aufzufinden:
1. Kleine Endplättchen oder Endkörperchen von der verschiedensten Gestalt, 2. Meissnersche Körperchen und
ähnliche Gebilde, 3. Nervengeflechte.

Was die erste Form anbelangt, so
sind diese Körperchen von rundlichem,
ovalem oder auch birnenförmigem Aussehen, zeigen einen größten Längsdurchmesser von höchstens 30 μ und weisen
gewöhnlich nur eine einzige zuführende
Nervenfaser auf. Manchmal liegen mehrere solcher Gebilde eng beieinander,

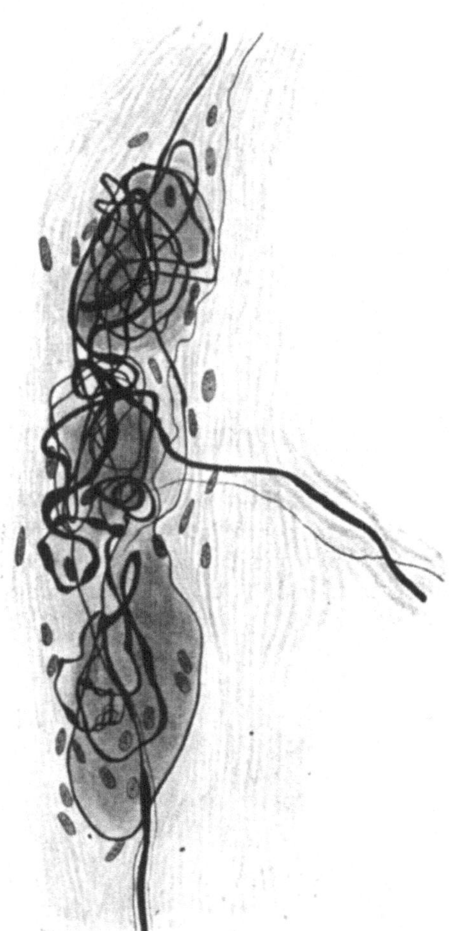

Abb. 237. Knäuelförmige Nervenendigung aus der Pia
mater. Mensch. Bielschowskymethode. Vergr. 500 fach.

vor allem, wenn ihre zugehörigen Nervenfasern von einer gemeinsamen stärkeren
Stammfaser sich gleichzeitig abgezweigt haben. Wie oben erwähnt, können auch
gelegentlich zwei Fasern mit einem derartigen Endplättchen verbunden sein, so
daß dasselbe in die Bahn der Nervenfasern gleichsam eingeschaltet ist. Besonders
bei Endgeflechten kann man dies sehr häufig wahrnehmen (Abb. 234).

Endigungen, die zu den Meissnerschen Körperchen zählen, sind ziemlich selten anzutreffen. Die einfachsten Formen bestehen gewöhnlich darin, daß eine einzelne sehr feine Nervenfaser an circumscripter Stelle durch verschiedentliche,
höchst unregelmäßige Schlingenbildung ihre Oberfläche vergrößert, wobei gleich-

zeitig Verbindungen zwischen den Nervenschlingen, sowie minimale fibrilläre Auflockerungen in gehäuf-
tem Maße aufzutreten
pflegen (Abb. 236). Sind
mehrere Nervenfasern
an der Entstehung
eines solchen Körper-
chens beteiligt, so wird
die Anordnung der Ner-
venfäserchen innerhalb
der Endigung eine kom-
plizierte. In Abb. 235
ist der verwickelte Um-
schlingungsmodus der-
artiger Fäserchen sowie
ihre gleichzeitige Auf-
teilung, wodurch meh-
rere Körperchen ein-
heitlich verbunden wer-
den, sehr gut zu sehen.
Eine bindegewebige
Hülle um eine solche
Endigung ist nicht im-
mer mit Sicherheit fest-
zustellen.

Weiterhin kann man
noch beobachten, daß
neben den ziemlich
starken Fasern, die in
der Hauptsache einen
Endknäuel entstehen
lassen, noch solche
allerfeinsten Kalibers
in denselben mit hinein-
ziehen (Abb. 237 u. 238).
Sie verflechten sich
noch einmal in das
Schlingengewirr der
stärkeren Fasern und
bilden mit diesen
schließlich ein kaum
entwirrbares Ganzes.
In Abb. 238 ist die kom-
plizierteste und ausge-
dehnteste knäuelartige
Endigung, die ich ge-
funden habe, darge-
stellt. Das morpholo-
gische Grundprinzip im
Aufbau eines derarti-
gen Endorganes tritt
hier mit außerordent-

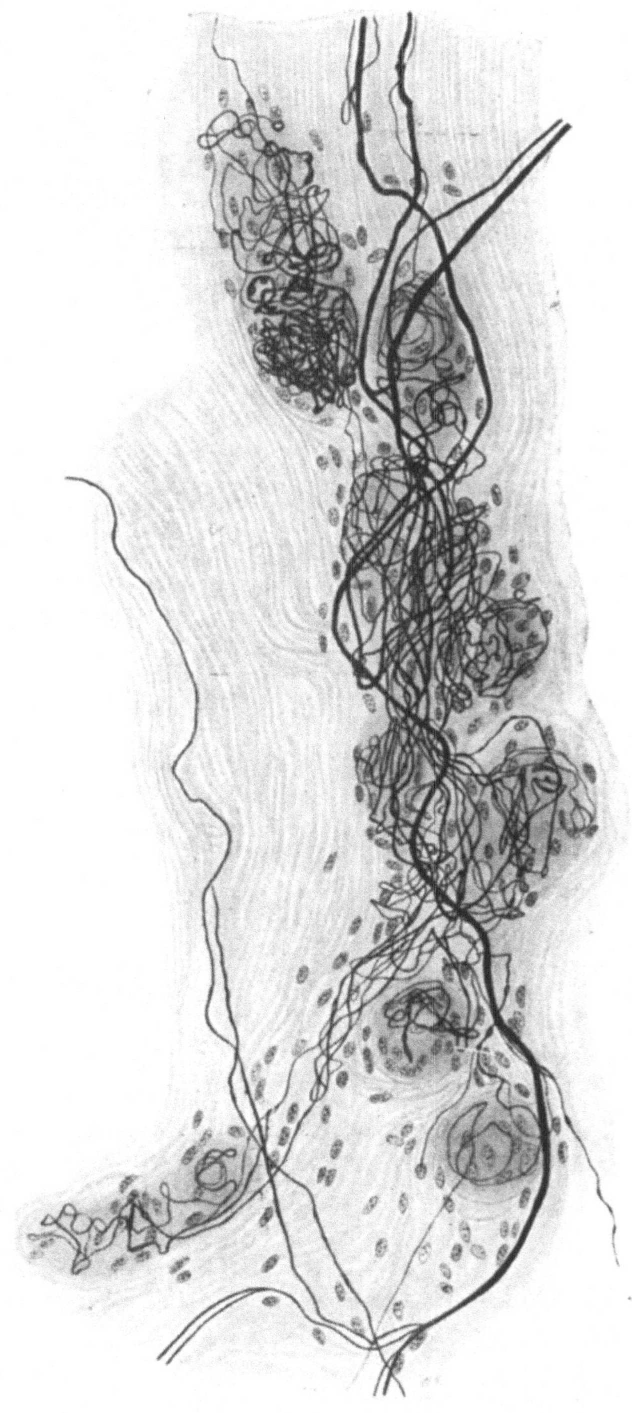

Abb. 238. Nervenendigung aus der Pia mater. Mensch. Bielschowskymethode.
Vergr. 350fach.

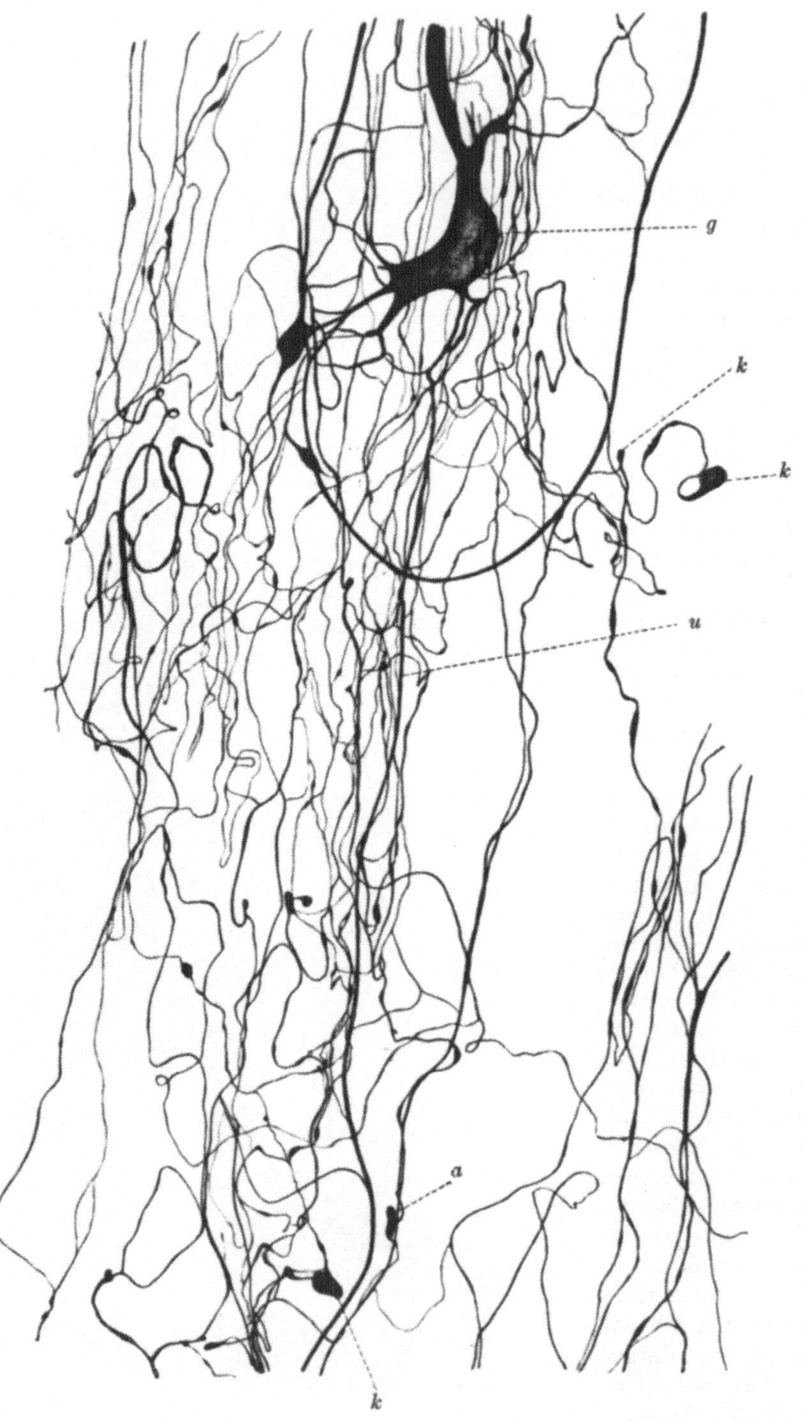

Abb. 239. Nervengeflecht aus der Tela chorioidea des IV. Ventrikels. Mensch. Natronlauge-Silber-Methode von O. Schultze. *g* Ganglienzelle; *a* und *k* Endkörperchen; *u* stärkere Faser, einen Fortsatz der Ganglienzelle darstellend. (Nach Stöhr jr.)

licher Deutlichkeit in Erscheinung. Einzelne starke und sehr feine Nervenfasern erzielen durch ungeheuer dichte, regellose Schlingenbildung an umschriebener Stelle eine sehr beträchtliche Oberflächenvergrößerung; freie Nervenenden kommen nicht vor. Diese Endgebilde stellen als solche noch gar keine Einheit dar; sie sind durch Verbindungsfasern mit ähnlichen Endorganen zu einem wahrscheinlich über die gesamte Pia ausgebreiteten sensorischen Apparat zusammengefaßt.

Eine dritte nervöse Form, die wohl ebenfalls zu den Endigungen gerechnet werden muß, mag in den Nervengeflechten zu erblicken sein. Diese verdanken einer größeren Anzahl von Fasern ihre Entstehung und zeigen neben Aufteilung der Nervenfäserchen eine sehr gehäufte Schlingenbildung; kleine Endkörperchen treten überdies auf, ja selbst multipolare Ganglienzellen können in ein solches Geflecht hineingeschaltet sein (Abb. 239). Derartige gehäufte Nervenmassen habe ich nur in den Telae chorioideae des III. und IV. Ventrikels beobachten können, in den übrigen Partien der Pia waren sie nicht zu sehen.

Bei den beschriebenen Endorganen der Pia kann es sich wohl nur um solche afferenter Natur handeln. Tast- und Temperaturempfindungen sind für die Pia normalerweise auszuschalten; ebensowenig kommen Organe für Schmerzempfindung in Betracht, da operative Eingriffe am Gehirn nach Angaben vieler Chirurgen schmerzlos verlaufen. Somit muß also für die in der Pia befindlichen Nervenendigungen eine andere Empfindungsart angenommen werden. Der Gedanke liegt nahe, daß Volum- und Druckschwankungen in den Blutgefäßen, verringert um den Widerstand der elastischen Gefäßwand, jedesmal eine Veränderung der Gewebsspannung in der Umgebung der Gefäße bewirken und daß eben jene Spannungsänderungen im Bindegewebe als adäquater Reiz für die nervösen Endorgane anzusehen sind. Somit könnten die gefundenen Nerven als Kontrollapparate für den Blutkreislauf Geltung beanspruchen gleich den VATER-PACINIschen Körperchen, die wir so häufig in der Nähe der Blutgefäße anzutreffen pflegen.

Es ist klar, daß Veränderungen in der Blutbewegung sogleich wieder eine solche der Liquorbewegung zur Folge haben, wenn nicht sofort regulierende Faktoren eintreten. Durch Veränderungen in der Liquorbewegung könnten nun ebenfalls Spannungsänderungen im Bindegewebe der Pia bewirkt werden, welche als Reizursache für die Nerven in Betracht kämen. Es wäre überdies noch möglich, daß auch eine Änderung in der chemischen Zusammensetzung der Liquorflüssigkeit einen erregenden Einfluß auf die Nervenenden auszuüben vermöchte. Wenn ich somit neben der rein mechanischen eine Hauptaufgabe der Pia darin erblicke, mit Hilfe ihres ausgebreiteten nervösen Apparates dem Zentralnervensystem als Schutz- und Überwachungssorgan gegen eventuelle Schädigungen, die diesem bei Veränderungen in der Blut- und Liquorbewegung drohen, zu dienen, so glaube ich, daß diese Ansicht noch durch den außerordentlichen Reichtum nervöser Elemente in den Telae eine weitere Stütze erfährt. An diesen Stellen ist infolgedessen die nervöse, funktionelle Leistung bedeutend gesteigert, vielleicht gerade deshalb, um den darunter befindlichen vegetativen Zentren des III. und IV. Ventrikels einen besonderen Schutz angedeihen zu lassen.

Das Vorhandensein von Nerven an den Gefäßen und im Bindegewebe des Plexus chorioideus läßt einstweilen die Ansicht zu Recht bestehen, daß an der Funktion des Plexus ein nervöser Faktor beteiligt sein muß, vielleicht ein Zentrum, welches nach den Angaben von M. REICHARDT (1914) im Mittelhirn zu suchen ist. Ob der Liquor allein vom Plexus choriodeus stammt und ob nicht auch hier Liquor resorbiert werden kann, scheint mir bis jetzt noch nicht ganz sicher entschieden.

Daß die Nervenendigungen der Pia beim Hirndruck in Mitleidenschaft gezogen werden müssen, halte ich für ziemlich sicher. Inwieweit sie hierbei unter dem sicherlich äußerst verwickelten Eingreifen mechanischer wie chemisch-toxischer Komponenten als Schmerzorgane fungieren können, wage ich nicht mit Bestimmtheit anzugeben.

In der Arachnoidea habe ich niemals Nerven beobachten können.

m) Haut.

Talgdrüsen. Ob in den Talgdrüsen Nerven vorhanden sind, ist sehr fraglich, wenigstens mit Sicherheit bis jetzt noch nicht erwiesen. Kölliker (1902) konnte keine Nerven in ihnen sehen, Tretjakoff (1902) vermutete, daß Fasern von dem oberen Nervenring um das Haar zu den Talgdrüsen zögen, Kadanoff (1924) vermochte im umgebenden Bindegewebe der Talgdrüsen marklose Nervenfäserchen aufzufinden, welche das drüsige Organ im ganzen umfassen; ob die Nervenelemente aber für die Drüsen oder für die Musculi arrectores pilorum bestimmt waren oder überhaupt nur zufällig durch das Bindegewebe der Talgdrüsen hindurchzogen, ließ sich nicht entscheiden.

Pensa (1897) stellt mit der Golgimethode an den Talgdrüsen sowie an den Meibomschen Drüsen im Augenlid der *Katze* eine ganz beträchtliche Nervenmenge dar. Solange sich jedoch seine Befunde mit anderen Methoden, vor allem mit der Bielschowskymethode nicht bestätigen lassen, mögen sie vorsichtig beurteilt werden.

Schweißdrüsen. Daß sich Nerven zu den Schweißdrüsen begeben, war Tomsa, Kölliker (1850) und Ranvier (1889) schon seit langem bekannt. Die Untersuchungen von Arnstein (1895) und Sfameni (1898) zeigten im umgebenden Bindegewebe der

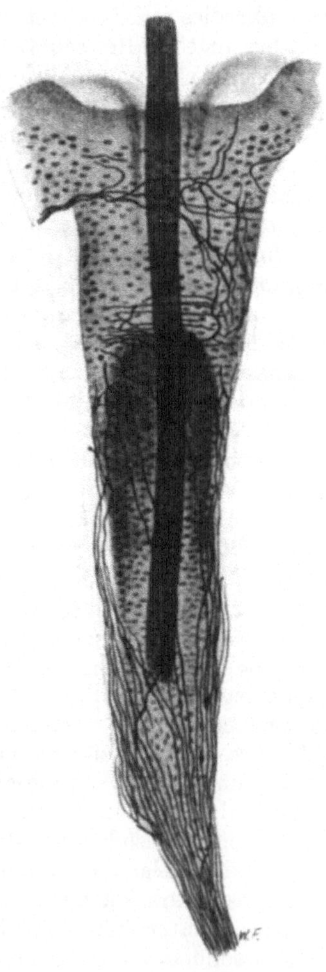

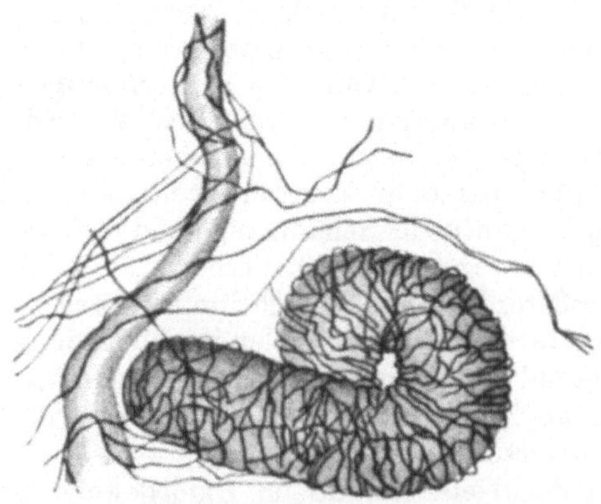

Abb. 240. Nerven an der Ampulle einer Schweißdrüse mit Ausführungsgang. Mensch. Methylenblau. Zeiss Obj. D, Ok. 2. (Nach Arnstein.)

Abb. 241. Nerven eines Haares aus der Schnauze der *Maus*. Natronlauge-Silber-Methode von O. Schultze. Vergr. 200fach. Präparat von Dr. Kadanoff.

Schweißdrüsen und ihrer Ausführungsgänge ein Geflecht markloser Fäserchen, den periglandulären Plexus (Abb. 240). Von diesem zweigen sich, wie schon Ranvier (1889) beschrieben hat, feine Ästchen ab, durchbohren die Membrana propria und finden zwischen den Drüsenzellen ein Ende. Nach Arnstein (1895) scheinen die Nerven mit kleinsten Verdickungen in oder auf den Drüsenzellen zu endigen.

Der anatomische Befund zeigt somit, was sich auch im physiologischen Experiment demonstrieren läßt, daß die Schweißsekretion unter dem Einfluß des Nervensystems vor sich geht.

Haare. Nerven, die zu den Haarbälgen ziehen, scheint zum ersten Male GEGEN-
BAUR (1850) beobachtet zu haben, ein Befund, den KÖLLIKER (1850) noch im
gleichen Jahre bestätigen konnte. Später haben sich eine große Reihe von Autoren
mit der Innervation der Haare beschäftigt (DIETL 1872, BONNET 1878, RANVIER
1889, ODENIUS 1866, ARNSTEIN 1895, RICHIARDI 1883, KSJUNIN 1899, PENSA 1897,
RETZIUS 1894, VAN GEHUCHTEN 1893, BOTEZAT 1897, LEONTOWITSCH 1901, MER-
KEL 1880, TELLO 1905, TRETJAKOFF 1902), wobei vor allem die Sinushaare kleinerer *Säugetiere* das vornehmlichste Objekt des Studiums darstellten. Nur RET-
ZIUS (1894), SZYMO-
NOWICZ (1909) und
KADANOFF (1924)
dehnten ihre Unter-
suchungen auch auf
menschliches Mate-
rial aus.

Im allgemeinen er-
reichen die Nerven
unterhalb der Ein-
mündungsstelle der
Talgdrüsen die Hüllen
des Haares, dringen
in den Haarbalg ein
und verlaufen dann in
der Richtung des Haa-
res parallel oder palis-
sadenartig nebenein-
ander eine Strecke
weit nach aufwärts,
wobei sie sich häufig
noch einmal dichoto-
misch aufteilen kön-

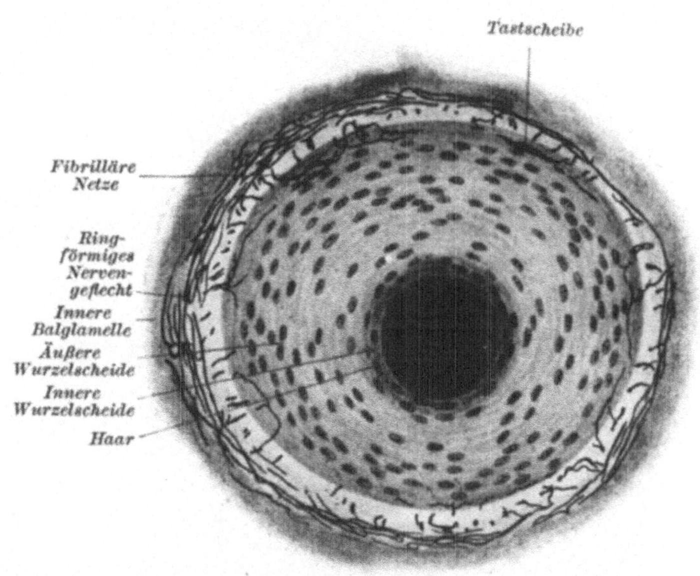

Abb. 242. Ringförmiges Nervengeflecht vom Querschnitt eines Sinushaares aus
dem *Schweine*rüssel am Beginn der Scheidenanschwellung unterhalb der Talgdrüsen. Gelatine-Silber-Methode. Vergr. 300fach. (Nach KADANOFF.)

nen. Gelegentlich treten die Nerven auch ganz unten, am Bulbus, an das Haar
heran, um dann einen nach aufwärts gerichteten Weg innerhalb des Haarbalges
einzuschlagen (Abb. 241). Diese Fasern wurden schon von BONNET (1878), später
von RANVIER (1889), RETZIUS (1894), VAN GEHUCHTEN (1893), KSJUNIN (1899),
SZYMONOWICZ (1909) u. a. sehr gut beschrieben, sind teilweise unter dem Namen
Terminalfasern in der Literatur bekannt und stammen zum Teil aus dem tiefen
Nervengeflecht im Stratum subcutaneum; zum anderen Teil fließen auch aus dem
feineren, subpapillären Plexus der Haut dem Haare Nervenelemente zu.

In den oberen Partien des Haarbalges finden wir, gewöhnlich nach außen von
den Terminalfasern, noch einen Kranz ringförmig verlaufender Fasern (Abb. 241),
die besonders bei den Sinushaaren am Beginn der Scheidenanschwellung unterhalb der Talgdrüsen deutlich in Erscheinung treten (Abb. 242). Dieser Nervenkranz
ist auch beim Menschen an den Cilien der Augenlider aufs schönste entwickelt
(Abb. 243); in seinen peripherischen Zonen trifft man noch auf eine Reihe ziemlich
starker Nervenfasern, die sich aber, je mehr wir uns der Glashaut nähern, großenteils durch mannigfache Aufteilung zu allerfeinsten Nervenelementen verschmälern und durch fortwährende, außerordentlich verwickelte Verschlingungen ein ungeheuer dichtes Gewirr von Nervenfäserchen entstehen lassen. Eine Oberflächen-

vergrößerung nervöser Substanz auf engstem Raume ist hier in beinahe möglichstem Grade durchgeführt, ein Befund, der uns berechtigt, einen derartigen Nervenkranz unter die Nervenendapparate einzureihen.

Die bis jetzt geschilderte Nervenmasse gibt gleichsam den Grundstock ab, aus welchem heraus sich die eigentlichen, allerletzten Nervenendigungen entwickeln. Innerhalb des bindegewebigen Haarbalges, besonders bei den Tast- und Sinushaaren der *Säugetiere*, kommen eine ganze Menge von sensiblen Endigungen vor, von denen vor allem TRETJAKOFF (1902) eine ausgedehnte Formenreihe zur Darstellung gebracht hat. Entweder handelt es sich hierbei um baumförmige Endapparate, die auf der äußeren Fläche der Glashaut von der Höhe der Papillen-

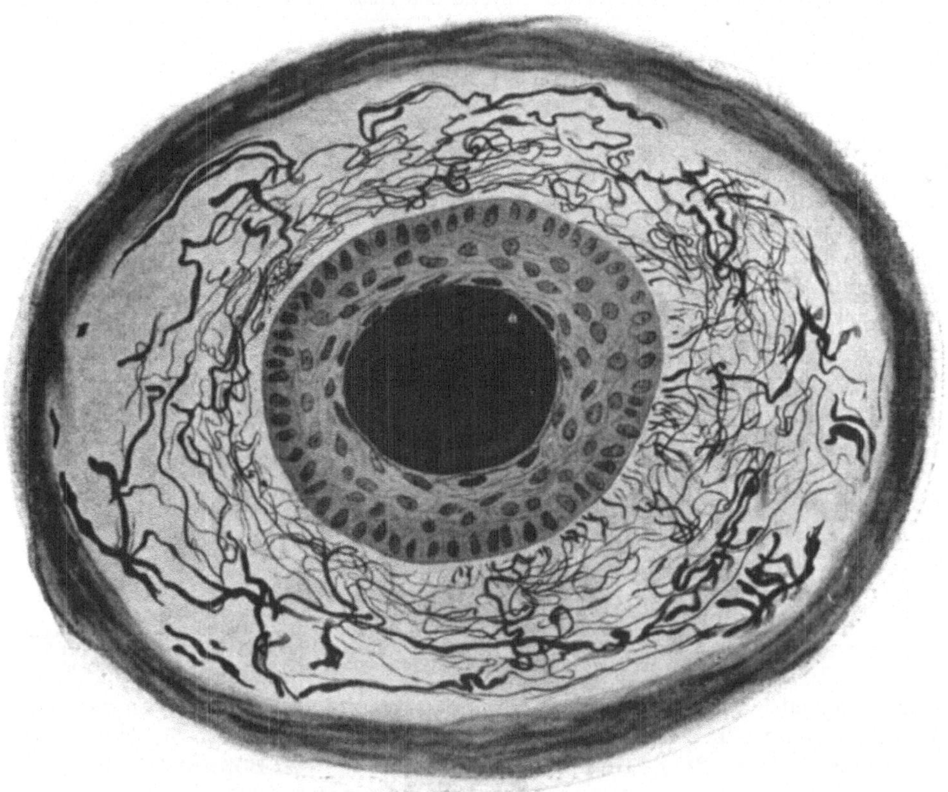

Abb. 243. Nervengeflecht im bindegewebigen Haarbalg einer Cilie des Augenlides. Mensch. Bielschowskymethode. Vergr. 500fach. Präparat von Dr. KADANOFF.

spitze bis an den Hals der Haartasche gleichmäßig verteilt sind, oder wir sehen eine Fülle knäuelartiger Endorgane, welche eine bedeutende Mannigfaltigkeit ihrer Form hervortreten lassen. Bei den Sinushaaren sind in den bindegewebigen Balken des kavernösen Gewebes, oder der Wand der Venensinus direkt anliegend, weitere feinste Nervengeflechte zu beobachten, in welche überdies alle Nerven, die auf der Glashaut oder in der Wurzelscheide endigen, mit eingeschlossen sein müssen.

Schon DIETL (1872), RANVIER (1889), BONNET (1878), RETZIUS (1894) und ARNSTEIN (1895) hatten Nerven innerhalb der Wurzelscheide beschrieben, eine Beobachtung, die später von BOTEZAT (1897), TRETJAKOFF (1902), KSJUNIN (1899), TELLO (1905) und KADANOFF (1924) erneut erhoben wurde. Nach den zuverlässigen Angaben von KADANOFF (1924) ist an den Sinushaaren in der Anschwellung der äußeren Wurzelscheide im Bereiche des Ringsinus der Nervenreichtum am größten, so daß sich in dieser Höhe in jedem Querschnitt ein Durchtritt von mehr als 20 Nervenfasern durch die Glashaut erkennen läßt (Abb. 242).

Die Fasern dringen in die äußere Wurzelscheide ein, teilen sich in feinste Ästchen auf und endigen mit sogenannten Tastscheiben, feinen, längsovalen, fibrillären Netzchen, die etwas größer wie die Menisken der MERKELschen Zellen in der Epidermis sind (Abb. 244). Die Tastscheiben (Endknospen BONNETS), deren fibrilläre Struktur TELLO (1905) besonders gut dargestellt hat, liegen teilweise hellen, ovalen, mit länglichem Kern versehenen Tastzellen eng an; zum anderen Teil sind sie zwischen die Epithelzellen hauptsächlich der peripherischen Schichten der äußeren Wurzelscheide hineingezwängt. Auch in den unteren Partien der Wurzelscheide kommen die Tastscheiben noch vereinzelt vor (KSJUNIN 1899, KADANOFF 1924).

Die Tastscheiben sind durch feine Nervenästchen zu Gruppen vereinigt und wohl als Teile eines zusammenhängenden, baumförmig verzweigten, nervösen Apparates innerhalb der Wurzelscheide anzusehen.

Möglicherweise dringen die Neurofibrillen der Tastscheiben in das Protoplasma der anliegenden Epithelzellen ein, was nach BOEKES (1925) Beobachtungen an anderen Organen mit Wahrscheinlichkeit anzunehmen ist. In der Tiefe der Wurzelscheide, dem Haare zu, scheinen die Tastscheiben

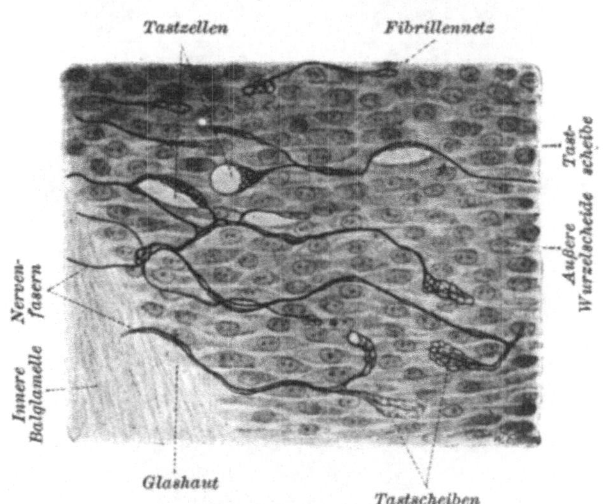

Abb. 244. Tastscheiben in der Wurzelscheide eines Sinushaares vom *Schweine*rüssel. Bielschowskymethode. Imm. (Nach KADANOFF.)

an Zahl und Umfang sich zu verringern; Tastzellen kommen in den unteren, in der Nähe der Papille gelegenen Partien der Wurzelscheide überhaupt nicht mehr vor. Hier ist die Wurzelscheide nach KADANOFFS (1924) Angaben nervenarm, fast nervenlos. Die Mehrzahl aller in der Wurzelscheide befindlichen Nervenfäserchen scheint in den Tastscheiben ihr Ende zu finden.

KADANOFF (1924) weist schließlich noch auf „freie", Nervenfasern innerhalb der Wurzelscheide hin; sie wurden schon von KSJUNIN (1899), RETZIUS (1894), BOTEŽAT (1912) und TRETJAKOFF (1902) beobachtet, durchbohren nach Verlust ihrer Markscheide die Glashaut, sind fast ausschließlich in der Höhe des Nervenringes zu finden und verlaufen meist horizontal. Gelegentlich zweigen sie sich auch von den Tastscheiben ab oder stehen mit ihnen in Verbindung. Deshalb können die Fäserchen wohl nicht als ein besonderer Endapparat betrachtet werden, sondern sie sind nur als feinste Teile des gesamten Tastscheibenbaumes anzusehen. Die genannten Nerven geben im allgemeinen keine weiteren Ästchen mehr ab; knopfförmige Enden konnten nicht an ihnen gefunden werden.

Im Innern der Wurzelscheide wurden bis jetzt noch keine Nerven beobachtet. Im Bindegewebe der Haarpapille scheinen die Nervenfasern ziemlich schwer darstellbar zu sein; im übrigen haben hier KSJUNIN (1899), ARNSTEIN (1876), RETZIUS (1894), ORBU (1894) und SCYMONOWICZ (1909) feine Nervenfäserchen beschrieben. Daß sie nur zur Gefäßschlinge in Beziehung treten sollen, ist aber nicht genügend erwiesen.

Pinkus (1902) erwähnt in dem spitzen Winkel zwischen Haarschaft und Hautoberfläche gelegene, abgegrenzte Epidermisfelder, die sich gegen ihre Umgebung durch einen Epithelwall abheben und die von unten her durch eine starke Cutispapille ausgefüllt werden. Die Epidermis ist an der Oberfläche leicht gewölbt oder plan und zeigt an ihrer, gegen das Bindegewebe grenzenden Unterfläche ein hohes Zylinderepithel. Diese Gebilde, die von Pinkus (1902), Haarscheiben genannt werden, sollen sich durch einen bedeutenden Nervenreichtum auszeichnen und als eigene Endapparate in der menschlichen, wie teilweise tierischen Haut betrachtet werden. Es ist aber weder Pinkus (1903) noch Friedemann (1907) gelungen, eine besonders reichliche Nervenversorgung dieser Bezirke gegenüber derjenigen der übrigen Hautregionen mit genügender Klarheit zur Anschauung zu bringen. Damit ist aber einstweilen die Berechtigung, von besonderen Endorganen zu reden, keineswegs gegeben.

Wie Kadanoff (1925) gezeigt hat, können die Haarnerven wieder regeneriert werden. Transplantiert man nämlich bei *Meerschweinchen* oder *Kaninchen* Hautstücke der Sohle in die Schnauzengegend, so wachsen die Nerven der Unterlage in das Implantat hinein. Die Haarnerven können in diesem Falle in fremder Umgebung den typischen Haarnervenendigungen ähnliche Endverästelungen entstehen lassen (Abb. 245).

Wahrscheinlich sind alle Haare von Nerven versorgt; die kleineren Haare lassen eine geringere Nervenmenge erkennen wie die größeren. Den größten Nervenreichtum weisen die Tasthaare vieler *Säugetiere* auf. Die Nerven gehören wohl sämtlich zu den afferenten Fasern und stehen im Dienste des Tast- und Gefühlssinnes. Daß die Musculi arrectores pilorum Nerven erhielten, habe ich nie gesehen, auch von niemand beschrieben gefunden, obwohl wir dies doch als gesichert anzunehmen pflegen.

Die sensiblen Endigungen der Haut sind bei den receptorischen Endorganen dargestellt.

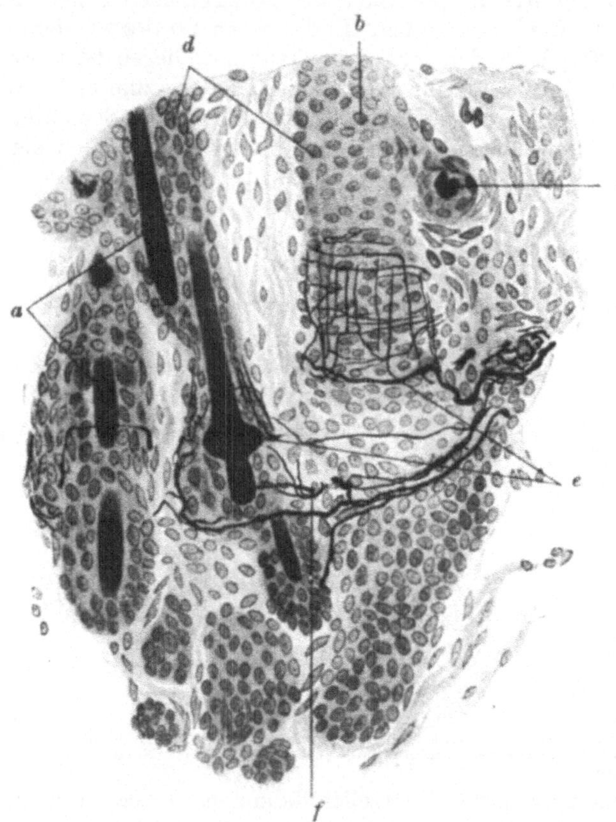

Abb. 245. Regenerierte Nervenendigungen an den Haaren eines Implantates in die Schnauzenhaut. 135 Tage nach der Operation. Natronlauge-Silber-Methode von O. Schultze. *a* kleine Haare; *b* und *d* Wurzelscheiden; *c* Talgdrüsen; *e* und *f* Nervenendigungen. Vergr. 320fach. (Nach Kadanoff.)

n) Bewegungsapparat.

Periost. Schon Kölliker (1850) beschreibt im Periost ein reichliches Nervengeflecht, dessen Fasern teils mit den Gefäßen, teils unbekümmert um diese einherziehen und in der Hauptsache für den Knochen selbst bestimmt sind. Auch Vater-Pacinische Körperchen, über deren Vorkommen Rauber (1868) und Pansini (1891) weitere Beiträge geliefert haben, finden bei Kölliker (1858) Erwähnung. Die späteren wenigen Arbeiten, welche sich die Innervation des Periosts zu studieren zur Aufgabe gestellt haben, vermochten diesen Beobachtungen nur wenig Neues hinzuzufügen.

Nach MISKOLCZY (1926) verlaufen die für das Periost bestimmten Nervenbündelchen zuerst gemeinsam mit jenen Fasern, welche die Muskeln und Sehnen innervieren, spalten sich dann von ihnen ab, um im Periost ein feines Geflecht zu entwickeln (Abb. 246). Einzelne Fäserchen verlassen die Maschen des Geflechtes und nehmen nach mannigfach gewundenem Verlauf unter Bildung der von SFAMENI (1902) teilweise gut dargestellten baumförmigen Verästelungen oder sehr verschieden gestalteten Nervenknäuel ein Ende. MISKOLCZY (1926) hat beim Studium von Schnittserien durch die Extremitäten der *Maus* die PACINIschen Kör-

perchen besonders reichlich in der bindegewebigen Masse, die zwischen der Ansatzstelle der Muskeln und der Knochenhautadventitia ausgebreitet ist, angetroffen.

Daß die Nervenfäserchen mit feinen Knöpfchen im Periost enden sollen, wie MISKOLCZY (1926) angibt, halte ich für wenig wahrscheinlich. Ich glaube, daß unvollkommene Imprägnierung der Achsenzylinder ihn zu dieser These veranlaßt hat.

Knochen. Die Nerven für den Knochen dringen zum Teil mit den ernährenden Gefäßeu in das Innere desselben ein, zum anderen Teil spalten sie sich von dem im Periost befindlichen Nervengeflecht ab (Abb. 246). Sie stammen einerseits von den Kopf- und Cerebrospinalnerven, andererseits vom Sympathicus, was bereits LUSCHKA (1863) an den Nerven der Wirbelkörper beobachtet hat. Im Knochen verlaufen die teilweise markhaltigen Nerven in den HAVERSschen Kanälen, ziehen von da entweder in das Endost, um sich hier zu verästeln, oder begeben sich weiter zum

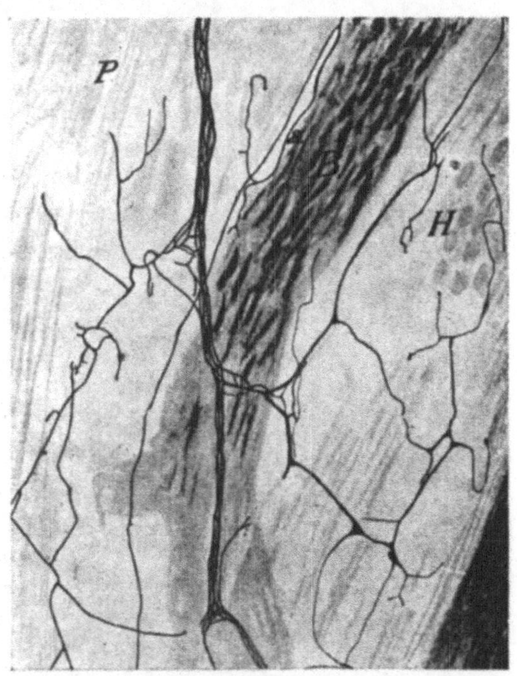

Abb. 246. Nerven in Periost und Knochen der Scapula. *Hund.* Silbermethode nach CAJAL, modifiziert nach DE CASTRO. *P* Periost; *H* HAVERSscher Kanal; *B* Knochenbalken mit anliegender Nervenfaser *a*. (Nach MISKOLCZY.)

Knochenmark. Im Knochenmark selbst sollen die Nerven hauptsächlich in Begleitung der Gefäße aufzufinden sein; freilich besitzen wir hiervon keine einwandfreie Darstellung und es scheint bei der Schilderung der Nerven des Knochenmarkes, teilweise auch des Knochens, mehr Vermutung wie Beobachtung eine Rolle zu spielen.

Bei den Nerven des Periosts haben wir es wohl zum größten Teil mit afferenten Fasern zu tun; seine Schmerzempfindlichkeit ist ja zur Genüge bekannt. Ob die sympathischen Nervenelemente beim steten Umbau des Knochens oder bei der Bildung der Blutzellen im Knochenmark irgendwie regulierend eingreifen, kann möglich sein; wir wissen aber darüber nichts Sicheres.

Die Nerven des Perichondriums sollen sich nach SFAMENI (1902) ähnlich verhalten wie diejenigen des Periosts. Ein Eindringen der marklosen Nervenfäserchen in die Knorpelgrundsubstanz ist bis jetzt nicht mit Sicherheit nachgewiesen.

Bandapparat. In den Gelenkkapseln, und zwar sowohl in den fibrösen Teilen, wie in dem lockeren Bindegewebe und Fettgewebe außerhalb der Synovialhäute und in diesen selbst, sind schon seit langer Zeit Nerven bekannt (PAPPENHEIM, RÜDINGER, KÖLLIKER 1850). CRUVEILHIER (1834) fand hier zuerst VATER-PACINIsche Körperchen, RAUBER (1867) und KÖLLIKER (1850) beschrieben dieselben im Verlaufe der zu den Gelenken ziehenden Nerven, während KRAUSE (1858) in der Synovialhaut beim Menschen und bei *Säugetieren* seine „Endkolben" („Gelenknervenkörperchen") entdeckt hat. SFAMENI (1902) gelangte später zu dem gleichen Ergebnis; die von ihm als RUFFINIsche Körperchen dargestellten Endigungen sind lediglich eine Varietät der KRAUSEschen Endkolben. Diese Endorgane finden sich auch in ein Nervengeflecht eingeschaltet, welches in dem unter der Synovialhaut gelegenen Fettgewebe in den Gelenken ausgebreitet ist. TELLO (1922) vermochte auf der Kniegelenkkapsel beim zehn Tage alten *Hühner*embryo bereits eine Menge feinster, teilweise auch schon ziemlich starker Nervenfasern darzustellen, die sich wie ein Endbäumchen verzweigen (Abb. 247). An der Ansatzstelle der Ligamente scheinen Endkörperchen aller Art in größerer Menge aufgehäuft zu sein.

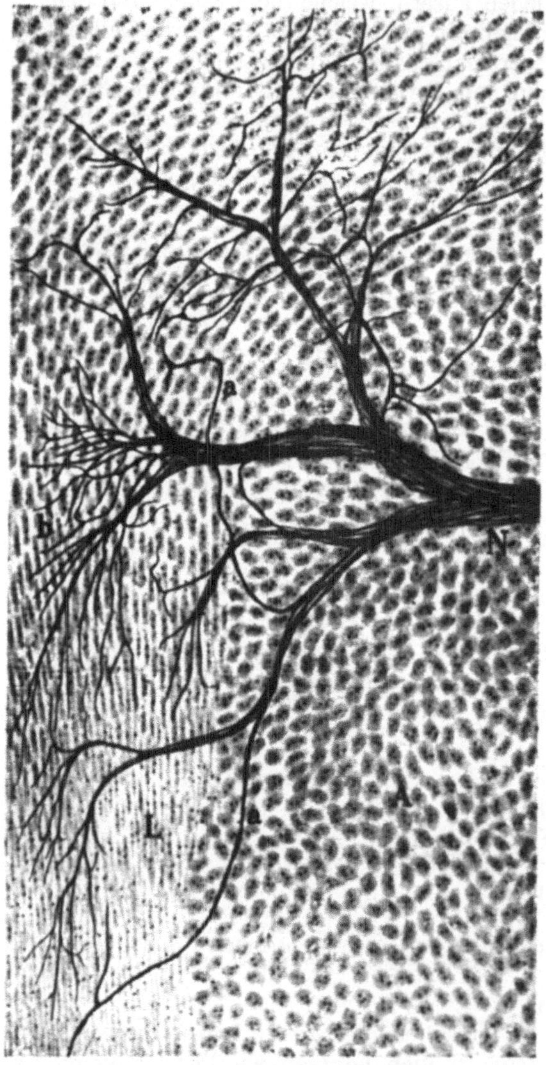

Besonders reichlich sind die Nerven in der Membrana interossea aufzufinden (Abb. 248), die vor allem bei *Vögeln* ein günstiges Objekt zum Studium ihrer Nervenverhältnisse abgibt. KÖLLIKER (1889) beschreibt hier reichliche Nervenverästelungen und erwähnt auch

Abb. 247. Nerven in der Kniegelenkkapsel vom 10 Tage alten *Hühner*embryo. Methode nach CAJAL. *A* periartikuläres Bindegewebe; *b* Verästelung feiner Nervenfasern; *a* dicke Nervenfasern; *L* Band; *N* Nerv. Vergr. 240fach. (Nach TELLO.)

die von RAUBER (1867) beim Menschen entdeckten PACINIschen Körperchen. Über deren Entwicklung beim *Hühnchen* hat TELLO (1922) eine gute Darstellung geliefert (Abb. 249).

Muskeln. Es ist zweifellos ein Verdienst von BOEKE (1910), zum ersten Male einwandfrei gezeigt zu haben, daß die quergestreiften Muskelfasern außer von den Kopf- oder Cerebrospinalnerven noch von einem System markloser, dem Sympathicus entstammender Nerven versorgt werden. Daß marklose Fasern sich an

der Bildung motorischer Endplatten irgendwie beteiligen, war allerdings vor
Boekes (1912) Arbeiten schon von Bremer (1882), Grabower (1902), Perroncito
(1902), Gemelli (1905), Ceccherelli (1902) und Botezat (1910) beschrieben wor-

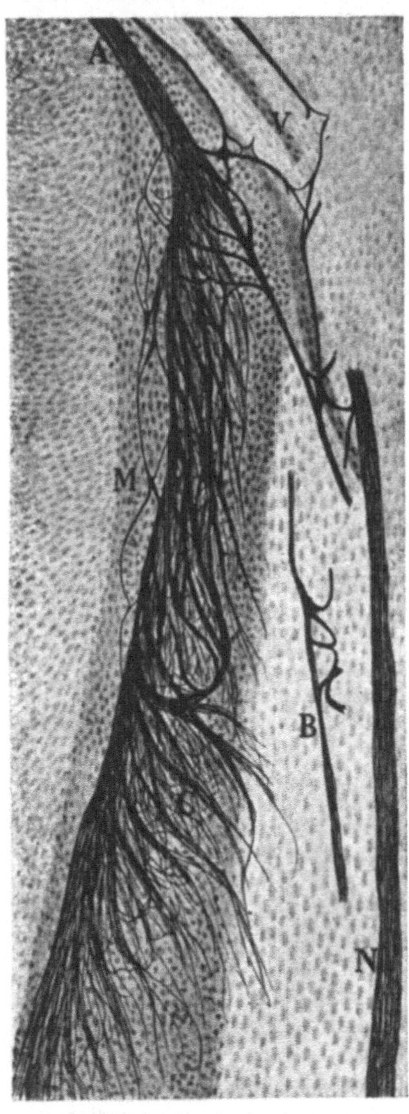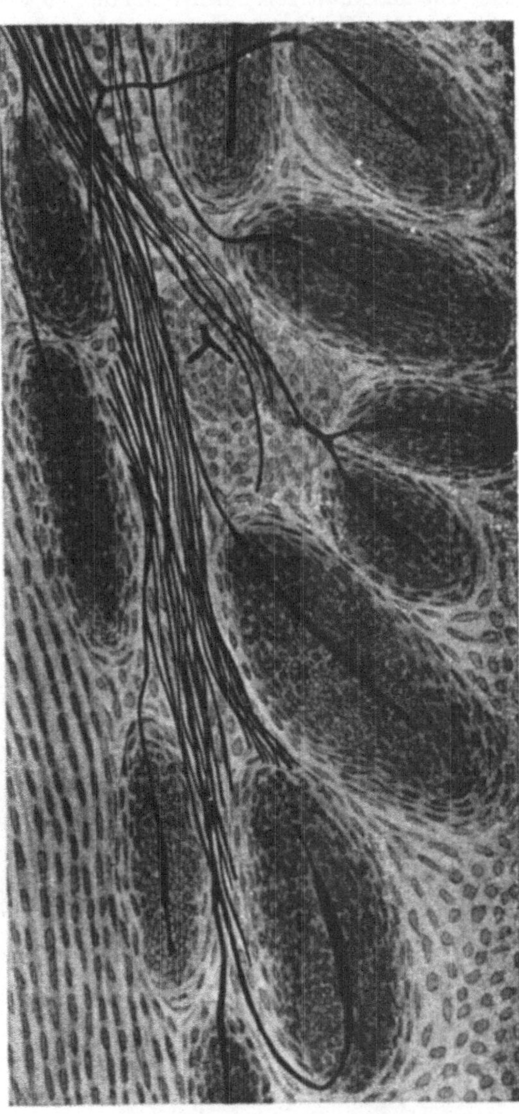

Abb. 248.　　　　　　　　　　　　　　　　　　Abb. 249.

Abb. 248. Nervengeflecht auf der Membrana interossea. *Hühner*embryo. 9. Tag. Methode nach Cajal. *A* Nerv;
B zu Gefäßen ziehende Nerven; *V* Blutgefäß; *N* Nervus tibialis ant.; *M* Membrana interossea; *C* Nervengeflecht.
Vergr. 90fach. (Nach Tello.) — Abb. 249. In Entwicklung begriffene Vater-Pacinische Körperchen auf der
Membrana interossea. *Huhn*embryo. 15 Tage. Methode nach Cajal. *a* Bindegewebshülle; *b* axiale Nerven-
faser; *c* Kapseln. Vergr. 240fach. (Nach Tello.)

den. Hierbei handelte es sich in der Hauptsache aber wohl nur um Abspaltungen
aus der motorischen, cerebrospinalen Nervenfaser oder um kleine Verlagerungen
markloser Fasern mit ihren Endplättchen aus der Kühneschen Sohlenplatte heraus (ultraterminale Fäserchen). Boeke (1913) hat selbst auf derartige Dinge vielfach hingewiesen.

Den Beweis, daß diese marklosen Nervenfäserchen einem besonderen System, nämlich dem sympathischen, zuzurechnen sind, vermochte BOEKE (1912) dadurch zu führen, daß er nach Durchschneidung der Augenmuskelnerven bei der *Katze* fast alle markhaltigen Fasern mit den zugehörigen motorischen Endplatten sowie die sensiblen Endorgane degeneriert fand, während die marklosen Fäserchen mit ihren Endplättchen erhalten geblieben waren. Da überdies manche Fasern des marklosen Geflechtes mit Capillaren in enge Beziehung traten, was schon BREMER (1882) beobachtet hatte (Abb. 250), so gelangte BOEKE (1912) zu dem Schlusse, daß die quergestreifte Muskelfaser doppelt innerviert sein müsse, von Kopf- und Cerebrospinalnerven einerseits und vom Sympathicus andererseits, somit zu

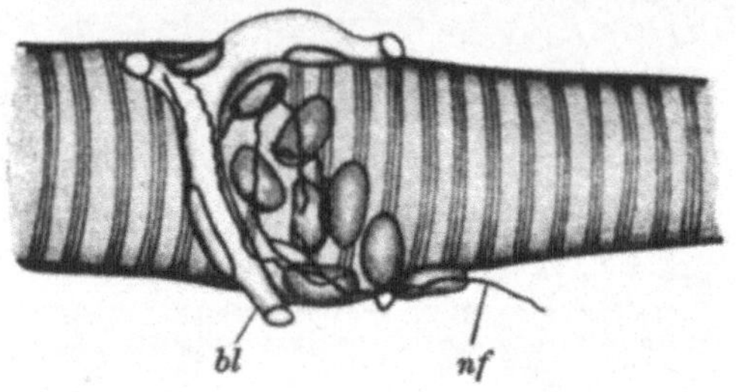

Abb. 250. Endigung markloser Nervenfäserchen auf einer quergestreiften Muskelfaser. Musc. rectus sup. *Katze*. Bielschowskymethode. Vergr. 2100fach. (Nach BOEKE.)

jener Theorie der doppelten Innervation, die vor ihm MOSSO (1904) im Anschluß an die Befunde von BREMER (1882), GRABOWER (1902) und PERRONCITO (1902) aufgestellt hatte.

BOEKES (1913) morphologische Schilderung der sympathischen Innervation der quergestreiften Muskelfaser, die später durch AOYAGI (1912), SARVIN, MURRAY, HUNTER (1925), KULSCHITSKY (1924), STEFANELLI (1912), AGDUHR (1919), KEN KURÉ (1925), KUNTZ und KERPER (1925), DUSSER DE BARENNE und TSUNODA bei Mensch und *Säuger* mannigfache Bestätigung erhalten hat, läßt die marklosen Elemente stets in der Einzahl neben der motorischen Faser in die KÜHNEsche Endplatte eindringen. Solange die sympathischen Fasern zwischen den Muskelfasern einherziehen, werden sie gewöhnlich als marklos beschrieben; manchmal weisen sie in ihrem Verlaufe SCHWANNsche Zellen auf, verlaufen auch gelegentlich in schmalen Bündeln, um sich dann von ihnen abzuzweigen und an die Muskelfaser heranzutreten.

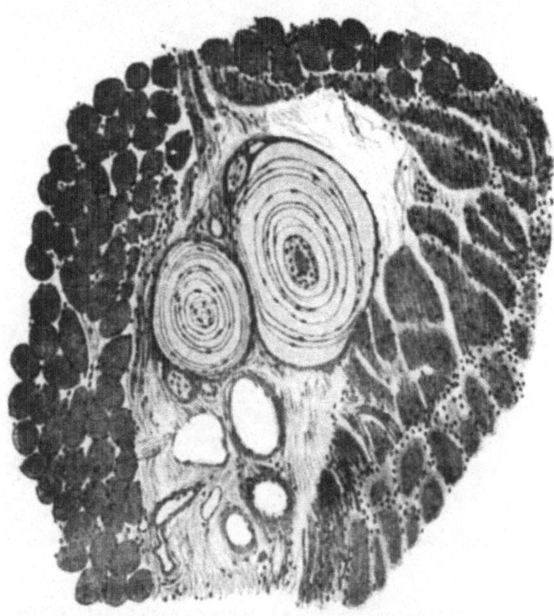

Abb. 251. VATER-PACINIsche Körperchen im Bindegewebe zwischen quergestreiften Muskelfasern. Mensch. Hämatoxylin-Eosin. Vergr. 100fach.

Diese marklose, akzessorische Faser, wie sie von BOEKE (1927) genannt wurde, dringt nun gemeinsam mit der motorischen Faser hypolemmal in das körnige, kernhaltige Sarkoplasma der Sohlenplatte hinein, bleibt jedoch mit ihrem kleinen Endöschen oder Endnetzchen von den Endapparaten der motorischen Faser stets unabhängig und geht auch keinerlei Verbindungen mit diesen Gebilden ein. Manchmal kann die akzessorische Faser auch außerhalb des Bezirkes der motorischen Endplatte ein gesondertes Ende finden. Ob die akzessorischen Fasern gleichmäßig auf die gesamte quergestreifte Muskulatur des Körpers verteilt sind, ist bis jetzt noch nicht genügend untersucht.

KEN KURÉ (1925) nennt die Endplättchen markloser Fasern, die sich von markhaltigen Fasern abgespalten haben, also nicht zum Sympathicus gehören, Endplättchen II. Art.

Wenn es somit von anatomischer Seite wohl kaum einem Zweifel unterliegen kann, daß sympathische Nervenelemente zu quergestreiften Muskelfasern in Beziehung treten, so lassen sich über den Einfluß des Sympathicus auf die quergestreifte Muskulatur noch keine sicheren Ergebnisse beibringen. Verschiedentlich wurde der Sympathicus für den Tonus der Muskulatur verantwortlich gemacht (DE BOER 1921, MAUMARY 1922, DUCCESCHI 1923, HUNTER 1925, KUNTZ und KERPER 1926); eine andere Zahl von Autoren gelangte in dieser Frage zu negativen Resultaten (RANSON 1926, ELZE 1923, COBB 1918, COMAN 1926, SALECK und WEITBRECHT 1920, BOTAZZI 1924, UYENO 1922 u. a.). Gewißheit ist also über diesen Punkt nicht erzielt.

E. MAGNUS-ALSLEBEN und HOFFMANN 1922 konnten beim *Frosch* nach Durchschneidung der Rami communicantes eine stärkere vitale Färbbarkeit der Muskulatur der zugehörigen Extremität mit kolloidalen Farbstoffen feststellen, eine Beobachtung, die später von GABBE (1926) beim *Meerschweinchen* nach Exstirpation des Bauchsympathicus an der zugehörigen hinteren Extremität eine weitere Bestätigung erhalten hat. Die stärkere vitale Färbbarkeit der Muskelfasern hat, wie GABBE (1926) an seinen Abbildungen zeigt, sehr wahrscheinlich in der auf die Sympathicusdurchschneidung erfolgten Gefäßerweiterung und der hierauf erhöhten Durchlässigkeit der Wand für Kolloide ihre primäre Ursache.

In der quergestreiften Muskulatur findet man manchmal im Bindegewebe der Septen VATER-PACINIsche Körperchen (Abb. 251). Da sie in der Nähe von Blutgefäßen gelegen sind, so wäre denkbar, daß sie an der Blutregulation irgendwie beteiligt sind. Überdies ist anzunehmen, daß sie uns über den jeweiligen Stand des Muskels in Tätigkeit und Ruhe genau unterrichten.

Literatur.

Ontogenese.

Abel, W.: a) The development of the autonomic nervous mechanism of the alimentary canal of the *birds*. Proc. of the roy. soc. of Edinburgh Bd. 30, S. 327. 1910. — b) Further observations on the development of the sympathetic nervous system in the *chick*. Journ. of anat. Bd. 47, S. 35. 1912. — **Balfour, F. M.:** The development of elasmobranch fishes. Ebenda Bd. 11, S. 438. 1877. — **Bruni, A. C.:** Appunti sullo sviluppo del sistema nervoso simpatico. Arch. per le scienze med. Bd. 40, S. 146. 1917. — **Camus, R.:** a) Über die Entwicklung des sympathischen Nervensystems beim *Frosch*. Arch. f. mikroskop. Anat. Bd. 81, S. 1. 1913. — b) L'origine indépendante du système nerveux sympathique. Arch. de morphol. gén. et exp. 1921. — **Cajal, S. R.:** Nouvelles observations sur l'évolution des neuroblastes etc. Anat. Anz. Bd. 32, S. 1. 1908. — **Carpenter, F. W.:** The development of the oculomotor nerve, the ciliary ganglion and the abducent nerve in the *chick*. Bull. of mus. comp. zool. Harvard College Bd. 48. 1906. — **Carpenter, F. W. and Mains:** The migration of the medullary cells into the ventral nerve-roots of *pig* embryos. Anat. Anz. Bd. 31, S. 303. 1907. — **Ciaccio, C.:** Sulla fina struttura degli elementi del simpatico periferico, Contributo all'istogenesi degli elementi nervosi. Ann. di neurol. Bd. 24, S. 159. — b) Rapporti istogenetici tra il simpatico e le cellule cromaffini. Arch. ital. di anat. e di embriol. Bd. 5, S. 256. — **da Costa, C.:** Origine et développement de l'appareil surrénal et du système nerveux sympathique chez les *Chéiroptères*. Mém. de la sec. Portug. des sciences nat. Bd. 4. 1917. — **Dart, R. A.:** A new interpretation of the morphology of the nervous system. Anat. record Bd. 21. 1921. — **Froriep, A.:** Über Entwicklung und Bau des autonomen Nervensystems. Med.-naturw. Arch. Bd. 1, S. 301. 1907. — **Fusari:** Contribution à l'étude du développement des capsules surrénales et du sympathique chez le *poulet* et chez les *Mammifères*. Arch. ital. de biol. Bd. 18. 1892. — **Ganfini, C.:** a) Lo sviluppo del sistema nervoso simpatico in alcune *pesci*. Arch. ital. di anat. e di embriol. Bd. 10, S. 574. 1911. — b) Lo sviluppo del sistema nervoso simpatico in alcuni *rettili*. Ebenda Bd. 13, S. 492.

1914. — c) Lo sviluppo del sistema nervoso simpatico negli *ucelli*. Ebenda Bd. 15, S. 91. 1916. — d) Sullo sviluppo del sistema nervoso simpatico nei *mammiferi*. Ebenda Bd. 16, S. 43. 1917. — e) Su alcuni gangli del III, V e tronco anteriore e del VII in embrioni di *Amnioti*. Ebenda Bd. 16, 342. 1918. — **Goerttler, K.:** Die Formbildung der Medullaranlage bei *Urodelen*. W. Roux' Archiv f. Entwicklungsmech. Bd. 106, S. 503. 1925. — **Held, H.:** Entwicklung des Nervengewebes bei den *Wirbeltieren*. Leipzig: J. A. Barth 1909. — **His, W.:** Histogenese und Zusammenhang der Nervenelemente. Arch. f. Anat. u. Physiol., Anat. Abt., Suppl. 1890. S. 95. — **His, W. jr.:** a) Die Entwicklung des Herznervensystems bei *Wirbeltieren*. Abh. d. math.-phys. Kl. d. Kgl. Sächs. Ges. d. Wiss. Bd. 18, S. 1. 1891. — b) Über die Entwicklung des Sympathicus bei den *Wirbeltieren* mit besonderer Berücksichtigung der Herzganglien. Verhandl. d. anat. Ges. Wien 1892. S. 69. — c) Entwicklung des Bauchsympathicus beim *Hühnchen* und Menschen. Arch. f. Anat. u. Physiol., Anat. Abt., Suppl. 1897. — **Hoffmann, C. K.:** Zur a) Entwicklungsgeschichte des Sympathicus. Verhandel. d. koninkl. akad. v. wetensch. te Amsterdam (Naturwiss. Abt.) Bd. 7. 1900. — b) Die Entwicklungsgeschichte des Sympathicus bei *Urodelen*. Ebenda Bd. 8. 1902. — **Huber, S. C.:** Four lectures on the sympathetic system. Journ. of comp. neurol. Bd. 7, S. 73. 1897. — **Jones, W. C.:** Notes on the development of the sympathetic nervous system in the common *toad*. Ebenda Bd. 15, S. 113. 1905. — **Iwanow, G.:** Über die Ontogenese des chromaffinen Systems beim Menschen. Zeitschr. f. Anat. u. Entw. Bd. 84, S. 238. 1927. — **Kohn, A.:** Über die Entwicklung des sympathischen Nervensystems der *Säugetiere*. Arch. f. mikroskop. Anatomie Bd. 70, S. 266. 1907. — **Kuntz, A.:** a) A contribution to the histogenesis of the sympathetic nervous system. Anat. record Bd. 3, S. 158. 1909. — b) The development of the sympathetic nervous system in *mammals*. Journ. of comp. neurol. Bd. 20, S. 211. 1910. — c) The evolution of the sympathetic nervous system in *vertebrates*. Ebenda Bd. 21, S. 215. 1911. — d) The development of the sympathetic nervous system in the *Amphibia*. Ebenda Bd. 21, S. 397. 1911. — f) The development of the sympathetic nervous system in *turtles*. Americ. journ. of anat. Bd. 11, S. 279. 1911. — g) The development of the cranial sympathetic ganglia in the *pig*. Journ. of comp. neurol. Bd. 23, S. 71. 1913. — h)·Further studies on the development of the cranial sympathetic ganglia. Ebenda Bd. 24, S. 235. 1914. — i) The development of the sympathetic nervous system in man. Ebenda Bd. 32, S. 173. 1920. — j) Experimental studies on the histogenesis of the sympathetic nervous system. Ebenda Bd. 34, S. 1. 1922. — k) The role of cells of medullary origin in the development of the sympathetic trunks. Ebenda Bd. 40, S. 389. 1926. — **Kuntz, A.** and **Baston:** Experimental observations on the histogenesis of the sympathetic trunks of the *chick*. Ebenda Bd. 23, S. 335. 1920. — **Marcus, H.:** Über den Sympathicus. Sitzungsber. d. Ges. f. Morphol. u. Physiol. München. 1909. S. 1. — **Mazzarelli, G.:** Sur l'origine du sympathique. Arch ital. de biol. Bd. 22. 1895. — **Müller, E.:** Über die Entwicklung des Sympathicus und des Vagus bei den *Selachiern*. Arch. f. mikroskop. Anat. Bd. 94, S. 208. 1920. — **Müller, E. und Ingvar, Sven:** a) Über den Ursprung des Sympathicus bei den *Amphibien*. Upsala läkareförenings Förhandl. Bd. 26, S. 1. 1921. — b) Über den Ursprung des Sympathicus beim *Hühnchen*. Arch. f. mikroskop. Anat. u. Entwicklungsmech. Bd. 99, S. 650. 1923. — **Müller, E.** und **Liljestrand:** Anatomische und experimentelle Untersuchungen über das autonome Nervensystem der *Elasmobranchier* usw. Arch. f. Anat. u. Physiol., Anat. Abt. 1918. — **Neumayer, L.:** Histogenese und Morphogenese des peripheren Nervensystems der Spinalganglien und des Nervus sympathicus. HERTWIGS Handb. d. Entwicklungsgesch. Bd. 2, S. 513. 1906. — **Onodi, A.:** Über die Entwicklung des sympathischen Nervensystems. Arch. f. mikroskop. Anat. Bd. 26. S. 61 u. 553. 1886. — **Paterson, A. M.:** Development of the sympathetic nervous system in *mammals*. Philosoph. transact. of the roy. soc. Bd. 181. 1890. — **v. Reibnitz, D.:** Einiges über die Entwicklung der Fasern in den Rami communicantes des Truncus sympathicus von *Lacerta agilis*. Zeitschr. f. d. ges. Anat., Abt. 1: Zeitschr. f. Anat. u. Entwicklungsgesch. Bd. 67, S. 320. 1923. — **Remak, R.:** Über ein selbständiges Darmnervensystem. Berlin 1847. — **Riquier, G. C.:** Ancora sullo sviluppo del sistema nervoso simpatico dei *rettili* e degli *uccelli*. Riv. di patol. nerv. e ment. Bd. 25. 1920. — **Rossi, O.:** On the afferent paths of the sympathetic nervous system. etc. Journ. of comp. neurol. Bd. 34, S. 493. 1922. — **Schultze, O.:** Grundriß der Entwicklungsgeschichte des Menschen und der *Säugetiere*. Leipzig: W. Engelmann 1897. — **Stewart, F. W.:** The development of the cranial sympathetic ganglia in the *rat*. Journ. of comp. neurol. Bd. 31, S. 163. 1920. — **Streeter, G. L.:** Die Entwicklung des Nervensystems. KEIBEL-MALL, Handb. d. Entw. Bd. 2, S. 1. 1911. — **Taft, B.:** De l'histogenèse des fibres du grand sympathique chez l'homme et les *Mammifères*. Thèse de Paris. 1912. — **Tello, I. F.:** Sur la formation des chaînes primaire et secondaire du grand sympathique dans l'embryon de *poulet*. Travaux du lab. de rech. biol. de la univ. de Madrid Bd. 23, S. 1. 1925. — **Vogt, W.:** Gestaltungsanalyse am *Amphibien*keim mit örtlicher Vitalfärbung. W. Roux' Archiv f. Entwicklungsmech. d. Organismen Bd. 106, S. 542. 1925. — **Wetzel, R.:** Untersuchungen am *Hühner*keim. Ebenda Bd. 106, S. 463. 1925. — **Zuckerkandl, E.:**

Die Entwicklung der chromaffinen Organe und der Nebenniere. Keibel-Mall: Handb. d. Entwicklungsgesch. Bd. 2, S. 157. 1911.

1. Der Grenzstrang.

Aiello, G.: Fatica e sistema nervoso vegetativo. Atti della soc. lomb. di sc. med. e biol. Bd. 12, S. 1. 1923. — **Alexandrowicz, J.:** Zur Kenntnis des sympathischen Nervensystems der *Crustaceen*. Jenaische Zeitschr. f. Naturwiss. Bd. 45, S. 395. 1909. — **Apolant, H.:** Über die sympathischen Ganglienzellen der *Nager*. Arch. f. mikroskop. Anat. Bd. 47, S. 461. 1896. — **Arndt, R.:** Untersuchungen über die Ganglienkörper des Nervus sympathicus. Arch. f. mikroskop. Anat. Bd. 10, S. 208. 1874. — **Arnold, J.:** a) Über die feineren histologischen Verhältnisse der Ganglienzellen in dem Sympathicus des *Frosches*. Virchows Arch. f. pathol. Anat. u. Physiol. Bd. 32, S. 3. 1865. — b) Ein Beitrag zur feineren Struktur der Ganglienzellen. Ebenda Bd. 41, S. 203. — **Asher, L.:** Der augenblickliche Stand der Lehre vom sympathischen und parasympathischen Nervensystem. Klin. Wochenschr. Jg. 1924. S. 600. — **Beccari, N.:** Le cellule dei gangli spinali e simpatici in una grossa *tartaruga*. Monit. zool. ital. Bd. 28, S. 15. 1917. — **Biondi, G.:** Sulla fina struttura dei gangli annessi al simpatico craniano nell' uomo. Ric. lab. anat. norm. univ. Roma Bd. 16, S. 135. 1913. — **Braeucker, W.:** Anatomische Untersuchungen des ganzen sympathischen Nervensystems. Verhandl., 8. Tag, d. bayr. Chirurg. Juli 1923. — **v. d. Broek, A. J.:** Über den Bau des sympathischen Nervensystems der *Säugetiere*. Morphol. Jahrb. Bd. 37 u. 38, S. 202 u. 532. 1908. — **Brüning-Stahl:** Die Chirurgie des vegetativen Nervensystems. Berlin: Julius Springer 1924. — **Budde, M.:** Untersuchungen über die sympathischen Ganglien in der Lunge bei *Säugetieren* und beim menschlichen Fetus. Anat. Hefte Bd. 23, S. 211. 1904. **Cajal, Ramón y, S.:** a) Las cellulas del gran sympathico del hombre adulto. Trabajos del laborat. de investig. biol. de la univ. de Madrid Bd. 5. 1905. — b) Die Struktur der sensiblen Ganglien des Menschen und der Tiere. Zeitschr. f. d. ges. Anat., Abt. 3: Ergebn. d. Anat. u. Entwicklungsgesch. Bd. 16, S. 177. 1906. — c) Système nerveux. Bd. 2. Paris: A. Maloine 1911. — **Carpenter, F. W.:** A study of ganglion cells in the sympathetic nervous system with special reference to intrinsic sensory neurones. Journ. of comp. neurol. Bd. 24, S. 269. 1914. — **de Castro, F.:** a) Nota sobre ciertas terminaciones nerviosas en el ganglio cervical superior simpatico humano. Bol. de la soc. esp. de biol. Bd. 7, S. 35. 1917. — b) Estudio sobre los ganglios sensitivos del hombre en estado normal y patologico. Arch. de neurobiol. Bd. 3, S. 256. 1922. — c) Evolución de los ganglios simpáticos vertebrales y prevertebrales etc. Trabajos del laborat. de investig. biol. de la univ. de Madrid Bd. 20, S. 113. 1923. — **Courvoisier, L. G.:** Beobachtungen über den sympathischen Grenzstrang. Arch. f. mikroskop. Anat. Bd. 2, S. 13. 1866. — **Dehler, A.:** Beitrag zur Kenntnis vom feineren Bau der sympathischen Ganglienzelle des *Frosches*. Ebenda Bd. 46, S. 724. 1895. — **Dogiel, A. S.:** Zur Frage über den feineren Bau des sympathischen Nervensystems bei den *Säugetieren*. Ebenda Bd. 46, S. 305. 1895. — **Dresel, K.:** Experimentelle Untersuchungen zur Anatomie und Physiologie des peripheren und zentralen vegetativen Nervensystems. Zeitschr. f. d. ges. exp. Med. Bd. 37, S. 373. 1923. — **Fick, W.:** Beitrag zur Kenntnis der Vagus-Sympathicus-Verbindungen unterhalb der Schädelbasis. Zeitschr. f. mikroskop.-anat. Forsch. Bd. 2, S. 429. 1926. — **Fischer, J.:** Nervus sympathicus einiger Tiere, insbesondere der *Katze* und der *Ziege*. Diss. Zürich 1914. — **Gaskell, W. H.:** The involuntary nervous system. Monographs on Physiology. Londres: Longmans 1916. — **van Gehuchten, A.:** Les cellules nerveuses du sympathique chez quelques *mammifères* et chez l'homme. Cellule Bd. 8, S. 83. 1892. — **Greving, R.:** Zur feineren Anatomie der Endgeflechte präganglionärer Fasern im Ganglion cerv. sup. des Menschen. Zeitschr. f. d. ges. Anat., Abt. 1: Zeitschr. f. Anat. u. Entwicklungsgesch. Bd. 61, S. 1. 1921. — **Hatano, S.:** Über die Verteilung der sympathischen Fasern in den peripheren Nerven. Japan. journ. of med. science Bd. 2, S. 183. 1925. — **Henschen, F.:** Über Trophospongienkanälchen sympathischer Ganglienzellen beim Menschen. Anat. Anz. Bd. 24, S. 385. 1904. — **Herzog, E.:** Beitrag zur normalen und pathologischen Histologie des Sympathicus. Zeitschr. f. d. ges. Neurol. u. Psychiatrie. Bd. 103, S. 1. 1926. — **Hirt, A.:** a) Der Grenzstrang des Sympathicus bei einigen *Sauriern*. Zeitschr. f. d. ges. Anat., Abt. 1: Zeitschr. f. Anat. u. Entwicklungsgesch. Bd. 62, S. 536. 1921. — b) Über den Faserverlauf der Nierennerven. Ebenda Bd. 78, S. 260. 1926. — **Huber, G. C.:** a) Lectures on the sympathetic nervous system. Journ. of comp. neurol. Bd. 7, S. 73. 1897. — b) A contribution on the minute anatomy of the sympathetic ganglia of the different classes of vertebrates. Journ. of morphol. Bd. 16, S. 27. 1900. — c) The morphology of the sympathic system. Folia neurobiol. Bd. 7. 1913. — **Iwanoff, G. F.:** a) Zur Anatomie und Histologie der Nebenorgane der menschlichen sympathischen Nerven. Zeitschr. f. d. ges. Anat., Abt. 1: Zeitschr. f. Anat. u. Entwicklungsgesch. Bd. 75, S. 435. 1925. — b) Zur Frage über die Genese und Reduktion der Paraganglien des Menschen. Ebenda Bd. 77, S. 234. 1925. — **Johnson, S.:** On the question of commissural neurones in the sympathetic ganglia. Journ. of comp. neurol. Bd. 29, S. 279. 1918. — **Johnson, S.** and **Mason:** The first thoracic white ramus communicans in man. Ebenda Bd. 33, S. 77. 1921. — **Juschtschenko, A. J.:** Zur Frage über den Bau der sympathischen Knoten bei *Säugetieren* und Menschen. Arch. f. mikroskop. Anat. Bd. 49, S. 585. 1897. — **Ken Kuré:** Über die sogenannten marklosen Nervenfasern in den Cerebrospinalnerven. Japan. journ. of med. science Bd. 2, S. 94. 1925. — **Klein, C.:** Über die Struktur der sympathischen Ganglienzellen der *Säugetiere*. Diss. Philos. Rostock 1904. — **Kohn, A.:** Die Paraganglien. Arch. f. mikroskop. Anat. Bd. 62, S. 263. 1903. — **Laignel-Lavastine:** Note sur les cellules nerveuses du plexus solaire de la *grénouille*. Bull. et mém. de la soc. anat. de Paris Jg. 89, Bd. 6, S. 608. — **Langley, J. N.:** Das autonome Nervensystem. Berlin: Julius Springer 1922. — **Lawrentjew, B. J.:** a) Zur Morphologie des Ganglion cervicale sup. Anat. Anz. Bd. 58, S. 529. 1924. — b) Über die Erscheinungen der Degeneration und Regeneration im sympathischen Nervensystem. Zeitschr. f. mikroskop.-anat. Forsch. Bd. 2, S. 201. 1925. — **v. Lenhossék, M.:** a) Beiträge zur Histologie des Nervensystems und der Sinnesorgane. Wiesbaden: J. F. Bergmann 1894. — b) Das Ganglion ciliare der *Vögel*. Arch. f. mikroskop. Anat. Bd. 76, S. 745. 1911. — **Loewenthal, N.:** Über eigentümliche Zellengebilde im Sympathicus des *Frosches*. Internat. Monatsschr. f. Anat. u. Physiol. 1894. Bd. 11. — **Marinesco, M. G.:** Quelques recherches sur la morphologie normale et pathologique des cellules des ganglions spinaux et sympathiques de l'homme. Cellule nerveuse Paris, Bd. 2. 1909. — **Marinesco et Minea:** Über die mikrosympathischen, hypospinalen Ganglien. Neurol. Zentralbl. 1908. S. 146. — **Marinesco et Parhou, C.:** Sur l'origine spinale des fibres afférentes du ganglion cervical supérieur du grand sympathique. Cpt. rend. des séances de la soc. de biol. Bd. 64, S. 972. — **Matsui, Y.:** a) Über den Verlauf der spinalen Nervenfasern im Sympathicus. Folia anat. japon. Bd. 3, S. 267. 1925. — b) Beiträge zur Kenntnis der Anatomie des sympathischen Nervensystems. Mitt. 1—3. Acta scholae med. univ. imp. Kioto Bd. 8, S. 1. 1925. — c) Beiträge zur Kenntnis der Anat. des sympath. Nervensystems 4. Ibidem. 8, S. 397. 1926. — **Michailow, S.:** a) Zur Frage von der feineren Struktur der peripheren sympathischen Ganglien. Anat. Anz. Bd. 33, S. 129. 1908. — b) Mikroskopische Struktur der Ganglien des Plexus solaris und andere Ganglien des Grenzstranges des Nervus sympathicus. Ebenda Bd. 33, S. 581. 1908. — c) Versuch einer systematischen Untersuchung der Leitungsbahnen des sympathischen Nervensystems. Arch. f. d. ges. Physiol. Bd. 128, S. 283. 1909. — d) Über die sensiblen Nervenendapparate der zentralen sympathischen Ganglien der *Säugetiere*. Journ. f. Psychol. u. Neurol. Bd. 26, S. 269. 1910. — e) Der Bau der zentralen sympathischen Ganglien. Internat. Monatsschr. f. Anat. u. Physiol. Bd. 28, S. 26. 1911. — f) Die Neurofibrillen der sympathischen Ganglienzellen bei *Säugetieren*. Folia neuro-biol. Bd. 1, S. 637. — **Pines, J. L.:** Über die Innervation des chromaffinen Gewebes des Sympathicus und über das sympathico-chromaffine System im allgemeinen. Arch. f. Psychol. Bd. 70, S. 636. 1924. — **Ping, Ch.:** On the growth of the largest nerve cells in the superior cervical sympathetic ganglion of the *albino rat* from birth to maturity. Journ. of comp. neurol. Bd. 33, S. 281. 1921. — **Pitzorno, M.:** a) Ulteriori studi sulla struttura dei gangli simpatici nei *Selaci*. Monit. zool. ital. Bd. 22, S. 4. 1911. — b) Su alcune pretese anastomosi fra cellule di gangli simpatici. Ebenda Bd. 23, S. 77. 1912. — **Potts, T. K.:** The main peripheral connections of the human sympathetic nervous system. Journ. of anat. Bd. 59, S. 129. 1925. — **Ranson, S. W.:** Non medullated nerve fibres in the spinal nerves. Americ. journ. of anat. Bd. 12, S. 67. 1911. — b) An introduction to a series of studies on the sympathetic nervous system. Journ. of comp. neurol. Bd. 29, S. 305. 1918. — c) Anatomy of the sympathetic nervous system with reference to sympathectomy and ramisection. Journ. of the Americ. med. assoc. Bd. 86, S. 1886. 1926. — **Ranson** and **Billingsley:** a) The superior cervical ganglion and the cervical portion of the sympathetic trunk. Journ. of comp. neurol. Bd. 29, S. 313. 1918. — b) On the number of nerve cells in the ganglion cervicale superius and of nerve fibres in the cephalic and of the truncus sympathicus in the *cat*. Ebenda Bd. 29, S. 359. 1918. — c) Branches of the ganglion cervicale superius. Ebenda Bd. 29, S. 367. 1918. — d) The thoracic truncus sympathicus, rami communicantes and splanchnic nerve in the *cat*. Ebenda Bd. 29, S. 405. 1918. — **Retzius, G.:** Über den Typus der sympathischen Ganglienzellen der höheren Tiere. Biol. Untersuch. N. F. Bd. 3, S. 57. 1892. — **Roux, J. Ch.:** Note sur l'origine et la terminaison des grosses fibres à myéline du grand sympathique. Cpt. rend. des séances de la soc. de biol. Bd. 52, S. 735. — **Sala, L.:** a) Sulla fina anatomia dei gangli del simpatico. Monit. zool. ital. Bd. 3, S. 148 u. 172. 1892. — b) Sur la fine anat. des ganglions du sympathique. Arch. ital. di biol. Bd. 68. 1893. — **Schultz, P.:** Zur Physiologie der sympathischen Ganglien. Arch. f. Anat. u. Physiol., Physiol. Abt. 1898. S. 124. — **Schilf, E.:** Das autonome Nervensystem. Leipzig: G. Thieme 1926. — **Shawe, R. C.:** A communication between the vagus and the cervical sympathetic with its clinical aspects. Lancet Bd. 206, S. 640. 1924. — **Shimbo:** Über die Verteilung der sympathischen Fasern im peripheren Nerv. Arch. f. d. ges. Physiol. Bd. 195, S. 615. 1922. — **Smirnow, A. E.:** a) Die Struktur der Nervenzellen im Sympathicus der *Amphibien*. Arch. f. mikroskop. Anat. Bd. 35, S. 407. 1890. — b) Zur Kenntnis der Morphologie der sympathischen Ganglienzellen beim

Fische. Anat. Hefte Bd. 14, S. 409. 1900. — **Spalitta, F.**: Sur le cours des fibres centripètes du grand sympathique. Arch. ital. di biol. Bd. 44, S. 160. 1905. — **Spiegel, A.**: a) Beiträge zur Anatomie und Pathologie des autonomen Nervensystems. I. Die Ganglien des Grenzstranges. Arb. a. d. neurol. Inst. d. Wiener Univ. Bd. 23, S. 3. 1920. — b) Zur Morphologie der peripheren Ganglien. Anat. Anz. Bd. 54, S. 331. 1921. — **Stahnke, E.**: Zur Frage der Sensibilität des Sympathicus. Münch. med. Wochenschr. Jg. 1926. S. 591. — **Sternschein, E.**: a) Das Ganglion cervicale supremum nach prä- und postganglionärer Durchschneidung. Arb. a. d. neurol. Inst. d. Wiener Univ. Bd. 23, S. 155. 1921. — b) Die Anastomosen zwischen Vagus und Sympathicus der *Katze*. Zeitschr. f. d. ges. Anat., Abt. 1: Zeitschr. f. Anat. u. Entwicklungsgesch. Bd. 64, S. 441. 1922. — **Stilling, H.**: Die chromophilen Zellen und Körperchen des Sympathicus. Anat. Anz. Bd. 15, S. 229. 1899. — **Stöhr, Ph. jr.**: a) Beobachtungen und Bemerkungen über den Aufbau des sympathischen Grenzstranges. Zeitschr. f. Zellforsch. u. mikroskop. Anat. Bd. 5, S. 118. 1927. — b) Anatomische Beobachtungen und Bemerkungen über den Aufbau des sympathischen Nervensystems. Klin. Wochenschr. 6. Jahrg. S. 977. 1927. — **Terni, J.**: a) I centri pregangliari del simpatico toraco-lombare. Giorn. di accad. med. di Torino Bd. 85, S. 110. 1922. — b) Ricerche anatomiche sul sistema nervoso autonomo degli *uccelli*. Arch. ital. di anat. e di embriol. Bd. 20, S. 433. 1923. — c) Il ganglio toracico e la porzione cervicale del vago negli *uccelli*. Ebenda Bd. 21, S. 404. 1924. — **Tokura, R.**: Über das Vorkommen von Ganglienzellen von pseudounipolarem Typus im Ganglion cervicale sup. Folia anat. japon. Bd. 3, S. 209. 1925. — **Veratti, E.**: Über die feinere Struktur der Ganglienzellen des Sympathicus. Anat. Anz. Bd. 15, S. 190. 1898. — **Vermeulen, H. A.**: Über den Nervus sympathicus der *Haustiere*. Ebenda Bd. 49, S. 301. 1916. — **Warfwinge, E.**: Beiträge zur Kenntnis der spinalen und sympathischen Ganglienzellen des *Frosches*. Arch. f. mikroskop. Anat. Bd. 68, S. 432. 1906.

2. Das parasympathische System.

Böhm-Davidoff: Text-Book of Histology. Philadelphia: W. B. Saunders & Co. 1900. — **Borchers, E.**: Anteil des Nervus vagus an der motorischen Innervation des Magens. Bruns' Beitr. z. klin. Chirurg. Bd. 122, S. 547. 1921. — **Brüning, F.**: Vagus und Sympathicus. Klin. Wochenschr. Jg. 1923. S. 2272. — **Camieu**: a) Note sur l'anatomie du ganglion otique et du ganglion ophthalmique. Bull. de la soc. d'anat. et physiol. de Bordeaux Bd. 20, S. 176. 1899. — b) Note sur l'anatomie du ganglion sphénopalatin. Ebenda Bd. 20, S. 209. 1899. — **Chase, M. R.** and **Ranson**: The structure of the roots, trunk and branches of the vagus nerve. Journ. of comp. neurol. Bd. 24, S. 31. 1914. — **Couvreur** et **Duculty**: Signification des ganglions plexiforme et jugulaire. Cpt. rend. de l'ass. des anat. Lyon 1923. S. 159. — **Forni, G.**: Ricerche sperimentali sull' anastomosi per incrocio del vago e del simpatico nel *coniglio*. Bull. de la soc. de med. Bd. 12, S. 100. 1912. — **Gaskell, W. H.**: On the structure, distribution and function of the nerves which innervate the visceral and vascular systems. Journ. of physiol. Bd. 7, S. 19. 1886. — **van Gehuchten, A.**: Recherches sur les terminaisons des nerfs sensibles periphériques. I. Le nerf intermédiaire de WRISBERG. Névraxe. 1900. — **van Gehuchten, A.** et **Molhant, M.**: Contribution à l'étude anatomique du nerf pneumogastrique chez l'homme. Ebenda Bd 13, S 55. 1912. — **Haeberlin, A.**: Der anatomische Bau des Nervus recurrens beim *Kaninchen*. Arch. f. Laryngol. u. Rhinol. Bd. 18, S. 20. 1906. — **Holzmann, K.** und **Dogiel**: Über die Lage und den Bau des Ganglion nodosum nervi vagi bei einigen *Säugetieren*. Arch. f. Anat. u. Physiol., Anat. Abt. Jg. 1910. S. 33. — **Hovelacque, A.**: Anatomie des nerfs craniens et rachidiens et du système grand sympathique. Paris: Gaston Doin & Co. 1927. — **Huber, G. C.** and **Guild, S. R.**: Observations on the peripheral distribution of the nervus terminalis in *Mammalia*. Anat. record Bd. 7, S. 253. 1913. — **Iwama, Y.**: a) Untersuchung über die periphere Bahn des N. vagus. I. Die markhaltigen Fasern des rechten Vagus. Folia anat. japon. Bd. 3, S. 215. 1925. — b) Über den gegenseitigen Austausch der markhaltigen Nervenfasern der beiderseitigen Vagi am Brustteil. Ebenda Bd. 3, S. 281. 1925. — **Kappis, M.**: Untersuchungen über die Schmerzempfindlichkeit des rechten Nervus vagus. Med. Klinik Jg. 1925, Nr. 15. — **Kuntz, A.**: The role of the vagi in the development of the sympathetic nervous system. Anat. Anz. Bd. 35, S. 381. 1910. — **Laignel-Lavastine**: a) Remarques sur le vago-sympathique abdominal. Bull. et mém. de la soc. anat. de Paris 1902. Nr. 4, S. 351. — b) Remarques sur le vago-sympathique de l'homme. Cpt. rend. des séances de la soc de biol. Bd. 61, S. 297. 1906. — c) Note morphologique sur le ganglion de WRISBERG. Ebenda Bd. 81, S. 975. 1918. — **Langley, J. N.**: a) Connections of the ganglion of the trunk of the vagus. Proc. of the physiol. soc. 10. Mai 1899. — b) The thoracic vagus ganglion of the *bird*. Ebenda 10. Mai 1902. — **Langley, J. N.** and **Anderson**: a) The constituents of the hypogastric nerves. Journ. of Physiol. Bd. 17, S. 177. 1894. — b) On the innervation of the pelvic and adjoining viscira. Ebenda Bd. 18, S. 67. 1895. — c) The innervation of the pelvic and adjoining viscera. Ebenda Bd. 19, S. 71. 1896. — d) The innervation of the pelvic and adjoining viscera. Ebenda

Bd. 20, S. 372. 1896. — **Larsell, O.:** Studies on the nervus terminalis in *Mammals*. Journ. of comp. neurol. Bd. 30, S. 1. 1918. — **Larsell, O.** and **Mason, M. L.:** Experimental degeneration of the vagus nerve and its relation to the nerve terminations in the lung of the *rabbit*. Ebenda Bd. 33, S. 509. 1921. — v. **Lenhossék, M.:** a) Beiträge zur Histologie des Nervensystems und der Sinnesorgane. Wiesbaden: J. F. Bergmann 1894. — b) Über das Ganglion ciliare. Verhandl. d. anat. Ges. Brüssel 1910. S. 197. — **Mc Crea, E.:** The abdominal distribution of the vagus. Journ. of anat. Bd. 59, S. 18. 1924. — **Molhant, M.:** a) Le nerf vague. Névraxe Bd. 11, S. 137. 1910. — b) Les ganglions péripheriques du vague. Ebenda Bd. 15, S. 525. 1913. — **Müller, L. R.:** a) Beiträge zur Anatomie, Histologie und Physiologie des Nervus vagus. Dtsch. Arch. f. klin. Med. Bd. 101, S. 421. 1911. — b) Die Lebensnerven. Berlin: Julius Springer 1924. — **Müller, L. R.** und **Dahl:** Die Beteiligung des sympathischen Nervensystems an der Kopfinnervation. Dtsch. Arch. f. klin. Med. Bd. 99. 1910. — **Nordkemper, M.:** Zur Frage der Umschaltung der parasympathischen Vagusanteile im Ganglion nodosum und jugulare. Anat. Anz. Bd. 53, S. 501. 1921. — **Penzo, R.:** Über das Ganglion geniculi und mit demselben zusammenhängende Nerven. Ebenda Bd. 8, S. 738. 1893. — **Ranson, S. W.:** The structure of the vagus nerve of man as demonstrated by a differential axon stain. Ebenda Bd. 46, S. 522. 1914. — **Retzius, G.:** a) Untersuchungen über die Nervenzellen der cerebrospinalen Ganglien und der übrigen peripheren Kopfganglien. Arch. f. Anat. u. Physiol., Anat. Abt. Jg. 1880. S. 388. — b) Ganglion ciliare. Biol. Untersuch. N. F. Bd. 6, S. 37. 1894. — **Riquier:** a) Le ganglion otique. Arch. ital. de biol. Bd. 61, S. 325. 1914. — b) Sulla fine struttura del ganglio otico. Rivista di patol. nerv. e ment. Bd. 18. 1923. — **Weigner:** Le ganglion otique. Bibliograph. Anat. Bd. 6, S. 302. 1898. — **Weigner, K.:** Über den Verlauf des Nervus intermedius. Anat. Hefte Bd. 29, S. 99. 1915. — **Wertheimer, E.:** Sur les anastomoses réciproques des deux pneumogastriques dans le thorax chez l'homme. Cpt. rend. des séances de la soc. de biol. Bd. 53, S. 832.

I. Blutgefäße und Lymphgefäße.

Agababow: Die Innervation des Ciliarkörpers. Anat. Anz. Bd. 8, S. 555. 1893. — **Agosti, Fr.:** Ricerche sulla distribuzione dei nervi della milza. Atti d. R. accad. d. scienze di Torino, Cl. d. science fis., mat. e nat. Bd. 43, Disp. 13, S. 417. — **Allegra, G. T.:** Le terminazioni nervose nel fegato. Anat. Anz. Bd. 25, S. 529. 1904. — **Andriezen:** On some of the newer aspects of the pathology of insanity. Brain Bd. 17, S. 548. 1894. — **Argaud, R.:** Terminaisons nerveuses dans les artères. Cpt. rend. des séances de la soc. de biol. Bd. 87, S. 673—674. — **Aronson, H.:** Über Nerven und Nervenendigungen in der Pia mater. Zentralbl. f. d. med. Wiss. Bd. 28. 1890. — **Barbieri:** a) L'innervation des artéries et des capillaires. Cpt. rend. des séances de la soc. de biol. Bd. 49. 1897. — b) L'innervation des artéries et des capillaires. Journ. de l'anat. et physiol. Bd. 34, Nr. 5. 1898. — **Beale, L. S.:** On the ultimate distribution and function of very fine nerve fibres. Quart. journ. of microscop. science Bd. 4, S. 11. 1864. — **Berger, H.:** Zur Innervation der Pia mater und der Hirngefäße, Arch. f. Psychiatrie u. Nervenkrankheiten Bd. 70, S. 216. 1924. — **Bergglas, B.:** Über die Nerven in der Adventitia der Arterien. Zeitschr. f. d. ges. Anat., Abt. 1: Zeitschr. f. Anat. u. Entwicklungsgesch. Bd. 77, S. 481. 1925. — **Bietti, A.:** Sulla distribuzione e terminazione delle fibre nervose nella corioidea. Soc. med.-chirurg. di Pavia, seduta del 10. Maggio 1895. — **Botezat, E.:** Über die Innervation der Blutcapillaren. Anat. Anz. Bd. 32, S. 394. 1908. — **Bremer, L.:** Die Nerven der Capillaren der kleineren Arterien und Venen. Arch. f. mikroskop. Anat. Bd. 21, S. 663. 1882. — **Brüning, F.:** Die Chirurgie des vegetativen Nervensystems. Berlin: Julius Springer 1924. — **Cajal, Ramón y:** Histologie du système nerveux Bd. 2, S. 938. 1911. — **Camus, R.:** Recherches sur l'innervation du canal thoracique. Arch. de physiol. Bd. 7, S. 301. 1895. — **De Castro, F.:** Contribution à la connaissance de l'innervation du pancréas. Trav. du laborat. de rech. biol. de l'univ. Madrid Bd. 21, S. 423. 1923. — **Ceccherelli, G.:** a) Sulle expansioni nervose di senso nella mucosa della lingua dell'uomo. Anat. Anz. Bd. 25, S. 56. 1904. — b) Contributo alla conoscenza delle expansioni nervose di senso nella mucosa del cavo orale e della lingua dell'uomo. Internat. Monatsschr. f. Anat. u. Physiol. Bd. 25, S. 273. 1908. — **Ciaccio, G. O.:** Osservazioni della congiuntiva umana. Mem. d. accad. d. scienze d. ist. di Bologna Bd. 4. 1874. — **Ciaccio:** On the distribution of nerves to the skin of the *frog*. Transact. of the microscop. soc. of London Bd. 12, S. 15. 1864. — **Corti, Alfredo:** La minuta distribuzione dei nervi nella milza dei *Pipistrelli* nostrali. Monit. zool. ital. Bd. 14, S. 247. 1903. — **Darwin, F.:** Contributions to the anatomy of the sympathetic ganglia of the bladder in their relation to the vascular system. Quart. journ. of microscop. science Bd. 14, S. 109. 1874. — **Dennig, N.:** Enthalten die periarteriellen Nerven lange sensible Bahnen? Klin. Wochenschr. Bd. 4, S. 66. 1925. — **Dogiel, A. S.:** a) Die Nerven der Lymphgefäße. Arch. f. mikroskop. Anat. Bd. 49, S. 791. 1897. — b) Zur Frage über die Ganglien der Darmgeflechte bei den *Säugetieren*. Anat. Anz. Bd. 10, S. 517. 1895. — c) Die Nervenendigungen im Lidrande und in der Conjunctiva palpebr. des Menschen. Arch. f. mikroskop. Anat. Bd. 44, S. 16. 1895. — d) Zur Frage über den Bau der Kapseln der Vater-Pacinischen und Herbstschen Körperchen und über das Verhalten der Blutgefäße in denselben. Folia neurologica Bd 4, S. 218. 1910. — Ebbecke, U.: Physiologie der Kapillaren. Naturwissenschaften Jg. 14, S. 1131. 1926. — Eich, H.: Vorkommen von Vater-Pacinischen Körperchen in der Wand der Pfortader eines menschlichen Neugeborenen. Diss. med. Bonn 1914. — Frey: Anatomische Untersuchungen der Gefäßnerven der Extremitäten. Arch. f. Anat., Physiol. u. wiss. Med. 1876. — Frey, W. u. Tonietti, F.: Der Einfluß der vegetativen Nerven auf die Milz und die Lymphocyten des Blutes. Zeitschr. f. d. ges. exp. Med. Bd. 44, S. 597. 1925. — Fürst, C. M.: Über die Nerven der Iris. Retzius: Biol. Unters. I. Folge. 1881. S. 67. — Fusari, R.: Sul modo di distribuirsi delle fibre nervose nel parenchima della milza. Monit. zool. ital. Jg. 3, S. 144. 1892. — Gemelli, A.: Les nerfs et les terminaisons nerveuses de la membrane du tympan. Cellule Bd. 25, S. 119. 1909. — Glaser, W.: a) Über die Nervenverzweigung innerhalb der Gefäßwand. Dtsch. Zeitschr. f. Nervenheilk. Bd. 50, S. 305. 1914. — b) Die Nerven in den Blutgefäßen des Menschen. Arch. f. Anat. u. Physiol., anat. Abt. 1914. S. 189. — Goniaew, K.: Die Nerven des Nahrungsschlauches. Arch. f. mikroskop. Anat. Bd. 11, S. 479. 1875. — Grünhagen, A.: Die Nerven der Ciliarfortsätze des *Kaninchens*. Ebenda Bd. 22, S. 369. 1883. — Gscheidlen: Beiträge zur Lehre von den Nervenendigungen in den glatten Muskelfasern. Ebenda Bd. 14, S. 321. 1877. — Gulland: The occurrence of nerves in intracranial blood vessels. Brit. med. journ. 1898. — Hahn, O. u. Hunczek: Anatomische Untersuchungen über die Nervenversorgung der Extremitätengefäße. Bruns' Beitr. z. klin. Chirurg. Bd. 133, H. 2. 1925. — Hess, W. R.: Die Regulierung des peripheren Blutkreislaufes. Ergebn. d. inn. Med. u. Kinderheilk. Bd. 23, S. 1. 1923 und Pflügers Arch. f. d. ges. Physiol. Bd. 168, S. 439. 1917. — Hirsch, L.: a) Über die Nervenversorgung der Gefäße im Hinblick auf die Probleme der periarteriellen Sympathektomie. Arch. f. klin. Chirurg. Bd. 137, S. 281. 1925. — b) Über den feineren Bau der Nerven der großen Extremitätengefäße. Ebenda Bd. 139, S. 225. 1926. — His, W.: Über die Endigung der Gefäßnerven. Virchows Arch. f. pathol. Anat. u. Physiol. Bd. 28, S. 427. 1863. — Hoffmann, I. B.: Die Innervation des Herzens und der Blutgefäße. Nagels Handb. d. Physiol. Bd. 1, I. — Huber, G. C.: Observations on the innervation of the intracranial vessels. Journ. of comp. neurol. Bd. 9. 1899. — Hunter: On the presence of nerve fibres in the cerebral vessels. Journ. of physiol. Bd. 26, S. 465. 1901. — Jegorow, I.: Zur Lehre von der Innervation der Blutgefäße. Du Bois' Arch., Suppl.-Bd. 1892. S. 69. — Jensen: Über die Innervation der Hirngefäße. Pflügers Arch. f. d. ges. Physiol. 1904. S. 103. — Jones, A. C.: Innervation and nerve terminations of the *reptilian* lung. Journ. of comp. neurol. Bd. 40, S. 371. 1926. — Joris, H.: Les nerfs des vaisseaux sanguins. Bull. de l'acad. roy. de méd. de Belgique, séance du 26 mai 1906. — Kappis, M.: Die Chirurgie des Sympathicus. Ergebn. d. inn. Med. u. Kinderheilk. Bd. 25, S. 562. 1924. — Kerper, A. H.: The innervation of arteries of the extremities. Anat. record Bd. 32, S. 235. 1926. — Kessel, J.: Strickers Handb. d. Gewebelehre. — v. Kölliker, A.: Untersuchungen über die letzten Endigungen der Nerven. Zeitschr. f. wiss. Zool. Bd. 12, S. 149. 1863. — Kolatschewsky: Beiträge zur Histologie der Leber. Arch. f. mikroskop. Anat. Bd. 13, S. 415. 1877. — Kramer, J. G.: The distribution of nerves to the arteries of the arm. Anat. record 1914. — Krause: Handb. d. menschl. Anat. 1876. — Krimke: Die Nerven der Capillaren. Diss. München 1884. — Kytmanof, K. A.: Über die Nervenendigungen in den Lymphgefäßen der *Säugetiere*. Anat. Anz. Bd. 19, S. 369. 1901. — Lapinsky, M.: Über die Gefäßinnervation der *Hunde*pfote. Arch. f. mikroskop. Anat. Bd. 65, S. 623. 1905. — Larsell, O.: The ganglia, plexuses and nerve-terminations of the *mammalian* lung and pleura-pulmonalis. Journ. of comp. neurol. Bd. 35, S. 97. 1923. — Laubmann, W.: Gefäßnerven zu den oberflächlichen Arterien des Kopfes. Anat. Anz. Bd. 57, S. 213. 1924. — Lawrentjew, A. P.: Zur Lehre von der Innervation des Lymphsystems. Über die Nerven des Ductus thoracicus beim *Hunde*. Ebenda Bd. 60, S. 475. 1926. — Lehmann: Über die Nervenendigungen und das Vorkommen von mikroskopischen Ganglien in den Gefäßwandungen. Zeitschr. f. wiss. Zool. Bd. 14, S. 97. 1864. — Leontowitsch, A.: Zur Frage der Gefäßinnervation bei *Rana esculenta*. Internat. Monatsschr. f. Anat. u. Physiol. Bd. 23, S. 1. 1906. — Lipmann, H.: Die Nerven der organischen Muskeln. Inaug.-Diss. Berlin 1869. — Ljetnik, S.: Die Verteilung der Nervengeflechte in der Adventitia der Gefäße. (Zur Frage der periarteriellen Sympathektomie.) Anat. Anz. Bd. 59, S. 467. 1925. — Manouélian: Recherches sur le plexus cardiaque et sur l'innervation de l'aorte. Ann. de l'inst. Pasteur 1912. — Marinesco, G.: Lésions des neuro-fibrilles consécutives à la ligature de l'aorte abdominale. Cpt. rend. des séances de la soc. de biol. Bd. 56, Nr. 13, S. 600. — Martinotti, G.: Le reti nervose del fegato e della milza. Torino 1889. Giorn. d. R. accad. d. med. Jg. 1889, Nr. 1. — Meyer, A.: Über Nervenendigungen in der Iris. Arch. f. mikroskop. Anat. Bd. 17, S. 324. 1880. — Michailow, S.: a) Zur Frage über die Innervation der Blutgefäße. Ebenda Bd. 72, S. 540. 1908. — b) Innervation des Herzens im Lichte der neuesten Forschung. Zeitschr. f. wiss. Zool. Bd. 99, S. 539. 1912. — Monti, R.: Sulla fina distribuzione e la terminazione dei nervi nella milza degli *uccelli*. Boll. sc. Jg. 1898,

Nr. 4 u. Jg. 1899, Nr. 1. — **Morandi, E. e Sisto, P.:** Terminazioni nervose nelle linfoglandule. Giorn. d. R. accad. di med. di Torino. Nr. 3, S. 109. — **Morison:** The innervation of intracranial blodd-vessels. Lancet 1899. Nr. 2. S. 52. — **Müller, E.:** Zur Kenntnis der Ausbreitung und Endigungsweise der Magen-, Darm- und Pankreasnerven. Arch. f. mikroskop. Anat. Bd. 40, S. 390. 1892. — **Müller, L. R.:** Die Lebensnerven. Berlin: Julius Springer 1924. — **Müller, L. R.** u. **Glaser:** Über die Innervation der Gefäße. Dtsch. Zeitschr. f. Nervenheilk. Bd. 46, S. 325. 1913. — **Nesterowsky:** Über die Nerven der Leber. Virchows Arch. f. pathol. Anat. u. Physiol. Bd. 63, S. 412. — **Obersteiner, H.:** Die Innervation der Gehirngefäße. Arb. a. d. neurol. Inst. d. Univ. Wien Bd. 5. 1897. — **Odermatt, W.:** Die Schmerzempfindlichkeit der Blutgefäße und die Gefäßreflexe. Bruns' Beitr. z. klin. Chirurg. Bd. 127, S. 1. 1922. — **Pensa, A.:** Osservazione nella distribuzione dei nervi sanguigni e dei nervi nel pancreas. Internat. Monatsschr. f. Anat. u. Physiol. Bd. 22, S. 90. 1905. — **Potts, L. W.:** The distribution of nerves to the arteries of the leg. Anat. Anz. Bd. 47, S. 138. 1915. — **Purkinje, J.:** Mikroskopisch-neurologische Beobachtungen. Müllers Arch. f. Physiol. Jg. 1845. S. 281. — **Rachmanow, A. W.:** Zur Frage der Nervenendigungen in den Gefäßen. Anat. Anz. Bd. 19, S. 555. 1901. — **Ranvier, L.:** Histologie 1888. S. 790. — **Retzius, G.:** a) Zur Kenntnis der Nerven der Milz und der Niere. Biol. Untersuch. N. F. Bd. 3, S. 53. 1892. — b) Zur Kenntnis der Nerven der Lymphknoten. Ebenda N. F. Bd. 5, S. 42. 1895. — **Rhinehart, D. A.:** The nerves of the thyreoid and parathyreoid bodies. Americ. journ. of anat. Bd. 13, S. 91. 1912. — **Riese, H.:** Die feinsten Nervenfasern und ihre Endigungen im Ovarium der *Säugetiere* und des Menschen. Anat. Anz. Bd. 6, S. 401. 1891. — **Rohnstein, R.:** Zur Frage nach dem Vorhandensein von Nerven an den Blutgefäßen der großen Nervenzentren. Arch. f. mikroskop. Anat. Bd. 55, S. 576. 1900. — **Ruffini, A.:** a) Sulla presenza dei nervi nelle papille vascolari della cute dell'uomo. Rendic. d. R. accad. dei Lincei Bd. 1, Ser. 5a. 1892. — b) Contributo alla conoscenza della distribuzione ed espansione dei nervi nella milza di alcuni *vertebrati*. Internat. Monatsschr. f. Anat. u. Physiol. Bd. 23, S. 229. 1906. — b) Distribuzione dei nervi o loro terminazione nelle milza di *Cavia, Salamandra, Rana* e *pipistrello*. Boll. d. soc. med. Jg. 71, Ser. 7, Bd. 11, S. 630. — **Sala:** Sulla fina anatomia dei gangli simpatici. Monit. zool. ital. Jg. 2, S. 148. 1892. — **v. Schumacher, S.:** Beiträge zur Kenntnis des Baues und der Funktion der Lamellenkörperchen. Arch. f. mikroskop. Anat. Bd. 77, S. 157. 1911. — **Sclavunos, G.:** Über die feineren Nerven und ihre Endigungen in den männlichen Genitalien. Anat. Anz. Bd. 9, S. 42. 1894. — **Stameni, P.:** Contributo allo studio delle terminazioni nervose nei vasi sanguigni dei genitali femminili esterni. Monit. zool. ital. Jg. 12, S. 5. 1901. — **Sharpey-Schafer, E.:** L'innervation des vaisseaux pulmonaires. Arch. internat. de physiol. Bd. 18, S. 14. 1921. — **Sihler, Chr.:** The nerves of the capillaries with remarks on nerve-endings in muscle. Journ. of exp. med. Bd. 5, Nr. 5. — **Smirnow, A.:** Über freie Nervenendigungen im Epithel des *Regenwurms.* Ebenda Bd. 9, S. 570. 1894. — **Stöhr, Ph.** jun.: a) Über die Innervation der Piä mater und des Plexus chorioideus des Menschen. Zeitschr. f. d. ges. Anat., Abt. 1: Zeitschr. f. Anat. u. Entwicklungsgesch. Bd. 63, S. 562. 1922. — b) Beobachtungen über die Innervation der Pia mater des Rückenmarks und der Telae chorioideae beim Menschen. Ebenda Bd. 64, S. 555. 1922. — c) Mikroskopischer Beitrag zur Innervation der Blutcapillaren beim Menschen. Zeitschr. f. wiss. Biol., Abt. B: Zeitschr. f. Zellforsch. u. mikroskop. Anat. Bd. 3, S. 431. 1926. — **Stricker:** Handbuch der Lehre von den Geweben. Leipzig 1871. — **Thoma, R.:** Über die Abhängigkeit der Bindegewebsneubildung in der Arterienintima von den mechanischen Bedingungen des Blutumlaufs. Virchows Arch. f. pathol. Anat. u. Physiol. Bd. 95, S. 294. 1884. — **Timofeew, D.:** Zur Kenntnis der Nervenendigungen in den männlichen Geschlechtsorganen der *Säuger*. Anat. Anz. Bd. 9, S. 342. 1894. — **Tomsa:** Nerven der Blutgefäßcapillaren. Zentralbl. f. d. med. Wiss. 1869. — **Tonkoff, W.:** Zur Kenntnis der Nerven der Lymphdrüsen. Anat. Anz. Bd. 16, S. 456. 1899. — **v. Tschermak, A.:** Über die afferente Innervation des Blutgefäßsystems. Wien. med. Wochenschr. Jg. 74, S. 837. 1924. — **Wilson, J. G.:** The nerves and nerve-endings in the membrana tympani of man. Americ. journ. of anat. Bd. 11, S. 101. 1911. — **Zuntz:** The innervation of blood-vessels of the brain. Brit. med. journ. 1899. S. 671.

II. Herz und Pericard.

Abel: Further observations on the development of the sympathetic nervous system in the *chick*. Journ. of anat. Bd. 47. 1912. — **Alexandrowicz, J. S.:** The innervation of the heart of the *cockroach* (*Periplaneta orientalis*). Journ. of comp. neurol. Bd. 41, S. 291. 1926. — **Argaud, R.:** a) Sur l'innervation de la zone auriculaire droitequi répond à l'origine de la systole cardiaque. Cpt. rend. des séances de la soc. de biol. Bd. 70. 1911. — b) Sur la présence des ganglions nerveux dans l'épaisseur de la valvule de THÉBÉSIUS chez *Ovis aries*. Ebenda Bd. 70, S. 699. 1911. — c) Sur l'appareil nerveux et la structure de la valvule de THÉBÉSIUS, chez l'homme. Ebenda Bd. 70, S. 748. 1911. — d) Note sur l'innervation intra-cardiaque. Ebenda Bd. 71. 1911. — e) Sur la structure des valvules veineuses et l'innervation intra-cardiaque de l'oreillette droite. Arch. des maladies du cœur Jg. 4, S. 638. 1911. — f) Nerfs du cœur. Traité d'anat. humaine de POIRIER et CHARPY Bd. 2, II. 1912. — **Arnstein, C.** und **Landowsky, Nikita:** Über die Fortsätze der Nervenzellen in den Herzganglien. Arch. f. mikroskop. Anat. Bd. 29, S. 609. 1887. — **Aronson, H.:** Beiträge zur Kenntnis der zentralen und peripheren Nervenendigungen. Diss. Berlin 1886. — **Azoulay:** Les nerfs du cœur de l'homme. Cpt. rend. des séances de la soc. de biol. 1894. — **Bachmann:** The distribution of the vagus nerves to the sino-auricular junction of the *mammalian* heart. Americ. journ. of physiol. Bd. 50, S. 468. 1922. — **Berkley, H. J.:** On complex nerve-terminations and ganglion cells in the muscular tissue of the heart-ventricle. Anat. Anz. Bd. 9, S. 33. 1894. — **Bethe, A.:** Allgemeine Anatomie und Physiologie des Nervensystems. Leipzig: G. Thieme 1903. — **Bidder:** a) Über die Herznerven des *Frosches.* Müllers Archiv 1848. S. 130. — b) Über funktionell verschiedene und räumlich getrennte Nervenzentren im *Frosch*herzen. Ebenda 1852. S. 163. — **Blackhall-Morison, A.:** Note on the innervation of the human heart. Journ. of anat. Bd. 60, S. 143. 1926. — **Boeke, J.:** a) Die Innervation des Herzbeutels und HISschen Bündels beim *Schildkröten*herz. Verslagen d. Afdeeling Naturkunde, Königl. Akad. d. Wiss., Amsterdam Bd. 33, Nr. 9, S. 933. 1925. — b) The innervation of the muscle-fibres of the myocardium and of the atrio-ventricular bundle ot this in the heart of the *tortoise.* Proc. of the roy. acad of sciences to Amsterdam Bd. 28, S. 32. 1924. — **Botazzi, F.:** a) Ricerche sulla musculatura cardiale dell'*Emys europaea.* Zeitschr. f. allgem. Physiol. Bd. 6, S. 140. 1907. — b) Über die Innervation des Herzens von *Scyllium canicula* und *Maja squinado.* Zentralbl. f. Physiol. Bd. 14, S. 665. — **Brodie, T. G.** and **Cullis:** The innervation of the coronary vessels. Journ. of physiol. Bd. 43, S. 313. 1911. — **Carlson, A. J.:** Note sur les nerfs du cœur des *invertébrés.* Cpt. rend. des séances de la soc. de biol. Bd. 60, S. 283. 1906. — **Cloetta:** Über die Nerven des Herzens. Verhandl. d. physik.-med. Ges. in Würzburg Bd. 3. 1852. — **Coleman:** Nerve terminations in the heart of the *rabbit.* New York med. journ. 1895. — **Daniélopolu** et **Marcu:** Topographie des accélérateurs gauches chez le *chien.* Les rami-communicantes que l'on doit respecter dans le traitement chirurgical de l'angine de poitrine. Cpt. rend. des séances de la soc. de biol., séances des 4 et 19 février Bd. 92. 1925. — **Demoor** et **Heymanns:** Etude de l'innervation du cœur des *vertébrés* à l'aide de la méthode de GOLGI. Arch. de biol. Bd. 13. 1894. — **Dogiel, A. S.:** a) Die sensiblen Nervenendigungen im Herzen und in den Blutgefäßen der *Säugetiere.* Arch. f. mikroskop. Anat. Bd. 52, S. 44. 1898. — b) Zur Frage über den feineren Bau der Herzganglien des Menschen und der *Säugetiere.* Ebenda Bd. 53, S. 237. 1899. — c) Die Bedingungen der automatisch-rhythmischen Herzkontraktionen. Pflügers Arch. f. d. ges. Physiol. Bd. 135. 1910. — d) Das Verhältnis des Nervensystems zur Herztätigkeit beim *Hunde, Kalbe* und Menschen. Ebenda Bd. 142, S. 109. — e) Die Anordnung und Funktion der Nervenzellen des Herzens des Menschen und der Tiere usw. Ebenda Bd. 155. 1914. — **Dogiel, Joh.:** a) Die Muskeln und Nerven des Herzens bei einigen *Mollusken.* Arch. f. mikroskop. Anat. Bd. 14, S. 59. 1877. — b) Die Nervenzellen und Nerven des Herzventrikels beim *Frosch.* Ebenda Bd. 21, S. 21. 1882. — c) Einige Daten der Anatomie des *Frosch-* und *Schildkröten*herzens. Ebenda Bd. 70, S. 780. 1907. — **Eisenlohr:** Über die Nerven und die Ganglienzellen des menschlichen Herzens, nebst Bemerkungen zur pathologischen Anatomie desselben. Diss. München 1886. — **Engel, J.:** Beiträge zur normalen und pathologischen Histologie des Atrioventrikular-bündels. Zieglers Beitr. z. pathol. Anat. u. z. allg. Pathol. Bd. 48. 1910. — **Eversbusch, G.:** Anatomische und histologische Untersuchungen über die Beziehungen der Vorhofganglien zu dem Reizleitungssystem des *Katzen*herzens. Dtsch. Arch. f. klin. Med. Bd. 120. 1916. — **Fahr:** Zur Frage der Ganglienzellen im menschlichen Herzen. Zentralbl. f. Herz- u. Gefäß-krankh. 1910. S. 76. — **Fedele, M.:** Sulla innervazione del cuore nei *rettili* e nei *batraci.* Monit. zool. ital Jg. 21. 1910. — **Felix, W.:** Herzbeutel und Herztätigkeit. Dtsch. Zeitschr. f. Chirurg. Bd. 190, S. 180. 1925. — **Frey, E.:** Versuche über die Art des Herzschlages und der Herznervenwirkung. Ebenda Bd. 186, H. 3/4, S. 168. 1924. — **Fukutake, K.:** Beiträge zur Histologie und Entwicklungsgeschichte des Herznervensystems. Zeitschr. f. d. ges. Anat., Abt. 1: Zeitschr. f. Anat. u. Entwicklungsgesch. Bd. 76, S. 592. 1925. — **Van Gehuchten, A.:** Les fibres inhibitives du cœur appartiennent au nerf pneumogastrique et pas au nerf spinal. Névraxe Bd. 4, H. 3, S. 303. — **Gerlach, L.:** Über die Nervenendigungen in der Muskulatur des *Frosch*herzens. Virchows Arch. f. pathol. Anat. u. Physiol. Bd. 66, S. 187. 1876. — **Glaser, W.:** a) Der intramurale Nervenapparat des Herzens. Dtsch. Arch. f. klin. Med. Bd. 117, S. 261. 1914. — b) Die intramurale Innervation der Kranzgefäße. Zeitschr. f. d. ges. Anat., Abt. 1: Zeitschr. f. Anat. u. Entwicklungsgesch. Bd. 79, S. 797. 1926. — **His, W.:** Über die Entwicklung des Sympathicus bei *Wirbeltieren* mit besonderer Berücksichtigung der Herz-ganglien. Verhandl. d. anat. Ges., Wien 1892. — **His** jun.: Die Entwicklung des Herznerven-systems bei *Wirbeltieren.* K. sächs. Ges. d. Wiss., Abt. mathem. Kl. Bd. 18, S. 1. 1893. — **His** jun. u. **Romberg:** Beiträge zur Herzinnervation. Verhandl. d. Kongr. f. inn. Med. 1890. S. 396. — **Hofmann, F. B.:** Das intrakardiale Nervensystem des *Frosches.* Arch. f. Anat. u. Physiol., anat. Abt. 1902. S. 54. 1902. — **Huber-De Witt:** A contribution of the motor nerve-endings and on the nerve-endings in the muscle-spindles. Journ. of comp. neurol. Bd. 7, S. 169. 1897. — **Jacques, P.**: Recherches sur les nerfs du cœur chez la *grenouille* et les *mammifères*. Journ. de l'anat. et de la physiol. Bd. 30, S. 62. 1894. — **Jantschitsch, J.**: Zur Frage über die Anatomie des Herzbeutels. Journ. f. norm. u. pathol. Histol. Bd. 8. 1874. (Russisch.) — **Kasem-Beck**: Zur Kenntnis der Herznerven. Arch. f. mikroskop. Anat. Bd. 24. 1885. — **Klug, F.**: Über die Herznerven des *Frosches*. Arch. f. Anat. u. Physiol., anat. Abt. 1881. S. 330. — **Krehl, L.** und **Romberg**: Über die Bedeutung des Herzmuskels und der Herzganglien für die Herztätigkeit des *Säugetieres*. Arch. f. exp. Pathol. u. Pharmakol. Bd. 30. 1892. — **Kondratjew, N. S.**: Zur Frage über die intrakardiale Innervation der *Vögel*. Zeitschr. f. d. ges. Anat., Abt. 1: Zeitschr. f. Anat. u. Entwicklungsgesch. Bd. 79, S. 753. 1926. — **Lahousse, F.**: Die Struktur des Nervenplexus in der Vorhofscheidewand des *Frosch*herzens. Arch. f. Anat. u. Physiol., physiol. Abt. 1886. — **Langendorff**: Über die Innervation der Coronargefäße. Zentralbl. f. Physiol. Bd. 21, S. 551. 1907/08. — **Lawrentjew, B. J.**: Die Faserendigungen des N. vagus im *Säugetier*herzen. Anat. Anz. Bd. 64, S. 59. 1927. — **Lissauer**: Über die Lage der Ganglienzellen des menschlichen Herzens. Arch. f. mikroskop. Anat. Bd. 74, S. 217. 1909. — **Löwitt**: Beiträge zur Kenntnis der Innervation des Herzens. Pflügers Arch. f. d. ges. Physiol. Bd. 29. 1882. — **Ludwig, C.**: Über die Herznerven des *Frosches*. Müllers Arch. 1848. S. 139. — **Manuélian**: Recherches sur le plexus cardiaque et sur l'innervation de l'aorte. Ann. de l'inst. Pasteur Bd. 28. — **Marcus, H.**: Über die Innervation des Herzmuskels. Anat. Anz. Bd. 59, S. 145. 1925. — **Martynoff, W.**: Die Nervenendapparate im Perikardium des Menschen und der *Säugetiere*. Arch. f. mikroskop. Anat. Bd. 84, S. 430. 1914. — **Mc Farland** and **Anders**: The morbid histology of the cardiac nervous ganglia. Journ. of med. research Bd. 27. 1913. — **Meiklejohn**: On the innervation of the nodal tissue of the *mammalian* heart. Journ. of Anat. Bd. 48. 1913. — **Michailow, S.**: a) Ein neuer Typus eines eingekapselten sensiblen Nervenendapparates. Anat. Anz. Bd. 31, S. 81. 1907. — b) Das intrakardiale Nervensystem des *Frosches* und die Methode von Ramón y Cajal. Internat. Monatsschr. f. Anat. u. Physiol. Bd. 25, S. 351. 1908. — c) Die Nerven des Endokardiums. Anat. Anz. Bd. 32, S. 87. 1908. — d) Zur Frage über den feineren Bau des intrakardialen Nervensystems der *Säugetiere*. Internat. Monatsschr. f. Anat. u. Physiol. Bd. 25, S. 44. 1908. — e) Die Innervation des Herzbeutels. Anat. Hefte Bd. 41, S. 495. 1910. — f) Die Nerven des Myokardiums und experimentelle Untersuchungen an vagotomierten Tieren. Fol. neuro-biol. Bd. 5. 1911. — g) Innervation des Herzens im Lichte der neuesten Forschungen. Zeitschr. f. wiss. Zool. Bd. 99, S. 539. 1912. — **Mollard, J.**: Les nerfs du cœur. Rev. gén. d'histol. H. 9. 1908. — **Morison**: On the innervation of the sino-auricular node (Keith-Flack) and the auriculo ventricluar bundle (Kent-His). Journ. of anat. Bd. 46. 1912. — **Müller, L. R.**: Beiträge zur Anatomie, Histologie und Physiologie des Nervus vagus, zugleich ein Beitrag zur Neurologie des Herzens, der Bronchien und des Magens. Dtsch. Arch. f. klin. Med. Bd. 101, H. 6/7. 1911. — **Noc, F. E.**: Etude anatomique des ganglions nerveux du cœur chez le *chien*. Thèse de Bordeaux 1899. — **v. Operchowski**: Beitrag zur Kenntnis der Nervenendigungen im Herzen. Arch. f. mikroskop. Anat. Bd. 22, S. 408. 1883. — **Oppenheimer, B. S. a. A.**: Nerve fibrils in the sino-auricular node. Journ. of exp. med. Bd. 16. 1912. — **Ott**: Zur Kenntnis der Ganglienzellen des menschlichen Herzens. Prager med. Wochenschr. 1887. Nr. 20. — **Perman, Einar**: Anatomische Untersuchungen über die Herznerven bei den höheren *Säugetieren* und beim Menschen. Zeitschr. f. d. ges. Anat., Abt. 1: Zeitschr. f. Anat. u. Entwicklungsgesch. Bd. 71, S. 382. 1924. — b) Zur Depressorfrage. Ebenda Bd. 75, S. 263. 1924. — **Pianese, G.**: I nervi, le reti e le terminazioni nervose del pericardio e il dolore nella pericardite. Giorn. internat. d. scienze med. Jg. 14, S. 1. 1892. — **Pisskunoff, N. N.**: Zur Frage nach den Ganglien in den Herzkammern von *Vögeln*. Anat. Anz. Bd. 38, S. 394. 1911. — **Remak, R.**: Neurologische Erläuterungen. Müllers Arch. Bd. 5, S. 463. 1844. — **Retzius, G.**: Zur Kenntnis der motorischen Nervenendigungen. Biol. Unters. N. F. III, S. 41. 1892. — **Ruhemann, E.**: Die Beziehungen des Phrenicus zu Perikard und Pleura pericardiaca. Verhandl. d. anat. Ges., Wien 1925. S. 212. — **v. Schumacher**: a) Zur Frage der Herzinnervation bei den *Säugetieren*. Anat. Anz. Bd. 21, S. 1—7 u. 430—431. 1902. — b) Die Herznerven der *Säugetiere* und des Menschen. Sitzungsber. d. Akad. Wien, Mathem.-naturw. Kl. III, Bd. 111. 1902. — c) Zur Depressorfrage. Zeitschr. f. d. ges. Anat., Abt. 1: Zeitschr. f. Anat. u. Entwicklungsgesch. Bd. 75, S. 259. 1924. — **Schklarewsky**: Über die Anordnung der Herzganglien bei *Vögeln* und *Säugetieren*. Nachr. v. d. Kgl. Ges. d. Wiss., Göttingen, Math.-physik. Klasse Jg. 1872. Nr. 20. — **Schwartz, S.**: Über die Lage der Ganglien im Herzen der *Säugetiere*. Arch. f. mikroskop. Anat. Bd. 53, S. 63. 1898. — **Skworzow**: Zur Frage über die Anatomie und Histologie des Herzens und Herzbeutels. Diss. Petersburg 1874. (Russisch.) — **Smirnow, A.**: a) Über die sensiblen Nervenendigungen im Herzen bei *Amphibien* und *Säugetieren*. Anat. Anz. Bd. 10, S. 737. 1895. — b) Zur Frage von der Endigung der motorischen Nerven in den Herzmuskeln der *Wirbeltiere*. Ebenda Bd. 18, S. 105. 1900. — c) Einige Bemerkungen über die Existenz von Ganglienzellen in den Herzventrikeln des Menschen und einiger *Säugetiere*. Anat. Hefte Bd. 27, S. 297. 1905.

— **Stöhr, Ph.,** jun.: Über Explantation embryonaler *Amphibien*herzen. Arch. f. mikroskop. Anat. u. Entwicklungsmech. Bd. 102, S. 426. 1924. — **Tandler, J.:** Anatomie des Herzens. In Bardelebens Handb. d. Anat. 1913. — **Tawara:** Das Reizleitungssystem des *Säugetier*herzens. Jena: G. Fischer 1906. — **Tumänzew** u. **Dogiel, Joh.:** Zur Lehre über das Nervensystem des Herzens. Arch. f. mikroskop. Anat. Bd. 36, S. 483. 1890. — **Valedinsky, A.:** Zur Frage über die Nervenknoten im Herzventrikel einiger *Säugetiere*. Anat. Hefte Bd. 27, S. 287. 1905. — b) Einige Ergänzungen zur Frage nach der Gegenwart und der Verteilung der Herzganglien in den Herzkammern einiger *Säugetiere* und des Menschen. Anat. Anz. Bd. 37, S. 465. 1910. — **Vignal:** Recherches sur l'appareil ganglionnaire du cœur des *Vertébrés*. Arch. de physiol. Bd. 8, Ser. 2. 1881. — **Weinreich:** Über die Nerven und Ganglienzellen im *Säugetier*herzen. Diss. Halle 1888. — **Wilson, J. G.:** a) The nerves of the atrio-ventricular bundle. Proc. of the roy. soc. of London (B.) Bd. 81. — b) The nerves of the atrio-ventricular bundle. Anat. record Bd. 3. — **Worobiew, W.:** a) Methodik der Untersuchungen an Nervenelementen des makro- und makro-mikroskopischen Gebietes. Berlin: O. Rothacker 1925. — b) Die Nerven des menschlichen und tierischen Herzens. Münch. med. Wochenschr. Jg. 72, S. 1400. 1925. — **Wollard, H. H.:** The innervation of the heart. Journ. of anat. Bd. 60, S. 345. 1926. — **Yokochi, K.:** Demonstrationen der Ganglienzellen im Herzen verschiedener *Wirbeltiere*. Jap. journ. of med. sciences Bd. 2, S. 62. 1925. — **Zawarzin, A.:** Histologische Studien über Insekten. I. Das Herz der *Aeschna*-Larven. Zeitschr. f. wiss. Zool. Bd. 97, S. 481. 1911.

III. Lymphatische Organe.

Agosti, F.: Ricerche sulla distribuzione dei nervi nella milza. Atti d. R. accad. d. science di Torino Bd. 43, S. 801. 1908. — **Billroth, Th.:** Neue Beiträge zur vergleichenden Anatomie der Milz. Zeitschr. f. wiss. Zool. Bd. 11, S. 325. 1861. — **Camus, R.:** Recherches sur l'innervation du canal thoracique. Arch. d. physiol. Bd. 7, S. 301. 1895. — **Camus, R.** et **Gley:** Recherches expérimentelles sur les nerfs des vaisseaux lymphatiques. Ebenda Bd. 6, S. 454. 1894. — **Corti, A.:** La minute distribuzione dei nervi nella milza dei *Pipistrelli nostrali*. Mon. zool. ital. Bd. 14, S. 247. 1903. — **Dogiel, A. S.:** Die Nerven der Lymphgefäße. Arch. f. mikroskop. Anat. Bd. 49, S. 791. 1897. — **Fusari:** Terminaisons nerveuses dans le parenchyme de la rate. Monit. Zool. Ital. Bd. 3. 1892. — **Kölliker, A.:** Gewebelehre 6. Aufl. Bd. 3. 1902. — **Kytmanof, K. A.:** Über die Nervenendigungen in den Lymphgefäßen der *Säugetiere*. Anat. Anz. Bd. 19, S. 369. 1901. — **Lawrentjew, A. P.:** Über die Nerven des Ductus thoracicus beim *Hunde*. Ebenda Bd. 60, S. 275. 1926. — **Monti, R.:** Su la fine distribuzione e le terminazioni dei nervi nella milza degli *uccelli*. Boll. di scienze med., Bologna Jg. 1899. S. 12. — **Müller, W.:** Über den feineren Bau der Milz. Leipzig u. Heidelberg 1865. — **Pigache, R.** et **Worms, S.:** Topographie du pédicule de la rate. Bull. et mém. de la soc. anat. de Paris Jg. 84, Bd. 12, S. 589. 1909. — **Popper:** The terminations of the nerves in the mesenteric glands. Arch. of internal med. Bd. 5, S. 46. 1872. — **Rattone, G.:** Le reti nervose del fegato e della milza. Giorn. della R. accad. d. med. di Torino Jg. 1889, S. 1. — **Retzius, G.:** a) Zur Kenntnis der Nerven der Milz und der Niere. Biol. Untersuch. N. F. Bd. 3, S. 53. 1892. — b) Zur Kenntnis der Nerven der Lymphknoten. Ebenda Bd. 5, S. 42. 1893. — **Ruffini, A.:** Contributo alla conoscenza della distribuzione ed espansione dei nervi nella milza di alcuni *vertebrati*. Internat. Monatsschr. f. Anat. u. Physiol. Bd. 23, S. 229. 1906. — **Timofejew, D. A.:** Über die Nervenendigungen in den männlichen Geschlechtsorganen des Menschen und der *Säugetiere*. Kasan. 1896. (Russisch.) — **Tschutkin, N. P.:** Über die Nerven der Milz. Russki Wratsch Bd. 1, S. 238. 1902.

IV. Die innersekretorischen Drüsen.

Achúcarro et **Sacristán:** Investigat. hist. e histopathol. sobre la glandula pineal humana. Trabajos del laborat. de investig. biol. de la univ. de Madrid Bd. 10. 1912. — **Anderson, O. A.:** a) Die Nerven der Schilddrüse. Verhandl. d. biol. Ver. Stockholm Bd. 4. 1892. — b) Zur Kenntnis der Morphologie der Schilddrüse. Arch. f. Anat. u. Physiol., Anat. Abt. 1894. S. 177. — **Bergmann, C.:** De glandulis suprarenalibus. Diss. Göttingen 1839. — **Berkley, H. I.:** a) The intrinsic nerves of the thyroid gland of the *dog*. Johns Hopkins hosp. reports Bd. 4, S. 117. 1894. — b) The nerve elements of the pituitary gland. Ebenda Bd. 4, S. 117. 1894. — **Bovero, A.:** Sui nervi della ghiandola timo. Giorn. d. R. accad. med. di Torino Bd. 62, S. 171. 1899. — **Bochenek, A.:** Neue Beiträge zum Bau der Hypophysis cerebri bei *Amphibien*. Bull. internat. de science de Cracovie. Cl. d. sc. math. et nat. 1902. — **Braeucker, W.:** a) Die Nerven der Schilddrüse und der Epithelkörperchen. Anat. Anz. Bd. 56, S. 225. 1922. — b) Die Nerven des Thymus. Zeitschr. f. d. ges. Anat., Abt. 1: Zeitschr. f. Anat. u. Entwicklungsgesch. Bd. 69, S. 309. 1923. — **Cajal, R. y:** Alcunas contribuciones al conoscimiento de los ganglios del cerebro. III. Hipofisis. Ann. de la soc. exp. de hist. nat. 2. Sér. Bd. 3. 1894. — **Civalleri, A.:** Terminazioni nervose nella ghiandola tiroide. Giorn. d. R. accad. med. di Torino Bd. 64, S. 523. 1901. — **Crawford and Hartley:** The influence of the autonomic nervous system on the function of the thyroid gland. Journ. of exp. med. Bd. 42, S. 179. 1925. — **Crisafulli, G.:** I nervi della ghiandola tiroide. Boll. mass. d. accad. di Catania, N. S. 1892. S. 25. — **Cutore, G.:** a) A proposito del corpo pineale dei *mammiferi.* Anat. Anz. Bd. 40, S. 657. 1912. — b) Alcune notizie sul corpo pineale del *Macacus* etc. Folia neurobiol. Bd. 6. 1912. — c) Il corpo pineale in alcuni *mammiferi.* Arch. ital. di anat. e di embriol. Bd. 9. — **Dandy, W. E.:** The nerve supply to the pituitary body. Americ. journ. of anat. Bd. 15, S. 333. 1914. — **Darkschenitsch, L.:** Zur Anatomie der Glandula pinealis. Neurol. Zentralbl. Bd. 5. 1886. — **Dimitrova, Z.:** Recherches sur la structure de la glande pinéale chez quelques *Mammifères.* Névraxe Bd. 2. 1901. — **Dogiel, A. S.:** Die Nervenendigungen in den Nebennieren der *Säugetiere.* Arch. f. Anat. u. Physiol., Anat. Abt. 1894. S. 90. — **Funke:** The carotid body. Americ. journ. of the med. science Bd. 136, S. 98. 1908. — **Fusari, R.:** De la terminaison des fibres nerveuses dans les capsules surrénales des *Mammifères.* Arch. ital. de biol. Bd. 16, S. 262. 1891. — **Gemelli, A.:** Ulteriori osservazioni sulla struttura dell' ipofisi. Anat. Anz. Bd. 28, S. 613. 1906. — **Gentes:** a) Note sur les terminaisons nerveuses des îlots de LANGERHANS du pancréas. Cpt rend. des séances de la soc. de biol. Bd. 54, S. 202. 1902. — b) Lobe nerveux de l'hypophyse et du sac vasculaire. Ebenda Bd. 62, S. 499. 1907. — c) L'hypophyse des *Vertébrés.* Ebenda Bd. 63, S. 120. 1907. — **Giacomini, E.:** Sulle terminazioni nervose nelle capsula surrenali degli *uccelli.* Mon. zool. ital. Bd. 13. 1902. — **Gomez:** The anatomy and pathology of the carotid gland. Americ. journ. of the med. sciences Bd. 136, S. 98. 1908. — **Greving, R.:** a) Zur Anatomie, Physiologie und Pathologie der vegetativen Zentren im Zwischenhirn. Zeitschr. f. d. ges. Anat., Abt. 3: Ergebn. d. Anat. u. Entwicklungsgesch. Bd. 24, S. 348. 1922. — b) Beiträge zur Anatomie des Zwischenhirns und seiner Funktion. Ebenda, Abt. 1: Zeitschr. f. Anat. u. Entwicklungsgesch. Bd. 77, S. 249. 1925. — **Hallion, L.:** L'action vasomotrice du sympathique sur la glande surrénale. Cpt. rend. des séances de la soc. de biol. Bd. 84, S. 515. 1921. — **Hallion, L. et Morel:** L'innervation vasomotrice du thymus. Ebenda Bd. 71, S. 382. — **Hirt, A.:** Vergleichend-anatomische Untersuchungen über die Innervation der Niere. Zeitschr. f. d. ges. Anat., Abt. 1: Zeitschr. f. Anat. u. Entwicklungsgesch. Bd. 73, S. 621. 1924. — **Hoenig:** Untersuchungen zur Histologie der Hypophysis. Zeitschr. f. d. ges. Neurol. u. Psychiatrie Bd. 79. 1922. — **Hoshi, T.:** Morphologisch-experimentelle Untersuchungen über die Innervation der Nebenniere. Mitt. über allg. Pathol. u. pathol. Anat. Bd. 3, S. 328. 1926. — **Jacques, P.:** De l'innervation sécrétoire de la glande thyroide. Bibliogr. Anat. Bd. 5, S. 189. 1897. — **Josephy, H.:** Die feinere Histologie der Epiphyse. Zeitschr. f. d. ges. Neurol. u. Psychiatrie Bd. 62, S. 91. 1920. — **Josifow, M. J.:** Über die Nerven der Thymusdrüse des Menschen. Ref. in Zeitschr. f. d. ges. Anat., Ab. 3: Ergebn. d. Anat. u. Entwicklungsgesch. Bd. 9, S. 631. 1899. — **Kohn, A.:** a) Die Nebenniere der *Selachier* nebst Beiträgen zur Kenntnis der Morphologie der *Wirbeltier*nebenniere im allgemeinen. Arch. f. mikroskop. Anat. Bd. 53, S. 281. 1898. — b) Über den Bau und die Entwicklung der sogenannten Carotisdrüse. Ebenda Bd. 56, S. 81. 1900. — c) Das chromaffine Gewebe. Zeitschr. f. d. ges. Anat., Abt. 3: Ergebnisse d. Anat. u. Entwicklungsgesch. Bd. 12, S. 253. 1902. — d) Die Paraganglien. Arch. f. mikroskop. Anat. Bd. 62, S. 263. 1903. — **Kohno, S.:** Zur vergleichenden Histologie und Embryologie der Nebenniere der *Säuger* und des Menschen. Zeitschr. f. d. ges. Anat., Abt. 1: Zeitschr. f. Anat. u. Entwicklungsgesch. Bd. 77, S. 419. 1925. — **Krabbe, K. H.:** Histologische und embryologische Untersuchungen über die Zirbeldrüse des Menschen. Anat. Hefte Bd. 54, S. 191. 1917. — **Latarjet, A.:** Recherches anatomiques sur l'innervation des capsules surrénales, des veins et de la partie supérieure de l'urétère. Lyon chirurg. Bd. 20, S. 452. 1923. — **Lindemann, W.:** Zur Frage über die Innervation der Schilddrüse. Zentralbl. f. allg. Pathol. u. pathol. Anat. Bd. 2, S. 1. 1891. — **Livini:** Della terminazione dei nervi nella tiroide. Sperimentale 1898. — **Marburg, O.:** a) Zur Kenntnis der normalen und pathologischen Histologie der Zirbeldrüse. Arb. a. d. neurol. Inst. d. Wiener Univ. Bd. 12. 1909. — b) Neue Studien über die Zirbeldrüse. Ebenda Bd. 23. 1920. — **Pappenheim:** Über den Bau der Nebennieren. J. Müllers Archiv 1840. S. 534. — **Pende:** Contributo allo studio della innervazione delle capsule surrenali. Ric. laborat. d. anat. Roma Bd. 10. 1910. — **Peremeschko:** Ein Beitrag zum Bau der Schilddrüse. Zeitschr. f. wiss. Zool. Bd. 17, S. 279. 1867. — **Pines, J. L.:** Über die Innervation der Hypophysis cerebri. I. Mitt. Journ. f. Psychol. u. Neurol. Bd. 32, S. 80. 1925. — b) Über die Innervation der Hypophysis cerebri. II. Mitt. Zeitschr. f. d. ges. Neurol. u. Psychiatrie Bd. 100, S. 123. 1925. — **Poincaré, M.:** Note sur l'innervation de la glande thyroïde. Journ. de l'anat. et de la physiol. Bd. 11. 1875. — **Quast, P.:** Beiträge zur normalen Histologie der Zirbeldrüse des Menschen. Zeitschr. f. mikroskop.-anat. Forschung. 1928. — **Reinhard, W.:** Über die trophische Nervenversorgung der Schilddrüse. Virchows Arch. f. pathol. Anat. u. Physiol. Bd. 254, S. 507. 1925. — **Renner, O.:** Über die Innervation der Nebenniere. Dtsch. Arch. f. klin. Med. Bd. 111. 1914. — **Rhinehart, D. A.:** The nerves of the thyreoid and parathyreoid bodies. Americ. journ. of Anat. Bd. 13, S. 91. 1912. — **Riegele, L.:** Über die Innervation der Hals- und Brustorgane bei einigen *Affen.* Zeitschr. f. d. ges. Anat., Abt. 1: Zeitschr. f. Anat. u. Entwicklungsgesch. Bd. 80, S. 777. 1926. — **Sacerdotti, C.:** a) Sui nervi della tiroide. Atti d. R. accad. d. scienze di Torino Bd. 29, S. 16. 1893. — b) Über die Nerven der Schilddrüse. Internat. Monatsschr. f. Anat. u. Physiol. Bd. 11, S. 326. 1894. — **Sacristòn, J. M.:** Einige Bemerkungen zu H. Josephys Artikel: Die feinere Histologie der Epiphyse. Zeitschr. f. d. ges. Neurol. u. Psychiatrie Bd. 69, S. 142. 1921. — **Savagnone:** Contributo alla conoscenza della fine struttura dell' ipofisi. Riv. ital. di neuropatol., psichiatr. en elettroterap., Ref. in Pathologica Bd. 1, S. 272. 1909. — **Schaper, A.:** Beiträge zur Histologie der Glandula carotica. Arch. f. mikroskop. Anat. Bd. 40, S. 287. 1892. — **Sobotta, J.:** Anatomie der Schilddrüse. v. Bardelebens Handb. d. Anat. Bd. 6, S. 155. 1915. — **Stendell:** Zur vergleichenden Anatomie und Histologie der Hypophysis cerebri. Arch. f. mikroskop. Anat. Bd. 82, S. 289. 1913. — **Trautmann, A.:** Anatomie und Histologie der Hipophysis cerebri. Ebenda Bd. 74, S. 311. 1909. — **Trautmann, M.:** Über die Nerven der Schilddrüse. Diss. Halle 1895. — **Verson, S.:** a) Contributo allo studio della ghiandola tireoidea e suoi annessi. Arch. per le scienze med. Bd. 31, S. 477. 1907. — b) Beiträge zur Histologie der menschlichen Zirbeldrüse. Zeitschr. f. d. ges. Neurol. u. Psychiatrie Bd. 17, S. 65. 1913. — **Walter, F. K.:** Beiträge zur Histologie der menschlichen Zirbeldrüse. Ebenda Bd. 74, S. 314. 1922. — **Watrin** et **Baudot:** Considérations sur la neurohypophyse. Rev. méd. de l'est Bd. 50. 1922. — **Wilson** and **Billingsley:** The innervation of the carotid body. Anat. record Bd. 25, S. 391. 1923. — **Zeiss, O.:** Mikroskopische Untersuchungen über den Bau der Schilddrüse. Diss. Straßburg 1877.

V. Respirationsapparat.

Arione, L.: a) Contributo alla conoscenza delle espansioni nervose motrici nei muscoli della laringe. Giorn. di accad. med. di Torino Bd. 85, S. 81. 1922. — b) Ricerche istologiche sulle espansioni nervose motrici dei muscoli laringei dei *mammiferi*. Arch. ital. di anat. e di embriol. Bd. 21, S. 435. 1924. — **Arnstein, C.:** Die Nervenendigungen und Ganglien der Respirationsorgane. Anat. Anz. Bd. 13, S. 12. 1897. — **Bast, T. H.:** The maxillary sinus of the *dog*. Americ. journ. of anat. Bd. 33, S. 449. 1924. — **Benedicenti, A.:** a) Ricerche sulle terminazioni nervose nella mucosa della trachea. Atti d. soc. Toscana d. scienze nat. in Pisa Bd. 7, S. 132. 1890. — b) Recherches sur les terminaisons nerveuses dans la muqueuse de la trachée. Arch. ital. de biol. Bd. 17, S. 46. 1892. — **Berkley, H. I.:** a) The intrinsic pulmonary nerves in mammals. Journ. of comp. neurol. Bd. 3, S. 107. 1893. — b) The intrinsic pulmonary nerves in mammalia. Johns Hopkins hosp. reports Bd. 4, S. 72. 1894. — **Bilancioni** e **Tarantelli:** Larynx u. Sympathicus. Arch. ital. di otol., rinol. e laringol. Bd. 33, S. 321. 1922. — **Budde, M.:** Untersuchungen über die sympathischen Ganglien in der Lunge bei *Säugetieren* und beim menschlichen Fetus. Anat. Hefte Bd. 23, S. 211. 1904. — **Cuccati, G.:** a) Sopra il distribuimento e le terminazione delle fibre nervosa nei polmoni della *Rana temp*. Internat. Monatsschr. f. Anat. u. Physiol. Bd. 5, S. 194. 1889. — b) Intorno al modo onde i nervi si distribuiscono e terminano nei polmoni e nei muscoli del *Triton crist*. Ebenda Bd. 6, S. 287. 1889. — **Dilworth, T. F. M.:** The nerves of the human larynx. Journ. of Anat. Bd. 56, S. 48. 1921. — **Dogiel, A. S.:** Nervenendigungen in der Pleura des Menschen und der *Säugetiere*. Arch. f. mikroskop. Anat. Bd. 62, S. 244. 1903. — **Elze, C.:** Kurze Mitteilung über ein Ganglion im Nervus laryngeus sup. des Menschen. Zeitschr. f. d. ges. Anat., Abt. 1: Zeitschr. f. Anat. u. Entwicklungsgesch. Bd. 69, S. 630. 1923. — **Frankenhäuser, C.:** Untersuchungen über den Bau der Tracheobronchialschleimhaut. Med. Diss. Dorpat 1879. — **Fusari, R.:** Terminaisons nerveuses dans divers épithéliums. Arch. ital. de biol. Bd. 20, S. 279. 1894. — **Geronzi, G.:** Sulla presenza di gangli nervosi intramuscolari in alcuni muscoli intrinseci della laringe. Boll. d. soc. Laucisiana. Osped. Bd. 24, S. 256. 1904. — **Grabower, H.:** a) Über Nervenendigungen im menschlichen Muskel. Arch. f. mikroskop. Anat. Bd. 60, S. 1. 1902. — b) Übersicht über einige ältere und über die neueren Arbeiten auf dem Gebiete der Innervation des Kehlkopfes. Zeitschr. f. d. ges. Neurol. u. Psychiatrie Bd. 1, S. 641. — **Grynfelt** et **Hédon:** a) Recherches anatomiques sur les ganglions nerveux du larynx chez le *chien*. Arch. internat. de laryngol., otol.-rhinol. et broncho-oesophagoscopie 1907. — b) Sur les ganglions nerveux des nerfs laryngés chez l'homme. Montpellier méd. 1909. — **Ismailoff:** Zur Histologie der Nerven in den Atmungsorganen. Diss. Petersburg. 1873. Jahresber. f. Anat. u. Physiol. 1873. S. 157. — **Iwama, Y.:** a) Untersuchungen über die periphere Bahn des Nervus vagus. I. Mitt. Die markhaltigen Fasern des rechten Vagus. Folia anat. japon. Bd. 3, S. 215. 1925. — b) II. Mitt. Über den gegenseitigen Austausch der markhaltigen Nervenfasern der beiderseitigen Vagi am Brustteil. Ebenda Bd. 3, S. 281. 1925. — **Jones, A. C.:** Innervation and nerve terminations of the *reptilian* lung. Journ. of comp. neurol. Bd. 40, S. 371. 1926. — **Kandarazki, M.:** Über die Nerven der Respirationswege. Arch. f. Anat. u. Physiol., Anat. Abt. 1881. S. 1. — **Larsell, O.:** a) Nerve terminations in the lung of the *rabbit*. Journ. of comp. neurol. Bd. 33, S. 105. 1921. — b) The ganglia, plexuses and nerve terminations of the mammalian lung and pleura pulmonalis. Ebenda Bd. 35, S. 97. 1923. — **Larsell, O.** and **Mason:** Experimental degeneration of the vagus nerve and its relation to the nerve terminations in the lung of the *rabbit*. Ebenda Bd. 33, S. 509. 1921. — **Lindemann, A.**: Über die Nerven der Kehlkopfschleimhaut. Zeitschr. f. rat. Med. Bd. 36, S. 148. 1869. — **Merelli, G.**: a) Ricerche sulle terminazioni nervose motrici dei muscoli laringei. Boll. de soc. med. Parma Bd. 8, S. 90. 1915. — b) Ricerche sulle terminazioni nervose motrici dei muscoli laringei. Arch. ital. di otol., rinol. e laringol. Bd. 25. 1915. — **Miller, W. S.**: A study of the nerves and ganglia of the lungs in a case of pulmonary tuberculosis. Americ. review of tubercul. Bd. 2, S. 123. 1918. — **Molhant, M.**: Les ganglions périphériques du vague. Névraxe Bd. 15, S. 525. 1913. — **Möllgaard, H.**: Studien über das respiratorische Nervensystem bei den *Wirbeltieren*. Skandinav. Arch. f. Physiol. Bd. 26, S. 315. 1912. — **Mondio**: Contributo allo studio delle terminazioni nervose nei polmoni dei *Batraci anuri*. Giorn. d. assoc. d. naturalisti e med. Bd. 2. 1891. — **Müller, L. R.**: Beiträge zur Anatomie, Histologie und Physiologie des N. vagus, zugleich ein Beitrag zur Neurologie des Herzens, der Bronchien und des Magens. Dtsch. Arch. f. klin. Med. Bd. 101, S. 421. 1910. — **Nicolas, A.**: Recherches sur le développement de quelques éléments du larynx humain. Bibliogr. Anat. Bd. 2, S. 176. 1894. — **Perna, G.**: Sopra gli accumuli gangliari del nervo laringeo inferiore nell'uomo ed in alcuni *mammiferi*. Arch. ital. di anat. e di embriol. Bd. 4, S. 387. 1905. — **Ponzio, F.**: Le terminazioni nervose nel polmone. Anat. Anz. Bd. 28, S. 74. 1906. — **Rasmussen, A. T.**: The pathways for nervous reflexes from the parenchyma of the lung. Americ. review of tubercul. Bd. 13, S. 545. 1926. — **Remak, R.**: Neurologische Erläuterungen. Arch. f. Anat., Physiol. u. wiss. Med. 1844. S. 463. — **Retzius, G.**: a) Über die sensiblen Nervenendigungen in den Epithelien bei den *Wirbeltieren*. Biol. Untersuch. N. F. Bd. 4, S. 37. 1892. — Zur Kenntnis der Nervenendigungen in den Lungen. Ebenda Bd. 5, S. 41. 1893. — **Simanowsky, N.**: Der Taschenbandmuskel; die Nervenendigungen in den wahren Stimmbändern des Menschen und der *Säugetiere*. Arch. f. mikroskop. Anat. Bd. 22, S. 690. 1883. — **Smirnow, A.**: Über Nervenendknäuel in der *Froschlunge*. Anat. Anz. Bd. 3, S. 258. 1888. — **Stirling, W.**: a) Nervous apparatus of the lung. Brit. med. journ. Bd. 2, S. 401. 1876. — b) On the nerves of the lung. Journ. of anat. Bd. 16, S. 96. 1882. — c) A simple method of demonstrating the nerves of the epiglottis. Ebenda Bd. 17, S. 203. 1883. — **Verson**: Beiträge zur Kenntnis des Kehlkopfes und der Trachea. Sitzungsber. d. Akad. Wien, Mathem.-naturw. Kl. Bd. 57, S. 1093. 1868. — **Wolff, M.**: Über die EHRLICHsche Methylenblaufärbung und über Lage und Bau einiger peripherer Nervenendigungen. Arch. f. Anat. u. Physiol., Anat. Abt. 1902. S. 155. —

VI. Verdauungsapparat.

Allegra, G. T.: Le terminazione nervose nel fegato. Anat. Anz. Bd. 25, S. 529. 1904. — **Allen, W. F.**: a) Origin and destination of the secondary visceral fibres in the *guinea pig*. Journ. of comp. neurol. Bd. 35, S. 275. — b) Identification of the cells and fibres concerned in the innervation of the teeth. Ebenda Bd. 39, S. 325. 1925. — **Arnstein, C.**: a) Die Nervenendigungen in den Schmeckbechern der *Säuger*. Arch. f. mikroskop. Anat. Bd. 41, S. 195. 1893. — b) Die Morphologie der sekretorischen Nervenendapparate. Anat. Anz. Bd. 10, S. 410. 1894. — **Auerbach, Leop.**: a) Über einen bisher unbekannten ganglio-nervösen Apparat im Darmkanal der *Wirbeltiere*. Virchows Arch. f. pathol. Anat. u. Physiol. Bd. 30. 1864. — b) Fernere Mitteilungen über den Nervenapparat des Darmes. Ebenda Bd. 30. 1864. — **Azoulay, M. L.**: Les neurofibrilles dans les cellules nerveuses situées autour du tube digestif de la sangue. Cpt. rend. des séances de la soc. de biol. Bd. 56, S. 465. 1904. — **Bast, T. H.**: The maxillary sinus of the *dog*, with special reference to certain new structures probably sensory in nature. Americ. journ. of anat. Bd. 33, S. 449. 1924. — **Berkley, H. I.**: a) The nerves and nerve-endings of the nervous layer of the ileum, as shown by the rapid Golgi method. Anat. Anz. Bd. 8, S. 12. 1893. — Studies in the histology of the liver. Ebenda Bd. 8, S. 769. 1893. — **Bethe, A.**: Die Nervenendigungen im Gaumen und in der Zunge des *Frosches*. Arch. f. mikroskop. Anat. Bd. 44, S. 185. 1895. — **Bidder**: Die Nervi splanchnici und das Ganglion coeliacum. Arch. f. Anat., Physiol. u. wiss. Med. 1869. — **Billroth, Theod.**: Einige Beobachtungen über das ausgedehnte Vorkommen von Nervenanastomosen im Tractus intestinalis. Müllers Arch. f. Physiol. 1858, S. 148. — **Bisogni, C.**: Intorno alle terminazioni nervose nelle cellule glandulari salivari degli *Ofidii*. Internat. Monatsschr. f. Anat. u. Physiol. Bd. 13, S. 181. 1896. — **Borchers, E.**: Anteil des N. vagus an der motorischen Innervation des Magens. Bruns' Beitr. z. klin. Chirurg. Bd. 122, S. 547. 1921. — **Botezat, E.**: a) Die Innervation des harten Gaumens der *Säugetiere*. Zeitschr. f. wiss. Zool. Bd. 69, S. 429. 1901. — b) Über das Verhalten der Nerven im Epithel der *Säugetierzunge*. Ebenda Bd. 71, S. 211. 1902. — c) Beiträge zur Kenntnis der Nervenenden in der Mundschleimhaut. Anat. Anz. Bd. 31, S. 575. 1907. — **Bottazzi, E.**: a) Untersuchungen über das viscerale Nervensystem der dekapoden *Crustaceen*. Zeitschr. f. Biol. Bd. 43, N. F. Bd. 25, H. 3/4, S. 341. — b) L'innervazione viscerale nei *Crostacei* e negli *Elasmobranchi*. Sperimentale Jg. 56, H. 3, S. 455. — **Brandt, Walt.**: a) Die Innervation des Magens. Zeitschr. f. angew. Anat. u. Konstitutionslehre Bd. 5, S. 302. 1920. — b) Das Darmnervensystem von *Myxine glutinosa*. Zeitschr. f. d. ges. Anat., Abt. 1: Zeitschr. f. Anat. u. Entwicklungsgesch. Bd. 65, S. 284. 1922. — c) Über das Darmnervensystem. Klin. Wochenschr. 1924. S. 299. — **Breslauer:** Die Sensibilität der Bauchhöhle. Bruns' Beitr. z. klin. Chirurg. Bd. 121, S. 301. 1921. — **Brüning, F.:** Ein Beitrag zur Pathogenese der Schmerzen bei der Darmkolik und zur Sensibilität der Darmwand. Zeitschr. f. d. ges. exp. Med. Bd. 29, S. 367. 1922. — **Cajal, Ramón y:** a) Terminación de los nervios en el pancreas de los *vertebrados*. Dez. 1891. — b) Los ganglios y plexos nerviosos del intestino de los *mamiferos* y prequenas adicionas a nuestros trabajos sorbe la médula y gran sympaties general. Madrid 1893. S. 44. — **Cajal, Ramón y, y Sala:** Terminación de los nervios y tubos glandulares del páncreas de los *vertebrados*. Trabajos del laborat. de histol. de la fac. de med. de Barcelona 1891. — — **Calamida, U.:** Sulla fine distribuzione dei nervi nelle tonsille. Giorn. d. R. accad. di med. di Torino Jg. 62, S. 525. 1899. — **Capparelli, Andr.:** Die nervösen Endigungen in der Magenschleimhaut. Biol. Zentralbl. Bd. 11. 1891. — **Carlson, A. J.** and **Luckhardt, A. B.:** Studies on the visceral sensory nervous system. X. The vagus control of the oesophagus. Americ. journ. of physiol. Bd. 57, S. 299. 1921. — **Carpenter, F. W.:** a) Nerve endings of sensory type in the muscular coat of the stomach and small intestine. Journ. of comp. neurol. Bd. 29, S. 553. 1918. — b) Intramuscular nerve endings of sensory type in the small intestine etc. Ebenda Bd. 37, S. 439. 1924. — c) A note on the connections in the mammalian myenteric plexus, between the enteric neurones and extrinsic nerve fibers. Anat. record Bd. 28, S. 149. 1924. — **de Castro:** Contribución al conocimiento de la innervación del pancreas. Libro en honor de S. Ramón y Cajal Bd. 1. 1922. — **Ceccherelli, G.:** a) Sulle piastre motrici e sulle fibrille ultraterminali nei muscoli della lingua di *Rana esc.* Arch. ital. di anat. e di embriol. Bd. 2, S. 31. 1903. — b) Sulle espansioni nervose di senso nella mucosa della lingua dell'uomo. Anat. Anz. Bd. 25, S. 56. 1904. — c) Contributo alla conoscenza delle espansioni nervose di senso nella mucosa del cavo orale e della lingua dell'uomo. Internat. Monatsschr. f. Anat. u. Physiol. Bd. 25, S. 273. 1908. — **Ceelen, W.:** Über das Vorkommen von Vater-Pacinischen Körperchen am menschlichen Pankreas. Virchows Arch. f. pathol. Anat. u. Physiol. Bd. 208, S. 460. 1912. — **Civalleri, J.:** Contributo allo studio delle terminazioni nervose nel labbro del *gatto*. Anat. Anz. Bd. 33, S. 461. 1908. — **Cole, E. C.:** a) The endurance of pressure by nerve cells and by interstitial cells. Americ. journ. of physiol. Bd. 73, S. 547. 1925. — b) Intramuscular nerve endings of a receptive type in the cloaca of the *frog*. Journ. of comp. neurol. Bd. 38, S. 369. 1925. — Anastomosing cells in the myenteric plexus of the *frog*. Ebenda Bd. 38, S. 375. 1925. — c) Notes on the extent and the organization of the myenteric plexus in the *frog*. Ebenda Bd. 41, S. 311. 1926. — **Coyte, R.:** The anatomy and surgical bearing of the nerves found in the abdominal wall. Lancet Bd. 203, S. 1065. 1922. — **Cutore, G.:** Contributo allo studio delle terminazioni nervose nella mucosa della guancia. Arch. ital. di anat. e di embriol. Bd. 2, S. 641. 1904. — **Dependorf:** a) Beiträge zur Kenntnis der Innervierung der menschlichen Zahnpulpa und des Dentins. Dtsch. Monatsschr. f. Zahnheilk. Jg. 31, S. 689. 1913. — b) Nervenverteilung in der Zahnwurzelhaut des Menschen. Ebenda Bd. 31, S. 853. 1913. — **Dogiel, A. S.:** a) Zur Frage über die Ganglien der Darmgeflechte bei den *Säugetieren*. Anat. Anz. Bd. 10, S. 517. 1895. — b) Zur Frage über den feineren Bau des sympathischen Nervensystems bei den *Säugetieren*. Arch. f. mikroskop. Anat. Bd. 46, S. 305. 1895. — c) Über die Nervenendigungen in den Geschmacksendknospen der *Ganoiden*. Ebenda Bd. 49, S. 769. 1897. — d) Über den Bau der Ganglien in den Geflechten des Darmes und der Gallenblase des Menschen und der *Säugetiere*. Arch. f. Anat. u. Physiol., anat. Abt. Jg. 1899. S. 130. — e) Die Nervenendigungen im Bauchfell, in den Sehnen, den Muskelspindeln und dem Centr. tend. des Diaphragmas beim Menschen und den *Säugetieren*. Arch. f. mikroskop. Anat. Bd. 59, S. 1. 1901. — **Donker, P.:** Über die Beteiligung des Nervus vagus an der Innervation des Darmes. Anat. Anz. Bd. 51, S. 195. 1919. — **Dostojewsky, A.:** Über den Bau der Grandryschen Körperchen. Arch. f. mikroskop. Anat. Bd. 26, S. 581. 1886. — **Dowgjallo, N. D.:** Zur Frage über die Vater-Pacinischen Körperchen im Mesorectum der *Katze*. Anat. Anz. Bd. 60, S. 279. 1925. — **Drasch, O.:** Beiträge zur Kenntnis des feineren Baues des Dünndarmes, insbesondere über die Nerven desselben. Sitzungsber. d. Akad. Wien, Mathem.-naturw. Kl. Bd. 82, S. 186. 1888. — **Ducceschi, V.:** a) Sulla presenza de corpuscoli di Ruffini nella lingua degli *uccelli* e sulla funzione dei corpuscoli di Ruffini. Folia neurobiol. 1912. — b) Über die Anwesenheit der Ruffinischen Körperchen in der Zunge der *Vögel*. 2. Über die Funktion der Ruffinischen Körperchen. Ebenda Bd. 6, S. 579. 1912. — **Elin, E.:** Zur Kenntnis der feineren Nerven der Mundhöhlenschleimhaut. Arch. f. mikroskop. Anat. Bd. 7, S. 382. 1871. — **Engelmann, Th. W.:** Über die Endigungen der Geschmacksnerven in der Zunge des *Frosches*. Zeitschr. f. wiss. Zool. Bd. 16, S. 142. 1867. — **van Esveld, L. W.:** On the presence of ganglion-cells in the circular muscle of the intestine of the *cat*. Proc. of the kon. akad. van wetensch. te Amsterdam Bd. 29, S. 178. 1926. — **Finochiaro, G.:** Contributo allo studio delle terminazioni nelle papille circumvallate. Arch. ital. di anat. e di embriol. Bd. 3, S. 288. 1904. — **Fritsch, C.:** Untersuchungen über den Bau und die Innervierung des

Dentins. Arch. f. mikroskop. Anat. Bd. 84, S. 307. 1914. — **Fusari, R.**: Contributo allo studio dei nervi cutanei e delle terminazioni nella cute e nella mucosa orale dell'*Ammocoetes branchialis*. Science med. Bd. 30, S. 1. 1906. — **Fusari e Panasci**: a) Sulle terminazioni dei nervi nella mucosa della lingua dei *mammiferi*. Monit. zool. ital. Jg. 1, S. 74. 1890. — b) Sulle terminazioni nervose nella mucosa e nelle ghiandole sierose della lingua dei *mammiferi*. Torino 1890. Arch. ital de biol. Bd. 14, S. 240. 1891. — **Geberg, A.**: Über die Innervation der Gaumenhaut bei *Schwimmvögeln*. Internat. Monatsschr. f. Anat. u. Physiol. Bd. 10, S. 205. 1893. — **Geber, E.**: Über das Vorkommen der MEISSNERschen Tastkörperchen in der Menschenzunge. Zentralbl. f. d. med. Wiss. 1879. Nr. 20, S. 353. — **Gentes**: Note sur les terminaisons nerveuses des îlots de LANGERHANS du pancréas. Cpt. rend. des séances de la soc. de biol. Bd. 54, S. 202. 1902. — **Gerlach, S.**: Über den AUERBACHschen Plexus myentericus. Ber. üb. die Verhandl. d. k. sächs. Ges. d. Wiss. zu Leipzig 1873. — **Glaser, M.**: Über die Veränderungen im Pankreas der weißen *Maus* nach Thyroxininjektionen. Arch. f. Entwicklungsmech. d. Organismen Bd. 107, S. 98. 1926. — **Goldscheider**: Zur Frage der Schmerzempfindlichkeit des visceralen Sympathicusgebietes. Dtsch. Zeitschr. f. Chirurg. Bd. 95, S. 1. 1908. — **Goniaew**: Die Nerven des Nahrungsschlauches. Arch. f. mikroskop. Anat. Bd. 11, S. 493. 1875. — **Greving, R.**: Die Innervation der Speiseröhre. Zeitschr. f. angew. Anat. u. Konstitutionslehre Bd. 5, S. 327. 1920. — **Herrich, C. J.**: The innervation of palatal taste buds of *Amblystoma*. Anat. record Bd. 29, H. 5. 1925. — **Heß, L. u. Pollak, E.**: Zur Kenntnis der Innervation des Pankreas. Zeitschr. f. d. ges. exp. Med. Bd. 48, S. 724. 1926. — **Heß, W. R. u. Wyß, W. H.**: Beitrag zur Kenntnis der Eingeweidesensibilitäten. Pflügers Arch. f. d. ges. Physiol. Bd. 194, S. 195. 1922. — **Hill, C. J.**: A contribution to our knowledge of the enteric plexuses. Philos. Transact. of the R. Soc. of London. Ser. B. Bd. 215, S. 355. 1927. — **Hoffmann, V.**: a) Über Sensibilität innerer Organe. Mitt. a. d. Grenzgeb. d. Med. u. Chirurg. Bd. 32, S. 317. 1920. — b) Zur Frage der Schmerzbahnen des vegetativen Nervensystems. Dtsch. med. Wochenschr. 1920. S. 736. — **Holbrook**: The terminations of the nerves in the liver. Proc. of the Americ. soc. of microscopists 1882. S. 95. — **Huber, G. C.**: a) Lectures on the sympathetic nervous system. Journ. of comp. neurol. Bd. 7, S. 73. 1897. — b) Observations on sensory nerve-fibres in visceral nerves and on their modes of terminating. Ebenda Bd. 10, S. 135. 1900. — **Hulanicka, R.**: Note préliminaire sur les terminaisons nerveuses dans la peau et la muqueuse de la langue et du palais du *crocodile*. Anat. Anz. Bd. 43, S. 326. 1913. — **Ishikawa, N.**: Experimentelle Untersuchungen über die Dickdarminnervation, insbesondere des Colon descendens und Sigmoideum. Jap. journ. of med. sciences Bd. 2, S. 3. 1924. — **Johnson, S.**: Experimental degeneration of the extrinsic nerves of the small intestine in relation to the structure of the myenteric plexus. Journ. of comp. neurol. Bd. 38, S. 299. 1925. — **Jurjewa**: Die Nervenendigungen im Zahnfleisch des Menschen und der *Säugetiere*. Folia neurobiol. Bd. 7, S. 77. 1913. — **Kadanoff, D.**: Über die Innervation des Mesenteriums. Zeitschr. f. d. ges. Anat., Abt. 1: Zeitschr. f. Anat. u. Entwicklungsgesch. Bd. 73, S. 453. 1924. — **Kappis, M.**: a) Beiträge zur Frage der Sensibilität der Bauchhöhle. Mitt. a. d. Grenzgeb. d. Med. u. Chirurg. Bd. 26, S. 493. — b) Über Ursache und Entstehung der Bauchschmerzen. Med. Klinik 1920. S. 409. — c) Untersuchungen über Schmerzempfindlichkeit des rechten Nervus vagus. Ebenda Jg. 21, S. 536. 1925. — **Kiesow**: a) Contributo alla conoscenza delle terminazioni nervose nelle papille della punta della lingua. Atti d. R. accad. d. scienze di Torino. Adunanza del 31. I. 1903. Bd. 39. — b) Zur Physiologie der Mundhöhle nebst Beobachtungen über Funktionen des Tast- und Schmerzapparates und einigen Bemerkungen über die wahrscheinlichen Tastorgane der Zungenspitze und des Lippenrotes. Zeitschr. f. Psychol. u. Physiol. d. Sinnesorg. Bd. 34, S. 424. 1904. — **Kolatschewsky**: Beiträge zur Histologie der Leber. Arch. f. mikroskop. Anat. Bd. 13, S. 414. 1877. — v. **Kölliker, A.**: Handbuch der Gewebelehre des Menschen. Bd. 3. 1896. — **Korolkow, P.**: a) Nervenendigungen in den Speicheldrüsen. Anat. Anz. Bd. 7, S. 580. 1892. — b) Über die Nervenendigungen in der Leber. Ebenda Bd. 8, S. 751. 1893. — **Koslowsky, I. I.**: Zur Frage über die Nerven der Speiseröhre bei den *Säugetieren*. Trav. de la soc. imp. natural., St. Pétersbourg Bd. 32, livr. 2, sect. d. zool. et physiol., S. 1. — **Krause, W.**: Die Nervenendigung in der Zunge des Menschen. Nachr. v. d. Kgl. Ges. d. Wiss., Göttingen, Math.-physik. Klasse 19. Okt. 1870, Nr. 21. — b) Über Drüsennerven. Henles u. Pfeifers Zeitschr. f. rat. Med. Bd. 23, S. 46. — **Kuntz, A.**: a) On the innervation of the digestive tube. Journ. of comp. neurol. Bd. 23, S. 173. 1913. — b) On the occurrence of reflex arcs in the myenteric and submucous plexuses. Anat. record Bd. 24, S. 193. 1922. — **Kytmanof, K. A.**: Über die Nervenendigungen in den Labdrüsen des Magens bei *Wirbeltieren*. Internat. Monatsschr. f. Anat. u. Physiol. Bd. 3, S. 402. 1896. — **Laignel-Lavastine**: Trajet des nerfs extrinsèques de la vésicule biliaire. Cpt. rend. des séances de la soc. de biol. Bd. 61, S. 4. 1906. — v. **Lenhossék, M.**: a) Die Nervenendigungen in den Endknospen der Mundschleimhaut der *Fische*. Verhandl. d. naturforsch. Ges. zu Basel Bd. 10, H. 1. 1892. — b) Der feinere Bau der Nervenendigungen der Geschmacksknospen. Anat. Anz. Bd. 8, S. 121. 1893. — **Lewis, W. H. and**

Lewis, M. R.: The cultivation of sympathetic nerves from the intestine of *chick* embryos in the solutions. Anat. record. Bd. 6. 1912. — **Lineback, P. E.:** Studies on the nerve supply to the colon. First showing in the early stages with a model of a 23 mm embryo. Proc. of the Americ. assoc. of anat. record Bd. 23, Nr. 42. 1922. — **Macallum, A. B.:** The termination of nerves in the liver. Quart. journ. of microscop. science Bd. 24, S. 439. 1887. — **Marinesco et Minea:** Greffe de ganglions plexiforme et sympathique dans la foie et transformation du réseau cellulaire. Cpt. rend. des séances de la soc. de biol. 18 juillet 1907. — **Martinotti, Giov.:** Le reti nervose del fegato e della milza. 1881. Dasselbe Torino 1889. — **Maschke, Leo:** Über die Nervenendigungen in den Speicheldrüsen der *Vertebraten* und *Evertebraten*. Diss. Berlin 1900. — **Meißner, G.:** Über die Nerven der Darmwand. Zeitschr. f. rat. Med. N. F. Bd. 8, S. 1857. — **Monti, R.:** a) Contributo alla conoscenza dei nervi del tubo digerente dei *pesci*. Ist. lomb. di scienze e lett. Bd. 28, Ser. 2. 1895. — b) Contribuzione alla conoscenza dei plessi nervosi nel tubo digerente di alcuni *Sauri*. Boll. scient. Jg. 1897. Nr. 4. — **Moral, H. u. Hosemann, G.:** Über den Einfluß der Nerven auf das Wachstum der Zähne. Anat. Hefte Bd. 57, S. 201. 1919. — **Morgenstern:** a) Über die Innervation des Zahnbeins. Arch. f. Anat. u. Physiol., anat. Abt. 1896. S. 378. — b) Beitrag zur Kenntnis der Nerven in den Zähnen. Dtsch. Monatsschr. f. Zahnheilk. Jg. 14, S. 349. 1896. — **Müller, E.:** a) Zur Kenntnis der Ausbreitung und Endigungsweise der Magen-, Darm- und Pankreasnerven. Arch. f. mikroskop. Anat. Bd. 40, S. 390. 1892. — b) Über das Darmnervensystem. Upsala läkareförenings förhandl. N. F. Bd. 26, H. 5—6, S. 1. 1921. — **Müller, E. u. Liljestrand:** Anatomische und experimentelle Untersuchungen über das autonome Nervensystem der *Elasmobranchier* nebst Bemerkungen über die Darmnerven bei den *Amphibien* und den *Säugetieren*. Arch. f. Anat. u. Physiol. 1918. S. 137. — **Müller, L. R.:** a) Klinische und experimentelle Studien über die Innervation der Blase, des Mastdarmes und des Genitalapparates. Dtsch. Zeitschr. f. Nervenheilk. Bd. 21. 1901. — b) Über die Empfindungen in unseren inneren Organen. Mitt. a. d. Grenzgeb. d. Med. u. Chir. Bd. 18, S. 600. 1908. — c) Beiträge zur Anatomie, Histologie und Physiologie des Nervus vagus, zugleich ein Beitrag zur Neurologie des Herzens, der Bronchien und des Magens. Dtsch. Arch. f. klin. Med. Bd. 101, H. 6/7. 1911. — d) Über Magenschmerzen und deren Zustandekommen. Münch. med. Wochenschr. 1919. S. 547. — e) Über die Sensibilität der inneren Organe, insbesondere des Gehirns. Verhandl. d. 37. Kongr. f. inn. Med., Wiesbaden 1925. S. 48. — **Müller, R.:** Über die Versorgung des Magen-Darmkanals beim *Frosche* durch Nervennetze. Pflügers Arch. f. d. ges. Physiol. Bd. 123, S. 387. 1908. — **Mummery, J. H.:** On the distribution of the nerves of the dental pulp. Proc. of the roy. soc. of London (B.) Bd. 85, S. 79. 1902. — **Natus, M.:** Versuch der Theorie einer chronischen Entzündung auf Grund von Beobachtungen am Pankreas des lebenden *Kaninchens* und von histologischen Untersuchungen nach Unterbindung des Ausführungsgangs. Virchows Arch. f. pathol. Anat. u. Physiol. Bd. 202, S. 417. 1910. — **Nemiloff, A.:** Zur Frage der Nerven des Darmkanals bei den *Amphibien*. Trad. soc. natur., Petersburg Bd. 32, S. 59. 1902. — **Nesterowsky, M.:** Über die Nerven der Leber. Virchows Arch. f. pathol. Anat. u. Pysiol. Bd. 63, S. 412. 1875. — **Neumann, A.:** Ein Beitrag zur Funktion des Plexus myentericus. Zentralbl. f. Physiol. Bd. 25, S. 53. 1911. — **Niemack, I.:** Der nervöse Apparat in den Endscheiben der *Froschzunge*. Anat. Hefte Bd. 2, S. 237. 1892. — **Oddi et Rosciano:** Sur l'existence des ganglions nerveux spéciaux à proximité du sphincter du cholédoque. Arch. ital. de biol. Bd. 22, S. 106. 1895. — **Orlov, I.:** a) Die Innervation des Darmes der *Insekten*. Zeitschr. f. wiss. Zool. Bd. 122, S. 425. 1924. — b) Die Innervation des Darmes der *Flußkrebse*. Zeitschr. f. mikroskop.-anat. Forsch. Bd. 4, S. 101. 1925. — **Pensa, Ant.:** a) Sulla fina distribuzione dei nervi nelle ghiandole salivari . . . Rendic. del ist. lomb. di scienze e lett. Bd. 34, Ser. 2. 1901. — b) Osservazione nella distribuzione dei nervi sanguini e dei nervi nel pancreas. Internat. Monatsschr. f. Anat. u. Physiol. Bd. 22, S. 90. 1905. — **Perman, E.:** Über die Verteilung und den Verlauf der Vagusäste im menschlichen Magen. Schwed. Arch. f. Zool. Bd. 10. — **Perna, A.:** Sulle alterazioni del ganglio di Gasser in seguito all'avulsione dei venti. Ricerche d. R. accad. di Roma Bd. 17, S. 81. 1914. — **Petrini:** Note sur la présence des corpuscules des Pacini et des ganglions nerveux dans le pancréas du chat. Cpt. rend. des séances de la soc. de biol. Bd. 4, S. 275. 1892. — **Pflüger, E.:** a) Über die Endigungen der Absonderungsnerven in den Speicheldrüsen usw. Arch. f. mikroskop. Anat. Bd. 5, S. 193. 1869. — b) Die Endigung der Absonderungsnerven in dem Pankreas. Ebenda Bd. 5, S. 199. 1869. — **Police, G.:** a) Sulla discussa natura di alcune parti del sistema nervose viscerale degli *insetti*. Arch. d. zool. Bd. 4, S. 287. 1909. — b) Sul sistema nervoso viscerale dei *Crostacei* decapodi. Mitt. a. d. zool. Stat. zu Neapel Bd. 19, H. 1, S. 69. — **Prentiss, C. W.:** The nervous structures in the palate of the *frog*. Journ. of the comp. neurol. Bd. 14, S. 93. 1904. — **Rainer:** Sur l'existence de cellules nerveuses sensitives dans l'intestin terminal de l'écrevisse (*Astacus fluviatilis*). Cpt. rend. de la soc. de biol. Bd. 73, Nr. 28, S. 351. — **Ramström, M.:** Über die Innervation des Peritoneums der vorderen Bauchwand. Verhandl. d. anat. Ges., Jena 1904. S. 44. — b) Untersuchungen und Studien über die Innervation des Peritoneums der vorderen Bauchwand.

Anat. Hefte Bd. 29, S. 351. 1905. — c) Die Peritonealnerven der vorderen Bauchwand und des Diaphragma. Mitt. a. d. Grenzgeb. d. Med. u. Chirurg. Bd. 15, H. 5, S. 642. 1906. — d) Om de lamellösa nervändkropparna i människans peritoneum samt om sodana kroppars betydelse. Upsala lärkareförenings förhandl. N. F. Bd. 11, S. 239. 1906. — e) Anatomische und experimentelle Untersuchungen über die lamellösen Nervenendkörperchen im Peritoneum parietale des Menschen. Anat. Hefte Bd. 36, S. 311. 1908. — **Remak, R.**: a) Über ein selbständiges Darmnervensystem. Berlin 1847. — b) Über peripherische Ganglien an den Nerven des Nahrungsrohres. Müllers Arch. Jg. 1858. S. 189. — **Réthi, S.**: Untersuchungen über die Innervation der Gaumendrüsen. Sitzungsber. d. Akad. Wien, Mathem.-naturw. Kl. 1903. — **Retzius, G.**: a) Über Drüsennerven. Biol. föreningens förhandl. Bd. 1, S. 14. 1888. — b) Zur Kenntnis der Nervenendigungen in den Drüsen und Zähnen. Biol. Unters. N. F. Bd. 4, S. 64. 1892. — c) Über die sensiblen Nervenendigungen in den Epithelien bei den *Wirbeltieren*. Ebenda N. F. Bd. 4, S. 37. 1892. — d) Kürzere Mitteilungen. Ebenda N. F. Bd. 6, S. 58. 1894. — e) Zur Kenntnis der Nervenendigungen in den Papillen der Zunge der *Amphibien*. Ebenda N. F. Bd. 12, S. 61. 1905. — **Robinson, B.**: The peritoneum. Part I. Histology and Physiology. Bd. 2. Chicago 1899. — **Roeske, H.**: Über die Nervenendigungen in den Papillae fungiformes der *Kaninchenzunge*. Internat. Monatsschr. f. Anat. u. Physiol. Bd. 14, S. 247.. 1897. — **Romiti, G.**: Sui nervi dei denti. Una rivendicazione. Vol. giubiliare dedicato al Pr. L. LUCIANI. Roma, 3. maggio 1900. — **Rossi, O.**: On the afferent paths of the sympathetic nervous system, with special reference to nerve cells of spinal ganglia sending their peripheral processes into the rami communicantes. Journ. of comp. neurol. Bd. 34, S. 493. 1922. — **Rubinato, G.**: Sulla struttura istologica dei gangli nervosi dello stomaco. Anat. Anz. Bd. 27, S. 547. 1905. — **Rygge, J.**: Über die Innervation der Pulpa. Internat. Monatsschr. f. Anat. u. Histol. Bd. 19, S. 158. 1902. — **Sabussow, N. P.**: Zur Frage nach der Innervation des Schlundkopfes und der Speiseröhre der *Säugetiere*. Anat. Anz. Bd. 44, S. 64. 1913. — **Sala, G.**: Untersuchungen über die Struktur der PACINIschen Körperchen. Ebenda Bd. 16, S. 193. 1899. — **Schilf, E.**: a) Über die afferenten Nervenfasern im Nervus splanchnicus. 9. Tag. d. physiol. Ges., Rostock 1925. Ber. üb. d. ges. Physiol. Bd. 32, S. 700. 1925. — b) Beitrag zur Frage der afferenten Innervation von Magen und Darm. Pflügers Arch. f. d. ges. Physiol. Bd. 208. 1925. — **Schmincke, A.**: Ganglienzellen neben kleinen Gallengängen in der menschlichen Leber. Festschr. f. RINDFLEISCH 1907. — v. **Schumacher, S.**: Beiträge zur Kenntnis des Baues und der Funktion der Lamellenkörperchen. Arch. f. mikroskop. Anat. Bd. 77, S. 157. 1911. — **Severin**: Untersuchungen über das Mundepithel bei *Säugetieren* mit Bezug auf Verhornung, Regeneration und Art der Nervenendigung. Ebenda Bd. 26, S. 81. 1886. — **Smidt, H.**: Ganglienzellen in der Schlundmuskulatur von *Pulmonaten*. Ebenda Bd. 57, S. 622. 1901. — **Smirnow, A.**: Über Nervenendigungen im Oesophagus des *Frosches*. Internat. Monatsschr. f. Anat. u. Physiol. Bd. 10, S. 248. 1893. — **Spiter, B.**: Die Veränderung des Ganglion Gasseri nach Zahnverlust. Arb. a. d. neurol. Inst. a. d. Wiener Univ. Bd. 18, S. 216. 1910. — **Ssobolew**: Zur Innervation der Bauchspeicheldrüse beim Menschen. Anat. Anz. Bd. 40, S. 462. 1912. — **Stahnke, E.**: Experimentelle Untersuchungen zur Frage der neurogenen Entstehung des Ulcus ventriculi. Arch. f. klin. Chirurg. Bd. 132, S. 1. 1924. — **Stefanelli, A.**: Sui dispositivi microscopici della sensibilità cutanea e nella mucosa orale dei *Rettili*. Internat. Monatsschr. f. Anat. u. Physiol. Bd. 31, S. 8. 1915. — **Strehl, H.**: Über die Nerven der Bauchhöhle, insbesondere den Plexus coeliacus und ihren eventuellen Einfluß auf die Pulsfrequenz bei Peritonitis. Arch. f. klin. Chirurg. Bd. 75, S. 711. 1905. — **Strughold, H.**: Die Topographie des Kältesinnes in der Mundhöhle. Zeitschr. f. Biol. Bd. 83, S. 515. 1925. — **Tello, J. F.**: La précocité embryonnaire du plexus d'AUERBACH et ses différences dans les intestins antérieur et postérieur. Trav. de laborat. de recherches biol. de l'univ. de Madrid Bd. 22, S. 317. 1924. — **Timofejew, D. A.**: Über die Nervenendigungen im Bauchfell und im Diaphragma der *Säugetiere*. Arch. f. mikroskop. Anat. Bd. 59, S. 629. 1902. — **Villa, L.**: Sistema nervoso dell'appendice vermiforme dell'uomo. Arch. per le scienze méd. Bd. 45, S. 131. — **Wellings, A. W.**: Some points in the anatomy of the capillary of the tooth pulp. Proc. of the roy. soc. of med. Bd. 19, S. 27. 1926. — **Walkhoff, O.**: Die Nervenfrage im Zahnbein. Dtsch. Zahnheilk. H. 60. — **Wereschinski**: Über die Innervation intraperitonealer Verwachsungen. Arch. f. klin. Chirurg. Bd. 135, S. 39. 1925. — **de Witt, L.**: Arrangement and terminations of nerves in the oesophagus of *mammalia*. Journ. of comp. neurol. Bd. 10, S. 382. 1900. — **Wolff**: Über EHRLICHsche Methylenblaufärbung und über Lage und Bau einiger peripherer Nervenendigungen. Arch. f. Anat. u. Physiol., anat. Abt. Jg. 1902. S. 176. — **Zander, R.**: Über das Verbreitungsgebiet der Gefühls- und Geschmacksnerven in der Zungenschleimhaut. Anat. Anz. Bd. 14, S. 131. 1897.

VII. Exkretionsorgane.

Asher u. Jost: Die sympathische Innervation der Niere. Zeitschr. f. Biol. Bd. 64, S. 441. 1914. — **Berkley, H. J.:** The intrinsic nerves of the kidney. Johns Hopkins hosp. reports Bd. 4. 1893. — **Bernheim, J.:** Die Innervation der Harnblase beim *Frosche* und *Salamander*. Arch. f. Anat. u. Physiol., anat. Abt., Suppl. 1892. — **Darwin:** Contributions to the anatomy of the sympathetic ganglia of the bladder. Quart. journ. of microscop. science Bd. 14, S. 109. 1874. — **Disse, J.:** Harnorgane. Bardelebens Handb. d. Anat. Bd. 7, S. 143. 1902. — **Disselhorst, R.:** Der Harnleiter der *Wirbeltiere*. Anat. Hefte Bd. 4, S. 129. 1894. — **Dogiel, A. S.:** Zur Kenntnis der Nerven des Ureters. Arch. f. mikroskop. Anat. Bd. 15, S. 64. 1878. — **Ehrlich, P.:** Über die Methylenblaureaktion der lebenden Nervensubstanz. Dtsch. med. Wochenschr. 1886. Nr. 4. — **Engelmann, Th. W.:** Zur Physiologie des Ureters. Pflügers Arch. f. d. ges. Physiol. Bd. 2, S. 243. 1869. — **d'Evant, T.:** Studio sull'apparecchio nervoso del rene nell'uomo e nei *vertebrati*. Atti d. R. accad. med.-chirurg. di Napoli Bd. 53, S. 9. 1899. — **Grünstein, N.:** Zur Innervation der Harnblase. Arch. f. mikroskop. Anat. Bd. 55, S. 1. 1900. — **Häbler, H.:** Zur Anatomie und Physiologie des Nierenbeckens. Zeitschr. f. Urol. Bd. 19, S. 332. 1925. — **Hirt, A.:** a) Vergleichend-anatomische Untersuchungen über die Innervation der Niere. Zeitschr. f. d. ges. Anat., Abt. 1: Zeitschr. f. Anat. u. Entwicklungsgesch. Bd. 73, S. 621. 1924. — b) Zur Funktion der Nierennerven. Arch. f. exp. Pathol. u. Pharmakol. Bd. 106. 1925. — c) Über den Faserverlauf der Nierennerven. Zeitschr. f. d. ges. Anat., Abt. 1: Zeitschr. f. Anat. u. Entwicklungsgesch. Bd. 78, S. 260. 1926. — **Hryntschak, Th.:** a) Zur Anatomie und Physiologie des Nervenapparates der Harnblase und des Ureters. I. Arb. a. d. neurol. Inst. d. Wiener Univ. Bd. 24, S. 409. 1922. — b) Über den Ganglienzellenapparat von Nierenbecken und Harnleiter des Menschen und einiger *Säugetiere* Zeitschr. f. urol. Chirurg. Bd. 18, S. 86. 1925. — **Huber, S. C.:** Lectures on the sympathetic nervous system. Journ. of comp. neurol. Bd. 7, S. 73. 1897. — **Joris, H.:** L'innervation des muscles lisses dans les parois vésicales. Acad. roy. de méd. de Belgique, séance 28 avril 1906. — **Kisselew:** Über die Endigung der sensiblen Nerven der Harnblase. Zentralbl. f. d. med. Wiss. 1868. Nr. 22, S. 337. — **Lawdowsky:** Die feinere Struktur und die Nervenendigungen in der *Frosch*harnblase. Arch. f. Anat. u. Physiol. 1872. S. 55. — **Lawrentjew, B. J.:** a) Zur Frage der Morphologie und Verteilung der Nervenendigungen in der weiblichen Urethra. Internat. Monatsschr. f. Anat. u. Physiol. Bd. 30, S. 337. 1914. — b) Über die Verbreitung der nervösen Elemente in der glatten Muskulatur, ihre Endigungsweise in den glatten Muskelzellen. Zeitschr. f. mikroskop.-anat. Forsch. Bd. 6, S. 467. 1926. — **Lendorf, A.:** Beiträge zur Histologie der Harnblasenschleimhaut. Anat. Hefte Bd. 17, S. 119. 1901. — **Maier, R.:** Die Ganglien in den harnabführenden Wegen des Menschen und einiger Tiere. Virchows Arch. f. pathol. Anat. u. Physiol. Bd. 85, S. 49. 1881. — **Müller, L. R.:** a) Die Blaseninnervation. Dtsch. Arch. f. klin. Med. Bd. 128, S. 81. 1918. — b) Die Lebensnerven. Berlin: Julius Springer 1924. — **Nemiloff, A.:** Zur Frage der Nerven des Darmkanals bei den *Amphibien*. Naturforsch. Ges., Petersburg 23. Okt. 1900. — **Obersteiner, H.:** Die Harnblase und die Ureteren. Strickers Handb. d. Gewebelehre 1871. S. 520. — **Pappenheim, S.:** Über den Bau der Nebennieren und die Nerven der Nieren. Müllers Arch. 1841. S. 533. — **Pensa, A.:** Ricerche anatomiche sui nervi del parenchima renale. Boll. d. soc. med.-chirurg. di Pavia, sed. 12. Luglio 1896. S. 1. — **v. Planner, R.:** Über das Vorkommen von Nervenendkörperchen in der männlichen Harnröhre. Arch. f. mikroskop. Anat. Bd. 31, S. 22. 1888. — **Protopopow, S. A.:** Beitrag zur Anatomie und Physiologie der Ureteren. Pflügers Arch. f. d. ges. Physiol. Bd. 66, S. 1. 1897. — **Remak, R.:** Beiträge zur Kenntnis des organischen Nervensystems. Schmidts Jahrb. Bd. 27, S. 13. 1840. — **Renner, O.:** Über die Innervation der Niere. Dtsch. Arch. f. klin. Med. Bd. 110, S. 101. 1913. — **Retzius, G.:** a) Zur Kenntnis der Nerven der Milz und der Niere. Biol. Unters. Bd. 3, S. 53. 1892. — b) Kürzere Mitteilungen. Ebenda Bd. 6, S. 62. 1894. — **Sclavunos, G.:** Über die feineren Nerven und ihre Endigungen in den männlichen Genitalien. Anat. Anz. Bd. 9, S. 42. 1894. — **Smirnow, A. E.:** Über die Nervenendigungen in den Nieren der *Säugetiere*. Anat. Anz. Bd. 19, S. 347. 1901. — **Stöhr, Ph.,** jun.: a) Über die Innervation der menschlichen ·Nierenkapsel. Zeitschr. f. d. ges. Anat., Abt. 1: Zeitschr. f. Anat. u. Entwicklungsgesch. Bd. 71, S. 313. 1924. — b) Über die Innervation der Harnblase und der Samenblase beim Menschen. Ebenda Bd. 78, S. 555. 1926. — **Tolotschinoff:** Über das Verhalten der Nerven in den glatten Muskelfasern der *Frosch*harnblase. Arch. f. mikroskop. Anat. Bd. 5, S. 509. 1869. — **Volante, F.:** Innervazione della vesica urinaria. Monit. zool. ital. Bd. 37, S. 47. 1926. — **Wolff, W.:** Die Innervation der glatten Muskulatur. Arch. f. mikroskop. Anat. Bd. 20, S. 361. 1882. — **Worobiew, W.:** Methodik der Untersuchungen von Nervenelementen des makro- und makromikroskopischen Gebietes. Berlin: O. Rothacker 1926.

VIII. Männliche Geschlechtsorgane.

Akatsu: Beiträge zur Kenntnis der Innervation der Samenblase beim *Meerschweinchen*. Pflügers Arch. f. d. ges. Physiol. Bd. 96, S. 549. 1903. — **Aronson, H.:** Beiträge zur Kenntnis der zentralen und peripheren Nervenendigungen. Diss. Berlin 1886. — **Cavalié:** Terminaisons nerveuses dans le testicule chez le *lapin* et chez le *poulet* et dans l'épididyme chez le *lapin*. Cpt. rend. des séances de la soc. de biol. Bd. 54, S. 298. — **Dogiel, A. S.:** Die Nervenendigungen in der Haut der äußeren Genitalorgane des Menschen. Arch. f. mikroskop. Anat. Bd. 41, S. 585. 1893. — **Eberth, C. J.:** Die männlichen Geschlechtsorgane. v. Bardelebens Handb. d. Anat. Bd. 7, S. 1. 1904. — **Falcone, C.:** Sulle terminazioni nervose nel testicolo. Monit. zool. ital. Bd. 5, S. 41. — **Ferrarini, G.:** Contributo alla conoscenza delle espansioni nervose periferiche nel glande del pene dell'uomo. Anat. Anz. Bd. 29, S. 15. 1906. — **Finger, A. W.:** Über die Endigung der Wollustnerven. Zeitschr. f. rat. Med. Bd. 28. 1868. — **Fränkel, M.:** Die Nerven der Samenblasen. Zeitschr. f. Morphol. u. Anthropol. Bd. 5, S. 346. 1903. — **v. Frey, M.:** Wollustempfindungen und Nervenendigungen. Zeitschr. f. Geburtsh. u. Gynäkol. Bd. 87, S. 256. 1924. — **Ganfini, C.:** Le terminazioni nervose nelle ghiandole sessuali. Arch. ital. di anat. e di embriol. Bd. 2, S. 31. 1903. — **Gentes, L.:** Nerfs de la prostate. Fibres à myéline directes. Cpt. rend. des séances de la soc. de biol. Bd. 57, S. 396. 1905. — **Giorgi, E.:** Delle terminazioni nervose negli organi genitali maschili. Boll. d. soc. med.-chirurg. di Pavia Bd. 22, S. 248. 1908. — **Holmgren, E.:** Lärobok i Histologi. Stockholm 1920. — **Krause, W.:** Über die Nervenendigungen in den Geschlechtsorganen. Zeitschr. f. rat. Med. Bd. 33. 1868. — **Loisel, G.:** Terminaisons nerveuses et éléments glandulaires de l'épithélium séminifère. Cpt. rend. des séances de la soc. de biol. Bd. 54, S. 346. — **Luna:** Über Anordnung und Struktur der sympathischen Ganglien in der menschlichen Prostata. Folia neurolbiol. Bd. 2, S. 220. — **Müller, L. R.** u. **Dahl:** Die Innervierung der männlichen Geschlechtsorgane. Dtsch. Arch. f. klin. Med. Bd. 107. 1912. — **Ohmori, D.:** Über die Entwicklung der Innervation der Genitalapparate als peripheren Aufnahmeapparat der genitalen Reflexe. Zeitschr. f. d. ges. Anat., Abt. 1: Zeitschr. f. Anat. u. Entwicklungsgesch. Bd. 70, S. 347. 1924. — **Pardi, F.:** Les corpuscules de PACINI dans les involucres du penis. Monit. zool. ital. Bd. 11. 1900. — **Prschewalski, B. G.:** Ein Beitrag zur Frage nach den Nervenendigungen in der Prostata. Charkow 1896. Ref. in Zeitschr. f. d. ges. Anat., Abt. 3: Ergebn. d. Anat. u. Entwicklungsgesch. Bd. 7, S. 632. 1897. — **Retzius, G.:** a) Über die Endigungsweise der Nerven in den Genitalnervenkörperchen des *Kaninchens*. Internat. Monatsschr. f. Anat. u. Physiol. Bd. 7. 1890. — b) Über die Nerven der Ovarien und Hoden. Biol. Untersuch. N. F. Bd. 5, S. 31. 1893. — **Sclavunos, G.:** Über die feineren Nerven und ihre Endigungen in den männlichen Genitalien. Anat. Anz. Bd. 9, S. 42. 1894. — **Timofeew, D.:** a) Zur Kenntnis der Nervenendigungen in den männlichen Geschlechtsorganen der *Säuger*. Anat. Anz. Bd. 9, S. 342. 1894. — b) Über eine besondere Art von eingekapselten Nervenendigungen in den männlichen Geschlechtsorganen bei *Säugetieren*. Ebenda B. 11, S. 44. 1896. — Zur Kenntnis der Nervenendigungen in den männlichen Geschlechtsorganen der *Säugetiere*. Diss. Kasan 1896. Ref. in Zeitschr. f. d. ges. Anat., Abt. 3: Ergebn. d. Anat. u. Entwicklungsgesch. Bd. 7, S. 627. 1897. — **Weiller, M.:** Die Innervation der Anal- u. Sexualmuskulatur. Med. Diss. Zürich 1907.

IX. Weibliche Geschlechtsorgane.

Acconci, G.: Untersuchungen über die Innervation des menschlichen Uterus. Folia gynaecol. Bd. 1, S. 61. 1908. — **Akagi, Y.:** Über die Nerven, insbesondere deren Endigungen im menschlichen Eierstock. Frankfurt. Zeitschr. f. Pathol. Bd. 26, S. 165. 1921. — **Blotevogel, W.:** Sympathicus und Sexualzyklus. Zeitschr. f. mikr.-anat. Forschung Bd. 10, S. 141. 1927. — **Brill, W.:** Untersuchungen über die Nerven des Ovariums. Arch. f. mikroskop. Anat. B. 86. S. 338. 1915. — **Bucura, C.:** Nachweis vom chromaffinen Gewebe und wirklichen Ganglienzellen im Ovarium. Wiener klin. Wochenschr. Bd. 20, S. 695. 1907. — **Cajal, Ramón y, P.:** Contribuciónal estudio de la innervación ovarica. Anales de la fac. de med. Zaragoza. Bd. 2, S. 523. 1922. — **Carrard, H.:** Beitrag zur Anatomie und Pathologie der kleinen Labien. Zeitschr. f. Geburtsh. u. Gynäkol. Bd. 10, S. 62. 1884. — **Chrschtschonowitsch, A.:** Beiträge zur Kenntnis der feineren Nerven der Vaginalschleimhaut. Sitzungsber. d. Akad. Wien, Mathem.-naturw. Kl. II. Abt. Bd. 63, S. 1. 1871. — **Cordier, P.:** Sur l'innervation de l'utérus. Cpt. rend. des séances de la soc. de biol. Bd. 84, S. 898. 1921. — **Coryllos, P.:** Corpuscules de PACINI dans la trompe utérine. Rev. franç. de gynécol. et d'obstétr. Bd. 27, S. 257. 1913. — **Dahl, W.:** Die Innervation der weiblichen Genitalien. Zeitschr. f. Geburtsh. u. Gynäkol. Bd. 78, S. 539—601. 1916. — **Dohrn:** Bericht über die histologischen Untersuchungen im FRANKENHÄUSERschen Ganglion des Uterus. Klin. Wochenschr. 5. Jg., S. 576. 1926. — **v. Ebner, V.:** Zur Geschichte des WINTERHALTERschen Ovarialganglions. Monatsschr. f. Geburtsh. u. Gynäkol. Bd. 18, S. 757. 1903. — **Elischer:** a) Über Verlauf und Endigungsweise der Nerven im Ovarium. Zentralbl. f. med. Wiss. 1876. — b) Beiträge zur feineren Anatomie der Muskelfasern des Uterus. Arch. f. Gynäkol. Bd. 9, S. 10. 1876. — — **Fossati, G.**: Über Nerven in der Nabelschnur und in der Placenta. Zentralbl. f. Gynäkol. Bd. 31, S. 1505. 1905. — **Frankenhäuser, F.**: a) Die Nerven der weiblichen Geschlechtsorgane des *Kaninchens*. Jenaische Zeitschr. f. Naturwiss. Bd. 2, S. 75. 1866. — b) Die Nerven der Gebärmutter und ihre Endigung in den glatten Muskelfasern. Jena: F. Manke 1867. — **Ganfini, C.**: Le terminazioni nervose nelle ghiandole sessuali. Arch. ital. di anat. e di embryol. Bd. 2, S. 31. 1903. — **Gawronsky, N.**: Über Verbreitung und Endigung der Nerven in den weiblichen Genitalien. Arch. f. Gynäkol. Bd. 47, S. 271. 1894. — **Geller, F.**: Untersuchungen über die Genitalnervenkörperchen in der Klitoris und den kleinen Labien. Zentralbl. f. Gynäkol. Bd. 46, S. 623. 1922. — **Gentes, L.**: Note sur les nerfs et les terminaisons nerveuses de l'utérus. Cpt. rend. des séances de la soc. de biol. Bd. 54, S. 425. — **Gönner, A.**: Über Nerven und ernährende Gefäße im Nabelstrang. Monatsschr. f. Geburtsh. u. Gynäkol. Bd. 24, S. 453. 1906. — **Grum, I. A.**: The sympathetic innervation of the vagina. Journ. of physiol. Bd. 54, S. 86. 1921. — **Hashimoto, S.**: Zur Kenntnis der Ganglien der weiblichen Genitalien. Beitr. z. Geburtsh. u. Gynäkol. Bd. 8, S. 33. 1904. — **v. Herff, O.**: a) Über den feineren Verlauf der Nerven im Eierstocke des Menschen. Zeitschr. f. Geburtsh. u. Gynäkol. Bd. 24, S. 289. 1892. — b) Gibt es ein sympathisches Ganglion im menschlichen Ovarium? Arch. f. Gynäkol. Bd. 51, S. 374. 1896. — **Hoogkamer, J.**: Die Nerven der Gebärmutter. Ebenda Bd. 99, S. 231. 1913. — **Izquierdo**: Beiträge zur Kenntnis der Endigung der sensiblen Nerven. Diss. Straßburg 1879. — **Jacques, P.**: Distribution et terminaisons des nerfs dans la trompe utérine. Bibliogr. Anat. Nr. 5, Sept.—Okt. 1899. Nancy. — **Jung, Ph.**: Untersuchungen über die Innervation der weibl. Genitalorgane. Monatsschr. f. Geburtsh. u. Gynäkol. Bd. 21, S. 1. 1905. — **Kehrer, E.**: Experimentelle Untersuchungen über nervöse Reflexe von verschiedenen Organen und peripheren Nerven auf den Uterus. Arch. f. Gynäkol. Bd. 90, S. 169. 1910. — **Keiffer, J. H.**: a) Le système nerveux ganglionaire de l'utérus humain. Bull. de l'acad. roy. de méd. de Belgique Bd. 20, Sér. 4, S. 522. — b) Le système nerveux intrautérin. Cpt. rend. des séances de so soc. de biol. Bd. 52, S. 565. — **Kilian, F.**: Die Nerven des Uterus. Zeitschr. f. rat. Med. Bd. 10, S. 41. 1850. — **Köstlin, R.**: Die Nervenendigungen in den weiblichen Geschlechtsorganen. Fortschr. d. Med. Bd. 12, S. 411. 1894. — **Krause, W.**: a) Über Nervenendigungen. Zeitschr. f. rat. Med. Bd. 5, S. 32. 1858. — b) Über die Nervenendigungen in den Geschlechtsorganen. Ebenda Bd. 28. 1866. — c) Über die Nervenendigungen in der Klitoris. Göttinger Nachrichten Bd. 21. April 1866. — d) Die Nervenendigungen innerhalb der terminalen Körperchen. Arch. f. mikroskop. Anat. Bd. 19, S. 53. 1881. **Labhardt, A.**: Das Verhalten der Nerven in der Substanz des Uterus. Arch. f. Gynäkol. Bd. 80, S. 135. 1906. — **Latarjet, A.**: Le plexus hypogastrique chez la femme. Gynécol. et obstétr. Bd. 6, S. 225. 1922. — **Luschka, H.**: Die Anatomie des Menschen. Bd. II, S. 333. 1864. — **Mabuchi, K.**: Morphologische Studien über das Verhalten der Nerven in den weiblichen Geschlechtsorganen des Menschen usw. Mitt. a. d. med. Fak. Tokio Bd. 31, S. 385. 1924. — **Mandl, L.**: Über Anordnung und Endigungsweise der Nerven im Ovarium. Arch. f. Gynäkol. Bd. 48, S. 376. 1895. — **Markowitin, A.**: Über die Nerven der Ovarien. Diss. Petersburg 1899. — **Meyer, H.**: Über die Entwicklung der menschlichen Eierstöcke. Arch. f. Gynäkol. Bd. 23, S. 226. 1884. — **Oertel, O.**: Anatomie, Histologie und Topographie des weiblichen Urogenitalapparates. Halban-Seitz, Handb. d. Frauenheilkunde Bd. 1, S. 291. 1924. — **Ohmori, D.**: Über die Entwicklung der Innervation der Genitalapparate als peripheren Aufnahmeapparat der genitalen Reflexe. Zeitschr. f. d. ges. Anat., Abt. 1: Zeitschr. f. Anat. u. Entwicklungsgesch. Bd. 70, S. 347. 1924. — **Pissemiski, S.**: Zur Anatomie des Plexus fundamentalis uteri beim Weibe und bei gewissen Tieren. Monatsschr. f. Geburtsh. u. Gynäkol. Bd. 17, S. 450. 1903. — **Rein, G.**: Beitrag zur Lehre von der Innervation des Uterus. Arch. f. Gynäkol. Bd. 23. 1880. — **Retzius, G.**: a) Über die Endigungsweise der Nerven in den Genitalnervenkörperchen des *Kaninchens*. Internat. Monatsschr. f. Anat. u. Physiol. Bd. 7, S. 333. 1890. — b) Über die Nerven der Ovarien und Hoden. Biol. Untersuch., N. F. Bd. 5, S. 31. 1893. — **Ries, E.**: VATER-PACINIsche Körperchen in der Tube. Zeitschr. f. Geburtsh. u. Gynäkol. Bd. 62, S. 100. 1908. — **Riese, H.**: Die feinsten Nervenfasern und ihre Endigungen im Ovarium der *Säugetiere* und des Menschen. Anat. Anz. Bd. 6, S. 401. 1891. — **Roith, O.**: a) Zur Innervation des Uterus. Monatsschr. f. Geburtsh. u. Gynäkol. Bd. 25, S. 79. 1907. — b) Zur Anatomie und klinischen Bedeutung der Nervengeflechte im weiblichen Becken. Arch. f. Gynäkol. Bd. 81, S. 495. 1907. — **Sfameni, P.**: a) Contributo allo studio delle terminazioni nervose nei vasi sanguini dei genitali femminili esterni. Monit. zool. ital. Bd. 12, S. 5. 1901. — b) Contributo alla conoscenza delle terminazioni nervose negli organi genitali esterni e nel capezzolo della femmina. Ebenda Bd. 12, S. 6. 1901. — c) Sul modo di terminare dei nervi nei genitali esterni della femmina etc. Ebenda Bd. 13, S. 1. 1902. — d) Contribution à la connaissance des terminaisons nerveuses dans les organes génitaux ext. et dans le mamélon de la femelle. Arch. ital. de biol. Bd. 36, S. 256. 1902. — e) Sulle terminazioni nervose nei genitali femminili esterni e sul loro significato morfologico e funzionale. Arch. di fisiol. Bd. 1, S. 345. 1904. — f) Sur les terminaisons nerveuses dans les organes génitaux femelles ext. etc. Arch. ital. de biol. Bd. 43, S. 75. 1905. — **Stscherbakow, V.**: Zur Frage nach den Nervenganglien in der Gebärmutterwand. Diss. Berlin 1906. — **Vallet, E.**: Nerfs de l'ovaire et leurs terminaisons. Thèse de Paris Nr. 327. 1900. — **Wallart, J.**: Studien über die Nerven des Eierstockes mit besonderer Berücksichtigung der interstitiellen Drüse. Zeitschr. f. Geburtsh. u. Gynäkol. Bd. 76, S. 321. 1915. — **Webster, J. C.**: The nerve-endings in the labia minora and clitoris. Edinburgh med. journ. Juli 1891. — **Weiller, M.**: Die Innervation der Anal- und Sexualmuskulatur. Diss. Zürich 1907. — **Windscheidt, F.**: Die Nervenendigungen in den weiblichen Genitalien. Monatsschr. f. Geburtsh. u. Gynäkol. Bd. 1, S. 609. 1895. — **Winterhalter, E.**: Ein sympathisches Ganglion im menschlichen Ovarium. Arch. f. Gynäkol. Bd. 51, S. 49. 1896. — **Worthmann, F.**: Beiträge zur Kenntnis der Nervenausbreitung in Klitoris und Vagina. Arch. f. mikroskop. Anat. Bd. 68, S. 122. 1906.

X. Brustdrüse.

Arnstein, C.: Zur Morphologie der sekretorischen Nervenendapparate. Anat. Anz. Bd. 10, S. 410. 1895. — **Brack, E.**: Über histologische Erscheinungen an der Mamma, speziell an den Mamillen in den verschiedenen Lebensaltern. Arch. f. Gynäkol. Bd. 122, S. 711. 1924. — **Dimitrijewski, P.**: Über die Nerven der Milchdrüsen. Diss. Kasan 1894. Ref. in Zeitschr. f. d. ges. Anat., Abt. 3: Ergebn. d. Anat. u. Entwicklungsgesch. Bd. 5, S. 456. 1895. — **Eimer, Th.**: Über die Nervenendigung in der Haut der *Kuh*zitze. Arch. f. mikroskop. Anat. Bd. 8, S. 643. 1872. — **Greving, R.**: Die Nervenversorgung der Brustdrüse. In L. R. Müller: Lebensnerven. 1924. S. 226. — **Langer, C.**: Über den Bau und die Entwicklung der Milchdrüsen. Denkschr. d. Wiener Akad. d. Wiss. Bd. 3. 1851. — **Lefébure, M.**: Les terminaisons nerveuses dans la peau du sein en dehors du mamélon. Journ. de l'anat. et physiol. Bd. 45. 1909. — **Martynoff, W.**: Nervenendapparate in der Brustwarze der Frau und von *Säugetier*weibchen. Folia neurobiol. Bd. 8, S. 249. 1914. — **Martynov, B.**: Die Nervenendpparate in den Brustwarzen der Männchen. Arch. Russes d'Anat., d'Histol. et d'Embryol. Bd. 3, S. 407. 1925. — **Pacinotti**: Contributo allo studio della patologia chirurgica delle terminazioni nervose nella mammella. Arch. per le scienze med. Bd. 12. 1888. — **Sfameni, P.**: a) Contributo alla conoscenza della terminazioni nervose negli organi genitali esterni e nelc apezzolo della femmina. Monit. zool. ital. Bd. 12, S. 6. 1901. — b) Contribution à la connaissance des terminaisons nerveuses dans les organes génitaux ext. et dans le mamélon de la femelle. Arch. ital. de biol. Bd. 36, S. 256. 1902. — **Tricomini-Allegra, G.**: Terminazioni nervose nella giandola mammaria. Anat. Anz. Bd. 23, S. 315. 1903.

XI. Hirnhäute und Plexus chorioideus.

d'Abundo: La innervazione della dura madre cerebrale. Soc. fra. i cult. d. sc. med. Cagliari. 1894. — **Acquisto e Pusateri**: Sulle terminazioni nervose nella dura madre cerebrale dell'uomo. Riv. di patol. nerv. e ment. 1896. — **Alexander, W. T.**: Bemerkungen über die Nerven der Dura mater. Arch. f. mikroskop. Anat. Bd. 11, S. 231. 1875. — **Aronson**: Über Nerven und Nervenendigungen in der Pia mater. Zentralbl. f. d. med. Wiss. Bd. 28. 1900. — **Auerbach**: Die Innervation der Hirngefäße. Diss. Berlin 1905. — **Benedikt**: Über die Innervation des Plexus chorioideus inf. Schmidts Jahrbücher Bd. 163. 1874. — **Berger, H.**: Zur Innervation der Pia mater und der Gehirngefäße. Arch. f. Psychiatrie u. Nervenkrankh. Bd. 70, S. 216. 1924. — **Bochenek, A.**: Über die Nervenendigungen in dem Plexus chor. des *Frosches*. Anz. d. Akad. d. Wiss. Krakau. 1899. — **Findlay**: The corioid plexus of the lateral ventricles of the brain. Brain Bd. 22. 1899. — **Gulland**: The occurrence of nerves in intracranial blood-vessels. Brit. med. journ. 1898. — **Huber, G. C.**: Observations on the innervation of the intracranial vessels. Journ. of comp. neurol. Bd. 9. 1899. — **Hunter**: On the presence of nervefibrils in the cerebral vessels. Journ. of physiol. Bd. 26. 1901. — **Hworostochin, W.**: Zur Frage über den Bau des Plexus chorioideus. Arch. f. mikroskop. Anat. Bd. 77, S. 232. 1911. — **Ivanoff**: Les terminaisons nerveuses dans les membranes connectives des *Mammifères*. Diss. Kasan 1893. — **Jacques**: Note sur l'innervation de la dure-mère cerebro-spinale chez les *Mammifères*. Journ. de l'anat. 1895. — **Jantschitz**: Sur les nerfs de la dure-mère spinale et cranienne. Journ. d'anat. norm. et pathol. de Rudneef. Saint-Petersburg 1895. — **Junet, W.**: Terminaisons nerveuses intraépithéliales dans les plexus choroïdes de la *souris*. Cpt. rend. des séances de la soc. de biol. Bd. 95, S. 1397. 1926. — **Morison**: a) On the innervation of intracranial vessels. Edinburgh med. journ. Bd. 46. 1898. — b) The innervation of intracranial blood-vessels. Lancet 1899. S. 52. — **Müller, L. R.**: Über die Sensibilität der inneren Organe, insbesondere des Gehirns. 37.

Verhandl. d. dtsch. Ges. f. inn. Med. Wiesbaden 1925. S. 48. — **Nahmmacher:** Die Nerven der Dura mater cerebri. Diss. Rostock 1875. — **Obersteiner, H.:** Die Innervation der Gehirngefäße. Arb. a. d. neurol. Inst. d. Univ. Wien Bd. 5. 1897. — **Pasini:** Ricerche sui nervi della dura-madre cerebrale. Clin. med. ital. 1901. — **Purkinje, J.:** a) Über Flimmerbewegungen im Gehirn. Müllers Arch. f. Physiol. 1845. — b) Mikroskopisch-neurologische Beobachtungen. Ebenda 1845. — **Reichardt, M.:** Arbeiten aus der psychiatrischen Klinik zu Würzburg. 1914. Heft 8. — **Remak, R.:** Anat. Beobachtungen über das Gehirn usw. Müllers Arch. f. Physiol. 1841. — **Robertson:** Pathology of the nervous system in relation to mental diseases. Edinburgh med. journ. Bd. 41. 1896. — **Stöhr, Ph.** jun.: a) Zur Innervation der Pia mater und des Plexus chor. des Menschen. Verhandl. d. anat. Ges. Marburg 1921. S. 54. — b) Über die Innervation der Pialscheide des Nervus opticus beim Menschen. Anat. Anz. Bd. 55, S. 298. 1922. — c) Über die Innervation der Pia mater und des Plexus chorioideus beim Menschen. Zeitschr. f. d. ges. Anat., Abt. 1: Zeitschr. f. Anat. u. Entwicklungsgesch. Bd. 63, S. 562. 1922. — d) Beobachtungen über die Innervation der Pia mater des Rückenmarks und der Telae chor. beim Menschen. Ebenda Bd. 64, S. 555. 1922. — e) Die Nervenversorgung der zarten Hirn- und Rückenmarkshaut und der Gefäßgeflechte des Gehirns. L. R. Müller: Die Lebensnerven. Berlin: Julius Springer 1924. — **Traum, E.:** Beiträge zur Innervation der Dura mater cerebri. Zeitschr. f. d. ges. Anat., Abt. 1: Zeitschr. f. Anat. u. Entwicklungsgesch. Bd. 77, S. 488. 1925. — **Wreden, J.:** Die Nervenendigungen in der harten Hirnhaut des Rückenmarks von *Säugetieren*. Arch. f. mikroskop. Anat. Bd. 66, S. 128. 1905.

XII. Haut.

Arnstein, C.: a) Die Nerven der behaarten Haut. Sitzungsber. d. Akad. Wien, Mathem.-naturw. Kl. III. Abt. Bd. 74, S. 1. 1876. — b) Zur Morphologie der sekretorischen Nervenendapparate. Anat. Anz. Bd. 10, S. 410. 1895. — c) Die Nerven der Sinushaare. Ebenda Bd. 10, S. 781. 1895. — **Bonnet, R.:** Studien über die Innervation der Haarbälge der *Haustiere*. Morphol. Jahrb. Bd. 4, S. 329. 1878. — **Botezat, E.:** a) Die Nervenendigungen an den Tasthaaren der *Säugetiere*. Arch. f. mikroskop. Anat. Bd. 50, S. 142. 1897. b) — Die Apparate des Gefühlssinnes der nackten und behaarten Haut. Anat. Anz. Bd. 42, S. 193. 1912. — **Dietl:** Untersuchungen über Tasthaare. II. Sitzungsber. d. Akad. Wien, Mathem.-naturw. Kl. Bd. 66. 1872. — **Friedemann, W.:** Neue Untersuchungen über die Haarscheibe. Diss. Phil. Bern 1907. — **Gegenbaur, C.:** Kurze Mitteilung über die Struktur der Tasthaare. Verhandl. d. phys.-med. Ges. Würzburg 1850. S. 58. — **van Gehuchten, A.:** a) Contribution à l'étude de l'innervation des poils. Anat. Anz. Bd. 7, S. 341. 1892. — b) Les nerfs des poils. Mém. de l'acad. roy. de Belgique Bd. 49, S. 1. 1893. — **Kadanoff, D.:** a) Eine besondere Nervenendigung in der Haut des Menschen. Zeitschr. f. d. ges. Anat., Abt. 1: Zeitschr. f. Anat. u. Entwicklungsgesch. Bd. 72, S. 542. 1924. — b) Beiträge zur Kenntnis der Nervenendigungen im Epithel der *Säugetiere*. Ebenda Bd. 73, S. 249. 1924. — c) Untersuchungen über die Regeneration der sensiblen Nervenendigungen nach Vertauschung verschieden innervierter Hautstücke. W. Roux' Arch. f. Entwicklungsmech. d. Organismen Bd. 106, S. 249. 1925. — **Ksjunin, P.:** Zur Frage über die Nervenendigungen in den Tast- und Sinushaaren. Arch. f. mikroskop. Anat. Bd. 54, S. 403. 1899. — **Leontowitsch, A.:** Die Innervation der menschlichen Haut. Internat. Monatsschr. f. Anat. u. Physiol. Bd. 18, S. 1. 1901. — **Nasaroff, W.:** Über die Regeneration der Nervenendapparate in den Hautnarben des Menschen. Virchows Arch. f. pathol. Anat. u. Physiol. Bd. 257, S. 777. 1925. — **Merkel, F.:** Über die Endigungen der sensiblen Nerven in der Haut der *Wirbeltiere*. Rostock 1880. — **Odenius, M. V.:** Beiträge zur Kenntnis des anatomischen Baues der Tasthaare. Arch. f. mikroskop. Anat. Bd. 2, S. 436. 1866. — **Orru, E.:** Über die Nervenendigungen im Haar. Moleschotts Untersuch. zur Naturlehre Bd. 15. 1894. — **Pensa, A.:** Ricerche anat. sui nervi della conjuntiva palpebrale, delle ciglia e delle ghiandole di Meibomio. Boll. d. soc. med.-chirurg. di Pavia. Sed. 28. Maggio, S. 1. 1897. — **Pinkus, F.:** a) Über einen bisher unbekannten Nebenapparat am Haarsystem des Menschen: Haarscheiben. Dermatol. Zeitschr. Bd. 9, S. 465. 1902. — b) Zur Kenntnis des Haarsystems des Menschen. Ebenda Bd. 10, S. 225. 1903. — **Richiardi:** Sur la distribution des nerfs sans la follicule des poils tactiles. Arch. ital. de biol. Bd. 4, S. 280. 1883. — **Retzius, G.:** a) Über die Nervenendigungen an den Haaren. Biol. Untersuch. Bd. 4, S. 45. 1892. — b) Über die Endigungsweise der Nerven an den Haaren des Menschen. Ebenda Bd. 6, S. 61. 1894. — **Sfameni, A.:** Les terminaisons nerveuses dans les glomérules des glands sudoripaires de l'homme. Arch. ital. de biol. Bd. 29, S. 373. 1898. — **Schöbl, J.:** Die Nervenendigungen an den Tasthaaren der *Säugetiere* sowie über die feinere Struktur derselben. Arch. f. mikroskop. Anat. Bd. 9, S. 197. 1873. — **Szymonowicz, L.:** Über die Nervenendigungen in den Haaren des Menschen. Arch. f. mikroskop. Anat. Bd. 74, S. 622. 1909. — **Tello, J. F.:** Terminaciones sensitivas en los pelos y utros organos. Trabajos del laborat. de investig. biol. de la univ. de Madrid

Bd. 4. 1905. — **Vitali, G.:** a) Le espansioni nervose e le ghiandole del derma sottoungueale nell'uomo. Anat. Anz. Bd. 25, S. 279. 1904. — b) Contributo allo studio istologico dell'unghia. Le espansioni nervose nel derma sottoungueale dell'uomo. Internat. Monatsschr. f. Anat. u. Physiol. Bd. 23, S. 239. 1906.

Die Literatur über die sensiblen Endigungen der Haut findet sich bei Receptorische Endigungen.

XIII. Bewegungsapparat.

Agduhr, E.: a) Sympathetic innervation of the muscles of the extremities. Verhandel. d. koninkl. akad. v. wetensch. te Amsterdam (Naturwiss. Abt.) Bd. 20, S. 1. 1919. — b) Are the cross striated muscle fibers of the extremities also innervated sympathetically? Proc. k. akad. v. wetensch. Amsterdam Bd. 21, S. 1231. 1919. — **Aoyagi, T.:** Zur Histologie des N. phrenicus, des Zwerchfells und der motorischen Endigungen in demselben. Mitt. a. d. med. Fak. Tokio Bd. 10. 1912. — **Boeke, J.:** a) Über eine aus marklosen Fasern hervorgehende zweite Art von hypolemmalen Nervenendplatten. Anat. Anz. Bd. 35, S. 481. 1910. — b) Über De- und Regeneration der motorischen Endplatten und die doppelte Innervation der quergestreiften Muskelfasern bei den *Säugetieren*. Verhandl. d. anat. Ges. München 1912. S. 149. — c) Die doppelte, efferente Innervation der quergestreiften Muskelfasern. Anat. Anz. Bd. 44, S. 343. 1913. — d) Die morphologische Grundlage der sympathischen Innervation der quergestreiften Muskelfasern. Zeitschr. f. mikroskop.-anat. Forschung Bd. 8, S. 562. 1927. — **Boeke, J.** und **Dusser de Barenne, J.:** De sympathische innervatie van de dwarsgestreepte spieren bij de *gewervelde dieren*. Proc. k. akad. v. wetensch. Amsterdam Bd. 21, S. 1227. 1919. — **de Boer, S.:** a) Die quergestreiften Muskeln erhalten ihre tonische Innervation mittels der Verbindungsäste des Sympathicus. Folia neurobiol. Bd. 7, S. 378. 1913. — b) Die autonome Innervation des Skelettmuskeltonus. Pflügers Arch. f. d. ges. Physiol. Bd. 190, S. 41. 1921. — **Botazzi, F.:** Della supposta innervazione simpatica dei muscoli striate. Arch. di scienze biol. Bd. 6, S. 114. 1924. — **Botezat, E.:** a) Die Nervenendapparate in der Mundhöhle der *Vögel* und die einheitliche Endigungsweise der peripheren Nerven bei den *Wirbeltieren*. Zeitschr. f. wiss. Zool. Bd. 84. 1906. — b) Fasern und Endplatten von Nerven zweiter Art an den gestreiften Muskeln der *Vögel*. Anat. Anz. Bd. 35, S. 396. 1910. — **Bremer, L.:** Über die Endigungen der markhaltigen und marklosen Fasern im quergestreiften Muskel. Arch. f. mikroskop. Anat. Bd. 21, S. 165. 1882. — **Ceccherelli, G.:** Sulle piastre motrici e sulle fibrille ultraterminali nei muscoli della lingua di *Rana esculanta*. Monit. zool. ital. Bd. 13, S. 246. 1902. — **Cerulli, M.:** Contributo allo studio dei nervi del periostio e delle loro terminazioni. Annal. clin. d. mal. e nerv. Univ. Palermo Bd. 3. 1909. — **Cobb, S.:** A note on the supposed relation of sympathetic nerves to decerebrate rigidity, muscle tone and tendon reflexes. Americ. journ. of physiol. Bd. 46, S. 478. 1918. — **Coman, F. D.:** Observations on the relation of the sympathetic nervous system to skeletal muscle tonus. Bull. of Johns Hopkins hosp. Bd. 38, S. 163. 1926. — **Ducceschi, V.:** Système nerveux sympathique et tonus musculaire. Arch. internat. de physiol. Bd. 20, S. 331. 1923. — **Dusser de Barenne, J.:** Über die Innervation und den Tonus der quergestreiften Muskeln. Pflügers Arch. f. d. ges. Physiol. Bd. 166, S. 145. 1916. — **Elze, C.:** Untersuchungen am sympathischen Nervensystem des *Frosches*, besonders über seinen Einfluß auf die Skelettmuskelkontraktion. Ebenda Bd. 198, S. 349. 1923. — **Frank, E.:** Die parasympathische Innervation der quergestreiften Muskulatur und ihre klinische Bedeutung. Berlin. klin. Wochenschr. Bd. 57, S. 725. 1920. — **Gabbe, E.:** Über die Wirkung der sympathischen Innervation auf die Zirkulation und den Stoffaustausch in den Muskeln. Zeitschr. f. d. ges. exp. Med. Bd. 51, S. 728. 1926. — **Garven, H. S. D.:** The nerve endings in the panniculus carnosus of the *hedgehog* with special reference to the sympathetic innervation of striated muscle. Brain Bd. 48, S. 380. 1925. — **Gemelli, A.:** Sur la structure des plaques motrices chez les *reptiles*. Névraxe Bd. 7. 1905. — **Grabower:** Über Nervenendigungen im menschlichen Muskel. Arch. f. mikroskop. Anat. Bd. 60, S. 1. 1902. — **Huggett** and **Mellamby, J.:** The influence of the sympathetic, parasympathetic and somatic systems of the nerves on the tonus of muscle in the intact and decerebrate *cat*. Journ. of physiol. Bd. 60. S. 8. 1925. — **Hunter, J.:** a) Lectures on the sympathetic innervation of striated muscle. I. The dual innervation of striated muscle. Brit. med. journ. 1925. Nr. 3344, S. 197. — b) The functions of the two groups of muscle fibres. Ebenda 1925. Nr. 3345 u. 3346, S. 251 u. 298. — c) The practical applications. Ebenda 1925. Nr. 3347 u. 3348, S. 350 u. 398. — **Ken Kuré** etc.: a) Das Kleinhirn und der sympathische Muskeltonus. Zeitschr. f. d. ges. exp. Med. Bd. 45, S. 310. 1925. — b) Die morphologische Grundlage für die doppelte Innervation des quergestreiften Muskels. Ebenda Bd. 46, S. 144. 1925. — **Kulschitzky, N.:** a) Nerve endings in muscle. Journ. of anat. Bd. 58, S. 152. 1924. — b) Nerve endings in the muscle of the *frog*. Ebenda Bd. 59, S. 1. 1924. — **Kuntz, A.** and **Kerper, A. H.:** a) The sympathetic innervation of voluntary muscles and its effect on their contractile power and resistance to fatigue. Anat. record Bd. 29, S. 366. 1925. — b) An experimental study of the tonus in skeletal muscles as related to the sympathetic nervous system. Journ. of physiol. Bd. 76, S. 121. 1926. — c) Experimental data regarding the sympathetic innervation of skeletal muscles and its rôle in muscle tonus. Anat. record Bd. 32, S. 214. 1926. — **Magnus-Alsleben, E.** und **Hoffmann, P.:** a) Über den Einfluß der nervösen Versorgung auf die vitale Färbbarkeit der Muskeln. Biochem. Zeitschr. Bd. 127, S. 103. 1922. — b) Versuche über Nerveneinfluß und Vitalfärbung. Zeitschr. f. Biol. Bd. 77, S. 105. 1922. — c) Der Einfluß der vegetativen Innervation auf die Reduktionen in der Muskulatur und auf die Gefäßdurchlässigkeit. Verhandl. d. 36. Kongr. f. inn. Med. Kissingen 1924. — **Magnus, R.:** Körperstellung. Berlin: Julius Springer 1924. — **Maumary, A.:** Zur Frage der Abhängigkeit des Muskeltonus vom sympathischen Nervensystem. Zeitschr. f. Biol. Bd. 74, S. 299. 1922. — **Mosso, A.:** Théorie de la tonicité musculaire, basée sur la double innervation des muscles striés. Arch. ital. de biol. Bd. 41, S. 183. 1904. — **Miskolczy, D.:** Über die Nervenendigungen der Knochenhaut. Zeitschr. f. d. ges. Anat., Abt. 1: Zeitschr. f. Anat. u. Entwicklungsgesch. Bd. 81, S. 638. 1926. — **Murray, P. D. F.:** The motor nerve endings of the limb muscles of the *frog* etc. Proc. of the Linnean Soc. of New South Wales Bd. 49. S. 371. 1924. — **Newton, F. C.:** Alleged influence of sympathetic innervation on warmth production in skeletal muscles. Americ. journ. of physiol. Bd. 71, S. 1. 1924. — **Pansini, S.:** Dei corpuscoli di PACINI nel periostio degli *uccelli*. Giorn. assoc. natur. Napoli 1891. I. — **Perroncito, A.:** Etudes ultérieures sur la terminaison des nerfs dans les muscles à fibres striées. Arch. ital. de biol. Bd. 38, S. 393. 1902. — **Ranson, S. W.** and **Hinsey, J. C.:** a) The rôle of the sympathetic nervous system in muscle tonus. Anat. record Bd. 32, S. 211. 1926. — b) Studies on muscle tonus IV. Journ. of comp. neurol. Bd. 42, S. 69. 1926. — **Ranson** and **Morris:** Studies on muscle tonus. V. Ebenda Bd. 42, S. 99. 1926. — **Rauber, A.:** a) Untersuchungen über das Vorkommen und die Bedeutung der VATERschen Körperchen. München: C. Fritsch 1867. — b) Über die Nerven der Knochenhaut und Knochen des Vorderarmes und Unterschenkels. Ebenda 1868. — c) Über die Knochennerven des Oberarmes und Oberschenkels. Ebenda 1870. — **Saleck, W.** und **Weitbrecht, E.:** Zur Frage der Beteiligung sympathischer Nerven am Tonus der Skelettmuskulatur. Zeitschr. f. Biol. Bd. 71, S. 246. 1920. — **Sfameni, A.:** a) Contributo alla conoscenza delle terminazioni nervose del tessuto adiposo, del pericondrio e del periostio in alcuni animali. Giorn. r. accad. d. med. di Torino 1900. Nr. 5, S. 1. — b) Recherches anatomiques sur l'existence des nerfs et sur leur mode de se terminer dans le tissu adipeux, dans le périoste, dans le périchondre et dans les tissus qui renforcent les articulations. Arch. ital. de biol. Bd. 38, S. 1. 1902. — **Sfameni, P.:** Le terminazioni nervose delle papille cutanee e dello strato subpapillare. Ann. di fren. e scienze aff. r. manic. Torino 1900. S. 1. — **Spiegel, E.** und **Sternschein, E.:** Der Klammerreflex nach Sympathicusexstirpation. Pflügers Arch. f. d. ges. Physiol. Bd. 192, S. 115. 1921. — **Stefanelli, A.:** La piastra motrice secondo le vecchie e le nuove vedute. Ann. di neurol. H. 4, Jg. 1912. — **Takahashi, N.:** Untersuchungen über die tonisierenden und trophischen Funktionen des Sympathicus. Pflügers Arch. f. d. ges. Physiol. Bd. 193, S. 322. 1921. — **Tello, J. F.:** Die Entstehung der motorischen und sensiblen Nervenendigungen. Zeitschr. f. d. ges. Anat., Abt. 1: Zeitschr. f. Anat. u. Entwicklungsgesch. Bd. 64, S. 348. 1922. — **Tschurajew, I. J.:** Die Innervation der großen Sehnen der unteren Extremität des Menschen. Morphol. Jahrb. Bd. 58, S. 1. 1927. — **Tsunoda, P.:** Morphologische Studien über die Innervation der willkürlichen Muskeln. Mitt. a. d. Med. Akad. Kioto Bd. 1, S. 11. 1927. — **Uyeno, K.:** On the supposed relation of the sympathetic nervous system to muscle tonus. Journ. of physiol. Bd. 56, S. 53. 1922. — **Wastl, H.:** Effect on muscle contraction of sympathetic stimulation and of various modifications of conditions. Ebenda Bd. 60, S. 109. 1925. — **Wilson, J. T.:** The double innervation of striated muscle. Brain Bd. 44, S. 234. 1921.

III. Das Zentralnervensystem.

A. Die Grundlagen und die Teildisziplinen der mikroskopischen Anatomie des Zentralnervensystems.

Von

C. VOGT und O. VOGT

Berlin.

I. Einleitung.

Die mikroskopische Anatomie des Zentralnervensystems zerfällt in zwei Hauptgebiete: die *Strukturlehre* und die *Leitungslehre*. Die erstere hat den für die verschiedenen Abschnitte des Zentralnervensystems charakteristischen Bau der daselbst eng miteinander verwobenen geweblichen Elemente zu klären. Der letzteren fällt die Aufgabe zu, die durch die Lage und Gestaltung der Neurone bedingten Leitungswege aufzudecken.

Diese Aufgaben stoßen wegen des sehr komplizierten Baues des Zentralnervensystems auf besondere, auch heute erst teilweise überwundene Schwierigkeiten. Die letzteren sind oft unterschätzt worden. Es scheint uns deshalb angezeigt zu sein, mit einer Übersicht über die Grundlagen der in den folgenden Kapiteln vorgetragenen Lehren zu beginnen. Ist doch die Kenntnis dieser Grundlagen für eine kritische Würdigung der nächsten Kapitel eine unbedingte Voraussetzung!

Die uns zur Verfügung stehenden Erkenntniswege ermöglichen uns nun zur Zeit nicht die Pflege beliebiger Fragen der Struktur- oder Leitungslehre. Sie schränken die Zahl der gegenwärtig lösbaren Probleme beträchtlich ein. So stehen gegenwärtig in der mikroskopischen Anatomie des Zentralnervensystems bestimmte Teildisziplinen im Vordergrund. Da nach ihnen der Stoff in den folgenden Kapiteln geordnet ist, sollen sie in einem zweiten Teil dieser Einleitung kurz nach Ziel, Forschungsweg und Sicherheit des letzteren charakterisiert werden.

II. Die Grundlagen der mikroskopischen Anatomie des Zentralnervensystems.

Die Grundlagen der mikroskopischen Anatomie des Zentralnervensystems beruhen auf bestimmten Eigenschaften seiner geweblichen Elemente. Teilweise nutzen wir diese Eigenschaften direkt aus. Teilweise bedienen wir uns ihrer indirekt, indem einzelne Eigenschaften elektive Färbemethoden[1] ermöglichen.

A. Die direkt ausnutzbaren Eigenschaften.

Unter diesen spielen naturgemäß diejenigen der nervösen Elemente die Hauptrolle. Wir wollen mit ihnen beginnen.

---

[1] Unter Färbemethoden werden dabei nicht nur Färbungen im engeren Sinne, sondern alle Einwirkungen verstanden, welche irgendeinen Bestandteil des Zentralnervensystems im mikroskopischen Bilde besonders sichtbar machen.

1. Die ausnutzbaren Eigenschaften der nervösen Elemente.

Zu den hier in Betracht kommenden Eigenschaften gehören zunächst solche des mehr oder weniger ausgebildeten Zentralnervensystems. Sodann sind gewisse Tatsachen der Ontogenie verwertbar. Ferner kann das Zentralnervensystem von Tieren zur Klärung der Anatomie des Zentralnervensystems des Menschen dienen. Endlich sind pathologische Besonderheiten ausnutzbar.

a) Die Eigenschaften des mehr oder weniger ausgebildeten Zentralnervensystems.

α) Die Existenz verschiedener Neuronformen.

Zunächst ist der Tatsache zu gedenken, daß das Zentralnervensystem aus verschiedenen Gruppen annähernd gleichgebauter Nervenzellen zusammengesetzt ist. Diese Feststellung geht von jenen Zelleibbildern aus, welche durch die Nisslfärbung und ihre Abwandlungen zur Darstellung gebracht werden. Dabei dringt das Studium der Zelleibbilder noch alle Tage zur Unterscheidung weiterer Zellformen vor.

Dieser Umstand muß uns zur Frage veranlassen, eine wie weit gehende Unterscheidung besonderer Zellformen noch wissenschaftlichen Wert hat. Zur Erfassung individueller Besonderheiten oder pathologischer Abweichungen kann dieselbe naturgemäß nicht weit genug getrieben werden. Aber auch vom Standpunkt der Physiologie scheint uns dasselbe zu gelten: natürlich nur im Rahmen von Zusammenfassungen solcher Nervenzellen, deren strukturelle Eigentümlichkeiten eine gemeinsame funktionelle Besonderheit ausdrücken. Auf diese Eigenschaft muß deshalb jede Zusammenfassung von Nervenzellen geprüft werden. Bei solcher Sachlage scheint es uns angezeigt zu sein, die einschlägigen Prüfungsmethoden einer kritischen Würdigung zu unterziehen.

1. dürfen wir Nervenzelleiber um so eher als eine auch physiologisch eigenartige Gruppe aussondern, je mehr sich bei tieferen morphologischen Einblicken dank anderen elektiven Färbemethoden gemeinsame Einzelheiten erkennen lassen. Dringen wir (speziell mit Hilfe der GOLGIschen Methode und der EHRLICHschen Vitalfärbung) vollends bis zur Erkenntnis ihrer gleichartigen Stellung im Leitungssystem vor, so ist damit ihre physiologische Verwandtschaft bewiesen.

2. läßt ein ungleiches Verhalten von Neuronen bei der später noch näher zu erörternden retrograden Degeneration physiologische Unterschiede in ihnen vermuten. Ein solches ungleiches Verhalten kann nach NISSLs Feststellungen (*40*, Sep., S. 7) zunächst den zeitlichen Beginn betreffen. Dann hat VAN GEHUCHTEN 1903 weiter darauf hingewiesen, daß nur gewisse Nervenzellformen eine mit der Marchimethode nachweisbare retrograde Degeneration ihrer Markscheiden zeigen (*25*). Endlich hat NISSL 1903 Kerne des Thalamus, welche er nach der Verschiedenheit ihrer Nervenzelleiber voneinander trennte, auf Grund der nach entsprechender Großhirnzerstörung auftretenden Zellveränderung wenigstens in zwei Gruppen gliedern können (*42*, S. 916). Wie weit VAN GEHUCHTEN seine Beobachtungen richtig gedeutet hat und in welchem Grade sich seine beiden Gruppen mit den beiden von NISSL unterschiedenen Formen retrograder Zellveränderungen decken, ist noch nicht geklärt.

3. dürfen wir aus einem ungleichen Verhalten von Nervenzellen gegenüber bestimmten Noxen bei experimentellen Schädigungen oder exogenen Erkrankungen auf funktionelle Verschiedenheiten schließen. Auf diese Möglichkeit hat NISSL schon 1896 auf Grund seiner „subakuten maximalen Vergiftungen" mit Nachdruck hingewiesen (*41*). Er hat aber mit Recht den nur graduellen Charakter der Verschiedenheit hervorgehoben und betont, daß auch

einzelne Exemplare ganz anders gebauter Neurone eine Schädigung bei seinen Experimenten aufwiesen. Wir werden auf diesen Punkt unter 1, d (S. 460ff.) zurückkommen.

4. weisen auch endogene elektive Erkrankungen bestimmter Nervenzellen auf ihre funktionelle Eigenart hin. Aber auch hier müssen wir ausdrücklich betonen, daß eine ganz strenge Elektivität eine große Seltenheit ist. So gibt es z. B. in der Literatur unseres Wissens bisher nur einen einzigen Fall, in welchem die Purkinjeschen Zellen in umfangreichem Maße zugrunde gegangen sind, ohne daß andere Neurone des Kleinhirns eine Veränderung erkennen lassen (Brouwer; *24*). Vgl. darüber noch 1, d (S. 460ff.)!

Bei dem Versuch, mit Hilfe dieser Methoden, zu welchen — unter Vorbehalt — noch die S. 451 f. erwähnten herangezogen werden können, die verschiedenen Nervenzellformen vom physiologischen Standpunkt zu gruppieren, gelangen wir zu Kategorien verschiedener funktioneller Wertigkeit. Es scheint uns nicht ohne Bedeutung zu sein, diese differenten Kategorien nomenklatorisch hervorzuheben. Von verschiedenen *Formen* der Nervenzellen wollen wir ganz allgemein überall da sprechen, wo wir morphologische Gruppierungen vornehmen, ohne daß wir zur Zeit ihre supponierte physiologische Besonderheit oder gar den Grad der letzteren bestimmen können. Für Nervenzellen, welche durch qualitative physiologische Differenzen voneinander verschieden sind, schlagen wir vor, den Nisslschen Begriff der *Nervenzellart* anzuwenden. Es wird dabei die Aufgabe einer künftigen Systematik sein, verschiedene Nervenzellarten zu *Gattungen* und diese eventuell zu noch komplexeren Gruppen zusammenzufassen. Dagegen lassen sich schon heute einzelne Nervenzellarten noch weiter gliedern. Wir haben beim *Affen* festgestellt, daß innerhalb der *Area gigantopyramidalis* die Bein- und Rumpfregion ganz große, die Armregion mittelgroße und die Kopfregion nur kleinere Riesenpyramidenzellen enthält (*57*, S. 416). Soweit diese Riesenzellen der verschiedenen Regionen der Area gigantopyramidalis ihre Axone in die entsprechenden Abschnitte der Medulla spinalis und oblongata entsenden, bilden sie eine Nervenzellart. Wir können diese aber noch auf Grund ihrer Verbindung zu verschiedenen Teilen der Medulla und vermittels der Medullazellen zu verschiedenen Körperteilen in drei *somatotopische*, durch ihre verschiedene Größe charakterisierte *Varietäten* zerlegen. Endlich mögen innerhalb einer Nervenzellart oder -varietät solche Zellen, welche durch ihre Form auffallen, ohne daß mit dieser Form eine wichtigere physiologische Besonderheit verbunden ist, als eine *Nervenzellaberration* zusammengefaßt werden.

β) Das Gebundensein der einzelnen Neuronformen an bestimmte Bezirke.

Das Suchen nach verschiedenen Neuronformen führt aber zu einer weiteren Erkenntnis: die einzelnen Neuronformen erweisen sich als an bestimmte Bezirke des Zentralnervensystems gebunden. Diese Bezirke können ziemlich ausgedehnt sein. Wir erinnern nur an die über die ganze Kleinhirnrinde verbreiteten Purkinjeschen Zellen. Meist sind aber die Bezirke ziemlich eng begrenzt. So entstehen die durch die Zelleiber bestimmter Neuronarten charakterisierten elementaren Grisea. Enthalten diese nur die Zelleiber einer Neuronart, so haben wir nach Kohnstamms Terminologie (*31*, S. 41) *isomorphe Grisea* vor uns. Spezifische Kombinationen von Zelleibern ganz bestimmter Neuronarten bilden die *allomorphen* Grisea Kohnstamms. Mit Zunahme unserer Kenntnis erfährt die Zahl der allomorphen Grisea fortgesetzt eine sehr beträchtliche Vermehrung. So erweist sich schon heute vielfach jede Schicht und Unterschicht gewisser Rindenfelder gegenüber den gleichen Gebieten der benachbarten

Felder aus besonderen Nervenzellformen oder wenigstens besonderen Kombinationen solcher zusammengesetzt (*68, 61*), so daß sie sämtlich als besondere allomorphe Grisea anzusehen sind. Ferner ist damit zu rechnen, daß gewisse gegenwärtig als isomorph angesehene Grisea mit der Zeit als allomorph betrachtet werden müssen. So würde z. B. die einwandfreie Aufdeckung differenter Endigungen der Axone der zunächst sehr gleichartig erscheinenden Zellen des Pallidum aus diesem bisher als isomorph geltenden Griseum ein allomorphes machen.

Dieses weitgehende örtliche Zusammenliegen der Zelleiber einzelner Neuronarten erleichtert nicht nur die Erkennung der letzteren und ihre Einfügung in den nervösen Leitungsapparat, sondern ist oft sogar die unerläßliche Vorbedingung dafür. Wären alle Nervenzellarten durcheinander gewürfelt, so würde es unendlich schwer sein, irgendeine Abweichung, die wir hier und da an einem Zelleib finden, als ein für eine besondere Neuronform charakteristisches Merkmal anzusprechen. Zeigt dagegen an einer begrenzten Stelle eine ganze Zahl von Zellleibern eine oder mehrere, wenn auch nur geringfügige Besonderheiten, so spricht das örtliche Auftreten der letzteren für ihre physiologische Bedeutung. Gelingt es uns ferner, für einige solcher Zellen mit Hilfe feinerer Methoden — z. B. der Golgimethode — sie in das Leitungssystem einzufügen, so können wir diesen Befund unter Vorbehalt (vgl. das soeben über die Pallidumzellen Gesagte!) auch auf die anderen, in ihrem Zelleib gleich gebauten Neurone der gleichen Stelle übertragen. Und andererseits muß uns jede besondere Stelle des Nervensystems anregen, nach spezifischen Neuronarten zu suchen. Dazu kommt dann noch der Umstand, daß die Axone der einzelnen Neuronarten, soweit sie lange markhaltige Nervenfasern bilden, auch innerhalb des Album auf der Hauptstrecke ihres Verlaufs räumlich zusammenliegen. Sie werden dadurch — speziell mit Hilfe der S. 472ff. näher geschilderten Degenerationsmethoden—verfolgbar, während dieses und damit der Ausbau einer Lehre der langen Leitungsbahnen unmöglich wären, wenn jede einzelne Nervenfaser einen gesonderten Weg einschlüge.

Dieses Zusammenliegen der einzelnen Neuronarten (und ihrer eventuellen langen Achsenzylinder) begünstigt nun aber nicht nur sehr beträchtlich die Verwendung der S. 449f. aufgezählten, der Zusammenfassung der physiologisch gleichartigen Neurone dienenden Methoden, sondern schafft noch einige andere.

Das Gebundensein gleichartiger Neurone an bestimmte Bezirke tritt uns bei vergleichender Betrachtung oft in der speziellen Form entgegen, das wir an den äquivalenten (vgl. S. 456!) Stellen des Nervensystems bei Mensch und Tier ähnlich gebauten Neuronen begegnen. Jeder derartige Fall spricht — worauf schon NISSL hingewiesen hat (*41*, S. 14) — dafür, daß die besonderen, bei Mensch und Tier sich findenden Neuronformen physiologisch eigenartig sind.

Das Zusammenliegen gleichartiger Neurone drückt sich dann aber noch weiter darin aus, daß wir in zunehmendem Maße besondere Abschnitte grauer Substanz kennen lernen, welche durch spezifische Arten oder *Systeme* langer Markfasern charakterisiert sind. Diese Aussonderung *fasersystematisch* und damit auch physiologisch besonderer Grisea kann dabei einmal durch die ihrerseits wieder erst durch das Zusammenliegen der gleichartigen langen Markfasern ermöglichten Degenerationsmethoden erfolgen. Aber auch die sich gröberer (operativer, vasculärer, infektiöser, toxischer, traumatischer oder von Tumoren bedingter) Zerstörungen bedienende Ausfallsmethode und vor allem die in besonders weitgehender Verfeinerung (*57, 2*) anwendbare elektrische Reizmethode ermöglichen, derartige Grisea zu umgrenzen. Wir stellen nun weiter bei allen direkt fasersystematisch oder ausfalls- bzw. reizphysiologisch umgrenzten Grisea ausnahmslos fest, daß sie gleichzeitig durch eine oder mehrere besondere Nervenzellformen (oder wenigstens eine besondere Kombination der letzteren) ausgezeichnet sind. Diese Tatsache spricht ganz entschieden dafür, daß die Nervenzellform oder -formen, welche ein besonderes Griseum charakterisieren, auch an seiner spezifischen Funktion beteiligt sind. Eine derartige Auffassung scheint uns noch durch drei Tatsachen gestützt zu werden. 1. Bei Anwendung der die präziseste Begrenzung ermöglichenden Reizmethode beobachtet man stets ein Zusammenfallen der Grenzen der beobachteten Sonderreaktion mit dem haarscharfen Aufhören der charakteristischen Nervenzellen. 2. Grisea, welche nach fasersystematischen, grob-ausfallsphysiologischen oder reizphysiologischen Feststellungen nur somatotopische (vgl. S. 450!) Differenzen aufweisen, zeigen geringere Verschiedenheiten im Zellbau als funktionell qualitativ differente Grisea. 3. Vor allem betreffen bei verschiedenen Tieren oder bei Tier und Mensch gleiche fasersystematische, ausfalls- und reizphysiologische Befunde solche Grisea, welche einen verwandten (äquivalenten; S. 456) Zellbau zeigen. Dieses Resultat hat sich speziell bei unseren Rindenreizungen immer ergeben, mochte man von der Gleichheit im Bau oder in der elektrisch-motorischen Reaktion ausgehen (*67*; *55*, S. 799; *60*). Alle diese Tatsachen geben uns wenigstens eine weitgehende Berechtigung, solche Zellformen, welche auf ein mit Hilfe einer der drei hier behandelten Methoden als physiologisch eigenartig abgegrenztes Griseum beschränkt sind, auch als besondere Neuronarten oder -varietäten anzusprechen.

γ) Die trophische Einheit des Neurons.

Das nervöse Gewebe des erwachsenen Nervensystems zeigt noch eine dritte, für uns sehr wichtige Eigenschaft: die trophische Einheit des Neurons. Infolge derselben erfährt es bei Kontinuitätstrennung in seiner Gesamtheit Veränderungen. Der vom Zelleib abgetrennte Achsenzylinder geht in der Form der *„sekundären Degeneration"* zugrunde. Aber auch der zentrale Teil des Achsenzylinders wie der Zelleib erleiden bei Durchschneidungen des Achsenzylinders — wie wir schon sahen — eine eventuell bis zum Untergang gehende Veränderung (*retrograde Degeneration*). Diese Tatsachen sind die Basis des wichtigsten Erkenntnisweges für die Faserzusammenhänge. Dabei wird derselbe vielfach erst durch das unter β) festgestellte räumliche Zusammenliegen der gleichartigen Zelleiber und der zugehörigen Nervenfasern gangbar. Er führt aber trotzdem nicht zu so eindeutigen Ergebnissen, wie es wünschenswert wäre. Die Degenerationsvorgänge erscheinen nicht immer — worauf wir schon S. 449 hingewiesen haben — unter dem gleichen Bilde und in den gleichen Zeitläufen. Außerdem scheinen bei Verletzungen bald nach der Geburt auch Veränderungen auf das nächstfolgende Neuron unter bestimmten Umständen überzugreifen. Wir werden auf Einzelheiten der Ausnutzung der Degenerationsmethode und die mit ihr verbundenen Schwierigkeiten S. 472 ff. zurückkommen.

b) Ontogenetische Tatsachen.

Weiter ist man bemüht gewesen, *ontogenetische* Tatsachen für die mikroskopische Anatomie des erwachsenen Zentralnervensystems auszunutzen.

Man unterscheidet in der embryonalen Entwicklung bekanntlich eine erste Periode der *Morphogenie* und eine zweite der *histologischen Differenzierung*. Beide Perioden ergeben methodologisch ausnutzbare Befunde.

α) Die Ausnutzbarkeit der ersten Periode.

1. Ausnutzung von Matrixdifferenzen. Eng mit der oben eingehend behandelten Tatsache des Gebundenseins der einzelnen Nervenzellarten an bestimmte Bezirke hängt es zusammen, daß Matrixverschiedenheiten, z. B. Entwicklung aus verschiedenen Hirnblasen, von vornherein auf Ungleichheiten der Nervenzellen schließen lassen.

2. Ausnutzung einer örtlich ungleichen Morphogenie. Auch die bei Entwicklung aus der gleichen Anlage später einsetzende ungleiche Morphogenie ermöglicht neue Erkenntnis, und zwar nach zwei Richtungen hin.

a) Einmal können länger dauernde Gleichheiten und früh einsetzende Verschiedenheiten der morphogenetischen Differenzierung eine Grundlage für die Zerlegung einer größeren grauen Masse bilden. Das gilt insbesondere für die Großhirnrinde.

Wir werden später sehen, daß wir diese in eine große Zahl nebeneinander gelagerter, die ganze Rindendicke einnehmender *Felder* einteilen. Diese Gliederung erfolgt auf Grund der schon S. 451 erwähnten, immer noch zunehmenden Aufdeckung struktureller Differenzen in den einzelnen *Schichten* dieser *Areae*. Dabei zeigen aber die *Laminae* benachbarter *Felder* meist weitgehende gemeinsame Züge. Bei einem solchen Sachverhalt liegt es nun sehr nahe, diese als das Ursprüngliche und die Verschiedenheiten als sekundäre Differenzierungen anzusehen. Eine solche Auffassung führt dann weiter zu der Anschauung, daß die sekundären laminären Besonderheiten der einzelnen Felder eine Spezialisierung einer identischen Grundfunktion zum Ausdruck bringen.

Wir haben verwandt gebaute Schichten verschiedener Rindenfelder bisher als „*homolog*" bezeichnet. Es handelte sich also um eine allgemeine Homologie im Sinne Owens. Da wir in Zukunft den Begriff der *allgemeinen Homologie* ganz fallen lassen möchten, werden wir hinfort Rindenschichten, deren strukturelle Ähnlichkeit auf eine verwandte Grundfunktion schließen läßt, wie überhaupt derartig ähnliche Teile derselben Seite desselben Zentralnervensystems als *Homoïïde* bezeichnen, während für die entsprechenden Teile der anderen Seite desselben Zentralnervensystems Bronns Begriff des *Homotyps* bestehen bleiben kann. Dabei soll aber der Homoiïdie ihr indikatorischer Charakter für die Physiologie erhalten bleiben. Mit dem Schwinden dieses Charakters schwindet die Homoiïdie. An ihre Stelle tritt dann die *Heteroïdie*.

In der Annahme solcher Homoiïdien auf Grund der Ähnlichkeiten im erwachsenen Gehirn gehen nun aber die einzelnen Autoren weit auseinander. Es erscheint deshalb dringend geboten, die Homoiïdisierung anderweitig zu stützen.

Wir kamen soeben zu der Auffassung, daß die Struktur der einzelnen Schicht eines Feldes nur eine spezielle Differenzierung des auch der „gleichen" Schicht verwandter Felder zugrunde liegenden Baues darstellt. Dieser Umstand macht es von vornherein wahrscheinlich, daß sich homoiïde Schichten in bestimmten ontogenetischen Stadien noch mehr gleichen als beim Erwachsenen. Aus dieser Überlegung entsprang das Studium der Morphogenie der Rindenfelder (Brodmann, C. und O. Vogt, M. Rose). Es ist speziell das Verdienst Roses (*45*), innerhalb der in ihrem Schichtenbau schwerer zu verstehenden Abschnitte des Großhirns, des sogenannten Allocortex, eine unerwartet mannigfache Gestaltung der Morphogenie festgestellt zu haben. Rose hat aber gleichzeitig hier stets für mehrere Felder die gleiche Morphogenie gefunden. Morphogenetisch gleichartige Strukturen desselben Nervensystems möchten wir als *isonym*, nicht gleichartige als *heteronym* bezeichnen.

Wie stellt sich nun aber das Verhältnis zwischen homoiïden und heteroïden Schichten einerseits und isonymen und heteronymen andererseits?

1. Allgemein als homoiïd angesehene Schichten haben sich stets als isonym erwiesen.

2. Zweifellos heteroïde Schichten können sekundäre Differenzierungen isonymer Schichten darstellen.

3. Von einzelnen Autoren als homoïd angesprochene Schichten erwiesen sich öfter als heteronym.

4. Wir kennen keinen Fall, wo durch sekundäre Konvergenz heteronyme Schichten homoïd geworden sind.

So kann die Morphogenie zur Aufdeckung homoïder Grisea beitragen.

b) Ein besonderer Umstand der Morphogenie hat aber noch eine spezielle Bedeutung für eine auch die Ursachen der Gestaltung berücksichtigende Anatomie des Zentralnervensystems. Wir wissen, daß die Größenverhältnisse mancher Grisea, z. B. vieler Rindenfelder, beim Erwachsenen sehr wechseln (*43*), und sehen in den individuellen Größenverhältnissen eine wichtige Komponente des materiellen Substrats der individuellen Persönlichkeit. In dem Maße, wie die Ontogenie uns lehren wird, daß wir schon bei der ersten erkennbaren Anlage oder wenigstens vor dem Funktionsbeginn relativ konstant großer Grisea Größenverhältnisse vorfinden, welchen wir beim Erwachsenen wieder begegnen, sind wir berechtigt, für sie eine weitgehende erbliche Determinierung anzunehmen und diese dann auch mit genügender Vorsicht auf schwankende Größenverhältnisse zu übertragen. Es haben nun M. und St. Rose in unserem Institut gefunden, daß gewisse Rindengebiete schon sehr früh an ihrer besonderen Morphogenie zu erkennen sind. Aus dieser Feststellung können uns bisher nicht erwartete Einblicke in den Grad der erblichen Bedingtheit der definitiven Größe von Grisea erwachsen.

β) Die Ausnutzbarkeit der zweiten Periode.

Aus der zweiten Periode hat speziell die Tatsache Verwertung gefunden, daß die Zelleiber (*Cytogenie*), die Markscheiden (*Myelogenie*) und endlich auch die Fibrillen (*Fibrillogenie*) verschiedener Neuronarten sich ontogenetisch zu ungleicher Zeit histologisch differenzieren und sich dadurch voneinander abheben.

In umfangreicherem Maße hat man bisher nur die *Myelogenie* auszunutzen versucht, während sich nach einigen eigenen Erfahrungen die *Cytogenie* in der Zukunft vielleicht als fruchtbarer erweisen wird.

Auf Ungleichheiten der Markreifung hat schon Meckel 1815 (*35*) aufmerksam gemacht. 1869 schloß Meynert (*38*) als erster aus der ungleichen Markreifung von Haube und Fuß auf einen ungleichen Funktionsbeginn der in ihnen enthaltenen Leitungsbahnen. Tuczek (*51*) sprach 1883 von der Möglichkeit, innerhalb der Großhirnrinde die Reihenfolge der Markreifung der einzelnen Faserarten in eine Parallele zur Reihenfolge im Auftreten der einzelnen Rindenleistungen zu bringen. Es ist aber Flechsig (*19—22*) gewesen, der Mitte der 70er Jahre angefangen hat, das ganze Zentralnervensystem systematisch auf seine Markreifung zu untersuchen. Er hat diese Studien bis in die jüngste Zeit (*22*) fortgesetzt. Es soll diesem Autor nicht der Vorwurf gemacht werden, daß er in einseitiger Weise myelogenetische Studien gemacht hat: denn jede einzelne Methode der Erforschung des Zentralnervensystems ist so schwierig, daß sie in weitem Maße die Kraft des Einzelnen in Anspruch nimmt. Ferner ist die Annahme durchaus berechtigt, daß die Myelogenie nicht regellos, sondern nach ganz bestimmten Gesetzen erfolgt. Aber diese sind sehr kompliziert. Flechsig hat sich nun in seinen myelogenetischen Feststellungen nicht nur grobe Ungenauigkeiten zuschulden kommen lassen. Er hat vielmehr auch ganz und gar nicht der Kompliziertheit der Gesetze der Markreifung Rechnung getragen. Er hat einfach a priori die rein palingenetische Natur der Myelogenie behauptet. Er hat ferner ohne jede Kenntnis der Myelogenie des Tiergehirns myelogenetische Feststellungen am Menschen als spezifisch menschlich hingestellt. Er hat aber vor allem den Systemcharakter der Markreifung stark überschätzt. Er hat endlich in seiner Lehre von den „Assoziationszentren" der menschlichen Hirnrinde zu Unrecht anatomische und physiologische Begriffe miteinander vermengt. Wer sich für die Widerlegung der FLECHSIGschen Lehren interessiert, muß auf die umfangreiche Spezialliteratur verwiesen werden (z. B. *56*, S. 111ff.; *57*, S. 112ff.; *64*; *10*, S. 234ff.; *11*, S. 113ff.; *30*). Nur eine neuere Feststellung sei noch hervorgehoben. Der FLECHSIGsche Versuch, auf Grund der ungleichen Markreifung des subcorticalen Markes zu einer Rindenfelderung zu gelangen, hat in letzter Zeit noch durch HIRAKO (*27, 28*) eine erneute Zurückweisung erfahren. Dieser Autor hat nämlich festgestellt, daß die Myelinisation des subcorticalen Markes (die Grundlage der FLECHSIGschen Rindenfelderung) und diejenige der Rindenfasern einander nicht parallel gehen.

Für die gegenwärtigen Hauptprobleme der mikroskopischen Anatomie ist dementsprechend die Myelogenie nahezu wertlos. Für die Aufdeckung von Faserverbindungen ist die Degenerationsmethode ausschlaggebend, für die topische Gliederung das Studium der strukturellen Differenzen des erwachsenen Zentralnervensystems. Das letztere gilt um so mehr, als wir einen Parallelismus zwischen dem auf der Zahl und vor allem der Dicke der Markscheiden beruhenden „Markreichtum" der einzelnen Bezirke des erwachsenen Zentralnervensystems und dem Beginn ihrer Markreifung aufdecken konnten. Infolgedessen vermag man die durch ungleichen Markreifungsbeginn ausgezeichneten Gebiete des Zentralnervensystems bei genügend starker Differenzierung der Markscheidenpräparate an Farbendifferenzen direkt beim Erwachsenen wiederzuerkennen und dementsprechend für etwaige aus einer zeitlich ungleichen Myelogenie ableitbaren Schlüsse entsprechende Schnitte des erwachsenen Gehirns heranzuziehen (*56, 64, 23*).

Dagegen haben einige myelogenetische Tatsachen schon heute eine gewisse physiologische Bedeutung. Man ist berechtigt, mit MEYNERT, TUCZEK und v. MONAKOW (*39*, S. 589f.) bestimmte Leistungen des Fötus und des kleinen Kindes zu denjenigen Nervenzentren in Beziehung zu bringen, welche bereits in dieser Zeit eine starke Markreifung zeigen. Wir selbst haben z. B. aus der Tatsache, „daß die Fasersysteme zwischen *Thalamus* + *Hypothalamus* und *Pallidum* zu einem großen Teil bereits beim Neugeborenen markreif sind", dagegen „die striopallidäre Faserung selbst noch bei einem 5 Monate alten Kinde marklos ist", geschlossen, „daß das neugeborene Kind eine Zeitlang durch das Striatum nicht beeinflußte Pallidumbewegungen ausführt" (*58*, S. 32f.). Aber auch bei derartigen Schlüssen muß man sehr vorsichtig sein, da das Verhältnis zwischen Markreifungsbeginn und Funktionsanfang noch nicht geklärt und zweifellos in den verschiedenen Gebieten des Zentralnervensystems nicht das gleiche ist. Andererseits erwachsen aus physiologischen Schlüssen, welche wir unter genügender Kritik aus der Ungleichheit der Markreifung ableiten, der Anatomie neue heuristische Anregungen.

Endlich bedarf es wohl kaum des Hinweises, daß eine auf die Erkennung der Bildungsgesetze des Zentralnervensystems abzielende Anatomie auch diejenigen der Markreifung umschließen muß.

DOELLKEN (*16, 17*) hat dann noch geglaubt, das myelogenetische Lehrgebäude seines Lehrers FLECHSIG durch einen angeblich identischen Verlauf der *Fibrillogenie* stützen zu können. BRODMANN (*9*) hat diese Auffassung widerlegt.

c) Die Heranziehung von Tierbefunden.

Man hat für die im Mittelpunkt der folgenden Kapitel stehende mikroskopische Anatomie des menschlichen Zentralnervensystems ferner vielfach dasjenige der Tiere herangezogen.

Es ist dieses aus zwei verschiedenen Motiven geschehen. Man suchte in

Tieren nach Hinweisen, einmal auf die menschlichen Verhältnisse und dann auf die historische Entwicklung der letzteren.

α) Hinweise auf die menschliche Anatomie.

Die Hinweise, welche wir aus Tierbefunden für den Menschen ableiten, beruhen auf einer Ähnlichkeit des Baues der beiderseitigen Zentralnervensysteme. Diese Ähnlichkeit betrifft ebensowohl einzelne Nervenzellformen und von diesen gebildete Grisea, wie bestimmte Fasersysteme und aus solchen bestehende circumscripte Areale der weißen Substanz.

Es hat sich nun weiter herausgestellt, daß die Aufdeckung derartiger Ähnlichkeiten einen großen heuristischen Wert hat. Sie erwiesen sich nämlich als Indizien für feinere strukturelle Übereinstimmungen, verwandte Leitungsverhältnisse sowie eine ähnliche Funktion und Vulnerabilität. Nur im Rahmen derartiger *indikatorischer* Ähnlichkeiten unserer *Äquivalenzen* (69) kann das Tier Hinweise auf die menschliche Anatomie gewähren.

Man hat in der Literatur bisher solche indikatorischen Ähnlichkeiten als „Homologieen" bezeichnet. Ursprünglich wurde dieser Ausdruck meist im Sinne der historischen Morphologie angewandt. In dem Maße, in welchem man aber einen monophyletischen Stammbaum für die *Wirbeltiere* und weiterhin für die *Säugetiere* und schließlich für kleinere Sippen unter diesen aufgab, hat man in zunehmender Weise den Begriff in dem alten Sinne der speziellen Homologie der idealistischen Morphologie eines Owen verwendet (26). Die letztere vernachlässigt bekanntlich die Verursachung der Ähnlichkeit. Die historische Morphologie unterscheidet dagegen auf Grund von zwei verschiedenen genetischen Momenten mehrere Kategorien von Ähnlichkeiten. Das eine Moment bezieht sich auf die Matrix den Ort der ersten Materialdifferenzierung, das andere auf den im Verlauf der Phylogenie erfolgten Weg der weiteren Differenzierung der ersten Anlage (69). Die Matrix der Nervenzellen der herangezogenen Tiere und des Menschen ist uns meist nicht genau bekannt. Die phylogenetische Verwandtschaft der betreffenden Tiere mit dem Menschen und damit die Geschichte der strukturellen Differenzierung liegt noch ganz im Dunkeln. Es ist deshalb unmöglich, die indikatorischen Ähnlichkeiten, welche wir im Zentralnervensystem von Tier und Mensch feststellen, auf die Ähnlichkeitskategorien der historischen Morphologie zu verteilen. Dazu kommt noch, daß Homologa der historischen Morphologie jede indikatorische Ähnlichkeit verlieren können und daß man ferner beim Verwenden des Begriffs der Homologie niemals weiß, ob es im Sinne der idealistischen oder der historischen Morphologie erfolgt. Wir schlagen deshalb vor, indikatorische Ähnlichkeiten zwischen verschiedenen Individuen, ohne Rücksicht auf ihre historische Entstehung, als Äquivalenzen zu bezeichnen.

Man hat öfter falsche Äquivalenzen aufgestellt. Hielt man sich doch sogar für berechtigt, die Äquivalenz allein aus einer ähnlichen topographischen Lage abzuleiten!

Es scheint uns deshalb angezeigt, die Momente zu betonen, welche nach unserer Ansicht für das Vorliegen einer Äquivalenz sprechen.

Bei dem an unser heutiges technisches Können gebundenen Erkenntnisvermögen ist für die Feststellung der Äquivalenz von Nervenzellformen und Grisea die Ähnlichkeit der groben Morphologie der Zelleiber der geeignetste Ausgangspunkt. Wir sehen die Äquivalenz noch als gesicherter an, wenn sie mit einer topographischen Ähnlichkeit zusammenfällt. Fehlt diese, dann ist es angezeigt, zur Begründung einer Äquivalenz feinere strukturelle Ähnlichkeiten oder den vergleichend-anatomischen Wahrscheinlichkeitsbeweis bzw. die ontogenetische Feststellung heranzuziehen, daß ursprünglich eine ähnliche topographische Lage vorhanden war und diese nur eine sekundäre Störung erfahren hat. Ganz speziell stützt der Nachweis einer identischen Stellung eines Griseum oder einer Nervenzellform verschiedener Tiere im identischen Leitungssystem ihre Äquivalenz, wenn auch das äquivalente Gebilde weitgehende, für das einzelne Tier spezifische Besonderheiten dabei aufweisen kann. Endlich spricht eine gleiche (*äquipare*) embryologische Morphogenie für eine Äquivalenz, während eine *dispare* nicht notwendigerweise dagegen spricht. So durchläuft z. B. beim Menschen das agranuläre Feld **6a** ein siebenschichtiges Durchgangsstadium (*68*). Der agranuläre Charakter ist ontogenetisch erst sekundär. Bei der *Maus* hat M. Rose dagegen die Anlage der *IV.* Schicht in keinem Embryonalstadium in demjenigen Rindengebiet beobachtet, welches er trotzdem als Äquivalent der menschlichen Area **6a** ansieht.

Beim Aufstellen von Äquivalenzen langer Nervenfasern und von diesen gebildeten Arealen der weißen Substanz ist man zunächst auch von topographischen Ähnlichkeiten ausgegangen. Zu einer sicheren Beurteilung können wir aber nur gelangen, wenn wir die Ursprungszellen und das Endigungsgebiet aufdecken und dabei die Äquivalenz der Ursprungszellen wie des Endigungsgebietes auf Grund der für die Äquivalenz von Nervenzellen und Grisea in Betracht kommenden oben erwähnten Merkmale festgestellt haben. Bezüglich der Äquivalenz von Markfaserarealen dürfen wir dabei nie vergessen, daß fast jedes derselben verschiedene Faserarten enthält, und daß ihre proportionale Zusammensetzung von Mensch zu Tier und von Tier zu Tier beträchtlich wechselt.

Für alle Äquivalenzen müssen wir deshalb stets im Auge behalten, daß sie sehr verschiedenen Grades sind, und daß selbst bei sehr weitgehender Ähnlichkeit eine solche in bezug auf eine spezielle Einzelheit nicht zu bestehen braucht. Es bedürfen deshalb alle am Tier erhobenen Befunde einer Bestätigung am Menschen, um ein sicherer Bestandteil der menschlichen Anatomie (oder Physiologie) zu werden.

Drei verschiedene Gründe können uns nun veranlassen, die eben erörterten Äquivalenzen im Zentralnervensystem von Tier und Mensch für diesen auszunutzen.

1. Die Heranziehung von Tieren kann aus technischen Gründen erfolgen.

Man greift zunächst auf Tiere zurück, welche infolge der Kleinheit ihrer Gehirne gewisse Übersichten, z. B. für Golgi- und Ehrlichsche Methylenblau-Bilder, besser ermöglichen als größere Gehirne. Es ist aber weiter oft von Bedeutung, möglichst frisches und wegen seiner Kleinheit bequemes Material benutzen zu können. Dazu kommt dann noch, daß eventuelle systematische Experimente nur am Tier möglich sind.

So sind am Tier viele methodologische Fragen entschieden. Es stützt sich z. B. der in unserem Institut durchgeführte erste Versuch einer cyto- (*8*) und myeloarchitektonischen (*34*) Felderung der Großhirnrinde und die entsprechende Zerlegung des Thalamus (*52, 24*) auf Tiermaterial. Die alte Guddensche wie die neuere Nisslsche (*40, 42*) Degenerationsmethode ging von Tierexperimenten aus. Unsere Untersuchung (*56*) über die Leistungsfähigkeit der verschiedenen Methoden zur Erforschung der extragrisealen Fasersysteme bezieht sich ebenfalls auf das Tiergehirn. Und dasselbe gilt für die schon S. 449 erwähnte van Gehuchtensche Lehre von der retrograden Degeneration (*25*).

Aber auch für die Lösung prinzipieller anatomischer Fragen benutzt man das technisch bequemere und oft allein zugängliche Tiergehirn. So hat uns zuerst eine enge Verbindung reizphysiologischer und architektonischer Studien an der Hirnrinde des *Affen* darüber belehrt, daß architektonische Besonderheiten als Ausdruck physiologischer angesprochen werden dürfen. Sie hat uns auch in erster Linie auf die haarscharfen Grenzen der architektonischen Rindenfelder hingewiesen. Endlich sind aus dem gleichen Grunde überall da, wo Reizungen oder Verletzungen uns über Faserverbindungen oder die physiologische Leistung eines Abschnittes des Zentralnervensystems aufzuklären vermögen, experimentelle Vorstudien am Tier und speziell am *Affen* angezeigt.

2. Ein Vergleich mit dem Zentralnervensystem von Tieren kann uns ferner wichtige Hinweise auf die wesentlichen Eigenschaften des menschlichen Zentralnervensystems gewähren. Wir können hier zwei Gruppen von Hinweisen unterscheiden.

a) Solche Vergleiche können zur Aufdeckung der spezifischen Eigenschaften des menschlichen Zentralnervensystems führen. Verbindet man dieselbe mit einer solchen der entsprechenden spezifischen Seite seiner Funktion, so gelangt man zur Erkennung der spezifisch differenzierten bzw. zurückgebildeten Teile des menschlichen Zentralnervensystems als Ausdrücke seiner spezifischen Leistungen.

b) Aber diese Betrachtungsweise verspricht noch Einblicke anderer Art. Wir haben oben darauf hingewiesen, daß das äquivalente Organ bei verschiedenen Tieren dem menschlichen ungleich ähnlich ist. Indem man nun eine Ähnlichkeitsskala aus der Tierreihe aufstellt und gleichzeitig untersucht, bis zu welcher Stufe dieser Skala eine nicht spezifisch menschliche, aber beim Menschen vorhandene Funktion erhalten bleibt, kann man zum Aufdecken der letzten strukturellen Faktoren der betreffenden Funktion vordringen. Wir haben Fälle, in denen uns gröbere Formen der sogenannten *Funktionswanderung* schon heute durch die vergleichende Anatomie vollständig verständlich werden. Wir erinnern nur an die Abnahme der Bedeutung der Großhirnrinde für die Sehfunktion, wenn wir vom Menschen in die Tierreihe hinabsteigen. Aber andere Funktionswanderungen, wie z. B. die ungleiche Leistung der Area gigantopyramidalis beim Menschen und *Kaninchen*, wie sie aus den ungleichen Ausfallserscheinungen bei Zerstörung dieser Area hervorgeht, sind uns heute noch nicht anatomisch verständlich. Sie werden es aber bei genügender Vertiefung der eben angedeuteten Forschungsweise sicherlich eines Tages werden.

Und dasselbe gilt auch von der Kehrseite der Funktion, der speziell noch S. 460ff. zu erörternden *Vulnerabilität* (*Pathoklise*) der verschiedenen Nervenzellarten und Grisea. Eine entsprechende vergleichende Forschung wird allmählich die strukturellen Besonderheiten aufdecken, welche die einzelne menschliche Pathoklise speziell bedingen.

3. Man kann endlich von der Idee ausgehen, daß der Organisationsplan des Zentralnervensystems und seiner Teile bei irgendwelchen Tieren klarer als beim Menschen hervortritt. Das Studium derartiger besonderer Fälle müßte wichtige Fingerzeige für die menschliche Hirnanatomie gewähren.

Man kann zwei Unterarten solcher Fingerzeige unterscheiden.

a) Einmal kann man hoffen, bei einem Tier primitiveren und dank dieser größeren Einfachheit durchsichtigeren Verhältnissen zu begegnen und auf diese Weise das Prinzipielle im Bau des betreffenden Abschnittes des menschlichen Zentralnervensystems aufzudecken. Es ist Edinger gewesen, welcher diese Forschungsmethode auszubilden versucht hat. Er hat dabei noch die vergleichendanatomische Betrachtung durch eine vergleichend-myelogenetische ergänzen wollen (*18*, Bd. 1, S. 13). „Es gilt", schreibt Edinger (*18*, Bd. 1, S. VI) „nur immer dasjenige Tier oder diejenige Entwicklungsstufe irgendeines Tieres ausfindig zu machen, bei der dieser oder jener Mechanismus so einfach zutage tritt, daß er voll verstanden werden kann. Hat man das Verhalten einer solchen Einrichtung, eines Faserzuges, einer Zellanordnung nur einmal irgendwo ganz sicher gestellt, so findet man sie gewöhnlich leicht auch da wieder, wo sie durch neu hinzugekommenes mehr oder weniger undeutlich gemacht wird. Das Auffinden solcher Grundlinien des Hirnbaues scheint die nächstliegende und wichtigste Aufgabe der Hirnanatomie." Der Versuch Edingers, diese Art vergleichend-anatomischer Forschung durch eine vergleichend-myelogenetische zu ergänzen, mußte an dem schon erwähnten ungenügenden Systemcharakter der Myelogenie scheitern. Im übrigen hat sich aber überhaupt die Idee der Existenz eines primitiven und deshalb durchsichtigeren Baues des bei niederen Tieren ausgebildeten Teiles des Zentralnervensystems als unrichtig erwiesen. Dazu kommt noch, daß die Aufdeckung der äquivalenten Gebilde auf viel mehr Schwierigkeiten stößt als EDINGER und andere Vertreter dieser Forschungsrichtung angenommen haben. So ist diese Unterabteilung der vergleichend-anatomischen Forschungsmethode sehr steril geblieben.

b) Anders verhält es sich mit dieser Methode, so weit sie von Abschnitten des Zentralnervensystems solcher Tiere ausgeht, die gegenüber den menschlichen besser ausgebildet sind. Hier können wir wichtige Hinweise für die menschliche Anatomie gewinnen. Wir verweisen nur auf die vergleichende Architektonik des Allocortex ROSES (46). Aber auch diese Form der vergleichend-anatomischen Forschungsmethode hat für die menschliche Anatomie deshalb nur eine beschränkte Bedeutung, weil die meisten Abschnitte des Zentralnervensystems beim Menschen ihren vollendetsten oder aber einen eigenartigen, nur bei wenigen Tiergruppen in dieser Form noch vorhandenen Bau zeigen. BRODMANN hat gewisse Rindenfelder im Schläfenlappen des *Meerkatzen*gehirns übersehen. Von dem Menschen, der diese Rindenfelder besser entwickelt zeigt, ausgehend, war es für uns nicht schwierig, sie bei der *Meerkatze* wiederzufinden. Vollends muß es speziell wegen der schon erwähnten Funktionswanderung als verfehlt angesehen werden, wenn man für den Menschen physiologische oder gar psycho-physiologische Aufklärungen von Tieren erwartet, bei denen zwar gewisse Teile des Zentralnervensystems stärker entwickelt sind, aber zweifellos eine ganz andere Funktion besitzen als beim Menschen. Eines derjenigen nervösen Mechanismen, von denen EDINGER gerade annahm, daß sie wegen ihrer weitergehenden Differenzierung bei Tieren für die menschliche Psycho-Physiologie ein besonders ergiebiges Objekt wären, ist das striäre System. „Da ist ein mächtiger Hirnteil“, schreibt EDINGER 1911 (18, Bd. I, S. 408), „der von enormer Bedeutung sein muß, sonst wäre er nicht von den *Fischen* an aufwärts vorhanden, ein Hirnteil, der bei den *Vögeln* die Hauptmasse des ganzen Gehirns ausmacht. Am wahrscheinlichsten ist es noch, daß ein vertieftes Studium der Hirnphysiologie der *Vögel* weiter hilft, weil diese nur eine minimale Rinde besitzen.“ Unter Anknüpfung an unbeachtet gebliebene Arbeiten, besonders an eine solche ANTONS (1), hat dann C. VOGT 1910 (53) begonnen, durch klinische und pathologisch-anatomische Feststellungen am Menschen den Schleier von der Funktion dieses Organs beim Menschen zu lüften. Und auch die mannigfachen Einblicke, über welche wir heute verfügen, verdanken wir außer einigen fasersystematischen Feststellungen infolge von Experimenten am *Affen* alle dem Studium am Menschen.

Dabei kommt die vergleichend-anatomische Forschungsmethode für den Menschen naturgemäß nur soweit in Betracht, als sie zur Aufdeckung der Grundzüge des Baues unseres Zentralnervensystems beiträgt. Für andere Ziele der Hirnanatomie scheidet sie naturgemäß gänzlich aus. Kann doch nur eine ausschließlich menschliche Anatomie als normal-pathologische Basis dienen und damit pathologische Befunde ermöglichen, welche ihrerseits neue Einblicke in Bau und Funktion des Zentralnervensystems gewähren! Und kommt doch natürlich nur eine menschliche Anatomie für eine physische Anthropologie in Betracht!

β) Hinweise auf die Phylogenie des menschlichen
Zentralnervensystems.

Neben den bisher erwähnten Hinweisen, welche wir aus Tierbefunden für das menschliche Zentralnervensystem zu gewinnen vermögen, können nun noch Tierbefunde eine phylogenetische Verwendung finden. Die vergleichende Anatomie des Zentralnervensystems macht uns heute schon mit zahlreichen Bauverhältnissen bekannt, welche mit mehr oder weniger Wahrscheinlichkeit als Stadien angesehen werden können, welche das Zentralnervensystem des Menschen in seiner Phylogenie durchgemacht hat. Eine Lektüre der letzten Zusammenfassung desjenigen deutschen Anatomen, welcher am vorsichtigsten die vergleichende Anatomie gepflegt hat, Wallenbergs (70), hinterläßt den Eindruck, daß die bisherigen Feststellungen der vergleichenden Anatomie ihre Hauptbedeutung in dieser Richtung haben. Diese Bedeutung wird noch an einzelnen Stellen der nächsten Kapitel gewürdigt werden. Es wird sich dabei aber immer wieder zeigen, daß wir in der Phylogenie über Vermutungen vorläufig nicht hinauskommen.

d) Die Ausnutzung pathologischer Befunde.

Als pathologische Befunde sollen hier nicht irgendwelche groben (vgl. S. 451!) Zerstörungen mit ihren sekundären Degenerationen verstanden werden. Diese gehören unter die Rubrik 1, a, γ (S. 452). Die Einblicke, welche eine anatomische Vergrößerung (59, S. 36f.) kompensatorischer Mechanismen in die Gesamtmechanik des Zentralnervensystems gestattet, seien wegen des geringen von ihnen der normalen Anatomie gewährten Aufschlusses auch nur gestreift. Dasselbe gilt für teratologische Fälle, da diese meist eine von der Norm abweichende Differenzierung zeigen. Wir haben hier vielmehr schon die S. 449f. erwähnten elektiven Erkrankungen *topistischer Einheiten* oder — kurz gesagt — die *topistischen Erkrankungen* im Auge.

„Unter ‚topistischen Einheiten‘ verstehen wir jegliche Zusammenfassung von Teilen des Zentralnervensystems auf Grund einer gemeinsamen funktionellen Besonderheit. Morphologische Merkmale kommen deshalb nur so weit in Betracht, als sie physiologische Besonderheiten ausdrücken.“ (65, S. 245f.) Da das einzelne strukturelle Element des Nervensystems eine Mehrzahl von physiologischen Eigenschaften besitzt, so kann es in verschiedenen Zusammenfassungen seinen Platz finden. An solchen Elementen kommen ferner ebensowohl *infracelluläre*, d. h. *intracelluläre* Teile von Zellen bzw. *extracelluläre* Zellderivate, wie *supracelluläre*, d. h. ganze Zellen oder wenigstens ihre Hauptbestandteile, ganze Zelleiber, in Betracht. Endlich rechnen wir zu den topistischen Einheiten nicht nur *systematische*, d. h. solche, deren sämtliche Elemente die gemeinsame funktionelle Eigenschaft zeigen, sondern auch *topographische*. In den letzteren bilden durch die einschlägige physiologische Eigenschaft charakterisierte Elemente zusammen mit andersartigen einen fest umschriebenen Teil des Zentralnervensystems. Diese weitgespannte Begriffsbildung der topistischen Einheit ist unserem Bestreben entsprungen, das bisher vielfach verkannte systematische Moment einer den Trägern vieler feinen Erkrankungen des Nervensystems gemeinsamen physiologischen Eigenschaft oder einer diese ausdrückenden anatomischen Besonderheit zum Ausdruck zu bringen bzw. seine künftige Erfassung anzubahnen. Dabei spricht schon heute vieles dafür, daß mit Vertiefung unserer Kenntnisse die *topographische* Einheit gegenüber der *systematischen* in den Hintergrund treten wird.

Das Gebundensein von Erkrankungen an topistische Einheiten kommt in drei, durch Übergänge miteinander verbundenen Formen zum Ausdruck. Eine topistische Einheit kann in ihrer ganzen Ausdehnung einen pathologischen Prozeß durchmachen (*holotopistische* Erkrankungen). Es kommt sodann vor, daß ein rings um einen Focus gelegener Teil einer topistischen Einheit in peripherwärts abnehmendem Grade erkrankt (*merotopistische* Erkrankungen). Als Beispiel seien die im Anschluß an focale Schädigungen bei Rindenreizungen von uns hervorgerufenen Cytolysen bestimmter Rindenschichten (*36*, S. 68ff.) erwähnt. Endlich treten herdförmige Krankheitsprozesse öfter nur in einer oder mehreren bestimmten topistischen Einheiten auf (*topistophile* Erkrankungen). Wir wollen nur auf das Gebundensein des zum Status marmoratus führenden Krankheitsprozesses an das *Striatum* (*Caudatum* + *Putamen*) bei Intaktbleiben des *Claustrum* und des *Pallidum* hinweisen (*58*).

Ein derartiges Gebundensein von Erkrankungen an topistische Einheiten ist eine unleugbare Tatsache. Seine weite Verbreitung tritt von Tag zu Tag mehr hervor. Die Grenzen dieser topistischen Einheiten fallen nicht mit der Ausdehnung spezieller grob mechanischer Verhältnisse oder grober Gefäßeigentümlichkeiten zusammen. Es bleibt deshalb unserer Ansicht nach nichts anderes übrig, als sich immer wiederholende topistische Erkrankungen auf eine elektiv gesteigerte Vulnerabilität der zuerst erkrankenden Gewebselemente zurückzuführen und dieselbe als die schon S. 458 erwähnte Kehrseite teilweise schon heute erkennbarer physiologischer Besonderheiten aufzufassen. Wir haben die elektiv gesteigerte Vulnerabilität als *Pathoklise* bezeichnet[1].

Die auf Grund der Pathoklise primär erkrankenden Gewebselemente brauchen nicht nervöser Natur zu sein. Es kann sich auch — wir werden darauf S. 464 unter 2. zurückkommen — um gliöse oder mesodermale Elemente handeln. Im Augenblick interessieren uns aber nur die topistischen Einheiten des *nervösen* Gewebes, und unter diesen zunächst bloß die *supracellulären*. Unter ihnen sind die *systematischen* mit den *Nervenzellarten* NISSLS, sowie mit den Zelleibern wirklich (vgl. S. 451!) *isomorpher* Grisea, die *topographischen* mit den Neuronen und Zelleibern *allomorpher* Grisea identisch.

Die heutige mikroskopische Anatomie krankt nun nicht daran, zu wenige Formen von Nervenzellen und strukturell eigenartige Grisea unterscheiden zu können. Die große Schwierigkeit, mit welcher sie zu kämpfen hat, ist vielmehr die Festlegung der **physiologisch bedeutungsvolleren** unter der Zahl der uns entgegentretenden. Hier können pathokline topistische Erkrankungen wichtige Hinweise geben. Die häufige Beschränkung einer Erkrankung auf eine bestimmte topistische Einheit und das Nichtgetroffensein der benachbarten drängt uns zur Annahme irgendeiner physiologischen Differenz zwischen den erkrankten und den intakt gebliebenen nervösen Elementen. Dabei scheint uns diese Annahme auch noch berechtigt, wenn der Krankheitsprozeß nicht vom nervösen Parenchym, sondern von der Neuroglia oder dem Gefäßsystem ausgeht. Denn bei dem unbedingt anzunehmenden engen funktionellen Zusammenhang zwischen den örtlich vereinigten Gewebselementen wird eines derselben nicht allein eine Besonderheit zeigen (vgl. S. 464).

Aber pathokline topistische Erkrankungen vermögen nicht nur physiologische Differenzen, sondern auch entsprechende Verwandtschaften aufzudecken. Wiesen gewisse vom Putamen nicht oder erst sehr spät auf das Pallidum übergreifende pathologische Prozesse auf ihre funktionellen Differenzen hin, so war uns die gemeinsame Erkrankung von Putamen und Caudatum ein Fingerzeig für ihre verwandte Funktion und Struktur. Solche Fingerzeige sind uns namentlich für die Schichtenlehre der Hirnrinde wichtig.

Wir sind S. 453 dazu gelangt, *homoiüde* und *heteroïde* Grisea voneinander zu trennen. Wir haben im Anschluß daran gezeigt, wie wir die Morphogenie vor-

---

[1] Aus dieser Definition geht klar hervor, daß topistische und pathokline Erkrankungen nicht identisch sind. Es kann eine topistische Erkrankung nicht allein oder auch gar nicht pathoklin bedingt sein. Es kann umgekehrt eine Eigentümlichkeit des verschiedene topistische Einheiten versorgenden Blutgefäßes die Ursache seiner Erkrankung sein. Dann haben wir eine pathokline, aber keine topistische Erkrankung vor uns.

kommendenfalls zur Entscheidung über das Vorliegen einer Homoiïdie heranziehen können. In der pathoklinen topistischen Erkrankung erwächst uns ein neuer Weg zur Klärung dieser Frage und derjenigen nach dem entsprechenden Wert der Morphogenie.

Wir kennen schon heute zahlreiche Fälle, in welchen gleichzeitig isonyme und homoiïde Schichten verschiedener Rindenfelder gemeinsam erkranken. Schichten, welche nach ihrer definitiven Struktur allgemein als homoiïd angesehen werden, zeigen also weitgehend auch die gleiche Vulnerabilität.

Zweifellos sekundär heteroïde Schichten zeigen eine ungleiche Pathoklise. Wir können auf Grund dieser Befunde hoffen, daß pathokline topistische Erkrankungen in Grenzfällen, wo wir nicht wissen, ob noch ein Homoiïd oder schon ein Heteroïd vorliegt, zur Klärung beitragen können.

Heteronyme Schichten, welche von einzelnen Autoren als homoiïde angesprochen werden, hatten stets eine differente Pathoklise. Eine aus einer heteroïden Anlage durch sekundäre Konvergenz entstandene Homoiïdie konnte mit Hilfe pathokliner topistischer Erkrankungen bisher ebensowenig wie morphogenetisch nachgewiesen werden.

Selbstverständlich kann diese Kombination von Forschungsmethoden auch auf andere Grisea des Zentralnervensystems angewendet werden. Insbesondere ist aber ihre bisher nicht erfolgte Ausnutzung für jene Unterschichten dringend angezeigt, in welche wir die morphogenetischen Grundschichten der einzelnen Rindenfelder noch weiter zerlegen.

Die zukünftige Bedeutung der topistischen Erkrankungen für die mikroskopische Anatomie des nervösen Gewebes wird aber noch eine viel größere werden: und zwar durch Aufdeckung infracellulärer Systeme. Die Tatsache, daß nach Bielschowsky bei der amaurotischen Idiotie schwere Zellveränderungen auftreten können, „ohne daß die Zellen ihre Regenerationskraft, geschweige denn ihre Funktionsfähigkeit einbüßen" (5; 59, S. 25f.) beweist schon heute die Existenz eines besonderen intracellulären vegetativen Systems im Sinne Benders. Die Zukunft wird uns sicher viele derartige Einblicke gewähren.

Daß dabei topistische Erkrankungen uns nicht nur funktionell verwandte und differente Strukturen unterscheiden helfen, sondern daß wir darüber hinaus aus der durch topistische Erkrankungen bedingten Symptomatologie auf die Funktion der erkrankten sowie die Leistung der gesund gebliebenen Teile des Zentralnervensystems zu schließen vermögen, ist eine Tatsache, auf welche schon Nissl 1898 hingewiesen hat (41, S. 18), wenn er damals auch vornehmlich das Tierexperiment im Auge hatte. Daß aus derartigen Einblicken in die Funktion der einzelnen Grisea des Zentralnervensystems — namentlich bei gleichzeitiger Heranziehung von Tierbefunden — neue Anregungen für die Anatomie erwachsen werden, brauchen wir wohl nicht weiter auszuführen.

Wir müssen aber zum Schluß hervorheben, daß manche topistische Erkrankungen — wie wir schon S. 450 sahen — sich nur durch ihre Intensität von den Veränderungen der Nachbarschaft oder anderer Systeme unterscheiden. Dazu kommt noch der Umstand, daß schwere — es scheint insbesondere für gleichzeitig sehr akute Erkrankungen zu gelten — pathokline topistische Prozesse sekundär auf die Nachbarschaft übergreifen und damit ihren indikatorischen Wert für die normale Anatomie verlieren. Dem Übergreifen selbst dürften grob mechanische Momente zugrunde liegen: Ernährungsschwierigkeiten durch Untergang der den primär nekrotischen Herd durchziehenden Blutgefäße, Weiterleitung der im primären Krankheitsgebiet angehäuften Krankheitsnoxe oder daselbst entstandener giftiger Abbauprodukte usw. Endlich hat die anatomische Ausnutzung topistischer Erkrankungen noch mit einer Schwierigkeit zu kämpfen. – Häufig erkranken topistische Einheiten — ohne daß es sich um merotopistische oder topistophile Prozesse handelt — entweder überhaupt nicht in ihrer ganzen Ausdehnung oder wenigstens erst allmählich. Im letzteren Fall kann die Ausdehnung nach ganz bestimmten Regeln erfolgen. Diese hat dort eine große normalanatomische Bedeutung, wo sie uns die nicht volle Einheitlichkeit des vorläufig als topistische Einheit Zusammengefaßten enthüllt. Ihr kann aber auch ein zweiter ursächlicher Faktor zugrunde liegen. Speziell bei partiellen Erkrankungen einer topistischen Einheit kommt aber häufig eine pathokline Verursachung überhaupt nicht in Betracht. Dasselbe kann natürlich auch einmal — wenn auch sehr selten — für eine isolierte Erkrankung einer ganzen topistischen Einheit gelten. Hier haben wir aber bei genügendem Material ein gutes Kriterium. Die Lokalisation der nicht pathoklinen Erkrankungen wiederholt sich selten, die pathoklin bedingten pathologischen Prozesse befallen immer wieder dieselben topistischen Einheiten. Ist doch in der — entweder gegenüber mannigfachen oder nur gegenüber ganz speziellen Ursachen — elektiv gesteigerten Vulnerabilität einzelner topistischer Einheiten ihre häufige Erkrankung begründet!

Endlich dürfen wir einen Punkt nie aus dem Auge verlieren, wenn wir pathokline topistische Erkrankungen anatomisch ausnutzen wollen. Wir haben S. 458 und 461 gesagt, daß wir in der Pathoklise eine Kehrseite physiologischer Besonderheiten sehen. Diese letzteren fallen nicht notwendigerweise mit den wesentlichen funktionellen Eigenschaften der betreffenden topistischen Einheiten zusammen. Die aus der pathoklinen topistischen Erkrankung abgeleiteten strukturellen Besonderheiten brauchen deshalb auch nicht das Wesentliche der Struktur auszumachen; ja, sie tun dieses vielfach sicherlich nicht, wie aus den vielen Fällen hervorgeht, wo in einem und demselben Zentralnervensystem auf Grund der gleichen Ursache eine ganze Reihe im Hauptbau und in der Hauptfunktion verschiedene Grisea — oft in einer bestimmten Reihenfolge (Eunomie) — erkranken.

2. Die ausnutzbaren Eigenschaften der nicht nervösen Bestandteile.

Die übrigen Gewebselemente des Zentralnervensystems, die *Neuroglia* und das hauptsächlich in den *Gefäßen* uns entgegentretende *Mesoderm*, zeigen ebenfalls lokale Besonderheiten im erwachsenen Gehirn, während ihrer Entwicklung und unter pathologischen Bedingungen, welche ebenso für die mikroskopische Anatomie unseres erwachsenen Zentralnervensystems unmittelbar ausnutzbar sind, wie schon jetzt mit Erfolg aus Tierbefunden Hinweise auf die fraglichen Gewebsteile des Menschen herangezogen werden. Wir stehen hier aber noch im allerersten Beginn der Erkenntnis.

Auf einen Punkt können wir indessen schon heute besonders hinweisen.

Bei dem engen funktionellen Zusammenhang zwischen Gefäßen, Neuroglia und Nervengewebe dürfen wir a priori annehmen, daß jedes physiologisch differente Griseum entsprechend dem für seine Sonderfunktion notwendigen besonderen Stoffwechsel auch eine specifische Gestaltung seiner Neuroglia und seines Gefäßsystems zeigt. Dieser Schluß erweist sich mit Zunahme unserer einschlägigen Kenntnisse als immer berechtigter. Die gliösen Strukturen der einzelnen Rindenfelder der Ammonshornregion sind deutlich verschieden (*15*). In jedem Rindenfeld des Großhirns zeigen die einzelnen Schichten ungleiche Neurogliaverhältnisse und Dichtigkeiten des Capillarnetzes. Das *Striatum* hat neben vielen Gefäßen (SPATZ, *48*) — außer einer subependymären Glialage mit Fortsätzen ins Innere innerhalb des *Caudatum* — eine faserlose (SPIELMEYER, *50*, S. 145), das myelo- und cytoarchitektonisch ganz anders gebaute (C. VOGT, *54*) Pallidum neben wenigen Gefäßen eine ziemlich faserreiche Neuroglia und breite gliöse Dendritenscheiden (BIELSCHOWSKY, *4*) der so eigenartigen Nervenzellen. Dann müssen hier aber noch vor allem die Feststellungen Nissls an den Thalamuskernen des *Kaninchens* herangezogen werden (*42*). Bekanntlich hat dieser Autor auf Grund des Nervenzellbaues im *Kaninchen*thalamus sehr viele Kerne unterschieden. Jeder zeigt eine Abhängigkeit von einem besonders gebauten Rindengebiet. Jeder hat aber auch eine besondere Gliastruktur. Das Verhältnis der beiden von Nissl unterschiedenen (Nissl vereinigt noch die Oligodendro- und die Hortegaschen Gliazellen) Grundformen (nach unserer Nomenklatur Gattungen) der Gliazellen wechselt von Kern zu Kern. Einzelne Kerne zeigen ferner viele Trabantzellen; in anderen sind diese selten. Noch wichtiger ist aber die Tatsache, daß die Gliareaktion nach Rindenexstirpationen (Zunahme des Gliaplasmas mit oder ohne Faserbildung, Vermehrung der Gliakerne, Neuronophagie usw.) in einer sehr verschiedenen, aber für den einzelnen Kern ganz charakteristischen Form und Intensität auftritt. Dabei läßt sich die jedesmalige Reaktion nicht aus der normalen Gliastruktur des einzelnen Kernes a priori ableiten. Diese Feststellung Nissls drängt uns zur Annahme einer weiteren specifischen Differenzierung der sich nach Spatz und Metz (*37*) „bei Aufnahme, Speicherung und Transport von Stoffen" verschieden verhaltenden Grundformen (Gattungen) der „gewöhnlichen" Gliazellen in jedem einzelnen Thalamuskern, wie wir eine solche für die Nervenzellen jeder Schicht gewisser Rindenfelder schon heute nachweisen können (S. 451). Was andererseits speziell die Blutgefäße anbelangt, so kommen nicht nur die schon erwähnten Unterschiede in ihrer Zahl, sondern nach unserer Ansicht auch dem speziellen Stoffwechselbedürfnis des einzelnen Griseum angepaßte Strukturdifferenzen ihrer Wandungen in Betracht. Wir schließen auf derartige Strukturdifferenzen aus einer isolierten Gefäßerkrankung einer einzigen Unterschicht eines einzelnen Rindenfeldes in einem uns von Bielschowsky zur Verfügung gestellten Fall (*66*) und aus der von uns beobachteten ungleichen Reaktionsweise der Blutgefäße bei der progressiv-paralytischen Erkrankung der Felder h[1] und h[3] der Ammonshornregion.

Entsprechend unserem bisherigen geringen Wissen von der speziellen Struktur der Neuroglia und der Blutgefäße in jedem einzelnen der von uns auf Grund ihres besonderen Zellbaues unterschiedenen Grisea wird die örtliche Differenzierung der nicht nervösen Gewebsbestandteile in den folgenden Kapiteln nur wenig erörtert werden. In der Zukunft wird sich uns aber auch noch die Frage aufdrängen, wie weit das zwischen den speziellen Strukturen des Nervenparenchyms, der Neuroglia und der Gefäße im einzelnen Griseum existierende Verhältnis in jeder der drei Gruppen von Gewebselementen selbständig erblich fixiert ist, wie es z. B. für Gelenkköpfe und die zugehörigen Gelenkkapseln experimentell nachgewiesen worden ist (*7*).

B. Die färberisch ausnutzbaren Eigenschaften der Elemente des Zentralnervensystems.

Die im vorstehenden geschilderten unmittelbar ausnutzbaren Eigenschaften des Zentralnervensystems haben aber erst durch ein weiteres Moment ihre gegenwärtige Bedeutung erhalten: durch die Entdeckung der zahlreichen elektiven Darstellungsmethoden einzelner Bestandteile des Zentralnervensystems. Allein diese ermöglichen nicht nur die Erkennung feinerer histologischer Details, sondern gestatten auch erst die gröbere Entwirrung jenes sonst unentwirrbaren dichten „Filzes", zu dessen Bildung die verschiedenen Gewebsteile des Zentralnervensystems sich vereinigt haben. Dabei können wir die elektiven Darstellungsmethoden in zwei Gruppen teilen. In der einen gelangen einzelne Zellen des Nervengewebes und der Neuroglia in ihrer Gesamtheit zur Darstellung. Sie können bei

der Nichtsichtbarkeit der übrigen gut verfolgt werden. Hierher gehören die
GOLGI-RAMÓN Y CAJALsche Methode und die EHRLICHsche Vitalfärbung. In der
anderen werden einzelne Gewebsbestandteile mehr oder weniger ausschließlich gefärbt. Wollen wir eine Kritik an diesen elektiven Darstellungsmethoden
üben, so betrifft sie die heute noch bestehende Unvollkommenheit dieser Methoden. Gewisse dringende Wünsche des Anatomen können noch gar nicht erfüllt
werden. Hierher gehört eine vollständige Darstellung einzelner Elemente des
Nervensystems oder der Neuroglia im erwachsenen Gehirn als ein Ersatz der
Golgi-Ramón y Cajalbilder vom embryonalen oder jugendlichen Nervensystem,
welche zahlreiche, später verschwindende Bestandteile — z. B. Kollaterale — zur
Darstellung bringen und, ohne weiteres auf den Erwachsenen übertragen, zu falschen Vorstellungen — z. B. über die Leitungsbahnen — führen. Dann wäre die
positive Darstellung eines untergehenden Achsenzylinders von großer Wichtigkeit.
Sie würde uns gestatten, das degenerierende marklose Ende einer Markfaser bis
zum folgenden Neuron zu verfolgen und auch—dieses wäre speziell für die niederen
Wirbeltiere wichtig — auf ganz marklose Nervenfasern die Degenerationsmethode
anzuwenden. In anderen Fällen käme es darauf an, die jetzigen Methoden durch
sichere gelingende zu ersetzen. Das gilt z. B. für diejenigen, welche wir für die
Darstellung der Neuroglia und der nervösen Endformationen des einzelnen Neurons anwenden. Endlich ist aber ein weiterer Ausbau der histologischen Technik
nach der mikrochemischen Seite eine unerläßliche Voraussetzung für die weitere
Vertiefung der mikroskopischen Anatomie des Zentralnervensystems.

III. Die Teildisziplinen der mikroskopischen Anatomie des Zentralnervensystems.

Nach den speziellen Forschungszielen unterscheiden wir — wie schon S. 448
ausgeführt wurde — die *Strukturlehre* und die *Leitungslehre* voneinander.

A. Die Strukturlehre.

Die Strukturlehre teilen wir in zwei Unterwissenschaften ein: die *Architektonik*
und die *Histologie*.

1. Die Architektonik.

a) Definition und allgemeine Methodik.

Unter Architektonik verstehen wir die Lehre von den örtlichen Verschiedenheiten in der Anordnung, der Zahl und der groben Form der in specifischen
Präparaten sichtbaren strukturellen Elemente. Nach den verschiedenen technischen Methoden können wir eine *Cyto-, Myelo-, Fibrillo-, Glio-* und *Angioarchitektonik* voneinander unterscheiden.

Die Architektonik kann für ihren ersten Entwurf — und dieser ist leider
heute auch noch nicht für die Großhirnrinde (selbst im beschränkten Rahmen der
Cytoarchitektonik) vollendet—unter keinen Umständen auf Schnittserien ver-
zichten. Schützen uns doch diese allein davor, keine Grisea zu übersehen! Gewiß
wird ein Teil der letzteren dabei ungünstig getroffen. Glücklicherweise (*68*, S. 249)
hindert uns dieses aber nicht daran, ihre architektonischen Besonderheiten zu erkennen. Natürlich wird derjenige, welcher ein spezielles Griseum studieren will,
dieses herausschneiden und in einer demselben angepaßten Richtung mikroto-
mieren. Wir selbst sind auch so vorgegangen, wenn wir in einem Großhirn die
Grenzen und die Übergangsart zwischen zwei bestimmten Rindenfeldern studieren
wollten (vgl. *57*, S. 413ff.). Und ebenso werden Ergebnisse solcher technischen
Methoden, welche an Schnittserien nicht durchführbar sind, doch zur Bestätigung,

Korrektur und weiteren Detaillierung des aus Schnittserien abgeleiteten ersten Entwurfes beitragen können.

Es werden aber weiterhin Schnittserien für eine Reihe architektonischer Probleme dauernd nötig bleiben. Setzen sie uns doch allein in die Lage, in einem bestimmten Zentralnervensystem die spezielle Zahl, Größe, Struktur und Lage der unterscheidbaren Grisea zu bestimmen! Diese Feststellung ist aber die unentbehrliche Voraussetzung einer vergleichenden Architektonik, mag diese nun das Zentralnervensystem eines Menschen mit demjenigen eines Tieres, zwei menschliche untereinander oder endlich die beiden Hälften eines Zentralnervensystems miteinander vergleichen.

Es hat sich uns ferner nicht als praktisch erwiesen, verschiedene Schnittrichtungen für nervöse Zentralorgane anzuwenden, deren Architektonik wir miteinander vergleichen wollen. Es ist zweifellos richtig, daß man die architektonischen Eigenheiten, die Grenzen und die Topographie gewisser Grisea auf einer Horizontal- oder Sagittalserie leichter überblickt als auf einer Frontalserie. Aber für den Vergleich ist die gleiche Schnittrichtung vorzuziehen. Wir wenden deshalb für das Gehirn jetzt stets Frontalserien an.

b) Die einzelnen Formen der Architektonik.

α) Die Cytoarchitektonik.

Die Cytoarchitektonik betrifft die architektonischen Differenzen der mit der Nisslschen Färbung dargestellten Nervenzelleiber. Mit Bewußtsein sind wir dabei von der Originaltechnik Nissls abgewichen. Die Alkoholhärtung ist für ganze Gehirne nicht geeignet. Ebenso können größere Gehirne nicht ohne Einbettung geschnitten werden. Wir verwenden Formolfixierung, Paraffineinbettung und Cresylviolettfärbung. Wir gelangen auf diese Weise zu durchaus stetigen architektonischen Äquivalentbildern. Sie zeigen sogar feinere Zellstrukturen besser als es gewisse Histopathologen heute glauben wollen. Bei einwandsfreiem Leichenmaterial ergibt deshalb die von uns eingeschlagene Technik für die Bedürfnisse der Cytoarchitektonik durchaus befriedigende Bilder. Dabei ist eine korrekte photographische Aufnahme derselben durchführbar. Derartige Photographien haben aber nicht nur einen Demonstrations-, sondern auch einen Forschungswert. Mit der Photographie können wir Schnitteile von einem solchen Durchmesser abbilden, wie sie uns das Mikroskop auf einmal nicht zu übersehen gestattet. Und dann können wir derartige Photographien zum Vergleich nebeneinander legen, während wir beim Mikroskopieren nur mit Erinnerungsbildern von anderen Schnitten arbeiten können. Auf diese Weise erfährt die Cytoarchitektonik durch die Photographie jene wesentliche Erleichterung (*63*, S. 80), auf welche schon Nissl (*41*) für die Histologie hingewiesen hat.

β) Die Myeloarchitektonik.

Die Myeloarchitektonik stützt sich auf die Weigertsche Markscheidenfärbung. Wir können auf Grund von myeloarchitektonischen Differenzen nicht nur die graue Masse, sondern auch die weiße Substanz zerlegen.

Zur Herstellung von myeloarchitektonischen Schnittserien gehen wir in folgender Weise vor. Die Gehirne werden nach Formolfixierung in einer Lösung von doppeltchromsaurem Kalium stark chromiert und nach Celloidineinbettung in Serien von 40 μ dicken Schnitten zerlegt. Die Schnitte werden in Kultschitzkyscher Hämatoxylinlösung gefärbt und nach Pal differenziert. Für die graue Substanz muß die Differenzierung möglichst gering gestaltet werden. Die myeloarchitektonische Zerlegung der weißen Substanz setzt dagegen stark differenzierte Schnitte voraus. Prämortale und kadaveröse Prozesse beeinträchtigen die Färbung der

Markfasern leichter als diejenige der Zellen. Speziell ist es nicht ganz einfach, gute Markfaserfärbungen der grauen Substanz zu erhalten. Die Beurteilung der Markfaserpräparate erfordert daher immer eine gewisse Vorsicht.

Die myeloarchitektonische Gliederung der Grisea ist viel augenfälliger als die cytoarchitektonische. Viele Differenzen sind schon mit bloßem Auge zu erkennen. Ein Nachteil der Myeloarchitektonik ist der Umstand, daß eventuell an der myeloarchitektonischen Charakterisierung eines Griseum — z. B. der lateralen Thalamuskerne — Fasern teilnehmen, welche dasselbe nur durchsetzen, also keinen anatomischen Bestandteil desselben bilden. Ein zweiter Nachteil ist die Unvollkommenheit der photographischen Reproduzierbarkeit myeloarchitektonischer Bilder.

γ) Die Fibrilloarchitektonik.

Die Fibrilloarchitektonik stützt sich in der Hauptsache auf die Silberreduktionsmethoden BIELSCHOWSKYS und RAMÓN Y CAJALS. Diese lassen bisher nur kleine Schnitte zu und sind auch in ihren Färbungsergebnissen wesentlich unsicherer als die NISSLsche Zelleib-. und die WEIGERTsche Markscheidenfärbung. Die Fibrilloarchitektonik ergänzt das cyto- und myeloarchitektonische Bild zunächst durch die färberische Darstellung der zahlreichen marklosen Nervenfasern und marklosen Endabschnitte von Markfasern. Nach Zahl, Anordnung und Kaliber zeigen diese örtliche Verschiedenheiten, welche den cyto- und myeloarchitektonischen Gliederungsversuchen eine sehr willkommene Unterstützung gewähren. Wir erinnern nur an die ganz unerwartet zahlreichen marklosen Nervenfasern im *Striatum* und die relativ wenigen im *Pallidum*.

Ferner ist aber auch die Tatsache von großer architektonischer Bedeutung, daß durch die Silberreduktionsmethode die intracellulären Fibrillen gefärbt werden. Die Verteilung dieser Fibrillen ist in den einzelnen Zellformen keine identische. Diese Tatsache vermehrt die Zahl der unterscheidbaren Merkmale der einzelnen Zellformen. Weiterhin gelangen dank dem Umstande, daß ein Teil der Fibrillen im Randplasma des Zelleibes und der Dendriten verläuft, nicht nur die Dendriten in viel weiterer Ausdehnung zur Darstellung als im Nisslbild, sondern es wird auch der Zelleib deutlicher in seinen natürlichen Grenzen sichtbar. Auf diese Weise können noch Zellformen leicht unterschieden werden, welche im Nisslbild nicht in die Augen fallende Unterschiede erkennen lassen. Es sei nur darauf hingewiesen, daß BIELSCHOWSKY und BRODMANN auf diese Weise zwei verschiedene Formen unter den BETZschen Riesenpyramidenzellen der Area gigantopyramidalis unterscheiden konnten (6). Endlich können wir noch die Tatsache, daß sich die intracellulären Fibrillen verschiedener Nervenzellformen ungleich leicht färben, zur Abgrenzung von Zellformen ausnutzen. So ist z. B. die leichte Färbbarkeit der Fibrillen der Spitzendendriten eines großen Teiles der Zellen des *Subiculum* ein gutes Abgrenzungsmittel gegenüber der schweren Färbbarkeit der Dendriten der Spitzenfortsätze der Zellen des anstoßenden Feldes (h[1]) des eigentlichen *Ammonshornes*.

δ) Die Glioarchitektonik.

Die elektiven Darstellungsmethoden der Glia bilden die eigentliche Basis der Glioarchitektonik. Sie lassen sich bekanntlich nur an kleinen Präparaten durchführen. Immerhin sind einige Eigenschaften der Glia bereits im Nisslpräparat erkennbar. Man kann in diesem nicht nur das Vorhandensein und den Grad einer physiologischen „Neuronophagie" aufdecken. Man vermag auch — wie es uns SPATZ und METZ (36, 37, 49) gelehrt haben — an den großen hellen Kernen die Astrocyten, an den kleineren dunklen runden die Oligodendrogliazellen und an den länglichen kleinen dunklen die Hortegazellen zu erkennen und so für eine bestimmte Stelle die absolute und relative Zahl der vorhandenen Elemente dieser drei Gattungen von Gliazellen festzustellen. Dann sei noch darauf hingewiesen, daß auch der Darstellung der Neurofibrillen speziell angepaßte Formen der Silber-reduktionsmethode nebenbei größere Unterschiede in der Menge der protoplasma-tischen Neuroglia durch Farbtöne erkennen lassen und so architektonische Gliede-rungen stützen helfen. Das gilt z. B. für die Abgrenzung des Feldes h^1 des Am-monshornes gegenüber dem *Subiculum* und dem Felde h^2, wie schon DOINIKOW (*15*, S. 197) auch für den Menschen hervorgehoben hat.

ε) Die Angioarchitektonik (Vasoarchitektonik).

Die Erzielung guter angioarchitektonischer Bilder ist bisher auf größte Schwie-rigkeiten gestoßen. Die vielfach angewandte Elastinfärbung reicht nicht aus. Die besten uns bekannt gewordenen Bilder fand unser Mitarbeiter LORENTE DE NÓ (*33*) in wenigen Schnitten direkt unter der Oberfläche nach Cox (*14*) behandelter Scheiben des Zentralnervensystems. Nach Abschluß dieser unserer Darstellung hat dann R. A. PFEIFER (*44*) durch „vollkommene" Gefäßinjektion erzielte Bilder veröffentlicht, welche anscheinend den LORENTEschen gleichkommen, aber an Schnittserien ganzer Gehirne erzielt werden können. Man muß der ausführlichen Arbeit PFEIFERS mit Spannung entgegensehen.

c) Das Zusammenarbeiten der verschiedenen Formen der Architektonik.

Die ersten architektonischen Gliederungsversuche des Cortex cerebri und des Thalamus haben nicht immer zu identischen Resultaten geführt. Denselben lagen teilweise ausschließlich cyto-, teilweise nur myeloarchitektonische Studien zu-grunde. Daraus haben einzelne Autoren zu schließen geglaubt, daß sich cyto- und myeloarchitektonische Gliederungen nicht zu decken brauchten.

Dazu möchten wir — zunächst rein theoretisch — folgendes bemerken. Nur eine einzige Gliederung kann die physiologisch richtige sein. Jede Form von Ar-chitektonik muß uns zu dieser führen, sobald wir ihre physiologisch wichtigen Merkmale erkannt haben. Und ihr müssen wir uns schon vor dieser Erkenntnis nähern, wenn wir in erster Linie diejenigen Grenzen berücksichtigen, zu welchen Merkmale aller architektonischen Formen führen.

Was sagen nun dazu unsere tatsächlichen Erfahrungen? Schon 1919 konnten wir (*57*, S. 365) berichten, daß O. VOGT trotz der damals schon großen Zahl der von ihm unterschiedenen myeloarchitektonischen Rindenfelder für jedes dieser auch eine „besondere Cytoarchitektonik" nachge-wiesen hatte. Dann sei der sich schon aus den S. 464 und 467 erwähnten Fest-stellungen ergebenden Tatsache gedacht, daß jede Form von Architektonik Diffe-renzen zwischen Striatum und Pallidum aufdeckt. Vor allem sei aber darauf hin-gewiesen, daß eine Berücksichtigung aller Formen der Architektonik mit Einschluß der Ergebnisse der vergleichenden Architektonik und der menschlichen Cytogenie zu einer Gliederung der besonders schwer zu feldernden Ammonshornregion führt, welche mit einer auf Grund der Lokalisation der topistischen Erkrankungen dieser Gegend durchgeführten zusammenfällt (*68*). Wenn wir selbst zuvor die beiden Sektoren des Ammonshornes h^1 und h^2 anders begrenzt haben, so besteht unsere frühere — myeloarchitektonisch festgestellte — Grenze durchaus zu Recht. Sie erweist sich aber an der Hand der übrigen Gliederungsformen trotz ihrer myelo-architektonischen Augenfälligkeit nicht als eine wichtige Grenze. Auch bei unserer sehr weitgehenden Rindenfelderung ist das einzelne Rindenfeld nicht ganz einheitlich gebaut. Speziell die Grenzgebiete eines Feldes nehmen gewisse Züge der Nachbarfelder an. Bei Verwendung einer einzigen architektonischen Methode können verschiedene Autoren in der Zurechnung solcher „limitrophen Zonen" zu dem einen oder dem anderen Felde schwanken. Nur im Ausmaße dieser Schwankungen kommen bei genügend sorgfältiger Anwendung auch nur einer architektonischen Methode Differenzen in der vorläufigen Begrenzung architektonischer Rindenfelder vor (*3, 32*).

So erweist sich im Interesse der Erzielung der physiologisch richtigen architektonischen Begrenzung von Grisea das Zusammenarbeiten aller Formen der Architektonik als notwendig.

Was aber schon für die architektonische Gliederung eines Zentralnervensystems gilt, hat für die vergleichende Architektonik noch größere Bedeutung. Die gleichzeitige Anwendung der verschiedenen Formen der Architektonik ermöglicht zunächst, zur Aufdeckung von Äquivalenzen bald von einem, im gegebenen Fall charakteristischen Merkmal der einen, bald von einem solchen einer anderen architektonischen Methode auszugehen. Sind wir auf diese Weise zu einer vorläufigen Äquivalenz gelangt, und prüfen wir dann die als äquivalent angesprochenen Grisea auf alle Merkmale aller Formen der Architektonik, so haben wir nicht nur die größtmöglichste Gewähr für richtige Äquivalenzen, sondern lernen gleichzeitig die für Mensch und Tier oder verschiedene Tiere gemeinschaftlichen fundamentalen Grundeigenschaften eines Griseum von den sekundären Besonderheiten des Menschen oder eines Tieres zu trennen: eine Trennung, deren wissenschaftliche Bedeutung S. 458 bereits gewürdigt worden ist.

Diese Vereinigung der verschiedenen Formen der Architektonik stößt allerdings noch auf gewisse technische Schwierigkeiten. Ihre einwandfreie Durchführung setzt die Anwendung der verschiedenen architektonischen Methoden an benachbarten Serienschnitten voraus. Das ist heute unmöglich. Immerhin können wir aber mit Eisenhämatoxylin Markscheidenbilder von Formolparaffinschnitten der Cytoarchitektonik (vgl. S. 466!) erzielen, welche für die Erkennung der Grisea genügend myeloarchitektonische Merkmale zeigen. Und das Umgekehrte gilt von der van Giesonfärbung der myeloarchitektonischen Chromcelloidinschnitte (vgl. S. 466!). Gehen wir nach der ersten Orientierung an der Hand cyto- und myeloarchitektonischer Schnittserien unter Verzicht auf diese zu feineren elektiven Methoden über, so liegen hier dank den rastlosen Bemühungen der Neurohistopathologen die Verhältnisse günstiger.

2. Die Histologie.

Die Histologie hat möglichst tief in den feineren Bau der einzelnen geweblichen Elemente einzudringen. Im Rahmen der mikroskopischen Anatomie des Zentralnervensystems hat sie die architektonischen Verschiedenheiten durch die Aufdeckung feinerer Besonderheiten zu ergänzen.

In welcher Weise dieses zu erfolgen hat, sei kurz am Striatum und am Pallidum gezeigt.

Im cytoarchitektonischen Bild des Striatum kann man viele kleine von wenigen großen Ganglienzellen unterscheiden. Eine histologische Analyse des Nisslbildes lehrt nun weiter, daß der Zellkörper der kleinen Zellen blaß und frei von chromatophiler Substanz ist, während die großen Zellen von chromatophilen Brocken erfüllt sind und schon bei jugendlichen Individuen meist größere Mengen gelben Lipoidpigments enthalten (*4*, S. 3). Die GOLGIsche Silberinkrustation ergänzt diesen Befund dahin, daß die kleinen Zellen zu den GOLGIschen Zellen zweiter Ordnung gehören, während die Achsenzylinder der größeren Zellen sich nicht in unmittelbarer Nähe des Zelleibes verzweigen (*13*). Bei der Silberreduktionsmethode werden in den kleinen Zellen keine Fibrillen sichtbar, in den großen Zellen treten sie deutlich hervor (*13*, Tome II, S. 505 und *4*, S. 3f.). Dabei bilden sehr viele marklose Fasern pericelluläre Körbe um alle Striatumzellen, während weit weniger marklose Fasern mit ösenförmigen Endknöpfen an den ganz anders gebauten Pallidumzellen endigen (4). Endlich ergänzt der histologische Nachweis von Pseudokalk, Gliafett und „Gehirneisen" (36) die S. 467 gegebene fibrillo- und S. 464 befindliche glio- und angioarchitektonische Charakterisierung des Pallidum gegenüber dem Striatum (48).

Weiter sei nur noch auf eine Äußerung feiner Strukturbesonderheiten hingewiesen. In der Ammonshornformation zerfällt der Sektor h^1 eher postmortal als das *Subiculum* und der Sektor h^2 (15, S. 199), und im Rückenmark erleiden die „lateralen" Zellen schneller als die Vorderhornzellen (47) kadaveröse Veränderungen.

Die Histologie steht aber erst im Anfang ihrer soeben demonstrierten Aufgabe, architektonische Differenzen durch histologische zu vervollständigen. Ist wirklich jede wesentliche architektonische Differenz der Ausdruck einer physiologischen, also letztlich einer physiko-chemischen, so wird man mit einer immer weitergehenden Aufdeckung histologischer Besonderheiten innerhalb der topistischen Einheiten zu rechnen haben. Die Exaktheit dieser Aufdeckungen wird davon abhängen, wie weit die histologische Technik im Leben Präformiertes zur Darstellung zu bringen in der Lage ist, mit welcher Sicherheit sie es vermag und mit welcher Genauigkeit ihre Darstellungsergebnisse mikroskopisch faßbar sind.

B. Die Leitungslehre.

Die Leitungslehre beschäftigt sich ausschließlich mit den Nervenzellen und deren Fortsätzen. Und sie tut dieses sogar nur soweit, als dadurch die nervösen Leitungswege aufgedeckt werden. Man kann dabei die Leitungslehre — entsprechend dem Zerfall des Zentralnervensystems in weiße und graue Substanz und der Differenz zwischen den zum Studium der Leitungswege in diesen beiden Substanzen verwendeten Methoden — in zwei besondere Forschungsgebiete, die *Lehre von den extragrisealen Fasersystemen* und die *Synaptologie*, zerlegen.

1. Die Lehre von den extragrisealen Fasersystemen.

Wir werden zunächst die Probleme dieser Lehre, dann die Bedeutung dieser Probleme und schließlich die Methoden der Erforschung der langen Markfasern behandeln.

a) Probleme der Lehre von den extragrisealen Fasersystemen.

Die Lehre von den extragrisealen Fasersystemen oder kurz die *Fasersystematik* behandelt jene Markfasern, welche auf ihrem Wege von ihrer Ursprungszelle bis zu ihrer Endigung streckenweise Bestandteile der weißen Substanz sind. Sie geht dabei von dem Begriff des *elementaren Fasersystems* aus. Sie versteht darunter die Gesamtheit derjenigen Markfasern, welche von Zellen eines abgrenzbaren Griseum zu einem anderen entsendet werden, oder — anders ausgedrückt — die Gesamtheit der Markfasern einer Neuronart.

Speziell aus gewissen physiologischen Experimenten (z. B. dem Strychninversuch) muß man zwar schließen, daß jedem Griseum zu zahlreichen anderen ein Leitungsweg offen steht. Aber dieser Leitungsweg dürfte vielfach nur ein sehr indirekter sein. Denn je mehr wir in die Fasersysteme eindringen, um so mehr erkennen wir, daß die einzelnen Grisea meistens nur eine oder einige Hauptverbindungen haben. So wissen wir — vor allem durch Nissl (42) — schon heute, daß wenigstens die überwiegende Zahl der Thalamuskerne durch eine corticopetale Bahn nur mit einem bestimmten Rindenfelde oder einem Komplex nahe miteinander verwandter elementarer Rindenfelder verbunden ist. Ja wir konnten sogar bei der *Meerkatze* feststellen, daß die Felder der hinteren Zentralwindung viel mehr Associationsfasern nach der davor gelegenen Area gigantopyramidalis entsenden als umgekehrt (*59*, S. 33). Also auch die Associationsfaserung der einzelnen Rindenfelder ist speziell gerichtet.

Auf diese Weise erfährt die Zahl der elementaren Fasersysteme zweifellos eine a priori unerwartete, große Einschränkung. Die Lehre der extragrisealen Fasersysteme hat es dementsprechend in erster Linie mit **langen, aus hintereinander geschalteten elementaren Fasersystemen bestehenden Leitungsbahnen** zu tun, unseren *Neuronensystemen* (*59*, S. 22ff.).

Wir sprechen dabei von „*monohodistischen Neuronensystemen*", wenn jedes der hintereinander geschalteten Grisea nur von dem vorgeschalteten zuleitende Fasern empfängt. In solchen Fällen führt eine Verletzung an irgendeiner Stelle des Systems zum **gleichen** funktionellen Defekt. In anderen Fällen erhält jedes Griseum eines Neuronensystems wenigstens noch eine zweite zuleitende Bahn. Verletzungen der Grisea eines solchen „*pleohodistischen Neuronensystems*" haben gemeinsame Züge, aber auch für jedes Griseum pathognomische Merkmale.

Die Lehre von den extragrisealen Fasersystemen hat neben der Analyse der elementaren Fasersysteme dann auch noch den Verlauf dieser zu eruieren. Zur Orientierung innerhalb der weißen Substanz dient die schon S. 456, 457 und 467 erwähnte architektonische Gliederung der letzteren. Diese stützt sich auf zwei Tatsachen. 1. Verschiedene Fasersysteme zeigen verschiedene Dicken der Achsenzylinder und der Markscheiden. 2. Die einzelnen Fasersysteme verlaufen gemeinsam im Album. Diese beiden Tatsachen führen zu einem Zerfall der weißen Substanz in Gebiete, von welchen jedes durch die Dicke der Achsenzylinder und der Markscheiden seiner Markfasern charakterisiert ist.

b) Die Bedeutung der Fasersystematik.

Die normalen Leistungen eines Griseum sowie der Grad seines kompensatorischen Eintretens bei Versagen anderer Grisea hängen in erster Linie von den zuleitenden und ableitenden langen Bahnen ab. Die Fasersystematik hat uns diese Einblicke zu gewähren.

Daneben sei an das S. 451 Gesagte nochmals erinnert, daß nämlich der Nachweis der Beziehung zweier Grisea zu verschiedenen Fasersystemen oder zu einer ungleichen Zahl von Fasern derselben Systeme, d. h. ihrer fasersystematischen Verschiedenheit, jedesmal die Aufdeckung einer physiologischen Differenz bedeutet. Entsprechende Feststellungen der Leitungslehre bekommen dadurch auch in voller Isoliertheit physiologischen Wert.

Ferner sei hier die schon S. 456 erwähnte Tatsache von Neuem hervorgehoben, daß die Feststellung identischer Faserverbindungen in der Tierreihe zur Umgrenzung von Grisea identischer oder wenigstens verwandter Funktion führen kann (*62*).

Endlich muß noch darauf hingewiesen werden, daß auch die **Topographie** der Fasersysteme einen unmittelbar physiologischen Wert hat, ganz abgesehen davon, daß ihre Verfolgung ohne topographische Studien zum Teil gar nicht denkbar ist. Der physiologische Wert der Kenntnis des Verlaufs des einzelnen Fasersystems besteht darin, daß sie eine unerläßliche Voraussetzung einer richtigen Interpretation aller jener Verletzungen und Reizungen ist, welche neben nervösen Zentren Fasersysteme in Mitleidenschaft ziehen. Es ist dieses Moment infolge der nicht genügenden Entwicklung der Faserlehre in der Literatur in weitem Maße vernachlässigt worden: eine Tatsache, welche vielfach zu falschen Schlußfolgerungen geführt hat. Es sei nur darauf hingewiesen, daß H. Munk (*57*, S. 181ff.) eine Rindenzerstörung mit einem Sehdefekt in Verbindung brachte, der auf Zerstörung der darunter gelegenen Sehstrahlung beruhte.

c) Die Methoden der Erforschung der extragrisealen Fasersysteme.

Wenn wir uns nunmehr den Methoden der Erforschung der extragrisealen Systeme zuwenden, so haben wir zunächst an unsere schon S. 455 erfolgte Erklärung zu erinnern, der zufolge nur die Degenerationsmethode sichere Ergebnisse zeitigt. Es soll nicht bestritten werden, daß das Studium der Markfaserung des erwachsenen Zentralnervensystems — namentlich unter Heranziehung desjenigen von Tieren — sowie myelogenetische Befunde heuristische Hinweise für Faserzusammenhänge gewähren können. Aber es handelt sich doch immer nur um Hinweise, welche einer Bestätigung durch die Degenerationsmethode bedürfen, wenn sie Bestandteile einer exakten menschlichen Hirnanatomie werden sollen (*56*, S. 107 und 120).

Die Degenerationsmethode selbst zerfällt in mehrere Unterarten. Die degenerative Folgewirkung einer Mißbildung oder einer in frühester Jugend hervorgerufenen Zerstörung ist eine andere als diejenige einer Substanzvernichtung im ausgebildeten Zentralnervensystem. Man gliedert dementsprechend am besten zunächst die Degenerationsmethode in zwei Unterarten, von welcher sich die eine auf die Folgewirkungen jugendlicher Defekte und die andere auf solche im späteren Alter erworbener Verletzungen stützt.

α) Jugendliche Defekte.

Soweit man experimentelle Zerstörungen an neugeborenen Tieren hervorruft, bezeichnet man die Methode als die Guddensche. Früher studierte man derartig vorbehandelte Zentralnervensysteme an Serien, welche mit Carmin gefärbt waren. Nissl hat solche nach seiner Methode durchgeführt (*42*). Wir selbst haben mit anderen Autoren Weygertserien angewandt und an einzelnen Schnitten dieser Chrom-Celloidinserien Zellfärbungen vorgenommen. Man kann aber auch entsprechend den Ausführungen von S. 470 bei Formol-Paraffinmaterial Zellfärbungen mit Eisenhämatoxylinfärbungen verbinden und so in der Serie aufeinanderfolgende Markscheiden- und Zellbilder miteinander vergleichen.

Ein erster Nachteil dieser Methode beruht darauf, daß der Degenerationsprozeß mehr als bei Zerstörungen im erwachsenen Zentralnervensystem auf das folgende Neuron übergreift. Eine zweite Schwierigkeit erwächst ihr daraus, daß die Markfasern der primär verletzten Neurone vollständig resorbiert werden. Ein positiver Nachweis derselben ist daher nicht mehr möglich. Die Erkennung ihres Schwundes wird aber durch die Hypertrophie der erhaltenen sowie durch Wachstumsverschiebungen erschwert, so daß der Schwund bei einseitigen Herden auch vielfach nicht ohne weiteres aus dem Vergleich mit der normalen Hälfte des Zentralnervensystems möglich ist. Bei sehr starken Defekten führen diese verschiedenen Schwierigkeiten öfter dazu, nicht die resorbierten Fasersysteme, sondern die noch erhalten gebliebenen zum Hauptgegenstand der Untersuchung zu machen.

β) Defekte im erwachsenen Zentralnervensystem.

Man muß hier frische, d. h. etwa 2—3 Wochen zuvor entstandene Zerstörungen, welche nach dieser Zeit bestimmte, teilweise sogar reversible Degenerationsprozesse zeigen, von wesentlich älteren Substanzverlusten unterscheiden, welche definitive degenerative Veränderungstadien hervorgerufen haben.

1. Frische Defekte. Man kann hier entweder die der sekundären Degeneration verfallenden Markscheiden oder die retrograden Veränderungen im Zelleib mit Einschluß reaktiver Gliaveränderungen studieren.

a) Studium der sekundär degenerierenden Markfasern. Dieses Studium stützt sich auf die uns von Marchi gelehrte Tatsache, daß die Entartungsprodukte degenerativer Markfasern sich bei einer Osmiumsäureeinwirkung von etwa 10 Tagen bereits schwärzen, während dann normale Markfasern erst gebräunt sind.

Diese MARCHIsche Methode hat mit jeder Methode, welche sich auf Degeneration der Markscheiden stützt, zwei Nachteile gemeinsam.

1. Sie bringt die Degeneration des nackten Faserendes nicht zur Darstellung. Man könnte übrigens daran denken, bei einer genügenden Zahl identischer Verletzungen, die in Frage kommenden Grisea einzelner Zentralnervensysteme mit der Silberreduktionsmethode auf die Zahl nervöser Endigungen zu prüfen und so die reelle Endigung des degenerierenden oder auch degenerierten Fasersystems zu klären. Aber leider ist das Gelingen des Silberreduktionsverfahrens nicht so sicher, daß man aus nicht sichtbar gewordenen nervösen Endapparaten auf ihr Fehlen schließen kann.

2. Sie bedarf relativ großer Herde, um lange Fasern auch nur bis in die Gegend ihrer Endstätte zu verfolgen. Eine große Verletzung führt aber Continuitätsunterbrechungen an Fasern der allerverschiedensten Art herbei. Dadurch wird dann aber wiederum die Deutung der sekundären Degenerationen eine komplizierte und damit unsichere (*56*, S. 110).

Die Marchimethode hat ferner drei ihr eigene Übelstände:

1. Man findet in jedem nach der Marchimethode behandelten Schnitt schwarze Körner, welche keine Beziehung zum Degenerationsprozeß haben. Sie sind öfter für Entartungsprodukte von Markscheiden gehalten worden.

2. Man findet immer geschwärzte Körner in Markscheiden einzelner Nervenfasern, welche sicherlich in keinem anatomischen Zusammenhang mit der Verletzung stehen. Es handelt sich hier allem Anschein nach um normale Degenerationsprozesse. So interessant diese nun aber auch für gewisse allgemeine neurobiologische Fragen sein mögen, so störend sind sie für die Verfolgung der sekundären Degenerationen.

3. Die Entartungsprodukte der Markscheiden bleiben nicht dauernd in der Umgebung des Achsenzylinders liegen. Sie werden fortgeschleppt und schwärzen sich nun an anderen Stellen. Hier handelt es sich also im Gegensatz zu dem unter 1. genannten Übelstand wirklich um Entartungsprodukte sekundär degenerierender Markscheiden. Aber da diese Entartungsprodukte sich nicht mehr an ihren Achsenzylinder halten, können sie nicht seinen Verlauf aufklären, sondern eventuell sogar eine falsche Auffassung über ihn hervorrufen.

Indessen glauben wir auf Grund unserer Erfahrungen, die durch die der Marchimethode eigenen Übelstände gegebenen Fehlerquellen zu vermeiden, wenn wir folgende Cautelen anwenden:

1. Wir lassen die einzelnen Scheiben des Zentralnervensystems höchstens 8—12 Tage in der Marchilösung.

2. Wir wenden lückenlose Serien an, indem wir die einzelnen Scheiben vor ihrer Mikrotomierung wieder aufeinander kleben.

3. Wir nehmen nur diejenigen Körner für Entartungsprodukte, welche zum Kaliber der in jener Gegend vorkommenden Markscheiden im proportionalen Verhältnis stehen.

4. Wir verlangen ferner, daß sich die Körner in der Schnittserie von der Verletzung an ohne Unterbrechung verfolgen lassen.

5. Die Zahl der Körner darf nicht mit wachsender Entfernung vom Herde zunehmen.

6. Wir ignorieren alle diejenigen Körner, welche nicht durch ihre Zahl deutlich eine Stelle des Zentralnervensystems vor ihrer Umgebung oder eventuell vor der identischen Stelle der nicht verletzten Seite auszeichnen.

7. Soweit es sich um Tiere handelt, verschaffen wir uns durch wiederholte Ausführung der gleichen Operation ein hinreichendes Kontrollmaterial.

Gegen unsere 4. und 5. Cautel könnte man einwenden, daß wir noch gar nicht wissen, ob die Markscheide des von seiner Zelle abgetrennten Teiles der Nervenfaser auf einmal in ihrer ganzen Länge degeneriert oder ob die Degeneration an einem Ende beginnt oder aber einen segmentalen Charakter zeigt. Gegen unsere 6. Cautel wird man einwenden, daß wir gewisse Degenerationen und namentlich das Ende mancher auf diese Weise vernachlässigen. Wir sind uns der Berechtigung dieser Einwände wohl bewußt. Aber die Hirnfaserlehre ist so reich an unsicheren und falschen Behauptungen, daß wir stets bemüht gewesen sind, ihre Zahl nicht noch zu vermehren, sondern nur sichere Tatsachen zu bringen.

Dieses vermag nach unseren Erfahrungen die Marchimethode bei Anwendung der eben genannten Cautelen durchaus im Rahmen derjenigen Leistungsfähigkeit, welche überhaupt für Markscheidendegenerationsmethoden nach unseren Ausführungen auf S. 455 in Betracht kommt.

Dagegen hat die Marchimethode zweifellos der später zu erwähnenden Methode des Studiums der untergegangenen Markscheiden nach lange zurückliegenden Verletzungen gegenüber bestimmte Vorzüge.

1. Es können Verletzungen ausgenutzt werden, welche relativ schnell zum Tode führen. Dementsprechend braucht man operierte Tiere auch nicht so lange am Leben zu behalten.

2. Wenn es auch nicht absolut sicher ist, ob in Einzelfällen nicht eine retrograde Markscheidendegeneration bereits 3 Wochen nach der Verletzung in Erscheinung treten kann, so ist doch sicherlich das Bild der sekundären (d. h. cellulofugalen) Degeneration viel weniger durch retrograde Markscheidenveränderungen getrübt als bei alten Herden. Ein Überspringen des Entartungsprozesses der Markscheide auf das nächstfolgende Neuron dürfte vollends — wenigstens in den meisten Fällen — ausgeschlossen sein.

3. Man kann eine in bezug auf die Faserzahl viel unbedeutendere sekundäre Degeneration erkennen als es bei alten Herden möglich ist.

4. Wir haben schon oben darauf hingewiesen, daß die Marchischollen in einem proportionalem Größenverhältnis zum Kaliber der ehemaligen Markscheiden stehen. Wir können so an Stellen, wo sich qualitativ verschiedene degenerierende Fasern mengen, dieses Faktum zu ihrer Trennung benützen.

b) Studium der retrograden Zellveränderungen. Die Methode stammt von Nissl (40). Er wies nach — wie wir schon S. 450, 452 und 464 erwähnt haben —, daß 14 Tage nach einer Neuronenunterbrechung eine retrograde Veränderung im Zelleib und eine Reaktion in der umliegenden Neuroglia stattfindet. Nissl hat uns persönlich mitgeteilt, daß er in seinen letzten Lebensjahren hauptsächlich die Neurogliaveränderung als Indikator des retrograden Degenerationsprozesses angesehen hat. Diese Methode ist noch für sehr kleine Herde verwendbar. Aber sie klärt uns nicht über den Weg der zugehörigen Nervenfasern auf.

2. Ältere Defekte. Diese Methode ist auf dieselben Techniken angewiesen, welche wir S. 473 als für jugendliche Defekte anwendbar angegeben haben. Sie arbeitete dementsprechend ursprünglich mit Serien, welche mit Carmin gefärbt waren. Wir konnten in diesen gleichzeitig den Weg der degenerierten Markfasern an der mit Carmin sich deutlich färbenden Gliawucherung und einen Teil der retrograden Veränderungen in Nervenzellen und Neuroglia erkennen. Später hat man vielfach Celloidin-Weygertserien angewandt. Man kann die Schnitte bald wenig, bald stark differenzieren. Die ersteren klären uns bei einwandfreiem Leichenmaterial und richtiger Technik mit Hilfe der Myeloarchitektonik darüber auf, was an Grisea in dem betreffenden Gehirn intakt geblieben ist. Wir können daraus ableiten, welche Grisea zerstört wurden, wenn wir auch nichts von ihrer individuellen Ausbildung wissen. Wir können z. B. bei Rindenherden über die Feststellung der zerstörten Windungsabschnitte hinaus zu einer der vernichteten Teile der myeloarchitektonischen Felderung und Schichtung vordringen. Wenig differenzierte Schnitte gestatten ferner, durch einen Vergleich mit normalen Schnitten, auch noch die Erkennung des degenerativen Ausfalles solcher Markfasern, welche nur noch einzeln ihrem Ziele zustreben. Die stark differenzierten Schnitte decken andererseits den architektonischen Zerfall der weißen Substanz auf und gestatten so eine genaue topographische Beschreibung des Verlaufs der degenerierten Faserzüge. Man kann endlich in den Celloidin-Weygertserien durch die Färbung einzelner Schnitte nach van Gieson oder anderen Zellfärbungs-

methoden, wenigstens gewisse Einblicke in die Zellverhältnisse des betreffenden Gehirns gewinnen. Nur nebenbei sei noch hervorgehoben, daß derartige Markscheidenserien zugleich noch eine Einsicht in die individuelle Myeloarchitektonik der nicht verletzten Teile des betreffenden Nervensystems gestatten. Diese Einsicht ist pathophysiologisch äußerst wertvoll, weil bekanntlich der Zustand des intakt gebliebenen Teiles des Zentralnervensystems die Symptomatologie eines Substanzverlustes stark beeinflußt (57, S. 174). Wir haben neuerdings — den technisch allerdings sehr umständlichen — Versuch einer Formolparaffinserie mit abwechselnden Zell- und Eisenhämatoxylinfärbungen gemacht. Die Markscheidenfärbung reicht zur topographischen Verfolgung der degenerierten Fasersysteme vollständig aus. Und andererseits haben wir alle Vorteile guter Zellbilder. Außer einer cytoarchitektonischen Bewertung des intakt gebliebenen Teiles des Zentralnervensystems ist damit eine präcise cytoarchitektonische Umgrenzung des Herdes, eine weitgehende histopathologische Analyse desselben und ein vollständiger Einblick in die retrograden Zellveränderungen und Gliareaktionen erzielbar.

Die Nachteile des Studiums älterer Markscheidendegenerationen gegenüber frischen haben wir S. 474 zusammengestellt. Die Vorteile bestehen außer der Ermöglichung einer architektonischen Bewertung der übrigen Gebiete des betreffenden Zentralnervensystems in einer größeren Haltbarkeit, in einer besseren architektonischen Orientierbarkeit und in einer weitgehenden Photographierbarkeit der ganzen Verhältnisse. Die zuletzt erwähnte Formol-Paraffintechnik mit wechselnden Färbungen gewährt dabei besonders wertvolle Einblicke.

2. Die Synaptologie.

Unter Synaptologie ist die Lehre von den intragrisealen Leitungen zu verstehen. Hier hat die Golgimethode — speziell in der Meisterhand S. Ramón y Cajals — Großes geleistet. Aber wie wir schon S. 465 hervorhoben, sind an embryonalen oder jugendlichen Zentralnervensystemen gemachte Befunde nicht ohne weiteres auf das erwachsene zu übertragen. Außerdem führt diese Methode durch Verklebungen zu schweren Täuschungen. In jüngerer Zeit hat die Silberreduktionsmethode uns einige ergänzende Einblicke in die hier zur Erörterung stehenden Verhältnisse gewährt (15, 6). Aber wie Ramón y Cajal hervorhebt (13, Tome II, S. 598), sind die Ergebnisse bisher nur geringfügig gewesen.

Man kann für die Zukunft noch an einen Erkenntnisweg denken. Wir haben nachgewiesen, daß es viel mehr elektive Erkrankungen des Zentralnervensystems gibt, als man bisher annahm (59). Dazu können sich experimentelle gesellen. Wir haben dann weiter gefunden, daß öfter elementare Grisea, z. B. die Schichten eines Rindenfeldes, in einer bestimmten Reihenfolge erkranken. Wir haben uns selbst sofort die Frage vorgelegt (59, S. 70 und 96), ob dabei nicht retrograde Veränderungen im Sinne der Nisslschen Degenerationsmethode eine causale Rolle spielen. Diese Auffassung hat Jakob (29) später von neuem vertreten. Die Schnelligkeit, mit welcher bei Experimenten die Schichten der Rinde der Reihe nach erkranken können (59, S. 70), und die wechselnde Reihenfolge der Schichtenerkrankungen (66, S. 286) weisen aber darauf hin, daß retrograde Prozesse nur für ganz bestimmte Fälle in Betracht kommen können. Aber solche mag es immerhin geben. Und sie mögen künftighin einmal eine gewisse Bedeutung für die Synaptologie gewinnen.

Wie dem auch sei: vorläufig steckt die ganze Synaptologie noch in den Kinderschuhen. Dementsprechend werden auch in den folgenden Kapiteln die Cyto- und Myeloarchitektonik und die Lehre der extragrisealen Fasersysteme die Hauptrolle spielen. Wir wissen sehr wohl, daß ohne einen vollständigen Einblick in die intragrisealen Leitungsverhältnisse uns der Mechanismus der nervösen Prozesse des Zentralnervensystems niemals vollständig klar werden wird. Aber bei dem Fehlen einer wirklich einwandfreien Methode, die Synaptologie aufzuklären, ist es für denjenigen Forscher, welchem an exakter Arbeit gelegen ist, ein Gebot, sich zunächst denjenigen Tatsachen zuzuwenden, welche mit unseren heutigen Methoden faßbar sind. So zu handeln ist nicht — wie RAMÓN Y CAJAL (*13*, Teil II, S. 578) behauptet — eine Verzögerung unseres Erkennens, sondern die Vermeidung von Irrtümern. Diese Auffassung beherrscht die folgenden Kapitel.

Literatur.

1. **Anton:** Über die Beteiligung der großen basalen Ganglien bei Bewegungsstörungen usw. Jahrb. f. Psychiatrie u. Neurol. **14**, S. 141. 1895. — 2. **Barany** und **Vogt, C. u. O.:** Zur reizphysiologischen Analyse der corticalen Augenbewegungen. Journ. f. Psychol. u. Neurol. **30**, S. 87. 1924. — 3. **Beck:** Zur Exaktheit der myeloarchitektonischen Felderung des Cortex cerebri. Ebenda **31**, S. 281. 1925. — 4. **Bielschowsky:** Einige Bemerkungen zur normalen und pathologischen Histologie des Schweif- und Linsenkerns. Ebenda **25**, S. 1. 1919. — 5. Zur Histopathologie und Pathogenese der amaurotischen Idiotie. Ebenda **26**, S. 123. 1921. — 6. **Bielschowsky** und **Brodmann:** Zur feineren Histologie und Histopathologie der Großhirnrinde. Ebenda **5**, S. 173. 1905. — 7. **Braus:** Angeborene Gelenkveränderung, bedingt durch künstliche Beeinflussung des Anlagematerials. Arch. f. Entwicklungsmech. d. Organismen **30**, II. Teil, S. 459. 1910. — 8. **Brodmann:** Beiträge zur histologischen Lokalisation der Großhirnrinde. III. Die Rindenfelderung der niederen *Affen*. Journ. f. Psychol. u. Neurol. **4**, S. 177. 1905. — 9. Bemerkungen über die Fibrillogenie und ihre Beziehungen zur Myelogenie. Neurol. Zentralbl. **26**, S. 338. 1907. — 10. Feinere Anatomie des Großhirns. Handb. d. Neurologie I, II, S. 206. 1910. — 11. Physiologie des Gehirns. Neue dtsch. Chirurgie **11**, S. 88. 1914. Mit umfangreicher Literaturangabe. — 12. **Brouwer:** Beitrag zur Kenntnis der chronischen diffusen Kleinhirnerkrankungen. Neurol. Zentralbl. **38**, S. 674. 1919. — 13. **Cajal:** Histologie du système nerveux. Paris 1911. — 14. **Cox:** Imprägnation des zentralen Nervensystems mit Quecksilbersalzen. Arch. f. mikroskop. Anat. **37**, S. 16. 1891. — 15. **Doinikow:** Beitrag zur Histologie des Ammonshorns. Journ. f. Psychol. u. Neurol. **13**, S. 166. 1908. — 16. **Döllken:** Verschiedene Arten der Reifung des Zentralnervensystems. Neurol. Zentralbl. **25**, S. 956. 1906. — 17. Beiträge zur Entwicklung des *Säuger*gehirns. Ebenda **26**, S. 50. 1907. — 18. **Edinger:** Vorlesungen über den Bau der nervösen Zentralorgane. 7. Aufl., **2**. 1908. 8. Aufl., **1**. 1914. — 19. **Flechsig:** Gehirn und Seele. Leipzig 1894. — 20. Einige Bemerkungen über die Untersuchungsmethode der Großhirnrinde. Arch. f. Anat. u. Physiol., Anat. Abt. 1905. S. 337. — 21. Bemerkungen über die Hörsphäre des menschlichen Gehirns. Neurol. Zentralbl. **27**, S. 2. 1908. — 22. Anatomie des menschlichen Gehirns und Rückenmarks. I. Leipzig, Thieme 1920. — 23. **Flores:** Die Myeloarchitektonik und die Myelogenie des Cortex cerebri beim *Igel*. Journ. f. Psychol. u. Neurol. **17**, S. 215. 1911. — 24. **Friedemann:** Die Cytoarchitektonik des Zwischenhirns der Cerkopitheken mit bes. Berücksichtigung des Thalamus opticus. Ebenda **18**, Ergänzungsh. 2, S. 309. 1912. — 25. **Gehuchten:** La dégénérescence dite rétrograde. Névraxe 5. 1903. — 26. **Hertwig, O.:** Handbuch der Entwicklungslehre **3**, 10. Kap., S. 151. 1906. — 27. **Hirako:** Über Myelinisation und myelogenetische Lokalisation des Großhirns beim *Kaninchen*. Schweiz. Arch. f. Neurol. u. Psychiatrie **13**, S. 325. 1923. — 28. Über sukzessive Differenzierung der Großhirnrinde auf myelogenetischer Grundlage. Arb. a. d. anat. Inst. d. Japan. Univ. zu Sendai, H. 11. 1925. — 29. **Jakob:** In ALTMAN: Über die umschriebene Gehirnatrophie des späteren Alters. Zeitschr. f. d. ges. Neurol. u. Psychiatrie 88, S. 642. 1923. — 30. **Kaufmann:** Über die Markscheidenbildung der Hinterstränge des Rückenmarks. Ebenda **67**, S. 190. 1921. — 31. **Kohnstamm:** Studien zur physiologischen Anatomie des Hirnstamms. III. Journ. f. Psychol. u. Neurol. **17**, S. 33. 1910. — 32. **Krahmer:** Ein myeloarchitektonischer Felderungsversuch. Ebenda **32**, S. 89. 1925. — 33. **Lorente de Nó:** Zur Gefäßarchitektonik der Großhirnrinde. Ebenda **35**. 1927. — 34. **Mauß:** Die faserarchitektonische Gliederung der Großhirnrinde bei niederen *Affen*. Ebenda **13**, S. 263. 1908. — 35. **Meckel:** Versuch einer Entwicklungsgeschichte der zentralen Teile des Nervensystems. Dtsch. Arch. f. Physiol. 1815. — 36. **Metz:** Die drei Gliazellarten und ihr Eisenstoffwechsel. Zeitschr. f. d. ges. Neurol. u. Psychiatrie 100, S. 428. 1926. — 37. **Metz** und **Spatz:** Die HORTEGAschen Zellen. Ebenda 85, S. 138. 1924. — 38. **Meynert:** Studien über die Bedeutung des zweifachen Rückenmarksursprungs aus dem Großhirn. Ber. d. math.-naturw. Kl. d. Wiener Akad. d. Wiss. **60**, 2. Abt., S. 449. 1869. — 39. **Monakow, v.:** Über den gegenwärtigen Stand der Frage nach der Lokalisation im Großhirn. Asher-Spiro, Ergebn. d.

Physiol. 1, 2, S. 534. 1902. Mit umfangreicher Literaturangabe. — 40. **Nissl:** Über eine neue Untersuchungsmethode des Zentralorgans, speziell zur Feststellung der Lokalisation der Nervenzellen. Zentralbl. f. Nervenheilkde. u. Psychiatrie. 1894. — 41. Die Hypothese der specifischen Nervenzellfunktion. Allgem. Zeitschr. f. Psychiatrie 54, S. 1. 1898. — 42. Die Großhirnanteile des *Kaninchens.* Arch. f. Psychiatrie 52, S. 867. 1913. — 43. **Po-poff:** Zur Kenntnis der Größe der Area striata. Journ. f. Psychol. u. Neurol. 34, S. 238. 1927. — 44. **Pfeifer:** Die Angioarchitektonik der Großhirnrinde. (Vorl. Mitteilung.) Monats-schr. f. Psychiatrie u. Neurol. 65, S. 168. 1927. — 45. **Rose:** Über das histogenetische Prinzip der Einteilung der Großhirnrinde. Journ. f. Psychol. u. Neurol. 32, S. 97. 1926. — 46. Der Allocortex bei Tier und Mensch. Ebenda 34, S. 1 u. 261. 1927. — 47. **Rosen-tal:** Experimentelle Studien über amöboide Umwandlung der Neuroglia. Hist. u. histopath. Arb. VI, S. 89. 1918. — 48. **Spatz:** Zur Anatomie der Zentren des Streifenhügels. Münch. med. Wochenschr. 68, S. 1441. 1921. — 49. Untersuchungen über Stoffspeicherung und Stofftransport im Nervensystem. Zeitschr. f. d. ges. Neurol. u. Psychiatrie 89, S. 130. 1924. — 50. **Spielmeyer:** Histopathologie des Nervensystems I. 1922. — 51. **Tuczek:** Über die Entwicklung der markhaltigen Nervenfasern in den Windungen des menschlichen Großhirns. Neurol. Zentralbl. 2, S. 457. 1883. — 52. **Vogt, C.:** La myéloarchitecture du thalamus du cercopithèque. Journ. f. Psychol. u. Neurol. 12, Ergänzungsh., S. 285. 1909. — 53. In OPPENHEIM u. VOGT: Wesen und Lokalisation der kongenitalen und infantilen Pseudobulbärparalyse. Ebenda 18, S. 293. 1911. — 54. Quelques considérations générales à propos du syndrôme du corps strié. Ebenda 18, Ergänzungsh. 4, S. 479. 1911. — 55. To-pistik und psychiatrische Klassifikation. Zeitschr. f. d. ges. Neurol. u. Psychiatrie 101, S. 798. 1926. — 56. **Vogt, C. und O.:** Zur Erforschung der Hirnfaserung. Neuro-Biolog. Arb., 1. Serie. 1, 1. Liefg. 1902. — 57. Allgemeinere Ergebnisse unserer Hirnforschung. Journ. f. Psychol. u. Neurol. 25, Ergänzungsh. 1, S. 277. 1919. — 58. Zur Lehre der Erkrankungen des striären Systems. Ebenda 25, Ergänzungsh. 3, S. 627. 1920. — 59. Er-krankungen der Großhirnrinde im Lichte der Topistik, Pathoklise und Pathoarchitektonik. Ebenda 28. 1922. — 60. Die vergleichend-architektonische und die vergleichend-reiz-physiologische Felderung der Großhirnrinde. Naturwissenschaften 14. Jg., S. 1191. 1926. — 61. **Vogt, M.:** Über omnilaminäre Strukturdifferenzen und lineare Grenzen der archi-tektonischen Felder der hinteren Zentralwindung des Menschen. Journ. f. Psychol. u. Neurol. 35. 1927. — 62. **Vogt, O.:** Sur les différentes méthodes qui peuvent servir à l'établissement de l'homologie des différentes régions de l'écorce cérébrale. XIIIᵉ Congrès internat. de Médecine. Paris 1900. — 63. Die hirnanatomische Abteilung des Berliner Neuro-Biologischen Universitäts-Laboratoriums mit besonderer Berücksichtigung ihrer bisherigen Resultate auf dem Gebiete der Reproduktionstechnik. Verhandl. d. anat. Ges. 1904. S. 79. — 64. Die myelogenetische Gliederung des Cortex cerebelli. Journ. f. Psychol. u. Neurol. 5, S. 235. 1906. — 65. Der Begriff der Pathoklise. Ebenda 31, S. 245. 1925. — 66. Ein weiterer Beitrag zur elektiven Natur der pathoarchitektonischen Veränderungen der Großhirnrinde. Jubiläumsband für ROSSOLIMO, Moskau 1925. S. 284. — 67. Die physiologische Bedeutung der architektonischen Rindenfelderung und -schichtung der menschlichen Großhirnhemisphäre. Psychiatr.-Neurol. Wochenschr. 28. Jg., S. 1. 1926. — 68. Architektonik der menschlichen Hirnrinde. Allgem. Zeitschr. f. Psychiatrie 86, S. 247. 1927. — 69. Die anatomische Äquivalenz. Psychiatr.-Neurol. Wochenschr. 29. Jg., Nr. 18. 1927. — 70. **Wallenberg:** Einige Aufgaben der Nervenanatomie und ihre Be-handlung. Arch. f. Psychiatrie 76, S. 21. 1925.

B. Das Rückenmark[1].

Von

S. T. Bok
Utrecht.

Mit 62 Abbildungen.

I. Embryologie,
gleichzeitig Einleitung zur Synaptologie.

Unsere heutige Kenntnis bezüglich der Struktur des Rückenmarkes ist durch die Anwendung aller im vorigen Kapitel erörterten Arbeitsmethoden erhalten worden; aber im Gegensatz zu den anderen Teilen des Nervensystems ist hier insbesondere die Embryologie von großem Nutzen gewesen. Und dies nicht nur dadurch, daß die spät-embryonale Periode, zusammen mit der ersten postnatalen, die Gelegenheit bot, zahlreiche Strukturdetails, die im ausgewachsenen Organ keiner Untersuchung zugänglich sind, sichtbar zu machen. Dieser Umstand ist einerseits darauf zurückzuführen, daß verschiedene Imprägnationstechniken am besten in Geweben aus dieser Lebensphase gelingen und andererseits darauf, daß die für das Studium des Nervensystems so wichtige Markreifung in diese Zeit fällt. Wir kennen das junge Rückenmark dadurch bedeutend besser als das ausgewachsene und obwohl fast nicht genug betont werden kann, daß hiermit keine direkten Data über das ausgewachsene Organ erhalten sind, so ist doch unsere Kenntnis betreffs des Rückenmarks im allgemeinen sehr wesentlich dadurch bereichert. Aber daneben — und dies gilt insbesondere für das Rückenmark — bot die jungembryonale Periode die Gelegenheit, einen Einblick in die Verhältnisse der verschiedenen Kerne und Bahnen untereinander zu erhalten. In jungen Embryonen stets steigenden Alters hat es sich nämlich als möglich erwiesen, in jedem Altersstadium ein ziemlich vollständiges Bild von dem im Rückenmark vorhandenen Neuronenapparat in seiner Gesamtheit zu erhalten, so daß wir Schritt für Schritt verfolgen können, wie ein anfangs einfacher und übersichtlicher Neuronenkomplex (der dann indessen trotz seiner Einfachheit schon einen vollständigen Reflexapparat repräsentiert) durch Umbildung seiner Unterteile allmählich zu einem viel verwickelteren Komplex wird, in welchem wir einerseits die wichtigsten Unterteile des ausgewachsenen Rückenmarkes bereits erkennen können und wir andererseits die Verbindung zwischen den Kernen und Bahnen untereinander in großen Zügen zu überblicken noch im Stande sind, unter anderem dank der in diesem Stadium sehr auffallenden Distinktion dieser Unterteile. Im weiteren Entwicklungsverlaufe mißlingt es dann immer mehr, diese Gesamtübersicht der Verhältnisse festzustellen, indem eine große Anzahl neuer Elemente das Bild trübt und eine Veränderung in der Form des Ganzen überdies die für die Untersuchung so günstige Distinktion der Unterteile in hohem Maße herabsetzt. Im ausgewach-

---

[1] Abgeschlossen am 1. August 1926.

senen Rückenmark selbst sind denn auch nur wenig Data bezüglich der wechselseitigen Verhältnisse der Kerne und Bahnen festgestellt. Obwohl auch nun wieder
mit Nachdruck darauf hingewiesen werden muß, daß auch die jung-embryonale
Phase keine direkten Data betreffs der Verhältnisse im ausgewachsenen Rückenmark verschafft, ist es doch zweckmäßig, eine Übersicht dieser Entwicklung des
Neuronenapparates in der ersten Hälfte des embryonalen Lebens der Beschreibung des ausgewachsenen Organs vorangehen zu lassen. Da hiermit nur beab-
sichtigt wird, indirekte Data für das Verständnis des ausgewachsenen Rückenmarkes zu bringen, genügt es, diese Beschreibung auf ein Niveau — das Brustmark — zu beschränken [1].

1. Die Anlage des primitiven Neuronenkomplexes.

Die ersten Neurofibrillen, die während der embryonalen Entwicklung
im Rückenmark auftreten, bieten das typische Bild dar, welches von HELD (1909)
als fibrillogene Zone des Neuroblasten beschrieben ist. Die Wand des Neuralrohres ist in diesem Stadium wahrschein-
lich ein reines Syncytium: In einem kontinuierlichen Cytoplasmabett, in welchem
keine einzige Andeutung von Zellgrenzen
wahrzunehmen ist, liegt eine große Anzahl
Kerne. Diese sind untereinander von ziemlich gleicher Größe, sie haben die Form eines
Ellipsoids und liegen mit ihrer längsten Achse
radiär, nämlich ungefähr senkrecht zur
Wand des Neuralrohrlumens. In diesem
Syncytium entwickeln sich kleine, scharf begrenzte Netzwerke verschieden dicker Neurofibrillen (siehe Abb. 1). Obwohl diese Fi-
brillennetze in dem kontinuierlichen Cytoplasmabett entstehen, in welchem keine
Zellgrenzen nachweisbar sind, demonstriert
jedes doch schon von Anfang an eine Beziehung zu einem bestimmten Kern (der sich
übrigens nicht von den anderen Kernen unterscheidet): jedes Netz liegt nämlich in direkter Nähe und in der Verlängerung der
längsten Achse eines Kernes und zwar an
dem von dem Lumen abgewendeten Pol.
Die Achsenstellung der Neuroblasten
ist hier mit anderen Worten abventrikular. Wenn diese kleinen Netzwerke

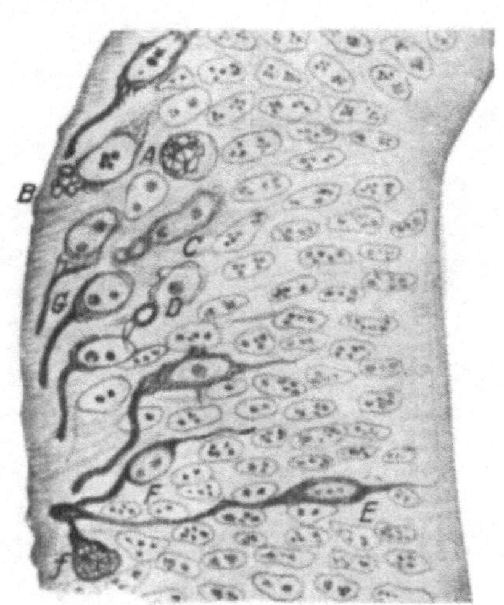

Abb. 1. Flügelplattenteil eines Querschnittes
durch das lumbale Rückenmark eines *Hühner-
embryos* am dritten Bebrutungstage. (Nach
CAJAL.) Silberreduktionsverfahren. *A* Neuroblast
mit fibrillogener Zone (abventrikular von dem
betreffenden Kern!); *B, C, D* beginnende Entwicklung des Neuriten (abventrikular!) und des Hauptdendriten; *E* bipolare Zelle, deren Neurit in
einer Wachstumskeule endet; *F* Neuron mit sehr
großer Wachstumskeule (*f*); *G* Neuron mit abventrikular ausgewachsenen und dann ventralwärts abbiegenden Neuriten.

sich ausdehnen, einerseits um ihren Kern herum, um an den ventrikularen Pol
dieses Kernes den ersten Dendriten zu bilden und andererseits von ihrem Kern
ab in der Form eines kompakten Neurofibrillenbündels, des in eine terminale
Verbreiterung, den sogenannten CAJALschen Wachstumskolben, auslaufenden
Neuriten, dann verlassen alle diese Neuriten ihr Perikaryon also auch in abventrikularer Richtung.

---

[1] Derselbe Umstand ist eine Entschuldigung dafür, daß hierbei nur tierisches Material
verwertet ist. Die jung-embryonale Entwicklung des Neuronenapparates ist beim Menschen
noch nicht studiert worden infolge der Schwierigkeit, eine Sammlung menschlicher Embryonen zu erhalten, die frisch genug sind, den zentralen Neuronenapparat vollständig
darin imprägnieren zu können.

Diese Neuroblasten sind nicht gleichmäßig über alle Teile des Neuralrohres verbreitet. In erster Linie liegen sie bis auf wenige Ausnahmen nur in der äußeren Hälfte der Wanddicke (vergleiche Abb. 1 und 2). Diese äußere Hälfte trägt den Namen Mantelschicht. Die Kerne in derselben sind durchschnittlich etwas größer und liegen etwas unregelmäßiger als in der inneren Hälfte der Wanddicke, dem Ependym. In zweiter Linie kommen sie nicht in dem dorsal vom Lumen des Neuralrohres liegenden Gebiet (in der Hisschen Dachplatte) vor, ebensowenig wie ventral von diesem Lumen (in der Bodenplatte), so daß sie nur in der linken und rechten Seitenwand angetroffen werden (Abb. 2). Und in dieser Seitenwand endlich liegen sie am dichtesten zusammen in der dorsalsten, an die Dachplatte grenzenden Zone und in dem ventralsten, der Bodenplatte an-

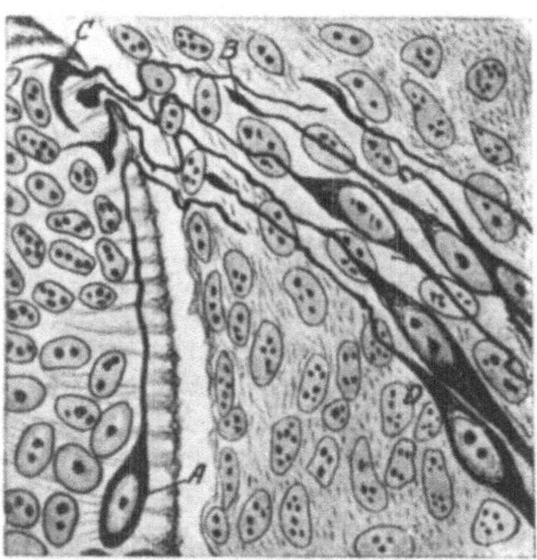

Abb. 2.   Abb. 3.

Abb. 2. *Hühner*embryo nach 56stündiger Bebrütung. (Nach Cajal). Silberreduktionsverfahren. *A* motorische Vorderwurzelfasern; *B* sensible Hinterwurzelfasern (mit Wachstumskeule); *C* motorische Fasern in der hinteren Wurzel (*Huhn* !); *a, b, c, d* bipolare motorische Zellen; *e* starke Wachstumskeule; *f* aberrierende motorische Vorderwurzelfaser; *g* Bogenfasern, die in die Bodenplatte eindringen zur Bildung der Commissura alba anterior; *h* erste Fasern des Vorderseitenstranges (Randschleier der Grundplatte). (Die Zellen wurden nach drei aufeinanderfolgenden Schnitten gezeichnet.) — Abb. 3. Teil eines Querschnittes durch das lumbale Rückenmark, eine Hinterwurzel und ein spinales Ganglion in einem *Hühner*embryo nach 56stündiger Bebrütung. (Nach Cajal.) Silberreduktionsverfahren. *A* motorisches Hinterwurzelneuron (*Huhn* !); *B* Wachstumskeule eines sensiblen Neurons in der Hinterwurzel; *C* Eintritt eines sensiblen Wurzelneuriten in das Neuralrohr (Randschleier der Flügelplatte) und Y-förmige Teilung der Wachstumskeule; *D* Anlage des spinalen (intervertebralen) Ganglions. (Die gezeichneten Zellen gehören zwei aufeinanderfolgenden Schnitten an.)

grenzenden Gebiet (Abb. 2). Zwischen diesem dorsalen und diesem ventralen Gebiet sind sie erheblich weniger zahlreich. Schon daran erkennen wir die strukturelle Bedeutung der von His (1904) gegebenen morphologischen Einteilung der Seitenwand in eine dorsale Hälfte, die Flügelplatte, und eine ventrale Hälfte, die Grundplatte, getrennt durch den — nicht immer deutlich entwickelten — Sulcus limitans, eine longitudinale Furche an der Innenfläche der Seitenwand, ungefähr mitten zwischen Dachplatte und Bodenplatte gelegen.

Obwohl diese Neuriten, wie gesagt, alle in derselben Weise abventrikular aus ihrem Perikaryon ausstrahlen, ist ihr Verlauf verschieden, je nachdem sie der ventralen oder der dorsalen Neuroblastengruppe entspringen.

Die Neuriten, welche in der Grundplatte entspringen, verlaufen in ihrer abventrikularen Richtung weiter und wachsen von dem Neuralrohr aus in die mesenchymalen Cytoplasmabälkchen hinein (Abb. 2 und 4), wo sie die Vorderwurzeln des Rückenmarkes und den weiteren efferenten Teil der peripheren Nerven bilden[1]. Die Neuriten aus den Flügelplattenneuroblasten dagegen bleiben alle im Zentralnervensystem. Diese Neuroblasten (Abb. 2 und 4) sind bereits ein wenig von der rein radiären Richtung abgewichen, und zwar derart, daß ihr abventrikularer Pol etwas ventralwärts neigt. Ihre Neuriten biegen dann noch weiter in ventraler Richtung um, wachsen durch die Mantelschicht der Grundplatte nach der Bodenplatte, via welche sie nach Passierung der Medianfläche die Grundplatte der entgegengesetzten Körperhälfte erreichen. Sie lagern sich dort in die oberflächlichste Schicht, oberflächlicher als die in dieser Grundplatte gelegenen Neuroblasten (Abb. 5). Dadurch wird hier eine neue, oberste, Schicht mit eigener Struktur gebildet, der sogenannte Randschleier, eine Faserschicht fast ohne Zellkerne und völlig ohne Neuroblasten. In ihrem Verlaufe zwischen ihrer Ursprungszelle und dieser Randzone zeigen diese Neuriten wenig Neigung, in kaudaler oder kranialer Richtung ab- oder aufzusteigen: sie bleiben ziemlich in der Ebene, die durch ihre Ursprungszelle quer zur Längsachse des Neuralrohres gedacht werden kann. Diese Faserteile sind unter dem Namen Hıssche Bogenfasern bekannt. In der Randzone der kontralateralen Grundplatte angelangt, verlassen sie diese Querfläche jedoch, indem sie in kranialer oder in kaudaler Richtung abbiegen, so daß sie in dieser Randzone longitudinale Fasern sind.

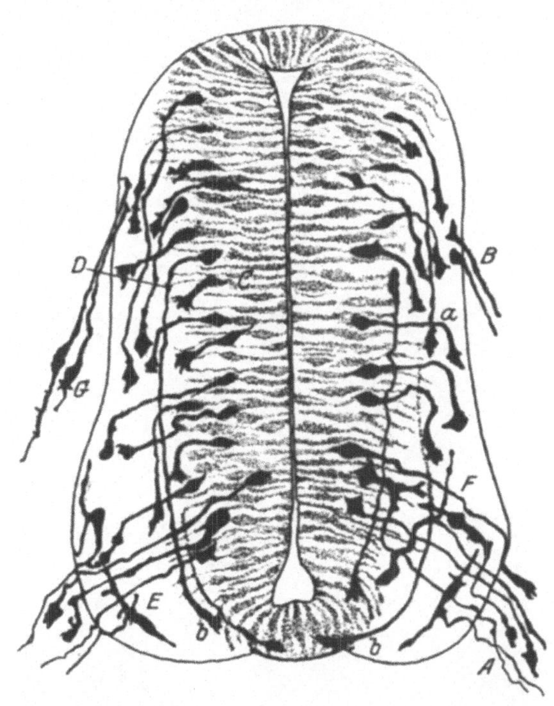

Abb. 4. Rückenmark eines *Hühner*embryos am dritten Bebrütungstage. (Nach CAJAL.) Golgiverfahren. *A* Vorderwurzel (Wachstumskeule peripherwärts); *B* Hinterwurzel (Wachstumskeule zentralwärts); *C* primitiver Neuroblast; *D* Flügelplattenzelle mit Bogenfaser; *E* motorische Zelle, die schon peripherwärts migriert ist und Dendriten entwickelt hat; *F* motorisches Neuron mit Wachstumskeule in der vorderen Wurzel; *G* spinales Ganglion; *a* zukünftige Bogenfasern; *b* Wachstumskeulen für die zukünftige Commissura alba anterior in der Bodenplatte.

Diese letzteren bedecken bald die ganze Mantelschicht der Grundplatte und bilden damit den zukünftigen Vorderseitenstrang.

Schon bald schlagen einige Neuriten von Flügelplattenzellen einen anderen Weg ein. Die hier gemeinten Fasern biegen, nachdem sie ihr Perikaryon verlassen haben, etwas weniger stark ventralwärts um, so daß sie bei ihrem Übergang aus der Flügelplatte in die homolaterale Grundplatte diese letztere nicht in der Mantelschicht, sondern in der Randzone erreichen (Abb. 4). Dort angelangt, biegen sie ebenfalls in longitudinaler Richtung um. Im Gegensatz zu den erstgenannten Fasern, welche am medialen Rand in die Randzone der kontralateralen Grundplatte eintreten, dringen diese also via den dorsalen Rand in die Randzone der homolateralen Grundplatte ein.

[1] Nach CAJAL (1909) verläßt ein vereinzelter dieser Neuriten, wenigstens bei den *Vögeln*, das Brustmark längs der Hinterwurzel (siehe Abb. 3).

Während dieser Entwicklung der zentralen Neuroblasten haben auch die Neuroblasten in den spinalen Ganglien Ausläufer gebildet und zwar jeder einen peripherischen Ausläufer, der als sensible Faser den peripherischen Organen zustrebt, und einen zentralen, der als hintere Wurzelfaser durch dünne Cytoplasmabälkchen in das Neuralrohr hineindringt (Abb. 3). Dieses Eindringen erfolgt in der sogenannten hinteren Wurzellinie, einer Linie, die auf der äußeren Oberfläche des Neuralrohres parallel zu dessen Längsachse verläuft, und zwar auf dem Flügelplattenteil, ungefähr in der Mitte zwischen Grundplatte und Dachplatte. Die primär-sensiblen Neuriten befinden sich also nach ihrem Eintritt in die Wand des Neuralrohres in der Flügelplatte. Sie spalten sich dann unmittelbar durch **Y-förmiges Auswachsen** ihres Wachstumskolbens (Abb. 3) in zwei Fasern, deren eine kranialwärts aufbiegt, während die andere kaudalwärts verläuft. Beide aus dieser Dichotomie entsprossene Verlängerungsstücke des primär sensiblen Neuriten sind also longitudinale Fasern. Dadurch, daß diese sich in den oberflächlichsten Teil der Wandfläche lagern, entsteht auch hier in der Flügelplatte eine Randzone, welche Randzone hier den zukünftigen Hinterstrang darstellt.

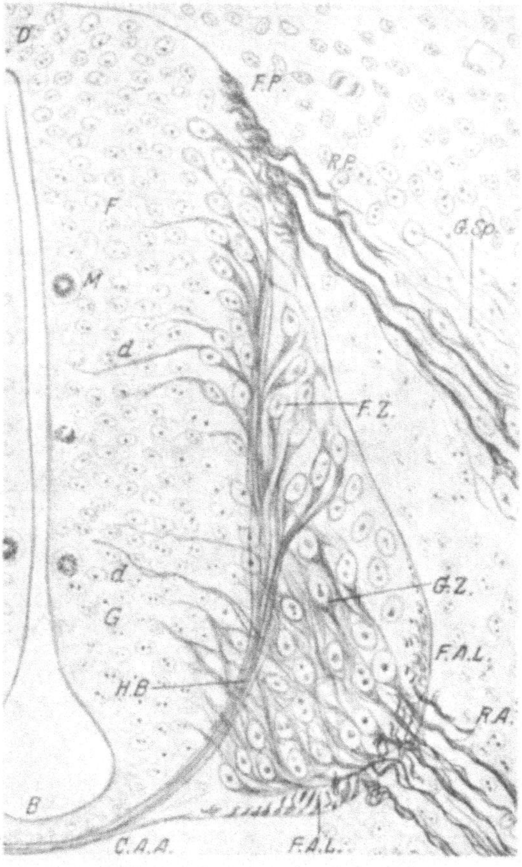

In dem hier beschriebenen Entwicklungsstadium ist also ein Neuronenapparat vorhanden, der, obwohl von höchst einfachem Bau, doch bereits mit seinem afferenten, seinem Schalt- und seinem efferenten Neuron einen vollständigen Reflexapparat darstellt. Vom Sinnesorgan bis zum Effektor sind die Reflexwege gelegt, in denen nur noch die Schaltung der aufeinanderfolgenden Neuronen in-

Abb. 5. Rückenmark eines *Hühner*embryos am vierten Bebrütungstage. (Nach Cajal.) Silberreduktionsverfahren. *D* Dachplatte; *F* Flügelplatte; *G* Grundplatte; *B* Bodenplatte; *M* Mitose im Ependym; *G. Sp.* spinales Ganglion; *R. P.* Radix post.; *F. P.* Hinterstrang; *F. Z.* primitive Schaltzellen (Mantelschicht der Flügelplatte); *d* adventrikulare Dendriten; *H. B.* Hissche Bogenfasern (von den Flügelplattenzellen zur Commissura alba anterior); *C. A. A.* Commissura alba anterior; *F. A. L.* Vorderseitenstrang (Randschleier der Bodenplatte); *G. Z.* Vorderwurzelzellen (in der Mantelschicht der Grundplatte); *R. A.* Vorderwurzel.

niger gemacht werden wird: Synapse, wie diese im ausgewachsenen Nervensystem angenommen werden, kommen hier nicht vor; zwischen dem ersten und dem zweiten Neuron besteht eine deutliche Lücke, ebenfalls zwischen dem zweiten und dem dritten Neuron; aber das Perikaryon des einen Neurons liegt doch schon deutlich in der Nähe des Neuriten des vorigen.

2. Die erste Anordnung der primitiven Neuronen in der Flügelplatte (Hinterstrang, Hinterhorn, LISSAUERsche Randzone).

In Übereinstimmung mit der Vollständigkeit der Reflexbogen in dem soeben beschriebenen Stadium erfolgt die weitere Entwicklung nicht durch Zwischenschaltung eventuell noch fehlender Neuronen, sondern durch Umbildung des ganzen Neuronenkomplexes, wodurch Neuronengruppen, die in diesem Stadium noch verhältnismäßig homogen gebaut sind, sich spalten in Untergruppen mit Unterschieden in Bau und damit zusammenhängenden Unterschieden in Funktion. Diese Differenzierung ist mit einer Hypertrophie verbunden, sowohl

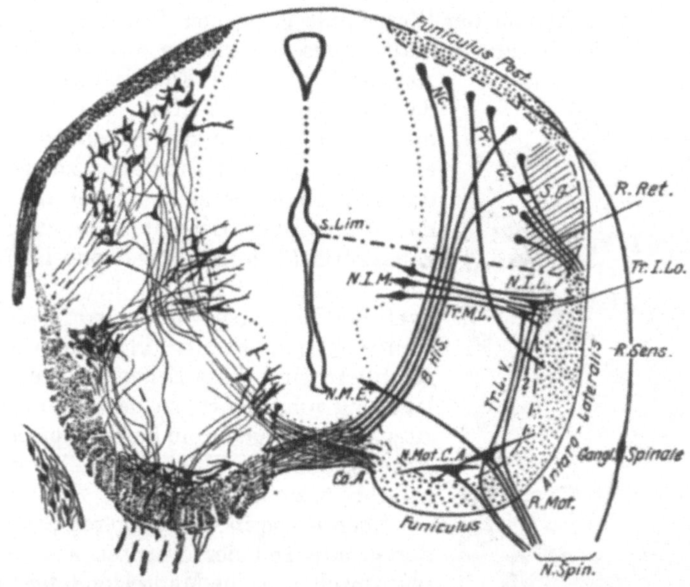

Abb. 6. Querschnitt durch das Brustmark eines *Caviae*embryos von 13 mm Scheitel-Steiß-Länge. Silberreduktionsverfahren. (Rechte Hälfte schematisiert.) ·········· Grenze zwischen Ependym und Mantelzone; ———— Grenze zwischen Mantelzone und Randzone; · — ·· — · — · Grenze zwischen Grundplatte und Flügelplatte; *B. His.* Bogenfasern von His; *Co. A.* Commissura (alba) anterior; *N. I. L.* Nucleus intermedio-lateralis; *N. I. M.* Nucleus intermedio-medialis; *N. M. E.* Nucleus motorius ependymalis; *N. Mot. C. A.* Nucleus motorius cornu anterioris; *N. Spin.* Nervus spinalis; *Nc. Pr. C. P.* Nucleus proprius cornu posterioris; *R. Ret.* Regio reticularis; *R. Mot.* Radix motorius; *R. Sens.* Radix sensibilis; *S. G.* Substantia gelatinosa; *S. Lim.* Sulcus limitans; *Tr. I. Lo.* Tractus intermedio-longitudinalis; *Tr. L. V.* Tractus lateroventralis; *Tr. M. L.* Tractus mediolateralis.

des Ganzen als spezieller Unterteile. Ein Teil der hier genannten Differentiationen wird in gleicher Weise auch in den Hirnbläschen gefunden, die anderen sind spezifisch für das Rückenmark. Das Resultat der ersten, mehr allgemein auftretenden Differenzierung zeigt Abb. 6, welche dem Brustmark eines 13 mm langen *Cavia*embryos entlehnt ist[1].

Die Randzone der Flügelplatte ist erheblich größer geworden, und zwar hauptsächlich in tangentialer Ausdehnung; die primär sensiblen Fasern füllen sie von der dorsalen Wurzellinie bis zur Dachplatte hin aus (ventral von der Wurzellinie, das heißt zwischen dieser und der Grundplatte, kommen sie nicht vor). Diese

---

[1] Zur Illustrierung der jüngeren Stadien benutzte ich das *Huhn*, um die klassischen Beispiele CAJALs, der die skizzierten Verhältnisse zuerst vollständig beschrieb, reproduzieren zu können. In der Folge bespreche ich die von mir an den *Säugern* festgestellten Befunde. Jüngere *Säugetier*embryonen zeigen jedoch dieselben Bilder wie die oben beschriebenen, so daß durch dieses Übergehen auf eine andere Tierart wahrscheinlich kein erheblicher Fehler gemacht wird.

Vergrößerung ist stärker als die Zunahme der Anzahl Hinterwurzelfasern, so daß wir annehmen müssen, daß die Länge der longitudinalen Äste dieser Fasern größer geworden ist.

Die unter der Randzone gelegene Mantelschicht der Flügelplatte hat bedeutend an Dicke zugenommen. Die hierin gelegenen, bereits ziemlich großen, Ganglienzellen zeigen die Neigung, sich von dem Ependym zu lösen und in der Richtung der Randzone zu verschieben. Diese Verschiebung zonalwärts bedeutet eine Verlagerung in der Richtung der Reizquelle dieser Neuronen, nämlich in der Richtung der primär sensiblen Neuriten, und fällt somit unter das KAPPERSsche Gesetz der Neurobiotaxis. Sie ist denn auch am stärksten unter dem Hinterstrang, wo die Zellen sich bis hart an die Randzone lagern, und weniger stark unter dem ventral von der Wurzellinie gelegenen Teil der Randzone, der keine primär sensiblen Fasern enthält. Zwischen diesem letztgenannten Randzonenteil und den Flügelplattenzellen bleibt dadurch ein Gebiet offen, das sich später als die Ursprungsstelle der Substantia gelatinosa erweisen wird. Im Einklange zu dem Gesetze der Neurobiotaxis steht ferner die Tatsache, daß die meisten Dendriten dieser Zellen nun zonalwärts (d. h. zur Randzone hin) gerichtet sind: die Dendriten gehen bei der Verlagerung nach der Reizquelle immer vor. Während die Neuriten erst abventrikular ihren Zellen entstrahlten, sind diese Zellen infolge dieser Verlagerung umgekehrt, so daß die meisten Neuriten nun abzonal ihrem Perikaryon entstrahlen. Eine Andeutung dieser Umdrehung ist schon in Abb. 5 zu finden.

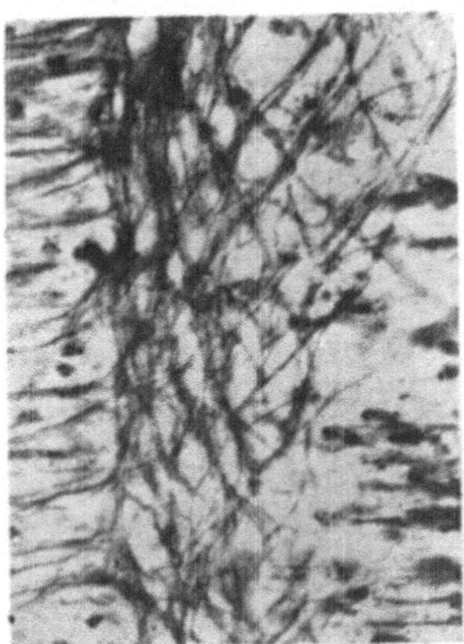

Abb. 7. Frontalschnitt durch den Übergang von der Commissura alba anterior (links) zum Vorderseitenstrang (rechts), 15 mm langer *Cavia*embryo. Silberreduktionsverfahren.

Ebenso wie in den jüngeren Stadien dringt der größte Teil der Neuriten aus den Flügelplattenzellen in die Mantelzone der angrenzenden Grundplatte ein, welche Platte sie, zu einem relativ losen, dem Ependym anliegenden Bündel vereinigt, durchlaufen, so daß sie in die innerste (dorsalste) Schicht der Bodenplatte einströmen. In dieser Bodenplatte, wo sie zusammen mit den aus der entgegengesetzten Richtung kommenden Neuriten die Commissura anterior bilden, streben sie in diagonaler Richtung der oberflächlicheren Schicht zu, so daß sie die Grundplatte der entgegengesetzten Körperhälfte in deren Randzone erreichen. Dort biegen sie sofort aus der Querebene, in welcher sie bis hier geblieben waren, ab, und zwar unter verschiedenen Winkeln, die alle kleiner als 90° sind (siehe Abb. 7). In dem Vorderseitenstrang — denn dies ist ja die Randzone der Grundplatte — steigen sie also auf und ab, aber gleichzeitig entfernen sie sich immer weiter von der Bodenplatte, so daß sie in immer höheren, beziehungsweise niedrigeren Segmenten stets weiter lateral (später dorsolateral) zu liegen kommen. Sie folgen mit anderen Worten keinen beschreibenden Linien längs der zylindrischen Oberfläche des Neuralrohres, wie dies der Fall sein würde, wenn sie unter rechten Winkeln umgebogen wären, sondern Schraubenlinien, und zwar Schraubenlinien mit divergierender Höhe des Schraubenganges.

Die Neuriten aus den übrigen Flügelplattenzellen streben der Randzone der gleichseitigen Grundplatte zu. Die meisten erreichen diese Randzone in deren dorsalstem Teil, dort, wo sie an die Flügelplatte grenzt. Ehe sie die Randzone er-

reichen, fangen sie — im Gegensatz zu den kreuzenden Fasern — an, schon etwas
kaudal- und kranialwärts aus dem Querschnitt abzubiegen, so daß sie in dem ventrolateralen Teil der Flügelplattenmantelzone in dem gezeichneten Querschnitt
nicht mehr in Längsrichtung verlaufend gesehen werden, sondern schon mehr oder
weniger quer. Dieses Gebiet des Rückenmarkes bekommt dadurch ein eigenes Gepräge, eine relativ lose Gruppierung von Faserbündelchen, die in ihrem schräg
longitudinalen Verlauf (von ihren Zellen ab sowohl aufsteigend als absteigend,
also in verschieden schrägen Richtungen), sich immer wieder kreuzen. Dieses
Feld, das lateroventral in die Grundplattenrandzone übergeht, ist die erste Anlage der sogenannten Substantia reticularis (spinalis); diese bildet den Übergang
zwischen Seitenstrang und Hinterhorn und ist auch im ausgewachsenen Organ
durch eine Durcheinandermischung von Bälkchen weißer und grauer Substanz gekennzeichnet. Es ist nicht mit Sicherheit festzustellen, ob hier nur Fasern aus
den Zellen des eigenen Hinterhornes zum Seitenstrang verlaufen oder aber, ob
auch nun schon Fasern darin liegen, die umgekehrt vom Vorderseitenstrang aus
nach dem Hinterhorn wachsen. Diese letzteren — die im ausgewachsenen Organ
wahrscheinlich zwischen den anderen bestehen — würden dann teils Zellen eines
weit entfernten Segmentes der homolateralen Flügelplatte entstammen, teils
die Verlängerung derjenigen Fasern sein, welche Zellen der kontralateralen Flügelplatte entspringen, als Bogenfasern die Mantelschicht der kontralateralen Grundplatte durchlaufen, in der Bodenplatte kreuzen und in der Randzone der homolateralen Grundplatte auf- oder abwärts biegen. Wir haben ja gesehen, daß diese
Fasern während ihres longitudinalen Verlaufes sich immer weiter von der Bodenplatte entfernen, so daß einmal eine Zeit kommen muß, daß sie in dem dorso-
lateralsten Teil des Vorderseitenstranges anlangen, wo sie in den Regio reticularis
übergehen können.

Einige Neuriten aus den Flügelplattenzellen endlich dringen mit den Bogenfasern in die Mantelschicht der angrenzenden Grundplatte ein, biegen dann aber
lateralwärts ab um dort in die Randzone einzutreten, ungefähr bei dem später
zu nennenden Seitenhorn. Sie werden den Tractus dorsolateralis bilden.

In demjenigen Teil der Flügelplatte, der schon auf Seite 484 als Ursprungsstelle der Substantia gelatinosa angedeutet wurde, kommen in diesem Stadium
die ersten Nervenzellen zur Entwicklung. Es sind kleine Zellen, die ihre dünnen
Neuriten nach der oberflächlichsten Schicht der Randzone entsenden, wo sie
einen äußerst dünnen Randschleier bilden, die zukünftige LISSAUERsche Randzone. Diese erstreckt sich von dem zur Grundplatte gehörenden Seitenstrang
bis an die hinterste Wurzellinie, von wo an die primär sensiblen Fasern des
Hinterstranges die weitere Flügelplattenrandzone ausfüllen. Die dünnen Neuriten bleiben nur eine kurze Strecke in dieser LISSAUERschen Randzone: sie
biegen bald wieder aus derselben ab, um in einer nicht weit von ihrer Ursprungszelle entfernten Stelle der Substantia gelatinosa selbst wieder zu endigen.

3. Die erste Anordnung der primitiven Neuronen in der Grundplatte (Vorderseitenstrang, Vorderhorn, Pars intermedia).

Die Randzone der Grundplatte bildet in den 13 mm langen *Cavia*embryonen ein kompaktes, ziemlich plattes Bündel, den Vorderseitenstrang,
der sich von der Grundplatte ab in einem Bogen ventral und lateral um das
spätere Vorderhorn herum bis zu der Grenze zwischen Grundplatte und Flügelplatte erstreckt, das ist bis dort, wo die Substantia gelatinosa Rolando und die
LISSAUERsche Randzone den Anfang der Flügelplatte ankündigen. Dieser Vorderseitenstrang ist bedeutend dicker als der Hinterstrang (der longitudinale Teil
der sekundären Neuronen ist also wahrscheinlich länger als derjenige der primären

Neuronen in diesem Stadium). Sein mediales, der Grundplatte anliegendes, Endgebiet wird von der kräftigen Commissura alba anterior durchkreuzt, wodurch ein kleines, sehr kompaktes Faserbündelchen vom Vorderstrang abgetrennt wird. Ob diesem longitudinalen Bündelchen, das dem Ependym anliegt und das viele, auf Längsschnitten besonders deutliche Anastomosen mit dem Hauptbündel aufweist, eine besondere Bedeutung beizumessen ist, ist nicht festgestellt worden. Es ist aber sehr konstant und charakteristisch. (Bei *Reptilien* ist es sehr groß und wird es aufgebaut von den dicken Neuriten der im Hinterhorn liegenden Riesenzellen [T. Terni 1921]. Derartige Riesenzellen kommen aber bei den höheren Tieren und beim Menschen nicht vor.)

Der Vorderseitenstrang empfängt, wie wir sahen, die kontralateral entsprungenen Fasern an seinem medialen Rand, die homolateralen an seinem dorsalen Rand. Beide Faserarten bilden unmittelbar nach ihrem Eintritt in diese Randzone Schraubenlinien mit verschiedener Ganghöhe. Von den Fasern, die dicht zusammen in der kontralateralen Flügelplatte entspringen und die, wie oben gesagt, alle zusammen aus der Commissura anterior in diesen Strang eintreten, werden einige also mit großer Schraubenganghöhe auf- oder abwärts steigen, andere mit geringerer, so daß sie sich fächerförmig über den Seitenstrang verteilen. Dasselbe gilt für die homolateral entsprungenen Fasern an dem dorsalen Rand.

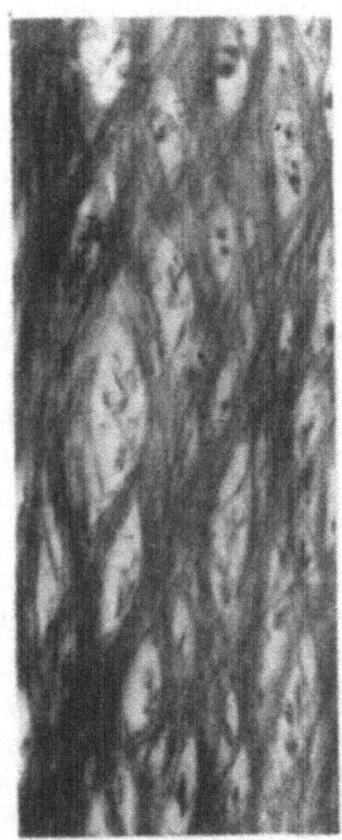

Abb. 8. Frontalschnitt durch den Vorderseitenstrang in einem 15 mm langen *Cavia*-embryo. Silberreduktionsverfahren.

Wenn wir in sagittal und frontal geschnittenen Embryonen diesen Strang untersuchen, dann zeigt es sich, daß er nicht aus einfach parallel laufenden Fasern besteht, sondern aus in zwei Richtungen schräg verlaufenden Fasern, die sich in charakteristischer Weise immer wieder kreuzen. In Abbildung 8, eines frontalen Schnittes durch den Vorderseitenstrang, ist zu sehen, daß die Fasern im allgemeinen nicht individuell verlaufen, sondern daß sich jedesmal eine Anzahl Fasern zu einem Bündel gruppiert. Jedes dieser Bündel enthält viel mehr Fasern als die Abbildung vermuten läßt, da die Bündel in der Richtung von innen nach außen 5—10 mal so dick sind wie in der tangentiellen, in welcher sie in dem photographierten Schnitt geschnitten waren (siehe ihren Querdurchschnitt auf Abb. 6). Diese Bündel sind es nun, die, statt der Achse parallel zu liegen, schräg verlaufen, das eine lateral, das andere medial geneigt. Unzählige Male sehen wir diese Bündel längs und namentlich durcheinander kreuzen, wodurch das Neuralrohr das Aussehen jener Spindel erhält, die mit der Drachenleine beim Herunterholen eines aufgestiegenen Kinderdrachens mit langen, schrägen Zügen um einen runden Stock gewunden zu werden pflegt (Abb. 8).

Dieser schräge Verlauf wird auf der runden Oberfläche des Neuralrohres zu einem Teile einer Spiralwindung, welch letztere dem von Woerdeman (1921) bemerkten und an zahlreichen intracellulären Fasersystemen demonstrierten Spiralverlauf, der nach ihm ein allgemeines Kennzeichen von Faserbündeln in lebendem Gewebe darstellt, analog ist. Hier tritt diese Spiralwindung also nicht in intracellulären, sondern in pluricellulären Faserbündeln auf.

Betrachten wir diese Faserverhältnisse noch etwas eingehender, dann erweist sich eine Kreuzung von zwei Bündeln als ein zusammengesetzter Prozeß. Die beiden Bündel, die sich kreuzen werden, vereinigen sich über eine kurze Strecke zu einem einzelnen Bündel, in welchem die Neuriten jedes ursprünglichen Bündels teils gesondert bleiben, teils sich miteinander vermischen. (Ob sie sich hierbei im Sinne Woerdemans umeinander schlingen, wage ich noch nicht zu sagen, ebensowenig, wie es mir deutlich ist, ob sich die Fasern eines Bündels in diesem Bündel spiralförmig umeinander winden.) Bei der Spaltung der kombinierten Bündel enthält dadurch jedes der oberhalb der Kreuzung liegenden Bündel oft Fasern sowohl aus dem einen als aus dem anderen Bündel unterhalb dieser Kreuzung. Mit anderen Worten, bei der Kreuzung von zwei Bündeln kreuzen nicht alle zu einem Bündel gehörenden Fasern alle Fasern aus dem anderen Bündel, sondern verteilen sich die Fasern eines Bündels über die beiden von der Kreuzung an weiterverlaufenden Bündel (Abb. 8).

Von einem Faserbündelchen, das in den Vorderseitenstrang eintritt, und Reize aus einem bestimmten Niveau der Flügelplatte führt, werden die Neuriten also zuweilen wohl und zuweilen nicht mit der beschriebenen Bündelkreuzung mitkreuzen. Sie werden also nicht zusammen bleiben, sondern viele Male auseinandergehen, wobei jedesmal ein Teil von ihnen kreuzend sich stets weiter vom Seitenstrangrand entfernt. Dadurch bewegen Neuriten, die zusammen eintreten, sich nicht zusammen spiralförmig im Vorderseitenstrang, sondern laufen sie fächerartig auseinander, der eine mit einer größeren Schraubenganghöhe als der andere. Zuweilen sieht man sogar einige Fasern, die den Vorderseitenstrang sehr schräg durchlaufen und sich dabei von der allgemeinen Faszikulation loslösen

Dieses fächerartige Auseinanderstrahlen der an den zwei Rändern einströmenden Fasern verursacht eine Funktionsverteilung im Vorderseitenstrang, obwohl dieser Strang so homogen gebaut ist. In der Nähe des medialen Randes (bei der Commissura anterior) werden nur Fasern angetroffen, die kontralateral in dem eigenen Segment oder in sehr nahe gelegenen Segmenten entsprungen sind, in der Nähe des dorsalen Randes finden sich Fasern, welche homolateral in nahe gelegenen Segmenten entspringen, während im Mittelteil Fasern zusammenliegen, die beiden Körperhälften und einer großen Reihe Segmente entstammen. Diese Funktionsverteilung erweist sich als sehr wichtig für die Konfiguration der unter dieser Randzone gelegenen Mantelschicht der Grundplatte, wo die Differenzierung am meisten fortgeschritten ist.

Schon Abb. 5 zeigt verschiedene Vorderwurzelzellen, die von dem Ependym an in der Richtung des Randschleiers verschoben sind. Diese Zellen lagern sich in älteren Embryonen dem Vorderseitenstrang an und teilen sich dort in zwei scharf umschriebene und weit auseinander liegende Gruppen, deren eine das zukünftige Vorderhorn und deren andere das zukünftige Seitenhorn ist (Abb. 6).

Die größte dieser Gruppen liegt ventral gegen den ventrolateralen Teil der Randzone angedrückt. Diese Zellen suchen also offenbar Reize auf, welche den beiden Körperhälften und einer großen Anzahl Segmente entstammen. Ihre Dendriten verzweigen sich größtenteils in demselben Randzonenareal, ihre Neuriten durchbohren diese Randzone und treten geradeswegs als Vorderwurzelfasern aus: diese Zellen sind die Wurzelzellen des zukünftigen Vorderhornes.

Noch nicht alle Zellen dieser Gruppe sind so weit zonalwärts verschoben; ein Teil liegt noch beim Ependym (Nucleus motorius ependymalis), und zwar dicht bei dem ventralsten, an die Bodenplatte grenzenden Ependymteil, der erheblich dünner ist als der übrige. Ihre Neuriten durchbohren das Vorderhorn und treten dann ebenfalls direkt in die Vorderwurzel aus; ihre Dendriten verzweigen sich teils zwischen den Bogenfasern, teils auch streben sie dem Vorderhorn zu. Während diese Richtung der Dendriten bereits auf eine Migrationsneigung dieser Zellen in der Richtung des Vorderhornes hindeutet, so demonstrieren auch einige der Vorderhornzellen ihre Herkunft aus der ependymalen Gruppe dadurch, daß ihr Neurit vom Vorderhorn aus in die Richtung des ependymalen Kernes strahlt, auf halbem Wege umbiegt und dann quer durch die Vorderhorngruppe hindurch die Vorderwurzel erreicht. Bei der zonalwärts gerichteten Migration der Zelle war ihr Neurit um einen ihn kreuzenden longitudinalen Neuriten haften geblieben.

Die zweite Gruppe gegen die Randzone angedrückter Nervenzellen sucht offenbar das dorsale Randgebiet des Seitenstranges (also mehr lokale Reize) auf und liegt dadurch der zukünftigen Substantia gelatinosa der Flügelplatte an. Es ist der Nucleus intermedio-lateralis, das zukünftige Seitenhorn. Die Zellen dieses Kernes sind ziemlich schlank und multipolar, ebenso wie in diesem Stadium diejenigen des echten Vorderhornkernes. Ihre Neuriten laufen alle ventralwärts; sie bilden dabei medial vom Seitenstrang ein Bündel, das Tractus lateroventralis genannt werden kann, gesellen sich dann zu den Bündelchen motorischer

Fasern, die von dem Vorderhornkern an den Seitenstrang durchbohren und treten mit diesen via die motorische Vorderwurzel aus (*Tr. L. V.* Abb. 6). Die Austrittstelle dieser Fasern liegt dabei in dem Querschnitt, in dem auch ihre Zelle gelegen ist. In dem Nucleus intermedio-lateralis haben wir also einen efferenten Wurzelkern zu sehen, und zwar einen Wurzelkern, der schon in einem sehr frühen ontogenetischen Stadium abgesondert von dem motorischen Wurzelkern im Vorderhorn liegt.

An diesen *Cavia*embryonen konnte zum ersten Male normal anatomisch festgestellt werden, daß der Nucleus intermedio-lateralis ein Wurzelkern ist und wurde der intramedulläre Verlauf dieser Wurzelfasern zum ersten Male gesehen (Bok 1922). Die Frage, ob diese Fasern alle in die gleichseitige Wurzel abbiegen, oder ob vielleicht einige durch das Vorderhorn in die Commissura anterior laufen und dann vielleicht kontralateral austreten, kann ich an der Hand meiner Präparate noch nicht beantworten.

Nur Cajal (1909) hatte früher über die Neuriten dieser Zellen geschrieben. Zwar sah auch er sie ventralwärts gehen, „souvent après un grand détour", aber er glaubte auf Grund von Golgipräparaten älterer *Katzen*embryonen, daß sie, beim Vorderstrang angelangt, in diesen longitudinal abbiegen, so daß er das laterale Horn als eine Gruppe Strangzellen betrachtet. Tatsächlich sind die Bilder in älteren Embryonen in dieser Hinsicht oft sehr irreführend. In Silberreduktionspräparaten sind die Neuriten des Nucleus intermedio-lateralis nur in bestimmten Stadien der *Cavia*entwicklung bis in die Vorderwurzeln zu verfolgen, aber dann auch mühelos mit vollkommener Sicherheit. In älteren Stadien wird dies dadurch verhindert, daß dann an dieser Stelle so viele Neuriten sehr unregelmäßig durcheinander laufen.

Nachher wurde der von mir angegebene Verlauf dieser Neuriten auch an Golgipräparaten von Poljack (1924) an *Chiropteren* bestätigt.

Wir werden weiter unten sehen, daß die Vorderhornzellen die quergestreiften Muskeln innervieren und daß die Seitenhornzellen sehr wahrscheinlich die Ursprungszellen der präganglionären Sympathicusfasern sind, daß sie mit anderen Worten die peripherischen sympathischen Neuronen innervieren. Reizung einer Vorderhornzelle ändert also die Lage von Skelettteilen, also von größeren Körperteilen und verursacht dadurch sensible Reize an den verschiedensten Körperstellen, meistens in mehreren Segmenten in beiden Körperhälften. Reizung einer Seitenhornzelle aber hat meistenfalls einen mehr lokalen Effekt und verursacht also mehr lokale sensible Reize. Es ist nun in hohem Maße bemerkenswert, daß, wie oben angegeben wurde, die Vorderhornzellen diejenige Stelle des Vorderseitenstranges aufsuchen, an der Reize zusammentreffen, die in einer großen Reihe von Segmenten in den zwei Körperhälften entstanden sind, und daß die Seitenhornzellen diejenigen Stellen suchen, an denen lokal und homolateral entstandene Reize nebeneinander in dem Seitenstrang strömen. Eine jede der Zellen des ursprünglichen einheitlichen Vorderwurzelkernes sucht mit anderen Worten diejenige Stelle auf, an denen die Reize zusammenströmen, die durch eventuelles Funktionieren des von dieser Zelle innervierten Endorganes entstehen, die also immer auftreten, wenn die Zelle selbst gereizt wird. D. h.: die Zellen suchen simultan gereizte Stellen des Zentralorganes auf. Diese Regel trifft auch in Details zu, weil die Zellen des Vorderhornes, welche die Gliedmaßenmuskeln innervieren, sich um so mehr den dorsalen Abschnitten des Seitenstranges nähern — um so mehr homolaterale, lokale Reize suchen — je distaler der von ihnen innervierte Muskel in den Gliedmaßen gelegen ist und also mehr lokale, homolaterale Reize verursacht. Die Spaltung des primitiven einheitlichen Vorderwurzelkernes in ein Vorderhorn und ein Seitenhorn ist also neurobiotaktischer Natur; die Struktur der Grundplattenmantelschicht wird von der Funktionsverteilung in dem übrigens so homogen strukturierten Vorderseitenstrang bedingt.

Dieses Verhalten ist im völligen Einklang mit der von mir aufgestellten Reflexkreistheorie, nach der die Reflexbogen neurale Verbindungswege sind zwischen einem bestimmten Effektor und denjenigen Rezeptoren, die durch Funktionieren dieses bestimmten Effektors gereizt werden (z. B. Reflexbogen von Muskelsehnen, Gelenkkapseln und Hautbezirken nach demjenigen Muskel, der gerade diese Sehnen, Kapseln und Hautbezirke bewegt). Der Reflex zeigt sich in diesem Gedankengange als eine Assoziation zwischen einem Akt des eigenen Körpers und dem Effekt, den dieser Akt auf den eigenen Körper ausübt. Für eine weitere Einführung in diese Theorie sei auf die diesbezügliche Veröffentlichung (Bok 1917) verwiesen.

Die letzte Gruppe von Grundplattenzellen, der Nucleus intermedio-medialis (*N.I.M.* in Abb. 6), befindet sich in der Ecke zwischen Flügelplatte und Ependym, also medial des Seitenhornes und dorsal des Nucleus motorius

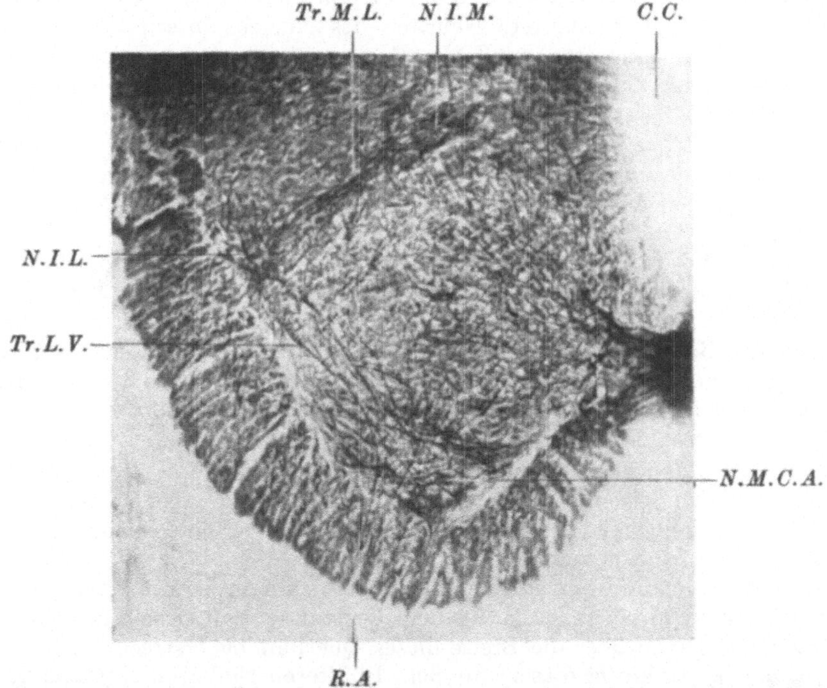

Abb. 9. Die Grundplatte des Brustmarkes in einem 15 mm langen *Cavia*embryo (Silberreduktionsverfahren). In der Mantelschicht der Grundplatte das zukünftige Vorderhorn (Nucleus motorius cornu anterioris: *N.M.C.A.*), das zukünftige Seitenhorn (Nucleus intermedio-lateralis: *N.I.L.*) und der Nucleus intermedio-medialis (*N.I.M.*), der Tractus medio-lateralis (*Tr.M.L.*) und der Tractus latero-ventralis (*Tr.L.V.*), in welchem eine (auf dem Mikrophotogramm sichtbare) Faser zur Vorderwurzel (*R.A.*) geht. In dem Randschleier der Grundplatte befindet sich der Vorderseitenstrang, der rechts in die Commissura alba anterior und oben in die Substantia reticularis übergeht; *C.C.* Canalis centralis.

ependymalis. Da diese Zellen in jedem Embryo stets direkt vor und niemals hinter dem Sulcus limitans gefunden werden, ist es wahrscheinlich, daß sie aus der Grundplatte herrühren. Ihr schmaler, dünner Körper und ihre vielen, langen und dünnen, mehrfach verzweigten Dendriten befinden sich größtenteils zwischen den Bogenfasern des Hisschen Bündels, von welchen Fasern sie offenbar ihre Reize empfangen. Ihre Neuriten verlaufen lateralwärts in der Richtung des Nucleus intermedio-lateralis und bilden ein frontal verlaufendes Bündel, den Tractus medio-lateralis (*Tr.M.L.* in Abb. 6 und 9). Der größte Teil von ihnen durchbohrt dann in gerader Linie den lateralen Kern und biegt dann in der medialsten Zone des Seitenstranges in Längsrichtung um, sowohl kaudal- als kranialwärts, bisweilen nach Dichotomie. Bei den meisten jungen Embryonen ist diese mediale Seitenstrangschicht etwas von den übrigen Seitenstrangbündeln getrennt, so daß wir dort von einer mehr oder weniger selbständigen longitudinalen Bahn, dem Tractus intermedio-longitudinalis (*Tr.I.Lo.*, Abb. 6) sprechen können. Dieses Bündel, das also zwischen Seitenstrang und Nucleus intermedio-lateralis liegt, tauscht viele Fasern mit dem eigentlichen Seitenstrang aus.

Es ist noch unbekannt, ob die Neuriten der intermedio-medialen Zellen in diesem Tractus intermedio-longitudinalis enden oder aber ob sie (teilweise?) wieder aus diesem Bündel austreten. So viel ist gewiß, daß viele Neuriten dieses Bündels ventralwärts in den Tractus latero-ventralis abbiegen. Ob diese Neuriten zwischen den Vorderhornzellen enden oder aber das Rückenmark durch die Vorderwurzeln verlassen, läßt sich durch den geneigten Verlauf dieser Fasern wieder nicht entscheiden. Der Möglichkeit, daß Neuriten des Nucleus intermedio-medialis in die Vorderwurzeln austreten, muß also Rechnung getragen werden. Wenn die Wurzelnatur dieser Zellen mittels anderer Methoden (z. B. mittels retrograder Degeneration) festgestellt würde, so kann der Verlauf dieser Wurzelfasern nur der hier skizzierte sein (Tractus medio-lateralis, Tractus intermedio-longitudinalis, Tractus latero-ventralis) und würden diese Neuriten also größtenteils in anderen Segmenten austreten als in demjenigen, in welchem ihr Perikaryon gelegen ist.

Welche ist die Natur der Reize, die von den zwei Neuronengruppen der Pars intermedia geleitet werden?

Die Dendriten des Nucleus intermedio-medialis verzweigen sich wie wir sahen zwischen den Bogenfasern. Ihre Neuronen empfangen somit Reize von homolateralen und homosegmentalen Flügelplattenzellen, also Reize aus der eigenen Körperhälfte, hauptsächlich des eigenen Segmentes, also lokale Reize. Ihre Neuriten führen diese lokalen Reize längs des Tractus medio-lateralis den homosegmentären Seitenhornzellen zu und weiter längs des Tractus intermedio-longitudinalis auch den Seitenhornzellen in anderen Segmenten, aber immer derselben Körperhälfte. Möglicherweise treten einige dieser Reize ohne Synaps heterosegmental aus dem Rückenmark aus.

Daß der Nucleus intermedio-lateralis Reize aus dem Tractus medio-lateralis aufnimmt, erhellt unter anderem aus dem Umstande, daß er sich in ventro-dorsaler Richtung genau über die Breite dieses Querbündels erstreckt. Keine Zelle liegt vor und keine hinter diesem Bündel. In älteren Embryonen (*Cavia* 22 mm, Abb. 12) sehen wir denn auch kräftige Dendriten der Seitenhornzellen in dieses Bündel hineinwachsen. Die meisten Dendriten dieser Zellen aber verzweigen sich in dem Seitenstrang, größtenteils in dessen medialstem Teil, den wir als Tractus intermedio-longitudinalis kennengelernt haben, teilweise auch in mehr lateralen Schichten dieses Stranges. Einige Dendriten gehen dorsalwärts nach dem kleinen Stückchen Substantia gelatinosa, das zwischen dem lateralen Horn und dem Regio reticularis cornu posterioris liegt. Andere Dendriten schließlich suchen den hier schon kräftigen Tractus dorsolateralis auf. Dieser Dendritenverlauf gibt noch einmal unverkennbar die Art der Reize an, welche den Nucleus intermedio-lateralis erreichen. Es sind offenbar Reize, die aus dem dorsalen Seitenstranggebiet herrühren (homolaterale sensible Reize), besonders aus dem darin gelegenen Tractus intermedio-longitudinalis (also aus dem homolateralen Nucleus intermedio-medialis von vielen Segmenten), an zweiter Stelle aus dem Tractus medio-lateralis und aus dem Tractus dorsolateralis (also aus dem homolateralen Nucleus intermedio-medialis und aus den Zellen des homolateralen Columna Clarki desselben Segmentes), und an dritter Stelle aus der homolateralen segmentären Substantia gelatinosa. Die Seitenhornzellen leiten also homolateral, hauptsächlich in benachbarten Segmenten des Körpers entstandene Reize und führen diese in den Vorderwurzeln ihres Niveaus aus dem Rückenmarke hinaus.

Der Umstand, daß der Nucleus intermedio-lateralis, der seine Reize zu einem so integrierenden Teile aus dem Nc. intermedio-medialis empfängt, eine derartige starke Neigung für seitliche Verlagerung zeigt, d. h. eine gerade dem Ursprung seiner Reize entgegengesetzte Verlagerung, scheint ein Paradoxon in der Lehre der Neurobiotaxis zu sein, steht aber doch im Wesen gerade sehr gut im Einklange mit dieser Lehre. Denn eine Zelle im lateralen Horn empfängt von medial nur Reize von dem kleinen Teile des medialen Kernes, der in demselben Segment liegt wie die betreffende Zelle; von lateral aber (aus dem Tractus intermedio-longitudinalis des Seitenstranges) kommen die Reize aus den vielen Teilen des medialen Kernes, die in den anderen Segmenten liegen. Die meisten Reize aus dem Nc. intermedio-medialis erreichen die Zellen des Nc. intermedio-lateralis also von lateral, und so ist die lateralwärts gerichtete Migrationsneigung dieses Kernes denn auch völlig in Übereinstimmung mit der Lehre der Neurobiotaxis, wenn es auch ein Paradoxon scheint, daß diese neurobiotaktische Verlagerung den Abstand zwischen diesen zwei Kernen vergrößert statt verkleinert.

Die Spaltung eines gemeinschaftlichen Vorderwurzelkernes in ein Vorderhorn und in ein Seitenhorn rückt das Verhältnis zwischen den Neuronen für die autonomen Reflexwege und denjenigen der cerebrospinalen Reflexwege in ein anderes Licht als in welchem es gewöhnlich gesehen wird.

Die landläufigste Auffassung diesbezüglich ist diejenige GASKELLS (1916), der den einzigen prinzipiellen Unterschied zwischen dem spinalen und dem autonomen Reflexweg darin sah, daß der letzte Synaps des spinalen Reflexweges innerhalb des Zentralnervensystems liegt und derjenige des autonomen außerhalb desselben. Im spinalen Reflexweg ist das letzte Neuron (das „exciting neurone") die Vorderhornzelle, deren Neurit durch die Vorderwurzel austritt und in einem — quergestreiften — Muskel endigt; das vorletzte Neuron ist eine intramedullar gelegene Schaltzelle; der Synaps zwischen diesen beiden befindet sich innerhalb des Zentralnervensystems. In dem autonomen Reflexbogen dagegen ist das letzte (das „exciting") Neuron ein peripherisches autonomes Neuron, dessen Perikaryon in einem peripherischen (sympathischen oder muralen) Ganglion liegt und dessen Neurit (eine marklose REMAKsche Faser) in einer Drüse oder in glattem Muskelgewebe endigt; das vorletzte Neuron ist das sogenannte präganglionäre Neuron, dessen Perikaryon im Rückenmark gefunden wird und dessen Neurit (als markhaltige präganglionäre Nervenfaser) längs einer Vorderwurzel austritt und längs einem Ramus communicans albus nach einem sympathischen oder nach einem muralen Ganglion verläuft, wo er um eine peripherische autonome Ganglienzelle endigt; ihr Synaps befindet sich also in einem sympathischen oder muralen Ganglion, mit anderen Worten außerhalb des Zentralnervensystems. Bis auf diesen Unterschied in Lage des letzten Synaps sollten der spinale und der autonome Reflexbogen im Prinzip einander gleich sein; das peripherische autonome Neuron wäre also dem Vorderhornneuron, das präganglionäre einem zentralen Schaltneuron analog zu erachten. Dieses präganglionäre Neuron sollte seine Reize ebenso wie das zentrale Schaltneuron des spinalen Reflexweges direkt aus einem primär sensiblen Neuron empfangen. In Abb. 10 sind diese Verhältnisse, wie diese von GASKELL (1916) interpretiert wurden, schematisch dargestellt. (Die später auftretenden Kollateralen, welche die Verhältnisse komplizieren, sind hierbei unberücksichtigt gelassen.)

Diese Annahme erweist sich aber als unrichtig. Es zeigte sich oben, daß die Zellen der präganglionären Fasern ihre Reize nicht aus primär sensiblen Neuronen empfangen, sondern ebenso wie die spinalen motorischen Vorderhornzellen aus sekundären (Schalt-)Neuronen, daß das präganglionäre Neuron also ebenso wie die Vorderhornzelle ein tertiäres Neuron in dem primitiven Reflexbogen ist. Und diese Analogie der präganglionären Zelle und der spinalmotorischen Vorderhornzelle wird ergänzt durch den Umstand, daß das laterale Horn und das Vorderhorn durch Spaltung einer Zellgruppe entstehen.

Will man also Analogien zwischen beiden Systemen ziehen — und dazu ist man berechtigt, weil sie aus einem gemeinschaftlichen System entstehen —, dann verlaufen, wie Abb. 11 angibt, die primären (sensiblen) Neuronen beider Systeme von der Peripherie nach dem Zentralnervensystem und dann liegen die sekundären (Schalt-)Neuronen beider ganz im Zentralnervensystem, während das präganglionäre Neuron des autonomen Reflexbogens als tertiäres Neuron dem motorischen Vorderhornzellenneuron des spinalen Reflexbogens analog ist. In dem spinalen System innerviert dieses tertiäre Neuron einen Muskel, im autonomen dagegen eine chromaffine Zelle oder eine Nervenzelle, welche peripherischen Zellen also jenem Muskel analog genannt werden könnten. So wie ein spinaler Reflexbogen einen Muskel innerviert, so innerviert der ihm analoge autonome Reflexbogen markloses Nervengewebe.

Die Verhältnisse im Zentralnervensystem sprechen also dafür, die peripherischen autonomen Ganglienzellen als ein peripherisches Organ aufzufassen, das in derselben Weise wie ein quergestreifter Muskel vom Zentralnervensystem aus innerviert wird, und keineswegs als einen aus dem Zusammenhang getretenen Teil des Zentralorganes selbst. In letzter Zeit sind auch Einzelheiten bezüglich der Entwicklung des peripher autonomen Apparates gefunden, die in dieselbe Richtung deuten. CAMUS (1921) hatte bereits auf

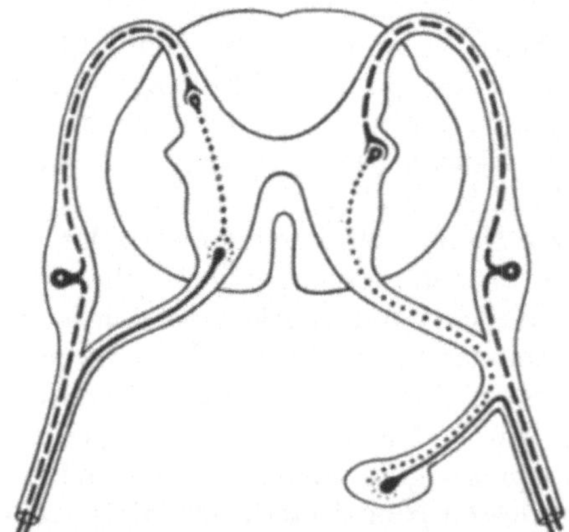

Abb. 10. Die GASKELLsche schematische Darstellung der Analogien zwischen den Reflexbogen des „willkürlichen" Systems (links) und denen des „unwillkürlichen" Systems (rechts). Das präganglionare Neuron sei einem sekundären (Schalt-)Neuron analog. (Fig. 2 in GASKELL, „The involuntary nervous system".)

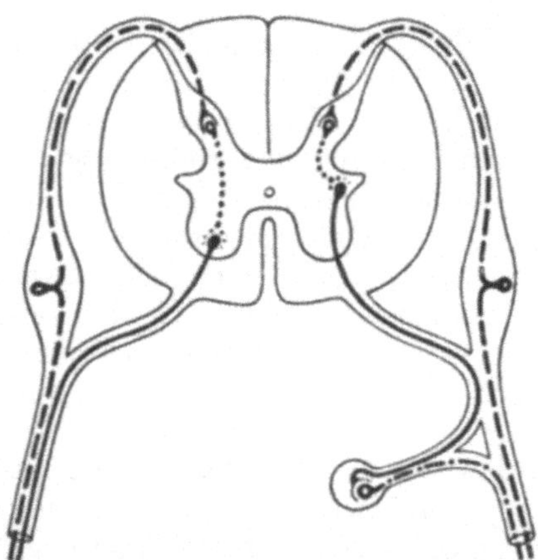

Abb. 11. Schematische Darstellung der Analogien zwischen den Reflexbogen des „willkürlichen" Systems (links) und des „unwillkürlichen" Systems (rechts), den embryologischen Daten gemäß. Das präganglionare Neuron ist einem motorischen Neuron des Vorderhorns analog.

Grund von Eisenhämatoxylin-Präparaten von *Rana*embryonen die Meinung geäußert, daß die peripherischen autonomen Ganglien an Ort und Stelle aus Mesenchym-, bzw. Cölom-Epithelzellen entstehen. TELLO (1925) gelang es, in *Hühner*embryonen die autonomen Neuroblasten mit Hilfe der CAJALschen Silberimprägnation zu imprägnieren vom ersten Moment an, wo sie Neurofibrillen enthalten. Auch er gelangt auf Grund seiner bedeutend spezifischeren Präparate zu dem Schluß, daß diese Nervenzellen aus Zellen entstehen, die, ehe Neurofibrillen in denselben auftreten, nicht von den sie umringenden Mesenchymzellen zu unterscheiden sind und daß kein einziger Fingerzeig vorliegt, der darauf hindeuten könnte, daß diese einen anderen als einen mesodermalen Ursprung haben. HIS jun. (1897), ONODI (1886) und viele andere, in letzter Zeit namentlich KUNTZ (1910 und 1920), hatten zwar auf Grund der dichten Zellstreifen, die in jungen Embryonen vom Neuralrohr an bis zu der Stelle, wo ihrer Vermutung nach die Grenzstrangganglien entstehen sollten, gefunden wurden, angenommen, daß die peripherischen autonomen Zellen dem Neuralrohr entstammten; aber aus den TELLOschen Silberpräparaten geht hervor, daß die Grenzstrangganglienzellen schon differenziert sind, bevor diese Zellstreifen zur Entwicklung gelangen.

Der Ansicht, daß die autonomen Ganglienzellen vorgeschobene Teile des Zentralnervensystems seien, wird also durch die Entwicklung sowohl der zentralen als der peripherischen Apparate widersprochen und die hier verteidigte Auffassung des autonomen Apparates als ein in bezug auf das Zentralnervensystem peripherisches Organ nähert sich wieder mehr der alten dualistischen Lehre BICHÂTS (1803), laut welcher die peripherischen autonomen Ganglien ein selbständiges Nervensystem bilden sollen, das er unter dem Namen des vegetativen

Nervensystems neben das andere selbständige Nervensystem, das „animale“ stellt, welches letztere das Gehirn und Rückenmark umfaßt. Die GASKELLsche Auffassung besagte, daß die Reflexe, welche die sympathischen Ganglien passieren, im Prinzip via das Zentralnervensystem verlaufen; aber diese neue Auffassung steht vielmehr mit der Ansicht im Einklange, daß sie im Prinzip lokale Reflexe sind, die im autonomen Apparat selbst stattfinden unabhängig vom Zentralnervensystem, die aber übrigens via Neuronen, welche die beiden Systeme miteinander verbinden, mit den Reflexen im Zentralorgan in Wechselwirkung stehen.

Die beschriebenen Differenzierungen, die zum Neuronenapparat des 13 mm langen *Cavia*embryos geführt haben, sind nicht auf das Brustmark beschränkt, sondern werden im Prinzip in allen übrigen Teilen des Neuralrohres wiedergefunden, sowohl im übrigen Rückenmark als auch in den Hirnbläschen. Dieser Neuronenapparat kann dadurch als ein allgemeiner Bauplan gelten, dessen im ausgewachsenen Organismus so verschiedene Strukturen im Großhirn, Mittelhirn, Rhombencephalon usw. besonders variierte Realisationen darstellen (BOK 1926). Die Haupteigenschaften dieses allgemeinen Bauplanes hängen aufs engste mit der HISSchen Platten- und Schichteneinteilung zusammen: Die Randzone der Flügelplatte ist dorsal von der Wurzeleintrittslinie „rezeptive Randzone“, d. h. eine Randzone, welche primärsensible Fasern enthält, ventral dieser Wurzeleintrittszone ist sie „assoziative Randzone“, in welcher nur kleine, schwach myelinisierte Fäserchen verlaufen, die kleinen Zellen des darunter gelegenen Graues entspringen und die in demselben Grau unweit ihrer Ursprungszelle endigen. Die Randzone der Grundplatte kann „projektive Randzone“ genannt werden, indem sie Fasern führt, die im zentralen Nervenapparat entspringen und an weit entfernten Stellen dieses Zentralapparates enden. Die Randzone der Bodenplatte wird „dekussive Randzone“. Die Mantelzone der Flügelplatte zeigt eine „abzonale Neuritenstrahlung“, wodurch ihre „projektive Strahlung“ dem Ependym anliegt, und ihre graue Substanz (in diesem jungen Entwicklungsstadium!) an die Randzone stößt. In der Mantelzone der Grundplatte aber finden wir eine „abventrikuläre Neuritenstrahlung“ und liegt also umgekehrt das Grau dem Ependym an. Diese graue Substanz der Grundplatte wird durchgeschnitten von dem „projektiven Bündel“, d. h. von der Verlängerung der projektiven Strahlung der Flügelplattenzellen.

Diese Eigenschaften werden in den gleichnamigen Provinzen der Hirnbläschen wiedergefunden. Die Differenzierungen, welche nach diesem Stadium einsetzen, sind dagegen spezifisch für das Rückenmark.

4. Die weitere Entwicklung des Hinterstranges.

Die erste spezifische Differenzierung läßt sich am Hinterstrang feststellen. Derselbe war bisher in tangentialer Richtung (tangential in bezug auf das Neuralrohr) erheblich stärker gewachsen als in radiärer Richtung. Er bildet dadurch ein dünnes aber breites Band, das platt der Mantelschicht aufliegt (Abb. 6). Wahrscheinlich haben wir hierin eine Neigung dieser Fasern zu sehen, bei ihrem zunehmenden Längenwachstum in enger Beziehung zu dieser Mantelschicht zu bleiben, der sie ja ihre Reize übertragen werden. Es fällt auf, daß die Dichotomien, wo die Wurzelfasern sich in einen auf- und einen abwärtssteigenden Ast spalten, namentlich in der Nähe der Wurzellinie liegen und weiter medialwärts allmählich abnehmen. Hieraus folgt, daß schon nun die primärsensiblen Fasern des Hinterstranges bei ihrem Fortwachsen in longitudinaler Richtung immer weiter medialwärts in jenem Strang zu liegen kommen, wodurch sie sich stets mehr von der Wurzellinie entfernen und dadurch bei der Wurzellinie wieder den dort eintretenden Wurzelfasern und ihren Dichotomien Platz machen. In einem Querschnitt liegen dadurch lateral zur Hauptsache Fasern, die in nahe gelegenen Niveaus eingetreten sind, medial solche, die weiter entfernten Segmenten entstammen.

In dem 15 mm langen *Cavia* erreichen die nach oben medial strebenden Fasern

die Dachplatte und dadurch die mediale Grenze der Mantelschicht, so daß für
weiteres Auswachsen in derselben Richtung noch weiter medial in der Flügelplattenrandzone kein Platz mehr verfügbar ist. Wir sehen nun, daß der Organismus
sich hier desselben Mittels bedient, wie an anderen Stellen, um eine für die Funktion zu kleine Oberfläche innerhalb eines begrenzten Raumes zu vergrößern, nämlich der Faltenbildung. Der medialste Teil des Hinterstranges legt sich in
eine, parallel der Medianebene gelegene Längsfalte, welche die Mantelschicht nach
ventral verdrängt (siehe Abb. 12). Diese Falte umfaßt nur das mediale Gebiet
der Randzone, das laterale bleibt in seiner ursprünglichen Lage als ein flaches,
plattes Band auf der, hier nicht weggedrückten Mantelschicht liegen. Dieser
laterale, oberflächlich bleibende Teil geht allmählich umbiegend ohne Einknickung

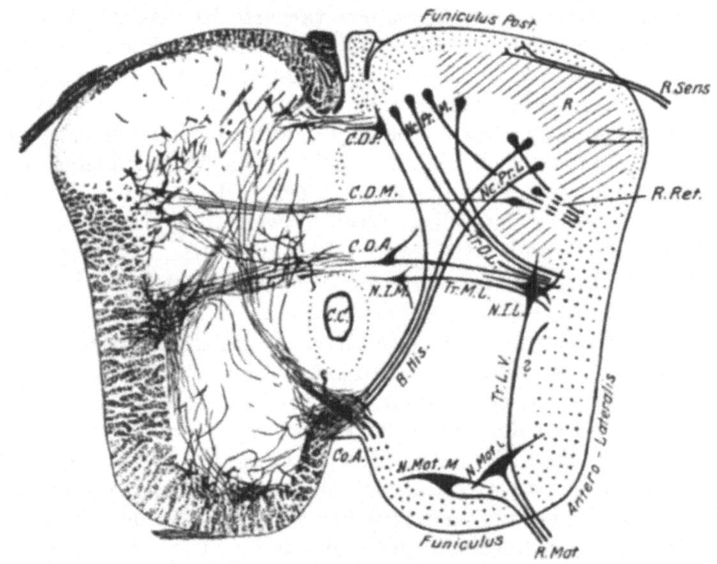

Abb. 12. Querschnitt durch das Brustmark eines *Cavia*embryos von 22 mm Scheitel-Steiß-Länge. Silberreduktionsverfahren. (Rechte Hälfte schematisiert.) *B. His.* Bogenfasern von His; *C. C.* Canalis centralis; *C. D. A.* Commissura dorsalis, Pars anterior; *C. D. M.* Commissura dorsalis, Pars media; *C. D. P.* Commissura dorsalis, Pars posterior; *Co. A.* Commissura anterior; *N. I. L.* Nucleus intermedio-lateralis; *N. I. M.* Nucleus intermediomedialis;
N. Mot. M. Nucleus motorius medialis cornu anterioris; *N. Mot. L.* Nucleus motorius lateralis cornu anterioris;
Nc. Pr. M. Nucleus proprius medialis cornu posterioris; *Nc. Pr. L.* Nucleus proprius lateralis cornu posterioris; *R.* Substantia gelatinosa Rolando (schraffiert). *R. Ret.* Regio reticularis; *R. Mot.* Radix motorius; *R. Sens.*
Radix sensibilis; *Tr. D. L.* Tractus dorsolateralis; *Tr. L. V.* Tractus lateroventralis; *Tr. M. L.* Tractus medio-
lateralis.

oder andere Grenzandeutung in die laterale Lamelle der Falte über; der Übergang
dieser lateralen Lamelle in die mediale Lamelle erfolgt jedoch durch eine scharfe
Einknickung. Diese Faltenbildung betrifft nicht das protoplasmatische Ganze der
Randzone, sondern nur die darin gelegenen Faserbündel selbst, so daß zwischen den
beiden Lamellen keine Piafalte liegt, sondern nur eine dünne Schicht faserfreien
Protoplasmas. Dieses Gliaseptum dringt so weit von der Pia an in die Tiefe, daß
der Zusammenhang der medialen und der lateralen Lamelle nur ein schmaler ist.

Da wir aus der Anatomie des ausgewachsenen Rückenmarkes wissen, daß in
dieser medialen Lamelle hauptsächlich aufsteigende Fasern liegen — die absteigenden sind durchschnittlich beträchtlich kürzer —, wundert es uns nicht, daß
diese mediale Lamelle in den unteren Segmenten nicht vorkommt: die hier gelegenen aufsteigenden Hinterstrangfasern sind in longitudinalem Sinne offenbar
noch nicht so weit von ihrer Eintrittstelle entfernt, daß ihre mediale Abweichung
sie bereits über die mediale Grenze der Flügelplatte hätte führen können. Dies

ist erst bei den oberen Lendensegmenten der Fall: Die Faltenbildung beginnt in dem *Caviae*embryo von 22 mm ungefähr bei *L II*, wo eine kleine Entwicklung einer medialen Lamelle sichtbar wird, die dann in höheren Segmenten immer kräftiger vorhanden ist. Unter *L II* liegt der Hinterstrang als ein plattes Band ohne Einknickung über seine ganze Breite der Mantelschicht auf.

Dadurch, daß diese Falte gegen die mediale Begrenzung der Flügelplatte angedrückt liegt, verlieren die Fasern, welche in der medialen Lamelle liegen, ihre enge Beziehung zu der Mantelschicht: Während die laterale Lamelle mit ihrer breitesten, tangentialen Ausdehnung gegen die Mantelschicht ruht und ihre radiäre Ausdehnung gering ist, hängt die mediale Lamelle nur über einen schmalen Streifen mit der Mantelschicht zusammen und liegt deren größte Ausdehnung gerade radiär, während weiter — und dies ist sehr kennzeichnend für ein Faserbündel, das keinen Kontakt mit der Mantelschicht sucht — seine Querausdehnung dorsalwärts (das ist weiter von der Mantelschicht ab), zunimmt. Der hierdurch verursachte Eindruck, daß die Fasern der medialen Lamelle diese Segmente nur passieren, ohne funktionellen Kontakt mit der unter ihnen liegenden Mantelschicht zu suchen, wird durch die später zu besprechenden Eigentümlichkeiten der dem Hinterstrang entspringenden Kollateralen bestätigt. Erst an der Übergangsstelle des Rückenmarks in das verlängerte Mark legen sie sich wieder der Mantelschicht, die dort zu Hinterstrangkernen auswachsen wird, an.

Wenn auch nur die Fasersysteme der medialen Lamelle durch die Faltenbildung ihren direkten Kontakt mit der Mantelschicht verlieren, so ist die Neigung zur Erhaltung dieses Kontaktes übrigens, abgesehen von der Faltenbildung, medial im Hinterstrang bereits geringer als lateral, was aus dem Umstande hervorgeht, daß die Dicke des Hinterstranges in diesem Stadium von der Wurzellinie bis zum Faltenumschlag allmählich zunimmt. Möglicherweise liegt hierin auch die Ursache, daß die Faltenbildung, die bestimmte Fasern von der Mantelschicht abdrängt, gerade in dem medialen Hinterstranggebiet auftritt. Daß gerade das Streben nach möglichst engem Kontakt mit der Mantelschicht ein wesentlicher Faktor beim Zustandekommen der platten Bandform ist, beweist noch die Tatsache, daß die mediale Lamelle, in der dieser Kontakt fehlt, schon bald im dorsalsten Teil die Bandform verliert, um sich zu einem kompakten Strang zu entwickeln.

Obwohl der Hinterstrang im Prinzip ein kontinuierliches Faserband ist, entstanden nach zwei regelmäßig durchgeführten Entwicklungsprinzipien — der medialwärtsen Abweichung beim Längenwachstum und der schnellen Abnahme der Anzahl Dichotomien, je weiter sie sich von der Wurzellinie entfernen —, sind in diesem Hinterstrang doch drei Gebiete zu unterscheiden, deren jedes eine ganz andere Bedeutung für die darunter gelegene Mantelschicht hat.

Das erste Gebiet ist derjenige Teil, in welchem Dichotomien vorkommen. Es erstreckt sich von der Wurzellinie bis ungefähr zur Mitte der lateralen Faltenlamelle. Dieses Gebiet, das natürlich gleichzeitig die ungeteilten Wurzelfasern in ihrem im Querschnitt gelegenen Verlauf zwischen Eintritt und Dichotomie enthält, können wir die Wurzeleinstrahlungszone nennen. In dem lateralsten, an die Wurzellinie grenzenden Teil derselben liegen nur Fasern, die im eigenen Segment eingeströmt sind. Denn die Fasern aus höheren oder niedrigeren Segmenten haben sich durch die mediale Abweichung ihrer longitudinalen Wachstumsrichtung hier schon weiter von der Wurzellinie entfernt. Etwas mehr medioventral in der Wurzeleinstrahlungszone passieren die Fasern aus den direkt oben und unten angrenzenden Segmenten, während außerdem die Wurzelfasern, die erst in diesem zweiten Gebiet der Wurzeleinstrahlungszone dichotomisieren, auch noch Reize aus dem eigenen Segment zuführen. Es wird also deutlich sein, daß die Wurzeleinstrahlungszone weiter medialwärts Fasern aus einer stets größeren Segment-

reihe führt, in welche immer auch das eigene Segment einbegriffen ist. Medial von
der Wurzeleinstrahlungszone, wo also keine Dichotomien und auch keine ungeteilten Wurzelfasern mehr vorkommen, liegen nur Fasern, die anderen Segmenten entspringen, keine aus dem eigenen Segment. Wir können diesen Teil Strangzone
nennen. Soweit diese Strangzone lateral von dem Faltenumschlag liegt, hat
sie innigen Kontakt mit der Mantelschicht, so daß wir von einer primären
Strangzone sprechen können; medial von diesem Faltenumschlag fehlt ihr
dieser innige Kontakt und können wir von einer sekundären Strangzone
sprechen. Wurzeleinstrahlungszone und primäre Strangzone sind im ausgewachsenen Organ unter dem Namen BURDACHscher Strang oder Funiculus cuneatus bekannt, die sekundäre Strangzone, welche medial vom Faltenseptum liegt,
trägt dort den Namen GOLLscher Strang oder Funiculus gracilis.

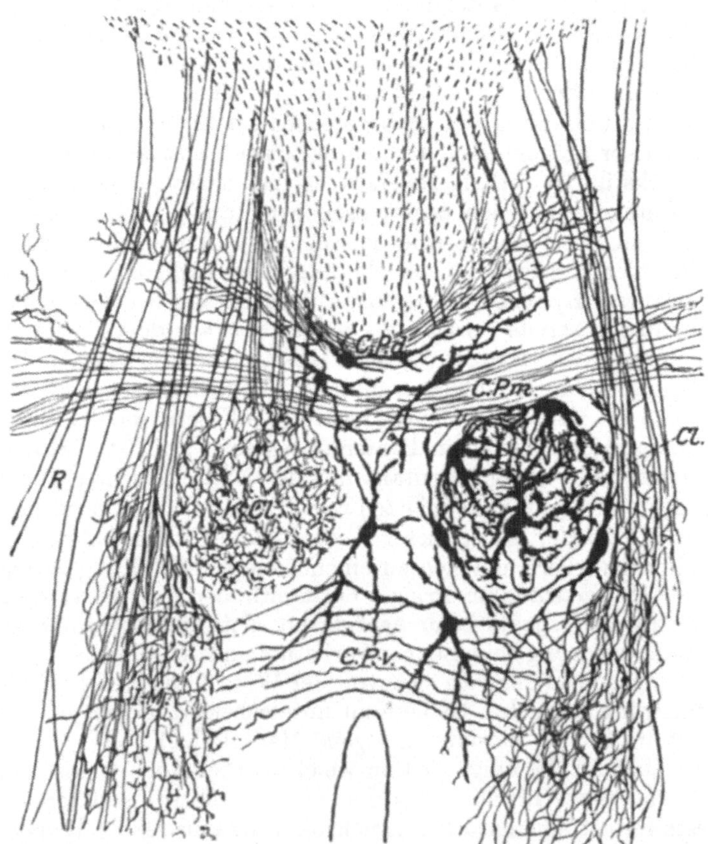

Abb. 13. Die CLARKEsche Säule in einem Querschnitt durch das Brustmark eines neugeborenen *Hundes.* (Nach
CAJAL.) Golgiverfahren. *C. P. d.* Commissura posterior, Pars dorsalis; *C. P. m.* Commissura posterior, Pars medius;
C. P. v. Commissura posterior, Pars ventralis; *Cl.* Columna Clarkii (Ganglienzellen); *K. Cl.* Kollateralen des Hinterstranges die sich in der CLARKEschen Säule aufsplittern; *I. M.* Kollateralen des Hinterstranges, die sich in
dem Nucleus intermedio-medialis aufsplittern; *R.* sensu-motorische „Reflexkollateralen" vom Hinterstrang zum
Vorderhorn.

5. Die Spaltung des Hinterhornes in den Nucleus proprius und die CLARKEsche Säule.

Ebenso wie die Zellen unter dem Vorderseitenstrang sich entsprechend der
Funktionsverteilung in jenem übrigens kontinuierlich gebildeten Strang in zwei
Gruppen spalten, so teilen die primitiven Flügelplattenzellen sich auch im An-

schluß an die beschriebene Funktionsverteilung im Hinterstrang in zwei scharf voneinander getrennte Gruppen (Abb. 12): die eine liegt unter der Wurzeleinstrahlungszone, die andere unter der primären Strangzone (die sekundäre Strangzone hat keine direkte Beziehung zu der Mantelschicht auf diesem Niveau).

Die erste Gruppe ist der Nucleus proprius cornu posterioris; sie liegt größtenteils zwischen den Maschen des Tractus proprius cornu posterioris und ist lateral am kräftigsten entwickelt; medialwärts nimmt sie immer mehr an Umfang und Zellendichtheit ab. Ihre Zellen suchen offenbar die Reize der Wurzeleinstrahlungszone, das sina Reize, die in ihrem eignen Segment empfangen sind. Eine kräftig entwickelte Substantia gelatinosa liegt zwischen ihr und dem Hinterstrang.

Die zweite Gruppe ist die CLARKEsche Säule (oder die STILLING-CLARKEsche Säule), welche direkt der lateralen Wand der Hinterstrangfalte anliegt (ohne Zwischenschaltung von Substantia gelatinosa). Diese Zellen zeigen also Affinität zu der (primären) Strangzone und empfangen aus dieser also Reize, welche anderen Niveaus als in welchem sie selbst liegen, entstammen. Ihre Funktion hat also nur wenig Beziehungen zu den sie umringenden Teilen des Rückenmarksquerschnittes, und in Übereinstimmung damit rundet dieser Kern sich immer mehr zu einem selbständig abgeschlossenen Ganzen ab und verzweigen seine Dendriten sich fast ausschließlich innerhalb dieses eigenen runden Territoriums, wodurch sie einen ganz besonderen Aspekt erhalten, wie unter anderem in Abb. 13 ersichtlich ist. Diese Zellen gehören fast alle zu denjenigen Flügelplattenzellen, die ihre Neuriten ventrolateralwärts nach der Innenfläche des Seitenstranges entsenden. Diese Neuriten bilden den oben bereits genannten Tractus dorsolateralis, der zuweilen zusammen mit dem Tractus medio-lateralis, zuweilen etwas dorsal von demselben in den Seitenstrang mündet. Im Gegensatz zu den Fasern des Tractus medio-lateralis, welche in die zentralen Schichten des Seitenstranges abbiegen, streben die Fasern aus der CLARKEschen Säule hauptsächlich den oberflächlicheren Schichten des Seitenstranges zu, in denen sie dann kranialwärts emporsteigen.

6. Die Entwicklung der dorsalen Commissuren.

Eine zweite für das Rückenmark spezifische Differenzierung ist die Entwicklung des dorsalen Commissurensystems.

Der ursprüngliche Zusammenhang zwischen der linken und rechten Seitenwand des Neuralrohres ist die Bodenplatte. Schon vor dem Einstülpen des Neuralrohres bildete dieser Epithelstreifen als der mediale Teil des Ektoderms den primären Zusammenhang zwischen der linken und rechten Ektodermhälfte; die Einstülpung. brachte diesen primären Zusammenhang nur in die Tiefe. Die Dachplatte dagegen entstand bei der Einstülpung durch eine sekundäre Verwachsung des rechten und linken Neuralwalles und stellt also eine sekundär zustandegekommene Verbindung zwischen der rechten und linken Neuralrohrhälfte dar. In Übereinstimmung damit kreuzen die Nervenfasern, welche im primitiven Neuronenapparat des 13 mm langen *Cavia*embryos von der linken in die rechte Hälfte übergehen und somit die erste neuronale Verbindung zwischen links und rechts bilden, die Medianebene alle in der Bodenplatte, wobei sie dort die Anlage der Commissura anterior bilden. Die Dachplatte dagegen führt keine Neuriten.

Wir sahen auch bereits, daß diese Fasern von der Bodenplatte aus in Schraubenlinien mit verschiedener Ganghöhe durch die Randzone der Grundplatte der Flügelplatte zustreben. Es ist indessen auffallend, daß die Ganghöhe Null hier nicht vorkommt und es somit keine Neuriten gibt, die ihre Zelle mit einer symmetrisch gelegenen Stelle der entgegengesetzten Flügelplatte verbinden. Dieses primitive Neuronensystem dient also nur der projektiven Funktion (Projektion von Reizen in andere Niveaus) und nicht der eigentlichen commissuralen Funktion (Verbindung symmetrischer Gebiete). Die Commissura anterior trägt ihren Namen denn auch zu Unrecht.

In den Hirnbläschen kommt die Ganghöhe Null in dem analogen System wohl vor und dienen diese ventral kreuzenden Neuriten der commissuralen Funktion; im Rückenmark wird indessen ein anderer Weg eingeschlagen, um zu einem echten Commissurenapparat zu gelangen. Dort legen die linke und die rechte Flügelplatte sich gegeneinander, um nach einer einleitenden Verklebung ihrer ependymalen Flächen miteinander zu verwachsen. Durch diese Verwachsung, die sich auch über den dorsalen Teil der Grundplatten erstreckt, verschwindet der größte Teil des Neuralrohrlumens. Nur ein kleiner Teil, nämlich der ventralste, bleibt vorläufig — und zuweilen definitiv — als „Zentralkanal" bestehen. Den großen Ganglienzellen der Flügelplatten und den Ganglienzellen des Nucleus intermedio-medialis entwachsen nun kräftige Dendriten, die via diese sekundäre Verwachsung direkt in die entgegengesetzte Rückenmarkshälfte eindringen und dort in Gebieten endigen, die symmetrisch in bezug auf ihr Perikaryon liegen.

Diese Dendritencommissur, die also dorsal vom Neuralrohrlumen passiert, aber ventral von der Dachplatte bleibt, besteht (wenigstens in *Hund* und *Cavia*) aus drei deutlich getrennten Etagen (Abb. 13, nach Cajal). Die hinterste Lamelle, die Commissura dorsalis Pars posterior, passiert dorsal von der Clarkeschen Säule, die mittlere, Pars media, davor, und die vordere Lamelle, Pars anterior, verbindet den linken und rechten Nucleus intermedio-medialis.

Es ist merkwürdig, daß diese Dendritencommissur nur eine zweite, neu auftretende sekundäre Verwachsung der Seitenwände benutzt und nicht die schon bestehende sekundäre Verwachsung, die Dachplatte. Es ist auch nicht möglich, diese zweite Verwachsung als eine Ausbreitung der ersten aufzufassen. Die Verwachsung, welche als eine Einleitung für die Dendritencommissuren anzusehen ist, findet ziemlich unregelmäßig statt. In einigen Embryonen ist sie weiter fortgeschritten als in älteren derselben Tierart, und in dem einen Embryo ist dies dorsal der Fall, im anderen ventral. Ziemlich konstant ist der Sulcus limitans zuletzt obliteriert. Aber oft bleibt auch das am meisten dorsal, unmittelbar unter der Dachplatte gelegene Lumen verhältnismäßig lange offen, und gerade darin können wir eine Manifestierung der Selbständigkeit dieser Verwachsung in bezug auf die Dachplatte erblicken.

Dieses Nichtbenutzen der Dachplatte für die commissurale Funktion steht im Einklange zu der Tatsache und muß vielleicht auch mit derselben in Zusammenhang gesehen werden, daß diese Dachplatte in denjenigen Niveaus des Neuralrohres, wo sie sich kräftig entwickelt, ebenfalls keine Neuronen enthält, sondern sich ganz anders differenziert als die übrigen Platten des Neuralrohres. Im Rhombenzephalon und im Prosenzephalon wird sie nämlich eine breite, in vielen Falten liegende Membran kubischer Epithelzellen, das sogenannte Chorioidepithel, das zusammen mit der darauf gelegenen Bindegewebs-(Pia-)Lamelle, in welcher ein kräftiges Blutgefäßsystem zur Entwicklung kommt, den Plexus chorioideus bildet. Zwar entwickelt die Dachplatte sich im Rückenmark nicht zu Chorioidepithel; aber daß sie auch im Rückenmark mehr Neigung zu einer mehr chemischen Funktion als zu der echt neuralen zeigt, geht nicht nur aus dem Umstande hervor, daß in derselben keine Neuriten laufen, sondern auch aus der von Spatz (1918) nachgewiesenen abweichenden Struktur dieser Zellen im ausgewachsenen Rückenmark, welche Struktur mehr an Drüsenzellen erinnert.

7. Das Auswachsen von Dendriten und Kollateralen.

Eine dritte Differentiation, welche in dieser Form dem Rückenmark eigen ist, ist die Bildung der innigeren Verbindungen zwischen den verschiedenen Unterteilen, an erster Stelle zwischen den schon morphologisch in enger Beziehung zueinander stehenden Neuronen. Diese innigeren Verbindungen entstehen einerseits durch das Auswachsen vieler großer und oft reich verzweigter Dendriten, wodurch eine einzige Zelle mit vielen Nervenfasern in Verbindung gebracht wird, andererseits durch das Auswachsen von Kollateralen aus den Faserbündeln, die umgekehrt diese Faserbündel zuweilen mit vielerlei Zellgruppen in direkte Verbindung bringen.

Auf S. 482 wurde darauf hingewiesen, daß in jungen Embryonen die Perikaryons schon in der Nähe derjenigen Fasersysteme lagen, aus denen sie ihre Reize empfangen müßten. Später sahen wir Dendriten aus diesen Zellen wachsen in der Richtung derselben Fasersysteme, welche Dendriten sich dann inmitten jener

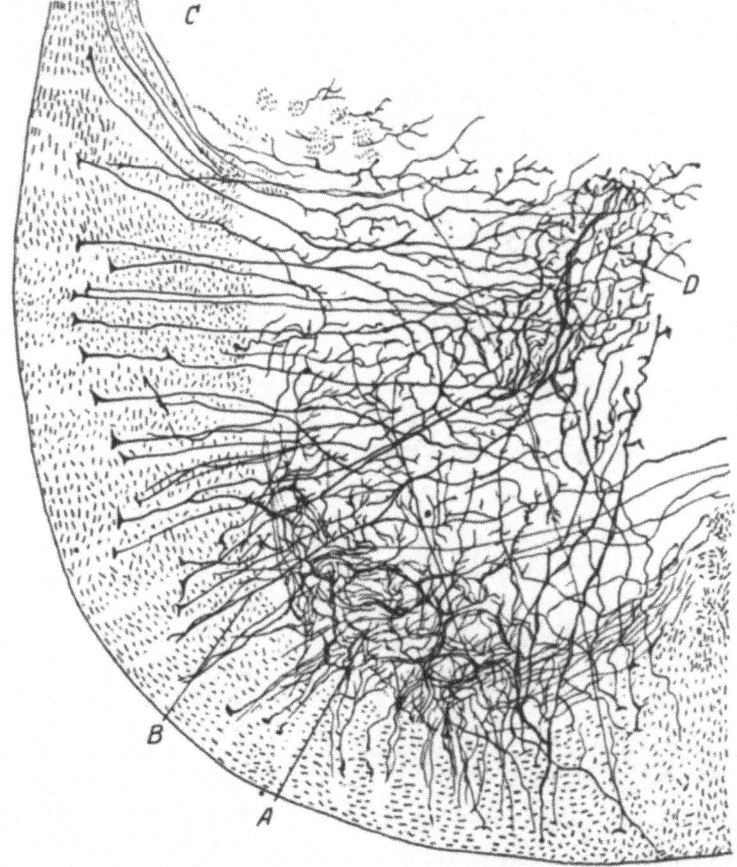

Abb. 14. Die Kollateralen des Vorderseitenstranges (vom Seitenstrang namentlich die langen) in dem Brustmark eines älteren *Katzen*embryos. (Nach CAJAL.) Golgiverfahren. *A* dichtes Geflecht von Vorderstrangkollateralen um die Vorderhornwurzelzellen herum; *B* Kollateralen zum Nucleus intermedio-medialis; *C* Substantia reticularis; *D* Nucleus intermedio-medialis.

Fasersysteme zu verzweigen anfingen, wodurch die Lücke großenteils überbrückt wurde. In diesen jungen Stadien konnten dies noch relativ kleine Dendriten sein; aber die Fasersysteme wachsen mit dem Rückenmark und mit dem ganzen Individuum mit bis ein Umfang erreicht ist, der viele Male denjenigen des jungembryonalen Rückenmarkes übertrifft. Obwohl dieser größere Umfang hauptsächlich durch eine numerische Hypertrophie der zusammensetzenden Teile erreicht wird, nämlich durch eine Zunahme der Anzahl Zellen und Fasern, die jede für sich zur Hauptsache dieselbe Dicke behalten, müssen die Dendriten, die ein bestimmtes Perikaryon mit einem bestimmten Fasersystem verbinden, jeder individuell in demselben Maße mitwachsen, in welchem dieses ganze Fasersystem und auch das ganze Rückenmark in seiner Gesamtheit wächst. Die Folge ist also eine kräftige Hypertrophie ad magnitudinem dieser bestimmten Nervenzellen und ihrer Ausläufer. Ein Beispiel hiervon liefern die Vorderhornzellen, welche im neugeborenen und im ausgewachsenen Tier einen enormen Entwicklungsgrad zeigen (siehe z. B. Abb. 28) und doch in Hauptsache denselben Rückenmarksteil bestreichen wie in jungen Embryonen, wo ihre Ausdehnung, wie Abb. 6 zeigt, nur eine geringe war. Obwohl durch dieses parallele Dendritenwachstum der Kontakt zwischen der zuführenden Bahn als Ganzes und der Zelle zwar nicht prinzipiell zunimmt, bringt dieser Prozeß doch wohl eine viel größere Anzahl Neuriten mit einer einzigen Zelle in Verbindung, wodurch die Kompliziertheit der Verbindungen bereits zunimmt.

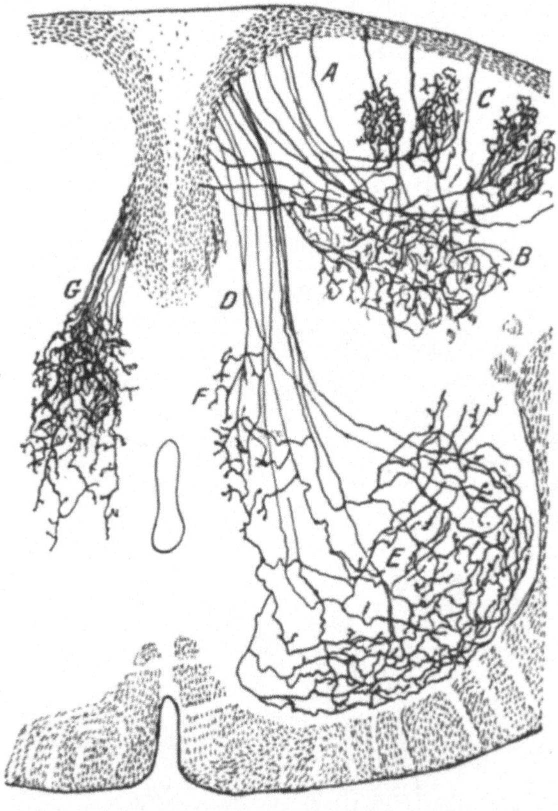

Daneben besteht hier und dort auch eine Ausbreitung des von den Dendriten einer Zelle bestrichenen Gebietes über neue Areale des Rückenmarks. Das deutlichste Beispiel hierfür ist die beschriebene Entwicklung der Dendritencommissuren.

Auch bei der Entwicklung der Kollateralen können wir diese beiden Prinzipien unterscheiden.

In erster Linie sehen wir aus bestimmten Faserbündeln Kollateralen nach denjenigen Nervenzellen auswachsen, welche in unmittelbarer Nähe dieses Bündels liegen und ihrerseits Dendriten in dasselbe entsenden. Beispiele hierfür sind die vielen Kollateralen aus den Vorderseitensträngen nach den Vorder- und Seitenhörnern (Abb. 14). Ebenso wie das erstgenannte Dendritenwachstum fördert diese Kollateralen-

Abb. 15. Die wichtigsten Kollateralen der Hinterstrangfasern. (Nach CAJAL.) Golgiverfahren bei einer neugeborenen *Ratte. A* Kollateralen für den Nucleus proprius cornu posterioris und für die Substantia gelatinosa Rolando; *B* Endverzweigungen der Kollateralen in dem Nucleus proprius cornu posterioris; *C* Endverzweigungen der Kollateralen in der Substantia gelatinosa Rolando (s. Abb. 40); *D* Fasciculus sensitivo-motorius); *E* Kollateralen aus dem Fasciculus sensitivo-motorius, die um die Vorderhornwurzelzellen enden; *F* isolierte Endverzweigung eines Kollaterals des Fasciculus sensitivo-motorius für den Nucleus intermediomedialis; *G* Kollateralen zum Nucleus intermedio-medialis.

entwicklung den wechselseitigen Kontakt der offenbar bereits in morphologischer (und vielleicht schon funktioneller) Beziehung stehenden aufeinanderfolgenden Neuronen des Reflexbogens.

Einige Kollateralen überschreiten diese erste Etappe jedoch in erheblichem Maße. Ein Beispiel davon bietet ein Teil der Kollateralen aus dem Hinterstrang.

Die Kollateralen dieses Hinterstranges sind in drei Gruppen zu verteilen, die jede einem anderen Hinterstrangareal entspringen und um eine andere Zellgruppe endigen (Abb. 15). Die erste Gruppe Kollateralen aus dem Hinterstrang entspringt diffus der ganzen Wurzeleinstrahlungszone. Diese treten durch die zentrale Grenzfläche des Hinterstranges aus und zwar von dem lateralsten, an die LISSAUERsche Randzone grenzenden Punkt bis dort, wo in dem Hinterstrang die Dichotomien aufhören. Sie dringen großenteils durch die Substantia gelatinosa hindurch, um entweder in dem Nucleus proprius cornu posterioris in einem diffus verbreiteten Netzwerk zu endigen oder um in die Substantia gelatinosa zurückzubiegen und dort sich federförmig zu verzweigen. Die zweite Gruppe entspringt der primären Strangzone und führt also Reize aus entfernten Segmenten, nicht mehr aus dem eigenen Segment. Sie enden alle in der CLARKEschen Säule, in der sie ein kompaktes Netzwerk bilden. Diese beiden Gruppen verbinden die Hinterstrangzonen also mit den bereits morphologisch zu ihnen in Beziehung stehenden Zellgruppen.

Eine dritte Gruppe Kollateralen entspringt einem kleinen Gebiet des Hinterstranges, gerade dort, wo die letzten Dichotomien gefunden werden, also in dem

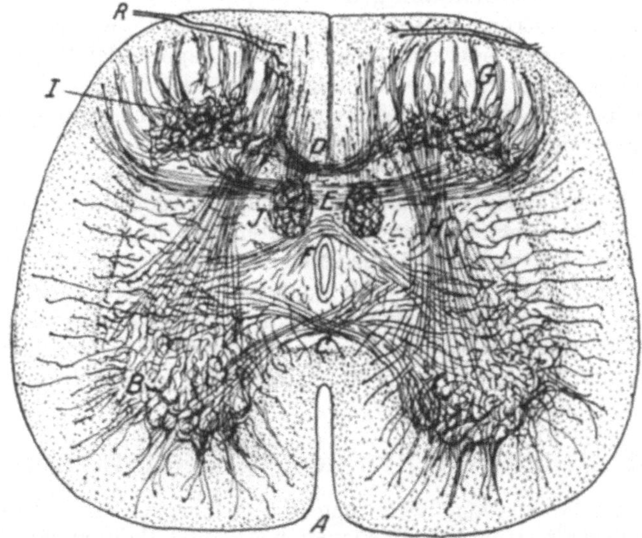

Abb. 16. Die Kollateralen in dem Rückenmark eines neugeborenen *Hundes*. (Nach CAJAL.) Golgiverfahren. *A* Fissura anterior; *B* Kollateralen des Vorderseitenstranges im Vorderhorn; *C* Kollateralen (Neuriten?) in der Commissura alba. anterior; *D, E, F* hintere, mittlere und vordere Schicht der Commissura dorsalis; *G* Kollateralen des Hinterstranges quer durch die Substantia gelatinosa Rolando; *H* Hinterstrangkollateralen zum Vorderhorn; *I* Kollateralengeflecht in dem Hinterhorn (hauptsächlich des Hinterstranges); *J* Hinterstrangkollateralen für die CLARKEsche Säule; *R* Hinterwurzel.

Endgebiet der Wurzeleinstrahlungszone, welches an die primäre Strangzone grenzt. Sie entspringen also dort, wo Fasern aus der größten Segmentreihe, wozu noch gerade das eigene Segment gehört, zusammenströmen. Sie bilden ein ziemlich deutliches Bündel paralleler Fasern, die alle nach den Zellen des Vorderhornes verlaufen, nachdem einige unterwegs Seitenästchen an den Nucleus intermediomedialis abgegeben haben. Um die Vorderhornzellen bilden sie dichte Netze, von denen feine Ausläuferchen ausgehen, die mit Verbreiterungen gegen diese Zellen endigen.

Es ist diese letzte Gruppe von Kollateralen, welche die bereits morphologisch gegebenen Neuronenbeziehungen überschreitet und dadurch neue Verhältnisse schafft. Während der über das Rückenmark gehende Reflexweg ursprünglich aus drei Neuronen bestand, dadurch daß zwischen das primärsensible Neuron und das primärmotorische Neuron die Flügelplattenzelle mit ihrem nach der Grundplatten-Randzone verlaufenden Neuriten eingeschaltet war, bilden diese „sensitivo-motorische" oder „postero-anteriore" Kollateralen, die von den primärsensiblen Neuriten im Hinterstrang direkt nach den Vorderhornzellen wachsen, eine Art Kurzschluß, wodurch die zentrale Schaltzelle ausgeschaltet wird und Reflexbogen gebildet werden, die nur aus zwei Neuronen bestehen, einem primärsensiblen und einem primärmotorischen.

Dadurch, daß auf diese Weise viele Dendriten und Kollateralen Verbindungen bewerkstelligen zwischen Unterteilen, die im ursprünglichen Bauplan oft weit auseinander lagen (z. B. zwischen linken und rechten Nucleus proprius cornu posterioris; zwischen Hinterstrang und Vorderhorn), gehen die Verhältnisse dieses ursprünglichen Bauplanes teilweise wieder verloren (im Gegensatz zu dem Sachverlauf in den höheren Teilen des Nervensystems, wie z. B. im Gehirn, wo die Eigenschaften des ursprünglichen Bauplanes gerade stets deutlicher hervortreten). So verschwindet z. B. das Lumen im Flügelplattenteil. Und so verlagern verschiedene Vorderhornzellen, die erst alle gegen den Seitenstrang angedrückt lagen, sich wieder, dem Gesetze der Neurobiotaxis gehorchend, zentralwärts in der Richtung der ihnen aus dem Hinterstrang zuströmenden Kollateralen. Ebenfalls suchen viele Zellen des Hinterhornes wieder eine mehr zentrale Lage in der Richtung der Dendritencommissuren, wodurch das erst gebildete zentrale Faserfeld der Hinterhörner wieder verschwindet. Die Form des ausgewachsenen Rückenmarkes weicht dadurch bedeutend von derjenigen des embryonalen ab.

Während dieser ganze Prozeß durch den kompakten Bau des Rückenmarkes begünstigt wird, wird diese Kompaktheit umgekehrt auch wieder verstärkt durch dieses Nacheinanderhinschieben derjenigen Unterteile, die erst weiter auseinandergekommen waren. Die vielen verschiedenen Dendriten-, Neuriten- und Kollateralensysteme kommen durch diesen gedrungenen Bau derart durcheinander zu liegen, daß eine anatomische Analyse in dem bisher in Embryonen als möglich erwiesenen Vollständigkeitsgrade fast unerreichbar wird, jedenfalls mit den uns heute zu Dienste stehenden Untersuchungsmethoden unerreicht ist.

II. Strukturlehre des Rückenmarkes.

Nach der embryologischen Einleitung, die gleichzeitig einen Einblick in das wechselseitige Verhältnis der verschiedenen Kerne und Bahnen gab, kann mit der Beschreibung des ausgewachsenen menschlichen Rückenmarkes angefangen werden[1]. Der Charakter dieses Handbuches gestattet nicht, bei dieser Beschreibung nach Vollständigkeit zu streben. Vielmehr wird versucht werden, ein möglichst einheitliches Bild des menschlichen Rückenmarkes zu entwerfen, so wie dies meines Erachtens auf Grund der bedeutendsten in der Literatur niedergelegten Untersuchungen als am meisten mit dem heutigen Stande der Wissenschaft in Übereinstimmung erachtet werden muß. Es wird dabei die Morphologie des Leitungsapparates im Vordergrunde gehalten und so viel wie möglich in Zusammenhang mit ihrer embryonalen Entwicklung dargestellt werden.

Die Strukturlehre und die Leitungslehre werden jede in einem gesonderten Kapitel behandelt. Das Kapitel über die Strukturlehre zerfällt in Cytoarchitektonik, Faserarchitektonik und einen Abschnitt über die nicht-neuronalen Bestandteile. Es möge eine kurze topographische Beschreibung über die Verteilung der weißen und grauen Substanz vorangehen.

---

[1] Ich erachte mich der Pflicht enthoben, über die mikroskopische Anatomie des Rückenmarkes bei verschiedenen Tierarten zu schreiben, da ARIËNS KAPPERS dies in seinem Handbuch der vergleichenden Anatomie des Zentralnervensystems vor kurzem (1920) getan hat.

1. Die Verteilung der weißen und grauen Substanz im Rückenmark.

Die graue Substanz des Rückenmarkes ist dasjenige, wozu die Mantelschicht des embryonalen Rückenmarkes im ausgewachsenen Organ wird. Sie liegt denn auch zentral, an allen Seiten von der mit Pia bekleideten Oberfläche des Rückenmarkes getrennt durch einen Mantel weißer Substanz, welcher weiße Mantel der ausgewachsene Zustand des im embryologischen Kapitel beschriebenen

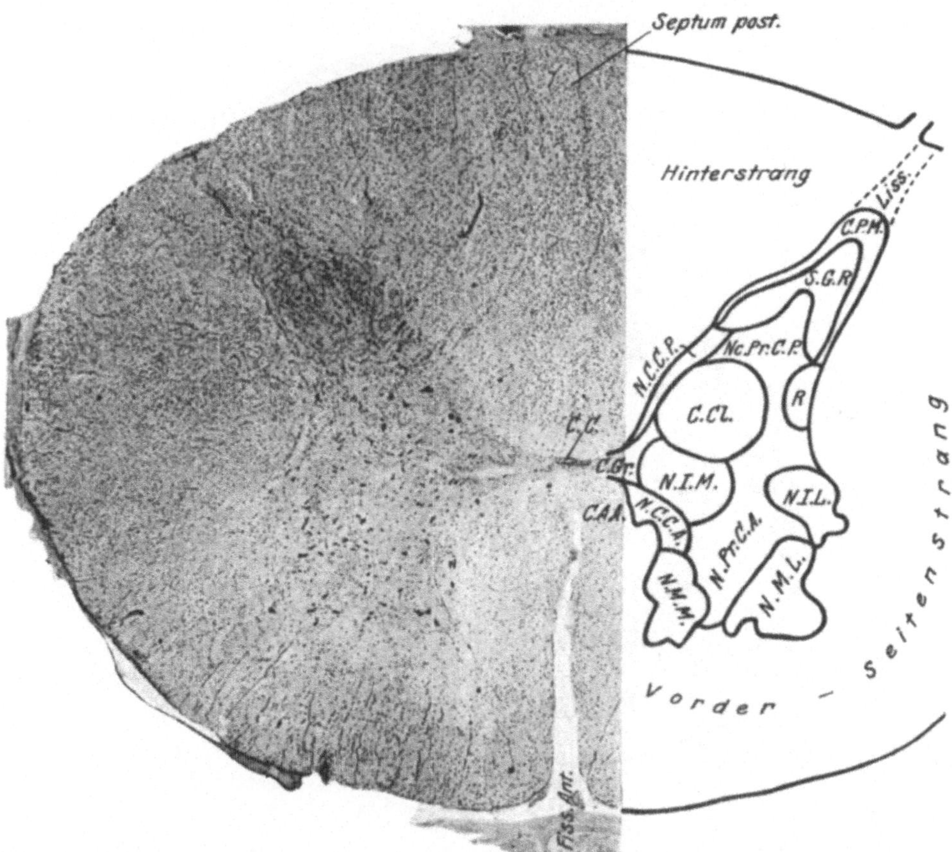

Abb. 17. Querschnitt durch das ausgewachsene menschliche Rückenmark. Ganglienzellenpräparat nach NISSL. Zweites Lumbalsegment. *C.A.A.* Commissura alba anterior; *C.C.* Canalis centralis; *C.Cl.* Columna Clarkii; *C.Gr.* Commissura grisea; *C.P.M.* Cellulae postero-marginales; *Liss.* LISSAUERsche Randzone; *N.C.C.A.* Nucleus cornu-commissuralis anterior; *N.C.C.P.* Nucleus cornu-commissuralis posterior; *N.I.L.* Nucleus intermedio-lateralis (Seitenhorn); *N.I.M.* Nucleus intermedio-medialis; *N.M.L.* Nucleus myorabdoticus lateralis (s. Nc. antero-lateralis cornu anterioris); *N.M.M.* Nucleus myorabdoticus medialis (s. Nc. antero-medialis cornu anterioris); *N.Pr.C.A.* Nucleus proprius cornu anterioris; *N.Pr.C.P.* Nucleus proprius cornu posterioris; *R* Regio Reticularis; *S.G.R.* Substantia gelatinosa Rolando.

Randschleiers ist. Dieser Mantel weißer Substanz ist nicht gleichmäßig dick, sondern weist sowohl in einem einzigen Querschnitt wie auch bei Vergleichung verschiedener Rückenmarkssegmente systematische, schon im Embryo angedeutete, Verschiedenheiten in Dicke auf, wodurch sich schon rein morphologisch ein Vorderseitenstrang, ein Hinterstrang und dazwischen eine LISSAUERsche Randzone unterscheiden lassen (siehe Abb. 18).

Der Hinterstrang ist infolge der Seite 494 u. f. beschriebenen Faltenbildung sehr dick, namentlich in seinem medialen Teil, und zwar derart, daß seine radiär zum Rückenmarksquerschnitt gemessene Dimension im Hals- und Brustmark mehr als die Hälfte der gesamten dorsoventralen Ausdehnung des ganzen Rückenmarkes beträgt. Das dünne Septum posterius, das von der dorsalen Pia ab in der Medianebene ebenso weit ventralwärts in die Tiefe dringt, grenzt den linken von dem rechten Hinterstrang ab. Lateralwärts wird dieser Strang ziemlich schnell dünner, um dann direkt lateral von den Hinterwurzeln in die LISSAUER-

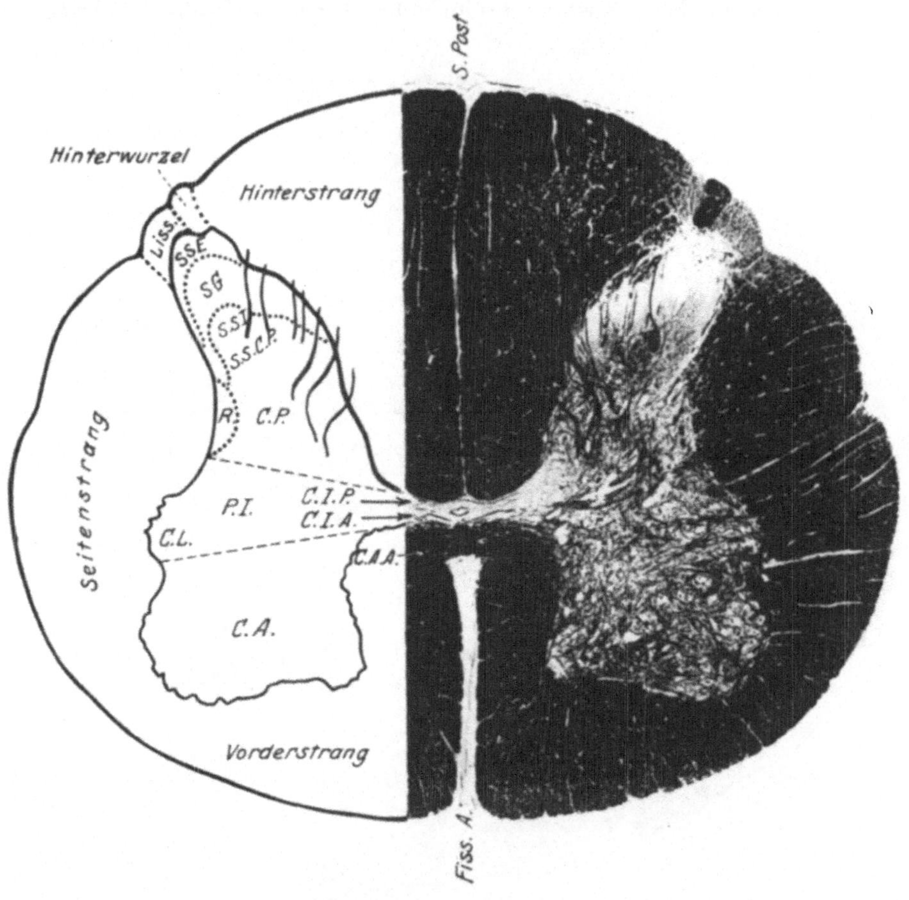

Abb. 18. Querschnitt durch das ausgewachsene menschliche Rückenmark. Markscheidenpräparat nach WEIGERT-PAL. C. A. Cornu anterius; C. A. A. Commissura alba anterior; C. I. A. Commissura intragrisea anterior; C. I. P. Commissura intragrisea posterior; C. L. Cornu lateralis; C. P. Cornu posterius; Fiss. A. Fissura anterior; Liss. LISSAUERsche Randzone; P. I. Pars intermedia; R. Regio reticularis; S. post. Septum posterius; S. G. Stratum gelatinosum Rolando; S. S. C. P. Stratum spongiosum cornu posterioris; S. S. E. Stratum spongiosum externum substantiae Rolando; S. S. I. Stratum spongiosum internum substantiae Rolando.

sche Randzone überzugehen. Die radiäre Dicke dieser LISSAUERschen Randzone beträgt im Brustmark nur $^1/_3$ des Rückenmarkhalbmessers, im oberen Halsmark, im Lendenmark und im Sakralmark sogar nur $^1/_{10}$ jenes Radius (für die Vergleichung der verschiedenen Höhen des Rückenmarkes siehe Abb. 19). Lateral von der LISSAUERschen Randzone, wo der Seitenstrang beginnt, wird der weiße Mantel plötzlich wieder erheblich dicker, namentlich im oberen Rückenmark: während die Dicke des Seitenstrangs lateral von der LISSAUERschen Randzone im Halsmark reichlich $^1/_2$ Radius beträgt, nimmt dieselbe nach unten allmählich ab, bis sie im sakralen Mark dort nur $^1/_4$ des Radius einnimmt. Der Seitenstrang schließt sich ohne natürliche Grenze dem Vorderstrang an, welche der ganzen pialen

Oberfläche bis in die Tiefe der Fissura anterior folgt. Der gesamte „Vorderseiten-strang" bildet dadurch einen halben Zylindermantel um das Seiten- und das Vorder-horn herum. Er ist direkt lateral von der LISSAUERschen Randzone am dicksten (d. i. dort, wo er die Bucht zwischen Hinter- und Seitenhorn bedeckt) und wird von da ab gleichmäßig dünner, um endlich am Boden der Fissura anterior in die dünne Commissura alba (anterior) überzugehen.

Die in jungen Embryonen auf dem Querschnitt annähernd von einem Kreis begrenzte graue Substanz (die Mantelschicht) hat infolge dieser starken Variati-onen in dem Dickenwachstum des weißen Mantels eine ziemlich komplizierte Form erhalten, wodurch ein Hinterhorn, ein Vorderhorn und eine dazwischen gelegene Pars intermedia an derselben unterschieden werden kann.

Das Hinterhorn ist derjenige Teil der grauen Substanz, der aus der Flügel-platte stammt (und zwar aus deren Mantelschicht). Auf dem Querschnitt wird sie ventral begrenzt von einer Linie, die in diesem Schnitt von den dorsalsten Resten des Zentralkanals bis zu dem Punkt gezogen werden kann, wo der Seitenstrang am tiefsten eingedrungen ist und sich plötzlich verjüngt, um in die LISSAUERsche Randzone überzugehen (obere Strichlinie in Abb. 18). Dies ist die Linie, die in der Mantelschicht die Flügelplatte von der Grundplatte abgrenzt.

Die laterale Fläche des Hinterhornes liegt gegen den Seitenstrang und ist die-jenige Fläche, welche die breite Mantelzone der Flügelplatte von dem breiten Rand-schleier der Grundplatte abgrenzt. Der ventrale Teil dieser Seitenfläche ist nicht scharf angedeutet, da hier die weiße Substanz des Seitenstranges bündelweise in das Hinterhorn eindringt. Diese Bälkchen weißer Substanz haben, zusammen mit dem dazwischen übrigbleibenden Bälkchen grauer Substanz, diesem Areal den Namen Regio reticularis verschafft. Diese ist namentlich im Halsmark stark ent-wickelt. (Derartige Netze von Bälkchen grauer Substanz liegen zwar auch um die übrigen Teile des Hinterhornes, aber in viel geringerem Umfange).

Die dorsale Wand des Hinterhornes liegt der LISSAUERschen Randzone an, und ist am wenigsten weit von der Pia weggedrückt.

Seine mediale Wand, welche gegen den Hinterstrang ruht, liegt dagegen, statt wie im Embryo der Pia parallel, fast radiär, namentlich oberhalb $L\,V$, infolge der tiefen (faltenförmigen) Entwicklung des Hinterstranges. An dieser medialen Wand fallen zwei Wölbungen auf, eine dorsale, verursacht durch die näher zu besprechende starke Entwicklung der Substantia gelatinosa Rolando, und eine ventrale, verur-sacht durch die CLARKEsche Säule. Diese letztere Wölbung ist nur in den Höhen deutlich vorhanden, wo auch diese CLARKEsche Säule kräftig entwickelt ist. Ab-gesehen von diesen sekundären Wölbungen bildet sie in dem höchsten Teil des Rückenmarkes auf dem Querschnitt eine ziemlich gerade Linie, während sie in den niedriger gelegenen Segmenten, namentlich unter $L\,I$, in zunehmendem Maße die Bogenform annimmt. Diese mediale Hinterhornwand geht abschüssig in die dorsale Wand der „grauen Commissur" über.

Die mediale und die dorsale Wand des erwachsenen Hinterhornes lagen in jungen Embryonen in ihrer wechselseitigen Verlängerung und bildeten dort die gebogene äußere Grenzfläche der Flügelplatten-Mantelschicht (d. h. des Hinter-hornes) zur Flügelplatten-Randzone (zur rezeptiven Randzone bzw. zur assozia-tiven Randzone, siehe Abb. 6 und 12). Auch die laterale und die ventrale Wand des erwachsenen Hinterhornes lagen in jungen Embryonen in ihrer wechselseitigen Verlängerung. Sie bildeten dort die ebene ventrale Grenzfläche der Flügelplatten-Mantelschicht zu der Grundplatte (zur Grundplatten-Randzone oder projektiven Randzone bzw. zur Grundplatten-Mantelschicht).

Das Hinterhorn ist schmal im Halsmark und im Brustmark; es wird breiter und

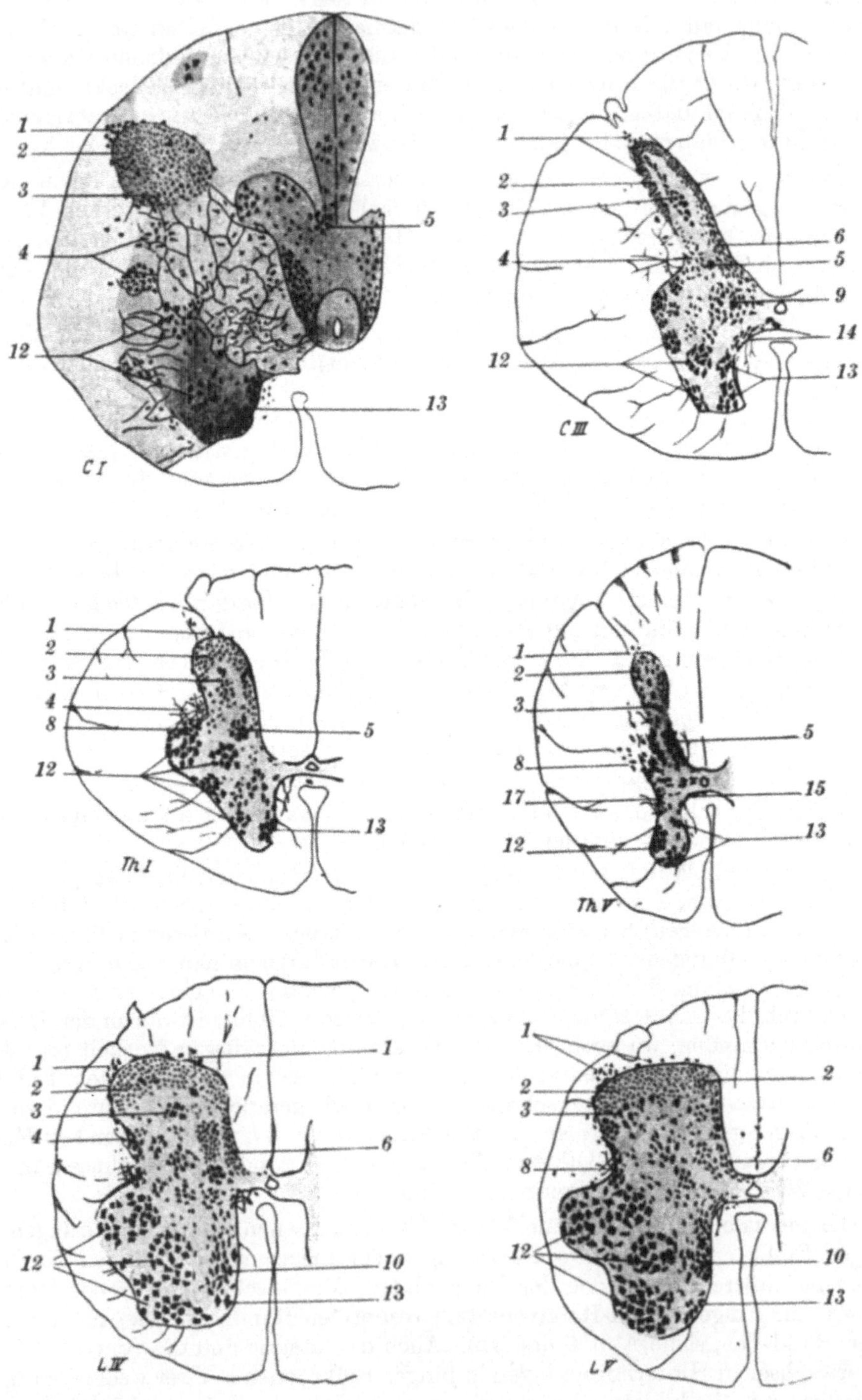

Abb. 19. Die schematischen Zeichnungen MASAZZAS von den verschiedenen Zellgruppen in verschiedenen Höhen des Rückenmarkes. (Jede Zeichnung enthält in je einer Gruppe — die deutlichkeitshalber zu scharf begrenzt und zu einheitlich gezeichnet wurde — eine synoptische und schematische Zusammenfügung von Zellen, die in einigen aufeinanderfolgenden Schnitten gesehen wurden.) Das Hinterhorn: *1* Cellulae postero-marginales;

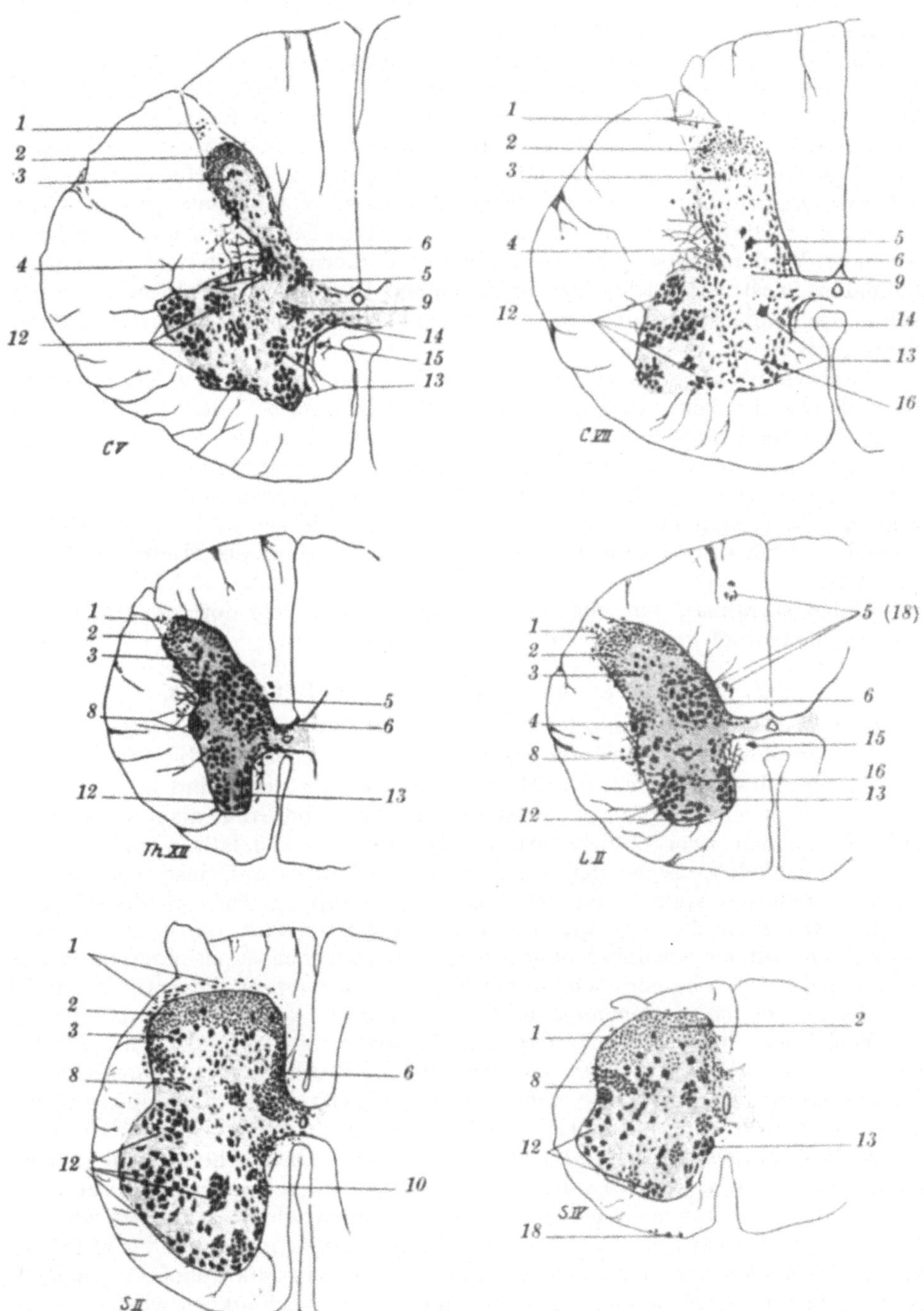

2 Substantia gelatinosa Rolando; 3 Nucleus proprius cornu posterioris; 4 Nucleus reticularis (spinalis); 5 Columna Clarkii; 6 Nucleus cornu-commissuralis posterior; 7 Cellulae disseminatae posteriores. Der Pars intermedia: 8 Nucleus intermedio-lateralis (das laterale Horn); 9 Nucleus intermedio-medialis; 10 Nucleus medialis myoleloticus; 11 Cellulae disseminatae intermediae. Das Vorderhorn: 12 Nucleus myorabdoticus lateralis; 13 Nucleus myorabdoticus medialis; 14 Nucleus cornu-commissuralis anterior; 15 Nucleus proprius cornu anterioris; 16 Nucleus paracentralis anterior; 17 Cellulae disseminatae anteriores. Die weiße Substanz: 18 Cellulae aberrantes.

zugleich kürzer, also plumper, im Lumbal- und namentlich im Sakralmark, wo es dadurch weniger von der embryonalen Form abweicht.

Das Vorderhorn ist derjenige Teil der grauen Masse, der vor einer frontalen Fläche liegt, die — ziemlich künstlich — durch die vorderen Reste des Zentralkanals gedacht werden kann (untere Strichlinie in Abb. 18). Es hat eine einfache, auf dem Querschnitt im Prinzip halbrunde Begrenzung, in der wechselnde sekundäre Wölbungen durch die wechselnde Entwicklung der in diesem Horn peripherisch gelegenen Zellgruppen verursacht werden. Aus diesen Wölbungen ragen spitze Ausläufer der grauen Substanz in den das Vorderhorn medial, ventral und lateral umgebenden Vorderseitenstrang hinein. Das Vorderhorn ist klein und namentlich schmal im Brustmark, viel größer und besonders breiter in der Hals- und namentlich in der Lendenschwellung, und schließlich klein, aber nicht schmal, im unteren Sakralmark.

Die Pars intermedia ist derjenige Teil der grauen Substanz, welcher sich zwischen den beschriebenen Grenzflächen der beiden Hörner befindet. Im Brustmark dringt sie lateralwärts eine Strecke in den Seitenstrang hinein, wodurch dort das Seitenhorn gebildet wird. Ihr medialer Teil ist die sogenannte graue Commissur, der Rest des ursprünglich nach der Verklebung der rechten und linken Neuralrohrwand so breiten Zusammenhanges zwischen der linken und rechten Mantelschicht, welcher diese Reduktion der starken Entwicklung des Hinter- und Vorderstranges verdankt. Sie enthält die Reste des Zentralkanals. Auch hierbei wahrt das Sakralmark eine mehr embryonale Form, indem dort die graue Commissur, namentlich im weiblichen Körper, breit bleibt.

2. Die Citorarchitektonik des Rückenmarkes.

Wenn wir unter „Nervenzelle" den Kern und das Perikaryon verstehen, also das Neuron ohne seine Ausläufer, dann können wir sagen, daß bis auf einige die Nervenzellen des Rückenmarkes sich in der grauen Substanz befinden. Sie zeigen eine so äußerst reiche Variation sowohl in ihrer Form und Größe als in ihrer Gruppierung, daß keine zwei Schnitte einander gleich sind. Jedoch fällt in großen Zügen wohl Ähnlichkeit zwischen den verschiedenen Schnitten auf, insofern einander ähnliche Zellarten stets in einander ähnlichen Gruppen darin wiedergefunden werden. Die Form dieser Gruppen variiert indessen so stark, daß es in einem beschränkten Rahmen wie dem hier gebotenen nicht möglich ist, sie ohne eine starke Schematisierung zu beschreiben, wobei einerseits die Grenzen dieser Gruppen viel schärfer genommen werden müssen als sie in Wirklichkeit sind und andererseits von Variationen innerhalb jener Grenzen abgesehen werden muß. Unter Vorbehalt dieser naturwidrigen, aber bewußten, für die Beschreibung unumgänglichen Schematisierung werde ich 18 verschieden geartete Zellgruppen die Revue passieren lassen, und zwar an Hand einer Anzahl Zeichnungen, welche einer Arbeit Massazas (1924) entlehnt und in Abb. 19 vereinigt sind. Diese schematischen Zeichnungen enthalten in jeder Gruppe eine synoptische und schematische Zusammenfügung von Zellen, die in einigen aufeinanderfolgenden Schnitten gesehen wurden. Um das Verhältnis zwischen diesen schematischen Zeichnungen und der Wirklichkeit einigermaßen beredt zu machen, gibt Abb. 17 ein Mikrophoto eines nach Nissl gefärbten Querschnittes in Höhe einer dieser Zeichnungen wieder.

Betrachten wir nunmehr nacheinander die Zellen des Hinterhornes, der Pars intermedia des Vorderhornes und zuletzt auch die in der weißen Substanz „verirrten" Zellen.

a) Die Cytoarchitektonik des Hinterhornes.

Das Hinterhorn wird von einer dünnen Schicht meistens tangential liegender mittelgroßer Ganglienzellen bekleidet, den Cellulae postero-marginales

(Abb. 19, Nr. 1). Diese Zellen befinden sich in dünnen, durch Carmin stark zu färbenden Bälkchen grauer Substanz, welche mit der grauen Masse des Hinterhornes zusammenhängen und tangential in der weißen Substanz der an das Horn grenzenden Schichten der LISSAUERschen Randzone, des Hinterstranges und des dorsalen Teiles des Seitenstranges liegen. MASSAZA (1924) unterscheidet eine apikale, an der Hinterhornspitze in der LISSAUERschen Randzone gelegene Gruppe, eine retikulare

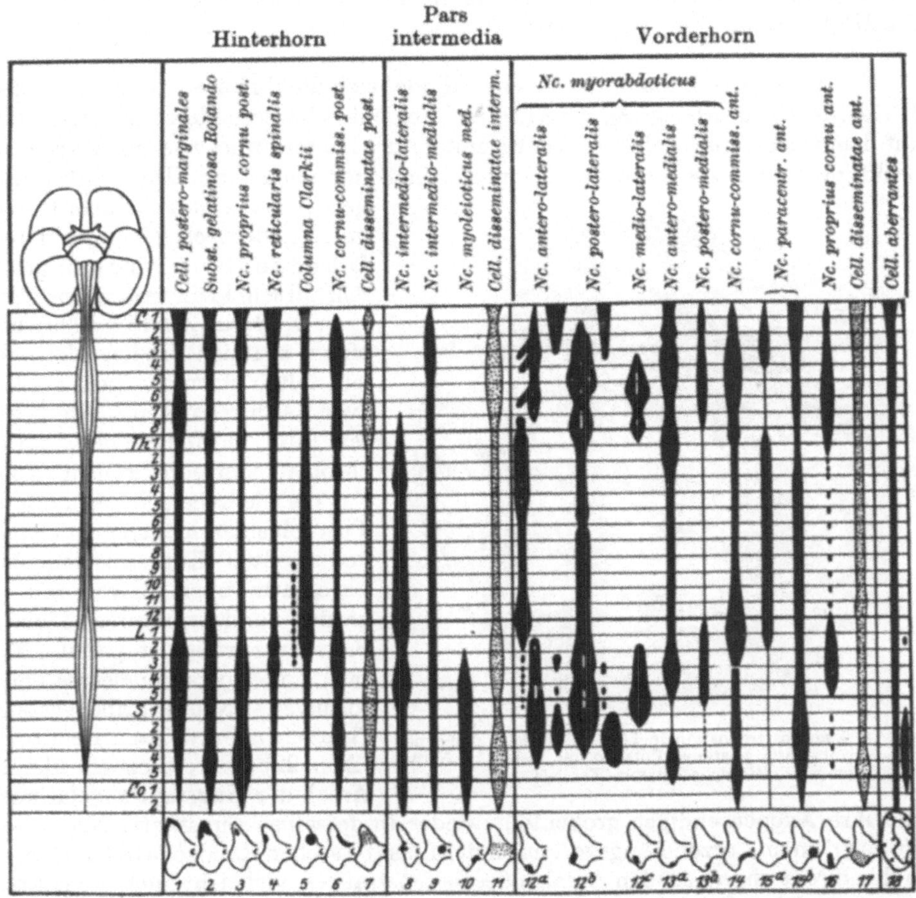

Abb. 20. Graphische Darstellung der quantitativen Entwicklung der differenten Zellgruppen in den verschiedenen Segmenten des Rückenmarkes. (Nach MASSAZA.)

Gruppe entlang der lateralen Wand des Hornes im Seitenstrang und eine innere Gruppe längs der medialen Hornwand im Hinterstrang. Die apikale Gruppe ist am weitesten in die weiße Substanz eingedrungen. Es sind mittelgroße Zellen (ZIEHEN 1899 fand sie bis 57 μ lang), meistens spindelförmig (die apikalen sind mehr sternförmig), chromophil vom somato-archiochromen Typus (Abb. 21, oben). In ihrem Kern ist das Chromatin meistens in dünnem großen, homogenen, sphärischen und mehr oder weniger zentral gelegenen Nucleolus zusammengeballt (CAJALS dritter Kerntypus), zuweilen auf einigen mittelgroßen und kleinen Körnern verteilt (CAJALS zweiter Kerntypus). Sie haben ein netzförmiges Neurofibrillensystem und entsenden ihr Axon laut LENHOSSÉK (1895) zum größten Teil nach dem

Seitenstrang (Grundbündel), wo es sich dichotomisch in einen aufsteigenden und einen absteigenden Ast spaltet, welche Äste wieder kurze Kollateralen zum Hinterhorn zurücksenden (CAJAL 1909, Abb. 22). Ihre Dendriten verzweigen sich zwischen den anderen Cellulae posteromarginales und in der Substantia gelatinosa Rolando.

Diese Zellgruppen, die sich vom verlängerten Mark bis an das Filum terminale erstrecken, sind am kräftigsten in der Lumbo-Sakralgegend, etwas schwächer in der Halsgegend und am schwächsten im Dorsalmark entwickelt (Abb. 20). Sie gehören, wie in der Synaptologie beschrieben wird, zu den Assoziationsneuronen des Hinterhorns.

Unter dieser dünnen Grenzschicht befindet sich die Substantia gelatinosa Rolando (Abb. 19, Nr. 2), eine kräftige Schicht sehr besonderer Struktur, die, auf dem Querschnitt gesehen, den Eigenkern des Hinterhornes wie eine Kappe bedeckt, denselben sowohl medial als lateral ein Stück umfassend. Diese Substantia gelatinosa zeigt auf einem Untergrunde, der sich mit Carmin auffallend rot färbt, eine sehr große Anzahl sehr kleiner Ganglienzellen (von 6—20 μ, ZIEHEN 1899) mit einem ziemlich runden oder ovalen, selten sternförmigen Perikaryon (Abb. 21 unten). Sie gehören zum chromophoben, kariochromen oder perichromen Typus CAJALS, sie haben eine sehr dünne Protoplasmaschicht, einen relativ voluminösen Kern, in dem das Chromatin über einigen mittelgroßen und mehreren kleinen Körnern verteilt ist (zweiter Typus) und ein perinucleares netzförmiges Neurofibrillensystem. Ihre reich verzweigten Dendriten (Abb. 22) bestreichen ein kleines Areal der Substantia gelatinosa

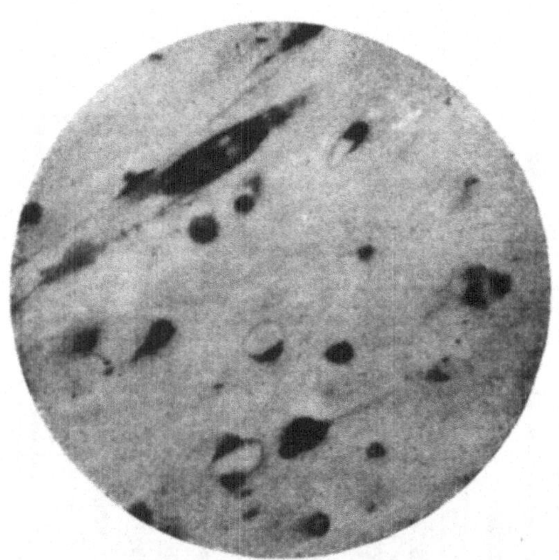

Abb. 21. Eine postero-marginale Zelle (die große) und eine Zelle der Substantia gelatinosa Rolando (die kleine) im Nisslpräparat. Mikrophotogramm. Vergr. 500 fach.

und ihre Axonen endigen großenteils wieder in derselben Substantia gelatinosa, oft nach einem kurzen Längsverlauf in der LISSAUERschen Randzone (oder seltener in den direkt angrenzenden Arealen des Seitenstranges, vielleicht auch des Hinterstranges). Diese Substantia gelatinosa ist das große Assoziationsorgan des Hinterhornes. Sie erstreckt sich ebenfalls vom verlängerten Mark bis zu den coccygealen Segmenten mit der größten Entwicklung in Höhe der ersten Hals- und der Lumbo-Sakralsegmente und mit einer markanten Abnahme im Brustmark (Abb. 20).

Das Zentrum des Hinterhornes wird von dem Nucleus proprius cornu posterioris (Abb. 19, Nr. 3) gebildet, dessen meiste Zellen ihren Neuriten (im Embryo eine HISsche Bogenfaser!) ventral vom Zentralkanal durch die Commissura alba anterior zum kontralateralen Vorderseitenstrang entsenden (einige dieser Fasern biegen gerade vor der Commissura alba in den gleichseitigen Vorderstrang ab). Derjenige Teil dieses Vorderseitenstranges, der als spinothalamische Bahn bekannt ist und der die Schmerz- und Temperaturreize, wie auch einen Teil der Tastreize zum Gehirn leitet, entspringt wahrscheinlich ganz aus dieser Zellgruppe (EDINGER, siehe z. B. 1911, und viele andere, zuletzt KOHNSTAMM 1900 und

1908), weshalb Massaza (1924) derselben den Namen Nucleus centro-dorsalis spino-thalamicus gab, welcher Name jedoch nur einen Teil ihrer Funktion wiedergibt, weil auch zahlreiche wenig hoch emporsteigende Fasern in derselben entspringen. Ein Teil der Neuriten dieses Kernes geht via die Substantia reticularis in den gleichseitigen Seitenstrang. Es können zwei Zellarten in diesem Kern unterschieden werden (Abb. 23), die dorsalen Zellen und die basalen. Die ersteren sind mittelgroß (bis 50 μ) und parapyknomorph, die letzteren viel umfangreicher, somato-archiochrom, pigmentlos, mit einem großen Kern mit großem zentralen Nucleolus (dritter Typus) und einem gestreiften netzförmigen Neurofibrillenappa-

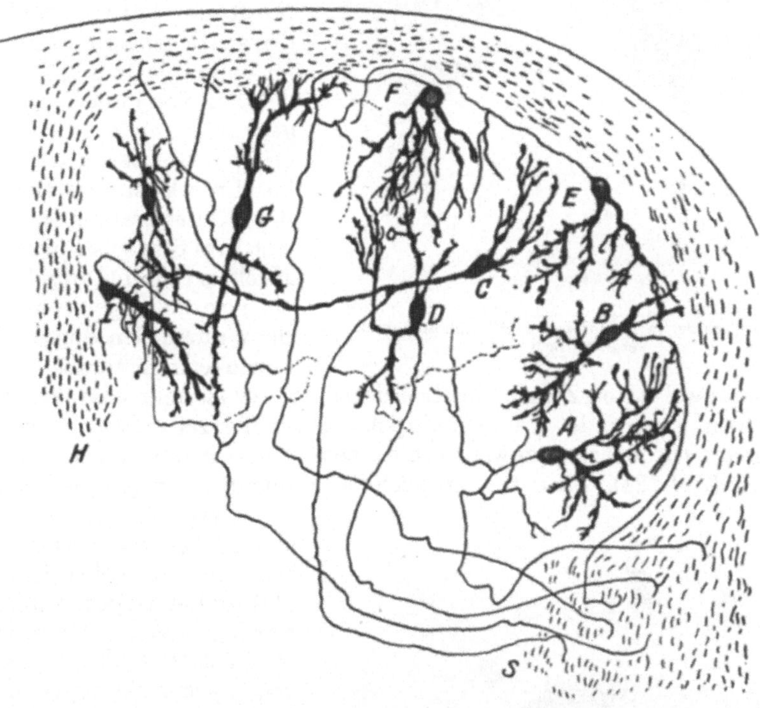

Abb. 22. Die Zellen der Substantia gelatinosa Rolando. (Nach Cajal.) *Hühner*embryo am 19. Bebrütungstage. Golgiverfahren. *A, B, C, D* Zellen, deren Neurit in die Substantia reticularis des Hinterhornes geht; *E, F* Zellen der dorsalen Grenzschicht, deren Neurit anfangs tangential über die Substantia gelatinosa verläuft; *G, I* Zellen, deren Neurit in die Lissauersche Randzone geht; *H* Hinterstrang; *S* Seitenstrang.

rat. Dieser Eigenkern des Hinterhornes, der sich wieder über die ganze Länge des Rückenmarkes erstreckt, ist am kräftigsten im Sakralmark, am schwächsten im Brustmark (Abb. 20).

Lateral an diesen Nucleus proprius cornu posterioris anschließend — und embryonal von demselben direkt ableitbar — liegt ein Zellfeld, das sich bis in die Substantia reticularis, den Übergang des Seitenstranges in das Hinterhorn, ausdehnt. Die Zellen dieses Nucleus reticularis spinalis (Abb. 19, Nr. 4) sind mittelgroß bis klein, meistens spindelförmig, selten polygonal, parapyknomorph, somatochrom, archiochrom und sie sind ebenfalls mit einem gestreift-netzförmigen Neurofibrillensystem versehen. Ihre Neuriten gehen wahrscheinlich teils als Hissche Bogenfaser zur Commissura alba anterior und dann zum contralateralen Vorderseitenstrang, teils via die Substantia reticularis zum homolateralen Seitenstrang.

Auch diese Zellgruppe wird in allen Rückenmarkssegmenten angetroffen. Gut entwickelt im Halsmark, erreicht sie dort namentlich in den ersten und letzten Halssegmenten und ferner zwischen $L\,II$ und $L\,IV$ ihre größte Ausdehnung. Den geringsten Umfang zeigt sie in den dorsalen und sakralen Niveaus (Abb. 20).

Die CLARKEsche Säule (Abb. 19, Nr. 5, von MASSAZA [1924] Nucleus spino-cerebellaris dorsalis genannt) wurde bereits im embryologischen Teil als eine deutlich von ihrer Umgebung abgegrenzte runde oder ovale Zellgruppe beschrieben, welche medial im Hinterhorn dem tiefsten Teil des Hinterstranges anliegt, von welchem Strang sie nicht, wie der Nucleus proprius, durch Substantia gelatinosa getrennt ist, sondern durch den dünnen Nucleus cornu-commissuralis posterior.

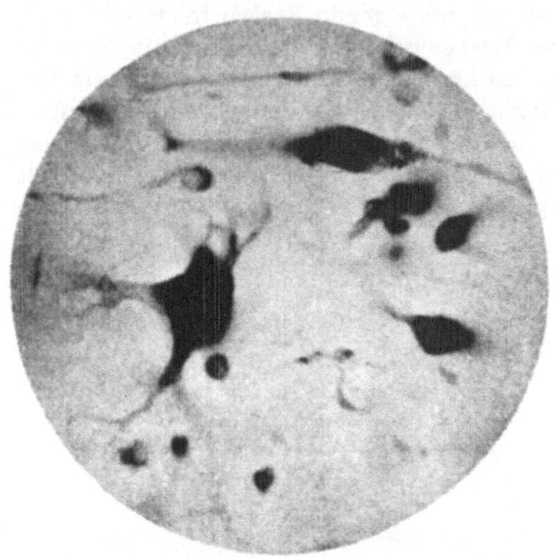

Abb. 23. Große und mittelgroße Zelle des Nucleus proprius cornu posterioris im Nisslpräparat. Mikrophotogramm. Vergr. 500fach.

Sie enthält zwei Arten Zellen. Zentral liegen die für sie sehr charakteristischen, voluminösen, abgerundeten und multipolaren Ganglienzellen, welche chromophil sind, somato-stichochrom, zuweilen mit einem Kranz großer Nisslschollen an der Peripherie (Abb. 24). Sie enthalten reichlich Pigment, einen großen blasenförmigen Kern, dessen Chromatin in dem großen, spherischen, ziemlich zentralen Nucleolus liegt (Typus III) und einen gestreiften Neurofibrillenapparat. Sie messen bis 70 μ (ZIEHEN 1899). Ihre kräftigen, reich verzweigten Dentriten bleiben sehr charakteristischerweise innerhalb der Begrenzung der CLARKEschen Säule selber (siehe Abb. 13 und 25 und die Bemerkung auf S. 497); ihre Neuriten verlaufen, den Tractus dorsolateralis bildend, zum gleichseitigen Seitenstrang, in welchem sie, in einem großen Bogen umbiegend, dicht unter der Pia im Tractus spinocerebellaris (FLECHSIG 1876) emporsteigen, um in dem Kleinhirn zu enden.

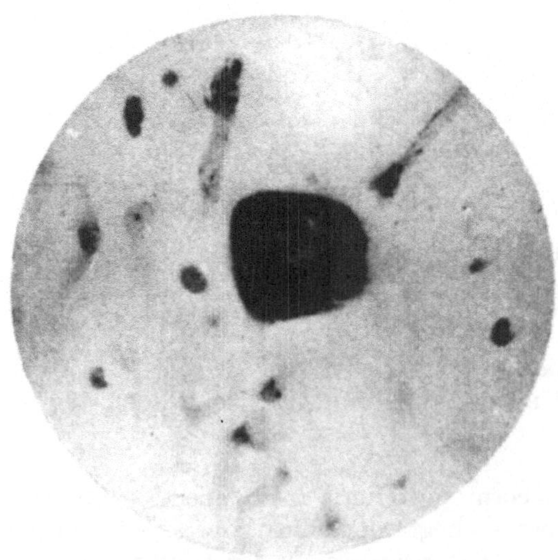

Abb. 24. Große Zelle der CLARKEschen Säule im Nisslpräparat. Mikrophotogramm. Vergr. 500fach.

Rings um diese charakteristischen zentralen Zellen gruppieren sich die Randzellen der CLARKEschen Säule. Diese sind spindelförmig, chromophil, archiochrom; ihr Kern gehört zum II. Typus.

Im Prinzip ist auch diese Columna Clarki in allen Rückenmarkssegmenten vorhanden; aber ihre typische runde, scharf begrenzte Form zeigt sie nur von

CVIII bis *LI* mit einer Höchstausdehnung von *Th XI* bis *LI* (Abb. 20). Darüber
und darunter besteht sie im Querschnitt aus zerstreuteren Zellen, zuweilen sogar
aus einer einzigen. Sie ist im Halsmark sehr schwach, wird aber in C I jedoch
wieder etwas kräftiger, um dann oberhalb diesem Segment in die GOLLschen und
BURDACHschen Kerne überzugehen.

In verschiedenem Grade wird die CLARKEsche Säule vom Hinterstrang abge-
drückt durch einen Zellstreifen, den Nucleus cornucommissuralis posterior (Abb. 19, Nr. 6), welcher dem Hinterstrang anliegt, erst eine Strecke entlang
der medialen Hinterhornwand um sich dann längs der dorsalen Wand der grauen
Commissur fortzusetzen.

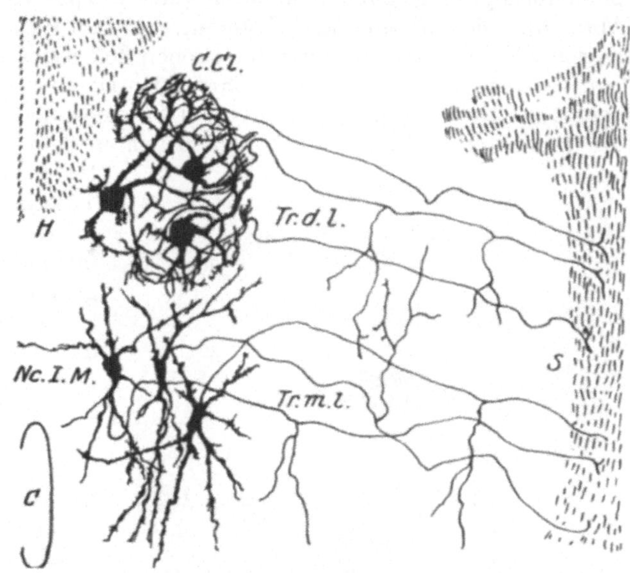

Diese Zellen sind spindelförmig, meistens tangen-
tial gerichtet, ziemlich
klein (15 μ und größer),
chromophob, oft peri-
chrom und selten archio-
chrom, mit einem Kern
des II. Typus (das Chro-
matin ist in einigen mittelgroßen und in kleinen Körnern, die eine schwache
zentripetale Tendenz zei-
gen, zusammengeballt)
und einem perinuclearen
Neurofibrillennetz. Es ist
noch nicht bekannt, wo-
hin die Neuriten dieser
Zellen streben. Diejenigen
unter den Anatomen, wel-
che meinen, daß im Hinterstrang auch Fasern ver-
laufen, welche nicht in den
spinalen Ganglien, son-
dern im Rückenmark ent-
springen, denken sich den
Ursprung dieser sogenann-

Abb. 25. CLARKEsche Säule und Nucleus intermedio-medialis in dem Brustmark einer neugeborenen *Maus*. (Nach CAJAL.) Golgiverfahren. *C. Cl.*
CLARKEsche Säule; *Nc. I. M.* Nucleus intermedio-medialis; *H* Hinterstrang; *C* Canalis centralis; *Tr. d. l.* Neuriten der CLARKEschen Säule
(Tractus dorsolateralis) mit ihren Kollateralen zum Nucleus intermedio-
lateralis; *Tr. m. l.* Neuriten des Nucleus intermedio-medialis (Tractus
medio-lateralis) mit ihren Kollateralen zum Nucleus intermedio-lateralis;
S Seitenstrang.

ten endogenen oder besser myelogenen Fasern oft in diesen Zellen. In diesem
Fall würden sie in dem cornucommissuralen Feld (der ventralen Strangzone)
jenes Hinterstranges verlaufen.

Diese Zellzone, welche am Ende von *C I* beginnt, erstreckt sich bis an die
sakralen Segmente und erreicht ihre Maxima in Höhe des mittleren Halsmarkes
und des Lumbalmarkes (Abb. 20).

Schließlich finden wir durch das Hinterhorn zerstreut (jedoch fast nicht in der
Substantia gelatinosa) die Cellulae disseminatae posteriores (Abb. 19,
Nr. 7), die zuerst von MASSAZA (1924) als eine gesonderte Art unterschieden wurden. Sie sind ziemlich klein, von verschiedener Form, chromophob, griochrom,
in ihrem Kern ist das Chromatin über einem Netz verteilt (CAJALS Kerntypus I)
oder sowohl zu mittelgroßen wie auch kleinen Körnern zusammengeballt (Typus II). Am stärksten in den niedrigsten Halssegmenten und im Sakralmark
repräsentiert, sind sie ziemlich selten im Brustmark (Abb. 20).

b) Die Cytoarchitektonik der Pars intermedia.

Die prägnanteste Zellengruppierung in der Pars intermedia des Rückenmarkes ist der Nucleus intermedio-lateralis (Abb. 19, Nr. 8), der teilweise an der lateralen Fläche der grauen Substanz in den Seitenstrang vordringt und dadurch an jenen Stellen die Bildung des Seitenhornes hervorruft. Sie besteht aus sehr charakteristischen, einander auffallend ähnlichen Ganglienzellen, die meistens auf einer ziemlich gleichmäßigen Unterlage liegen, welche an diejenige der Substantia gelatinosa erinnert. Sie sind groß (12—45 μ lang nach ZIEHEN 1899), obwohl etwas kleiner als die meisten myorabdotischen Zellen des Vorderhornes, ovalrund oder spindelförmig, sie gehören dem chromophilen Typus an und sind archiostikochrom (Abb. 26). Sie enthalten kein Pigment. Ihr Kern ist weder absolut noch relativ so groß wie derjenige der myorabdotischen Zellen; er neigt zur ovalen Form und liegt weniger häufig zentral; das Chromatin ist über verschiedene Nucleolen verbreitet, der Neurofibrillenapparat ihres Protoplasmas ist faszikuliert-netzförmig. Ihre Dendriten verzweigen sich namentlich in dem Seitenstrang, in dem Tractus medio-lateralis und in dem Tractus dorso-lateralis (siehe S. 490).

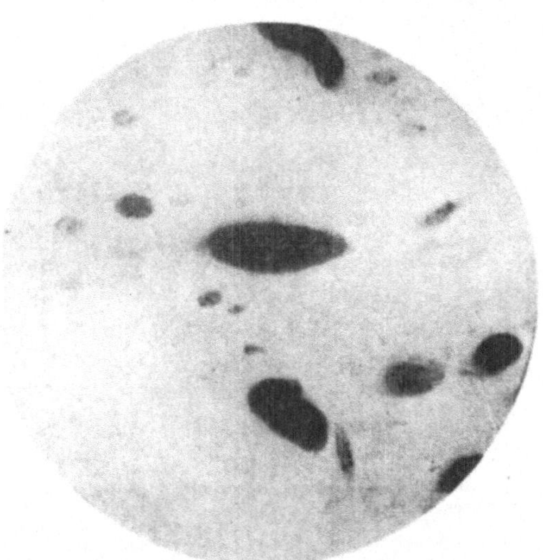

Abb. 26. Wurzelzelle des Seitenhornes im Nisslpräparat. Mikrophotogramm. Vergr. 500fach.

Der gesamte Nucleus intermedio-lateralis zerfällt in vier Zellgruppen:

a) die apikale Gruppe, welche das eigentliche laterale Horn bildet und am weitesten in den Seitenstrang eindringt;

b) die retikulare Gruppe in dem Winkel, den das laterale Horn mit dem Hinterhorn bildet;

c) die zentralen Gruppen, welche in einigen Niveaus sehr reich sind und medial von der apikalen Gruppe, also näher beim Zentrum der intermediären grauen Substanz, liegen, und

d) die Zellen, welche in den Seitenstrang aufgenommen sind, aber deutlich zu diesem Zentrum gehören.

Dieser Komplex des Nucleus intermediolateralis tritt in Höhe des *C VIII* auf und setzt sich bis an das Filum terminale fort. Seine größten Ausdehnungen liegen zwischen *Th III* und *IV*, zwischen *Th XI* und *L I* und in *L IV* und *L V*. — In Höhe von *L II* wird derselbe, sowohl was seine Dimensionen als die morphologische Differenzierung betrifft, auf ein Minimum reduziert (Abb. 20). Es ist insbesondere die retikulare Gruppe, die sich bis ins Sakralmark fortsetzt (MASSAZA 1924).

Ziemlich allgemein wird angenommen, daß die Zellen des Seitenhornes Ursprungszellen der präganglionären Sympathicusfasern sind, daß sie mit anderen Worten ihre Neuriten als dünnmyelinisierte Fasern längs den Vorderwurzeln aus dem Rückenmark und dann längs den Rami communicantes albi nach den sympathischen Ganglien neben und vor der Wirbelsäule senden. Obwohl der Austritt dieser Neuriten längs den Vorderwurzeln feststeht, ist mit hinlänglicher Sicherheit noch nichts bezüglich ihrer Endigung in sympathischen Ganglien bekannt.

Die Auffassung, daß die Zellen des Seitenhornes sympathische seien, wurde zuerst von GASKELL (siehe u. a. sein Buch 1916) geäußert, und zwar auf Grund des Umstandes, daß das laterale Horn gerade in denjenigen Segmenten gut entwickelt ist, deren Vorderwurzeln außer den dickmyelinisierten Fasern für die quergestreiften Muskeln auch dünn myelinisierte Fasern enthalten. Und gerade diese dünnmyelinisierten Fasern treten, wie GASKELL nachgewiesen hatte, als präganglionäre Neuriten längs den Rami communicantes albi aus dem Spinalnerven um nach den sympathischen Ganglien zu gehen. Außerdem wies GASKELL auf die Ähnlichkeit in der Lage dieser Zellen und der Ursprungszellen des N. vagus hin, beide zwischen dem sensiblen und dem somato-motorischen Areal gelegen. Indessen meinte er aus denselben Gründen, daß auch die Zellen der CLARKEschen Säule — die auch gerade in denselben Segmenten gut entwickelt sind und deren Lage ebenfalls als den Vaguszellen entsprechend gesehen werden kann — ihre Neuriten als sympathische Vorderwurzelfasern aus dem Rückenmark senden. Dieses letztere ist fraglos nicht der Fall, und dadurch wird wohl ein scharfes Licht auf die Gefahr der GASKELLschen Argumentation bezüglich einer sympathischen Natur des Seitenhornes geworfen.

Es liegt auf der Hand, daß die NISSLsche Untersuchungsmethode, welche für das Aufspüren von Nervenzentren die typischen tigrolytischen Veränderungen im Nisslbilde derjenigen Nervenzellen, deren Neurit beschädigt ist, benutzt und welche sich kurz nach ihrer Entdeckung (1890) schon so erfolgreich erwies, bald bei der Frage nach der Lage der präganglionären Nervenzellen angewandt wurde. Dieses Verfahren hat hier aber nicht dieselben einwandfreien Resultate gezeitigt wie in anderen Teilen des Nervensystems.

Eine vorläufige Mitteilung BIEDLs (1895) war das erste Beispiel eines solchen Versuches. Nachdem besonders STRICKER durch physiologische Experimente (Querschnitte durch das Rückenmark auf verschiedenen Niveaus, zusammen mit Blutdruckmessungen vor und nach Splanchnicusdurchschneidung) nachgewiesen hatte, daß in dem untersten Halsmark und oberen Brustmark ein Zentrum der Ni. splanchnici bestehen müsse (welche Nerven im Wesen unter anderen Rami communicantes albi gleichen), schnitt BIEDL bei drei *Hunden* die Splanchnici durch, worauf er im Rückenmarke nach Zellen mit tigrolytischen Veränderungen suchte. In einer in der Wiener Klinischen Wochenschrift, 1895, publizierten Vorlesung erzählte er, die Ursprungszellen der Splanchnici in den Seiten- und Vorderhörnern vom VI. Hals- bis zum V. Brustsegment gefunden zu haben. Indessen können wir weder aus Beschreibungen noch aus Zeichnungen ersehen, inwieweit die von ihm gefundenen Bilder für diese Auffassung hinreichende Beweiskraft besaßen, und eine von BIEDL versprochene eingehende Veröffentlichung ist ausgeblieben.

Mehr Einzeldata vermochten HOEBEN (1896) und HUET (1898) zu verzeichnen. Zwecks Aufspürung der Ursprungszellen derjenigen präganglionären Fasern, die nach dem obersten Halssympathicusganglion verlaufen, exstirpierten sie dieses Ganglion bei jungen *Kaninchen*, einerseits, um nähere Data über die Innervation der Pupillenbewegungen zu erhalten, andererseits, um das Bestehen oder eventuell Nichtbestehen einer Lücke („Gap") im Halsmark experimentell zu ermitteln. Sie suchten nach vorgenannten frischen Degenerationsbildern und auch nach Zellausfall und meinen, daß die gesuchten Ursprungszellen in großer Zahl in der Pars intermedia des Halsmarkes (*C V* bis *C VIII*), beiderseits sowohl in den medialen als in den lateralen Kerngruppen, ferner in kleinerer Zahl in den Vaguskernen, am Boden des Aquaeductus Sylvii und im Ganglion habenulae lägen. Diese Untersuchungen hatten jedoch keinen Bezug auf das thorakolumbale System im engeren Sinne, sondern gerade auf denjenigen Teil, in welchem nach GASKELL (1916) eine Lücke bestehen sollte. Zwar zeigte sich dabei nun, daß diese Lücke nicht vollständig war, und daß auch das Halsmark präganglionäre Fasern abgibt, aber immerhin bleibt es doch eine Tatsache, daß wir nicht mit einem vollkommen typischen Teile des thorakolumbal abfließenden Systemes und mit dem Seitenhorn zu tun haben, und so bringen uns auch diese Versuche über letzteres, wenn auch sehr wichtige, so doch nur indirekte Anhaltspunkte.

Von vielen Untersuchern sind diese Versuche mit der NISSLschen und auch mit der GUDDENschen Methode wiederholt, unter anderen von ONUF(ROWICZ) und COLLINS (1898 und 1900) für das Brustmark, von ANDERSON (1902), SCAFFIDI (1902) und HERRING (1903) für das Halsmark und in der letzten Zeit wieder von TOSHIHIKO KAI (1925) für das Brustmark. Alle diese Untersucher schreiben, im Rückenmark entweder Zellausfall oder

Zellreaktion gesehen zu haben; aber keines von diesen Resultaten scheint überzeugend. Nicht nur, daß die Lokalisation der angegebenen Sympathicuszellen über Vorderhorn, Pars intermedia und CLARKEsche Säule bei den Autoren voneinander abweicht (obwohl sie alle unter anderen Abweichungen im Seitenhorn melden); keiner dieser Autoren weist mit hinreichenden Kontrolldata nach, daß die von ihnen als abweichend angenommenen Zellbilder in der Tat auf Axondurchschneidung beruhen müssen, mit anderen Worten daß diese Zellbilder in diesem Zusammenhang lokalisatorische Bedeutung haben. LAPINSKY und CASSIRER (1901) berichten, bei ihren diesbezüglichen Versuchen kein Resultat erzielt zu haben, und Autor dieses schnitt oder riß einen N. splanchnicus bei zwölf *Kaninchen* und *Katzen* durch und fand mit der Nisslfärbung zwar pyknotische Zellen, aber diese waren zu unregelmäßig verteilt, um ihnen Wert beimessen zu können, und außerdem fand er derartige dunkle Zellen auch oft, und gerade in der Pars intermedia, bei nicht-operierten Kontrolltieren.

Möglicherweise werden die Schwierigkeiten, die man in diesem Gebiet mit der NISSLschen Methode hat, dadurch verursacht, daß vielleicht zwischen der Zelle und der Durchschnittsstelle Axonspaltungen bestehen und nur eines der eventuellen Spaltungsprodukte des Neuriten bei diesen Versuchen durchschnitten worden ist. Die sensiblen Zellen der spinalen Ganglien zeigen ja schöne Tigrolyse nach Durchschneidung der Hinterwurzel, aber nicht nach Querdurchschneidung des Rückenmarkes, wobei nur eines der Spaltungsprodukte von jedem jener zentralen Ausläufer unterbrochen wird.

Die Sympathicusexstirpationen erbrachten also wohl einige neue Stützen aber noch nicht hinlängliche Sicherheit betreffs der Auffassung des Seitenhornes als sympathischer Wurzelkern. Diese Unzulänglichkeit ist so stark, daß TAKAHASHI (1913) in einer ausführlichen Studie über das Seitenhorn bei allen Klassen der *Wirbeltiere* selbst nicht einmal die Möglichkeit äußert, daß es ein Wurzelkern sein könnte. Und CAJAL (1909) verteidigte sogar nachdrücklich seine Meinung, daß die Neuriten dieser Fasern nicht aus dem Rückenmark austreten.

Einen anderen Weg beschritt SALAICHI SAKAI (1913), indem er das männliche und das weibliche sakrale Mark miteinander verglich (siehe Abb. 33, Zeichnungen WINKLERs entlehnt). Dabei treten Unterschiede in der Pars intermedia zutage, die nicht, wenigstens nicht direkt, durch Unterschiede in den willkürlichen Muskeln beider Geschlechter und Kastraten erklärt werden konnten. Auch diese Untersuchungen stützen also die Auffassung, daß die intermediäre Zone Wurzelfasern für das unwillkürliche Nervensystem abgeben soll. Indessen deutet auch dieses Argument doch nur noch sehr indirekt auf einen intermediären Ursprung der Sympathicusfasern. In erster Linie gilt dies für das sakrale autonome System, also nur für den Parasympathicus, und an zweiter Stelle wäre es nicht unmöglich, zu denken, daß auch andere als die zentralen Ursprungszellen des unwillkürlichen Systems Geschlechtsunterschiede zeigen könnten. Viele von den gefundenen Geschlechtsunterschieden könnten in Zellen bestehen, deren Neurit ganz im Rückenmark selbst verläuft, und so bleibt es auch hier wieder unbekannt, welche Zellen es sind, deren Neuriten dann wohl als präganglionäre Fasern das Zentralnervensystem verlassen.

Ein stärkeres Argument für die sympathische Natur des Seitenhornes scheint mir in dem Umstande zu liegen, daß in Cajalpräparaten von *Cavia*embryonen die Neuriten dieser Zellen längs dem von ihnen gebildeten Tractus lateroventralis bis in die Vorderwurzeln zu verfolgen sind (BOK 1922, siehe S. 487 u. 488), was später noch einmal durch Golgipräparate von POLJACK (1924) bestätigt wurde[1], und daß weiter im ausgewachsenen Rückenmark an der Stelle dieses Tractus lateroventralis nicht solche dicke Markscheiden gefunden wurden, wie sie denjenigen Vorderwurzelfasern eigen sind, die in den quergestreiften Muskeln endigen.. Da also

---

[1] Später fand T. TERNI (1924), daß in *Vogel*embryonen die Neuriten des Nc. intermedio-medialis in einem dichten Bündel zu den Vorderwurzeln ziehen. Ich kann dies an meinen *Vogel*präparaten bestätigen, muß aber bemerken, daß es sich hier um einen, nur bei *Vögeln* bestehenden, Sonderzustand handelt.

erstens feststeht, daß diese Zellen Wurzelzellen sind, gehören ihre Neuriten entweder zu den dickmyelinisierten Fasern, welche die quergestreiften Muskeln innervieren oder zu den dünnmyelinisierten, welche als präganglionäre Fasern in die Rami communicantes albi nach den sympathischen, bzw. parasympathischen Ganglien abbiegen. Die letztere Möglichkeit steht ohne weiteres im Einklange mit dem Nichtvorkommen dicker Markscheiden in dem ausgewachsenen Tractus latero-ventralis. Die erstere Möglichkeit, daß diese Zellen zu den dickmyelinisierten Vorderwurzelfasern gehören sollten und also quergestreifte Muskeln innervierten, würde jedoch nur dann wahr sein können, wenn diese Fasern während ihres Verlaufes in dem Tractus latero-ventralis noch marklos wären und ihr Markmantel erst noch weiter von ihrem Perikaryon begönne. Und dies scheint nicht sehr wahrscheinlich in Anbetracht der Länge dieser Bahn. Außerdem wäre es dann sonderbar, daß in diesen Zellen niemals Reaktion beobachtet wurde in all den noch näher zu besprechenden Versuchen, wobei Muskeln oder motorische Nerven exstirpiert wurden um die Lokalisation der sie innervierenden Zellen zu studieren. Bei diesen Versuchen tritt eine deutliche Reaktion in den Wurzelzellen des Vorderhornes auf, aber niemals in denjenigen des Seitenhornes.

Es ist also wahrscheinlich, aber nicht ganz sicher, daß die von den Zellen des Nucleus intermedio-lateralis entsprungenen Vorderwurzelfasern als dünn-myelinisierte präganglionäre Fasern den sympatischen Ganglien zuströmen.

Der Nucleus intermedio-medialis (Abb. 19, Nr. 9) ist die zweite Hauptgruppe der Pars intermedia. Er liegt laterodorsal von den Resten des Zentralkanals und läßt sich oft in eine parazentrale und eine posterozentrale Untergruppe unterscheiden. Dieser Nucleus erstreckt sich über die ganze Länge des Rückenmarkes und hat seine größte Ausdehnung im oberen Halsmark (Abb. 20). Seine Zellen sind von mittlerer aber stark schwankender Größe (beim *Gorilla* nach WALDEYER [1888] 10—24 μ, beim Menschen nach ZIEHEN [1899] innerhalb noch weiterer Grenzen variierend) und haben eine abgerundete oder vieleckige Form; sie sind stark chromophil (namentlich die parazentralen), somatochrom, archiogriochrom. Ihr Kern ist vom II. Typus (siehe S. 509) und ihr Neurofibrillenbau netzförmig. Ihre Neuriten strahlen bündelweise in laterale Richtung, wobei sie den Tractus mediolateralis bilden, der vom medialen zum lateralen intermediären Kern führt und durch den letzteren hindurch in den Seitenstrang mündet (siehe den embryologischen Teil S. 489); sie steigen in diesem gleichseitigen Seitenstrang großenteils auf und ab, hauptsächlich in der Nähe des Seitenhornes (BOK 1922), teilweise in dem Tractus spino-cerebellaris ventralis GOWERS (aus welchem Grunde MASSAZA [1924] für sie den Namen intermediäre spinozerebellare Gruppen vorschlug). Zum Teile biegen sie auch aus dem Seitenstrang wieder in die graue Masse ab, wo sie längs dem Tractus lateroventralis (siehe S. 490) in die Richtung des Vorderhornes gehen. Ob sie durch dieses Vorderhorn hindurch nach der Vorderwurzel verlaufen, um das Rückenmark zu verlassen, ist noch nicht entschieden. Wohl meint POLJACK (1924) auf Grund von Golgipräparaten sagen zu können, daß einige Neuriten aus Zellen des Nc. intermedio-medialis längs den Vorderwurzeln austreten.

Nucleus medialis myoleioticus (Abb. 19, Nr. 10). Als solchen bezeichnet MASSAZA (1924) eine von JACOBSON (1908) beschriebene kräftige Zellgruppe, die vielleicht noch gerade zur Pars intermedia gerechnet werden könnte und die im unteren Lumbal- und im Sakralmark entlang der medialen Vorderhornwand liegt. Sie beginnt ziemlich plötzlich bei *L III*, erlangt ihre größte Entwicklung in *L V* und verschwindet erst in *Co II* (Abb. 20). Obwohl nur vage experimentelle Untersuchungen diesbezüglich bestehen, nimmt MASSAZA (1924) an, daß diesen Zellen präganglionäre Fasern entspringen, und zwar auf Grund von Zellstreifen, die hier und dort eine — sei es auch nicht ununterbrochene — Brücke bilden zwischen ihnen und dem Nucleus intermediolateralis, und namentlich auf Grund ihrer sehr großen morphologischen Ähnlichkeit mit den so charakteristischen Zellen des Nucleus intermedio-lateralis. Falls hier wirklich präganglionäre Fasern entspringen, hätten wir hierin den parasympathischen Kern des lumbosakralen autonomen Systems zu erblicken.

Schließlich finden wir auch in der Pars intermedia einige zerstreute Zellen, die Cellulae disseminatae intermediae (Abb. 19, Nr. 11), meistens klein und von sehr verschiedener Form und Lage. Es sind chromophobe Elemente mit einem Kern der ersten und zweiten Gruppe und einem perinuclearen Neurofibrillennetz. Im Brustmark sind sie weniger zahlreich als über und unter demselben (Abb. 20). Sie dienen wahrscheinlich zu intranuclearen Verbindungen.

c) Die Cytoarchitektonik des Vorderhornes.

Das Vorderhorn enthält zwei Arten Ganglienzellen, welche in der Beschreibung scharf auseinanderzuhalten sind, nämlich 1. „Wurzelzellen“, deren Neuriten längs den Vorderwurzeln das Rückenmark verlassen, und 2. „Strangzellen“, deren Neuriten völlig im Zentralorgan liegen.

Die im Vorderhorn gelegenen Wurzelzellen sind charakteristische, große multipolare Zellen; am größten sind sie im Halsmark und namentlich im Lumbalmark, weniger groß im Brustmark. Sie sind verschieden stark chromophil, somato-stichochrom mit großen Tigroidschollen (Abb. 27), reich an körnigem Pigment, sie haben einen blasigen Kern von 10—20 μ mit auch relativ großem Nucleolus (3—5 μ, also Kerntypus III) und ein faszikuliertes oder plexiformes Fibrillennetz. Sie zeigen ein reich verzweigtes, äußerst kräftiges Dendritensystem (3—10, bisweilen 20 Dendriten an einer Zelle), welches sowohl in den Vorder- und Seitenstrang als eine Strecke in das Zentrum des Vorderhornes hineinreicht (siehe Abb. 28). Die größte Dimension der meisten dieser Wurzelzellen ($\pm$ 100 μ) liegt der Längsachse des Rückenmarkes parallel,

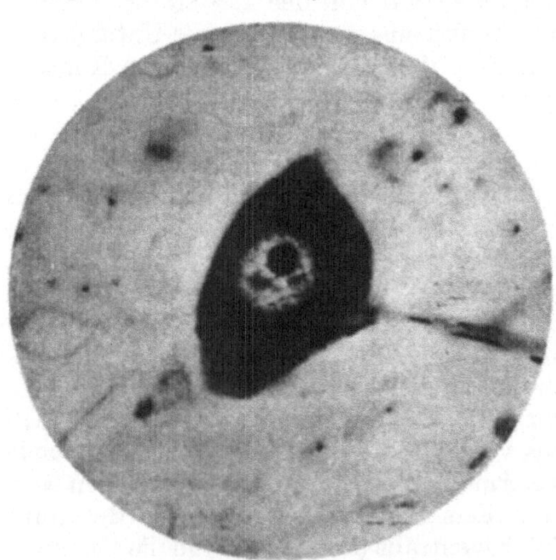

Abb. 27. Vorderhornwurzelzelle im Nisslpräparat. Mikrophotogramm. Vergr. 500 fach.

im Querschnitt messen sie 25—60 μ (Wachsrekonstruktion Lhermittes und Kraus [1925]). Ihre kräftigen Neuriten, die 6—7 μ dick sind, erhalten meistens noch in der grauen Masse des Vorderhornes eine Markscheide, so daß sie als markhaltige Fasern den Vorderstrang durchqueren, um längs den Vorderwurzeln das Rückenmark zu verlassen. In dieser Vorderwurzel sind sie durch die Dicke ihrer Markscheide von den anderen markhaltigen Fasern, welche in den Vorderwurzeln austreten, zu unterscheiden, nämlich von den viel dünner myelinisierten präganglionären Fasern, die den Spinalnerven längs den Rami communicantes albi verlassen um das peripherische autonome Nervensystem zu innervieren (Gaskell 1916, siehe S. 514 u. f. über das laterale Horn und auch das Kapitel über das peripherische Nervensystem).

Alle im Vorderhorn entsprungenen markhaltigen Fasern der Vorderwurzeln endigen auf typische Weise im quergestreiften Muskelgewebe. Um diese Funktion, die Innervierung quergestreiften Muskelgewebes, auszudrücken, ist die viel gebrauchte Bezeichnung motorische Zellen unzureichend. Auch Zellen, welche diese Vorderhornwurzelzellen innervieren, wie die BETZschen Zellen in der Großhirnrinde, haben eine motorische Funktion, wie der Bewegungseffekt ihrer eventuellen Reizung beweist, und dies gilt, konsequent durchgeführt, für fast alle Nervenzellen in unserem Körper. Und Zellen, die glattes Muskelgewebe innervieren, haben sogar im engsten Sinne des Wortes eine motorische Funktion. MASSAZA (1924) schlägt daher vor, diesen Zellen den Namen myorabdotische Zellen zu geben.

Diese myorabdotischen Zellen liegen nicht gleichmäßig verbreitet, sondern in mehr oder weniger abgrenzbare Untergruppen angeordnet, deren Anzahl und Form

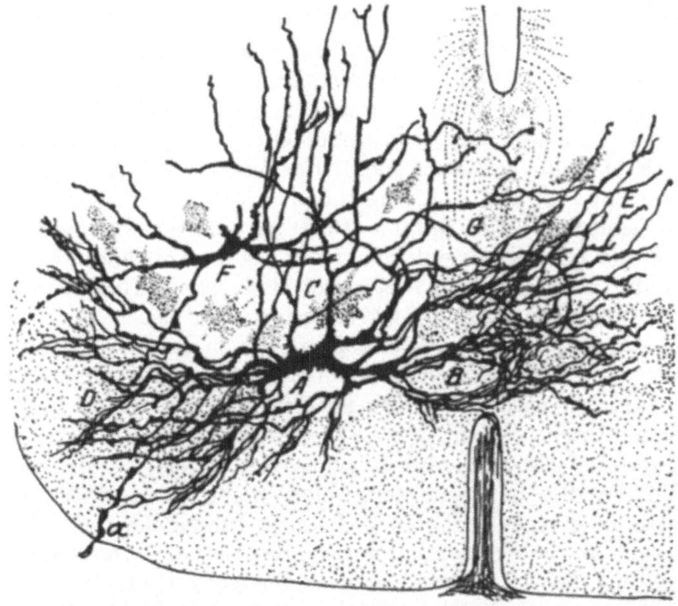

Abb. 28. Vorderhornwurzelzellen eines neugeborenen *Hundes.* (Nach CAJAL.) Golgiverfahren. *A* Vorderhornwurzelzelle mit Neurit (*a*) zur vorderen Wurzel; *B* medial gerichtete Dendriten, welche die Medialebene durchqueren (bis *E*); *C* nach hinten gerichtete Dendriten; *D* nach vorn und nach lateral gerichtete und in den Vorderseitenstrang dringende Neuriten, straußartig verzweigt; *F* Strangzelle des Vorderhornes, deren Neurit (*G*) in dem kontralateralen Vorderstrang dichotomiert.

in den verschiedenen Segmenten des Rückenmarkes und sogar oft in den verschiedenen Niveaus eines Segmentes stark variieren. Viele Untersuchungen machen es wahrscheinlich, daß ein Zusammenhang besteht zwischen dieser variierten Gruppierung der myorabdotischen Zellen einerseits und dem Formenreichtum des von ihnen innervierten quergestreiften Muskelgewebes andererseits, welches Gewebe ja in den so vielgestaltigen gesonderten Muskeln, welche in den verschiedenen Niveaus des Körpers immer wieder andere sind, verteilt ist.

Diese Untersuchungen, die unter anderen von SANO (1897, 1898, 1901, 1904 und 1905), VAN GEHUCHTEN (1900), DE NEEFF und KNAPE (1901), PARHON und GOLDSTEIN (1901), MARINESCO (1898, 1904), BIKELES und FRANKE (1903) und von BIKELES (1904)[1] angestellt wurden, haben aufs deutlichste ans Licht ge-

---

[1] Es wurden hierbei verschiedene Untersuchungsmethoden angewandt. Die genauesten Data wurden mit der NISSLschen Methode erhalten, welche auf den typischen Ver-

bracht, daß jeder bestimmte quergestreifte Muskel seine Innervation aus Zellen empfängt, die nebeneinander in einem sehr bestimmten, kleinen Teil des Vorderhornes liegen, niemals diffus durch das Vorderhorn zwischen den myorabdotischen Zellen der übrigen Muskeln zerstreut. Es besteht also eine strenge Lokalisation der Peripherie im Vorderhorn. Diese Lokalisation ist konstant und wird bei Tieren mit verwandten Muskeln auf verwandte, oft überraschend ähnliche, Weise wiedergefunden. Die Unterverteilung des Feldes mit myorabdotischen Zellen in Zellgruppen, die durch zellarme Streifen voneinander getrennt sind, hängt nun mit dieser Lokalisation zusammen. Bevor wir diesen Zusammenhang besprechen können, ist es nötig, erst kurz auf die Lokalisation selbst weiter einzugehen.

Zunächst kann bezüglich dieser Lokalisation gesagt werden, daß jede myorabdotische Zelle in demselben Segment und in derselben Körperhälfte liegt, in welchem ihr Neurit durch eine Vorderwurzel austritt. Alle Zellen eines bestimmten Muskels liegen also in denjenigen Segmenten, deren Vorderwurzeln motorische Fasern für jenen Muskel enthalten, ihre Höhenlokalisation ist somit aus den Tabellen über die segmentalen Muskelinnervationen abzulesen. Da die meisten Muskeln polysegmentär innerviert werden, hat ihr Zellfeld im Vorderhorn meistens die Form einer langen, longitudinal gelegenen Zellsäule.

An zweiter Stelle die Lokalisation im Querschnitt des Vorderhorns.

Der verfügbare Raum gestattet nicht, die bisher gefundenen Lokalisationen einzeln zu besprechen, so daß dafür nach den ursprünglichen Veröffentlichungen und besonders nach dem Atlas Bruces (1901) verwiesen wird. Es sei hier nur in Abb. 29 eine Reihe Querschnitte durch das Rückenmark eines *Hundes* abgebildet, in denen die Lokalisationen bezeichnet sind, wie Marinesco dieselben in einer zusammenfassenden Übersicht (1904) angegeben hat.

Einen gesetzmäßigen Zusammenhang in diesen Lokalisationen anzugeben wird meistens mit Hilfe der sagittalen und frontalen Koordinatenachsen versucht; aber deutlicher wird sie meines Erachtens, wenn wir die Koordinaten in den anatomischen Linien suchen, welche die Embryologie uns zeigt. Im Embryo liegen die myorabdotischen Zellen dem zylindrisch gebogenen Vorderseitenstrang an (vgl. Abb. 6 und 12). In Segmenten, welche mehr myorabdotische Zellen enthalten, liegen sie über einen größeren Teil an der Innenfläche jenes Vorderseitenstranges zerstreut als in Segmenten mit weniger myorabdotischen Zellen. Sie bilden dadurch ein plattes Zellband, das im Querschnitt als ein schmaler Bogen von Zellen erscheint und in bestimmten Schnitten einen kleinen Teil eines Kreisumfanges einnimmt, in anderen Schnitten einen größeren Teil desselben umfaßt. In diesem Zellbogen lassen sich in tangentialer Richtung (der gebogenen Innenfläche des Vorderseitenstranges entlang) Gebiete unterscheiden, welche näher bei der Bodenplatte (Commissura alba anterior) liegen und solche, welche sich mehr der Flügelplatte nähern, während wir in einer Richtung, die senkrecht auf dieser tangentialen steht, also in radiärer Richtung, von peripherischen Gebieten sprechen können, welche an den Vorderseitenstrang grenzen, und von zentraleren Gebieten,

---

änderungen im Perikaryon eines Neurons beruht, wo kurz zuvor die Kontinuität des Neuriten zerstört war. Diese Methode eignete sich namentlich für das Tierexperiment, wobei Nervenstämme durchschnitten oder Muskeln exstirpiert wurden. (Auf die Einzelheiten und Schwierigkeiten dieser Methode, so wie der Einfluß der Art der Aufhebung dieser Kontinuität, der Abstand zwischen Läsion und Perikaryon, das Alter des Individuums, usw. braucht hier nicht eingegangen zu werden.) Ferner wurden Rückenmarke von Menschen und Tieren, die längere Zeit vor ihrem Tode bestimmte Muskeln verloren hatten, auf eventuell lokalisierte Defekte im Vorderhirn hin untersucht. Verschieden hohe Amputationen lieferten auf diese Weise das meiste Material für dieses Studium beim Menschen. Auch Agenesien von Muskelgruppen wurden in dieser Richtung verwertet (Elders 1910), und endlich trug auch die Poliomyelitis anterior zur Kenntnis bezüglich des Verhältnisses der Zellengruppierung im Vorderhorn und in den Muskeln der Peripherie bei.

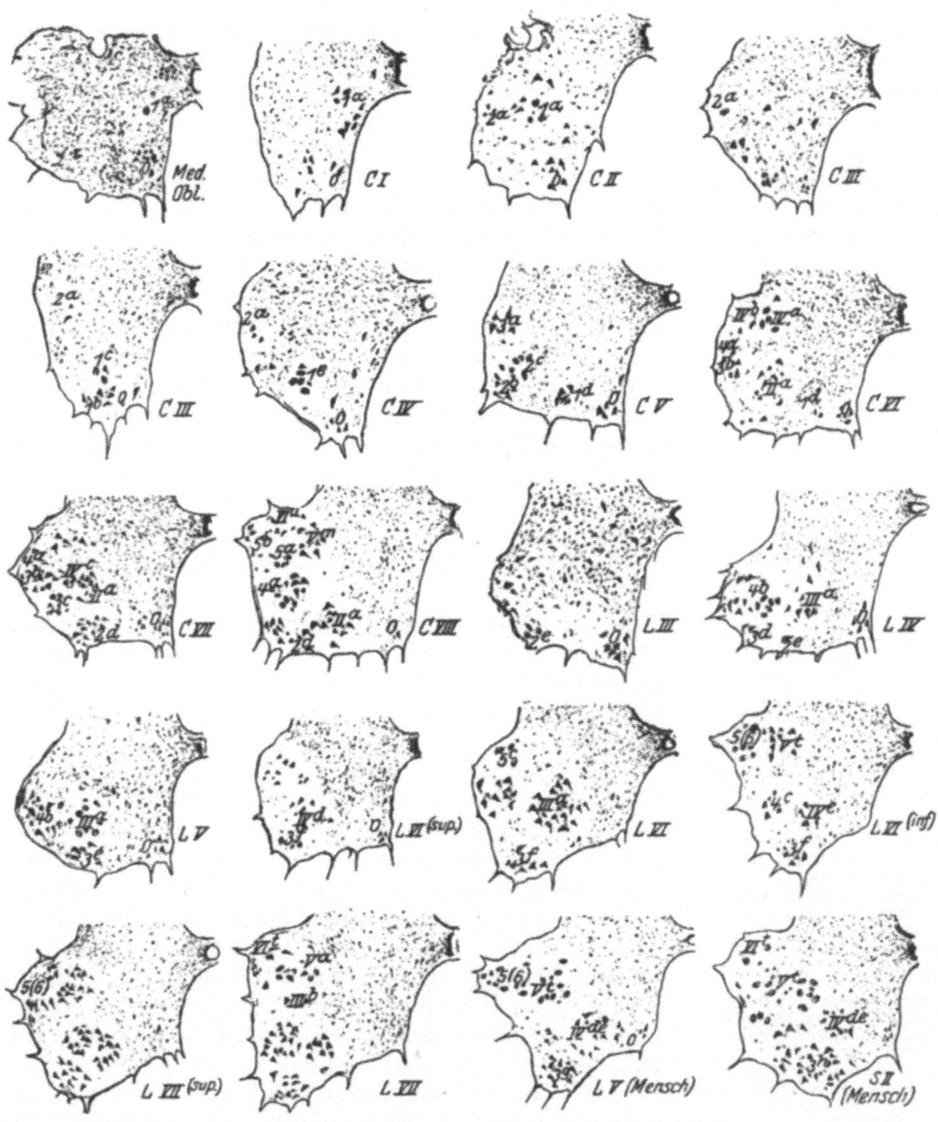

Abb. 29. Die bisher bekannten Lokalisationen in dem Vorderhorn eines *Hundes* (die zwei letzten Querschnitte
sind vom Menschen). (Nach MARINESCO.) *O* longitudinale Rückenmuskulatur; *1* übrige Rumpfmuskulatur
(*1a* M. sternocleidomastoideus, *1b* M. semispinalis capitis, *1c* M. splenius, *1d* diaphragma, *1e* M. scalenus);
2 dorsale Muskeln vom Rumpf zur Extremität, meistens zum Gürtel (*2a* M. trapezius, *2b* M. levator scapulae,
2c M. rhomboideus, *2d* M. serratus anticus, *2e* M. psoas); *3* dorsale Muskeln vom Extremitätengürtel zur freien
Extremität (*3a* M. supra- und infraspinatus, *3b* M. deltoideus, *3c* M. teres major, *3d* M. iliacus, *3e* M. sartorius,
3f M. tensor fasciae latae, *3g* M. glutaeus medius, *3h* M. glutaeus maximus); *4* dorsale Muskeln von Oberarm
und Oberschenkel (*4a* M. triceps, *4b* M. quadriceps cruris, *4c* M. biceps femoris, caput breve); *5* dorsale
Muskeln von Vorderarm und Unterschenkel (*5a* M. supinator longus, *5b* M. ext. carpi rad., *5c* M. tibialis ant.);
5(6) Nervus peronaeus; *II* ventrale Muskeln vom Rumpf zur Extremität (*IIa* M. pectoralis major); *III* ventrale Muskeln vom Extremitätengürtel zur freien Extremität (*IIIa* M. obturatorius); *IV* ventrale Muskeln von
Oberarm und Oberschenkel (*IVa* M. biceps brachii, *IVb* M. brachialis ant., *IVc* Nervus musculo-cutaneus,
IVd M. semimembranosus; *IVe* M. semitendinosus); *V* ventrale Muskeln des Vorderarmes und des Unterschenkels (*Va* M. flexor digit. long., *Vm* Nervus medianus [der übrigens auch zwei kleine Handmuskeln, den
M. add. poll. und den M. opp. poll., innerviert], *Vt* die von dem Nervus tibialis innervierten Unterschenkelmuskeln); *VI* die ventralen Muskeln der Hand und des Fußes (*VIt* die von dem Nervus tibialis innervierten Fußmuskeln, *VIu* Nervus ulnaris, der übrigens auch einen Muskel des Unterarmes, den M. flexor carpi uln., innerviert).
    Die Schnitte (die nach NISSL gefärbt sind) wurden kurze Zeit nach den folgenden Operationen her-
gestellt: *CI* und *CII* nach Resektion des M. sternocleido-mastoideus; *CIII* des M. splenius; *CIV* des M.
scalenus; *CV* des M. rhomboideus; *CVI* des M. biceps; *CVII* des M. teres major; *LIII* nach Resektion
der Nerven für den M. psoas; *LV* nach Resektion des M. obturatorius; *LVI(sup.)* des M. tensor fasciae latae;
LVI med. des N. peronaeus; *LVI(inf.)* des N. tibialis; *LVII* des M. peroneus longus; *LVII(inf.)* des M. flexor
digitorum longus; *LV* und *SII* des Menschen nach Amputation im unteren Drittel des Oberschenkels.

welche dem Zentrum des Vorderhornes näher liegen. Auch wenn später dieser Zellbogen so viel dicker wird, daß er an einigen Stellen das Zentrum des Vorderhornes erreicht und die dadurch entstandene diffuse Verteilung der Zellen ihre ursprüngliche bogenförmige Anordnung weniger deutlich erkennen läßt, erweisen gerade diese tangentialen und radiären Koordinatenachsen sich als die wesentlichsten.

Für eine bequeme Auseinandersetzung der nachstehenden Lokalisationsgesetze markierte ich in Abb. 29 mit der Ziffer Null die Lage der Zellen, welche die kurzen und langen Rückenmuskeln innervieren, mit der Ziffer „eins" diejenigen der Muskeln der Rumpfwand, mit „zwei" die Zellen der Muskeln vom Rumpf nach der Extremität, mit „drei" diejenigen der Muskeln vom Schultergürtel oder vom Becken nach der freien Extremität, mit „vier" diejenigen für die Muskeln, welche im proximalen Extremitätenglied (Oberarm und Oberschenkel) liegen und nicht dem Gürtel entspringen, mit „fünf" die des distalen Extremitätengliedes (Unterarm und Unterschenkel) und schließlich mit „sechs" diejenigen im ultimo-distalen Extremitätenglied (Hand und Fuß). Eine zweite Unterscheidung ist in diesen Ziffern dadurch gemacht, daß hierbei die Muskeln, welche von der dorsalen Etage des Hals- und Lendenplexus innerviert werden, mit arabischen Ziffern angegeben sind und diejenigen der ventralen Plexusetage mit römischen (mit Hilfe der diesen Ziffern zugefügten kleinen Indexbuchstaben ist der mit jeder Ziffer einzeln angegebene Muskel in der Unterschrift abzulesen).

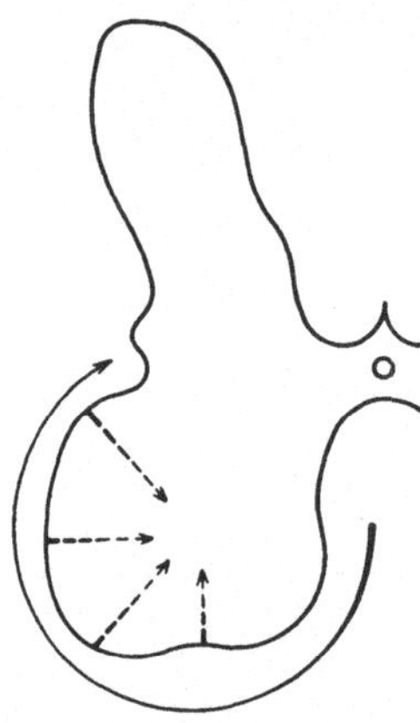

Abb. 30. Die Lokalisationsgesetze des Vorderhornes. Der ununterbrochene Pfeil (tangentiale Koordinatenachse) führt von Zellen, die proximalen Muskeln innervieren, nach Zellen für immer mehr distal gelegene Muskeln (d. h. von Zellen für die Rückenmuskulatur nach Zellen für die Muskeln der Rumpfwand, dann für Muskeln vom Rumpf zur Extremität, vom Extremitätengürtel zur freien Extremität, für Muskeln im oberen, im unteren und zuletzt im ultimo-distalen Extremitätenglied). Die unterbrochenen Pfeile (radiäre Koordinaten) führen von Zellen für Muskeln der dorsalen Etage nach Zellen für die entsprechenden Muskeln der ventralen Etage.

Ein Blick auf die Verteilung dieser Ziffern lehrt in erster Linie, daß ein Verfolgen längs der tangentialen Koordinate (also der gebogenen Oberfläche des Vorderhornes entlang) von der Commissura anterior an zum Seiten- bzw. Hinterhorn uns erst längs Zellen führt, welche die am proximalsten gelegenen Muskeln innervieren (niedere Ziffern) und danach längs Zellen für immer weiter distal gelegene Muskeln (immer höhere Ziffern). An zweiter Stelle konstatieren wir eine andere Differenzierung längs der radiären Koordinate: peripherisch in dem Vorderhorn (dem Vorderseitenstrang an) liegen die Zellen für Muskeln der dorsalen Etage (arabische Ziffern), zentral davon die für entsprechende Muskeln der ventralen Etage (römische Ziffern). Der ununterbrochene Pfeil in Abb. 30 führt also von proximalen zu distalen Muskeln, die unterbrochenen Pfeile führen von dorsalen zu ventralen Muskeln[1].

Diese eigentümliche Lokalisation ermöglicht es, das embryologische Myotom

---

[1] Diese zwei hier von mir aufgestellten Sätze beschreiben die Lokalisation im Vorderhorn vollständiger und auch richtiger als dies bis jetzt in der Literatur geschehen ist, wo nirgends diese embryonal fundierten Koordinaten verwendet sind. Denn die Beziehungen zu den alten, in der Literatur gebräuchlichen Koordinaten dorsal-ventral und medial-lateral wechseln, wenn man von der ventralen zu der lateralen Wand des Vorderhornes schreitet. An der vorderen Wand liegen die Zellen für distalere Muskeln mehr lateral und die Zellen für ventralere Muskeln mehr dorsal, während diese Anordnungen an der lateralen Wand gerade in den verwechselten Koordinaten liegen: an der lateralen Wand liegen die erstgenannten Zellen mehr dorsal und die zweitgenannten Zellen mehr medial.

aus dem Stadium der Extremitätenentwicklung (Abb. 31) auf eine derartige Weise in das Vorderhorn desselben Segmentes einzuzeichnen, daß das Muskelmaterial für jeden willkürlichen Muskel gerade dort gezeichnet ist, wo die myorabdotischen Zellen jenes Muskels in Wirklichkeit liegen (Abb. 32). Auch die Lokalisation im Vorderhorn ist also eine Transformation der räumlichen Verhältnisse in der projizierten Peripherie, ebenso wie dies auch in so vielen anderen Teilen des Zentralnervensystems der Fall ist, z. B. in dem Gyrus centralis anterior, in dem Corpus geniculatum laterale, in der Fissura calcarina, in den Hinterstrangkernen und wahrscheinlich auch im Cerebellum. Merkwürdig ist hierbei, daß die Projektion im Vorderhorn an die embryonale Form des Myotoms anschließt, nicht an die Lage der ausgewachsenen Muskeln, wie unter anderem aus dem Umstande erhellt, daß die Drehung der unteren Extremität, wodurch Unterschenkelmuskeln der dorsalen

Plexusetage bei Erwachsenen ventral und diejenigen der ventralen Etage dorsal zu liegen kommen, nicht durch eine entsprechende Drehung der Zellen jener Muskeln im Vorderhorn reproduziert wird. Und ich mache weiter darauf aufmerksam, daß die Projektion im Vorderhorn nicht eine gleichgerichtete ist, sondern eine umgekehrte im Sinne eines Spiegelbildes (diametrische Projektion Gans, 1926). In Abb. 31 wurde ja eine linke Körperhälfte und in Abb. 32 ein rechtes Vorderhorn gezeichnet.

Mit dieser Lokalisation hängt nun die Unterverteilung des myorabdotischen Vorderhornfeldes in Zellgruppen, die durch zellarme Streifen voneinander getrennt sind, zusammen. Dies zeigt sich unter anderem daraus, daß auf Exstirpation eines Muskels Zellen reagieren, die entweder eine ganze Gruppe bilden oder einen Teil einer solchen Gruppe:

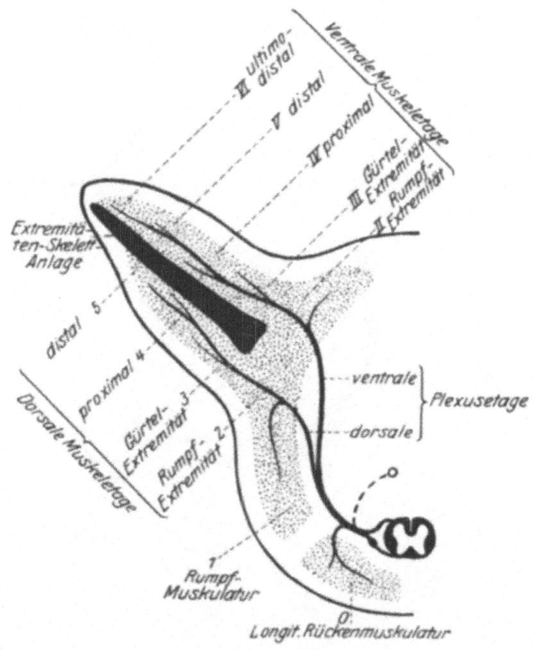

Abb. 31. Embryonales Myotom mit dessen Nerven. (Nach den Untersuchungen Bolks.)

die trennenden zellarmen Streifen verlaufen, abgesehen von einigen, wohl erklärlichen, Ausnahmen, niemals quer durch ein Zellfeld, das zu einem Muskel gehört.

Die Art dieses Zusammenhanges zwischen Lokalisation und Gruppenabsonderung ist uns jedoch noch nicht klar bekannt. Die Meinung, daß diese Scheidung in gesondert liegende Zellgruppen so weit durchgeführt sein sollte, daß nun auch jedem einzelnen Muskel eine gesonderte, von ihrer Umgebung unabhängige Zellgruppe entspräche (die sogenannte muskuläre Theorie Kohnstamms 1900, Sanos 1904 und Marinescos 1904) ist noch keineswegs bewiesen, und jedenfalls gibt sie nicht an, zwischen welchen Muskeln und Muskelgruppen eine auffallende Scheidung ihrer Zellfelder im Vorderhorn aufgetreten ist, und zwischen welchen anderen Muskeln diese Scheidung so schwach ist, daß sie, wenn vorhanden, doch nicht mehr als nur eben angedeutet bezeichnet werden darf. Über diese Frage divergieren die Ansichten denn auch stark (wobei es zu bedauern ist, daß dieses Gruppenbildungsproblem nicht immer von dem Lokalisationsproblem unterschieden wird, eine Unterlassung, die viel Verwirrung gestiftet hat). Gegenüber der muskulären Theorie stellte MARINESCO (1904) die Nerventheorie auf, laut welcher jeder Nerv eine gesonderte Zellgruppe besitzen soll, welche Auffassung jedoch später von ihm selbst fallengelassen wurde. VAN GEHUCHTEN und DE BUCK (1898) verteidigten die Ansicht, daß die verschiedenen Glieder der Extremitäten (z. B. Schultergürtel, Oberarm, Unterarm, Hand) von selbständigen Zellgruppen innerviert würden. Die Hypothese PARHONS, GOLDSTEINS 1901 und POPESCOS 1899, daß Muskeln mit entsprechender Funktion gemeinschaftlich in einer Zellgruppe vertreten seien, fand in den Tatsachen wenig Stütze. Nachdem BIKELES (1904) nachgewiesen hatte, daß, wie oben gesagt, die Unterscheidung in eine ventrale und eine dorsale Plexusschicht in der Lokalisation eine Rolle spielt, kombinierten BERTRAND und VAN DEN BOGAERT (1923) dieses Moment mit den alten muskulären Nerven- und Gliedertheorien zu einer neuen, morphologischen Theorie, welche besagt, daß die Gruppenbildung zusammenhängt mit der morphologischen Differenzierung des Myotoms in einen neuralen und einen visceralen Teil, des letzteren in Rumpf- und Extremitätenmuskulatur, des letzteren wieder in eine dorsale und eine ventrale Schicht, die ihrerseits wieder in Teile zerfallen, die in einem Glied des Segmentes liegen, welche Unterteile sich endlich in gesonderte Muskeln differenzieren. Im Vorderhorn

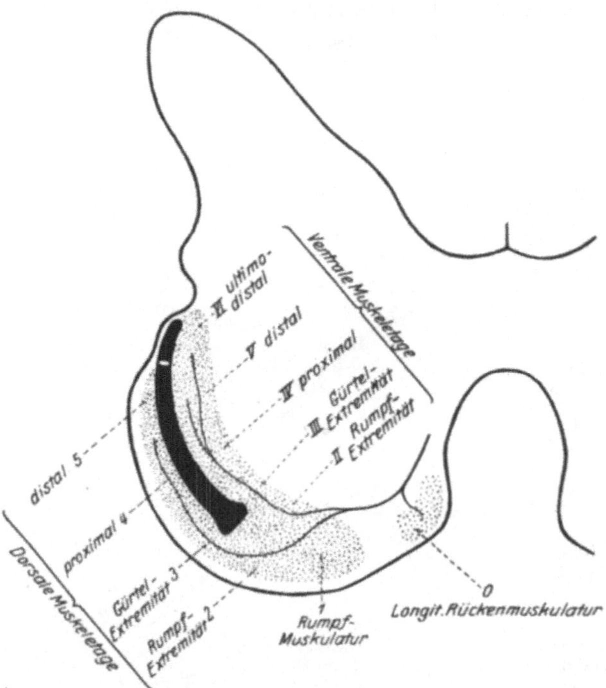

Abb. 32. Das embryonale Myotom in der Weise in das Vorderhorn eingezeichnet, daß das Material für eine jede bestimmte Muskelgruppe an der Stelle gezeichnet ist, wo sich die Vorderhornzellen befinden, die gerade diese Muskeln innervieren.

sollen die ersten morphologischen Verteilungen am deutlichsten reproduziert sein, die letzten am schwächsten. Obwohl diese Auffassung sich am meisten den Tatsachen nähert, stimmt sie auch wieder nicht in allen Einzelheiten. So ist im Vorderhorn die Unterscheidung zwischen aufeinanderfolgenden Gliedern einer Extremität im allgemeinen deutlicher ausgesprochen als die — embryonal früher auftretende — Verteilung in ventrale und dorsale Muskeln eines Extremitätengliedes.

Zur Erlangung eines endgültigeren Urteils über diese Frage wird es nötig sein, daß die Form der verschiedenen Zellgruppen genauer als bisher festgestellt wird. Bis vor kurzem wurde diese Form in der Weise studiert, daß von jedem Segment nur ein Durchschnitt untersucht wurde; BERTRAND und VAN DEN BOGAERT (1923) lehrten uns jedoch, daß in den verschiedenen Niveaus eines einzigen Segmentes Unterschiede auftreten, die oft so mannigfaltig und so wesentlich sind, daß sie eine einem einzigen Niveau eines solchen Segmentes entlehnte Beschreibung illusorisch machen.

Das Relief auf der äußeren Vorderhornoberfläche, welches dadurch entsteht, daß die peripherisch gelegenen Gruppen Ausbuchtungen des Hornes in die weiße Substanz des Vorder- und Seitenstranges bewirken, gehört merkwürdigerweise noch zu den konstantesten morphologischen Erscheinungen des Gruppierungskomplexes.

Von den Gruppengrenzen im Inneren des Vorderhornes ist die Hauptabgrenzung zwischen einer medialen und einer lateralen Gruppe die deutlichste und am meisten konstant.

Die mediale myorabdotische Gruppe (Abb. 19, Nr. 13), welche im Winkel zwischen der vorderen und der medialen Wand des Vorderhornes liegt und nur in Höhe der kräftigsten Entwicklung der lateralen Gruppe etwas dorsalwärts längs der medialen Wand seitlich gedrängt wird, innerviert den Komplex der langen und kurzen Rückenmuskeln. Es kann eine dorsale und eine ventrale Untergruppe an derselben unterschieden werden, deren Bedeutung nicht bekannt ist. Der Nucleus anteromedialis dringt oft weit in die weiße Substanz ein. Derselbe erweist sich als die Fortsetzung des Nucleus hypoglossi und ist am kräftigsten in $C\,I, II$ und IV, in $Th\,I$ und II, in $L\,III$ und IV und in $S\,II$ und III. Der Nucleus posteromedialis ist erheblich kleiner, am deutlichsten in der Hals- und Lendenschwellung, er fehlt zuweilen völlig im Brust- und Sakralmark (Abb. 20).

Die laterale myorabdotische Gruppe (Abb. 19, Nr. 12) innerviert alle übrigen Muskeln und zeigt die stärksten Schwankungen in Größe und Zusammensetzung. Am einfachsten ist sie in denjenigen Segmenten, welche sich nicht an der Extremitätenbildung beteiligen: zwischen der Hals- und Lendenschwellung ist sie klein und nicht unterverteilt, und innerviert sie nur die Zwischenrippenmuskeln und die Muskeln der Bauchwand. Am stärksten entwickelt ist sie dagegen in $C\,VIII$ und in $S\,II$, den Segmenten, deren Myotom an der Bildung aller Extremitätenglieder teilnimmt.

In diesen untersten Segmenten der Hals- und Lendenschwellung werden von verschiedenen Autoren — sei es auch in hohem Maße schematisch — folgende Gruppen unterschieden[1].

Bereits in der Mitte der Vorderwand liegt eine kleine Zellgruppe, der Nucleus anterior, welcher Muskeln der Rumpfwand innerviert; dann folgt der Nucleus antero-lateralis in dem Winkel zwischen Vorder- und Seitenwand, welcher Muskeln innerviert, die am Extremitätengürtel angreifen und die zur dorsalen Plexusschicht gehören, während dorsomedial von demselben der sogenannte Nucleus centralis liegt für die der ventralen Plexusschicht angehörenden und am Gürtel angreifenden Muskeln. In der Mitte der Seitenwand treffen wir einen Nucleus medio-lateralis an, der sich meistens stark medialwärts in die Tiefe des Vorderhornes fortsetzt, wobei dann der mediale Teil oft als eine selbständige Gruppe gesehen wird. Diese mediolaterale Gruppe innerviert zur Hauptsache Muskeln des Oberarmes, bzw. Oberschenkels, welche nicht am Gürtel angreifen; der laterale Teil dieser Gruppe die zur dorsalen Plexusschicht gehörenden und der mediale die zur ventralen Plexusschicht gehörenden Muskeln. Dorsal von dieser Gruppe liegt in dem Winkel zwischen Seitenwand und Hinterwand des hier kräftig entwickelten und auch seitlich ausbuchtenden Vorderhornes der Nucleus postero-lateralis, der in gleicher Weise die Unterarm- und Unterschenkelmuskeln innerviert, lateral die dorsale Schicht, medial die ventrale Schicht. Schließlich befindet sich in dem Winkel zwischen der kurzen Hinterwand des Vorderhornes und der Seitenwand der Regio intermedia der Nucleus post-postero-lateralis, welcher die Hand- und Fußmuskeln versorgt. Obwohl diese Hand- und Fußmuskeln fast alle der ventralen Plexusschicht angehören, liegen sie doch an der Oberfläche des

---

[1] Von den so divergierenden Bezeichnungen halte ich mich möglichst an diejenigen BRUCES (1901).

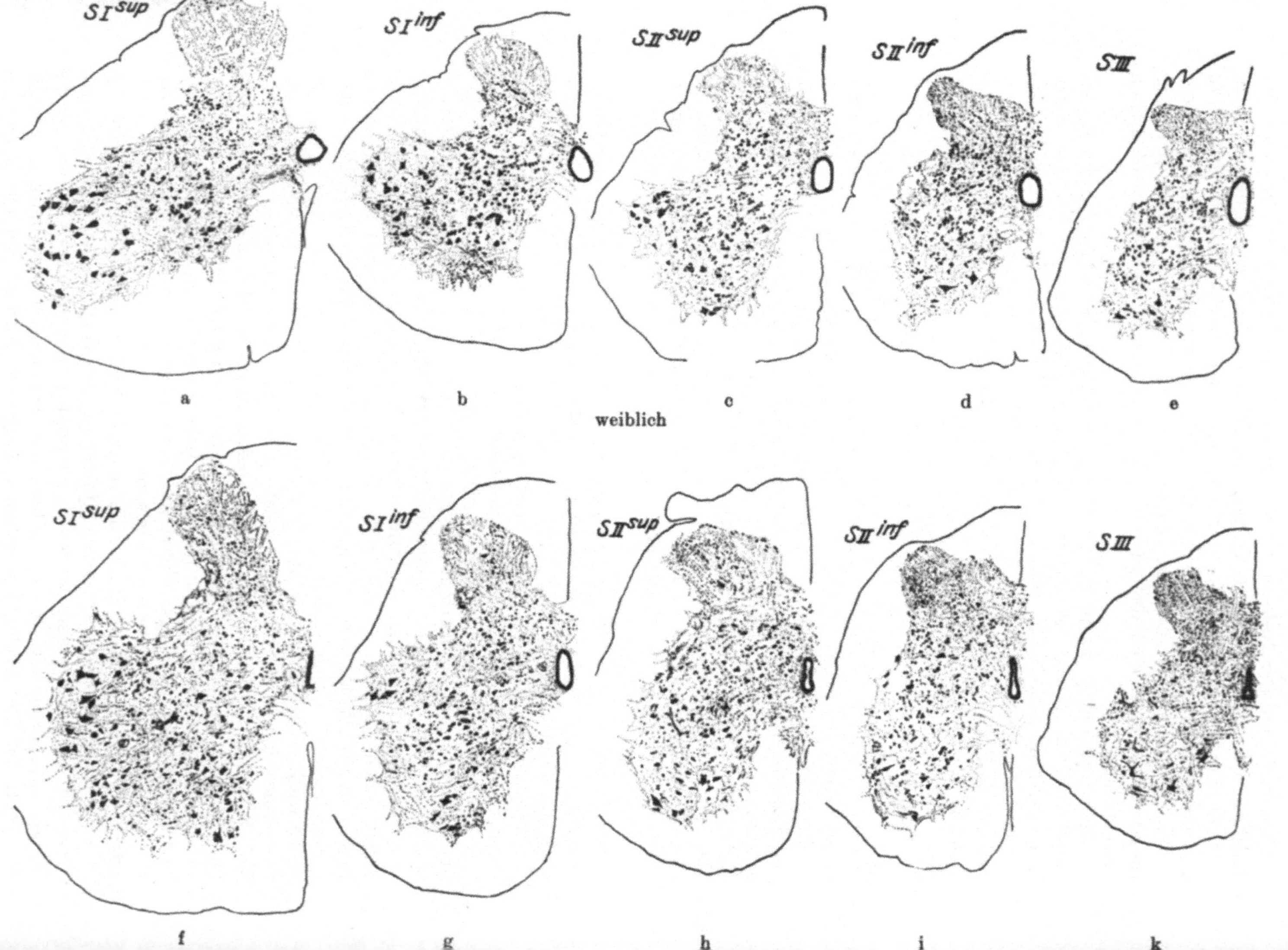
SI sup
SI inf
SII sup
SII inf
SIII
a
b
c
d
e
weiblich
SI sup
SI inf
SII sup
SII inf
SIII
f
g
h
i
k

Hornes, eben weil es in Hand und Fuß keine dorsalen Muskeln gibt, deren Zellen hier die peripherischste Stelle einnehmen würden.

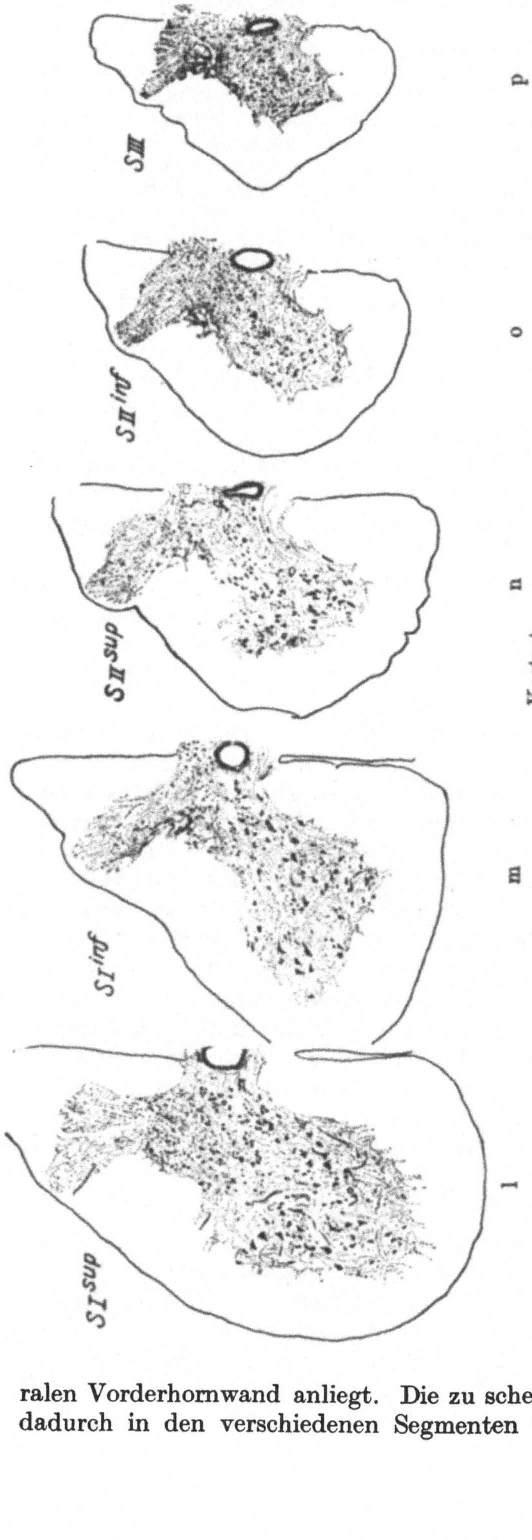

Wie gesagt ist diese Aufzählung von Namen für Zellgruppen in dem lateralen myorabdotischen Kern jedoch in hohem Maße schematisch, weil die Gruppenformen viel komplexer sind als die Untersucher, welche diese Namen aufstellten, wissen konnten. Außerdem hat zu der Verwirrung, die hier schon groß ist, noch stark der Umstand beigetragen, daß nur die niedersten Myotome, welche sich an der Extremitätenbildung beteiligen, sich über alle Glieder jener Extremität erstrecken. Die höheren Myotome erstrecken sich immer weniger weit in der Extremität, so daß in den Segmenten oberhalb $C\,VIII$ und oberhalb $S\,II$ das Vorderhorn immer weniger Zellgruppen aufweist. Im Prinzip fallen dabei stets die dorsalsten Zellgruppen der niederen Segmente weg, da gerade die dorsalste Zellgruppe den distalsten Teil des Myotomes innerviert, und eben dieser Teil in den höheren Segmenten fehlt. Aber die in jedem Segment vorhandenen Zellgruppen verteilen sich wieder über fast den ganzen Umriß des Vorderhornes, so daß Gruppen, die in niederen Segmenten weit ventral (und medial) lagen, in höheren Segmenten im dorsalen Teil der Seitenwand gefunden werden. Eine Zellsäule, die einen bestimmten Muskel innerviert, und die sich, wie wir S. 520 sahen, über mehrere Segmente erstreckt, liegt infolgedessen nicht genau longitudinal, sondern leicht geneigt. Ihr oberes Ende liegt mehr lateral, wenn die Säule der vorderen Vorderhornwand anliegt und mehr dorsal, wenn sie der late-

Abb. 33. Das sakrale Mark einer weiblichen, einer männlichen und einer kastrierten *Katze*. Zellpräparate. (Noch nicht veröffentlichte Zeichnungen WINKLERS.)

ralen Vorderhornwand anliegt. Die zu schematisch gegebenen Namen umfassen dadurch in den verschiedenen Segmenten ungleichwertige Gruppen.

Das Sakralmark (Abb. 33) zeigt Besonderheiten, deren Bedeutung noch wenig bekannt ist. Onuf (1900) machte darauf aufmerksam, daß der kaudalste Teil des Nucleus antero-lateralis, nämlich der Teil dieser Gruppe der sich in $S II$ und im oberen Teil von $S III$ befindet, den Eindruck eines selbständigen Kernes macht, der unabhängig von den höher gelegenen Teilen des Nucleus antero-lateralis liegt und aus etwas kleineren Zellen aufgebaut ist. Mutmaßungen über die Bedeutung dieser „Gruppe X" beruhen noch nicht auf genügend einschlägigen Argumenten (Onuf erachtete es möglich, daß dieselbe den M. ischio-cavernosus resp. erector clitoris und den M. bulbo-cavernosus resp. sphincter vaginae innervierte). Etwas mehr, aber doch auch ungenügend fundiert ist die Meinung Onufs, daß die willkürliche Innervation für die Miktion und die Defäkation via Zellen an der medialen Wand des Vorderhorns hinter der Stelle des Nucleus antero-medialis, besonders in den $III.$ und $IV.$ sakralen Segmenten erfolge. Zerstörung, namentlich von $S III$ und IV stört nach klinischen Erfahrungen diese Funktionen, und gerade in diesen Segmenten liegt dort eine kräftige Zellgruppe. Onuf sah in dieser Zellgruppe das sakrale Homologon des Nucleus postero-medialis; es ist auch sehr gut möglich, daß sie der Nucleus paracentralis anterior oder der Nucleus myoleioticus medialis ist. Aber auch der Nucleus intermedio-lateralis ist gerade in diesen Segmenten stark entwickelt, welcher Umstand das Argument Onufs erheblich entkräftet.

Die Strangzellen, welche im Vorderhorn angetroffen werden, haben verschiedene Lagen. Aus dem Umstande, daß bei Durchschneidung der Vorderwurzel nur ein Teil der Zellen aus dem Nucleus antero-medialis reagiert, wird allgemein geschlossen, daß viele Zellen dieses Kernes Strangzellen seien. Die übrigen Strangzellen sind diejenigen des Nucleus cornucommissuralis anterior, diejenigen des Nucleus proprius cornu anterioris und die Cellulae disseminatae anteriores, möglicherweise, aber meines Erachtens nicht wahrscheinlich, auch die des Nucleus paracentralis anterior.

Der Nucleus cornucommissuralis anterior (Abb. 19, Nr. 14) bildet das morphologische Pendant des Nucleus cornucommissuralis posterior: er ist ein dünner Zellstreifen längs der medialen Oberfläche des Vorderhornes (insbesondere längs dem dorsalen Teile desselben), der sich längs der ventralen Oberfläche der grauen Commissur fortsetzt. Einige hierzu gehörende Zellen liegen im Vorderstrang. Es sind mittelgroße, tangential gelegene, spindelförmige Zellen, bisweilen mehr dreieckig oder sogar sternförmig, ziemlich chromatophil, archiochrom, mit einem netzförmigen Neurofibrillenapparat und einem Kern vom II. Cajalschen Typus (größere und kleinere Chromatinkörner). Diese Zellen sind in allen Niveaus des Rückenmarks vorhanden, mit einem Höchstumfang in $C V$—VIII und in $L I$—II und einem Mindestumfang von $Th II$—VI und von $L V$ bis Co (Abb. 20).

Der Nucleus proprius cornu anterioris (Abb. 19, Nr. 15, von den meisten Autoren nicht gesondert benannt, von Massaza [1924] als „zone moyenne d'association antérieure" beschrieben) liegt im Zentrum des Vorderhornes und · dehnt sich nach vorn hin zwischen den medialen und lateralen myorabdotischen Gruppen aus. Seine Zellen sind klein bis mittelgroß, sowohl spindelförmig als dreieckig, somato-archiochrom, pigmentlos; sie enthalten einen ziemlich voluminösen Kern und ein netzförmiges Neurofibrillensystem. Diese Gruppe, welche intranuclearen Verbindungen dienen soll, ist ebenfalls in allen Segmenten anwesend, in charakteristischer Weise in den Hals- und Lendensegmenten, insbesondere in $C V$—VIII und in $L II$—IV, am kleinsten in $C I$ und II, in $Th III$—XII und in $S I$—V (Abb. 20).

Als Nucleus paracentralis anterior (Abb. 19, Nr. 16) werden einige typische große Zellen im vorderen Teil der grauen Commissur zusammengefaßt, von denen einige in die Commissura alba hineindringen. Sie liegen meistens transversal, sind somato-archiochrom und enthalten selten Pigment. Ihr Kern gehört mit seinem großen Nucleolus zum dritten Typus, ihr Fibrillenapparat ist deutlich fasciculiert. Es ist meines Erachtens nicht unwahrscheinlich, daß wir es hier nicht, wie meistens angegeben wird, mit Strangzellen zu tun haben, sondern daß dies Wurzelzellen wären. Dafür spricht ihr eben erwähnter histologischer Charakter und außerdem der Umstand, daß sie gerade an der Ursprungsstelle aller Wurzelzellen liegen, und daß in den Embryonen, auch in den älteren, hier stets einige Zellen gefunden werden, die ihren Neuriten durch den myorabdotischen Vorderhornkern hindurch zur Vorderwurzel senden. Ich beschrieb sie im embryologischen Teil als noch nicht zonalwärts geschobene Vorderwurzelzellen des Nucleus motorius ependymalis (Abb. 6 und 12), welcher Kern also, wenn meine Annahme richtig ist, identisch wäre mit der im ausgewachsenen Rückenmark als Nucleus paracentralis anterior bekannten Zellgruppe.

Schließlich seien die Cellulae disseminatae anteriores (Abb. 19, Nr. 17) genannt, welche denselben histologischen Charakter aufweisen wie die Cellulae disseminatae posteriores und intermediales, bzw. im Hinterhorn und in der Substantia intermedia. Sie werden namentlich in den oberen Hals- und Lendensegmenten und im coccygealen Mark durch das ganze Vorderhorn angetroffen.

d) Die Cytoarchitektonik der weißen Substanz.

In jedem menschlichen Rückenmark, das hierauf untersucht wird, werden auch in der weißen Substanz Nervenzellen angetroffen (Abb. 19, Nr. 18), jedoch in erheblich kleinerer Anzahl als bei Tieren. Nachdem sie von PICK, SCHIEFFERDECKER und GASKELL signalisiert waren (von TORQUATO BEISSO bereits eher in den Wurzeln), widmete SHERRINGTON (1890) ihnen eine ausführlichere Studie. Er verteilt sie in drei Gruppen:

1. Zellen beim Vorderhorn; diese liegen hauptsächlich im Vorderstrang und scheinen sowohl durch ihre Lage als durch ihren Typus zum Nucleus medialis cornu anterioris zu gehören, auf Grund ihrer nicht besonders großen Dimensionen wahrscheinlich zu den Strangzellen jenes Kernes.

2. Zellen im Seitenstrang; diese sind dreierlei Art: a) Zellen in der Nähe der Regio reticularis, welche den Zellen des Nucleus reticularis ähneln, b) lateral vom Seitenhorn (zuweilen bis dicht unter der Pia) gelegene Zellen, welche den Wurzelzellen des Seitenhornes ähneln und die nach POLJACK (1924) ihre Neuriten durch das Seitenhorn und dann durch den Tractus latero-ventralis nach den Vorderwurzeln entsenden, und c) kleinere Zellen an derselben Stelle, die den kleineren Zellen des Nucleus intermedio-lateralis (Assoziationszellen?) ähneln.

3. Zellen im Hinterstrang, welche am meisten in der Nähe der CLARKEschen Säule, aber auch in größerer Nähe der Pia vorkommen, und dann meistens im GOLLschen Strang (siehe die zwei Zellen auf der photographischen Abb. 17); sie zeigen fast stets den blasigen Charakter der großen Zellen in der CLARKEschen Säule.

3. Myelo- und Fibrilloarchitektonik des Rückenmarkes.

Die Myeloarchitektonik des Rückenmarks ist noch wenig systematisch studiert worden, die Unterschiede zwischen den verschiedenen Segmenten sind noch nicht festgelegt, und die Fibrilloarchitektonik des Rückenmarks ist noch nicht einmal als selbständiges Problem gestellt. Dieses Kapitel beschränkt sich daher auf eine kurze Skizze derjenigen Data, welche als Grundlage für die Leitungslehre nötig sind.

a) Die Faserarchitektonik des Hinterstranges.

Im Querschnitt hat der Hinterstrang ungefähr die Form eines Dreiecks (Abb. 34, 35 und 36). Die mediale Seite dieses Dreiecks wird von dem in der Medianebene gelegenen Septum posterius gebildet. Die dorsale Seite ist etwas konvex und wird durch die Piabekleidung des Rückenmarks gegeben. Im Hals-, Brust- und oberen Lendenmark deutet eine schmale Furche etwas medial von der Mitte dieser dorsalen Seite die Grenze zwischen dem medial davon gelegenen Funiculus Goll und dem lateralen Funiculus Burdach an. Von dieser Furche aus dringt oft, ungefähr in halber Tiefe des Hinterstranges, das wiederholt unterbrochene gliöse Septum paramediale zwischen diese beiden Stränge ein. Die lateroventrale Seite endlich, die von der Lissauerschen Randzone und dem Hinterhorn gebildet wird, ist konkav. Ihre stärkste Krümmung liegt ungefähr in der Mitte, nämlich dort, wo die Substantia gelatinosa die mediale Wand des Hinterhornes hervorwölbt. Im Sakralmark ist diese Knickung am stärksten, im Brustmark am geringsten. In der ventralen Hälfte liegt im Brustmark noch eine zweite Bucht oberhalb der

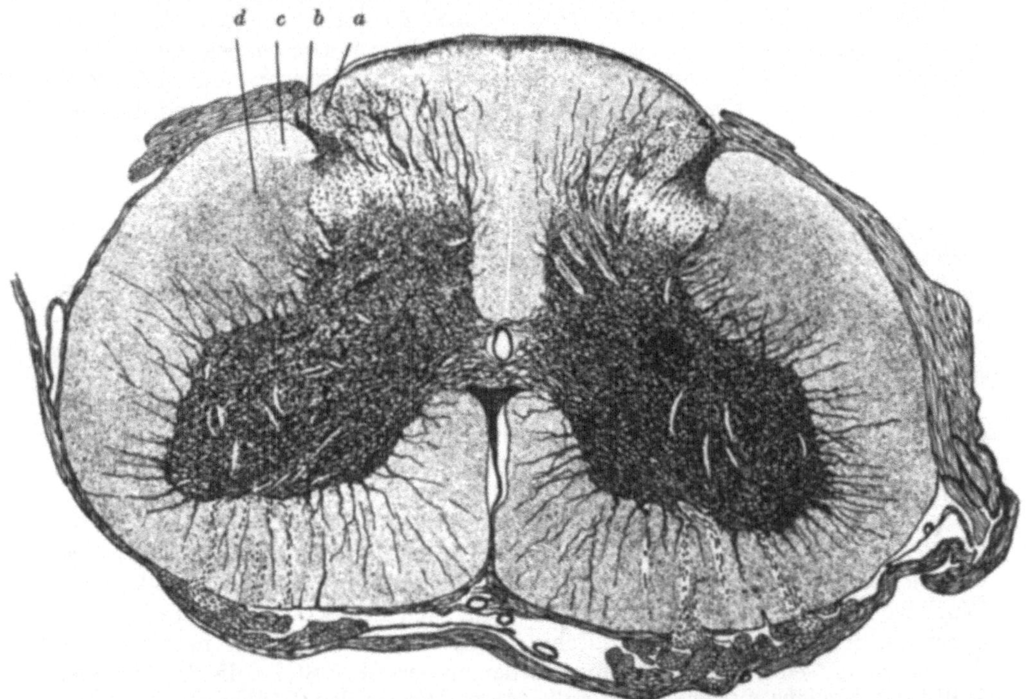

Abb. 34. Die marklosen Fasern des Rückenmarkes (*C VII*) einer *Katze*. (Nach Ranson.) Ransons Silberreduktionsverfahren. *a* Die in den Hinterstrang einstrahlende Hinterwurzel; *b* Die Lissauersche Randzone (der Teil der weißen Substanz mit dem größten Gehalt an marklosen Fasern); *c* der Tractus spinocerebellaris dorsalis (der Teil der weißen Substanz mit dem kleinsten Gehalt an marklosen Fasern); *d* die Pyramidenseitenstrangbahn (der Teil der weißen Substanz mit dem zweitgrößten Gehalt an marklosen Fasern).

Clarkeschen Säule. Die nach ventral zeigende Spitze des Dreiecks ist abgerundet durch die hier in das Hinterhorn übergehende dorsale Commissur.

Periodisch dringen die Hinterwurzeln durch die piale Wand in diesen Strang ein (Abb. 36), und zwar in dem Winkel zwischen dieser dorsalen Wand und der Lissauerschen Randzone. Sie erfahren dabei zwei Änderungen (Obersteiner und Redlich, 1895). Erstens ist die für dieses Eintreten dienende Öffnung in der Pia des Rückenmarkes in cranio-caudaler Richtung kleiner als die Dicke der Wurzel außerhalb des Rückenmarkes, wodurch die Wurzel an.der Oberfläche des Rückenmarks eine auf Längsschnitten sehr deutliche Einschnürung zeigt. Zweitens ändert sich der histologische Charakter, der ja in der Wurzel demjenigen eines peripherischen Nerven und in dem Hinterstrang demjenigen der weißen Substanz des zentralen Nervensystems entspricht. Diese Charakteränderung hält sich ziemlich scharf an eine Grenzfläche, die die genannte Piaöffnung abschließt und in dem unteren Brustmark flach, also in der Verlängerung der Rückenmarkspia liegt, in den höheren Segmenten sich aber ziemlich weit nach innen in das Rückenmark hinein und in den niedrigeren Segmenten nach außen in die Wurzel hinein hervorwölbt (Spronck 1888, Levi 1906). An der äußeren Seite verdichtet das

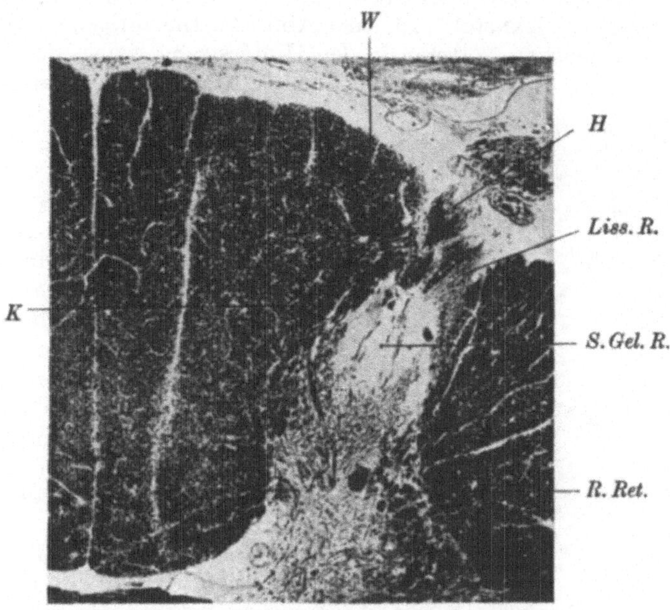

Abb. 35. Querschnitt durch die Hinterstränge in Höhe einer Hinterwurzel. Die Einstrahlung und das fächerartige Auseinanderbiegen der ungeteilten Wurzelfasern in der Wurzeleinstrahlungszone. Mikrophotogramm eines Markscheidenpräparates nach Weigert-Pal. *H* einströmende Hinterwurzelfasern; *K* Kollateralen der Hinterstrangfasern; *Liss. R.* Lissauersche Randzone; *R. Ret.* Regio reticularis; *S. Gel. R.* Substantia gelatinosa Rolando; *W.* Wurzeleinstrahlungszone mit den fächerartig auseinanderbiegenden Wurzelfasern.

Bindegewebe sich gegen diese Grenzfläche zu einer vielfach durchlöcherten Membran, also zu einer bindegewebigen Lamina cribrosa, an der inneren Seite verdichtet das Gliagewebe sich zu einer solchen gliösen Lamina cribrosa. Feine Bindegewebs- und Gliafasern passieren jedoch die Grenzfläche dieser beiden. Der Markgehalt endlich erfährt an dieser Grenzfläche eine Reduktion, von der noch nicht bekannt ist, ob sie auf einer kurzen Unterbrechung oder aber auf einer kurzen Verschmälerung der Markscheiden beruht. Die Axonen behalten ihre Dicke (und selbstverständlich ihre Kontinuität) bei, die Schwannschen Scheiden nehmen hier alle ihren Anfang (Spronck 1888).

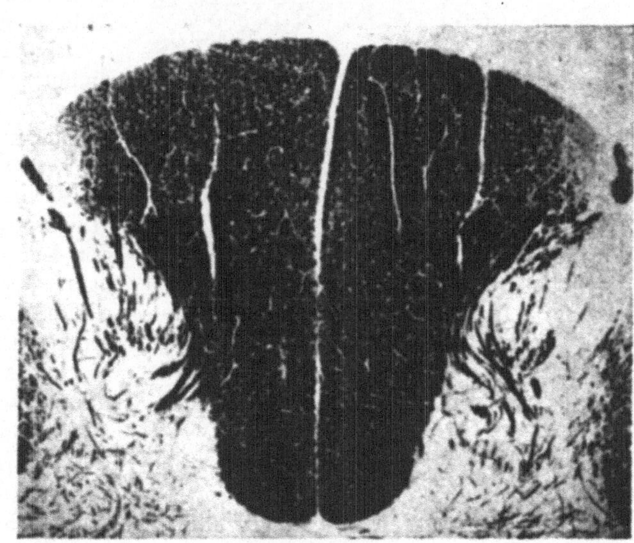

Abb. 36. Querschnitt durch die Hinterstränge zwischen zwei Hinterwurzeln zwecks Demonstration der (markhaltigen) Hinterstrangkollateralen. Mikrophotogramm eines Markscheidenpräparates nach Weigert-Pal.

Fast alle marklosen und sehr dünn myelinisierten Hinterwurzelfasern biegen nach der Lissauerschen Randzone ab (die ersteren sammeln sich hierzu im spinalen Ende der Wurzel an deren Oberfläche und streben dann in platten Bändern dieser Randzone zu; Ranson 1913, siehe Abb. 34). Die übrigen Hinterwurzelfasern — weitaus die meisten — treten in den Hinterstrang, wobei sie erst gemeinsam medial längs der Wand der Lissauerschen Randzone verlaufen, etwas nach oben geneigt. Bald verbreiten sie sich dann fächerförmig, wobei sie ein Feld bestreichen, das in Abb. 47 von einer punktierten Linie begrenzt wurde, die Wurzeleinstrahlungszone. Diese Wurzeleinstrahlungszone liegt unmittelbar der Substantia gelatinosa des Hinterhorns an und erstreckt sich in ventraler Richtung niemals bis an die dorsale Commissur: sie reicht nur bis an die Clarkesche Säule. Auch in medialer Richtung füllt sie nicht den ganzen Burdachschen Strang: sie bleibt stets eine Strecke vom Gollschen Strang (dort, wo dieser im Lendenmark und im Sakralmark nicht besteht, ein Stück vom Septum posterius) entfernt. Und schließlich bleibt sie auch eine Strecke von der Pia ab. Ihre dorsale Grenze ist konkav und wird durch die Bucht der dorsalsten der fächerartig auseinanderstrahlenden Wurzelfasern markiert (vergleiche Abb. 35 mit Abb. 47).

Bis auf eine hohe Ausnahme dichotomisieren alle Wurzelfasern, wobei sie in eine aufsteigende und eine absteigende Faser übergehen (Cajal 1909, Abb. 37, Schaffer 1921). Diese Längsfasern füllen den ganzen Hinterstrang in einer Weise, die in der Leitungslehre des näheren erörtert werden wird. Die Dichotomien der Wurzelfasern sind auf die Wurzeleinstrahlungszone beschränkt, ebenso wie selbstverständlich die noch ungeteilten Wurzelfasern selbst.

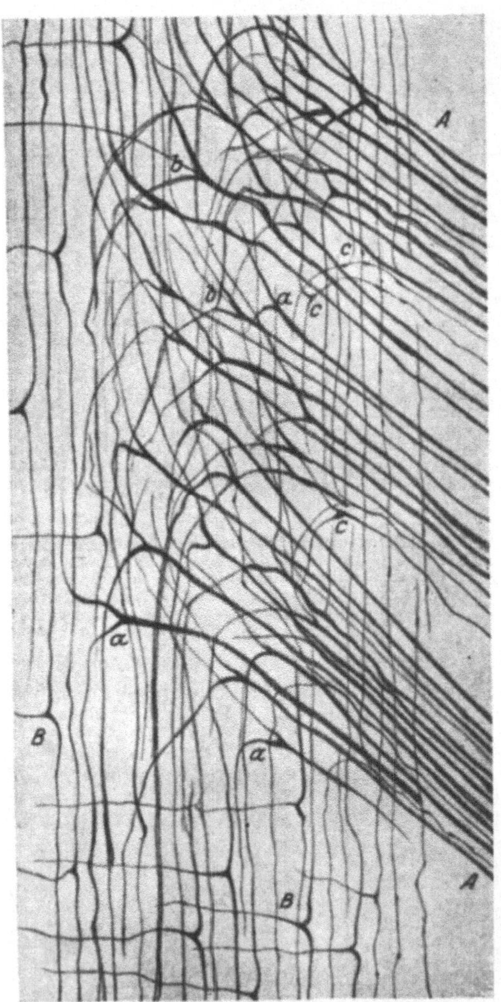

Abb. 37. Tangentieller Längsschnitt durch den Hinterstrang in Höhe einer Wurzeleinstrahlung. (Nach Cajal.) Ehrlichs Verfahren bei einer 15 Tage alten *Katze*. *A* hintere Wurzel; *B* Hinterstrangfaser mit seinen Kollateralen; *a* Dichotomie einer Wurzelfaser; *b* Trichotomie einer Wurzelfaser; *c* dünne Hinterwurzelfasern, die ebenfalls dichotomieren.

Einige markhaltige Fasern vom Kaliber der Hinterwurzelfasern durchbohren namentlich im lumbosakralen Mark nach Flechsig (1876), Redlich (1897), Ziehen (1899), Marburg (1902) und van Valkenburg (1909) in longitudinalschräger Richtung das Septum posterius und kreuzen somit die mediane Ebene.

Die Längsfasern geben viele Kollateralen ab, die senkrecht von der Stammfaser abgehen (Abb. 37 und 38) und also annähernd im Querschnitt verlaufen, meistens als markhaltige Faser (Abb. 36), aber doch auch oft als nackter Achsenzylinder (siehe Abb. 34, in der nur die nackten Neuriten imprägniert sind). Die meisten entspringen ziemlich in der Nähe der Dichotomie; weiter von dieser entfernt werden die Zwischenräume zwischen den aufeinanderfolgenden Kollateralen einer Faser immer größer. Sie entspringen dadurch zur Hauptsache in der Wurzeleinstrahlungszone und in den Gebieten, welche unmittelbar an diese grenzen (Abb. 37 und 36). Sie dringen alle in die mediale Wand des Hinterhorns ein und zeigen dabei die Neigung, diese Wand senkrecht zu durchbohren. Die dorsal entsprungenen Kollateralen verlaufen dadurch in einer Bucht mit zunehmender Krümmung (welche derjenigen der fächerförmig einstrahlenden ungeteilten Wurzelfasern entgegen-

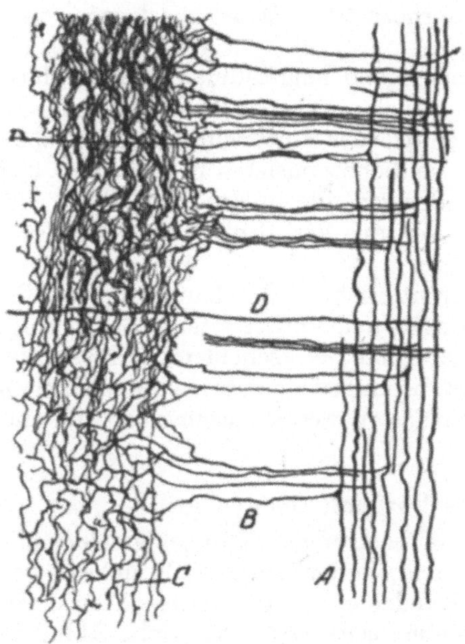

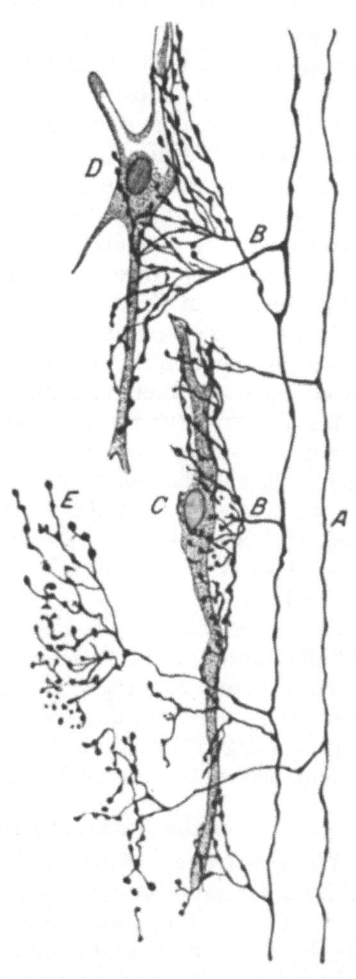

Abb. 38. Längsschnitt durch einen Teil des Hinterstranges (rechts) und der CLARKEschen Säule (links) bei einem 4 Tage alten *Hunde.* (Nach CAJAL.) Golgiverfahren. *A* Hinterstrang; *B* Hinterstrangkollateralen für die CLARKEsche Säule; *C* longitudinale Verzweigungen in der CLARKEschen Säule; *D* Hinterstrangkollateralen für das Vorderhorn.

Abb. 39. Nichtmyelinisierte Fasern und Kollateralen des Hinterstranges bei einer 8 Tage alten *Katze.* (Nach CAJAL.) EHRLICHs Verfahren. *A* nicht-myelinisierte Fasern; *B* kurze Kollateralen; *C* und *D* postero-marginale Zellen (außerhalb der Substantia gelatinosa Rolando); *E* stark variköse Endbäumchen.

gesetzt ist) zum Hinterhorn, wobei eine deutliche Neigung zur Bündelbildung auffällt. Auf S. 500 u. f. wurden die verschiedenen Gruppen dieser Kollateralen bereits besprochen. Einige Kollateralen entspringen endlich neben dem ventralen Teile des Septum posterius (in der später zu beschreibenden septalen Strangzone). Diese verlaufen längs dem Septum posterius zum gleichseitigen Hinterhorn via die gleichseitige Hälfte der grauen Commissur.

Es liegen in dem Hinterstrang Markscheiden verschiedener Dicke durcheinander. Im GOLLschen Strang sind sie durchschnittlich etwas dünner (durchschnittlich 9 μ) als im Burdachschen Strang (durchschnittlich 13 μ). Zwischen diesen markhaltigen Fasern liegen zahlreiche marklose, welche in Abb. 34 gezeichnet sind. Diese liegen ventral dichter als dorsal; ihre Herkunft und Endigungen sind unbekannt.

b) Die Faserarchitektonik der Lissauerschen Randzone.

Diese Zone dehnt sich von der Spitze des Hinterhorns bis zur Pia aus. Sie liegt in der Verlängerung des Hinterhorns, enthält bedeutend weniger Myelin als die übrige weiße Substanz des Rückenmarks, sogar kaum mehr als die graue (Abb. 18) und macht dadurch bei oberflächlicher Betrachtung oft den Eindruck, ein äußerster Teil des Hinterhornes selbst zu sein. Vom Seiten- und vom Hinterstrang ist sie scharf abgegrenzt durch zwei gerade Linien, welche nach der Pia hin konvergieren (bei vielen Tieren ist die laterale dieser Grenzen, die mit der Grenze zwischen Grundplatte und Flügelplatte zusammenfällt, durch ein deutliches Gliaseptum markiert). Ihre Querdurchschnitte in verschiedenen Höhen des Rückenmarks weichen in Größe nicht erheblich voneinander ab, wohl aber in Form: wo das Hinterhorn schmal ist, ist die Lissauersche Randzone in tangentialem Sinne schmal, in radiärem Sinne tief, wo das Hinterhorn breit ist, ist sie dagegen tangential gemessen breit und radiär dünn.

Die Faserrichtung ist in dieser Zone vorwiegend longitudinal, viele Kollateralen und zuströmende Fasern bringen jedoch auch querverlaufende Nervenfasern hinein. Die zuströmenden Fasern entstammen teils der Hinterwurzel (siehe S. 532), zum weitaus größten Teil dem Hinterhorn: sie dichotomisieren in einen auf- und einen absteigenden Ast. Die Kollateralen dringen alle in das Hinterhorn ein. Einige Fasern endlich passieren quer hindurch aus der Hinterwurzel zur Substantia Rolando.

Die Längsfasern liegen gleichmäßig zerstreut, nicht in Bündeln gruppiert. Sie sind alle dünn, und im Gegensatz zu den Hinter- und Vorderseitensträngen trägt nur ein kleiner Prozentsatz eine Markscheide. Diese Markscheiden der Lissauerschen Randzone sind auffallend dünner als diejenigen der übrigen weißen Substanz; sie liegen durch die vielen marklosen Fasern weiter auseinander und entwickeln sich erst nach der Geburt.

c) Die Faserarchitektonik des Vorderseitenstranges.

Wir lernten bereits die Form des Vorderseitenstranges als diejenige eines halben Zylindermantels kennen, der das Seiten- und Vorderhorn umfaßt und sich von den lateralen Wänden der Lissauerschen Randzone und dem Hinterhorn einerseits bis zur Commissura alba anterior andererseits erstreckt (siehe Abb. 18). Während er beim Hinterhorn am dicksten ist, nimmt sein Umfang nach der Commissura anterior hin ziemlich regelmäßig ab.

Er enthält hauptsächlich Längsfasern, sowohl markhaltige als auch marklose (Abb. 41 und 40). Die markhaltigen Fasern sind von sehr verschiedener Dicke, die dünnsten überwiegen im Gebiet neben der grauen Substanz (in der cornumarginalen Zone), die dicksten an der Peripherie unter der Pia, insbesondere im dorsalen Teil des Seitenstranges, wo fast nur sehr dicke Fasern liegen (maximal 21 μ). Dieser Teil, welcher dem in der Leitungslehre zu besprechenden Tractus spinocerebellaris dorsalis entspricht, ist außer der Umgebung des Zentralkanales derjenige Teil des Rückenmarkes, in welchem die marklosen Fasern am wenigsten zahlreich sind (Ranson 1913, siehe Abb. 34).

Die Fasern, welche in den Vorderseitenstrang eintreten, biegen meistens sofort nach ihrem Eintritt in Längsrichtung um. Nur die dicken Fasern, welche durch das Seitenhorn hindurch einstrahlen (sie entstammen den Zellen des Nucleus

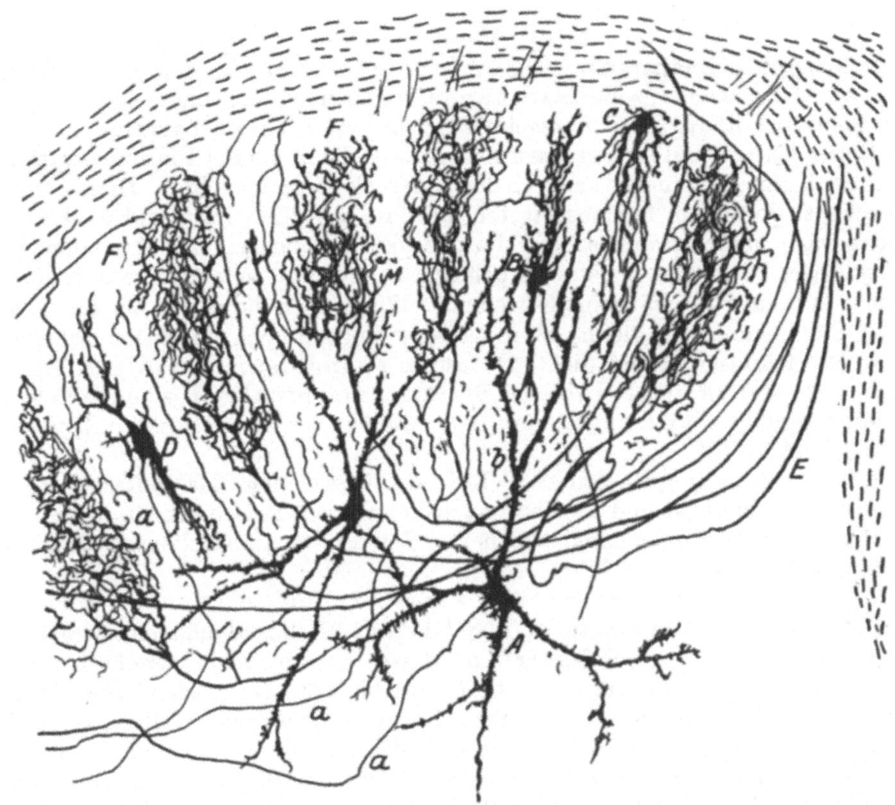

Abb. 40. Querschnitt durch die Substantia gelatinosa Rolando in dem Halsmark einer neugeborenen *Katze.* (Nach CAJAL.) Golgiverfahren. *A* Zellen des Nucleus proprius cornu posterioris; *B, C* und *D* Zellen der Substantia gelatinosa Rolando; *E* starke Hinterstrangkollateralen, die von ventralwärts in die Substantia gelatinosa eindringen; *F* charakteristische Endbäumchen der Hinterstrangkollateralen *E* in der Substantia gelatinosa Rolando; *a* Achsenzylinder; *b* longitudinale Neuritenverzweigungen in dem Stratum spongiosum ventrale Substantiae Rolando.

Clarkii), durchlaufen erst in einem großen Bogen die größte Breite des Seitenstranges, um in den tiefsten Teil des dickfaserigen Tractus cerebellospinalis dorsalis empor zu biegen.

Viele Kollateralen gehen von den Längsfasern aus. Sie liegen im Querschnitt (oder nur wenig davon abweichend) und dringen in die graue Substanz ein, wobei sie ziemlich senkrecht zur Wand zwischen weißer und grauer Substanz gerichtet sind, so daß sie im Prinzip radiär verlaufen (Abb. 14). Im zentralen Teil des Seitenstranges und im medialen Teil des Vorderstranges (das heißt in den beiden Feldern der Pyramidenbahnen) entspringen fast keine Kollateralen.

Durch den ventralen Teil des Vorderseitenstranges passieren die von dorsal nach latero-ventral gerichteten Wurzelfaserbündel aus der Vorderwand des Vorderhorns zu den Vorderwurzeln.

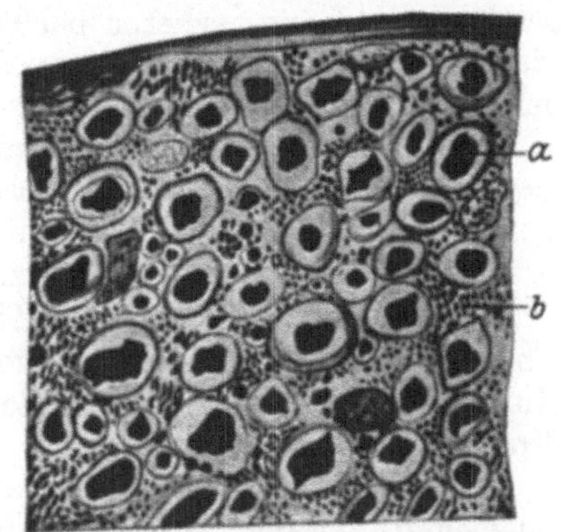

Abb. 41. Querschnitt durch einen Teil des Seitenstranges im Rückenmark eines ausgewachsenen *Kaninchens.* (Nach CAJAL.) Silberreduktionsverfahren. *a* Achsenzylinder mit Markscheide; *b* nackte Achsenzylinder.

d) Die Faserarchitektonik der grauen Substanz.

In Weigert-Palpräparaten (siehe Abb. 18) ist ersichtlich, wie in der grauen Substanz verschiedene grobe Faserbündel durch einen übrigens gleichmäßigeren und feineren Untergrund unregelmäßiger liegender Fasern passieren.

Dieser Untergrund ist aus Fasern aufgebaut, die in allerlei Richtungen durcheinander laufen, und macht dadurch den Eindruck eines Geflechtes. Dieses Grundgeflecht ist dorsal am feinmaschigsten und also am dunkelsten und wird weiter ventralwärts immer grobmaschiger, lockerer und also heller. Eine Ausnahme von dieser Regel bildet die Substantia gelatinosa Rolando, in deren breiter Mittelschicht es bis auf wenige kleine Reste fehlt. Wir können daher von der Lissauerschen Randzone ab an diesem Grundgeflecht folgende Schichten unterscheiden:

1. Das feinfaserige und dichte Stratum spongiosum dorsale (s. externum) substantiae Rolando oder Stratum marginale ringsum die Cellulae posteromarginales (direkt unter, zum Teile zwischen der Lissauerschen Randzone, *S. S. E.* in Abb. 18).

2. Das Stratum gelatinosum Rolando, in welchem das Geflecht auf ein Minimum reduziert ist und das denn auch im Weigert-Palschnitt zusammen mit der Umgebung des Zentralkanals der hellste Teil des Rückenmarkdurchschnitts ist (*S. G.* in Abb. 18).

3. Das wieder feinfaserige und dichte Stratum spongiosum ventrale (s. internum) substantiae Rolando (*S.S.I.* in Abb. 18), das allmählich übergeht in:

4. das etwas weniger feinfaserige und etwas weniger dichte Stratum spongiosum cornu posteriori (*S. S. C. P.* in Abb. 18). Die markhaltigen Fasern Nr. 3 und 4 sind fast alle Kollateralen, die in der Wurzeleinstrahlungszone des Hinterstranges aus sensiblen Wurzelfasern, die also in ungefähr derselben Höhe ins Rückenmark getreten sind, entspringen, denn mehr als 90 vH des Myelins verschwindet hier, wenn die Wurzeleinstrahlungszone in derselben Querebene entmarkt ist (z. B. bei Tabes dorsalis, siehe Abb. 48 *Th IV*, vergleiche auch das S. 496 u. f. über die Embryologie des Nucleus proprius cornu posterioris Gesagte).

5. Ziemlich plötzlich wird das Geflecht nun gröber, sowohl was die Faserbündel als was die Maschen betrifft, in der Basis des Hinterhorns, wo die Clarkesche Säule jedoch verhältnismäßig markreich bleibt. Auch die markhaltigen Fasern dieser Clarkeschen Säule sind Kollateralen der sensiblen Wurzelfasern, aber von Wurzelfasern, die in entfernten Segmenten in das Rückenmark eingetreten sind und dann in den Hintersträngen über eine erhebliche Strecke auf- oder abgestiegen sind: sie verlieren bei Tabes dorsalis ihr Mark, wenn die Hinterwurzeln vieler entfernter Segmente entmarkt sind (siehe Abb. 51 und auch die Embryologie der Clarkeschen Säule S. 497).

6. Noch etwas gröber werdend, setzt dieses Netzwerk sich in die Pars intermedia und in das Vorderhorn fort, wo der Nucleus intermedio-lateralis und die Vorderhornwurzelzellgruppen wieder relativ markarme Stellen bilden.

Durch dieses Grundgeflecht ziehen gröbere Faserbündel, und zwar:

1. die radiären Bündelchen Hinterstrangkollateralen, welche, im Querschnitt gelegen, die Substantia gelatinosa Rolando durchbohren, um tiefer im Hinterhorn zu endigen. Sie fallen namentlich in dem übrigens so markarmen Stratum gelatinosum sehr auf.

2. Die dicken Bündel Hinterstrangkollateralen, welche, ebenfalls im Querschnitt gelegen, in den ventralen Teil der medialen Hinterhornwand eindringen und also großenteils in dem Nucleus Clarkii und teilweise durch denselben zum Vorderhorn verlaufen, und deren weiterer Verlauf bereits auf S. 500 u. f. beschrieben wurde;

3. **die Längsbündel der Regio reticularis** (*R* in Abb. 18), die einander in charakteristischer Weise jedesmal scharfwinklig kreuzen, wobei oft Vermischungen stattfinden. Sie bilden dadurch ein sehr langmaschiges, gleichsam in longitudinalem Sinne weit ausgezogenes Netzwerk, deren einzelne Bündel aus vielen, dichtgedrängten Markfasern bestehen; zusammen sind sie als die in das Hinterhorn dringende Verlängerung des Seitenstranges aufzufassen. Sie sind im obersten Halsmark derart kräftig entwickelt, daß es dort zuweilen scheint, als ob die weiße Substanz des Seitenstranges mit dem Hinterstrang in Kontakt käme und der dorsale Teil des Hinterhornes als eine kleine Insel grauer Substanz frei von der Hinterhornbasis läge. Dieser Schein wird noch dadurch verstärkt, daß in dem oberen Halsmark (wie auch im oberen Lumbalmark) eine starke Entwicklung des

4. **Tractus proprius cornu posterioris** auftritt, eines Geflechtes starker Faserbündel, das in dem Nucleus proprius cornu posterioris nahe der medialen Wand des Hinterhornes liegt und dessen Bedeutung noch unbekannt ist;

5. die Fasern aus dem Nucleus Clarkii und aus dem Nucleus intermedio-medialis durch das Seitenhorn hindurch zum Seitenstrang hin, welche den querverlaufenden **Tractus dorso-lateralis** und **Tractus medio-lateralis** bilden, von denen der erstere periodisch unterbrochen und der zweite ziemlich diffus ist;

6. die Bündel radiär dem **Vorderseitenstrang** entstrahlender **Kollateralen**, die besonders zwischen den Gruppen Wurzelzellen dicht gedrängt liegen (und dadurch schärfere Grenzen zwischen diesen Zellgruppen angeben als die Zellpräparate selbst, welche Eigentümlichkeit jedoch noch nicht systematisch in bezug auf diese Abgrenzungen studiert ist); sie verteilen sich in das Grundgeflecht des Vorder- und Seitenhorns (Abb. 18);

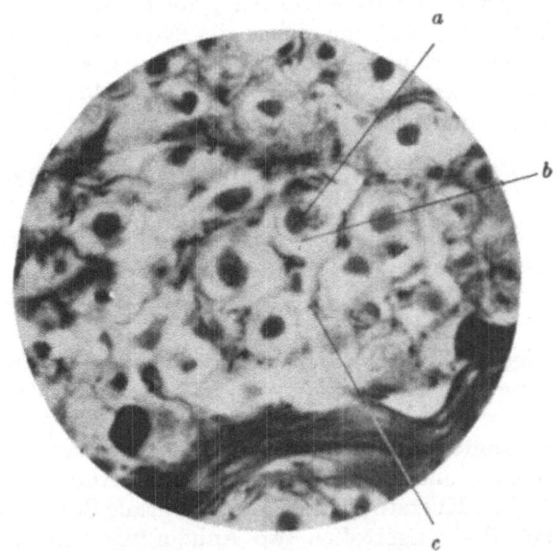

Abb. 42. Mikrophotogramm eines Querschnittes des Seitenstranges in dem erwachsenen menschlichen Rückenmark mit großen, markhaltigen Neuriten (*a* Neurit, *b* Markscheide) und mit vielen dünnen, marklosen Neuriten (*c*) (vgl. Abb. 41). Mikrophotogramm eines Präparates nach MANN-ALZHEIMER.

7. die Fasern aus den Wurzelzellen, welche bündelweise die ventrale Vorderhornfläche durchqueren nach den Vorderwurzeln hin; sie sind nicht immer deutlich von dem hier sehr groben Grundgeflecht zu unterscheiden;

8. Die **Faserstrahlung der Commissuren.** Diese Commissuren sind die kräftige **Commissura alba** (anterior), die **Commissura intragrisea anterior** und die **Commissura (intragrisea) posterior**, von denen die beiden letzteren in der grauen Commissur vor und hinter der Ependymgruppe liegen und um das Vielfache dünner sind als die erstere. Die Strahlungen bestehen teils aus Fasern, welche der Commissur zustreben, teils aus Fasern, die gerade dieser Commissur entstrahlen.

Die **Commissura alba** (anterior), welche selbst ein Teil der weißen Substanz ist (*C. A. A.* in Abb. 18), enthält Fasern aus Zellen des Nucleus proprius cornu posterioris und des Nucleus reticularis (Bogenfasern), Fasern aus Zellen des Vorderhorns (sogenannte heteromere Strangzellen oder Commissurzellen) und vielleicht auch kreuzende Wurzelfasern aus der Pars intermedia (und aus dem Nucleus myorabdoticus antero-medialis?), laut einigen Angaben vielleicht auch einige kreuzende Kollateralen aus den Hintersträngen. Sie strahlen zum größten Teil in den Vorderseitenstrang aus, zu einem kleinen Teil auch in das Vorderhorn (hauptsächlich anteromedial).

Die Commissura intragrisea anterior (*C. I. A.* in Abb. 18) enthält erheblich feinere Fasern als die vorige (durchschnittlich 3 μ). Diese verlaufen fast wagerecht und sind nicht gesondert in der grauen Substanz zu verfolgen.

Die Commissura (intragrisea) posterior (*C. I. P.* in Abb. 18) endlich enthält nach ZIEHEN (1899) einige Äste von Hinterstrangkollateralen zum gekreuzten Vorderhorn und Fasern aus einigen Zellen des Nucleus cornu commissuralis posterior (Golgipräparate).

Außerdem liegen in der grauen Commissur viele Dendriten großer Hinterhornzellen und von Zellen des Nucleus intermedio-medialis (CAJAL 1909).

Die graue Substanz ist sehr reich an nackten Neuriten, bedeutend reicher als die weiße (siehe Abb. 34); die Architektonik dieser Neuriten ist aber noch nicht analysiert.

4. Die nichtneuronalen Bestandteile des Rückenmarkes.

Außer den Neuronen liegen im Rückenmark Gliazellen, Ependymzellen und Gefäße, die letzteren mit all ihren, im allgemeinen Teil beschriebenen Attributen.

a) Die Gliazellen.

Von den verschiedenen Arten Gliazellen sind die speziellen Verhältnisse der oligodendritischen Gliazellen und der HORTEGAschen Mikrogliazellen, soweit diese dem Rückenmarke eigen sind, noch nicht studiert. Unter den Neurogliazellen (d. h. unter den großkernigen, meistens Gliafibrillen enthaltenden sogenannten Makrogliazellen) unterschied KÖLLIKER (1896) zwei Typen, die Langstrahler und die Kurzstrahler (siehe Abb. 43).

Die Kurzstrahler sind auf die graue Substanz beschränkt und werden namentlich dort angetroffen, wo Anhäufungen nicht zu kleiner Ganglienzellen liegen. So liegen sie dicht gedrängt in den myorabdotischen Vorderhorngruppen und namentlich in der CLARKEschen Säule, während in der Substantia gelatinosa Rolando nur einige gefunden werden und sie um die Reste des Zentralkanals (in der sogenannten Substantia gelatinosa centralis) völlig fehlen. Diese Kurzstrahler sollen denn auch nach CAJAL (1909) innige Beziehungen mit den Ganglienzellen aufweisen. (Es scheint mir indessen nicht ganz ausgeschlossen, daß diese Kurzstrahler keine Neurogliazellen — das heißt keine Macrogliazellen — sind, sondern z. B. Oligodendrogliazellen).

Die Langstrahler, von denen viele Ausläufer mit Füßchen in der um die Gefäße gelegenen Membrana gliosa limitans interna HELDS endigen, liegen durch das ganze Rückenmark zerstreut. Sie sind am zahlreichsten in der Umgebung des Zentralkanals, wo ihre zahlreichen Fasern dichte Netze bilden, die zusammen mit dem dortigen Fehlen kurzstrahlender Glia und von Neuronen, der Substantia gelatinosa centralis das besondere Gepräge verleihen. In der CLARKEschen Säule sind sie dagegen sehr spärlich, in der Substantia gelatinosa kommen sie nur in den diese durchbohrenden Nervenfaserbündeln vor (ihre Ausläufer bilden hierin in charakteristischer Weise stets zwei entgegengesetzt gerichtete Pinselchen), während sie zwischen den darauf gelegenen größeren dorsomarginalen Zellen und zwischen den darunter gelegenen größeren Hinterhornzellen wieder zahlreich sind. In der weißen Substanz liegen ihre längsten Ausläufer in der Richtung der Nervenfasern.

b) Die Ependymzellen.

Im späteren fetalen Leben sind die Ependymzellen im Prinzip als ein einschichtiges Cylinderepithel um den Rest des Zentralkanals angeordnet, während dorsal von demselben, dort, wo die dorsalen Teile der linken und der rechten Seitenwand früh verwachsen sind, noch einige zerstreut liegen. Ihr Kern ist oval, 4—5 μ lang (zuweilen zwei in einer Zelle), ihr Körper 10—25 μ breit und 25—55 μ lang; die ventralen sind größer als die dorsalen. In Embryonen (beim Menschen von 3 cm Länge an) tragen sie an ihrer ventrikularen Oberfläche Cilien, die später verloren gehen. Am entgegengesetzten Pol läuft der Zellkörper in eine dünne Ependymfaser aus, die im Fetus ziemlich geradlinig und radiär, zuweilen nach einigen Verästelungen, bis zur Peripherie des Rückenmarks verläuft und dort mit einer knopfförmigen Verdikkung gegen die Pia endet. Beim Erwachsenen, wo in den meisten Segmenten des Rückenmarks das Lumen meistens völlig verschwindet und die Ependymzellen zuweilen recht unregelmäßig liegen, sind die lateralwärts strebenden Ependymfasern kurz. Die ventralen dagegen verlaufen dort noch bis zur Pia, und zwar bis zu

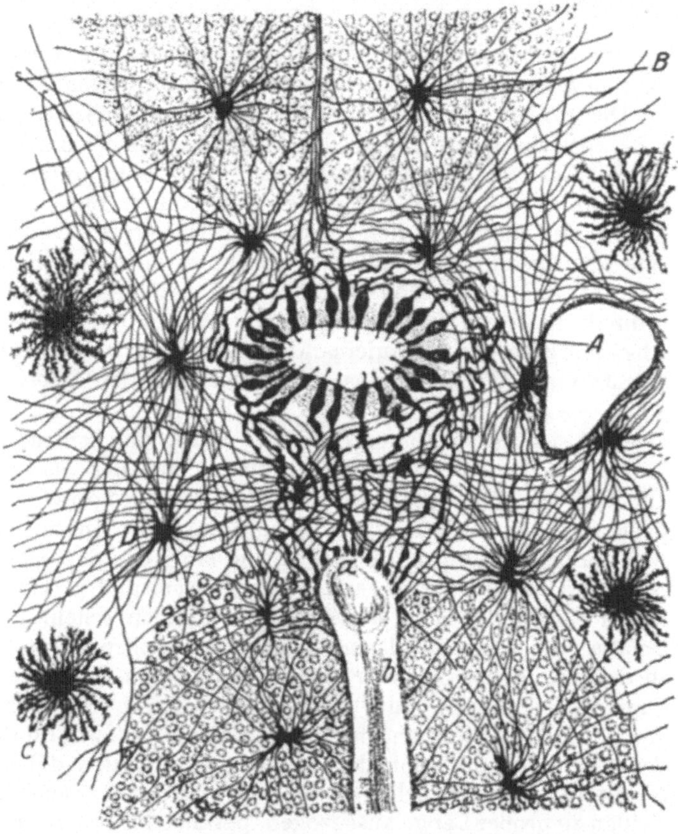

Abb. 43. Gliazellen und Ependymzellen in den zentralen Partien der grauen Substanz und in den angrenzenden Gebieten der weißen Substanz des Rückenmarks bei einem Kinde von 8 Tagen. (Nach CAJAL.) Golgiverfahren. A Ependymzellen; B langstrahlende Gliazellen der weißen Substanz; C kurzstrahlende Gliazellen; a Endfüßchen der Ependymzellen; b Endfüßchen der Makrogliazellen; D langstrahlende Gliazellen der grauen Substanz.

demjenigen Piateil, der den Boden der Fissura anterior bekleidet. Quer durch die Commissura anterior bilden diese den vorderen Ependymkeil RETZIUS (vergleiche Abb. 43 von einem 8 Tage alten Kind). Der hintere Ependymkeil geht von den dorsalsten der kleinen Gruppe Ependymzellen aus und von den obengenannten, weiter dorsal zerstreut liegenden Ependymzellen (Abb. 43). Dieser hintere Ependymkeil bildet das Gerüst des Septum (medianum) posterius.

Bisweilen finden wir beim Erwachsenen noch ein kleines Neuralrohrlumen. Die Ansicht, daß dieses sekundär nach einer vorhergegangenen vollständigen Obliteration des ursprünglichen Lumens entstanden sein soll (WEIGERT 1895), kann ich nicht teilen, wenigstens nicht für alle Fälle. Dafür zeigt dieses Lumen, das am häufigsten im Lendenmark vorkommt, zuviel die prinzipielle Form, welche im embryonalen Leben dem ursprünglichen Lumen eigen ist. Im coccygealen Mark sind die Ependymzellen zahlreicher und in einer besonderen Weise angeordnet, wobei oft ein T-förmiges Lumen, der Sinus terminalis, auftritt, das an die embryonale Form des Lumens im Rhombencephalon erinnert. Der Rahmen dieses Buches gestattet nicht, hierauf näher einzugehen, wie übrigens auch nicht auf die übrigen Besonderheiten in Höhe dieses Überganges vom Rückenmark in das Filum terminale und auf dieses Filum terminale selbst. Diesbezüglich sei nach den speziellen Arbeiten verwiesen.

c) Die Blutgefäße.

Aus dem pialen Arteriennetz (siehe das Kapitel über die Häute des Zentralnervensystems) dringen viele kleine und einige größere Äste in das Rückenmark ein.

Die größten derselben sind die Arteriae fissurae anterioris, deren Anzahl über die ganze Länge des Rückenmarks nach ADAMKIEWICZ (1881) etwa 260 beträgt. Sie dringen aus der Tiefe der Fissura anterior durch die Commissura alba anterior hindurch zur grauen Substanz, in der sie sich entweder links oder rechts (und kurz vor) der Gruppe der Ependymzellen in eine aufsteigende und eine absteigende Arteria centralis verteilen (im Lendenmark teilt die Art. fiss. ant. sich in zwei Artt. sulco-marginales, die links und rechts in longitudinale Artt. centrales übergehen). Die zentralen Arterien sind länger als die Abstände zwischen den aufeinanderfolgenden Artt. fiss. antt., so daß in einem Querschnitt mehr als ein Durchschnitt einer zentralen Arterie an jeder Seite gefunden wird. Sie anastomosieren nicht miteinander (es sind also Endarterien) und verzweigen sich in der grauen Substanz und in den zentralen Schichten der weißen.

Zahlreiche kleinere Arterien dringen aus der pialen Oberfläche in radiärer Richtung in die weiße Substanz ein (Vasocorona). Von diesen sind die unpaarigen Artt. sulcales postt. und die Artt. interfuniculares (beziehungsweise längs dem Septum posterior und längs den Septa paramediana) die größten. Auch die kleinen Artt. radicinae antt. und postt., die längs den Wurzelfasern eindringen, sind konstant, die übrigen scheinen zu variieren. Alle diese Gefäße sind wieder Endarterien. Sie verzweigen sich sehr schnell nacheinander, so daß sie innerhalb einer kurzen Strecke in Capillaren aufgelöst sind. Diese Capillaren besprengen die weiße Substanz und die peripherischen Schichten der grauen Substanz und anastomosieren reichlich sowohl untereinander als auch mit den Capillaren der zentralen Arterien. Sie bilden dabei ein sehr kompliziertes Netzwerk, dessen Maschen in der grauen Substanz sehr unregelmäßig sind, in der weißen zu großer Länge ausgezogen, parallel der Faserrichtung in ihrer Umgebung.

Versorgungsgebiete gesonderter Arterien sind nicht scharf gegeneinander abgegrenzt, einerseits dadurch, daß die Felder, die aus benachbarten Arterien besprengt werden, sich großenteils bedecken, andererseits durch den Umstand, daß sie viele Capillaranastomosen bilden. Die einzige Verteilung, die noch Wert hat, ist diejenige in drei Schichten: 1. die äußere Schicht der weißen Substanz, welche von der Vasocorona versorgt wird, 2. der innere Teil der grauen Substanz, deren Versorgung durch die zentralen Arterien erfolgt, und 3. die innere Schicht der weißen mit der äußeren der grauen Substanz, welches Gebiet von beiden zugleich versorgt wird.

Die Venen verlaufen analog den Arterien, aber selten zusammen mit diesen. Die Längsäste der Venae fissurae anterioris sind jedoch geringer entwickelt als diejenigen der gleichnamigen Arterien, die Venen der grauen Substanz anastomosieren im Gegensatz zu den Arterien vielfach.

Die Lymphgefäße des Rückenmarkes sind von BRUCE und DAWSON (1911) studiert. Außer den Lymphgefäßen in der Adventitia der Venen, Arteriolen und Präcapillaren kommen keine vor. Ein epispinaler Lymphraum (HIS) besteht hier ihres Erachtens nicht, auch keine perivasculären (HIS) und pericellulären (OBERSTEINERsche) Lymphräume.

III. Leitungslehre.

Während die Strukturlehre hauptsächlich dasjenige behandelt, was die Betrachtung verschieden bearbeiteter mikroskopischer Präparate des normalen Rückenmarkes lehrt, beschäftigt die Leitungslehre sich mit der Frage, längs welchen Wegen die verschiedenen Reize sich in dem von der Strukturlehre beschriebenen Apparat fortbewegen. Dieser Leitungsweg ist nämlich durch die Data der Strukturlehre noch keineswegs bestimmt.

Einesteils hängt derselbe aufs engste zusammen mit dem physiologischen Zustand in einem gegebenen Moment. Wir wissen nämlich aus den Untersuchungen Pawlows, von Uexkülls (1904), Sherringtons (1906) und Magnus' (1924), daß die Wirkung eines bestimmten Reflexreizes nicht immer dieselbe ist, sondern daß dieser Reiz andere Muskeln zur Kontraktion anregt wenn während der Verabfolgung jenes Reizes z. B. die Haltung des Körpers (und namentlich des Körperteiles, in welchem sich diese Muskeln befinden) eine andere ist. Dieses sogenannte Schaltungsphänomen soll auf einer zeitweilig verschiedenen Schaltung oder auf einer zeitweilig verschiedenen Durchlässigkeit bestimmter Neuronen beruhen. Es fällt dadurch in das Gebiet der Physiologie des Rückenmarkes und wird daher hier nicht näher beschrieben werden.

Andernteils hängt die Bestimmung des speziellen Leitungsweges innerhalb der vielen durch die Strukturlehre offen gelassenen Möglichkeiten von mehr dauernden Eigenschaften, die zur mikroskopischen Anatomie gerechnet werden dürfen, ab, und zwar erstens durch die wechselseitige Schaltungsmöglichkeit sehr bestimmter Individuen unter den vielen Neuronen, welche in der Strukturlehre gruppenweise zusammengefaßt werden, und zweitens durch den Umstand, daß Neuriten, die zusammen in ein Gebiet der weißen Substanz, das von der Strukturlehre als einheitliches Territorium zusammengefaßt wird, eintreten, in diesem Gebiet sehr bestimmte und oft untereinander noch wieder sehr verschiedene Wege zurücklegen. Unsere (noch verhältnismäßig geringe) Kenntnis bezüglich dieser beiden Faktoren ist hauptsächlich der pathologischen Anatomie, der Klinik und dem Experiment einerseits, der Embryologie andererseits zu verdanken. Der spezielle Neuritenverlauf in der weißen Substanz wird näher unter der Aufschrift Fasersystematik beschrieben werden; die wechselseitige Verbindung der Neuronen fällt unter die Synaptologie.

1. Die Fasersystematik des Rückenmarkes.

a) Die Fasersystematik der Hinterstränge.

In den Hintersträngen sind nur die dicken Axonen, wie früher erwähnt wurde, mit einer Markscheide umkleidet. Von den dazwischen zerstreuten marklosen Fasern kennen wir weder die Herkunft noch das Ende, so daß ihre hodologische Bedeutung uns entgeht. Die myelinisierten Axonen sind großenteils, vielleicht wohl alle, Neuriten oder Spaltungsprodukte von Neuriten, die als primärsensible Fasern durch die Hinterwurzeln eingetreten sind und sich bis auf hohe Ausnahmen dichotomisch in einen aufsteigenden und einen absteigenden Ast verästeln. Ihre Kollateralen dringen in die graue Substanz ein (siehe unter anderem Abb. 37, 38 und 39).

Der Verlauf dieser Fasern im Hinterstrang ist noch keineswegs in allen Finessen bekannt. Sie einzeln zu verfolgen und zu rekonstruieren ist technisch nicht tunlich, und Degenerationen, die von lokalen Läsionen des Hinterstranges selbst (z. B. Querläsionen des Rückenmarks) oder der Hinterwurzeln ausgehen, ergeben nur dort positive Resultate, wo die degenerierenden Fasern in großer Zahl beisammen liegen. Degeneration mehr zerstreuter Fasern ist weder kurz nach der Läsion mit der Marchimethode, noch längere Zeit nachher mit der Markscheidenfärbung nachweisbar. Außerdem haftet dem schon großen in der Literatur niedergelegten Tatsachenmaterial noch der Nachteil an, daß die meisten Forscher sich die Zusammensetzung des Hinterstranges zu einfach dachten, wodurch die Präparate gewöhnlich nicht hinreichend genau beschrieben wurden. Indessen sind bereits viele wertvolle Data erhalten, aber die darauf fundierte, bis jetzt allgemein gehegte Auffassung über die Struktur des Hinterstranges scheint mir nicht in allen Punkten mit diesen Daten übereinzustimmen. Ich glaube, daß sie besser unter einen neuen Gesichtspunkt gebracht werden können, wenn man von der in dem Kapitel über die Embryologie beschriebenen Faltenbildung ausgeht (S. 493—496).

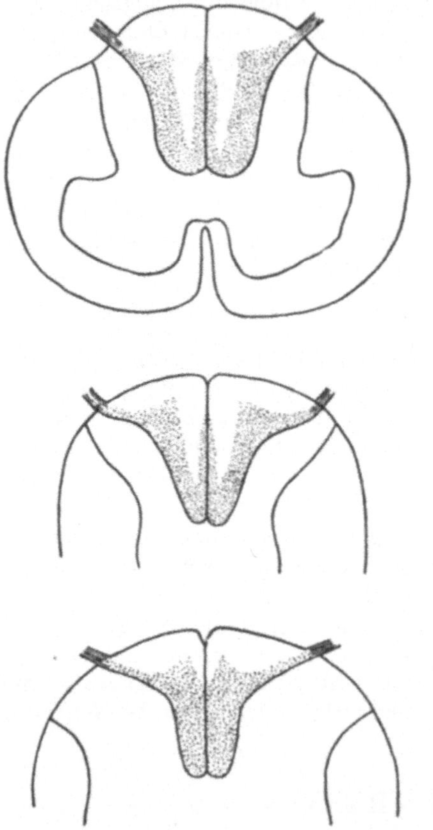

Es sei daran erinnert, daß der Hinterstrang in dem jungen *Cavia*embryo ein dünnes, plattes Faserband war, das sich in einem nach dorsal konvexen Bogen von der sensiblen Wurzellinie (der Längslinie, wo die Hinterwurzeln eintreten) bis an die Dachplatte erstreckte (Abb. 6). Durch die Faltenbildung, welche in diesem Band oberhalb *L II* auftrat, lag es dagegen bei einem älteren *Cavia*embryo (Abb. 12) in dem Brust- und Halsmark in einer scharfen, nach hinten geöffneten Falte, deren schmaler Hohlraum von dem von der Pia an eindringenden gliösen Septum paramediale ausgefüllt wurde. Von der Wurzellinie an drang das noch stets dünne Faserband nun also erst als laterale Faltenlamelle oder BURDACHscher Strang in die Tiefe, um dann ventral um das Septum herumzubiegen und als mediale Faltenlamelle oder GOLLscher Strang wieder der Oberfläche zuzustreben.

Abb. 44. Das frühmyelinisierte Gebiet (punktiert) des menschlichen Hinterstranges im Hals-, Brust- und Lendenmark. (Nach FLECHSIG.)

Die ursprüngliche äußere Oberfläche des Hinterstranges kam dadurch teilweise in die Tiefe: von der Wurzellinie an ist sie zuerst die piale Bekleidung des Funiculus BURDACH, dann die laterale Oberfläche des Septum paramediale, ferner die mediale Oberfläche dieses Septums und endlich die Pia des GOLLschen Stranges. Die ursprüngliche innere Oberfläche folgt dem Hinterhorn, der dorsalen Commissur und einem Teil des Septum posterius.

Der erste Teil (ungefähr $^2/_3$) der lateralen Faltenlamelle enthielt die ungeteilten Wurzelfasern und ihre Dichotomien, war mit anderen Worten Wurzeleinstrahlungszone, der weitere Teil war die Strangzone, die also die Verlängerung der Wurzeleinstrahlungszone an deren dem Wurzeleintritt abgewendeten Ende darstellte.

Im ausgewachsenen menschlichen Rückenmark bildet der Hinterstrang oberhalb *L II* eine ebensolche Falte um das von der Pia her eindringende Septum paramediale; aber die Dicke dieses Faserbandes hat im Vergleich zum *Cavia*embryo bedeutend zugenommen.

Diese Dickenzunahme kommt schon in dem Umstande zum Ausdruck, daß die Wurzeleinstrahlungszone beim Menschen nicht mehr die ganze Dicke der Faltenlamelle einnimmt, sondern daß zwischen dieser Zone und der Pia ein Teil

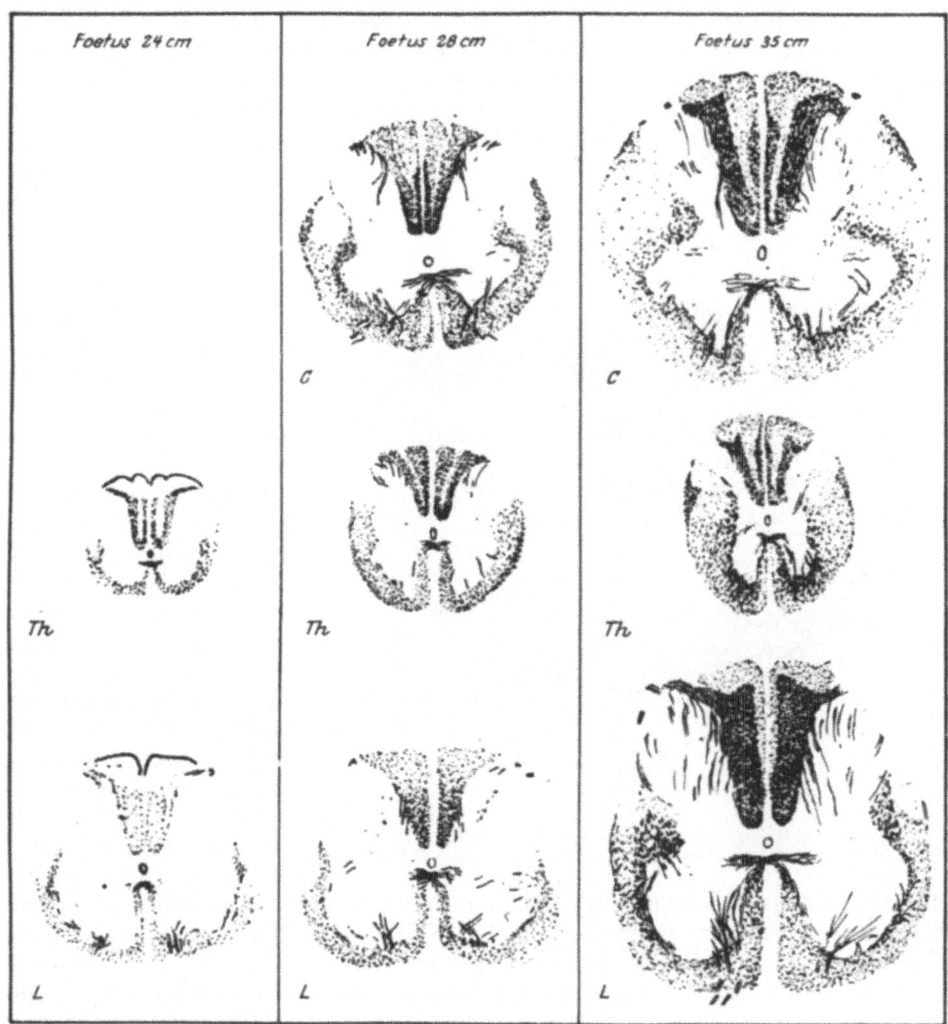

Abb. 45. Die Markreifung der menschlichen Hinterstränge nach TREPINSKY.
C Cervicalmark; *Th* Thoracalmark; *L* Lumbalmark.

Strangzone angetroffen wird. Dieser Strangzonenteil liegt also nicht, wie die ursprüngliche Strangzone, in der Verlängerung der Wurzeleinstrahlungszone, sondern daneben, zwischen dieser Wurzeleinstrahlungszone und der ursprünglichen äußeren Oberfläche als ein neues, im Prinzip mehr oberflächlich gelegenes Hinterstranggebiet. (Daß dies nicht die Einführung eines ganz neuen anatomischen Prinzips bedeutet, erhellt aus dem Umstande, daß bereits im *Cavia*embryo die meisten Dichotomien in der Nähe der Mantelzone gefunden werden.)

Dieses Auftreten eines neuen Gebietes längs der ursprünglichen äußeren Oberfläche des Hinterstranges ist nicht auf die Wurzeleinstrahlungszone beschränkt, sondern läßt sich auch in der Strangzone feststellen, und zwar an Hand der Eigentümlichkeiten in der Markreifung, wie diese uns aus der Beschreibung FLECHSIGS (1876 und 1890) bekannt sind (Abb. 44), die in einigen Detailpunkten noch ergänzt wurde von TREPINSKY (1898) (Abb. 45) und von IRENE KAUFMAN (1921) (Abb. 46). Auch diese Eigentümlichkeiten stehen, wie sich zeigt, mit der Faltenbildung in Zusammenhang.

Wir können den Hinterstrang nämlich in zwei ziemlich scharf voneinander abzugrenzende Gebiete unterscheiden, deren eines früher Mark erhält als das andere. In dem ersteren treten bereits in einem Fetus von 24 cm Myelinscheiden auf und im Fetus von 35 cm stehen sie dicht gedrängt, während in dem zweiten Gebiet dann nur noch vereinzelte Markfasern zu finden sind. Dieses zweite Gebiet ist erst in dem Fetus von 42 cm vollständig myelinisiert.

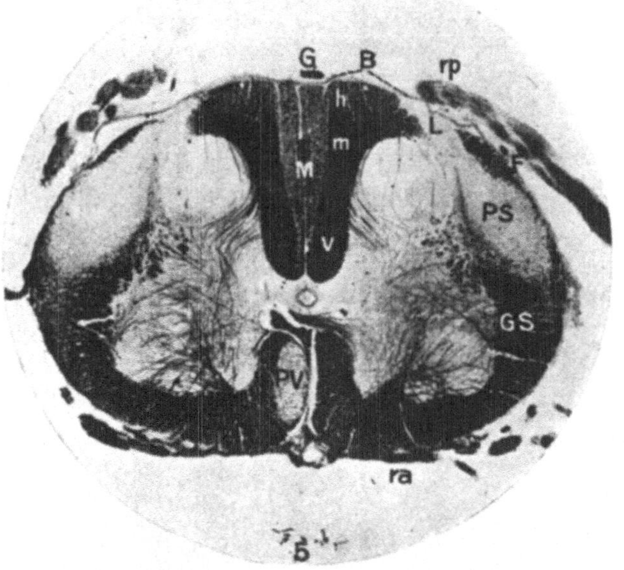

Das früh myelinisierte Gebiet umfaßt an erster Stelle die ganze Wurzeleinstrahlungszone und an zweiter Stelle einen Faserstreifen, der in gleicher Weise wie die Strangzone des *Cavia*embryos in der Verlängerung der Wurzeleinstrahlungszone längs der ursprünglichen inneren Oberfläche des Hinterstranges liegt: längs dem Hinterhorn, der dorsalen Commissur und der vorderen Hälfte des Septum posterius (ventrale, beziehungsweise septale Strangzone, in Abb. 47, dunkel gefärbt längs der durch eine

Abb. 46. Das Halsmark eines 36 cm langen menschlichen Fetus. (Nach I. KAUFMAN.) Markscheidenfärbung nach WEIGERT-PAL.

dicke Linie angegebenen ursprünglichen inneren Oberfläche). Im unteren Lendenmark und im Sakralmark, wo keine Falte gebildet wird, liegt diese früh reifende Strangzone nur in der geradlinigen Verlängerung der Wurzeleinstrahlungszone längs Hinterhorn und Commissura posterior, so daß dort die septale Strangzone fehlt. Dieses früh reifende tiefe Hinterstranggebiet entspricht also demjenigen, das bereits beim *Cavia*embryo vorhanden war.

Beim Menschen finden wir nun zwischen diesem früh reifenden Faserband einerseits und der ursprünglichen äußeren Oberfläche des Hinterstranges (dünne Linie in Abb. 47) andererseits das Gebiet, welches erst bedeutend später Mark entwickelt.

Oberhalb *LII* liegt dieser spät reifende oberflächliche Streifen zunächst zwischen der Wurzeleinstrahlungszone und Pia (dorsolaterale Strangzone), dann dringt er als ein sehr schmaler Streifen längs dem Septum paramediale nach innen (ventrolaterale Strangzone), biegt ventral um das Septum herum und setzt sich medial von diesem Septum als breite ventromediale Strangzone wieder bis nach der Pia fort. Unter dieser Pia sich medialwärts umbiegend erreicht er den dorsalen Teil des Septum posterius (dorsomediale Strangzone).

Unterhalb *L II* fallen die durch die Faltenbildung entstandenen ventrolateralen und ventromedialen Zonen fort. Zwischen Wurzeleinstrahlungszone und Pia liegt hier die dorsolaterale Strangzone, zwischen Wurzeleinstrahlungszone und Septum posterius eine mediale Strangzone (das Dreieck PHILIPPES und GOMBAULTS 1894), die sich immer weiter nach vorn erstreckt als die dorsolaterale. Diese ventralwärts gerichtete Ausbreitung nimmt in den niederen Segmenten immer mehr zu, wobei erst das „ovale Feld FLECHSIGS" entsteht (*O. F.* Abb. 47) und schließlich das ventrale Feld EDINGERS (1904) (*E.* Abb. 47). Dieses ventrale Feld wurde später noch von GIESE und BECHTEREW [1925] beschrieben.

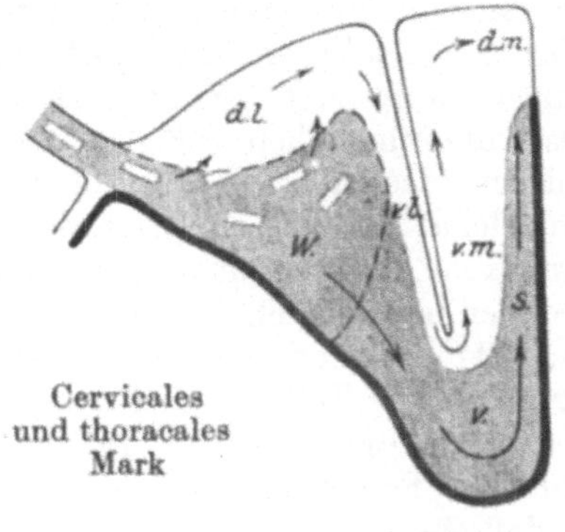

Cervicales
und thoracales
Mark

Das spät reifende Gebiet müssen wir also als eine jüngere Formation auffassen, die im Prinzip oberflächlich längs den älteren, tiefen, früher Mark bildenden Formationen liegt. In dem Auftreten dieser neuen Formation oberflächlich längs den alten können wir dann die wesentlichste Ursache der starken Dickenzunahme des ursprünglich so dünnen Hinterstranges sehen. Daß die jüngere Formation ihre Fasern ebenfalls aus der Wurzeleinstrahlungszone empfängt, geht unter anderem auch aus der Markreifung hervor: während die ventrale Strangzone ihr Mark in einem Tempo bekommt, erhält die Wurzeleinstrahlungszone zwar in demselben Augenblick eine starke Markbekleidung; aber in dieser Wurzeleinstrahlungszone tritt nach FLECHSIG in einem zweiten Tempo zwischen den dann bereits vorhandenen Markscheiden eine zweite Gruppe Markfasern, zwischen denjenigen der ersten Gruppe zerstreut, auf. Dieses zweite Tempo geht unmittelbar der Reifung des oberflächlichen Streifens vorher[1].

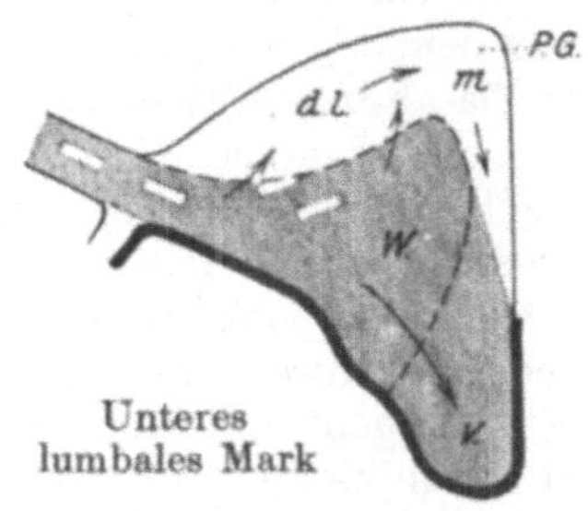

Unteres
lumbales Mark

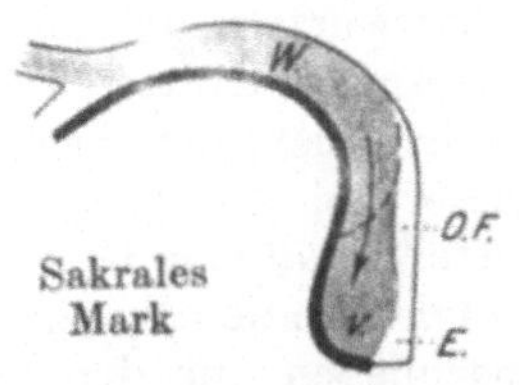

Sakrales
Mark

Abb. 47. Die Faserverschiebungen in dem menschlichen Hinterstrang. Dunkel und ———→ Das früh myelinisierende Systema profundum. Weiß und ———→ Das spät myelinisierende Systema superficiale. ▬▬▬ Ursprüngliche Innenfläche des Hinterstranges. ——— Ursprüngliche Außenfläche des Hinterstranges. *W.* Wurzeleinstrahlungszone; *V.* ventrale Strangzone (cornucommissurales Feld); *S.* septale Strangzone; *d. l.* dorsolaterale Strangzone; *v. l.* ventrolaterale Strangzone; *v. m.* ventromediale Strangzone; *d. m.* dorsomediale Strangzone; *m.* mediale Strangzone; *P. G.* PHILIPPE und GOMBAULTsches Dreieck; *O. F.* ovales Feld FLECHSIGS; *E.* ventrales Feld EDINGERS.

---

[1] Die hier gegebene Nomenklatur weicht von derjenigen früherer Autoren ab, die nämlich die diesen Verhältnissen zugrunde liegende Faltenbildung nicht kannten. Für sie brachten die Felder mit verschiedener Markreifung bizarre, anatomisch übrigens nicht fundierte Grenzen, deren Beziehungen zum Faserverlauf völlig unklar waren. Zur Vorbeugung von Mißverständnissen bemerke ich, daß die hier genannte Wurzeleinstrahlungszone der FLECHSIGschen „mittleren Wurzelzone" entspricht, die dorsalaterale Strangzone seiner „hinteren medialen Wurzelzone", die septale Strangzone seinem „septomarginalen Bündel". FLECHSIGS Bezeichnung „Wurzelzone" für Felder der Strangzone konnte nach der Entdeckung der Dichotomien und ihrer Lokalisation nicht mehr aufrecht erhalten werden.

Ich glaube nun, die bis jetzt erhaltenen Data bezüglich des Faserverlaufes im Hinterstrang am besten in die Formel zusammenzufassen, daß die früh myelinisierenden Fasern bei ihrem Auf- und Absteigen sich nach und nach längs der ursprünglichen inneren Oberfläche des Hinterstranges in der Richtung der Dachplatte verlagern (das ist also aus der Wurzeleinstrahlungszone nach der ventralen und dann nach der septalen Strangzone, siehe die langen Pfeile in Abb. 47), während die spät myelinisierenden Fasern sich während ihres Längsverlaufes erst nach der äußeren Oberfläche begeben und sich dann längs dieser ursprünglichen äußeren Oberfläche in der Richtung der Dachplatte verschieben (das ist also, wie die kurzen Pfeile der Abb. 47 verdeutlichen, aus der Wurzeleinstrahlungszone nach der dorsolateralen, dann nach der ventrolateralen Strangzone, ferner ventral um das Septum paramediale herum nach der ventromedialen und endlich nach der dorsomedialen Strangzone). Hierbei ist zu beachten, daß nur die längsten Fasern diesen Weg ganz zurücklegen und kürzere Fasern nur den ersten Teil. Wir können die früh myelinisierenden, tiefliegenden Fasern als das Systema profundum zusammenfassen, die spät myelinisierenden, oberflächlichen Fasern als das Systema superficiale, wobei dann zu berücksichtigen ist, daß ein Teil des Systema superficiale, nämlich derjenige Teil, der längs und unter dem Septum paramediale liegt, infolge der Faltenbildung ziemlich weit von der Pia ab in die Tiefe verlagert ist, jedoch noch stets dorsal, also oberflächlich, von den entsprechenden Teilen des Systema profundum liegt.

Ich werde dieses Verhältnis an einer Anzahl Beispielen erläutern, deren jedes einige Unterteile dieses Verlaufes demonstriert.

Die feinste und vollständigste Analyse der Hinterstrangdegenerationen wird ermöglicht durch eine in der Literatur meines Erachtens nicht genügend verwertete Eigentümlichkeit der Tabes dorsalis. Bei dieser Krankheit tritt Markverlust sowohl in dem Hinterstrang wie auch in den Hinterwurzeln auf. Es zeigt sich dabei, daß die Verteilung der markhaltigen und der marklosen Fasern in den Hinterwurzeln in morphologischem Sinne eine einfache ist. In der Regel hat eine Anzahl Hinterwurzeln fast alles Mark verloren; einige zeigen einen geringeren Markverlust; der Rest der Hinterwurzeln hat einen fast normalen Markgehalt. Diese drei Kategorien von Hinterwurzeln sind derartig über das Rückenmark verteilt, daß eine Reihe aufeinander folgende Wurzeln alle stark degeneriert sind und daß an den Enden dieser Reihe sich einige nur teilweise degenerierte Wurzeln anschließen, die den Übergang zu den sich auch wieder aneinander reihenden, gut erhaltenen Wurzeln bilden. Dadurch, daß diese Verteilung in den meisten Fällen eine auffallende Symmetrie aufweist, könnte man auch sagen, daß zwischen zwei für jeden Fall näher zu nennenden Segmenten über die ganze Ausdehnung des Rückenmarkes nur degenerierte Hinterwurzeln einstrahlen, daß die oben und unten daran anschließenden Rückenmarksstrecken erheblich gesundere Wurzeln empfangen und in den übrigen Teilen des Rückenmarkes nur gesunde Wurzeln eintreten (die Bezeichnungen degeneriert und gesund sind hierbei wohl nicht in ihren absoluten Bedeutungen zu nehmen, aber doch sehr nahe dieser Bedeutung). Die Strecke des Rückenmarkes, in der die Hinterwurzeln degeneriert sind, variiert bei den verschiedenen Patienten mit Tabes dorsalis recht erheblich, sowohl in betreff ihrer Länge wie ihrer Höhenlokalisation. In einigen Fällen finden wir sogar in zwei Strecken die Wurzeln degeneriert.

Auch in dem Hinterstrang tritt bei der Tabes dorsalis Markverlust auf, dessen Verteilung aber eine viel kompliziertere ist. Die Frage, ob es dieselben Fasern sind, die in dem Hinterstrang und in den Hinterwurzeln ihr Mark verloren haben, wurde in der Literatur noch nicht mit Sicherheit beantwortet. Indessen spricht schon vieles für die Annahme, daß eine Faser, die in der Hinterwurzel keine Mark-

hülle mehr trägt, auch im Hinterstrang ihr Mark verloren hat, und
daß umgekehrt eine Faser, die als
markhaltige Faser die Hinterwurzel
durchläuft, auch weiter als markhaltige Faser in dem Hinterstrang auf-
und absteigt. Die intramedullaren
Entmarkungsfelder variieren jedoch
in gesetzmäßiger Weise mit den
Wurzelentmarkungen, sie schließen
sich immer kontinuierlich an Wur-
zeldegenerationen an und zeigen unter anderem alle die Formen, die auch
nach Degenerationen nach Wurzelläsionen bekannt geworden sind.
Schließen wir uns einen Augenblick
dieser Annahme an, so können wir an
Hand serieller Weigert-Palschnitte
eines tabetischen Rückenmarkes und
seiner Wurzeln den Verlauf der
Wurzelfasern in dem Hinterstrang
zu studieren suchen, einmal dadurch, daß wir in den Fällen, wo
sich zwischen großen Strecken markloser Wurzeln eine kleine Reihe markhaltiger Wurzeln befindet, die von
diesen isolierten markhaltigen Wurzeln ausgehenden markhaltigen
Faserbündel in dem Hinterstrang
verfolgen, und zweitens durch das
Verfahren, in denjenigen Fällen, wo
sich zwischen vielen markhaltigen
Wurzeln eine kurze Strecke ent-
markter Wurzeln findet, die von
diesen entmarkten Wurzeln ausgehenden markarmen Streifen in
dem Hinterstrang zu verfolgen. Bei
einer derartigen Analyse von fünf-
zehn Tabesfällen[1] fand ich, daß der
durch diese Analyse angegebene Verlauf immer genau mit der oben gegebenen, hauptsächlich auf embryologischen Gründen fundierten Formel
übereinstimmte. Außer dem Umstande, daß dieses Ergebnis diese
Formel bestätigt, scheint mir dies
ein starkes Argument für die Richtigkeit der Annahme, daß bei der
Tabes eine Faser über ihren ganzen
Verlauf sowohl in der Hinterwurzel

[1] Aus dem Materiale C. WINKLERS
und L. BOUMANS.

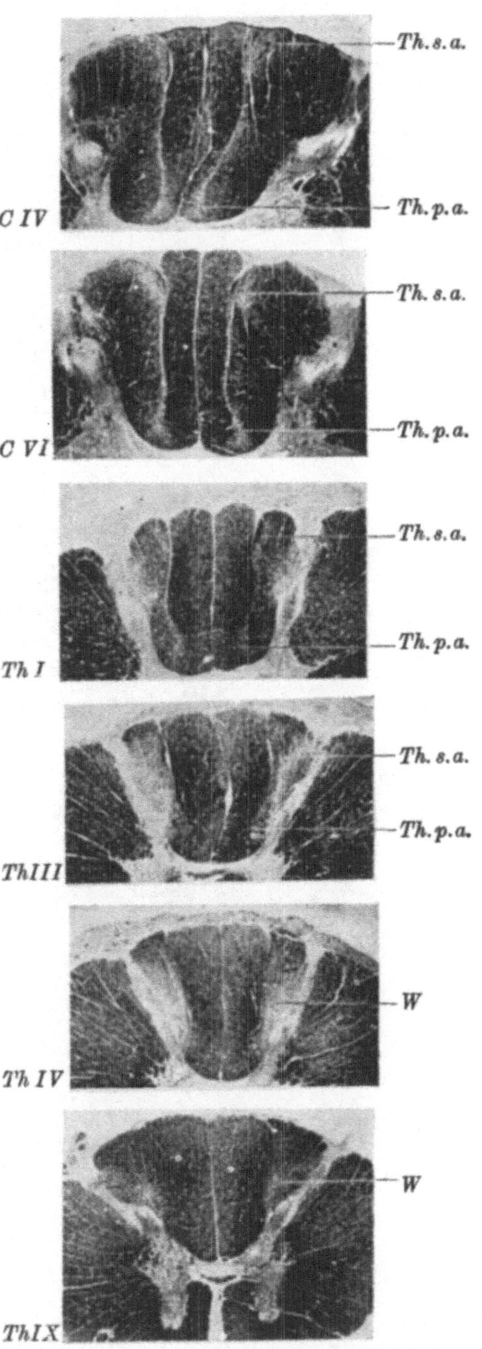

Abb. 48. Die Hinterstränge eines Mannes mit Tabes dorsalis, bei dem die Hinterwurzeln *Th. IV—X* viel Mark verloren hatten (die unteren lumbalen und die sakralen
nur wenig). Markscheidenfärbung nach WEIGERT-PAL.
W markarme Wurzeleinstrahlungszone in *Th. IV—IX*;
Th. s. a. Markverlust der aszendierenden Fasern des Systema superficiale der entmarkten thoracalen Wurzeln; *Th. p. a.*
Markverlust der aszendierenden Fasern des Systema profundum der entmarkten thoracalen Wurzeln.

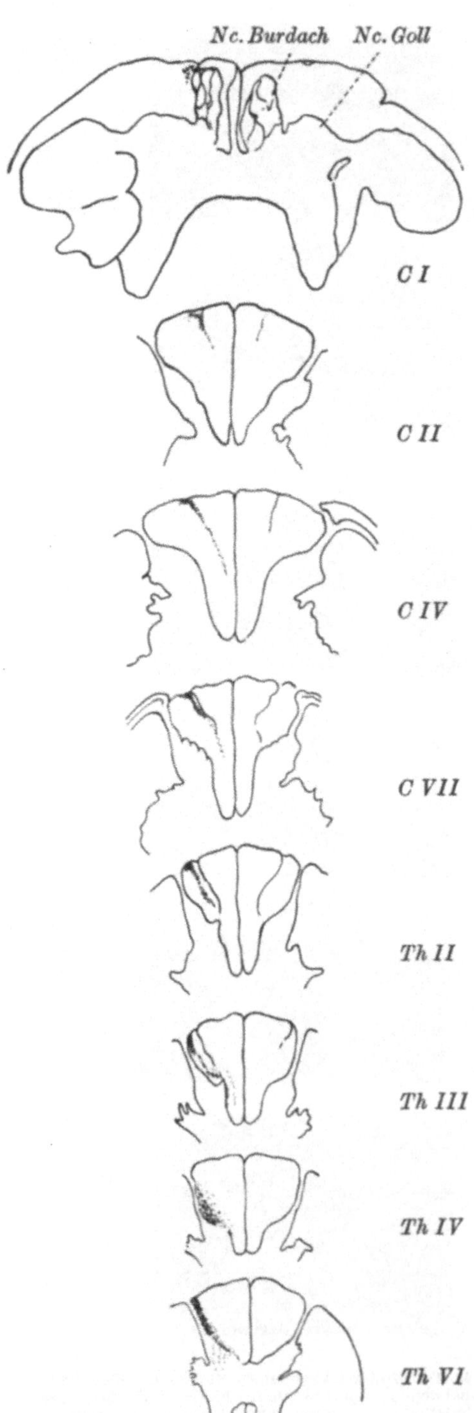

Abb. 49. Aufsteigende Degeneration im Hinterstrang eines *Hundes* nach Durchschneidung der *V.* und *VI.* thoracalen Hinterwurzel. Marchipräparat 13 Tage nach der Operation. (Nach Winkler.)

wie auch in dem Hinterstrang gleichmäßig markhaltig oder gleichmäßig entmarkt sei und also auch für die Brauchbarkeit der Analyse tabetischer Rückenmarke für das genauere Studium des Hinterstranges (welche Analyse zuerst von Winkler (1907) angewandt wurde). Einige Hauptergebnisse dieser Analyse seien hier darum kurz zwischen den älteren Ergebnissen anderer Methoden angegeben.

Die aufsteigenden Fasern, welche den cervicalen und oberen Brustsegmenten entstammen, bieten einfache Verhältnisse dar, indem sie zu den relativ kürzeren Fasern gehören, die nur den ersten Teil der genannten Verschiebung in Querrichtung zurücklegen und dadurch lateral von der Falte bleiben.

In dem tabetischen Rückenmarke, dem die Photographien der Abb. 48 entstammen, sind die Hinterwurzeln zwischen $Th\,V$ und $Th\,X$ in erheblichem Maße entmarkt. In der Höhe der untersten der degenerierten Wurzeln ist nur die Wurzeleinstrahlungszone im Markscheidenpräparat aufgehellt (Abb. 48, unterste Photographie: $Th\,IX$). Einige Segmente höher breitet sich die Degeneration auch mehr dorsalwärts in die dorsolaterale Strangzone aus, welche Degeneration also dem Systema superficiale zugerechnet werden muß. Zugleich schiebt sich auch eine Aufhellung von der Wurzeleinstrahlungszone in ventraler Richtung in die ventrale Strangzone: es ist dies die Degeneration der aufsteigenden Fasern des Systema profundum. Beide Degenerationsfelder schieben in den höheren Segmenten medialwärts auf. Im oberen Halsmark wird die Stelle des Systema superficiale durch einen markarmen Fleck angezeigt, der in dem Burdachschen Strange dem Septum paramedianum und der Pia anliegt, die Stelle der dem Systema profundum angehörigen entmarkten Fasern aus den thoracalen Wurzeln ist an dieser Höhe markiert durch einen zweiten markarmen Fleck, der in der ventralen Strangzone gelegen ist. Beide Flecke sind durch ein schmales Degenerationsband verbunden, das der medialen Oberfläche der Wurzeleinstrahlungszone der Segmente $Th\,V$ bis $Th\,X$ entspringt. Systema profundum und Systema superficiale sind hier offenbar in gleichem Grade erkrankt: die zwei Degenerationsfelder zeigen ungefähr gleiche Entmarkung. Nicht in allen Umständen aber sind sie gleich vulnerabel, zum Beispiel nicht in akuten Prozessen, wo das Systema superficiale viel schneller der Degeneration anheimfällt als das (ältere!) Systema profundum. Da man die Anatomie des Hinterstranges hauptsächlich auf Grund von den kurz nach experimentellen Wurzeldurchschneidungen erhaltenen Befunden studierte, ist diese Eigentümlichkeit die Ursache geworden, daß man bis jetzt nur die Lokalisation des Systema superficiale sah und das Systema profundum größtenteils ignorierte.

Ein Beispiel dieser zeigt die WINKLER (1917) entlehnte Abb. 49, welche eine Reihe Marchipräparate des Rückenmarkes eines 13 Tage nach Durchschneidung der V. und VI. thoracalen Hinterwurzel getöteten *Hundes* darstellt. In Höhe der Durchschneidung finden wir nur Degenerationskörner in der Wurzeleinstrahlungszone, gegen das Hinterhorn gedrückt. In den höheren Segmenten schieben die Degenerationsklumpen weiter vom Horn ab, wobei es auffällt, daß der größte Teil völlig dorsal (gegen die Pia) zu liegen kommt an die Stelle der dorsolateralen Strangzone: in *Th IV* (ein Segment über der Durchschneidung) ist dieses Gebiet frei von Degenerationsklumpen, aber ein Segment höher, in *Th III*, enthält es schon die meisten Klumpen, so daß wir schließen können, daß die meisten aufsteigenden Fasern bald aus der Wurzeleinstrahlungszone des Brustmarkes dorsalwärts in die dorsolaterale Strangzone treten, und zwar, wie bei dem oben beschriebenen tabetischen Rückenmark, in deren lateralsten Teil. In den höheren Segmenten verschieben sie sich dann, wie bei dem Tabesfall, in dieser dorsolateralen Strangzone stets weiter zum Septum paramediale hin und endigen schließlich gegen dieses Septum an in den medialsten Lamellen des Nucleus BURDACH. Ein dünner Streifen Degenerationsklumpen zieht längs dem Septum paramediale in die Tiefe, wodurch die Form des Degenerationsfeldes mit der Form des Degenerationsfeldes in dem

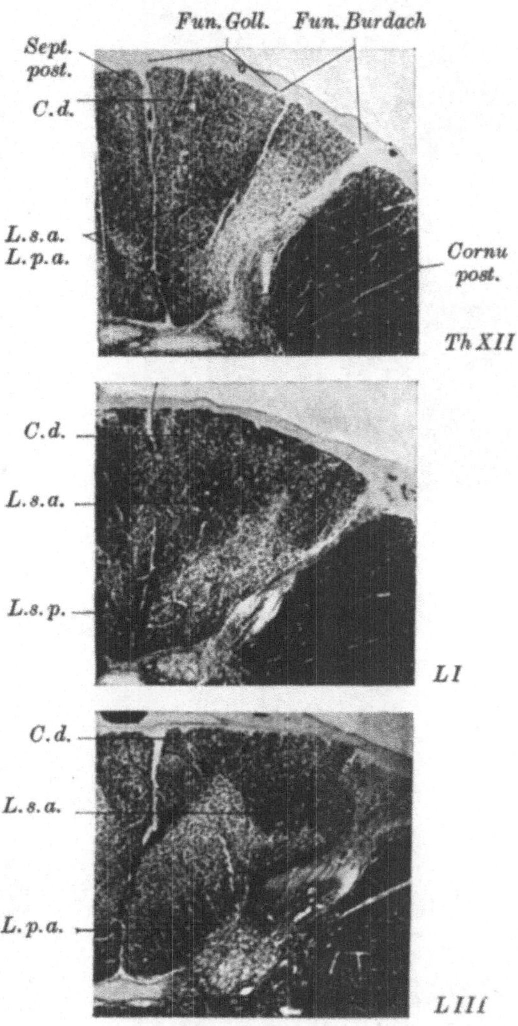

Abb. 50. Die Hinterstränge eines Mannes mit Tabes dorsalis, bei dem nur die Hinterwurzeln unterhalb *L III* und oberhalb *Th V* Markscheiden enthielten. Markscheidenfärbung nach WEIGERT-PAL. *C. d.* descendierende Fasern der cervicalen (und oberen thoracalen) Wurzeln; *L. s. a.* ascendierende Fasern des Systema superficiale der lumbalen Wurzeln; *L. p. a.* ascendierende Fasern des Systema profundum der lumbalen Wurzeln.

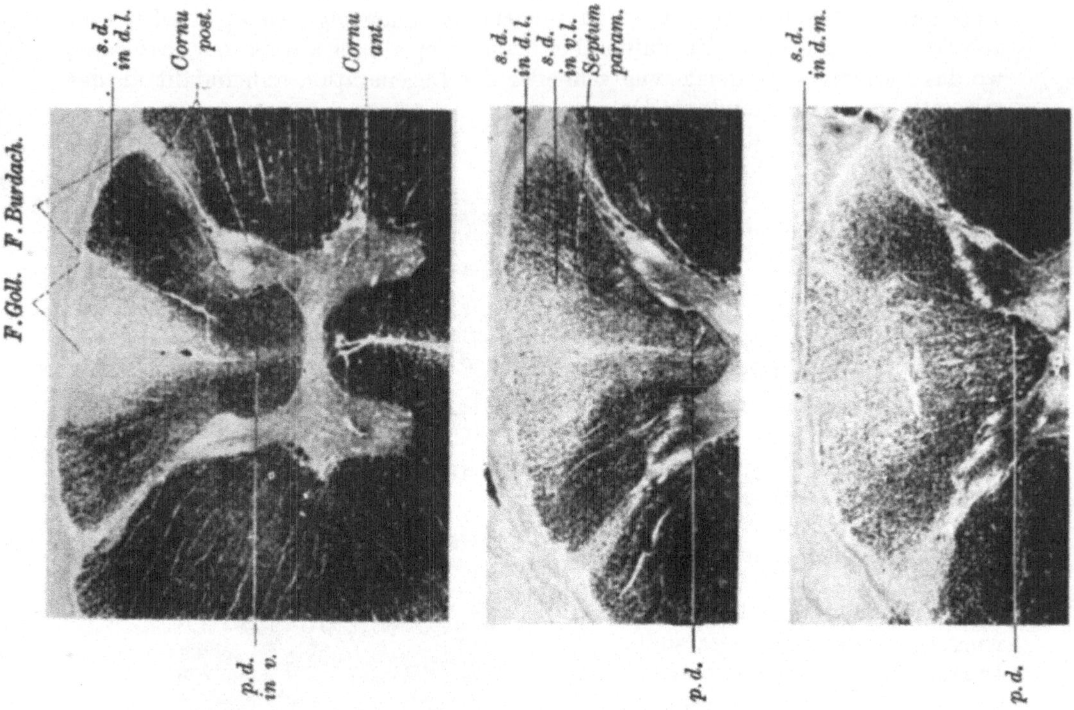

Abb. 52. Die Hinterstränge eines Mannes mit lumbosakraler Tabes dorsalis.
Markscheidenfärbung nach WEIGERT-PAL.

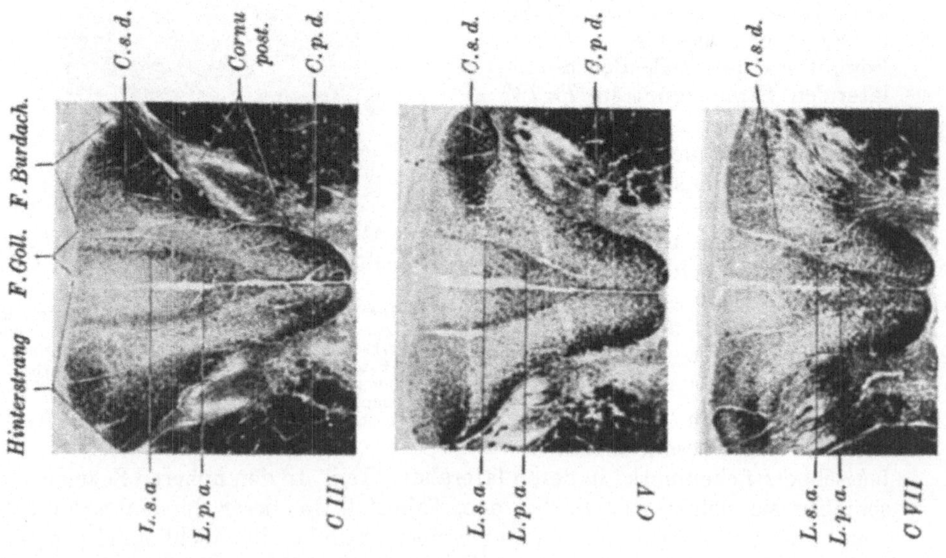

Abb. 51. Die Hinterstränge eines Mannes mit Tabes dorsalis, bei dem nur die Hinterwurzeln C II und L I
Markscheiden enthielten. Markscheidenfärbung nach WEIGERT-PAL.

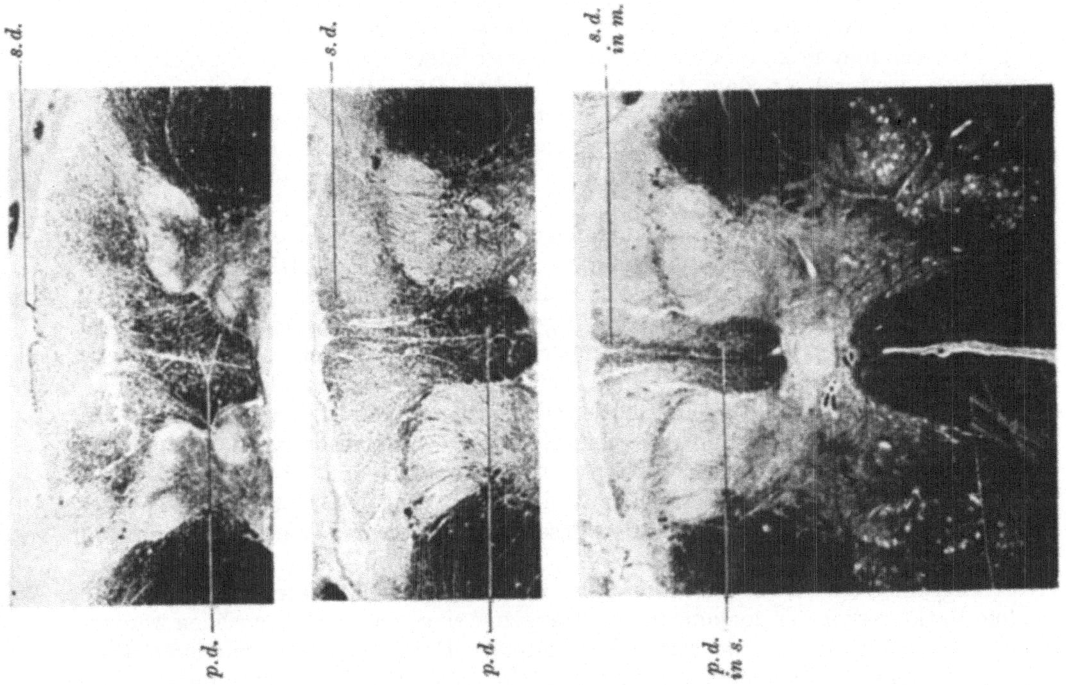

s. d. descendierende Fasern des Systema superficiale; *p. d.* descendierende Fasern des Systema profundum;
d. l., d. m., m., v., s. Strangzonen wie in Abb. 46.

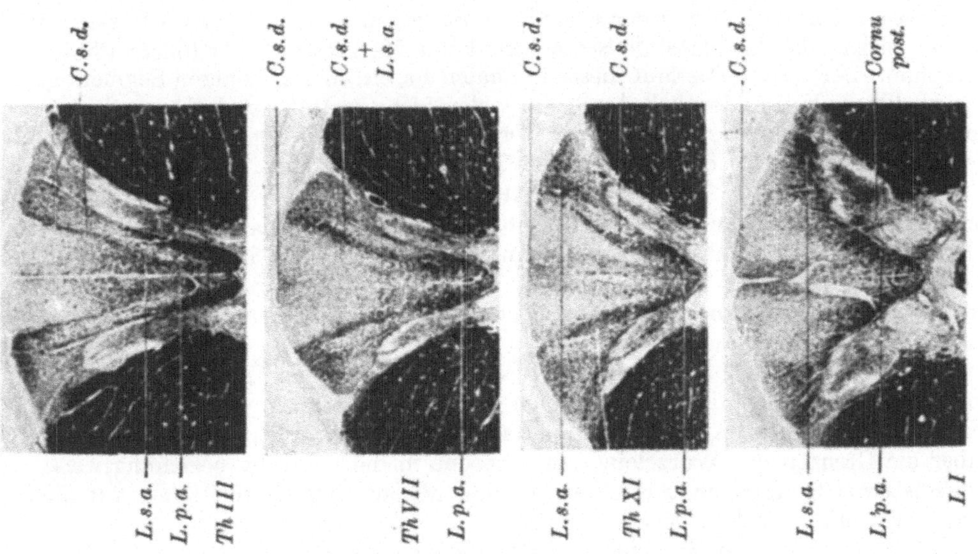

C. p. d. descendierende Fasern des Systema profundum der 2. cervicalen Hinterwurzel;
C. s. d. descendierende Fasern des Systema superficiale der 2. cervicalen Hinterwurzel;
L. p. a. ascendierende Fasern des Systema profundum der 1. lumbalen Hinterwurzel;
L. s. a. ascendierende Fasern des Systema superficiale der 1. lumbalen Hinterwurzel.

beschriebenen tabetischen Rückenmark (Abb. 48) übereinstimmt, wenn man von dem letzteren das Degenerationsfeld des Systema profundum wegdenkt.

Aus mehreren derartigen Erfahrungen wissen wir, daß die höher eintretenden Fasern sich in dem Burdachschen Strang stets lateral den niedriger eingetretenen anlegen, wodurch an dem Übergang zwischen Rückenmark und verlängertem Mark die oberen Halssegmente, völlig lateral in dem Burdachschen Strang projiziert sind, die niederen immer mehr medial, bis die Brustsegmente ihren Platz gegen das Septum paramediale finden. Dieses Verhältnis ist unter dem Namen Kahlersches Gesetz bekannt.

Die aus dem Lendenmark emporsteigenden Fasern zeigen kompliziertere Verhältnisse infolge des Umstandes, daß sie durch ihre größere Länge einen größeren Teil des oben beschriebenen Verschiebungsweges zurücklegen und namentlich um das Septum paramediale umbiegen. Beispiele hierfür entlehne ich wieder Markscheidenpräparaten aus Rückenmarken von Tabespatienten. Abb. 50 zeigt drei Lendensegmente eines Patienten, bei dem die oberen lumbalen und die unteren thoracalen Hinterwurzeln kein Myelin enthalten. Der Schnitt der untersten Photographie liegt gerade über den markhaltigen niedrig-lumbalen Wurzeln und läßt also die Lage der aufsteigenden lumbalen Fasern dicht oberhalb ihres Eintrittes erkennen. Deutlich sind hier zwei Gruppen dicht gedrängter markhaltiger Fasern zu unterscheiden. Außer den Fasern, die noch in der Wurzeleinstrahlungszone liegen, befindet eine Gruppe sich gegen das Hinterhorn in der ventralen Strangzone, eine andere Gruppe gegen die Pia in der dorsolateralen Strangzone (die Markfasern in der dorsomedialen Strangzone sind, wie wir später sehen werden, hauptsächlich absteigende cervicale Systeme). Der Schnitt der mittleren Photographie liegt 3 Segmente höher. Die beiden Fasergruppen sind nun voneinander getrennt. Die tiefen Fasern haben die Wurzeleinstrahlungszone völlig verlassen, liegen in der ventralen und zum Teile bereits in der septalen Strangzone. Sie demonstrieren dadurch die Faltenbiegung in dem Systema profundum. Die oberflächlichen Fasern (Systema superficiale) liegen noch teilweise in der dorsolateralen Strangzone; teilweise sind sie von dort aus in die ventrolaterale Strangzone geschoben und so von der Oberfläche ab gekommen. Noch zwei Segmente höher enthält die dorsolaterale Strangzone keine Markfasern mehr (obere Photographie). Der weitere Verlauf dieser lumbalen Fasern in den höheren Segmenten ist in diesem Fall undeutlich durch die vielen hier aus Hals- und oberem Brustmark absteigenden Systeme. Dieser Verlauf, medial vom Septum paramediale, wird daher besser an einem folgenden Tabesfall beschrieben.

Bei diesem dritten Tabeskranken (Abb. 51) enthalten nur die zweiten cervicalen Hinterwurzeln und die ersten lumbalen Myelin. Die Analyse des Verlaufes der aufsteigenden lumbalen Fasern von ihren Wurzeln bis in den Gollschen Strang wird in diesem sehr lehrreichen Fall einigermaßen erschwert durch die Kreuzung dieser Fasern mit den absteigenden cervicalen Fasern des $C\,II$, ist aber doch mit Sicherheit auszuführen.

Es zeigt sich dabei, daß in $L\,I$ die aus $L\,II$ aufsteigenden Fasern des Systema profundum und diejenigen des Systema superficiale noch ein einheitliches, dem Hinterhorn anliegendes Feld bilden, das sich aber schon ventral- und dorsalwärts über die Grenzen der Wurzeleinstrahlungszone in die ventrale, beziehungsweise dorsolaterale Strangzone ausdehnt. In den höheren Segmenten sehen wir die zwei Systeme gesondert liegen.

Die aufsteigenden Fasern des lumbalen Systema profundum liegen in $Th\,XI$ in der ventralen Strangzone der grauen Commissur an und steigen oberhalb $Th\,VII$ in der septalen Strangzone empor. Daß diese in der septalen Strangzone liegenden Fasern lumbale sind und nicht cervicale, folgt schon daraus, daß die septale Strangzone im oberen Brustmark und im Halsmark ihr Mark verliert, wenn die lumbalen Fasern degenerieren.

Die aufsteigenden Fasern des lumbalen Systema superficiale verschieben erst dorsalwärts in die dorsolaterale Strangzone hinein (*Th XI*) und treten dann, gemischt mit den absteigenden cervicalen Fasern des Systema superficiale, in die ventrolaterale Strangzone, lateral längs dem Septum paramediale bis in die Tiefe des Hinterstranges (siehe *Th VII* und *Th III*). In *Th III* sehen wir dann ein starkes Faserbündel aus dieser gemischt-lumbalen und -cervicalen Zone um den ventralen Rand des paramedialen Septums umbiegen, um in der ventromedialen Strangzone einen dichten Faserstreifen zu bilden, der medial längs dem Septum paramediale der Pia zustrebt und zu dem GOLLschen Hinterstrangkern emporsteigt. Auch hier lehrt der Markausfall dieses Feldes bei lumbalen Läsionen, daß diese Fasern lumbalen, nicht cervicalen Ursprungs sind.

Die aus der ersten Lendenwurzel emporgestiegenen Fasern, wenigstens diejenigen des Systema superficiale, liegen in dem oberen Halsmark also gerade medial von den thoracalen Fasern, die dort ihren Platz neben dem Septum paramediale haben. Noch weiter medial liegen die niederen Lendensegmente projiziert, bis endlich völlig dorsomedial die sakralen Fasern zum Nucleus GOLL verlaufen. Das KAHLERsche Gesetz erstreckt sich im oberen Halsmark also über die ganze Breite des Hinterstranges, was immer wieder durch die Ausbreitung des Markverlustes bei verschieden hoch lokalisierten Querläsionen des Rückenmarkes und bei verschieden hoch lokalisierten Wurzelveränderungen bestätigt wird. Abb. 53 gibt die Lage der Fasern aus den ver-

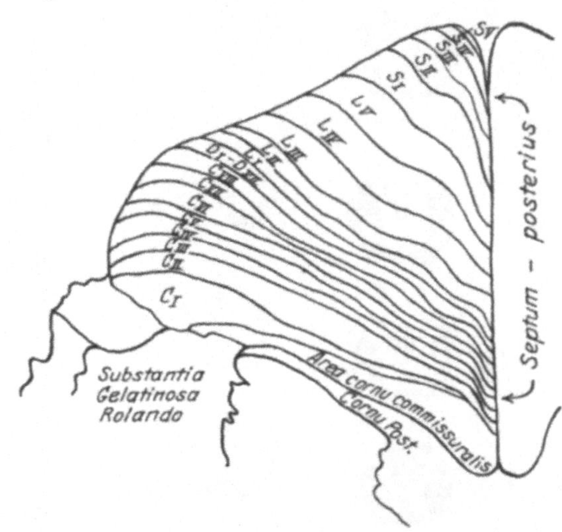

Abb. 53. Die Lage im ersten Cervicalsegment der Fasern, die längs den Hinterwurzeln der verschiedenen Segmente eingetreten und dann in den Hinterstrang aufgestiegen sind. (Nach WINKLER.)

schiedenen Segmenten im oberen Halsmark wieder, wie dieselbe von WINKLER (1917) auf Grund einer Kombination jener verschiedenen Data aus der pathologischen Anatomie vermutet wird. Es fällt dabei auf, daß die Brustsegmente zusammen nur einen schmalen Streifen einnehmen, von ungefähr derselben Breite wie derjenige eines Hals- oder Lendensegmentes gesondert. (Bei diesem Schema muß bemerkt werden, daß die Lokalisation der dicht unter der Pia gelegenen Faserbündel genauer bekannt ist als diejenige der tieferen [ventraleren] Teile der gezeichneten Segmentfelder.)

Der Verlauf der absteigenden Äste der Wurzelfasern ist weniger bekannt als derjenige der aufsteigenden. Klassisch ist diesbezüglich einerseits die Beobachtung SCHULTZES (1883), daß die meisten absteigenden Fasern sich ebenfalls vom Horn ab bewegen und einige Segmente unterhalb ihrer Wurzel in einem Band vereinigt liegen, ungefähr an der Stelle des Septum paramediale (im Querdurchschnitt seitdem als das SCHULTZEsche Komma bekannt), wo sie etwa 4—6 Segmente weit zu verfolgen sind, andererseits die Beobachtung HOCHES (1896), der ungefähr 3 Wochen nach einer Querläsion in Höhe von *C VIII* mittels der Marchimethode in einigen Fällen eine ziemlich verwickelte, bis ins Sakralmark zu verfolgende Reihe Degenerationsklumpen fand. Verfolgen wir diese sogenannte lange Bahn von Hoche (Abb. 54), dann liegt sie eben unterhalb der Querläsion gegen die Pia des Burdachschen Stranges; sie dringt danach ungefähr beim Septum paramediale bis ziemlich tief in den Hinterstrang ein und zeigt sich dann schon bald auch unter der Pia des Gollschen Stranges, in welchem sie sich medialwärts verschiebt, erst nach dem Dreieck Philippes und Gombaults, dann längs dem Septum posterius via das ovale Feld Flechsigs nach dem ventralen Feld Edingers, von dem aus die Fasern in die sakrale graue Masse einstrahlen.

Ein näheres Studium von Tabesfällen lehrt, daß diese absteigenden Fasern der Reihe spät myelinisierter Felder folgen, wodurch ihr eigentümlicher Verlauf erklärt wird: auch bei den absteigenden Fasern wird in frischen Fällen wieder insbesondere eine Degeneration in dem (jungen!) Systema superficiale sichtbar.

In der obersten Photographie von Abb. 51 des Tabespatienten, bei dem nur die zweiten Hals- und die ersten Lendenwurzeln Mark enthalten, finden wir die Fasern, welche sich aus dem oberhalb des gezeichneten Segmentes gelegenen obersten Halsteil abwärts begeben, nur im Burdachschen Strang (im Gollschen Strang liegen hier im Halsmark, wie wir sahen, nur lumbosakrale Fasern). Sie liegen teils in den tieferen Teilen der Wurzeleinstrahlungszone und in der ventralen Strangzone (Systema profundum), teils in der dorsolateralen Strangzone (Systema superficiale). Das letzte Faserbündel verschiebt sich in den niederen Segmenten bis zum Septum paramediale und bewegt sich dann lateral längs diesem Septum von der Oberfläche ab in der schmalen ventrolateralen Strangzone: Es dringt hier immer weiter nach ventral und verliert einige Segmente niedriger (in *Th XI*) seinen Kontakt mit der

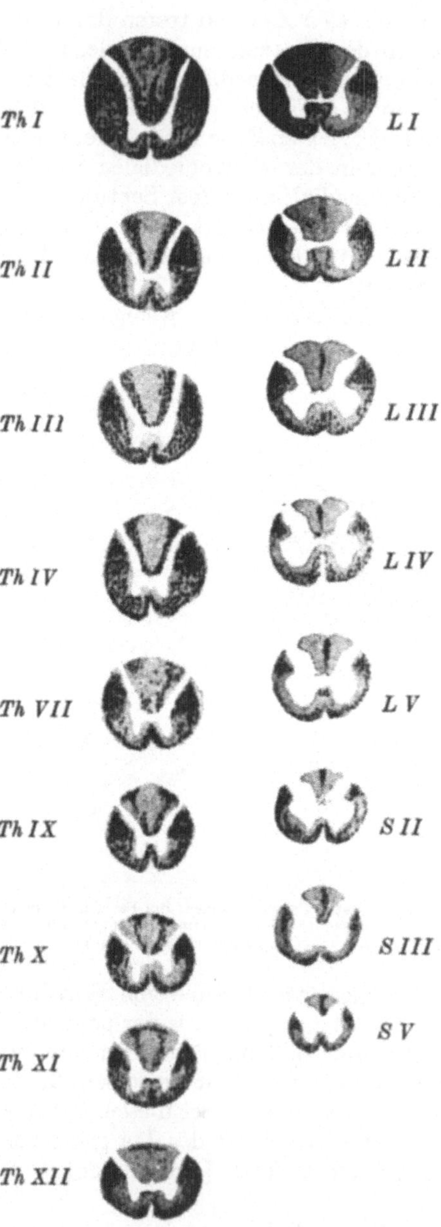

Abb. 54. Nach Marchi gefärbte Querschnitte durch das Rückenmark eines Mannes, der 3 Wochen vor seinem Tode eine traumatische Querläsion in dem Rückenmarksegment *C VIII* erhielt. Die schwarzen Marchikörner zeigen die Stellen, an denen absteigende cervicale Markfasern des Hinterstranges degenerieren. (Nach Hoche.)

dorsolateralen Strangzone. Wir sehen hier das Schultzesche Komma in der schmalen ventrolateralen Strangzone zustande kommen, und zwar durch einen

Faserstrom, der von dorsal, aus dem medialsten Teil der dorsolateralen Strangzone, in dieselbe eindringt.

Viele der Fasern in der ventrolateralen Strangzone sind in diesen Querschnitten sehr schräg, fast in ihrer Länge, getroffen; sie bewegen sich schnell von der Oberfläche ab. Es wundert uns denn auch nicht, daß schon einige Segmente niedriger als wo dieses Kommabündel das ventrale Ende des Septum paramediale erreicht, Fasern via die ventromediale Strangzone in der dorsomedialen Strangzone anlangen, wo sie sich als dorsomediales Bündel in dem PHILIPPE und GOMBAULTschen Dreieck sammeln. Daß diese niedrig im GOLLschen Strang gelegenen Fasern keine lumbalen sind, möge erhellen aus dem deutlicheren Vorhandensein desselben Verlaufes absteigender Fasern im GOLLschen Strang bei einem Fall von sakrolumbaler Tabes, wo sich fast keine sakralen und lumbalen Markfasern finden, aber wohl die volle Anzahl Markfasern in das ganze Hals- und Brustmark oberhalb $Th\,X$ da ist (Abb. 52). Im GOLLschen Strang, der oberhalb $Th\,VII$ in diesem Fall praktisch keine Markfasern enthält, finden sich in Höhe von $Th\,VIII$ bis $Th\,XII$ zerstreute Markfasern, welche via die ventromediale Strangzone der Pia zustreben. Ein Segment tiefer sind diese Fasern unter der Pia in der dorsomedialen Strangzone vereinigt, in welcher Zone sie sich immer weiter medialwärts verschieben, bis in das dorsomediale Dreieck PHILIPPES und GOMBAULTS ($L\,III$ und $L\,V$).

Diese Fasern gehören offenbar alle dem oberflächlichen, spät myelinisierten System, dem Systema superficiale, an. Die Fasern des tiefen, frühreifen Systema profundum steigen ebenfalls bis ins Sakralmark hinab. Das unmittelbar der Wurzeleintrittsstelle anliegende Gebiet verliert bei dem letzgenannten Tabespatienten (Abb. 52) bereits bei $L\,I$ sein Mark, die Wurzeleinstrahlungszone selbst ist erst bei $S\,I$ völlig marklos: Die absteigenden tiefen Fasern haben sich nach der ventralen Strangzone verschoben und von dort aus verlagern sie sich (in $S\,I$) längs dem Septum posterius in die septale Strangzone, wo sie ein dichtes Bündel bilden, welches sich schließlich dem spät reifenden System anlegt.

Soweit wir augenblicklich über die beiden Gruppen markhaltiger Wurzelfasern im Hinterstrang orientiert sind, können wir also sagen, daß beide Gruppen zwar im Prinzip denselben Verlauf haben (von beiden Gruppen rücken sowohl die aufsteigenden als die absteigenden Äste nach der Dichotomie langsam von der Wurzellinie ab nach der Dachplatte hin), aber daß die spät reifende Gruppe, das Systema superficiale, durch ihre Lage unter der ursprünglichen äußeren Oberfläche weiter vom Hinterhorngrau ab liegt als die früh reifende, das Systema profundum, welches sich an die innere Oberfläche hält, daß das Systema superficiale also wahrscheinlich weniger Reize an dieses Hinterhorn abgibt (was sich auch aus der geringeren Anzahl Kollateralen zeigt, siehe S. 533), daß es mehr Neigung zu einem möglichst weiten Auf- oder Absteigen hat, und endlich, daß es bedeutend mehr weit emporsteigende als weit abwärtssteigende Fasern enthält.

Infolge dieser Struktur müssen wir uns vorstellen, daß die Fasern des frühreifen, tiefliegenden Systema profundum bald nach ihrem Eintritt (wo sie also noch nicht weit nach oben und unten über viele Segmente zerstreut sind) erst Reize an den Eigenkern des Hinterhorns abgeben. Der Hinterhornkern empfängt diese Reize, die also aus dem eigenen und benachbarten Segmenten herrühren, längs Kollateralen, die in der Wurzeleinstrahlungszone entspringen und durch die dorsale Hälfte der medialen Wand des Hinterhorns in das letztere eintreten, d.i. also dort, wo dasselbe von Substantia gelatinosa bedeckt ist. Wenn die Fasern des Systema profundum, über viel mehr Segmente zerstreut, den ventralsten Rand der Wurzeleinstrahlungszone erreichen, geben sie via ein dichtes Bündel posteroanteriorer Kollateralen Reize an das Vorderhorn ab; auf diese Weise empfängt also ein Niveau des letzteren Reize, welche einer großen Reihe Segmente, unter denen auch das eigene Segment vorkommt, entstammen. Und danach, wenn diese Fasern über eine noch größere Höhe zerstreut in der ventralen Strangzone liegen, versehen sie die Clarkesche Säule über eine sehr große Segmentreihe mit Reizen.

Die Fasern des spätreifenden Systems, des Systema superficiale, passieren ebenfalls die Wurzeleinstrahlungszone. Ob auch sie dort Reize an das Hinterhorn abgeben, ist nicht bekannt. Sie verlaufen dann zur Oberfläche, geben einige Kollateralen für das Vorderhorn und vielleicht auch für die Clarkesche Säule ab, aber passieren dann weiter ohne Reizausstrahlung die übrigen Niveaus des Rückenmarks um ihre Reize an die im verlängerten Mark gelegenen Hinterstrangkerne und an sakrale Hinterhornzellen abzugeben.

Es liegt sehr nahe, in diesen beiden Fasersystemen die anatomische Basis der beiden Wege der Reizarten zu sehen, welche von Petrén (1910), Fabritius (1912) und Head (1908) auf Grund klinischer Beobachtungen angenommen wurden. Es muß ihres Erachtens angenommen werden, daß die Reize, die Schmerz-, Kälte- und Wärmeempfindungen übertragen, sowie ein Teil der Reize für den Tastsinn (in der Bedeutung des Wahrnehmens einer Berührung schlechthin) fast unmittelbar nach ihrem Eintritt in das Rückenmark zum Hinterhorn fließen, von wo aus sie längs einem folgenden Neuron, dessen Neurit erst die Medianebene kreuzt, längs dem kontralateralen Seitenstrang (Tr. spinothalamicus) zum Thalamus geleitet werden. Es werden diese Reize die vitalen genannt. Die „gnostischen" Reize, nämlich diejenigen für die Diskrimination (taktile Lokalisation und Stereognosis), sowie für einen zweiten Teil des oben genannten Tastsinnes, und diejenigen des tiefen Gefühls (Muskel- und Gelenkreize für die Wahrnehmung der Körperstellung), gehen dagegen unmittelbar längs dem Hinterstrang zu den homolateralen Hinterstrangkernen (sie kreuzen die Medianebene in ihrem zweiten Neuron, also erst in der Medulla oblongata). Die vitalen Reize würden dann meines Erachtens durch unser tiefes, frühreifes Systema profundum geleitet werden, die gnostischen durch unser oberflächliches, spätreifendes Systema superficiale.

Daß die Fasern für die vitalen Reize ihren Markmantel dann früher im fetalen· Leben erhalten als die Fasern für die gnostischen Reize, wäre in Übereinstimmung mit dem phylogenetischen Befund Brouwers (1915), daß der Hinterstrang von *Fischen* und *Amphibien* auch im Halsteil dünn ist (nämlich fast ebenso dünn wie in den übrigen Teilen), und daß der cervicale Durchschnitt des Hinterstranges bei immer höheren Tierarten stets erheblich größer wird, bis er bei den *Primaten* seine größte Ausdehnung erreicht (Abb. 55). Bei den *Amphibien* besteht offenbar allein (oder fast allein) das vitale System (wahrscheinlich unser frühreifes, das Systema profundum), während demselben bei höheren Tierarten ein immer kräftigeres gnostisches System (wahrscheinlich unser spätreifes) zugefügt ist.

Winkler (1917) war in dieser Richtung sehr weit gegangen, indem er alle von Trepinsky (1898) angegebenen Unterschiede in Markreifung, auch die kleineren, dem Auftreten immer neuer Faserarten zuschrieb, wobei er aber keine Vorstellung über den Verlauf dieser eventuellen Fasersysteme gab. Trepinskys zuerst reifende Untergruppe (in der ventralen Strangzone gelegen) soll die autonomen Reize, die zweite Gruppe (ventrale Strangzone und Wurzeleinstrahlungszone) die propriozeptiven Reize führen, während die dritte Gruppe teils aus absteigenden Fasern für tonische Reflexe, teils aus direkt zum Horn verlaufenden Fasern aus der Wurzelzone für segmentäre Reflexe bestehen soll; seine vierte Gruppe (dorsolaterale Strangzone) soll plurisegmentäre propriozeptive Reflexreize leiten, während seine fünfte Gruppe [in der Lissauerschen Randzone, nach Winkler auch in der dorsolateralen Strangzone] Hautimpulse führen soll (hierbei wurde kein Unterschied gemacht zwischen ungeteilten Wurzelfasern und Kollateralen). Ich bin aber der Meinung, daß die differenten Funktionen der verschiedenen Felder, abgesehen von den Differenzen zwischen Systema profundum und Systema superficiale, vielmehr darauf zurückzuführen sind, daß in diesen verschiedenen Feldern Fasern zusammenströmen, die, wie oben beschrieben wurde, aus verschieden geartete Segmentkombinationen stammen.

Übrigens stellte IRENE KAUFMAN (1921) die von TREPINSKY angegebenen kleineren Differenzen in Abrede.

Schließlich muß noch erwähnt werden, daß es noch nicht bekannt ist, ob neben den Wurzelfasern im Hinterstrang auch Markfasern liegen, die im Rückenmark selbst entspringen, sogenannte endogene, besser wäre: myelogene Fasern. So viel myelogene Fasern, wie früher angenommen wurden, bestehen gewiß nicht. So dachte FLECHSIG (1876) sich z. B., daß alle Fasern im GOLLschen Strang myelogen seien. Auch das SCHULTZEsche Komma, das PHILIPPE und GOMBAULTsche Dreieck, das ovale Feld FLECHSIGS und das ventrale Feld EDINGERS, die danach noch als Bündel myelogener Fasern aufgefaßt wurden, enthalten, wie wir gesehen haben, Wurzelfasern, und es ist sogar noch kein stichhaltiges Argument angeführt für das Vorkommen wirklich myelogener Fasern neben Wurzelfasern in diesen Bündeln (WINKLER 1917). Sowohl kleine Läsionen der grauen Substanz durch Einspritzungen physiologischer Kochsalzlösung (MÜNZER und WIENER 1910) als größere durch Poliomyelitis (BATTEN und HOLMES 1913) und sehr große durch vorübergehenden Verschluß der Aorta abdominalis (SINGER und MÜNZER 1890) verursachen laut Untersuchung an Marchipräparaten geringe Degenerationen im Hinterstrang, namentlich in der ventralen Strangzone. Aber es ist keineswegs ausgeschlossen, daß in allen diesen Fällen gerade dieser Teil der weißen Substanz, der ja unmittelbar der Läsion anliegt, di-

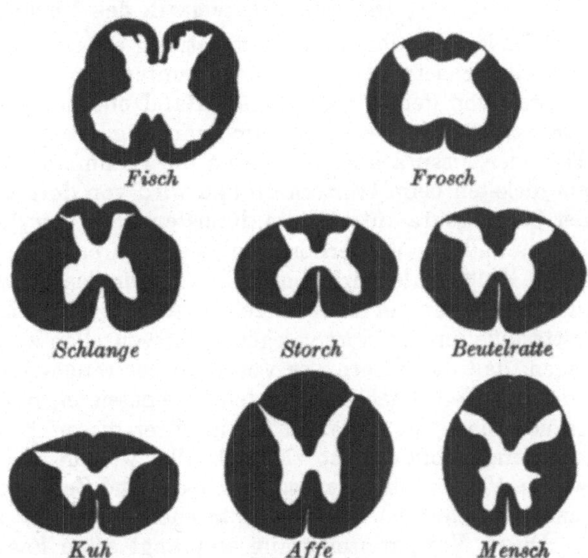

Abb. 55. Das 1. Halssegment verschiedener *Vertebraten*klassen. (Nach BROUWER.) Um die relative Größenzunahme der Hinterstränge zu zeigen sind die Querschnitte derartig verschieden stark vergrößert dargestellt, daß die Gesamtoberflächen einander gleich geworden sind.

rekt mit betroffen wurde. Hierfür würde auch der Umstand sprechen, daß die dabei gefundenen degenerierenden Faserbündelchen genau denselben Verlauf haben wie die in derselben Höhe passierenden Wurzelfasern. Zwar bleibt bei Tabes die ventrale Strangzone fast stets markhaltig; aber in erster Linie passieren hier durch die Faltenbildung die auf- und absteigenden Fasern aus den verschiedensten Wurzeln, und in zweiter Linie zeigt Abb. 50 eine Entmarkung der lateralen Hälfte, Abb. 51 gerade der medialen Hälfte dieser Zone, woraus erhellt, daß verschiedene Teile auch dieser ventralen Strangzone ihr Mark bei Tabes verlieren können, wenn auch nicht alle zugleich bei einer Person. Ich erachte das Vorkommen einer einigermaßen bedeutenden Menge myelogener markhaltiger Fasern im Hinterstrang denn auch als unwahrscheinlich und gewiß als unbewiesen.

b) Die Fasersystematik der LISSAUERschen Randzone.

Diese nimmt beim Menschen nur einige feine, dünn myelinisierte Fasern aus den Hinterwurzeln auf, welche Fasern laut nach frischen Wurzelläsionen hergestellten Marchipräparaten nur über einige Segmente darin auf- und absteigen.

Die meisten der in dieser Zone verlaufenden Fasern sind Ausläufer (meistens dichotomisierte Äste) von Zellen der Substantia gelatinosa Rolando und der darauf gelegenen postero-marginalen Zellen. Diese Randzone hat also hauptsächlich eine assoziative Funktion, nämlich die wechselseitige Verbindung von (relativ nahe zusammengelegenen) Teilen des Hinterhorns, insbesondere der darin gelegenen Substantia gelatinosa Rolando.

Die geringe Ausdehnung dieser assoziativen Randzone des Rückenmarkes im Verhältnis zu der starken Ausdehnung sowohl der rezeptiven Randzone (Hinterstrang) als der projektiven Randzone (Vorderseitenstrang) in demselben Rückenmark, steht wohl in großem Gegensatz zu der mächtigen Entwicklung der assoziativen Randzone im Gehirn (z. B. der Lam. I Corticis Cerebri).

c) Die Fasersystematik des Vorderseitenstranges.

Wir lernten den Vorderseitenstrang als ein dickes Band hauptsächlich longitudinaler Fasern kennen, das sich unter der Pia in Form eines halben Cylindermantels von der Lissauerschen Randzone und der lateralen Wand des Hinterhornes an um das Seitenhorn und um das ganze Vorderhorn herum längs der ganzen Tiefe der Fissura anterior bis an die Commissura alba anterior erstreckt; es ist am dicksten beim Hinterhorn und wird von dort an allmählich dünner, bis es bei der Commissura anterior am dünnsten ist. Über die ganze Oberfläche des Seitenhornes und des Vorderhornes gibt es zahlreiche Kollateralen an diese Hörner ab. Diese Kollateralen dringen senkrecht zur Scheidewand zwischen der weißen und grauen Substanz in die letztere ein (Abb. 14), um sich dann meistens nahe der Eintrittsstelle um die dort gelegenen Nervenzellen zu verzweigen. Wir können also sagen, daß die Fasern des Vorderseitenstranges ihre Reize hauptsächlich an diejenigen Zellen abgeben, längs denen sie passieren, nämlich an die Zellen, welche in der grauen Masse in radiärem Sinne unter diesen Fasern liegen. Die Seitenstrangkollateralen bilden also ziemlich alle, wie im embryologischen Teil beschrieben wurde, Verbindungen zwischen Fasern und Zellen, die schon vor dem Auswachsen jener Kollateralen in topographischer Beziehung zueinander standen.

Dieser Vorderseitenstrang empfängt seine Fasern oder gibt seine Fasern ab an drei prinzipiell verschiedenen Stellen: 1. in der Commissura anterior [in diese treten hauptsächlich Fasern aus dem kontralateralen Hinterhorn (Nucleus proprius und Nucleus reticularis), aber auch wahrscheinlich einige aus dem homolateralen Hinterhorn und vielleicht auch einige aus dem kontralateralen Vorderseitenstrang, und zwar aus dessen Tr. pyramidalis anterior]; 2. in der Regio reticularis des Hinterhornes und 3. in der weißen Substanz des verlängerten Markes, welche die Fortsetzung der Grundplattenrandzone im Rhombencephalon ist.

Auch in diesem Strang wird der Faserverlauf deutlicher, wenn wir von dessen embryonalen Struktur ausgehen. Wir sahen bereits in dem embryologischen Teil, daß die Fasern, deren Ursprungszellen im Rückenmark selbst liegen, die sogenannten myelogenen Fasern, zum größten Teil längs der Commissura alba anterior in den Vorderstrang eintreten und dann unmittelbar unter verschiedenen Winkeln, sei es in kranialer, sei es in caudaler Richtung, in demselben umbiegen. Bei ihrem Auf- und Abwärtssteigen in jenem Strang rücken sie dann stets weiter von der Commissura anterior ab zum Seitenstrang hin, so daß sie nicht rein longitudinal verlaufen, sondern Schraubenlinien (mit verschiedener Ganghöhe) beschreiben unter der ungefähr zylindrischen Oberfläche des Vorderseitenstranges. Auch die Fasern, welche aus dem Hinterhorn (via die Regio reticularis) in den dorsalen Rand des Seitenstranges einstrahlen, beschreiben im Embryo ähnliche Schraubenlinien mit verschiedener Ganghöhe, aber kürzer und in entgegengesetzter Richtung, nämlich von der Flügelplatte ab nach ventralwärts. Zwischen den Einstrahlungen dieser beiden Fasergruppen, die jede an einem äußersten Rande des Vorderseitenstranges stattfindet, strömen noch Fasern durch die Innenfläche des Seitenstranges ein, nämlich die Fasern des Tractus mediolateralis und des Tractus dorsolateralis, die durch den Nucleus intermediolateralis hindurch in den Seitenstrang durch dessen mediale Wand einströmen. Diese letzte Kategorie von Fasern zeigt keine Schraubenbewegung, sondern steigt longitudinal empor (in dem Tractus spinocerebellaris dorsalis bzw. in dem Tractus intermedio-longitudinalis).

Bezüglich des Faserverlaufes werden wir dann weiter noch die Regel FLATAUS (1897) bestätigt sehen, welche besagt, daß die weit auf- und absteigenden Fasern peripherisch von denjenigen liegen, welche weniger weit empor- oder abwärtssteigen. Für die Fasern aus der Commissura anterior (und aus der Regio reticularis) bedeutet dies also, daß die Fasern, welche eine steile Schraubenlinie beschreiben, oberflächlicher liegen als diejenigen mit einer kleineren Schraubenganghöhe[1].

Das Studium der Markreifung und der Faserdegeneration hat nämlich zutage gefördert, daß sich in bestimmten Zonen des Vorderseitenstranges immer Fasern sammeln, die in der Hauptsache eine gleiche hodologische Bedeutung haben. Aus der Art des soeben Gesagten ist es verständlich, daß solch eine Zone nicht scharf begrenzt ist: sie entsteht aus der Zusammenfügung sich langsam nach dieser Zone hin-, beziehungsweise von dieser Zone abschiebender Längsfasern, welche diese Zone in verschiedenen Höhen erreichen, bzw. verlassen.

Auf Grund davon, daß in verschiedenen Feldern des Vorderseitenstrangquerschnittes die Markreifung an verschiedenen Zeitpunkten der spätembryonalen und postnatalen Entwicklung stattfindet, unterschied FLECHSIG (1876) fünf solcher Zonen an diesem Querschnitt: 1. Die Pyramidenbahn, zu unterscheiden in eine Pyramidenseitenstrangbahn und eine Pyramidenvorderstrangbahn, 2. die „direkte Kleinhirnseitenstrangbahn", später Tr. spino-cerebellaris dorsalis (oder FLECHSIGsche Kleinhirnbahn) genannt, 3. die vordere gemischte Seitenstrangzone, oder Tractus antero-lateralis, später unterschieden in einen Tractus spinocerebellaris ventralis (GOWERS 1886) und einen Tractus spinothalamicus, 4. die seitliche Grenzschicht, und 5. das Grundbündel der Vorderstränge, welche letzten zwei, der grauen Masse anliegenden Zonen als cornumarginale Zone zusammenzufassen sind (siehe Schema Abb. 61). Die Lage und die hodologische Bedeutung dieser Zonen wird nun deutlich an Hand der oben gemachten allgemeinen Bemerkungen bezüglich der Struktur des Vorderseitenstranges.

Beim Erwachsenen strahlt eine große Anzahl Fasern aus der Commissura anterior in die cornumarginale Zone ($Tr.C.M.$ in Abb. 61), das ist die tiefste Schicht des Vorderseitenstranges, welche der grauen Masse von Vorderhorn, Pars intermedia und Hinterhorn (nämlich dessen lateralen Wand) anliegt und am frühesten von allen Zonen ihre Markbekleidung erhält. Diese tief ausstrahlenden Fasern umfassen das ganze Vorderhorn, einige auch das Seitenhorn und sogar die Pars reticularis des Hinterhornes und steigen nur in Höhe einiger Segmente auf- oder abwärts. Sie treten sehr schön in einem der Versuche MÜNZERS und WIENERS (1910) zutage. Diese Untersucher spritzten bei zahlreichen Versuchstieren mit einer feinen Injektionsnadel eine kleine Menge physiologischer Kochsalzlösung in die graue Substanz des Rückenmarkes ein und studierten dann an Marchipräparaten die davon ausgehenden sekundären (frischen) Degenerationen. Abb. 56

---

[1] Im Prinzip stimmt diese Struktur also völlig mit derjenigen der Hinterstränge überein, in denen die Fasern auch in schräger Längsrichtung verlaufen, wobei die am weitesten und steilsten verlaufenden Fasern des Systema superficiale oberflächlich von denen des Systema profundum liegen.

gibt ein diesen Experimenten entnommenes Beispiel, wie eine Höhlung in der
Pars intermedia, welche die dort passierenden Hisschen Bogenfasern aus dem
gleichseitigen Hinterhorn unterbrach, sekundäre Degeneration in der Commissura
anterior verursachte, welche sich in der gekreuzten cornumarginalen Vorderseitenstrangzone fortsetzte. Diese Fasern entspringen größtenteils großen Zellen des
kontralateralen Hinterhornes (Nucleus proprius) benachbarter Segmente.

Ein anderer Teil der Fasern aus der Commissura anterior (auch wieder großen
Zellen des kontralateralen Nucleus proprius cornu posterioris entsprungen) strebt
steiler nach oben (zu einem kleinen Teil auch nach unten) und lagert sich gleichzeitig oberflächlicher, wodurch dieselben in dem sogenannten Tractus antero-
lateralis anlangen, das ist in der oberflächlicheren Schicht des Vorderseitenstranges, die sich unter der Pia von der Pyramidenvorderstrangbahn an (eventuell
also vom Sulcus intermedius anticus an) bis zu ungefähr demjenigen Teil der Pia
erstreckt, der gerade lateral vom Seitenhorn (bzw. vom Nucleus intermediolateralis) liegt (*Tr. A. L.* in Abb. 61). Einige Hissche Bogenfasern biegen, bevor sie,
weiterverlaufend, in der Commissura alba kreuzen würden, in den gleichseitigen

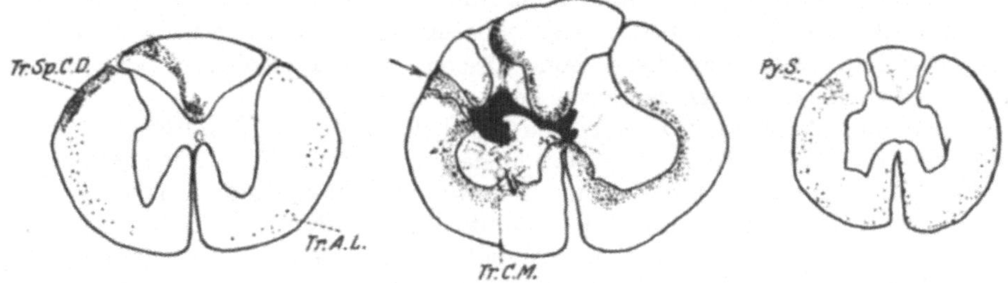

Abb. 56. Querschnitte durch das 2., 6. und 11. Segment des Rückenmarkes eines *Hundes*, in das (14 Tage bevor
das Tier getötet wurde) eine kleine Menge physiologischer Kochsalzlösung in die graue Substanz des 6. Segmentes eingespritzt wurde (MÜNZER und WIENER). Die entstandene Höhle ist schwarz angegeben. Marchipräparat. *Tr. Sp. C. D.* Tractus spinocerebellaris dorsalis; *Tr. A. L.* Tractus antero-lateralis; *Tr. C. M.* Tractus
cornu-marginalis; *Py. S.* Pyramiden-Seitenstrangbündel.

Vorderstrang ab, um zusammen mit den gekreuzten Fasern aus der Commissura
alba der gleichseitigen anterolateralen Zone zuzustreben (siehe Abb. 56 nach
MÜNZER und WIENER [1910]).

Diese anterolaterale Zone wurde zuerst von FLECHSIG (1876) als ein gesondertes Gebiet beschrieben, weil die Markreifung darin nach derjenigen der cornumarginalen Zone und kurz vor derjenigen des Tractus spinocerebellaris dorsalis
auftritt. Oberflächlich von der cornumarginalen Zone gelegen, beschreiben ihre
Fasern bedeutend steilere Linien als die soeben besprochenen, die nur einige
Segmente weit empor- oder abwärtssteigen. Das anterolaterale Bündel enthält
hauptsächlich weit aufsteigende Fasern, von denen ein großer Teil sich durch
das ganze Rückenmark und dann durch das verlängerte Mark bis ins Kleinhirn
fortsetzt (BECHTEREW, GOWERS 1886, LOEWENTHAL 1885, AUERBACH 1891, MOTT
1897, LANGLEY und SHERRINGTON, MÜNZER und WIENER 1899). Dieser Teil, der
Tractus spinocerebellaris ventralis (GOWERS, *Tr. S. C. V.* in Abb. 61), der
in der anterolateralen Zone des Rückenmarks wahrscheinlich am dichtesten
unter dem beschriebenen Piateil liegt, nimmt im verlängerten Mark einen anderen
Verlauf als der gleich zu besprechende Tractus spinocerebellaris dorsalis (FLECH-
SIG). Derselbe liegt hier nämlich mehr ventral und biegt in der Medulla oblongata erst in einem kranialeren Niveau zum Cerebellum ab, so daß er dieses
mehr oder weniger längs einem Umwege erreicht (siehe das Kapitel über das verlängerte Mark). Ein anderer Teil dieser Fasern steigt noch weiter im Hirnstamm

empor und endet erst im Thalamus (Tractus spinothalamicus, wahrscheinlich zur Hauptsache in der tieferen Schicht der anterolateralen Vorderseitenstrangzone gelegen, *Tr. S. T.* in Abb. 61). Ein dritter Teil schließlich endet in den Oliven (Tractus spinoolivaris). Wahrscheinlich entstammen diese letzteren spinoolivaren Fasern ganz oder großenteils dem Halsmark. In diesem Halsmark tritt außerdem noch die Eigentümlichkeit auf, daß viele der Fasern, die von der Commissura alba zum Tractus anterolateralis streben, dabei nicht zentral von der Pyramidenvorderstrangbahn passieren, sondern peripher, zwischen dieser und der Pia der Fissura anterior. Niedriger im Rückenmark passieren sie alle zwischen der Pyramidenvorderstrangbahn und dem Vorderhorn.

FÖRSTER (1927) gibt ein — sei es auch noch hypothetisches — vorläufiges Schema über eine mögliche physiologische Einteilung dieser Bahnen in dem Tractus antero-lateralis.

Der Tractus spinocerebellaris dorsalis (FLECHSIGs direkte Kleinhirnseitenstrangbahn, *Tr. S. C. D.* in Abb. 61) erhält etwas später Mark als der Tractus spinocerebellaris ventralis. Er enthält fast ausschließlich Fasern, die durch das ganze Rückenmark und dann durch das Corpus restiforme zum Cerebellum emporsteigen. Aufgebaut aus langen Fasern, liegt er auch wieder peripherisch, unmittelbar unter der Rückenmarkspia, und zwar von der LISSAUERschen Randzone an (meistens jedoch von dieser durch einen schmalen Streifen von Fasern, sei es vom Pyramidenseitenstrang oder von der cornumarginalen Zone, getrennt) bis zum GOWERSschen Tractus anterolateralis. Seine mediale (innere) Fläche grenzt an die Pyramidenbahn und zeigt eine medialwärts gerichtete kammförmige Ausbuchtung, deren Bedeutung unbekannt ist. Auch in diesem Tractus selbst liegen die längsten Fasern,

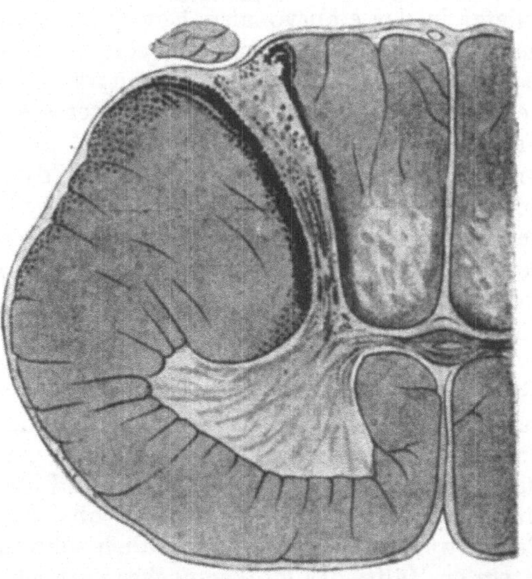

Abb. 57. Marchipräparat oberhalb eines dorsal gelegenen myelitischen Herdes. Die schwarzen Stellen sind also Gebiete, die aufsteigende Fasern enthalten. (Nach S. KRUMHOLZ).

also diejenigen aus den unteren Teilen des Rückenmarkes, wieder peripherisch von den kürzeren, höheren Segmenten entstammenden Fasern, wie SHERRINGTON und LASLETT (1903) mit Hilfe von Experimenten mit sukzessiver Degeneration nachwiesen.

Die Fasern dieses Tractus spinocerebellaris dorsalis entstammen wahrscheinlich alle den großen Zellen des homolateralen CLARKEschen Kernes. Sie verlassen diese Zellen lateralwärts, bilden den Tractus dorsolateralis, der durch den Nucleus intermediolateralis hindurch in den Seitenstrang mündet, biegen dann in einem großen Bogen kranialwärts in demselben empor und erreichen am Ende jenes Bogens den Tractus spinocerebellaris dorsalis (vergleiche Abb. 25).

Weitaus die größte Zahl seiner Fasern entspringt im unteren Brustmark und im Lendenmark. Das Halsmark trägt fast nicht dazu bei; vom Sakralmark ist es noch nicht mit Sicherheit bekannt, ob es auch noch einige (aber dann wenige) Fasern in diese Bahn entsendet.

Der Teil der cornumarginalen Zone endlich, der dem Hinterhorn und dem Seitenhorn anliegt, erhält aus der Regio reticularis Hinterhornfasern und empfängt ferner aus dem Tractus medio-lateralis, der durch den Nucleus intermediolateralis hindurch darin mündet, die Neuriten aus dem Nucleus intermediomedialis. Diese Fasern steigen darin auf- und abwärts, zuweilen nach Dichotomie und geben dabei wieder Kollateralen an das Seitenhorn höherer und niederer Segmente ab. Kürzer als die spinocerebellaren Fasern, liegen sie im Gegensatz zu diesen in der tiefsten Schicht des Seitenstranges. Die S. KRUMHOLZ (1912) entlehnte Abb. 57 zeigt die in dieser Pars posterior der cornumarginalen Zone emporsteigenden Fasern in einem Marchipräparat, das einige Segmente oberhalb einer Myelitis transversa gemacht wurde.

Bis jetzt wurde nur der Verlauf der myelogenen Fasern im Vorderstrang beschrieben. Die Fasern, die aus den höheren Teilen des Zentralnervensystems in diesen Strang hinabsteigen, bilden die Pyramidenbahnen. Die Zonen, welche zu diesen Pyramidenbahnen gerechnet werden müssen, erhalten von allen Zonen zuletzt in der embryonalen Entwicklung ihr Mark, wie schon FLECHSIG (1876) nachwies: Sogar in einem Fetus von 35 cm sind sie überhaupt noch nicht myelinisiert. An jeder Seite des Rückenmarkes sind dies zwei Felder: Im Zentrum des Seitenstranges, insbesondere des hintersten Teiles jenes Stranges, liegt das große Feld der Pyramidenseitenstrangbahn; im Vorderstrang liegt gegen die Pia der Fissura anterior das schmale Feld der Pyramidenvorderstrangbahn. Die Pyramidenseitenstrangbahn verliert beim Erwachsenen großenteils ihr Mark, wenn in der kontralateralen Großhirnhemisphäre der Gyrus praecentralis zerstört ist und besteht also aus gekreuzten corticospinalen Fasern; die Pyramidenvorderstrangbahn verliert ihr Mark bei Läsionen des ihr homolateralen Gyrus praecentralis und führt also ungekreuzte corticospinale Fasern.

Diese Verteilung der corticospinalen Fasern aus einer Großhirnhemisphäre über die gekreuzte und die ungekreuzte Rückenmarkshälfte ist nicht konstant. Sie variiert bei verschiedenen Menschen und kann auch bei einem und demselben Individuum verschieden sein in bezug auf die eine Hemisphäre gegenüber der anderen. Pyramidenseitenstrangbahn und Pyramidenvorderstrangbahn haben dadurch ein wechselndes Volumen, wobei dann stets einer ungewöhnlich starken Seitenstrangbahn eine ungewöhnlich schwache Vorderstrangbahn in der kontralateralen Hälfte des Rückenmarkes parallel geht und umgekehrt. Meistens ist jedoch bei einem Individuum die Anzahl Fasern aus der einen Hemisphäre zum Rückenmark derjenigen der Fasern aus der anderen Hemisphäre gleich: In einem Querschnitt ist die Summe der linken Pyramidenseitenstrangbahn und der rechten Pyramidenvorderstrangbahn meistens der Summe der rechten Pyramidenseitenstrangbahn und der linken Pyramidenvorderstrangbahn gleich. Abb. 58 a und 58 b geben Beispiele solcher ungewöhnlichen Verteilungen, die bisweilen zu erheblichen Asymmetrien führen. Bei starker Entwicklung der Pyramidenvorderstrangbahn tritt als deren laterale Begrenzung an der Oberfläche des Rückenmarkes eine feine Furche lateral von der Fissura anterior auf, der Sulcus intermedius anticus. Und bei sehr schwacher Entwicklung der Pyramidenseitenstrangbahn entsteht eine oft tiefe Furche mitten über dieser Zone, die Incisura lateralis. (Besonders tief ist diese Furche bei ausgetragenen menschlichen Acerebralen, bei denen ja die corticospinalen Fasern fehlen.)

Die Pyramidenseitenstrangbahnen (der Name ist von TÜRCK 1851) liegen, wie gesagt, im Zentrum des Seitenstranges und ragen nirgends über eine Linie nach vorn, welche von dem Nucleus intermediolateralis gerade nach außen gezogen werden kann. Sie sind im Halsmark am stärksten und nehmen nach unten ab, am schnellsten in den beiden Anschwellungen des Rückenmarkes. Was ihre Ausdehnung in die Länge anlangt, so lassen sie sich ausnahmslos nach abwärts bis zum unteren Rande der Lendenanschwellung, bzw. zum III.—IV. Sakralnerven ver-

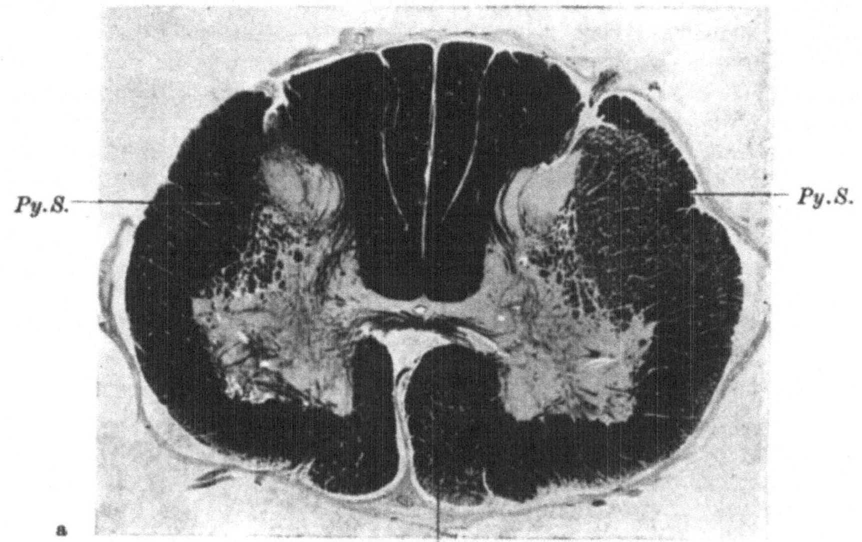

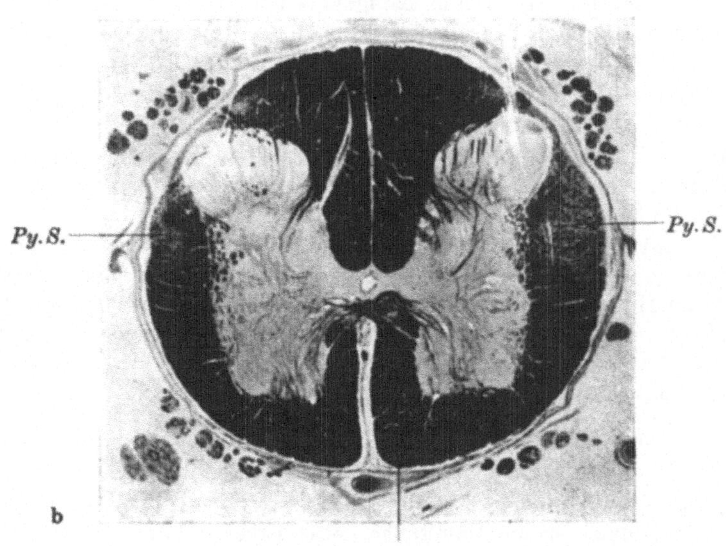

Abb. 58 a und b. Querschnitte durch das Rückenmark (cervical und sakral) eines 6 Monate alten Kindes mit auffallend ungleich starker Kreuzung der Pyramidenfasern: Die Fasern des linken Großhirns kreuzen alle (starkes Pyramidenseitenstrangbündel [*Py. S.*] rechts, kein Pyramidenvorderstrangbündel [*Py. V.*] links); die Fasern des rechten Großhirns kreuzen zu einem kleineren Teil (schwaches Pyramidenseitenstrangbündel links und sehr starkes Pyramidenvorderstrangbündel rechts). Markscheidenfärbung nach WEIGERT-PAL. Das junge Alter dieses Kindes ermöglicht es, diese Bahnen zu erkennen infolge der noch schwachen Myelinisation gerade der Pyramidenfasern.

folgen, selbst dann, wenn sie im Halsmark ziemlich schwach entwickelt sind. Es scheint hieraus hervorzugehen, daß die in dem Seitenstrang laufenden Fasern zu einem sehr großen Teil für die untersten Abschnitte des Rückenmarkes bestimmt sind oder aber — und dies scheint mir persönlich am wahrscheinlichsten —, daß den Seitenstrangbahnen im Laufe des Absteigens im Rückenmark immer wieder neue Fasern aus den Pyramidenvorderstrangbahnen zuströmen.

Was ihre Lagerung innerhalb der Seitenstränge im speziellen anbetrifft, so zeigen sie zunächst in verschiedenen Höhen bemerkenswerte Verschiedenheiten in ihrem Verhalten zur Seitenstrangperipherie. In der Gegend des II. und III. Halsnervenpaares reichen sie in der Regel unmittelbar bis an den hinteren Teil derselben heran und berühren die Pia mater. Sie stoßen hierbei nach innen an die Substantia gelatinosa der Hinterhörner und an die LISSAUERsche Randzone an. Nur ab und zu wird auch in dieser Höhe die Peripherie umsäumt von einer schmalen Zone von Fasern, welche auf Grund der Entwicklungsgeschichte usw. als zur direkten Kleinhirnseitenstrangbahn gehörig zu bezeichnen sind. Gegen den mittleren Teil der grauen Substanz sind die Pyramidenbahnen in der in Rede stehenden Höhe abgegrenzt durch einzelne längsverlaufende Faserbündel, welche zumeist dem Nervus accessorius angehören, zum Teil dem Hinterhorn entstammen.

Im Bereich der Halsanschwellung werden die Pyramidenseitenstrangbahnen allenthalben von der Pia mater getrennt durch in der Regel kompakte Bündel der Kleinhirnseitenstrangbahnen; ab und zu durchsetzen sie aber auch diese und reichen mit einer nach außen zugeschärften Kante bis nahe an die Pia mater heran. Ein solcher seitlicher Fortsatz erstreckt sich nicht gar selten an einem Punkte bis nahe an die letztere heran, wo eine durch den vorderen Rand der Substantia gelatinosa gerade nach außen gezogene Linie die Peripherie schneidet. Hierdurch entsteht bei Feten und Neugeborenen, bei welchen die Pyramidenbahnen noch marklos sind, der Anschein, als ob der hintere Teil der Seitenstränge von dem vorderen durch graue Substanz geschieden sei.

Von der Mitte des Dorsalmarkes an reichen die hinteren Pyramidenbündel wieder bis an die Peripherie.

Im unteren Halsmark und darunter sind die Pyramidenseitenstrangbahnen von den Hinterhörnern gänzlich isoliert durch die weiter oben besprochene seitliche Grenzschicht.

Im Hals- und oberen Brustmark laufen die Bündel der Seitenstrangbahnen nur mit einer geringen Anzahl systematisch ungleichwertiger Längsfasern untermischt. In der unteren Hälfte des Dorsalmarkes hingegen, insbesondere gegen die Grenze von Dorsal- und Lendenmark hin, sind die letzteren zahlreich. Sie gehören wohl überwiegend den direkten Kleinhirnseitenstrangbahnen an. In der Lendenanschwellung sind solche Fasern wieder nur ganz vereinzelt vorhanden.

Es fragt sich nun: Wie und wo enden die Fasern der Pyramidenseitenstrangbahnen? Mit Sicherheit ist diesbezüglich nur Negatives bekannt, und zwar in erster Linie, daß sie gewiß nicht bündelweise die Bahn verlassen; denn bei Entmarkungen entstrahlen dieser Zone keine markarmen Bündel. Es muß also wohl angenommen werden, daß sie, nachdem sie sich individuell aus der Hauptbahn gelöst haben, relativ weit auseinander zerstreut in den Rest des Seitenstranges verlaufen. Gerade dieser individuell zerstreute Verlauf würde es dann auch unmöglich machen, diese Fasern mit den gebräuchlichen Untersuchungsmethoden nachzuweisen. An zweiter Stelle ist es merkwürdig, daß keine Kollateralen aus der Pyramidenseitenstrangzone treten, so daß wir meines Erachtens weiter annehmen müssen, daß die corticospinalen Fasern, solange sie in der Pyramidenseitenstrangbahn liegen, keine, oder wenigstens keine erhebliche Menge, Reize an die graue Substanz abgeben. Drittens wissen wir ziemlich sicher, daß sie keine andere als eine motorische (keine sensible) Funktion ausüben, welche auf die Körperhälfte beschränkt ist, in der die Pyramidenseitenstrangbahn liegt, mit anderen Worten auf das an jener Seite gelegene Vorder- (und Seiten-?) Horn.

In Anbetracht dieser Tatsachen und ferner in Hinblick auf die durch die Embryologie gelehrte Struktur des Vorderseitenstranges möchte ich als vorläufige Hypothese die folgende Möglichkeit zur näheren Erwägung und Prüfung anführen.

Laut dieser Auffassung würden die Fasern der Pyramidenseitenstrangbahn, welche in einem Bündel im dorsalen Teil des Seitenstranges liegen, dieses Bündel individuell verlassen, um, entsprechend der Struktur dieses Stranges, sich allmählich (einen Teil einer Schraubenlinie beschreibend) erst in ventraler Richtung, später in ventromedialer und endlich nötigenfalls in medialer Richtung jenes Stranges zu entfernen, um sich somit über die laterale und ventrale Oberfläche des Vorderhornes auszubreiten, wo sie dann ihre Reize an die unmittelbar darunter gelegenen Vorderhornzellen abgeben. Wir wissen nämlich, daß gerade aus den dort verlaufenden Fasern zahllose kräftige Kollateralen entspringen, die sich um die Vorderhornzellen verästeln. Diese Auffassung ist schematisch in Abb. 59 in Bild gebracht, wo die Pyramidenbahn von der Seite gesehen dargestellt ist. In dieser Abbildung ist die Lokalisation der Extremitätenmuskulatur im Vorderhorn eingezeichnet, und daraus erhellt, daß, wenn die hier besprochene Faserausstrahlung aus der Pyramidenbahn morphologisch so einfach wie möglich in der Weise erfolgt, daß stets die ventralsten Fasern das Bündel (in ventraler Richtung) verlassen würden, dann in der Pyramidenseitenstrangbahn eine Lokalisation in dem Sinne bestehen müßte, daß darin von dorsal (und etwas medial) nach ventral (und etwas lateral) nacheinander Fasern liegen zunächst für den Fuß, dann für das Bein und danach für die Hüfte, daran anschließend diejenigen für die Hand, dann die für den Arm und schließlich am meisten ventral die Fasern für die Schulter. Es spricht nun meines Erachtens bereits für eine gewisse Wahrscheinlichkeit meiner Annahme, daß diejenigen Autoren, die auf Grund klinischer und experimenteller Erfahrung eine Lokalisation in der Pyramidenseitenstrangbahn annehmen, alle gerade die hier genannte eigentümliche Lokalisation angegeben haben (siehe Literatur bei Fabritius [1909]). Man muß aber auch an die Möglichkeit denken, daß die Pyramidenseitenstrangfasern in derselben Reihenfolge, aber in medio-ventraler Richtung das Seitenstrangbündel verlassen, um durch die Regio reticularis hindurch in die graue Substanz einzudringen und die Vorderhornzellen von zentral zu erreichen. Dies wäre mehr der Foersterschen Lokalisation (1927) gemäß und vielleicht auch mehr in Übereinstimmung mit der zentralwärtigen Verschiebung der myorabdotischen Vorderhornzellen für ventrale, d. h. hauptsächlich für Beugemuskeln.

Bei der hier gegebenen Auffassung brauchen wir nicht anzunehmen, daß zwischen den corticospinalen Fasern und den Vorderwurzelzellen noch ein Neuron eingeschaltet ist, eine Annahme, die zwar öfters auftaucht, für die aber niemals stichhaltige Argumente genannt werden.

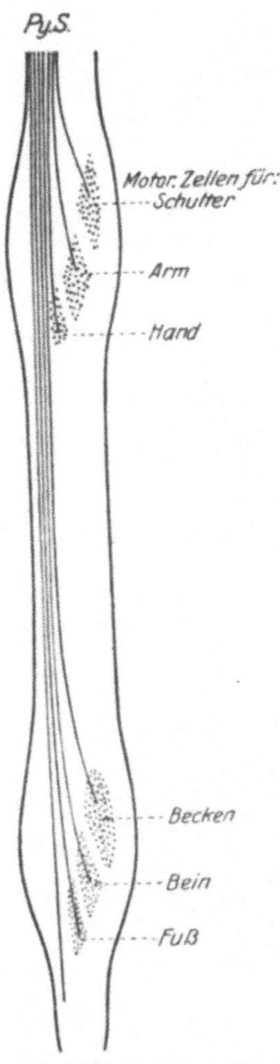

Abb. 59. Schema des vermutlichen Verlaufes der Pyramidenseitenstrangfasern zu dem Vorderhorn.

Die Pyramidenvorderstrangbahn reicht meistens nur bis zur Mitte der Halsschwellung, zuweilen jedoch bis zur Mitte des Brustmarkes, in sehr vereinzelten Fällen bis in die obersten Lumbalsegmente. Betreffs der Endigung ihrer Fasern ist nichts bekannt. Es konnten niemals Kollateralen derselben nachgewiesen werden. Die Möglichkeit, daß sie ihre Reize an das darunter gelegene Vorderhorn abgeben könnten, ist ebensoviel befürwortet wie die Möglichkeit, daß sie gerade das kontralaterale Vorderhorn innervieren sollen. Ausschlaggebende klinische oder anatomische Argumente wurden jedoch für keine dieser beiden Meinungen angeführt. Ich wies bereits früher auf die Möglichkeit hin, daß es sich hier um corticospinale Fasern handeln könnte, die erst in einem niedrigeren Niveau kreuzen als die corticospinalen Fasern, welche in unserem Seitenstrang verlaufen. Sie würden in diesem Fall die kontralateralen Pyramidenseitenstrangfasern in ihrer

Funktion der Beeinflussung des kontralateralen Vorderhornes unterstützen. Hiermit scheint mir der Umstand im Einklange zu stehen, daß aus der Pyramidenvorderstrangbahn keine Kollateralen nachgewiesen werden konnten und daß wohl mit der Commissura alba anterior ein Faseraustausch stattfindet.

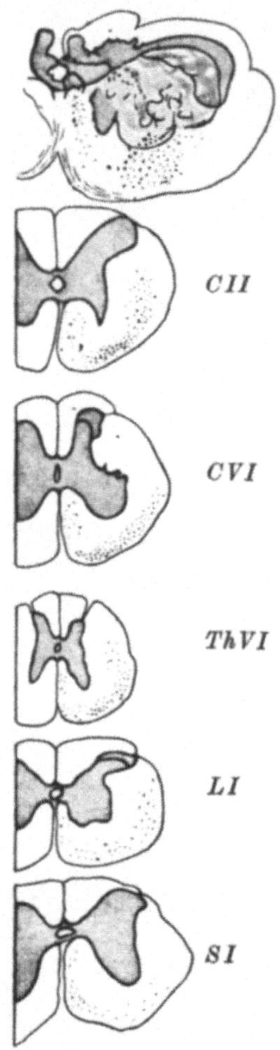

Abb. 60. Degeneration des vestibulo-spinalen Bündels (und der mesencephalo-spinalen Fasern) beim *Kaninchen*, 14 Tage nach Exstirpation des Corpus restiforme und des DEITERSschen Kernes. Marchipräparat. (Nach WINKLER.)

In dem in Abb. 58 abgebildeten Rückenmark bestand durch eine nahezu völlige Pyramidenkreuzung der Fasern aus einer Hemisphäre und einer sehr geringen Kreuzung der Fasern aus der anderen Hemisphäre an einer Seite keine Pyramidenvorderstrangbahn und eine äußerst schwache Pyramidenseitenstrangbahn, an der anderen Seite eine sehr kräftige Pyramidenvorderstrangbahn, die bis ins Sakralmark verfolgt werden konnte. Da es meines Erachtens nicht wahrscheinlich ist, daß eine derartige Variation zum Fehlen der corticalen Innervation eines Beines führen würde, was der Fall wäre, wenn die Pyramidenvorderstrangbahn das homolaterale Vorderhorn innervierte, scheint mir auch die Möglichkeit dieser Variation am meisten mit der Auffassung in Übereinstimmung zu sein, daß die Fasern aus der Pyramidenvorderstrangbahn niedrig kreuzende corticospinale Fasern für das kontralaterale Vorderhorn sein dürften.

Schließlich ist noch zu erwähnen, daß die Degeneration der Pyramidenbahnen bei Läsionen im verlängerten Mark ausgedehnter ist als bei Läsionen des Großhirns, auf Grund dessen man schließt, daß die absteigenden Fasern in diesen Rückenmarkszonen nicht nur corticospinale Fasern sind, sondern zum Teil auch Fasern, die im Hirnstamm entspringen und die man als para-pyramidale Fasern zusammenfaßt. In der Pyramidenseitenstrangbahn liegt, auch beim Menschen, eine kräftige Gruppe rubrospinaler Fasern (der Tractus rubrospinalis), welche dem kontralateralen roten Kern entstammen (HELD 1892, VON MONAKOW 1883 und 1890, KOHNSTAMM 1900, ROTHMANN 1900). In dem Vorderstrang steigen sekundäre Vestibularis-Neuriten aus den großen Zellen des DEITERSschen Kernes ab. Daß diese Fasern nicht, wie MARCHI (1886) angab, aus dem Cerebellum entspringen, erhellt daraus, daß sie intakt bleiben, wenn bei dem *Kaninchen* scharf auf das Cerebellum beschränkte Exstirpationen verrichtet werden oder der Hirnstamm oberhalb des Nucleus DEITERS lädiert wird, während sie dagegen schnell degenerieren nach Zerstörung des letztgenannten Kernes (KOHNSTAMM 1900, WINKLER 1917, siehe Abb. 60). Bei dem *Kaninchen* liegt dieser Tractus vestibulospinalis, der aus sehr kräftigen Fasern besteht, in dem gleichseitigen Tractus anterolateralis zerstreut. WINKLER ist der Meinung, daß er auch beim Menschen vorkommt. Und nach MARIE (1892) entartet ein kleines Bündel in dem Vorderstrang neben der Commissura alba anterior, die Fasciculus sulco-marginalis, nur bei Läsionen unterhalb des Mittelhirns. Diese zwei Bahnen können als besondere Teile des Tractus tegmentospinalis (EDINGER, z. B. 1911) aufgefaßt werden, mit welchem Namen alle

Fasern zusammengenommen werden, die aus Zellen des Tegmentums der Medulla oblongata in das Rückenmark (Vorderseitenstrang!) absteigen und deren stärkste Fasern, die medial des Vorderhornes laufen, die Verlängerung der Fasciculus longitudinalis dorsalis bilden. Aber auch von den Vierhügeln finden sich hier einige (also tecto-spinale) Fasern (ROTHMANN 1903).

2. Die Synaptologie des Rückenmarkes,
zugleich eine Skizze des vermutlichen Reizverlaufes.

Wie bereits im ersten Kapitel dieses Bandes besprochen wurde, steckt die Synaptologie erst in ihren Kinderschuhen. Über die Synaptologie des ausgewachsenen Rückenmarkes selbst ist sogar nichts direkt bekannt, so daß wir uns jetzt noch mit Vermutungen zufrieden geben müssen. Da diese hauptsächlich auf der Embryologie basiert sind, sei hier, was die Tatsachen betrifft, auf das Kapitel über die Embryologie des Rückenmarkes verwiesen. Daneben finde hier eine kurze Skizze des vermutlichen Reizverlaufes im ausgewachsenen Rückenmark einen Platz, welche Skizze gleichzeitig eine Rekapitulation der Hauptpunkte der mikroskopischen Anatomie des Rückenmarkes bilde.

Längs zwei Wegen strömen Reize in das Rückenmark ein: Längs den Hinterwurzeln und längs den aus dem verlängerten Mark absteigenden Bahnen.

Eine Hinterwurzel führt die sensiblen Reize aus ihrer eigenen Segmenthälfte längs primär-sensiblen Fasern ein, welche Fasern sich kurz nach ihrem Eintritt in das Rückenmark dichotomisierend in eine aufsteigende und eine absteigende Faser verästeln, wodurch stets ein Teil des Reizes nach höheren Segmenten geleitet wird und ein Teil nach niedrigeren. Der Aufstieg ist meistens ausgedehnter als der Abstieg, bei vielen Fasern aber ist auch der Abstieg maximal bis in das sakrale Mark.

Unter diesen primär-sensiblen Fasern lassen sich wenigstens drei Arten unterscheiden, nämlich diejenigen des Systema profundum und die des Systema superficiale des Hinterstranges, und drittens diejenigen, welche in die LISSAUERsche Randzone aufgenommen werden (siehe, wie auch für das folgende, die schematische Zeichnung des Rückenmarkquerschnittes Abb. 61 und das Bahnenschema in Abb. 62).

Die Bedeutung der (wenigen und dünnen) Wurzelfasern in der LISSAUERschen Randzone entgeht uns. Sie geben ihre Reize in dem eigenen Segment und in den oben und unten direkt angrenzenden Segmenten an die Substantia gelatinosa ab.

Wir sahen in dem Kapitel Leitungslehre, daß die Fasern des Systema profundum des Hinterstranges, das wahrscheinlich das älteste der drei genannten Systeme ist, die sogenannten vitalen Reize zuführen, von denen ein Teil uns als Schmerz- und Temperaturempfindung bewußt werden kann. Während ihres Auf- und Absteigens halten diese Fasern sich dicht an die graue Substanz des Hinterhornes, an welche sie jedesmal Kollateralen abgeben, die in das Hinterhorn durch dessen mediale Wand einströmen. Infolge der beschriebenen Verschiebungen der Hinterstrangfasern während ihres Aufsteigens, bzw. Absteigens tritt dabei die Eigentümlichkeit auf, daß durch die dorsalsten Teile der medialen Hinterhornwand Kollateralen einströmen, die nur Reize aus dem eigenen Segment zuführen, und daß weiter ventralwärts Kollateralen einströmen, die nicht nur Reize aus diesem eigenen Segment zuführen, sondern auch Reize aus den oben und unten angrenzenden Segmenten, und zwar aus einer um so größeren Segmentreihe, je weiter ventralwärts wir kommen bis zu dem Punkte, wo die Wurzeleinstrahlungszone aufhört (das ist gerade dort, wo in dem Hinterhorn die CLARKEsche Säule sich zu entwickeln anfängt) und infolgedessen andere Verhältnisse auftreten.

Beim Verfolgen der Kollateralen aus der Wurzeleinstrahlungszone im Hinterhorn stoßen wir schon gleich auf eine Lücke der Synaptologie, weil wir zugeben müssen, noch nicht zu wissen, ob mehr ventral im Horn einströmende Kollateralen nun auch um mehr ventrale Zellen enden, ob mit anderen Worten dieselbe Lokalisationserscheinung nun auch in den Zellen des Hinterhornes gilt[1]. Wir wissen nur, daß diese Kollateralen sich über zwei Zellarten verteilen, ohne die bei dieser Verteilung geltende Regel zu kennen. Diese beiden Zellarten können unterschieden werden als assoziative und als projektive Neuronen.

Im Prinzip hat im Hinterhorn die Schaltung der primären zu den sekundären Neuronen des Reflexbogens statt. Diese sekundären Neuronen, deren Perikaryons im Hinterhorn liegen, entsenden dann die Reize längs ihren Neuriten nach anderen Teilen des Nervensystems, z. B. zum Vorderhorn, wo ein Übergang nach einem folgenden Neuron stattfindet, das also im Prinzip ein tertiäres Neuron ist. Jedoch dient nur ein relativ kleiner Teil der Neuronen im Hinterhorn dieser Projektion des Reizes nach einer anderswo gelegenen, nächsten, Station des Reflexbogens. Neben diesen „projektiven" Neuronen kommen sehr zahlreiche „assoziative" Neuronen vor, deren Neurit nicht um ein tertiäres Neuron endet, sondern wieder um ein sekundäres Neuron, das ist also um ein Neuron derselben Ordnung, der sie selbst angehören. Sie projizieren den von ihnen empfangenen Reiz also nicht nach anderen, im Prinzip tertiären, Zentren, die eine folgende Station im Reflexbogen darstellen würden, sondern bewerkstelligen die wechselseitige Beeinflussung von Reizen, die an verschiedenen Stellen derselben Station anlangen. Durch diese assoziativen Neuronen wird somit bereits eine gewisse Synthese dieser Reize zustande gebracht, ehe sie durch die projektiven Neuronen aus dieser ersten Station nach einer folgenden projiziert werden.

Die assoziativen Neuronen des hier besprochenen Systems sind die kleinen Zellen der Substantia gelatinosa Rolando und der außerhalb derselben gelegenen Cellulae postero-marginales. Ihre Neuriten, die großenteils in der LISSAUERschen Randzone empor- und abwärtssteigen, endigen in relativ nahebei gelegenen Punkten derselben Substantia gelatinosa. Sie dienen also intranucleären Verbindungen und müssen auf Grund dessen fraglos als assoziative Elemente aufgefaßt werden, nicht als projektive. Diese assoziative Substantia gelatinosa Rolando gruppiert sich denn auch im ausgewachsenen Apparat um die zentral im Hinterhorn gelegene Gruppe projektiver Neuronen dieses Systems. Diese projektiven Neuronen sind die so viel größeren Zellen des Nucleus proprius cornu posterioris (und des Nucleus reticularis), dessen Neuriten das Hinterhorn verlassen. Um beide Zellgruppen enden massenhafte Kollateralen des Hinterstranges.

Genetisch sind drei Unterschiede zwischen den projektiven und den assoziativen Neuronen des Hinterhornes von theoretischer Bedeutung.

An erster Stelle erweisen die projektiven Neuronen sich als die ältesten; die assoziativen Neuronen differenzieren sich erst in einem älteren Embryo.

Zweitens haben diese Zellarten nicht dieselbe Ursprungsstelle. Die projektiven Zellen liegen beim jungen Embryo in einem Bogen unter dem ganzen Randschleier der Flügelplatte, die assoziativen Elemente entstehen später zwischen diesen Bogen projektiver Zellen einerseits und dem Teil der Flügelplattenrandzone, der zwischen den Hinterwurzeln und der Grundplatte liegt und in welchem keine primär sensiblen Neuriten verlaufen, andererseits. Dies ist die assoziative Randzone, die später die Neuriten der assoziativen Neuronen leiten wird und die auch im ausgewachsenen Rückenmark, wo sie den Namen LISSAUERsche Randzone trägt, zwischen dem Hinterstrang und dem Seitenstrang unter der Pia liegt. Im Prin-

---

[1] Die einzige Auffassung betreffs einer Lokalisation innerhalb des Querschnittes des Hinterhornkernes ist die Hypothese BROUWERS (1915), daß distal auf den Extremitäten gelegene Teile der Dermatome (das sind ursprünglich laterale Teile) medioventral im Hinterhorn repräsentiert seien. Diese Hypothese, die aufgestellt wurde, um bestimmte (handschuhartige) Ausbreitungsformen der Analgesie bei Syringomyelitis zu erklären, fragt noch stärkere Argumente.

zip sind die assoziativen Neuronen also nicht zwischen den primär-sensiblen und den projektiven eingeschaltet, sondern sie bilden ein Organ, das im Prinzip neben der primär-sensiblen Station gelegen ist und die Funktion derselben seitlich beeinflußt.

Drittens wachsen während der embryonalen Entwicklung die projektiven Neuronen hauptsächlich ad magnitudinem, die assoziativen dagegen ad numerum. Hieraus folgt, daß die klein bleibenden assoziativen Neuronen, die eine sehr große Anzahl erreichen, nach einer möglichst großen Differenzierung der ihnen dargebotenen Reize streben, welche Differen-

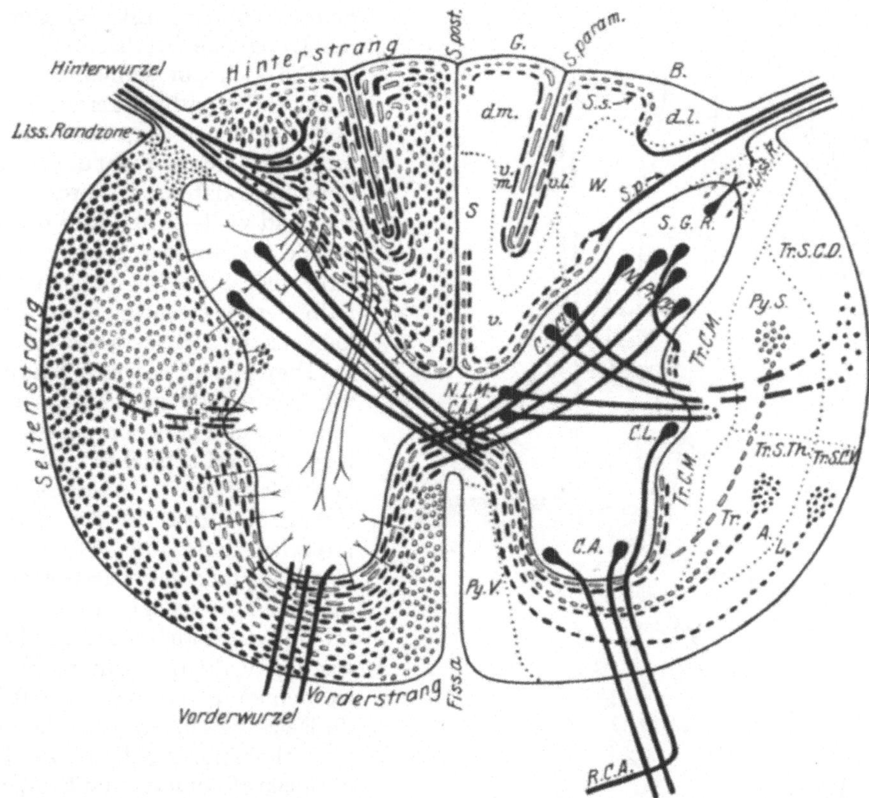

Abb. 61. Schema des Rückenmarksquerschnittes. <——— Nervenzelle mit Neurit; ● aufsteigender Neurit; ● schräg aufsteigender Neurit; ○ absteigender Neurit; ○ schräg absteigender Neurit; ———< Kollateral mit Endbäumchen; *B* BURDACHscher Strang (Funiculus cuneatus); *C. A.* Cornu anterius; *C. A. A.* Commissura alba anterior; *C. Cl.* Columna Clarkii; *C. L.* Cornu lateralis; *Fiss. a.* Fissura anterior; *G.* GOLLscher Strang (Funiculus gracilis); *Liss. R.* LISSAUERsche Randzone; *N. I. M.* Nucleus intermedio-medialis; *N. Pr. C. P.* Nucleus proprius cornu posterioris; *Py. S.* Pyramidenseitenstrangbahn; *Py. V.* Pyramidenvorderstrangbahn; *R. C. A.* Ramus communicans albus; *S. G. R.* Substantia gelatinosa Rolando; *S. p.* Systema profundum; *S. s.* Systema superficiale; *S. param.* Septum paramediale; *S. post.* Septum posterius; *Tr. A. L.* Tractus antero-lateralis; *Tr. C. M.* Tractus cornu-marginalis; *Tr. S. C. D.* Tractus spino-cerebellaris dorsalis; *Tr. S. C. V.* Tractus spino-cerebellaris ventralis; *Tr. S. Th.* Tractus spino-thalamicus; *W.* Wurzeleinstrahlungszone; *d. l.* dorsolaterale Strangzone; *d. m.* dorsomediale Strangzone; *S.* septale Strangzone; *v.* ventrale Strangzone; *v. l.* ventrolaterale Strangzone; *v. m.* ventromediale Strangzone.

zierung mit der Größe des Individuums zunehmen kann, weil ein größeres Individuum aus mehr Zellen besteht als ein kleineres, während die größer werdenden projektiven Neuronen, deren Anzahl klein bleibt, nach einer Aufnahmemöglichkeit aller Reize aus einem bestimmten funktionellen Gebiet streben, welches Gebiet größer und zellreicher wird, je mehr das ganze Individuum an Umfang und Zellanzahl zunimmt.

Die projektiven Neuronen des Nucleus proprius cornu posterioris und des Nucleus reticularis entsenden die Reize längs ihren Neuriten, die hauptsächlich als HISsche Bogenfasern durch die Regio intermedia und durch die tiefsten Teile des Vorderhorns (wo sie Reize an den Nucleus intermediomedialis und an den Nucleus paracentralis anterior wie auch einige an Vorderhornwurzelzellen abgeben) nach der Commissura alba anterior laufen, in der sie die Medianebene in ungefähr demselben Segment kreuzen, in welchem ihre Zelle gelegen ist. Sie biegen dann in dem kontralateralen Vorderseitenstrang sowohl kranial- als caudalwärts in longitudinaler Richtung ab. Während dieses Längsverlaufes rücken sie mit verschiedener Geschwindigkeit von der Commissura anterior ab zum Seitenstrang hin, wobei sie also Schraubenlinien mit divergierender Ganghöhe beschreiben.

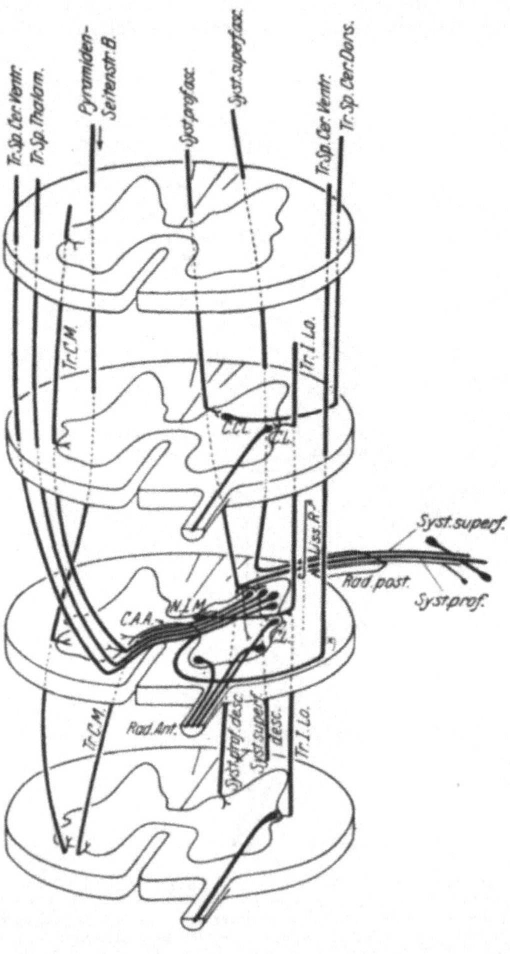

Die sich am schnellsten verschiebenden und also am wenigsten aufsteigenden Fasern liegen in der seitlichen Grenzschicht dem (ihrer Zelle kontralateralen) Vorder-, Seiten- und vielleicht Hinterhorn an, an die sie einige Segmente oberhalb und einige Segmente unterhalb des Segmentes ihres Perikaryons ihre Reize abgeben.

Diejenigen Fasern, welche sich weniger schnell verschieben aber schneller und höher emporsteigen, liegen oberflächlicher in dem kontralateralen Vorderseitenstrang und zwar in der anterolateralen Zone, an welcher der Tractus spinocerebellaris ventralis und der Tractus spinothalamicus, im Halsmark auch noch der Tractus spinoolivaris unterschieden werden kann. Es sind namentlich die Reize, welche längs dem Tractus spinothalamicus geleitet werden, die unsere Schmerz- und Temperaturempfindungen hervorrufen. In dem (ebenfalls kontralateralen) Thalamus werden sie auf ihr tertiäres Neuron umgeschaltet, das sie nach dem (auch kontralateralen) Cortex cerebri führt.

Ein kleiner Teil der Hisschen Bogenfasern biegt bereits kurz vor der Kreuzung der Commissura anterior in den homolateralen Seitenstrang ab und sucht darin hauptsächlich den Tractus anterolateralis und auch die darunter gelegene seitliche Grenzschicht auf.

Abb. 62. Schema der größeren Rückenmarksbahnen (vgl. Abb. 61). *C. A. A.* Commissura alba (anterior); *C. Cl.* Columna Clarkii; *C. L.* Cornu laterale; *Liss. R.* LISSAUERsche Randzone; *N. I. M.* Nucleus intermedio-medialis; *Tr. C. M.* Tractus cornu-marginalis; *Tr. I. Lo.* Tractus intermedio-longitudinalis. *×)* Diese Faser (welche dem homolateralen Anteil des Tractus spinocerebellaris ventralis entspricht und also aus einer homolateralen Hinterhornzelle entspringend aufgefaßt werden muß) wurde nur der Deutlichkeit wegen bis zu dem Zeichen ×) in dem Querschnitt und dann rechtwinklig in den Tractus spinocerebellaris ventralis abbiegend gezeichnet. In Wirklichkeit aber fangen diese Fasern unmittelbar dort an aufzusteigen, wo sie in den Vorderstrang treten, um, wie die gekreuzten Fasern, in Schraubenlinien langsam zum Tractus spinocerebellaris ventralis zu verschieben.

Eine geringere Anzahl Fasern des Nucleus proprius und des Nucleus reticularis verläßt das Hinterhorn durch die Regio reticularis, um in dem homolateralen Seitenstrang schräg auf- und abzusteigen. Diese Fasern enden einige Segmente höher oder tiefer in dem gleichseitigen Seiten- und Vorderhorn; was das letztere betrifft, namentlich in dessen dorsolateralem Teil.

Der Vorderseitenstrang, und namentlich seine Regio cornu-commissuralis, empfängt also an seinem medialen Rand (aus der Commissura alba anterior) Reize, die anderseitig in ungefähr gleicher Höhe in dem Körper empfangen sind. An seinem dorsolateralen Rand treten die Reize, die gleichseitig in ungefähr gleicher Höhe empfangen wurden, ein. Beide steigen in dem Vorderseitenstrang auf und ab und bewegen sich dabei mit verschiedener Geschwindigkeit von dem Rande ab. Der Bau dieses cornumarginalen Stranges ist infolgedessen derart, daß medial gegen das Vorderhorn kontralaterale, namentlich homosegmentäre Reize passieren, vor dem Vorderhorn bilaterale Reize aus sehr vielen Segmenten und daß lateral- und endlich dorsalwärts immer mehr homolateral und homosegmentär empfangene Reize die Hauptsache bilden. Zahlreiche radiär angeordnete Kollateralen führen diese Reize den darunter gelegenen Vorderhorn-Wurzelzellen zu, deren Neuriten durch die Vorderwurzeln austreten und quergestreifte Muskeln innervieren. Diese Vorderhornzellen sind derart längs der Innenfläche des Vorderseitenstranges zerstreut, daß wir beim Verfolgen dieser Innenfläche von der Commissura anterior an bis zum Seitenhorn, zunächst, antero-medial im Vorderhorn, die Zellen für die längsverlaufenden Rückenmuskeln treffen, danach diejenigen für die übrigen Rumpfmuskeln und dann (an der lateralen Vorderhornwand) diejenigen der Extremität, erst die proximalsten bis schließlich gegen das Seitenhorn an die distalsten von Hand und Fuß. Die Zellen für die Rumpfmuskeln liegen also dort, wo polysegmentär und bilateral empfangene Reize längs strömen, während diejenigen für die mehr distal in der Extremität liegenden Muskeln sich dort befinden, wo mehr homolateral und homosegmentär empfangene Reize passieren.

Sämtliche Vorderhorn-Wurzelzellen empfangen aus dorso-medialer Richtung noch einige Kollateralen der Bogenfasern und endlich viele Kollateralen der Hinterstränge. Diese beiden Gruppen führen Reize zu, die gleichseitig und hauptsächlich in dem eigenen und in benachbarten Segmenten empfangen sind. Die letztgenannten Hinterstrangkollateralen bilden die jüngsten und kürzesten Verbindungen zwischen den Rezeptoren und den Effektoren der Rückenmarksreflexbogen. Es ist nicht klar, ob es nur eine rein morphologische Bedeutung hat oder aber auch eine funktionelle, daß gerade diejenigen Zellen, die die Muskeln der ventralen Extremitätenschicht innervieren, von dem Seitenstrang ab nach dem Zentrum des Vorderhornes hin aufgerückt sind, das heißt gerade in der Richtung dieser Hinterstrangkollateralen. Die Zellen, die die Muskeln der dorsalen Extremitätenschicht innervieren, liegen peripherisch in dem Vorderhorn dem Vorderseitenstrang an.

Die Reize, die von den Hisschen Bogenfasern an den Nucleus intermediomedialis abgegeben sind, und die zur Hauptsache lokale Reize sind, da sie der eignen Hälfte des eignen Segmentes entstammen (nur die Dendritencommissur bringt auch einige symmetrisch empfangene Reize dazwischen), folgen den Neuriten aus diesem Kern durch den Tractus mediolateralis zum Nucleus intermediolateralis (Seitenhorn). Ein Teil dieser Reize geht hier auf die Neuronen des Seitenhornes, das heißt auf die präganglionären sympathischen Neuronen, über. Ein anderer Teil der Reize aus dem Tractus mediolateralis verläuft erst quer durch das Seitenhorn hindurch, um in der tiefsten Schicht des Seitenstranges (in dem Tractus intermediolongitudinalis) längs dem Seitenhorn auf- und abwärts zu steigen. Diese Reize gehen in höheren und niedrigeren Segmenten im Seitenhorn auf die präganglionären sympathischen Neuronen, die in diesen höheren und niedrigeren Segmenten austreten, über.

Einer Seitenhornzelle strömen also hauptsächlich homolateral im Körper empfangene Reize zu, und zwar die homosegmental empfangenen Reize von medial (längs dem Tractus mediolateralis aus den homosegmentären Zellen des Nucleus intermediomedialis) und die in höheren und niedrigeren Segmenten

empfangenen Reize von lateral (längs dem Tractus intermediolongitudinalis aus
den in diesen anderen Segmenten liegenden Zellen desselben Nucleus intermedio-
medialis und aus dem dorsalen Rand des Seitenstranges). Die von dieser einen
Seitenhornzelle empfangenen Reize verlassen via ihre Neurit längs dem Tractus lateroventralis und dann längs einer homosegmentären Vorderwurzel das
Rückenmark, um wahrscheinlich längs einem (also auch homosegmentären)
Ramus communicans albus den sympathischen Ganglien zuzufließen.

Bis soweit über diejenigen der vitalen Reize, welche die Wurzeleinstrahlungszone des Hinterstranges längs Kollateralen verlassen.

Die Fasern des Systema profundum selber steigen höher empor und tiefer
ab. Sie verlassen dabei ebenfalls die Wurzeleinstrahlungszone und kommen
dann in die ventrale Strangzone, von wo aus sie Kollateralen an die Zellen der
Clarkeschen Säule abgeben. Diese Zellen nehmen also Reize auf, die homolateral, aber in anderen Segmenten als in dem die Zelle liegt, empfangen sind. Es
ist nicht unmöglich, daß im ausgewachsenen Organismus auch (sehr junge) Kollateralen aus der Wurzeleinstrahlungszone der Clarkeschen Säule einige homosegmentäre Reize zuführen. Da diese Zellen ihre Reize insbesondere aus Hinterwurzeln entfernter Segmente empfangen, wundert es uns nicht, daß die
Clarkesche Säule in Segmenten mit starken Hinterwurzeln nur schwach ausgebildet ist (Hals- und Lendenanschwellung) und in Segmenten mit dünnen
Hinterwurzeln dagegen am stärksten (Brust- und auch oberes Halsmark):
ihre Größe ist der Größe des Rückenmarksquerschnittes umgekehrt proportional. Dieser Gedankengang weist m. E. auf die Möglichkeit hin, daß der
so stark entwickelte und so charakteristisch geformte Brustteil der Clarkeschen Säule, der sich zwischen den starken Hals- und Lendenanschwellungen
befindet, ein primäres Assoziationsorgan von den Reizen der vorderen Extremität mit denjenigen der hinteren Extremität sei.

Auch in dieser Clarkeschen Säule können wir assoziative und projektive Neuronen unterscheiden. Die ersteren sind die Randzellen der Säule, und vielleicht
auch wohl die Zellen des Nucleus cornu-commissuralis posterior. Die projektiven
Neuronen sind die großen charakteristischen zentralen Zellen der Clarkeschen
Säule; ihre Neuriten verlaufen lateralwärts (Tractus dorsolateralis) zum Seitenstrang und steigen dicht unter der Pia im Tractus spinocerebellaris dorsalis
zum Kleinhirn empor. Sie geben wahrscheinlich erst einige Reize an die homosegmentären präganglionären Neuronen des Seitenhornes ab.

Die Wurzelfasern des Systema superficiale des Hinterstranges endlich geben
vielleicht auf dem Niveau ihres Eintritts in das Rückenmark einige Kollateralen
an das Hinterhorn, wenden sich dann aber von der grauen Substanz ab, um
unter der ursprünglichen äußeren Oberfläche des Hinterstranges auf- und abzusteigen, wobei sie so gut wie keine Reize abgeben, ehe sie ihren Endpunkt
erreichen. Die Endigungen der aufsteigenden Äste befinden sich um die Zellen
in den Hinterstrangkernen des verlängerten Markes, diejenigen der Fasern aus
den höchsten Segmenten am weitesten lateral. Ein Teil dieser Reize wird uns
bewußt. Diese gehören zum Diskriminationssinn und zu dem sogenannten tiefen
Gefühl, bauen mit anderen Worten unsere Empfindung für wechselseitige räumliche Verhältnisse auf. Diese „gnostischen“ Reize passieren erst hier ihren ersten
Synaps, nämlich denjenigen nach den Zellen der Hinterstrangkerne. Die Neuriten dieser letzten, also sekundär sensiblen Zellen kreuzen in dieser Höhe die
Medianebene und bilden, in den kontralateralen Hirnstamm emporsteigend, den
(kontralateralen) Lemniscus medialis, der sie nach ihrem zweiten Synaps in den
(kontralateralen) Thalamus führt, von dem aus ein drittes Neuron sie zum (kontralateralen) Cortex cerebri bringt.

Die Reize, die in unserem Bewußtsein die Qualitäten Schmerz und Temperatur führen, kreuzen die Medianebene also in einem anderen Niveau als diejenigen, welche unser Bewußtsein in bezug auf die räumlichen Verhältnisse aufbauen, obwohl bei beiden Reizarten diese Kreuzung in einem sekundären Neuron stattfindet. Die Reize des Schmerz- und Temperatursinnes kreuzen die Medianebene bereits in ungefähr derselben Höhe, in der sie längs einer Hinterwurzel in das Rückenmark eingetreten sind. Denn in dieser Höhe gehen sie auf ein Neuron des Nucleus proprius cornu posterioris über, dessen Neurit erst als HISsche Bogenfaser zur Commissura alba anterior verläuft, dann in dieser Commissur die Medianebene kreuzt und endlich in dem kontralateralen Seitenstrang (in dessen Tractus spinothalamicus) zum (kontralateralen) Thalamus emporsteigt. Die Reize des Raumsinnes dagegen steigen erst längs dem gleichseitigen Hinterstrang (im Systema superficiale!) zu den Hinterstrangkernen empor und kreuzen erst dann, also in der Höhe, wo das Rückenmark in das verlängerte Mark übergeht, die Medianebene, worauf sie längs dem (kontralateralen) Lemniscus medialis zum (kontralateralen) Thalamus gehen. Von diesem (kontralateralen) Thalamus aus erreichen beide Reizarten den (kontralateralen) Cortex cerebri.

Dadurch, daß sie in so verschiedener Höhe die Medianebene kreuzen, steigen sie an verschiedenen Seiten des Rückenmarkes empor. Die Schmerz- und Temperaturreize, welche die Medianebene ungefähr in der Höhe kreuzen, in der sie in das Rückenmark eintraten, steigen kontralateral und längs einem sekundären Neuron empor, nämlich in den kontralateralen Seitenstrang (Tractus spinothalamicus). Die Reize des Raumsinnes dagegen, welche die Medianebene erst in jener Höhe kreuzen, wo das Rückenmark in das verlängerte Mark übergeht, steigen im Rückenmark homolateral längs primär sensiblen Neuronen empor, nämlich im homolateralen Hinterstrang (Systema superficiale).

Aus den höheren Hirngebieten steigen Reize vielerlei Art (darunter auch aus dem Rückenmark dorthin emporgestiegene Reize), untereinander assoziiert, zum Rückenmark hinab längs den Pyramidenbahnen, die außer den corticospinalen auch die sogenannten parapyramydalen, d. h. die rubrospinalen, die tegmento-spinalen und die tectospinalen Fasern enthalten und die sich in den Vorderseitensträngen großenteils über das ihren Ursprungszellen kontralaterale Vorderhorn ausbreiten. Die Mehrheit dieser Fasern kreuzt dazu en masse die Medianebene auf der Grenze des verlängerten Markes und Rückenmarkes (Pyramidenkreuzung), worauf sie gekreuzt in der Pyramidenseitenstrangbahn abwärtssteigen. Die übrigen Pyramidenfasern, die einen stark schwankenden Prozentsatz des Ganzen darstellen, steigen in der ungekreuzten Pyramidenvorderstrangbahn abwärts, die als gesondertes Bündel wohl immer bis zum untersten Halssegment, häufig jedoch auch weiter bis zuweilen unten im Lendenmark zu verfolgen ist, und kreuzen wahrscheinlich individuell in verschiedenen Höhen des Rückenmarkes durch die Commissura alba anterior zum kontralateralen Vorderhorn (die Möglichkeit, daß sie das homolaterale Vorderhorn beeinflussen könnten, muß indessen noch offen gelassen werden). Die in das Rückenmark absteigenden vestibulospinalen Fasern liegen dagegen alle im gleichseitigen Vorderseitenstrang um das Vorderhorn zerstreut und geben ihre vestibulären Reize an diejenigen des homolateralen Vorderhornes ab.

Alle diese aus dem Gehirn in das Rückenmark absteigenden Fasersysteme beeinflussen die Reflexvorgänge, die in dem Eigenapparat des Rückenmarkes verarbeitet werden. Die Stelle, wo sie in diesen ursprünglichen Rückenmarksreflexbogen eingreifen, ist noch nicht sichergestellt. Die S. 564 u. f. angeführten anatomischen Gründe — und ich unterstreiche noch einmal, daß diese ganze Skizze des vermutlichen Reizverlaufes im Rückenmark nur auf anatomischen Daten fundiert ist — machen es meines Erachtens wohl einigermaßen wahrscheinlich, daß sie an den effektorischen Vorderwurzelzellen selbst angreifen.

Literatur.

Adamkiewicz: Die Blutgefäße des menschlichen Rückenmarks. Sitzungsber. d. Akad. Wien, Mathem.-naturw. Kl. Bd. 84, Abt. 3 und Bd. 85, Abt. 3. 1881. — **Allen, A. R.:** The connective tissue charakter of the septa in the spinal cord as studied by a new stain. Journ. of Nerv. a. Ment. dis. Bd. 33, S. 771—772. 1906. — **Anderson, H. K.:** Central origin of the cervical sympathetic nerve. Journ. of Physiol. 1902. S. 510. — **Argutinsky:** Über eine regelmäßige Gliederung in der grauen Substanz des Rückenmarks beim Neugeborenen und über die Mittelzellen. Arch. f. mikroskop. Anat. Bd. 48. 1897. — **Auerbach, L.:** Beitrag zur Kenntnis der aszendierenden Degeneration des Rückenmarks und zur Anatomie der Kleinhirnseitenstrangbahn. Virchows Arch. f. pathol. Anat. u. Physiol. Bd. 124, S. 149. 1891. — **Batten, F. E.** und **Holmes, G.:** The endogenous fibres of the human spinal cord (from the examination of acute poliomyelitis). Brain Bd. 35, Teil 4, S. 259—275. 1913. — **v. Bechterew, W.:** Über ein besonderes Fasernbündel in der Lendenkreuzgegend des Rückenmarks. Zeitschr. f. d. ges. Anat., Abt. 1: Zeitschr. f. Anat. u. Entwicklungsgesch. Bd. 76, S. 799. 1925. — **Beisso, Torqua:** Del midollo spinale. Genova 1873. — **Bertrand, J.** et **v. d. Bogaert, L.:** Etudes de cytoarchitectonie médullaire. Rev. neurol. Bd. 2, S. 177—209 u. 312—334. 1923. — **Bichat, X.:** Anatomie générale appliquée à la physiologie et à la médecine. Paris 1803. — **Biedl, A.:** Über die Centra der Splanchnici. Wien. klin. Wochenschrift. S. 915, 919. 1895. — **Bikeles, G.:** Einige Thesen betreffend den Anordnungstypus der motorischen Zellen auf der Ursprungshöhe der Extremitätennerven. Neurol. Zentralbl. Bd. 23, S. 386. 1904. — **Bikeles, G.** und **Franke, Marjan:** Die Lokalisation im Rückenmark für motorische Nerven der vorderen und hinteren Extremität, vorzüglich bei *Affen*. Dtsch. Zeitschr. f. Nervenheilk. Bd. 29, S. 171—179. 1905. — **Bochenek:** Dégénérescence des fibres endogènes ascendantes de la moelle après ligature de l'aorte abdominale. Névraxe Bd. 3, H. 2, S. 221. 1901. — **Bok, S. T.:** a) Die Entwicklung der Hirnnerven und ihrer zentralen Bahnen. Die stimulogene Fibrillation. Folia neurobiol. Bd. 9, S. 475—565. 1915. — b) Stimologeneous fibrillation as the cause of the structure of the nervous system. Psychiatr. Neurol. Bladen. S. 393—408. 1915. — c) The development of reflexes and reflextracts. I. The reflexcircle. Ebenda S. 281—303. 1917. — d) Die Entwicklung von Reflexen und Reflexbahnen. II. Die Ontogenese des Rückenmarkreflexapparates mit den zentralen Verhältnissen des Nervus sympathicus. Ebenda S. 174—233. 1922. — e) Gibt es einen gemeinsamen Bauplan in den Kernen- und Bahnensystemen der verschiedenen Querschnitte des Neuralrohres? Zeitschr. f. d. ges. Neurol. u. Psychol. Bd. 100. S. 678—699. 1926. — **Bouman, L.:** Ruggemergsveranderingen bij progressieve paralyse. Psychiatr. en Neurol. Bladen S. 114—124. 1906. — **Brouwer, B.:** a) Die biologische Bedeutung der Dermatomerie. Beitrag zur Kenntnis der Segmentalanatomie und der Sensibilitätsleitung im Rückenmark und in der Medulla oblongata. Folia neurobiol. Bd. 9, S. 225 bis 336. 1915. — b) Über den Verlauf der Beinfasern in der Pyramidenbahn. Psychiatr. Neurol. Bladen. S. 99—110. 1917. — **Bruce, A.:** a) A topographical atlas of the spinal cord. Edinburgh 1901. — b) Distribution of the cells in the intermediolateral tract of the spinal cord. Transact. of the Roy. Soc. of Edinburgh. 1906. — **Bruce, A.** and **Dawson, W. J.:** On the relations of the lymphatics of the spinal cord. Rev. of Neurol. a. Psychiatry Bd. 9, S. 310. 1911. — **Burdach, K. Fr.:** Vom Bau und Leben des Gehirns. Leipzig 1819—26. 2 Bde. — **Cajal, Ramón y:** Histologie du système nerveux de l'homme et des *vertébrés*. I. Paris 1909 (mit ausführlichem Literaturverzeichnis). — **Camus, Y.:** a) Über die Entwicklung des sympathischen Nervensystems beim *Frosch*. Arch. f. mikroskop. Anat. Bd. 81. 1912/13. — b) L'origine indépendante du système nerveux sympathique. Arch. morphol. gén. et exp. Bd. 2. 1921. — **Clarke:** Researches into the structure of the spinal cord. Philos. Transactions of the Royal Society of London 1851 and 1859. — **Coghill, G. E.:** The primary ventral roots and somatic motor column of *Amblystoma*. Journ. of Comp. Neurol. Bd. 23, S. 121. 1913. — **Déjérine, J.:** Anatomie des centres nerveux. Paris 1895. — **Déjérine, J.** et **Spiller:** Contributions à l'étude de la texture des cordons postérieurs de la moelle épinière. Du trajet intramédullaire des racines postérieures sacrées et lombaires inférieures. Soc. biol. 1895. — **Déjérine, J.** et **Thomas, A.:** a) Contribution à l'étude du trajet intraméd des racines post. dans la région cerv. et dors. sup. de la moelle épinière. Ebenda 1896. — b) Maladies de la moelle épinière. Traité de Brouardel-Gibert Paris 1909. — **Edinger, L.:** a) Untersuchungen über die vergleichende Anatomie des Gehirns. Abh. d. Senckenberg Ges. 1892. — b) Nervöse Zentralorgane. Leipzig 1904. — c) Vorlesungen über den Bau der nervösen Zentralorgane des Menschen und der Tiere. 2 Bde. 1904—1908. — d) Dasselbe Bd. I, 8. Aufl. 1911. — **Elders, C.:** Die motorischen Zentren und die Form des Vorderhorns in den fünf letzten Segmenten des Cervicalmarkes und dem ersten Dorsalsegment eines Mannes, der ohne linken Vorderarm geboren ist. Monatsschr. f. Psychiatr. u. Neurol. Bd. 28, S. 491—509. 1910. — **Fabritius, H.:** a) Über die Gruppierung der motorischen Bahnen innerhalb der Pyramidenseitenstränge beim Menschen. Arb. a. d. pathol. Inst. Helsingfors Bd. 2, S. 199—213. 1908. — b) Ein Fall von Stichverletzung des Rückenmarks. Zugleich ein Beitrag zur Frage über die Leitungsbahnen im Rückenmark. Dtsch. Zeitschr. f. Nervenheilk. Bd. 37, S. 415—454. 1909. — c) Über die sensible Leitung im Rückenmark. Berlin. Ges. f. Psychiatr. u. Neurol. Bd. 8, H. 7. 1912. Zeitschr. f. d. ges. Neurol. u. Psychiatrie Ref. Bd. 5, S. 792—794 und 988—990. Monatsschr. f. Psychiatr. u. Neurol. Bd. 31, Erg.-H. 1 und Bd. 31, S. 103, 279 usw. — d) Zur Frage nach der Gruppierung der motorischen Bahnen im Pyramidenseitenstrang des Menschen. Dtsch. Zeitschr. f. Nervenheilk. Bd. 45, S. 225—239. 1912. — **Flatau, E.**: Das Gesetz der exzentrischen Lagerung der langen Bahnen im Rückenmarke. Zeitschr. f. klin. Med. Bd. 33, S. 55. 1897. — **Flechsig, P.**: a) Die Leitungsbahnen in Gehirn und Rückenmark des Menschen. Leipzig 1876. — b) Ist die Tabes dorsalis eine „Systemerkrankung"? Neurol. Zentralbl. Bd. 9, S. 72—81. 1890. — c) Anatomie des menschlichen Gehirns und Rückenmarks auf myelogenetischer Grundlage. Leipzig 1920. — **Förster, O.**: Die Leitungsbahnen des Schmerzgefühls usw. Berlin-Wien 1927. — **Frenkel, B.**: Die Kleinhirnbahnen der *Taube*. Bull. de l'acad. des sciences de Cracovie, Cl. d. sc. math. et nat. Juni 1909. — **Gans, A.**: Over diametrische Projectie in het zenuwstelsel. Nederlandsch maandschr. v. geneesk. S. 501—513. 1926. — **Gaskell, W. H.**: The involuntary nervous system. London 1916. — **van Gehuchten, A.**: Anatomie du système nerveux de l'homme. Louvain 1906. — **van Gehuchten, A. et de Buck**: a) La chromolyse dans les cornes antérieures de la moelle après désarticulation de la jambe. Journ. de neurol. S. 94—104. 1898. — b) Contribution à l'étude des localisations des noyaux dans la moelle lombo-sacrée. Rev. neurol. S. 510—519. 1898. — **van Gehuchten, A. et de Neef**: Les noyaux moteurs de la moelle lombo-sacrée. Le Névraxe, Bd. 1. 1900. — **Gombault** et **Philippe**: Progrès med. 1894. — **Gowers, W. R.**: a) Bemerkungen über die antero-laterale aufsteigende Degeneration im Rückenmarke. — b) Weitere Bemerkungen über den aufsteigenden antero-lateralen Strang. Neurol. Zentralbl. Jg. 5, S. 97—99 u. 150. 1886. — **Head, H.** and **Rivers, W. H. R.**: A human experiment in nerve division. Ebenda Bd. 31, S. 323—450. 1908. — **Head, H.** and **Thompson, T.**: The grouping of afferent impulses within the spinal cord. Brain Bd. 29, S. 537—741. 1906. — **Held**: Abhandl. d. Sächs. Ges. d. Wiss. 1892. — **Held, H.**: Entwicklung des Nervengewebes. Leipzig 1909. — **Herring, P. T.**: The spinal origin of the cervical sympathetic nerve. Journ. of Physiol. Bd. 29, S. 282. 1903. — **His jr., W.**: Über die Entwicklung des Bauchsympathicus bei *Hühnchen* und Menschen. Arch. f. Anat. u. Physiol. Anat. Abt. 1897, Suppl. — **His, W.**: Die Entwicklung des menschlichen Gehirns während der ersten Monate. Leipzig 1904. — **Hoche, A.**: a) Beiträge zur Kenntnis des anatomischen Verhaltens der menschlichen Rückenmarkswurzeln im normalen und im krankhaft veränderten Zustande. Heidelberg 1891. — b) Über sekundäre Degeneration, speziell des GOWERSschen Bündels, nebst Bemerkungen über das Verhalten der Reflexe bei Kompression des Rückenmarkes. Arch. f. Psychiatrie u. Nervenkrankh. Bd. 28, S. 510—543. 1896. — **Hoeben, G. W.**: Over een Centrum oculospinale. Diss. Utrecht 1896. — **Huet, W. G.**: a) De gevolgen der extirpatie van het ganglion supremum colli nervi sympathici voor het centrale zenuwstelsel. Diss. Utrecht 1898. — b) De nerveuze centra der pupildilatatie. Psychiatr. en neurol. bladen. S. 417—436, 1898. — **Jakobsohn, L.**: Über die Kerne des menschlichen Rückenmarkes. Abh. d. k. preuß. Akad. d. Wiss. 1908. — **Jakobsohn, L. u. Kalinowski**: Über die Kerne des Rückenmarkes. Neurol. Zentralbl. Bd. 27, S. 617—626. 1908. — **Kadyi**: Über die Blutgefäße des menschlichen Rückenmarks. Lemberg 1889. — **Kahler, O.**: a) Über die Veränderungen, welche sich im Rückenmark infolge einer geringgradigen Kompression entwickeln. Zeitschr. f. prakt. Heilk. S. 187—230. 1882. — b) Über den Faserverlauf in den Hintersträngen des Rückenmarks. Berl. klin. Wochenschr. Nr. 42, S. 640—641. 1882. — **Kahler, O. u. Pick, A.**: Weitere Beiträge zur Pathologie und pathologischen Anatomie des Zentralnervensystems. Arch. f. Psychiatrie u. Nervenkrankh. Bd. 10, S. 179—204 u. 297—365. 1880. — **Kai, Toshihiko**: Über die sympathischen Zellen im Rückenmark. Zeitschr. f. d. ges. exp. Med. Bd. 46, S. 155. 1925. — **Kappers, C. U. Ariëns**: Die vergleichende Anatomie des Nervensystems der *Wirbeltiere* und des Menschen. Haarlem 1920. 2 Bde. — **Kaufman, Irene**: Über die Markscheidenbildung der Hinterstränge des Rückenmarkes. Zeitschr. f. d. ges. Neurol. u. Psychiatrie Bd. 67, S. 190. 1921. — **Kirchgässer, G.**: Über das Verhalten der Nervenwurzeln des Rückenmarks bei Hirngeschwulsten, nebst Bemerkungen über die Färbung nach MARCHI. Dtsch. Zeitschr. f. Nervenheilk. Bd. 13, S. 77–105. 1898. — **Knape, V. E.**: Über die Veränderungen im Rückenmark nach Resektion einiger spinalen Nerven der vorderen Extremität. Zieglers Beiträge z. pathol. Anat. u. z. allg. Pathol. 1901. — **Kölliker, A.**: Handbuch der Gewebelehre des Menschen. Leipzig 1896. — **Kohnstamm, O.**: a) Über die gekreuzt aufsteigende Spinalbahn und ihre Beziehung zum GOWERSschen Strang. Neurol. Zentralbl. Jg. 19, S. 242—249. 1900. — b) Über die Koordinationskerne des Hirnstammes und die absteigenden Spinalbahnen. Nach den Ergebnissen der kombinierten Degenerationsmethode. Monatsschr. f. Psychiatrie u. Neurol. Bd. 8, S. 261—293. 1900. — c) **Kohnstamm, O. und Quensel, F.**: Über den Kern des hinteren Längsbündels, den roten Haubenkern und den Nucleus intratrigeminalis. Neurol. Zentralbl. Bd. 27, S. 242—252. 1908. — **Krumholz, S.**: Zur Frage der hinteren Grenzschichten des Rückenmarks. Arb. a. d. neurol. Inst. d. Wiener Univ. Bd. 19, S. 354—362. 1912. — **Kudrewetzky, B.**: Zur Lehre von der durch Wirbelsäulentumoren bedingten Kompressionserkrankung des Rückenmarkes. Zeitschr. f. prakt. Heilk. Bd. 13, S. 300—323. 1892. — **Kühn, A. und Trendelenburg, W.**: Die exogenen und endogenen Bahnen des Rückenmarks der *Taube*. Arch. f. Anat. u. Physiol, Anat. Abt.

1911. S. 35. — **Kuntz, A.:** a) The development of the sympathetic nervous system in mammals. Journ. of Comp. Neurol. Bd. 20, S. 211—255. 1910. — b) The development of the cranial sympathetic ganglia in the *pig*. Brain. Bd. 23, S. 71. 1913. — c) The development of the sympathetic nervous system in man. Journ. of Comp. Neurol. Bd. 32, S. 173—229. 1920. — **Lange, S. J. de:** Opstijgende degeneratie na gedeeltelijke doorsnijding van het rugge-merg. Versl. Kon. Akad. v. Wetensch. Amsterdam Bd. 16 I, S. 350—353. 1907. — **Langley, J. N.:** a) The autonomic nerves. Ver. v. wetensch. Arbeid. 1905. — b) Note of the trophic centre of the afferent fibres accompanying the sympathetic nerves. Physiol. proc. 11. Nov. 1905. — **Lapinsky, M.:** Zur Frage über die Lokalisation der motorischen Funktionen im Rückenmark. Dtsch. Zeitschr. f. Nervenheilk. Bd. 79, S. 129—310. 1923. — **Lapinsky, M. und Cassirer, R.:** Über den Ursprung des Halssympathicus im Rückenmark. Ebenda Bd. 19, S. 137—150. 1901. — **v. Lenhossék, M.:** Der feinere Bau des Nervensystems. Berlin 1895. — **Levi, E.:** Studien zur normalen und pathologischen Anatomie der hinteren Rückenmarkswurzeln. Arb. a. d. neurol. Inst. d. Wiener Univ. Bd. 13, S. 62—77. 1906. — **Lewy, F. H.:** Der Deiterssche Kern und das deiterospinale Bündel. Arb. a. d. hirnanat. Inst. in Zürich 1910, H. 4, S. 227—243. — **Lhermitte, Jean und Kraus, Walter Max:** On the form of the anterior horn cells. Anat. record Bd. 31, Nr. 2. S. 123. — **Löwenthal, N.:** a) Des dégénérations secondaires de la moelle épinière consécutives aux lésions expérimentales médullaires et corticales. Diss. inaug. 1885. — b) Dégénérations secondaires ascendantes dans le bulbe. Rev. méd. de la Suisse romande 1885, Nr. 10. — c) Étude historique et critique sur quelques nouvelles systématisations dans le cordon antéro-latéral de la moelle epinière. Ebenda Bd. 31, S. 217—281. 1911. — **Lubouschine:** Contribution à l'étude des fibres endogènes du cordon antéro-latéral de la moelle cervicale. Névraxe Bd. 3, H. 2. 1901. — **Magnus, R.:** Körperstellung. Berlin 1924. — **Marburg, O.:** a) Die absteigenden Hinterstrangs-bahnen. Jahrb. f. Psychiatrie u. Neurol. Bd. 22, S. 243—280. 1902. — b) Zur Frage des „Anterolateral-Tractes von Gowers". Monatsschr. f. Psychiatrie u. Neurol. Bd. 13, S. 486 bis 498. 1903. — c) Mikroskopisch-topographischer Atlas des menschlichen Zentralnerven-systems. Wien u. Leipzig 1927. — **Marchi, V.:** Sulle degenerazioni consecutive all' estirpa-zione totale e parziale del cervelletto. Riv. sperim. di freniatria e di med. legale Bd. 12, S. 50—56. 1886. — **Margulies, A.:** Experimentelle Untersuchungen über den Aufbau der Hinterstränge beim *Affen*. Monatsschr. f. Psychiatrie u. Neurol. Bd. 1, S. 277—287. 1897. — **Marie, P.:** Leçons sur les maladies de la moëlle. Paris 1892. — **Marie, P. und Guillain, G.:** Les dégénérations secondaires du cordon antérieur de la moelle (le faisceau pyramidal direct et le faisceau en croissant les voies parapyramidales du cordon antérieur). Rev. neurol. Bd. 12, S. 697—727. 1904. — **Marinesco, G.:** Recherches sur les localisations motrices spinales. Semaine méd. 20. Juli 1904. — **Massaza, A.:** a) La citoarchitettonica del midollo spinale umano. Nota preventiva. Riv. di patol. nerv. e ment. Bd. 28, S. 22—43. Ist. anat. univ. Genova. 1923. — b) La citoarchitettonica del midollo spinale umano. Arch. d'Anat., d'Histol. et d'Embryol., T. 1, S. 323—410, 1922; T. 2, S. 1—56, 1923; T. 3, S. 115—189, 1924 (mit ausführlichem Literaturverzeichnis). — **Mayer, C.:** Zur pathologischen Anatomie der Rückenmarkshinterstränge. Jahrb. f. Psychiatrie u. Neurol. Bd. 13, S. 57—106. 1895. Mit ausführlichem Literaturverzeichnis. — **Miller, Max Mayo:** Prenatal growth of the human spinal cord. Journ. of comp. neurol. Bd. 23, S. 39. 1913. — **v. Monakow, C.:** a) Experi-menteller Beitrag zur Kenntnis des Corpus restiforme, des „äußeren Acusticuskernes" und deren Beziehungen zum Rückenmark. Arch. f. Psychiatrie u. Nervenkrankh. Bd. 14, S. 1 bis 16. 1883. — b) Striae acusticae und untere Schleife. Ebenda Bd. 22. S. 1—26. 1891. — c) Gehirnpathologie. Wien 1905. — **Mott:** Die zuführenden Kleinhirnbahnen des Rücken-markes bei dem *Affen*. Monatsschr. f. Psychiatrie u. Neurol. Bd. 1, S. 104—121. 1897. — **Müller, L. R.:** Untersuchungen über die Anatomie und Pathologie des untersten Rücken-marksabschnittes. Dtsch. Zeitschr. f. Nervenheilk. Bd. 14, S. 1—92. 1899. — **Münzer, E. u. Wiener, H.:** a) Beiträge zur Anatomie und Physiologie des Zentralnervensystems der *Taube*. Ebenda Bd. 3, H. 5, S. 379—406. 1898. — b) Beiträge zur Analyse der Funktion der Rücken-markshinterstränge. Neurol. Zentralbl. Bd. 18, S. 962—970. 1899. — c) Experimentelle Bei-träge zur Lehre von den endogenen Fasersystemen des Rückenmarks. Monatsschr. f. Psy-chiatrie u. Neurol. Bd. 28, S. 1—25. 1910. — **Nagao, Y.:** Zur Frage des Ventriculus ter-minalis (Krause). Arb. a. d. neurol. Inst. Wien (Obersteiner) Bd. 19, S. 1—21. 1912. — **Nageotte, J.:** a) La lésion primitive du tabes. Bull. de la soc. anat. 1894. — b) Étude sur un cas de tabes uniradiculaire chez un paralytique général. Rev. neurol. T. 3, S. 307—342; S. 369—374; S. 401—408. 1895. — c) Contribution à l'étude anatomique des cordons pos-térieurs. Nouv. Iconogr. de la Salp. 1904. — **de Neef:** Les localisations motrices médullaires chez le *chien* et le *lapin*. Névraxe Bd. 2. 1900. — **Nemiloff, A.:** Über die peripherische Schicht von Nervenzellen und Nervenfasern im Rückenmark höherer *Wirbeltiere*. Arch. f. mikrosk. Anat. Bd. 77, S. 433. 1911. — **Obersteiner, H.:** b) Anleitung beim Studium des Baues der nervösen Zentralorgane. Wien 1896. — c) Dasselbe 4. Aufl. 1901. — **Obersteiner, H. und Redlich, E.:** a) Über Wesen und Pathogenese der tabischen Hinterstrangsdegeneration. Arb. a. d. neurol. Inst. d. Wiener Univ. Bd. 2, S. 158—172. 1895. — **Onodi, A.:** Über die Entwicklung des sympathischen Nervensystems. Arch. f. mikroskop. Anat. Bd. 26, 1886. — **Onuf (Onufrowicz), B.:** On the arrangement and function of the cell groups of the sacral region of the spinal cord in man. Arch. of Neurol. a. Psychiatry Bd. 3, Nr. 3. 1900. — **Onuf (Onufrowicz), B.** and **Collins, J.:** Experimental researches on the localization of the sympathetic nerv in the spinal cord and brain and contributions to its physiology. Journ. of Nerv. a. Ment. dis. 1898. S. 661—678. — **Orzechowski, Kasimir v.:** Rückenmarks- befunde bei Amputationsfällen der oberen Extremität. Arb. a. d. neurol. Inst. d. Wiener Univ. Bd. 13, S. 97—140. 1906. Mit ausführlichem Literaturverzeichnis. — **Parhou** et **Goldstein:** a) Localisarile motrice spinale si teoria metamericlar. Roumania med. Nr. 19, 20. — b) L'origine réelle du nerf circonflexe. Rev. neurol. 1901. S. 486—489. — **Parhou** et **Popesco:** a) Sur l'origine du nerf sciatique. Roumanie méd. 1899. Nr. 2. — b) Re- cherches sur la localisation spinale des noyaux moteurs du membre posterieur. Ebenda 1899. Nr. 3. — **Perusini, G.:** Grundzüge zur „Tektonik" der weißen Rückenmarkssubstanz. Journ. f. Psychol. u. Neurol. Bd. 19, S. 61—87. 1912. — **Petrén, K.:** Über die Bahnen der Sen- sibilität im Rückenmarke, besonders nach den Fällen von Stichverletzung studiert. Arch. f. Psychiatrie u. Nervenkrankh. Bd. 47, S. 495—557. 1910. — **Pfeiffer, R.:** Zwei Fälle von Lähmung der unteren Wurzeln des Plexus brachialis (KLUMPKEsche Lähmung). Dtsch. Zeitschr. f. Nervenheilk. Bd. 1, S. 345—370. 1891. — **Pirie, J. H. Harvey:** The middle cells of the grey matter of the spinal cord. Proc. of the Roy. Soc. of Edinburgh Session 1907 bis 1908, Bd. 28, 8, S. 595. — **Poljack, S.:** a) Oso bitosti ustrojstva hrptenjače kod ptery- gistes noctula. Liječnički vjesnik Br. 11. 1923. — b) Über die Intermediärzone im Rücken- mark der *Säuger* und ihr Verhältnis zu dem vegetativen Nervensystem. Ebenda. Jg. 46, Nr. 10, S. 468—483. (Ref. in Zentralbl. N. Ps. Bd. 40, S. 135. 1924). — c) Die Struktur- eigentümlichkeiten des Rückenmarkes bei den *Chiropteren* (zugleich ein Beitrag zu der Frage über die spinalen Zentren des Sympathicus). Zeitschr. f. d. ges. Anat., Abt. 1: Zeitschr. f. Anat. u. Entwicklungsgesch. Bd. 74, H. 4/6, S. 509. 1924. — **Probst, M.:** Zur Kenntnis der Pyramidenbahn. Monatsschr. f. Psychiatrie u. Neurol. Bd. 6, S. 91—113. 1899. — **Ranson, S. Walter:** The course within the spinal cord of the non-medullated fibres of the dorsal roots, a study of LISSAUER's tract in the *cat*. The Journ. of Comp. Neurol. Bd. 23, S. 259. 1913. — **Redlich, E.:** a) Die hinteren Wurzeln des Rückenmarkes und die patho- logische Anatomie der Tabes dorsalis. Jahrb. f. Psychiatrie u. Neurol. Bd. 11, S. 1—52. 1892. — b) Die Pathologie der tabischen Hinterstrangserkrankung. Jena 1897. — **Reich, Z.:** Vom Aufbau der Mittelzone des Rückenmarks (Beiträge zur Kenntnis ihrer zelligen Bestandteile mit besonderer Berücksichtigung der Mittelzellen). Arb. a. d. neurol. Inst. d. Wiener Univ. Bd. 17, S. 314—358. 1909. — **Rothfeld, J.:** Ein Fasersystem der Sub- stantia gelatinosa des Rückenmarks. Wien. klin. Wochenschr. Bd. 25, S. 396—400. 1912. — **Rothmann, M.:** a) Über die sekundäre Degeneration nach Ausschaltung. Arch. f. Anat. u. Physiol., Physiol. Abt. 1899. S. 120. — b) Über den STENSONschen Versuch. Ver- handl. d. physiol. Ges. zu Berlin 18. Febr. 1900. — c) Die sakro-lumbale „Kleinhirnseiten- strangbahn". Neurol. Zentralbl. Jg. 19, S. 16—22 u. 66—71. 1900. — d) Über das MONA- KOWsche Bündel. Ebenda, 19. Jg., S. 44—46. 1900. — e) Zur Anatomie und Physiologie des Vorderstranges. Ebenda Bd. 20, S. 744—746. 1903. — f) Über die Ausfallerschei- nungen nach Läsionen des Zentralnervensystems. Ebenda Jg. 26, S. 594—608. 1907. — g) Der *Hund* ohne Großhirn. 3. Jahresvers. d. Ges. dtsch. Nervenärzte in Wien, 17.—19. Nov. 1909. — **Russell, R.:** The origin and destination of certain afferent and efferent tracts in the medulla oblongata. Brain. Bd. 20, S. 409—440. 1897. — **Sala, G.** und **Cortex, G.:** Über die im Rückenmark nach Ausreißung der Wurzeln eintretenden Erscheinungen. Folia neurobiol. Bd. 4, S. 63. 1910. — **Salaichi Sakai:** Vergleichende Untersuchungen des Conus terminalis bei Mann und Frau. Arb. a. d. neurol. Inst. d. Wiener Univ. Bd. 20, S. 47—61. 1913. — **Salomon, E.:** Zur Frage der spinalen Lokalisation der Mm. glutaei. Arch. f. Psychiatrie u. Nervenkrankh. Bd. 48, S. 776—791. 1911. — **Sano, F.:** a) Un cas d'amyotrophie pro- gressive d'origine traumatique. Journ. de neurol. 1890. — b) Localisations medullaires motrices et sensitives. Ebenda 1898, S. 129. — c) Les localisations motrices dans la moelle lombo-sacrée. Soc. Belge de neurol. — d) Le mécanisme des réflexes. Abolition du réflexe rotulien malgré l'intégrité relative de la moelle lombo-sacrée. Journ. de neurol. 1898. — e) Les localisations des fonctions motrices de la moelle épinière. Ann. de la soc. med.-chirurg. d'Anvers. 1898. — f) Inleiding tot de studie van het vijfde halssegment bij den mensch. Handelingen v. h. 5de Vlaamsch natuur en geneesk. congres, Brugge. 29. Sept. 1901. — g) Bewegingskernen in het ruggemerg der werveldieren. Handelingen v. h. 9de Vlaamsch natuur- en geneesk. congres. Aalst, 23 en 24 Sept. 1905. — h) Les localisations des fonctions motrices de la moelle épinière Rapport. 1905. XIVme Congrès des médecins, aliénistes et neurologistes de France, Pau, 1.—7. Aug. 1904. Annexe au Rapport, Pau 1904. Résumé et discussion du Rapport, Pau 1905. — **Schacherl, M.:** CLARKEs posterior vesicular columns. Arb. a. d. neurol. Inst. d. Wiener Univ. Bd. 8, S. 314—395. 1902. —

Schaffer, J.: Beiträge zur Kenntnis des Stützgerüstes im menschlichen Rückenmark. Arch. f. mikroskop. Anat. Bd. 44. S. 26. — **Schaffer, K.:** a) Über Faserverlauf einzelner Lumbal- und Sakralwurzeln im Hinterstrang. Monatsschr. f. Psychiatrie u. Neurol. Bd. 5, S. 22—28, 95—112. 1899. — b) Anatomisch-klinische Vorträge aus dem Gebiete der Nervenpathologie. Jena 1901. — c) Über die intraspinale Bifurkation der Hinterwurzelfasern beim Menschen. Zeitschr. f. d. ges. Neurol. u. Psychiatrie Bd. 67, S. 215. 1921. — **Schröder van der Kolk, J. L. C.:** Bau und Funktionen der Medulla spinalis und oblongata und nächste Ursache und rationelle Behandlung der Epilepsie. Übersetzt von FR. W. THEILE. Braunschweig 1859. — **Schultze:** Beitrag zur Lehre von der sekundären Degeneration im Rückenmark des Menschen nebst Bemerkungen über die Anatomie der Tabes. Arch. f. Psychiatrie u. Nervenkrankh. Bd. 14, S. 359—390. 1883. — **Sherrington, C. S.:** a) On outlying nerve-cells in the mammalion spinal cord. Philos. Transact. of the Roy. Soc. Bd. 181. 1890. — b) The nuclei in the lumbar cord for the muscles of the pelvic limb. Journ. of Physiol. Bd. 13, S. VIII—X. 1892. — c) On the arrangement of the motor cells for muscles in the spinal cord and on the functional value of the motor spinal roots of the limb region. 1799—1899 1. Cent. della morte di L. Spallanzoni VI Reggio Emilia 1899—1900, S. 125—130. — d) The integrative action of the nervous System. London 1906. — **Sherrington, C. S.** and **Laslett:** a) Note upon descending intrinsic spinal tracts in the mammalian cord. Proc. of the Roy. Soc. of London Bd. 71. 1902. — b) Observations on some spinal reflexes and the interconnection of spinal segments. Journ. of Physiol. Bd. 29, S. 58. 1903. — **Singer, J.** und **Münzer, E.:** Beiträge zur Anatomie des Zentralnervensystems, insbesondere des Rückenmarkes. Denkschriften der k. Akad. d. Wiss., Wien, Mathem.-naturw. Klasse Bd. 57, S. 569. 1890. — **Sottas, J.:** Contribution à l'étude des dégénérescences de la moelle consécutives aux lesions des racines postérieures. Rev. de Med. Bd. 13, S. 290—313. 1893. — **Spatz, H.:** Beiträge zur normalen Histologie des Rückenmarks des neugeborenen *Kaninchens* mit Berücksichtigung der Veränderungen während der extrauterinen Entwicklung. Nissls histopath. Arb. Bd. 6, S. 477. 1918. — **Spiller, W. G.:** A contribution to the study of the pyramidal tract in the central nervous system of man. Brain Bd. 22, S. 563—574. 1899. — **Spronck, C. H. H.:** Bydrage tot de kennis van den aanvang der SCHWANNsche scheede aan de spinale zenuwwortels. Feestbundel DONDERS, Nederl. Tydschrift v. Geneeskunde 1888, S. 147—165. — **Sterzi, A.:** I gruppi cellulari periferici della midolla spinale dei *rettili*. Atti d. soc. Toscana di scienze nat. in Pisa. Memorie Bd. 20. 1904. — **Sterzi, G.:** Die Blutgefäße des menschlichen Rückenmarks. Untersuchungen über ihre vergleichende Anatomie und Entwicklungsgeschichte. Anat. Hefte Bd. 24. 1904. — **Stilling** und **Wallach:** Untersuchungen über die Textur des Rückenmarks. Leipzig 1842. — **Takahashi, D.:** Anatomie des Seitenhorns im Rückenmark der *Vertebraten*. Arb. a. d. neurol. Inst. d. Wiener Univ. Bd. 20, S. 62—83. 1913. — **Tello, J. Francisco:** Sur la formation des chaines primaire et secondaire du grand sympathique dans l'embryon de *poulet*. Trabajos del laborat. de investig. biol. de la univ. de Madrid Bd. 23. 1925. — **Terni, Tullio:** a) Studio anatomico di una coda doppia in *Gongylus ocellatus*. Arch. ital. di anat. e di embriol. Bd. 14. 1915. — b) Ricerche istologiche sul midollo spinale dei *rettili*, con particolare riguardo di componenti spinali del fasciolo longitudinale (osservazione in *Gongylus ocellatus* Wagl.). Ebenda Bd. 18, Suppl. 1921. — c) Ricerche anatomiche sul sistema nervose autonomo degli *Uccelli*. 1. Il sistema pregangliare spinale. Ebenda Bd. 20, H. 3, S. 433—507. 1923. — **Thomas:** Etude sur quelques faisceaux des cendants de la moelle. Journ. de physiol. et de pathol. gén. 1899. — **Tooth:** The Gulstonian lectures on secondary degeneration of the spinal cord. London 1889. — **Trepinski:** Die embryonalen Fasersysteme in den Hintersträngen und ihre Degeneration bei der Tabes dorsalis. Arch. f. Psychiatrie u. Nervenkrankh. Bd. 30, S. 54—81. 1898. — **Tschermak:** Über den zentralen Verlauf der aufsteigenden Hinterstrangbahnen und deren Beziehungen zu den Bahnen im Vorderseitenstrang. Arch. f. Anat. u. Entwicklungsgesch. 1898. — **Tsiminakis, Yanni:** Über die Anordnung der Ganglienzellen im Vorderhorn der Halsanschwellung. Arb. a. d. neurol. Inst. d. Wiener Univ. Bd. 30, S. 141—147. 1927. — **Türck:** Sitzungsber. d. Akad. Wien, Mathem.-naturw. Kl. III, IIb, I Bd. 6 u. 11. 1851. — **v. Uexküll, J.:** Ein Wort über die *Schlangensterne*. Zentralbl. f. Physiol. Bd. 23, S. 1. 1909. — **Valkenburg, C. T. van:** Zur Anatomie der Hinterstränge (kreuzende Fasern). Neurol. Zentralbl. Bd. 28, S. 2—7. 1909. — **Waldeyer:** Das *Gorilla*-Rückenmark. Abh. d. kgl. Preuß. Akad. d. Wiss. 1888. Berlin 1889. — **Wallenberg, A.:** Beiträge zur Topographie der Hinterstränge des Menschen. Dtsch. Zeitschr. f. Nervenheilk. Bd. 13, S. 441—463. 1898. — **Weigert, C.:** Beiträge zur Kenntnis der normalen menschlichen Neuroglia. Frankfurt 1895. — **Westphal, C.:** Über ein eigentümliches Verhalten sekundärer Degeneration des Rückenmarks. Arch. f. Psychiatrie u. Nervenkrankh. Bd. 2, S. 374—388. 1870. — **Winkler, C.:** a) Handboek der Neurologie. I. Haarlem 1907. — b) Opera Omnia, Tome VI, Manuel de Neurologie. Haarlem 1918. — **Woerdeman, M. W.:** Histologisch onderzoek naar den fibrillairen bouw van eenige cellen en weefsels. Doktors-Diss. Amsterdam 1921. — **Ziehen, Th.:** Nervensystem. Jena. G. Fischer 1899.

C. Medulla oblongata und Brücke[1].

Von

G. MINGAZZINI
Rom.

Mit 52 Abbildungen.

I. Allgemeines – Ontogenese – Phylogenese.

Als Oblongata bezeichnet man jenen Teil des Gehirns, welcher von dem myelencephalen Bläschen des Embryons stammt.

Während seiner Entwicklung verhält sich seine ventrale Hälfte verschieden von der dorsalen. In der Tat nehmen in der letzteren die Wandungen des embryonalen Rohres fast gleichmäßig zu, indem sie dünn bleiben und so die Tela chorioidea myelencephalica bilden. In der ventralen Hälfte hingegen erweitern und verdicken sich lateralwärts die unteren und lateralen Wandungen des erwähnten Rohres, indem sie die Oblongata bilden. Dadurch wird das Rohrlumen in eine sehr ausgedehnte Höhle (Ventriculus quartus) umgewandelt.

Die laterale Furche des myelencephalen Ventrikels teilt die Mantelschicht jederseits in zwei Segmente, nämlich in das der Grundplatte und das der Flügelplatte. Im ersten Segment befinden sich Neuroblasten, welche die Anlagen der Kerne der motorischen Nerven bilden; im zweiten hingegen findet man andere Zellen, welche in Beziehung zu den Endigungen der sensiblen Nerven stehen. Die motorischen Neuroblasten (Abb. 1) bilden jederseits zwei Zonen, eine mediale mit somatisch-motorischen Neuroblasten und eine laterale mit visceral-motorischen Neuroblasten; die somatischen und visceralen motorischen Neuroblasten zeigen also im ersten Befruchtungsmonat dieselbe Anordnung, wie wir sie beim Rückenmark als typisch angegeben haben, mit dem bloßen Unterschied, daß, während in diesem sämtliche radiculäre Zellen wegen des von hinten nach vorne sich vollziehenden Verschlusses der Medullarspalte sich gegen den Zentralkanal verschieben, im Myelencephalon hingegen noch vor dem vollzogenen Verschluß sämtlich lateral vom myelencephalen Ventrikel gelagert sind. Die von der somatischen Säule herkommenden Neuriten (Abb. 1) haben einen ausgesprochen ventralen Verlauf; sie verhalten sich somit wie jene der vorderen Wurzeln der Spinalnerven, welchen sie vollkommen entsprechen. Die Neuriten hingegen, welche von der visceral-motorischen Säule stammen, treten entweder von den lateralen Flächen der myelencephalen Anlage aus, oder nähern sich der Durchtrittsstelle der sensiblen Neuriten und treten, an diese angelehnt, aus.

Die Oblongata bewahrt bei allen *Kranioten* die gleiche Form, indem sie aus zwei Teilen besteht: der eigentlichen Oblongata und der Tela chorioidea. Bei den niederen *Kranioten* kann man das Myelencephalon als ein Rückenmark ansehen, das um so modifizierter ist, je mehr kranialwärts man vorschreitet. Die

---

Modifikationen, die sich in der grauen Substanz finden und bei den *Cyclostomen* und den *Selachiern* ausgeprägt sind, werden in dem Maße, wie man in der *Vertebratenskala* aufsteigt, deutlicher. Bei den ersteren behält die graue Substanz in der Oblongata dieselbe Anordnung wie im Rückenmark; sie besteht nämlich aus einer peripherischen Schicht und einem zentralen Anteile, von dem die sogenannten Säulen ihren Ursprung nehmen. In der Reihe der *Vertebraten* aufsteigend, bemerkt man, daß die Bündel der weißen Substanz, die graue Substanz durch-

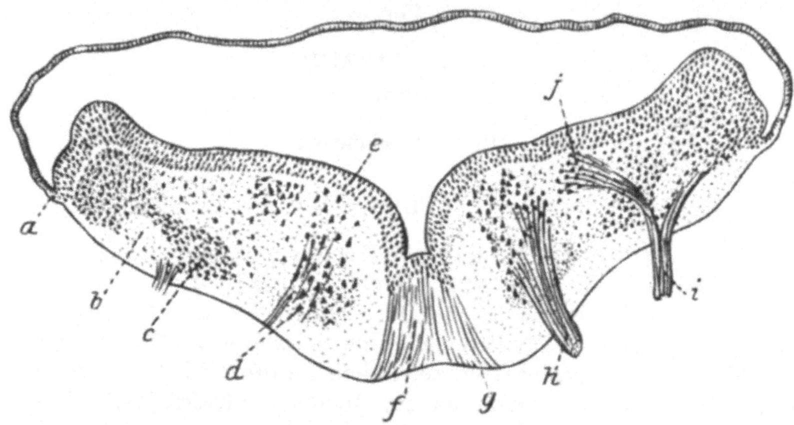

Abb. 1. Querschnitt durch die Mitte des Myelencephalon eines 6wöchigen Embryos. *a* Taenia myelencephalica; *b* Radix descendens trigemini und dessen Kern *c*; *d* vordere graue Zone mit somatisch-motorischen Neuroblasten; *e* ependymale Zone; *f* basale Platte; *g* Fissura bulbaris; *h* Nervus hypoglossus; *i* Nervus vagus; *j* dorsaler motorischer Vaguskern. (Nach Sterzi.)

ziehend, dieselbe in mehrere Segmente, die jenen des Menschen entsprechen, trennen.

Unter den Kernen der grauen Substanz verdient eine besondere Erwähnung die untere Olive, die mit ihren eigentümlichen Merkmalen bloß bei den *Säugern* vorhanden ist. Bei den *Vögeln* finden sich jedoch zwei lamelläre aber nicht gefaltete Kerne, die den unteren Oliven der *Säuger* entsprechen, während es nicht ganz sicher ist, ob die *Reptilien* und die *Amphibien* analoge Kerne besitzen.

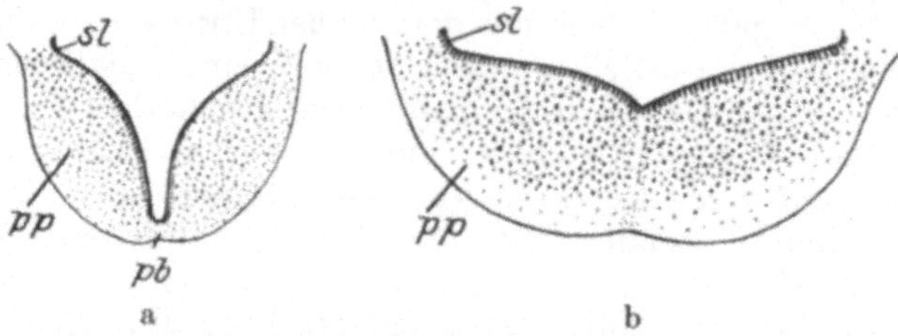

Abb. 2. Schemen zwecks Demonstrierung der Modifikationen der Brückenplatten im Verlaufe der Entwicklung. a Querschnitte der Brückenanlage in einem sehr frühen und b in einem etwas mehr vorgeschrittenen Entwicklungsstadium; *pp* Brückenplatte; *sl* Sulcus limitans; *pb* Basalplatte. (Nach Sterzi.)

Die weiße Substanz der Oblongata weist bei den niederen Klassen der *Kranioten* eine komplizierte Struktur auf. Bei den höheren *Vertebraten* kommen zu den bei den niederen bereits vorhandenen Bahnen noch neue, wie die Pyramidenbahnen usw., hinzu. Die phylogenetisch ältesten Bündel sind das dorsale Längsbündel, das laterale Bündel (letzteres beim Menschen nicht vorhanden) und die Assoziationsbahnen zwischen der Oblongata, dem Rest des Gehirns und dem Rückenmark (thalamische und tektale Tractus) und die zum Kleinhirn auf- und

von ihm absteigenden Bündel. Bulbo-thalamische und medullo-bulbäre Bahnen
fehlen den niederen *Kranioten*, während die Pyramidenbahn erst bei den *Säugern*
in Erscheinung zu treten beginnt.

Die Brücke entsteht aus den Brückenplättchen (Abb. 2a), und zwar bildet
sich zuerst der tegmentale, dann der basale Anteil derselben. Die Haubenplätt-
chen verdicken und entfernen sich gleichzeitig voneinander, indem sie sich um
die basale Platte drehen und fast horizontal werden. Späterhin verschwindet, infolge der Vergrößerung der basalen Platte, die Furche (Abb. 2b), welche früher
die Brückenplatten von einander trennte, so daß die beiden Platten eine einzige
große Masse, in der keine Spur mehr von der basalen vorhanden ist, darstellen.
Aus dieser Masse nimmt der Haubenteil der Brücke seinen Ursprung.

Der basale Teil beginnt sich beim Menschen im vierten Monat des intrauterinen Lebens zu bilden, indem in der vorderen oberflächlichen Schicht des
Haubenteils noch myelinlose Neuriten auftreten, die sich rapid vermehren, so
daß sie eine mächtige Schicht bilden.

II. Morphologie.

Das verlängerte Mark (die Oblongata) wird von der erwähnten Furche in
zwei symmetrische Hälften geteilt. Von der Fissura mediana anterior ausgehend, kann man an ihm folgende Teile unterscheiden: Seitlich von der Furche
bemerkt man zwei gut umschriebene Stränge (Pyramides), die am Grunde der
Furche untereinander (sich kreuzende) Bündel austauschen, wodurch die bald
mehr, bald weniger deutliche Decussatio pyramidum zustande kommt.
Nach außen von den Pyramiden findet man die Verlängerung des Sulcus la-
·teralis anterior, aus welchem man die Wurzelfasern des Nervus hypoglossus austreten sieht. Im Rückenmark nehmen die Seitenstränge die nach außen
vom Sulcus lateralis anterior gelegene Zone ein; hier wird ihre Stelle durch
zwei runde Körper eingenommen — die Oliven —, deren Oberfläche bald glatt,
bald höckerig ist. Nach außen von den Oliven befindet sich die Fortsetzung des
Sulcus lateralis posterior, welcher die ersteren von den Hintersträngen
trennt; längs desselben sieht man den Nerven Accessorius, Vagus und
Glossopharyngeus austreten. Da die Wurzelfasern dieser Nerven aus einer
Grube auszutreten scheinen, haben einige Autoren es vorgezogen, den Sulcus
Fossa paraolivaris lateralis zu bezeichnen.

Alles, was hinter dem Sulcus lateralis posterior übrig bleibt (Abb. 4), besteht aus einem medialen Bündel — Funiculus gracilis —, das sich in der
Höhe des Calamus scriptorius zu einem Tuberkel (Clava) verdickt und aus
einem lateralen Strang (Funiculus cuneatus), der ebenfalls mit einer kleinen
Anschwellung endigt (Tuberculum cuneatum). Deutlicher als beim Erwachsenen unterscheidet man beim Foetus, lateralwärts vom Funiculus cuneatus, ein
anderes Bündel — Funiculus cuneatus lateralis —, welches nach oben zu
mit einer Anschwellung endigt (Tuberculum Rolandi).

Querfasern verlaufen oberhalb der verschiedenen Elemente des verlängerten
Markes; sie entspringen wahrscheinlich vom oberen Ende des Corpus restiforme und winden sich bogenförmig um die Oliven (Stratum zonale seu
Ponticulus Arnoldi), bis sie endlich im Sulcus medianus anterior verschwinden.

Die Brücke ist ein unpaares und symmetrisches Organ, das die Form einer
irregulären kubischen Masse hat, von welcher außen bloß die vordere Fläche sichtbar ist; die hintere Fläche bildet die vordere Wand des IV. Ventrikels, während die
anderen Seiten virtuell sind (Abb. 3).

Die ventrale Fläche wird von einer sagittalen Furche (Sulcus basilaris) durchzogen, deren Bildung darauf zurückzuführen ist, daß die im ventralen Teile der Brücke verlaufenden Pyramidenfasern sich nach rechts und links wenden, zwei Erhebungen (Eminentiae pyramidales) bildend, zwischen denen die Basilarfurche entsteht. Der vordere Rand der Brücke wird entsprechend der Medianlinie bedeutend tiefer und verdient hier die Benennung Fossa praepontina. Die hintere Grenze (der ventralen Fläche) der Brücke wird durch eine Furche (Fossa postpontina) gebildet, die medialwärts bis zur Linea mediana reicht, wo sie, sich erweiternd, das Foramen coecum medianum bildet. Lateralwärts setzt sie sich bis zum Corpus restiforme fort, auf dem sie mit der Fossa paraolivaris in Berührung kommt. An der Berührungsstelle beobachtet man eine Vertiefung, Foramen coecum laterale, aus dessen vorderem Rande man den Nervus facialis und den Nervus octavus austreten sieht

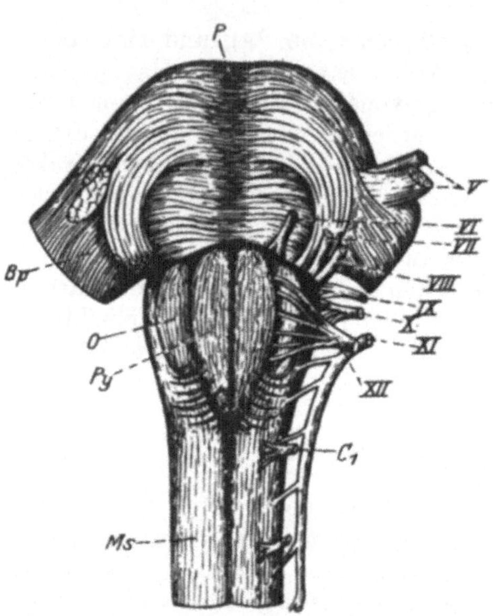

Abb. 3. Ventrale Fläche der Oblongata und der Brücke des Menschen. *P* Pons; *Ms* Medulla spinalis; *Bp* Brachium pontis; *O* Olive; *Py* Pyramis; C_1 Radix cervic. prima. (Die römischen Zahlen bezeichnen die Hirnnerven von *V—XII*.)

Die lateralen Teile des sekundären Hinterhirnes werden von den Pedunculi (seu Processus) anteriores und medii cerebelli gebildet. Die letzteren setzen sich ohne deutliche Grenzen in die Brücke fort; die ersteren (Brachia conjunctiva, vordere Kleinhirnstiele) treten aus der Marksubstanz der Kleinhirnhemisphären aus und ziehen, vom oberen Wurm und der vorderen Hälfte der Kleinhirnhemisphären selbst bedeckt, zum distalen Ende der Eminentiae bi (quadri-) geminae. Bis zu dieser Stelle werden ihre medialen Ränder durch das Velum medullare anticum, eine zarte, weiße Lamelle, deren Spitze nach vorn gerichtet ist, getrennt; dasselbe wird von grauen Lamellen der vorderen Verlängerung des oberen Wurmes (Lingula) bedeckt (Abb. 4). Der Komplex des

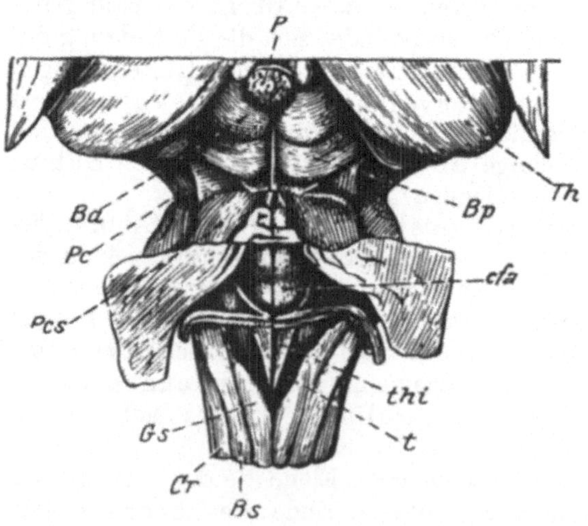

Abb. 4. Dorsale und laterale Flächen des Mittelhirns und dorsale Fläche der Oblongata. *P* Gland. pinealis; *Ba* Eminentia bi(quadri-)gemina anterior; *Bp* Eminentia bi(quadri-)gemina posterior; *Pc* Pedunculus cerebri; *cfa* Eminentia teres; *Th* Thalamus; *Gs* GOLLscher Strang; *Bs* BURDACHscher Strang; *Pcs* Brachium conjunctivum; *Cr* Corpus restiforme; *thi* Trigonum hypoglossi; *t* Ala cinerea. (Nach OBERSTEINER.)

Velum medullare anticum und der Lingula wird als VIEUSSENsche Klappe bezeichnet.

III. Übergang vom Rückenmark zur Oblongata.

Bevor man auf die Beschreibung der die Oblongata zusammensetzenden Formationen eingeht, ist es notwendig hervorzuheben, daß der Übergang von der Struktur des Rückenmarks zu der des Hirnstammes kein plötzlicher ist, sondern sich in der Form allmählicher Modifikationen des Grundaufbaus des Rückenmarks vollzieht. Diese Änderung findet im Gebiete des I. Cervicalnerven statt, das daher die Bezeichnung Übergangsgebiet vom Rückenmark zur Oblongata bekommen hat. Es liegt nach außen zu zwischen der Austrittstelle des I. Cervicalnerven und dem distalen Ende der Oliva inferior. Dortselbst werden die Pyramidenbahnen jederseits durch den Sulcus longitud. anterior auseinander gedrängt. Ferner ändern die Fasern der Pyramidenseitenstrangbahnen ihre Lage

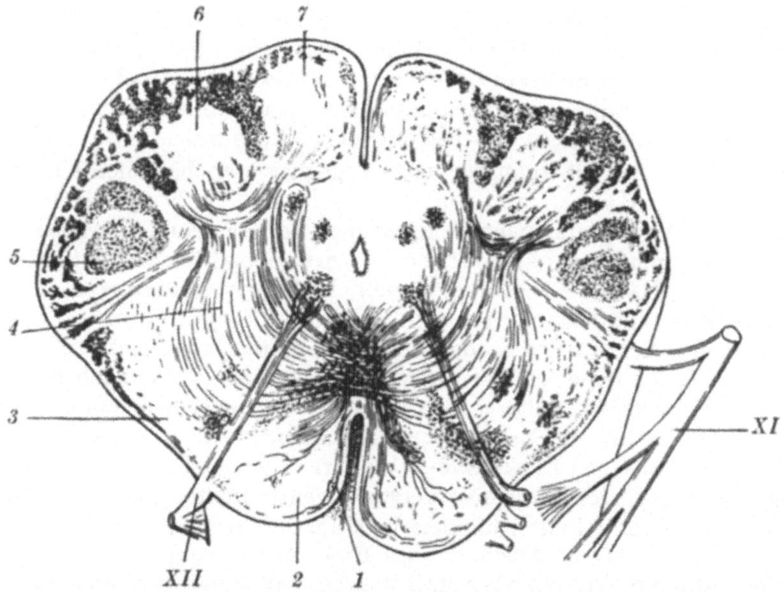

Abb. 5. Frontalschnitt durch die Oblongata eines Neugeborenen auf der Höhe der Schleifenkreuzung. Halbschematisch. *1* Circumpyramidale Fasern (ventromediales Segment), der Abteilung der Schleifenfasern angehörend; *2* Pyramidenarea; *3* Area des spinocerebell. ventralen Bündels; *4* Fibrae arcif. internae und Form. reticularis; *5* Substantia gelatin. Rolandi; *6* Nucleus funic. cuneati; *7* Nucleus funic. gracilis; *XI* Nervus accessorius; *XII* Nervus hypoglossus. (Nach EDINGER, modifiziert.)

und vereinigen sich (Abb. 8), indem sie in schräger Richtung zuerst das Vorderhorn der gleichen Seite und dann den Sulcus longitud. ant. durchziehen, mit der vorderen Pyramidenbahn der gegenüberliegenden Seite. Es entsteht so jederseits die Pyramide (Abb. 5), die sich aus der vorderen Pyramidenbahn der gleichen Seite und der Pyramidenseitenstrangbahn der gegenüberliegenden Seite zusammensetzt. Die graue Substanz des Vorderhornes wird, indem sie von den Pyramidenbündeln durchzogen wird, teilweise vom Zentralkanal abgedrängt, was eine Art Abschnürung des Vorderhornes zur Folge hat. Die aus dem Gebiete des Vorderhornes stammenden Formationen werden, wegen der fortschreitenden Bildung der Pyramide, nach hinten gedrängt und nähern sich dem Caput cornu posterioris, mit welchem sie in Berührung kommen. Die schrägen Pyramidenbahnen dringen durch die Fasern des Seitenstranges, an der Stelle, wo sich der Processus reticularis der grauen Substanz befindet und verstärken dessen netzförmige Anordnung, weshalb ein wirkliches Netz, Formatio reticularis genannt, zustande kommt. Schließlich verschmilzt die Basis des Hinterhornes mit der gegenüberliegenden Seite und es entsteht auf diese Weise eine einheitliche graue Masse, von der sich distalwärts die sensiblen Fasern des I. und II. Paares der Cervicalnerven und proximalwärts diejenigen des XI. und X.—IX. ablösen.

Auf der Höhe des Übergangsgebietes bemerkt man häufig auch eine Faserzone, die schwächer gefärbt ist als die anderen, am vorderen Rande des Seitenstranges gelegen ist und eine dreieckige Form aufweist; sie nimmt teilweise die Lage des Fasciculus spino-cerebellaris ventralis ein und führt die Bezeichnung dreieckiges Hᴇʟᴡᴇɢsches Bündel. Distal beginnt es häufig auf der Höhe der Austrittstelle des zweiten und dritten Paares der Cervicalwurzeln in Erscheinung zu treten und wenn es sichtbar ist, läßt es sich auch in der Übergangszone verfolgen. Die Diskussion über das Vorhandensein dieses Bündels ist noch nicht abgeschlossen. Einige fassen es als identisch mit dem Fasciculus marginalis anterior auf, andere als einen Teil des Pyramidenseitenstranges, und einige schließlich als ein unabhängiges Bündel, das daher isoliert degenerieren könnte. Oʙᴇʀsᴛᴇɪɴᴇʀ, der sich mit diesem Bündel viel befaßt hat, verhält sich zu der Auffassung von dessen Selbständigkeit sehr skeptisch und drückt seine Meinung dahin aus, daß die Fälle, in welchen dessen Degeneration beschrieben worden ist, als Rarefizierung der Fasern des betreffenden Feldes aufzufassen sind.

Auf der Höhe des Übergangsgebietes begegnet man bisweilen einem abnormalen, zuerst von Hᴇɴʟᴇ, dann von Pɪᴄᴋ und von Zᴇʀɪ beschriebenen Bündelchen. Letzterer Autor untersuchte es in meinem Laboratorium an Präparaten von einem Kranken mit Sclerosis lateralis amyotrophica (Fasciculus anomalus Henlei, Hᴇɴʟᴇ-Pɪᴄᴋsches Bündel). Es beginnt am hinteren Teil der Pyramidenkreuzung und liegt vorn und im Innern des Caput cornu posterioris. Das Bündel ließ sich an den mehr proximalen Seiten besser unterscheiden, weil es von einem Ringe feiner runder Fasern umgeben war. Mehr nach oben, in der Höhe der unteren Olive, teilte es sich in mehrere Bündelchen, um auf der Höhe des proximalen Endes der Oblongata zu verschwinden. In derselben Lage sah ich es in einem Falle von Fʀɪᴇᴅʀᴇɪᴄʜscher Krankheit und kürzlich bei einem an einer organisch bedingten Psychose verstorbenen Patienten (Abb. 6). Pɪᴄᴋ fand dieses Bündel nur einmal unter hundert von ihm darauf untersuchten Oblongaten. Hᴇɴʟᴇ meinte, es sei ein Ausläufer des Fasciculus respiratorius Kʀᴀᴜsᴇ. Gegen diese Annahme spricht aber die Tatsache, daß in den von Zᴇʀɪ und von mir untersuchten Präparaten der Fasciculus respiratorius immer von dem abnormalen Bündel getrennt war.

Einige Autoren betrachten das in Frage stehende Bündel als einen Fasernkomplex, welcher sich in der Höhe der Oblongata vom Reste der Pyramidenbahnen trennt. Nach Hᴏᴄʜᴇ setzt sich das Pɪᴄᴋsche Bündel aus einer partiellen Kreuzung der Pyramidenfasern zusammen, welche bereits in den distalsten Teilen der Brücke und in den proximalsten Teilen der Oblongata erfolgt. Die Fasern sollen sich zu einem Bündel zusammenschließen, welches sich der Pyramidenbahn, gleich nach ihrer Kreuzung, anschließen soll. Für diese Auffassung spricht die Tatsache, daß das Bündel, welches zunächst proximal aus wenigen Fasern besteht, in dem Maße, wie man nach unten vorschreitet, an Umfang zunimmt (wenigstens in einigen der von den Aa. beobachteten Fällen) und in den distalen Anteilen ein ansehnliches Volumen erreicht. Es ist daher logisch, anzunehmen, daß diese allmähliche Volumszunahme die Folge dessen ist, daß die Fasern, welche in der Brücke und Oblongata eine vorzeitige Kreuzung erfahren haben, in der Folge bestrebt sind, sich mit der Hauptmasse der weiter unten kreuzenden Pyramidenfasern zu vereinigen und zu verschmelzen. Aber auch diese Auffassung steht im Widerspruch zur Tatsache, daß das Pɪᴄᴋsche Bündel, auch wenn es nach unten

zu verschwindet, stets von der Pyramide oder von den sich kreuzenden Fasern
der Pyramiden getrennt bleibt. ZERI bemerkte in seinem Falle, daß die Fasern
des Bündels sich in einer teilweisen absteigenden Degeneration befanden, denn
in der Höhe der distalen Schnitte waren die das Bündel bildenden Fasern unversehrt, während viele andere um so stärker degeneriert waren, je proximaler die

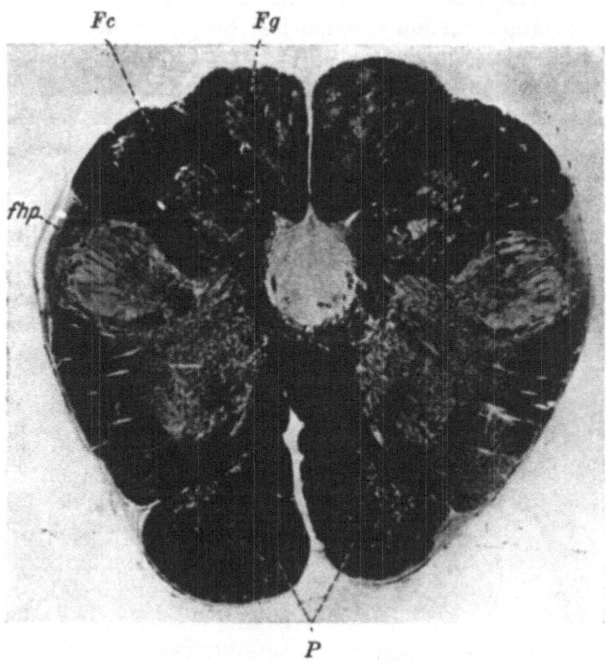

Abb. 6. Querschnitt durch die Oblongata eines Mannes, auf der Höhe der Schleifenkreuzung. *Fg* Nucleus funic.
gracilis; *Fc* Nucleus funic. cuneati; *P* Pyramide; *fhp* HENLE-PICKsches Bündel. (Eigenes Präparat.)

Schnitte waren. Die Degeneration des Bündels war aber sehr gering, während
die der Pyramiden sehr stark war (denn die Oblongata stammte von einem
Patienten, der an Sclerosis lateralis amyotrophica gelitten hatte); dies widerspricht der Annahme eines von den Pyramidenbahnen abstammenden Bündels.

IV. Strukturlehre.

1. Hirnnervenkerne und -wurzeln.

a) Allgemeines.

Bevor wir die Ursprungskerne der der Oblongata und der Brücke angehörenden Hirnnerven XII—V besprechen, müssen wir noch einmal hervorheben, worauf die Unterschiede, die einige Gruppen derselben anderen gegenüber bezüglich
der Lage und der Funktion aufweisen, zurückzuführen sind.

Um die Ursache der besonderen Lage der Nervenkerne gut zu verstehen, müssen wir hier hervorheben, daß das motorisch-somatische System des Rückenmarks aus den Vorderhörnern, das sensibel-somatische System aus den Hinterhörnern besteht; wenn man nun die Lage der Elemente des Rückenmarks mit jener
der Elemente der Oblongata vergleicht, so sieht man, daß hier die somatisch-motorischen Elemente in der ventralen und medialen Gegend (Nervus XII) und die
somatisch-sensiblen (Nn. VIII und V) in der dorsolateralen Gegend gelegen

sind, während die übrige graue Masse (Nn. IX. und X.) sowohl viscerale als auch motorische und sensible Elemente enthält. Um die Lage der ersteren zu erklären, erwähne ich hier kurz die sogenannte Lehre von der Neurobiotaxis, die in den letzten Jahren von Kappers und seiner Schule verfochten wurde. Nach dieser Theorie, die auf den Ansichten R. y Cajals fußt, beständen anziehende und abstoßende Substanzen des Nervensystems, welche sich bereits im foetalen Leben vorfinden und für welche die Ganglienzellen eine gewisse Empfindlichkeit aufweisen. Dieser Beobachter hat nun behauptet, daß die Nervenzelle dazu neigt, sich der Stelle zu nähern, von welcher sie den stärksten Reiz empfängt, sei es durch die Entwicklung ihrer Hauptdendriten, sei es durch die Annäherung der Zelle selbst, während sich der Neurit in der Richtung des Reizes entwickelt. So würden sich die Hypoglossus- und Abducenskerne dorsalwärts unterhalb der Fovea befinden, infolge des Einflusses, den der Fasciculus post. longitud. auf dieselben ausübt, während hingegen der Kern des N. facialis, obwohl ein motorischer Kern wie die ersteren, bedeutend weiter ventralwärts liegt, weil er dem Einflusse der Pyramidenbahnen untersteht.

Gegen die Annahme Kappers' sind immerhin sehr ernste Einwürfe erhoben worden, besonders von Ziehen. Dieser Autor fragt sich, warum nicht auch der Hypoglossuskern ähnliche Anziehung von seiten der Pyramide und der Trigeminusgebiete erlitten habe und warum auch bei den höheren *Wirbeltieren* sich der Längsschenkel des Facialis so sehr entwickelt, obgleich der Einfluß der Anziehung des Geschmacksinnes, der Meinung Kappers' nach, vermindert sei. Deshalb legt Ziehen viel mehr Gewicht auf die Tatsache, daß der motorische Facialiskern der lateralen motorischen Kernsäule angehöre, im Gegensatz zu den Abducens- und den Hypoglossuskernen, welche zur ventralen Kernsäule gehören.

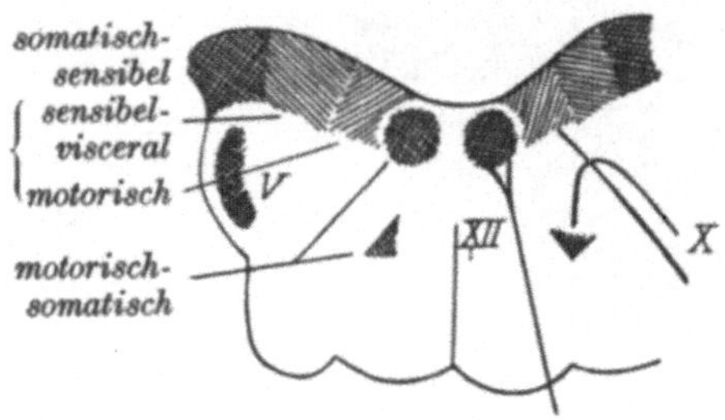

Abb. 7. Somatische (dorsolaterale) und viscerale (ventromediale) Abschnitte der Oblongata. Man sieht auch die drei Elemente: das somatisch-motorische (rechts), das viscero-motorische und das viscero-sensible (links) des N. vagus. (Nach Edinger.)

Wenn also der Begriff der Neurobiotaxis auch nur zum Teile die Lage einiger Hirnnervenkerne erklärlich machen würde, so bleibt immerhin noch eine andere Frage offen, nämlich das Verständnis deren verschiedener Funktion. Tatsächlich sind ihre Funktionen oder, besser gesagt, die Ursache der Verbindungen, die sie mit dem äußerst verschiedenartigen Apparat eingehen, nicht die gleichen, denn im Verlaufe der Phylogenese haben die primären funktionellen Komponenten derselben vielfache Modifikationen erleiden müssen, je nach dem Milieu, welchem das Nervensystem der Tiere sich hat anpassen müssen. Hier ist es angebracht, hervorzuheben, daß die embryologischen, anatomischen und physiologischen Untersuchungen (besonders von Gaskell) nachgewiesen haben, daß die Verbindungen, welche der zentrale Nervenapparat mit dem Körper eingeht, aus zwei Kategorien bestehen. Eine umfaßt die sensiblen Apparate und die Muskeln, die andere die Eingeweide und die glatte Muskulatur; daher unterscheidet man im Nervensystem einen somatischen und einen visceralen Teil. Nun können auch die Hirnnerven im allgemeinen in dieser Einteilung untergebracht werden; jedoch besitzt der größte Teil derselben, in allen Reihen der *Wirbeltiere*, nur einige Komponenten, insofern als der Schwund einiger Funktionen zur Ausschaltung der einen oder der anderen derselben beiträgt. So z. B. enthalten die Hirnnerven, welche von der frontalen Fortsetzung der ventralen grauen Säule des Rückenmarks kommen und in der Oblongata den Hypoglossuskern, in der Brücke den Abducenskern und im Mesencephalon die Trochlearis- und Oculimotoriuskerne bilden, nur somatisch-motorische Elemente. Auch der Trigeminuskern fällt unter diese Einteilung, insofern er hauptsächlich aus somatischen Elementen besteht; der Kern der sensiblen Wurzeln des V. muß in der Tat als Fortsetzung des Cornu posterius des Rückenmarks in der Oblongata betrachtet werden; jedoch können diejenigen von seinen Nervenfasern, welche für die Schleimhäute bestimmt sind, nicht als viscero-sensible Elemente aufgefaßt werden.

Bloß im Ursprungskern des IX—X. findet man Elemente nicht nur zur somatischen, sondern auch zur visceralen Sphäre gehörend. In 'der Tat kann man in ihm drei Kerne (Abb. 7) unterscheiden. Der oberste (der Nucleus ambiguus) besteht aus somatisch-motorischen Elementen. Der zweite, der viscero-motorische, welcher sich lateralwärts vom Nucleus hypoglossi befindet, wird von den medialen Zellen des Nucleus dorsalis vagi gebildet, er stellt die Fortsetzung des auf der lateralen Wand des Zentralkanales des Rückenmarkes gelegenen Nucleus paracentralis dar. Der dritte, welcher aus dorsalsten, unterhalb der Ala cinerea gelegenen Nervenzellen besteht, enthält visceral-sensible Elemente (Ramus auricularis n. vagi).

Die Anpassung der Tiere an ein neues Milieu und der allmähliche Untergang oder die Zunahme einiger Funktionen erklärt zweifellos, wenigstens zum Teil den Schwund oder die Hypertrophie einiger Komponenten der eben erwähnten Hirnnervenkerne. Von äußerst schwieriger Erklärung ist besonders das Verhalten des Nervus acusticus (octavus), der bei einigen *Wirbeltieren* mit dem Nervus facialis verschmolzen ist (N. acustico-facialis) und Gebilde enthält, welche Sitz motorisch-statischer Mechanismen sind, die zu den Perceptionen für Regulierung der Motilität in Beziehung stehen. Beim Menschen und bei anderen *Säugetieren* hat sich hingegen der Facialis vom Nervus acusticus getrennt. Letzterer seinerseits verschmilzt mit den Elementen des sog. Nervus lateralis und bildet so den Nervus octavus.

b) Einzelheiten.

Kerne und Wurzeln des XII.—V. Hirnnerven.

Nervus XII. Der Hypoglossuskern befindet sich im Bereich des medialen Teiles des Höhlengraus. Er besteht aus einer langen Säule grauer Substanz, deren distaler Teil unmittelbar vor (Abb. 9) und nach außen vom Zentralkanale, während der proximale Teil an der medialen Seite des Trigonum hypoglossi gelegen ist.

Der Kern reicht bis zum proximalen Teile des Halsmarkes. Die Wurzelbündel des Ramus descendens hypoglossi (Ansa) entspringen, entgegen den Ansichten HOLLS u. a. nicht aus den Wurzeln C_1 und C_2. In der Tat waren auch die Veränderungen der Nervenzellen des vorderen Hornes des ersten Halsmarksegmentes, auch bei den *Affen*, bei denen ich den N. XII hinter der Ansa hypogl. durchschnitten hatte, nicht deutlicher als bei denen, bei welchen derselbe vor der Ansa durchschnitten worden war.

Der Kern, welcher an seinem distalen Anfange klein und undeutlich ist, nimmt in proximaler Richtung an Größe zu (Abb. 10): seine Länge beträgt (beim Menschen) nach KÖLLIKER 18 mm. Er besteht aus Nervenzellen und einem zwischen diesen eingeschalteten Fasernetze. Er wird aus dichten, zwischen den intercellulären Räumen liegenden Fibrillen gebildet (Abb. 11 u. 12) und als Plexus endonuclearis bezeichnet. Außerdem wird der Kern an der Peripherie von einer weißen, besonders auf der dorsalen und medialen Fläche deutlichen Kapsel (Plexus perinuclearis, Lunula) umgeben. Die Nervenzellen sind multipolar, und außer diesen finden sich, besonders auf der dorsalen Seite des Kernes, einige kleinere Elemente (Abb. 10) von einer Größe von 25—30 μ. Jede Zelle ist mit einem Neuriten versehen, der sich direkt in die Nervenwurzel fortsetzt und mit zahlreichen Dendriten, die sich reichlich zwischen den Zellen verästeln.

Aus dem ventralen Teile des Kerns treten (Abb. 9) die Wurzelfasern des Hypoglossus aus; sie ziehen nach vorn und außen und liegen zuerst zwischen der Formatio reticularis alba et grisea, dann zwischen der medialen Nebenolive und der unteren Olive und endlich zwischen dieser und der Pyramide. Sodann treten sie aus der Furche, welche die Pyramide von der unteren Olive trennt, aus und verschmelzen darauf, zwei umfangreiche Bündel bildend, zu einer einzigen Wurzel. Nicht selten durchbohren auch diese Wurzeln den medialen Teil

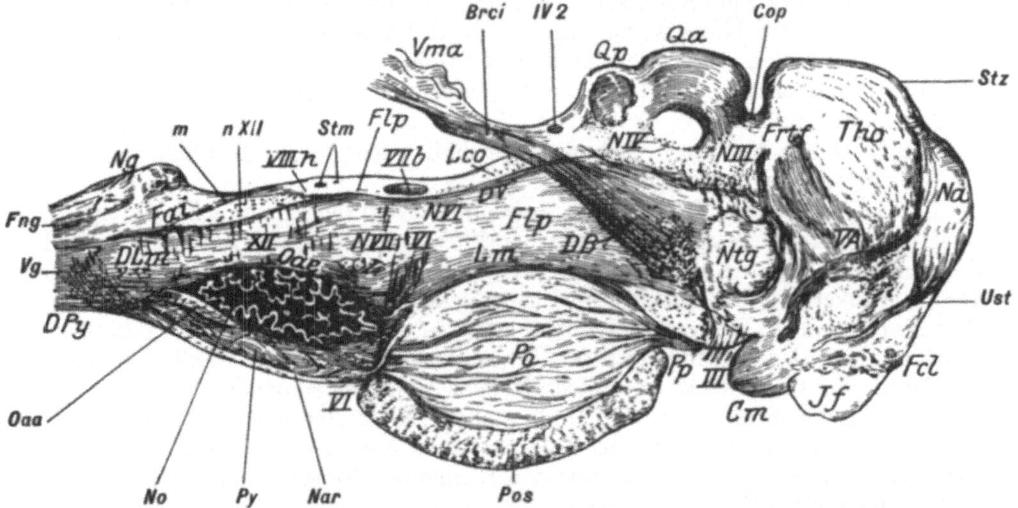

Abb. 8. (Kombinierter) Sagittalschnitt durch die mediale Fläche des Hirnstammes des Menschen. *III* Nervus oculimotorius; *IV2* Kreuzung des Nervus trochlearis; *VI* Fasern des Nervus abducens; *VIIb* Pedunculus ascendens des N. facialis; *VIIIh* Nucleus triangularis Nervi acustici; *XII* Nervus hypoglossus; *Brci* Brachium conjunct.; *Cm* Corpus mammillare; *Cop* Commissura posterior; *DB* Kreuzung! des Brachium conjunctivum (Wernekinksche Commissur); *DLm* Decussatio lemnisci (in der Oblongata); *DPy* Pyramidenkreuzung; *DV* sich kreuzende zentrale Bahnen des Nervus trigeminus; *Fai* Fibrae arcuatae internae; *Fcl* Columna fornicis; *Fng* Funiculus gracilis; *Flp* Fascic. long. posticus; *Frtf* Fasciculus retroflexus; *If* Infundibulum; *Lco* Locus coeruleus; *Lm* Lemniscus; *m* Fascicul. longitud. dorsalis (oberhalb des Hypoglossuskernes liegend); *Na* Vorderkern des Thalamus; *Nar* Nucleus arcuatus; *Ng* Nucleus funiculi gracil.; *No* Oliva inferior; *Ntg* Nucleus ruber (tegmenti); *NIII* Oculimotoriuskern; *NIV* Trochleariskern; *NVI* Abducenskern; *NVII* Facialiskern; *NXII* Hypoglossuskern; *Oaa* Oliva accessoria medialis; *Oae* Oliva access. lateralis; *Po* Pons; *Pos* Stratum superficiale der Querfasern der Brücke; *Pp* Pes pedunculi; *Py* Pyramis; *Qua* Eminentia bigemina (quadrig.) anterior; *Qp* Eminentia bigemina posterior; *Stm* Striae medullares (acusticae) sup.; *Stz* Stratum zonale thalami; *Tho* Thalamus; *Ust* Pedunculus inferior thalami; *VA* Vicq-d'Azyrsches Bündel; *Vg* Grundbündel des Vorderseitenstranges; *Vma* Velum medull. anterius. (Nach Obersteiner.)

der ventralen Lamellen der unteren Olive, bisweilen auch die mediale Nebenolive. In seltenen Fällen dringen sie sogar in den Stiel der unteren Olive ein und treten aus dem Hylus derselben aus.

Auf Grund der Untersuchungen von frontalen Gehirnschnitten eines *Kaninchens* bei dem B. v. Gudden den Nervus hypoglossus intrakraniell entfernt hatte, wie auch von *Katzen* mit angeborenem Mangel des Kernes und der Wurzelfasern des Hypoglossus auf einer Seite, gelang es mir zuerst, den Nachweis zu bringen, daß die Wurzelfasern des Hypoglossus sich nicht kreuzen. Tatsächlich waren bei den auf diese Weise operierten *Kaninchen* sämtliche Zellen des Hypoglossuskernes auf der, dem entfernten N. hypoglossus entsprechenden Seite verschwunden; und bei der *Katze* fehlten auf einer Seite nur der Kern und die Wurzelfasern des Hypoglossus. Dieses Resultat wurde später von Geronzi, von Biancone in meinem Laboratorium, von Djeloff und von mir selbst beim

Menschen, an Gehirnen von Patienten mit Hemiatrophia linguae, bestätigt. Van Gehuchten beobachtete ebenfalls bei einem Tiere, bei dem der Hypoglossus der einen Seite durchschnitten war, ausschließlich Veränderungen in den Ganglienzellen des entsprechenden gleichseitigen Kernes, hingegen waren die Zellen des kontralateralen XII. Kernes fast vollständig unversehrt. Man kann somit annehmen, daß (wenigstens beim Menschen) die Wurzelfasern des XII. keine Kreuzung erfahren. Man könnte wirklich glauben, daß das stete Unversehrtbleiben einer kleinen Anzahl von Nervenzellen des XII. Kernes auf der Seite der Exstirpation von einer partiellen Kreuzung der Wurzelfasern dieses Kerns abhänge; diese Meinung ist aber, wie ich bereits sagte, von allen Autoren verlassen und auch die Resektion der Wurzelfasern des N. XII (beim *Affen*) spricht dagegen. Denn

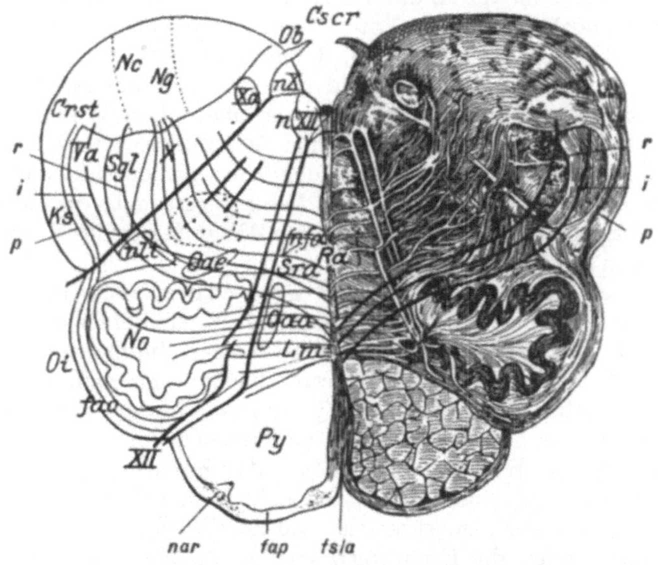

Abb. 9. Querschnitt der Oblongata am Niveau des mittleren Teiles des Hypoglossuskernes. *Va* spinale Trigeminuswurzel; *Xa* spinale Vago-glossopharyngeuswurzel; *Nc* Nucleus funic. cun.; *XII* N. hypoglossus; *Crst* Corpus restiforme; *Csr* Calamus scriptorius; *fao* Fibrae arcuatae ext.; *fsla* Fissura longitudinalis anterior; *Ks* Kleinhirnseitenstrangbahn; *Lm* Schleife; *nar* Nucleus arcuatus; *nfa* Kern des Vorderstranges (Nucleus funiculi anter.); *Ng* Nucleus fun. gracilis; *nlt* Seitenstrangkern; *No* Olivenkern; *nX* sensibler Vaguskern; *nXII* Hypoglossuskern; *Oaa* mediale Nebenolive; *Oae* dorsale Nebenolive; *Ob* Obex; *Oi* untere Olive (Eminentia olivaris); *Py* Pyramide; *Ra* Raphe; *Sgl* Substantia gelatinosa Rol.; *Sra* Substantia reticularis alba; *X* Fibrae arcuatae internae aus dem proximalsten Teile der Hinterstrangkerne; *r* Fibrae retrotrigeminales; *i* Fibrae intratrigeminales; *p* Fibrae praetrigeminales; *fap* Fibrae arcif. ext. peripyramidales. (Nach Obersteiner, etwas modifiziert.)

wenn dem so wäre, so hätte man stets auf der Seite der Abtragung des N. hypogl. eine beständige Gruppe unversehrter Zellen und im Kerne des XII. der Gegenseite eine der erhaltenen Gruppe analoge Zellengruppe wahrnehmen müssen, was jedoch in Wirklichkeit niemals der Fall war. Wichtig zu bemerken ist es, daß, trotz des Nichtvorhandenseins einer solchen Kreuzung, doch in den Fällen von Hemiathropie der Zunge (beim Menschen) durch peripherische Verletzung des Hypoglossus, die von Biancone und mir studiert worden sind, außer den Veränderungen der Wurzelfasern und fast sämtlicher Zellen des Hypoglossuskernes auf der Seite der Zungenatrophie einige leichte Veränderungen auch an den Wurzelfasern und am Hypoglossuskerne der Gegenseite zu sehen waren. Dies läßt bereits erkennen, daß enge Beziehungen zwischen den beiden (rechten und linken) Hypoglossuskernen bestehen müssen, Beziehungen, die man auch aus der Tatsache folgern kann, daß die Zunge anatomisch ein unpaares, aus der Verschmelzung zweier symmetrischer Hälften entstandenes Organ ist, wie auch aus der funktionellen Synergie, welche den Bewegungen derselben eigen ist, weshalb die beiden Hälften stets in gegenseitiger Koordination funktionieren müssen. Einige meinten noch weiter, daß die anatomische Bestätigung dieser engen, zwischen den Kernen des XII. beider Seiten bestehenden Beziehungen in der Anwesenheit von Fibrae commissurales (Abb. 11), welche zwischen den beiden Kernen verlaufen, zu suchen sei; es sind dies Nervenfasern von querem und schrägem Verlaufe, die zwischen der medialen Hälfte der beiden Hypoglossuskerne eingelagert sind. So betrachten van Gehuchten und R. y Cajal die erwähnten Fasern als von den Dendriten einiger Zellen des Hypoglossuskernes, besonders der mehr medialen, gebildet und fassen die von ihnen gebildete Commissur als analog der vorderen, im Rückenmark gelegenen, auf. Dieser Ansicht nähern sich Poirier und Bechterew, welche behaupten, daß im Hauptkerne des N. hypoglossus außer den Wurzelzellen noch andere Elemente bestehen, nämlich Assoziationszellen (den Schaltzellen Monakows entsprechend), deren Achsenzylinder eben die Commissurenfasern liefern sollen. Das Vorhandensein dieser Commissurenfasern würde den Vorgang erklären, da man, infolge einer peripherischen Läsion eines N. hypoglossus, bisweilen Veränderungen in den Wurzelfasern und den Zellen des Hypoglossuskernes, nicht nur auf der der Wurzelläsion entsprechenden Seite, sondern auch auf der Gegenseite finden kann. Versuche, die neuerdings von mir an *Affen* vorgenommen wurden, indem ich Wurzelfasern des N. XII. auf beiden Seiten (bisweilen auch glosso-motorische Foci der Hirnhemisphären) durchtrennte, bewiesen, daß die sogenannten Fibrae commissurales des XII-Kernes nicht zu denselben in Beziehung treten, da sie nach einer derartigen Operation unverändert bleiben und folglich diesen Namen durchaus nicht verdienen. Wahr ist es, daß einige Nervenzellen intakt bleiben und man könnte dieselben als Schaltzellen auffassen, welche den Commissurenfasern den Ursprung verleihen würden. Wenn dem so wäre, so müßten sich diese Zellen nach beiderseitiger Abtragung von Wurzelfasern des N. XII immer in der gleichen Lage befinden, was jedoch bei meinen Versuchen nicht immer der Fall war.

Bei diesen Versuchen bemerkte ich, daß der Hauptkern des Hypoglossus fast ganz ausschließlich die Ursprungszone der Fasern dieses Nerven darstellt, für einige Autoren jedoch ist sie nicht die einzige; eine zweite Ursprungszone soll sich im Rollerschen Kern befinden. Er tritt nur in der proximalen Hälfte des Haupt-XII-Kernes auf und liegt auf dessen ventraler Seite, im Gebiete der Substantia reticularis, etwas nach außen von den Hypoglossuswurzeln. Er besteht aus einer Gruppe runder Zellen, die zum größten Teil klein sind, daher der Name Nucleus parvicellularis und aus einem dichten, zwischen den Zellen liegenden Nervennetze. Biancone, der in meinem Laboratorium verschiedene lückenlose Schnittserien von normalen menschlichen Oblongatae untersuchte, fand, daß dieser Kern bisweilen aus zwei separierbaren, nebeneinander und immer vor dem Haupt-XII-Kerne gelegenen Zellgruppen besteht. Häufig ist er asymmetrisch, da er auf der einen Seite stärker entwickelt sein kann, als auf der anderen. Seine Zellgruppen sind selten beständig, so daß sie in mehreren Serienschnitten fehlen können, folglich bleibt es bisweilen sehr schwer zu entscheiden, ob dieser Kern der Atrophie anheimgefallen sei oder nicht. Dies erklärt, wenigstens teilweise, die lebhaften Erörterungen und die widersprechenden Hypothesen, die bezüglich der Zugehörigkeit der genannten Zellen zum N. hypoglossus aufgestellt worden sind. Einige Autoren behaupten in der Tat, daß von den Nervenzellen des Rollerschen Kernes Fasern ausgehen, die dann am Stamme des Hypoglossus beteiligt sein sollen, andere stellen es in Abrede. Zu den ersteren zählen unter anderen Geronzi und Biancone. Letzterer fand bei der Untersuchung von lückenlosen frontalen Gehirnschnitten eines Mannes, der an einer alten Zungenhemiatrophie infolge einer Läsion des

XII-Stammes gelitten hatte, den der Hemiatrophie entsprechenden Rollerschen Kern atrophisch, welche Atrophie stets parallel mit jener des Hypoglossuskernes derselben Seite fortschritt. Weit zahlreicher ist die zweite Gruppe der Beobachter, die dem Rollerschen Kerne jede Beteiligung an den Wurzelfasern des Nervus hypoglossus absprechen. Mit Rücksicht auf die Ergebnisse der diesbezüglich angestellten pathologisch-anatomischen Untersuchungen habe ich mich immer letzterer Gruppe angeschlossen. In der Tat gelang es mir nicht, in den Querschnitten der Oblongata eines mit Zungenhemiatrophie infolge der Läsion des Nervenstammes behafteten Mannes mit Sicherheit eine echte Atrophie des Rollerschen Kernes festzustellen. Jedenfalls ist die Frage noch weit von ihrer Lösung entfernt. Sicher sind die positiven Befunde von großem Wert, indem man außer der Atrophie des Haupthypoglossuskernes auch eine solche des Rollerschen Kernes beobachtet hat. Die negativen Befunde können ihre Erklärung darin finden, daß das Studium zu einer Zeit vorgenommen wurde, in welcher die Veränderungen der Zellen des Rollerschen Kernes noch keine Zeit hatten, sich kenntlich zu machen.

Weniger Unbestimmtheit herrscht bezüglich des Nucleus accessorius Duvali beim Menschen, der von einigen Autoren irrtümlicherweise als dritte Ursprungsquelle der Wurzelfasern des Hypoglosuss betrachtet wurde. Von diesem Kerne müssen, nach Kölliker, jene spärlichen multipolaren, an den Seiten der Hypoglossuswurzel und in der Substantia reticularis grisea zerstreuten Zellen unterschieden werden, die von Duval mit dem Namen Nuclei anterolaterales oder accessorii des Hypoglossuskernes bezeichnet worden sind. Diese zerstreuten Elemente, die die Bezeichnung eines Kernes nicht recht verdienen, stellen keinesfalls einen Ursprungsort für den Hypoglossuskern dar, wie ich mich bei der Untersuchung an Gehirnschnitten von Tieren (*Katzen, Affen*), bei denen der Nervus hypoglossus durchtrennt worden war, oder bei denen der

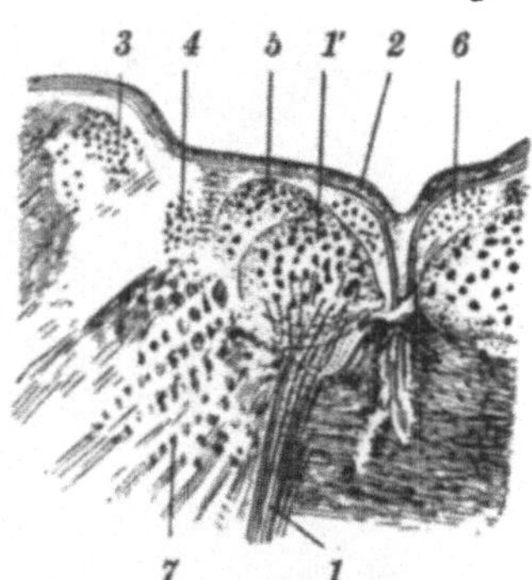

Abb. 10. Kerne des dorsomedialen Anteiles des Bodens des hinteren Dreiecks der Fovea. *1* Wurzelfasern des Nervus hypoglossus; *1'* Kern desselben; *2* Boden des IV. Ventrikels; *3* Nucleus dorsalis nervi acustici; *4* dorsaler Vaguskern; *5* Nucleus intercalatus; *6* Nucleus funiculi teretis; *7* Formatio reticularis grisea. (Nach Staderini.)

Kern dieses Nerven fehlte, überzeugen konnte. Der wahre Duvalsche Kern hingegen besteht aus kleineren, in der Nähe der dorsalen Paraolive gruppierten Zellen und ist sehr deutlich im distalen Gebiete des Hypoglossuskernes. Bei einigen *Affen*, wenigstens bei den *Macacus* und den *Cynocephalus*, finden sich keine dem Duvalschen Kerne entsprechenden Zellgruppen. Diese *Affen* weisen hingegen einen Nucleus intercalatus auf, dessen Lage und Grundstruktur der des Menschen ähnlich ist. Am Niveau des mittleren Teiles der Fovea bemerkt man tatsächlich beim Menschen einen von Staderini als „Nucleus intercalatus" beschriebenen Kern; er liegt (Abb. 10) lateralwärts und ein wenig oberhalb des Hypoglossuskernes, zwischen diesem und dem dorsalen Vaguskerne. Je mehr man proximalwärts vorschreitet, um so mehr sieht man ihn sich dem Nucleus triangularis acustici nähern. Staderini behauptet, daß der Nucleus intercalatus gerade den distalen Teil des genannten Kernes darstellt. Infolge der von mir bei dieser Art von *Primaten* vorgenommenen einseitigen Abtragung der Nn. X und XII zeigten sich die entsprechenden Nervenzellen, doch nicht bei allen, an Zahl vermindert und verkleinert, während bei denen, bei welchen ausschließlich die einseitige Abtragung des N. XII. stattgefunden hatte, bloß die Faserbündel, welche den Nucleus intercalatus mit dem des Nucleus hypoglossi vereinigen, rarefiziert waren. Dies würde beweisen, daß der Inter-

calatus in unzweifelhaften Beziehungen zum N. Vagus und N. Hypoglossus
steht und wahrscheinlich in innigeren mit dem ersteren als mit dem letztgenannten.

Um das Studium der Gebilde zu vervollständigen, aus welchen ein wesentlicher
Teil des Nucleus des XII. besteht, ist es notwendig, die sogenannten Fibrae propriae zu erwähnen, welche, wie oben erwähnt, zwei Geflechte, ein endo- und ein
perinucleares, bilden, zwischen und in welchen sich die Kernzellen des XII. eingeschaltet befinden. Aus dem Ergebnisse der Untersuchungen von Großhirnschnitten
von *Affen*, bei denen die Abtragung der Nn. Hypoglossi, sei es isoliert, sei es
gemeinsam mit dem N. VII. (Abb. 11) oder auch mit dem N. X. vorgenommen
wurde, konnte ich den Schluß ziehen, daß der Plexus endonuclearis in seinen
distalen Segmenten in toto, in seinem mittleren und proximalen Segmente zum
Teile von einem Kontingent von Nervenzellen des XII. und wahrscheinlich durch

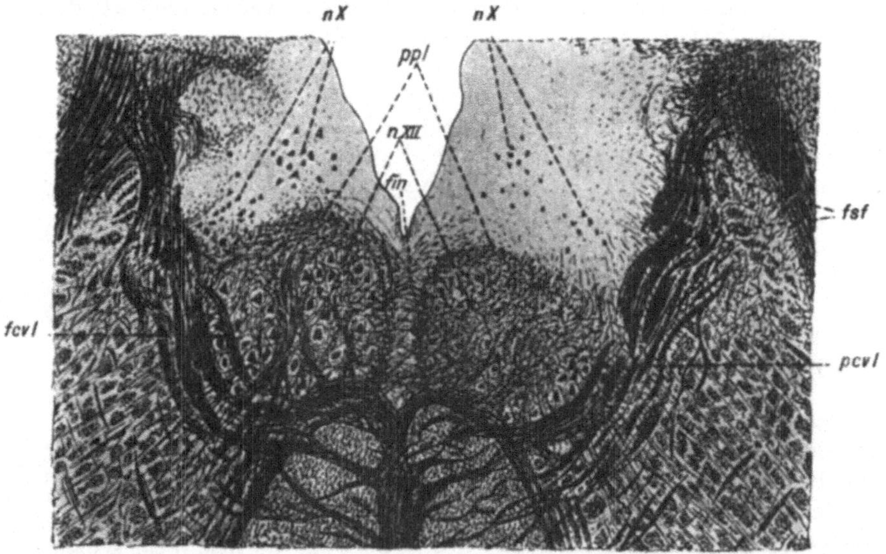

Abb. 11. Dorsomedialer Teil eines Frontalschnittes der Oblongata (dem mittleren Drittel des Hypoglossuskernes
entsprechend) eines *Affen* (*Macacus*), dem der Vagus und der Hypoglossuskern rechts exstirpiert worden war. (Zeiß
Obj. I, Ok. 2.) *nXII* Nucleus hypoglossi; *nX* Nucleus dorsalis vagi; *fin* Fibrae commissurales; *fsf* Fibrae suprareticulares; *fcvl* Fibrae coronariae ventrolaterales; *pcvl* Ventrolaterale Kranzfasern (etwas verdünnt). — Rechts ist
die Area des XII. Kernes etwas verkleinert, mehrere Markfasern des Plexus endonuclearis sind ebenfalls verschwunden. Die Nervenzellen des XII. Kernes, besonders die dorsalen und die lateralen, sind zum Teil verschwunden; einige
der anderen Gruppen (d. i. der zentralen und der ventralen), die übrigbleiben, sind blaß und von reduziertem
Umfang. Die ventrolateralen Kranzfasern etwas verdünnt. Vom X. Dorsalkerne sind nur einige dorsale und
ein Teil der ventralen Zellen unversehrt geblieben. Die Wurzelfasern des Nervus XII, besonders die lateralen,
sind an Zahl und Größe stark reduziert. Die sog. F. afferentes XII, wie auch der Plexus perinuclearis (*ppl*) und
die F. commissurales sind unversehrt. (Nach einem eigenen Präparat.)

die Verästelung seiner Dendriten gebildet wird und daß weder der Vagus, noch der
N. VII daran beteiligt sind. Ferner tragen dazu zum geringen Teil (auf dem Wege
über noch unbekannte Verbindungen) die Endigungen der kontra-lateralen Hypo-
glossuspyramidenbahnen bei. Der Plexus perinuclearis (Abb. 11 *ppl*) hingegen
wird, nach denselben Ergebnissen, von den Dendriten der Nervenzellen des
XII-Kernes, den Büscheln des Nucleus intercalatus und wahrscheinlich von
den vom Vagus kommenden Reflexkollateralen gebildet.

Außerdem muß noch ein Bündel von Nervenfasern (sog. Fibrae afferentes n. XII) erwähnt werden, welches (Abb. 12 *faff*), an der Spitze des Fasciculus post. longitudinalis verlaufend, in die Zone des XII-Kernes eindringt,
wo es sich verliert. Lange Zeit glaubte man, daß zwischen diesen Fasern und dem
in Rede stehenden Kern eine Beziehung vorhanden sei, ja daß sie die Endigungen

der Pyramidenbahnen der Gegenseite darstellten. Die Ergebnisse der pathologisch-anatomischen und experimentellen Untersuchungen haben aber bewiesen,
daß sie nicht den Pyramidenbahnen angehören, denn sie wurden bei Patienten, bei denen die Pyramidenbahnen des XII. vollständig degeneriert vorgefunden wurden (Sclerosis lateralis amyotrophica), unversehrt angetroffen.
Andererseits habe ich sie in lückenlosen Schnitten der Oblongata bei *Affen*,
bei denen beiderseits die Foci glosso-motorii der Hirnhemisphären und die
Wurzeln des N. XII entfernt worden waren, intakt angetroffen. Man kann
sie also nicht als afferent mit Rücksicht auf den Kern des N. XII ansehen
und noch viel weniger als die Endigung der entsprechenden Hypoglossus-
Pyramidenbahn.

Die verschiedenen Gruppen von Nervenzellen des XII-Kernes verhalten
sich ungleich in bezug auf die Verbindung, welche sie mit den Wurzelfasern und

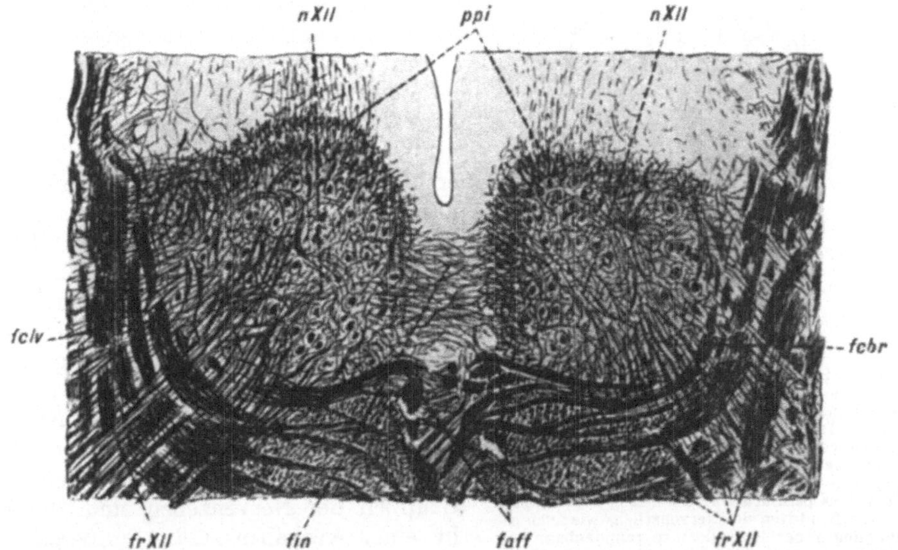

Abb. 12. Dorsomedialer Teil eines Frontalabschnittes der Oblongata, dem Niveau des mittleren Drittels des Hypoglossuskernes eines *Affen (Macacus)*, dem rechts der Hypoglossus und links der untere Teil des G. praecentr. exstirpiert worden waren. PAL-V. GIESONsche Färbung. Zeiss Obj. 1, Ok. 2. *nXII* Nucleus hypoglossi; *ppi* Plexus perinuclearis; *fclv* Fibrae coronariae latero-ventrales des XII. Kernes; *fcbr* dieselben Fasern etwas verdünnt;
frXII Fibrae radiculares des XII.; *fin* Fibrae commissurales; *faff* sog. Fibrae afferentes XII.—Rechts bemerkt man
den Schwund mehrerer ventraler und fast sämtlicher lateraler Nervenzellen des XII. Kernes; besser erhalten sind
die Zellen der anderen Gruppen. Leichte Verschmächtigung des Plexus endonuclearis und des Intercalatusmark-
büschels. Die ventrolateralen Kranzfasern sind teilweise reduziert. Die Wurzelfasern des XII. sind teilweise
verdünnt.—Links sind die dorsalen und die lateralen Nervenzellen des XII. Kernes blaß. Die sog. Fibrae commissurales der XII. Nerven sind unversehrt. (Nach einem eigenen Präparat.)

dem Rindenzentrum eingehen, von dem sie, zum Teil wenigstens, abhängen, da
man beim Studium der experimentellen Resektionen von Wurzelfasern des XII.
eine wichtige Tatsache festgestellt hat, die nämlich, daß die Nervenzellen des
Hypoglossuskernes nach Resektion oder nach Ausreißen dieses Nerven nie gleichmäßig verschwinden, selbst wenn diese Operation hinter der Ansa hypoglossi
vorgenommen wurde. Bei den meisten von mir auf diese Weise operierten *Affen*
waren es die auf dem lateralen und dorso-lateralen Rande liegenden Nervenzellen
des XII. Kernes, welche am deutlichsten eine Degeneration aufwiesen, während
bald die ventralen, bald die latero-ventralen, bald die dorso-medialen sich wider-
standsfähiger erwiesen. Dasselbe findet man auch nach Excision des Focus
glosso-motorius contralateralis. Immerhin kann man behaupten, daß es
immer die eine zentrale Zellgruppe ist, die nicht verschwindet und die vielleicht

auch später nicht degeneriert. Ich sah dies bereits bei meinen ersten, an einem *Cercopithecus griseoviridis* angestellten Experimenten, bei welchem der Exstirpation des Rindenzentrums des Hypoglossus der rechten Seite eine Durchschneidung des linken Nervus hypoglossus gefolgt war. Bei diesem Tiere, dessen Gehirn in lückenlose Serienschnitte zerlegt worden war, waren die Zellen des linken XII. Kernes in viel größerer Anzahl verschwunden als bei den anderen *Affen*, bei denen nur ein Ausreißen stattgefunden hatte; von den peripherischen Zellen war fast keine Spur mehr vorhanden und der größte Teil der im zentralen Teile zurückgebliebenen war verkümmert. Ebenso geht aus einigen meiner experimentellen Untersuchungen an der Hirnrinde von *Affen* hervor, daß man infolge einer Abtragung des glosso-motorischen Rindenfocus außer den Veränderungen bestimmter Gruppen von Nervenzellen des kontralateralen XII-Kernes auch eine beträchtliche Verminderung der medialen Wurzelgruppe des entgegengesetzten N. XII erzielt. Deshalb müssen wir annehmen (Abb. 13), daß die lateralen oder dorsolateralen Nervenzellen (Komplex A [Abb. 13]), die besonders dem Einflusse des kontra-lateralen glosso-motorischen Focus unterstehen, medialwärts Wurzelfasern abgeben. Wenn also diese letzten Zellgruppen der Wurzelfasern des N. XII in engerer Beziehung zu den dorso-lateralen Nervenzellen des XII-Kernes stehen, so ist es logisch, anzunehmen, daß es die letzteren Gruppen der Nervenzellen sind, die sich in einer verhältnismäßig größeren Abhängigkeit als jene der anderen befinden. Folglich ist es nicht unangebracht, anzunehmen, daß die lateralen Wurzelfasern vorwiegend den groben Bewegungen der Zunge dienen und daß hingegen die medialen, die der Hirnrinde unterstehen, indirekt die feineren Bewegungen der Zunge besorgen.

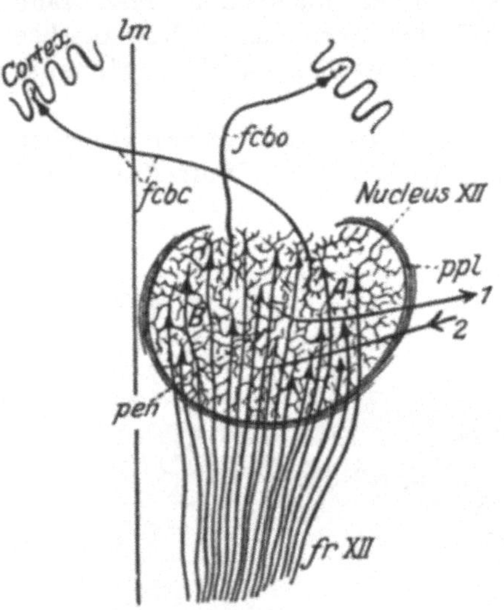

Abb. 13. Schema der Verbindungen der Nervenzellen des XII-Kernes mit anderen Hirngebilden. *lm* mediane Linie; *fcbc* Viae hypoglossopyramidales (Teil der Tractus corticobulbares), die teilweise mit der Gruppe *B* der Nervenzellen des kontralateralen XII-Kernes in Verbindung treten und gleichfalls einen Teil des endonucleären (*pen*) Plexus bilden. *ppl* Plexus perinuclearis, an dessen Bildung zum Teil die Dendriten der Nervenzellen, wie auch die Endigungen der Hypoglossuspyramidenbahn der entgegengesetzten Seite beteiligt sind; *fcbo* Hypoglossuspyramidenbahn (Teil des Tractus corticobulbaris), welche mit den Nervenzellen des homolateralen XII-Kernes in Verbindung tritt; *1* Aus den Nervenzellen des XII-Kernes entspringende Fasern, die sich als Teil der ventrolateralen Kranzfasern (wahrscheinlich für die Innervation des Gaumensegels) dem N. vagus anschließen; *2* Teil der ventrolateralen Kranzfasern, welche, von dem sensitiven Kerne der Oblongata herkommend, zu dem XII-Kerne ziehen, um sich um die Nervenzellen der Gruppe *B* zu verästeln; *A* lateraler Nervenzellkomplex des XII-Kernes; *B* medialer Nervenzellkomplex desselben; *frXII* Fibrae radiculares hypoglossi.

Ähnliches wie beim Menschen mit Hemiatrophia linguae, verursacht durch eine Läsion bloß des Hypoglossus, habe ich auch bei vielen *Affen*, die ich mittels Rhizotomie der Nervi hypoglossi operiert habe, wenn sie nur lange genug am Leben blieben, beobachtet und konnte ich bei ihnen eine Parese und Atrophie des Gaumensegels feststellen. Dies beweist, daß sehr nahe Beziehungen zwischen dem Hypoglossus und dem Vagus, nicht durch afferente sensible Fasern vom Vagus zum Hypoglossus (wie VAN GEHUCHTEN glaubte), sondern durch afferente motorische Fasern hergestellt werden, welche von den Wurzelzellen des Hypoglossuskernes entspringen, zuerst vom Kern des XII. als Fibrae ventro-laterales abgehen (Abb. 11 u. 12) und sich dann als Fibrae suprareticulares fortsetzen, um sich den radikulären Fasern des Vagus anzuschließen. Man muß also annehmen, daß von den Nervenzellen des XII-Kernes motorische Fasern (Fibrae suprareticulares) entspringen, die sich höchstwahrscheinlich im weichen Gaumen zusammen mit den entsprechenden Vagusfasern verzweigen (Abb. 13). Ich habe Gelegenheit gehabt, die vorigen Beobachtungen auch beim Menschen bestätigen zu können. So habe ich bei einer schweren Alteration des Hypoglossuskernes eines Mannes, die nach einer Läsion des Stammes dieses Nerven auftrat und von einer Parese des weichen Gaumens gefolgt war, eine deutliche Atrophie der genannten (supraretikulären) Markfasern vorgefunden.

Man muß auch der trophischen Eigenschaften des Hypoglossus Erwähnung tun, vor allem was die Zungentrophik anbetrifft, die nach einigen Autoren ausschließlich vom genannten Nerven abhängen soll. Zwecks Klärung dieser Frage habe ich an mehreren *Affen* die einseitige Exstirpation des N. hypoglossus und des N. facialis ausgeführt. Ich konnte nun feststellen, daß nach dieser Operation eine unbestreitbare Atrophie des hinteren Teiles der entsprechenden Zungenhälfte eingetreten war, welcher Teil intakt bleibt, wenn die Exstirpation bloß auf den XII. beschränkt ist; es ist daher logisch anzunehmen, daß auch der N. VII zum Trophismus des hinteren Teiles der Zunge beiträgt.

Ferner ist es wichtig zu bemerken, daß bei einigen *Affen* sowohl nach Exstirpation des glosso-motorischen corticalen Focus, als auch nach beiderseitiger Hypoglossusresektion ein ansehnlicher Teil der Zungenmuskulatur intakt bleibt. Entsprechendes fand ich auch in der menschlichen Pathologie, die gelehrt hat, daß der Grad der Zungenatrophie, welche auf Läsionen des N. XII folgt, im Vergleich zu jener sehr schweren, welche man bei der Paralysis labio-glosso-pharyngea und der Syringobulbie findet, ein sehr leichter ist. Diese Tatsache erklärt sich meines Erachtens sowohl durch die Schwere der primären Alteration der Nervenzellen des XII-Kernes und des Plexus endonuclearis, sowie des Hypoglossuskernes, welche man bei obigen Erkrankungen vorfindet, als auch durch die wahrscheinliche Beteiligung des Halssympathicus an der Trophik der Zunge, eine Frage, welche vielleicht künftige Untersuchungen einer Lösung zu-führen werden.

Nervus accessorius (spinalis). Die gewöhnliche Meinung ist, daß der Ursprung der Nervus spinalis (Abb. 5) aus zwei Teilen bestehe, einem proximalen und einem distalen; der erstere gehört zur Fortsetzung des Vagusursprunges (Accessorius vagi cerebralis); der andere distale (Accessorius spinalis) wird aus einer Reihe von Wurzeln gebildet, die unterhalb der tiefsten Wurzel bis zum V. und VI. Halsnerven ziehen. Die Fasern des bulbären Teiles entspringen aus den Zellen des dorsalen (motorischen) Anteils des X. Kernes. Jedoch betrachten einige Forscher, wie MONAKOW, diesen Teil als dem Vagus angehörig; folglich entspränge dieser Meinung nach der XI. aus dem bloßen spinalen Anteil.

Der Nervus accessorius in sensu strictiori (die Portio spinalis) nimmt seinen Ursprung in einer runden Gruppe von eher großen Nervenzellen, die distalwärts in dem dorso-lateralen Teile des Vorderhorns des cervicalen Rückenmarkes liegt und bis zur Höhe des II. Hals-Segmentes des Rückenmarks reicht. In dem Maße wie man proximalwärts vorschreitet, bemerkt man, daß mit der Verschiebung des scheinbaren Ursprunges des Kernes auch der Verlauf der Fasern durch den Seitenstrang sich nach hinten verlagert; dieselben ziehen daher durch die Pyramidenseitenstrangbahn. Auch die Richtung der Fasern des Rückenmarks-anteils des Nervus accessorius ist nicht immer die gleiche, denn einige weisen einen queren Verlauf auf und ziehen folglich gleich durch den Seitenstrang, um aus dem Rückenmark auszutreten, während andere erst nach einem Verlaufe in Längsrichtung zu Querfasern werden und sich wie die vorhergehenden verhalten.

Nervus vago-glossopharyngeus. Die Unmöglichkeit, den Ursprung und den Verlauf der Wurzelfasern des Glossopharyngeus von denen des Vagus zu trennen, veranlaßte sämtliche Anatomen, dieselben gemeinsam zu behandeln. Bei den Wurzeln dieser beiden Nerven, welche mit dem Namen Glossopharyn-geus-vagus bezeichnet werden, müssen wir sensible und motorische Fasern beschreiben.

Dieser Nerv endigt (Abb. 14) in einem dorsalen (Haupt-) Kern und in einem speziellen (vertikalen) Kern, in den ein Bündelchen von Nervenfasern, der Fasciculus solitarius, eindringt; sie werden als sensible Kerne aufgefaßt. Außerdem besitzt er einen motorischen Kern, den Nucleus ambiguus.

1. Der dorsale Kern (Abb. 9, 14), von welchem fast ausschließlich für den Vagus bestimmte Fasern ausgehen, liegt unmittelbar nach außen vom Hypoglossuskern. Sein distales Ende befindet sich auf der Höhe der Öffnungsstelle des Ependymkanales. Oben gelangt er unmittelbar bis unterhalb der Oblongata-Ponsgrenze. Die Nervenzellen sind klein, multipolar, von verschiedener Form, haupt-

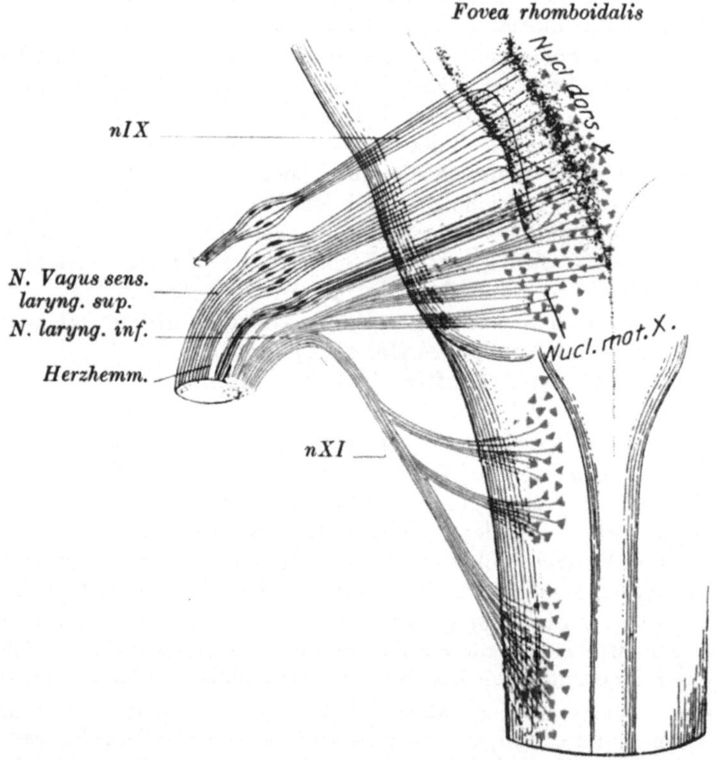

Abb. 14. Schema des Ursprunges der Nn. glossopharyngeus, vagus und accessorius beim Menschen. Man sieht, wie die (rot gefärbten) motorischen Fasern dieses Systems aus dem Nucleus ambiguus und zum Teil aus dem distalen Anteil des Nucleus dorsalis vagi, während die schwarz gefärbten (sensiblen) aus dem Nucleus dorsalis und aus dem Fasciculus solitarius entspringen. Die (schwarz gefärbten) Fasern des Glossopharyngeus nehmen ihren Ursprung im proximalen Anteile des Nucleus dorsalis nervi vagi und im Fasciculus respiratorius; einige motorische (herzhemmende Fasern) des Vagus kommen aus dem dorsalen Vaguskerne. (Nach Edinger.)

sächlich dreieckig oder sternförmig, mit zum größten Teil nach außen ziehenden Dendriten: die Wurzelfasern sind wahrscheinlich direkte. Einige Autoren unterscheiden hier zwei Teile, den medialwärts gelegenen viscero-motorischen Kern und den lateralwärts gelegenen viscero-sensiblen Kern. Ersterer befindet sich fast in Berührung mit dem äußeren Teil des Hypoglossuskernes; seine Wurzelfasern treten aus der Oblongata aus, indem sie den unterhalb des von der Radix asc. trigemini gebildeten Halbmond durchziehen. Der viscero-sensible Kern (Abb. 14) tritt als Ala cinerea auf der Fläche der Fovea rhomboidalis hervor. Seine Wurzelfasern bilden ein fast selbständiges Bündel (Radix dorsalis), welches auch das aufsteigende Vagusbündel genannt wird.

2. Der Nucleus fasciculi solitarii. Dorsalwärts von den zum Nucleus dorsalis ziehenden Wurzelfasern des N. IX befindet sich ein dichtes Bündel von Nervenfasern, Fasciculus solitarius, das an der Peripherie (oder zwischen seinen Fasern) von einer kleinen Anhäufung von grauer Substanz (Nucleus verticalis glosso-pharyngei) begleitet wird. Es ist ein zylinderförmiges Bündel von ungefähr 0,6 mm Durchmesser (Abb. 50); es liegt im hinteren Teile der Oblongata, unmittelbar nach außen vom sensiblen Vagus- und Glossopharyngeuskern (Nucleus vagi dorso-medialis) und beginnt proximalwärts auf der Höhe des Facialiskerns. In dem Maße, wie es nach unten vorschreitet, vermehrt sich dessen Faseranzahl wegen des Hinzukommens der aus dem IX.—X. Nervenpaar stammenden Fasernkontingente; indem es sich allmählich gegen die Medianlinie verschiebt, erreicht es seine größte Ausdehnung am Ende des IV. Ventrikels. Der Fasciculus solitarius gibt wahrscheinlich auch eine Anzahl von Kollateralen ab, vor allem zum vertikalen Kern (besonders bei den *Vögeln* entwickelt), wo sie einen sehr ausgedehnten Plexus bilden. Die Fasern des Fasciculus respiratorius biegen allmählich zu dem Nucleus verticalis um und endigen um die denselben zusammensetzenden Zellen.

Die medialwärts vom Fasciculus solitarius gelegene graue Substanz ist nicht nur ein Kern des Vagus ascendens, sondern auch die Glossopharyngeus-Endigung. Tatsächlich gelangt der Hauptanteil der Wurzelfasern des Nervus glossopharyngeus in den Fasciculus solitarius; bloß ein kleiner Anteil endigt in der frontalen Fläche des eben erwähnten Kernes, der gewöhnlich viscero-sensible Wurzelfasern empfängt.

3. Der Nucleus ambiguus (motorisch-somatischer Kern). Von diesem Kern gehen die Äste ab, die den Laryngeus inf. (Nucleus laryngeus, EDINGER) bilden (Abb. 14). Er befindet sich innerhalb der reticulären grauen Substanz, in einem Raume, der nach vorne von der unteren Olive und der äußeren Paraolive, nach hinten vom dorsalen Vaguskern, nach innen von den Hypoglossuswurzelfasern, nach außen von den horizontalen Fasern des Glossopharyngeus-vagus und von der bulbären Wurzel des V. Paares begrenzt ist. Der Kern besteht aus großen multipolaren Zellen mit dichten und stachelförmigen Dendriten. Die Wurzelfasern ziehen zuerst nach hinten, biegen dann nach außen um und vereinigen sich mit den kleinen, aus dem dorsalen Vaguskern stammenden Bündeln, bis sie, die Substantia gelatinosa durchkreuzend, die Oblongata verlassen.

Nervus octavus. Er entspringt mit zwei Ästen (Nervus acusticus s. cochlearis und Nervus vestibularis).

Der Nervus acusticus entspringt aus der Cochlea, dem Vestibulum und den Bogengängen. Die Fasern, die aus der Cochlea kommen, vereinigen sich, nachdem sie das Ganglion Corti durchdrungen haben, zu einem kleinen Stamme, dem sogenannten Nervus cochlearis. Die aus dem Vestibulum und den Bogengängen stammenden bilden, nachdem sie das Ganglion Scarpae durchzogen haben, einen anderen kleinen Stamm, den Nervus vestibularis, der weniger stark ist als der vorige. Die beiden zuerst getrennten Nerven Cochlearis und Vestibularis vereinigen sich in der Nähe des Ductus acusticus internus zu einem Stamme, nämlich zum N. VIII., welcher, unter der lateralen Fläche der Oblongata angekommen, zwischen dem Flocculus und dem Brachium pontis in die Brückensubstanz eindringt und sich in zwei Wurzeln teilt: eine vestibulare, welche, die Radix cochlearis kreuzend, nach vorn zieht und sich auf den medialen Rand des Corpus restiforme fortsetzt. Die andere, die Radix cochlearis, zieht nach außen und erreicht die laterale Fläche des Corpus restiforme.

a) Die Radix vestibularis des Octavus endigt zum Teil im dorsalen Kern, nämlich im Nucleus triangularis vestibularis, einer der bedeutendsten Ursprungsstellen dieses Nerven (Abb. 8, 15, 16, 24). Die Spitze des Dreiecks reicht fast bis zur Mittellinie, wo er die vorher vom Hypoglossuskern eingenommene Stelle einnimmt. Nach Marburg besteht der Nucleus triangul. vestib. aus dem erwähnten Nucleus vestibularis und aus zwei caudalen Fortsetzungen: nämlich dem Nucleus intercalatus (von dem bereits die Rede war) und einem Nucleus vestibularis descendens (laterale Fortsetzung), der nichts mit der mitten in der Radix spinalis nervi acustici (Nucleus vestibularis descendens von R. y Cajal) zerstreuten Zellmasse zu tun hat. In dem Gebiete der Radix vestibularis spinalis ist es schwer, ein Fasersystem zu finden. Marburg bemerkt trotz der Behauptung, daß die medialsten Bündel es sind, welche vestibulare Wurzelfasern in vorwiegend absteigender Richtung enthalten, es sei nicht möglich, mit Sicherheit zu bestreiten, daß sich zwischen ihnen auch aufsteigende Fasern befinden.

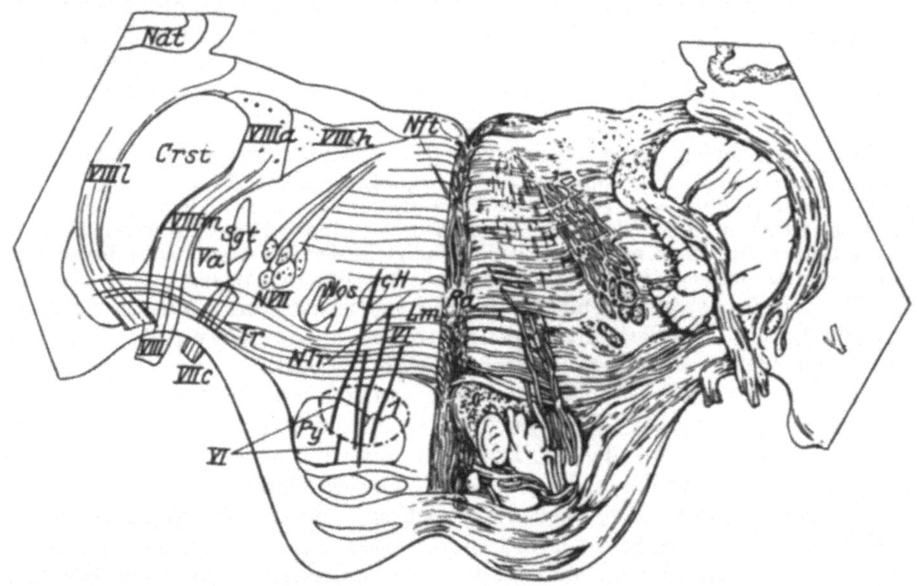

Abb. 15. Frontalschnitt durch das distale Ende der Brücke des Menschen. *Va* Tractus bulbo spinalis (bulbäre Wurzel) trigemini; *VI* Wurzelfasern des Nervus abducens; *VIIc* Nervus facialis an der Austrittsstelle aus der Brücke; *VIII* Nervus; *VIIIa* Radix spinalis acustici, und Deitersscher Kern; *VIIIh* Nucleus triangularis (s. dorsalis); *VIIIl* Radix lateralis (cochlearis) acustic: *VIIIm* Radix medialis (vestibularis); *cH* zentrale Haubenbahn; *Crst* Corpus restiforme; *Lm* Lemniscus medialis; *Ndt* Nucleus dentatus (cerebelli); *Nos* Oliva superior; *Ntr* Nucleus trapezoides; *nft* Nucleus funiculi teretis; *NVII* Facialiskern; *Py* Pyramidenbündel; *Ra* Raphe; *Sgt* Substantia gelatinosa; *Tr* Corpus trapezoides; *1* den Pyramidenteil der linken Hälfte betreffende Läsion, welche eine Form der Paralysis alternans inferior (Lähmung des *VI*-Paares links und der Extremitäten rechts) zur Folge hat. (Nach Obersteiner, teilweise modifiziert.)

Im ventralen Anteil des Nucleus triangularis finden sich, nach Winkler, große Zellen vor, welche ihre Neuriten medialwärts senden; diese letzteren, nach Durchkreuzung der Raphe, gelangen durch den Abducenskern in den kontralateralen Oculimotoriuskern.

Ein anderer Teil von Wurzelfasern des Nervus vestibularis endigt in der sogenannten Radix descendens nervi acustici (oder besser genannte Formatio fasciculata). Diese Formation besteht distalwärts aus runden Bündelchen, zwischen denen sich eine graue Substanz (Corpus juxtarestiforme) eingelagert findet.

In den proximalen Abschnitten werden die Nervenzellen desselben immer kompakter, um schließlich den Deitersschen Kern (Abb. 15 u. 17) seu Nucl. vestibularis magnocellularis zu bilden, welcher lateralwärts vom Nucleus dorsalis gleich unterhalb des äußeren Winkels des IV. Ventrikels liegt; einige in diesen Kernen eindringende Bündel sieht man im Winkel sich aufsplittern. Die Nervenzellen dieses Kernes sind gewöhnlich von trapezoidaler, bisweilen von polygonaler Gestalt. Die bis auf die Oberfläche derselben kommenden Verästelungen eines Teiles der Vestibularfasern umhüllen dieselben knotenförmig. In den distalen Schichten nimmt dieser Kern auch den lateralen Teil der Formatio fasciculata auf und erstreckt sich dann proximalwärts auf das ganze Gebiet derselben.

Nach hinten und außen vom vorigen, und zwar auf dem lateralen Winkel des IV. Ventrikels, befindet sich ein anderer Kern, Nucleus anguli (BECHTEREW), der von einigen künstlich (MARBURG) in Untergruppen eingeteilt wird und sich ohne scharfe Grenzen in den vorigen fortsetzt. Er ist nicht gänzlich von der Formatio fasciculata getrennt und enthält kleine trapezoidähnliche Zellen. Auch in diesem Kern endigen bestimmt vom Nervus vestibularis kommende Kollateralen.

Schließlich scheinen, nach einigen Autoren, einige Fasern dieses Nerven sich nach oben in das Kleinhirn fortzusetzen und nach erfolgter Kreuzung zum Nucleus emboliformis der Gegenseite zu ziehen.

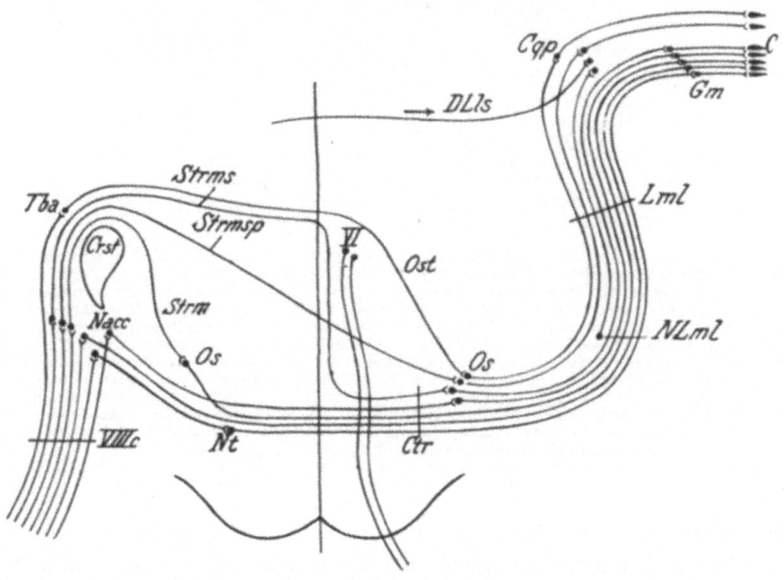

Abb. 16. Dorsomediale Portion der Oblongata eines *Macacus Cynomolgus* auf der Höhe ihres proximalen Endes (WEIGERT-PALsche Färbung). *NVIII* Nucleus triang. acustici; *NF* Nucleus funiculi teretis; *Ar* Area Foveae rhomboid. — Man sieht beiderseits die Kerne des Funiculus teretis, die dorsal von dem eigentlichen perinuclearen Netz, lateral vom dreieckigen Kern des Nervus acusticus und ventral von den Fibrae arcif. int. superficiales begrenzt sind. (Nach einem in meinem Laboratorium aufbewahrten Präparat.)

Abb. 17. Schema der zentralen Verbindung des Nervus cochlearis. *VI* Abducenskern; *VIIIc* Cochleariswurzel; *C* Cortex cerebri (Regio acustica lobi temporalis); *Cqp* Eminentia bi(quadri)gemina posterior; *Crst* Corpus restiforme; *Ctr* Corpus trapezoides; *DLls* Decussatio lemnisci lateralis (superior); *Gm* Corpus geniculatum mediale; *Lml* Lemniscus lateralis (inf.); *Nacc* Nucleus cochlearis ventr.; *Nt* Nucleus corporis trapezoid.; *NLml* Nucleus trapezoides; *Os* Oliva superior; *Ost* Olivenstiel; *Strms* Striae medullares (acustici) superficiales; *Strmsp* Striae medullares (acust.) sup. zur oberen kontralateralen Olivae; *Strm* Striae (medullares) acusticae prof. zur homolateralen Oliva superior; *Tba* Tuberc. acusticum. (Nach OBERSTEINER.)

Die zwischen den Bündeln der Radix vestibularis eingestreuten Zellen gehören nur zum Teile zu den versprengten Zellen des Nucleus vestibularis und haben mit dieser Radix nichts zu tun. In dem Gebiete der Formatio fasciculata befinden sich ebenfalls hier und da kleine Anhäufungen von Substantia gelatinosa.

Es ist somit festgestellt, daß der größte Teil der Vestibulariswurzeln nicht nur zum Nucleus triangularis, sondern auch zum Nucleus Deitersii und zum Nucleus angularis ziehen und daß sie als die wichtigsten Endkerne der Vestibulariswurzeln zu betrachten sind.

b) Bedeutend komplizierter ist der Verlauf der Fasern des Nervus (Radix) cochlearis. Sie verzweigen sich in zwei grauen Kernen, im dorsalen, Tuberculum acusticum (bei einigen Tieren stark, beim Menschen schwach entwickelt) und im Nucleus ventralis acustici, die das erste Endigungsgebiet dieser Nerven im Verlaufe seiner zentralen intrapontinen Bahn darstellen.

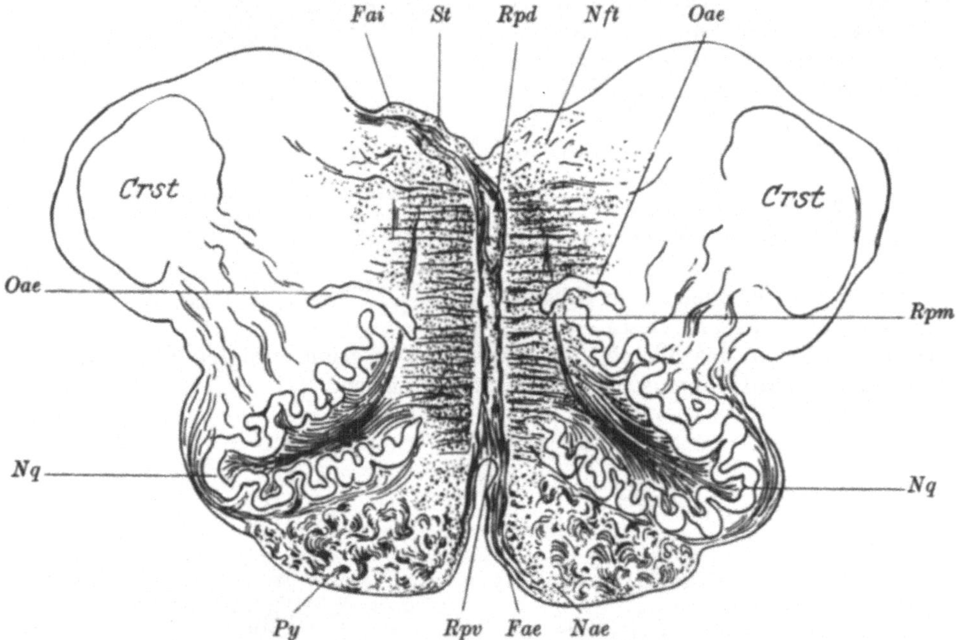

Abb. 18. Querschnitt durch die Oblongata (proximale Zone) einer Frau, die an einer Geschwulst, welche das linke hintere Dreieck der Fovea rhomboidalis drückte, litt. Die rechte Seite der Abbildung entspricht der linken des Präparates und umgekehrt. *St* Striae acusticae; *Rpd* dorsaler Anteil der Raphe; *Rpv* ventraler Anteil der Raphe; *Nft* Kern des Funiculus teres; *Crst* Corpus restiforme; *Nq* Oliva inferior; *Oae* Oliva accessoria lateralis; *Nae* Nuclei pontis; *Fai* Fibrae arcuatae internae; *Fae* Fibrae arcuatae externae (circumpyramidales).; *Rpm* pars media Raphes; *Py* Pyramide. — Links ist der Kern des Funiculus teres gut erhalten; rechts ist er fast gänzlich degeneriert. Die Striae medullares superf. (acusticae) sind rechts vollständig verschwunden; die linken teilen sich am Beginn der Raphe in zwei Teile; der eine zieht längs des homolateralen Randes nach unten; der andere geht auf den äußeren kontrolateralen Rand über. Im mittleren Teile der Raphe entbehrt die äußerste Zone der linken Hälfte der dorsoventralen Fasern; die linke Hälfte wird von ähnlichen Fasern eingenommen, die jedoch sehr spärlich sind. Im ventralen Teile der Raphe sind die dorsoventralen Fasern rechts viel zahlreicher als links. Ebenso sind rechts die Fibrae circumpyramidales viel zahlreicher als links. Die Abbildung ist dazu bestimmt, die Beziehungen zwischen den Striae (acusticae) medullares und den Fibrae circumpyramidales pontis der Gegenseite nachzuweisen. (Nach einem Präparate meiner Sammlung.)

Die Endigung der Fasern des Nervus cochlearis im Tuberculum acusticum ist in ihren Einzelheiten nicht so klar, wie im Nucleus ventralis.

Hier muß noch hervorgehoben werden, daß einige Autoren, unter diesen vor allem WINKLER, behaupten, daß sich lateralwärts vom Corpus restiforme nicht nur Fasern des Nervus cochlearis, sondern auch des Nervus vestibularis befinden.

Das Tuberculum acusticum enthält nach den Untersuchungen MARBURGS drei Nervenzellenschichten, nämlich von oben nach unten zuerst die der ependymalen Zellen, welche von einer zellarmen Schicht gefolgt ist und am tiefsten die spindelförmigen Ganglienzellen.

Vom Tuberculum acusticum (und zum Teil auch vom Nucleus ventralis acustici) entspringen Fasern, welche als Striae acusticae (Monakowii) bekannt sind (Abb. 15 u. 16). Einige, nämlich die tiefsten (Striae medull. prof.) ziehen, in die Tiefe tretend, in die Haube der homolateralen oberen Olive; die anderen, oberflächlich verlaufenden (Striae medull. superf.), überschreiten die Raphe und endigen in schrägem Verlaufe von oben nach unten in der kontralateralen oberen Olive. Die dorsalsten dieser zweiten Gruppe sind, wie bereits vorher erwähnt, schon makroskopisch in der Fovea rhomboidalis sichtbar. Daß dieselben beim Menschen mit der zentralen akustischen Bahn nichts zu tun haben, beweist folgender Fall.

GIANNI gelang es (im Laboratorium meiner Klinik), beim Studium von lückenlosen Schnitten der Oblongata eines Mädchens, das bei der Sektion zwei in der Fovea rhomboidalis liegende und die Striae acusticae quetschende Tuberkel links aufwies, festzustellen, daß (Abb. 18) die meisten Striae acusticae superfic. eine Kreuzung während

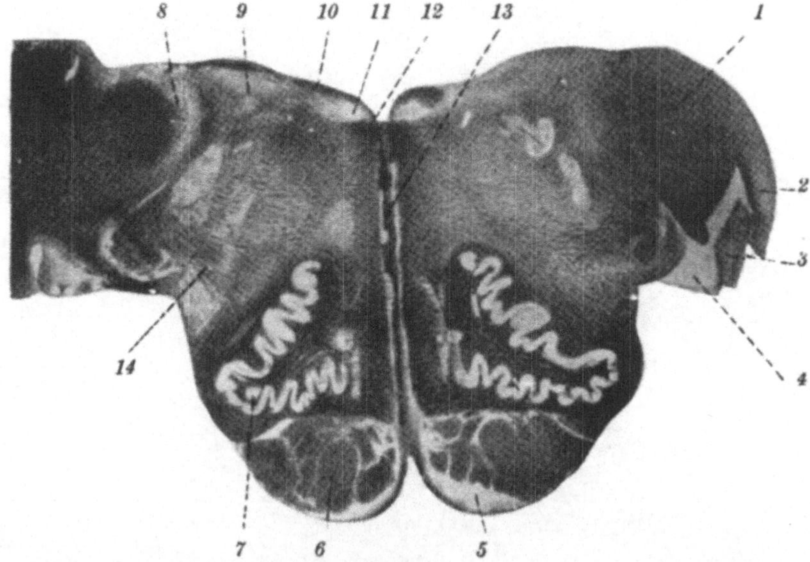

Abb. 19. Medulla-oblongata-Querschnitt, rechts caudaler, links oraler, entsprechend den Cochlear- und Vestibularkernen (WEIGERT-PALsche Färbung). *1* Corpus restiforme; *2* Tuberculum acusticum; *3* Nucleus cochlearis ventralis; *4* Corpus ponto-bulbare; *5* Nucl. praecurs. pontis; *6* Pyramis; *7* Oliva inferior; *8* Radix spinalis nervi acustici; *9* Nucleus triangul. vestibularis; *10* Striae medullares supefic. (dorsales), welche sich in der Raphe kreuzen; *11* Nucleus funic. teretis; *12* Fascic. post. longitud.; *13* Raphe; *14* Corpus trapezoides. (Nach MARBURG.)

ihres Verlaufes durch die Raphe erleiden, und daß dieselbe an sämtlichen Stellen der Raphe stattfinden kann. Außerdem stellte GIANNI fest, daß die die Nuclei pontis und die Pyramide umgebenden circumpyramidalen Fasern auf der Seite der Läsion beständig zahlreicher, auf der kontralateralen (rechten) Seite dagegen sehr spärlich (atrophisch) vorhanden waren. Diese Tatsachen beweisen, daß die Striae medullares superf. sich in der Raphe kreuzen und als Fibrae peripyramidales wahrscheinlich zu den Nuclei praecursorii pontis, bzw. zur Pyramide der Gegenseite ziehen. Diese Schlußfolgerungen wurden neuerdings durch MARBURG bestätigt, der in einem Falle, in welchem die Striae nur auf einer Seite entwickelt waren, beobachten konnte, wie die sich in der Raphe kreuzenden Striae vertikal zur Raphe, bis zu ihrer ventralen Extremität, hinunterstiegen, den Nucleus arcuatus und den ventralen Rand der Oblongata von der entgegengesetzten Seite aus umgaben und bis zum Corpus ponto-bulbare verfolgt werden konnten, mit dem sie, nach MARBURG, wahrscheinlich in Verbindung treten.

ZIEHEN nennt diesen Streifenkomplex Tractus strialis und unterscheidet in demselben, in Anbetracht des kurz vorher erwähnten Verlaufes, zwei Anteile, den dorsalen und den ventralen.

Im Nucleus ventralis acustici befinden sich, nach MARBURG, zwei Arten von Nervenzellen: die medialen, die den größten Teil des Kernes darstellen, und

die lateralen; die ersteren weisen hauptsächlich die Form einer Birne, seltener die
einer Pyramide oder einer Spindel auf. Einige Autoren unterscheiden bei den
Zellen dieses Ganglions zwei Kategorien, die Körnerzellen und die Hauptzellen;
die ersteren sind den homonymen Zellen des Kleinhirns ähnlich, die anderen sind
von einer Kapsel umgeben, was aber von vielen, wie z. B. von Ziehen, in Abrede
gestellt wird.

Von den Nervenzellen des Nucleus ventralis acustici entspringen Neuriten, die das kompakte Faserbündel des Corpus trapezoides bilden. Unter
diesen Fasern befindet sich eine Nervenzellgruppe, die obere Olive. Nun endigen
die Fasern des Corpus trapezoides zum Teil in der homolateralen, zum Teil in
der gegenüberliegenden oberen Olive (Abb. 17 u. 20). Dieser Kern besteht aus

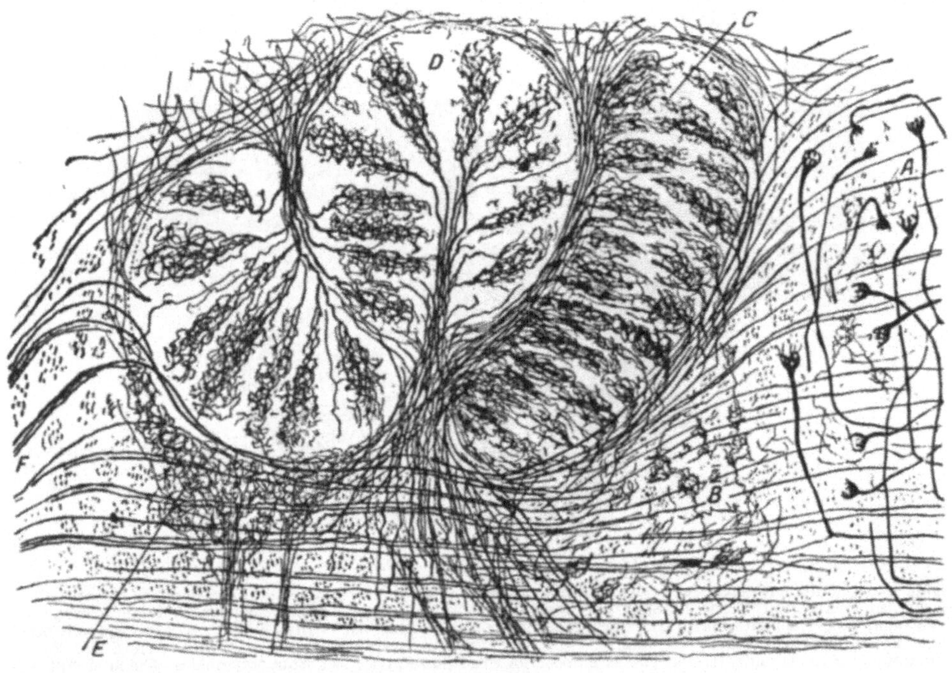

Abb. 20. Gesamtbild des nervösen Geflechtes des Nucleus olivaris sup. und des Nucleus trapezoideus einer einige
Tage alten *Katze* (Golgische Färbung). *A* Kern des Corpus trapezoideum; *B* Nucleus praeolivaris internus;
C Oliva accessoria; *D* Oliva superior; *E* Nucleus praeolivaris ext. (semilunaris); *F* Fibrae trapezoideae.
(Nach Ramon y Cajal.)

zwei Portionen, einer medialen und einer lateralen, welch letztere beim Menschen
viel stärker entwickelt ist, als die erstgenannte. Die Grenze zwischen den beiden
Teilen wird als (dorsaler) Hylus bezeichnet, von dem Fasern ausgehen, welche
unter dem Namen Pedunculus olivae superioris bekannt sind und in der
Richtung des Abducenskernes ziehen. Manche Autoren unterscheiden überdies
außer dem dorsalen auch einen ventralen Hylus.

Die obere Olive enthält Nervenzellen (Abb. 21) und intercelluläre, trapezoide
Verzweigungen. Die ersteren liegen zum Teil im Zentrum, zum Teil an der Peripherie. Die von Held und Kölliker beschriebenen zentralen Zellen sind gewöhnlich spindelförmig und im Sinne der Strahlen der doppelten Olivenkurve gerichtet; sie sind zu mehreren unregelmäßigen Schichten angeordnet. Der größte
Teil derselben besitzt zwei umfangreiche polare Dendriten, die sich alsbald in ein

Bündel von Zweigen auflösen, welche bis zur Grenze der grauen Platte ziehen
und sich in komplizierter Weise verästeln.

Die an der Peripherie liegenden Zellen sind gewöhnlich oval oder dreieckig.
Die Dendriten, welche sie zum peripherischen Teil der Olive aussenden, sind kurz
und geben keine Verzweigungen an den Kern ab. Der aus dem Zellkörper oder
der Basis eines Dendriten ausgetretene Neurit wendet sich, in einem unregelmäßigen Verlaufe, gegen die Peripherie des Ganglions und verliert sich in der
Markfaserschicht, welche die obere Olive umgibt.

In der Umgebung der oberen Olive bemerkt man auch spindelförmige, dreieckige und sternförmige Nervenzellen (Randzellen). Ihre Dendriten haben die
Form eines Kreisbogens und dringen nicht alle in das Innere des Ganglions ein,
mit Ausnahme einiger, die bis zwischen die Neuronen der Olive reichen.

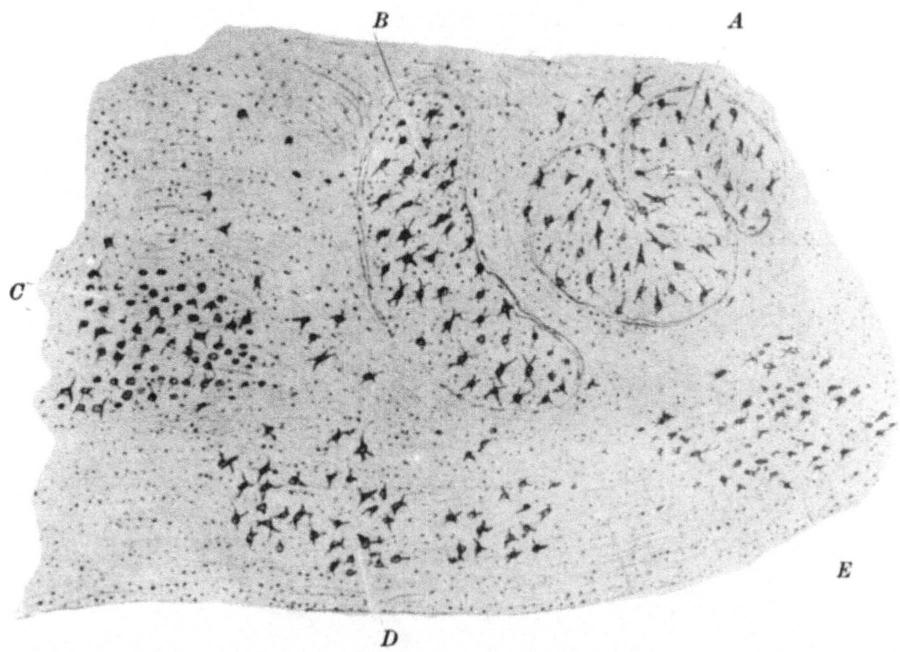

Abb. 21. Gesamtbild der sekundären akustischen Zentren: erwachsenes *Kaninchen* (NISSLsche Färbung). *A* Oliva
superior; *B* Oliva sup. accessoria; *C* Nucleus corporis trapezoidei; *D* Ganglion (Nucleus) praeolivare internum;
E Ganglion (Nucleus) praeolivare externum. (Nach RAMON Y CAJAL.)

An der Bildung eines beträchtlichen Teiles der oberen Olive beteiligt sich
auch, wie bereits erwähnt, ein Geflecht von Nervenfasern (Abb. 20). Dieses besteht aus zweierlei Fasern, nämlich aus den Kollateralen und den autochthonen
Neuriten (der Nervenzellen der oberen Olive) und aus den vom trapezoiden
Körper kommenden Fasern, die den größeren Teil liefern. Von diesen letzteren
Fasern dringen einige durch den hinteren Teil der Olive ein; die von ihnen abgehenden Kollateralen, welche auf der hinteren Fläche des Kernes verlaufen,
bilden die hinteren Trapezbahnen: die anderen, auf der vorderen Fläche verlaufenden Kollateralen bilden die vordere Trapezfläche. Diese Kollateralen, wie
auch die Endfasern, dringen in der Weise in die obere Olive ein, daß der
ventrale Hylus die Eintrittstelle für die vorderen Trapezoidfasern, der dorsale
Hylus diejenige für die hinteren darstellt. Sie verlaufen gewöhnlich an der
Peripherie der Olive, bevor sie in deren graue Masse eindringen und bilden so
den Ursprung der Markkapsel des Kernes.

Es ist sehr schwer, den weiteren Verlauf dieser Neuriten zu studieren. Bei den Foeten von *Mäusen*, bei denen man (R. y Cajal) den Verlauf der Neuriten beobachten kann, bemerkt man, daß einige sich nach hinten wenden und den Konturen der Oliva sup. folgend, bis zu der hinter der Olive liegenden Substantia reticul. grisea gelangen; hier nehmen sie nach einer Biegung oder Bifurkation eine vertikale Richtung an, indem sie so die zentrale akustische Bahn III. Ordnung (Lemniscus inf. seu lateralis) bilden. Andere Neuriten ziehen an den Seiten der oberen Olive und gelangen in die Zone der Trapezoidbündel, mit denen sie sich vereinigen. Held (dem jedoch R. y Cajal nicht folgt) meint, daß sie bis zur Raphe oder zum Zentralganglion des Nervus cochlearis gelangen und daß einige derselben in den Stiel der Olive eindringen und bis zum Ursprungskern des Nervus abducens ziehen.

Auf diese Weise gebildet, verlaufen diese Trapezfasern in transversaler Richtung oberhalb der ventralen Brückenbahnen und ziehen zur gleichseitigen oberen Olive; sie erreichen dann die Raphe, wo sie sich auch mit denen der Gegenseite kreuzen.

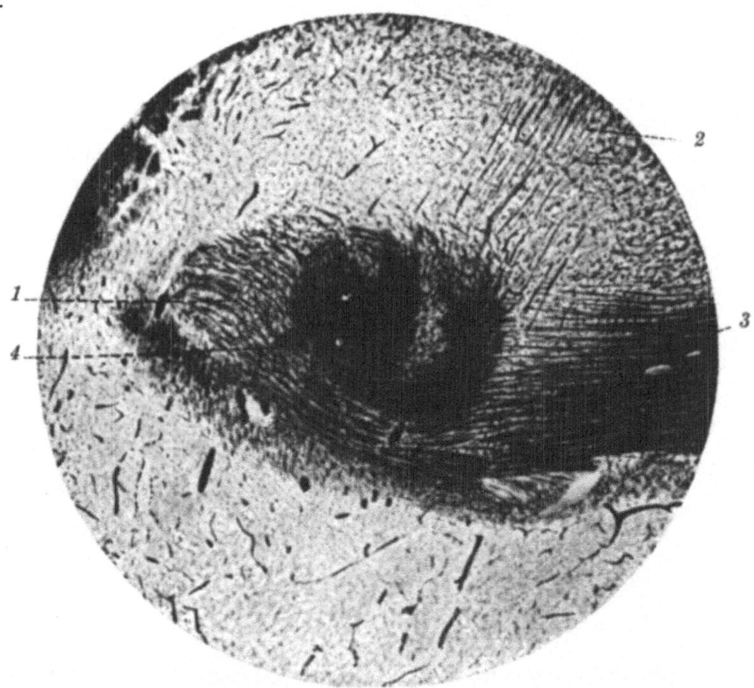

Abb. 22. Faserung der oberen Olive und des Corpus trapezoides (menschl. Foetus 42 cm lang, Weigert-Palsche Färbung). *1* Lemniscus lateralis; *2* Pedunculus olivae superioris; *3* Corpus trapezoides; *4* obere Olive. (Nach Marburg.)

R. y Cajal hat drei andere Olivennebenkerne beschrieben, die um die obere Hauptolive gelegen sind.

Der eine — akzessorische obere Olive — umfaßt (Abb. 20 und 21 *B*) die Hauptolive an ihrer äußeren Fläche. Er enthält spindelförmige Neuronen, die größer als jene der oberen Hauptolive sind, und aus welchen zwei oder drei Dendriten hervorgehen.

Der zweite, der Nucleus praeolivaris internus (Abb. 20 und 21 *D*), ist zwischen der akzessorischen oberen Olive, den oberflächlichsten kleinen trapezoiden Bündeln und dem Kern des Corpus trapezoides gelegen. Er ist von letzterem unterscheidbar, weil er nicht die Heldschen Körbchen enthält, und weil die Nervenzellen nicht den Kugelkörnchen des Nucleus trapezoides ähnlich sind.

Der dritte, der Nucleus praeolivaris ext. (Nucleus semilunaris), umfaßt halbmondförmig den vorderen Umriß der Olive. Er ist aus dreieckigen und spindelförmigen Nervenzellen gebildet, die in einem besonders dichten Nervenplexus eingebettet sind. Die Dendriten reichen nicht über das Ganglion hinaus; es ist, nach R. y Cajal, nicht möglich, den Verlauf der Neuriten zu verfolgen.

Auch ein kleiner Kern aus grauer Substanz, der Nucleus trapezii, tritt unter den Fasern des Corpus trapezoides (pontis) hervor und zwar entsprechend dem ventro-medialen Rande der oberen Olive (Abb. 20, 21 u. 22).

Die Nervenzellen des Trapezkörpers sind beim Menschen wenig entwickelt; Ziehen unterscheidet beim Menschen drei Gruppen derselben, eine mediale, eine mittlere und eine laterale. Die Neuriten dieser Zellen geben Kollateralen ab, die sich fast alle im Trapez-körper verzweigen. Die Endigungen der Nervenfasern bilden im Trapezkern eine beträcht-liche Anzahl von Faserkörbchen (Abb. 21), an denen viele Trapezoid- (kollaterale oder Stamm-) fasern, die fast alle von der Raphe kommen, teilnehmen.

Aus den Nervenzellen der oberen Olive entspringen Fasern (Abb. 22), die zum Ganglion der Eminentia bi-(quadri)-gemina posterior ziehen, einen Teil der lateralen (unteren) Schleife bildend (Abb. 22). Während des Verlaufes dieser letz-teren sieht man zwischen den Schleifenfasern Anhäufungen von grauer Substanz eingeschaltet, die einen Teil des lateralen Schleifenkernes bilden und sich bisweilen in zwei Gruppen, eine ventro-mediale und eine ventro-laterale, einteilen lassen.

Nach Held bestehen die aufsteigenden Fasern des Lemniscus lateralis aus zwei Gruppen. Die eine endigt zum Teil in dem hinteren Vierhügel, zum Teil in dem vorderen Vierhügel der entgegengesetzten Seite (Tractus olivo-tectalis). Die andere Faser-gruppe des Lemniscus lateralis soll (Abb. 54 und 60), ohne zu der Vierhügelgegend in Beziehung zu treten, der direkten corticalen Acusticusbahn den Ursprung verleihen; die genannten Fasern sollen das Tuberculum bigeminum posticum auf dem Wege ihres Bra-chium überschreiten, dann von der Regio subthalamica in die innere Kapsel gelangen und vermittels dieser direkt zur Rinde des Schläfenlappens aufsteigen. Das Mittelhirn ist also nach Held die Stelle, wo die zentrale Acusticusbahn, während des Verlaufes im Hirn-stamm immer einzeln, sich in zwei Teile teilt: der eine ist die direkte corticale Acusticus-bahn, der andere besteht aus Fasern, welche in der hinteren Vierhügelgegend verbleiben.

Die Disziplin dieser Arbeit gestattet nur eine Andeutung dieser tertiären Cochlearis-bahnen; ebenso kann ich mich nicht einmal flüchtig mit den zahlreichen und verwickelten sekundären vestibulären Bahnen beschäftigen, die den entsprechenden, kurz vorher er-wähnten Endkernen entspringen.

Nervus facialis. Der Facialiskern (Abb. 8 u. 24) liegt etwas oberhalb und nach außen von der oberen Olive, neben der ihn lateralwärts begrenzenden spinalen Trigeminuswurzel und den medialwärts gelegenen Wurzelfasern des Abducens. Er setzt sich aus Zellen zusammen, die von hinten nach vorn zu an Größe zunehmen; sie sind zumeist dreieckig und mit dichten, samtartigen Dendriten versehen; zwi-schen den Zellen befindet sich ein reiches Flechtwerk von Nervenfasern. Vom Fa-cialiskern entspringend, ziehen die Fasern (Abb. 15) in etwas schrägem Verlauf nach innen und oben, so daß sie fast den Boden des IV. Ventrikels in der Medianlinie erreichen; diese intracerebrale Portion des Facialis wird als aufsteigender Schen-kel (Pars prima n. VII) bezeichnet. An dieser Stelle angelangt, biegen die Fasern (Abb. 24 u. 25), in der Nähe des Sulcus longitudinalis, oberhalb und nach außen vom Abducenskern, in sagittaler Richtung um. Da dieses Stück (intermediäres Segment, Pars sec. n. VII) zusammen mit dem Abducenskern sich an der Bil-dung jener Vorwölbungen der Ventrikelwand beteiligt, die man als Eminentia teres bezeichnet, wird es von einigen Autoren Funiculus teres genannt. Nach-dem die Facialisfasern die Raphe in einer Länge von ungefähr 2 mm gestreift haben, ziehen sie nach außen und unten und verlassen die Brücke, indem sie zwi-schen dem Facialiskern und der bulbo-spinalen Trigeminuswurzel verlaufen; diese letztere Facialisportion wird als absteigender Schenkel (Pars tertia) be-zeichnet (Abb. 24 u. 29). Das Knie, welches der Facialis beim Übergang von der intermediären Portion zum absteigenden Schenkel beschreibt, wird Genu cerebrale nervi facialis genannt. In seinem intracerebralen Verlauf besteht daher der Nervus facialis aus drei Portionen, die sich jedoch beim Menschen nicht in derselben Ebene befinden, was man beweisen kann, wenn man in dieser Richtung Frontalschnitte anlegt.

Es bestehen noch Meinungsverschiedenheiten darüber, ob einige Fasern des (unteren) Facialis, nach dem Eindringen in die Brücke, sich in der Raphe kreuzen und zum Kern der gegenüberliegenden Seite ziehen, mit anderen Worten, ob es eine partielle Kreuzung der (peripherischen) Facialisfasern gibt oder nicht. Eine solche wird von dem größten Teil derjenigen angenommen, welche Untersuchungen an lückenlosen Frontalschnitten der Brücke von Patienten, die intra vitam an einer Facialislähmung erkrankt waren, angestellt haben.

Nervus abducens. Der Kern dieses Nerven befindet sich (Abb. 8, 17, 24 u. 29) in dem mehr nach hinten gelegenen Teil der Substantia reticularis alba (der Brücke). Er stellt eine ovoide Masse dar, die sich aus sternförmigen, mit dichten Dendriten versehenen Zellen von mittlerer Größe zusammensetzt; er wird begrenzt oben durch den Bogen der Wurzelfasern des VII. Paares und durch die gekreuzten Vestibularisbahnen, innen durch das hintere Längsbündel, außen durch eine Portion des absteigenden Schenkels des VII. Paares. Die Wurzelfasern ziehen nach unten, durchschreiten die mediale Schleife, ziehen entlang der inneren Fläche des Kernes des Corpus trapezoides und tauchen aus dem Sulcus bulbo-protuberantialis unmittelbar oberhalb der Pyramide empor.

Außer dem erwähnten Abducenshauptkern ist auch von einigen Autoren (van Gehuchten, Kaplan und meinem früheren Assistenten Pacetti) eine Gruppe von wenigen, ventro-lateralwärts zum Nucleus des Abducens in der Mitte der Form. reticularis gelegenen und höchstwahrscheinlich mit dem Abducens in Verbindung stehenden Nervenzellen beschrieben worden. Ihre Zugehörigkeit zu diesem Nerven wird nicht von allen Autoren anerkannt. Pacetti, der ihn nicht immer bei normalen Individuen angetroffen hat, glaubt, daß es sich um einen atavistischen Rückschlag handle.

Nervus trigeminus. Der Nervus trigeminus entspringt mit zwei Wurzeln, einer sensiblen und einer motorischen.

A. Portio (radix) sensiva seu major. Die sensible Wurzel entspringt aus den

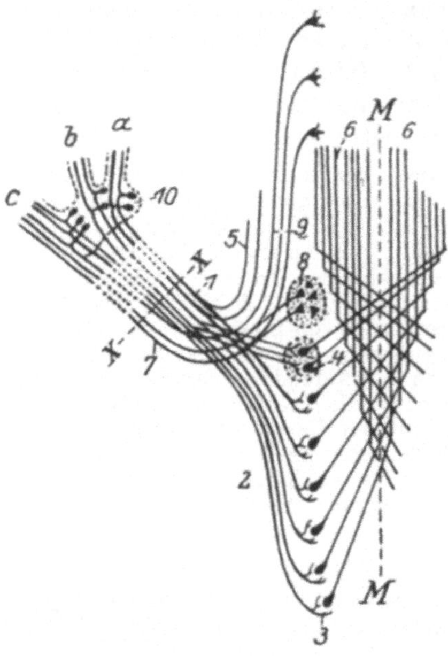

Abb. 23. Schema der zentralen Ursprünge der zwei Anteile des Trigeminus. (Die Achse X-X zeigt die Stelle, an welcher der Trigeminus in die Brücke eintritt. Die Linie M-M zeigt die Medianlinie an.) *1* Pars sensitiva (major) trigemini; *2* ihre bulbo-spinale Wurzel; *3* Nucleus tractus spinalis trigemini; *4* Nucleus sensitivus trig.; *5* Wurzelanteil des Locus coeruleus; *6* zentraler Verlauf des Trigeminus (Kreuzung in der Mittellinie); *7* Pars motoria trigemini (sog. Nervus masticatorius); *8* Nucleus masticatorius; *9* Radix mesencephalica trigem.; *10* Ganglion Gasseri mit den drei zugehörigen Wurzeln: *a* Ramus (nervus) ophthalmicus (Willisi); *b* Nervus maxillaris sup.; *c* Nervus maxillaris inf. (Nach Testut.)

Zellen des Gasserschen Ganglions und zieht im Rückenmark bis zur Gegend des II. Cervicalnerven; sie hat die Gestalt eines die gelatinöse Substanz umgreifenden Halbmondes. Sie verhält sich zum Gasserschen Ganglion wie eine hintere Wurzel zu ihrem Spinalganglion. Die Nervenzellen des Gasserschen Ganglions besitzen tatsächlich einen einzigen Fortsatz, der sich in zwei Äste teilt; der eine bildet die peripherische Nervenfaser, der andere die zentrale Wurzelfaser, und der Komplex dieser letzteren Fasern bildet die Radix sensitiva.

Der größte Teil derselben teilt sich gleich nach dem Eintritt in die Brücke in einen aufsteigenden und einen absteigenden Ast.

a) Der aufsteigende Ast ist sehr zart, entspringt oft ähnlich wie eine Kollaterale aus den Wurzelfasern und splittert sich rings um den sensiblen Kern des Trigeminus (Nucleus sensitivus trigemini) auf. Dieser Kern (Abb. 26) setzt

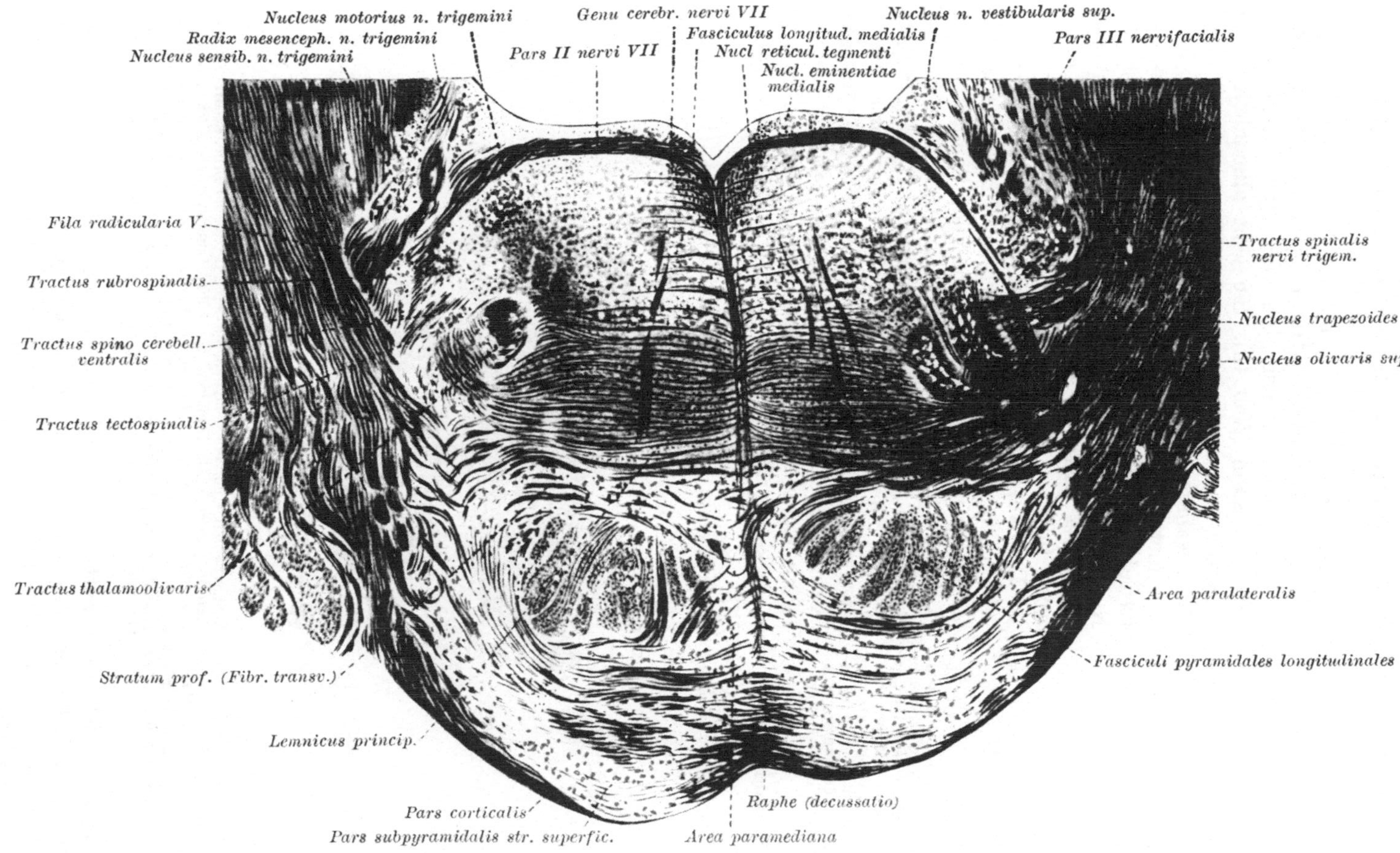

Abb. 24. Frontalschnitt der Brücke eines erwachsenen Mannes auf der Höhe des mittleren Drittels. (Nach RAUBER-KOPSCH.)

sich aus einer Gruppe meist kleiner Nervenzellen zusammen und geht entsprechend dem Rückenmark in die Substantia gelatinosa über, unterscheidet sich jedoch von ihr in vielen Punkten, was den histologischen Aufbau betrifft.

b) Die absteigenden Äste hingegen liegen nahe beisammen und bilden die spinale Wurzel (Radix seu Tractus bulbo-spinalis trigemini), deren letzte Endigung man bis zur Höhe der Pyramidenkreuzung verfolgen kann (Abb. 15). Sie geht allmählich in die Randzone des Hinterhornes über (Lissauersche Zone). Die erwähnten Äste geben Kollateralen ab, die sich um den distalen Fortsatz des sensiblen Kernes verästeln (Nucleus bulbo-spinalis). Dieser setzt sich aus Nervenzellen zusammen, welche man in der dem Halbmond des Tractus anliegenden Substantia gelatinosa findet.

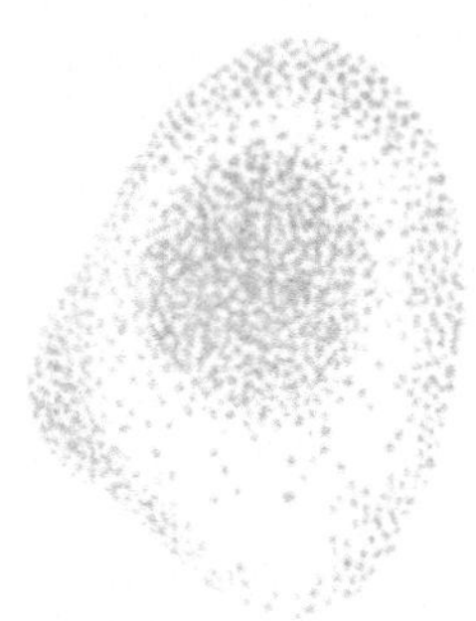

Abb. 25. Nervenzelle des Locus coerulus eines 60 Jahre alten normalen Menschen. Färbung mit Donaggioscher Methode. Seibert, Obj. III, Ok. $^1/_{12}$ Imm. Om. Man sieht zahlreiche gelbe Pigmentkörner an der Peripherie und im Zentrum des Zellkörpers angehäuft. (Nach Calligaris.) Das Präparat befindet sich im Laboratorium der Neuropsychiatrischen Klinik von Rom.

Der hauptsächlichste sensible Endkern des Trigeminus wird nach einigen Autoren (ich erwähne hier vor allem Ziehen) in zwei Hauptbestandteile, nämlich in den Nucleus tractus spinalis trigemini (Abb. 15, 23 u. 26) und in den Nucleus convolutus trigemini geteilt. Dem Nucleus tr. spin. trigemini schreibt Ziehen auch einige eigenartige, zum Teil in der Masse des Kernes, zum Teil mehr oder wenig weit von demselben gelegene Kerne zu; sie kennzeichnen sich durch ihre ovale Form und, durch das starke Vorherrschen der Substantia gelatinosa, Nuclei ovales (Ziehen).

Die Nervenzellen des Nucleus tractus spinalis trigemini können in

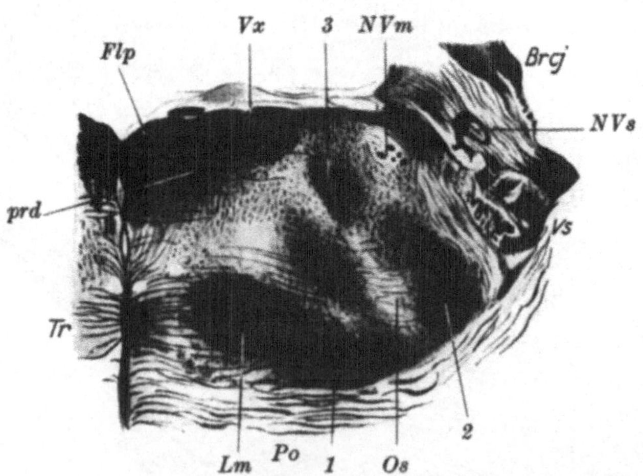

Abb. 26. Frontalschnitt des Brückenhaubenteiles, entsprechend dem mittleren Drittel der Brücke. *Brcj* Brachium conjunctivum; *Flp* Fasciculus longitud. posticus; *Lm* Lemniscus medialis (Hauptschleife); *NVm* motorischer Kern des Trigeminus; *NVs* sensibler Trigeminuskern; *Os* Oliva super; *Po* Grenze zwischen dem ventralen Teil der Brücke und der Haube; *prd* Fasciculus praedorsalis; *Tr* Corpus trapezoides; über demselben der Nucleus reticularis tegmenti pontis; *Vx* gekreuzte Wurzel des Trigeminus; *Vs* Trigeminusstamm; *1* zentrale Haubenbahn; *2* ventrolaterale Haubenbahn; *3* dorsolaterales Haubenfeld. (Nach Obersteiner.)

Riesenzellen, Zellen von mittlerer Größe, kleine und sehr kleine Zellen eingeteilt werden; die ersten zwei Arten weisen eine unregelmäßige polygonale Form auf, während die anderen drei Arten in ihren morphologischen Einzelheiten sehr schwer zu erkennen sind.

Aus den proximalsten und etwas vergrößerten Teilen des Nucleus tractus spinalis trigemini und des Nucleus convolutus trigemini bildet sich ein Complex, welchen ZIEHEN selbst Convolutio trigemini nennt.

Einige Autoren nehmen auch an, daß zwischen den sensiblen Wurzelfasern des Trigeminus gekreuzte Verbindungen bestehen, besonders in Analogie mit den hinteren Wurzelfasern des Rückenmarkes; wenn dies auch der Fall wäre, würden diese Fasern immerhin zum Nucleus loci coerulei der entgegengesetzten Seite ziehen.

B. Die motorische Wurzel des Trigeminus (Portio minor-Nervus masticatorius) setzt sich aus Fasern zusammen, die teilweise direkt von den Zellen des motorischen Kernes, zum Teil von der Radix descendens trigemini kommen.

a) Der motorische Trigeminuskern (Nucleus masticatorius) liegt in der Nähe des sensiblen Astes (Abb. 23, 24 u. 26)

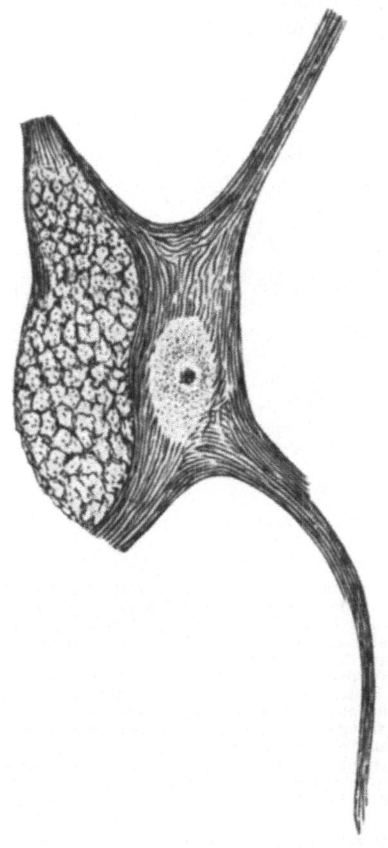

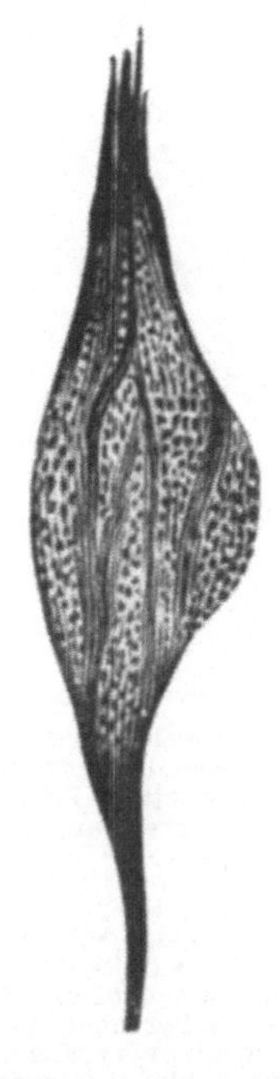

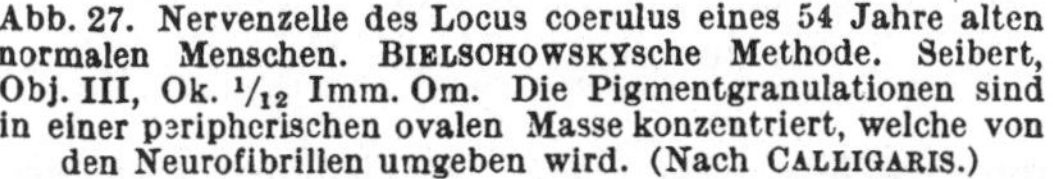

Abb. 27. Nervenzelle des Locus coerulus eines 54 Jahre alten normalen Menschen. BIELSCHOWSKYsche Methode. Seibert, Obj. III, Ok. $^1/_{12}$ Imm. Om. Die Pigmentgranulationen sind in einer peripherischen ovalen Masse konzentriert, welche von den Neurofibrillen umgeben wird. (Nach CALLIGARIS.)

Abb. 28. Nervenzellen des Locus coerulus eines normalen 69 Jahre alten Menschen. DONAGGIOsche Färbung. Seibert, Obj. III, Ok. $^1/_{12}$ Imm. Om. Man sieht einige Fibrillen von einem Zellfortsatze zum anderen direkt durch das Netz der Pigmentmasse des Zellkörpers verlaufen. (Nach CALLIGARIS.) Das Präparat befindet sich im Laboratorium der Neuropsychiatrischen Klinik von Rom.

und setzt sich aus großen nervösen Zellen zusammen. Seine Ausdehnung in sagittaler Richtung ist geringer als die des sensiblen Kernes. Nach einigen Autoren biegt ein kleiner Teil der entsprechenden Wurzel gegen die Medianlinie um, überschreitet die Raphe unterhalb des Bodens des IV. Ventrikels und zieht direkt zum motorischen Kern der anderen Seite und zwar zur medialen Portion desselben.

b) Ein zweites Kontingent (Abb. 23) ungekreuzter Fasern der motorischen Trigeminuswurzel bildet die cerebrale Wurzel (Radix descendens trigem., Radix mesocephalica). Der Querschnitt dieser Wurzel ist nach außen ein wenig konvex und in Berührung mit einer Gruppe besonderer Zellen, von denen er den Ursprung nimmt. Am äußeren Rande der die Höhle umgebenden grauen Substanz gelegen, zeigen dieselben eine runde, blasenförmige Gestalt, enthalten ein gelbes, feingranuliertes Pigment und lassen sich bis zur Gegend der vorderen Vierhügel verfolgen.

c) Eine dritte Ursprungsquelle der motorischen Wurzel bilden nach einigen Autoren die Zellen der Substantia ferruginea (Locus coeruleus). Lateralwärts vom Fasciculus posterior longitudinalis sieht man tatsächlich eine Gruppe pigmentierter Ganglienzellen (Abb. 27), die ihrer deutlichen Färbung wegen auch mit bloßem Auge sichtbar sind; dieser Ursprung wird jedoch von anderen geleugnet. In einigen solcher Zellen gelingt es wirklich Fibrillen wahrzunehmen und deren Verlauf in der Körnchenmasse des Pigmentes zu verfolgen (Abb. 25): besonders mit der Donaggioschen Färbung sieht man, daß bisweilen die längsten

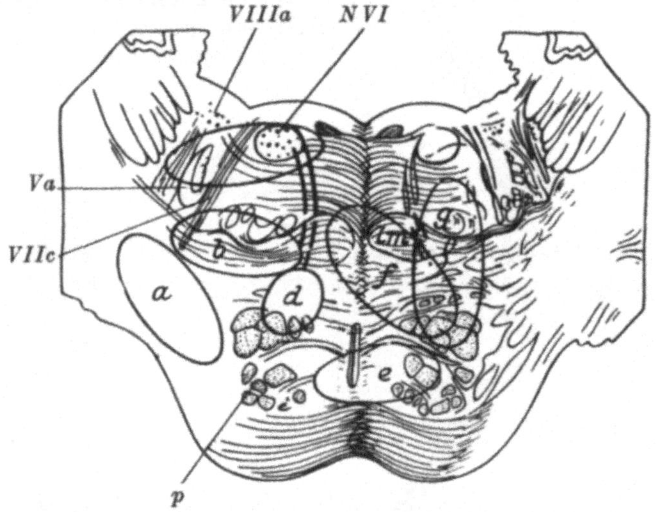

Abb. 29. Frontalschnitt durch die distale Hälfte der Brücke, um die verschiedenen, durch Verletzungen um-schriebener Brückenteile verursachten klinischen Sydrome zu demonstrieren. *N VI* Nervus abducens; *VIIIa* Radix medialis acustici; *Va* Radix spinalis trigemini; *VIIc* Austrittswurzel des N. tanolis; *p* Pyramiden-bahn; *a* Herd, welcher hauptsächlich den Pedunculus cerebellaris medius betrifft; *b* Herd entsprechend den Wurzelfasern des *VII*, des Lemniscus medialis und den Wurzelfasern des Abducens (Strabismus convergens und Facialislähmung einer Seite; oberflächliche Hypoesthesia controlateralis); *c* (cben links, in der Abbildung nicht bezeichnet) Herd, welcher den *VI*-Kern, die absteigenden Fasern des *VII*, des *VIII* (Radix medialis) und die Radix bulbospinalis des *V* betrifft; *d* Herd, welcher den dorsalen Teil der Pyramidenfasern und die ventralen Fasern des medianen Teiles der Hauptschleife einer Seite trifft (Parese und Hypästhesie der Gegenseite); *e* Herd, der die mediale Hälfte der Pyramidenbahnen rechts einnimmt (Tetraparese, links ausgeprägter); *f* Herd, der dor-salwärts die rechte Pyramidenbahn und einen Teil der rcchten und linken Lemnisci einnimmt (Hemiparese links, oberflächliche und tiefe Hypästhesie beiderseits); *g* Herd, der die Pyramiden- und Schleifenbahnen rechts in größe-rer Ausdehnung einnimmt (Hypästhesie und Parese der Extremitäten und des N. facialis links); *lm* Lemniscus.

Fibrillen, von einem Fortsatze zum anderen ziehend, bald die Pigmentmasse des Zellkörpers durchziehen, bald um die in einer peripherischen Masse konzentrierten Pigmentkörner verlaufen, indem sie ein deutliches Netz (Abb. 27) bilden (Calligaris).

Abb. 29 zeigt die vielfältigen Syndrome, welche wegen der verschiedenen Lage der Ursprungskerne der verschiedenen Nerven der Brücke, auch in bezug auf die Lage der Pyramiden- und der sensiblen Bahnen hervorgerufen werden können. Wenn der Herd vorwiegend eine Seite des Brückenarmes lädiert, so treten ataktische Störungen von vorwiegend cerebellarem Typus auf. Befindet sich der Herd entsprechend den Wurzelfasern des VII., des Lemniscus medialis und den Wurzelfasern des VI. so treten Strabismus convergens, Gesichtslähmung auf der Seite der Verletzung und kontralaterale Hypoästhesie auf; trifft der Herd den Kern des VI., die absteigenden Fasern des VII. und des VIII. (Radix medialis) sowie die Radix bulbospinalis des V., so treten auf der Seite der Verletzung Strabismus convergens, Gesichtslähmung und Gehörstörungen, außerdem Parese und Hypoästhesie der kontralateralen Seite auf; werden der dorsale Teil der Pyramidenfasern und die ventralen Fasern des Lemniscus einer Seite verletzt, so findet sich Parese und Hypoästhesie der entgegengesetzten Seite. Befällt der Herd die mediale linke

Hälfte der Pyramidenbahnen und teilweise rechts, so weist der Kranke Tetraparese auf, ausgeprägter links; ist dorsalwärts die rechte Pyramidenbahn und ein Teil des rechten und linken Lemniscus zerstört, so haben wir Hemiparese links und bilaterale Hypästhesie; sind die Pyramidenbahnen und die der Hauptschleife einer Seite verletzt, so wird der Patient von Hypästhesie und Parese der kontralateralen Seite befallen.

2. Eigenapparat.

a) Boden und Wandung der Rautengrube, zentrales Höhlengrau nebst Kernen.

Die obere Fläche der Oblongata (Rautengrube, Fovea rhomboidalis) bildet den Boden des IV. Ventrikels; sie wird (Abb. 30) durch einige weiße Querstreifen (Chordae acusticae, seu Barbae PICCOLHOMINI (s. o.) in zwei Dreiecke, ein vorderes und ein hinteres, getrennt.

Die Chordae (des Menschen) verlaufen auf der freien Oberfläche des Ventrikel- bodens, wo sie bisweilen schwach entwickelt sind, so daß man sie kaum makro- skopisch wahrnehmen kann; in anderen Fällen hingegen durchziehen sie in der Form kräftiger Bündel den Boden des IV. Ventrikels. Oft ist ihre Ent- wicklung auf beiden Seiten äußerst verschieden, und sie fehlen bisweilen auf einer Seite. Zwischen den Chordae acusticae tritt oft ein Bündelchen hervor, welches in der Nähe des Sulcus longitudinalis be- ginnt und das, zu denselben mehr oder weni- ger parallel verlaufend, sich nach vorn wen- det (Klangstab BERGMANNS). Die Fovea wird außerdem durch eine mediane Furche (Sulcus longitudinalis foveae rhom- boidalis), welche vom Calamus scripto- rius zur vorderen Spitze der Fovea reicht, durchzogen.

Wenn wir das hintere Dreieck betrachten, so sehen wir auf dem Boden des Calamus scriptorius ein stumpfwinkliges Dreieck (Ala cinerea), dessen vorderer Winkel die Striae acusticae, während der hintere die Öffnung des Zentralkanals erreicht und der seitliche auf den Lippen der Rautengrube liegt. Auf der medialen Seite der Ala cinerea ist die Fovea rhomboidalis von weißer

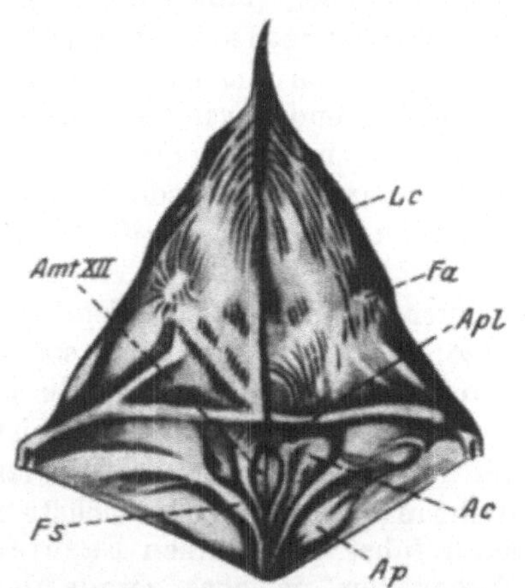

Abb. 30. Fovea rhomboidalis eines 20jährigen Mannes. *Ac* Ala cinerea; *AmtXII* Area medi- alis (trigoni hypoglossi); *Ap* Area postrema; *Apl* Area plumiformis; *Fa* Fovea anterior; *Fs* Funiculus separans; *Lc* Locus coeruleus. (Nach RETZIUS, von ZIEHEN etwas modifiziert.)

Farbe und heißt Trigonum hypoglossi (Ala alba medialis). Sie kann ihrerseits in zwei Teile, einen medialen (Area medialis trigoni hypoglossi) und einen lateralen eingeteilt werden (letzterer wurde wegen der besonderen Struktur seines Ependyms von RETZIUS Area plumiformis genannt). Ein kleines graubraunes, zwischen dem hinteren Rande der Area cinerea und dem Rande der Fovea rhomboidalis gelegenes Feld wurde von RETZIUS Area postrema benannt. Die Area postrema und die Ala cinerea wer- den durch einen weißen Streifen, den Funiculus separans, voneinander ge- trennt. Der mehr laterale Teil eines der hinteren Winkel der Fovea wird durch eine Vorwölbung dargestellt, die auch ein wenig an das proximale Dreieck reicht; dies ist die Area acustica (Ala alba lateralis) oder Trigonum acusti- cum; entsprechend derselben findet man in der Tat Anhäufungen von Ganglien- zellen. Die Area acustica wird in querer Richtung von den Striae me- dullares acusticae durchzogen; ihre mediale Grenze ist nach innen konvex;

der laterale Winkel derselben, dem Corpus restiforme entsprechend, führt die Bezeichnung Tuberculum acusticum.

Im vorderen Dreieck bemerkt man eine Vertiefung, die sogenannte Fovea anterior Arnoldi. Vor der Fovea anterior befindet sich der durch Pigmentzellen braun gefärbte Locus coeruleus (Oblongatae); derselbe erstreckt sich seitlich, ohne scharfe Grenzen, bis zum Eingang des Aquaeductus (Sylvii). Im genannten Dreieck sieht man außerdem in der Nähe des Sulcus longitudinalis medianus einen Streifen, der sich ungefähr 3 mm über das Niveau der lateralen Teile erhebt und die Bezeichnung Columna teres (Abb. 16) führt. Unmittelbar vor den Striae medullares acust. wird die Vorwölbung der Columna teres ausgeprägter und erhält für den kranialen Anteil des Dreieckes den Namen „Eminentia teres".

Der Nucleus funic. teretis (Nucleus emin. medialis, Abb. 11 u. 24) ist ein aus kleinen Zellen sich zusammensetzender Kern, welcher am medialen Rande des Hypoglossuskernes gelegen ist und proximalwärts unmittelbar an letzterem endigt; ferner sieht man an dieser Stelle einen Faserstrang, der aus der Oberfläche der Fovea als Eminentia teres hervortritt. Er ist auf der Höhe des Nucleus intercalatus sichtbar, kann aber nicht mit diesem Kern verwechselt werden, da er im medialen Winkel des Hypoglossuskernes liegt und seine Zellen kleiner als die des Intercalatus sind (Ascenzi). Nach de Sanctis hat er weder mit den medialen, noch mit den ventro-medialen, an den Seiten der Raphe liegenden Zellgruppen irgend etwas Gemeinsames, und letztere weisen bloß eine Kontiguitätsbeziehung zum Hypoglossuskern auf. Die morphologische Lage des Nucleus funic. teretis ist jedoch nichts weniger als feststehend. Ziehen verlegt ihn in die Raphe und identifiziert ihn mit dem Nucleus paramedianus dorsalis von Jacobson, eine Auffassung, die Marburg nicht teilt. Einige Autoren nehmen an, daß er sich distal in den Nucleus praepositus hypoglossi fortsetze; Marburg behauptet sogar, daß er sich in derselben Lage wie der Nucleus hypoglossi und in direkter Fortsetzung desselben befinde.

Das zentrale Höhlengrau weist in seiner ganzen Länge nicht die gleiche Dicke auf. Es wird von Bündelchen feiner Nervenfasern durchzogen, die in sagittaler Richtung verlaufen. Der dickste Teil, den man bis zum Mittelhirngebiet verfolgen kann führt den Namen Fasciculus longitudinalis dorsalis (Schütz), ein Fasersystem, welches gerade den kleinen, in ihm selbst reichlich zerstreuten Nervenzellen zu entstammen scheint (Abb. 8).

b) Hinterstrangkerne.

Die beiden Kerne der Hinterstränge (Nucleus funiculi gracilis und funiculi cuneati) (Abb. 5 u. 6) weisen keine gleichmäßige Struktur auf. Während die graue Substanz des Nucleus funiculi gracilis eine ziemlich gleichmäßige, kompakte Masse bildet, ist der Kern des Funiculus cuneatus in Gruppen von unregelmäßiger Form geschieden, die aus verschieden großen Nervenzellen bestehen: die größten finden sich in den Gruppen des lateralen Teiles des Kernes und reichen weiter proximalwärts als die kleinen Zellen. Der Kern des Funiculus gracilis ist ferner dorsalwärts von einer feinen Schicht weißer Substanz umgeben, die mit dem feinen Netz von Nervenfasern in Verbindung steht, in welches die Nervenzellen des Kernes eingelagert sind, während der Kern des Funiculus cuneatus dorsalwärts von einem dicken, bogenförmigen Bündel umgeben ist, das medialwärts und lateralwärts einen mächtigen Fortsatz aussendet, von denen ein jeder den Kern von den umliegenden Bildungen trennt; innerhalb des genannten Bogens findet man manchmal kleine Nester von Nervenzellen.

Da die Fibrae arciformes externae posteriores (dorsales) in einem meiner Fälle von linker Kleinhirnaplasie (das Restiforme inbegriffen) zum großen Teil links fehlten, liegt es nahe, anzunehmen, daß sie das Kleinhirn bzw. das Corpus restiforme mit dem homolateralen Nucleus funiculi gracilis in Verbindung setzen, dessen Nervenzellen sowie auch das nervöse Flechtwerk links und besonders in der oralen Hälfte, stark reduziert waren.

c) Haubenkerne und Raphekerne.

Sowohl in der Raphe der Oblongata als auch in jener der Brücke befinden sich zahlreiche, in Form und Größe sehr ungleiche Nervenzellen. Die Neuriten haben verschiedene Richtung, abhängig von den Zellengruppen, von denen sie abstammen; sie sind klein und bald voneinander getrennt, bald zu Gruppen vereinigt. Besonders in dem Winkel zwischen dem Stratum interolivare der Pyramiden und dem ventralen Anteil der Raphe findet sich eine kleine Ansammlung grauer Substanz — es ist dies der Nucleus anguli rapheos (ZIEHEN) — die diese Bezeichnung wirklich verdient, da sie nicht bloß, wie einige glauben, aus gliöser Substanz besteht. Der Nucleus anguli raphes darf jedoch nicht mit einem Kern verwechselt werden, der fast beständig ist und, aus Nervenzellen bestehend, in der Zwischenolivenschicht neben der Raphe gelegen ist und Nucleus strati interolivaris (ZIEHEN) genannt wird; auch dieser muß den Raphekernen zugerechnet werden.

Sämtliche oben erwähnten Kerne der Raphe bestehen aus spärlichen Zellen von mittlerer Größe und polygonaler Form. Sie sind mit gewöhnlich langen, wenig verzweigten Dendriten versehen, welche durch die Raphe bis zum gleichnamigen Kern der anderen Seite vordringen. Der Neurit ist gewunden und verliert sich entweder in der Raphe oder in der umliegenden weißen Substanz und bisweilen (distalwärts) in dem unteren Teil der Oblongata und proximalwärts in der Brücke (KOHNSTAMM).

Ähnlich wie in den Raphekernen der Oblongata befinden sich, wie gesagt, in der Raphe der Brücke Gruppen von Nervenzellen, die den sogenannten Nucleus raphes pontis bilden.

Der Nucleus raphes pontis (Nucleus centralis superior medialis) setzt sich aus kleinen Nervenzellen zusammen, die in der Nähe der Raphe, zwischen dem Fasc. post. longitud. und dem Beginn der Kreuzung der Brachia conjunctiva, in einer sehr faserarmen Gegend gelegen sind. Er muß als Bestandteil der retikulären Kerne aufgefaßt werden und zwar kommt er durch die Gesamtheit aller in der Raphe befindlichen Nervenzellen zustande. Er ist dichter in der ventralen Hälfte des Brückenhaubenanteiles und setzt sich aus polyedrischen, mit spärlicher chromatophiler Substanz ausgestatteten Zellen zusammen. Ihre ziemlich langen Dendriten verteilen sich in der Formatio reticularis; von den Neuriten entspringen bogenförmige Fasern, die in der Formatio reticularis sowohl der gleichen, als auch der Gegenseite (in der Medianlinie sich kreuzend) endigen (CAJAL).

Dorsal vom Nucleus centralis superior, im zentralen Höhlengrau, in der Nähe der Medianlinie, sieht man auch kleine Nervenzellen, das Ganglion tegmenti dorsale (GUDDEN).

In der Brückenhaube findet man oft hier und da zerstreute, sowie auch einige zu Gruppen vereinigte Zellen. Von diesen letzteren ist der Nucleus reticularis tegmenti pontis (Abb. 24) zu erwähnen. Mit diesem Namen bezeichnet man die ziemlich großen Nervenzellen, welche in der Haubengegend zerstreut liegen (BECHTEREW). Zahlreiche Fibrae trapezoideae durchziehen die Zone dieses

Kernes, daher sein Name. Einige Autoren unterscheiden einen Nucleus reticularis tegmenti medialis von einem Nucl. ret. tegm. later., der den Lemniscus inferior vom lateralen Rande des Brachium conjunctivum trennt.

d) Oliva inferior.

Besonders erwähnt zu werden verdient auch ein Kern, der bei den *Säugern*, mit Einschluß des Menschen, gut entwickelt ist, nämlich die Oliva inferior (Nucleus olivaris inferior). Wenn man nach CAJAL die graue, gefaltete Lamelle, aus welcher die Oliva inferior entsteht, mit der NISSLschen Färbung untersucht, so bemerkt man die Anwesenheit kleiner Zellen, die spärliches Protoplasma und ein chromatinreiches Reticulum enthalten. Sie sind in einem feingranulierten Plexus eingelagert (Abb. 31) und zeigen beim Menschen Anordnung in drei, vier bis fünf diskontinuierliche Reihen. Die Olivenzellen sind gewöhnlich sternförmig und senden Dendriten aus, die sich mehrfach verzweigen und sich um sich selbst umbiegen, indem sie Windungen und schneckenförmige Kurven beschreiben. Die Ansammlung und die Verflechtung der so geformten

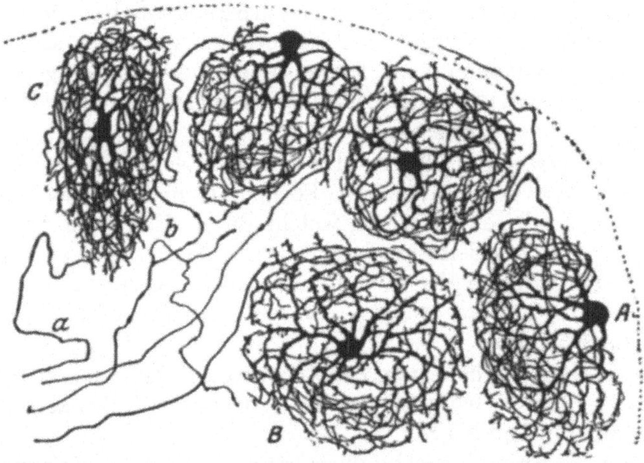

Abb. 31. Nervenzellen der unteren Olive; neugeborenes Kind. GOLGIsche Färbung. *A* marginale Nervenzelle; *B* tiefe Nervenzelle; *C* Nervenzelle in der Krümmung einer Schlängelung liegend; *a* Neurit; *b* Kollateralfaser. (Nach RAMÓN Y CAJAL.)

Dendriten um die Olive verleihen der Gesamtheit der Dendriten das Aussehen eines verwickelten Knäuels; besonders beim Menschen sind diese Verzweigungen von Varicositäten bedeckt und mit Stacheln versehen.

Die allgemeine Form der Olivenzellen ist je nach ihrer Lage verschieden. Die Randzellen (jene, welche in der Nähe der Ränder der Lamellen gelegen sind) sind öfter halbmond- oder birnförmig und besitzen einen Leib, dessen gegen die Peripherie gerichtete Seite gekrümmt und dendritenlos ist, während die entgegengesetzte Seite viele Dentriten besitzt. Am medialen Rande der Lamelle dagegen ist die polygonale Form mit zahlreichen divergenten Dendriten die gewöhnlichste. Der verhältnismäßig schmächtige Neurit geht bald vom Zellkörper, bald von einem protoplasmatischen Fortsatz ab. Sehr häufig bildet er an seinem Ursprung ein großes Häkchen und wechselt häufig das Niveau. Er breitet sich nie, wenigstens beim Menschen (sowie beim *Hund* und der *Katze*), in einer einzigen Ebene aus, überschreitet die Raphe und fast geradlinig die Olive der Gegenseite, ohne jedoch sich dort selbst aufzuhalten und schließt sich, ohne Kollateralen abzugeben, den gleichartigen Fortsätzen an, um die olivo-cerebellaren (bogenförmigen) Fasern zu bilden.

Oberhalb und ventromedialwärts der Oliva inferior befinden sich zwei andere Ganglien, die den Namen Olivae dorsalis bzw. mediocentralis führen. Die Nervenzellen der letzteren sind denen der unteren Olive sehr ähnlich, jedoch fehlt es nicht an einigen histologischen Unterschieden; denn es scheint, daß im medialen Segment der medialen Nebenolive kleinere und längere Zellelemente vorhanden seien, und daß die Form der Nervenzellen der dorsalen Nebenoliven weniger regelmäßig als die der unteren Olive sei. Der Verlauf der Neuriten dieser Zellen ist wenig bekannt; nach ZIEHEN ist es wahrscheinlich, daß dieselben mit den Kernen der homolateralen Hinterstränge und des kontralateralen Corpus restiforme Verbindungen eingehen.

e) Den Leitungsbahnen eingelagerte Kerne.

Sowohl in der Oblongata als auch in der Brücke befinden sich in den Leitungsbahnen gelegene Kerne. Die hauptsächlichsten unter ihnen sind:

In der Oblongata: 1. Die Nuclei laterales (Abb. 36). Sie sind ein wenig variabel bezüglich der Form und, bis zu einem gewissen Grade, auch hinsichtlich ihrer Lage; man unterscheidet deren zwei: einen Lateralis ventralis und einen Lateralis dorsalis. Der zweite besteht aus einem nicht ganz konstanten Haufen größerer Ganglienzellen, welche in der Gegend des äußeren dorsalen Teiles der Substantia reticularis grisea, gleich unterhalb des Kernes der Radix spinalis trigemini, gelegen sind.

2. Der Nucleus conterminalis (ZIEHEN). Entsprechend dem unteren Pol der Oliva inferior findet sich (Abb. 37) ein kleiner im Stratum interolivare, gleich hinter den Pyramiden, lateral von der Raphe, gelegener Kern (Nucleus conterminalis, ZIEHEN). Er hat auf dem Durchschnitt eine zylinderähnliche Gestalt und erstreckt sich, einer kleinen Säule ähnlich, bis ungefähr zum Niveau der Oliva inferior, in dem Maße wie er aufsteigt, immer dicker werdend, bis er plötzlich endigt. Kurz vor der Endigung sendet er zwei Fortsätze aus, die aus wenigen zerstreuten Zellen bestehen und von denen einer (lateraler Fortsatz) sich hinter der betreffenden Pyramide eingräbt (Processus retropyramidalis), der andere hingegen sagittal nach hinten zieht, unmittelbar seitlich von der Raphe (Processus parasagittalis).

3. Schließlich sind die disseminierten Nuclei marginales zu erwähnen, welche an der lateralen Peripherie der Oblongata zerstreut sind.

f) Nuclei arcuati, Corpus ponto-bulbare, Brückenkerne.

Von besonderer Bedeutung wegen ihrer anatomischen Verbindungen und ihrer Funktionen sind einige Kerne des Hinterhirns, und zwar jene, welche innerhalb der ventralen Portion desselben gelegen sind: die Nuclei arcuati, das Corpus ponto-bulbare und die Brückenkerne.

Der Nucleus arcuatus erscheint bald dreieckig, bald von elliptischer Form, bald findet man bloß einen, bald mehrere; dieses Verhalten ist kein zufälliges, sondern von der Schnitthöhe abhängig. Im allgemeinen ist er auf beiden Seiten des gleichen Schnittes fast symmetrisch. Seltener beobachtet man, daß der Nucleus arcuatus auch auf den medialen Pyramidenrand übergreift, was übrigens bloß auf den proximalen Schnitten vorkommt. Jedoch auch an diesem Rand wird der Kern durch das Eindringen von Pyramidenfasern (Abb. 33) in mehrere sekundäre Kerne geteilt: Nuclei arciformes septi mediani (SCHWALBE). Ich konnte mich nicht davon überzeugen, daß sich der Nucleus arcuatus (bzw. die Nuclei arcuati) in die ventralen Brückenkerne (Nuclei praecursorii pontis) fortsetzen, wie dies von OBERSTEINER behauptet wird. Entgegen dieser Anschauung bemerke ich aber, daß die Brückenkerne bereits bei Tieren zu finden sind, bei welchen keine Andeutung eines Nucleus arcuatus vorhanden ist.

Sowohl die proximale als auch die distale Grenze des Nucleus arcuatus ist keine genau feststehende; so hört manchmal der Kern vor, manchmal nach dem Erscheinen der Oliva accessoria lateralis auf. Letzteres Verhalten ist jedoch häufiger als das erstere. Ebenso sah ich bei einem menschlichen reifen Foetus, daß der Nucleus arcuatus, der an der ganzen Peripherie der Pyramiden entwickelt war, distalwärts bereits einige Schnitte vor dem Erscheinen der Oliva inferior in Erscheinung trat: in diesem Falle hörte er jedoch viel früher als gewöhnlich auf (d. h. etwas nach der Öffnung des Zentralkanals).

Die Struktur des Kernes variiert, je nach der Schnitthöhe, nicht besonders. Mit Methylenblaufärbung sieht man, daß er aus vielen Zellen besteht, die verschiedene Gestalt und Größe aufweisen und die bald dreieckig, bald spindelförmig, bald oval, bald rund usw. sind. Der Kern nimmt einen großen Teil des Zellkörpers ein, und das Kernkörperchen färbt sich intensiv dunkelviolett; die Zellen sind im peripherischen Teil des Kernes kleiner als im zentralen und fast immer zu kleinen, da und dort zerstreuten Häufchen angeordnet. Diese Struktur gestattet nicht, wenigstens vom histologischen Standpunkt aus, ihn der gleichen Kategorie zuzurechnen, zu welcher die Oliva inferior und die Oliva accessoria medialis gehören; letztere unterscheiden sich vom Nucleus arciformis dadurch, daß die sie zusammensetzenden Elemente mit Methylenblaufärbung eine reguläre, vorwiegend runde Form aufweisen und in gleicher Entfernung von einander gelegen sind.

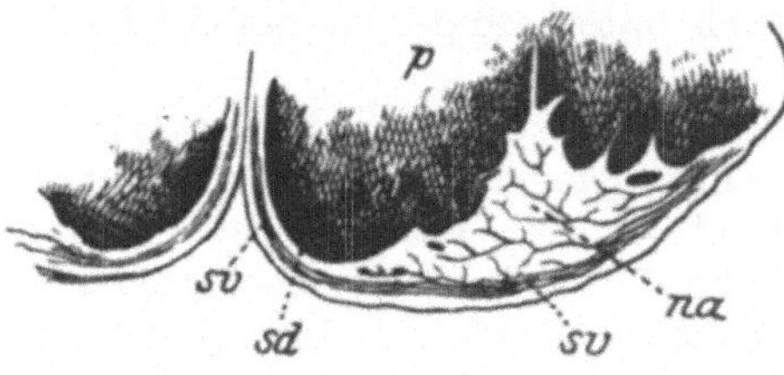

Abb. 32. Querschnitt durch die Oblongata (ventromediales Segment) auf der Höhe des unteren Drittels der Oliva inferior eines Neugeborenen, dessen Pyramiden (*p*) vollkommen myelinisiert waren. Gundlach, Ok. Nr. 1, Obj. Nr. 1. Das Stratum dorsale (*sd*) ist in seiner medialen Portion reduziert. Das Stratum ventrale (*sv*) besteht aus mehreren Faserzügen, welche Verzweigungen in das Innere des Arcuatus (*na*) entsenden, der von einem sehr spärlichen Marknetz durchzogen ist.

Wenn man die frontalen (distalen) Schnitte der Oblongata untersucht, auf welchen der Nucleus arcuatus in seiner ganzen Ausdehnung erscheint, so sieht man, wie er von einem System von Fibrae arcif. ext. (circumpyramidales) nicht nur im ventralen (oberflächlichen) Anteil umgeben wird, sondern auch in seiner dorsalen Portion, das ist in jener, die unmittelbar an die Pyramide grenzt. Ich benannte daher die erste Schicht: Stratum ventrale (Abb. 32 *sv*) und die zweite: Stratum dorsale (Abb. 32 *sd*). Nun ist das Verhalten dieser beiden Schichten ein ganz verschiedenes; während nämlich das Stratum ventrale auf der ganzen Höhe des Kernes zu finden ist und es sich aus mehreren Schichten sehr feiner Fasern zusammensetzt, sieht man das Stratum dorsale schon auf den distalen Schnitten des Kernes endigen, und zwar wenige Schnitte nach der Öffnung des Zentralkanals.

Auch der Zeitpunkt der Entwicklung der dorsalen Schicht ist verschieden von dem des Stratum ventrale. Beim Studium mehrerer nach der Weigert-Palschen Methode gefärbter, lückenloser Frontalschnitte der Oblongata menschlicher Foeten aus dem neunten Monat, oder von Neugeborenen, bei welchen die Pyramiden marklos sind (Abb. 34), findet sich tatsächlich inmitten des hellen Feldes der Pyramiden das Stratum dorsale, das, fast vollständig myelinisiert, das Feld des Nucleus arcuatus begrenzt. In diesen Präparaten erscheint es von einem feinen Bündelchen von Markfasern gebildet, das scheinbar unterhalb des ventralen Endes der bereits myelinisierten Kleinhirnseitenstrangbahn zieht. Während es nun auf den distalen Schnitten nicht über den Winkel reicht, der von der ventralen und der medialen Pyramidenfläche gebildet wird, verschwindet die mehr lateralwärts gelegene Portion dieser Schicht auf proximalen Schnitten gänzlich — jedoch vor der Öffnung des Zentralkanals —, die mediale Portion hingegen setzt sich auf die mediale Pyramidenfläche bis an den Grund der Fiss. longitud. anter. fort, in der sich ihr die entsprechende Portion der Gegenseite anschließt. In diesen Präparaten, wo das Stratum ventrale der Fibrae

arcif. ext. ant. noch gar nicht myelinisiert ist, sind bereits die Nervenzellen des Nucleus arciformis sichtbar; daraus kann man den Schluß ziehen, daß das Stratum dorsale und ventrale ganz verschiedenen Ursprungs sind. Das Stratum dorsale gibt ferner dorsale Verzweigungen in das Innere der Pyramidenfelder ab, wie man es sowohl in Präparaten, in denen die Pyramiden vollständig myelinlos sind, als auch in solchen, in denen die Myelinisierung der Pyramiden eine vollständige ist, findet. Die vorigen Betrachtungen gestatten auch den Schluß, daß die Fasern

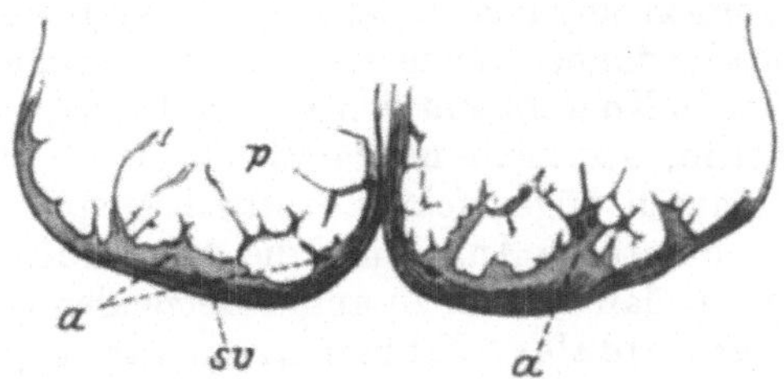

Abb. 33. Querschnitt durch das ventromediale Segment der Oblongata eines Neugeborenen, bei welchem die Pyramiden vollständig myelinisiert waren, auf der Höhe des distalen Endes der Oliva inferior. Gundlach, Ok. Nr. 1, Obj. Nr. 1. Der Nucleus arciformis (a) ist beiderseits in der Einzahl vorhanden und nimmt links die zwei äußeren Drittel der ventralen Portion der Pyramiden (p) ein rechts kaum das mittlere Drittel. sv Stratum ventrale. (Nach einem eigenen Präparat.)

des Stratum dorsale bloß mit einem Teil des Nucleus arciformis in Verbindung stehen, vor allem deshalb, weil es, wie früher gesagt wurde, aufhört, während der Nucleus arciformis erst die Hälfte seiner Höhe erreicht hat. Deshalb befindet er sich auf dem proximalen Schnitte in direktem Kontakt mit den Pyramidenfasern.

Diese Ergebnisse stimmen mit der Tatsache überein, daß sich beim menschlichen Neugeborenen das Stratum ventrale gleichzeitig mit dem übrigen System

der Fibrae arcif. ext. ant. myelinisiert, in der Weise jedoch, daß die Myelinisierung von der Portion ausgeht, die von den Corpora restiformia kommt und allmählich nach unten fortschreitet, bis sie auf jenen Teil des Stratum ventrale übergreift, welcher die Pyramidenfasern umgibt. Tatsächlich ist es mir nie begegnet, auch nur eine Andeutung von Myelinisierung des Stratum dorsale in den Präparaten wahrzunehmen, in welchen die Myelinisierung des übrigen marginalen Systems der Fibrae arcif. ext. ant. noch nicht begonnen hatte; ich fand vielmehr stets bei vielen Neugeborenen, daß, während die dorsalste Portion der Fasern des erwähnten

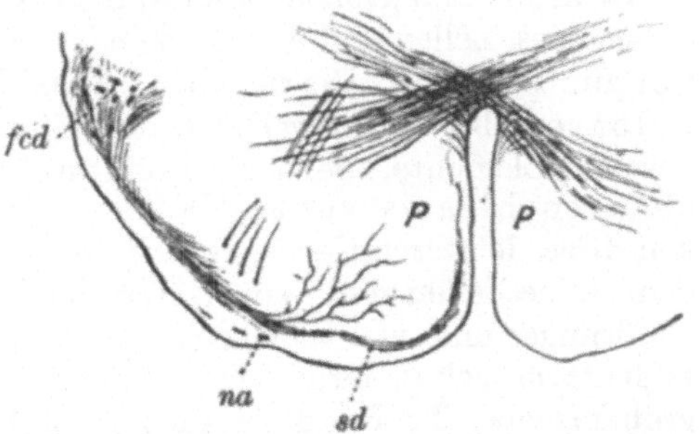

Abb. 34. Ventromediales Segment durch die Oblongata auf der Höhe des distalen Endes der Oliva inf. eines 9monatigen menschlichen Foetus, dessen Pyramiden (P) noch gar nicht myelinisiert waren. PALsche Färbung. Gundlach, Ok. Nr. 1, Obj. Nr. 3. Man sieht bloß das Stratum dorsale (sd), das vom Fasc. spino-cerebell. ventr. (fcd) ausgehend, sich gegen die ventrale Pyramidenfläche zu fortsetzt, indem es jedoch unterhalb dieser einen Raum (na) freiläßt, der vom Nucleus arciformis (na) eingenommen ist. Man sieht deutlich mehrere Fibrillen von der dorsalen Schicht abgehen und in das Pyramidenfeld eindringen. (Nach einem eigenen Präparat.)

Systems vollständig myelinisiert war, die Myelinisierung derjenigen, welche die Pyramiden ventralwärts direkt umgab, nämlich das Stratum ventrale, kaum in Beginn war (Abb. 34), da letzteres in diesen Fällen als aus einer einfachen feinen Schicht sehr kurzer Fasern bestehend erschien. Bloß auf Präparaten von mindestens einjährigen Kindern erscheint das Stratum ventrale, wie beim

Erwachsenen, aus einer Serie mehrerer Reihen von Fasern zusammengesetzt, welche übereinander gelegen oder untereinander auf verschiedene Weise verflochten sind. Im übrigen unterscheiden sich die beiden Schichten, die ventrale und die dorsale, auch am medialen Pyramidenrand sowohl beim Neugeborenen wie beim Erwachsenen, wo sie nebeneinander liegen, sehr gut voneinander. So findet man auf der Abb. 32, daß das Stratum dorsale, von dem bloß die mediale Portion zu sehen ist, längs der Fiss. longit. anterior bloß aus einer verhältnismäßig dünnen Reihe von Fasern zusammengesetzt erscheint, die sich in unmittelbarem Kontakt mit den Pyramidenfasern befindet, während das Stratum ventrale, das mehr medialwärts verläuft, aus mehreren ziemlich voneinander getrennten Zügen feiner Fasern besteht.

Sämtliche Anatomen, die den Nucleus arcuatus beschreiben, sind darüber einig, daß die ihn zusammensetzenden Ganglienzellen zwischen den F. circumpyramidales (Fibrae arcuatae superficiales ext. der älteren Autoren) liegen. In Wirklichkeit liegen beim Erwachsenen alle diese Zellen inmitten eines sehr feinen Netzes von Markfibrillen, welche wenigstens zum größten Teil ohne Zweifel aus dem Stratum ventrale stammen. Dieses Netz findet man tatsächlich nicht vor dem Erscheinen dieser letzteren Schicht; auch in den ersten Monaten des extrauterinen Lebens ist es sehr weitmaschig und nie so dicht wie bei mehrere Monate alten Kindern und vor allem beim Erwachsenen; es kommt noch hinzu, daß die Fibrillen des Netzes des Nucleus arcuatus meistens von unten nach oben zarter werden und sich fast immer vom Stratum ventrale, selten vom Stratum dorsale ablösen (Abb. 32).

Corpus ponto-bulbare. Es besteht, nach Marburg, aus jener Zellmasse, die vom Kern des Corpus restiforme (Déjérine) bis zur Taenia des IV. Ventrikels zieht und geht zusammen mit den Nuclei laterales, der Oliva inferior, dem Nucleus arcuatus, den Brückenkernen und den Nuclei cochleares aus einer gemeinsamen Anlage hervor.

Beim 140 mm großen Embryo tritt es ventralwärts vom Cochleariskern als dreieckiges, Zellen und Achsenzylinder enthaltendes Gebilde auf, das später zum Corpus ponto-bulbare wird. Beim Erwachsenen ist das Corpus ponto-bulbare (Abb. 19) bisweilen in der Einzahl vorhanden, bisweilen zerfällt es in einzelne Elemente, die sich sowohl medialwärts als auch lateralwärts vom Nucleus cochlearis ventralis anordnen. Nach Marburg kann eine Abhängigkeit dieses letzteren Kernes, wie dies Ziehen annimmt, nicht in Betracht kommen, denn seine Zellen sind, zum Unterschiede von denen, welche diesen Kern bilden, einförmiger und viel kleiner (15 μ), von dreieckiger oder gewöhnlich von Pyramidenform, selten birn- oder spindelförmig. Außerdem ist ihre Tigroidsubstanz grobkörniger, ihr Rand deutlicher, und sie besitzen eine größere Anzahl von Dendriten. Bisweilen kommt es vor, daß einige Segmente des in Rede stehenden Ganglions sich vom letzteren ablösen und sich an verschiedenen Stellen, medial- und ventralwärts vom Nucleus cochlearis, vorfinden (Marburg).

Brückenkerne. Im pyramidalen Teil der Brücke, und zwar in der Nähe der Bündel, welche das Großhirn mit dem Kleinhirn verbinden (s. oben [Abb. 24]), finden sich zahlreiche Anhäufungen grauer Substanz — Brückenkerne, Brückengrau —, die sehr reich an Ganglienzellen sind. Histologisch besteht das Brückengrau aus Kerngruppen, von denen die einen groß, die anderen klein sind und sich in der Pyramidenbahn und zwischen den Brückenquerfasern verstreut finden. Sie setzen sich alle aus Nervenzellen zusammen, die man in drei Typen (R. y Cajal) einteilen kann: große, mittelgroße (kleine) und behaarte oder moosartige Zellen. Die ersteren, zahlreicheren, senden mehrere Dendriten aus, die sich um die Körper der benachbarten Zellen verzweigen; der Neurit ist dick, gibt kleine Kollateralen ab (R. y CAJAL) und begibt sich durch die mittleren Kleinhirnschenkel (Fibrae transversae pontis cerebello-petales) zum Kleinhirn. Die im paramedianen Feld gelegenen Zellen, die kleiner als die vorigen sind, geben kürzere, aber sich gleich verhaltende Dendriten ab. Die „behaarten" und moosartigen Zellen sind voluminös, der Körper und die Dendriten sind von zahlreichen kleinen Fortsätzen bedeckt, „die mit den bestimmte Spinnenarten bedeckenden Haaren zu vergleichen sind" (CAJAL). Die dendritischen Endigungen bilden komplizierte Flechtwerke, in die die Körper der beiden Arten der oben beschriebenen Nervenzellen eingelagert sind; der Neurit endigt, sich verzweigend, in kurzer Entfernung von seinem Ursprung und daher ohne aus dem pyramidalen Anteil der Brücke auszutreten.

g) Neuroglia.

Das Gliagewebe der grauen Substanz der Oblongata verhält sich wie das des Rückenmarkes; seine meist kurzstrahligen Zellen sind zwischen die Nervenzellen eingestreut und ihre Fortsätze bilden ein sehr dichtes Geflecht.

Außerdem bilden die ependymalen Zellen, die man als Bestandteile des Gliagewebes ansieht, im Ductus myelencephali distalwärts von der unteren Grenze des Myelencephalon und cranialwärts vom Obex zwei Keile, einen vorderen und einen hinteren. Von der Öffnung des IV. Ventrikels an findet sich nur der erste, der dem Sulcus medianus der vorderen Ventrikelwand entspricht. Die ependymalen Zellen geben einen peripherischen Fortsatz ab, der unter Verästelung in der umliegenden grauen Substanz endigt. Auf der Höhe des Obex und der Taenia dringt der Fortsatz bis zur freien Oberfläche der erwähnten Gebilde vor, indem er die Membrana limitans ext. bildet, die in der übrigen Oblongata aus der Glia marginalis besteht.

In der weißen Substanz der Oblongata ist das Gliagewebe gewöhnlich stärker entwickelt als in der weißen Rückenmarksubstanz, mit Ausnahme der Stellen, wo die Nervenfasern kompakte Bündel bilden.

V. Leitungsbahnen.

1. Synaptologie (die intragrisealen Neuronenverbindungen).

Die intragrisealen Neuronenverbindungen sind, wie O. VOGT mit Recht hervorhebt, bisher wenig bekannt, und man befindet sich noch am Anfang des so schwierigen Studiums. Für die Oblongata und für die Brücke fehlen bisher besondere und genaue Untersuchungen, die, wenigstens bezüglich einiger Kerne, die Annahme von der Existenz intragrisealer Neuronenverbindungen gestatten würden. Doch scheint es sicher zu sein, daß Zellen von der lateralen Gruppe der Oliva superior Kollateralen abgeben, deren Endverzweigungen in den nahen Zellen derselben Gruppe endigen.

2. Fasersystematik.

a) Intergriseale Leitungen, Commissuren.

Unter intergrisealem Fasersystem versteht man die Gesamtheit jener Markfasern, die auf ihrem Wege, von den Ursprungszellen bis zu ihrer Endigung, auf einer gewissen Strecke einen Teil der weißen Substanz bilden.

Intergriseale Verbindungen befinden sich z. B. zwischen den Nuclei arcuati und den Corpora restiformia oder den Hinterstrangkernen, zwischen den Corpora restiformia und den Seitenstrangkernen, zwischen dem Nucleus ventralis acustici und den oberen Oliven usw.

Wirkliche Commissuren in der Oblongata und in der Brücke, wie solche im Mittelhirn bestehen (siehe unten) sind bisher unbekannt.

In der Oblongata haben wir den Hypoglossuskern, in welchem Monakow und ich sogenannte Schaltzellen angenommen haben, doch fehlt es bisher an feststehenden Beweisen derselben, und deren Existenz stellt vielmehr ein Postulat dar. Einige Autoren haben Commissurenfasern erwähnt, welche die beiden unteren Oliven vereinigen sollen, doch werden dieselben wie auch die Verbindungen zwischen einer Zelle der medialen Gruppe der Oliva sup. einerseits und den Zellen der lateralen Gruppe der entgegengesetzten Seite desselben Kernes angezweifelt; dasselbe gilt für die der Trapezkerne.

α) Verbindungen mit anderen Teilen des Zentralorganes.

Ein beträchtlicher Teil der Verbindungen einiger Formationen der Oblongata und der Brücke mit anderen Teilen des Zentralnervenorganes besteht hauptsächlich aus zwei Kategorien von Fasern, die vom Kleinhirn kommen; von diesen gelangen einige durch das Corpus restiforme zu einigen Kerngruppen der Oblongata, andere hingegen durch das Brachium pontis zur Brücke.

Die erste Gruppe vermittelt vor allem die Verbindungen zwischen dem Kleinhirn und dem Nucleus arcuatus, dem Seitenstrangkern, wie auch den Zacken der Oliva inferior. Um besser zu verstehen, in welcher Art und Weise diese Verbindungen stattfinden, ist es notwendig, die Namen von einigen Fasersystemen zu erwähnen, von denen einige an der Peripherie (Fibrae arciformes externae), andere im Innern der Oblongata (Fibrae arcif. internae) verlaufen.

Auf einem normalen Frontalschnitte scheinen die Fibrae arcif. ext. anteriores am lateralen Rande der Oblongata zu verlaufen, zum Teil scheinen sie vom Restiforme und zum Teil vom Seitenstrangkern zu entspringen. Während die rings um die Oliven verlaufenden Portionen die Fibrae arcif. circum-(peri-)olivares genannt werden, führen die weiter um die Pyramiden verlaufenden die Bezeichnung Fibrae arciformes externae circumpyramidales, oder einfach Circumpyramidales. Außerdem teilte ich die inneren, vom Corpus restiforme kommenden Bogenfasern (cerebello-olivare Fasern der Autoren, Restiformales mihi) in drei Kategorien ein und zwar: Fibrae praetrigeminales, welche vor dem Querschnitte der spinalen Wurzel des Trigeminus verlaufen; Retrotrigeminales, welche nach hinten von den Fasern derselben Wurzel gelegen sind, und Intratrigeminales, welche ins Innere derselben ziehen (Abb. 9). Diese letzte Kategorie erscheint (distalwärts) nicht auf jenen Schnitten, auf welchen die Retro- und Praetrigeminales bereits sichtbar sind, sondern etwas mehr proximalwärts.

Die Praetrigeminales müssen ihrerseits in zwei Abschnitte eingeteilt werden, nämlich in einen zentralen (medialen) und einen lateralen oder marginalen Abschnitt. Ersterer besteht aus Fasern, welche vor dem Schnitte der aufsteigenden Wurzel des V. Paares verlaufend, auf ihrer letzten Strecke zwischen den Fasern der Formatio reticularis grisea ziehen; sie wenden sich, eine Art stark konvexen Bogen bildend, zuerst nach außen, dann nach innen und scheinen das Stratum zonale olivae in Form eines nach außen konvexen Bogens zu bilden. Der laterale Teil besteht aus Fasern, die, längs der Peripherie der Oblongata und der unteren Olive verlaufend, sich scheinbar als Fibrae circumolivares in die um die Pyramiden verlaufenden Fasern, d.i. in die Circumpyramidales, fortsetzen (Abb. 35).

Unter den Circumolivares sieht man einen quer durchschnittenen, das sogenannte Amiculum olivae bildenden Fasermantel; er ist besonders auf der lateralen Seite des Olivenkörpers dick, breit und dunkelschwarz gefärbt. In diesem Mantel treten, besonders auf der lateralen, dorso-lateralen und ventro-lateralen Seite, zahlreiche, von Ziehen Fibrae circumamiculares genannte

Fasern auf. Endlich sieht man mehr medialwärts, um die Zacken der Olive
herum, medialwärts zum Amiculum, Faserbüschel — Fibrae fimbriatae externae —, die den lateralen Teil der Schlängelungen der unteren Olive umgeben
(Abb. 35, 36 u. 38).

Bezüglich der Circumpyramidales muß hervorgehoben werden, daß
wiederholte Untersuchungen von nach PAL gefärbten frontalen Oblongata-
schnitten menschlicher Neugeborener und von mit Läsionen des Corpus Restiforme behafteten Gehirnen gezeigt haben, daß die Circumpyramidales nur
scheinbar ein einziges System bilden; vielmehr können sie in zwei Fasersysteme,
ein stärkeres, ventromediales und ein feineres, ventrolaterales, eingeteilt werden,

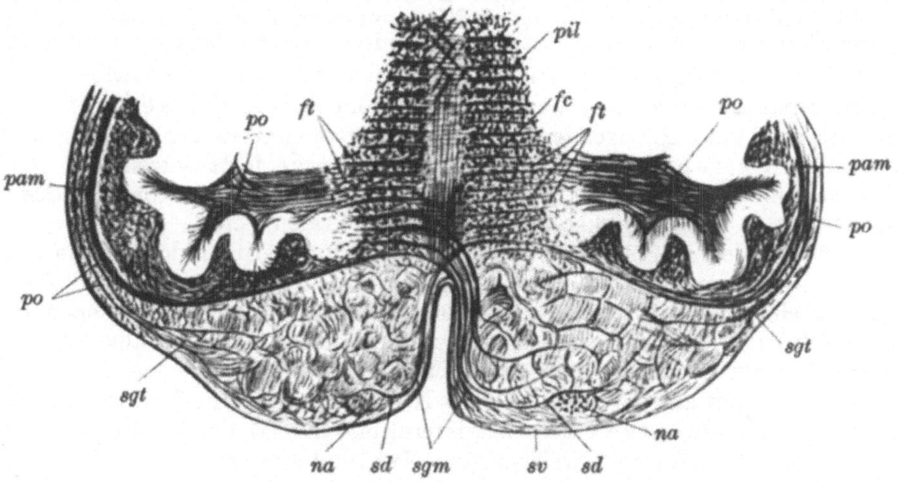

Abb. 35. Ventraler Teil des Frontalschnittes einer Oblongata des Menschen, in welcher eine schwere Atrophie
des Corpus restiforme dext. bestand, auf der Höhe des mittleren Teiles des Drittels der unteren Oliven. (Nach
einem Präparate meiner Sammlung.) Nachet, Ok. Nr. 3, Obj. Nr. 3. *pil* Portio interlemniscalis Raphes; *ft* Querfasern, die im Stratum interolivare verlaufen; *sgt* ventrolaterales Segment der Fibrae peripyramidales; *sgm* ventromediales Segment derselben Fasern; *po* Fibrae periolivares; *pam* Fibrae periamiculares; *fc* Fibrae rectae; *sd* Stratum dorsale und *sv* Stratum ventrale des Nucleus arcuatus *na*, *po* Pedunculus olivae infer. — Rechts findet man
die Bündel der zonalen Schicht etwas reduziert. Der Pedunculus olivae (*vo*) ist vollständig intakt; die Periolivares
sind zu einer einzigen Faserreihe reduziert, welche sich als sehr feines Bündelchen des ventrolateralen Segmentes
der Circumpyramidales am lateralen Pyramidenrand fortsetzt und sich zwischen den Bündeln derselben verliert.
Das ventromediale Segment der Peripyramidales ist sehr stark und biegt mit seinem dorsalen Ende schräg nach
links um, überschreitet das ventrale Ende der interlemniscalen Portion der Raphe und setzt sich in die starken
Fasern fort, welche im ventralen Segment der interolivaren Schicht links transversal verlaufen; die in dem ventralen Segment der interolivaren Schicht verlaufenden Fasern sind äußerst stark reduziert. Die Zellen des
Nucleus arciformis sind vollständig intakt; die das Stratum dorsale und ventrale zusammensetzenden Bündel
sind gut erhalten und deren Fasern setzen sich in das ventromediale Segment der Circumpyramidales fort; sehr
mächtig ist das zwischen die Zellen des Nucleus arciformis eingelagerte Nervenfibrillennetz. — Links findet
man die Periolivares und das Stratum zonale vollkommen intakt; der Pedunculus olivae ist etwas weniger faser-
reich als rechts; die letzten feinen endolamellären Verzweigungen sind verschwunden. Das ventromediale Segment der Peripyramidales ist zu einem sehr feinen Bündel reduziert, das sich entsprechend dem ventralen Ende
des medialen Pyramidenrandes verliert; das ventrolaterale Segment, von gewöhnlicher Stärke, endigt ohne sich
in das (laterale) Ende des verschwundenen ventromedialen Segmentes fortzusetzen; das Stratum ventr. und das
Netz des Nucleus arciformis sind verschwunden.

welche beide hauptsächlich im Nucleus arcuatus endigen. Das erste Fasersystem (Abb. 36) nimmt fast vollständig seinen Ursprung vom Corpus restiforme der entgegengesetzten Seite und bildet zuerst einen Teil der Fibrae
prae- und intratrigeminales. Dann überquert die Raphe einen Teil der
Fibrae arcif. ext., verläuft auf dem ventro-medialen Rand der kontralateralen Pyramide und endigt als restiformaler Anteil im Nucleus arcuatus.

Zur Bildung dieses Teiles der Circumpyramidales trägt auch ein spärliches
Fasersystem bei, welches von den Hinterstranganlagen der entgegengesetzten
Seite entspringt (lemniscaler Anteil). Die Fasern dieses Systems endigen eben-
falls im genannten Kerne.

Was das ventro-laterale System der Circumpyramidales anbetrifft, so wird dasselbe hauptsächlich von den Praetrigeminales gebildet, die vom Restiforme derselben Seite herkommen und zum Teile von Fasern, welche aus bestimmten Zellen des proximalen Segmentes des homolateralen Seitenstranges entspringen; sie verlaufen zuerst als ein Teil der Fibrae arcuatae externae resp. als Fibrae circumolivares, und dann als ventrolaterales Segment der (homo-lateralen) Circumpyramidales innerhalb des Nucleus arcuatus.

Im Jahre 1892 konnte ich, wie erwähnt, nachweisen, daß sich die Fibrae arcif. int. resti-formales zum Teil, sich in der Raphe kreuzend, in das kontralaterale ventromediale Segment, zum Teil in das homolaterale ventrolaterale Segment der Circumpyramidales fortsetzen, indem ich den Schwund und das Verhalten der Circumpyramidales in einem Fall von schwerer Atrophie des rechten Restiforme studierte. Die Abb. 36, von obigem Fall stammend, zeigt deutlich diese Beziehung zwischen den zwei Fasersystemen (F. arcif. internae und Circum-pyramidales), was nachher von Kölliker und anderen Autoren bestätigt worden ist.

Außerdem verläuft ein Kontigent der Fibrae intratrigeminales, die von den Hinterstrangkernen kommen, zunächst als ein Teil der Fibrae arcif. inter-reticulares, um sich, nachdem sie sich im ventralen Teile der Raphe gekreuzt haben, als Retropyramidales und Periolivares fortzusetzen und ziehen teilweise zum Corpus restiforme, teilweise zu den Nervenzellen des distalen Segmentes des Seitenstrangkernes der kontralateralen Seite.

Bezüglich der Periamiculares muß erwähnt werden, daß, wie aus den Befunden an Serienschnitten der Oblongata eines von mir studierten Falles von hemicerebellarer Aplasie hervorgeht, sie sich zum großen Teil aus den Fibrae cerebello-olivares der entgegengesetzten Seite und zum Teil aus den gleich-seitigen Praetrigeminales zusammensetzen dürften.

Ziehen nimmt an, daß die Zellen des Nucleus arcuatus Neuriten abgeben, die als Fibrae arcuatae externae lateral und medial um die Pyramide ver-laufen. Diese Ansicht, nach welcher vom Nucleus arcuatus, zum Teil wenig-stens, die weiter zum Restiforme ziehenden Fasern entspringen sollen, wird durch einen meiner Fälle von hemicerebellarer Aplasia sin. nicht ganz bestätigt. Man beobachtete nämlich die Aplasie eines (mittleren) Teiles der den distalen Anteil des kontralateralen Nucleus arcif. bildenden Zellen. Mir erscheint es deshalb richtiger, anzunehmen, daß einer jeden dieser beiden (dorsalen und ven-tralen) Schichten zwei Arten von Fasern, nämlich zu- und abführende, ent-sprechen. Die ersteren (Afferentes) vom Restiforme zum Nucleus arcua-tus contralateralis (cerebello-fugale) ziehenden bilden das ventro-mediale Segment der Circumpyramidales und das Stratum ventrale des Nu-cleus arciformis der Gegenseite; die anderen (Efferentes) sollen in Über-einstimmung mit Ziehen von einem Teile der Zellen des Nucleus arcuatus entspringen und, das Stratum dorsale desselben bildend, als ein Teil der Arciformes ext. anteriores (ventrolaterales Segment der Circumpyra-midales) sowie als ein Teil der Fibrae periamiculares und periolivares) zum homolateralen Restiforme ziehen (Abb. 36).

Das Verhalten der circumpyramidalen Fasern beim *Macacus* und beim *Hunde* stimmt mit den Anschauungen von Kölliker überein, da, während beim Men-schen das stärkste Bündel von peripyramidalen Fasern zwischen den Zellen des Nucleus arcuatus eindringt und hier endigt, bei den zwei eben genannten Säugern dieser Kern fehlt, und diesem Mangel das fast vollständige Fehlen der peripyramidalen Fasern entspricht. Der größte Teil dieser Fasern und der Nucleus arcuatus stellen daher Formationen dar, welche, während sie sich in gegenseitiger Abhängigkeit untereinander befinden, ein phylogenetisch höchst-entwickeltes System bilden. Nun ist auch die Tatsache, daß, wie aus meinen Untersuchungen hervorgeht, ein Teil der die dorsale Schicht zusammensetzenden

Fasern, sowie der größte Teil der Fasern, die das Stratum ventrale der Peripyramidales bilden, sich später (s. o.) als der Rest (der kleinste Teil) der peripyramidalen Fasern myelinisiert, wie es bei den neophyletischen Formationen der Fall ist; ein Beweis mehr für die Behauptung, daß der Nucleus arcuatus sowie der größte Teil der peripyramidalen Fasern, die ihn umgeben, phylogenetische Bildungen von größter Dignität (beim Menschen) darstellen.

Überdies kann man auf gelungenen, mit WEIGERT-PALScher Methode gefärbten Präparaten der Oblongata des Menschen ad oculos demonstrieren (insbesondere wenn die Pyramide degeneriert ist), daß besonders von dem ventro-medialen

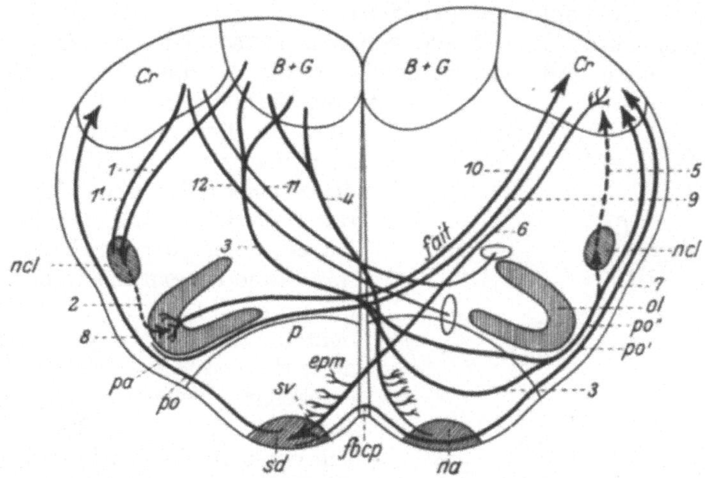

Abb. 36. Schema des Verlaufes eines Teiles der Systeme der Fibrae arciformes der Oblongata des Menschen... (Modifiziert nach ZIEHEN.) Die punktierten Linien bezeichnen Faserbündel, deren Existenz nicht sichergestellt ist. *B + G* Komplex der BURDACHschen und der GOLLschen Bündel; *Cr* Corpus restiforme; *ncl* Nucleus funic later.; *na* Nucleus arcuatus; *fait* Fibrae arcif. internae (interreticulares); *epm* Fibrae endopyramidales; *ol* Oliva inferiore; *p* Pyramidenbahn; *1* Fasern, welche die Kerne der Funiculi grac. et cuneati mit dem homolateralen Kern des Funiculus later. (distale Portion) verbinden; *1'* Fasern, welche das Restiforme mit der proximalen Portion dieses letzteren Kernes verbinden; *2* der Nucleus funiculi later. mit den die homolaterale Oliva inferior verbindenden Fasern, welche einen Teil der Periamiculares ausmachen; *3* Fasern, die vom Nucleus funic. grac. et cuneati entspringend, die Raphe überschreiten und innerhalb und vielleicht oberhalb der Pyramiden der Gegenseite verlaufend, als Periolivares (*po''*) die Oliva inf. umhüllen, um zum Teil im Nucleus funic. lateralis (distale Portion) und zum Teil im gegenüberliegenden Restiforme zu endigen; *4* Fibrae arcif. int., ausgehend von den Kernen des Hinterstranges (Schleifenportion, mihi) und um die Pyramide herum bis zum Nucleus arcuatus der Gegenseite (distal) ziehen; *5* Fasern (nicht sichergestellt), welche den homolateralen Nucleus funic. later. mit dem C. restiforme verbinden; *6* Fibrae arciformes int. (restiformales), welche vom Restiforme der einen Seite entspringend, einen Teil der arcif. int. bilden und dann im ventralen Ende der Raphe einander kreuzend, als ventromediales Kontingent der Peripyramidales sowohl zur Pyramide (*epm*) wie (vermittels des Stratum ventrale *sv*) zum Nucleus arcuatus der Gegenseite ziehen; *7* Fasern, die vom Nucleus arcuatus entspringend, als Bicircumpyramidales (*fbcp*) auf den entgegengesetzten Pyramidenrand gelangen und als Periolivares (*po'*) und Fibrae arcif. ext. marginales zum kontralateralen Restiforme ziehen; *8* vom Nucleus arcuatus entspringende Fasern, die zuerst als Stratum dorsale (*sd*) und dann als ventrolaterales Segment der Circumpyramidales, sowie als Kontingent der Periolivares (*po*) zum gleichseitigen Restiforme ziehen; *9* Fibrae cerebelloolivares, die in der medianen Raphe einander kreuzend und als Periamiculares weiterziehend (*pa*) zu den Zellen der Oliva inf. der Gegenseite ziehen, deren Fimbriatae bildend; *10* Fibrae olivocerebellares (Fibrae arcif. internae) von der Oliva inf. zum Restiforme (Kleinhirn) der Gegenseite; *11* Fasern, welche das Kleinhirn, bzw. das Restiforme der einen Seite mit den paralateralen Oliven der anderen Seite verbinden (Fibrae cerebello paralateralolivares); *12* Fasern, welche das Kleinhirn bzw. das Restiforme der einen Seite mit den paramedialen Oliven der Gegenseite verbinden (Fibrae cerebello paramedialolivares).

Segment der Fibrae circumpyramidales Fasern entspringen, welche in die Pyramide eindringen und sich dortselbst verlieren. Dies führt zur Annahme, daß ein kleines Kontingent der Peripyramidales innerhalb der Pyramide endigt und sich an die Fasern letzterer anschließt (*epm*, Abb. 34).

Ausnahmsweise beteiligen sich an der Bildung der Circumpyramidales abnormale Fasergruppen, welche wegen ihres Verhaltens die Bezeichnung Bicircumpyramidales erhalten haben. So z. B. bemerkte ich auf den frontalen Serienschnitten eines Gehirns, in welchen sich eine Aplasia cerebellaris sin. fand, daß ein großer Teil der Fasern des Stratum ventrale links, anstatt in das ventromediale Segment der Circumpyramidales sich fortzusetzen, brückenförmig auf das ventrale Ende der Fissura anterior (Abb. 36) hinüberzog und, ventralwärts den rechten Nucleus arcif. umgebend, sich mit den Periolivares derselben Seite (und folglich in den Rest der Fibrae arcif. externae) fortsetzte. In der Tat behauptet Pitzorno, daß an der Bildung des ventro-medialen Segmentes der Circumpyramidales nicht nur gekreuzte Fasern beteiligt sind, die vom Restiforme der einen Seite zum Nucleus arcuatus der entgegengesetzten Seite ziehen, sondern bisweilen auch eine zweite Kategorie von Fasern (Bicircumpyramidales, Ziehen). Letztere umgeben ventralwärts die Pyramide der gleichen Seite, biegen schleifenförmig auf dem Boden der Fiss. mediana anterior um, verlaufen längs der ventro-medialen Oberfläche der Pyramide der Gegenseite und ziehen zum entsprechenden Nucleus arcuatus. In meinem oben erwähnten Falle von hemicerebellarer Aplasie waren sie sehr dicht und hypertrophisch.

Sehr wichtig sind die Kenntnisse über die Verbindungen der unteren Olive mit dem Kleinhirn der kontralateralen Seite.

Neuerdings wurde diese Frage von Schaffer wieder aufgegriffen. Dieser bemerkte in einem Falle von Hämorrhagie, die die linke Kleinhirnhemisphäre (mit Einbezug eines Teiles des Dentatus) einnahm, das Fehlen der Praetrigeminales und der Periolivares auf der gleichen Seite; rechts fand er Degeneration der Oliva inf. der akzessorischen Oliven, Fehlen der Fimbriatae externae atque internae und der Periamiculares. Schaffer zieht daraus den Schluß, daß es zwei gekreuzte Bahnen gibt, die cerebello-olivare und die olivo-cerebellare, welche in entgegengesetzter Richtung verlaufen, aber augenscheinlich ein einheitliches System darstellen. Die erste beginnt, nach diesem Autor, im Kleinhirn (es läßt sich nicht feststellen, ob in der Rinden- oder in der Gegend der Kleinhirnkerne), verläuft dann im Restiforme und in den Fibrae praetrigeminales und periolivares, mit welch letzteren sie die Olive und die interoliväre Schicht durchzieht; dann gelangt sie, die Raphe kreuzend, zur Oliva inferior und zu den akzessorischen Oliven der gegenüberliegenden Seite. Die genannte Bahn soll so die Marksubstanz des Hylus olivae, die Periamiculares und die entsprechenden Fimbriatae enthalten und um dieselben Zellen endigen, aus welchen die olivo-cerebellare Bahn entspringt.

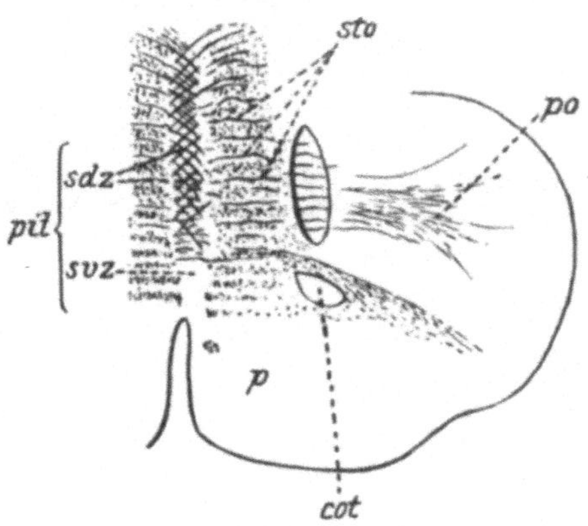

Abb. 37. Rechte Hälfte der ventromedialen Portion eines Querschnittes der Oblongata eines Neugeborenen (Körperlänge 49 cm, Alter 46 Tage). Weigert-Palsche Färbung. Die intraolivare Schicht ist fast vollständig myelinisiert. In der interlemniscalen Portion (*pit*) der Raphe findet man einige schräg oder quer verlaufende (*sto*) Fasern bloß längs deren dorsalem Segment; ebenso sind bloß einige Fasern der Bündel, welche das dorsale Segment (*sdz*) der Olivenzwischenschicht durchziehen, myelinisiert, während die Räume zwischen den Bündeln des ventralen Seg-mentes (*svz*) derselben Schicht hell aussehen. Der Pedunculus olivae inferioris (*po*) wie auch das Amiculum, die Periolivares und die Periamiculares sind myelinlos. *P* Pyramide; *cot* Nucleus conterminalis. (Nach einem eigenen Präparat.)

Auch in einem meiner Fälle von linksseitiger Kleinhirnsaplasie, dessen Gehirn ich in lückenlose Serienschnitte zerlegte, hatte sich an das Verschwinden der lateralen und distalen Portion der (linken) Kleinhirnhemisphäre und des (ventralen) Teils des Wurmes der Untergang eines großen Teils der Prae- und Intratrigeminales, der Periolivares und der Querfasern der intraolivaren Schicht auf derselben Seite angeschlossen; und auf der gegenüberliegenden Seite (rechts) ein solcher der ventralsten der Fibrae arcif. internae, fast des ganzen Pedunculus olivae inf., der Fimbriatae ext. atque int. (des Amiculum) und eines Teiles der Periamiculares. In den proximalen Lagen waren die degenerierten oder aplastischen Zacken der rechten Oliva inferior weniger zahlreich als caudalwärts; im allgemeinen war der größte Teil der Nervenzellen der rechten unteren Olive untergegangen, mit Ausnahme jener, welche den medialen Schlängelungen des dorsalen Armes angehören (und der entsprechenden Fimbriatae). Das Kontingent der Fasern und Zellen der rechten unteren Olive zeigte, obwohl von einer Alteration betroffen, keine Merkmale einer retrograden Atrophie. Während daher die Frage unentschieden bleibt, ob ein· Teil (der mediale) der dorsalen Zacken der Olive aus Zellen besteht, die Fasern in cerebello-petaler (olivo-cerebellarer) Richtung aussenden, scheint es mir gerechtfertigt, meine alte Auffassung, welche KÖLLIKER verfochten hat und von SCHAFFER bestätigt wird, neuerlich zu bekräftigen, daß nämlich an der Verbindung des Corpus restiforme mit der Oliva inf. der entgegengesetzten Seite Fasern, wenigstens zum Teil in cerebello-fugaler Richtung verlaufend, beteiligt sind.

Was die Beziehungen der akzessorischen Oliven (Paraoliven) zum Kleinhirn, sowohl beim Menschen als auch bei den Tieren anbetrifft, gehen die Meinungen ebenfalls auseinander. BRUNS hat behauptet, daß eine gewisse Unabhängigkeit des Kleinhirns von den akzessorischen Oliven, speziell von den ventro-medialen, besteht; er faßt vielmehr letztere als Assoziationsapparate auf, die zwischen die commissuralen Fasern eingeschoben sind, welche die Hauptoliven miteinander verbinden. Diese Ansicht scheint durch die Tatsache gestützt zu sein, daß SPILLER in einem Fall von Kleinhirnatrophie die akzessorischen Oliven intakt vorfand, während die unteren Oliven atrophisch waren. Die meisten behaupten jedoch, daß auch zwischen den akzessorischen Oliven und dem Kleinhirn eine Beziehung besteht. Ich habe nun tatsächlich gefunden, daß die akzessorischen Oliven infolge von (experimentellen) Abtragungen des Kleinhirns der einen Seite stark auf der kontralateralen Seite betroffen waren (bei *Hunden* und *Affen*). Auch ANTON-ZINGERLE fanden in ihrem Fall von Kleinhirnatrophie die akzessorischen Oliven (die mediale und laterale) unvollständig degeneriert; in ihrem Fall blieb ein kleiner Rest von Zellen intakt, von welchen für das Corpus restiforme bestimmte Fasern ausgehen sollen. Ebenso fehlte im Fall von TINTENMANN (bilaterale Agenesie des Kleinhirns) beiderseits die akzessorische (dorso-)laterale Olive, während die akzessorische mediale Olive stark reduziert war. In den Fällen von olivo-pontocerebellarer Atrophie von DÉJÉRINE-THOMAS wurden die Paraoliven atrophisch gefunden.

Wenig Einstimmigkeit herrscht jedoch unter den Autoren bezüglich des Anteiles des Kleinhirns, der in besonders engen Beziehungen zu den Paraoliven steht. BROUWER glaubt, daß deren Zellen zur Wurmrinde (Palaeocerebellum) und zu einigen der zentralen Kleinhirnkerne (Embolus und Globosus) gekreuzte Fasern aussenden; dies würde erklären, warum die akzessorischen Oliven bei einigen *Säugern* (*Affen, Hunden, Katzen, Kaninchen*), bei welchen die Entwicklung des Wurms stark ausgeprägt ist, im Verhältnis zur Hauptolive relativ viel größer sind. Als Stütze für seine Behauptung fand BROUWER bei der Untersuchung der von HOLMES und STEWART redigierten anatomischen Protokolle, daß in den Fällen, in denen bloß eine Läsion der Großhirnhemisphären vorhanden war, die akzessorischen Oliven sich als intakt erwiesen, während sie Veränderungen zeigten, wenn der Wurm lädiert war. Dies stimmt mit der Tatsache überein, daß im Fall von Kleinhirnatrophie (einschließlich des Wurms), beschrieben von EDINGER-NEUBURGER, die mediale akzessorische Olive verkleinert und der laterale Abschnitt der dorsalen Nebenolive degeneriert war. Nach MARBURG haben die dorsale Nebenolive, das Dorsalsegment des vertikalen Armes und ein Teil des horizontalen Segmentes der medialen Nebenolive Beziehungen zum Wurm. In dem von mir erwähnten Falle von (linksseitiger) hemicerebellarer Aplasie war die kontralaterale dorsale akzessorische Olive (rechts) bloß proximalwärts etwas reduziert. Desgleichen zeigte die dorsale Hälfte des vertikalen Armes der rechten (kontralateralen) medialen Nebenolive eine ansehnliche Aplasie, besonders auf der Höhe ihres proximalen Abschnittes. Und da die ventrale Portion des Wurmes zum größten Teil aplastisch war, bildet mein Befund eine Stütze für diejenigen, welche eine Beziehung zwischen dieser Portion des Wurmes und dem proximalen Abschnitt der medialen akzessorischen Olive (und zwar mit der dorsalen Hälfte seines vertikalen Arms) annehmen.

Das bisher Angeführte ermächtigt uns zum Schlusse, daß es unzweifelhaft eine Beziehung gibt zwischen den zwei akzessorischen Oliven der einen Seite und der Kleinhirnhemisphäre der Gegenseite und wahrscheinlich auch dem Wurm.

Von der Kreuzung der verschiedenen Bahnen, welche einige Formationen der Oblongata der einen Seite mit anderen Teilen des Zentralnervensystems der Gegenseite verbinden, stammt ein die Raphe zusammensetzender Fasernkomplex. Er ist viel komplizierter in der Oblongata als in der Brücke und verdient daher eine eingehende Beschreibung.

Die Raphe der Oblongata besteht aus verschiedenen Fasersystemen, die mehr oder weniger isoliert, (in dorso-ventraler Richtung) in drei verschiedenen Abschnitten verlaufen, nämlich in einem dorsalen, einem interretikulären und einem interlemniskalen Teile.

Diese Einteilung der Raphe in verschiedene Teile gelang mir auf Grund besonderer Untersuchungen an Gehirnen von menschlichen Neugeborenen diversen Alters (Abb. 37, 38 u. 40) und an solchen von Individuen, welche an krankhaften Prozessen der Oblongata gelitten hatten. Tatsächlich vollzieht sich die Myelinisierung dieser drei Abschnitte der Raphe zu einem verschiedenen Zeitpunkt (während des intra- und extrauterinen Lebens); auch die Degeneration der betreffenden Fasern kann manchmal isoliert in einem von den drei Abschnitten statthaben, ohne daß die anderen davon betroffen wären (man vergleiche die zwei Abb. 37 und 38 untereinander und mit der Abb. 40).

1. Der dorsale Teil (Abb. 38) entspricht dem dorsalen Ende der Raphe; als ventrale Grenze desselben kann man die Querlinie ansehen, welche durch das ventrale Ende des Hypoglossuskernes gezogen wird. Seitlich wird es durch die Portio apicalis Formationis reticularis albae begrenzt. Dieser ebengenannte Teil der Raphe besteht meistens aus Fasern, die von der Kreuzung der sogenannten Fibrae afferentes des XII-Kernes

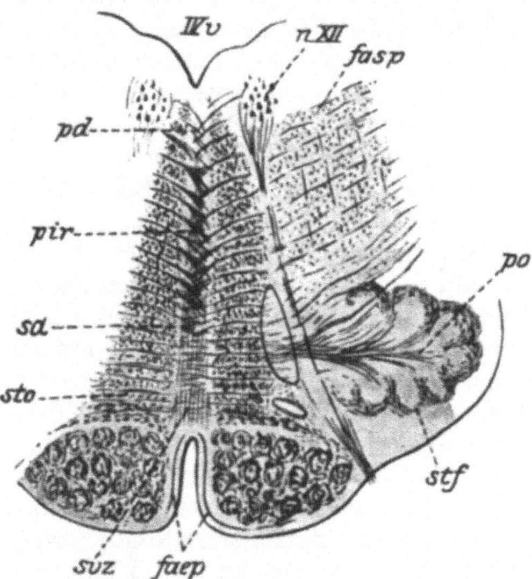

Abb. 38. Mediale Portion eines Querschnittes der Oblongata eines Neugeborenen auf der Höhe des mittleren Teiles des Hypoglossuskernes. Weigert-Palsche Färbung. Die Formatio reticularis alba und die Olivenzwischenschicht sind fast vollständig myelinisiert. Fibrae arcif. peripyramidales *(faep)*. Im Gebiet des Hypoglossuskernes *(nXII)* finden sich myelinisiert bloß sehr zarte Fibrae suprareticulares *(fasp)* und einige spärliche Fasern der Afferentes *XII* welche sich längs der dorsalen sehr faserarmen Portion der, Raphe fortsetzen; in der interreticularen Portion der Raphe *(pir)* findet man eine Myelinisierung einiger Fasern von schräger Richtung und einiger von transversaler Richtung. Spärliche myelinisierte Fasern sieht man zwischen den Bündeln der dorsalen Segmentes *(sd)* der Olivenzwischenschicht *sto.* Auch einige Fibrae rectae *(svz)* sind myelinisiert. Von den Arcif. ext. anteriores ist bloß ein Zug feiner Fasern myelinisiert, welcher in fortgesetztem Verlauf ausschließlich den medialen Pyramidenrand durchzieht. Einige Fasern des Pedunculus olivae *(po),* die feinen Fibrillen des Fimbriatae *(stf)* und die Pyramiden (nicht vollständig) sind myelinisiert. *IVv* Ventr. quartus. (Nach einem eigenen Präparat.)

und zum geringeren Teile von der Kreuzung der Fasern des Vagus- und (proximalwärts) des spinalen Acusticuskernes geliefert werden.

2. Der interretikuläre (mittlere) Teil entspricht der Lage nach dem Reste der Formatio reticularis alba pr. d.

Er besteht aus der Kreuzung der von der Hinterstranganlage, bzw. von den Nuclei der Funiculi gracilis und cuneatus kommenden Fibrae arcif. interreticulares: sie bilden die Schleife (das Stratum interolivare) der Gegenseite.

3. Der interlemniskale Teil der Raphe besteht in seinen beiden dorsalen Dritteln aus Fasern, von denen einige (der größte Teil) in querer, andere in schräger, andere wieder in aufsteigender Richtung (Fibrae rectae) verlaufen.

Die Querfasern bestehen zum geringen Teile aus **Fibrae arcif. interreticulares**, zum großen Teil aus **Fibrae retro- und intratrigeminales**, die den kontralateralen **Pedunculus olivae** bilden. Die schrägen Fasern gehören zum intraretikulären System. Dieser Teil besteht in seinem ventralen Drittel ausschließlich aus vertikalen (**Fibrae rectae**) und Querfasern; sie sind die Fortsetzung eines Teiles der **Fibrae retro- und intratrigeminales**, sowie der **Fibrae arcif. interreticulares**, die sich mit denen der Gegenseite kreuzend, den restiformalen, beziehungsweise den lemniskalen Anteil des ventromedialen Segmentes der kontralateralen **Fibrae peripyramidales** bilden. Mit anderen Worten: Durch das dorsale Segment des interlemniskalen Teiles der **Raphe** zieht hauptsächlich jener Anteil der **Fibrae restiformales**, der den kontralateralen **Pedunculus olivae** bildet, während durch das ventrale Segment des interlemniskalen Teiles der **Raphe** derjenige Anteil der **Fibrae restiformales** und der **Fibrae arcif. interreticulares** zieht, die sich am ventralen Ende der Raphe in schräg ventraler Richtung kreuzen und das größtenteils ventromediale Segment der Peripyramidales der Gegenseite bilden (Abb. 39).

In der **Raphe** finden sich auch Fasern von fast vertikalem Verlaufe, **Fibrae rectae** (Abb. 30 und 39). Bezüglich derselben kann man nicht positive Angaben machen, kann jedoch behaupten, daß sie keinesfalls die Fortsetzung des restiformalen Teiles des ventromedialen Segmentes der **Peripyramidales** sein können. SERGI hat behauptet, daß sie die Endigungen der für die Verbindung des Rindenzentrums der Zunge mit dem Hypoglossuskern der Gegenseite bestimmten cortico-bulbären Neurone sind. Die von mir angestellten Untersuchungen an *Affen*hirnen, an denen der **Hypoglossus** und das entsprechende Rindenzentrum entfernt worden waren, widersprechen, wie oben gesagt, einer solchen theoretisch plausiblen Annahme.

Unter den Bahnen der Brücke, welche dieselbe mit dem Großhirn einerseits und mit dem Kleinhirn andererseits verbinden, nehmen die zum mittleren Kleinhirnschenkel (in den Brückenarmen) gehörenden die erste Stelle ein.

Längs des mittleren Kleinhirnschenkels verlaufen tatsächlich Bündel, welche aus von der Großhirnhemisphäre zur gegenüberliegenden Hälfte des Kleinhirns und umgekehrt ziehenden Fasern bestehen. Erstere (cerebro-cerebellare Bahnen) ziehen in cerebellopetaler, letztere (cerebello - cerebrale Bahnen) in cerebello-fugaler Richtung

1. An der Formation der cerebrocerebellaren Bahnen beteiligen sich zwei Neuronenkomplexe, nämlich eine vom

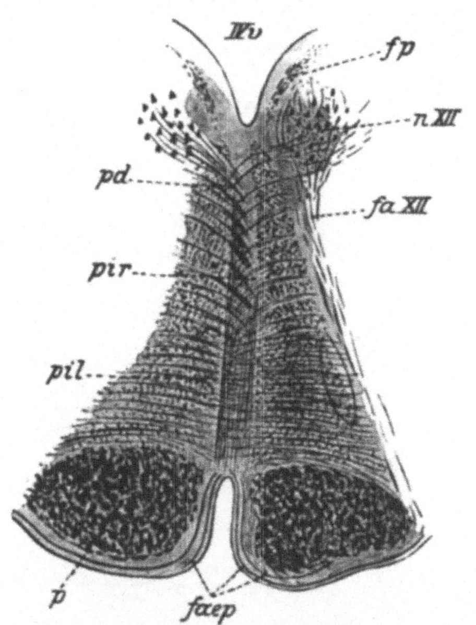

Abb. 39. Medialer Teil eines Querschnittes der Oblongata auf der Höhe des mittleren Teiles des Hypoglossuskernes von einem (reifen) 3 Monate alten Neugeborenen. WEIGERT-PALsche Färbung. Die sog. Fibrae afferentes des XII-Kernes (*nXII*), die Pyramiden (*p*) und die großkalibrigen Fasern der interreticulären (*pir*) wie der dorsalen Portion (*pd*) der Raphe sind vollständig myelinisiert; ebenso die Formatio reticularis alba, die interolivare Schicht, und die die Formatio reticul. alba sowie die interolivare Schicht durchziehenden Querfasern. In der interlemniskalen Portion (*pil*) der Raphe findet man sowohl die Querfasern als auch einen dichten Zug der Fibrae rectae myelinisiert; von den Fibrae arcif. ext. anteriores (circumpyramidales) ist ein Bündel aus mehreren Faserzügen (*faep*) myelinisiert, das den Pyramidenrand durchzieht. *faXII* radiculäre Fasern des n. XII.; *IVv* Ventriculus quartus; *fp* dorsales Längsbündel. (Nach eiuem eigenen Präparat.)

Schläfenlappen (temporo-cerebellare) und eine zweite, vom Stirnlappen kommende (fronto-cerebellare) Neuronengruppe (Abb. 44).

a) Die temporo-cerebellare, vom Schläfenlappen und von einem Teile des Hinterhauptlappens kommende Neuronengruppe wird von folgender, aus zwei Neuronenkomplexen bestehender Kette gebildet: Der erste (temporo-pontine) Neuronenkomplex entspringt vom Schläfenlappen, zieht durch die innere Kapsel und durch das laterale Fünftel des Pes pedunculi; er löst sich um die homo- und kontralateralen Ganglienzellen (Brückengrau) des Stratum profundum auf, sodann um die dem Fasciculus verticalis (seu medianus) pontis nächstliegenden Nervenzellen (den entsprechenden Teil [*apm*, Abb. 41 u. 42] habe ich als paramedianes Feld bezeichnet) und endlich um die Nervenzellen des Stratum superficiale homolaterale.

Von diesen drei Ganglienzellengruppen entspringt dann der zweite (pontocerebellare) Neuronenkomplex. Durch eingehende Untersuchungen, und zwar durch das Studium von auf umschriebene Groß- und Kleinhirngebiete beschränkten Läsionen beim Menschen, konnte ich feststellen, daß von den inmitten des Stratum profundum verstreuten Zellen der Substantia grisea pontis Fasern (a) entspringen, die einen Teil der tiefen Schicht der gegenüberliegenden Seite ausmachen;

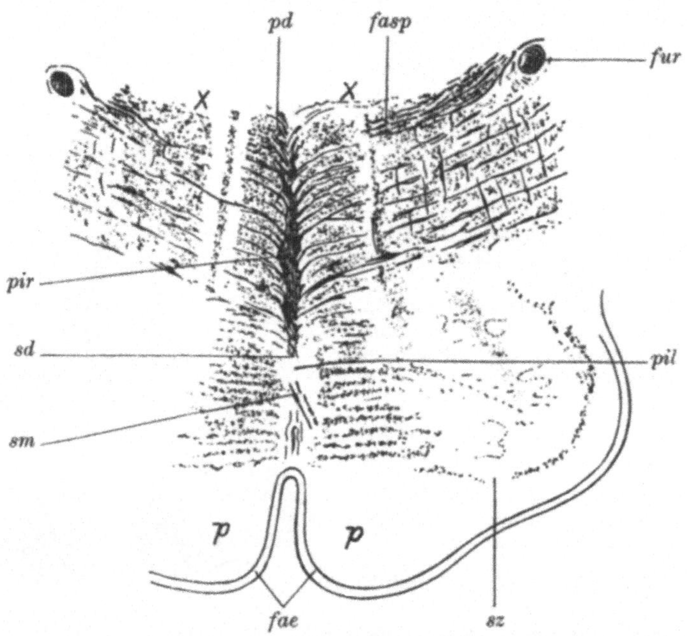

Abb. 40. Medialer Teil eines Querschnittes der Oblongata (oberhalb der Öffnung des IV. Ventrikels) eines Patienten mit amyotrophischer Lateralsklerose. Weigert-Palsche Färbung. (Nach einem Präparat meines Laboratoriums.) Die Abbildung soll die verschiedenen Abschnitte der Markfasern der Raphe demonstrieren und zeigen, wie einige von ihnen unabhängig von den anderen degenerieren können. — Die Nervenzellen, die afferenten Fasern, das endonucleare Netz und die Fibrae propriae, welche zum Kern des XII gehören (dessen Gebiet mit *X* bezeichnet ist), sind beiderseits verschwunden; ebenso die radiculären Fasern des nXII; das Feld des XII-Kernes ist rechts von sehr feinen suprareticulären Fasern (*fasp*) durchzogen, welche nur zum Teil unversehrt geblieben sind; auf der linken Seite sind sie verschwunden. — *fur* Fasciculus respiratorius; *p* Pyramiden. — Die verschiedenen Abschnitte der Raphe sind folgendermaßen bezeichnet: *pd* dorsaler Teil, deren Fasern zum Teil verschwunden sind; *pir* interreticulärer Anteil der Raphe; *pil* interlemniskaler Teil desselben, und zwar: *sd* deren dorsales Segment; *sm* deren ventrales Segment. Die Querfasern des dorsalen Segmentes der interolivaren Schicht und der interlemniskalen Portion der Raphe sind zum Teil verschwunden. Unter den Bündeln des ventralen Segmentes der interolivaren Schicht und in dem gleichnamigen Segment der interlemniskalen Portion der Raphe sind die Querfasern vollständig verschwunden. In letzterer sind einige Fibrae rectae erhalten. Von den F. aciformes externae anteriores (*fae*) ist bloß ein Teil feiner Fasern intakt geblieben, die den oberflächlichen Teil der Pyramiden durchziehen (Schleifenanteil); ebenso ist der größte Teil des Pedunculus olivae und des Stratum zonale olivae, mit Ausnahme der feinen perilamellären Fibrillen des Amiculum (*sz*) verschwunden.

daß von den Zellen der Area paramediana Fasern (b) abgehen, die in der Haubenraphe aufsteigen, und daß von den Zellen der Substantia grisea des Stratum superficiale der einen Seite Fasern (c) des Stratum superficiale der entgegengesetzten Seite ihren Ursprung nehmen: Es beteiligen sich somit bloß die Fasern a und c an der Bildung des Pedunculus cerebelli medius der Gegenseite.

b) Die vom Stirnlappen herkommende (fronto-cerebellare) Gruppe besteht aus einer Kette von zwei Neuronenkomplexen: Das erste (fronto-pontine) Neuron entspringt vom Fuße der Stirnwindungen, vom Operculum insulae und vom Thalamus, zieht durch den vordersten Abschnitt der inneren Kapsel, setzt sich im medialen Fünftel des Hirnschenkelfußes fort und löst sich, längs der medialen (und ventro-medialen) Bündel der Brücke verlaufend, auf, um sich zwischen den Fasern des homoloteralen Stratum profundum (von mir Area paralateralis genannt), sowie um die in der Nähe der Raphe gelegenen Zellen (die des paramedianen Feldes) aufzusplittern. Das ponto-cerebellare Endneuron

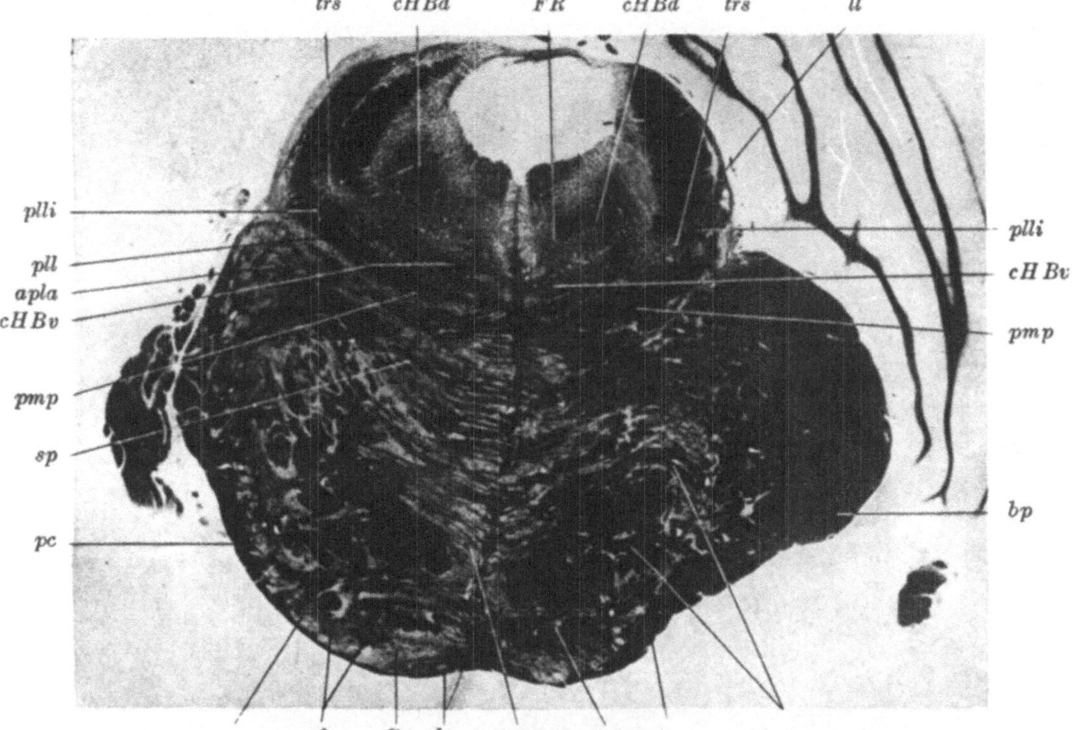

Abb. 41. Frontalschnitt auf der Höhe des mittleren Abschnittes der Brücke eines von Aplasia cerebelli sin. befallenen Kranken. PALsche Färbung. *apm* Area paramediana (pontis); *bp* Brachium pontis; *cHBd* Fascic. centralis tegmenti (Pars dorsalis); *cHBv* Fascic. centralis tegmenti (Pars ventralis); *dvr* Decussatio ventralis raphes (pontis); *fR* Formatio reticularis; *fv* ventrale Bündel der Pyramidenbrückenbahn; *Gv* ventrale Gruppe der Substantia grisea pontis; *ll* Lemniscus lateralis; *pll* Pars lateralis lemnisci principalis; *plli* Extrem. lateralis lemnisci principalis; *pc* Pars corticalis des Stratum superficiale der Fibrae transversae pontis; *pmp* Pars medialis lemnisci principalis; *psp* Pars suprapyramidalis des Stratum superficiale der Fibrae transversae pontis); *sp* Stratum profundum; *sc* Stratum complexum der Fibrae transversae pontis; *trs* Tractus rubro-spinalis.— Links: Die Faserbündel des Stratum profundum sind an Zahl verringert, und es finden sich zwischen ihnen Anhäufungen nervöser Zellen, die lateralwärts (Stratum paralaterale) blaß und klein sind. Die Fasern der Pars corticalis (des Stratum superficiale) auf etwa die Hälfte reduziert; spärlich die die Pars subpyramidalis zusammensetzenden Bündelchen. Die dorsolaterale (*apla*) und ventromediale (*pvp*, rechts) Gruppe der Pyramidenbündel fehlt fast vollständig. — Rechts: Etwas blaß die mehr ventral gelegenen Fasern der Pars corticalis. Die ventrale Portion der Area paramediana auf die Hälfte reduziert; es fehlt eine ansehnliche Zahl von Nervengeflechten und Nervenzellen (paramediane Gruppe). Die ventrale und dorsale Portion der zentralen Haubenbahn reduziert. An Ausdehnung verringert das Gebiet der Formatio reticularis lateralis, deren Nervenzellen an Zahl abgenommen haben. Der Nucleus centralis sup., die Nuclei laqueares, medialis und lateralis, beiderseits gut erhalten. Die Hauptschleife ist in sämtlichen Richtungen ausgedehnter als links. (Eigenes Präparat.)

entspringt von den oben genannten Zellen, überschreitet die Medianlinie und gelangt, einen Teil der Fibrae transversae des Stratum profundum liefernd, in den mittleren Kleinhirnschenkel der Gegenseite.

Nach manchen, in ihrer Ansicht vereinzelt dastehenden Autoren, sollen die Fasern des Brückenarmes einen ausschließlich cerebello-petalen Verlauf haben. So behauptet MAXIMOW, daß eine Läsion des Kleinhirns zu keiner WALLERschen Degeneration der Fasern des Brückenarmes führt und daß dieselbe bloß infolge einer Zerstörung der Brückenkerne zustande kommt; er betrachtet so das Brückengrau als bloß vom Großhirn abhängig. Auch nach Borowiecki soll das Brückengrau ausschließlich vom Großhirn und seiner Verbindung abhängig sein; die Brückenarme sollen sich bei Großhirnläsionen ähnlich wie die Thalamuskerne verhalten und stellen demnach nach ihm Kontingente des Großhirns dar.

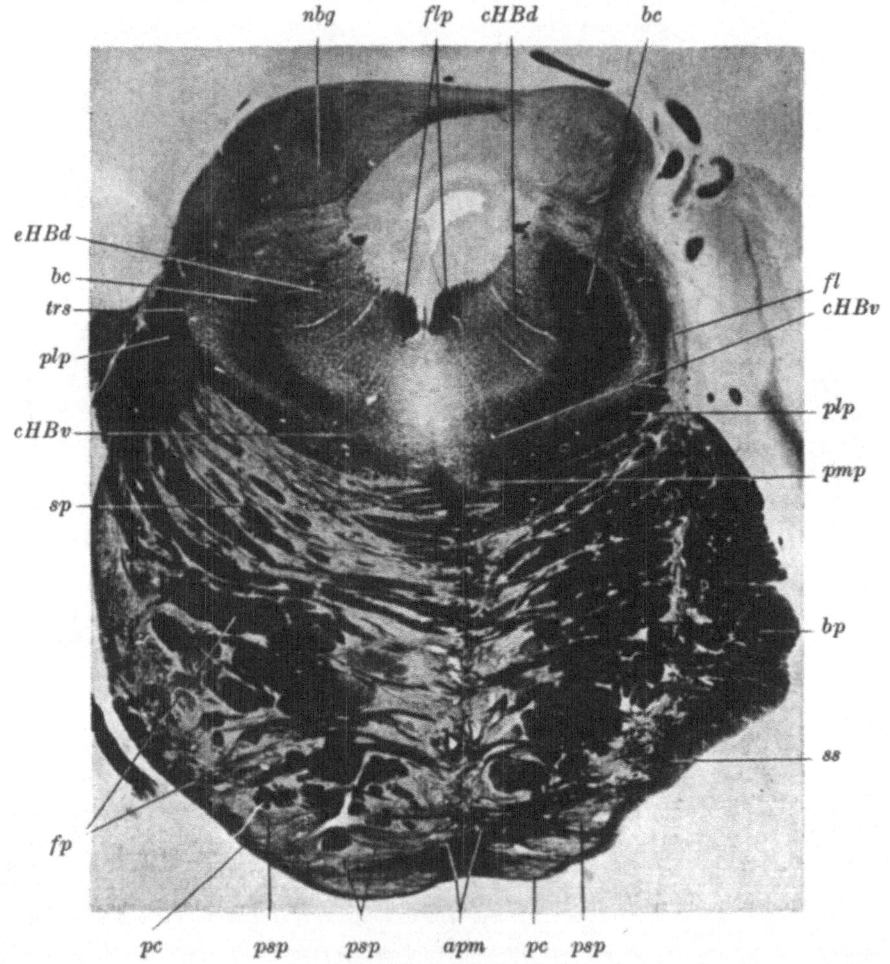

Abb. 42. Frontalschnitt der Brücke (auf der Höhe des proximalen Drittels) eines von Hemiaplasia cerebelli sin. befallenen Mannes (derselbe Fall der vor. Abb.). — Links: Keine Spur des Brachium pontis. Das Brachium conjunctivum ist auf kaum $^2/_5$ seines Umfanges reduziert. Es fehlen viele Bündelchen des Stratum profundum. Die Zellen der ventralen Gruppe sind etwas weniger zahlreich als rechts. Die dorsolaterale und ventromediale Faserngruppe der Pyramidenbündel fehlt vollständig. Die Area parabigemina ist gut erhalten. — Rechts: Die Area paramediana ist reduziert, wie auf dem vorigen Schnitte. Die ventralen Fasern der Pars corticalis des Stratum superficiale sind etwas blaß und leicht reduziert. Ebenso reduziert ist das Gebiet der Portio ventralis und dorsolateralis des Fasc. centralis tegmenti und der Formatio reticularis. (Eigenes Präparat. bc brachium conjunct.; fp Pyramidenbündel; flp Fasc. postic. longitud. Die anderen Bezeichnungen sind denen der vorhergehenden Abbildung gleich.)

Diese Ansichten werden jedoch von den meisten nicht geteilt, vielmehr betrachtet man die pontinen Ganglien als zum Teil wenigstens vom Kleinhirn abhängig, was nunmehr durch zahlreiche, an Menschen und an Tieren angestellte Untersuchungen erwiesen ist (Besta). Es genügt hier anzuführen, daß nach Brouwer auf die cerebro-cerebellare gekreuzte Exstirpation (Abtragung einer Großhirnhemisphäre und der gegenüberliegenden Kleinhirnhemisphäre) bei neugeborenen Tieren ein viel ausgedehnterer Untergang der Nervenzellen der Brücke folgt, als auf die Durchschneidung des bloßen Hirnschenkelfußes oder des bloßen Brückenarmes. Jedenfalls verwickelt und bis vor wenigen Jahren von Diskussionen strotzend war die Ansicht über den genauen Verlauf der zweiten Gruppe von Bahnen, d. i. derjenigen, die von jeder Kleinhirnhälfte (cerebellocerebrale Bahnen) zur gegenüberliegenden Hälfte des Großhirns ziehen. Zu diesem Zwecke werde ich hier die Schlüsse mitteilen, zu denen ich vor wenigen Jahren auf Grund der Untersuchung mikroskopischer Serienschnitte eines Gehirns von einem mit hemilateraler (linksseitiger) cerebellarer Aplasie behafteten Mannes gelangt bin, nämlich daß im Brückenarme vier Kategorien (Ketten) von cerebellofugalen Neuronen vorhanden sind (Abb. 43).

1. Kategorie: Neurone, die aus Kleinhirnfasern bestehen, welche in Beziehung zu den Nervenzellen der gleichseitigen paralateralen Gruppe treten; von ihnen entspringt ein Teil der Fasern des Stratum profundum, der sich in Fasern der dorso-lateralen Gruppe der Pyramidenbündel fortsetzt; letztere Fasern ziehen dann, sich kreuzend, zum medialen Fünftel des kontralateralen Pes pedunculi (Abb. 43, *1, 1'*).

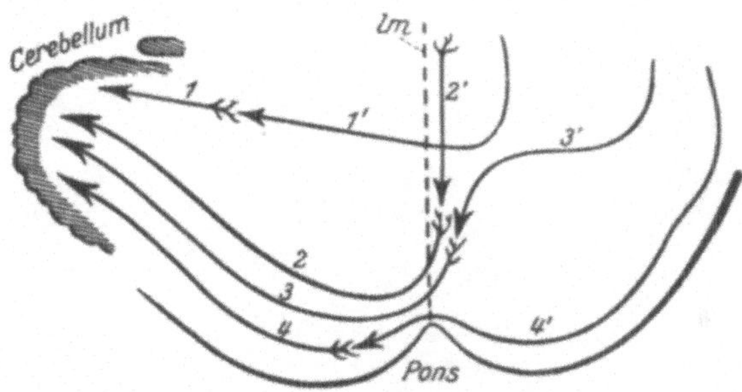

Abb. 43. Schema des Verlaufes der (efferenten) Bahnen, welche vom Kleinhirn ausgehen und längs des Brückenarmes zur Brücke und zum Pes der gegenüberliegenden Seite ziehen. *1* und *1'* Neuronenkette vom Kleinhirn zur paralateralen Gruppe der Zellen der grauen Substanz der Brücke und von diesen längs der dorsolateralen Bündel der Pyramidenbahn und des Stratum profundum (der gleichen sowie der entgegengesetzten Seite) zum medialen Fünftel des kontralateralen Hirnschenkelfußes; *2* und *2'* Neuronenkette, die vom Kleinhirn als Stratum superficiale der Fibrae transversae zu den Nervenzellen der kontralateralen paramedianen Gruppe ziehen; von letzterer entspringen Fasern, welche, im gegenüberliegenden Teile der Raphe aufsteigend, zum Nucl. retic. und Form. retic. ziehen; *3* und *3'* Neuronenkette, welche vom Kleinhirn entspringt und längs der Fasern der Pars subpyramidalis und der ventromedialen Gruppen der Pyramide zu den Nervenzellen der kontralateralen paramedianen Gruppe ziehen; von letzterer entspringen Fasern, die längs des lateralen Fünftels des Pes verlaufen; *4* und *4'* Neuronenkette, die vom Kleinhirn entspringend, längs der Pars corticalis strati superficialis und längs der ventromedialen Pyramidenbündel zu den Nervenzellen der ventralen Gruppe der grauen Substanz der Brücke ziehen und von dieser aus längs der Pars corticalis, des Stratum superficiale controlaterale, zum lateralen Fünftel des Pes. *lm* linea mediana (Raphe).

2. Kategorie: Neurone, die aus Kleinhirnfasern des Stratum superficiale (Pars corticalis und subpyramidalis) bestehen, welche sich um die Nervenzellen der ventralen homolateralen Gruppe aufsplittern; von diesen entspringen Fasern, die den ventro-medialen Gruppen der Pyramidenbündel den Ursprung verleihen, welch letztere, nach Überschreitung der Medianlinie, zu Fasern des Stratum superficiale der Gegenseite werden und dann zum lateralen Fünftel des Hirnschenkelfußes ziehen (Abb. 43, *4, 4'*).

3. Kategorie: Neurone, die aus Kleinhirnfasern der Pars corticalis des Stratum superficiale bestehen, welche, nachdem sie an der Bildung der ventro-medialen Gruppe der Pyramidenbündel teilgenommen haben, durch das ventrale Ende der Raphe (Decussatio ventralis) ziehen, um sich um die Nervenzellen des paramedianen Feldes der Gegenseite aufzusplittern. Von diesen entspringen Fasern, die in schrägem Verlaufe von unten nach oben zu den Fasern des Stratum profundum und dann zum lateralen Fünftel des Pes pedunculi ziehen (Abb. 43, *3, 3'*).

4. Kategorie: Kleinhirnfasern (Haubenkontingent), die um die Nervenzellen des paramedianen Feldes der Gegenseite endigen; von diesen entspringen Fasern,

die, im gegenüberliegenden Teile der Raphe aufsteigend, zum Nucleus reticularis und zur Formatio reticularis pontis ziehen (Abb. 43. *2, 2'*).

Diese Ergebnisse stimmen im allgemeinen mit jenen überein, zu denen ich auf Grund von (experimentellen) gekreuzten Abtragungen des Groß- und Kleinhirns bei *Hunden* gelangt bin. Aus diesen Versuchen geht hervor, daß bei den eben genannten Tieren das System der cerebello-cerebralen Fasern aus verschiedenen Ketten von Fasern besteht, welche in den zwei medialen Dritteln des Brückenarms verlaufen. Eine Kette besteht aus Fasern, die sich um die nervösen Zellen der Area paralateralis aufsplittern, von welcher Fasern ihren Ursprung nehmen, die als tiefe Schicht in die Haubenraphe aufsteigen; zwei andere Ketten bestehen aus Fasern, die als Kontingente des Stratum complexum und superficiale zu den Zellen der paramedianen Gruppe der Gegenseite und zu den Zellen des Stratum superficiale (der Fibrae transversae) der gleichen Seite ziehen.

Fast die gleichen Resultate erzielt man, wenn man den Pedunculus medius cerebelli einer Seite bei *Kaninchen* durchschneidet. Das ergibt sich auch aus meinen Untersuchungen, angestellt an Gehirnschnitten eines *Kaninchens*, bei welchem B. Gudden die erwähnte Durchschneidung auf der linken Seite durchgeführt hatte (Abb. 45).

Während daher kein Zweifel besteht, was das Vorhandensein cerebello-fugaler Bahnen (beim Menschen und einigen Tieren) anbetrifft, die mit bestimmten Zell-

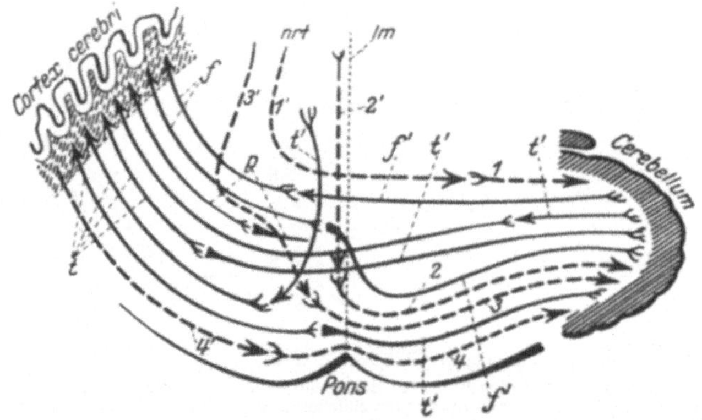

Abb. 44. Schema der gekreuzten Verbindungen, bestehend aus der Verbindung jeder Großhirnhemisphäre mit der ihr gegenüberliegenden Kleinhirnhemisphäre, vermittels des Pedunculus cerebelli medius (Via peduncularis media). *lm* mediane Linie; *nrt* Nucl. reticul. pont. *1* cerebello-cerebrale Bahnen. Die verschiedenen Neuronentypen, welche die cerebello-cerebralen Bahnen bilden, sind mit denselben Zahlen wie in der Abb. 43 bezeichnet (*1, 1', 2, 2', 3, 3', 4, 4'*). — *2* cerebro-cerebellare Bahnen. Von der Hirnrinde nehmen verschiedene Gruppen cerebello-petaler Neurone ihren Ursprung; einige (*f*) vom Frontallappen, andere (*t, p*) vom Occipito-Schläfenlappen, nämlich die cortico- (occ.- und temporo-) pontinen Neurone. — Die fronto-pontinen Neurone (*f*) ziehen längs des medialen Fünftels des Pes, verzweigen sich um die dorsomedialen Zellen der Brücke und um die in der Nähe des Fasciculus verticalis der Brücke gelegenen Zellen. Von diesen Zellen entspringen die Neurone (*f'*), welche als Fasern der oberflächlichen und tiefen Schicht der Fibrae transversae zum Kleinhirn der Gegenseite ziehen. — Die temporo-occ.-pontinen Neurone (*t*) verlaufen im lateralen Fünftel des Pes und in den lateralen Pyramidenbündeln der Brücke; ein Teil von ihnen verzweigt sich um die Nervenzellen der Area paramedialis, deren Fasern sich direkt in der Raphe erheben und zu den Zellen des Nucleus reticularis tegmenti pontis ziehen; ein Teil verzweigt sich direkt um die Zellen der grauen Substanz der Brücke, welche lateralwärts zwischen den Fasern der Pars subpyramidalis gelegen ist; von dieser Zellgruppe entspringt ein anderes ponto-cerebellares Neuron, welches sich an der Bildung des Stratum superficiale der entgegengesetzten Seite beteiligt (*t'*). Die dritte Gruppe (*p*) der temporo-occ.-pontinen Neurone verzweigt sich um die Nervenzellen des Stratum profundum; von da geht ein anderes Neuron ab, welches sich an der Bildung des Stratum profundum derselben und der Gegenseite beteiligt. Die ersten zwei Gruppen (*t*) ponto-cerebellarer Neurone ziehen über dem mittleren Kleinhirnschenkel zum kontralateralen Kleinhirn. Die Neurone (*p*) verlaufen mit den zentralen Bündeln der Pyramidenbahnen und geben um die Zellen des Stratum complexum Kollateralen ab; von letzteren Zellen entspringen Neurone, die vielleicht zum Kleinhirn ziehen.

gruppen der grauen Substanz der Brücke und der Haube in Verbindung treten, läßt sich das nämliche nicht von Bündeln behaupten, welche von den genannten Gruppen entspringen und, sich längs umschriebener Bündel des Pes kreuzend, bis zum Thalamus oder zur Großhirnhemisphäre der entgegengesetzten Seite aufsteigen. Ich habe bereits vor Jahren behauptet, daß auch beim Menschen cerebello-cerebrale Bahnen (Tractus cerebello-pontini und ponto-cerebrales) vorhanden sind, die, nachdem sie in den Zellen der grauen Substanz der Brücke eine Unterbrechung erfahren haben, in Fasergruppen des Pyramidensystems der

Brücke und dann im Pes pedunculi der entgegengesetzten Seite verlaufen. Diese Befunde wurden auch von anderen Autoren beobachtet. BRUN z. B. fand in seinem ersten Falle von neocerebellarer Aplasie eine spärliche Myelinisierung der frontalen und temporalen Bahn des Pes. MASHUDA war jedoch unentschieden bezüglich der Annahme, daß cerebello-fugale Bahnen von der Brücke längs des Pes zur Hirnrinde ziehen.

Von nicht geringer Bedeutung ist es, die Funktionen und die Beziehungen der cerebro-cerebellaren und cerebello-cerebralen Bahnen von den verschiedenen Gesichtspunkten aus zu vergleichen.

Bei den *Affen*, bei denen alle drei Schichten vorhanden sind, wenigstens bei den von mir untersuchten Arten (*Macacus, Cercopithecus, Cynocephalus*) ist das Stratum superficiale das verhältnismäßig stärker entwickelte, während die beiden anderen Schichten bloß schwache und feine Faserbündelchen darstellen. Bloß beim Menschen, bei dem die gekreuzten Verbindungen zwischen dem Großhirn und dem Kleinhirn eine sehr starke Ausdehnung erreichen, findet man eine beträchtliche Entwicklung aller drei Schichten (des Stratum superficiale, complexum und profundum).

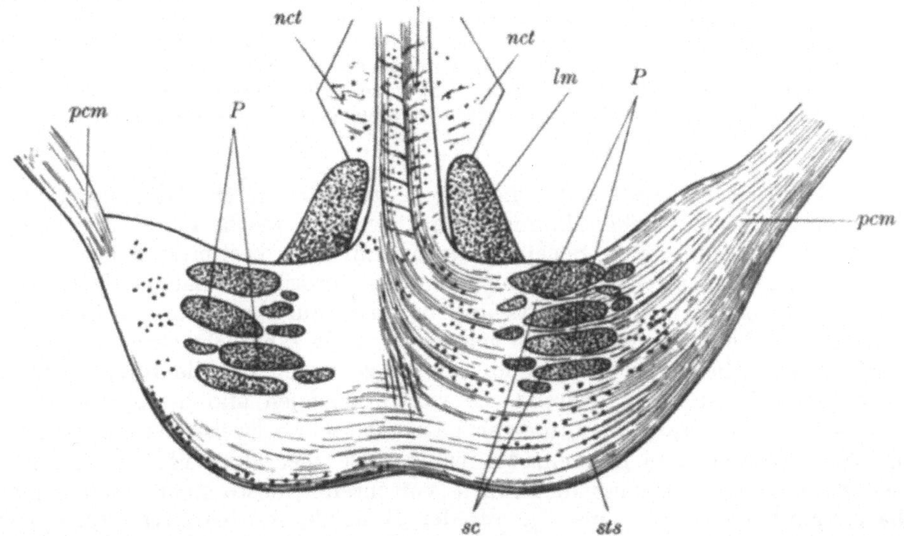

Abb. 45. Ventraler Teil eines auf der Höhe des mittleren Brückenteiles angelegten Frontalschnittes eines *Kaninchens*, dem links der Pedunculus cerebelli durchtrennt wurde. *nct* Nucleus reticularis tegmenti pontis; *sc* Stratum complexum; auf der rechten (gesunden) Seite sieht man, wie sich die Fasern des Stratum profundum der Fibrae trans. nach oben wenden, sich auf der medialen Seite des homolateralen Anteiles der Raphe aufwärts richtend. Die Fasern des Stratum complexum der gesunden Seite überschreiten die Linea mediana und ziehen, indem sie sich nach aufwärts richten, längs des lateralen Randes der entgegengesetzten Hälfte der Raphe. Die Fasern des Stratum superficiale, *sts*, überschreiten kaum die Linea mediana. Die Ganglienzellen der Pars pyramidalis pontis sind zum großen Teil auf der der operierten (linken) Seite entsprechenden Hälfte verschwunden. *pcm* Pedunc. med. cerebelli links atrophisch; *P* Pyramidenbahnen; *lm* Lemniscus. (Nach einem im Laboratorium der Irrenanstalt zu München aufbewahrten Präparat.)

Den Studien von HATSCHEK entnimmt man ferner, daß das System der Brückenganglien jüngeren Datums ist und in der (aufsteigenden) phylogenetischen Reihe in dem Maße, wie das Stratum complexum und profundum sich entwickelt, mächtiger wird. Jene Betrachtungen gestatten uns immer mehr die Auffassung zu bekräftigen, daß ein Teil der oberflächlichen und tiefen Schichten der Fibrae transversae vorwiegend cerebellaren Ursprungs ist, während andere (das Complexum und ein Kontingent der anderen zwei Schichten) mit den entsprechenden Gangliengruppen vorwiegend einen cerebralen Ursprung aufweisen. Nun, nachdem uns HATSCHEK über das Verhalten der drei Schichten der Fibrae transversae bei den wichtigsten *Säugetieren* unterrichtet hat, können wir, gestützt auf das MÜLLER-HÄCKELsche Gesetz, die Ursache der chronologisch vor sich gehenden Myelinisierung der genannten Schichten besser begreifen. Aus den von mir angestellten Untersuchungen geht nun tatsächlich hervor, daß die Myelinisierung der Fibrae transversae pontis beim Menschen keine gleichförmige ist. In einer ersten Periode werden fast sämtliche Fasern des Stratum superficiale, besonders distalwärts, sowie einige

Fasern des Stratum profundum (mit Einschluß der Fibrae rectae der Raphe) und complexum (die ältesten in der Phylogenese. Abb. 45) myelinisiert; der Rest, d. i. der größte Teil des Stratum complexum und profundum, der phylogenetisch jünger ist, bekommt erst später eine Myelinbekleidung.

Um genauer zu sein, werden nämlich in einer frühzeitigen Periode die distalen Fasern (sog. Spinalsystem) und in einer späteren Periode die proximalen (cerebrales System) myelinisiert. Ersteres System besteht aus Fasern des Stratum superficiale und aus feinen Fasern, die sich in den anderen zwei Schichten finden (homolaterale Fasern); das zweite System setzt sich aus starken Bündeln zusammen, die vorwiegend zum Stratum profundum und complexum gehören und sich direkt in der Raphe kreuzen.

Weitere von mir an höheren Tieren und am Menschen mit anderen Methoden (experimentell-degenerative und klinisch-anatomische) angestellte Untersuchungen haben ergeben, daß die Fasern des ersten (sog. Spinalsystems) größtenteils degenerieren, sobald das Kleinhirn exstirpiert wird, während die Fasern des zweiten (cerebralen) Systems zum großen Teil infolge von solchen Läsionen des Großhirns degenerieren, die eine (cerebro-petale) partielle Degeneration der zwei Fünftel — des medialen und lateralen — des Hirnschenkelfußes verursachen.

So führen Phylogenese, Ontogenese und pathologische Anatomie zu denselben Schlüssen, daß nämlich das System der Fibrae transversae der Brücke, das früher zur Myelinisierung gelangt (spinales System), in dessen distalem Teile gelegen ist und aus vorwiegend cerebello-cerebralen Fasern besteht. Das System der dicken, sich in der ventralen Raphe kreuzenden Bündel hingegen ist eben dasjenige, das später als die vorigen zur Myelinisierung gelangt; es nimmt hauptsächlich die proximale Hälfte der Brücke ein und besteht aus vorwiegend cerebro-cerebellaren Systemen angehörenden Neuronen.

β) Durchziehende Bahnen.

Zu den die Oblongata und die Brücke durchziehenden Bahnen gehören in erster Linie die motorischen Bahnen und diejenigen, welche für die Leitung der oberflächlichen und tiefen Sensibilitätsempfindungen bestimmt sind.

Die ersteren (motorischen) kommen von den motorischen Bahnen des G. praecentralis, verlaufen ventralwärts und bestehen auf der Höhe der Brücke aus Bündeln, welche durch die Fibrae transversae in zahlreiche Gruppen getrennt werden. Von diesen Gruppen sind nur die zentralen für die Innervation der Extremitäten bestimmt, während die ventro-medialen und die dorso-lateralen Gruppen von den fronto-ponto-cerebellaren, beziehungsweise den occipito-temporo-ponto-cerebellaren Bahnen, wie wir kurz vorher ausgeführt haben, gebildet werden. Je mehr man distalwärts vorschreitet, desto mehr vereinigen sich die erwähnten Gruppen, bis sie, auf der Höhe der Oblongata, ein einziges Bündel (Pyramis) bilden, in welchem nach der Ansicht einiger Autoren die Fasern der Pyramidenbahnen wahrscheinlich untereinander vermischt sind. Nur die für den Hypoglossus bestimmten Fasern sammeln sich, wenigstens bei den *Affen*, (auf Grund meiner Forschungen) in der dorsomedialen Peripherie der Pyramide.

Auch die sensiblen Bahnen ziehen durch die Oblongata und die Brücke, um sich dann zum Mittelhirn zu begeben. Von ihnen sind jedoch diejenigen, welche die Temperatur- und Schmerzempfindungen (vielleicht auch die des Tastens) leiten, in der Oblongata von jenen getrennt, welche zur Leitung der stereognostischen und bathyästhetischen Empfindungen bestimmt sind. Die ersteren verlaufen längs der Oblongata, im lateralen Teile der Substantia grisea (Tractus spino-thalamicus), während die letzteren das Stratum interolivare (Lemniscus) bilden. Diese Schicht, welche hauptsächlich aus jenen Teilen der Markfasern besteht, die in den homolateralen Burdachschen und Gollschen Bündeln verlaufend, sich in der Schleife kreuzen, bildet den ventralen Teil der Formatio reticularis alba und liegt daher gleich oberhalb der Pyramide (Abb. 47).

Diese beiden Zonen, der Tractus spino-thalamicus und das Stratum interolivare nähern sich in ihrem proximalen Verlaufe einander immer mehr, so daß nach einigen Autoren auf der Höhe der Brücke die Hauptschleife zustande kommt (Abb. 46). Nach den meisten Autoren verlaufen die Temperatur und Schmerz leitenden Fasern im medialen, die Fasern für die Stereognose und Bathyästhesie (Tractus spino-thalamicus) im lateralen Teile der Hauptschleife.

Unter den die Brücke und die Oblongata durchziehenden Bahnen soll auch die corticale Haubenbahn (Tractus thalamo-olivaris) erwähnt werden

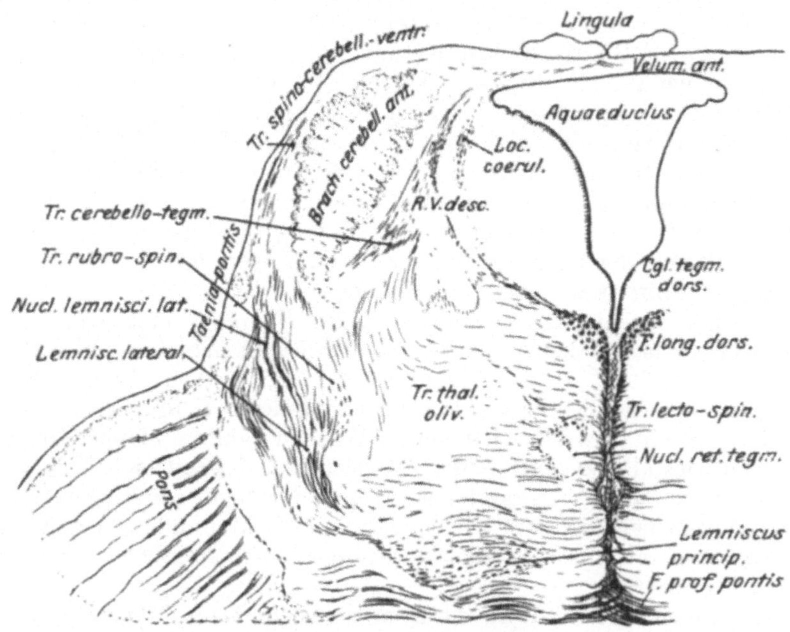

Abb. 46. Schematische Darstellung der in der Haubenregion (auf der Höhe des mittleren Brückenteils) gelegenen Hauptformationen. (Nach EDINGER.)

(Abb. 46). Auf den distalen Schnitten der Oblongata findet man sie dorso-lateral vom Schleifenfeld und medial von der Oliva inferior. Mehr distalwärts in der Brücke befindet sie sich nach innen von dem vom Brachium conjunctivum gebildeten Halbmond (Abb. 41, 42, 46).

γ) Markreifung.

In der Oblongata und in der Brücke ist die Chronologie der Markreifung der verschiedenen Formationen nur zum Teil bekannt, es muß daher die Beschreibung derselben eine lückenhafte sein.

Bezüglich der Markumhüllung der Formatio reticularis alba ist aus meinen, an menschlichen Foeten angestellten Beobachtungen zu folgern, daß die Markumhüllung des Stratum interolivare und der Portio lemniscalis des mittleren Teiles der Formatio reticularis alba in zwei Hauptzeitabschnitten stattfindet: Im ersten Zeitabschnitte (7. Monat) beginnt sie hauptsächlich in den distalen Abschnitten an den aus dem BURDACHschen Kern kommenden Fibrae arciformes; im zweiten (8. und 9. foetalen Monat) gesellen sich aus dem GOLLschen Kern und aus der Hinterstranganlage der entgegengesetzten Seite kommende Fasern hinzu.

Was die Fibrae rectae anbetrifft, so sind sie besonders im ventralen Teile der Raphe bei 42 cm langen kaum, bei 45 cm langen menschlichen Foeten etwas besser myelinisiert (Abb. 37, 38); außerdem habe ich eine vollständige Myelinisierung derselben beim Neugeborenen nur dann beobachten können (Abb. 39), wenn die Fibrae afferentes des XII. Kernes vollständig myelinisiert waren.

Bezüglich der Fibrae arciformes ext. posteriores fand ich bei einem 39 cm langen menschlichen Foetus, daß sowohl die Randfasern des Gollschen Kernes, als auch die in Frage stehenden Fasern marklos waren; das gleiche beobachtete ich beim anderen Foetus, wo bloß der ventrale Teil und nur im geringen Grade der dorsale Teil des Markmantels des Gollschen Kernes myelinisiert waren. Bei zwei Neugeborenen hingegen im Alter von einer, beziehungsweise von acht Wochen, bei denen schon der Markmantel des Funiculus gracilis zum großen Teil, und der des Burdachschen Kernes vollständig myelinisiert waren, bemerkte man einen Teil der Fibrae arcif. ext. posteriores: Vom Gollschen Kern entspringend, zogen sei, aus zwei Faserreihen bestehend, oberhalb des Burdachschen Kernes und verloren sich entsprechend der dorsalen Peripherie des Corpus restiforme. Endlich waren bei einem menschlichen Foetus, bei dem die Markumhüllung des Mantels des Gollschen Kernes eine vollständige war, die Fibrae arcif. ext. posteriores vollständig myelinisiert (folglich ist die Annahme, daß sich der Ursprung der erwähnten Fasern eher im Burdachschen Kerne befinde [Edinger], sehr wahrscheinlich).

Der genaue Zeitpunkt der Myelinisierung der F. prae- und retrotrigeminales scheint etwas variabel zu sein. In der Tat ergibt sich aus meinen Beobachtungen, daß, während dieselbe bei einem 46 cm langen und eine Woche alten Neugeborenen bereits begonnen hatte, sie bei einem anderen Neugeborenen noch ausständig war, obwohl derselbe schon sieben Wochen zählte und eine Körperlänge von 49 cm aufwies. Diese Veränderlichkeit bezüglich des Zeitpunkes, in welchem die Markumhüllung eines Fasersystems beginnt, darf nicht wundernehmen, wenn man bedenkt, daß man auch in dem Zeitpunkte der Markumhüllung der Pyramidenbahnen und anderer Fasersysteme, wenigstens beim Menschen, ähnliche Oscillationen beobachtet.

In der Radix descendens trigemini beginnt die Myelinisierung früh, schreitet aber später sehr langsam vorwärts. In der Brücke beginnt die Myelinisierung des Lemniscus medialis und des Corpus trapezoides nach der des Fasciculus longitud. posticus.

Was schließlich die Markumhüllung der Fibrae transversae der Brücke beim Menschen anbetrifft, so vollzieht sich dieselbe zu verschiedenen Zeiten (wie ich es, die Untersuchungen Bechterews vervollständigend, bereits nachgewieser habe), in einer frühzeitigen Periode (S. 56) nämlich myelinisieren sich die distalsten Fasern (spinales System), in einer späteren Periode die proximalen (cerebrales System). Das erste System besteht aus Fasern des Stratum superficiale und aus feinen Fasern, welche sich in den beiden anderen Schichten finden. Das zweite System besteht aus starken Bündeln, welche vorwiegend zum Stratum profundum und complexum gehören.

VI. Topographie.

Aus dem bereits Gesagten läßt sich folgern, daß die Formationen der Oblongata (Abb. 47) sich in zwei Gruppen einteilen lassen, nämlich in eine peripherische und eine zentrale.

1. Die ersteren (peripherischen) nehmen die dorsale, laterale und ventrale Peripherie der Oblongata ein. Wenn wir sie vom dorsalen Ende der Raphe aus verfolgen, so erscheinen sie in folgender Reihenfolge: der Nucleus paramedianus, der Nucleus XII., der Intercalatus, der Nucleus dorsalis des X., der Nucleus triang. acustici, die Nuclei funiculorum posteriorum mit

den entsprechenden Fibrae arcif. externae dorsales, die Tractus spinocerebellares dorsalis et ventralis der Tractus thalamoolivaris, die
verschiedenen Systeme von Fibrae arcif ext. anteriores, welche zuerst als
Fibrae periolivares und periamiculares die Oliva inf. und dann als Circumpyramidales die Pyramide umgeben.

2. Von den letzteren (zentralen) Gruppen liegen einige medialwärts, andere
lateralwärts, entsprechend den Wurzelfasern des Hypoglossus. Zu den ersteren
(medialen) gehören der Fascic. longit. posticus, der Tractus tecto-
spinalis (medialis) der Tractus bulbo-thalamicus der Nucl. conterminalis und das Stratum interolivare mit der Paraoliva ventro-
medialis; zu letzteren (lateralen) die Kerne des X., die Nuclei funiculor.
lateralium, die Tractus rubro-spinalis und spinothalamicus, das

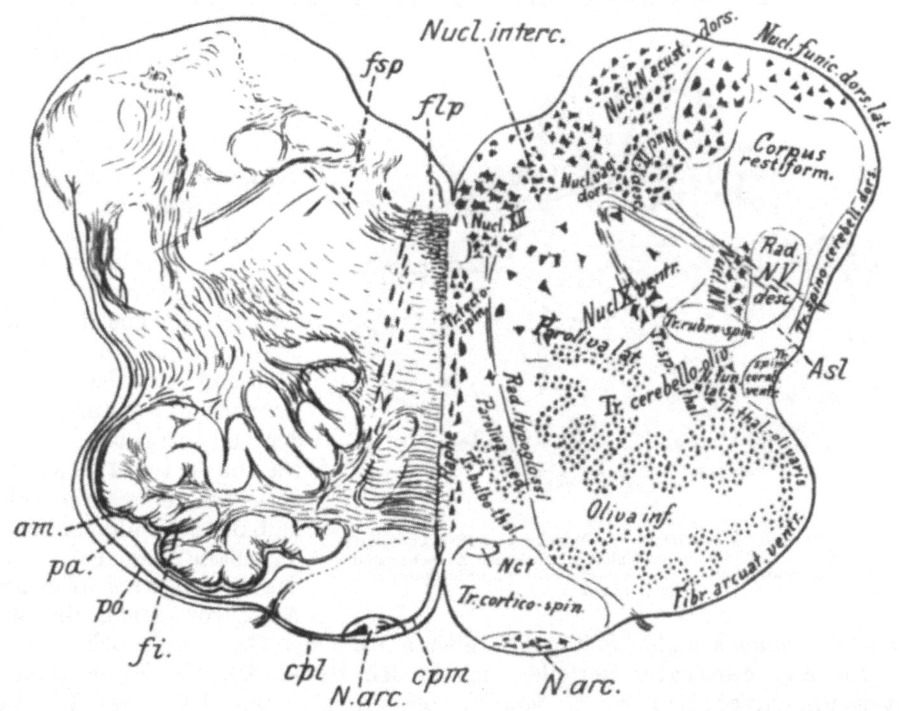

Abb. 47. Halbschematischer Querschnitt der Oblongata des Menschen, auf der Höhe des mittleren Teiles des
Nucleus hypoglossi. *am* Amiculum olivae infer.; *pa* Fibrae periamiculares; *po* Fibrae circumolivares; *fi* Fibrae
fimbriatae ext.; *cpl* ventrolaterales Segment und *cpm* ventromediales Segment der Fibrae circumpyramidales;
N.arc Nucleus arcuatus; *Asl* Tractus tectobulbaris lateralis; *nct* Nucleus conterminalis; *fsp* Fibrae suprareticulares;
flp Fascic. long. posticus. (Nach EDINGER, teilweise modifiziert.)

Corpus restiforme, die Radix ascend. trigemini, die verschiedenen Kategorien der Fibrae arcif. internae, die Paraoliva lateralis, der Nucleus
funic. lateralis, die Oliva inf. und die Formatio reticularis grisea.

In der Brücke (Abb. 46) finden wir sodann, von oben nach unten vorschreitend, außer dem zentralen Höhlengrau, folgende Hauptformationen: das Brachium conjunctivum, den Locus coeruleus, die Radix mesenceph. descendens trigemini, den Lemniscus lateralis mit den entsprechenden Kernen,
den Tractus thalamo-olivaris, die Raphekerne, den Tractus tecto-spinalis und rubrospinalis, das Corpus trapezoides, die cortico-spinalen Bahnen,
sowie die Markfasersysteme, die das Großhirn mit dem Kleinhirn verbinden
und durch Fibrae transversae (pontis) voneinander getrennt sind.

VII. Vasoarchitektonik.

1. Oblongata.

Die Blutversorgung der Oblongata findet zum großen Teil seitens der Arteriae vertebrales, beziehungsweise der Arteriae vertebro-spinales posteriores, der Aa. vertebro-cerebellares inferiores posteriores (Adamkiewicz), der Aa. vertebro-spinales anteriores und der (aus der Art. basilaris kommenden) Aa. collaterales inferiores statt.

Alle diese Äste bilden, indem sie sich mannigfach teilen und untereinander anastomosieren, auf der ventralen Fläche der Oblongata ein oberflächliches Arteriennetz. Von diesem Netz entspringen zahlreiche Äste, welche man in zwei Kategorien zusammenfassen kann, nämlich in Aa. centrales (Aa. intrabulbares), die in die Nervensubstanz eindringen, und in Aa. periphericae (Sterzi).

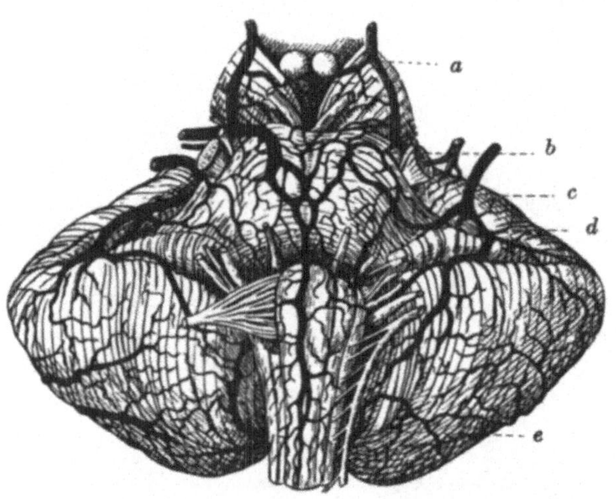

Abb. 48. Venen der Vorderfläche der Oblongata der Brücke und des Mesencephalon. *a* Venae mesencephalicae; *b* Brückenvenen; *c* und *d* Vv.cerebellares infer. anteriores; *e* Vv.cerebellares inferiores medianae. (Nach Sterzi.)

1. Die Aa. centrales in der Höhe des (distalen) Teiles der Oblongata stammen aus dem Tractus arteriosus ant.; proximalwärts, wo dieser Tractus fehlt, entspringen sie aus den Rami descendentes anteriores. Während sie sich nun im Bereiche des distalen Endes der Oblongata ungefähr wie die Arteriae spinales verhalten, teilen sie sich oberhalb der Pyramidenkreuzung innerhalb der Fiss. mediana anterior in mehrere Äste, von denen die einen nach der homolateralen Seite, die anderen nach der Gegenseite ziehen.

Die Aa. centrales verteilen sich in den Pyramiden, der Raphe und im Stratum interolivare, in dem sie bis zur vorderen Wand des IV. Ventrikels gelangen (Abb. 50).

2. Die Aa. periphericae dringen von der ganzen Peripherie in das Innere der Oblongata und weisen dann einen strahlenförmigen Verlauf auf; zum größten Teil kommen sie aus dem Pianetze, einige jedoch entspringen direkt aus den Aa. cerebellares inferiores (Abb. 49).

Unter den Aa. periphericae zeichnen sich einige durch ihre Regelmäßigkeit aus. Es sind dies die Aa. des Sulcus medianus posterior; dieselben geben während ihres Verlaufes Kollateralen ab, welche den Funiculus gracilis und den entsprechenden Nucleus versorgen und bis zu den Kernen des Nervus hypoglossus und des Nervus accessorius gelangen. Die Arterien, die sich in den Kernen des Vagus und Hypoglossus verteilen, dringen von der Area postolivaris her in die Oblongata und wenden sich fast parallel untereinander zur Mitte der vorderen Wand (Abb. 50 *j*) des IV. Ventrikels, indem sie dem Verlauf der Wurzel der obenerwähnten Nerven folgen und im Gebiete des genannten Kernes endigen. Jedoch fließt ihnen auch Blut aus den anderen peripherischen

Arterien zu und einige (wie z. B. die des Hypoglossus) erhalten es auch von den Aa. centrales. Ein gleiches Verhalten weisen auch die für die Olivae inferiores bestimmten Gefäße aut (Abb. 50 *i*).

Hier muß hervorgehoben werden, daß, während sämtliche in die Nervensubstanz eindringenden (zentralen) Arterien Endarterien sind, die oberflächlichen Arterien reichlich untereinander anastomosieren.

Die Capillaren der Oblongata bilden unregelmäßige, dichte Netze und Maschen, sowohl in der grauen, als auch in der weißen Substanz. Sie stehen alle untereinander in Verbindung und aus ihnen entspringen Venen, die sich in peripherische und zentrale einteilen lassen, welche alle einen, den homonymen Arterien entgegengesetzten Verlauf aufweisen.

Die peripherischen Venen sind weniger zahlreich als die Arterien; von ihnen sind zu erwähnen die Vv. nucleares und die des Sulcus medianus posterior.

Die Vv. centrales alternieren, der Höhe nach, mit den Arterien, oder sie befinden sich mit ihnen zusammen in derselben Querschnitts-

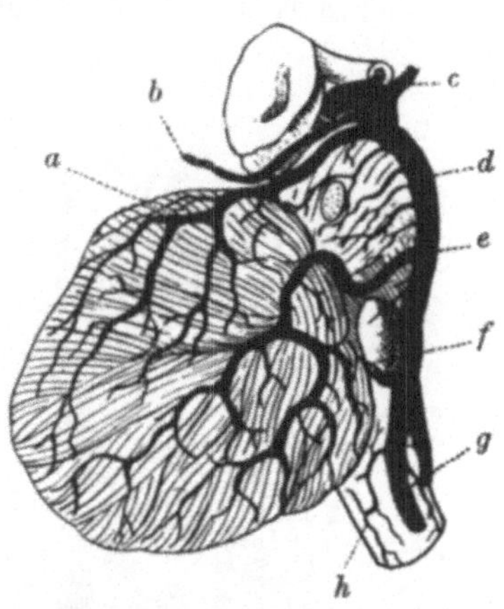

Abb. 49. Die Arterien des Mesencephalon und des Myelencephalon (laterale Fläche). *a* A. cerebellaris superior; *b* A. chorioidea posterior; *c* A. cerebellaris inferior; *d* A. basilaris; *e* A. cerebell. inferior anterior; *f* A. cerebellaris inferior posterior; *g* A. vertebralis; *h* ihr hinterer und absteigender Ast. (Nach STERZI.)

ebene. Auf der Höhe der Pyramidenkreuzung dringen sie in die vor der Kreuzung gelegene Nervensubstanz, ohne die Kreuzung selbst zu passieren, und einige

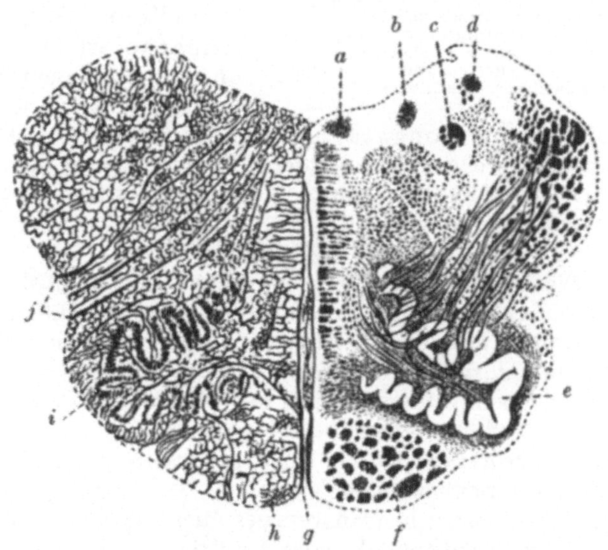

Abb. 50. Arterien und Capillaren der Oblongata (Querschnitt entsprechend der Mitte des unteren Olivenkernes). Rechts sieht man die Oblongata mit der WEIGERTschen Färbung dargestellt, um die Beziehungen zwischen der Capillarenverteilung und dem Bau der Oblongata zu zeigen. *a* Hypoglossuskern; *b* dorsaler (motorischer) Vaguskern; *c* Vestibularis(haupt)kern; *d* Solitärbündel (Fasciculus respirator); *e* Kern der unteren Olive; *f* Pyramide; Arter. centrales; *h* arterielles Netz der Nuclei arcuati; *i* arterielles Netz der Oliva inf.; *j* Aa. nucleares. (Nach ADAMKIEWICZ, von STERZI modifiziert.)

von ihnen sind deshalb sehr kurz, die längsten befinden sich hingegen auf der Höhe des Foramen coecum.

Sämtliche aus der Oblongata austretenden Venen werden von in der Pia liegenden Stämmen aufgenommen und anastomosieren untereinander, so daß sie ein reiches Netz (oberflächliches Venennetz) bilden. Im Venennetze bemerkt man zwei Tractus anastomotici longitudinales, einen vorderen und einen hinteren.

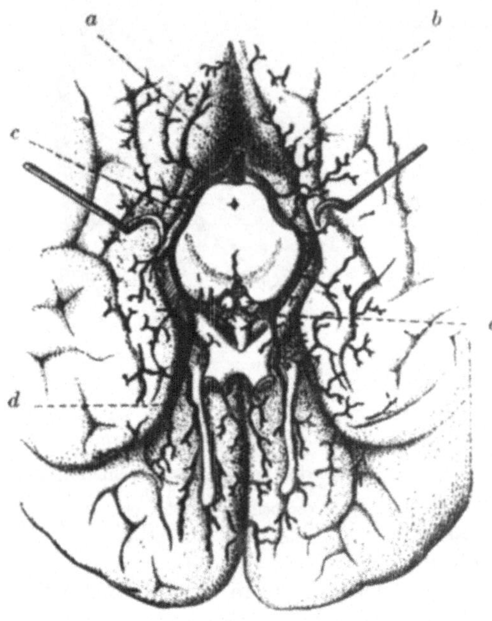

Abb. 51. Verlauf der Vv. basilares, durch Abtragung des mesencephalen Teiles des Hirnstammes und Auseinanderspreizung der Äste der queren Hirnspalte zur Ansicht gebracht. *a* Vena magna cerebri; *b* V. profunda cerebri; *c* (rechts) Venen der Fossa interpeduncularis; *c* (links) V. basilaris; *d* Inselvene. (Nach Sterzi.)

Der Tractus ven. ant. seu V. mediana ant. Oblongatae (Abb.48),welcher längs des S. medianus ant. verläuft, entsteht kranialwärts aus dem vorderen Venennetze der Brücke. Auf der Höhe des Foramen coecum nimmt er die von diesem ausgehenden Venen auf und zieht nach unten, längs der erwähnten Furche, um sich in den homonymen Tractus des Rückenmarkes fortzusetzen. Die zum Tractus venosus ant. leitenden Venen sind die Vv. centrales und der vordere Teil des oberflächlichen Venennetzes; die ableitenden bestehen aus zwei oder mehreren Ästen, welche die Wurzeln des Hypoglossus begleiten.

Der Tractus venosus posterior (Vena mediana post. Oblongatae) ist bloß unter der Tela chorioidea deutlich zu sehen, durchzieht dann den Sulcus medianus posterior der Oblongata, indem er die direkte Fortsetzung des homonymen Tractus des Rückenmarkes bildet. Während seines Verlaufes empfängt er die Venen des Sulcus medianus posterior und viele Äste des oberflächlichen Venennetzes.

2. Brücke.

Arterien. Die Brücke erhält von der A. basilaris (Abb. 49 u. 52) Blut durch zahlreiche Verzweigungen, von denen einige ausschließlich der Gefäßversorgung der Brücke dienen (Aa. propriae pontis); andere hingegen geben, während sie zum Kleinhirn (Aa. cerebellares) und zum inneren Ohr (Aa. auditivae int.) ziehen, beim Überschreiten der Brücke kollaterale Äste an letztere ab.

Die Arteriae propriae pontis (Abb. 52) lassen sich in laterale und ventrale Äste (Zentralarterien) einteilen.

Die lateralen Äste ziehen in transversaler Richtung zum lateralen Brückenrand; die in der Nähe des distalen Randes der Brücke gelegenen geben Zweigchen ab, die die Brücke überschreiten und so in den Sulcus bulbo-pontinus eindringen; von diesen Zweigen gehen häufig kleine Ästchen ab, die in die Brücke eindringen.

Die ventralen (zentralen) Äste (Abb. 52 *b*) haben drei verschiedene Ursprungstämme und zwar

1. die A. basilaris (Abb. 52 *a*) oder ihre seitlichen Zweige; sie dringen, seitlich von der Raphe verlaufend, in die Brücke ein und gelangen so bis in die Nähe

des Ependyms, wo sie endigen; längs ihres Verlaufs geben sie zahlreiche mediale und laterale Zweige ab.

2. Die Kleinhirnarterien, die zur Blutversorgung der Brücke beitragen, sind die A. cerebelli infer. anter. und die A. cerebelli super., häufig trägt auch die A. cerebelli infer. poster. dazu bei. Die von den Aa. cerebellares inf. stammenden Zweige verhalten sich ungefähr wie die lateralen Zweige der A. basilaris.

3. Die Arteria auditiva int., die gewöhnlich von der A. basilaris, und zwar von ihrem mittleren Teil (manchmal von der A. cerebelli infer. und poster.) entspringt, gibt, in den Meatus acusticus int. zusammen mit dem Acusticus eindringend, auch an die Brücke einige Zweige ab.

Diese drei Arteriengruppen, welche auf der ventralen Fläche der Brücke verlaufen, verästeln sich mehrmals und anastomosieren miteinander, ein oberflächliches Netz bildend. Das Arteriennetz der einen Brückenhälfte kommuniziert mit dem der entgegengesetzten Seite mittels feiner Anastomosen, welche den Sulcus basilaris hinter der gleichnamigen Arterie überschreiten. Das arterielle Brückennetz setzt sich ferner mit dem der Oblongata und dem der Hirnschenkel auf dem distalen, beziehungsweise proximalen Brückenrand fort;

seitlich kommuniziert es dann mit dem Kleinhirnnetz. Vom oberflächlichen Netzwerk gehen zahlreiche Zweige ab, die in das Innere der Brücke eindringen (peripherische Arterien, STERZI). Senkrecht zur Oberfläche der Brücke verlaufend, weisen sie eine große Unregelmäßigkeit auf, sowohl was die Zahl, als auch was das Kaliber anbetrifft und werden bis zur Endigung immer zarter. Erwähnenswert sind ferner jene, die, den entsprechenden Hirnnervenwurzeln folgend, in die Brücke eindringen, da sie ein beträchtliches Kaliber haben und die graue Substanz erreichen.

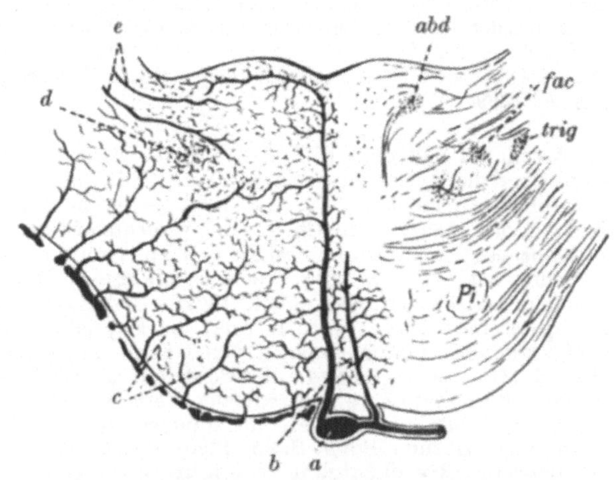

Abb. 52. Arterien der Brücke. *a* Art. basilaris; *b* Art. centrales; *c* peripherische Arterien; *d* Capillarnetz der Brückenhaubenportion; *e* vom Kleinhirn kommende peripherische Arterien; *abd* Abducenskern; *fac* Facialiskern; *trig* sensibler Trigeminuskern. (Nach STERZI.)

Wie im Rückenmark und in der Oblongata, so sind auch alle Arterien des Pons Endarterien (im COHNHEIMschen Sinne). Die Capillaren bilden Netzwerke, die in der weißen Substanz weniger dicht und regelmäßig sind als in der grauen. Diejenigen der weißen Substanz folgen auch in der Brücke der Richtung der Nervenfasern, daher bilden die der basilaren Portion längliche Maschen mit der größeren Achse in transversaler Richtung.

Von den capillaren Netzwerken entspringen Venen, die in zentrale und peripherische Venen eingeteilt werden (Abb. 48).

a) Die Zentralvenen beginnen auf der dorsalen Fläche der Brücke; sie ziehen dann medialwärts bis zu den Seiten des Ependyms und biegen dann, nach vorn ziehend und mit den Zentralarterien abwechselnd, plötzlich um; dann gelangen sie an die Seiten der medianen Raphe und erreichen so den Sulcus basilaris, wo sie endigen. Sie verlassen die Brücke durch die peripherischen Venen.

b) Die peripherischen Venen sind in der ganzen Brückensubstanz verteilt und münden schließlich an der ventralen Brückenfläche in ein oberflächliches venöses Netz (Abb. 48). In diesem beobachtet man häufig einen länglichen Stamm — die Vena longitudinalis pontis — welche in der Basilarfurche verläuft; sie entspringt entsprechend dem Foramen coecum, verläuft dann von unten nach oben, indem sie vor allem die Zentralvenen aufnimmt und endigt in einer der vorderen, lateralen Kleinhirnvenen oder der Basilarvenen (Abb. 51 c links). Auf der Höhe des Foramen coecum anastomosiert sie mit dem Tractus venosus anterior oblongatae.

Literatur.

Medulla oblongata.

Allgemeindarstellungen.

Cajal, Ramón y: Histologie du système nerveux de l'homme et des *vertébrés*. Bd. 1, S. 698—834, 889—930. Paris: Maloine 1911. — **Edinger:** Vorlesungen über den Bau der nervösen Zentralorgane. Leipzig: Vogel 1911. S. 164—236. — **Kölliker:** Handbuch der Gewebelehre Bd. 2. Leipzig: Engelmann 1906. — **Mingazzini:** Anatomia clinica dei centri nervosi. Torino: Unione Tipogr. Torinese 1913. S. 302—316. — **Monakow:** Großhirnpathologie. 2. Aufl. Wien: Hölder 1908. S. 140—151. — **Obersteiner:** Anleitung beim Studium des Baues der nervösen Zentralorgane. 4. Aufl. Wien: Deuticke 1901. S. 490—513, 330—348. — **Sterzi:** Anatomia del sistema nervoso centrale dell' uomo Bd. 1, S. 356—361. Padova: Draghi 1915. — **Ziehen:** Anatomie des Centr. Nervensystems. Bd. 4, S. 1—211. Jena: Fischer 1899.

Einzelarbeiten.

Ascoli, V.: Sull' emiatrofia della lingua. Policlinico H. 1, 4, 8. 1894. — **Artom:** Untersuch. über die Nyelogenese. A. f. Psych. Bd. 75. — **Ascenzi:** Sul fascio di Krause. Riv. di patol. nerv. e ment. Bd. 12, 10 S. 1907. — **Beevor** and **Horsley:** a) Phil. transact. Bd. 175, B. F., S. 55 f. 1894. — b) On the mouvements of the tongue. Brain Bd. 29, S. 487. 1906. — **Biancone:** Contributo allo studio dell' emiatrofia della lingua. Riv. sperim. di freniatria e Medic. leg. Bd. 29, 69 S. 1903. — **Bing:** a) Die Bedeutung der spinocerebellaren Systeme. Wiesbaden: Bergmann 1907. — b) Experimentelles zur Physiologie der Tractus spinocerebellares. Arch. f. Anat. u. Physiol., physiol. Abt. 1906. S. 250—270. — **Bechterew:** Die Leitungsbahnen von Gehirn und Rückenmark. 2. Aufl. Leipzig: Georgi 1899. S. 146—190. — **De Beule, F.:** Contribut. à l'étude etc. Névraxe Bd. 3, H. 2. 1901. — **Flechsig, P.:** a) Zur Lehre vom zentralen Verlauf der Sinnesnerven. Neurol. Zentralbl. Bd. 5, S. 545—551. 1886. — b) Weitere Mitteilungen über Beziehungen des unteren Vierhügels zum Hörnerven. Ebenda Bd. 9, S. 98. 1890. — **Foa:** Sulle alterazioni delle cellule del nucleo dell'ipoglosso. Riv. di patol. nerv. e ment. Bd. 4, S. 23—34. 1899. — **Fuse, G.:** Striae acusticae v. Monakowi beim Menschen. Ebenda Bd. 30, S. 912. 1911. — c) Striae medull. acusticae (Piccolohomini). Ebenda Bd. 31, S. 463. 1912. — **Geronzi:** a) Su di un caso di hemiatrophia linguae. Arch. ital. otol., rinol. e laringol. Bd. 2, S. 469—477. — b) Contributo allo studio della paralisi bulbare unilaterale. Riv. di patol. nerv. ement. Bd. 1, S. 209—222. 1896. — **Gordon, Holmes,** and **Stewart:** On the connection of the infer. olives with the cerebellum in man. Brain Bd. 31, S. 125. 1908. — **Kaplan:** Die spinale Acusticuswurzel etc. Arb. a. d. neurol. Inst. d. Wiener Univ. Bd. 20, S. 375. 1913. — **Leidler, R.:** Experimentelle Untersuchungen über das Endigungsgebiet des Nervus vestibularis. Ebenda Bd. 21, S. 151. 1916. — **Luna:** a) Ricerche istologiche sul nucleo dell'ipoglosso. Ricerche d. laborat. di anat. norm. d. univ. di Roma Bd. 16, S. 1. 1911. — b) Zur Morphologie und Entwicklung des Nucleus intercalatus (Staderini). Fol. neurobiol. Bd. 4, S. 242—253. 1910. — **Marburg, O.:** Mikroskopisch-topographischer Atlas des menschlichen Zentralnervensystems. 2. Aufl. Wien: Deuticke 1910. S. 239—260. — **Marburg** u. **Alexander:** Handbuch der Neurologie des Ohres Bd. 1, S. 174—336. Berlin-Wien: Urban u. Schwarzenberg 1923. — **Mingazzini:** a) Intorno alla fine anatomia del nucleus arciformis. Atti d. R. accad. med. di Roma Bd. 4, 12 S. 1889. — b) Sulle origini e connessioni delle fibrae arcif. int. Internat. Monatsschr. f. Anat. u. Physiol. Bd. 9, 55 S. 1892. — c) Ulteriori ricerche intorno alle Fibrae arcif. ed al Raphe della Oblongata nell' uomo. Ebenda Bd. 10, 26 S. 1893. — d) Osservazioni cliniche ed anatomo-patol. sulla emiatrofia della lingua. Arch. ital. di otol., rinol. e laringol. Bd. 4, S. 74. 1896. — e) Osservazioni morfologiche sul nucleo dell'ipoglosso etc. Arch. di fisiol. 7, S. 179. 1909. — f) Über die zentrale Hypoglossusbahn. Journ. f. Psychiatrie u. Neurol. Bd. 29, S. 273—402. 1923. (Dort Literatur bis zum J. 1923.) — **Mingazzini** u. **Polimanti:** Über die corticalen und bulbären Verbindungen des Hypoglossus. Monatsschr. f. Psychiatrie u. Neurol. Bd. 27, S. 187. 1910. — **Pfeifer, R. A.:** Myelogen.-anatomische Untersuchungen über das corticale Ende der Hörleitung. Abh. d. mathem.-phys. Kl. d. sächs. Akad. d. Wiss Bd. 37, 54 S. Leipzig: Teubner 1920. — **Pick:** Beitrag zur Pathologie und pathologischen Anatomie usw. Berlin: Karger 1898. S. 219. — **Sala, L.:** Über den Ursprung des Nervus acusticus. Arch. f. mikroskop. Anat. Bd. 42, S. 18—52. — **Schaffer, K.:** Gibt es eine cerebello-olivare Bahn? Zeitschr. f. d. ges. Neurol. u. Psychiatrie Bd. 30, S. 70. 1915. — **Sergi, S.:** Über den Verlauf der zentralen Bahnen usw. Neurol. Zentralbl. Bd. 12, S. 550. 1906. — **Staderini, R.:** a) Ricerche sperimentali sopra l'origine reale dell'ipoglosso. Internat. Monatsschr. f. Anat. u. Physiol. Bd. 12, 27 S. 1895. — b) Le Fibrae propriae etc. Monit. zool. ital. Bd. 7, S. 1—6. 1897. — **Villala, J.:** Algunas detalles concernientes a la oliva superior etc. Riv. trim. microgr. Bd. 3, S. 75. 1898. — **Williams, E. M.:** Vergleichend-anatomische Studien über den Bau etc. der Oliva inf. Arb. a. d. neurol. Inst. d. Wiener Univ. Bd. 17, S. 118. 1909. — **Winkler, C.:** The central course of the nervus octavus etc. Amsterdam 1907. — **Zingerle:** Über die Nuclei arciformes. Neurol. Zentralbl. Bd. 5, S. 194. 1908.

Brücke.

Allgemeindarstellungen.

Cajal, Ramón y: Histologie du système nerveux de l'homme et des *vertébrés* Bd. 1, S. 846—884, 959—977. Paris: Maloine 1911. — **Edinger:** Vorlesungen über den Bau der nervösen Zentralorgane. Leipzig: Vogel 1911. S. 237—254. — **Mingazzini:** Anatomia clin. dei centri nervosi. Torino: Unione Tipogr. Torin. 1913. S. 319—347. — **Monakow:** Großhirnpathologie. 2. Aufl. Wien: Hölder 1905. S. 128—139. 1. Aufl. — **Obersteiner:** Anleitung beim Studium d. Baues d. nerv. Centralorgane. 4. Aufl. Wien: Deuticke 1901. S. 348—361, 490—505. — **Sterzi:** Anatomia del sistema nervoso centrale dell'uomo Bd. 2, S. 63—101. Padova: Draghi 1915. — **Ziehen:** Anatomie des Nervensystems II. Abt., 2. Teil, S. 339 bis 606. Jena: Fischer 1920.

Einzelarbeiten.

Anton: Über einen Fall von beiderseitigem Kleinhirnmangel. Wien. klin. Wochenschr. 1903. Nr. 49, S. 1349. — **Bechterew:** Die Leitungsbahnen. Leipzig 1899. S. Medulla oblong. l. c. — **Besta:** Über die cerebrocerebellaren Bahnen. Arch. f. Psychiatrie u. Nervenkrankh. Bd. 1, S. 323. 1913. — **Borowiecki:** Vergleichend-anatomische und experimentelle Untersuchungen über das Brückengrau usw. Arb. a. d. hirnanat. Inst. Zürich Bd. 5, S. 39. 1911. — **Brouwer:** Über Hemiatrophia neocerebellaris. Arch. f. Psychiatrie u. Nervenkrankh. Bd. 51. 1913. — **Catola:** Ein Fall von Heterotypie der Nuclei arciformes. Neurol. Zentralbl. Bd. 26, S. 505—510. 1907. — **Fuse:** a) Die innere Abteilung des Kleinhirnstiels. Arb. a. d. hirnanat. Inst. Zürich H. 6, 267 S. 1912. — b) Über die Striae am Boden des IV. Ventrikels. Neurol. Zentralbl. Bd. 31, S. 403—413. 1912. — **v. Gudden:** Gesammelte und hinterlassene Abhandlungen. Wiesbaden 1889. S. 211—215. — **La Salle-Archambault:** Les connexions corticales du noyau rouge. Nouv. icon. de la salpétrière Bd. 27, S. 188—225. 1914. — **Mingazzini:** a) Intorno al decorso delle fibre appartenenti al pedunculus medius cerebelli. Arch. per le scienze med. Bd. 14, S. 245—262. 1890. — b) Sulle degenerazioni consecutive alle estirpazioni emicerebellari. Lavori d. laborat. di anat. norm. (IV). 1894. 124 S. — c) Über die gekreuzten cerebro-cerebellaren Bahnen. Neurol. Zentralbl. Bd. 14, S. 648. 1895. — d) Über den Verlauf einiger Hirnbahnen etc. Arch. f. Psychiatrie u. Nervenkrankh. Bd. 51, S. 256. 1913. — e) Sul decorso delle vie cerebro-cerebellari nell'uomo. Riv. di patol. nerv. e ment. Bd. 13, 20 S. 1908. — f) Über die Beteiligung usw. Fol. neurobiol. Bd. 7, 66 S. 1913. — **Mingazzini e Giannuli:** Osservazioni cliniche e anatomo-patologiche sulle aplasie cerebellari. R. accad. dei Lincei Bd. 5, S. 633. 1918. — **Mingazzini u. Polinanti:** Anatomisch-physiologischer Beitrag zum Studium der Großhirn- und Kleinhirnbahnen des *Hundes*. Monatsschr. f. Psychiatr. Bd. 25, S. 135—161. 1910. — **Sand:** Beitrag zur Kenntnis der corticobulbären und corticopontinen Pyramidenfasern beim Menschen. Arb. a. d. neurol. Inst. d. Wiener Univ. Bd. 10, S. 185. 1903. — **Thomas, A. et Cornelius:** Un cas d'atrophie croisée du cervelet. Rev. neurol. Bd. 15, S. 197—205. 1907. — **Thomas et Kononowa:** L'atrophie croisée du cervelet etc. Ebenda 1912. — **Tsuchida:** Über die Ursprungskerne usw. Arb. a. d. hirnanat. Inst. d. Univ. Zürich H. 2, 205 S. 1906. — **Uemira:** Pathologisch-anatomische Untersuchungen über die Verbindungsbahnen usw. Schweiz. Arch. f. Neurol. u. Psychiatrie 1917. — **Williams:** Vergleichendes Studium über den Bau usw. der Oliva inferior. Arb. a. d. neurol. Inst. d. Wiener Univ. Bd. 17, S. 118.

D. Das Mittelhirn.

Von

G. MINGAZZINI

Rom.

Mit 19 Abbildungen.

I. Allgemeines. Ontogenese und vergleichende Anatomie.

Das Mittelhirn ist derjenige Gehirnteil, der sich im Laufe der phylogenetischen Entwicklung verhältnismäßig weniger als die anderen Teile des Gehirnstammes modifiziert; verhältnismäßig sind es seine dorso-lateralen Abschnitte, die sich am stärksten verdicken und zwei mächtige Vorwölbungen, eine rechte und eine linke bilden, die den Namen Eminentiae bigeminae (quadrigeminae) führen. Bei den niederen *Vertebraten* verbleibt das Mittelhirn ungefähr auf dieser Stufe; bei den *Säugetieren* hingegen entwickelt sich eine andere Querfurche, die jede Eminentia bigemina (quadrigemina) in zwei Vorwölbungen, eine vordere und eine hintere, teilt.

Die Basis des Mittelhirns wird bei den niederen *Kranioten* durch ein dem Haubenanteil der mesencephalen Basis der *Säugetiere* (Pars palaeoencephalica) entsprechendes Segment dargestellt. Nur bei diesen letzteren wird der ventrale Anteil derselben durch die Hirnschenkel dargestellt (Pars neoencephalica). Von den grauen Massen der Mittelhirnsbasis, die in der Vertebratenreihe eine Erwähnung verdienen, führen wir vor allem die Trochlearis- und Oculimotoriuskerne an, sowie den roten Kern, den Kern des dorsalen Längsbündels (hinteres Längsbündel beim Menschen) und die interpedunkulären Kerne. Die Kerne der motorischen Augennerven finden sich bei sämtlichen *Kranioten*, mit Ausnahme jener bloß, welche des Gesichtssinnes entbehren (*Myxina glutinosa, Proteus anguineus*). Der rote Kern beginnt schon bei den *Fischen* in Erscheinung zu treten, zeigt aber erst bei den *Säugetieren* eine Zusammensetzung aus dicht gelegenen Nervenzellen und eine starke Entwicklung, welche in gleichem Schritte wie die der Hirnrinde vor sich geht. Im roten Kern findet man einen phylogenetischen älteren Teil, den großzelligen Kern, und einen jüngeren Anteil, den kleinzelligen Kern, welcher ausschließlich bei den *Säugetieren* vorhanden ist. Der Kern des dorsalen Längsbündels und die interpedunkulären Kerne treten bei den *Kranioten* frühzeitig in Erscheinung. Bei sämtlichen *Kranioten* beobachtet man auch die Formatio reticularis, die Substantia nigra hingegen, welche mit den Hirnschenkeln zusammenhängt, findet sich erst bei den *Säugern*.

Das Mesencephalon erscheint beim Menschen am 21. Tage des intrauterinen Lebens als ein kleines Bläschen (mesencephales Bläschen), aus verschiedenen Teilen bestehend, die schon während dieser foetalen Periode ziemlich gut zu unterscheiden sind (Abb. 53). Unten sieht man eine basale Platte, die vom Sulcus medianus ventriculi lateralis durchzogen wird. Lateralwärts befinden sich zwei ziemlich große, bogenförmige Wände, die den Ventrikel einschließen und durch eine Grenzfläche (Sulcus limitans) in zwei Teile getrennt werden. Der untere, weniger gekrümmte Teil bildet die Grundplatte, der obere stärker gekrümmte, bildet die flügelförmige Platte. Eine schmale und sehr zarte, dorsalwärts zwischen den flügelförmigen Platten gelegene Zone bildet die Dachplatte. Im Innern des Bläschens befindet sich eine weite Höhle: der mesencephale Ventrikel.

Die Grundplatten und die basale Platte bilden, indem sie sich verdicken, den Ursprung der mesencephalen Basis, die bis gegen die Mitte des dritten foetalen Monats einzig und allein durch jenen Anteil dargestellt wird, der beim Erwachsenen Tegmentum mesencephali genannt wird. In der Folge verdickt sich die mesencephale Basis immer mehr und es erscheint in ihr eine longitudinale Einbuchtung: die Fossa interpeduncularis, zu deren Seiten man zwei abgerundete Wülste wahrnimmt: die Hirnschenkel. In der späteren Entwicklung vergrößert sich der Umfang der letzteren und die Fossa interpeduncularis wird tiefer.

Das Gewölbe des Mesencephalon entwickelt sich beim Menschen hauptsächlich aus den flügelförmigen Platten, die nach außen in der Weise umbiegen, daß sie seitlich je zwei Erhabenheiten bilden, welche (beim menschlichen Embryo der sechsten Woche) die primitiven Anlagen der Corpora quadrigemina (Bigemina) darstellen. Auch die Dachplatte biegt leicht nach außen in der Weise um, daß sie einen länglichen Wulst bildet, der zwischen die seitlichen Erhabenheiten eingeschoben ist. Mit dem Deutlicherwerden der Erhabenheiten, dem Verschwinden des Sulcus quadrigeminalis transversus (Ende des vierten und Anfang des fünften Foetalmonates beim Menschen) und der Anlagen der Brachia conjunctoria corporum quadrigeminorum (nach dem fünften foetalen Monat) vervollständigt sich die Ausbildung des Mittelhirndaches. Zu gleicher Zeit bildet sich der mesencephale Ventrikel bis auf einen schmalen Gang zurück (Aquaeductus) und die mesencephale Achse, früher mehr horizontal, wird mehr vertikal. Das Mesencephalon selbst nimmt schließlich, infolge der Entwicklung der Groß- und Kleinhirnhemisphären sowie des Splenium corp. callosi, eine verborgene und tiefe Lage an.

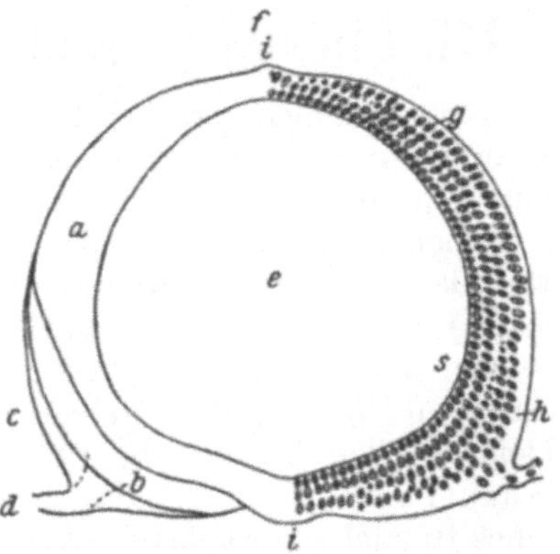

Abb. 53. Querschnitt der mesencephalen Blase, auf der Höhe des Oculimotoriusursprunges. *Meerschweinchen*embryo von 4 mm Länge. (Vergr. 75 D.) *a* Keimschicht; *b* Mantelschicht; *c* Grenzschicht; *d* Nervus oculimotorius; *e* Mittelhirnventrikel; *f* Dachplatte; *g* Flügelplatte; *h* Grundplatte; *i* Basalplatte; *s* Grenzfurche. (Nach STERZI.)

II. Morphologie.

Das Mittelhirn besteht aus einer dorsalen und einer ventralen Portion, sowie aus zwei lateralen symmetrischen Anteilen.

Erstere heißt Lamina quadrigemina (besser bigemina), da sie vier kleine Hügelchen trägt, zwei vordere und zwei hintere, die voneinander durch eine Querfurche getrennt sind, während die zwei Hügelchen beider Seiten, rechts und links, durch eine mediane Längsfurche (Sulcus corporum bigeminorum longitudinalis) von einander geschieden werden.

Die ventrale Portion wird von den beiden Hirnschenkeln gebildet. Gleich nach ihrem Austritt aus der Brücke divergieren sie, einen Winkel von 80° bildend. Infolge ihrer Divergenz entsteht zwischen ihnen eine kleine dreieckige Grube, Fossa interpeduncularis, deren Boden die Bezeichnung Substantia perforata posterior führt. Von den medialen Rändern der Hirnschenkel sieht man die Nervi oculimotorii austreten.

Die lateralen Anteile werden von den Brachia quadrigemina gebildet, einem oberen (Brachium corporis quadrig. antici) (Abb. 60) und einem zweiten (Abb. 94) unteren (Brachium corp. quadrig. postici). Das erste von der oberen Vorwölbung ausgehende, zieht lateralwärts und nach unten, um sich im Gebiete des Corpus geniculatum ext., zum Teil im Sehhügel und zum Teil im Tractus opticus zu verlieren. Das Brachium corp. quadrigemini posteri ist kürzer, aber auch breiter als das vorige, tritt aus der hinteren Vorwölbung aus und verbirgt sich nach einem sehr kurzen Verlauf unter dem Corpus geniculatum mediale.

III. Übergangsgebiet zur Brücke — Regio isthmi.

Die Anatomen sprechen fast alle von einem besonderen Gebiete, welches der Übergangsstelle des Mittelhirns zur Brücke, und zwar einem in der hinteren Vierhügelgegend angelegten Frontalschnitt, entspricht. Gemäß der geläufigen Terminologie gehört dieses Gebiet, was seine ventrale Hälfte anbetrifft, zur Brücke, was die tegmentale Hälfte anbetrifft, zum Mittelhirn (hintere Eminentia bigemina); der Schnitt zeigt somit ein wirkliches Übergangsgebiet (Regio isthmi).

Auf diesem Schnitte (Abb. 54) sieht man den Aquaeductus ringsum vom zentralen Höhlengrau umgeben; in diesem hebt sich eine Gruppe zahlreicher und kleiner Zellen hervor, die unter dem Namen Westphal-Böttigerscher Kern bekannt sind. Zu den Seiten des Aquaeductus sieht man ein quer durchschnittenes Bündel: es ist das die absteigende (oder mesencephale) Trigeminuswurzel; zwischen dem unteren Rande der genannten Wurzel und der Spitze des hinteren Längsbündels erscheint die Zellgruppe des Locus coeruleus.

Unterhalb des Aquaeductus findet man, von oben nach unten vorschreitend, einige wichtige Formationen. Vor allem die Fortsetzung des Fasciculus longitud. post., welcher in einer Aushöhlung, die sich auf der gegen die Brücke gerichteten Seite befindet, den Trochleariskern aufnimmt. Unterhalb des hinteren Längsbündels und insbesondere seitlich von der Raphe sieht man zahlreiche Nervenzellen; sie bilden einen Kern, Nucleus centralis superior genannt (s. unten), der durch dicke Bündel transversaler Fasern in ebensoviele kleine Gruppen getrennt wird (Fasciculi nuclei centralis superioris, Obersteiner).

Die dorsale, das ist die oberhalb des Aquaeductus gelegene Portion des Schnittes besteht aus der Substanz der hinteren Vierhügel (s. unten), sowie aus einer grauen, nicht scharf umschriebenen Masse, welche von den Fasern des Lemniscus inferior seu lateralis fast vollständig umgriffen wird. Letzterer teilt sich nämlich, an der ventro-lateralen Portion des Kernes angelangt, in zwei Arme, die, nachdem sie den Kern selbst kapselartig umgriffen haben, sich am medialen Pol vereinigen. Das dorso-laterale Bündel ist viel stärker als das ventro-mediale und setzt sich nach einigen Autoren bis zur Medianlinie fort (Abb. 54 und 59), wo es sich mit dem entsprechenden Bündel der Gegenseite kreuzen soll.

Unter dem Namen Area parabigemina beschrieb ich vor einigen Jahren einen auf der Höhe der beiden distalen Drittel des hinteren Vierhügels außerordentlich gut abgrenzbaren Teil der Haube (Abb. 54). Er wird dorsal von der medialen Kapsel des Nucleus bi (quadri) geminae posterioris und von der Radix mesencephalica trigemini, lateral von der Spitze des Lemniscus inferior und ventral (und teilweise medial) von der Substantia reticularis tegmenti begrenzt. Die Area parabigemina besteht aus einer im allgemeinen weißen Substanz, die hier und dort spärliche, gewöhnlich isolierte, manchmal gruppierte, ventral in reichlicherer Zahl als dorsal vorhandene Zellen enthält. Die Zellen liegen zwischen Bündeln langer Fasern, die von innen nach außen verlaufen und mit zahlreichen kurzen Fasern vermengt sind; zuweilen durchlöchern diese Bündel den

Lemniscus inferior und gelangen unterhalb des ventralen Pols des Nucleus bigem. posterioris nach außen. Außer diesen transversal gerichteten Fasern besitzen sie noch andere bogenförmige mit nach außen gerichteter Konvexität, die das in Frage stehende Feld von oben nach unten durchziehen und sich ventral, in der Nähe des weißen Kernes verlieren. Ich benannte sie Fibrae arcuatae tegmenti (mesencephali). Zu dieser Area gehören auch vom Nucleus dorsalis des Lemniscus lateralis entspringende Markquerfasern, welche sie ventralwärts durchziehen.

Nach mir ist die Area parabigemina eingehend von anderen Autoren beschrieben und unzweckmäßigerweise mit anderen Bezeichnungen belegt worden. ZIEHEN und CASTALDI nennen sie Area cuneiformis (auf den Abb. 4b und 4e von KLEIJN und MAGNUS [1920] wird sie als Nucleus dorsalis br. conjunctivi bei der *Katze* bezeichnet).

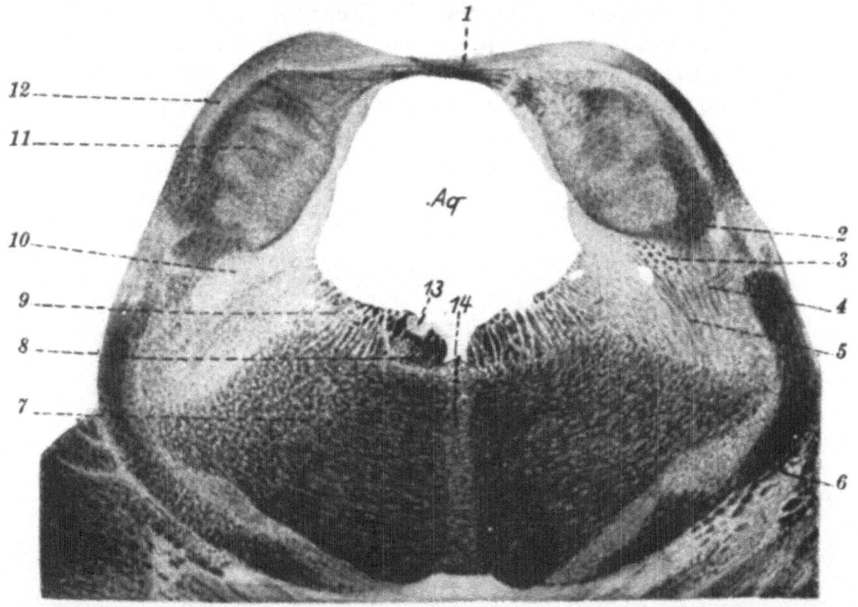

Abb. 54. Querschnitt durch den hinteren Vierhügel (oraler Abschnitt). *1* Commiss. corporis bigemini posterioris; *2* dorsales Ende der lateralen (unteren) Schleife; *3* dorsale Gruppe der Nervenzellen der Area parabigemina; *4* Querfasern und *5* Bogenfasern der Area selbst; *6* Lemniscus principalis (Pars lateralis); *7* Brachium conjunctivum; *8* Fascic. longitud. post.; *9* Fasciculus tegmenti dorsolateralis; *10* Stelle der Area parabigemina (abgebildet sind, um die Ausdehnung der Area besser zu kennzeichnen, weder Zellen noch Fasern); *11* Nucleus corporis bigemini posterioris; *12* Brachium corp. bigemin. posterioris; *13* Nucleus n. trochlearis; *14* Commiss. Wernekinckii. (Nach MARBURG, teilweise von mir modifiziert.)

CASTALDI unterscheidet sogar (beim Menschen) in der erwähnten Area zwei Nervenzellenkerne, einen dorsalen und einen ventralen. Der erste, bereits von ROLLER (1881) beobachtete, setzt sich aus runden, großen Zellen zusammen: sie fehlten in einem meiner pathologischen Fälle. Der zweite Kern, von FUSE beim Menschen ausführlich beschrieben (Kern *BK*), besteht aus mehr oder weniger kompakten Zellgruppen. Die ihn zusammensetzenden Nervenzellen waren in einem meiner pathologischen Fälle nicht verändert, obwohl der Lemn. lateralis betroffen war. Dieses verschiedene Verhalten der zwei Zellgruppen (Kerne) beweist, meiner Ansicht nach, daß wahrscheinlich ein jeder von ihnen in verschiedene Beziehungen zu anderen Formationen tritt.

IV. Strukturlehre.

1. Kerne und Wurzeln des IV. und III. Hirnnerven.

Von den Kernen der Hirnvenen finden wir im Mittelhirn die des Trochlearis und des Oculimotorius.

Nervus trochlearis (IV. Nervenpaar). Der Trochleariskern (Abb. 54, 56) setzt sich aus einer spärlichen Anhäufung mittelgroßer, sternförmiger, mit äußerst

zarten Dendriten versehener Nervenzellen zusammen. Er befindet sich oberhalb
der Fasc. longit post. eingegraben (Abb. 54).

Der Verlauf der Trochleariswurzelfasern verdient eine besondere Beschreibung.
Beim Menschen und bei den *Säugern* befindet sich die Austrittstelle dieses Nerven
weit vom Ursprungskern; er tritt nämlich hinter und oberhalb des Kernes aus
und um diese Stelle zu erreichen, müssen deshalb seine Fasern einen langen und
komplizierten Weg zurücklegen. Ein derartiger Verlauf ist einem Hufeisen ähnlich,
dessen Öffnung nach innen und nicht, wie diejenige des Facialis, nach außen gerichtet ist. Und in der Tat biegt der Trochlearis während seines Verlaufes zwei-
mal knieförmig um und weist daher drei Schenkel auf, die zueinander im rechten
Winkel stehen; nämlich zwei transversale und einen sagittalen (Abb. 56). Der
vordere Schenkel (oder Ursprungsschenkel) besteht aus Fasern, die, an die äußere
Seite des Kernes gelangend, in horizontaler Richtung rund um das Höhlengrau
verlaufen und nach außen und unten ziehen. Gleich nachdem sie die mesencephale Trigeminuswurzel erreicht haben, sammeln sie sich zu einem Bündelchen und setzen sich, rechtwinklig umbiegend, in den absteigenden Schenkel

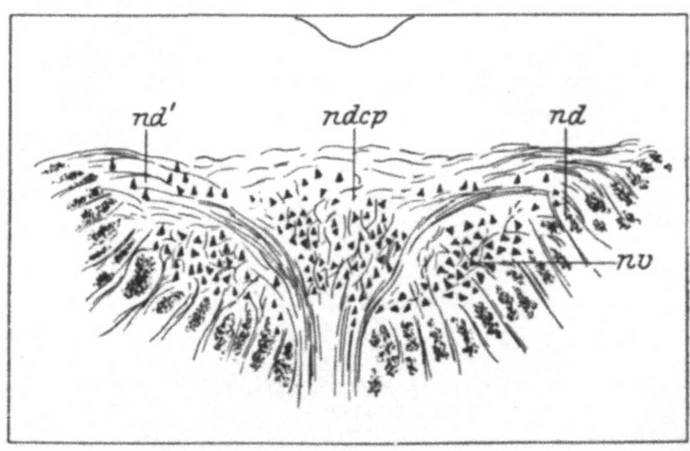

Abb. 55. Medialer Teil eines Frontalschnittes, entsprechend dem distalen Teile des Oculimotorius eines an Strabismus divergens bilateralis congenitus (Lähmung der Mm. recti interni) leidenden Patienten. Die Abbildung
ist dazu bestimmt, die (fast vollständige) bilaterale Agenesie der dorsalen Gruppe (*nd, nd'*) des Nucleus princip.
oculimotorii zu zeigen: die ventrale Gruppe (*nv*) ist hingegen gut entwickelt, ebenso tritt das Vorhandensein einer
Zellgruppe (*ndcp*) entsprechend der Medianlinie zwischen den beiden Nuclei dorsales (Nucleus dorsocentralis
Panegrossi) hervor. (Nach einem in meinem Laboratorium aufbewahrten Präparate. Pal- und Fuchsinfärbung.)

fort. Dieser verläuft in sagittaler Richtung von vorn nach hinten, parallel zur
antero-posterioren Achse des Mesencephalon und biegt, unterhalb des entsprechenden hinteren Vierhügels angelangt, rechtwinklig um, abermals eine transversale Richtung annehmend. Dieses letztere Segment (hinterer Schenkel), das
ähnlich wie das erste, zu dem es parallel ist, eine transversale Lage hat, zieht
von außen nach innen; nachher kreuzt es sich, einen nach hinten konvexen
Bogen beschreibend, um aus dem Dache des Mittelhirns, hinter dem hinteren
Vierhügelpaar, auszutreten.

Nervus oculimotorius (III. Nervenpaar). Der Ursprungskern dieses Nerven befindet sich unterhalb des vorderen Vierhügelpaares (Abb. 54). Er ist im hinteren Längsbündel, das wie zu dessen Aufnahme ausgehöhlt erscheint, eingegraben.
Der Schnitt durch den (Haupt-)Kern hat die Form eines gleichseitigen Dreiecks mit
der Basis nach oben, in der Weise, daß sich die beiden Kerne (der rechte und linke)
längs der inneren Seite des Dreiecks entsprechend der Medianlinie berühren.

Nach den meisten Autoren kann das III. Nervenpaar als aus zwei Hauptgruppen bestehend aufgefaßt werden: nämlich aus einer vorderen (proximalen) und einer hinteren (distalen) Gruppe, die viel ausgedehnter ist als die erste und als Hauptkern des Oculimotorius bezeichnet wird (Abb. 56).

A. Die vordere, ungefähr in der Gegend der hinteren Commissur gelegene Gruppe besteht wiederum aus zwei Kernpaaren.

a) Kern der hinteren Commissur DARKSCHEWITSCH; (vorderer Kern EDINGER; antero-lateraler Kern PERLIA). Er liegt auf der Höhe der Stelle (Abb. 56, 6), wo der Aquaeductus in den III. Ventrikel einmündet und erscheint vor allen anderen Kerngruppen des III. Nervenpaares. Er hat eine linsenförmige Form und enthält in seinem Inneren ein zartes Netz feiner Nervenfasern. Er setzt sich aus kleinen Nervenzellen zusammen und geht unzweifelhafte Verbindungen mit dem tiefen und ventralen Teil der Fasern der hinteren Commissur ein.

Nach den meisten Autoren gehört dieser Kern bloß dieser Commissur an und nicht der Gruppe von Nervenzellen, welche zum Oculimotoriuskern gehören.

ZERI beschrieb bereits im Jahre 1895, bei seinen Untersuchungen über den Oculimotoriuskern des Menschen, eine längliche Zellgruppe — Nucleus accessorius medialis Darkschewitschi, die, an der dorso-lateralen Seite des Hauptkernes gelegen und von diesem durch einen kleinen Zwischenraum geschieden, proximalwärts von einem spärlichen Nervenfaserbündel durchzogen ist. Die sie zusammensetzenden Nervenzellen sind etwas kleiner und weniger stark gefärbt als diejenigen des DARKSCHEWITSCHschen Hauptkernes: zwischen den Zellen findet man ein Netz feiner Nervenfasern, die sich am unteren Pol vereinigen und zum Teil in das hintere Längsbündel eindringend, zum Teil am medialen Rand des roten Kernes verlaufend, nach unten ziehen. Wahrscheinlich ist dieser akzessorische Kern mit einem der drei neuerdings von MARBURG beschriebenen akzessorischen Kernen identisch. MARBURG hebt tatsächlich hervor, daß der Nucleus Darkschewitschii oft mit zwei anderen, sehr nahe liegenden Zellgruppen verwechselt worden ist, obwohl sie sich nicht immer von demselben gut separieren lassen. Und zwar findet man, wie dieser Autor bemerkt, drei Zellgruppen: eine vom Nucleus ruber, dorsal- und lateralwärts gelegene, aus grauen Zellen bestehende (Nucleus interstitialis, CAJAL), dann folgt die eigentliche DARKSCHEWITSCHsche, lateral vom vorderen Teile des III. Kernes gelegene und aus multipolaren Zellen bestehende Gruppe. In dieser kann man, wenn man will, noch eine dritte Gruppe (Nucleus intracommissuralis) unterscheiden.

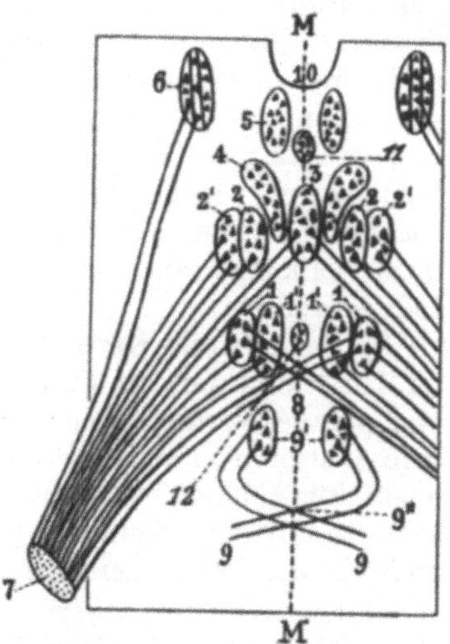

Abb. 56. Demonstratives Schema der verschiedenen Zellgruppen (in antero-posteriorer Richtung), die den Ursprungskern des Nervus oculimotorius bilden. *1* dorsale hintere Gruppe; *1'* ventrale hintere Gruppe; *2* dorsale vordere Gruppe und *2'* ventrale vordere Gruppe der Nervenzellen des Oculimotoriushauptkernes (*1, 1', 2, 2'* stellen somit die vier Teile des Hauptkernes dar); *3* Nucleus centralis; *4* EDINGER-WESTPHALscher Kern; *5* Nucleus medianus anter.; *6* Nucleus Darkschewitschii; *7* Stamm des Nervus oculimotorius; *8* sich kreuzende Fasern dieses Nerven; *9* Nucleus n. trochlearis; dessen Ursprungskern und *9'* dessen Kreuzung; *10* dritter Ventrikel; *11* Nucleus dorsocentralis (PANEGROSSI); *12* Fortsetzung des zentralen Kernes; *MM* Mittellinie. (Nach PERLIA etwas modifiziert.)

b) Vorderer medianer Kern (Nucleus medianus anterior). Dieser Kern ist gleich bei seinem Erscheinen (distalwärts) im Grunde der von den beiden hinteren Längsbündeln gebildeten Rinne gelegen. Er hat eine ellipsenförmige Gestalt, deren größere Achse vertikal ist und wird lateralwärts von feinen Nervenfasern begrenzt, die ihn, von oben hinuntersteigend, umgreifen. Nachdem sich hinten der EDINGER-WESTPHALsche Kern angeschlossen hat, wird der vordere mediale Kern immer weniger deutlich, da er dazu neigt, mit dem ersteren zu verschmelzen, so daß eine genaue Abgrenzung unmöglich wird. Eben aus diesem Grunde beschreiben ihn einige als eine unmittelbare proximale Fortsetzung der EDINGER-WESTPHALschen medialen Kerngruppe, während er nach PERLIA (was mit meinen Untersuchungen übereinstimmt) von der letztgenannten Gruppe vollkommen unabhängig ist.

Nach den neuesten Untersuchungen, die C. Frank am Mittelhirn von mit Ophthalmoplegie behafteten Tabikern durchgeführt hat, bildet der Edinger-Westphalsche Kern höchstwahrscheinlich das mesencephale Zentrum für die Konvergenzbewegungen, da er das synergische Zentrum bei der Konvergenz sich abspielender assoziierter Bewegungen des M. rectus int. und des M. sphincter iridis darstellt. Es ist wahrscheinlich, daß das mesencephale Akkommodationszentrum den gleichen Sitz hat, wie das der Konvergenz. Nach C. Frank steht auch der Nucleus medianus ant. in inniger Beziehung zu den genannten Konvergenz- und Akkomodationszentren.

B. Zur hinteren Gruppe gehören folgende Kerne:

a) Die Edinger-Westphalschen Kerne. — Hinter dem vorigen und in der Nähe der Medianlinie nach innen vom Hauptkern gelegen, wurden diese Kerne von Edinger beim menschlichen Foetus und von Westphal beim Erwachsenen entdeckt. Sie bestehen aus zwei Gruppen, einer fast vertikal gerichteten medialen und einer horizontal-lateralen, die auf einer ihrer Seiten miteinander verschmolzen sind und unter sich einen fast rechten, nach außen offenen Winkel bilden; häufiger (Panegrossi) sind sie übereinander in derselben Horizontallinie gelegen. In einem dichten Nervenfasergeflecht vergraben, stechen die sie zusammensetzenden Nervenzellen durch ihre Kleinheit hervor und zwar sind sie noch viel kleiner als jene des vorderen medialen Kernes, daher der Name „kleinzellige Kerne".

b) Der zentrale Kern (Perlia) liegt in der Medianlinie und grenzt beiderseits an den Hauptkern des Oculimotorius; er ist gleichmäßig großzellig und wird von parallel verlaufenden Faserbündeln eng umgeben. Diese richten sich nach dem Austreten aus der grauen Substanz nach unten und endigen, sich fächerförmig ausbreitend, plötzlich, als wären sie abgeschnitten. Der Kern zeigt auf dem Querschnitte statt eines kompakten Kernes die Form einer Mandel; häufiger findet man an Stelle des Kernes zerstreute oder sternförmig gruppierte Nervenzellen.

c) Lateraler Hauptkern. — Der Hauptkern des Oculimotorius hat eine eher halbmondförmige Gestalt: zwischen den ihn bildenden Zellen breitet sich ein Netzwerk feiner Nervenfasern aus. Einige Zellen dringen zwischen die Fasern des Fasc. poster. longitudin. und sogar unter den ventralen Rand desselben. Bei dem in Frage stehenden Kern unterscheidet man zwei Zellgruppen, eine ventrale und eine dorsale, die ihrerseits in eine vordere und eine hintere Portion eingeteilt werden (Abb. 55 und 58). Nach den Untersuchungen von Kölliker darf diese Einteilung des Hauptkernes des Oculimotorius nicht als eine echte Trennung mehrerer voneinander ganz unabhängiger Teile gedeutet werden, wohl aber als eine gewisse Tendenz der Kerne, sich um die Knotenpunkte in oben beschriebener Weise zu gruppieren. Nach den Untersuchungen meines ehemaligen Assistenten Pacetti hat es seine besondere Begründung, eine dorsale von einer ventralen Gruppe zu trennen, da die erstere eine fast runde Form aufweist, während die ventrale Gruppe länger ist und sich bis an den Grund der von den beiden hinteren Längsbündeln gebildeten Rinne erstreckt; weniger einleuchtend erscheint die Unterscheidung, wie sie einige Autoren machen, eines vorderen und eines hinteren Kernes in longitudinaler Richtung.

Die Wurzelfasern des Oculimotorius kreuzen sich beim Menschen teilweise längs der Raphe (Abb. 60). Die Untersuchungen, welche ich an mit partieller Ophthalmoplegie behafteten Tabikern durchgeführt habe, bewiesen mit Sicherheit das Vorhandensein einer partiellen Kreuzung der Wurzelfasern des Oculimotorius, und zwar der distalsten Abschnitte. Es sind die medialen Oculimotoriusfasern, und besonders die von der dorsalen Gruppe stammenden, welche sich kreuzen.

Eine circumskripte Einteilung der Oculimotoriuskerne, je nach ihrer Zugehörigkeit zu den einzelnen Augenmuskeln hat jedoch keine anatomische Grundlage. Es ist hier nicht der Platz, alle diese Argumente zusammenzufassen, welche sich auf die Vexata quaestio beziehen: nämlich ob es ein spezielles Zentrum für die Bewegungen der inneren Augenmuskeln gibt oder nicht. Lange Zeit glaubte man, daß der Edinger-Westphalsche Kern ein solches darstelle; aber die pathologisch-anatomischen Untersuchungen haben mit Bestimmtheit das Gegenteil festgestellt. Das Pupillarreflexzentrum muß höchstwahrscheinlich ins zentrale Höhlengrau verlegt werden, auf welches der Edinger-Westphalsche Kern und der Nucleus raphes post. einwirken (Redlich).

Zu den oben beschriebenen Kernen der Oculimotoriusregion gehört noch eine andere Zellgruppe (Nucl. dorsocentralis post.), die von Panegrossi als erstem auf den distalen Schnitten des Hauptkernes des Oculimotorius beobachtet worden ist, und zwar an der Medianlinie, längs einer die beiden Nuclei dorsales verbin-

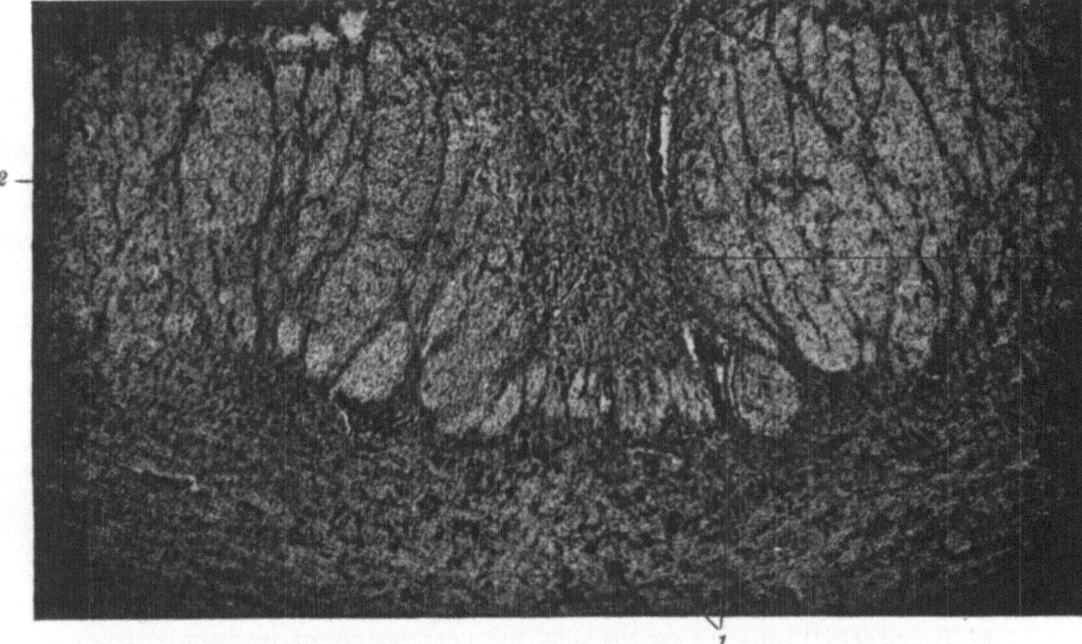

Abb. 57. Medialer Teil eines Frontalschnittes des Mittelhirns auf der Höhe des Trochleariskernes eines Tabikers, der an partieller Ophthalmoplegie litt. Mikrophot. Leitz, Ok. 4, Obj. I, Abstand 44 cm. *1* Nucleus subfascicularis. Man sieht nur noch seine Pars medialis, die ovoidale Form besitzt; manche Nervenzellen, vor allem rechts, oben und lateral sind verschwunden; *2* hinteres Längsbündel mit den zerstreuten Zellen; *3* Nervenzellen des Nucleus raphes posterior, im oberen Teile etwas besser erhalten als im unteren, wo die Zeichen der kreuzartigen Degeneration sichtbar sind. (Nach C. Frank; nach einem im Laboratorium der Neuropsychiatrischen Klinik von Rom enthaltenen Präparate.)

denden Faserlinie (Abb. 55 *ndcp*). Diese Gruppe, welche der Autor in zahlreichen, lückenlosen Schnitten verschiedener normaler menschlicher Gehirne aufgefunden hat, setzt sich aus verschieden großen Nervenzellen zusammen, die im allgemeinen kleiner als die des Hauptkernes und in einem dichten Plexus von Nervenfasern zerstreut sind. Ihre Zugehörigkeit zum Oculimotoriuskern wird von einigen Autoren bezweifelt; sicher ist es, daß in vielen Fällen von chronischer Ophthalmoplegie, in denen die Nervenzellen der Oculimotoriuskerne beträchtlich degeneriert waren, auch der vorhin genannte Kern deutliche Veränderungen aufwies.

C. Frank ist es vermittels in meinem Laboratorium durchgeführter Untersuchungen gelungen, einen „subfasciculären" Kern zu individualisieren (Abb. 57), der wahrscheinlich zu den Kernen der Lidmuskeln gehört (identisch mit dem hypothetischen Kern des

Levator facialis). Er beginnt auf der Höhe des Trochleariskernes und besteht aus Gruppen von Nervenzellen, die, zusammen betrachtet, eine Korallenform aufweisen und lateral und unterhalb des Fascic. longitudin. posticus liegen.

Er darf nicht mit dem Nucleus centr. superior (Nucleus raphes pontis) verwechselt werden, denn dieser endigt proximalwärts, entsprechend der Stelle, wo die Raphe von der Kreuzung der Fasern der Brachia conjunctiva durchzogen zu werden beginnt. Erst nachdem der Nucleus centr. superior proximalwärts vollständig verschwunden ist, beginnt (distalwärts) der Nucleus subfascicularis, welcher mit der WERNEKINCK-schen Commissur zusammen verläuft. Zwischen den beiden erwähnten Kernen besteht also keine anatomische direkte Verbindung.

Der Nucleus subfascicularis sollte nicht mit einem von C. FRANK studierten und von ihm Nucleus intracommissuralis Wernekinckii genannten Kern verwechselt werden. Der genannte Autor fand letzteren längs der Medianlinie an der Stelle, wo sich die Fasern der WERNEKINCKschen Commissur kreuzen (Abb. 54). Man kann denselben proximalwärts nicht über den Trochleariskern und distalwärts nicht über die Brückenhaube verfolgen. Er setzt sich aus großen, fast an der Grenze des Nucleus subfascicularis gelegenen Nervenzellen zusammen. Die Zellen des Nucleus intracommissuralis sind dorsalwärts unregelmäßig angeordnet, an diversen Stellen zerstreut; bloß ventralwärts vereinigen sie sich zu einer wirklichen Kerngruppe. Die Form dieses aus ziemlich großen Zellen bestehenden Kernes ist länglich, fast viereckig, entsprechend der Medianlinie gelagert und setzt sich aus säulenförmigen Formationen zusammen.

2. Eigener Apparat.

a) Wandungen des Aquaeductus, zentrales Höhlengrau mit seinen Kernen.

Um den Aquaeductus herum, oder, besser gesagt zwischen demselben und dem Fasc. post. longit., erstreckt sich das zentrale Höhlengrau (Abb. 58 u. 59), welches aus zahlreichen Nervenzellen gebildet ist; es verschwindet innerhalb eines sehr feinen Marknetzes. Die der Raphe näher gelegenen Zellen bilden eine unter dem Namen Nucleus dorsalis raphes bekannte Gruppe; die mehr lateralen, dichter beisammen liegenden, bilden den sogenannten Nucleus lateralis aquaeducti. Aus denselben strahlen zahlreiche Fortsätze in das Dach der vorderen Vierhügel aus. Frontalwärts erstreckt sich das Marknetz in den Thalamus, so daß es die Wand des Infundibulum bedeckt, distalwärts gelangt es bis zu der Stelle, wo noch Kerne der Oblongata sichtbar sind, indem es, wie gesagt, in dieser letzteren Zone als Fascic. longitud. dorsalis (SCHÜTZ) auftritt.

b) Mittelhirndach — Corpora quadrigemina, Corpus parabigeminum.

Das Mittelhirndach wird hauptsächlich von den Corpora bi-(quadri-)gemina anteriora et posteriora gebildet.

Die feine Struktur der vorderen Vierhügel ist verschieden von jener der hinteren und erfordert daher eine besondere Beschreibung. Die besten Untersuchungen über die Struktur dieser Hügel verdanken wir TARTUFERI. Obwohl fünfzig Jahre seit deren Durchführung verstrichen sind, hat die von ihm gelieferte Beschreibung nur wenige Veränderungen erfahren.

Von der Oberfläche gegen das Zentrum vorschreitend, findet man (Abb. 59 und 60)

1. das Stratum zonale (oberflächliche weiße Schicht), das teilweise aus dem Tractus opticus angehörenden Markfasern besteht. Gut entwickelt beim Menschen und bei den *Affen*, erscheint es hingegen bei der *Maus* und bei der *Fledermaus* sehr schmächtig und verschwindet nach Enucleation der Augen.

2. Die Cappa cinerea, welche zum großen Teil aus kleineren Zellen besteht, deren Neuriten eine Richtung von hinten nach vorn einschlagen.

3. In und unter ihr sieht man die Opticusschicht, so genannt, weil sie vorwiegend von optischen Fasern, die ausschließlich in cortico-fugaler Richtung verlaufen, gebildet wird.

4. Die mittlere graue Schicht, die teils voluminöse, teils runde und spindelförmige Zellen enthält und deren Neuriten fast sämtlich in die Schleifenschicht ziehen; dieselbe besteht nach einigen Autoren hauptsächlich aus Fasern

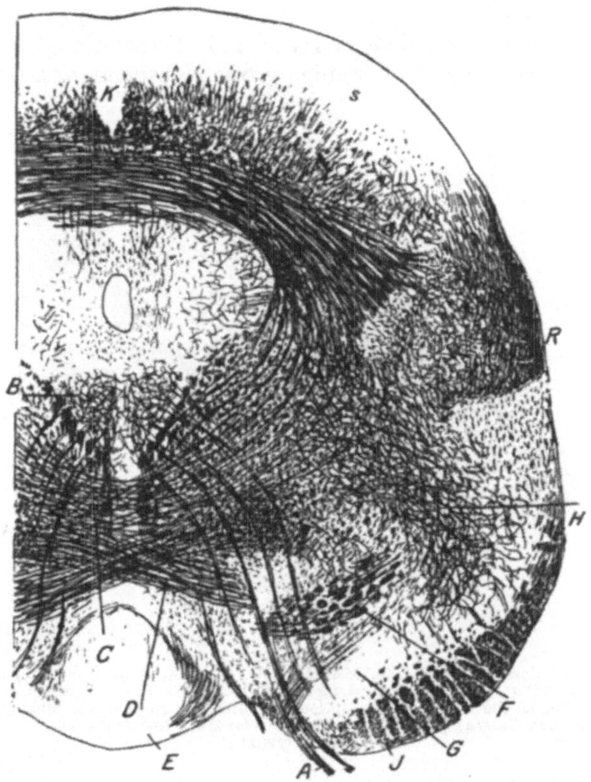

Abb. 58. Frontalschnitt durch das Mittelhirn auf der Höhe des Centrums des Oculimotoriuskernes; erwachsene *Maus*. WEIGERT-PALsche Färbung. *A* Oculimotorius-Wurzeln; *B* -Hauptkern; *C* dorsale (MEYNERTsche) Haubenkreuzung; *D* ventrale Haubenkreuzung; *E* Ganglion interpedunculare; *F* obere Schleife; *G* Subst. nigra; *H* aufsteigende, von der Substantia nigra entspringende Bahn; *J* Pedunculus cerebri; *s* graue Rinde der Eminentia bi(quadri)gemina anterior; *K* Medianlinie; *R* zentrale Acusticusbahn (laterale Schleife). (Nach RAMÓN Y CAJAL.)

der dorsalen Portion der Hauptschleife und auch aus solchen der unteren Schleife.

5. Es folgt die tiefe graue Schicht, die ohne scharfe Grenzen in die letzte Schicht übergeht, nämlich in das tiefe Mark.

Die mittleren und tiefen grauen Schichten sind reich an Markfasern. Manche von ihnen sind strahlenförmig angeordnet und ziehen in die Nähe des zentralen Höhlengraues; andere hingegen verlaufen fächerartig in bogenförmiger Richtung.

Die lateralsten dieser Fasern kreuzen sich in der Schleifenschicht und bilden, nach EDINGER, die Tractus tecto-bulbares und distalwärts die Tractus tecto-spinales laterales. Die medialsten hingegen ziehen zur Medianlinie, wo sie sich zuerst kreuzen und (Abb. 58) die dorsale Haubenkreuzung

(Meynertii) bildend, dann getrennt verlaufen, einige längs der Formatio reticularis alba, andere längs der Formatio reticularis grisea. Man kann sie nach einigen Autoren nur bis in die Oblongata, nach anderen bis in das Rückenmark verfolgen; erstere sollen deshalb den Tractus tecto-bulbaris (medialis) und die letzteren (Abb. 46) den Tractus tecto-spinalis medialis (Fasciculus sulco-marginalis descendens) bilden.

Die vordere Eminentia bigemina enthält also in ihren oberflächlichen Schichten Fasern, die einem Teile der sensitiven und optischen Bahn angehören und in ihren tiefen Schichten Fasern, die zur Oblongata und wahrscheinlich zum Rückenmark ziehen.

Nucleus corporis bigemini posterioris. Dieses Ganglion (Abb. 54) enthält viele kleine Nervenzellen und wenige große Neuronen, von denen die Mehr-

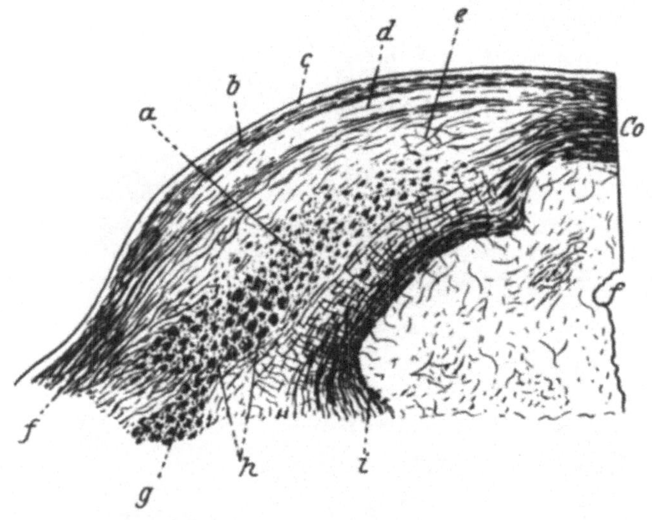

Abb. 59. Querschnitt der dorsalen Hälfte des Mesencephalon auf der Höhe der Eminentia bigem. anterior (33jähriger Mann). Vergr. 16 D. (Weigert-Palsche Färbung.) *a* tiefes Grau; *b* Stratum album superficiale; *c* Randzone desselben; *d* Cappa cinerea; *e* Stratum opticum; *f* Brachium quadrig. anticum; *g* Komplex der in der Schleifenschicht aufsteigenden Fasern; *h* Schleifenschicht; *i* tiefes Mark (medialste Fasern); *Co* hintere Commissur. (Nach Sterzi.)

zahl zahlreiche Kollateralen abgibt. Man findet auch andere, sehr große Zellen, deren Neuriten sich unten sammeln und den hinteren Arm des hinteren Vierhügels bilden.

Nach Held gehört die Mehrzahl der kleinen Zellen dem zweiten Golgischen Typus an, deren Neurit im Kerne selbst endigt und mit den Dendriten und den lemniskalen Fasern ein dichtes Geflecht bildet, während aus den großen Zellen kräftige Dendriten austreten, welche im Lemniscus lateralis verlaufen.

Nach einigen Autoren sollen zu diesem Kern auch direkte Cochlearisfasern und Striae acusticae (nach einigen homo-, nach anderen homo- und kontrolaterale), sowie Fasern der oberen Olive und des Nucleus trapezoideus gelangen. (Vgl. die Abb. 17 und 22.)

Ziehen hat neuerdings mit der größten Genauigkeit auch eine (bereits von Valeton beschriebene) auf der Oberfläche des Corpus bigeminum posterius gelegene und aus sehr feinen, teils in schräger, teils in querer Richtung verlaufenden Fasern bestehende Schicht (Fasciculus marginalis corporis quadrigemini poster.) beschrieben.

Auf den proximalen (frontalen) Mittelhirnschnitten sieht man oberhalb des Aquaeductus eine Kreuzung, an der wahrscheinlich wirkliche **Fibrae commissurales** beteiligt sind, die von einem hinteren Vierhügelkern zum anderen ziehen. Hingegen ist es ungewiß, ob auch Fasern eines dieser Ganglien an der Bildung des entsprechenden **Brachium quadrig.** und des **Lemniscus lateralis** der Gegenseite beteiligt sind.

Die Commissur (zwischen den hinteren Vierhügeln) (Abb. 54) stellt bloß einen Teil einer teilweise aus grauer, teilweise aus weißer Substanz bestehender Region dar, welche

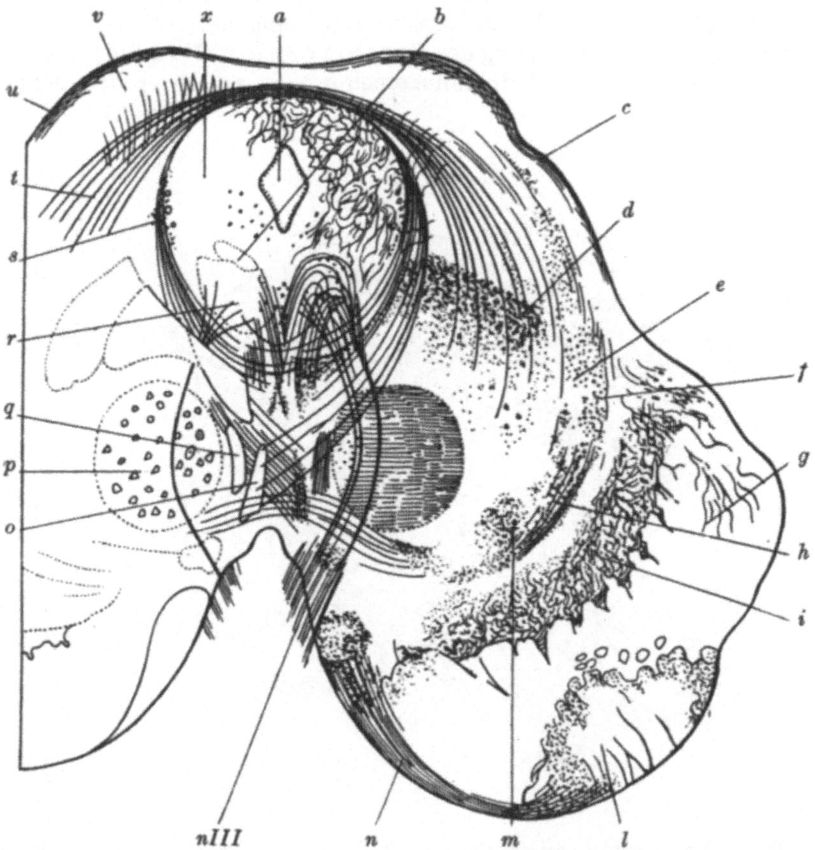

Abb. 60. Frontalschnitt des Mittelhirns dicht vor den hinteren Vierhügeln, komponiert nach Präparaten aus verschiedenen Stadien der Markscheidenbildung. WEIGERTsche Markscheidenfärbung. *a* Aquaeductus Sylvii; *b* EDINGER-WESTPHALscher Kern; *c* Fasern des Brach. bigem. ant.; *d* Tractus quintothalamicus; *e* Lemniscus inferior; *f* Tractus tecto-spinalis; *g* Pes lemniscus profundus; *h* Lemniscus superior; *i* Substantia nigra; *l* Area der Pyramidenbahnen; *m* Tractus bulbothalamicus; *n* Pes lemniscus superf.; *nIII* Nervus oculimotorius; *o* Tractus tectobulbaris; *p* Nucleus ruber; *q* Fascic. retrofl.; *r* Nucleus (principalis) oculimotorii; *s* Locus coeruleus; *t* mediale Fasern des tiefen Markes, welche die dorsale Kreuzung der Haube bilden; *u* Stratum superficiale der Emin. bigem. anterior; *v* Stelle des Stratum n. optici; *x* centr. Höhlengrau. (Nach EDINGER.)

zwischen den dorsomedialen Polen der zwei hinteren Vierhügel liegt. In dieser Region unterscheidet man in der Tat nach CAJAL und ZIEHEN: 1. eine oberflächliche fibrilläre Schicht, bestehend aus schrägen, im Schnitte sehr kurzen Fasern; 2. eine graue Schicht (Commiss. corporis quadrig. post. grisea), welche dorsal aus kleinen spindel- und sternförmigen Zellen und ventral aus großen multipolaren Zellen besteht; 3. eine Faserschicht von grauer Substanz (die eigentliche Schicht der Commissurenfasern), deren äußere nach R. CAJAL als lemniskale angesehen werden, während die inneren als akustische aufzufassen wären; 4. eine Schicht zentraler grauer Substanz.

Längs der Gegend, wo der Nucleus bigem. posterioris in Erscheinung
zu treten beginnt, befindet sich ein kleiner Kern — Corpus parabigeminum
(Bechterew), der gegen die Oberfläche zu, unterhalb des ventralen Pols des
obengenannten Kernes, ungefähr entsprechend der dorsalen Spitze der unteren
Schleife gelegen ist.

c) Kerne der Mittelhirnhaube (Nucleus ruber, Haubenkern).

In der Mittelhirnhaube findet man außer einigen hier und da zerstreuten
Nervenzellen einen wichtigen Kern, der den Namen Nucleus ruber tegmenti
trägt. Er ist von höchster Wichtigkeit wegen der Verbindungen, die er mit dem
Großhirn, dem Kleinhirn und dem Rückenmarke eingeht.

An der Stelle, wo die Kreuzung der Brachia conjunctiva ihr Ende hat, findet man beiderseits von der Medianlinie einen großen, runden, scharf begrenzten

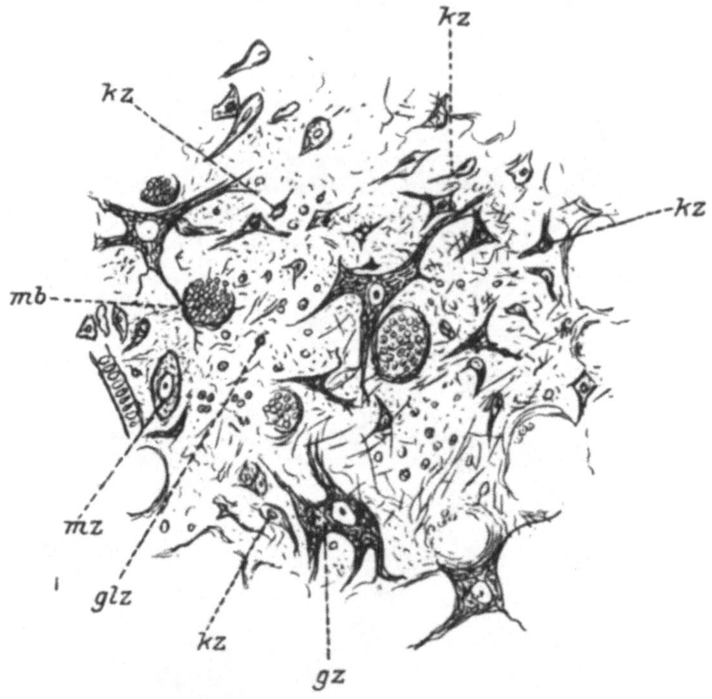

Abb. 61. Mikroskopisches Präparat des dorsomedialen Teiles des roten Kernes des Menschen. (Färbung mit
Methylenblau; Vergr. 300fach.) *kz* Nervenzellen kleinen Kalibers; *mz* Nervenzellen mittleren und *gz* großen
Kalibers; *glz* Gliazellen; *mb* Querschnitt eines Bündels von Nervenfasern. (Nach Monakow.)

Kern von rötlicher Farbe — den Nucleus ruber (Abb. 60). Er besteht beim
Menschen aus Nervenzellen verschiedener Größe (Abb. 61, 62), indem er sich aus
großen, zahlreichen Zellen zusammensetzt, die im proximalen Teil überwiegen,
und aus kleineren, im distalen Teil reichlicher vorhandenen; sie bilden deshalb
zwei Gruppen, den großzelligen und den kleinzelligen roten Kern (Abb. 61).
Die großen Zellen sind multipolar. Ihr sehr stark entwickeltes Cytoplasma
ist reich an Chromatinkörnchen und enthält Melaninkörner, und die Neurofibrillen bilden rings um den Kern ein dichtes Netzwerk. Die Dendriten richten
sich nach verschiedenen Seiten und endigen fast alle im Innern des roten Kerns
mit dichten, pinselförmigen Endbüscheln. Die Neuriten entspringen direkt am
Zellkörper oder von der Basis eines Dendriten, beschreiben innerhalb des roten

Kerns einige Kurven und dringen in die umgebende weiße Substanz ein. Aus ihnen
entspringen zwei Kollateralen, welche, sich in einem dichten fibrillären, das Stroma
des roten Kerns bildenden Geflecht (CAJAL) auflösend, endigen. Nach einigen
Autoren bilden diese Neuriten in ihrer Gesamtheit das rubro-spinale Bündel. Sicher
ist, daß sich beim Menschen im Innern des Nucleus ruber keine, mit den bei anderen *Säugern* — wie beim *Kaninchen* und beim *Hund* — vorhandenen identischen Riesenzellen finden; dies hängt sogar mit der Tatsache zusammen, daß
der Fasciculus rubro-spinalis beim Menschen im Gegensatz zu dem der Tiere
schwach entwickelt ist. Im ventralen und medialen Teil des roten Kernes findet
sich auch eine gewisse Zahl sehr großer, mit gelbem Pigment beladener Zellen.

Die kleinen Zellen, die den, dem Nucleus parvicellularis von HATSCHEK
homologen Kern bilden sollen, sind dreieckig und birnenförmig und ihr Cytoplasma enthält viele polymorphe chromatische Körner. Die Dendriten richten sich

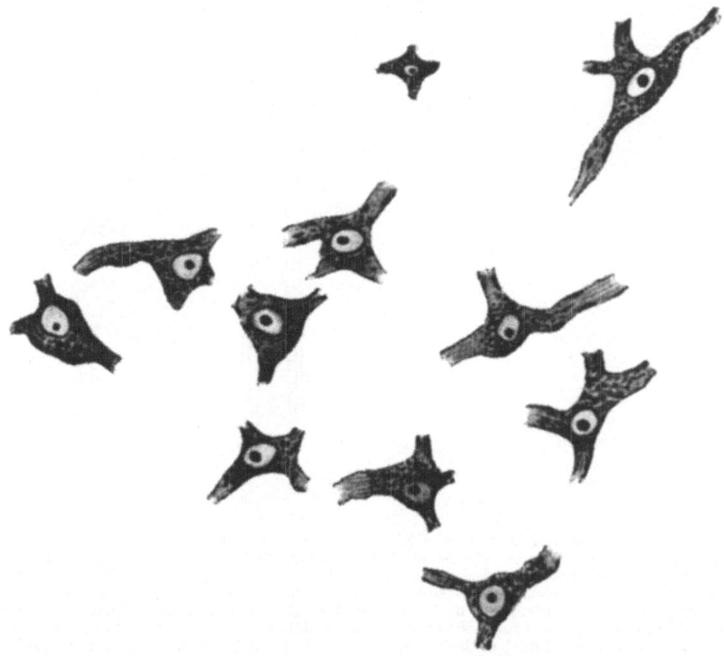

Abb. 62. Nervenzellen des roten Kernes eines erwachsenen Menschen, mit Abbescher Kammer gezeichnet.
Ok. 3, Obj. 6. (Nach FOIX und NICOLESCU.)

nach allen Seiten und bilden reichliche Verzweigungen, ähnlich denen der großen
Zellen. Die Neuriten kommen gewöhnlich aus dem Zellkörper und nachdem sie
feine Kollateralen abgegeben haben, welche den Markplexus bilden, ziehen sie
als ableitende (rubro-fugale) Fasern (Abb. 63) nach oben und endigen nicht bloß
im rubro-spinalen Bündel, sondern, nach einigen Autoren, auch im Thalamus
(rubro-thalamische Fasern), in der Hirnrinde (rubro-corticale Fasern), im rubro-
spinalen Bündel und in der Formatio reticularis des Mesencephalon (rubro-
retikuläre Fasern). Das genaue Schicksal dieser Neuriten ist jedoch noch nicht
klargestellt worden. Zu den kleinen Zellen ziehen auch zahlreiche kurze zuleitende (rubro-petale) Fasern, von denen einige von den Nuclei dentati des
Kleinhirns (Fibrae cerebello-rubrales), andere von der Hirnrinde herkommen (Fibrae cortico-rubrales).

Zwischen den Nervenzellen des roten Kernes befindet sich ein Netz von Nervenfasern, von denen einige zu kleinen Bündelchen vereinigt sind. Meinen persönlichen Forschungen nach, tragen zur Bildung dieses Netzes sowohl Kollateralen cerebello-petaler Fasern als auch solche, die indirekt von der Großhirnrinde kommen, bei.

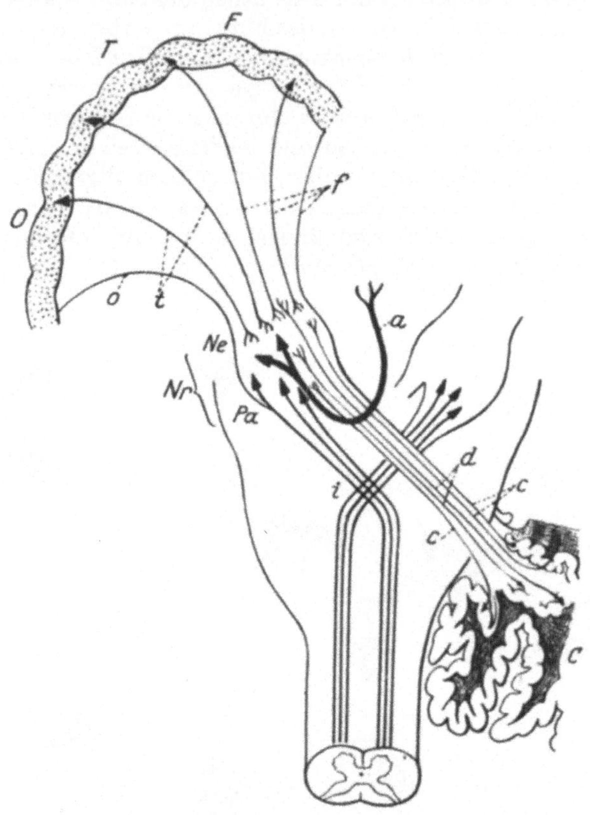

Abb. 63. Schema der Verbindungen des roten Kernes mit dem Großhirn und |dem Kleinhirn. *Pa* paleophyletischer Teil (Nucleus parvicellularis; *Ne* neophyletischer Teil des roten Kernes; *Nr* Nucleus ruber; *F* Lobus praefrontalis; *O* Operculum frontale und *T* Lobus temporalis, aus welchem afferente Fasern (*o*, *f*, *t*) entspringen, die zum neophyletischen Teil (Nucleus magnocellularis) des roten Kernes ziehen; *c* und *d* Fibrae cerebello-rubrales (afferentes), die von der Kleinhirnrinde und vom Dentatus stammen und zum Nucleus ruber ziehen; *i* Fibrae rubro-fugales (efferentes), die vom roten Kern nach unten ziehen und nach der Bildung der ventralen Haubenkreuzung die rubro-spinalen Bündel bilden; *a* Komplex rubro-fugaler Fasern, die zur Großhirnrinde zur Formatio retic. und zum Thalamus ziehen. (Nach EDINGER, von mir modifiziert.)

d) Substantia nigra, Zwischenschicht.

Der Raum oberhalb des Pes pedunculi wird von einer Anhäufung mit dunklem Pigment vollgepfropfter Nervenzellen eingenommen, unter|welchen ein Flechtwerk sehr feiner Nervenfasern verläuft; sie ist bereits mit bloßem Auge, als ein Streifen von eigentümlich schwarzer Farbe wahrnehmbar, weshalb ihr SEMMERING den Namen „Substantia nigra" (Locus niger) gab. Sie breitet sich in antero-posteriorer Richtung vom oberen Rande der Brücke bis zur Höhe des hinteren Randes der Corpora mammillaria aus und zeigt in der Nähe des medialen Randes ein festeres Gefüge als in der Nähe des lateralen Fußrandes.

Nach den Untersuchungen SANOS entwickelt sich die Substantia nigra bei den *Säugern* parallel mit der grauen Substanz der Haube und dem Brückengrau. Die Entwicklung beginnt jedoch bei einer Gruppe der *Säuger* im lateralen, bei einer anderen im medialen Teil.

In der Substantia nigra, welche bloß beim Menschen pigmentierte Zellen enthält, unterscheidet man zwei Zonen, eine kompakte, dorsal gelegene, und eine

ventrale, retikuläre genannt (Abb. 64). Der
Unterschied zwischen der ersteren und der
zweiten Zone besteht hauptsächlich darin,
daß in letzterer die Ganglienzellen mehr zerstreut, meistens pigmentlos und von vorwiegend spindelförmiger Gestalt sind, während die Zellen der Zona compacta fast
alle Pigment enthalten und von polygonaler, manchmal auch spindelförmiger Gestalt sind.

Die Substantia grisea der Zona reticulata erstreckt sich in oraler Richtung
und sendet auch Ausläufer in den Fuß
des Pedunculus. Von diesen Ausläufern
werden zwei Zonen medial und lateral durch
die Fasern des Pes wie Inseln umgrenzt und
deshalb Zona reticulata pedis medialis et lateralis genannt. SANO hat einen
dieser Ausläufer beschrieben, welcher, von
der lateralen Portion der retikulären Zone
ausgehend, als ein graues, hakenförmiges
Feld das laterale Ende des Pes vollständig umgreift, indem es sich zwischen das
Corpus genicul. laterale und den Pes
einzwängt. JAKOB weist darauf hin, daß
die Zellen dieses Ausläufers Melanin enthalten, und daß er deshalb der Zona compacta zuzuschreiben ist. Es darf nicht
verwechselt werden (JAKOB) mit einem angrenzenden Processus lateralis (substantiae nigrae), der vom dorso-lateralen Rand der Subst. nigra abgeht,
dorsalwärts zieht und pigmentierte Zellen
enthält (Abb. 69).

Vor mehreren Jahren habe ich mit der
GOLGIschen Färbemethode spezielle Untersuchungen an den Nervenzellen der Nigra
angestellt und will hier kurz die Resultate
anführen (Abb. 64). Die dorsale Schicht
(Zona compacta) macht fast deren Gesamtheit aus und besteht aus mehreren
Reihen von Zellen, die eine echte Pyramidenform und eine verschiedene Breite
aufweisen (12—40 μ) und mit der Basis
gegen die Haubengegend gerichtet sind.
Diese Zellen, die im lateralen Teil des
Pes an Zahl abnehmen und sich auf
eine oder zwei Reihen beschränken, geben
zahlreiche protoplasmatische apikale Fortsätze ab, die gegen die Haubenregion
ziehen und einen Neurit, der sich zum
ventralen Teil begibt und sich zwischen

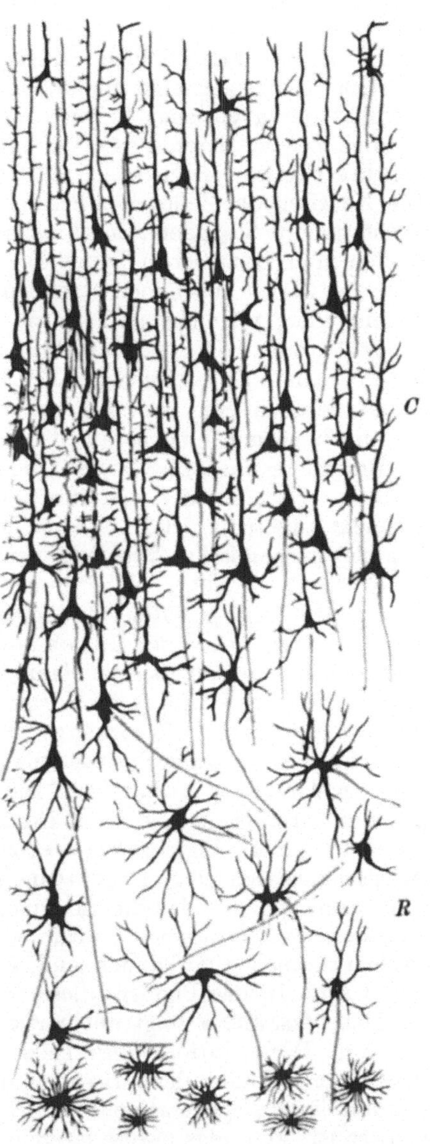

Abb. 64. Portion eines Frontalschnittes durch die
Substantia nigra (Mensch); nach einem in meinem
Laboratorium befindlichen Präparat (GOLGIsche
Färbung; wegen Raummangels ist es um $^2/_3$
reduziert worden); ventralwärts sieht man Gliazellen mit rundem oder länglichem Körper und kurzen Fortsätzen; *R* Zona (reticulata) der atypischen
Zellen der Substantia nigra; man sieht da und dort
unregelmäßig verstreute, vorwiegend atypische
Zellen; der Neurit (rot gezeichnet) entspringt aus
dem lateralen Teil des Zellkörpers und richtet sich
meistens mehr lateralwärts oder gegen die Gegend
des Hirnschenkelfußes; *C* Zone (Zona compacta);
man sieht, wie sie von vielen Reihen von Pyramidenzellen gebildet wird, zwischen welche wenige
kugel- oder spindelförmige Zellen eingeschoben sind;
die apicalen Fortsätze sind gegen die Haubenzone
gerichtet, die Neuriten nach unten.
(Eigenes Präparat.)

den Fasern des Pes verliert; nur wenige sieht man in der Richtung gegen die Haube ziehen.

In der ventralen Schicht (Zona reticulata) werden die Nervenzellen sehr spärlich; sie zeigen eine spindelförmige, runde oder ganz unregelmäßige Form (Schicht der atypischen Zellen); unter ihnen sieht man sehr kleine pyramidenförmige Zellen, deren Basis schräg oder gegen die Haube gerichtet ist. Die ventrale Grenze der Nigra ist im Gegensatze zur oberen wechselnd und unscharf. Die Neuriten der Zellen der Subst. nigra bewahren auf einer langen Strecke konstant ihre besonderen Merkmale, bis sie sich vollständig dem Blick entziehen (Zellen vom GOLGIschen Typus I). Die zahlreichen, die Nigra unabhängig von den zwei Zonen zusammensetzenden Zellen liegen nicht in gleicher Entfernung voneinander; vielmehr sind sie an verschiedenen Stellen angehäuft, derart, daß einige Autoren sich sogar berechtigt glaubten, einzelne Gruppen dieser Zellen zu unterscheiden. So unterscheidet BAUER in der Nigra mehrere Gruppen von Nervenzellen, nämlich eine laterale, eine intermediäre, eine dorsale und eine ventrale, eine mediane und eine paramediane Gruppe.

Besonders charakteristisch für diese Zellen ist das Pigment, welches die schwarze Färbung der von ihnen eingenommenen Region bedingt. Was das Pigment anbetrifft, ist BAUER der Meinung, daß das Pigment jener Gruppe der komplexen chemischen Verbindungen, die unter dem Namen Melanin bekannt sind, angehört. CALLIGARIS, welcher in meinem Laboratorium spezielle Untersuchungen diesem Argument gewidmet hat, glaubt, daß das dunkle Pigment der Zellen der Subst. nigra, sowie des Locus coerulens wegen des Verhaltens seiner histochemischen Reaktion als ein Melanin aufzufassen ist; eine von diesen Eigenschaften besteht eben darin, daß es der Wirkung der verschiedenen Reagenzien, das Trypsin und das Pepsin inbegriffen, fast gar nicht unterliegt. Daß das dunkle Pigment des menschlichen Zentralnervensystems in Alkalien unlöslich ist, spricht nicht gegen seinen melaninartigen Charakter. Die Neurofibrillen der genannten Zellen scheinen, mit der Färbungsmethode von DONAGGIO und R. Y CAJAL (Silberimprägnation) untersucht, in die Pigmentmasse einzudringen; häufiger bilden sie um dieselbe eine Art perinuclearen Ring. CALLIGARIS (und mit ihm OBERSTEINER) hat die Beobachtung gemacht, daß das dunkle Pigment der Zellen unter dem Einflusse konzentrierter Schwefelsäure heller wird und vermutet, daß unter den dunklen auch helle Pigmentkörnchen vorhanden sind, welch letztere er als Fettpigment deutet. Im reifen Alter ist das Pigment dieser Zellen dunkler als im jugendlichen.

Nach DÉJÉRINE folgt auf corticale Läsionen der ROLANDOschen Zone nicht nur eine Degeneration eines Teiles der Nervenzellen der Nigra, sondern der degenerierte Sektor der Nigra entspricht seiner Lage nach der entsprechenden pedunkulären Degenerationszone. Er fügt hinzu, daß die Degeneration der Nigra stärker ist, wenn das zweite laterale Fünftel des Pes degeneriert ist (motorische Fasern der unteren Extremität) und schwächer, wenn die Degeneration die beiden mittleren Fünftel betrifft. Die Ausstrahlung der Nigra käme daher nach DÉJÉRINE vor allem von der oberen ROLANDOschen Region. Daß jedoch die Fasern, die dazu bestimmt sind, sich mit der Nigra in Verbindung zu setzen, auch vom Frontallappen herkommen, ist durch die Tatsache bewiesen, daß BECHTEREW eine Degeneration der Nervenzellen der Nigra in den Fällen einer Läsion des vorderen Segmentes der inneren Kapsel fand. BECHTEREW bemerkt ferner, daß die einseitige Atrophie des Gehirnes, sowie die Abtragung der Hirnrinde zur Atrophie der Zellen der Nigra führen. Von mir selbst an pathologischen Fällen durchgeführte Untersuchungen haben den Schluß zu ziehen erlaubt, daß zwar eine unzweifelhafte Abhängigkeit (zum größten Teil wenigstens) der Zellen der Nigra von der Großhirnrinde besteht, daß jedoch keine absolute Übereinstimmung zwi-

schen der Degeneration oder Aplasie bestimmter Felder des Hirnschenkelfußes
und den entsprechenden Nervenzellen der Nigra vorhanden ist, da ja manchmal eine ansehnliche Zahl gut erhaltener Zellen der Nigra oberhalb einer Portion
des Pes, in welcher die Markfasern vollständig fehlten, vorhanden war. Daß nicht
bloß die Nervenzellen der Nigra, sondern auch das mitten zwischen ihnen gelegene sehr dichte Nervenfaserflechtwerk von der Hirnrinde abhängen, beweisen
ebenfalls mehrere Beobachtungen von mir.

Die vergleichend-anatomischen Beobachtungen (Bauer) haben dann sichergestellt, daß die Nigra in der *Säugerreihe* auftritt und bei den *Nichtsäugern* fehlt;
dies läßt uns annehmen, daß eine Beziehung zwischen den Formationen des Pes
und der Nigra bestehe. Diese Beziehung beschränkt sich nicht bloß auf die
Pyramidenbahnen, da Kückenthal und Ziehen die Nigra auch bei den Tieren,
wo diese Bahnen spärlich ausgebildet sind (*Natantia*) gut entwickelt fanden.
Zur Stütze dieser Beziehung spricht auch die von Bauer beobachtete Tatsache,
daß nämlich in Fällen von Porencephalie mit rudimentärer Myelinisierung des
ganzen Pes die Nigra gut entwickelt war. Nach diesem Beobachter kann man
die Nigra als eine Formation ansehen, die sich von den zahlreichen Haubenzellen,

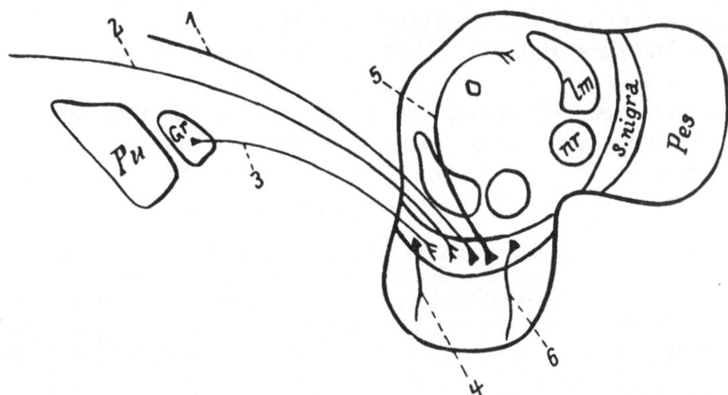

Abb. 65. Schematische Abbildung zur Darstellung der zu- und abführenden Hauptbahnen der Substantia nigra.
1 nigro-corticaler Anteil; *2* cortico-nigraler Anteil; *3* pallido-nigraler Anteil; *4* und *6* von der Nigra zu den Pyramidenbahnen des Pes ziehende Neuriten; *5* Commissurenbahnen der Nigra (zur Commiss. post.); *nr* Nucleus
ruber; *lm* Lemniscus superior; *Pu* Putamen; *gr* Globus pallidus. (*1, 4, 5, 6* bezeichnen den Komplex der Fibrae
efferentes e Subst. nigra, *2* und *3* den der Fibrae afferentes ad nigram.)   (Nach Foix und Nicolesco;
etwas modifiziert.)

die dazu bestimmt sind, caudale Ganglien untereinander zu verbinden, losgelöst
hat. Die Ursache der Ausbreitung der Formation des Pes auf der ventralen Seite
wäre in dem Umstande zu suchen, daß dies die Stelle darstelle, wo sich die
Haubenzellen ansammeln mußten, um als Knotenpunkt zwischen dem Pes und
der Haube die Übermittlung der Impulse von der Hirnrinde zu den Hauben-
formationen zu gestatten. Diese Auffassung wird übrigens durch die von Bauer
beobachtete Tatsache vervollständigt, daß die Markfasern durch die Substantia
nigra ziehen und teils im Pes, teils in der Haube umbiegen; dies stimmt auch
mit den Beobachtungen überein, die von mir, von Mirto und von anderen gemacht worden sind. Neuerdings ist beim Menschen die Anwesenheit einer bedeutenden Anzahl von Neuronen, die von den Nervenzellen der Nigra zum Pes
ziehen, von Foix und Nicolesco durch die Nisslsche Färbemethode bestätigt
worden. Die erwähnten Autoren haben beobachtet, daß das Nervengeflecht der
Nigra von Fasern gebildet wird, die aus Zellen dieser Formation kommen und
aus zwei Fasergruppen bestehen, von welchen die eine zur Haube zieht, während
die andere sich gegen den Pes wendet. Die der ersten Gruppe angehörenden

Neuriten (Abb. 65) ändern, sich einander nähernd, am äußersten Winkel des Pes ihre Richtung und ziehen, sich nach oben wendend, durch den Lemniscus super. zur Commissura post. Die zweite Gruppe besteht aus Neuriten, die aus einer erheblichen Anzahl von Nervenzellen, besonders aus den medialsten, entspringen und das Stratum intermedium durchziehen, um sich gegen den Pes zu wenden: Foix und Nicolesco haben sie bis auf die ventrale Fläche des Pes verfolgt. Ihren Untersuchungen ist auch zu entnehmen, daß die (erste) zur Haube leitende Bahn beim menschlichen Foetus bedeutend besser entwickelt ist als jene des Pes, während in den Stadien der späteren Entwicklung und in Übereinstimmung mit der Ausbildung der Funktionen der Pyramidenbahnen das Gegenteil stattfindet. Unter den Fibrae efferentes erwähnen einige dieser Autoren, außer der für das Dach der Bi(quadri)-geminae anteriores bestimmten Hauptgruppe, auch eine Markfaserung, die in cortico-petaler Richtung zu verlaufen scheint.

Noch unsicherer sind die zuleitenden Bahnen, die von einigen Autoren angenommen werden. So z. B. gibt es nach Wallenberg und Riese eine Verbindung zwischen dem Striatum und der Nigra in striofugaler Richtung, und diese (Verbindung) käme sogar hauptsächlich vom Caudatus (Stratum strio-mesencephalicum ad substantiam nigram).

Es scheint überdies, daß die Nigra, außer vom Pallidum der gleichen und (durch die Forelsche Haubenkreuzung) der entgegengesetzten Seiten, sowie die Nervenfasern von der Hirnrinde, welche die beiden Hauptgruppen der Afferentes ad nigram darstellen (Jakob), auch eine geringe Anzahl von zur Nigra ziehenden Nervenfasern vom Lemniscus (superior), vom Nucleus ruber und aus dem Gebiete des ventromedialen Thalamuskernes enthält.

Nach Kappers darf die Substantia nigra als eine fortgeschrittene Entwicklungsstufe der ventralen Pedunculuskerne der *Reptilien* und *Vögel* aufgefaßt werden. Bei den *Säugern* ist sie vollkommen ausgebildet und stellt ein corticales Projektionszentrum dar; sie darf nach Jakob als vorwiegend neoencephale Bildung aufgefaßt werden, da sie Fasern zum Neopallium, wahrscheinlich zur Gegend des Operculum frontale entsendet.

Wie man sieht, gelangen zur Nigra Fasern, welche einige Autoren berechtigterweise als zuführende (afferentes) bezeichnen, und ihr entstammen auch solche, die man als abführende (efferentes) ansprechen muß. Weder von den einen noch von den anderen kennt man den genauen Ursprung und die Endigungsstätte.

Im allgemeinen kann man behaupten, daß die Mehrzahl der Markfasern aus verschiedensten, corticalen und subcorticalen Formationen besteht, die zur Substantia nigra ziehen und daß höchstwahrscheinlich für die sensitiven Zentren bestimmte Bahnen von hier abstammen. Deshalb kann die Substantia nigra als ein Knotenpunkt der sensoriellen afferenten und der motorischen efferenten Bahnen, sowie als ein Knotenpunkt der extrapyramidalen motorischen Fasern betrachtet werden (Jacob), ähnlich (zum Teil wenigstens) wie der Nucleus arciformis, der einen Knotenpunkt von aus den Hinterstrangkernen und aus dem C. restiforme kommenden Bahnen (Fibrae arciformes ext. atque internae) darstellt, wie auch von Fasern, die zum Kleinhirn und zum lateralen Kern der Oblongata ziehen.

Zwischen der Substantia nigra und dem Pes pedunculi befindet sich eine besondere Zone, bestehend aus netzförmigen, verflochtenen Markfasern, Stratum intermedium genannt (Pedunculus substantiae nigrae, dorsale Schicht des Pedunculus cerebri). Die Fasern dieser Schicht stehen bloß zum Teil mit den Nervenzellen der Substantia nigra in Beziehung. Sie ziehen nach hinten, um in dem Lemniscus medialis einen Teil der sogenannten lateralen Bündel der Brücke zu bilden, dann steigen sie neuerdings in die Pyramidenschicht, entsprechend der Brückengegend, hinunter; ihr weiterer Verlauf ist aber noch unbestimmt.

e) Fuß- und Basiskerne, Ganglion interpedunculare.

Im Pes pedunculi des Menschen finden sich einige graue, von der Substantia nigra ausstrahlende Felder (Fußkerne), welche, was die Nervenzellen betrifft, weder mit dem Grundaufbau der Zona compacta, noch mit dem der Zona reticulata etwas Gemeinsames haben. Sie bestehen aus Anhäufungen

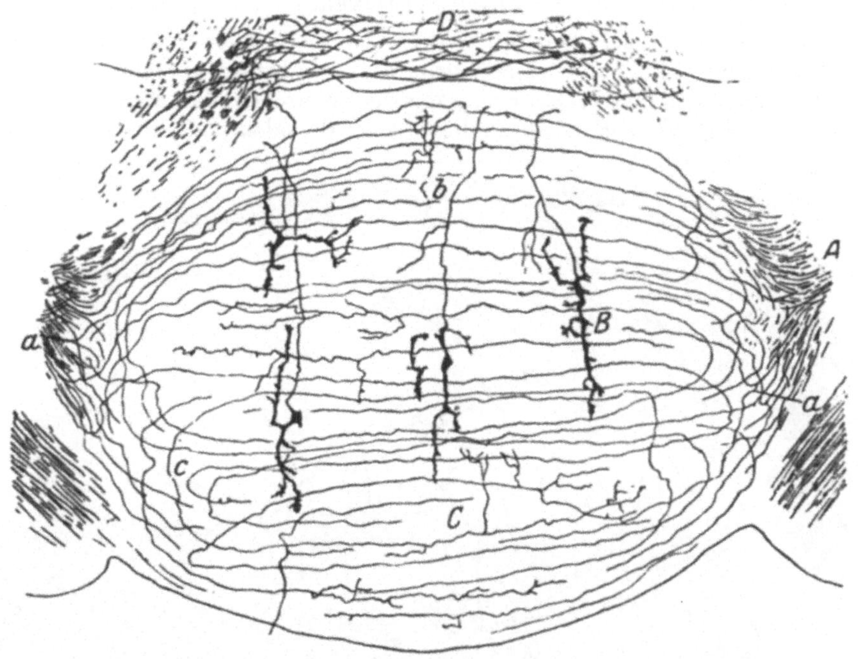

Abb. 66. Frontal und etwas schräg von hinten nach vorne geführter Schnitt durch das Ganglion interpedunculare 4 Tage alte *Maus*. GOLGIsche Färbung. Das Ganglion ist in seiner größten Ausdehnung längs der Verzweigungsflächen der Fasern des MEYNERTschen Bündels getroffen. *A* Endigung des Fasciculus retroflexus vor seinem Eintritt in das Ganglion interpedunculare; *B* Nervenzelle des Ganglion interpeduncul. vom Profil gesehen; *C* Endverzweigung einer Faser des Fascic. retroflexus; *D* ventrale Haubenkreuzung; *a* eine gegabelte Markfaser des Fascic. retroflexus; *b, c* wellenförmiger Verlauf sämtlicher Fasern der Gegenseite. (Nach RAMÓN Y CAJAL.)

kleiner, zum größten Teil pigmentloser, unregelmäßig verteilter Ganglienzellen, welche im allgemeinen dichter sind als in der retikulären Zone.

Entsprechend der Höhe der Subst. perf. post. und zwischen den medialen Rändern der Pes pedunculi befindet sich ein anderer Kern, das Ganglion interpedunculare. Dieses Ganglion (Abb. 66) besteht beim Menschen aus wenigen disseminierten nervösen Zellen, bei den anderen *Kranioten* hingegen aus zahlreichen und dichtgelegenen Zellen. Dies ist der Grund, warum es Autoren gibt (VÖLKER, OBERSTEINER), welche das Vorhandensein eines echten Ganglion interpedunculare beim Menschen bestreiten. Diese Zellen sind leicht pigmentiert, von mittlerer Größe und polyedrischer Form und senden Neuriten aus, welche die efferenten Fasern des Ganglions bilden.

Die Beziehungen, die das Ganglion interpedunculare mit dem Ganglion habenulae (Abb. 68) eingeht, dürfen nicht außer acht gelassen werden. Von letzterem entspringt ein für gewöhnlich makroskopisch (Abb. 68) auf Frontalschnitten erkennbares Bündel (Fasciculus retroflexus), das nach unten zieht und, eine nach außen leicht konvexe Kurve beschreibend, nachdem es sich mit den Fasern der Gegenseite gekreuzt hat, im Ganglion interpedunculare endigt. Die Fasern des Fasciculus retroflexus geben reichlich Kollateralen an das Ganglion ab, in dessen Zentrum sie 2—3 quere Äste bilden. Diejenigen Fasern, die sich mit den Nervenzellen in Verbindung setzen, haben (nach R. y Cajal) eine variköse Beschaffenheit (Abb. 66). Die Neuriten hingegen, die vom letzteren Ganglion entspringen, ziehen größtenteils nach hinten, gegen die Haubengegend.

f) Corpus Luysii.

Das Corpus Luysii (Abb. 68) wird von einer besonderen, linienförmigen, auf Frontalschnitten bikonkaven Masse grauweißen Substanz gebildet.

Es befindet sich fast in Berührung mit der dorso-medialen Fläche des Pes und wird von zwei Markfaserkapseln umhüllt, einer dorsalen und einer zentralen. Die

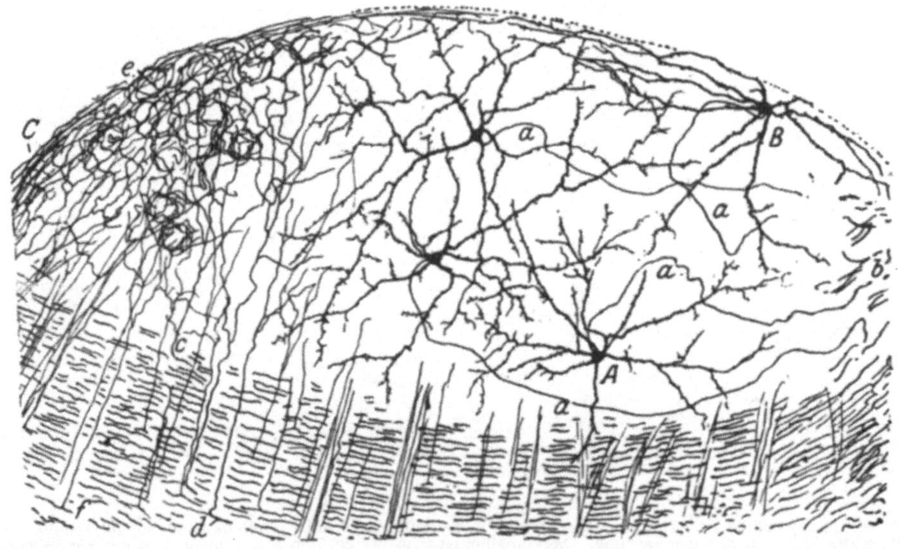

Abb. 67. Frontalschnitt durch das Corpus Luysii; 8 Tage alte *Katze*. *A* Nervenzellen, deren Achsenzylinder nach unten und nach vorne ziehen; *B* marginale Nervenzelle; *C* Kapsel des Corpus Luysii, gebildet von den aus dem Pes pedunculi cerebri kommenden Kollateralen; *a* Neuriten der Zellen des Corpus Luysii; *b* Bündel absteigender Fasern, denen sich die vorigen Neuriten anschließen; *c, d, f* Abgangsstelle der Pedunculuskollateralen, die für das Corpus Luysii bestimmt sind; *e* in letzterem von den Pedunculuskollateralen gebildeter Plexus. (Nach Ramón y Cajal.)

erstere wird zum Teil aus ventralen Fasern des Forelschen Feldes H2 gebildet, die ventrale (Kapsel) besteht aus einer feinen Marklamelle, welche das Ganglion vom Pes trennt. Proximalwärts vorschreitend, nimmt sie nach und nach die Stelle der Substantia nigra ein und gelangt viel weiter proximalwärts als der rote Kern.

Histologisch zeichnet sich das Corpus Luysii durch ein dichtes Netz (Abb. 67) sehr feiner Markfasern aus, in welches mittelgroße, multipolare und pigmentierte, sowie spindelförmige oder polygonale, unregelmäßig verteilte Nervenzellen eingestreut sind. Die betreffenden Neuriten bilden im Beginn ihres Verlaufes ein Häkchen, so daß es schwer ist, ihren weiteren Verlauf zu bestimmen. Diese

Déndriten, die ziemlich lang sind, ziehen in gewundenem Verlauf nach allen
Richtungen, indem sie sich mehrmals verästeln. Außerdem ziehen zu dem in
Rede stehenden Ganglion teils kollaterale, teils terminale zuführende Fasern, die
alle von den Markbündeln des sich ventralwärts befindlichen Pes pedunculi
kommen. Die ersteren (kollateralen) gehen von den lateralwärts liegenden Fasern
des Pes ab; in den Luysschen Körper eindringend, zerstreuen sie sich hier und
endigen mit komplizierter, baumförmiger Verästelung, ein sehr dichtes, nervöses
Flechtwerk bildend. Die terminalen Fasern endigen ebenfalls, sich verzweigend,
im Luysschen Körper, nachdem sie die Bündel des Pes mehr oder weniger schief
gekreuzt haben.

Das Corpus Luysii erscheint als eine graue Formation, die in die extrapyramidale Bahn eingeschaltet ist. Seine wichtigsten Verbindungen sind die mit dem
Nucleus Lenticularis. Tatsächlich findet man in ihnen die Fibrae strio-

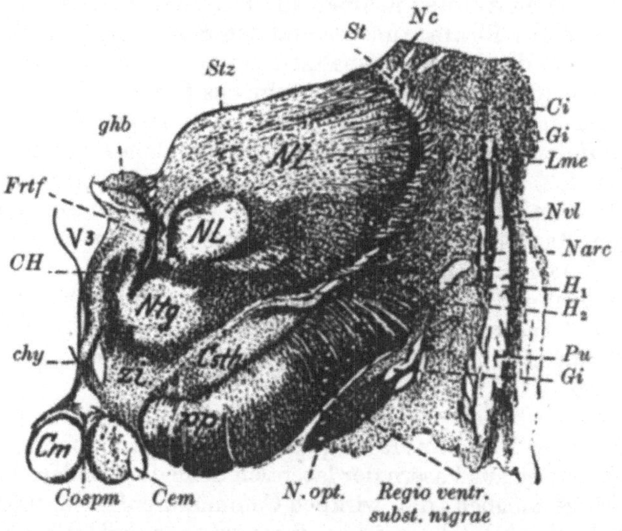

Abb. 68. Rechte Hälfte eines durch den Thalamus, auf der Höhe der Corpora mammillaria angelegten Frontalschnittes. Vergr. 2. *Cem* Corpus mammillare (externum); *CH* Haubenfeld; *chy* Commissura hypothalamica; *Ci* Capsula interna; *Cm* Corpus mammillare; *Cospm* Commissura supramammillaris; *Csth* Corpus subthalamicum; *Frtf* Fasciculus retroflexus; *ghb* Ganglion habenulae; *Gi* Gitterschichte; *Gi* (unten) Globus pallidus; *H₁, H₂* Forelsches
Feld; *Lme* Lamina medullaris externa; *Narc* Nucleus semilunaris; *Nc* Nucleus caudatus; *Nl* Nucleus lateralis thalami; *NL* Nucleus Luysii; *Ntg* Nucleus ruber und seine Kapsel; *Nvl* Nucleus ventralis lateralis thal.; *Pu* Putamen;
pp Pes pedunculi; *St* Stria terminalis; *Stz* Stratum zonale thalami; *V3* Ventriculus tertius; *zi* Zona incerta;
II Tractus opticus. (Nach Obersteiner.)

luysianae, welche in größerer Zahl sowohl vom Striatum als auch vom
Pallidum (Fibrae pallido-luysianae) stammen und in die vordere äußere
Portion des Corpus Luysii eindringen. Ein anderer Teil der Luysschen Ver-
bindungen, welche die dorsomediale Kapsel bilden, besteht aus Fasern, die zum
Linsenkernbündel gehören; endlich dringen in das Corpus Luysii von der Hirn-
rinde kommende Markfasern ein (Fibrae cortico-luysianae).

V. Leitungslehre.

1. Synaptologie (die intragrisealen Neuronenverbindungen).

Es ist wahrscheinlich, daß zwischen den verschiedenen grauen Schichten der
Eminentiae bigeminae anteriores, wie auch zwischen den zahlreichen
Nervenzellen der Nuclei eminentiae bigeminae posterioris, sowie ferner

zwischen den ventralen Zellgruppen der Substantia grisea pontis Verbindungen bestehen können; doch fehlen, soviel ich weiß, diesbezügliche genaue
Forschungen.

2. Fasersystematik.

a) Intragriseale Leitung, Commissuren.

Im Mittelhirn finden wir einige intergriseale Formationen, welche Gebilde
grauer Substanz miteinander in Verbindung bringen.

Zu diesen gehören hauptsächlich zwei Commissuren. Eine von diesen ist die Commissura posterior (Abb. 54, 65). Sie liegt im Gebiet der Eminentia bigemin.
anterior und verläuft oberhalb des Aquaeductus Sylvii. Es ist dies eine der
Formationen, die sich in der menschlichen Ontogenese am frühesten myelinisieren
und eines der ältesten paläophyletischen Gebilde, da es bei allen *Vertebraten* zu
finden ist. Es ist noch nicht aufgeklärt, welche Elemente zur Bildung desselben
beitragen. Die meisten Autoren nehmen an, daß eines seiner Kontingente ein aus
dem caudalen Teil des Thalamus der anderen Seite kommendes Bündel sei, in
welchem auch einige der Trigeminusbahnen verlaufen sollen. Ein anderes, bedeutendes Kontingent (der frontale Teil) besteht aus Fasern, die von einem Teil des
Nucleus commissurae posterioris (Nucleus fasciculi longitudinalis)
kommen, der auf der dorsalen Seite des Kernes, vor dem Eingang in den Aquaeductus gelegen ist. Dieser Teil besteht aus großen Nervenzellen und wird als
Nucleus intracommissuralis bezeichnet. Endlich wird die in Frage stehende
Commissur von Markfasern durchzogen, die sich nachher an der Bildung des
Fascic. retroflexus beteiligen.

Ein anderer Teil der Commissur wird von efferenten Fasern der Subst. nigra
von einem Bündel Fasern gebildet, die zwischen den ventro-medialen Polen der
Nuclei subthalamici verlaufen; sie bilden einen Teil der Commissura hypothalamica (Abb. 68).

Endlich muß noch hervorgehoben werden, daß in den mehr proximal gelegenen Schichten der Eminentia bigemina posterior, oberhalb des Aquaeductus, eine teilweise aus Fasern der lateralen Schleife gebildete Kreuzung stattfindet. Nun ist es möglich, daß wirklich Commissurenfasern, welche die beiden
Eminentiae bi-(quadri-)geminae posteriores untereinander vereinigen,
an der Bildung dieser Kreuzung beteiligt sind.

b) Extragriseale Leitungen.

α) Optische Bahnen des Mittelhirns.

Infolge von Läsionen eines Nervus opticus bei Tieren, welche eine fast vollständige Opticuskreuzung aufweisen, verschwindet im Corpus bigeminum anterius der Gegenseite, außer einem unbedeutenden Anteil des Stratum zonale,
ein beträchtlicher Teil des Stratum optici (Abb. 60). Deshalb nimmt man an, daß
sich in dieser letzten Schicht die zentrale Fortsetzung eines Teiles der cortico-
petalen und vielleicht auch der Ursprung eines Teiles der cortico-fugalen Sehbahnen befindet. Erstere treten vielleicht mit den Faserzügen des Brachium
quadrigeminum anticum aus und gelangen zum Occipitallappen (Area
striata). Beim Menschen sind die optischen Mittelhirnbahnen, im Vergleich zu
den cortico-petalen Sehbahnen, sehr spärlich, während sie bei den *Säugetieren*
sehr zahlreich vorhanden sind.

β) Verbindungen des Mittelhirns mit anderen Teilen des Zentralorgans.

Die Verbindungen zwischen dem Mittelhirn und anderen Teilen des Zentralnervensystems sind zahlreich. Von den des Linsenkernes und des Pes mit dem

Corpus Luysii wurde weiter oben bei der Beschreibung dieses Ganglions gesprochen. Hier beschränke ich mich auf die von den wichtigsten Bündeln gebildeten, nämlich diejenigen, welche den Nucleus ruber mit dem Groß- und Kleinhirn in Verbindung setzen.

Es ist hier nicht der Ort zu erörtern, aus welchen Kleinhirnzonen die cerebellorubralen Bündel entspringen, welche für den roten Kern bestimmt sind. Ich hebe hier nur hervor, daß sie, den meisten Autoren nach, vom Dentatus und den anderen Kleinhirnkernen stammen sollen (EDINGER, PROBST, KOSTERMANN, ANTON-ZINGERLE). Die Resultate meiner an Serienschnitten eines Gehirnes, in welchem eine linke Kleinhirnaplasie vorlag, durchgeführten Forschungen haben bewiesen, daß das in Rede stehende Bündel, in Übereinstimmung mit BESTA, aus einer bedeutenden Anzahl von vorwiegend aus der Kleinhirnrinde stammenden Nervenbündeln besteht. Sicher ist, daß die Fasern der Brachia conjunctiva sensu strictiori zum großen Teil im roten Kern endigen und daß gerade einige Bündel, als cerebellares Kontingent, den ventralen und teilweise den medialen Anteil der Markkapsel bilden, während andere um die Nervenzellen des Kernes endigen. Ein anderer Teil der Markkapsel (Abb. 68) jedoch wird von Bündeln aus der Großhirnrinde (cortico-rubrales Kontingent) kommender Fasern gebildet. Aus den von MONAKOW und LA SALLE-ARCHAMBAULT angestellten Untersuchungen ist zu folgern, daß cortico-rubrale (frontale, operculo-zentrale und temporale) Ausstrahlungen fast in der ganzen dorsalen Zone der Markkapsel, in einem großen Teil der lateralen Zone und ein wenig auch in der medialen Zone des roten Kernes endigen. Mit meinen Befunden, im Falle der weiter oben erwähnten linken Kleinhirnaplasie, habe ich indirekt die Bestätigung der Existenz der erwähnten Beziehungen geliefert, außerdem gelang es mir festzustellen, daß die Fasern des cerebellaren Kontingentes (des Bindearmes) sich in der grauen Substanz des roten Kernes nicht nur längs der caudalen Hälfte des Hauptanteils des roten Kernes (MONAKOW), sondern (im Einklang mit dem Befund BRUNS und YAMURAS) auch in der proximalen Hälfte desselben verteilen.

Die Beziehungen des Nucleus ruber mit dem Rückenmark (vermittels des Fasc. rubrospinalis) wurden schon im Kapitel über die Struktur des Rückenmarks besprochen.

γ) Durchziehende Bahnen.

Von den das Mittelhirn durchziehenden Bahnen verlaufen einige im Pes, andere im Haubengebiete. Erstere werden von verschiedenen starken Markfasersystemen gebildet, unter denen besonders zwei Gruppen hervortreten, eine, welche dazu bestimmt ist, einige Lappen der Großhirnhemisphären mit gewissen Kleinhirnläppchen der Gegenseite zu verbinden; die andere, welche die ROLANDOsche Zone mit der Oblongata und mit dem Rückenmark (Pyramidenbahnen in sensu lato) verbindet. Von innen nach außen fortschreitend findet man folgende Bahnen (Abb. 69):

1. Die fronto-ponto-cerebellare Bahn, die im Lobus praefrontalis (im vorderen Teil des Operculum) beginnt, durch das vordere Segment der inneren Kapsel zieht und sich in die ventro-medialen Gruppen der Pyramidenbündel der Brücke fortsetzt. Zwischen diesen Fasern eingestreut befinden sich andere (cerebello-ponto-cerebrale) Bahnen, welche sich nach oben fortsetzen und wahrscheinlich längs des vorderen Segmentes der inneren Kapsel verlaufen, um den Lobus praefrontalis zu erreichen.

2. Es folgt dann die cortico-bulbäre Bahn, in welcher Fasern verlaufen, die dazu bestimmt sind, die Hirnrinde mit den in der Haubenregion des Pons und der Oblongata liegenden Nerven (V, VII, IX, X, XII) in Verbindung zu setzen.

3. Lateral von der vorigen liegt die cortico-spinale (Pyramiden-) Bahn, die ungefähr ³/₅ des Hirnschenkelgebietes einnimmt. Die genaue Ausdehnung der Zone,

in welcher die erwähnten Bahnen verlaufen, ist aber noch nicht genau festgestellt ($^2/_4$ nach Charcot — $^3/_4$ nach Déjérine und Quensel). Aus einigen meiner Forschungen geht hervor, daß eine deutliche Grenze zwischen dieser und den beiden angrenzenden Zonen nicht besteht. Die Bahn für die Beinmuskulatur liegt lateralwärts von der für den Arm bestimmten.

4. Es folgt die temporo-occipito-ponto-cerebellare Bahn, in welcher Fasern enthalten sind, die vom Schläfen- und Hinterhauptlappen stammen und zu bestimmten Gruppen der Substantia grisea pontis ziehen. Von diesen Beziehungen ist schon bei den durchziehenden Bahnen der Brücke die Rede gewesen (vgl. auch die Abb. 24).

Ferner findet man im Hirnschenkel (wenn auch weder konstant, noch bei den verschiedenen Individuen gleich entwickelt) ein zum Teil der Haube, zum Teil dem Fuße angehöriges Bündel; es ist leider reich an zahlreichen Synonymen und daher ziehe ich vor, mit Déjérine dasselbe Pes lemniscus superficialis zu nennen (Spitzkasches Bündel). Die Fasern jedes Bündels sind bereits auf den proximalen Schnitten der Brücke sichtbar und zwar am medialen Rande des medialen Lemniscus, von dem sie

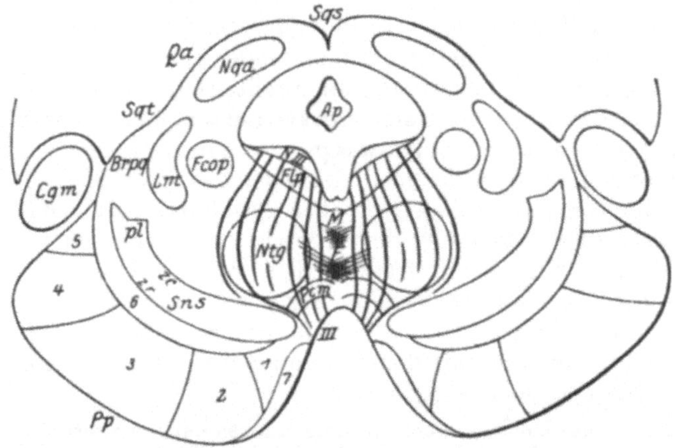

Abb. 69. Halbschematischer Frontalschnitt durch den mittleren Teil der Eminentia bigemina anterior des Menschen. *Ap* Aquaeductus Sylvii; *Cgm* Corpus genicul. mediale; *F* ventrale Haubenkreuzung (Forel); *Flp* Fascic. long. posterior; *Lm* Lemniscus superior; *M* fontaineförmige Haubenkreuzung (Meynert); *Nga* weiße und graue Substanz der Eminentiae bi(quadri)geminae anteriores; *Ntg* Nucleus ruber; *nIII* Nucleus nervi oculimotorii; *Pcm* Pedunc. corp. mammillaris; *Pp* Pes pedunculi; *Qa* Emin. bigemina anter.; *Sns* Subst. nigra; *Sqs* Sulcus corporis sagittalis quadrigemini; *Sqc* Sulcus corporum bi(quadri)geminorum transversus; *zc* Zona compacta; *zr* Zona reticul.; *Brpq* Brachium corp. quadrig. posterius; *Fcop* Bündel aus der hint. Commiss.; *pl* Proc. retic. subst. nigrae; *1* Frontocerebellare und cerebellofrontale Bahn; *2* Tractus corticobulbares; *3* Tractus corticospinales (Py-Bahnen); *4* Temporo-occipito ponto-cerebellare Bahn; *5* Zone des Pes lemniscus prof.; *6* Stratum intermedium; *7* Pes lemniscus superficialis. (Nach Obersteiner, zum Teil von mir modifiziert.)

sich immer mehr entfernen, um sich der Mittellinie zu nähern, bis sie, nachdem sich die Bildung des Pes pedunculi vollzogen hat, ein wirkliches Bündel bilden, das sich am medialen Rande (des Pes pedunculi) halbmondförmig verlängert. Schließlich umgibt es, nachdem es sich um dessen ventrale Oberfläche gewunden hat, den lateralen Rand des Pes (faisceau en écharpe). Verschieden von dem Vorhergehenden ist der Pes lemnisci profundus, der von einem Bündel dichter Fasern gebildet wird (Abb. 69), welches sich vom dorsalen Rand des Pes abhebt, sich lateralwärts richtet und in den centralen Anteil der Hauptschleife gelangt. Die Autonomie dieses Bündels wurde besonders durch das Studium an Serienschnitten von Gehirnen studiert in Fällen, wo infolge von herdförmiger Zerstörung im fronto-parieto-temporalen Operculum das Bündel degeneriert war.

Von den die Mittelhirnhaube durchziehenden Bahnen sind folgende hervorzuheben:

Oberhalb des medialen Fünftels des Pes findet man zu beiden Seiten der Medianlinie die Bindearme, welche auf dem Querschnitt eine fast ovale Form zeigen, daher der Name weiße Haubenkerne. Von ihrem medialen Rande treten

Fasern aus, die sich entsprechend der Medianlinie, welche in den distalen Schnitten von der Raphe eingenommen wird, kreuzen (Abb. 58); die Fasern der Kreuzung, welche unter dem Namen WERNEKINKsche Commissur bekannt sind, endigen zum großen Teil im roten Kern. Die Hauptschleife, die hier den Namen oberer Lemniscus erhalten hat, verläßt die ventrale Lage und dehnt sich immer mehr seitwärts aus, um teilweise als Schleifenschicht der Eminentia bigemina anterior zu endigen (Abb. 69).

An den durchziehenden Bahnen des Mittelhirnes (wie auch der Brücke und der Oblongata) beteiligt sich der Fasciculus post. longitudinalis (Abb. 69). Der Ursprung dieses Bündels ist noch dunkel. Nach einigen Autoren kommt es vom Thalamus und vom Höhlengrau; sicher ist, daß es in dem Gebiet des III. Kernes, immer neben der Raphe gelegen, sehr deutlich wird. Es ist eines der längsten Haubenbündel und besteht aus zahlreichen Kategorien von Fasern, die zum Teil in aufsteigender, zum Teil in absteigender Richtung degenerieren. Die letzteren gelangen bis zum Rückenmark, die ersteren hingegen bestehen aus Fasern, welche der DEITERSsche Kern zu den motorischen Augenmuskelkernen abgibt und so den Tractus vestibulo-nuclearis bildet. Ein anderes Kontingent nimmt seinen Ursprung vom Nucleus commissuralis.

3. Markreifung.

Ähnlich wie bei der Oblongata und der Brücke haben wir auch beim Mittelhirn nur unvollständige Angaben über die Markreifung seiner Formationen.

Besonderheiten in der Myelinisierung einiger Gebilde verdienen jedenfalls hervorgehoben zu werden. Aus den FLECHSIGschen Untersuchungen geht hervor, daß manche Faserbündel der Mittelhirnhaube beim menschlichen Foetus von 32—34 cm Länge Markfasern bereits zu einer Zeit enthalten, in der einige Zonen der grauen Substanz (Centre médian, Corpus subthalamicum), mit denen sie in Beziehung treten, bloß Spuren einer Markbildung aufweisen.

Das erste Markbündel des Mittelhirns, in welchem, nach MONAKOW, beim Menschen die Myelinisierung beginnt, ist der Fasciculus praedorsalis; auch die Fasern der fontaineartigen Kreuzung (Meynertii) myelinisieren sich frühzeitig.

In den aus dem Mesencephalon (sowie dem Metencephalon und dem Myelencephalon) stammenden Wurzelfasern der Hirnnerven tritt die Markumhüllung im vierten und fünften Monat des intrauterinen Lebens auf. In der Radix mesencephalica trigemini beginnt sie im sechsten foetalen Monat, später myelinisieren sich der Fasciculus rubro-spinalis, die Substantia reticularis grisea (mit Ausnahme ihres dorsalen Teiles), der Ursprungskern des III. und IV. Hirnnerven, die Markfasern des roten Kernes, der Eminentiae bigeminae und der oberen Schleife. Zuletzt kommen die zwischen den Nervenzellen der Substantia nigra und dem dorsolateralen Teil der Substantia reticularis grisea gelegenen Nervenfasern. Nach MONAKOW myelinisieren sich in den Eminentiae bigeminae anteriores zuerst die Commissurenfasern.

ARTOM fand in meinem Laboratorium bei einem *Macacus* von drei Wochen die Nervenfasern des Nucleus eminentiae bigeminae posterioris fast gänzlich marklos, während sich der Lemniscus lateralis, der in demselben endigt, in einem Stadium vorgeschrittener Markumhüllung befand. Vergleicht man endlich die Zeit der Myelinisierung des Marknetzes der Ursprungskerne

der Hirnnerven (III. und IV. Paar) beim Menschen und bei den *Affen*, so sieht
man, nach den Befunden desselben Autors, daß sie später als in den entsprechenden Wurzelfasern auftritt.

VI. Topographie.

Aus dem Vorhergehenden ergibt sich, daß sich im Mesencephalon von oben
nach unten fortschreitend, folgende Gebilde (Abb. 69) vorfinden: das Corpus
quadrigeminum posterius (caudalwärts) und die eigentliche Substanz des Corpus quadrig. anter. (frontalwärts), die optischen Bahnen inbegriffen; die Substantia grisea centralis, die hintere Commissur, die Kerne des III. und IV.
Paares, der Fasciculus longitud. dorsalis, der Nucleus ruber, der Lemniscus superior, die Substantia nigra mit dem Stratum intermedium;
der Pes pedunculi mit dem entsprechenden Pes lemniscus superficialis
und profundus. Längs der Mittellinie beobachtet man sodann die beiden
Haubenkreuzungen, die dorsale und die ventrale.

VII. Vasoarchitektonik.

Was die Gefäßversorgung des Mesencephalon betrifft, müssen wir zwei
Zonen unterscheiden, nämlich die Basis und die Decke (das Gewölbe).

1. Gefäße der Basis.

Die Basis bezieht ihr Blut aus den Aa. cerebellar. superiores, den Aa.
cerebrales post., den Aa. communicantes posticae (und den Aa. chorioideae); von diesen oberflächlichen Arterien nehmen dann die Äste für die Mittel-
hirnsubstanz ihren Ursprung (Abb. 71).

Wir wollen zuerst die oberflächlichen Arterien (a, b, c) und nachher die die
Nervensubstanz versorgenden (α, β) beschreiben.

a) Die Aa. cerebellares superiores; während ihres Verlaufes im Sulcus
ponto-mesencephalicus geben sie einige für die Basis des Mesencephalon
bestimmte Ästchen und 2—3 pedunkuläre Äste ab, von denen einige direkt in
das Innere des Pedunculus cerebri eindringen.

b) Die Aa. cerebrales posticae (Endäste der Art. basilaris) überschreiten
zuerst die vordere, dann die laterale Fläche der Basis, parallel zu den vorigen
Arterien verlaufend; von diesen bleiben sie durch eine schmale Zwischenschicht
getrennt, in deren medialem Ende der Oculimotorius liegt. Von diesen Arterien zweigen sich gleich oberhalb der Ursprungsstelle des genannten Nerven die
Aa. communicantes posteriores ab.

c) Die Art. communicans posterior, die vor dem Hirnschenkel verläuft, gibt 8—15 pedunkuläre Zweige ab, die sich auf der Oberfläche des Pedunculus cerebri verteilen und zum Teil in dessen Inneres eindringen.

Alle diese Äste bilden auf der Basis des Mesencephalon, sich verzweigend
und untereinander anastomosierend, ein Netz, das in der Fossa interpeduncularis sehr dicht ist.

Von diesem Netz zweigen die in das Mesencephalon eindringenden Arterien ab; man kann sie (nach STERZI) in Aa. centrales und periphericae
einteilen (Abb. 71).

α) Die Aa. centrales (ventrales) stammen aus dem in der Fossa interpeduncularis befindlichen Plexus. Sie dringen vom Grunde der Fossa interpeduncularis ein, unmittelbar zu den Seiten der medianen Furche, ziehen dann, eine
seichte Kurve mit lateraler Konvexität bildend und weiterhin gerade verlaufend,
bis zur zentralen grauen Substanz (Abb. 71c); hier angelangt wenden sie sich

nach außen, unmittelbar hinter den Kernen des IV. und III. Nerven und erreichen so die **Eminentiae bigeminae**, wo sie sich verzweigen.

β) **Die Aa. periphericae** (Abb. 71 *f*): Man kann sie in zwei Arten einteilen; die einen kommen von der **Fossa interpeduncularis**, die anderen von der Oberfläche der mesencephalen Basis (oberflächliche Arterien). Die ersteren (Aa. interpedunculares) kommen aus der **Fossa interpeduncularis** und dringen durch die vielen Öffnungen in der **Substantia perforata post.** ein. Diese kleinen Arterien verzweigen sich im bulbothalamischen Bündel, im oberen Kleinhirnschenkel, im roten Kern und in der **Substantia nigra**. Die in das **Mesencephalon** eindringenden Arterien sind Endarterien im Sinne Cohnheims. Die oberflächlichen dringen unregelmäßig durch die ganze mesencephale Oberfläche ein.

Da die Aa. **centrales**, die in die Basis des **Mesencephalon** eindringen, die Hauptarterien darstellen, ist ihr Verteilungsgebiet das wichtigste, und die Capillaren gehören demnach hauptsächlich ihnen an. Unter den Capillarnetzen, die von den Zentralarterien gespeist werden, verdienen drei eine besondere Beachtung, nämlich das Netz der Oculimotoriuskerne, das der roten Kerne und das des vorderen Teiles der Hirnhäute.

Die aus den capillaren Netzen stammenden Venen werden in zentrale und peripherische eingeteilt. Die ersteren zeigen einen den Arterien entgegengesetzten Verlauf; sie entspringen in den Kernen der motorischen Augennerven (Vv. **nucleares**) und endigen in den **Plexus der Fovea interpeduncularis**. Die peripherischen Venen finden sich auf der ganzen Oberfläche der Basis des Mittelhirns, zusammen mit den gleichnamigen

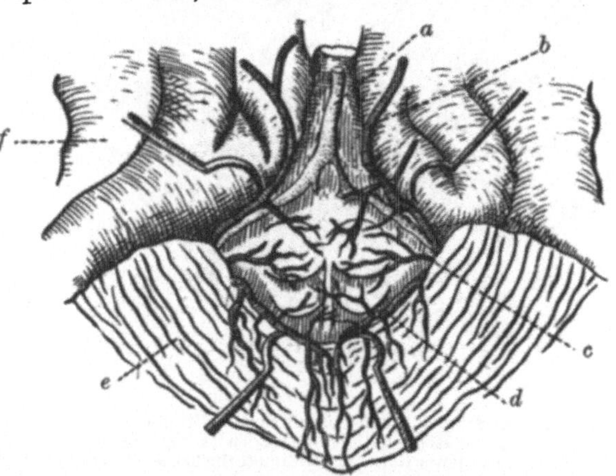

Abb. 70. Arterien des mesencephalen Gewölbes des Menschen, dargestellt durch Eröffnen der queren Hirnspalte und Erweiterung ihres Grundes mittels Häkchen. *a* Vena cerebri magna; *b* Art. cerebralis posterior; *c* Art. gemellaris media, ein absteigender Ast der Art. cerebri post. (Sterzi); *d* Art. cerebellaris superior; *e* Kleinhirn; *f* Hinterhautlappen (vorderer oberer Teil). (Nach Sterzi.)

Arterien, ohne jedoch von ihnen begleitet zu werden. Alle diese Venen endigen in einem oberflächlichen Netz, das in der **Pia** gelegen ist, in der man zahlreiche geschlängelte Ästchen, welche in die abführenden Venen der Basis des **Mesencephalons** münden, beobachtet (Abb. 48). Das Blut des oberflächlichen Netzes wird durch zwei Venen, die Vv. **basilares**, eine rechte und eine linke, abgeführt. Dieselben entstehen an den Seiten des **Chiasma** durch den Zusammenfluß der Vv. **cerebrales anteriores** mit den Vv. **cerebrales mediae in sensu strictiori**; sie kreuzen die **Tractus optici** und gelangen an den medialen Rand des betreffenden Hirnschenkels (Abb. 48). Hier ändern sie die Richtung und ziehen, medialwärts umbiegend, parallel und benachbart zu dem **Tractus (optici)**. Auf diese Weise umgeben sie den betreffenden **Pedunculus cerebri**, kreuzen die laterale Furche des Mittelhirns und vereinigen sich, lateral von den oberen **Eminentiae bigeminae** verlaufend (Abb. 51), mit den Vv. **cerebrales internae**, die **Vena magna cerebri** (**Vena Galeni**) bildend.

Das oberflächliche venöse Netz ergießt sich zum größten Teil entweder in die

Venae cerebrales internae, beziehungsweise in die Großhirnvenen durch Zweige, welche auf dem Wege durch den hinter der Decke des Mittelhirns gelegenen intraarachnoidalen Raum zu diesen Stämmen gelangen.

2. Gefäße der Decke.

Die Arterien der Mittelhirndecke sind in erster Reihe Äste der Art. basilaris, und entstammen den Aa. cerebellares superiores, den Aa. mediae der Eminentiae bigeminae und den Aa. cerebrales posticae.

Die Aa. cerebellares superiores geben, während sie den oberen Wurm erreichen, einige aufsteigende Ästchen (Rami bi[quadri]geminales inferiores) (Abb. 70) ab, die sich in den hinteren Vierhügeln, im Sulcus medianus und im Brachium genic. posticum verästeln.

Die Aa. bi(quadri)geminales (Sterzi), welche von den Aa. cerebrales posticae stammen, erreichen den Sulcus quadrigeminus transversus und lösen sich in kleinere, in allen vier Corpora bigemina endigende Zweige auf.

Die Aa. cerebr. posticae geben an der Stelle, wo sie um das Splenium corp. callosi biegen, absteigende Äste ab (Aa. quadrigeminales super.), die zur Versorgung der Vierhügel beitragen. Alle diese Verzweigungen bilden ein reiches Netz, das sich in der Decke des Mesencephalon verbreitet. Von ihm zweigen zahlreiche kleine Ästchen

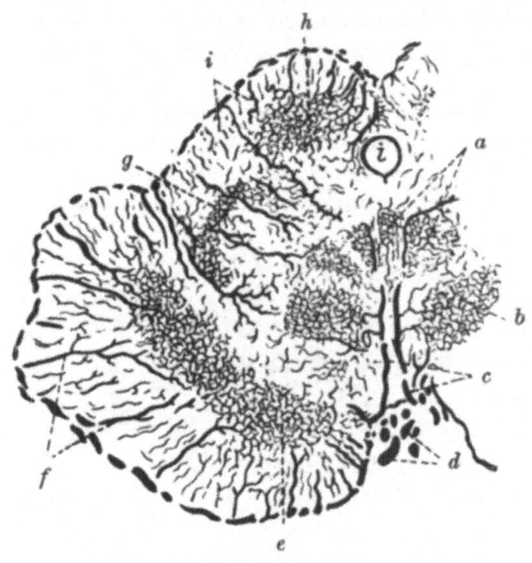

Abb. 71. Querschnitt durch das injizierte Mittelhirn eines Menschen auf der Höhe der Mitte der Corpora quadrigemina anteriora. *a* arterielles Netz der Oculimotoriuskerne; *b* arter. Netz des roten Kernes; *c* Zentralarterien; *d* Plexus der Fovea interpeduncularis; *e* arter. Netz der Substantia nigra; *f* peripherische Arterien; *g* vorderes Haubennetz; *j* Arterien der Corpora quadrigemina ant.; *h* Gefäßnetz ihres Kernes; *i* Aquaeductus Sylvii. (Nach Sterzi.)

ab, welche, die zonale Schicht überschreitend, sich im capillaren Netz der Vierhügel auflösen.

Von dem in den Vierhügeln enthaltenen capillaren Netz entspringen kleine Venen, die in entgegengesetzter Richtung wie die gleichnamigen Arterien verlaufend, die Oberfläche der Mittelhirndecke erreichen und dortselbst endigen, indem sie ein ziemlich dichtes, in der Pia gelegenes Netz bilden.

Literatur.

Mittelhirn.

Allgemeindarstellungen.

Cajal, Ramón y: Histologie du système nerveux de l'homme et des *vertébrés*. Bd. 2, S. 153—193 u. 231—280. Paris: Maloine 1911. — **Déjérine**: Anatomie des centres nerveux. Bd. 2, S. 48--56, 73—82, 344—368, 377—403. Paris 1901. — **Edinger**: Vorlesungen über den Bau der nervösen Zentralorgane. Leipzig: Vogel 1911. S. 287—318 u. 350—351. — **Mingazzini**: Anatomia clinica dei centri nervosi. Torino 1913. S. 384—398. — **Monakow**: Großhirnpathologie. 2. Aufl. Wien: Hölder 1905. S. 103—121. — **Obersteiner**: Anleitung beim Studium des Baues der nervösen Zentralorgane. 4. Aufl. Wien: Deuticke 1901. S. 362—373

u. 461—475. — **Sterzi:** Anatomia del sistema nervoso centrale dell'uomo Bd. 2, S. 273 bis 440. Padova: Draghi 1915. — **Winkler:** Op. omnia, T. 8. Harlem, 1927. — **Ziehen:** Anatomie des centr. Nervensystems. 2. Abteil. Mikrosk. Anat. d. Gehirns. 2. Teil. S. 555 bis 610.

Einzelarbeiten.

Alsberg: Zitiert bei Neuberg; s. d. — **Bauer, J.:** Die Substantia nigra Sömmeringi. Obersteiners Arbeiten Bd. 17, S. 435—512. 1909. — **Boettiger:** Beiträge zur Lehre von der chronischen progressiven Lähmung usw. Arch. f. Psychiatrie u. Nervenkrankh. Bd. 21. — **Bumke:** Die Störungen des sympathischen Systems in „Handbuch der Neurologie" v. LEWANDOWSKY Bd. 2, S. 1904. Berlin: Julius Springer 1904. — **Calligaris:** Beiträge zum Studium der Zellen des Locus coeruleus. Monatsschr. f. Psychiatrie u. Neurol. Bd. 24, S. 339—353. 1908. — **v. Economo** u. **Karplus:** Zur Physiologie und Anatomie des Mittelhirns. Arch. f. Psychiatrie und Neurologie Bd. 46. 1909. — **Frank, C.:** a) Über die Lokalisation in den Augenmuskelnervenkernen usw. Ebenda Bd. 26, S. 200—227. 1921. — b) Ulteriori studi sopra i due nuovi nuclei nel mesencefalo. Arch. di neurol. e psich. Bd. 2. 1921. — **Hatschek, R.:** Zur vergleichenden Anatomie des Nucleus ruber t. Arb. a. d. neurol. Inst. d. Wiener Univ. Bd. 15, 48 S. 1907. — **Jacob:** Die extrapyramidalen Erkrankungen usw. Berlin: Julius Springer 1923. S. 28—34. — **Mendel:** Über den Ursprung der Augenfacialis. Neurol. Zentralbl. Bd. 6, S. 537—542. 1887. — **Mingazzini:** Sulla fine struttura della substantia nigra Soemmeringi. Atti d. Reale Accad. dei Lincei, rendiconto Bd. 5, 8 S. 1888. — **Neiding-Frankfurter:** Über das Vorkommen des EDINGER-WESTPHALIschen Kernes usw. Neurol. Zentralbl. Bd. 30, S. 1282. 1911. — **Neuberg:** Zur chemischen Kenntnis des Melanins. Virchows Archiv f. pathol. Anat. u. Physiologie 1908. — **Pacetti:** Sulla lesione del tronco dell'encefalo nella tabe. Riv. sperim. di freniatr., arch. ital. per le malatt. nerv. e ment. Bd. 20, 43 S. 1895. — **Panegrossi:** a) Contributo allo studio anatomico fisiologico dei centri dei nervi oculomotori etc. Lavori d. laborat. di anat. d. univ. di Roma Bd. 6, 53 S. 1898. — b) Weiterer Beitrag zum Studium der Augenmuskellähmungen. Monatsschr. f. Psychiatrie u. Neurol. Bd. 16, S. 268—376. 1903. — **Piltz:** Über ein Hirnrindenzentrum usw. Neurol. Zentralbl. Bd. 18, S. 875. 1899. — **Sano, T.:** Beiträge zur vergleichenden Anatomie der Substantia nigra usw. Monatsschr. f. Psychiatrie u. Neurol. Bd. 27/28. 1910. — **Wilbrand** u. **Sänger:** Die Neurologie des Auges. Bd. III, 341. München-Wiesbaden: Bergmann 1906.

E. Das Kleinhirn.

Von

A. Jakob
Hamburg.

Mit 217 Abbildungen.

Das Studium der feineren Anatomie des Kleinhirns setzt die genaue Kenntnis der Morphologie dieses Organs voraus. Gerade die morphologischen Fragen des Kleinhirns haben durch die grundlegenden Forschungen der letzten Jahrzehnte eine wesentliche Förderung erfahren, so daß der Gesamtaufbau dieses Gehirnteiles uns heute wesentlich klarer geworden ist. Es soll daher der Abhandlung der feineren Anatomie des Kleinhirns ein gedrängter Überblick über die wichtigsten Forschungsergebnisse rein morphologischer Art vorangeschickt werden, insoweit diese für das Verständnis unseres eigentlichen Themas unumgänglich notwendig sind.

I. Die morphologische Gliederung nach phylogenetischen und ontogenetischen Gesichtspunkten.

Das menschliche Kleinhirn besteht aus einem Mittelstück, dem Wurm, und seinen bilateralen Seitenstücken, den Hemisphären; Wurm und Hemisphären werden nach außen hin von einer im Prinzip überall gleich gebauten grauen Rinde bedeckt, dann folgt das Marklager, welches die inneren grauen Kerne (Nucleus dentatus, Nucl. emboliformis und globosus, Nucl. tecti) umschließt. Mit den benachbarten Organen des Zentralnervensystems ist das Kleinhirn durch drei Arme verbunden: durch das Corpus restiforme — dem hinteren Kleinhirnarm — mit der Medulla oblongata, durch das Brachium pontis — dem mittleren Kleinhirnarm — mit dem Pons und durch das Brachium conjunctivum — dem vorderen Kleinhirnarm — mit dem Mittel- und Großhirn.

Bekanntlich ist das Kleinhirn an seiner Oberfläche durch eine große Zahl zumeist transversal verlaufender Lamellen und Furchen ausgezeichnet, die im einzelnen von den alten Anatomen mit rein beschreibenden, mitunter phantastischen Namen belegt worden sind. Diese Bezeichnungen, die zum Teil wenigstens auf Reil und Burdach zurückgehen und nur das reife menschliche Organ berücksichtigen, sind auch heute noch in der modernen Literatur geläufig. Bekanntlich unterscheiden wir an der dorsalen Oberfläche des Wurmes (vgl. Abb. 1), dem sogenannten Oberwurm, von vorne nach hinten: die Lingula, den Lobulus centralis, den Monticulus mit dem vorderen Culmen und dem hinteren Declive, das Folium vermis und das Tuber vermis; an der Unterseite des Wurmes — dem Unterwurm — (vgl. Abb. 2) von hinten nach vorn an das Tuber anschließend, das zum Teil bereits unten gelegen ist, die Pyramis, die Uvula und den Nodulus. In den Hemisphären (Abb. 1 und 2) unterscheiden wir beiderseits außer dem Vinculum lingulae und der Ala lobuli cen-

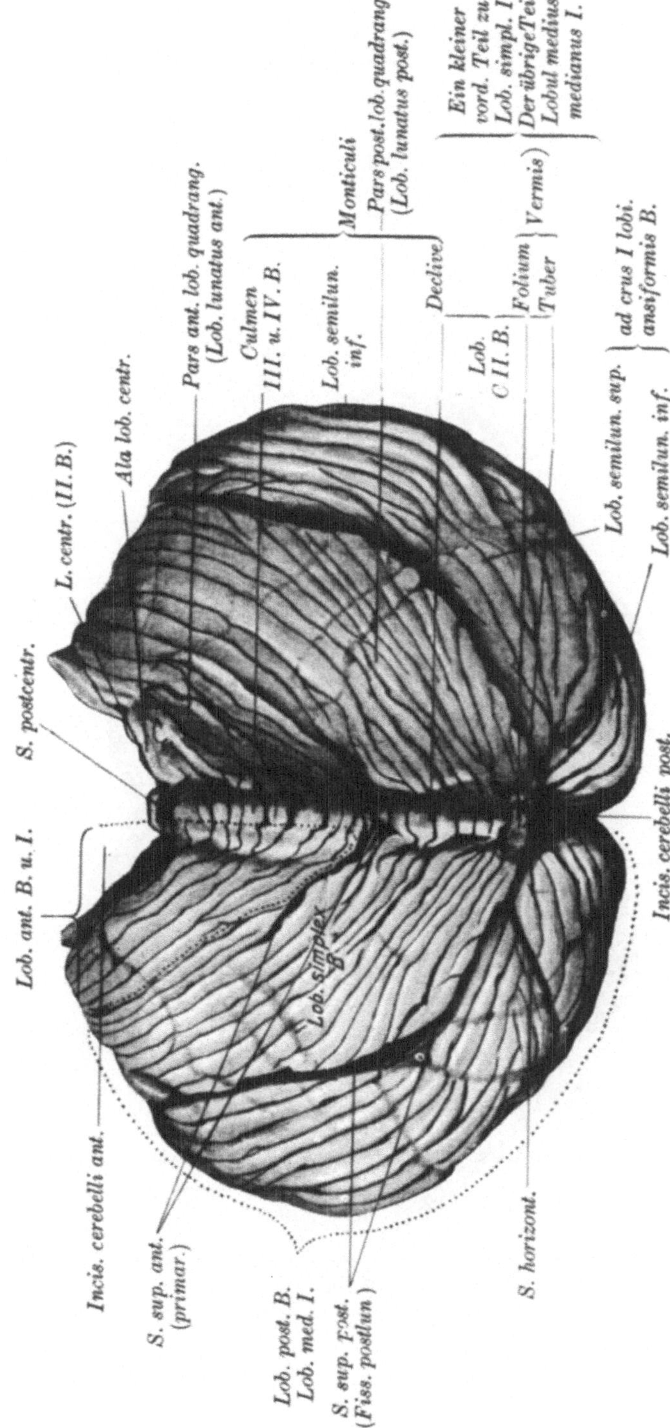

Abb. 1. Kleinhirn des erwachsenen Menschen von der Oberfläche aus gesehen. Natürliche Größe. Alte Nomenklatur und Neueinteilung des Kleinhirns. [Nach BOLK (B) u. INGVAR (I).]

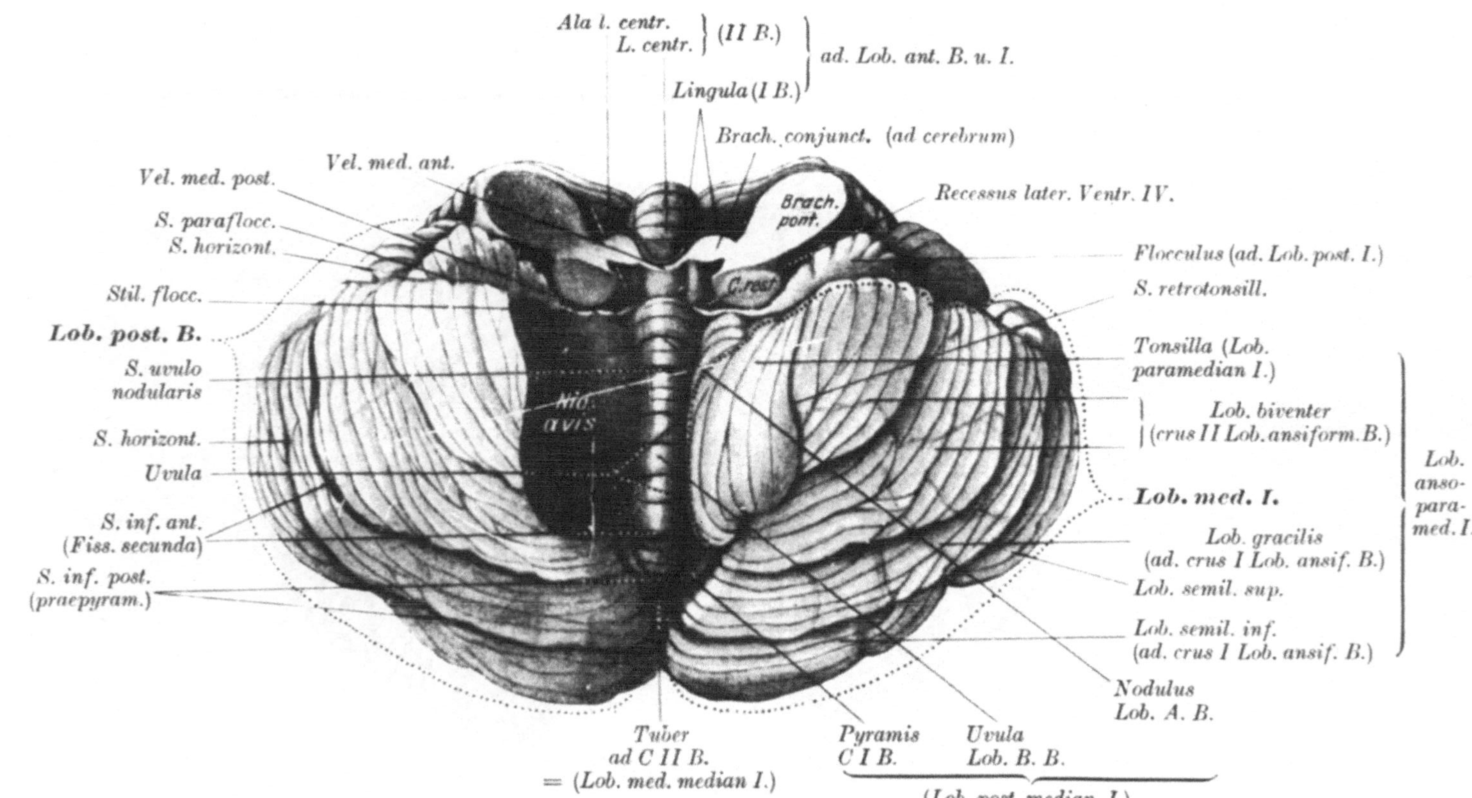

Abb. 2. Kleinhirn des erwachsenen Menschen von unten gesehen. Sonst wie Abb. 1. (Auf der einen Seite ist die Tonsille weggenommen, damit der Nidus avis und das Vel. medull. post. gut zur Anschauung gelangen.)

tralis an ihrer dorsalen Oberfläche einen vorderen Oberlappen, den **Lobus quadrangularis** mit einer **Pars anterior** und **posterior**, der neben dem Monticulus liegt, einen hinteren Oberlappen, den **Lobus semilunaris superior**, der durch das **Folium vermis** mit dem der anderen Seite verbunden scheint. Daran schließt sich, größtenteils bereits auf der Unterfläche gelegen, der **Lobus semilunaris inferior** mit dem **Lobus gracilis**, dann folgt der **Lobus biventer** oder **cuneiformis**, die **Tonsille** und der **Flocculus** mit dem **Paraflocculus**.

Zwischen dem lateralen Rande der Uvula und des Nodulus einerseits und dem Flocculus und Paraflocculus andererseits spannt sich bilateral an der Basis des Kleinhirns eine paarige Membran oder Marklamelle aus, welche **Velum medullare posterius** genannt wird (Abb. 2). Nach vorn setzt sie sich an dem zentralen Markkern fest und geht lateralwärts in den Flockenstil (Abb. 2) über; mit einem freien konkaven Rande ist sie nach abwärts gerichtet und bedeckt einen Teil der Rautengrube, um nach hinten in das eigentliche Dach des Nachhirns, die **Tela chorioidea ventric. IV.** überzugehen. Das Vel. med. post. wird von der Tonsille überlagert, so daß es nur nach Entfernung dieses Kleinhirnteiles ganz sichtbar wird; es bietet dann eine vertiefte von der Tonsille überlagerte weiße Membran, welche den alten Anatomen bereits bekannt, als **Nidus avis** (Abb. 2) bezeichnet wird. Das **Velum medullare anterius** (Abb. 2) ist eine dünne unpaarige Markmembran, welche zwischen den vorderen Kleinhirnarmen ausgespannt, die Verbindung des Kleinhirns nach vorn mit der Vierhügelplatte darstellt und den vorderen Teil des Kleinhirnventrikels überbrückt.

Bei der rein anthropotomischen Einteilung gelten die **Hemisphären als laterale Anhänge des Wurmes** und jedem **Wurmabschnitt** wird ein bestimmter Hemisphärenteil zugesprochen. KÖLLIKER, HENLE und SCHWALBE versuchten bereits auf Grund ontogenetischer Studien eine Zusammenfassung einzelner Läppchen zu größeren Teilabschnitten, wobei sie jedoch an dem alten topographischen Einteilungsprinzip haften blieben. Ich gebe im folgenden das bekannte alte anthropotomische **Kleinhirnschema**, das auch von ZIEHEN und DÉJÉRINE gebraucht, noch in fast allen modernen anatomischen wie neurologischen Lehrbüchern wiederzufinden ist (vgl. Abb. 1 und 2).

	Hemisphären.		Vermis.
	Vinculum lingulae		Lingula cerebelli
		← S. postlingualis →	
	Ala lobuli centralis		Lobulus centralis
		← S. postcentralis →	
Lob. sup.	Lobulus quadrangularis		Monticulus
	a) Pars anterior		1. Culmen
		← S. superior anterior →	
	b) Pars posterior		2. Declive
		← S. superior posterior →	
	Lobulus semilunaris superior		Folium vermis
		← S. horizontalis →	
Lob. post.	Lobulus semilunaris inferior		Tuber vermis
		← S. inferior posterior →	
	Lobulus gracilis		Tuber vermis
		← S. inferior anterior →	
	Lobulus biventer		Pyramis
		← S. retrotonsillaris →	
Lob. inf.	Tonsilla		Uvula
		← S. uvulo-nodularis →	
	Flocculus		Nodulus

Erst die neueren groß angelegten Studien über die Phylogenese und Ontogenese des Kleinhirns brachen mit diesem alten Einteilungsschema. Wenngleich sich auch die Ansichten der einzelnen Autoren bis heute noch nicht ganz decken, so haben uns doch diese morphologischen Studien einen wesentlich tieferen Einblick gewährt in den inneren Aufbau und den allmählichen Ausbau des Organs in der aufsteigenden Tierreihe bis zum Menschen und haben uns Tatsachen an die Hand gegeben, die für die feinere strukturelle Gliederung und physiologische Bedeutung des Gesamtorgans und seiner Einzelabschnitte von grundsätzlicher Bedeutung sind.

1. Überblick über die Phylogenese.

Die phylogenetische Entwicklung des Kleinhirns zeigt uns, daß bei prinzipiell gleicher feinerer Struktur die morphologische Gestaltung dieses Organs ungewöhnlich großen Schwankungen unterworfen ist. Sie lehrt uns weiter, daß sich dieses Organ im frontalen Anschlusse an die als Area statica zusammengefaßten Kerne der Körperstatik (Nn. vestibulares und die Nn. laterales) zwischen diesen und dem Tectum opticum entwickelt (Ariens Kappers 1921, C. J. Herrick 1924).

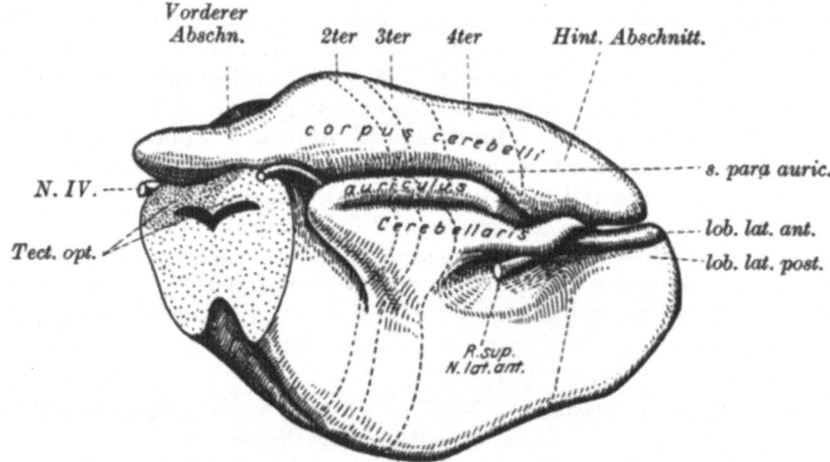

Abb. 3. Wachsrekonstruktion des Cerebellum von *Spinax niger*. (Nach Voorhoeve.)

Das einfachst differenzierte Kleinhirn zeigt sich — bei *Amphioxus* fehlt es ganz — bei den *Zyklostomen* (Falcone, Schaper, Johnston, Clark und Schilling, zitiert nach Ariens Kappers 1921) in Form einer dünnen „Cerebellarplatte" ohne Mittel- und Seitenstück, welche direkt hinter dem Tectum opticum gelegen eine dünne Verwachsung der oralen Seitenteile der Oblongata darstellt.

Diese Cerebellarplatte entwickelt sich orodorsal von den Kernkomplexen der Nn. laterales und vestibulares, welche als „Areae staticae" die laterale Begrenzung der Fossa rhomboidalis bilden. Histologisch besteht dieses primitive Kleinhirn aus einem Stratum moleculare, einer Körnerreihe, welche die direkte Fortsetzung der Area statica bildet; dazwischen liegen einige größere Zellelemente, die als Homologa der Purkinjezellen angesehen werden.

Das Kleinhirn der *Plagiostomen* (*Haie* und *Rochen*) ist bereits wesentlich weiter entwickelt (Abb. 3); nach Voorhoeve (1917) setzt es sich zusammen aus einem Mittelstück, dem Corpus cerebelli und zwei hinten und lateral gelegenen Auriculae; diese sind von jenem durch eine deutliche Längsfurche, den Sulcus para-auricularis getrennt. Dabei erweisen sich die Aurikel als direkte Fortsetzung der **Area statica**; sie sind gegenseitig durch eine Commissur verbunden und empfangen ihre Faserzüge aus den Kernen der Nn. **laterales** und **vestibulares**. Der Kleinhirnkörper, der einen weiten Hohlraum (**Ventriculus cerebelli**) einschließt, und der bei den größeren Vertretern der Plagiostomen bereits eine transversale Furchung zeigt (Abb. 4), empfängt einen reichen Zustrom von spino- und olivocerebellaren Fasern.

Die inneren Kleinhirnkerne fehlen hier (VOORHOEVE); dagegen findet sich auf der Höhe des Eintritts der Trigeminuswurzel im Boden des vierten Ventrikels eine bilaterale Erhebung, die „**Eminentia ventralis cerebelli**", in welcher ein großer Zellkern gelegen ist, von KAPPERS (1906) **Nucleus lateralis cerebelli** genannt. VAN HOEVELL (1916) sieht in dieser Kernmasse das primitive Homologon der inneren Kleinhirnkerne, namentlich des Nucleus tecti der *Säuger*.

In der Kleinhirnrinde dieser Tiere können wir bereits die bekannten drei Schichten (Molecular-, Purkinje- und Körnerschicht) unterscheiden (SAUERBECK, SCHAPER, HOUSER, CATOIS, DROOGLEEVER, FORTUYN). Ein großer Teil der Purkinjeneuriten, vornehmlich des Körpers, fließt dem **Nucleus lateralis** zu, von dem aus sich ein wohlausgebildeter Faserzug zum Mittel- und Zwischenhirn entwickelt (**Tract. cerebello-diencephalicus**); mit KAPPERS dürfen wir in diesem Faserzuge die frühe Entwicklung des **Brachium conjunctivum** erblicken. Von den Aurikeln entwickeln sich stärkere Faserzüge in und an die hinteren Längsbündel, um sich in motorische und retikuläre Zentren der Oblongata und des Rückenmarkes aufzusplittern — **Tract. cerebello-motorius** (KAPPERS 1906) —, ferner solche in das statische Gebiet der Oblongata — **Tract. cerebello-vestibularis et bulbaris** (WALLENBERG 1907) —.

Wir können somit schon frühzeitig **zwei morphologisch und funktionell verschiedene Anteile des Cerebellums** unterscheiden: Die bilateralen **Lobuli auriculares** und das unpaare **Corpus cerebelli**; aus ersteren entwickelt sich jeweils die **Formatio floccularis** (mit Einschluß des **Paraflocculus**) der *Vögel*

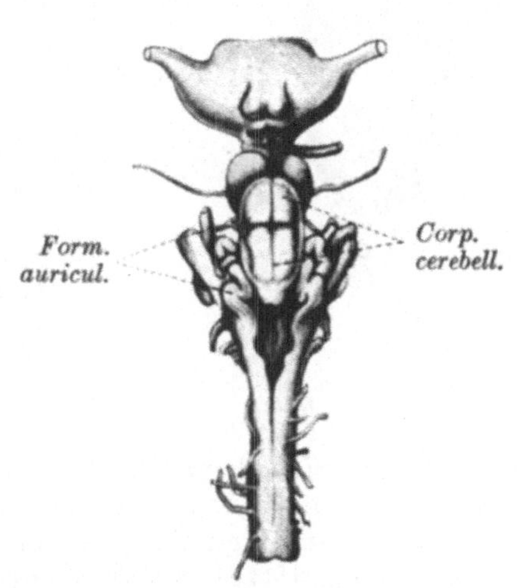

Abb. 4. Kleinhirn von *Raja clavata*.
(Nach ARIENS KAPPERS.)

und *Säugetiere*, aus letzteren der Wurm und schließlich die übrigen Hemisphären. Die **Formatio floccularis** erscheint auch weiterhin als unmittelbare Fortsetzung der **Area statica**; bei den höheren *Wirbeltieren*, die des Lateralissystems verlustig gegangen sind, bleiben im wesentlichen nur die Vestibularisverbindungen zurück. Das **Corpus cerebelli** bezieht bereits frühzeitig neben sekundären Vestibularisfasern solche der allgemeinen Körpersensibilität aus dem Rückenmark und der Oblongata, auch direkte Wurzelfasern aus den motorischen Oblongatakernen.

Das gesamte Kleinhirn erscheint so als ein **Reflexorgan**, das einmal im Dienste des **Gleichgewichts** steht, weiterhin unter feinster Kontrolle **aller proprio- und exteroceptiven Reize die Muskelspannungen und die Lage der Glieder unter sich und zur Umgebung reguliert**. Aus den morphologischen Verhältnissen schließt ARIENS KAPPERS, daß sich die Aurikel hauptsächlich auf die Sinnesorgane des Kopfes und des Körpers (Vestibulo-Lateralorgane) beziehen, und das Corpus, das sich parallel zur Größe des Tierleibes entwickelt, auf die Somatosensibilität. KAPPERS sieht zugleich in dem obenerwähnten Kleinhirn der *Zyklostomen* „zwei gegenseitig verwachsene Aurikel".

Während das Kleinhirn der *Teleostier*, der *Knochenfische*, das besonders von MALME (1892), SCHAPER (1893, 1894), GOLDSTEIN (1904), FRANZ (1911) untersucht worden ist, durch die stärkere Entwicklung von optischen Fasersystemen bei Vernachlässigung der Spinoolivarenzüge einen besonderen Entwicklungsgang geht, zeigt jenes der *Amphibien* und *Reptilien* wieder engeren Anschluß an das der *Cyklostomen* und *Plagiostomen* (C. J. HERRICK 1914 und 1924, ARIENS KAPPERS und HAMMER 1918, INGVAR 1918). HERRICK findet das einfachste Kleinhirn bei der *Kaulquappe* und bei den Larven von *Salamandern*; hier werden zwei orale Wandteile des Recessus lateralis ventriculi IV. als Grundlage des Kleinhirns festgestellt: Die caudolaterale Wand (Area octavo-lateralis) als das Endigungsgebiet der Octavus- und Lateralisfasern, welche bei erwachsenen *Amphibien* zum Primordium cerebelli zusammenwächst; sodann die oromediale Wand als das Endigungsgebiet propriozeptiver Fasern aus dem Rückenmark, dem Mittelhirndach und optischer Systeme aus dem Hypothalamus. Bei ausgewachsenen *Salamandern* und *Fröschen* (Abb. 5) findet über dem Ventrikel eine Verschmelzung dieser oromedial gelegenen Hügel statt; es bildet sich so das Corpus cerebelli, während die Area octavo-lateralis zu den Aurikeln wird mit vestibularen Funktionen.

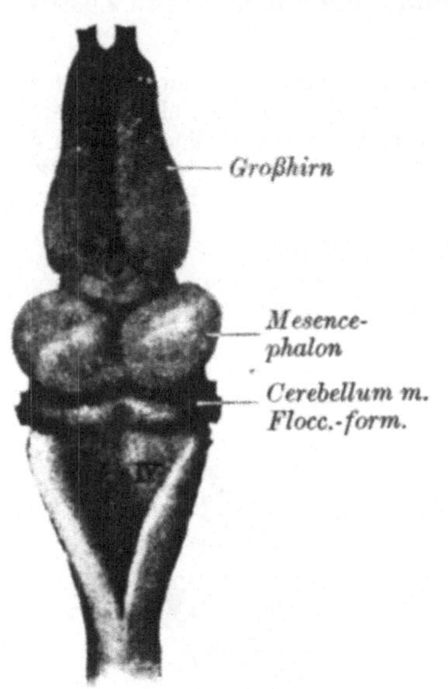

Abb. 5. Kleinhirn vom *Frosche* (*Rana esculenta*).

Die *Reptilien*kleinhirne (Abb. 6), die unter sich, je nach der Ordnung der Tiere, große Verschiedenheiten aufweisen, zeichnen sich vor allem durch eine stärkere Entwicklung des Corpus cerebelli gegenüber den Aurikeln aus und durch das Auftreten wirklicher innerer Kleinhirnkerne (VAN HOEVELL 1916). Diese wandern im Laufe der Phylogenese aus ihrer ursprünglichen ventralen Lage in der Eminentia ventralis dorsalwärts und kommen so bereits bei den *Reptilien* ins Innere des Kleinhirns selbst zu liegen. Sie sind bei den *Krokodilen* am weitesten entwickelt (INGVAR 1918), wobei eine mittlere vordere Zellengruppe unmittelbar vor

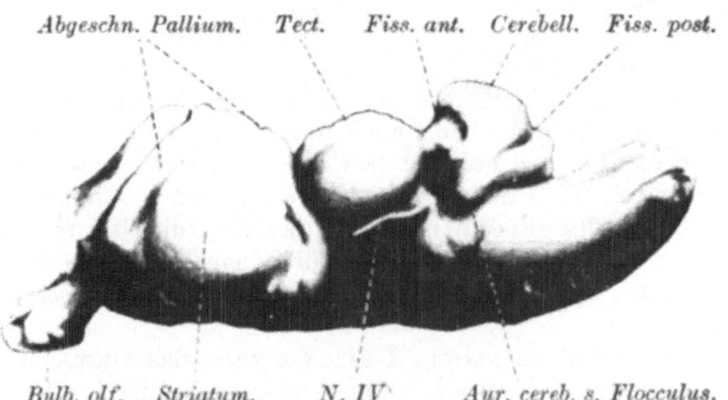

Abb. 6. Seitenansicht des Gehirnes und Kleinhirns vom *Alligator*. (Nach ARIENS KAPPERS.)

dem Ventrikel mit dem Nucleus tecti der *Säuger* homologisiert werden kann. Die spino- und olivocerebellaren Faserungen gehen vornehmlich zu den vorderen Kleinhirnabschnitten (Lob. anter.), wo sie in der Rinde und auch in den inneren Kernen endigen; das gleiche gilt für die direkten und indirekten Vestibularisfasern, welche in den größeren hinteren Abschnitten ausstrahlen.

Das *Vogel*kleinhirn (Abb. 7), das von BRANDIS (1894—96), SHIMAZONO (1912) und BROUWER (1913), vornehmlich aber von INGVAR (1918) eingehender studiert worden ist, zeigt gegenüber den *Reptilien* einen stark entwickelten mächtigen Kleinhirnkörper mit reichlicher transversaler Furchung, während als laterale Teile beiderseits kleine Aurikel (Formatio floccularis) nachzuweisen sind. Diese stehen in enger Faserverbindung mit der Vestibularisregion, und die Vergrößerung des Kleinhirnkörpers darf als eine Folge der vermehrten Zufuhr spinocerebellarer Fasern angesehen werden. Im Kleinhirnkörper lassen sich durch ganz konstante Fissuren (Abb. 7 *x*, *y*, *z*) drei Lobi (anterior, medius und posterior) abgrenzen, wobei der Mittellappen, stets einfacher gebaut, frei bleibt von spino- und olivocerebellaren Faserungen; diese Tatsache wird von INGVAR im Sinne eines korrelativen Gebietes ausgedeutet. Dieser Lob. medius ist bei den *Vögeln* der entwicklungskräftigste und an Variationen reichste (INGVAR). Eigentliche

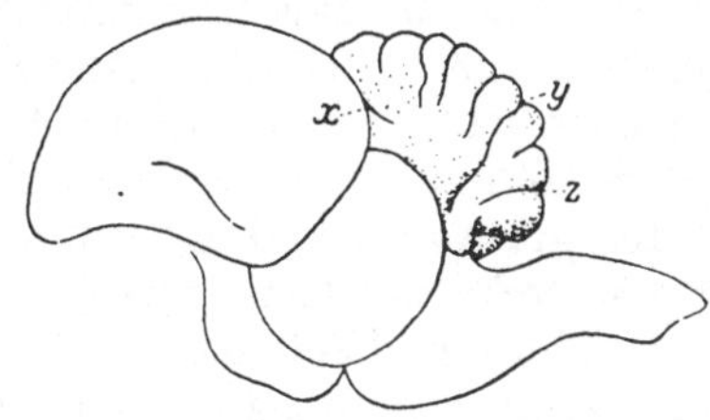

Abb. 7. Kleinhirn der *Taube* (*Columba domestica*). (Nach INGVAR.) *x* Fiss. prima, *y* Fiss. praepyramidalis, *z* Fiss. praenodularis.

Hemisphären besitzen die *Vögel* offenbar noch nicht (A. KAPPERS). Dagegen lassen sich hier bereits deutlich zwei innere Kerne unterscheiden, von denen der lateral gelegene von RAMON Y CAJAL mit dem Nucl. dentatus der *Säuger* homologisiert wird.

Es ist eines der Hauptverdienste INGVARS, in dem Kleinhirn der *Vögel* jene einfache Kleinhirnform herausgefunden zu haben, die als eine primitive Grundform des *Säuger*cerebellums angesehen werden muß. Gerade aber an das *Säuger*cerebellum knüpfen die Untersuchungen der letzten Jahre an, die zu einer neuen prinzipiellen Einteilung des Kleinhirns auch beim Menschen geführt haben.

Das *Säuger*cerebellum zeichnet sich vor allem dadurch aus, daß sich hier zum ersten Male zwei deutliche Seitenstücke als Hemisphären von einem Mittelstücke, dem Vermis, abtrennen lassen, während die Formatio floccularis, welche den Aurikeln entspricht, im wesentlichen auf früheren Entwicklungsstufen stehengeblieben ist. Freilich kann auch sie, wie dies namentlich bei den wasserlebenden *Säugern* der Fall ist, einen bedeutenden Ausbau erfahren. Die Entwicklung der Hemisphären, welche sich offenbar grund-

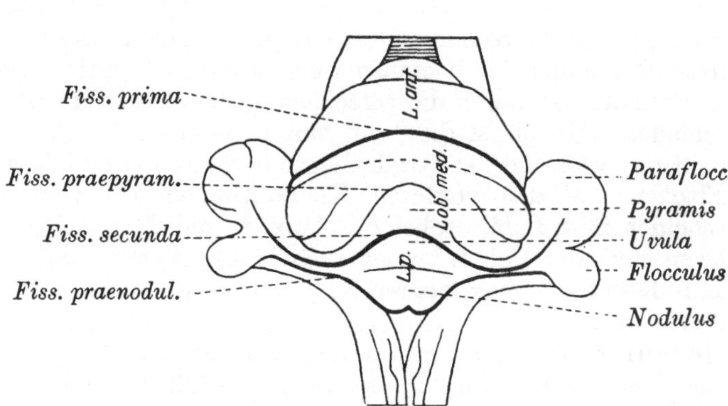

Abb. 8. Einteilung des Kleinhirns nach ELL. SMITH.

sätzlich im Anschluß an den Lob. med. des Corpus cerebelli der niederen Tiere aufbauen, beruht auf Verbindungen mit der Hauptolive und der Vorderhirnrinde (durch die Brückenfasern). Ein weiterer wichtiger Neuerwerb des *Säuger*kleinhirns bildet die Ausgestaltung eines großen inneren Lateralkernes, des Nucleus dentatus.

Zahlreiche embryologische Untersuchungen im Vereine mit solchen vergleichend-anatomischer Art konnten nun zeigen, daß sich das verwickelte Furchen- und Läppchengewirr des *Säugetier*cerebellums nach ganz bestimmten Gesetzen aufbaut, die bis herauf zum Menschen gelten.

Der erste Versuch, eine vergleichende Morphologie des *Säuger*cerebellums zu schaffen, geht auf Flatau und Jakobsohn (1899) zurück; da diese Autoren aber von der anthropotomischen Einteilung ausgingen, brachten sie die Frage nicht weiter. Als die bahnbrechendsten Arbeiten in dieser Richtung müssen die von Kuithan (1894), Stroud (1895), Elliot Smith (1899), Bradley (1903), Bolk (1906), Edinger (1909, 1913) und Ingvar (1918) genannt werden. Auf Grund entwicklungsgeschichtlicher vornehmlich ontogenetischer Forschungen haben Kuithan und Stroud zum ersten Male die prinzipielle Bedeutung der Fissura prima (Sulc. primaris von Kuithan, Sulc. furcalis von Stroud) erkannt, einer Primärfurche, welche bei allen *Säugetieren* konstant sich sehr frühzeitig bildet und durch Wurm und Seitenlappen ungebrochen hindurchzieht. Aber erst die bedeutsame vergleichend-anatomische Arbeit von Elliot Smith führte unter definitivem Aufgeben des alten anthropotomischen Einteilungsschemas zu einem gänzlich neuen Einteilungsprinzip, das eine durchgehende Homologisierung der einzelnen Abschnitte der verschiedenen bei den *Säugern* vorkommenden Kleinhirntypen bis zum Menschen herauf gestattet (Abb. 8). Smith hat als Erster die Fissura prima als solche bezeichnet und grenzt den vor ihr gelegenen Kleinhirnabschnitt als Lob. anter. ab; dann folgt der Lob. medius bis zur gleichfalls von ihm zuerst in ihrer Bedeutung erfaßten Fissura secunda, schließlich der Lob. poster. mit der Formatio floccularis. Eine besondere Weiterentwicklung in der aufsteigenden *Säugetier*reihe erfährt besonders der Lob. med.,

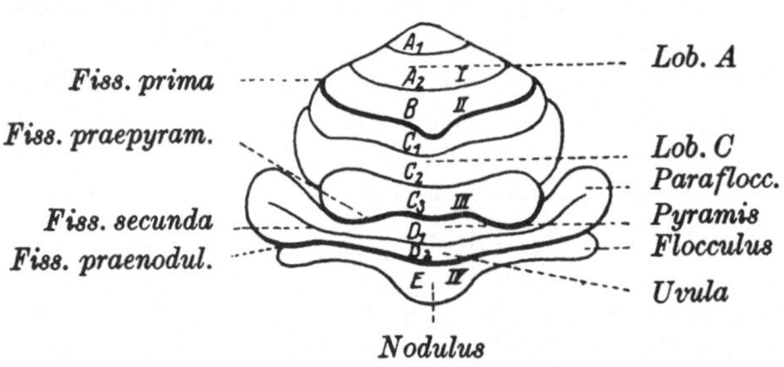

Abb. 9. Einteilung des Kleinhirns nach Bradley.

während sich die beiden anderen Lobi ziemlich konservativ verhalten. Eine ähnliche Einteilung des Kleinhirns gibt Bradley (Abb. 9), welche sich jedoch von der Smithschen durch die verschiedene Bewertung der Fissura secunda unterscheidet. Für ihn ist diese nur eine intralobäre Furche von untergeordneter Bedeutung, während der vor ihr liegende Sulc. praepyramidalis das System der Flocken von den vorderen Kleinhirnteilen abzugrenzen erlaube. Er unterscheidet fünf Lobi, wobei die Lobi A und B vor dem Sulc. primarius gelegen sind, der Lob. C zwischen Sulc. primarius und praepyramidalis, der Lob. D mit der intralobären Fissura secunda zwischen Sulc. praepyramidalis und uvulo-nodularis, woran sich der Lob. E anschließt. Der Paraflocculus stellt so den lateralen Teil des Lob. D dar (Pyramis und Uvula), während der Flocculus als der Lateralteil des Nodulus aufgefaßt wird.

Bolk, dessen Studien über die Morphologie des Kleinhirns auch für das Verständnis seines funktionellen Aufbaus von ausschlaggebender Bedeutung geworden sind, kommt unter Berücksichtigung der Ontogenese beim Menschen ebenfalls wie Smith und Bradley zu einem longitudinalen Einteilungsschema; er unterscheidet, indem er die Bedeutung der Fiss. secunda im Smithschen Sinne ebenso wie Bradley ablehnt, prinzipiell zwei hintereinander liegende Hauptlappen, welche stets Wurm und Hemisphären gleichmäßig umfassen (Abb. 10):
1. den Lob. anterior vor dem Sulc. primar. mit drei bis vier Sublobuli, welche

beim Menschen der Lingula, dem Lobul. central. und dem Culmen mit den Seitenteilen entsprechen. In diesem Lob. anter. verlaufen stets die Lamellen ungebrochen in transversaler Richtung regelmäßig hintereinander. 2. Lob. posterior, das sind alle Teile, welche nach hinten von dem Sulc. primarius liegen. In ihm ist der Lamellenverlauf ein sehr komplizierter: in seinem vordersten Anteile, dem Lobul. simplex, der in Anbetracht des Fehlens der Sulci paramediani gleichfalls keine Hemisphärenabschnitte erkennen läßt, und eine ähnliche einfache Lamellenanordnung bietet wie der Lob. anter., sieht er ein Homologon des menschlichen Declive (wenigstens zum Teil) mit der Pars poster. lobi quadrangularis. Von ihm trennt er den nach hinten liegenden Lobul. complicatus ab. Dieser zerfällt durch paramediane von vorn nach hinten verlaufende

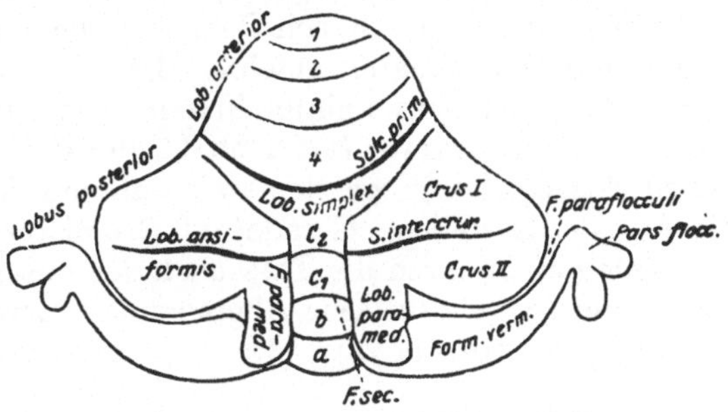

Abb. 10. Einteilung des Kleinhirns nach BOLK.

Längsfurchen (Sulc. paramediani) in zwei bzw. drei Lappen: nämlich in einen unpaaren medialen Teil, den Lobul. medianus poster. und in den paarigen Lobul. lateralis poster.

Der Lobul. med. post. wird von zwei Furchen in drei Sublobuli geschieden: der vorderste ist der von ihm als C 2 bezeichnete Abschnitt, zu dem BOLK auch zum Teil wenigstens den mittleren Teil vom Lob. simpl. rechnet. Ihm entspricht beim Menschen das Declive, das Folium und Tuber vermis. Dann folgt durch den Sulc. praepyramidalis von C 2 getrennt, der Abschnitt C 1, die menschliche Pyramis; daran schließt sich nach hinten, von C 1 durch die Fiss. secunda getrennt, der Abschnitt b, die Uvula. Sodann folgt nach der Fiss. uvula-nodularis der Nodulus (a).

Der paarige Lobul. lateral. poster. zeichnet sich durch einen komplizierten Bau und durch große Variabilität in der *Säugetier*reihe aus. Er zerfällt prinzipiell in drei Abschnitte: 1. in den vorwiegend dorso-lateralen Abschnitt, den Lobul. ansiformis, mit zwei parallelen transversal verlaufenden Schenkeln, dem Crus I und II, welche durch den Sulc. intercruralis voneinander getrennt sind. Dem Crus I entsprechen der Lob. semilunaris super. et infer. und Lobul. gracilis der menschlichen alten Anthropotomie, dem Crus II der Lob. biventer; 2. einen vorderen basalen paramedianen Abschnitt, den Lobul. paramedianus, der einem Teile der Tonsille entsprechen würde, und schließlich 3. einen hinteren basalen Abschnitt, die Formatio vermicularis, welche dem Flocculus, Paraflocculus und einem Teil der Tonsille entspricht. Bei den Primaten verschmelzen der Lobul. ansiformis und paramedianus zu einem einheitlichen großen Lobul. ansoparamedianus (vgl. auch Abb. 1 und 2).

Aus seinen vergleichend-morphologischen Untersuchungen, die ihn zu dem obigen Einteilungsschema des Kleinhirns führten, hat BOLK weitgehende physiologische und lokalisatorische Schlußfolgerungen gezogen, auf die funktionelle Korrelation der einzelnen Lobuli zu bestimmten Körperabschnitten aufmerksam gemacht und so die morphologische Basis gegeben für eine gliedtopographische Lokalisation der cerebellaren Funktionen.

Die grundlegenden Studien BOLKs erfuhren eine bedeutsame Ergänzung durch die gründlichen Arbeiten SVEN INGVARS (1918), der es versucht hat, das Kleinhirn sämtlicher *Vertebraten* unter einheitlichen Gesichtspunkten zu betrachten. Die Ingvarschen Untersuchungsergebnisse dürfen in morphologischer wie auch in physiologischer Hinsicht als eine ordnende Weiterentwicklung der Bolkschen Ergebnisse angesehen werden. Sie sind noch besonders wertvoll dadurch, daß sie das von Edinger aufgestellte Einteilungsprinzip (Paläo- und Neocerebellum), auf das ich weiter unten noch zu sprechen komme, bereits mit berücksichtigen.

SVEN Ingvar schließt sich Bolk vor allem darin an, daß er die alte Einteilung Wurm und Hemisphären ablehnt. Er gliedert aber das Kleinhirn, ähnlich wie Smith, prinzipiell in drei hintereinander gelegene Lappen: einen Lobus anterior, medius und posterior (vgl. Abb. 11 und 12). Von diesen ist der Lobus medius das phylogenetisch junge Neuland, während der Lob. anterior und posterior die Altteile darstellen. Gerade auf Grund dieser Betrachtungsweise, deren Berechtigung auch durch die Tatsachen der ontogenetischen Entwicklung gestützt wird, lehnt er die Bolksche Abgrenzung in zwei Lappen ab, da ja der Bolksche Lobus posterior phylogenetisch ganz verschiedene Anteile in sich birgt.

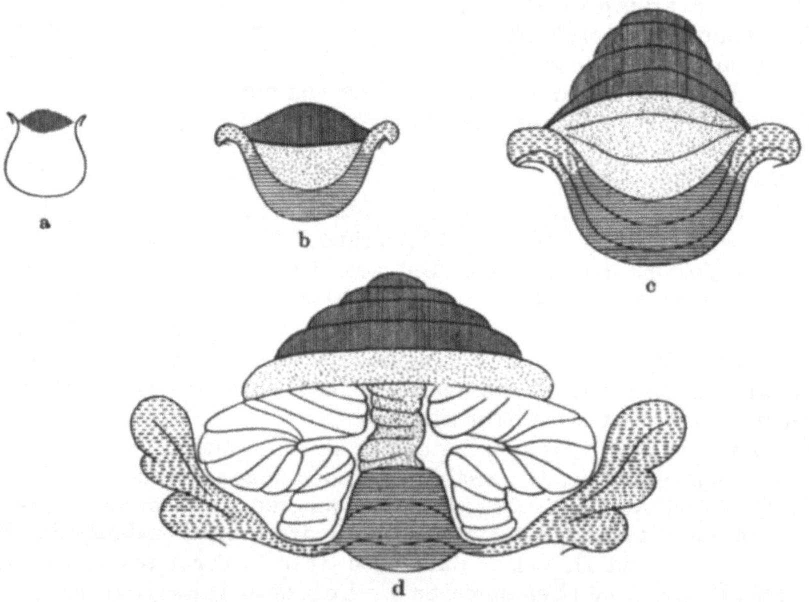

Abb. 11. Schematische Darstellungen vom Kleinhirn der *Eidechse* (a), des *Krokodils* (b), der *Vögel* (c) und der *Säugetiere* (d). (Nach Ingvar.) Vertikallinien: Lobus anterior. Horizontallinien: Lobus posterior; davon Pars auricularis nicht ganz gezogen. Punktiert: Lobus medius. Weiß: Lobus ansoparamedianus.

Bereits bei den *Reptilien* ist dieser Aufbau des Kleinhirns deutlich (vgl. Abb. 11b), bei welchen ein Sulcus anterior (Sulc. primarius) und ein Sulcus posterior das Organ in drei Lappen gliedert. Bei den *Vögeln*, denen Ingvar besonders eingehende Studien gewidmet hat, zeigen sich die gleichen Aufbauprinzipien aufs deutlichste (vgl. Abb. 11c). Der Lobus medius der *Vögel* entwickelt sich bei den *Säugern* zu dem mächtigen Lob. ansoparamedianus, dem spezifischen Neuerwerb der *Säuger* (Abb. 11d).

Bezüglich des Lobus anterior stimmt Ingvar mit Bolk überein. Er ist nach hinten durch den Sulcus primarius abgegrenzt, jener bei den *Säugern* onto- und phylogenetisch zuerst erscheinenden transversalen Kleinhirnfurche. Der Bauplan dieses Lappens, der in drei bis vier Sublobuli zerfällt, gibt in der Furchenanlage und ungebrochenen Lamellenanordnung keine Gründe ab für eine Trennung von Wurm und Hemisphären.

Der Lobus medius Ingvars, der jedoch nicht mit dem gleichnamigen Lobus von Smith konform ist, sondern die Pyramis (ähnlich wie bei Bradley) ausschließt, umfaßt das gesamte Gebiet zwischen Sulcus primarius und Sulcus posterior (Sulcus inf. post. = praepyramidalis). Sein vorderster Teil (vgl. Abb. 11d) wird durch den Lobus simplex von BOLK dargestellt, der in seiner Furchen- und Lamellenanordnung völlig an den Lobus anterior erinnert. Im Gegensatz zu BOLK rechnet INGVAR den vordersten Teil des mittleren Abschnittes zum Lobus simplex, wobei er ausdrücklich bemerkt, daß es eine ausgesprochene Trennungsfurche zwischen Lobus simplex und dem übrigen Teil des Lobus medius nicht gibt. „. . . . überall werden wir aber finden, daß der Lobus simplex im Medianschnitt (auf dem Arbor vitae) durch den vorderen Abschnitt desjenigen Hauptmarkfortsatzes repräsentiert ist, der zum Lobus medius geht" (INGVAR). Dieser Autor konnte ferner zeigen, daß das Ausbreitungsgebiet der Endstationen der spinocerebellaren Bahnen für den vordersten Teil des Kleinhirns gerade mit dem hinteren Rande des Lobus simplex oder mit der Vorderseite dieses Hauptmarkfortsatzes zusammenfällt. Hinter dem Lobus simplex liegt medial der Lobulus medius medianus, dem also im allgemeinen der Lobus C 2 von BOLK entspricht, nach der INGVARschen Auffassung der größere hintere Abschnitt des Declive, das Folium und Tuber vermis. Dieser Lobulus medius medianus entspricht nach INGVAR dem Lobus medius der *Vögel.*

Lateral von diesem Lobulus medius medianus entwickelt sich, von den niedersten *Säugern* an in mächtiger Evolution, eine eigenartig gebaute Lamellenkette, die INGVAR mit dem gemeinsamen Namen Lobulus ansoparamedianus bezeichnet. Sie ist als der spezifische *Säuger*anteil des Cerebellums zu

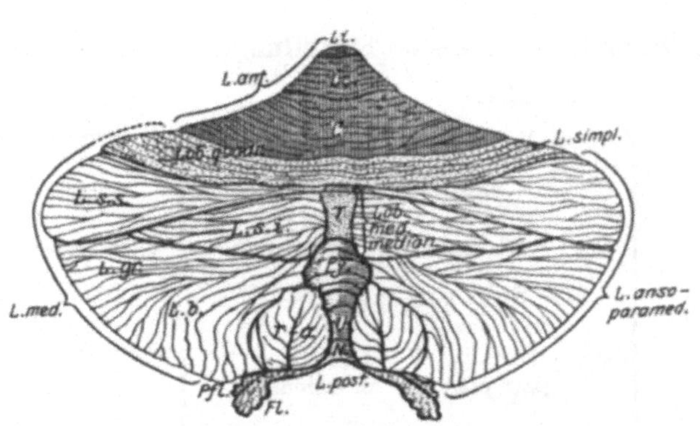

Abb. 12. Schematische Darstellung des menschlichen Kleinhirns. (Nach INGVAR.)

betrachten, legt sich vollkommen selbständig und unabhängig von den medialen Teilen sowohl bei niederen als bei höheren *Säugern* an und ist im BOLKschen Schema dem Lobus paramedianus mit Lobus ansiformis gleichzusetzen. Im menschlichen Kleinhirn entspricht dem INGVARschen Lobulus ansoparamedianus der ganze Hemisphärenabschnitt mit Einschluß der Tonsillen und mit Ausschluß des zum Lobus anterior und Lobus simplex zu rechnenden Gebietes und der Flocculusformation (vgl. Abb. 1, 2 und 12). Freilich ist auch hier zu betonen, daß der Hemisphärenabschnitt des menschlichen Kleinhirns, der als Lobus simplex aufzufassen ist, nach hinten keine sichere Abgrenzung — für heute wenigstens — gestattet.

Der Lobus posterior baut sich gleichfalls aus zwei Abschnitten auf: aus dem Lobulus posterior medianus (Pyramis, Uvula, Nodulus) und den bilateralen Lobuli flocculares (Flocculus und Paraflocculus). Die Flockenbildungen (Formatio vermicularis BOLKs) der *Säuger* entsprechen den Aurikeln der *Vögel* und der niederen *Vertebraten.* BOLK faßte noch die Lobuli flocculares als selbständige, mit den mittleren Teilen nicht verbundene Bildungen auf; INGVAR aber glaubt nachweisen zu können, daß beide Abschnitte kontinuierlich ineinander übergehen, entweder direkt, wie bei kleineren *Säugern* oder durch das Velum medullare posterius wie bei höheren *Säugern* und den Menschen. Im Laufe der Entwicklung schieben sich bei den höheren Tieren hintere Seitenteile des Lobus medius (Lobulus paramedianus) in den Lobus posterior hinein und trennen so den Lobulus posterior medianus von dem Lobulus floccularis, deren Verbindung verdeckend und rückbildend. So ist nach Ingvar das Velum medullare posterius als ein rudimentärer Kleinhirnteil zu betrachten. Durch diese Verlagerung in der aufsteigenden Entwicklung werden im menschlichen Gehirn bestimmte tiefe Furchen bedingt: der Sulcus paramedianus (Vallecula Reilii) zwischen Pyramis, Uvula einerseits und Tonsille, Lobulus biventer andererseits, ferner der Sulcus paraflocularis zwischen Flocke und Tonsille mit Lobulus biventer.

Abb. 11 zeigt nach Ingvar die Entwicklung dieser einzelnen Teile schematisch in der aufsteigenden *Vertebraten*reihe, und Abb. 12 stellt die schematische Darstellung des menschlichen Kleinhirns nach der Ingvarschen Auffassung dar. In den Abb. 1 und 2 habe ich der alten anthropotomischen Einteilung die Bolkschen und Ingvarschen Benennungen beigefügt. Die neue Gliederung des menschlichen Kleinhirns unter Berücksichtigung der Ingvarschen vergleichend-anatomischen Ergebnisse würde sich also zu dem oben (S. 4) angegebenen alten Schema wie folgt verhalten:

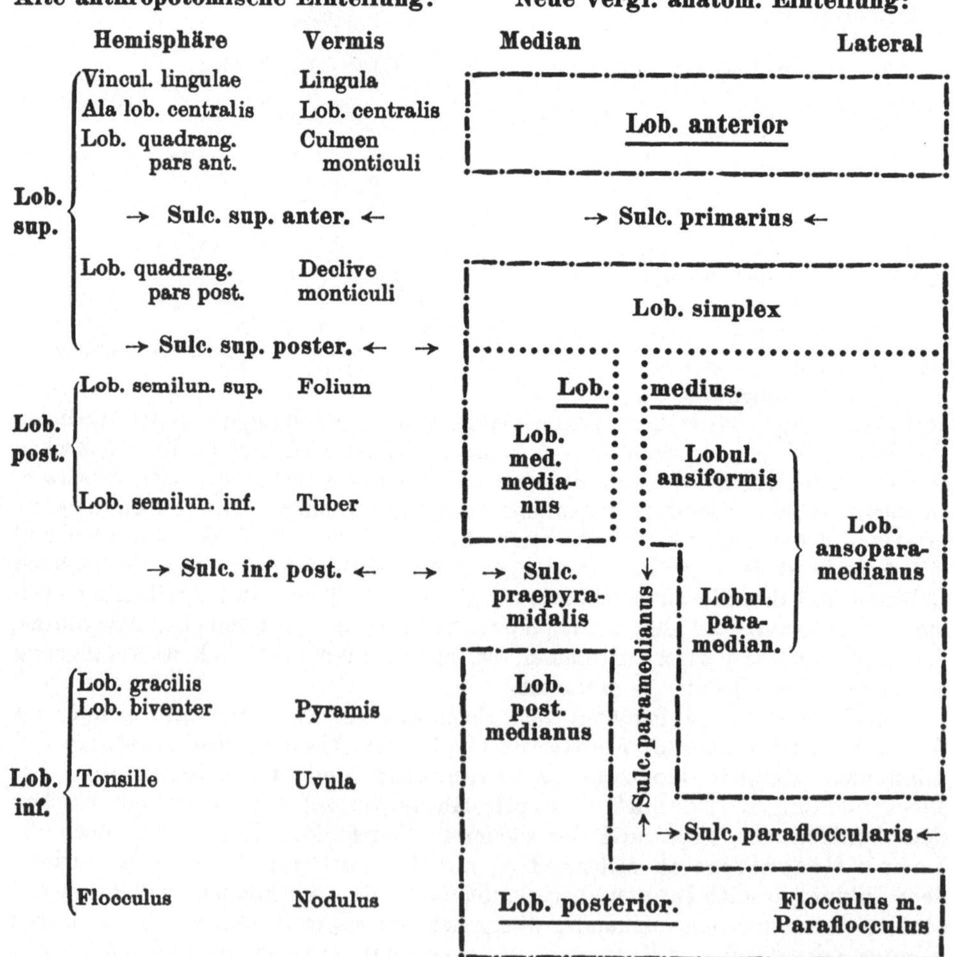

Ebenso wie Bolk hat auch Ingvar sehr interessante Unterschiede in den Faserverbindungen der einzelnen von ihm unterschiedenen Kleinhirnlappen festgestellt und funktionell-lokalisatorische Prinzipien aufgedeckt, die weiter unten zu besprechen sind.

All den bisherigen neueren Einteilungsschemen ist es also gemeinsam, daß sie dieses Organ vornehmlich auf Grund phylogenetisch erwiesener Tatsachen in eine Reihe hintereinander angeordneter Läppchen einteilen, wobei im Prinzip die Unterscheidung zwischen Wurm und Seitenteil wegfällt; immerhin bleibt es beachtenswert, daß sowohl Bolk wie Ingvar in jenem großen Seitenabschnitte, welcher der Hauptmasse der menschlichen Hemisphären entspricht, mit diesem einfachen Einteilungsschema nicht auskommen, sondern die Selbständigkeit der Seitenteile gegenüber dem Mittelstück betonen müssen.

Diese in vielem klärenden Versuche einer Neueinteilung des Kleinhirns sind aber nicht ohne Widerspruch geblieben. Schon bald nach Erscheinen der Bolk-schen Veröffentlichung konnten van Valkenburg (1912) und Brouwer (1913) nachweisen, daß sich auch im Lob. anter. Bolks das Mittelstück von den Seitenteilen nach verschiedenen Richtungen hin verschieden verhält. Ähnlich wie Löwy (1910) sah ersterer bei seinen embryologischen Untersuchungen an

Menschenmaterial eine zeitlich verschiedene Differenzierung der Rinde und Markreifung im Mittel- und in den Seitenteilen des Lob. anter. Brouwer stellte bei cerebellarer Atrophie fest, daß in dem gleichen Lobus das Mittelstück eine wesentlich geringere Atrophie bot als die lateralen Teile, und beide Autoren halten daher auch im Lob. anter. die Abgrenzung eines Mittelstückes von den Seitenteilen für angebracht.

Schon vorher (1909, 1910, 1911) hatten Edinger und Comolli auf Grund

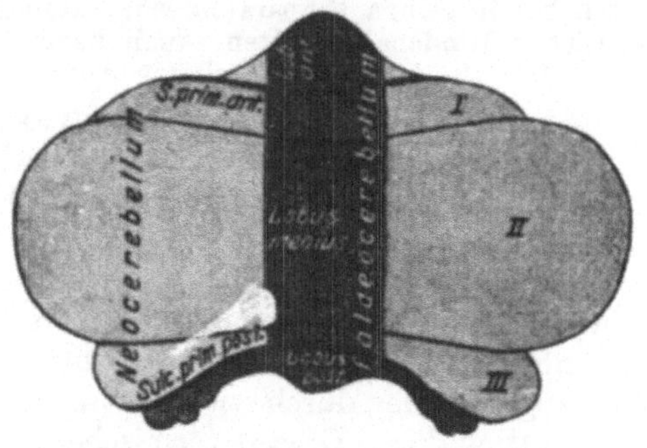

Abb. 13. Schematische Einteilung des Kleinhirns. (Nach Edinger.)

onto- und phylogenetischer Untersuchungen ihre bekannte Kleinhirntheorie entwickelt, welche insofern eine gewisse Mittelstellung einnimmt, als sie wohl die quere Gliederung des Kleinhirns anerkennt, gleichzeitig aber auch die Trennung eines mittleren Abschnittes von zwei seitlichen betont. Wie im ganzen Zentralnervensystem unterscheiden sie auch im Kleinhirn zwischen phylogenetisch alten und jungen Anteilen; der alte Anteil, das Paläocerebellum, ist durch den Wurm und die Flocken gegeben als jener Hauptteil, welcher bei den niederen *Vertebraten* bis zu den *Vögeln* das ganze Kleinhirn ausmacht. Mit dem Auftreten der Brückenfaserung und dem dadurch bedingten Zufluß neocerebraler Systeme entwickeln sich von den *Säugern* an lateral vom Wurm die Hemisphären, das Neocerebellum. Gleichzeitig gliedert aber Edinger das Cerebellum unter Berücksichtigung der Bolkschen Ergebnisse in drei hintereinander gelegene Lappen und gewinnt so ein neues Kleinhirnschema (Abb. 13): das Cerebellum zerfällt nach ihm in einen mittleren paläocerebellaren Teil, der dem Wurm (und den Flocculi) entspricht und den seitlichen neocerebellaren Anteilen, den Hemisphären (mit Ausnahme der Floccularformation); zudem gliedert er es in einen Lob. anter., medius und poster. Der Lob. anter. Edingers, der nach hinten von dem Sulc. primarius abgegrenzt wird, ist mit Ausnahme von kleinen Seitenteilen fast rein paläocerebellarer Natur. Der Lob. poster., der nach vorne durch den Sulc. poster. abgetrennt wird, ist ganz paläocerebellarer Art und entspricht dem Nodulus und der Flocke. Dazwischen liegt der Lob. medius, jener große neencephale Kleinhirnanteil, der vornehmlich in seinen Seitenteilen die Brückenfaserung aufnimmt. Auch er gliedert sich wieder prinzipiell in drei Sublobuli, in einen kleineren frontalen (I) und kleineren caudalen (III) Anteil von relativ einfachem Bau und einen mächtigeren mittleren Anteil (II), der in der aufsteigenden *Säugetier*reihe die hauptsächlichsten Komplikationen erfährt; gerade auf seiner Weiterentwicklung beruht die Mannigfaltigkeit der Kleinhirnformen bei den *Säugern*.

Gegen dieses Edingersche Einteilungsschema, besonders gegen seine Definition der Hemisphären als jene Rindenteile, welche durch Vermittlung der Brückenarme mit dem Neencephalon in Verbindung stehen, sind von verschiedenen Seiten Einwände erhoben worden, die wohl die Kompliziertheit der Verhältnisse beleuchten, meines Erachtens aber eine gewisse Richtigkeit der Edingerschen Auffassung nicht antasten können. So hat Ingvar bei aller Anerkennung des heuristischen Wertes der Edingerschen Theorie und ihrer Übereinstimmung mit der Pathologie morphologische Gründe hervorgehoben, die eine scharfe Trennung zwischen Neo- und Paläocerebellum nicht gestatten. „Es ist einerseits der Nachweis gelungen, daß die neocerebellaren Abschnitte intime Beziehungen zu der Brückenhaube, den Vierhügeln und dem Thalamus besitzen (Monakow, Borowiecki, Besta, Spitzer und Karplus), so daß sie in dieser Hinsicht nicht von dem Paläocerebellum unterschieden werden können. Andererseits steht es jetzt fest, daß der Wurm mit großen Mengen cerebropontiner Fasern versehen ist, besonders sollen nach dem mittleren Teil des Lob. anter. viel pontine Fasern verlaufen (Spitzer und Karplus). Cajal hat in seinen Präparaten sehen können, daß die Fasern der Brachia pontis zu sämtlichen Rindenabschnitten, auch denen des Vermis, verlaufen, das Paläocerebellum hat also viel neocerebellaren Anteil in sich" (Ingvar).

Es muß zunächst Bolk und Ingvar zugegeben werden, daß in deren Lob. anter. und simplex des reifen menschlichen Kleinhirns keine regelmäßigen strengen morphologischen Grenzen zwischen Mittel- und Seitenlappen vorhanden sind entsprechend ihrer durchgehenden transversalen Furchung. In Übereinstimmung mit Brun (1927) kann ich aber in diesen morphologischen Tatsachen keine genügenden Gründe erklicken, die Edingersche Auffassung völlig abzulehnen. Daß sich im Laufe der Entwicklung die dem Kleinhirn zustrebenden Faserzüge bei der durch viele Tatsachen erhärteten einheitlichen funktionellen Organisation dieses Organs vermischen, beweist nichts gegen seine primäre streng durchgeführte Differenzierung. Und wenn auch der Lob. anter. und simplex von Bolk und Ingvar noch in der aufsteigenden *Säugetier*reihe stark an die entsprechenden Teile der niederen Tierformen erinnert, so ist es keineswegs ausgeschlossen, daß auch in diesem Teile neocerebellare Abschnitte hinzugekommen sind im Sinne einfacher Apposition oder Intersuszeption. Letzten Endes müssen wir stets im Auge behalten, daß es sowohl Bolk wie Ingvar im mittleren Hauptteil des Kleinhirns nicht gelungen ist, ihr longitudinales Schema einheitlich durchzuführen; und Ingvar hebt eindringlich hervor, daß er zwar sämtliche Teile des *Säuger*kleinhirns bei den *Vögeln* nachweisen konnte — mit Ausnahme aber des Lob. ansoparamedianus, des spezifischen Neuerwerbes der *Säuger*. Dieser Lappen macht aber die große Masse der Kleinhirnseitenlappen der *Säuger* und des Menschen aus, und die im übrigen von Ingvar klar durchgeführte Homologisierung des *Vogel*kleinhirns mit dem der *Säuger* kann sich doch schließlich auch nur auf die Wurm- und Flockenanteile beziehen, da den *Vögeln*, wie bereits oben betont, jede eigentlichen Hemisphären abzusprechen sind. Dies betonte Bruhn (1927) besonders Marburg (1924) gegenüber, der das Edingersche Schema völlig aufgeben will. Die vergleichend-morphologische Betrachtungsweise zeigt uns nur, daß im Vorderlappen und Lob. simpl. von Bolk und Ingvar eine morphologische Scheidung zwischen neo- und paläocerebellaren Anteilen grobmorphologisch nicht festzustellen ist, daß also hier das Edingersche Prinzip vom rein morphologischen Standpunkte aus nicht als Einteilungsprinzip Verwendung finden kann; sie zeigt uns aber nicht, daß die Edingersche Auffassung nicht zu Recht besteht. Schon in dem sich dem Lob. simpl. hinten anschließenden Hauptanteil des Kleinhirns kommen auch BOLK und INGVAR zu einer Auffassung, die von der EDINGERS prinzipiell nicht abweicht. Daß auch die Tatsachen der Ontogenese und Pathologie nicht, wie MARBURG meint, gegen die EDINGERsche Auffassung spricht, sondern in vielen Punkten mehr für diese, wird noch weiter unten zu erörtern sein.

Unter Berücksichtigung solcher Tatsachen stellt auch ARIENS KAPPERS (1921) die Hemisphären als Neocerebellum den Flocken und dem Vermis als Paläocerebellum gegenüber; „die Entwicklung des Neocerebellums, welches sich an den Lob. med. des Corpus cerebelli der niederen Tiere anschließt, beruht auf Verbindungen mit der Hauptolive und mit der Vorderhirnrinde" (KAPPERS). Desgleichen kommt HERRICK (1924) zu einer prinzipiellen Trennung von Neo- und Paläcerebellum. In Übereinstimmung mit INGVAR sieht dieser Autor als Weiterentwicklung der Area octavolateralis das Aurikelsystem der *Fische* und *Amphibien* an und dementsprechend die Flocculusformation der *Vertebraten* mit Einschluß von Paraflocculus, Uvula, Nodulus und Lingula; dieser paläocerebellare Anteil bildet das vestibuläre System; die frontomediale Wandverdickung läßt zunächst das Corpus cerebelli der *Fische, Amphibien, Reptilien* und *Vögel* sowie die ventralen paläocerebellaren Anteile des *Säuger*kleinhirns entstehen. Dorsomedial und lateral von diesem paläocerebellaren Corpus cerebelli entwickeln sich in Parallele zu der weiteren Großhirndifferenzierung der *Säuger* neocerebellare Anteile, das sind dorsale Teile des Wurmes und die Hemisphären.

Ein ähnliches Einteilungsschema hat TILNEY (1923) aufgestellt: die niedrigste Stufe der Kleinhirnentwicklung sieht er in der Area statica lateralis bei *Petromyzon*, das er als Cerebellum bulbare bezeichnet; die diese Area oralwärts verbindende Brücke bildet sein Cerebellum jugale. Beide Kleinhirnanteile, welche die eigentlichen Gleichgewichtsorgane darstellen, werden als Archiparencephalon bezeichnet. Von den *Fischen* aufwärts entwickelt sich über dieser primären Kleinhirnanlage noch ein weiterer oromedial gelegener Anteil, das Cerebellum mediale, welches dem Corpus cerebelli von KAPPERS entspricht; es wird von TILNEY Palaeoparencephalon genannt. Vielleicht schon bei einigen *Vögeln*, sicher aber von den *Säugern* an, treffen wir das Cerebellum laterale, nach TILNEY Neoparencephalon, das in deutlichem Zusammenhang mit dem neokinetischen Systeme der Hirnrinde steht. Das Archiparencephalon entspricht beim Menschen den Vestibularkernen, der Flocculusformation und dem Vermis inferior; das Paläoparencephalon dem Vermis superior und das Noeparencephalon den Hemisphären.

Gegen die TILNEYsche Auffassung, die der EDINGERschen sehr nahe kommt, ist zunächst nur einzuwenden, daß die Vestibulariskerne nicht dem eigentlichen Kleinhirn zugerechnet werden dürfen; dies betont auch HERRICK (1924). Ferner berücksichtigt TILNEY zu wenig die BOLK-INGVARschen Untersuchungsergebnisse, die meines Erachtens allen neueren Kleinhirneinteilungen zugrunde gelegt werden müssen.

Im folgenden ist zu prüfen, wie sich die aus der menschlichen Embryogenese, Anatomie und Pathologie gewonnenen Tatsachen zu der Frage der prinzipiellen Kleinhirngliederung stellen.

2. Überblick über die Ontogenese.

Was sagen uns die Tatsachen der Ontogenese des menschlichen Kleinhirns?

Das Kleinhirn entwickelt sich beim Menschen, wie in der gesamten Tierreihe (siehe oben), aus der vorderen lateralen Kante der Fossa rhomboidea.

Mit HIS unterscheiden wir auch im Rautenhirn neben einer Boden- und Deckplatte zwei Seitenplatten, die durch eine längs verlaufende Furche, den Sulcus
limitans von HIS, Sulcus lateralis rhombencephali internus von
HOCHSTETTER, in die ventrale Grund- und die dorsale Flügelplatte geschieden
werden. Diese Flügelplatte bildet in den frühesten embryonalen Stadien die
dorsolaterale kantenförmige Begrenzung der Fossa rhomboidea. Sie zeigt
ungefähr am Ende des ersten Embryonalmonats (Abb. 14) eine vordere laterale
Kante, aus der das Kleinhirn entsteht (Tuberculum oder Crista cerebelli);

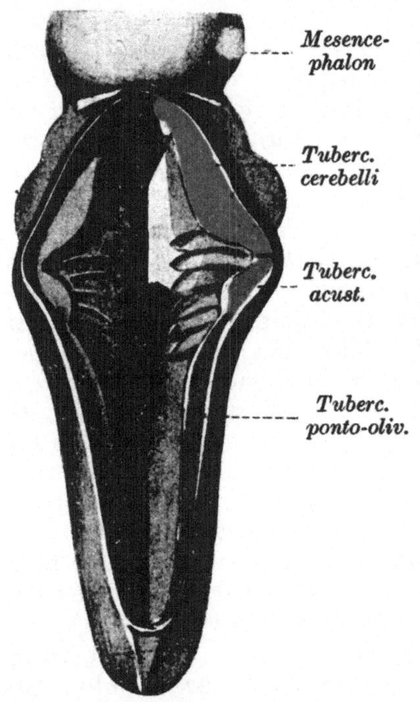

Abb. 14. Halbschematische Darstellung der
Fossa rhomboidea eines menschlichen Embryo
am Ende des ersten Embryonalmonats, die
drei Hauptdifferenzierungen der Flügelplatte
darstellend. Die weiße dorsale Begrenzungs-
linie der drei Tubercula ist der Telaansatz.
(Nach M. HAYASHI.)

daran schließt sich nach hinten ein kleiner
ovaler Wulst, den man mit dem Tuberculum acusticum identifizieren kann,
schließlich folgt caudalwärts ein langgestreckter Wulst, welcher die Anlage des Pons
und der Olive darstellt (Tuberculum pon-
to-olivare). Der Sulcus limitans setzt
sich oralwärts beiderseits in jene Verjüngung
des Hirnrohres fort, welche als Isthmus bezeichnet wird, so daß sich die Kleinhirnanlage caudal vom Isthmus befindet, während
sich oral das Mittelhirn entwickelt. Dieses
wölbt sich bald in seiner stärkeren Entfaltung caudalwärts über die Kleinhirnanlage,
so daß zwischen Klein- und Mittelhirn schon
in früher Embryonalzeit eine Furche entsteht,
die von KUPFFER als Plica encephali dorsalis bezeichnet wurde. In ihrem Grunde ist
die Kreuzung des Nervus trochlearis sichtbar. Nach HOCHSTETTER (1919) entwickelt
sich das Kleinhirn aus dem ersten Neuromer.

Von KUITHAN (1895) wird als Dorsalgrenze
der Kleinhirnanlage die Trochleariskreuzung angenommen, während SCHAPER (1894, 1899) die
Trochleariskreuzung als noch zum Kleinhirngebiet
gehörig auffaßt und die Kleinhirnanlage bei Tier
und Mensch durch eine oralwärts von der Trochleariskreuzung liegenden Furche, den Sulcus
mesometencephalicus internus, abgrenzt.

Die weitere Entwicklung des Kleinhirns
ist sehr kompliziert. Neben wichtigen An-
gaben, die in den entwicklungsgeschichtlichen und anatomischen Werken von
MIRHALKOWICS (1877), KÖLLIKER (1879), HIS (1891), ZIEHEN (1903), HOCH-
STETTER (1919) niedergelegt sind, finden sich eingehendere Bearbeitungen dieses
Themas in der jüngeren Zeit besonders bei STROUD (1895), KUITHAN (1895),
O. CH. BRADLEY (1903), G. E. SMITH (1903), STRÄTER (1911), BOLK (1906),
LANGELAAN (1908 und 1919), H. VOGT und ASTWAZATUROW (1912), BRUN (1917),
INGVAR (1918), ARIENS KAPPERS (1921), MARBURG (1924). Abgesehen von den
in der Literatur niedergelegten Tatsachen beziehe ich mich auf die in meinem
Laboratorium (1923—24) an einem großen sorgfältig fixierten Materiale von
M. HAYASHI ausgeführten embryologischen Studien am Menschen, von denen
einige vorläufige Ergebnisse bisher nur in einem kurzen Vortrage (1924) veröf-
fentlicht worden sind. Bei der Abhandlung der Morphogenese werde ich hier nur
die wesentlichen Punkte hervorheben, insoweit sie für den äußeren und inneren
Aufbau dieses Organs von Wichtigkeit sind.

Bei der ontogenetischen Entwicklung des menschlichen Kleinhirns wieder-
holen sich in großen Sprüngen die einzelnen Phasen der Phylogenese.
Es erleichtert daher das Verständnis der nachfolgenden Ausführungen, wenn ich
hier den allmählichen Aufbau des Kleinhirns in der aufsteigenden Tierreihe, wie er
sich uns auf einem medialen Sagittalschnitte zeigt, kurz veranschauliche (Abb. 15).
Vor allem lernen wir an diesem Übersichtsbilde die eigenartigen Phasen gut verstehen, die wir als Exversion und Inversion auch in der menschlichen Ontogenese
wieder antreffen. In Abb. 15 habe ich so die Kleinhirne von einigen niederen
Tieren bis herauf zum *Vogel* im Median-Sagittalschnitte dargestellt, wobei es zur
Orientierung wichtig ist, sich stets die beiden Endpole des Kleinhirns klarzu-
machen: Einmal den Übergangsteil ins Mittelhirn, sodann die Ansatzstelle der
Tela, die mit x bezeichnet ist. Gleichzeitig habe ich auch in den späteren Stadien
die Hauptfurchen (S. prim. und S. praepyr.) eingetragen. Schon beim *Frosche*

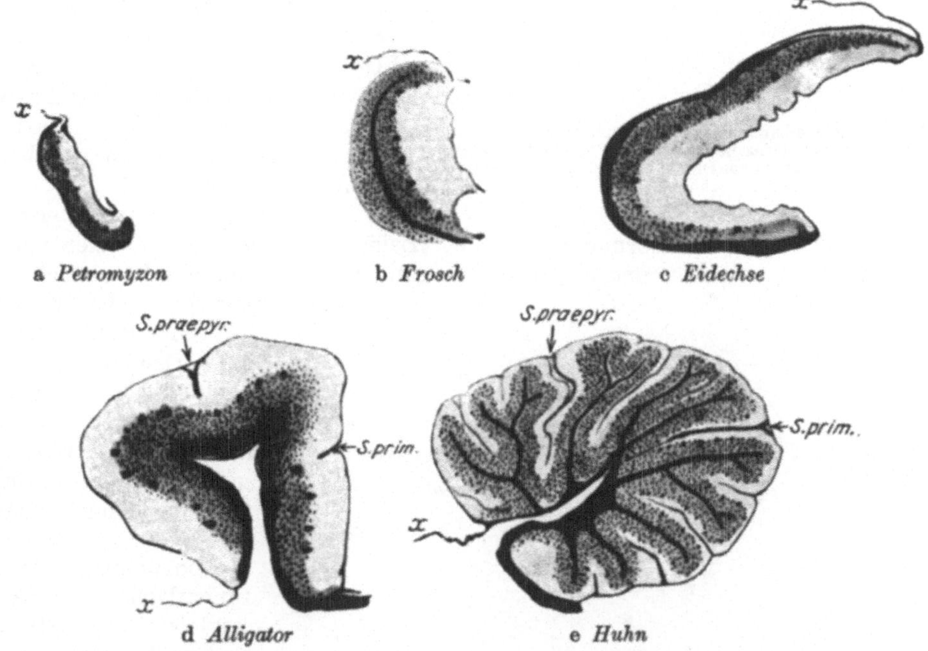

Abb. 15. Medianer Sagittalschnitt des Kleinhirns in der aufsteigenden Tierreihe, die Exversion und Inversion
der allmählichen Kleinhirnentwicklung darstellend. x Telaansatz.

zeigt sich gegenüber dem Kleinhirn bei *Petromyzon* eine deutliche Exversion, die
bei der *Eidechse* noch stärker ausgeprägt ist. Beim *Alligator* sehen wir bereits
durch die Inversion und Rückwärtsbiegung des ganzen Kleinhirns jene Form
in einfachster Gestaltung wiedergegeben, wie sie sich im allgemeinen bei allen
höheren Tieren bis zum Menschen herauf zeigt. Dabei ist der Telaansatz infolge
der Inversion basal hinten gelegen, und es hat sich das sogenannte „Zelt" entwickelt. Das *Vogel*kleinhirn, das gleichfalls die Inversion im ausgesprochensten
Maße bietet, stellt bereits in seiner reichen Lamellierung jenen Kleinhirntypus
dar, wie er für die höheren Tiere und den Menschen wenigstens auf dem Median-
schnitte charakteristisch ist.

Bis zum Ende des ersten embryonalen Monats (Embryolänge = Scheitel-
fersenlänge S. F. L. 13 mm) erscheint die dorsolaterale Rautengrubenwand hinter
dem Isthmus etwas dicker und erhöhter und wölbt sich medialwärts nur wenig

flächenhaft in den Ventrikelraum vor. Die zunächst deutlich bilateralen Kleinhirnanlagen sind direkt hinter dem Isthmus und der obengenannten Schaperschen Furche durch eine schmale Ependymbrücke verbunden, an deren freien Ober- und Seitenrand sich die Tela chorioidea anheftet. So nehmen wir in gleicher Weise wie His, Ariens Kappers, Kuithan, Brun und Ingvar auch beim Menschen eine bilaterale Kleinhirnanlage an, die ungefähr am Ende des ersten Embryonalmonats im oromedialen Teile zusammenwächst (vgl. Abb. 14). Bis zu diesem Zeitpunkte besteht das Tuberculum cerebelli (Abb. 16) aus einem medialen Schenkel, in der Mittellinie durch die Tela chorioidea mit dem der Gegenseite verbunden; daran schließt sich der laterale Schenkel, der in ziemlich scharfer Biegung auswärts zieht und sich gleichzeitig nach innen gegen den Ventrikel zu wulstförmig vorbuchtet.

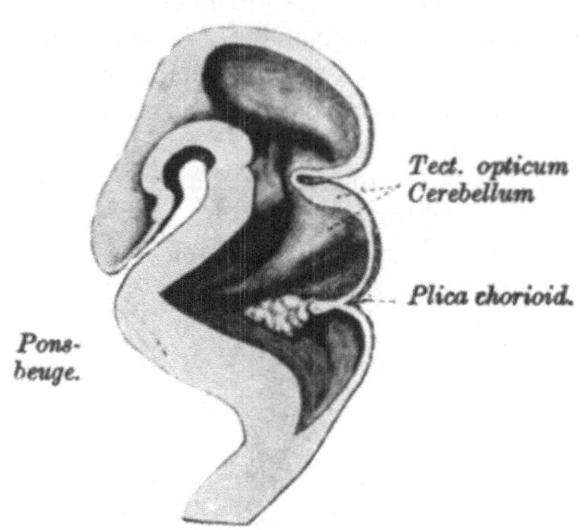

Abb. 16. Medianschnitt durch das Medullarrohr mit Kleinhirnanlage eines menschlichen Embryo von 23 mm Länge. Wachsrekonstruktion von Dr. Thore aus dem Anatomischen Institut zu Stockholm. (Aus Ingvar.)

Beide Schenkel verdicken sich nach außen und nach innen und zeigen die Neigung medial in breiter Front sich zu verbinden. Der medial gelegene orale Schenkel wächst ungefähr am Ende des ersten Embryonalmonats breit mit dem der Gegenseite zusammen; die lateralen Schenkel schlagen sich bei starker Dickenzunahme ihrer Innenfläche an ihrem caudalen Rand etwas nach außen um. Dieser Vorgang der Exversion erinnert an das Eidechsenstadium (vgl. Abb. 15c). Die Exversion (Abb. 17A) ist in dem Mittelteile (medialer Schenkel) nur ganz wenig angedeutet, während sie im lateralen Schenkel stark ausgeprägt ist. Dadurch entsteht in dem lateral

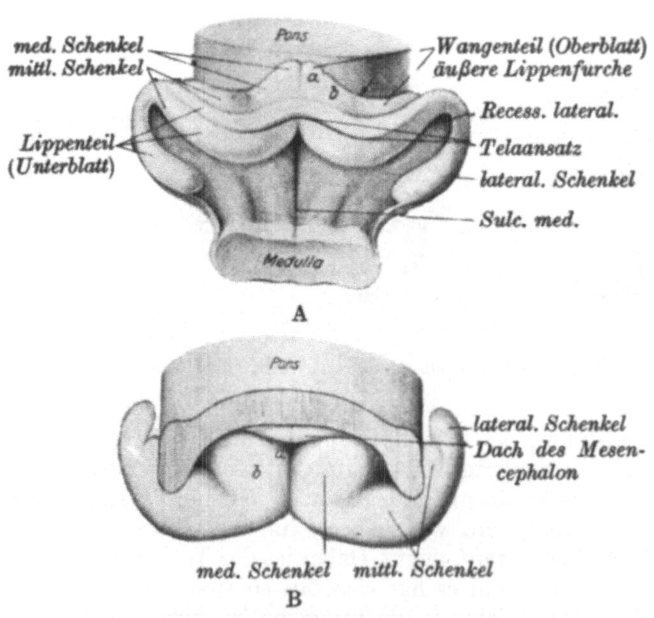

Abb. 17. Kleinhirnanlage eines menschlichen Embryo (Mitte des 2. Embryonalmonats, S.F.L. = 3,2 cm, S.S.L. = 3,0 cm). A von oben hinten gesehen. B von unten hinten gesehen. Vergr. 6fach. (Nach M. Hayashi.)

len Teile (Abb. 17A) außen eine Furche, die man als äußere Lippenfurche ($\ddot{a}L$) bezeichnen kann, und die einen orobasal gelegenen Wangenteil (Oberblatt) von einem dorsocaudal gelegenen Lippenteil (Unterblatt) scheidet.

Wenn wir die Kleinhirnanlage in diesem Stadium auf dem Sagittalschnitte betrachten (Abb. 18), so stellt sie — lateralwärts (etwas schräg) getroffen — eine S-förmige Erhebung über dem Sulc. limitans dar mit starker konvexer Ausladung gegen die Ventrikelfläche und außen mit einem Einschnitte versehen, welcher die äußere Lippenfurche (*äL*) darstellt. Der zwischen ihr und dem Sulc. limitans gelegene Teil kann als Wangenteil bezeichnet werden (Oberblatt) und der sich dorsalwärts erhebende schlankere Teil als Lippenteil (Unterblatt). Der dorsale Teil der Lippe geht mit einer zugespitzten Fläche in die Decke der Rautengrube über, welche die Tela chorioidea darstellt (Abb. 17 und 18). Diese findet ihre Ansatzlinie im ganzen am oberen hinteren Rande der Kleinhirnlamelle, der durch die Exversion etwas nach außen gerichtet ist (Abb. 18). Unter dem Telaansatze befindet sich eine seichte Furche, die innere Lippenfurche (*iL*) (Abb. 18).

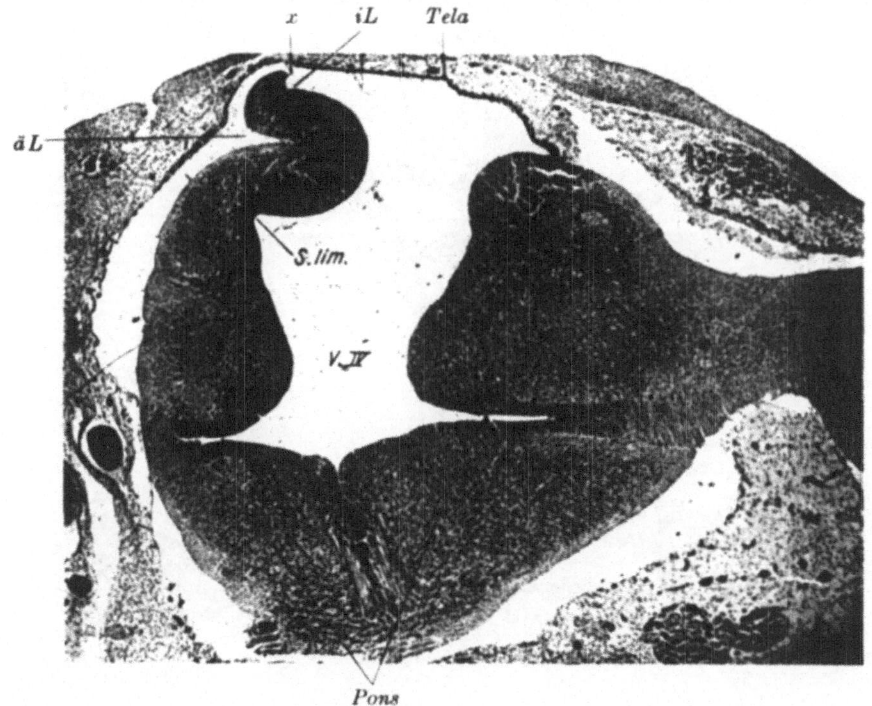

Abb. 18. Lateral etwas schräg gelegter Sagittalschnitt durch die Kleinhirnanlage mit Pons und Medulla oblongata eines menschlichen Embryo am Ende des 1. Embryonalmonats. (S. F. L. = 1,3 cm, S. S. L. = 1,2 cm.) Hämatoxylin-Eosin-Präp. Mikrophotogramm. Der S-förmig gekrümmte Sporn dorsal vom Sulcus limitans = Kleinhirnanlage. *äL* äußere Lippenfurche. *iL* innere Lippenfurche. *x* Telaansatz. Man beachte wie von *x* aus die Tela den 4. Ventrikel überbrückt. (Durch die schräge Schnittführung ist der Sulcus limitans auch auf den Sagittalschnitten als deutliche Einkerbung sichtbar.) (Originalpräparat meines Mitarbeiters M. HAYASHI.)

Bei weiterer Dickenzunahme der gesamten Kleinhirnanlage, welche zu einer stets zunehmenden flächenhaften Verwachsung in der Medianlinie führt, biegt sich der stark nach auswärts ziehende laterale Schenkel am Rande der Rautengrube unter scharfem Winkel nach rückwärts um (Abb. 17A). So hat also ungefähr in der Mitte des 2. embryonalen Monats (Embryolänge 32 mm) die Kleinhirnanlage die Gestalt eines Hufeisens, das sich mit breiter Basis dem Mittelhirn anlegt, und dessen Öffnung caudalwärts gegen die Rautengrube hinsieht. Wir können jetzt in der Kleinhirnanlage jeweils drei Teile unterscheiden: einen medialen, mittleren und lateralen Schenkel. Von oben betrachtet sehen wir den medialen Schenkel mit dem der anderen Seite in der Mittellinie verwachsen, was sich an einer ganz in der Mittellinie gelegenen seichten Einkerbung noch anzeigt. Dieser mediale Schenkel besteht jeweils bei genauerem Zusehen aus zwei nebeneinander gelegenen wulstförmigen Erhebungen (Abb. 17A *a* und *b*). Daran schließt sich stark lateralwärts ziehend der mittlere Schenkel, vom medialen Schenkel bei ↓ durch eine leichte Eindellung getrennt. Der mittlere Schenkel biegt sich stark nach rückwärts um (Recessus lateralis, Abb. 17A) und formiert so den lateralen Schenkel, der mit einer wulstförmigen, blindsackähnlichen Anschwellung in den Seitenrand der Rautengrube übergeht. Während der mediale Schenkel namentlich an seiner mittleren Verwachsungsstelle sehr dünn ist, zeigt der mittlere Schenkel gegen den Ventrikelraum zu starke konvexe Wülste. Gleichzeitig wird außen die Exvertierung der Kleinhirnanlage durch die als äußere Lippenfurche bezeichnete Eindellung bemerkbar, welche im medialen Schenkel kaum angedeutet, den mittleren Schenkel etwas einfurcht.

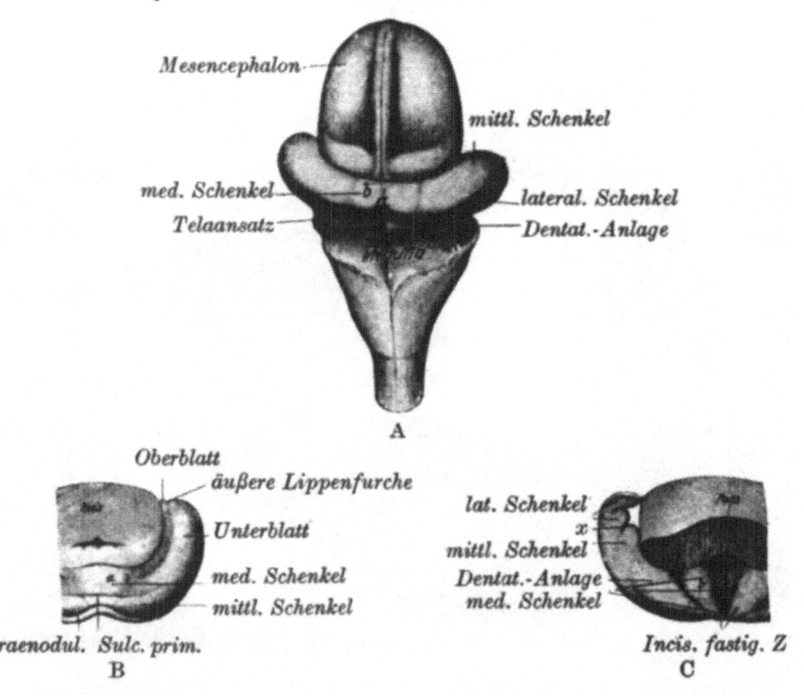

Abb. 19. Kleinhirnanlage eines menschlichen Embryo in der Mitte des 3. Monats. (S.F.L. = 5,1 cm, S.S.L. = 4,8 cm.) Vergr. 3fach. A von oben vorn gesehen. B von oben vorn gesehen, nach Wegnahme des Mesencephalon, so daß der Sulcus primarius deutlich wird. C von unten hinten gesehen. *x* S. praefloccularis. (Nach M. Hayashi.)

Vom Ventrikelraum, also von innen gesehen (Abb. 17B), zeigen sich gleichfalls die beiden Wülste des medialen Schenkels (*a* und *b*), daran schließt sich durch eine leichte Eindellung geschieden der mittlere Schenkel und zuletzt der laterale Schenkel, der sich wieder durch eine seichte Eindellung absetzt.

Ungefähr in der Mitte des 3. Monats (menschliche Embryolänge 51 mm) wird die frühere Exvertierung der Kleinhirnanlage durch eine zunehmende Invertierung allmählich wieder aufgehoben, das Kleinhirn rotiert gewissermaßen um seine eigene Achse und schlägt sich nach innen um (Abb. 19) bei gleichzeitiger Dickenzunahme aller Teile. Namentlich ist es der oben als Lippenteil oder Unterblatt bezeichnete zunächst exvertierte Anteil, der jetzt stark rückwärts gebogen, also invertiert ist. Betrachten wir das Kleinhirn in diesem Stadium von hinten und oben (Abb. 19A), so sehen wir nur diesen invertierten, nach innen und rückwärts gebogenen Anteil, während der vordere Anteil ganz von dem stark entwickelten Mesencephalon überdeckt ist. Auch hier erkennen wir (Abb. 19A) im medialen Schenkel die zwei Wülste (*a* und *b*), von dem mittleren Schenkel durch eine seichte Eindellung geschieden. Am hintersten Rande liegt der Telaansatz. Aus dem Innern des mittleren Schenkels quellen stärkere Wülste hervor, die wir als die Dentatumanlage auffassen dürfen. Wenn wir in diesem Stadium die vordere Oberfläche des Kleinhirns durch Wegnahme der Vierhügel freilegen, so erkennen wir wichtige Oberflächenveränderungen (Abb. 19B). Die oben als äußere Lippen-

furche bezeichnete Einschnürung ist wesentlich seichter geworden und ist nur im mittleren Schenkel noch ˙ nachzuweisen. Im medialen Schenkel, wo sie auch früher nur unscharf angedeutet war, fehlt sie jetzt völlig. Dagegen tritt im medialen Teil der Kleinhirnanlage jetzt die erste Transversalfurche auf, welche von hier aus nach beiden Seiten hin in den mittleren Schenkel hineinzieht; es ist dies die erste Anlage desSulc.primarius (in Übereinstimmung mit STROUD, SMITH, BOLK, INGVAR, LANGELAAN u. a.). Ungefähr gleichzeitig tritt auch im hintersten Teile eine weitere Transversalfurche auf, welche im Mittelstück am tiefsten einschneidet und sich lateralwärts in den mittleren Schenkel verliert.

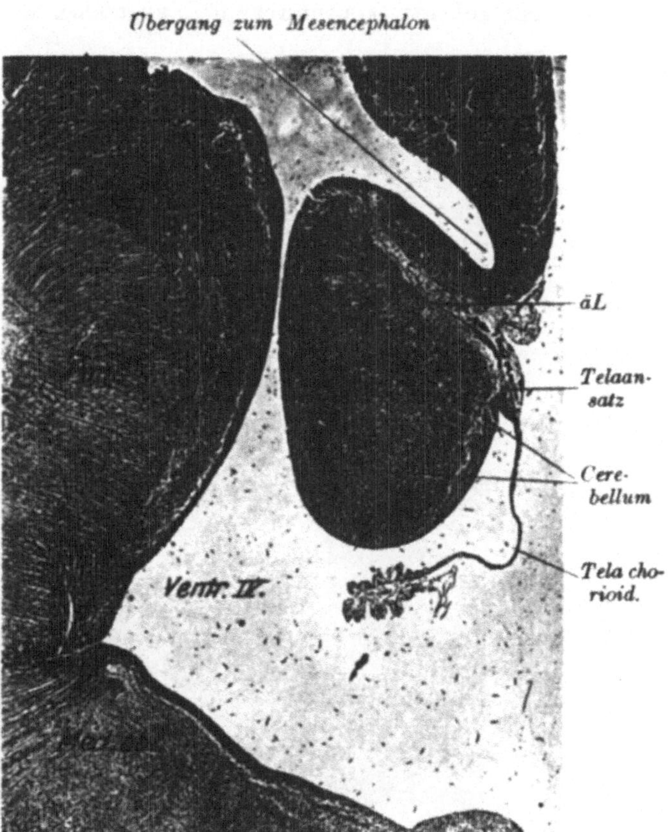

Abb. 20. Medialer Sagittalschnitt durch die Kleinhirnanlage eines menschlichen Embryo in der Mitte des 3. Embryonalmonats. (S. F. L. = 5,2 cm, S. S. L. = 4,1 cm.) *äL* ungefähre Stelle der äußeren Lippenfurche. Von *äL* bis Telaansatz die äußere Oberfläche der Kleinhirnanlage mit beginnender embryonaler Körnerschicht. Dieses Stadium zeigt die beginnende Inversion der Kleinhirnanlage. CAJALsches Präparat. Mikrophotogramm (Originalpräparat meines Mitarbeiters M. HAYASHI).

Es ist dies der Sulc. praenodularis oder uvulo-nodularis (Abb. 19B). Im medialen Schenkel heben sich von oben betrachtet (Abb. 19B) die beiden früher erwähnten Wülste (*a* und *b*) nur ganz unscharf voneinander ab, sie sind vom mittleren Schenkel durch eine seichte Eindellung geschieden, die übrigens auch von LANGELAAN abgebildet und hervorgehoben wird; dies gilt also auch für jene Abschnitte des Kleinhirns, die oral vom Sulc. primar. gelegen sind. Von der Unterfläche (Ventrikelfläche) her betrachtet (Abb. 19 C) erkennen wir wieder im medialen Schenkel die beiden Wülste *a* und *b*, welche caudalwärts eine leichte transversale Einziehung bieten. Dies ist die erste Andeutung der Incis. fastigii,

(*Z*), und die caudalwärts von ihr gelegenen etwas nach innen rotierten Wülste berühren sich in der Mittellinie nur ganz zart. An dem medialen Schenkel, der als inneren Wulst die Dentatumanlage trägt, setzt sich der laterale Schenkel an unter Bildung einer deutlichen Furche, die wir mit dem Sulc. paraflocc. identifizieren dürfen (*x*).

Auf dem medialen Sagittalschnitt zeigt das Kleinhirn in diesem Stadium (Embryolänge 52 mm) eine bohnenförmige Gestalt mit starker Vorwölbung nach der Ventrikelinnenfläche (Abb. 20). Außen ist an einem medial gelegten Schnitte (Abb. 20) keine Furchung nachzuweisen. Eine leichte Eindellung nur kann als die Stelle der äußeren Lippenfurche (*äL*) angesehen werden. Eine weitere mar-

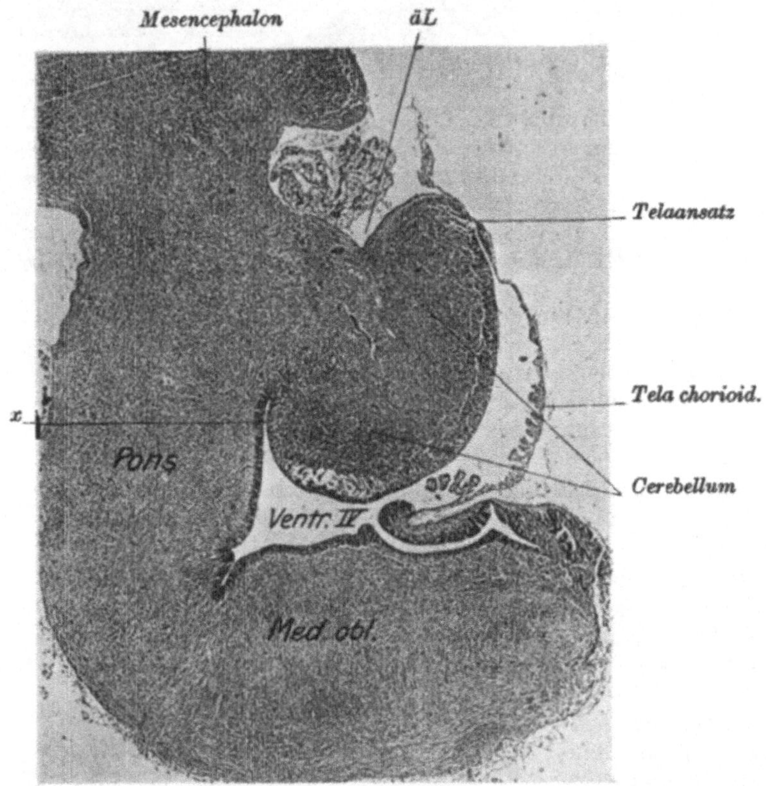

Abb. 21. Dasselbe wie Abb. 20 im lateralen Sagittalschnitt. Die äußere Lippenfurche (*äL*) hier stark ausgeprägt. *x* kaudaler Übergang des Kleinhirns in den Pons. (Originalpräparat meines Mitarbeiters M. Hayashi.)

kante Stelle ist der deutlich erkennbare Telaansatz. Bis hierher reicht die eigentliche Außenfläche der Kleinhirnlamelle, so daß der übrige Teil die wulstförmig sich vorbuchtende Innenfläche darstellt. An einem lateral getroffenen Schnitt (Abb. 21) prägt sich, entsprechend der im mittleren Kleinhirnschenkel stärker einschneidenden äußeren Lippenfurche, eine Eindellung (*äL*) schärfer aus, während sich der Telaansatz in gleicher Weise wie in Abb. 20 zeigt. Ein Vergleich dieser beiden Sagittalschnitte mit jenem von Abb. 18 zeigt aufs deutlichste die starke Dickenzunahme der Kleinhirnlamelle, besonders der ventrikulären Innenfläche. Wir können mit Bolk von einem extraventrikulären Anteil sprechen, welcher die eigentliche Oberfläche der Kleinhirnlamelle bis zum Telaansatz darstellt und von einem intraventrikulären, der ventrikelwärts

von diesem gelegen ist und von der Tela überdacht wird. In diesem
Stadium erkennt man noch gut die Exversion der Kleinhirnlamelle. Außer der
durch die äußere Lippenfurche im lateralen Anteil bewirkten Einknickung ist
hier noch keine Furchung an der Kleinhirnlamelle zu sehen.

Ob der äußeren Lippenfurche eine besondere Bedeutung im Sinne der Abgrenzung
eines Ober- und Unterblattes für die weitere Kleinhirndifferenzierung zukommt, wie es
HAYASHI meinte, muß ich dahingestellt sein lassen. Ich konnte in der Literatur keine Angaben finden, die in der Ontogenese des Menschen und der *Säuger* die Wichtigkeit dieses
Vorganges betonen. Tatsache ist, daß diese Einschnürung im medialeñ Kleinhirnteile
in einem frühen Stadium nur angedeutet ist und sich sehr bald verwischt und offenbar
auch im lateralen Anteile nur eine vorübergehende Erscheinung darstellt; durch die
bald einsetzende Inversion des zunächst exvertierten Lippenteiles kommt offenbar bald
ein Flacherwerden und Verschwinden der äußeren Lippenfurche zustande; ich möchte
daher fürs erste dieser Erscheinung keine besondere Bedeutung in der weiteren Morphogenese des Kleinhirns beimessen.

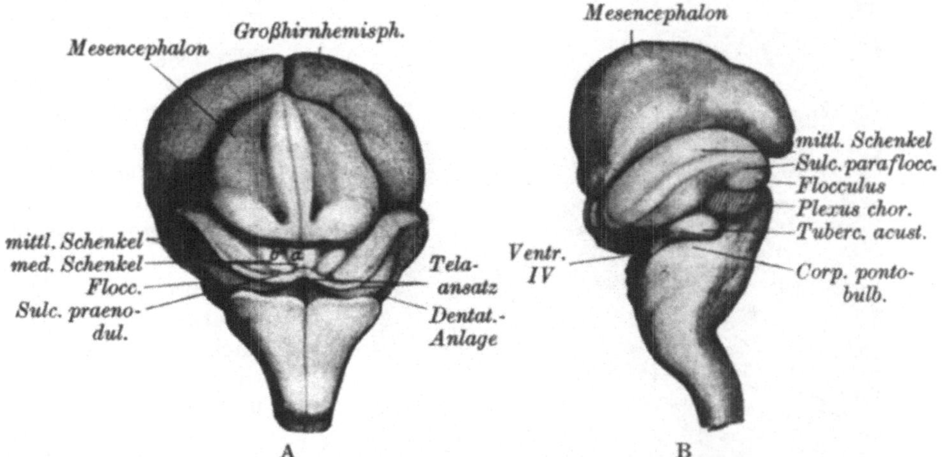

Abb. 22. Kleinhirn eines menschlichen Embryo in der Mitte bis Ende des 3. Embryonalmonats. (S. F. L. = 9,2 cm.)
Vergr. 3fach. *A* von hinten oben betrachtet. *B* in der Seitenansicht nach Entfernung der Großhirnhemisphäre.
(Nach M. HAYASHI.)

Bei einem menschlichen Embryo in der Mitte bis gegen Ende des 3. Monats
(Embryolänge 92 mm) sehen wir am Kleinhirn, von hinten oben betrachtet
(Abb. 22A) wieder die obenerwähnten drei Schenkel; im medialen Schenkel fallen
die beiden Wülste *a* und *b* auf, wobei *a* deutlich dicker geworden ist. Der Sulc.
primarius ist von dem stärker nach hinten gewölbten Mesencephalon überdacht. Lateral vom medialen Schenkel zieht stärker nach vorwärts gebogen der
mittlere Schenkel, durch eine leichte Eindellung von dem medialen Schenkel geschieden. Die beiden medialst gelegenen Wülste *a* sind in der Mittellinie völlig
zusammengeschmolzen. Caudalwärts von *a* und *b* zeigt sich eine deutliche Transversalfurche, der Sulc. praenodularis oder uvulo-nodularis, der sich beiderseits im mittleren Schenkel verliert. Der caudalste Teil des medialen Schenkels
exvertiert leicht und ist mit dem Nodulus zu identifizieren, der allmählich in
die Ansatzstelle der Tela übergeht. In der Seitenansicht sind die mittleren
Schenkel noch so gut wie ungefurcht, nur der laterale Schenkel (Abb. 22B *Flocc.*)
setzt sich durch eine deutliche Furche (Sulc. parafloccular.) von dem mittleren
Schenkel ab. In Übereinstimmung mit INGVAR konnten auch wir keinen Übergang des Sulc. parafloccularis in den Sulc. praenodularis feststellen.

Auf einem medialen Sagittalschnitt dieses Stadiums (Abb. 23) zeigt sich die
Vergrößerung der extraventrikulären Kleinhirnoberfläche aufs deutlichste, zu-

gleich auch die Inversion (Rückbiegung und Rotierung) der Kleinhirnlamelle. Der Telaansatz ist deutlich zu erkennen und hat sich von jener seichten, als äußere Lippenfurche (*äL*) bezeichneten Eindellung weit entfernt. Vor diesem Telaansatze liegt eine Furche, der Sulc. praenodularis, und ungefähr in der Mitte der extraventikulären Oberfläche beginnt sich eine zweite Furche anzulegen, der Sulcus primarius. Ihr gegenüber hat sich die intraventrikuläre Innenfläche der Kleinhirnlamelle gleichfalls etwas eingebuchtet; diese Einknickung, die Incisura fastigii oder das Zelt (His) ist offenbar eine Folge der Inversion der Kleinhirnlamelle. Lateral (Abb. 24) hat gleichfalls die extraventrikuläre Oberfläche stark an Ausdehnung gewonnen und zeigt sich noch völlig ungefurcht. Der Telaansatz geht ohne jede flächenhafte Verwachsung in die Kleinhirnlamelle über.

His hat bekanntlich von einer Verwachsung des ependymalen Daches des vierten Ventrikels mit dem hinteren Teil der Kleinhirnanlage in einem frühen embryonalen Stadium des Menschen gesprochen. Der vordere Abschnitt der Tela chor. liegt dem Kleinhirn, wie wir auf Abb. 18, 20, 21, 23 und 24 gesehen haben, dorso-caudal an und kommt bei weiterer Entwicklung des Kleinhirns und der dabei eintretenden Vergrößerung der extraventriku-

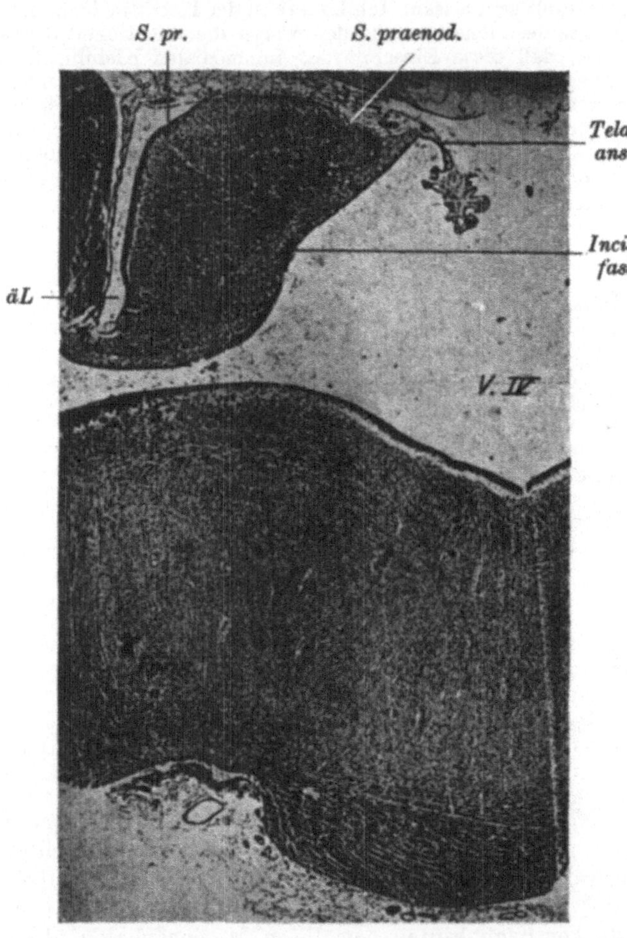

Abb. 23. Medialer Sagittalschnitt durch das Kleinhirn eines menschlichen Embryo. Mitte bis Ende des 3. Embryonalmonats. (S. F. L. = 9,0 cm, S. S. L. = 6,6 cm.) Cajalsches Silberpräparat, die weitere Inversion der Kleinhirnanlage darstellend. Beginnende Entwicklung der Incis. fastigii. Starke Entfaltung der äußeren Kleinhirnoberfläche mit embryonaler Körnerschicht. Erste Andeutung des Sulcus primarius (*S. pr.*). (Originalpräparat meines Mitarbeiters M. Hayashi.)

lären Oberfläche mehr ventro-caudal zu liegen. His hat die Anschauung vertreten, daß diese vordere Faltenwand gleich einer Hülle mit dem Kleinhirn verwachse, so daß die Ansatzstelle der Tela nach abwärts verschoben wird. Er meint, daß damit ein Teil des Kleinhirns, der früher intraventrikulär gelegen sei, nun extraventrikulär zu liegen komme; auch Bolk schließt sich der Hisschen Auffassung an. Die Untersuchungen bei den *Säugern* (Kuithan, Bradley u. a.) konnten jedoch keine solchen Verwachsungen sicherstellen; ebensowenig sah Stroud bei seinen Studien menschlicher Embryonen etwas davon. Auch Ingvar lehnt auf Grund seiner Beobachtungen mit Recht die Hissche Ansicht ab. Er betont, daß stets derselbe Rand des Kleinhirns die Tela trägt, und daß nur die Richtung der Entwicklung des Kleinhirns an den scheinbaren Lageverschiebungen dieser Anheftungsstelle Schuld trägt. Ähnlich wie Marburg halten auch wir auf Grund unserer Beobachtungen eine Verwachsung der Tela mit der Kleinhirnoberfläche im HISschen Sinne für nicht gegeben.

Ein Frontalschnitt durch die Kleinhirnanlage dieses Stadiums (Mitte bis Ende des 3. embryonalen Monats) läßt uns die verschiedene Bedeutung und Differenzierung der an der Oberfläche des Kleinhirns beobachteten Verhältnisse erkennen: Ein ziemlich oralwärts gelegter Frontalschnitt durch die linke Kleinhirnanlage (Abb. 25) zeigt uns, daß dem medialen, mittleren und lateralen Schenkel drei verschiedene Rindendifferenzierungen entsprechen, dem medialen Wulst *a* entspricht hier der Oberwurm mit beginnender Rindendifferenzierung,

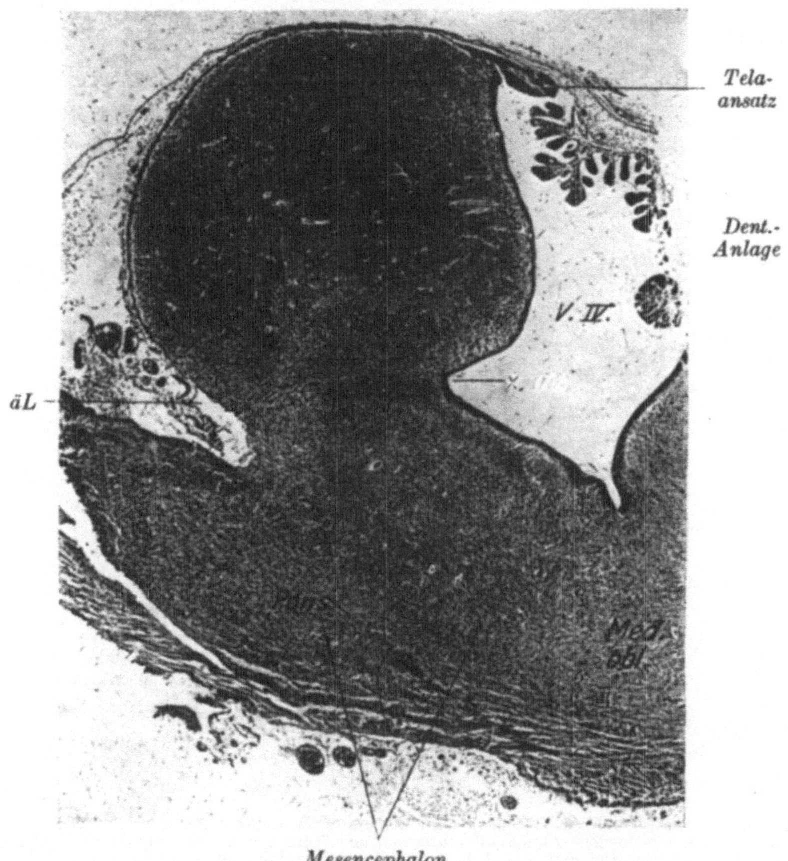

Abb. 24. Das gleiche wie Abb. 23 im lateralen Sagittalschnitt. *x* caudaler Übergang des Kleinhirns in das Mesencephalon (ungefähre Lage des Sulc. limitans). (Originalpräparat meines Mitarbeiters M. HAYASHI.)

dann folgt lateralwärts eine Rindenformation mit etwas undeutlicher Rindendifferenzierung, welche dem medialen Wulst *b* entspricht und von HAYASHI als Zwischenstück bezeichnet wurde. Daran schließt sich als mittlerer Schenkel ein breiter Hemisphärenwulst mit völlig undifferenzierter Rinde (*H*). Das caudolaterale Ende setzt sich wieder mit einer anderen, vorgeschrittenen Rindendifferenzierung deutlich von dem Hemisphärenwulst ab, und entspricht der Flocculusformation. Wir können also im oralen Kleinhirnabschnitt mit dem medialen Wulst *a* den Oberwurm identifizieren, mit *b* das Zwischenstück, mit dem mittleren Schenkel die Hemisphäre und mit dem lateralen Schenkel die Flocculusformation.

Im Innern des Kleinhirns erkennen wir, unter der Kleinhirnmasse des Hemi-
sphärenabschnittes gelegen, eine geschlossenere Kernanhäufung, die mit dem Dentatum zu identifizieren ist. Daneben liegen kleinere Kernhaufen, die die Zwischenkerne offenbar darstellen (N. emboliform. und globosus) und die unter dem
Zwischenstück gelegen sind. Unter der Rinde des Oberwurmes fallen gleichfalls
Zellverdichtungen auf, die dem Nucl. tecti zugehören.

Ähnliche Verhältnisse bietet ein weiter caudalwärts getroffener Frontalschnitt
aus diesem Stadium (Abb. 26), der als verschieden differenzierte Rindenabschnitte
beiderseits hier den Unterwurm mit wenig differenzierter Rinde erkennen läßt (a),

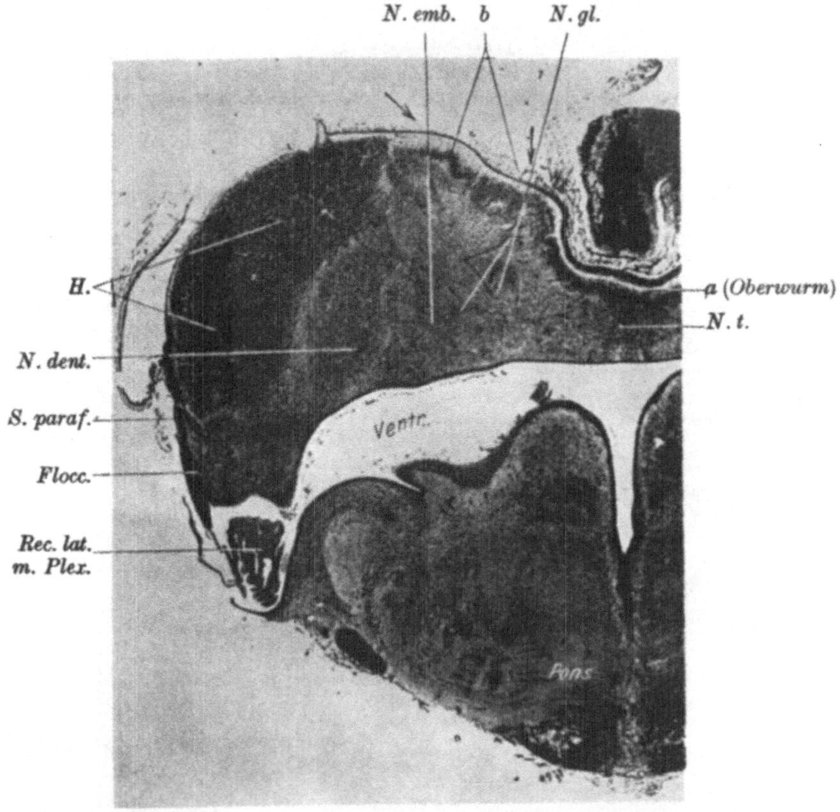

Abb. 25. Frontalschnitt durch das Kleinhirn eines menschlichen Embryo Mitte bis Ende des 3. Embryonalmonats, die örtlich verschiedene Rindendifferenzierung und Kernentwicklung darstellend. Die zwischen den
beiden ↓ gelegene Kleinhirnoberfläche ist in ihrer Rindendifferenzierung deutlich verschieden von jener des
Wurmes und der Hemisphäre und entspricht der Hayashischen Pars intermedia (b). N. t. Nucl. tecti;
N. gl. Nucl. globosus; N. emb. Nucl. emboliformis; N. dent. Nucl. dentatus; H. Hemisphäre; Flocc. Flocculus,
durch den Sulcus parafloccularis scharf abgesetzt von der Hemisphäre. Hämatoxylin-Eosin-Präparat. Mikrophotogramm. (Originalpräparat meines Mitarbeiters M. Hayashi.)

dann das Zwischenstück (b), das gleichfalls eine eigenartige Rindendifferenzierung
aufweist und schließlich den eigentlichen Hemisphärenabschnitt mit breiter Zellmasse ohne klare Rindendifferenzierung. Bemerkenswert ist, daß der hier getroffene Unterwurm bei weitem nicht jene deutliche Rindenentwicklung aufweist wie der Oberwurm (vgl. Abb. 25a), und daß die Wurmformation in der
Mittellinie am wenigsten differenziert ist. Hieraus kann man schließen, daß (vgl.
Abb. 22A) die beiden Wurmhöcker (a) erst vor kurzem zusammengeflossen sind.
Im Innern hebt sich unter der hemisphärischen Zellmasse deutlich ein breiter,
in sich geschlossener Kern ab, der Nucl. dentatus.

Ungefähr 1 Monat später, um die Mitte des 4. Embryonalmonats, treffen wir in der Kleinhirnentwicklung ein für die morphologische Differenzierung sehr wichtiges Bild (Abb. 27a, b, c). Das gesamte Kleinhirn hat stark an Ausdehnung zugenommen, und die Inversion der caudalen Kleinhirnabschnitte hat sich vervollständigt. Die caudalen Abschnitte, namentlich die Fiss. praenodularis (uvulo-nodularis) sind ganz an die Basis gekommen, und die hintersten caudalen Abschnitte nähern sich so an der Basis dem frontalen Kleinhirnpol wieder. Vor allem ist das Kleinhirn aber jetzt durch eine reiche transversale Furchung ausgezeichnet. Besonders der vor der Fiss. prima gelegene Abschnitt zeigt jetzt eine stark entwickelte transversale Furchung, welche stets vom Mittelteil ihren Ausgang nimmt und ungebrochen in die lateralen Anteile hinüberzieht, um sich dort peripher zu verlieren. Die nächste tief einschneidende von der Mittellinie ausgehende Furche (Abb. 27b) ist die Fiss. praepyramidal., welche sich caudolateral in der Hemisphäre verjüngt. Ihr folgt nach hinten eine gleichfalls tiefe Furche, die Fiss. secunda (Abb. 27b und c), welche peripherwärts zwei bohnenförmige Hemisphärengebilde umschließt, die Tonsillen. Schließlich folgt bereits an der Basis gelegen die Fiss. praenodularis (uvulonodularis), die seitwärts in jene Gebiete ausstrahlt, welche den Paraflocculus und den Floc-

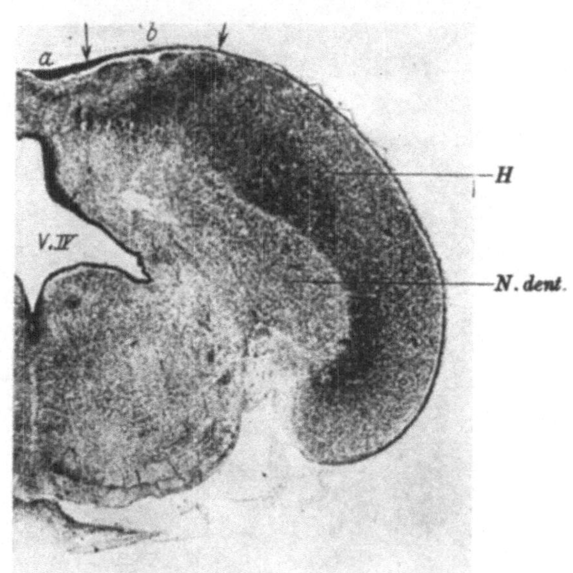

Abb. 26. Dasselbe wie Abb. 25 weiter caudalwärts.

culus tragen. In Übereinstimmung mit INGVAR und im Gegensatz zu BOLK müssen wir betonen, daß ein direkter Übergang des Sulc. praenodularis in den Sulc. parafloccularis auch in diesem Stadium nicht sicher nachzuweisen ist. Während die vor der Fiss. prima und die hinter der Fiss. praepyramidalis gelegenen Kleinhirnabschnitte sich bereits durch reichliche Furchung und Lamellierung auszeichnen, ist der zwischen den genannten Fissuren befindliche Kleinhirnteil noch fast glatt und einfach gebaut (Abb. 27b).

Wir können so vom rein morphogenetischen Standpunkte aus, unter Berücksichtigung ähnlicher Forschungsergebnisse anderer Autoren (namentlich SMITH, BOLK und INGVAR), drei Kleinhirnlappen mit verschiedener Oberflächendifferenzierung unterscheiden: einen Lobus anterior vor der Fiss. prima, einen Lob. med. zwischen Fiss. prima und Fiss. praepyramidalis und einen dahintergelegenen Lob. post.

Von den älteren Autoren, die noch das anthropotomische Kleinhirnschema benutzten, kamen HENLE, SCHWALBE, KUITHAN und ZIEHEN unter Berücksichtigung äußerer anatomischer Merkmale gleichfalls bereits zu einer Dreiteilung. SCHWALBE hat ohne tiefere morphologische Begründung für die drei Kleinhirnabschnitte die gleiche Grenze angegeben wie oben. Auch ELLIOT SMITH unterscheidet, wie oben betont (vgl. Abb. 8), drei Lobuli; er hebt das frühe embryonale Auftreten des Fiss. secunda und deren Konstanz besonders hervor und grenzt den Lob. med. nach hinten durch diese Primärfurche ab, so daß die Pyramis, nach seiner Auffassung, noch zum Lob. med. gehört. BRADLEY hingegen betont die Bedeutung des S. praepyramidalis (vgl. Abb. 9); Bolk, der (vgl. Abb. 10) die Kleinhirnteile hinter dem S. prim. einheitlich als Lob. post. zusammenfaßt, kommt schließlich doch zu einer Dreiteilung, wenn er das Mittelstück durch die F. secunda nochmals in zwei Abschnitte trennt. Im Gegensatz zu Bolk heben Brouwer und Ingvar auf Grund ihrer phylogenetischen Studien die große Konstanz und Tiefe des S. praepyramidalis hervor und betonen mit Rücksicht auf die Formverhältnisse der Pyramis und nicht zuletzt auch der Faserverteilung die Zugehörigkeit der Pyramis zum Lob. posterior. Auch nach unseren Beobachtungen müssen wir — in Übereinstimmung mit Langelaan — zwar zugeben, daß die Fiss. secunda in der menschlichen Ontogenese zu ungefähr gleicher Zeit entsteht (manchmal vielleicht auch früher) wie die Fiss. praepyramidalis; letztere aber ist in ihrem ganzen Entstehungstypus, namentlich auch

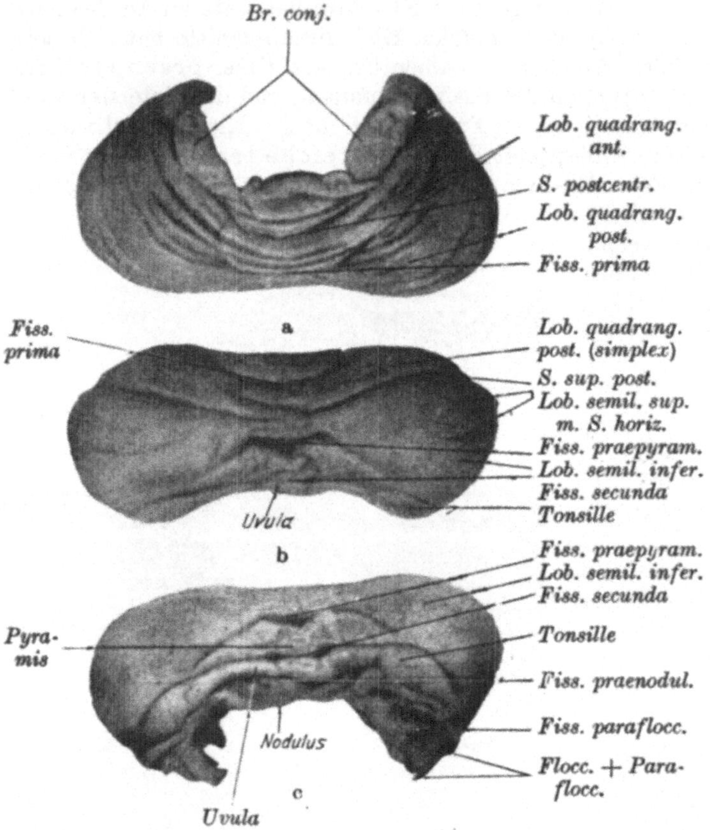

Abb. 27. Kleinhirn eines menschlichen Embryo. Mitte des 4. Embryonalmonats. (S. F. L. = 15,0 cm, S. S. L. = 10,0 cm.) a von vorn oben gesehen, b von oben gesehen, c von hinten unten gesehen. Photogramm. Vergr. 3fach. (Originalpräparat meines Mitarbeiters M. Hayashi.)

in ihrer Tiefe, wesentlich markanter ausgeprägt als erstere (vgl. auch Abb. 27b und c), so daß wir der Fiss. praepyramidalis für die grobe Kleinhirneinteilung unter Berücksichtigung der phylogenetischen Entwicklung und Faserverhältnisse die größere Bedeutung beimessen.

Der Lobus medius, also jener Kleinhirnabschnitt, der zwischen der Fissura prima und Fissura praepyramidalis liegt, zeichnet sich in diesem Stadium (Abb. 27b) durch eine fast völlig glatte Hemisphärenoberfläche aus. Er ist deutlich durch einen ziemlich tief einschneidenden Sul

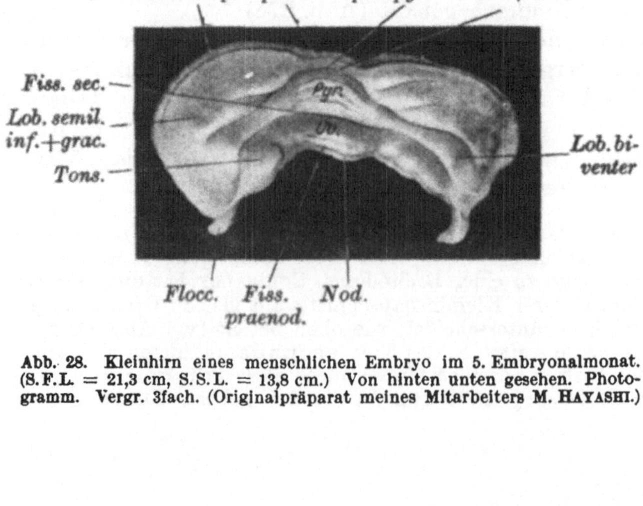

Abb. 28. Kleinhirn eines menschlichen Embryo im 5. Embryonalmonat. (S. F. L. = 21,3 cm, S. S. L. = 13,8 cm.) Von hinten unten gesehen. Photogramm. Vergr. 3fach. (Originalpräparat meines Mitarbeiters M. Hayashi.)

cus, den wir in Übereinstimmung mit BOLK und INGVAR mit dem Sulcus superior
posterior identifizieren können, in zwei Abschnitte geschieden. Dieser Sulcus,

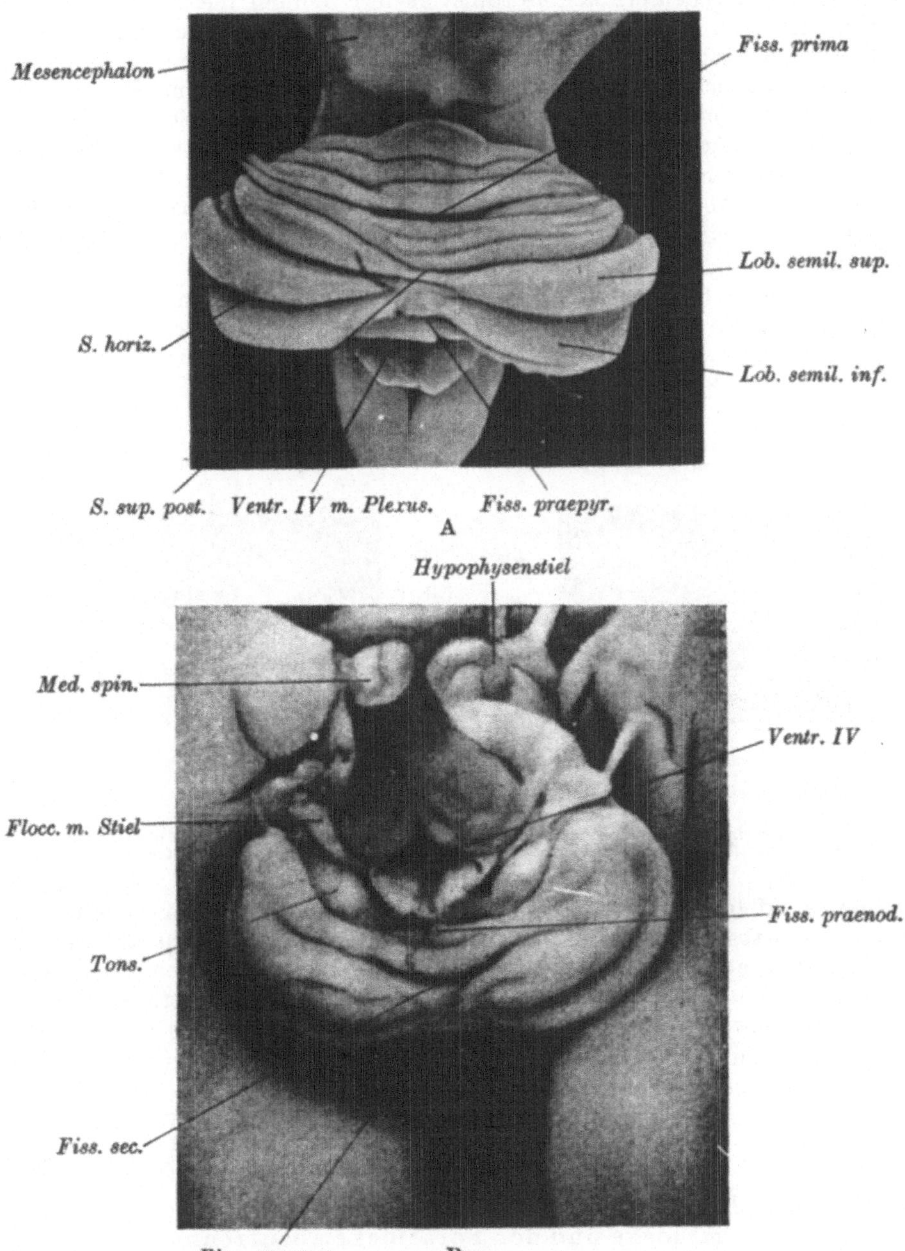

Abb. 29. Kleinhirn eines menschlichen Embryo. Ende des 5. Embryonalmonats. (S.F.L. = 28,5 cm, S.S.L. =
18,5 cm.) A von oben gesehen, B von hinten unten gesehen. Photogramm. Vergr. 3fach.
(Originalpräparat meines Mitarbeiters M. HAYASHI.)

der sich nach unseren Beobachtungen sehr häufig bilateral, in den Hemisphären
beginnend, anlegt und sich in dem Mittelteil durchaus nicht immer in einer einheit-

lichen Furche trifft, sondern sich manchmal überschneidet (Abb. 27b), läuft regelmäßig mit dem Sulcus primarius parallel. Der zwischen der Fissura prima und diesem Sulcus sup. post. gelegene Kleinhirnabschnitt zeigt bereits in diesem Stadium eine angedeutete weitere transversale Furchung, die hier, gleich der im Lobus ant. vom Mittelstück ihren Ausgang nimmt. Dieser Teil entspricht dem Lob. simplex BOLKS mit Einschluß des Mittelstückes oder dem Lobus simpl. INGVARS. Der sich daran anschließende größere Teil des L. medius bietet in diesem Stadium nur eine ganz angedeutete Furchung im Mittelstück und ebenso in den Hemisphären; es ist dies die erste Anlage des S. horizontalis. Recht häufig scheint sich dieser S. horizontalis beiderseits von den Hemisphären aus zu entwickeln (Abb. 27b), wobei diese Sulci nach unseren Beobachtungen für gewöhnlich, aber nicht immer, mit einer entsprechenden Furche des Mittelstücks zusammenfließen.

Die späteren Stadien, von denen ich einige Bilder in den Abb. 28, 29, 30 bringe, stellen nur weitere Differenzierungen der früheren Stadien dar, wobei sich allmählich durch sekundäre und tertiäre Furchen- und Windungsbildungen das bekannte Relief des menschlichen Kleinhirns entwickelt. Besonders im Lob. post.

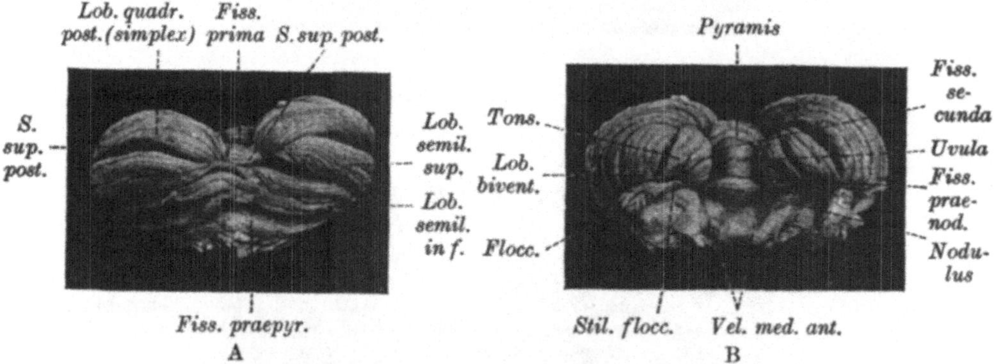

Abb. 30. Kleinhirn eines menschlichen Embryo. Ende des 6. Embryonalmonats. A von oben gesehen, B von unten gesehen. Photogramm. Natürliche Größe. (Originalpräparat meines Mitarbeiters M. HAYASHI.)

kommt es, infolge ungleichmäßiger Oberflächenausdehnung einzelner Mittel- und Hemisphärenabschnitte, nicht nur zu der Ausprägung der charakteristischen Sulci paramediani, sondern auch zu einer bemerkenswerten Verschiebung einzelner Seitenteile, über deren prinzipielle Zugehörigkeit zu bestimmten Wurmabschnitten noch keine definitive Klärung bis heute erzielt ist.

Ich kann an dieser Stelle nicht auf die verschiedenen hierüber geäußerten Ansichten eingehen. Näheres findet sich in den Arbeiten und Werken der genannten Autoren, namentlich bei SMITH, BRADLEY, BOLK, INGVAR, LANGELAAN und MARBURG. Nur so viel sei betont, daß wir auch auf Grund der Ontogenese die INGVARsche Auffassung in der weiteren Ausgestaltung des Lob. post. bestätigt finden. Jedenfalls sind wir mit INGVAR der Meinung, daß die Tonsille im ganzen von der Flocke und der Paraflocke abzutrennen ist und offenbar mit dem Lobulus paramedianus BOLKS zu homologisieren ist. Auch persönliche Erfahrungen an pathologischem Materiale erhärten diese Ansicht. Der Paraflocculus und Flocculus, von den Hemisphären durch den S. parafloccculus morphologisch abgegrenzt, gehören zusammen und zeigen zeitweise eine von den übrigen Hemisphärenabschnitten verschiedene — und zwar weiter vorgeschrittene — Rindendifferenzierung. Ihre Abgrenzung gelingt so histologisch ebenso einwandfrei (HAYASHI), wie sie INGVAR morphologisch durchführen konnte. Sie stehen in deutlicher Verbindung mit dem Nodulus.

Besonders charakteristisch prägt sich die weitere Differenzierung des Kleinhirns auf Sagittalschnitten aus.

Ungefähr in der Mitte des 4. Embryonalmonats zeigt sich das in der Mittellinie sagittal getroffene Kleinhirn bereits deutlich gefurcht. Die äußere Oberfläche zwischen dem Velum medullare anterius und dem Telaansatze (Abb. 31) hat sich stark vergrößert und nach innen geschlagen. Die innere ventrikuläre Oberfläche ist viel mehr, als wir es in dem letztbeschriebenen Stadium gesehen haben (vgl. Abb. 23), eingebuchtet (Incisura fastigii). Schräg gegenüber schneidet der S. prim. tief in die äußere Oberfläche ein und trennt so den Lob.

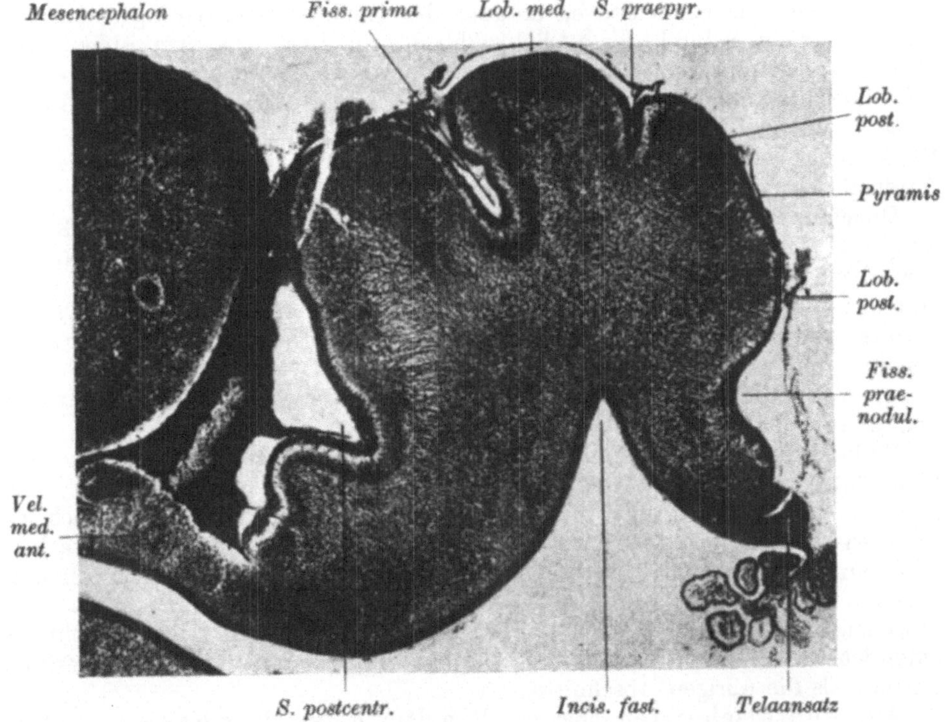

Abb. 31. Medianer Sagittalschnitt durch das Kleinhirn eines menschlichen Embryo. Mitte des 4. Embryonalmonats. (S. F. L. = 13,4 cm; S. S. L. = 9,0 cm.) CAJALsches Silberpräparat. Mikrophotographie. (Originalpräparat meines Mitarbeiters M. HAYASHI.)

ant. ab. Dieser Lob. ant. zeigt bereits eine weitere Furchenentwicklung und eine besonders starke Ausprägung des dem S. prim. benachbarten Windungsgebietes. Die Rinde des ganzen Lob. ant. läßt verschiedene Differenzierungen an verschiedenen Stellen erkennen. Der basalst gelegene Teil zeigt eine wesentlich vorgeschrittenere Rindendifferenzierung als der nächstfolgende Abschnitt; das um den S. prim. gelegene Windungsgebiet zeichnet sich wiederum durch eine fortgeschrittenere Rindendifferenzierung aus. Die nächstfolgende Furche stellt den S. praepyramidalis und das dazwischen gelegene Gebiet entspricht dem L. medius mit einer nur wenig entwickelten Rinde. Der nächstfolgende breite Abschnitt, der durch den S. praenodularis eingefurcht wird, ist der L. post. oder Unterwurm, dessen Rindenentwicklung im ganzen jener des L. ant. nachsteht. Ein Sagittalschnitt durch die Hemisphäre desselben Stadiums

(Abb. 32) zeigt uns vor allem, daß der S. prim. hier nur ganz flach entwickelt ist, ebenso der S. praepyramidalis; auch die Rindenentwicklung dieses ganzen Gebietes ist gegenüber dem medialen Abschnitte stark zurückgeblieben.

Ein Sagittalschnitt durch die Mitte des Kleinhirns gegen Ende des 4. Embryonalmonats (vgl. Abb. 33) zeigt uns vor allem die stärkere Furchenbildung im L. ant. vor dem S. prim. Besonders stark hat das vor dem S. prim. gelegene oberste Kleinhirnläppchen zugenommen, wobei die orobasal gelegenen Teile eine weiter fortgeschrittene Rindendifferenzierung bieten als die hinteren Abschnitte; nur das den S. prim. begleitende Windungstal trägt bereits eine gut differenzierte Rinde. Das nächstfolgende Windungsgebiet stellt den L. medius dar, der hier noch ungefurcht ist und hinten durch den S. praepyramidalis begrenzt wird. Er zeigt erst eine beginnende Rindendifferenzierung, und bei x erkennen wir eine Rindenstelle, die ganz der Rindendifferenzierung ermangelt. [Es ist dies ein Befund, der auch in Abb. 11 der Berlinerschen Abhandlung (1905), das Kleinhirn eines menschlichen Embryos von 3 Monaten (?) darstellend abgebildet ist, ohne daß ihm der Autor besondere Erwähnung tut.] Daran schließt sich der Lobus post. mit der Fiss. secunda und praenodularis. Die Rinde dieses ganzen Gebietes ist weniger differenziert als jene in den vordersten Anteilen des Lob. anterior.

Ungefähr in der Mitte des 6. Embryonalmonats (Abb. 34) bietet der Sagittalschnitt in der Mittellinie des Kleinhirns bereits eine reiche Lamellierung, und wir erkennen hier die starke Entwicklung des L. ant. vor dem S. prim., wobei besonders reichlich das oberste Kleinhirnläppchen lamelliert erscheint. Der Lobus med. zwischen S. prim. und praepyramidalis ist gleichfalls sehr stark lamelliert und zeigt an der Oberfläche einen tieferen Einschnitt durch den S. sup. post. Wesentlich einfacher gebaut ist der L. post., der durch die Fiss. secunda und praenodularis stark eingefurcht ist.

Ende des 7. Embryonalmonats bietet der ähnlich gelegte Sagittalschnitt (Abb. 35) bereits ein Bild, das dem des ausgewachsenen Kleinhirns sehr nahekommt. Wir erkennen auch hier deutlich den S. prim., welcher den reich gefurchten Vorderlappen abtrennt, wobei wieder das oberste Läppchen die stärkste Differenzierung aufweist. Daran schließt sich der gleichfalls stark weiter entwickelte Lob. med. mit dem etwas tiefer einschneidenden S. sup. post. Der zwischen S. prim. und S. sup. post. gelegene Abschnitt ist reich gefurcht; er entspricht dem Lob. simpl. Der Lob. post. hat sich weit weniger weiter differenziert als die übrigen Abschnitte.

Auf Frontalschnitten sehen wir die weitere Entwicklung der Kern- und Rindenabschnitte ebenfalls deutlich. Auf einem oral getroffenen Frontalschnitt um die Mitte des 5. Embryonalmonats (Abb. 36) zeigt der medialst gelegene Teil, den wir oben mit a (vgl. Abb. 25) bezeichnet haben und der dem Oberwurm entspricht, eine gut differenzierte Rinde. Die darunter gelegenen Kernmassen entsprechen dem Nucl. tecti. Lateralwärts schließt sich eine schmale Rindenpartie an, welche b entspricht (vgl. Abb. 25), oder dem Hayashischen Zwischenstück (Pars intermedia), mit gleichfalls vorgeschrittener Rindenentwicklung. Die darunter gelegenen zerstreuten Kernmassen sind jene des Nucl. emboliformis und globosus. Lateralwärts folgt der Hemisphärenanteil (H) mit zurückstehender Rindenentwicklung, dem nach innen die noch ungegliederte Kernmasse des Nucl. dent. anliegt. Der caudaler gelegene Frontalschnitt durch das Kleinhirn desselben Stadiums (Abb. 37) zeigt uns in den medialen Abschnitten, die hier dem Unterwurm entsprechen, eine deutlich geringere Rindendifferenzierung als im Oberwurm, zeigt uns gleichfalls neben den medialer gelegenen Nucl. emboliformis et globosus die große Kernmasse des Nucl. dent. unter dem

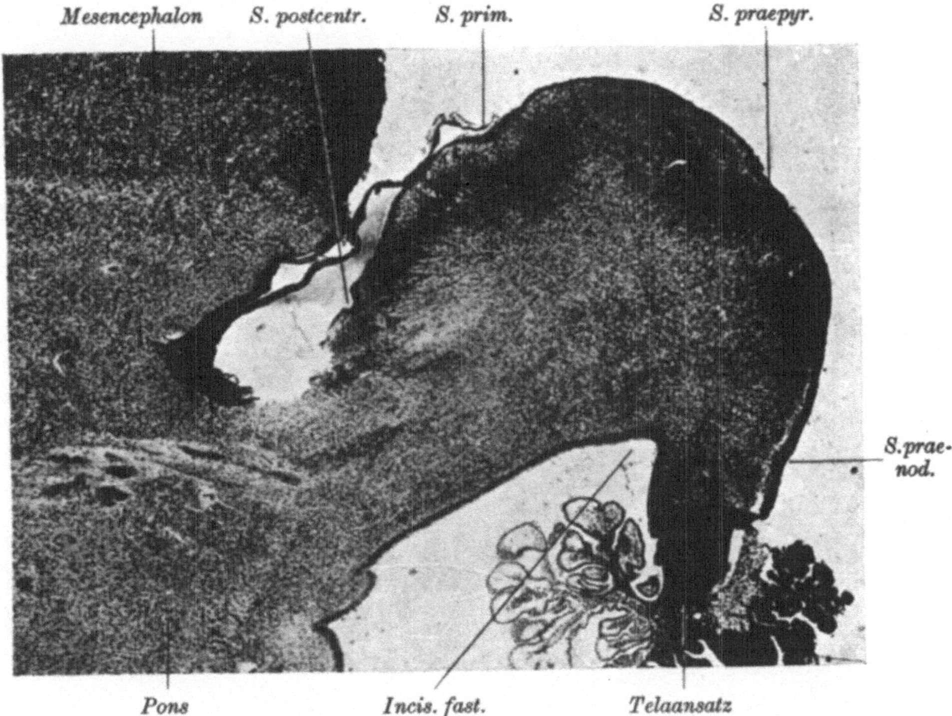

Abb. 32. Lateraler Sagittalschnitt des Kleinhirns vom gleichen Embryo wie Abb. 31.

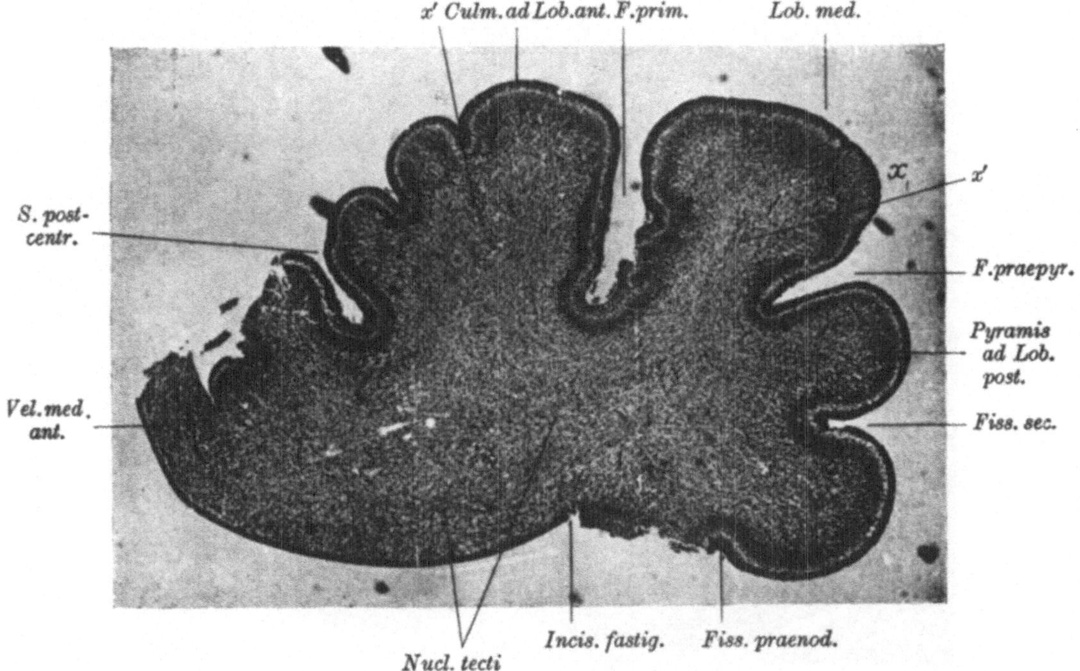

Abb. 33. Medialer Sagittalschnitt des Kleinhirns eines menschlichen Embryo. Ende des 4. Embryonalmonats.
(S. F. L. = 15,0 cm, S. S. L. = 10,0 cm.) CAJALsches Silberpräparat. Mikrophotographie. (Originalpräparat meines Mitarbeiters M. HAYASHI.) x rindenfreie Stelle des Lobus medius; x' zur Rinde heraufziehende Zellnester im Marklager.

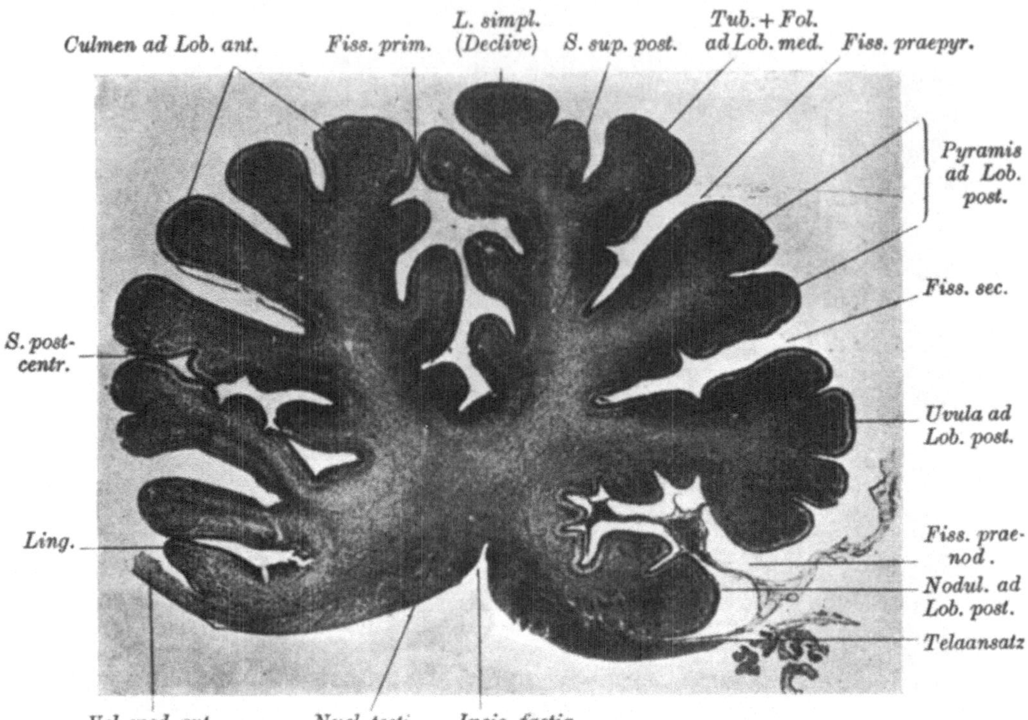

Abb. 34. Medialer Sagittalschnitt des menschlichen Kleinhirns. Mitte des 6. Embryonalmonats. (S. S. L. = 14,5 cm.) CAJALsches Silberpräparat. Mikrophotographie. (Originalpräparat meines Mitarbeiters M. HAYASHI.)

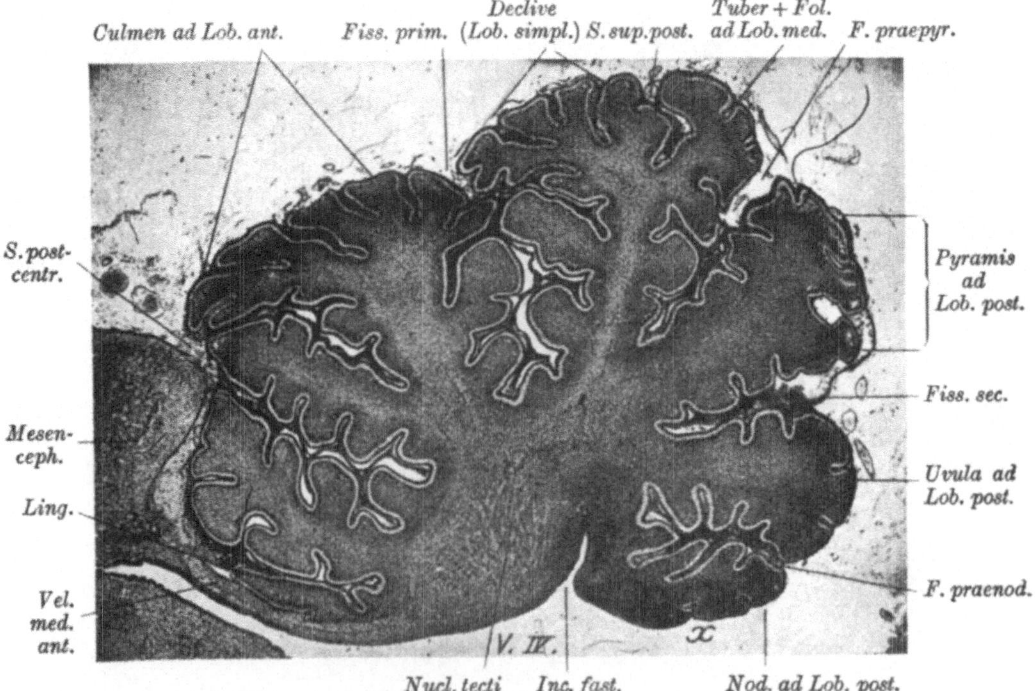

Abb. 35. Medialer Sagittalschnitt des menschlichen Kleinhirns. Ende des 7. Embryonalmonats. x Telaansatz. CAJALsches Silberpräparat. Mikrophotographie. (Originalpräparat meines Mitarbeiters M. HAYASHI.)

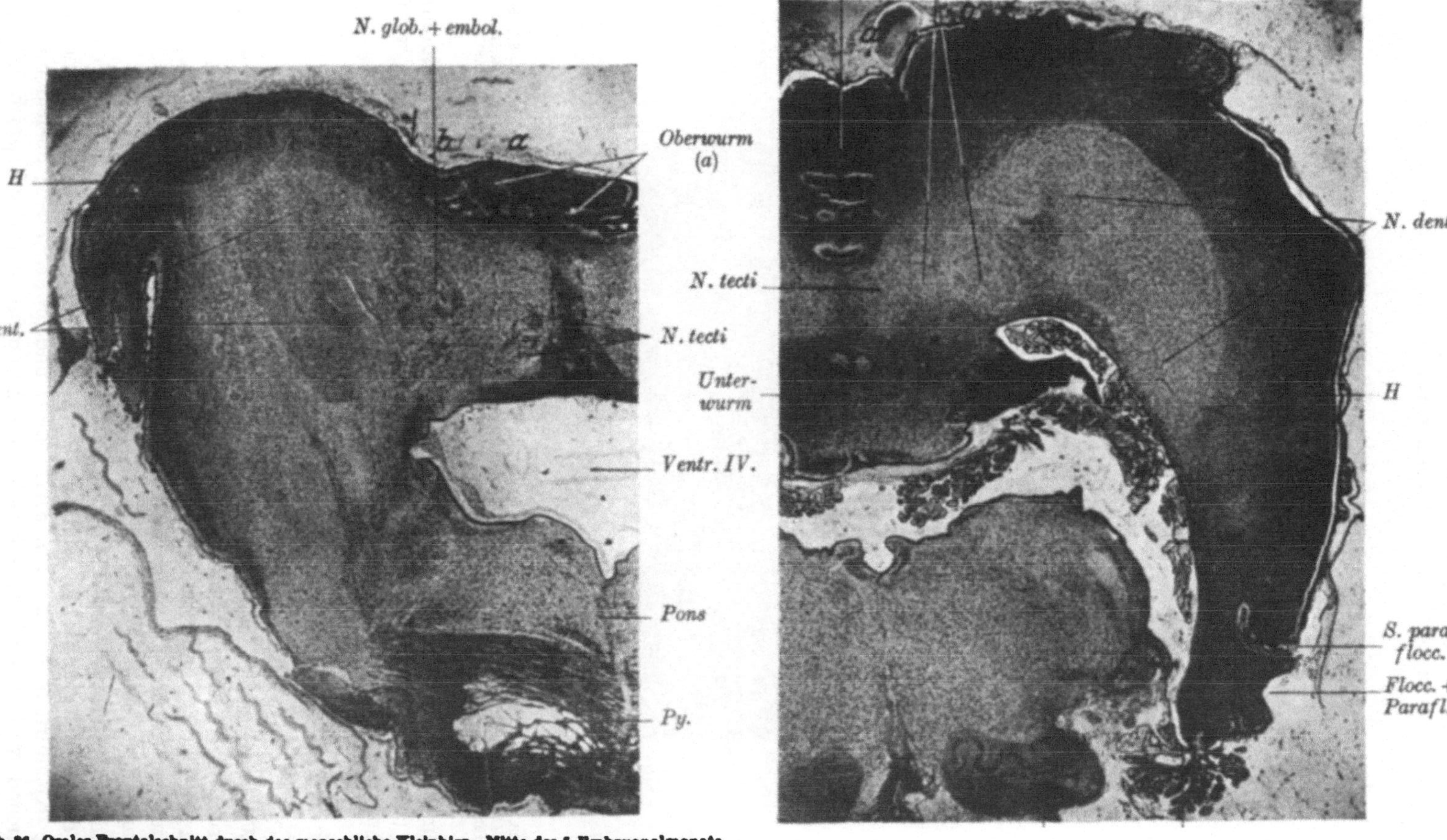

Abb. 36. Oraler Frontalschnitt durch das menschliche Kleinhirn. Mitte des 5. Embryonalmonats. (S. F. L. = 21,0 cm, S. S. L. = 13,8 cm.) b Pars intermedia; H Hemisphäre. Hämatoxylin-Eosin-Präparat. Mikrophotographie. (Originalpräparat meines Mitarbeiters M. HAYASHI.)

Abb. 37. Caudaler Frontalschnitt des gleichen Kleinhirns wie Abb. 36.

Hemisphärenteil (*H*), der ganz basal die Flocculusformation trägt. Daran schließt sich der Recessus lateralis mit seinem reich entwickelten Plexus.

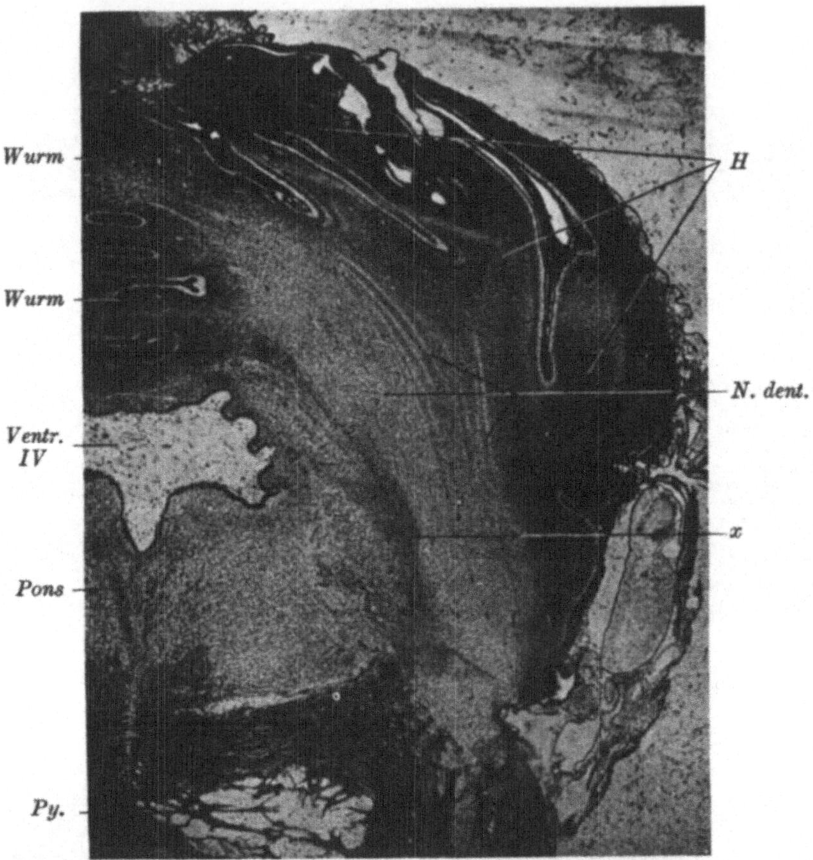

Abb. 38. Frontalschnitt durch die Mitte des menschlichen Kleinhirns. 6. Embryonalmonat. (S.F.L. = 27,0 cm, S.S.L. = 18,0 cm.) *H* Hemisphäre, *x* gliöse Zellzüge, welche die reifenden Faserzüge des I.A.K. begleiten. Hämatoxylin-Eosin-Präparat. Mikrophotographie. (Originalpräparat meines Mitarbeiters M. Hayashi.)

Im 6. Embryonalmonat bietet der Frontalschnitt bereits jenes reich gefurchte Bild (Abb. 38), welches das reife Organ auszeichnet. Im Innern erkennen wir in diesem Stadium bereits deutlich die Lamellierung des Nucl. dent.

c) Die morphologische Gliederung und prinzipielle Einteilung des menschlichen Kleinhirns.

Wenn wir nach diesem kurzen Überblick über die Ontogenese des menschlichen Kleinhirns zu der Frage der prinzipiellen Einteilung dieses Organs Stellung nehmen wollen, so sind folgende Punkte noch einmal kurz hervorzuheben: Zunächst ist hier das Prinzip der Furchenbildung in der Kleinhirnanlage zu bewerten.

In der Literatur herrscht ziemliche Übereinstimmung über die Bedeutung und das zeitliche Auftreten der Hauptfurchen oder Fissuren, welche das menschliche Kleinhirn in einen Lob. ant., med. und post. teilen; ebenso übereinstimmend wird angegeben, daß sich diese Hauptfurchen, der S. prim. oder die

Fiss. prima, ferner die Fiss. praenodularis (uvulo-nodularis), praepyramidalis, und auch die Fiss. secunda im Mittelteile bilden, um
lateralwärts auszustrahlen.

Besonders im ganzen Lob. ant. entstehen sämtliche Furchen in der
Mittellinie und strahlen von hier aus transversal und (in der Regel) un-
gebrochen gegen die lateralen Teile des Kleinhirns aus. Dieser vordere Lappen
läßt bald durch sekundäre Furchenbildung vier Läppchen entstehen, welche den
Lobuli BOLKs und der alten Anthropotomie entsprechen. Eine besonders starke
Entwicklung nimmt stets der vor dem S. prim. gelegene Teil, während das dem
Velum medullare anterius sich anschmiegende Läppchen (Lingula) beim
Menschen, im Gegensatz zu den meisten *Säugern* (BOLK), mehr rudimentär bleibt.

Des weiteren herrscht ziemliche Übereinstimmung in dem zwischen der Fiss.
prima und dem S. sup. post. gelegenen vorderen Abschnitte des Lob. med.,
dem Lob. simpl. BOLKs und INGVARs. Auch hier entstehen die Furchen in
der Medianlinie und wachsen lateralwärts aus.

In diesen beiden Teilen also trägt das Furchensystem einen unpaaren Charakter (BOLK).

Prinzipiell anders aber verhalten sich die Furchen in dem dahinter gelegenen Teile des Kleinhirns, dessen weitere Entwicklung von den verschiedenen Autoren ganz verschieden bewertet wird. SMITH und BRADLEY teilen auch
hier das menschliche Kleinhirn rein transversal, ebenso in jüngster Zeit LANGE-
LAAN und MARBURG, wobei die beiden letztgenannten Autoren von einer groben
Einteilung in größere Hauptlappen absehen. Demgegenüber ist aber in Übereinstimmung mit BOLK und INGVAR auch vom ontogenetischen Standpunkte aus
der paare Charakter der Furchenentwicklung in dem erwähnten Abschnitt
des Kleinhirns hervorzuheben. Diese Erfahrungen entsprechen zudem den phylogenetisch gewonnenen Tatsachen. Die Furchen entstehen hier zum Teil
lateral, um in der Mittellinie zusammenzufließen, zum Teil differenziert
sich die Furchenanlage des Mittelstücks selbständig von jener der
Seitenteile; letzteres gilt namentlich für den INGVARschen Lob. post., jenem
Kleinhirnabschnitte, in dem auch BOLK von einem dreifachen Furchensystem
spricht. Ein weiteres Charakteristikum bleibt die starke Variation dieser Furchen
im embryonalen und ausgereiften Zustande.

Schon BOLK hat hervorgehoben, daß sich der S. sup. post. beim Menschen recht häufig
bilateral symmetrisch in den Hemisphären anlegt, wobei sich seine mediale Verlängerung
und Vereinigung ganz verschieden verhalten kann. Auf ähnliche Unregelmäßigkeiten in
dem Verhalten der Seitenteile des sich stets median anlegenden S. praepyramidalis hat
INGVAR hingewiesen: „Also müssen wir annehmen, daß der S. inf. post., der als laterale
Fortsetzung des S. praepyramidalis imponiert, seine Entstehung Entwicklungsvor-
gängen in den lateralen Teilen verdankt, die sich unabhängig von dem S. praepyramidalis und den medianen Regionen überhaupt abspielen" (INGVAR); und von dem S.
horizontalis sagt BOLK, daß er „nicht notwendig immer durch ein regelmäßiges Vordringen in medio-lateraler Richtung entsteht, sondern daß dessen Seitenstücke sich selbständig anzulegen vermögen". Die genannten drei Hauptfurchen in den Hemisphären
können sich also völlig selbständig anlegen, gegenüber den entsprechenden Furchen im
Wurm, was nach BOLK und INGVAR auf verschiedene Wachstumszentren in diesen beiden
Regionen hindeutet.

„Die Hemisphären sind nicht als laterale Appositionen der Vermisteile in der Weise
anzusehen, daß jeder Vermisabschnitt mit bestimmten Hemisphärenabschnitten korrespondieren sollte" (INGVAR). Dazu kommen noch die ungewöhnlich häufig anzutreffenden Unregelmäßigkeiten der Furchengestaltung in dem erwachsenen menschlichen Kleinhirn.

Noch schärfer tritt der Unterschied zwischen Wurm und Hemisphären in jenen Kleinhirnabschnitten zutage, in denen sich der S. paramedianus scharf ausprägt.
Hier trägt das Furchensystem, sowohl phylogenetisch, ontogenetisch wie auch morphologisch einen dreifachen Charakter. Das Furchensystem der Uvula, des Nodulus
und der Pyramis entsteht und bildet sich ganz unabhängig weiter von jenem im Flocculus,

in der Tonsille und dem unteren Teil des Lob. biventer. Dieser ontogenetische Vorgang findet nach Bolk sein Gegenbild in der Phylogenese. Im gleichen Sinne wird auch von Ingvar, dem wir uns anschließen, die von Ziehen und vielen anderen gemachte Annahme abgelehnt, daß die Tonsille als laterale Fortsetzung aus der Uvula hervorgehen solle. Sie erscheint uns als ein vom Wurm selbständiges Hemisphärengebilde, das in seiner ganzen Entstehung mit den übrigen Hemisphären einen deutlichen Zusammenhang hat.

Nur für seinen Lob. med. post. (Pyramis, Uvula und Nodulus) glaubt Ingvar in der menschlichen Ontogenese eine direkte Verbindung mit den Lobuli flocculares feststellen zu können, und zwar in Form des bilateralen Velum medullare posterius. Dieser Verbindungteil, der in den Flockenstiel übergeht, bildet sich im Laufe der Ontogenese zurück und wird zum membranartigen Boden des Nidus avis (vgl. auch Abb. 2). Nach Ingvar

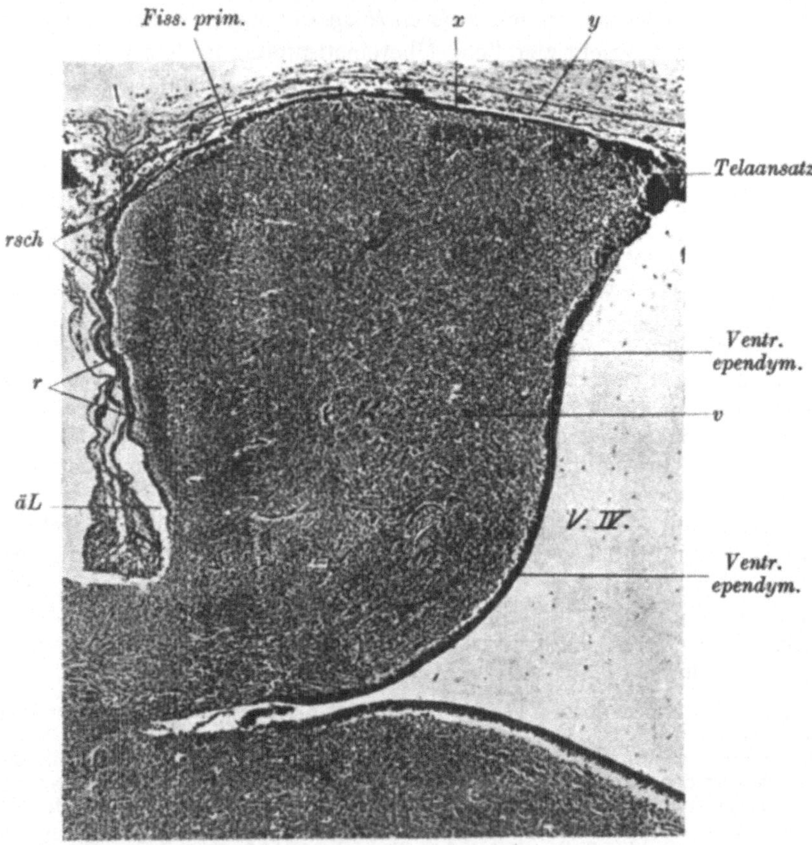

Abb. 39. Medianer Sagittalschnitt des menschlichen Kleinhirns. Ende des 3. Embryonalmonats. Cajalsches Silberpräparat. Mikrophotographie bei stärkerer Vergrößerung (vgl. Abb. 23). *äL* äußere Lippenfurche; *r* Rindenplatte; *rsch* Randschleier; *v* ventrikuläre Keimschicht; *x* Stelle des Sulcus praepyramidalis; *y* Stelle des Sulc. praenodularis. (Originalpräparat meines Mitarbeiters M. Hayashi.)

verbinden sich die Uvula und der Nodulus durch das Velum medullare posterius zu einer anatomischen Einheit; letzteres ist als ein intracerebellarer rudimentärer Hemisphärenteil zu betrachten (Hayashi). Dabei ist zu betonen, daß nach unseren Beobachtungen, die sich mit den Ingvarschen decken, sich kein sicherer Übergang des S. parafloccularis in den S. praenodularis embryologisch feststellen läßt.

Auf Grund der Furchenentwicklung des menschlichen Kleinhirns können wir also dieses Organ in gleichem Sinne einteilen wie Ingvar, nämlich in einen Lobus anterior, medius und posterior; schon rein morphologisch sehen wir in den beiden letzten Abschnitten eine deutliche Scheidung zwischen Mittel- und Seitenteil im Sinne von Wurm und Hemisphären.

Der Lob. ant. und der ihm benachbarte Teil des Lob. med., der Lobus simplex, bietet wohl für gewöhnlich eine ungebrochene transversale Furchung, so daß
die Auffassung eines einheitlichen Lobus anterior und simplex zunächst gut
begründet erscheint; es ist aber dabei zu berücksichtigen, daß sich in frühen
embryonalen Zuständen (2. und 3. Monat) auch in diesen Teilen an der Oberfläche
die Wurmanlage durch eine seichte Eindellung von dem Seitenstück abhebt (vgl.
Abb. 17, 19). LANGELAAN hat den gleichen Befund erhoben. Weiterhin ist zu betonen, daß in den Abschnitten des ausgereiften menschlichen Kleinhirns, welche

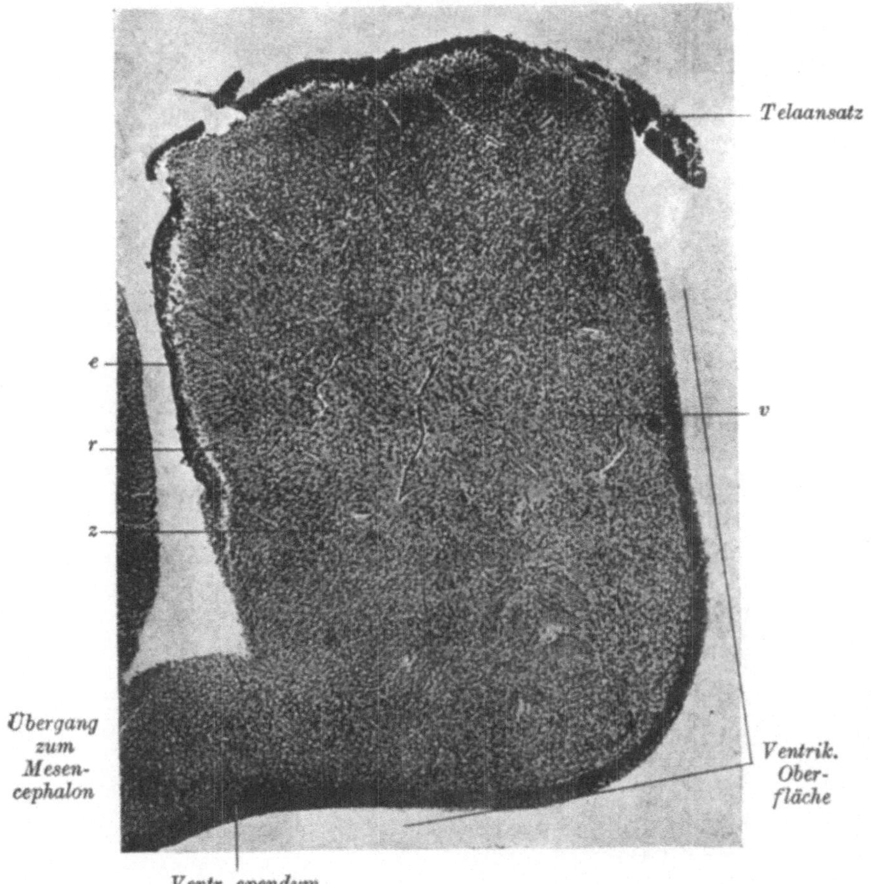

Abb. 40. Lateraler Sagittalschnitt des gleichen Kleinhirns wie Abb. 39. *e* embryonale Körnerschicht;
r Rindenplatte; *v* ventrikuläre Keimschicht; *z* Zwischenschicht.

dem Lob. ant. und simpl. entsprechen, manchmal auch die Furchen im Mittelstück nicht kontinuierlich in die Seitenteile verlaufen; es würde sich dann auch
in diesen Abschnitten der Wurm von den Seitenteilen abheben.

So sehen wir, daß sich bereits auf Grund der groben Morphologie das rein
longitudinale Einteilungsschema des menschlichen Kleinhirns nicht zwanglos
aufrecht erhalten läßt. Zwar können wir, unter Berücksichtigung zwingender
phylogenetischer Tatsachen, mit INGVAR auch das menschliche Kleinhirn in
einen Lob. ant., med. und post. einteilen, müssen aber daneben — sicher
in den letztgenannten Abschnitten, mit einer gewissen Wahrscheinlichkeit auch

in dem erstgenannten Teile — einen mittleren Wurmteil von den Hemisphärenabschnitten trennen.

Eine weitere Klärung der prinzipiellen morphologischen Differenzierung des menschlichen Kleinhirns verschafft uns die Berücksichtigung

1. der vergleichenden ontogenetischen Rindendifferenzierung in
   den verschiedenen Abschnitten,
2. der Faserverbindungen,
3. der Myelogenese,

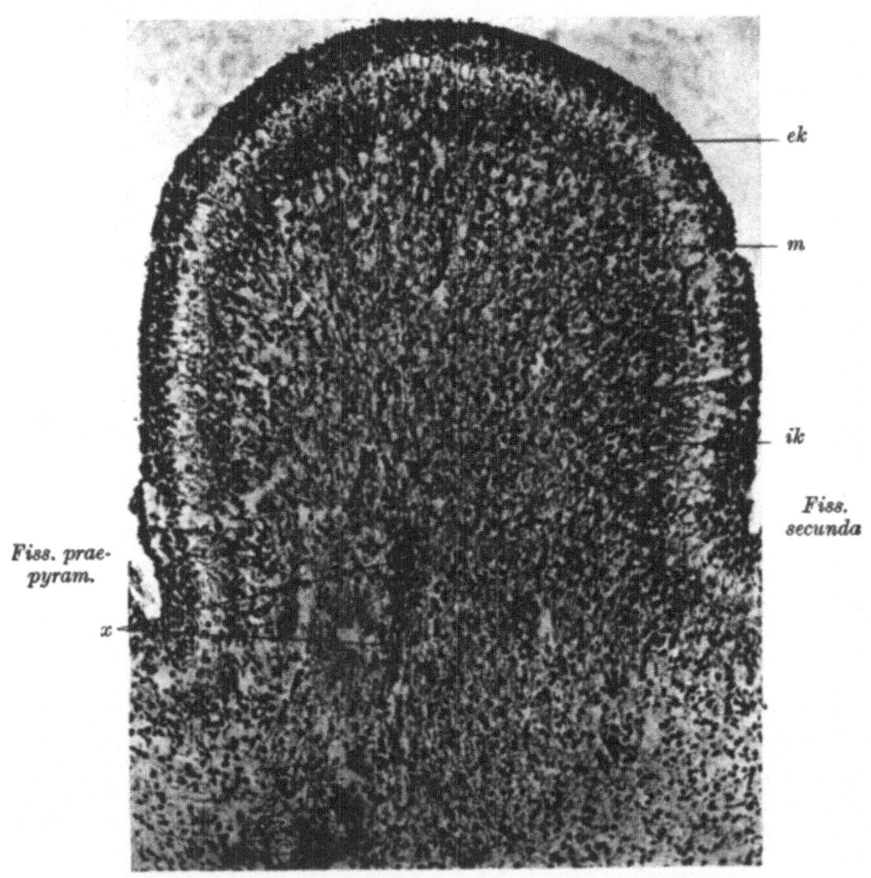

Abb. 41. Lobus pyramis der Abb. 33 bei stärkerer Vergrößerung. *ek* embryonale Körnerschicht, *ik* innere Körnerschicht; *m* Molekularschicht; *x* zur Rinde strebende Ganglienzellzüge des tieferen Marklagers. Cajalsches Silberpräparat. Mikrophotographie. (Originalpräparat meines Mitarbeiters M. Hayashi.)

4. der pathologisch-anatomisch gewonnenen Erfahrungen besonders auf dem Gebiete der Kleinhirnmißbildungen.

Wie gestaltet sich die allmähliche Rindendifferenzierung in den verschiedenen Abschnitten des menschlichen Kleinhirns?

Ich habe schon oben bei Besprechung der Sagittal- und Frontalschnitte des
embryonalen menschlichen Kleinhirns die Tatsache der verschiedenen Differenzierung der Rindenoberfläche an den verschiedenen Stellen
erwähnt. Ohne an dieser Stelle auf die Einzelheiten der feineren Rindenentwicklung eingehen zu können, die der nächste Abschnitt bringen wird, sollen
hier nur folgende prinzipiell wichtige Punkte hervorgehoben werden:

In den frühesten embryonalen Stadien besteht die Kleinhirnlamelle nur aus einer ventrikulären Keimschicht, von der aus die in keiner Weise gegliederten Zellmassen gegen die Oberfläche hin vordringen (vgl. Abb. 18). Ungefähr im 3.—4. Embryonalmonat entwickelt sich an der äußeren Oberfläche des Organs eine oberflächliche Körnerschicht, die zuerst von HESS (1858) beschrieben worden ist und die wir die embryonale Körnerschicht nennen wollen (vgl. auch S. 753ff.). Sie steht in deutlichem Zusammenhange mit dem Telaansatze und ist in den Abb. 23, 31—35 bereits gut zu sehen. Die embryonale Körnerschicht bildet eine sekundäre Keimschicht für die Kleinhirnrinde und baut zusammen mit dem ventrikulären Keimmateriale die schließliche Rinde auf (vgl. S. 753 ff.).

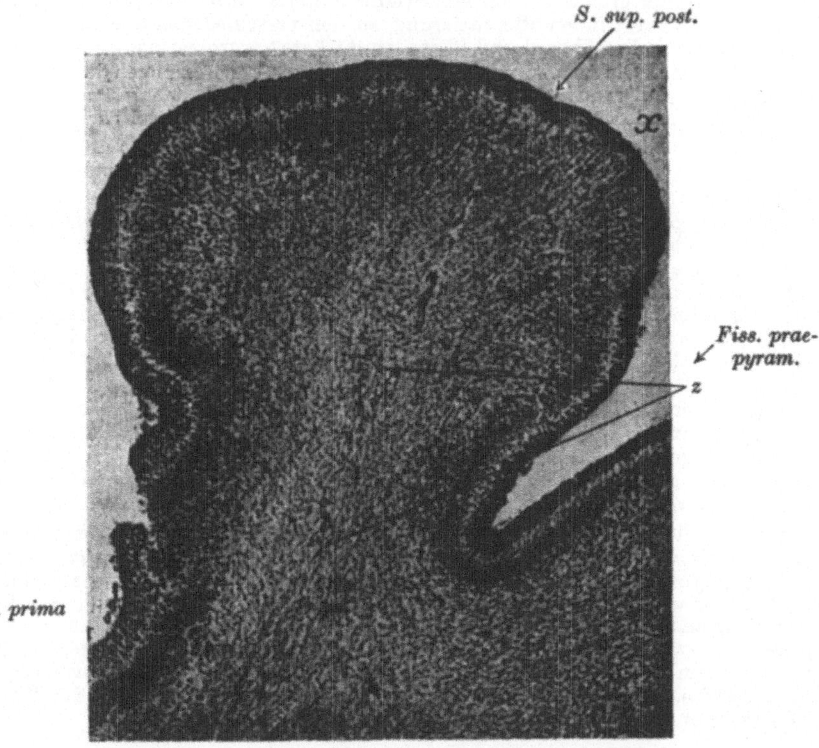

Abb. 42. Lobus medius medianus von Abb. 33 bei stärkerer Vergrößerung. x rindenfreie Stelle; z zur Rind strebende Zellzüge des tieferen Marklagers. Sonst wie Abb. 41.

Auf diesem Wege macht die Kleinhirnrinde verschiedene Entwicklungsstadien durch, die sich besonders durch die Dichte der embryonalen Körnerschicht, durch die weitere Differenzierung der inneren Körnerschicht und durch das Auftreten der PURKINJEschen Zellen charakterisieren.

Die Abb. 39 und 40 zeigen z. B. Sagittalschnitte des menschlichen Kleinhirns im medialen und lateralen Teile von einem Embryo gegen Ende des 3. Monats; wir können hier bereits deutlich neben der vom Ventrikelependym ausgehenden Keimschicht (v) die sekundäre Keimschicht in Gestalt der embryonalen Körnerschicht gut erkennen. Erstere (v) durchsetzt mit ihren Zellmassen vom Ventrikelependym aus die ganze Kleinhirnlamelle und reicht mit ihren unregelmäßig gestalteten Zellnestern bis in die Nähe der äußeren Oberfläche, wo sie sich mit einem heller erscheinenden zellarmen Saume, der Molekularschicht (m), gegen die embryonale Körnerschicht absetzt. Diese überzieht vom Telaansatz an die ganze äußere Oberfläche des Kleinhirns. Auf Abb. 39, dem medialen Sagittalschnitt, erkennen wir deutlich verschiedene Stadien der Rindendifferenzierung. Im oralsten Teile, der bis zu jener gerade angedeuteten Einknickung reicht, welche die früheste Entwicklung des Sulc. prim. anzeigt, ist die Rindenentwicklung auf ungefähr gleichmäßiger Höhe. Dann folgt zwischen Sulc. prim. und x eine Rindendifferenzierung, die wesentlich lockerer gebaut ist, und schließlich bis zum Telaansatz eine solche von wesentlich dichterer Form. In dem letztgenannten Abschnitte zwischen x und dem Telaansatze bietet die Rindendifferenzierung wiederum verschiedene Stadien. Serienschnitte und Vergleiche mit späteren Stadien machen es wahrscheinlich, daß die mit x bezeichnete Stelle dem Sulc. praepyramidalis und die mit y dem Sulc. praenodularis entspricht. Es zeigen also hier, auf dem medialen Sagittalschnitte, die drei oben unterschiedenen Wurmteile im Lob. ant. med. und post. deutlich verschiedene Stufen der Rindendifferenzierung. Ähnliches demonstriert der lateral getroffene Sagittalschnitt desselben Stadiums auf Abb. 40. Wie sich von diesem Zeitpunkte an auf dem Sagittalschnitte die Rindendifferenzierung weitergestaltet ergibt sich aus den Abb. 33—35. Wir erkennen beim Studium dieser beispielsweise aus einer großen Anzahl von Studienmaterial ausgewählten Abbildungen deutlich die verschiedene Rindendifferenzierung an den verschiedenen Stellen des Mittelteiles und der Seitenteile. Die Abb. 41 und 42 stellen stärkere Vergrößerungen des Lob. pyramis und des Lob. med. medianus von Abb. 33 dar und zeigen den großen Unterschied in der Rindendifferenzierung zweier eng benachbarter Stellen im Mittelteile.

Der zwischen Fissura praepyramidalis und secunda gelegene Abschnitt (Abb. 41) zeichnet sich durch eine ziemlich gleichmäßige Rindendifferenzierung aus, charakterisiert durch eine dichte embryonale Körnerschicht (ek), durch eine helle, gleichmäßige Molekularschicht (m) und eine mäßig zellreiche innere Körnerschicht (ik); in dieser fallen bereits an einigen Stellen größere Zellelemente auf, welche als Purkinjezellen aufzufassen sind. Die innere Körnerschicht setzt sich unscharf gegen die inneren Kernmassen ab, in denen bei x stärkere Zellzüge liegen. Ein ganz anderes Bild zeigt uns Abb. 42 in jenem Windungsabschnitte zwischen Fiss. prima und Fiss. praepyramidalis. Hier sind die drei Rindenzonen im ganzen viel ungleichmäßiger entwickelt als in Abb. 41, namentlich der ganzen Windungskuppe entlang, während die den Windungstälern entsprechende Rinde gleichmäßiger und höher differenziert erscheint. Besonders auffallend ist die bei x getroffene Windungsoberfläche, welche einer eigentlichen Rindenoberfläche ermangelt. An dieser Stelle ist die embryonale Körnerschicht noch nicht entwickelt und bildet sich erst im Laufe der nächsten Zeit, indem sich von den benachbarten Partien aus die Rinde weiter vorschiebt. Die serienmäßige Verfolgung der entsprechenden Stadien macht es wahrscheinlich, daß der vor dieser Stelle gelegene Abschnitt dieses Windungszuges dem Lobus simplex entspricht, und der sich anschließende Abschnitt dem Lob. medius medianus Ingvars.

Gerade in diesem letzteren Abschnitte konnte Hayashi bemerkenswerte Verschiedenheiten in den Faserstrahlungen gegenüber den anderen Wurmläppchen feststellen. Der bis zum 4. Embryonalmonat mit rindenfreien Zonen ausgestattete Wurmabschnitt erhält nach Hayashi weder cerebellospinale noch vestibuläre Bahnen und zeigt in seinen Faserungen völlig andere Verlaufsrichtungen und Faserverhältnisse als die benachbarten Wurmläppchen. Hayashi ist der Meinung, daß die hier besonders quer verlaufenden Faserzüge eine Art Commissurensystem für die Hemisphären darstellen, gewissermaßen den Kleinhirnbalken. Diesem Abschnitte entspricht im ausgereiften Organ das Folium und der Tuber vermis.

Wenn ich unser gesamtes Material und die Ergebnisse der Hayashischen Untersuchungen in bezug auf die Rindenentwicklung der einzelnen Kleinhirnabschnitte in den verschiedensten Entwicklungsstadien überblicke, so läßt sich zusammenfassend folgendes sagen (vgl. Schema auf Abb. 43): Die einzelnen Kleinhirnabschnitte entwickeln sich in ihrer Rinde zeitlich ganz verschieden. Proliferationszentren für die Rindenentwicklung geben sowohl die Kernmassen des Ventrikelependyms wie die Zellzüge der embryonalen Körnerschicht ab, wobei erstere durch besondere örtliche Entwicklung schon frühzeitig wulstförmige Erhebungen der Kleinhirnoberfläche bedingen (vgl. Abb. 25, 26 a und b). Zuerst zeigen sich in dem vor dem Sulcus prim. gelegenen Mittelstück zwei bilaterale stärkere Zellansammlungen (Abb. 43b), welche dem Wurmwulst a auf Abb. 17 entsprechen. Daneben liegt eine sich etwas später differenzierende Zellmasse, welche dem Hayashischen Zwischenstück (siehe S. 719) entspricht und im wesentlichen die mediale Hauptmasse der Seitenteile des Lob. ant. ausmacht (Abb. 43). Etwas später entwickeln sich im caudalen Abschnitte des Mittelteils gleichfalls zwei bilaterale Zellwülste, caudal von der Fiss. praenodularis, und zwar völlig getrennt von jenen vor dem S. primarius (Abb. 43b). An diesen bis jetzt genannten Proliferationszentren zeigt sich die früheste Rindendifferenzierung, wobei gleichzeitig die in der Umgebung der Fiss. prim. und der Fiss. praenodularis gelegenen Abschnitte sich in ihrer Rinde differenzieren. Die Seitenteile stehen in der Rindenentwicklung noch weit zurück mit Ausnahme der Flockenbildung, welche bereits frühzeitig eine Rindendifferenzierung erkennen läßt (Abb. 43b und c). In einem weiteren Stadium fließen die zelligen Wülste vor dem S. prim. zusammen, und es bildet sich die Rinde in dem gesamten Mittelstücke des Lob. ant. aus, gleichsinnig auch in dem hinter dem S. prim. gelegenen Mittelstücke, dem Mittelstücke des Lob. simpl. entsprechend (Abb. 43c). In ähnlicher Weise und immer etwas später fließen die caudo-medial gelegenen Zellwülste in der Mittellinie zusammen und vergrößern sich oralwärts, wobei die Umgebungen der Fiss. praenodularis, secunda und praepyramidalis wiederum besonders gute Rindendifferenzierungen aufweisen (Abb. 43c). Dann folgen in der Rindenentwicklung (Abb. 43d) die mittleren Abschnitte der Seitenteile des Lob. ant. und Lob. simpl. und — ungefähr gleichzeitig mit dem dem Lobulus medius medianus entsprechenden Mit-

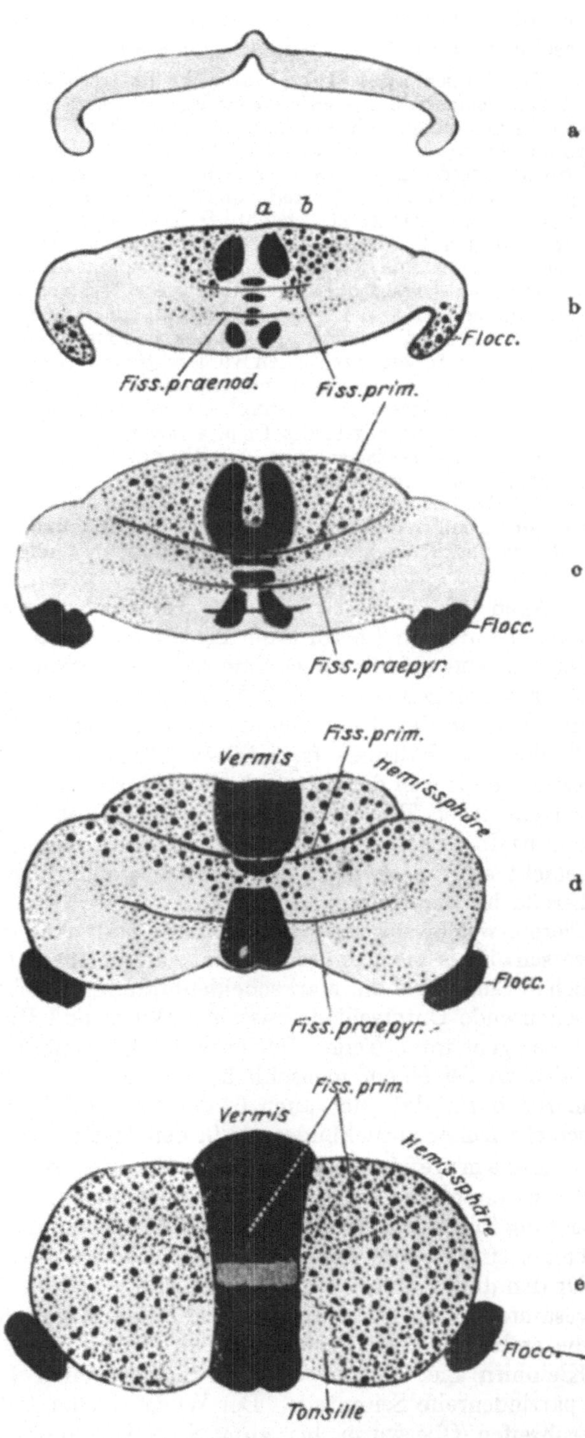

Abb. 43. Schematische Darstellung der Rindenreifung im embryonalen menschlichen Kleinhirn in den verschiedenen zeitlichen Entwicklungsstadien. (Nach HAYASHI und eigenen Untersuchungen.)

telstücke — die übrigen Hemisphärenteile (Abb. 43d). Am spätesten entwickeln sich die caudal-lateralwärts von dem S. horizontalis gelegenen Hemisphärenabschnitte und die Tonsillen (Abb. 43e).

Van Valkenburg (1912) war wohl der erste, der auf diese zeitlichen Differenzen in der Rindenentwicklung aufmerksam gemacht hat. Er betont die früheste Rindenentwicklung in den medialen Teilen des Lob. ant. und simpl., ferner im Lobulus medianus posticus, besonders auch in der Formatio floccularis, während die lateralen Teile des Lob. ant. und simpl. sowie des Lobus ansatus in der Rindenentwicklung zurückstehen. Spät entwickelt ist die Rinde in den Tonsillen und dem Crus II des Bolkschen Lobulus ansatus. Zu gleicher Zeit machte H. Vogt darauf aufmerksam, daß die Rindendifferenzierung in dem Wurmgebiet weit früher zu beobachten ist als in den Hemisphären. Neuerdings hat Winkler (1927) sich sehr eingehend mit dieser Frage beschäftigt und seine Resultate in einem Schema übersichtlich dargestellt. Nach ihm stellen Brennpunkte der Rindenentwicklung die Primärfurchen dar, insbesondere die Fiss. prima, secunda und praepyramidalis und die meisten der übrigen sich median anlegenden Fissuren; abgesehen vom Flocculus, der in seiner zeitlichen Rindendifferenzierung seinen eigenen Weg geht, entwickelt sich die Rinde von jenem Brennpunkte aus peripherwärts in dorsaler, frontaler, caudaler und schließlich lateraler Richtung. Am meisten rückständig ist auch nach ihm die Tonsille und der hintere Abschnitt des Lob. ansatus.

Bemerkenswert ist auch bei den Winklerschen Untersuchungsergebnissen, daß der für gewöhnlich als Lob. ant. abgetrennte Kleinhirnabschnitt in frühen Embryonalstadien deutlich drei verschiedene Rindenentwicklungen aufweist: eine fortgeschrittene im Mittelteil, eine weniger differenzierte in den sich daran anschließenden Seitenteilen und schließlich eine undifferenzierte in den lateralsten Abschnitten der Seitenteile. Dies entspricht auch unseren Erfahrungen.

Auch für die Rückbildung der embryonalen Körnerschicht in den verschiedenen Teilen des Kleinhirns bestehen ähnliche Gesetzmäßigkeiten. Nach Biach (1910) verschwindet die embryonale Körnerschicht, die sich beim Menschen regelmäßig im 9. Lebensmonat zurückbildet, im Wurm 6 Wochen früher als in den Hemisphären; eine Tatsache, die auch wir bestätigen können. Ähnliche Verhältnisse fand Löwy (1910) auch bei verschiedenen *Säugern*, und zwar verhält sich der Zeitpunkt ihres Verschwindens wie der der Markreife bei den verschiedenen Tieren verschieden; bei Tieren, *Meerschweinchen* z. B., die schon unmittelbar nach der Geburt gehen können, verschwindet die embryonale Körnerschicht sehr rasch nach der Geburt, wobei auch die Markscheidenentwicklung bereits bei der Geburt nahezu abgeschlossen ist. Bei einer zweiten Gruppe von Tieren, welche die Bewegungsreife erst allmählich im Laufe der Zeit gewinnen, verschwindet auch die embryonale Körnerschicht nur ganz allmählich im ähnlichen Sinne, wie die Markscheidenbildung fortschreitet. Immer aber zeigen sich bedeutende Unterschiede zwischen Wurm und Hemisphären und auch innerhalb dieser genannten Teile. Ich verweise hier auf Abb. 58 und 59, welche die Verhältnisse bei einem menschlichen Kinde von 3 Monaten wiedergeben und bemerke dazu, daß sich auch in der Flocculusformation die embryonale Körnerschicht früher zurückbildet als in den Hemisphären.

Zusammenfassend läßt sich also aus der zeitlich verschiedenen Rindenentwicklung der einzelnen Kleinhirnabschnitte für die Kleinhirndifferenzierung folgendes aussagen: Die meisten Abschnitte des Mittelteils und der Flocke bieten eine frühere Entwicklung als die Seitenteile; dieses gilt in gleichem Maße für den direkt hinter der Fiss. prima gelegenen Kleinhirnabschnitt, wie für den gesamten Lob. ant. In den frühreifen Kleinhirnabschnitten bildet sich auch die embryonale Körnerschicht eher zurück als in den anderen. So zerfällt das Kleinhirn hiernach in einen frührindenreifen Wurm und Flocculus, und in spätrindenreife Seitenteile. Der Wurm wieder läßt sich dreiteilen: in einen sehr frühreifen Oberwurm bis zum S. prim. und in einen gleichfalls frühreifen Unterwurm, caudal von der Fiss. praepyramidalis gelegen. Der dazwischen gelegene Wurmanteil, der Lob. med., bietet einen früherrindenreifen vorderen

Abschnitt, der offenbar mit dem Lob. simpl. zu identifizieren ist, und einen dahinter gelegenen spätreifen Anteil mit eigenartiger Rindendifferenzierung (und eigenartigen Faserverhältnissen), dem Lob. medius medianus INGVARS entsprechend; ihm dürfte der Tuber und das Folium vermis homolog sein. Bilateral neben dem Oberwurm und offenbar auch noch sich verjüngend in die caudalwärts gelegenen Kleinhirnteile hineinverlaufend, liegt ein Seitenteil mit eigener Rindendifferenzierung, den HAYASHI als Zwischenstück bezeichnet hat (Pars intermedia). Dieses Zwischenstück (vgl. Abb. 25 und 26) unterscheidet sich in der zeitlichen Rindendifferenzierung sowohl von jener des Wurms als auch von jener der übrigen Hemisphären. Daran schließt sich der übrige Teil der Hemisphären, mit Einschluß der Tonsillen, welche in ihrer Rindenentwicklung spätreif sind. Dabei ist zu betonen, daß sich auch die einzelnen Hemisphärenabschnitte durchaus nicht gleichmäßig in der Rindenentwicklung verhalten.

HAYASHI hat gerade unter Berücksichtigung der Morphogenese und Rindendifferenzierung des menschlichen Kleinhirns die moderne Einteilung des Kleinhirns völlig aufgegeben und wieder den Wurm von den Hemisphären und dem Flocculus scharf getrennt; nach ihm zerfällt der Wurm in einen Oberwurm (Lob. ant.), Mittelwurm (Lob. med.) mit Lob. simpl. und einen Unterwurm (Lob. post.). Zum Wurm gehören als innere Kerne vornehmlich die Nuclei tecti und wahrscheinlich auch die N. globosi. Das Zwischenstück, dem ein nicht genau abzugrenzender medialer Hemisphärenabschnitt vornehmlich des Lob. ant. entsprechen dürfte, steht in seiner zeitlichen Rindendifferenzierung zwischen den Hemisphären und dem Wurm; ihm ist wahrscheinlich als innerer Kern der Nucleus emboliformis zuzurechnen, sowie der oromediale Abschnitt des Dentatum.—In Übereinstimmung damit stehen die experimentellen Untersuchungsergebnisse SAITOS (1923), welcher bei experimenteller Entfernung des Lob. ant. starke Degenerationen sowohl in den Nuclei tecti, als auch in dem Nucleus emboliformis und dem dorsomedialen Anteile des Nucl. dent. fand, zudem starke Degenerationen der lateralen Fibrae perforantes zur inneren Abteilung des Corpus restiforme. Er schließt daraus, daß „auch der Lob. ant. gewissermaßen eine Sonderstellung im Kleinhirn einnimmt insofern, als er die Eigenschaften des Lob. paramedianus mit jenen des Lob. medianus (Wurmes) verbindet. — Den Hemisphären rechnet HAYASHI das Dentatum zu, namentlich in seinem neocerebellaren Anteile. Schließlich bleibt der Flocculus, dem als innere Kerne vestibulare Kerngebiete entsprechen dürften.

Alle die genannten Teile sind nach HAYASHI durch scharfe Trennungsflächen gegeneinander abgesetzt: zwischen Ober- und Unterwurm entwickelt sich der Lob. med. mit rindenfreien Zonen im Embryonalstadium, zwischen Hemisphäre und Oberwurm liegt das HAYASHIsche Zwischenstück (Pars intermedia), dessen Rinde im Embryonalstadium eine besondere Entwicklung zeigt; zwischen Flocculus und Hemisphäre liegt die Fossa lateralis, welche dauernd der Rinde entbehrt; zwischen Hemisphäre und Flocculus einerseits und Unterwurm andererseits liegt der Nidus avis, jene rindenfreie Zone, die während des Embryonallebens eine verkümmerte Rindenanlage trägt.

Die Kleinhirnabschnitte mit frühreifer Rinde stellen Altteile im Sinne EDINGERS dar und jene anderen phylogenetische Neuerwerbe. Aber das EDINGERsche Schema zeigt sich bereits hier durchbrochen bei Berücksichtigung der Tatsache, daß auch der Wurm später rindenreife Zonen enthält, und zwar in einem Gebiete, das namentlich nach phylogenetisch gewonnenen Gesichtspunkten eine markante Sonderstellung einnimmt (Lobus medius medianus INGVARS).

2. Von besonderem Interesse für unsere Frage ist die Endigungsweise der zum Kleinhirn ziehenden Faserzüge.

Hierin zeigt dieses Organ einen recht markanten Aufbau. So endigt das vestibulo-cerebellare System, wie dies zuletzt Ingvar (1918) mit Sicherheit feststellen konnte, in der Rinde des Nodulus und der Uvula, des Flocculus

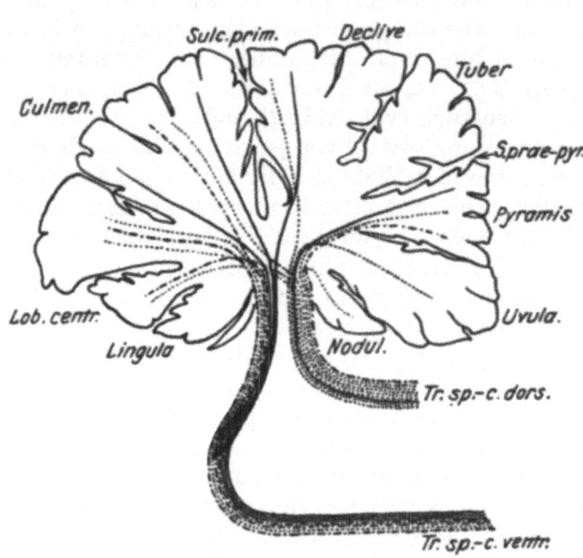

Abb. 44. Die Endigung der spino-cerebellaren Fasersysteme bei den *Säugern.* (Nach Salusbury, Mc Nalty und Horsley.)

und des basalsten Teiles des Lob. ant. (hauptsächlich in der Lingula); wenigstens konnte der genannte Autor bei der *Katze* direkte vestibulare Fasern in diese Gebiete verfolgen, und er nennt die genannten Kleinhirnteile geradezu die „phylogenetischen Knospenblätter, aus denen sich die übrigen Teile des Kleinhirns entfalten" (vgl. Schema Abb. 65). Die Frage, ob das vestibulo-cerebellare System auch bei den höheren *Wirbeltieren* und beim Menschen sich mehr im Sinne der sekundären Kernverbindung entwickelt zeigt, soll an dieser Stelle unerörtert bleiben (vgl. S. 887). Jedenfalls konnten sowohl Brouwer (1913) wie Brun (1917 und 1918) bei neocerebellarer Atrophie des Menschen die paläocerebellaren Rindenteile völlig intakt finden.

Eine ähnlich detaillierte Ausstrahlung zeigen die spino-cerebellaren Fasersysteme bei den *Säugern.* Neben anderen haben sich in jüngerer Zeit vornehmlich Horsley und Salusbury, MacNalty (1909), Ingvar (1918) und Beck (1927) mit diesen Studien beschäftigt und sind im wesentlichen zu recht übereinstimmenden Resultaten gekommen. Ich bringe in Abb. 44, 45, 46a und b die Schemata, wie sie von den genannten Autoren diesbezüglich aufgestellt worden sind. Übereinstimmung herrscht vor allem darin, daß die genannten Bahnen nur[1] in den Vermisteilen ihre Endigung finden, und hier auch nur in den phylogenetisch ältesten Anteilen, während der Lob. medius medianus Ingvars keine derartigen Faserzüge

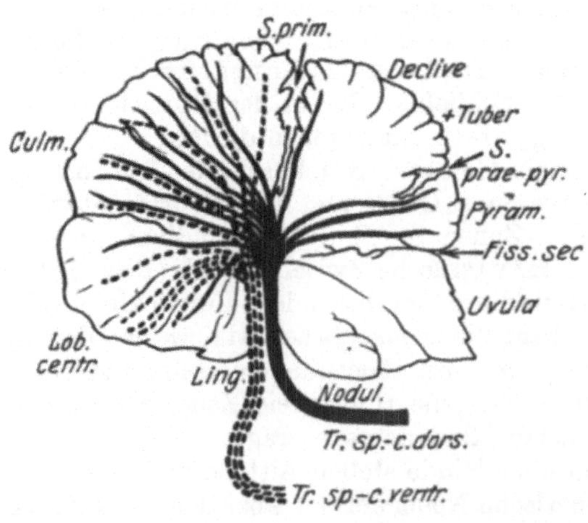

Abb. 45. Die Endigungen der spino-cerebellaren Fasersysteme in der Kleinhirnrinde der *Katze.* (Nach Ingvar.)

---

[1] Nach G. Beck (1927) geht ein ganz kleiner Teil des Tr. spinocerebell. dors. auch in die Rinde des Lob. paramedianus. Diese wichtige Feststellung bedarf noch weiterer Bestätigung; zunächst habe ich in meinen weiteren Ausführungen darauf noch keine Rücksicht genommen.

erhält. Es sei an dieser Stelle nur kurz erwähnt, daß nach BECK der Tractus spinocerebellaris dorsalis FLECHSIGS (größtenteils ungekreuzt) mehr lateral im Mittelteile endigt, während der GOWERsche ventrale Tractus (gekreuzt) ausschließlich medial ausstrahlt und hier wieder nur im Lob. centralis, im oralen Teil des Culmen und in der Lingula; im Seitenteile des Lob. ant. enden keine spinocerebellaren Fasern (vgl. auch S. 891).

Damit stimmen auch die Erfahrungen beim Menschen überein; denn die spinocerebellaren Systeme wurden bei neocerebellaren Entwicklungsstörungen stets intakt befunden (NEUBURGER und EDINGER 1898, VOGT und ASTWAZATUROW 1912, BROUWER 1913, STRONG 1915, BRUN 1917/1918, G. BECK 1928 u. a.).

Aus diesen Feststellungen ergibt sich einmal eine weitere Begründung für die INGVARsche Auffassung, im Mittelstück dem

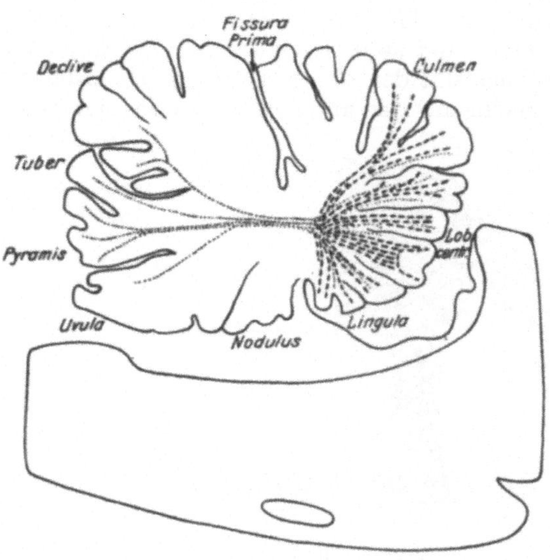

Abb. 46a. Die Endigung der spino-cerebellaren Fasersysteme in der Kleinhirnrinde der *Katze.* Medialer Sagittalschnitt. Hier endigt der gekreuzte Tr. spinocerebellaris ventralis und nur ein kleiner Teil des Tr. spinocerebellaris dorsalis. (Nach G. BECK.)

Lob. ant. und post. den Lob. med. gegenüberzustellen, der auch nach KAPPERS offenbar einen assoziativen Charakter trägt und der dem eigentlichen cerebellaren Neulande, dem Lob. ansoparamedianus, die phylogenetische Entwicklungsbasis abgibt. Sodann aber berechtigen bereits diese Tatsachen zu dem Schlusse, daß auch im Lobus anterior Mittel- und Seitenteile sich verschieden verhalten, also zu unterscheiden sind.

Besonders interessant sind die Kleinhirnverbindungen mit der unteren Olive. Diese Verbindungen sind namentlich von GORDON HOLMES and GRAINGER STEWART (1908), BROUWER (1919 und 1927), HAEHNEL und BIELSCHOWSKY

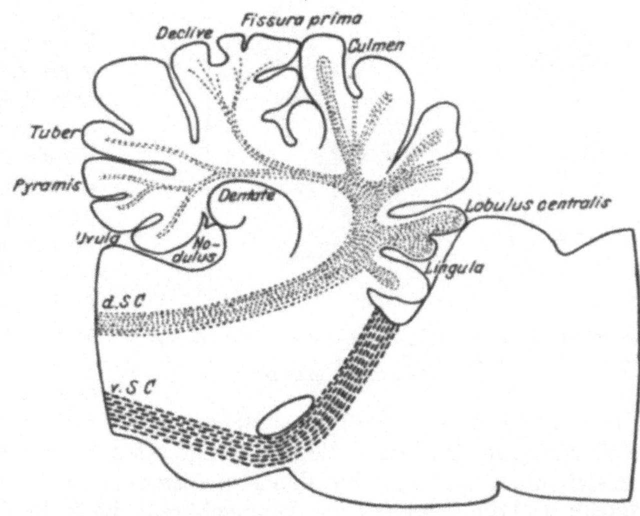

Abb. 46b. Die Endigungsweise der spino-cerebellaren Fasersysteme im lateralen Sagittalschnitt der *Katze.* Hier endigt der Tr. spino-cerebellaris dorsalis (vornehmlich ungekreuzt). (Nach G. BECK.)

(1915), BRUN (1917—18) und KUBO (1924) eingehender dargestellt worden. HOLMES und STEWART konnten eine bestimmte topische Projektion der Olive im Kleinhirn nachweisen (Abb. 47): Die aus medialen Partien der gekreuzten Olive stammenden Fasern sowie die aus den Nebenoliven endigen im Wurme und zu einem sehr kleinen Teile in medialen Abschnitten der Hemisphären; der größere Abschnitt der Hauptolive ist hingegen mit den Hemisphären des Kleinhirns verbunden, und zwar in dem Sinne, daß die dorsale Lamelle der Hauptolive hauptsächlich mit der oberen Seite der Hemisphären verbunden ist und die ventrale Lamelle mit der unteren. Ähnliches hat auch Kubo festgestellt. Nun glauben Brouwer und Coenen (1912) exakte Beziehungen festgestellt zu haben zwischen Altteilen der Olive und Paläocerebellum und Neuteilen der Olive mit neocerebellaren Abschnitten. Brouwer (1913), Haehnel und Bielschowsky (1915) und Brun (1917/18) haben nämlich bei Fällen neocerebellarer Atrophie die wichtige Feststellung gemacht, daß der Olivenkomplex aus einem phylogenetisch alten Kleinhirnanteil mit ausschließlicher Beziehung zum Paläocerebellum und einem phylogentisch jungen neocerebellaren Anteil besteht; und zwar umfaßt der paläocerebellare Anteil vorwiegend die medialen Schlingen der Hauptolive, besonders in den oralen Abschnitten sowie die medio-ventrale Nebenolive, während die latero-caudalen Abschnitte der Olive vorwiegend dem Neocerebellum zugeordnet sind. Es besteht hier also eine ganz ähnliche Korrelation wie sie Brouwer, Kappers, Brun und Brunner auch für den Nucl. dent. erwiesen haben. Die Wurmverbindung mit der medio-ventralen Nebenolive, die nach Brun (1910) und Brunner (1919) den ältesten Bestandteil des Olivenganglions darstellt, läßt sich als eigene, früher markreife Bahn

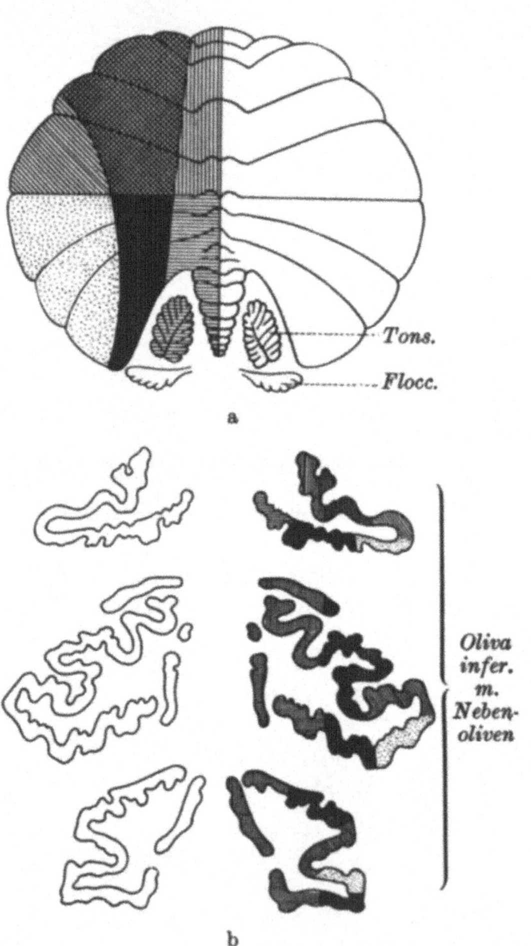

Abb. 47. Die topographischen Beziehungen zwischen der Oliva inferior mit Nebenoliven und dem Kleinhirn. (Nach Gordom Holmes und Grainger Stewart.)

(Tractus parolivo cerebellaris) nachweisen (Brouwer 1919, Winkler 1927).

Nach Brouwer bilden die Endigungsstätte des neocerebellaren Olivenanteils, der sich überhaupt erst bei den *Primaten* entwickelt (Brunner), vor allem die Tonsille und die angrenzenden Hemisphärengebiete des Lobus ansiformis. Die medio-ventrale Nebenolive soll dagegen nach Brouwer und Coenen vornehmlich in Pyramis, Uvula und Nodulus repräsentiert sein. Damit steht die Tatsache in Einklang, daß die ventralen Nebenoliven, beispielsweise bei den *Walen*, bei denen der Unterwurm besonders mächtig entwickelt ist, gleichfalls eine auffallend starke Ausbildung zeigen (Kappers, Brun).

Von großer Bedeutung für die Frage der olivären Projektion auf das Kleinhirn ist auch die von G. BECK (1928) in meinem Laboratorium bei einer neopontinen Aplasie mit gut erhaltener Olive erhobene Feststellung, wonach die Hemisphären durchaus nicht gleichwertig von den Olivenfasern beschickt werden. Der weitaus größte Teil der Olivenfasern zieht — abgesehen vom Wurm — in den Lob. semilun. inf. und post., während die Tonsille sich fast ganz frei von Olivenfasern erweist.

Also auch auf diesem Gebiete sind noch weitere Untersuchungen erwünscht.

Bemerkenswert ist die Feststellung von H. DE JONG (1927), der bei Arhinencephalie in den Altanteilen des Dentatum und der Olive sogar ausgesprochene Hypertrophien nachweisen konnte.

Jedenfalls dürfen wir hier eine recht detaillierte Projektion von paläo- und neocerebellaren Abschnitten in Alt- und Neuteile der Olive als sicher erwiesen betrachten, so daß die Olivenverbindungen im ganzen zugunsten der EDINGERschen Einteilung in Neo- und Paläocerebellum sprechen dürften, wobei aber nach den BROUWER und BECKschen Untersuchungen die Hemisphärenteile sich durchaus nicht gleichwertig verhalten.

Viel ungeklärter sind heute noch die Beziehungen zwischen den Ponsganglien und dem Kleinhirn, welche durch die pontocerebellaren Bahnen vermittelt werden. Ohne an dieser Stelle auf die heute noch bestehende Streitfrage einer ausschließlich kontralateralen pontocerebellaren Verbindung einzugehen, sollen zunächst nur die neuesten Ansichten über die Projektionslokalisation des Brückengraus im Kleinhirn mitgeteilt werden. Hierüber verdanken wir MASUDA (1914) und WINKLER (1927) eingehende Untersuchungen auf Grund sekundärer Degenerationen im Brückengrau nach verschieden lokalisierten Kleinhirnherden beim Menschen.

Nach MASUDA, der eine rein neocerebellare Ponsverbindung annimmt, endigen die Fasern aus den frontalen Abschnitten des Brückengraus vorwiegend in den caudalen, jene aus caudalen pontinen Gebieten mehr in frontalen Hemisphärenabschnitten, und zwar steht jede Abteilung des Brückengraus zu einem bestimmten Hemisphärenabschnitt in besonders enger Beziehung: das dorsale Grau in den caudalen Ebenen mit den seitlichen Abschnitten des Lob. ant. und dem Lob. quadrangularis, das mediale Grau mit den ventralen Lappen (Lob. gracilis und biventer), das laterale Grau mit den Lobuli semilunares und das ventrale Grau (besonders in den oralen Abschnitten der Brücke) mit dem Lob. biventer.

Nun haben schon frühere Autoren (KARPLUS und SPITZER 1907 und BESTA 1912) Ponsverbindungen auch mit dem Wurm angenommen; WINKLER, der sich erst jetzt wieder eingehend mit dieser Frage auf Grund von Tier- und Menschenmaterial beschäftigt hat, weicht gleichfalls in diesem wesentlichen Punkte von den MASUDAschen Ergebnissen ab. Er bestätigt die MASUDAschen Ansichten nur insofern, als auch er die ventralen Ponskerne mit dem Lob. biventer verbunden fand. Im übrigen geht aber aus seinen Befunden einwandfrei hervor, daß auch der gesamte Wurm in Verbindung steht mit den Ponsganglien, und zwar in erster Linie mit ventromedialen Teilen des ventralen Kernes, welche allerdings einen phylogenetisch älteren Anteil darstellen. Es zeigte sich weiterhin, daß die distalen Wurmpartien durch gekreuzte und nicht gekreuzte Fasern mit distalen Teilen des ventralen Ponskernes in Verbindung stehen und daß die proximalen Teile dieses Ponskernes vornehmlich zu frontalen Wurmgegenden in Beziehung treten. Der genannte Ponskern aber wie auch der Nucl. paramedialis steht in ausschließlich gekreuzter Verbindung mit dem kontralateralen Kleinhirn. Ob dieser eigenartigen Verbindung des ventralen Ponskernes mit Wurm und Hemisphären eine phylogenetische Doppelnatur des betreffenden pontinen Kerngebietes entspricht, läßt Winkler unentschieden und er betont, ähnlich wie Masuda, daß es keinen einzigen Ponskern gibt, der ganz ausschließlich mit einem bestimmten cerebellaren Anteile in Verbindung steht, sondern daß man dabei nur von einer vornehmlichen Projektion („communication principale") sprechen kann.

G. Beck (1928) konnte in dem oben erwähnten Falle von neopontiner Aplasie, in dem nur die Nucl. reticulares lat. und med. pontis und die Nucl. peri- und intrapedunculares um die Pyramiden herum — also die exquisiten Altteile des

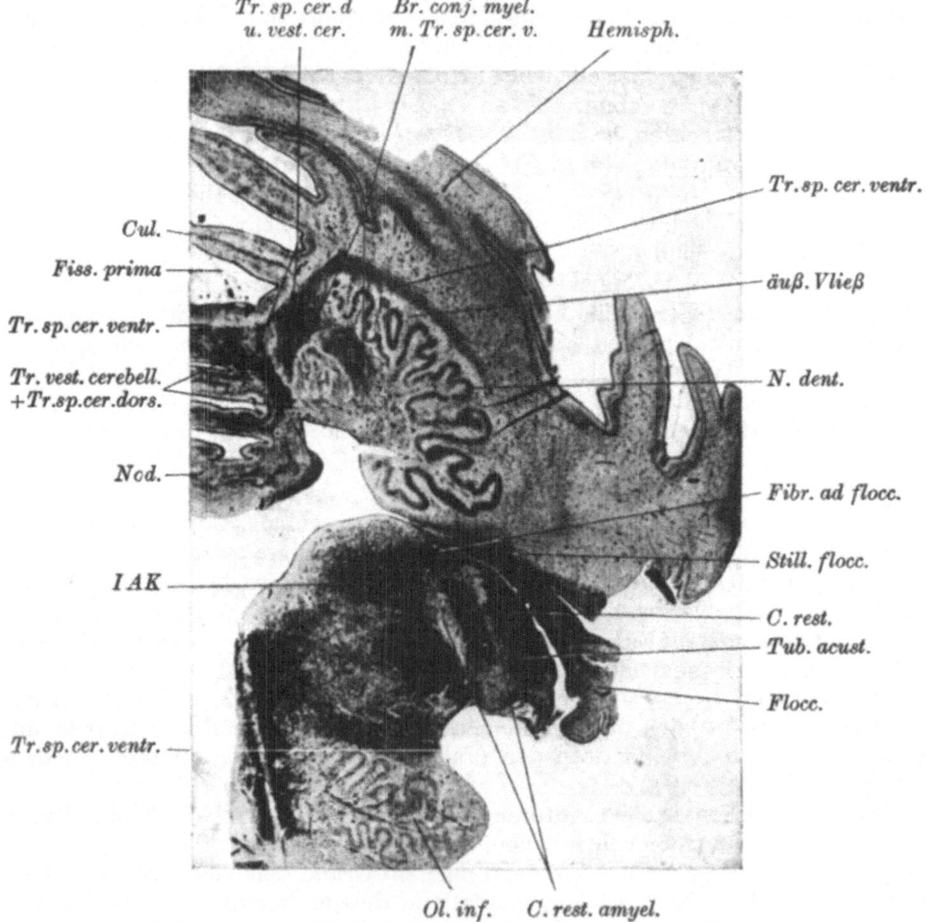

Abb. 48. Markscheiden-Frontalschnitt durch den caudalen Teil des Kleinhirns. Menschlicher Embryo des 7. Embryonalmonats (Länge 38 cm). Mikrophotographie. (Originalpräparat meines Mitarbeiters M. Hayashi.)

Pons — angelegt waren, eine hochgradige Unterentwicklung bzw. Markarmut in den gesamten Seitenteilen des Kleinhirns — den Flocculus und Paraflocculus ausgenommen — nachweisen in folgender Abstufung: am meisten markarm sind die Tonsillen, dann folgen Lob. gracilis und quadrangularis ant. und post. Wesentlich besser myelinisiert — ähnlich doch weniger wie im Wurm — sind die Lob. semilunares inf. und post.   Der mediale Anteil des Lob. quadrang. ant. und post., dem Hayashischen Zwischenstück (pars intermedia) entsprechend, ist deutlich schlechter bemarkt wie Wurm und etwas besser als der periphere Anteil des

Lob. quadrang. ant. und post. Aber auch der Wurm blieb unterentwickelt. Jedenfalls zeigt sich bei den pontocerebellaren Verbindungen jenes eindeutige Projektionsprinzip durchbrochen, wie es uns in den vestibularen, spinalen und olivaren Verbindungen klar vor Augen tritt, wenngleich es auch hier noch an seinen Spuren erkannt werden kann.

Daraus ergibt sich aber für die Kleinhirneinteilung der Schluß, daß die EDINGERsche scharfe Scheidung zwischen Paläo- und Neocerebellum nicht aufrecht erhalten bleiben kann, sondern daß wir auch im Wurm „Neuland" annehmen müssen.

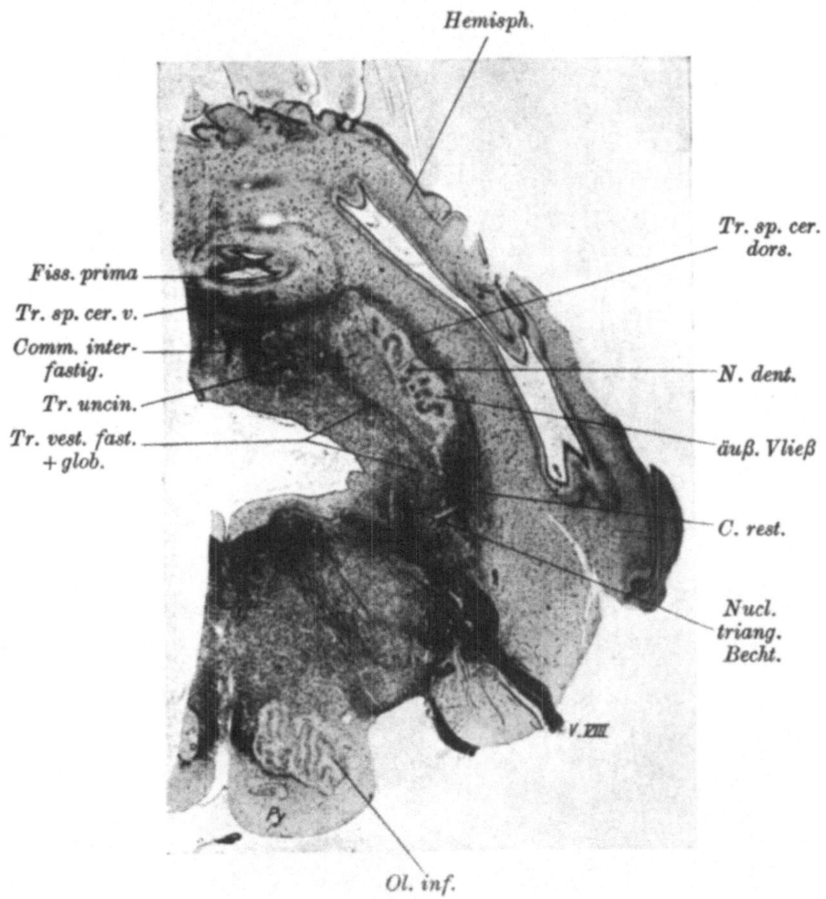

Abb. 49. Das gleiche wie Abb. 48, etwas oraler.

3. Was sagt uns die cerebellare Markreifung zu dem Probleme der Kleinhirneinteilung?

Hierüber verdanken wir eingehende Untersuchungen SANTE DE SANCTIS (1898), O. VOGT (1905), LÖWY (1910), VAN VALKENBURG (1912), NAITO (1923), MISKOLCZY (1923), RIESE (1925) und WINKLER (1927). Übereinstimmend wird von allen Autoren angegeben, daß die Markreifung deutlich in den medialen Gebieten des Kleinhirns, besonders in der großen Wurmcommissur und im Flocculus beginnt, also in dem Paläocerebellum EDINGERS, wo sie bereits im 7. Embryonalmonat weit vorgeschritten ist; die Hemisphären mit den Brachia pontis sind hingegen beim

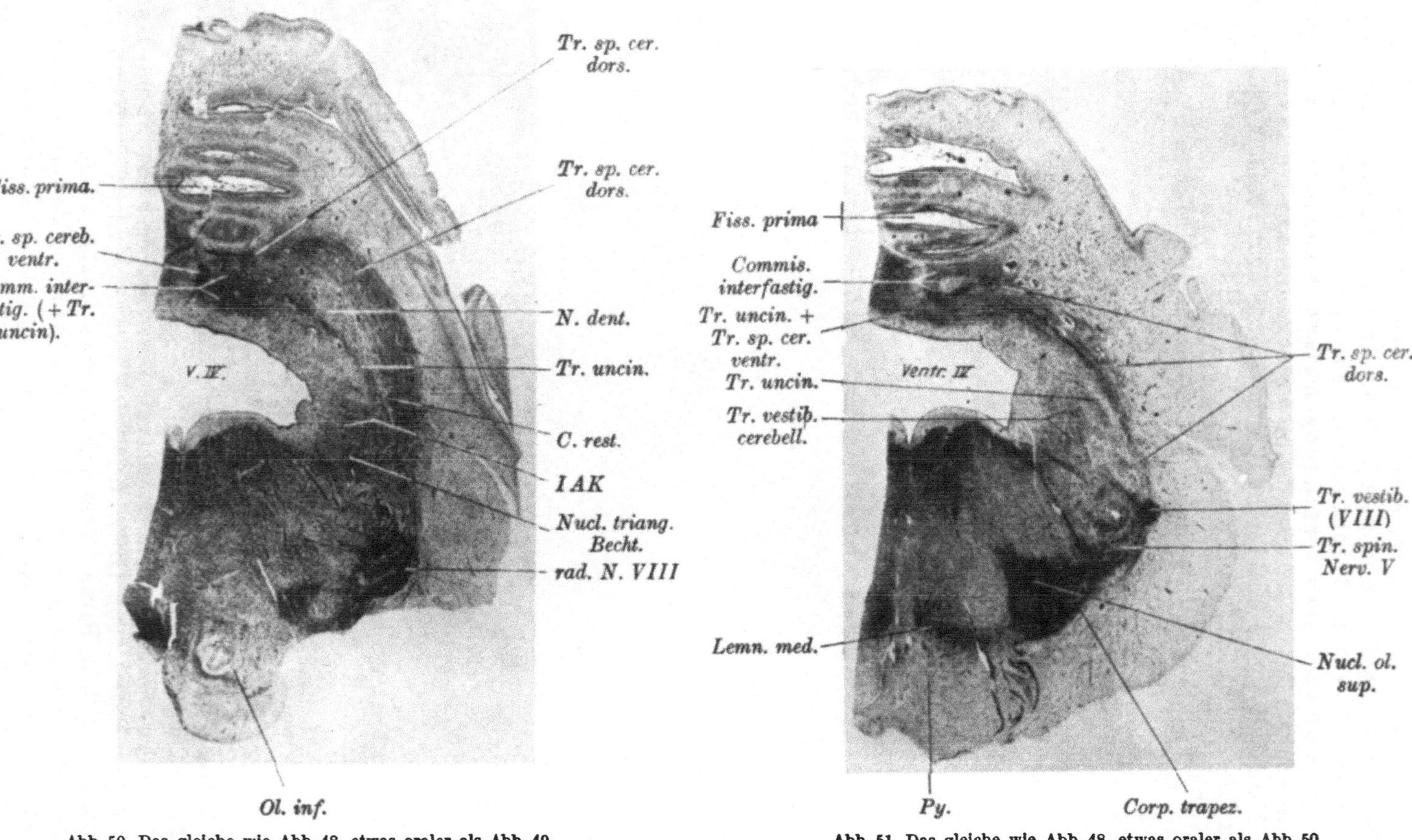

Abb. 50. Das gleiche wie Abb. 48, etwas oraler als Abb. 49.

Abb. 51. Das gleiche wie Abb. 48, etwas oraler als Abb. 50.

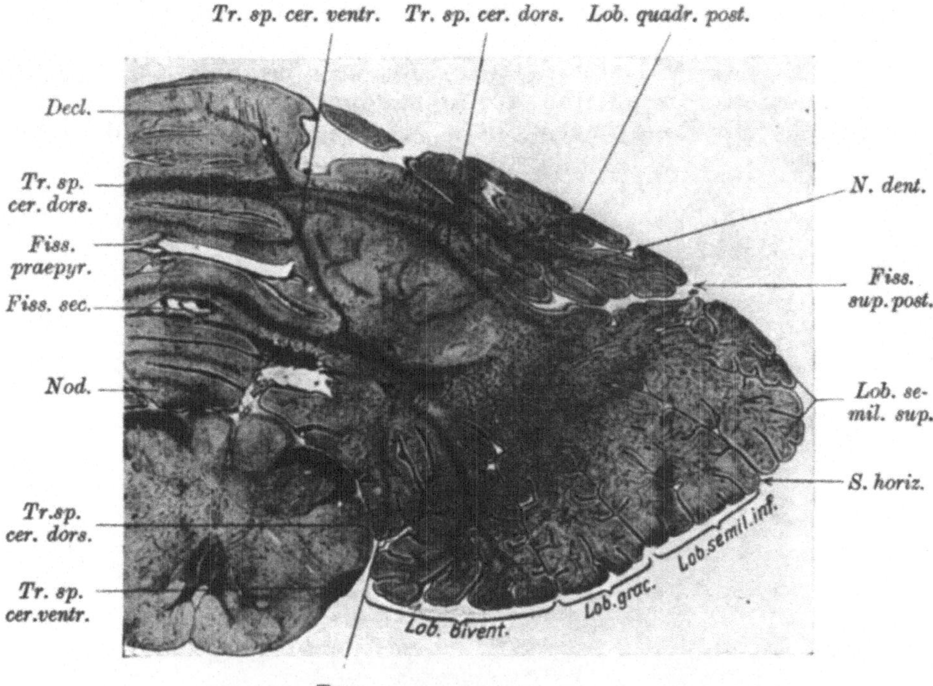

Abb. 52. Markscheiden-Frontalschnitt durch das Kleinhirn eines menschlichen Embryo vom 8. Embryonalmonat (Länge 44 cm). Mikrophotographie. (Originalpräparat meines Mitarbeiters M. HAYASHI.)

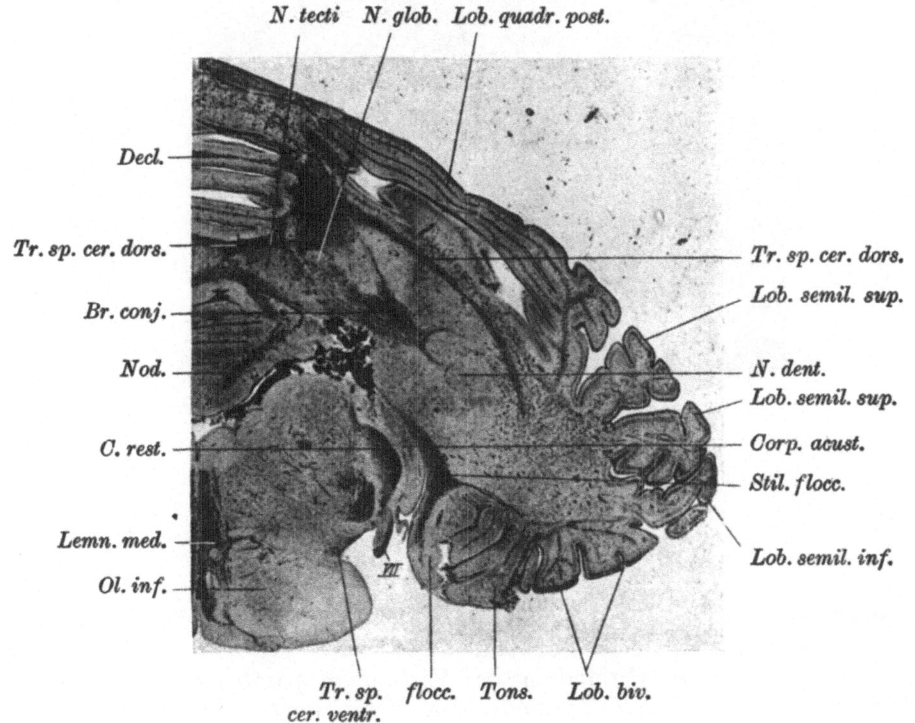

Abb. 53. Das gleiche wie Abb. 52, etwas oraler.

Neugeborenen noch wenig myelinisiert oder, wie letztere, noch fast marklos.

Es ist klar, daß die cerebellare Markreifung wesentlich bedingt ist durch die Reifung der dem Cerebellum zufließenden Faserzüge.

So sehen wir bei einem Embryo von 38 cm Länge, also gegen Ende des 7. Em-

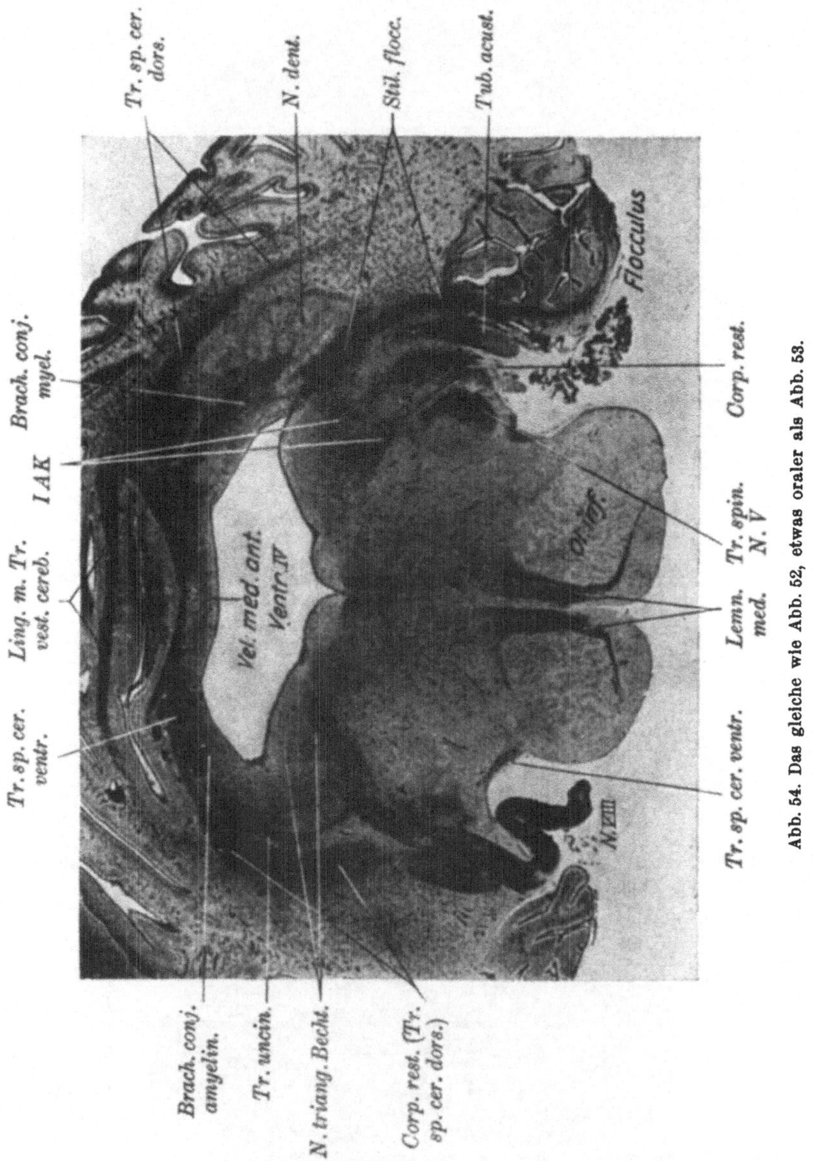

Abb. 54. Das gleiche wie Abb. 52, etwas oraler als Abb. 53.

bryonalmonats (Abb. 48—51) nur markhaltig die paläocerebellaren Faserzüge (vestibuläre und spinale Verbindungen): der Tract. vestibulo-cere-bellaris, jene älteste Verbindung des Vestibularapparates mit den medialen Kleinhirnkernen und der Wurmrinde, eine Verbindung, welche weiterhin den Tractus uncinatus (siehe S. 888) entstehen läßt. Von den medialen Kerngebieten aus ziehen zahlreiche reife Fasern über die Mittellinie und bilden so die intertektale oder interfastigiale Kreuzung (Abb. 49—51), oder ziehen in die Wurmläppchen, wo sie besonders die Uvula, den Nodulus und basale Teile des Oberwurms markreifer erscheinen lassen.

Das Corpus restiforme (Abb. 48—51) ist erst in seinem mittleren Faserkomplex stark markhaltig, welcher dem Tract. cerebello-spinalis dorsalis entspricht, und der genannte Tractus ist in seinem Verlaufe um das Dentatum

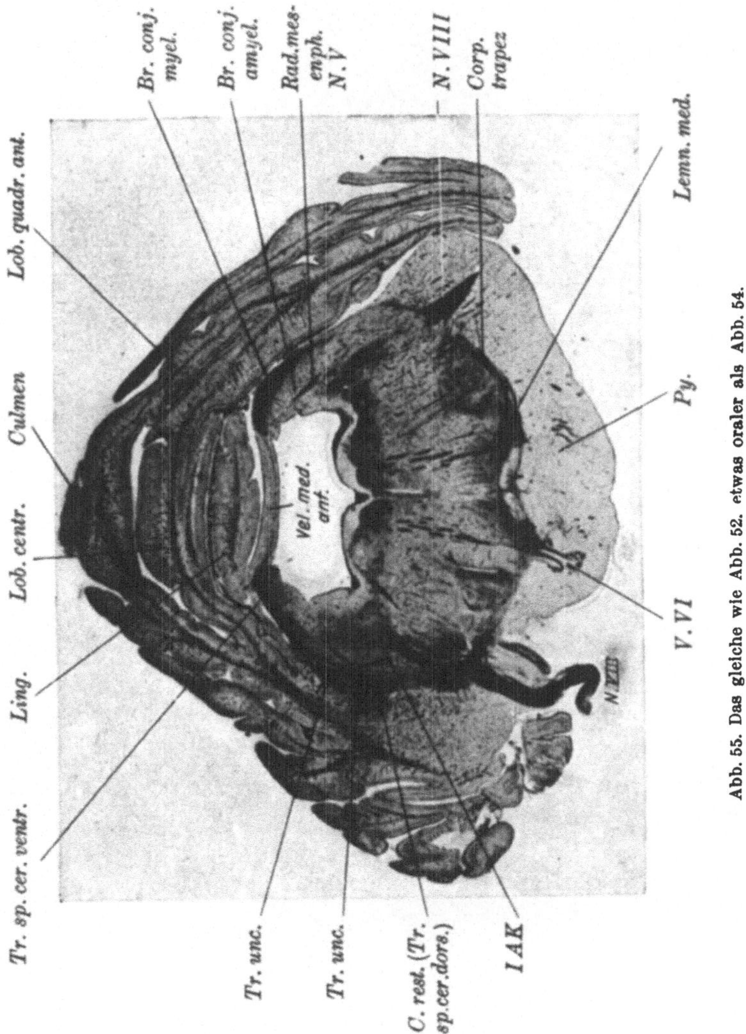

Abb. 55. Das gleiche wie Abb. 52. etwas oraler als Abb. 54.

herum zur großen Wurmcommissur deutlich zu verfolgen (Abb. 48—51). Ebenso klar ausgeprägt ist der Tract. spino-cerebellaris ventralis in seinem medialen Verlaufe (Abb. 48—51). Der Flockenstil (Abb. 48) ist gleichfalls bereits gut markhaltig, ebenso die Lamellen der Flocke und Paraflocke (Abb. 48). Es lassen sich leicht Faserungen aus dem Vestibularisgebiet zum Flockenstil verfolgen (Abb. 48 *Fibr. ad flocc.*). Im Nucl. dent., der jetzt einen deutlich lamellierten Bau trägt, sind nur die oromedialen Lamellen etwas markhaltig

(Abb. 48 und 49), also jene Teile, welche nach BROUWER, BRUN und KAPPERS Altteile darstellen. An seiner oro-dorsalen Ecke sammeln sich im Innern des Dentatum Faserzüge (Abb. 48 und 49), welche zusammen mit dem Tract. uncinatus (aus den Kerngebieten des Nucl. tecti und globosus) und dem

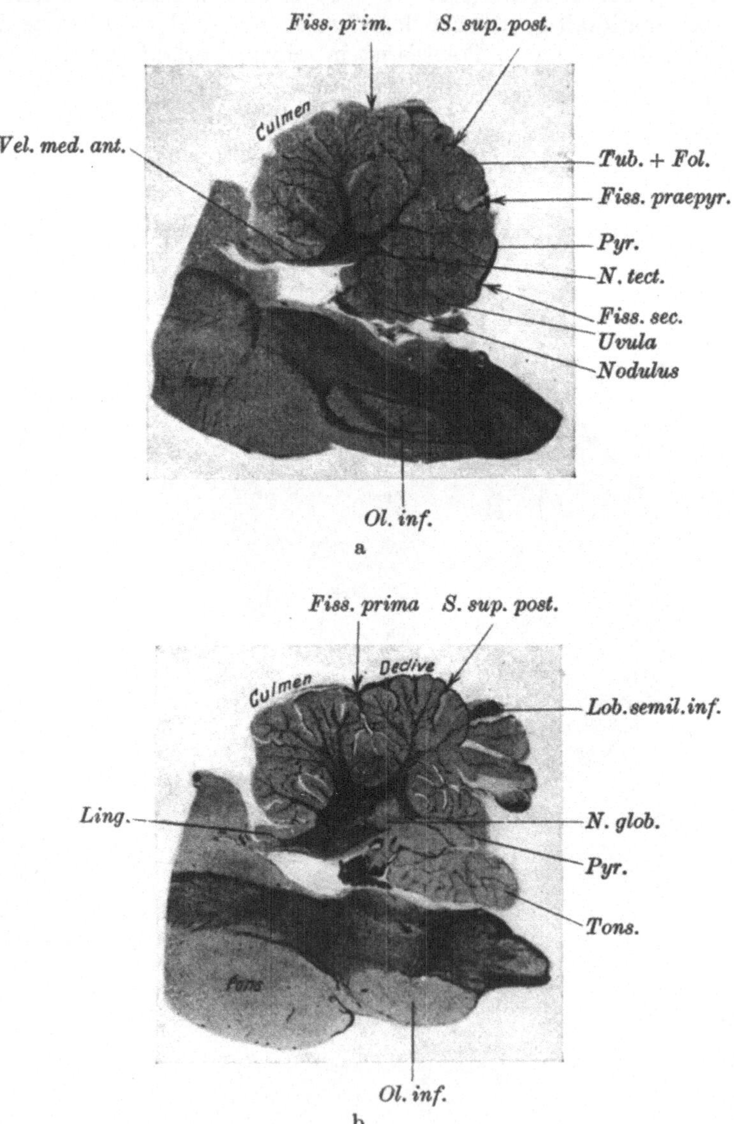

Abb. 56. Markscheiden-Sagittalschnitte von der Mitte (a) nach lateral (b, c, d) durch das Kleinhirn eines 9monatigen menschlichen Embryo, auf die Grundfasern differenziert. Mikrophotographie.

Tr. spin. cerebell. ventralis die ersten markhaltigen Teile des Brachium conjunctivum bilden. Der Wurm ist in seinen basalsten Partien am meisten markhaltig (Abb. 48—51), während die dorsalsten Anteile, besonders der hinterste Teil des Declive, das Folium und Tuber, am wenigsten Markfasern enthalten. Mit Ausnahme des Flocculus sind die Hemisphären noch marklos.

Bei einem Embryo von 44 cm Länge, also im 8. Embryonalmonat, sehen wir bereits deutliche Markreifungen auch in den Hemisphärenabschnitten (Abb. 52—55).

Alle die obengenannten Markstrahlungen zur Mittellinie sind stärker ausge-

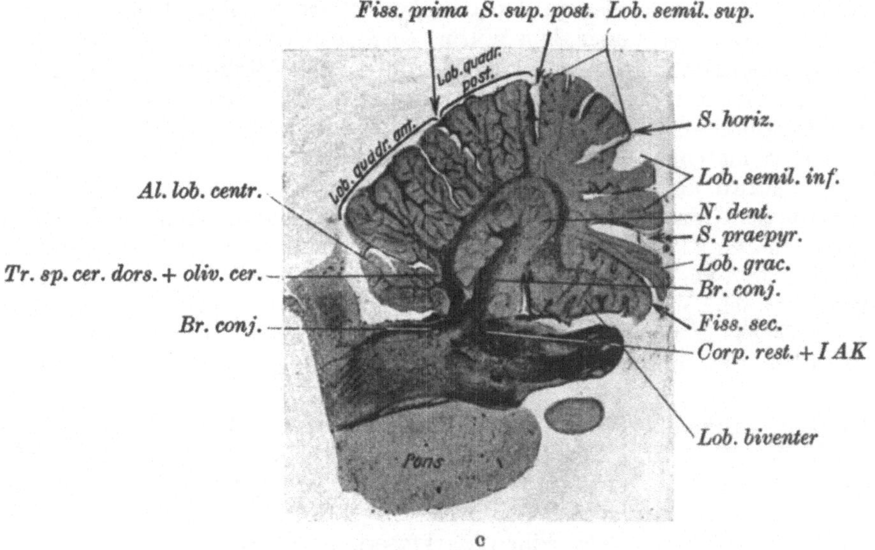

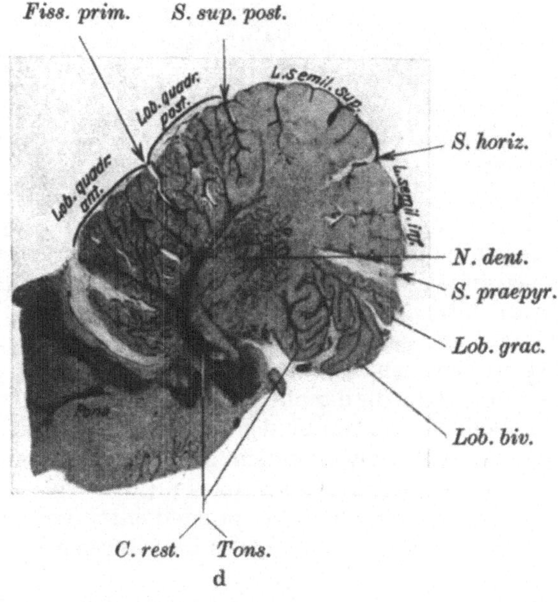

Abb. 56. Fortsetzung.

prägt; der gesamte Wurm ist markreifer geworden, ebenso zeigt auch das Dentatum eine caudalwärts fortschreitende Markreife. In den Hemisphärenabschnitten erkennen wir deutliche Markstrahlungen in den Seitenteilen des Lob. ant. und in dem Lob. quadrangularis posterior (Abb. 52—55) und ferner auch im Lob. biventer (Abb. 52). Die Lobuli semilunares, sowie die Tonsillen (Abb. 52, 53) sind die am spätesten markreifen Gebiete.

Aber alle diese Faserungen sind noch relativ zart, namentlich die in den Hemisphären; und wenn wir bei einem neunmonatigen Embryo (fast reifen Kinde) (Abb. 56a, b, c, d) auf die Grundfasern differenzieren, so zeigt sich einmal ein deutlicher Unterschied in den einzelnen Wurmanteilen, besonders aber in den Hemisphären gegenüber dem Wurm. Im Wurm ist das gesamte Mark gut markhaltig, außerdem besonders — im Wurme — die Windungszüge des Lob. ant., während die des Lob. med. und post. etwas zurücktreten. Das Dentatum ist partiell markhaltig (Abb. 56c und d), während die Läppchen vieler Hemisphärenteile noch sehr markarm erscheinen (Abb. 56c und d).

Bei einem Kind von 3 Monaten zeigt sich bereits in allen Teilen des Kleinhirns eine sehr gute Markreife (Abb. 57a und b). Dabei sind die Kleinhirnlamellen stärker markhaltig als das sublobuläre Marklager, und die einzelnen Läppchen zeichnen sich deutlich durch eine verschiedene Dichte ihrer Markzeichnung aus. Vor allem fällt auch hier die Flocke durch ihren dichten Markgehalt auf (Abb. 57b); in ähnlicher Weise, doch etwas zurückstehend, auch der Lob. quadrangularis ant., während die übrigen Hemisphärengebiete einen zarteren Markgehalt tragen.

Aber auch bei einem dreimonatigen Kinde ist der Unterschied zwischen Mittelstück und Seitenteilen — abgesehen vom Flocculus — in dem feineren Gehalt von Markfasern der einzelnen Läppchen und Rindengebiete außerordentlich stark ausgesprochen. Im Wurm (Abb. 58) ist bereits die Körnerschicht (*K.sch*) von zahlreichen feinen Markfasern reichlich durchsetzt und das sublobuläre Marklager ist stark entwickelt. Dagegen entbehrt die Hemisphärenrinde (Abb. 59) noch so gut wie jeglicher feineren Markzeichnung, und nur ein dünner Markstrahl ist angelegt. Daß es sich bei diesen Unterschieden zum Teil wenigstens um die nicht vollendete Reife der pontocerebellaren Bahnen handelt, erkennen wir aus der Gegenüberstellung der Abb. 60, 60a und 61, welche die Wurm-, Flocken- und Hemisphärenrinde eines zehnmonatigen Kindes ohne Großhirn darstellen. Es zeigen sich hier, wo die pontocerebellaren Bahnen nicht zur Entwicklung gekommen sein können, ganz ähnliche Verhältnisse wie in den Abb. 58 und 59, wo diese Bahnen erst in der Markreife begriffen sind. Auf die gleiche Feststellung hat jüngst Riese (1925) hingewiesen.

Dabei vollzieht sich der Markreifungsprozeß in den verschiedensten Gebieten der Kleinhirnrinde stets in der gleichen Weise: Er beginnt im Hauptmarkstrahl und setzt sich von hier aus in seine feinere Verzweigung fort. Von hier aus werden zunächst die Radiärfasern der unteren Zone der Körnerschicht markhaltig, dann die der oberen Zone, dann folgt der übrige Plexus intragranularis. Schließlich umhüllt sich der Plexus profundus oder infraganglionaris, unter den Purkinjezellen gelegen, mit Mark, zuletzt der Plexus superficialis oder supraganglionaris (man vgl. Abb. 58 und 59). Der Markreifungpsrozeß ist ein fließend progredienter und findet in allen Rindengebieten erst nach mehreren Jahren des postuterinen Lebens seinen endgültigen Abschluß.

Zusammenfassend sind also die wichtigsten Punkte über die Myelogenese folgende:

Die Markreifung beginnt in der großen Wurmcommissur im Anschluß an die Reife der Vestibularisfasern, wobei auch der Flocculusstiel markhaltig wird. Die gesamte Flocculusformation schließt sich sehr frühzeitig dem Markreifungsprozeß an, ebenso die basalen Teile des Ober- und Unterwurmes. Nur wenig später folgt die Mark-

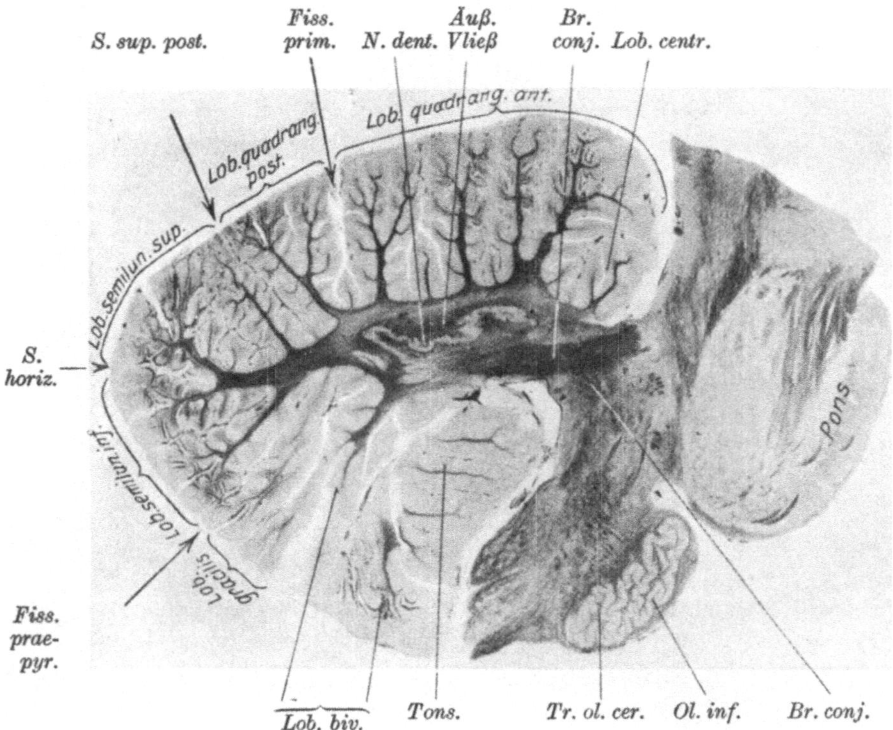

Abb. 57a. Medialer Sagittalschnitt durch das Kleinhirn eines Kindes von 3 Monaten im Markscheidenpräparat. Mikrophotographie.

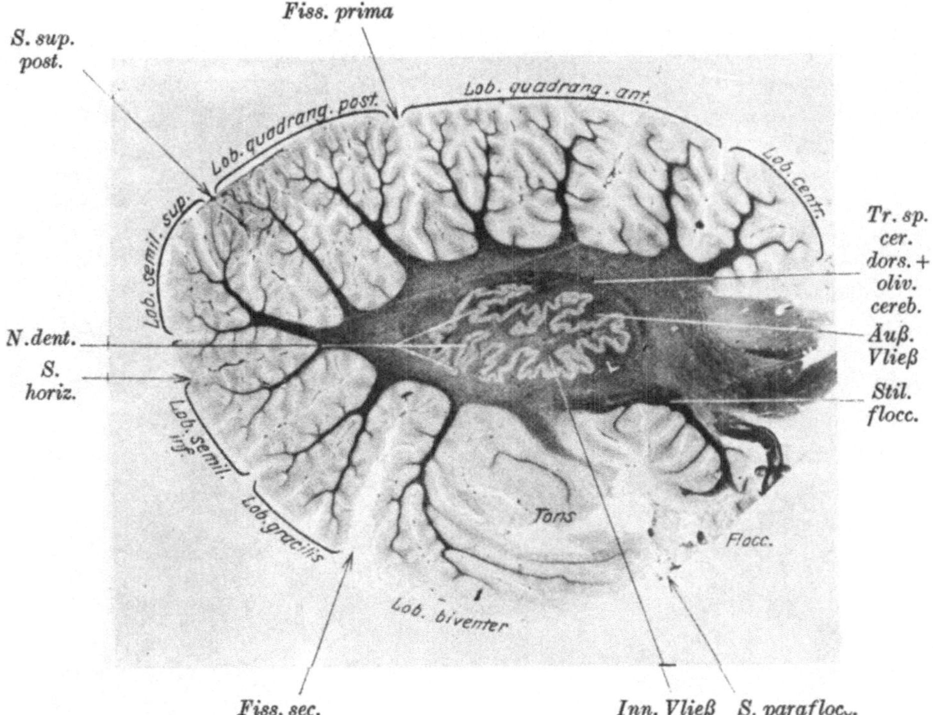

Abb. 57b. Das gleiche wie Abb. 57a im lateralen Sagittalschnitt.

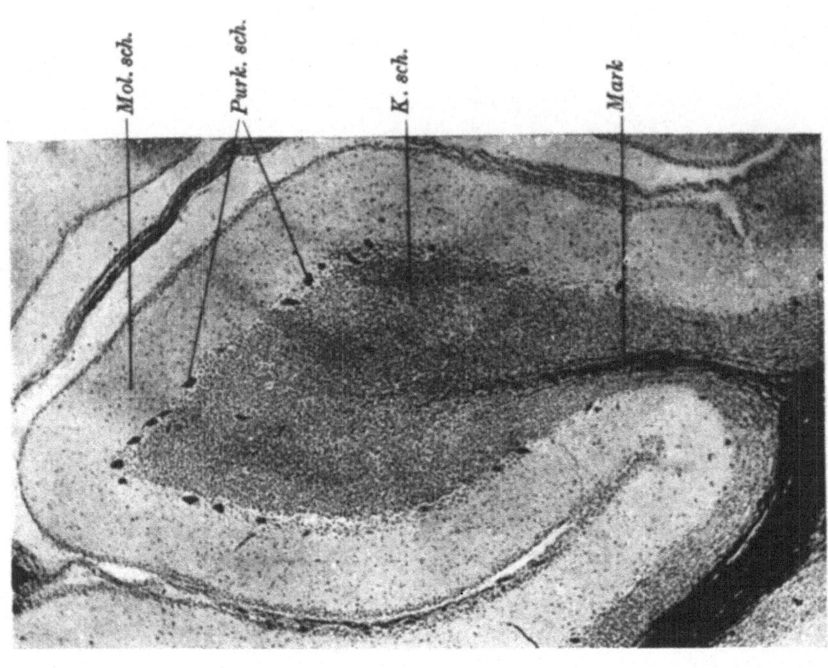

Abb. 59. Markscheidenpräparat aus der Hemisphärenrinde eines Kindes von 3 Monaten. Mikrophotographie. Vergr. 85fach. Die Körnerschicht (*K. sch*) enthält noch kaum Markfasern und auch das sublobuläre Marklager ist sehr schmal entwickelt.

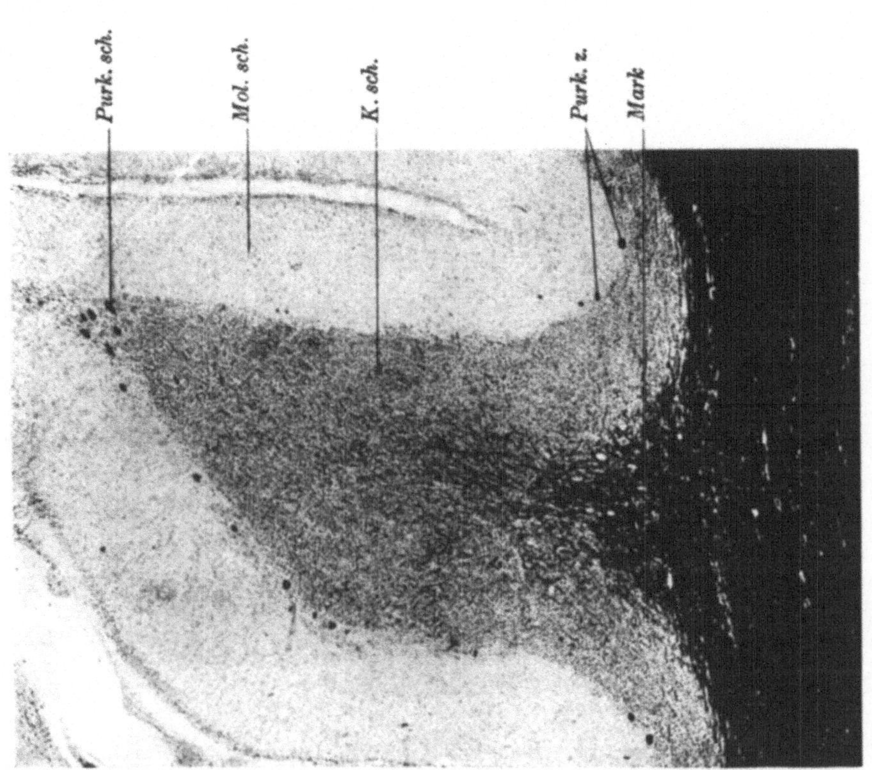

Abb. 58. Markscheidenpräparat aus der Wurmrinde eines Kindes von 3 Monaten. Mikrophotographie. Vergr. 85fach. In der Körnerschicht (*K. sch.*) bereits zahlreiche feine Markfasern.

reifung der spino-cerebellaren Systeme und in deutlicher Abhängigkeit davon wird der gesamte mittlere Abschnitt des Kleinhirns allmählich markhaltig. Besonders bevorzugt sind: die Umgebungen
der Fiss. prim., praepyramidalis und secunda. Von hier aus greift
der Reifungsprozeß allmählich — und zwar früher als die olivo- und
pontocerebellaren Fasern markreif werden — auf die lateralen Teile
über, indem hier zuerst die oralen Partien markhaltig werden, etwas
später die Gebiete des Lob. biventer und dann allmählich die übrigen

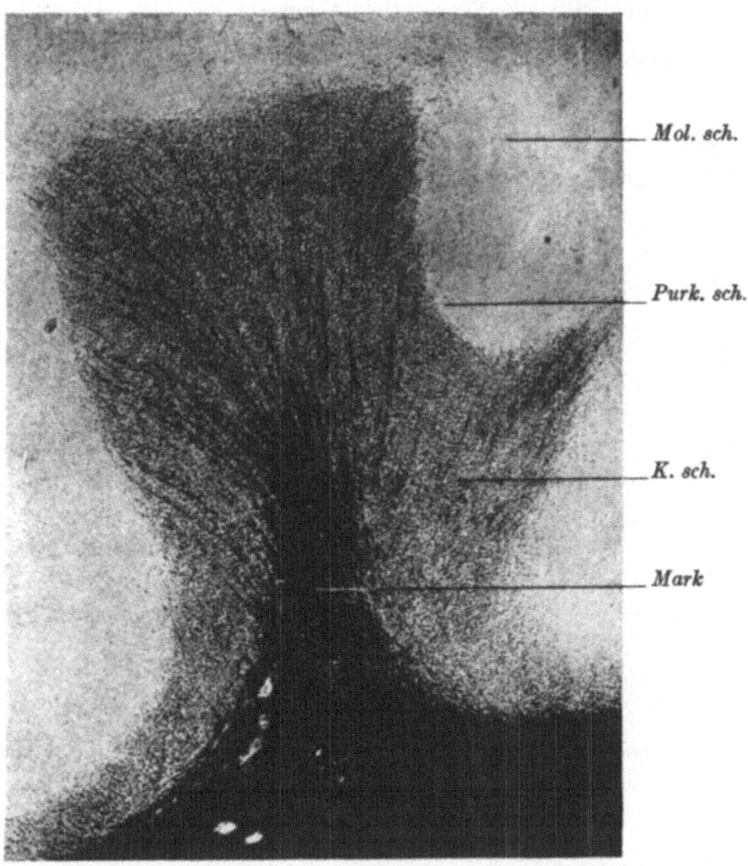

Abb. 60. Markscheidenpräparat aus der Wurmrinde eines 10monatigen Kindes ohne Großhirn (vgl. A. JAKOB: Extrapyramidale Erkrankungen 1923, Abb. 126—139). Mikrophotographie. Vergr. 85fach. Reiche Markfaser-zeichnung der Körnerschicht (*K. sch*).

Hemisphärenteile; die caudalsten Hemisphärengebiete (Lobus semil.
sup. et inf. und mediale Teile der Tonsille) gehören zu dem am spätesten markreifen Gebiete.

Ähnlich lauten die Angaben der Autoren. Den Beginn der Markscheidenentwicklung
verlegt HOESEL in den Anfang des 5., BECHTEREW in den Verlauf des 6. Embryonalmonats; BRUCE beobachtet die ersten Markfasern im Flocculus bei einem Fötus von
$6^1/_2$ Monaten, WINKLER (ähnlich auch SANTE DE SANCTIS, O. VOGT, VAN VALKEN-
BURG und MISKOLCZY) konnte den Markreifungsprozeß vom 7. Embryonalmonat an
gut verfolgen. NAITO unterscheidet dabei drei Stadien der Ummarkung: die Ummarkung
des Kleinhirns beginnt zentral im Gebiet der tiefen Commissuren und des Dachkernes,
greift über auf die benachbarten Teile des Wurmes und betrifft diese ziemlich gleichmäßig.

Vom Lob. lateralis ist nur die Flocke und die Nebenflocke gleich markreif wie diese zentralen Wurmpartien (primäres Stadium). Von diesem zentralen Teile aus erfolgt nun die Ummarkung nach der Peripherie lateralwärts derart, daß in den vorderen Partien der ganze Lob. ant., in den hinteren Partien das Gebiet des Lob. post. markhaltig wird (Lob. grac., biventer und Tonsille). Die Ummarkung erfolgt hier derart, daß im Markstrahl die lateralen Abschnitte früher als die zentralen markhaltig werden. Im Lob. ant. ist die Ummarkung in Lingula und Lob. centr. den anderen Abschnitten gegenüber voraus. Die Tonsille ist weniger markreif als z. B. der Lob. biventer (intermediäre Phasen). Als letztes markhaltiges Gebiet ist der zwischen dem Lob. ant. und post. gelegene Abschnitt des Lob. lateralis zu bezeichnen (terminale Phasen), wobei in diesem Lob. med. die beiden Lobuli semilunares zuletzt ihr Mark erhalten. O. Vogt (1905) unterscheidet drei selbständige Markreifungszentren im Kleinhirn: ein frühestes im Vermis oralis, ein zweites im Vermis caudalis und ein drittes im Flocculus. Abgesehen vom Flocculus dehnt sich von den beiden anderen autonomen Zentren die Myelinisation ganz allmählich auf die benachbarten Teile des Kleinhirns aus, und zwar vom Vermis oralis zunächst auf den medialen Teil

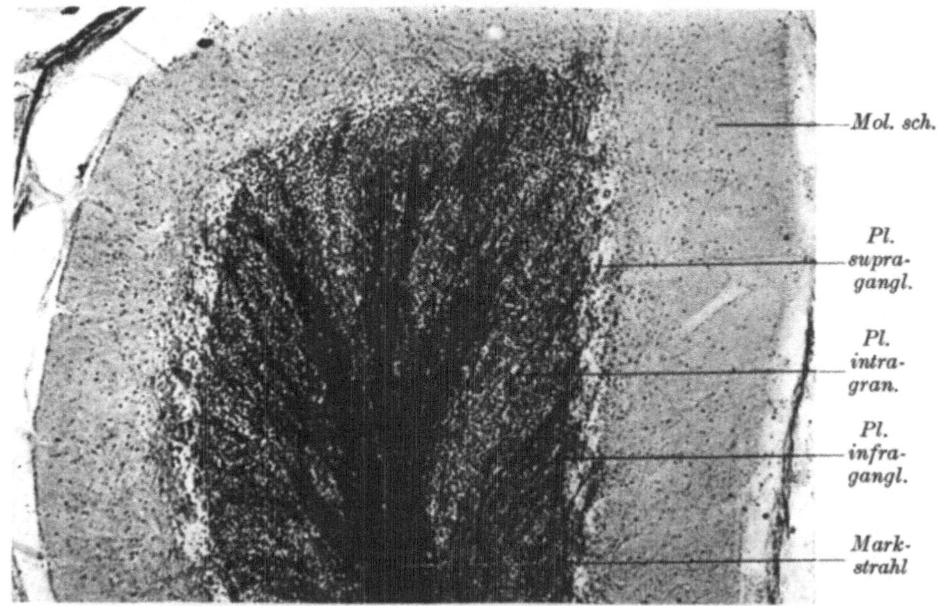

Abb. 60a. Markscheidenpräparat des Flocculus des gleichen Kindes wie Abb. 60 (auf die Grundfasern differenziert), zeigt eine gut ausgebildete Markscheidenentwicklung.

der Ala lobuli centralis und Lob. quadr. ant. und vom Vermis caudalis auf den Lob. biventer und seine Umgebung, alsdann auf die restierenden Teile der Hemisphären. Nur der orale Abschnitt des Lob. semilunaris sup. nimmt eine besondere Stellung ein, indem sein mittlerer Sublobulus ein zwar ganz spät markreifes, aber seiner Umgebung voraneilendes Myelinisationsgebiet darstellt. Ähnliches berichtet auch Winkler (1927), wobei er die Umgebung der Primärfissuren als besondere Markreifungszentren betont, im übrigen aber auch die völlig fließende Weiterentwicklung des Markreifungsprozesses in die lateralen Teile hervorhebt. Auch bezüglich des Dentatum decken sich unsere Beobachtungen mit jenen der Autoren. Miskolczy, Naito und Winkler konnten im Nucl. dent. ungefähr vom 8. Embryonalmonat an die fortschreitende Anmarkung feststellen, wobei sich die oromedialen Teile (zusammen mit dem Nucl. embolif.) wesentlich früher mit Mark umkleiden. Die übrigen inneren Kerne gehören zu den frühmarkreifen Gebieten, wobei wir keinen deutlichen Unterschied zwischen Nucl. tecti und N. globosus feststellen konnten.

Aus den Tatsachen der Myelogenese ergibt sich also einmal, daß die Markreife in ihrem Beginne zweifellos abhängig ist von der Markreife der zufließenden Fasersysteme, daß aber ihre Weiterentwick-

lung keinen streng systematischen Charakter mehr aufweist. Dies
wird namentlich von O. Vogt und Winkler mit Recht hervorgehoben. Daher stellt uns die Myelogenese keine eindeutige Basis für die Kleinhirneinteilung dar; sie betont zwar die frühe Markentwicklung des
Mittelstückes im Gegensatz zu den späten in den Seitenteilen, zeigt
uns aber eine so fließende und unsystematische Weiterentwicklung,
daß sich keine bestimmten Schlüsse für den prinzipiellen Kleinhirn-
aufbau ergeben.

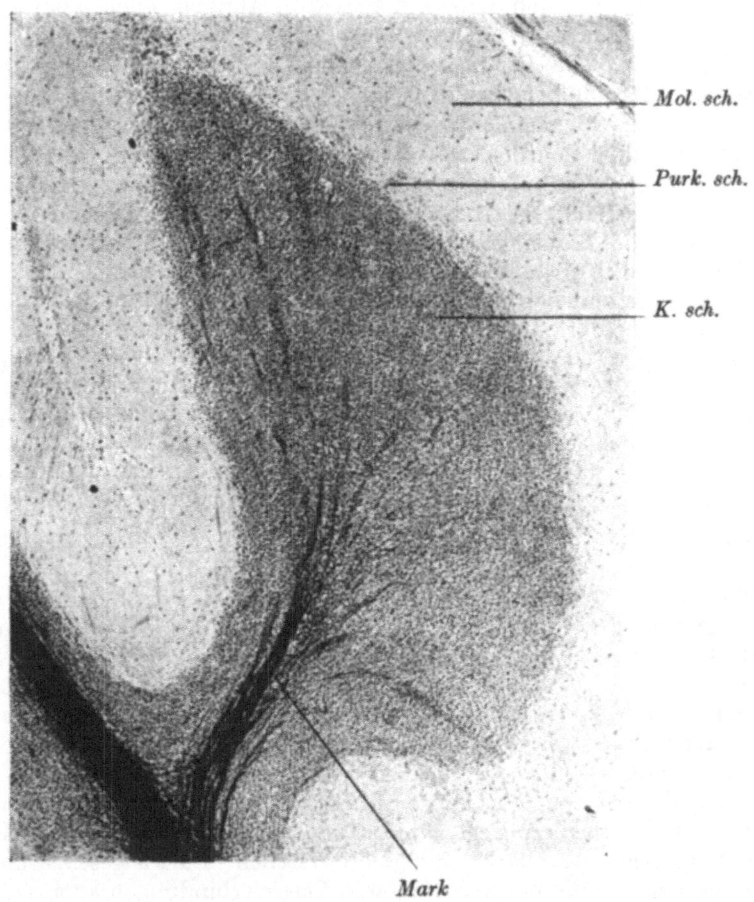

Abb. 61. Markscheidenpräparat aus der Hemisphärenrinde des gleichen Kindes wie Abb. 60.
Mikrophotographie. Vergr. 85fach. In der Körnerschicht nur eine ganz geringe Markzeichnung
und auch das sublobuläre Mark ist sehr dürftig entwickelt.

4. Schließlich hat uns die Pathologie bemerkenswerte Tatsachen an die
Hand gegeben, die für das Prinzip der Kleinhirneinteilung von großer Bedeutung sind. Ohne auf die weitläufigen in der Literatur niedergelegten Erfahrungen[1] und auf die schwierige Klassifikationsfrage der Kleinhirnerkran-

---

[1] Ich verweise insbesondere auf die Arbeiten von Brun (1917/18 und 1927), Brouwer (1913 und 1924), Vogt und Astwazaturow (1912), Mingazzini (1909) und G. Holmes
(1907), ferner auf die 1928 aus meinem Laboratorium erscheinende Arbeit von G. Beck,
die eine ausführliche Literaturangabe über dieses Thema enthalten.

kungen eingehen zu können, sollen an dieser Stelle nur einige allgemeine Gesichtspunkte an der Hand der anatomisch-pathologischen Befunderhebungen erörtert werden.

Es gibt Fälle von offenbar primären Kleinhirnatrophien, einseitigen wie doppelseitigen, die eine recht deutliche Scheidung von Neo- und Paläo- cerebellum versinnbildlichen. Hier ist vor allem der von BROUWER (1903) ver- öffentlichte Fall von Hemiatrophia neocerebellaris zu erwähnen, bei welcher das gesamte Mittelstück mit der Flocculusformation intakt blieb, während sich die einseitige Atrophie auf die ganzen Hemisphärengebiete mit Einschluß der Seiten- teile des Lob. ant. und simpl. erstreckte. Ähnlich, doch nicht so klar, liegen die Fälle von CRAMER (1892), MENZEL (1891), und ARNDT (1894). Gerade auf Grund solcher Beobachtungen hat BROUWER (1913) den Begriff der Hemiatro- phia, bzw. Atrophia neocerebellaris, einer „phylogenetischen Systematrophie" aufgestellt. Die meisten anderen hierher gehörigen Fälle bieten freilich einen wesentlich unübersichtlicheren Befund, indem sich auch im Wurm zum Teil recht erhebliche Veränderungen fanden (DÉJÉRINE et THOMAS 1900, NEUBURGER und EDINGER 1908, BAKKER 1922 und 1924). Immerhin sind in den meisten dieser Fälle die Hemisphärenanteile weitaus am meisten betroffen.

Bei der sekundären cerebellaren Hemiatrophie, wie sie häufig bei frühzeitig entstandenen neocorticalen Großhirndefekten ausgedehnter Art beob- achtet wird, beschränkt sich regelmäßig der sekundär-atrophische Prozeß — in der Hauptsache — auf die neocerebellaren Seitenteile. Nach BRUN (1917/18 und 1927), der das v. MONAKOWsche Material eingehend untersuchte, ist dabei das Paläocerebellum „sozusagen ausnahmslos" verschont. Daß aber auch hier die Verhältnisse nicht so einfach liegen, hat jüngst WINKLER (1927) in einem solchen Falle dargelegt, in welchem nur der Lob. semilunaris und die Tonsille eine totale Atrophie aufwiesen, während sich die übrigen Abschnitte der gekreuzten Hemisphäre mit Ausschluß des Flocculus, jedoch Wurmanteile mit inbegriffen, mehr oder weniger verändert zeigten.

Bei den fortschreitenden, sich erst im späteren Alter entwickeln- den Atrophien (Atrophia olivo-ponto-cerebellaris von DÉJÉRINE und THOMAS) zeigt sich gleichfalls recht häufig eine fast elektive Atrophie der Seitenanteile unter fast völliger Verschonung des Wurms und der Flocke. Für gewöhnlich gehen diese Fälle mit im Vordergrunde stehenden Pons- und Olivenatrophien einher und tragen häufig im Cerebellum selbst einen mehr sekundär-atrophischen Cha- rakter. WINKLER (1927) konnte in einem solchen Falle von bilateraler Klein- hirnatrophie, bei dem die Pons- und Olivenkerne zweifellos in Anbetracht der relativen Schwere ihrer Degeneration die Basis des Prozesses abgaben, nur eine „bevorzugte neocerebellare" Atrophie feststellen. Da wir gesehen haben, daß die olivo- ebenso wie die pontocerebellaren Faserverbindungen auch mit dem Wurm im Zusammenhang stehen, so ist ein derartiger Befund nicht weiter zu verwun- dern. Die A. MARIE-NONNEsche Form der familialen cerebellaren Ataxie zeigt, soweit wir bereits heute die Verhältnisse überblicken können, keine ein- deutige Auswahl besonderer Kleinhirnabschnitte.

Überblickt man die Literatur über die obengenannten diffusen Kleinhirn- erkrankungen, die ganz verschiedene nosologische Affektionen darstellen (here- ditäre, kongenitale, im späteren Alter entstehende und fortschreitende, sekundäre, ein- und doppelseitige), so wird man bei objektiver Prüfung der ganzen Frage in den meisten Fällen nur von einer neocerebellaren Betonung der Degene- ration sprechen können im Hinblick auf die immer vorhandene, mehr oder weniger ausgesprochene Mitbeteiligung der Mittelteile. Daher kommt es, daß die Ansichten über die Ausdeutung der Befunde bei den einzelnen Autoren, je nach dem Standpunkte, von dem sie ausgehen, stark voneinander abweichen; die Anhänger des EDINGERschen Schemas, wie BROUWER und BRUN betonen den eindeutigen Systemcharakter solcher Atrophien, andere wieder, wie MARBURG, lehnen ihn völlig ab, und wieder andere, wie WINKLER, heben wohl den systematischen Charakter hervor, ohne jedoch an den Schwierigkeiten ohne weiteres vorbeizusehen.

Ein besonders wertvolles Material für die ganze Frage liefern uns die Bildungsfehler des Kleinhirns, die uns auch hier, wie in den anderen Organen, als ein Experimentum naturae Aufschlüsse über den Entwicklungsmechanismus geben. Unter den hier interessierenden Mißbildungen des Kleinhirns sind vor allem die halb- oder doppelseitigen Totaldefekte zu erwähnen, ferner die selteneren Fälle, wo sich die Mißbildung auf den Wurm beschränkte, dann solche, bei denen

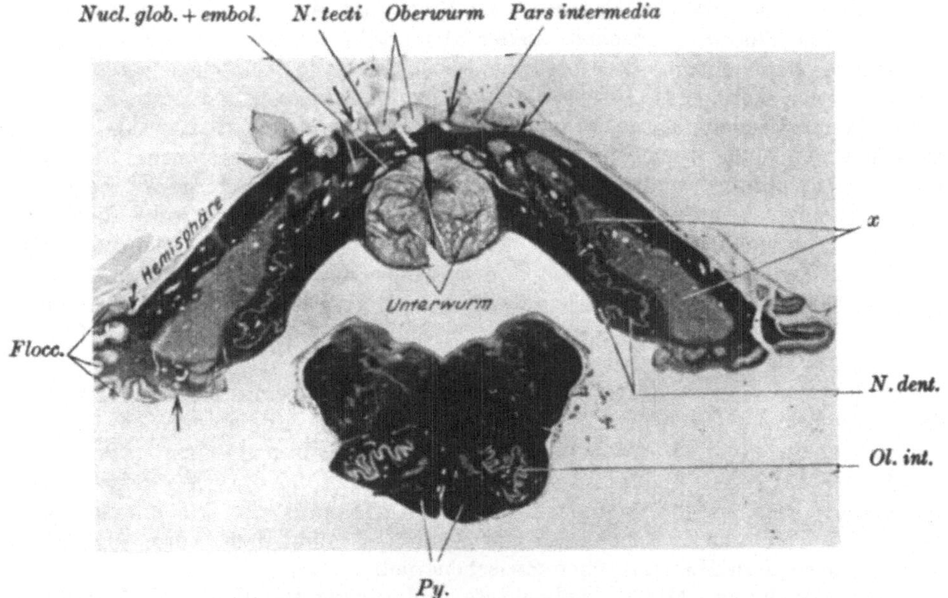

Abb. 62. Cerebellare Aplasie. Markscheidenpräparat. Mikrophotographie. Die Rinde ist nur im Flocculus, im Oberwurm und in der Pars intermedia einigermaßen entwickelt. x Zellmassen im Mark der rindenfreien Hemisphäre. Man beachte den gut entwickelten N. dentatus.

der Wurm und die Flocke fast ebenso schwer wie die Seitenteile betroffen waren und schließlich jene, die den reinen Typus der neocerebellaren Aplasie bieten.

Von den doppelseitigen Totaldefekten des Kleinhirns sind besonders jene Fälle interessant, welche die Kern- und Rindenanlage des Organes wenigstens noch in gewissen Abschnitten erkennen lassen. Dabei ist es besonders beachtenswert, daß sich mehrere derartiger Beobachtungen prinzipiell völlig gleichen, wie z. B. Fall 1 von VOGT und ASTWAZATUROW, und Fall 1 von KUBO (1923) aus dem MARBURGschen Institut. Fast völlig identisch mit diesen Fällen ist eine eigene Beobachtung, von der ich in Abb. 62 die charakteristischen Verhältnisse wiedergebe. Wir sehen hier im Mittelteil die graue Rinde nur in jenem Abschnitte einigermaßen entwickelt, welcher dem Oberwurm entspricht, während der Unterwurm eine mächtige undifferenzierte Kernmasse bildet, in welche auch der größte Teil der N. tecti einbezogen ist. Die Seitenteile enthalten größtenteils gar keine Rinde, abgesehen von einem kleinen Abschnitte, der sich dem Oberwurm anschließt, und den Flügelteilen; hier fällt uns eine einigermaßen gut differenzierte Rinde auf. Letztere entsprechen nach unserer Auffassung der Flocke und die dem Oberwurm anliegenden Seitenteile dem Hayashischen Zwischenstück. Die dazwischen gelegenen rindenfreien Zonen sind der eigentlichen Hemisphäre zuzurechnen (man vergleiche hierzu die Frontalschnitte eines menschlichen Gehirns aus dem 3. Embryonalmonat in den Abb. 25 und 26). Unter dieser rindenfreien Zone liegt eine ausgedehnte graue Kernmasse (Abb. 62 x), welche offenbar auf dem Wege zur Rindenentwicklung hier liegengeblieben ist; ventrikelwärts von ihr gelegen, fällt die deutliche Entwicklung des Nucl. dent. auf. Zwischen dem Nucl. dent. und dem Oberwurm liegen kleinere graue Kernmassen, die wir nach ihrer Lage mit dem Nucl. emboliformis und globosus mit einer gewissen Wahrscheinlichkeit identifizieren können. Kubo, dessen Beobachtung ganz ähnlich wie die der Vogt-Astwazaturowschen und der meinen liegt, hält freilich die laterale Rindenformation nicht für den Flocculus, sondern für einen Hemisphärenabschnitt, im Gegensatz zu Vogt und Astwazaturow, die diesen Teil für den Flocculus ansehen. Jedenfalls ergibt sich in unserer wie in der Vogtschen Beobachtung die interessante Feststellung, daß sich verschiedene bereits in der Ontogenese differente Kleinhirnabschnitte durch besondere Züge ihrer dysplastischen Entwicklung abheben. In unserem Fall (Abb. 62) ist zwischen dem Oberwurm und den Hemisphären das Hayashische Zwischenstück eingeschaltet, und die Flocculusformation hebt sich stark gegen die übrige Hemisphärenrinde ab. Bemerkenswert ist noch, daß letztere Formation die beste Rindenentwicklung zeigt, ihr steht der Oberwurm am nächsten, dann folgen das Zwischenstück und der Unterwurm, während die eigentlichen Hemisphären keine Rinde tragen. Die relativ gute Entwicklung der Nucl. emboliformes kann gleichfalls im Hayashischen Sinne so gedeutet werden, daß diese Kernmassen dem Zwischenstück zugehören.

In dem von Obersteiner (1916) beschriebenen Falle eines Kleinhirns ohne Wurm fehlte der Oberwurm völlig, während nur die Uvula und der Nodulus, bei völliger Entwicklung der Hemisphären, erhalten waren. Obersteiner betont das Fehlen des Nucl. tecti und die gute Ausprägung der übrigen inneren Kleinhirnkerne. Dies spricht zugunsten unserer Auffassung, die wir mit Hayashi teilen, daß Teile der Zwischenkerne des Kleinhirns nicht dem Wurm zugeordnet sind, sondern dem Hayashischen Zwischenstück.

Eine von Ernst (1909) beobachtete Aplasie zeigte allerdings Wurm und Flocken fast ebenso schwer wie die Seitenlappen betroffen, was freilich für unsere Frage nichts bedeutet.

Im übrigen aber bieten, wie wir dies in Übereinstimmung mit Brun betonen müssen, die beobachteten Kleinhirndysplasien in der Regel einen aufdringlich neocerebellaren Charakter. Ganz gewöhnlich sind in diesen Fällen die gesamten Seitenteile, auch die des Lob. ant. und simpl. unterentwickelt, während Wurm und Flocke durch ihre gute Rindendifferenzierung und Lamellenanordnung auffallen. Man vergleiche hierzu Abb. 63, welche einen charakteristischen Fall solcher Art, von Brun beschrieben, darstellt. Bemerkenswert ist, daß auch hier die Seitenteile des Oberwurms (Lob. ant.) verkümmert sind (Abb. 63 x) im gleichen Sinne wie die Hemisphären mit Ausnahme der Flocculusformation. Regelmäßig sind dabei auch die Nucl. tecti gut erhalten und nur die übrigen inneren Kerne bieten Differenzierungsfehler, wobei sich der medio-frontale Spornteil des Nucl. dent. in seiner Entwicklung deutlich von dem übrigen Dentatum abhebt (Brun 1917/18). Ein ganz ähnliches auffallendes Aussehen jenes Dentatumabschnittes fand auch Brouwer in einem Fall von neocerebellarer Aplasie. Weitere bemerkenswerte Fälle solcher Art sind beschrieben von Otto (1874), Fischer (1875), Shuttleworth (1885), Mingazzini (1909), Strong (1915) und Brun (1917/18).

Eine bemerkenswerte Kleinhirndysplasie von betontem neocerebellarem Charakter stellt der meinem Materiale entstammende Fall G. Becks (1928) dar: Hier war bei völligem Fehlen des Pons mit seinen Kernen — nur die Nucl. peri- und intrapedunculares und reticulares lat. und med. waren angelegt — eine starke Hypoplasie des Cerebellum ausgesprochen; das Kleinhirn mit seiner völlig normalen Oberflächen- und Windungsentwicklung saß bei diesem 8monatlichen Kinde als eine schmale Platte in Form eines Miniaturkleinhirns flügelförmig dem Bulbus auf und zeigte morphologisch eine hochgradige Unterentwicklung aller seiner Teile, ganz besonders der Hemisphären. Im Markscheidenbilde bot sich eine markante Markarmut im Kleinhirn mit Ausnahme des Wurmes und des Flocculus m. Paraflocculus, also in den ganzen Seitenteilen des Lob. ant. und med. — freilich mit bemerkenswerten Unterschieden in den einzelnen Abschnitten: am hochgradigsten entmarkt waren: Tonsille, Lob. biventer, Lob. gracilis und die lateralen Anteile des Lob. quadr. ant. und post., markreicher die medialen

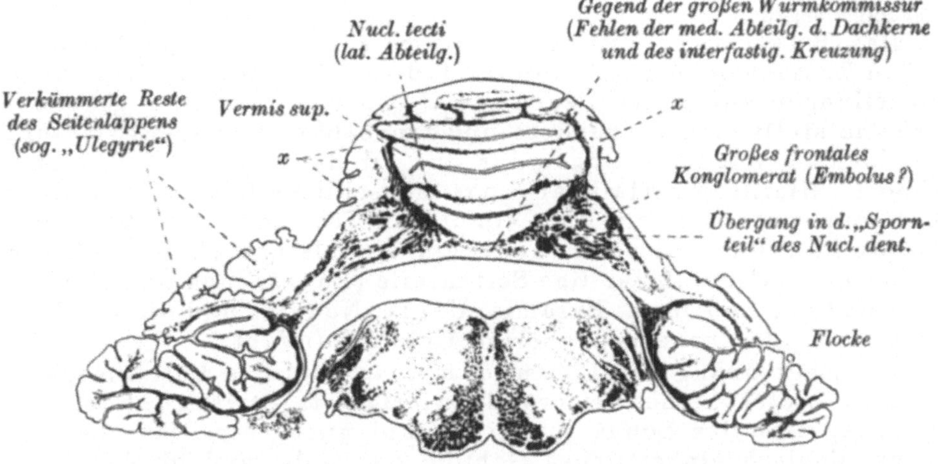

Abb. 63. Neocerebellare Aplasie (nach Brun). Das Palaeocerebellum (Wurm und Flocke) ist allein entwickelt. Fall Sch. Schnitt durch das obere Ende der Oliven. (532—534) Vergr. ⁵/₁.

Anteile des Lob. centr. und quadrang. ant. und post. und besonders die Lob. semilun. sup. und inf. Auch Teile der Declive schienen etwas weniger markreich wie der übrige Wurm. Was die inneren Kerne betrifft, so waren die Nucl. tecti und globosi normal, der N. emboliformis besonders gut entwickelt, mit einem deutlichen Faserstiel aus den medialen Abschnitten des Lob. quadrang. ant. und post., dem Hayashischen Zwischenstück entsprechend, während von dem hypoplastischen Dentatum die caudalsten und dorso-medialen Teile am besten entwickelt waren.

Bemerkenswerte Beziehungen zwischen einzelnen Kleinhirn- und Dentatumabschnitten hat Demole (1927) festgestellt; er spricht von einem „paläocerebellaren" dorso-medialen Abschnitt und einem „neocerebellaren" latero-ventralen.

Schließlich gibt es noch eine Reihe von Fällen (Brun 1917/18 und 1927), in denen nur der Lob. lat. post. am stärksten, oder sogar ausschließlich befallen war, und zwar hier wieder am häufigsten und intensivsten der Lob. paramedianus, die Tonsille, die ja den phylo- und ontogenetisch jüngsten Abschnitt des Neocerebellums darstellt.

Auch in den drei von Jelgersma beschriebenen Fällen von Bildungsfehlern des Kleinhirns bei der *Katze* haben die Ingvarschen Nachuntersuchungen (1918)

ergeben, daß der Lob. ant. und med. post. vom Sulc. praepyramidalis
an vollständig, das Mittelstück des Lob. med. von Ingvar wenigstens besser
erhalten war als die Seitenteile.

So zeigt uns die Pathologie in einigen gut untersuchten und bewei-
senden Fällen, daß wir einmal im Mittelteil mit Recht drei Teile
unterscheiden, daß wir weiterhin in allen Kleinhirn-Abschnitten
zwischen Wurm- und Seitenteilen trennen müssen und daß auch die
Edingersche Auffassung von Neo- und Palaeocerebellum zu Recht
besteht. Schließlich läßt sich auch in solchen Fällen die Eigenart
des Hayashischen Zwischenstückes wieder erkennen.

Schlußfolgerungen. Die prinzipielle Einteilung des menschlichen
Kleinhirns.

Wenn wir nun das gesamte oben niedergelegte Tatsachenmaterial
kritisch überblicken und die Frage der prinzipiellen Kleinhirneinteilung ganz unvoreingenommen zu prüfen suchen, so läßt sich
folgendes sagen:

Das Bolksche Schema erscheint mir durch die phylogenetischen Tatsachen so gut fundiert, daß es allen anderen Kleinhirneinteilungen zur Basis dienen muß. Das von Ingvar angegebene
Schema stellt eine begründete und fruchtbare Weiterentwicklung
der Bolkschen Anschauungen dar und ist daher jenem noch vorzuziehen. Hiernach zerfällt also das menschliche Kleinhirn in einen
Lob. ant., Lob. med. mit Lob. simpl. und Lob. post. Der Lob. med.
bietet in seinem hinteren Teile ein Mittelstück (Lob. med. median.) und zwei selbständige Seitenteile (Lob. ansoparamedianus),
während der Lob. post., Pyramis, Uvula, Nodulus und die Flocken-
formation als zusammengehörige Gebilde umfaßt.

Die Abgrenzung des Lob. med. median. und des Lob. ansopara-
median. bietet keine weitere Schwierigkeit. Strittig bleibt nur
die Frage, ob der Lobus ant. und simpl. auch beim Menschen ein
morphologisch einheitliches Gebilde darstellt, und ob der Flocculusformation in dem Lob. post. der Charakter eines selbständigen Gebildes zuzusprechen ist.

Zahlreiche oben angeführte Tatsachen der Ontogenese, Rindendifferenzierung, Faserausstrahlungen und Pathologie sprechen
übereinstimmend dafür, daß auch der Lob. ant. und simpl. neben
einem Mittelstück seitliche Hemisphärenteile tragen von gewisser morphologischer Selbständigkeit. Wenn es auch zweifellos
feststeht, daß der Lob. ant. und simpl. nach der phylogenetischen
und grobmorphologischen Entwicklung, namentlich auch in den
Furchungsgesetzen, einen einheitlichen Charakter tragen, so ist
auf der anderen Seite auch hier die Differenzierung von Wurm
und Seitenteilen namentlich beim Menschen gut ausgeprägt. Es
erscheint uns daher berechtigt und notwendig, auch in diesen
Teilen zwischen Wurm und Hemisphären zu unterscheiden, dabei
aber die Konzeption des Bolkschen Lob. ant. und simpl. aufrecht
zu erhalten.

In diesen Seitenteilen haben die Hayashischen Untersuchungen
ein Zwischenstück festgestellt, das sich lateral dem Wurm anlegt
und das sich in den frühen embryonalen Stadien in seiner Differenzierung deutlich von dem übrigen Hemisphärenabschnitt und
von dem Wurm abhebt. Wenn auch die genaue Begrenzung dieser

Pars intermedia durch die weitere Entwicklung unmöglich wird, so bleibt doch die Tatsache der Einschaltung dieses Zwischenstückes bestehen. Wie weit es namentlich in die Hemisphärengebiete caudal vom Lob. simpl. hineinreicht, ließ sich nicht mit Sicherheit erweisen.

Auch die Flocculusformation (Flocculus und Paraflocculus) trägt in ihrer Furchenentwicklung und Rindendifferenzierung einen so selbständigen Charakter, daß wir sie gleichfalls im Lob. post. als selbständige Hemisphärenanteile abgrenzen. Das Verbindungsstück mit dem Mittelteile stellt das Velum medullare posterius dar, das als ein rudimentärer Hemisphärenabschnitt zu betrachten ist.

So kommen wir zur Aufstellung eines Kleinhirnschemas (Abb. 64), das die INGVARsche Dreiteilung beibehält, gleichzeitig aber auch die Trennung von Wurm und Hemisphärenabschnitten für das ganze Kleinhirn durchführt.

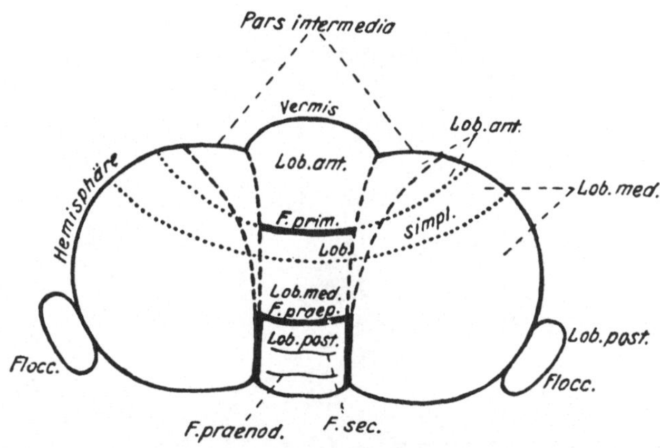

Abb. 64. Schematische Einteilung des menschlichen Kleinhirns. (Nach HAYASHI und A. JAKOB.)

Wir unterscheiden also im Kleinhirn Wurm und Hemisphären und teilen jeden dieser Abschnitte wiederum in drei Teile unter:

Der Wurm zerfällt in einen Lobus anterior bis zur Fiss. prima, in einen Lobus medius bis zur Fiss. praepyramidalis und einen Lobus posterior; die Hemisphären zerfallen in einen Lobus anterior, gleichfalls caudal von der Fiss. prima begrenzt, in einen Lobus medius, welcher die übrigen Hemisphärenabschnitte einnimmt mit Ausnahme des Flocculus und Paraflocculus, welche den Lobus posterior der Hemisphären ausmachen. Gleichzeitig bezeichnen wir noch in Wurm und Hemisphäre den vordersten Abschnitt des Lobus medius, nach hinten begrenzt von dem Sulcus sup. post. als Lobus simplex. Schließlich verdienen medial dem Ober- und Mittelwurm anliegende Hemisphärenteile eine gewisse Sonderstellung als Pars intermedia. (HAYASHI.)

Jedem dieser Abschnitte ist ein innerer Kern zugehörig: Dem Wurm entspricht der Nucl. tecti (mit Globosus), der HAYASHIschen Pars intermedia der Nucl. embol. wahrscheinlich auch der Altteil des Nucl. dent.; zu den restlichen Hemisphärenanteilen gehört der Hauptabschnitt des Nucl. dent. und zum Flocculus offenbar ein Teil der Vestibulariskerne.

Die weitere Frage nach der Berechtigung des Edingerschen Schemas kann kurz dahin beantwortet werden, daß das Kleinhirn zweifellos Alt- und Neuanteile in sich birgt, daß sich diese Anteile aber nicht in so scharfer Weise voneinander abtrennen lassen, wie es Edinger in seinem Schema zeigt.

Denn einmal muß es als erwiesen gelten, daß auch der Wurm, namentlich in seinem Mittelabschnitt Neuland in sich trägt, so daß es schon aus diesem Grunde unwahrscheinlich ist, daß sich die neocerebellaren Abschnitte in Form einfacher Appositionen angefügt haben; alsdann sprechen Ingvar, Tilney und Herrick mit Recht von einem etagenförmigen Aufbau des Kleinhirns, namentlich in faser-anatomischer und funktioneller Beziehung (Abb. 65). Auf die uralte

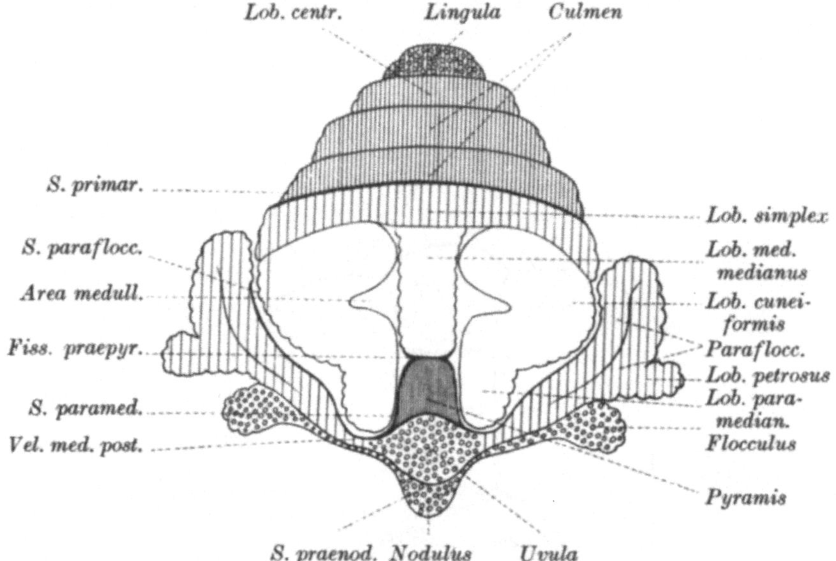

Abb. 65. Schematische Darstellung der Verbreitungsgebiete der direkten vestibulo-cerebellaren (Kreischen) und der spino-cerebellaren Fasersysteme (vertikale Linien) in der Kleinhirnrinde der *Säuger* (nach Ingvar), den etagenförmigen Aufbau des Kleinhirns demonstrierend.

Vestibularisetage (Archiparencephalon Tilneys) setzt sich die spinale Etage auf (Paläoparencephalon Tilneys) und schließlich differenziert sich im weiteren Ausbau dieser Altteile, unter Hinzufügung neuer Abschnitte infolge der olivo-pontinen Verbindungen, das Kleinhirn in seiner höchsten Entwicklung.

Die Eigenart der Rindendifferenzierung wie der Myelogenese und der Faserendigungen spricht eindeutig dafür, daß es sich bei der Weiterentwicklung des Kleinhirns sicherlich nicht nur um reine Appositionen, sondern um Intussuszeptionen verwickelter Art handelt. Die gleiche Ansicht wird auch von Winkler (1927) vertreten.

So bleibt wohl die Edingersche Unterscheidung von Neo- und Paläocerebellum bestehen, aber sein Schema ist in der von ihm gegebenen einfachen Fassung abzulehnen, da es den verwickelten Aufbauprinzipien des Organs nicht genügend Rechnung trägt.

II. Die feinere Anatomie des Kleinhirns.

a) Die Kleinhirnrinde.

α) Der Schichtenbau.

Die Kleinhirnrinde zeigt im Zellbilde beim Menschen in allen Abschnitten des Kleinhirns den gleichen Aufbau. Wir unterscheiden in ihr folgende Schichten (Abb. 66):

1. die Molekularschicht (plexiforme Schicht, Stratum cinereum);
2. die Schicht der PURKINJESchen Zellen oder kurz die PURKINJESche Schicht (Ganglienzellschicht, Stratum gangliosum, couche intermédiaire);
3. die Körnerschicht (couche des neurones nains, Stratum granulosum);
4. die Markschicht.

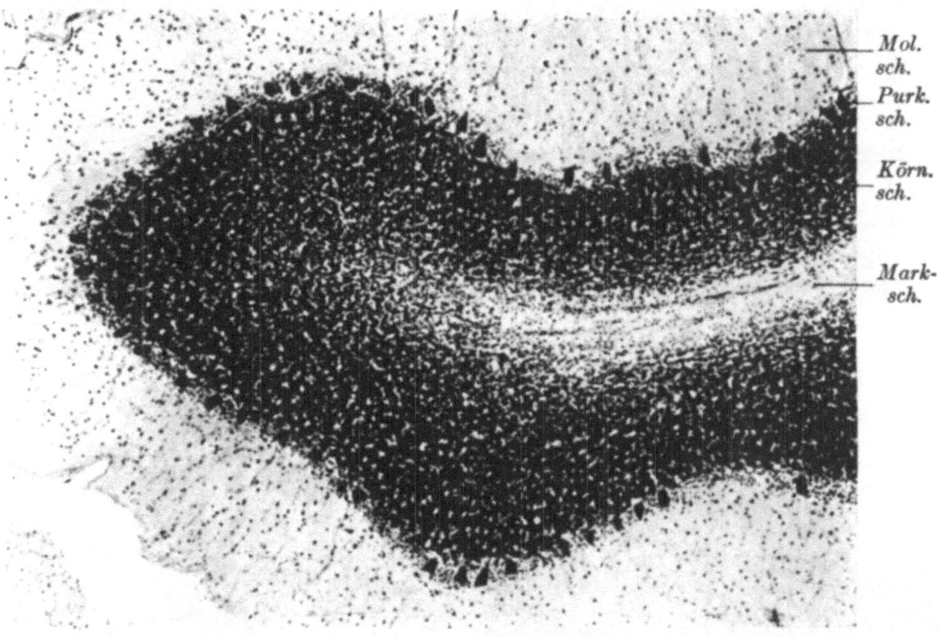

Abb. 66. Menschliche Kleinhirnrinde in ihren verschiedenen Schichten. Toluidinblaupräparat. Mikrophotographie. Vergr. 70fach.

CAJAL rechnet die Purkinjeschicht zur Molekularschicht; wir wollen sie aber wie die meisten Anatomen als eine eigene Schicht gemäß ihrer selbständigen und eigenartigen Differenzierung betrachten.

Phylogenetisch zeigt die Kleinhirnrinde, wie schon oben betont, von den niedersten Tieren an einen prinzipiell gleichen Aufbau. Nur in dem primitiven Kleinhirn der *Zyklostomen* (*Petromyzon*) läßt sich keine eigentliche Purkinjeschicht abgrenzen; hier liegen unter der Molekularschicht in der Körnerschicht einige größere Zellen, die von JOHNSTON (1902) als Vorläufer der Purkinjezellen angesehen worden sind. Von den *Plagiostomen* an bis zum Menschen herauf bietet die Kleinhirnrinde die gleiche Architektonik, wobei im wesentlichen nur die Breite der einzelnen Schichten, die Größe und Dichte der Purkinjezellen, die bei einigen Tieren auch mehrreihig angeordnet sind, wechseln. Die Abb. 67—75 bringen Mikrophotogramme der Kleinhirnrinde von verschiedenen Vertretern der aufsteigenden Tierreihe bei gleicher Vergrößerung.

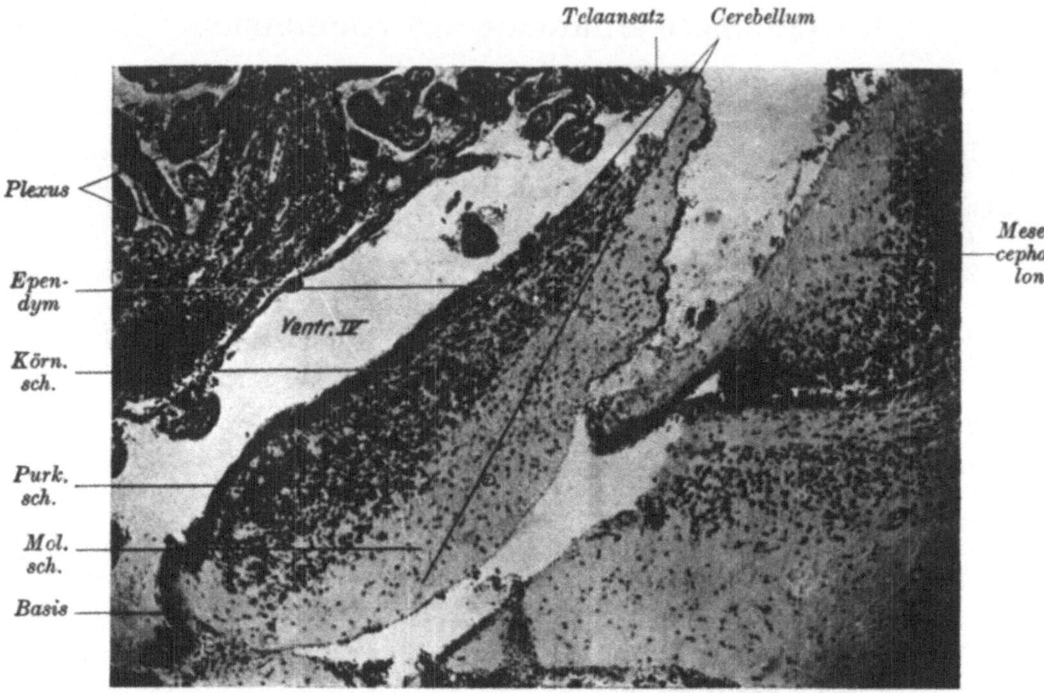

Abb. 67. Kleinhirn des *Frosches*. Toluidinblaupräparat. Vergr. 70fach. Mikrophotographie.

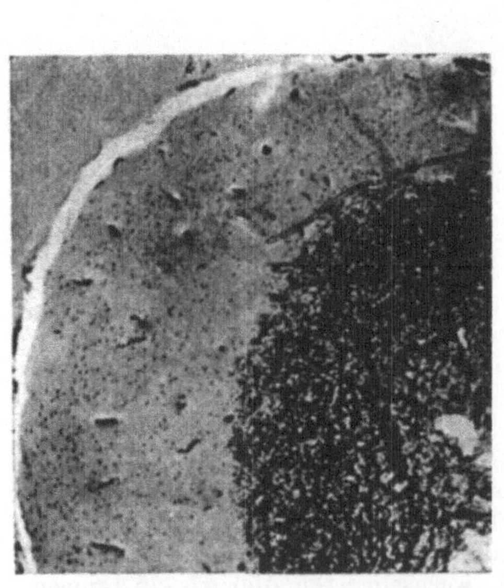

Abb. 68. Kleinhirnrinde der *Schlange*. Toluidinblaupräparat. Mikrophotographie. Vergr. 70fach.

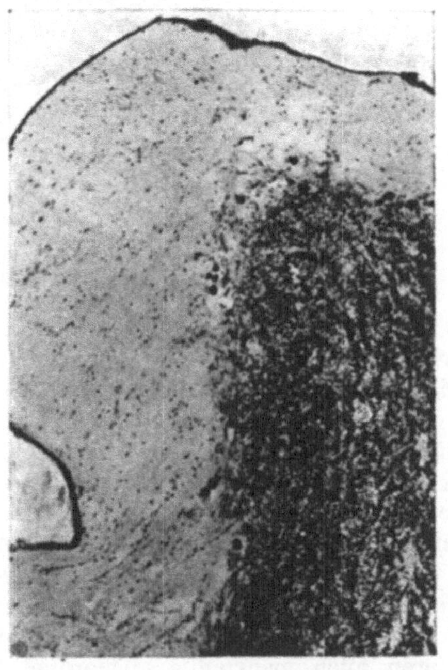

Abb. 69. Kleinhirnrinde des *Kabeljau*. Toluidinblaupräparat. Mikrophotographie. Vergr. 70fach.

β) Die ontogenetische Entwicklung der Kleinhirnrinde.

Ich habe bereits oben bei der Besprechung der Morphogenese des menschlichen Kleinhirns die einzelnen Stadien der embryonalen Kleinhirnentwicklung kurz

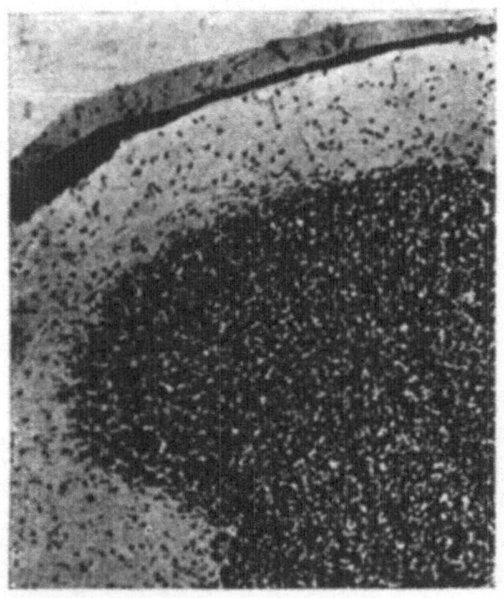

Abb. 70. Kleinhirnrinde der *Taube*. Toluidinblaupräparat. Mikrophotographie. Vergr. 70fach.

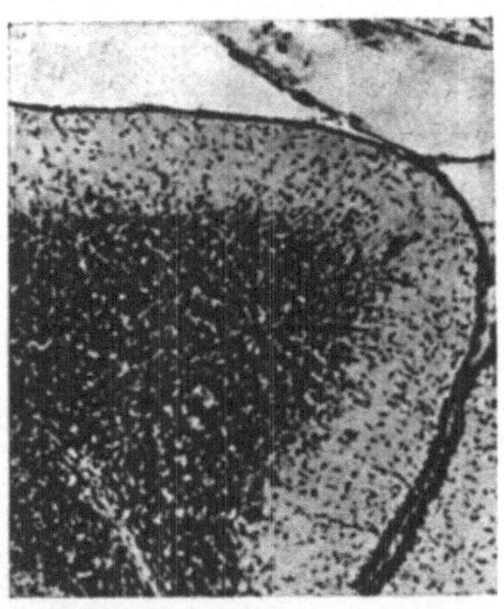

Abb. 71. Kleinhirnrinde des *Kaninchens*. Toluidinblaupräparat. Mikrophotographie. Vergr. 70fach.

erläutert (S. 689ff.). Um die Histogenese der Kleinhirnrinde zu verstehen, müssen wir den anatomischen Aufbau des embryonalen Kleinhirns von seinen frühesten

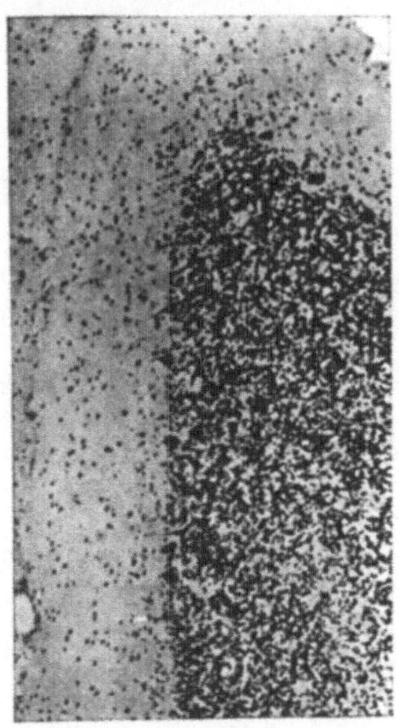

Abb. 72. Kleinhirnrinde der *Katze*. Toluidinblaupräparat. Mikrophotographie. Vergr. 70fach.

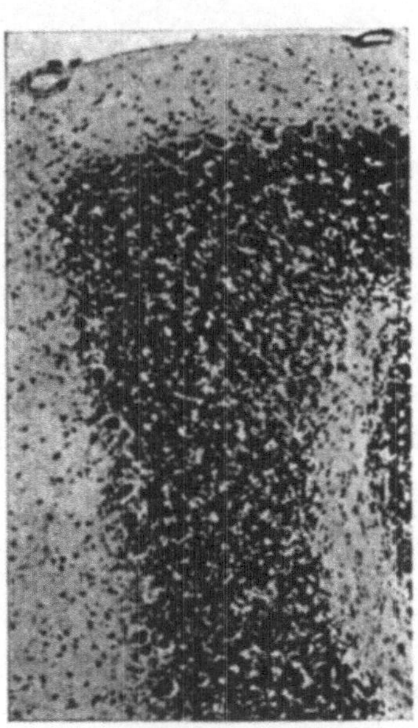

Abb. 73. Kleinhirnrinde des *Hundes*. Toluidinblaupräparat. Mikrophotographie. Vergr. 70fach.

Stadien an noch einmal verfolgen bei besonderer Berücksichtigung seiner extraventrikulären Oberflächengestaltung; denn hier bildet sich die Rinde.

Ungefähr am Ende des 1. Embryonalmonats (vgl. auch Abb. 18) besteht das Kleinhirn, das sich als Flügelplatte dorsal vom S. limitans entwickelt, ganz ähnlich wie bei *Petromyzon*, aus einer dorsalwärts strebenden schlanken zellreichen Lamelle (Abb. 76), welche ventrikelwärts in ganzer Ausdehnung von Ependym ausgekleidet ist und an ihrem zugespitzten Ende den Telaansatz trägt. An das Ventrikelependym setzt sich die zellreiche Matrix an, die ganz allmählich nach außen hin übergeht in eine schmale zellarme Randschicht.

In diesem Stadium (Stadium des Höhlengraus) zeigt die Kleinhirnlamelle **den prinzipiell gleichen Aufbau wie die Hemisphären des Großhirns,** und auch in den nächsten Stadien läßt sich noch eine ähnliche Entwicklung verfolgen.

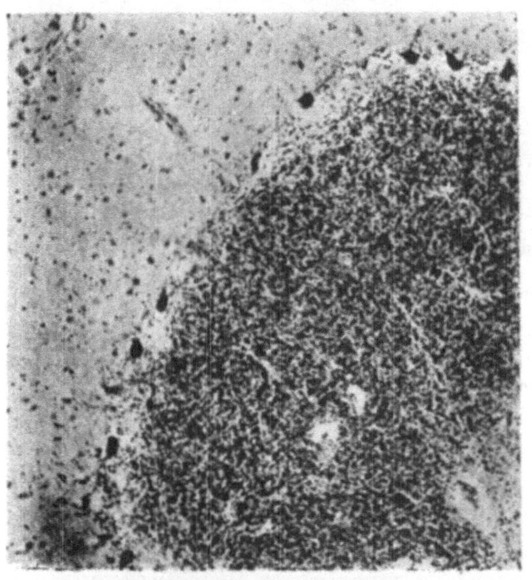 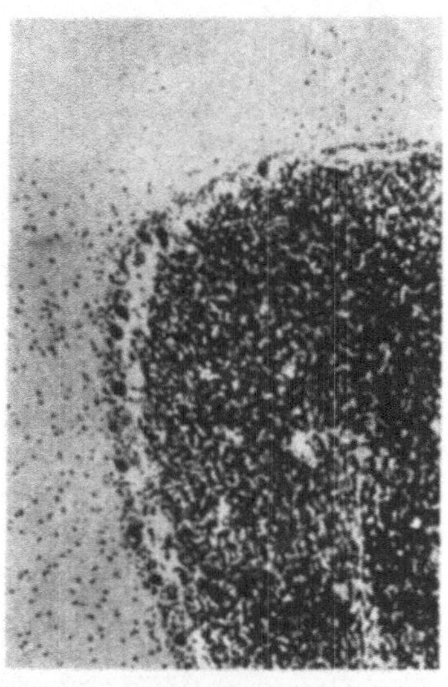

Abb. 74. Kleinhirnrinde des *Elefanten*. Toluidinblaupräparat. Mikrophotographie. Vergr. 70fach.

Abb. 75. Kleinhirnrinde des *Affen* (*Macacus rhesus*). Toluidinblaupräparat. Mikrophotographie. Vergr. 70fach.

In dieser frühembryonalen Kleinhirnlamelle können wir bei stärkerer Vergrößerung am Ende des 1. Embryonalmonats folgende **Schichten** unterscheiden (Abb. 77):

1. die zellreiche, sich aus der ventrikulären Keimzone heraus entwickelnde Hɪssche Innenplatte oder **Matrix**;
2. eine etwas kernärmere Schicht, die sich der Matrix nach außen hin anlegt (**Zwischenschicht**);
3. eine ganz zellarme Rindenplatte (**Protoptyx**);
4. den kernlosen schmalen **Randschleier**, der gegen die Pia hin von der gliösen Membrana limitans externa begrenzt wird.

Die **Matrix** trägt an ihrer ventrikulären Oberfläche eine dichtgefügte Lage von gewöhnlichen Ependymzellen, aus denen sich ohne scharfe Grenze die gesamte ventrikuläre Keimschicht heraus entwickelt.

In ihr lassen sich zwei Arten von **Keimzellen** unterscheiden:
Einmal sehr reichlich kleinere chromatinreiche Elemente von runder, länglicher oder eckiger Form, in denen das Chromatin in zahlreichen großen Körnern diffus verteilt ist, so daß sie sich dunkel färben; alsdann hellere größere Zellformen, mit schmalen sich leicht anfärbenden Protoplasmaleibern in Form bipolarer Fortsätze. Das Chromatin ist in ihren Kernen zart netzförmig angeordnet und verdickt sich in der Mitte zu einem feinen Nu-

oleolus. Sie sind von SCHAPER (1894) indifferente Zellen genannt worden; er sieht in ihnen jene Übergangsformen, die, mit zweifacher Entwicklungspotenz ausgestattet, im Laufe der fortschreitenden Differenzierung befähigt sind, Nerven- oder Gliazellen aus sich hervorgehen zu lassen. An den erstgenannten Keimzellen lassen sich häufig Kernteilungsfiguren feststellen.

Der eigentlichen Matrix legt sich eine locker gefügte etwas zellärmere Zwischenschicht an, welche ihr Zellmaterial gleichfalls aus der Matrix bezieht und die gleichen Elemente wie jene enthält.

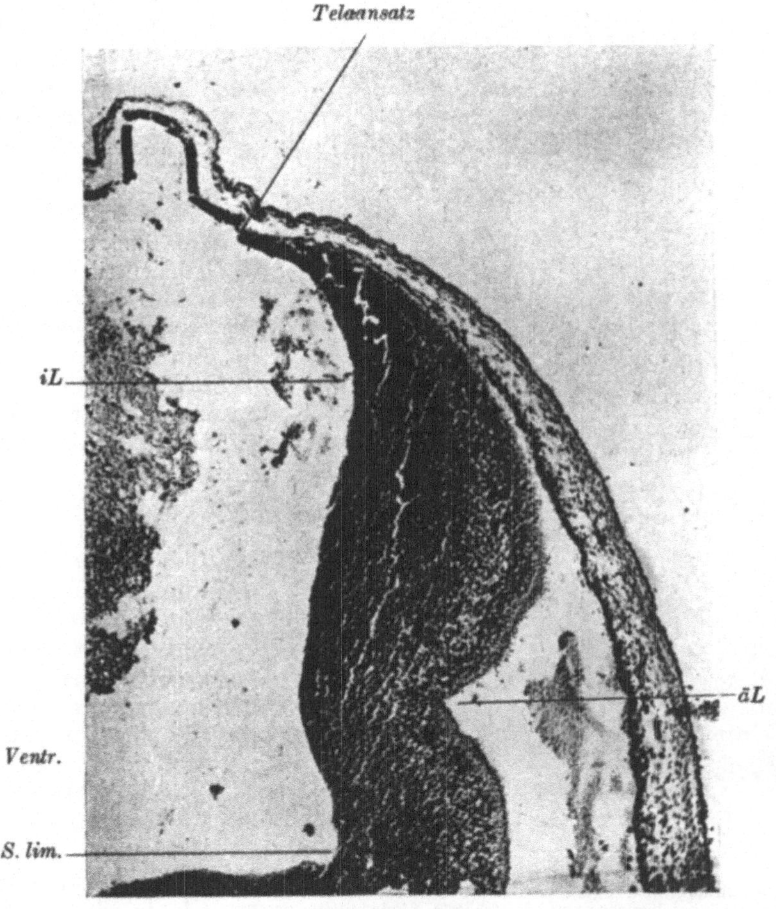

Abb. 76. Frontalschnitt durch die Kleinhirnanlage eines menschlichen Embryo Ende des 1. Embryonalmonats. (S. S. L. = 1,2 cm). CAJALsches Silberpräparat. Mikrophotographie. *äL* äußere Lippenfurche, *iL* innere Lippenfurche (vgl. Abb. 18). (Originalpräparat meines Mitarbeiters M. HAYASHI.)

Darüber bildet sich eine breite kernarme Zone, welche gleichfalls Zellen beiderlei Art trägt; auch sie bezieht ihr Zellmaterial aus der Matrix und der Zwischenschicht, von welch letzterer die Zellen sich in allmählichem Flusse lösen. Da sich dieses Zellmaterial immer an dieser Stelle befindet, in welcher sich die spätere Rinde entwickelt, sehen wir in dieser Schicht die erste Anlage der Rindenplatte (Protoptyx).

Nach außen folgt schließlich eine ganz schmale zellfreie Zone, die im wesentlichen nur ein gliöses Gerüst enthält; sie können wir mit dem Randschleier im Großhirn identifizieren. Sie ist nach außen hin begrenzt von der Membr. lim. ext.

Ungefähr einen Monat später, am Ende des 2. oder Anfang des 3. Embryonalmonats (Abb. 78) ist die Zwischenschicht zellärmer geworden, während die Rindenplatte durch einen stärkeren Gehalt an Zellen auffällt. Ihr gesamtes Zellmaterial kommt aus der ventrikulären Matrix, der kernleere Randschleier hat
sich weiterentwickelt.

Wenn wir nun die weitere Genese der Kleinhirnrinde vom 3. Monat ab verfolgen wollen, so müssen wir zunächst noch einmal jene Bilder berücksichtigen,
welche uns die Entwicklung der ganzen Kleinhirnlamelle auf dem Medianschnitt vor Augen führen.

Wie bereits oben geschildert, zeichnet sich
die Kleinhirnlamelle schon
frühzeitig durch ein starkes Dickenwachstum aus,
so daß sie sich weit in
den Ventrikelraum vorbuchtet (Abb. 20, 21).
Hierdurch gewinnt die
ventrikuläre Keimschicht
mächtig an Ausdehnung
und die extraventrikuläre
Oberfläche des Kleinhirns,
die caudal vom Telaansatze begrenzt wird, ist
sehr schmal (Abb. 20, 21).
Dieser äußeren extraventrikulären Oberfläche entlang zieht, ungefähr
von der Mitte des 3. Embryonalmonats an, eine
dichtgefügte Zellage, die
wir nach dem Vorgange
zahlreicher Autoren als
embryonale Körnerschicht bezeichnen. Eine
eigentliche scharf differenzierte Rinde erkennen
wir in diesem Stadium
(Abb. 20, 21) bei schwacher
Vergrößerung noch nicht.

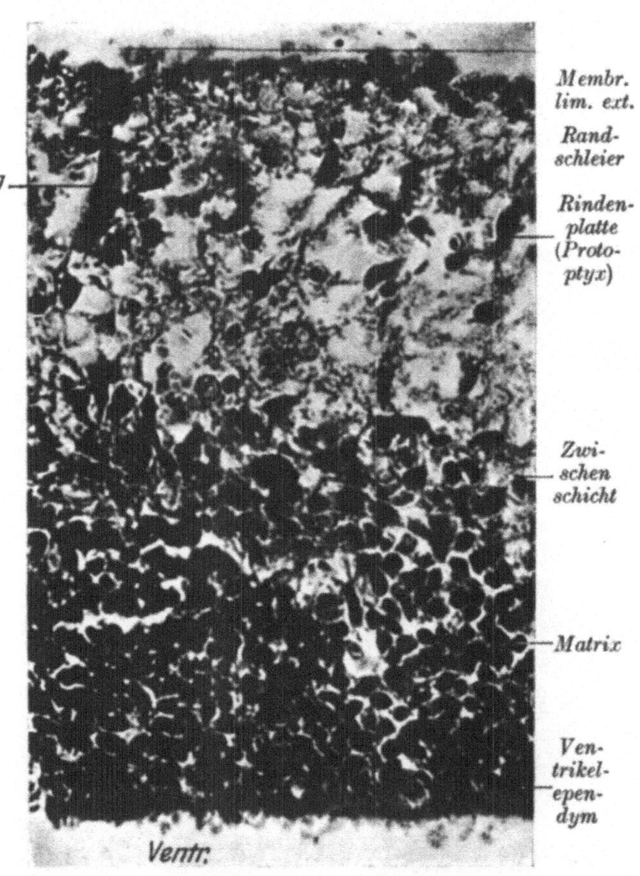

Abb. 77. Kleinhirnlamelle des gleichen Embryo wie Abb. 76. Mikrophotographie bei stärkerer Vergrößerung, die früheste Rindendifferenzierung
wie im Großhirn zeigend. _g_ Gefäße. (Originalpräparat meines Mitarbeiters
M. Hayashi.)

Die ganze Kleinhirnlamelle ist vom Ventrikelependym aus von einer kernreichen Zellmasse durchsetzt, die den Kern der Kleinhirnanlage ausfüllt und
sich auch bis hart an die extraventrikuläre Oberfläche hin entwickelt. Hier
setzt sie sich von der embryonalen Körnerschicht mit unscharfen Grenzen
durch eine schmale hellere zellarme Zone ab.

Ganz ähnliche Verhältnisse zeigt uns die Abb. 39, welche einen Sagittalschnitt
des Kleinhirns am Ende des 3. Embryonalmonats bei stärkerer Vergrößerung
wiedergibt. Die extraventrikuläre Oberfläche bis zum Telaansatze hat gegenüber
dem früheren Stadium an Ausdehnung gewonnen und ist von dem zellreichen
Bande der embryonalen Körnerschicht begleitet. Unter dieser zeigt sich nach

einer mehr oder weniger scharf ausgeprägten helleren Zone (*rsch*) eine zellreiche, ganz unregelmäßig geformte Schicht, welche die Rindenplatte (*r*) darstellt. Sie steht allenthalben in deutlichem Zusammenhang mit den übrigen Zellmassen der Kleinhirnlamelle, von der sie sich nur an manchen Stellen durch eine hellere zellärmere Zone (Zwischenschicht) abhebt. Die gesamte Zellmasse, welche den Kern der Kleinhirnlamelle ausmacht, entstammt aber der ventrikulären Keimzone (*v*), und an manchen dem Ventrikelependym benachbarten Stellen können wir Kernverdichtungen als die ersten Anlagen der inneren Kleinhirnkerne feststellen.

Jedenfalls lehren uns die Bilder dieser embryonalen Frühstadien, wie ich in Übereinstimmung mit HAYASHI betonen muß, daß sich die erste Anlage der Rindenplatte im Kleinhirn bereits in jenen Stadien zeigt, in denen die embryonale Körnerschicht noch nicht entwickelt ist, und daß auch die weitere Rindenentwicklung noch einen deutlichen Zusammenhang mit der ventrikulären Keimzone beibehält. Daß sich auch die embryonale Körnerschicht an dem Aufbau der Kleinhirnrinde mit beteiligt, wird weiter unten zu erörtern sein. Jedenfalls ist zunächst zu betonen, daß sich aus der ventrikulären Keimzone sowohl die inneren Kleinhirnkerne, als auch wenigstens Teile der Kleinhirnrinde entwickeln. Wir haben hier im Kleinhirn eine ganz ähnliche Entwicklung, wie sie gewisse Teile des Großhirns bieten, wo gleichfalls ein Teil des ventrikulären Keimmateriales im Striatum liegen bleibt, während ein anderer Teil die Rindenplatte formiert. Derartige Großhirnrinden sind von ROSE (1927) als Cortex semiparietinus bezeichnet worden. Da aber die Rindenplatte des Kleinhirns sehr bald Zellmaterial von der embryonalen Körnerschicht empfängt, unterscheidet sich die Rindenentwicklung des Kleinhirns prinzipiell von jener des Großhirns. Man könnte danach die Kleinhirnrinde als einen Cortex semiparietinus telaependymalis bezeichnen.

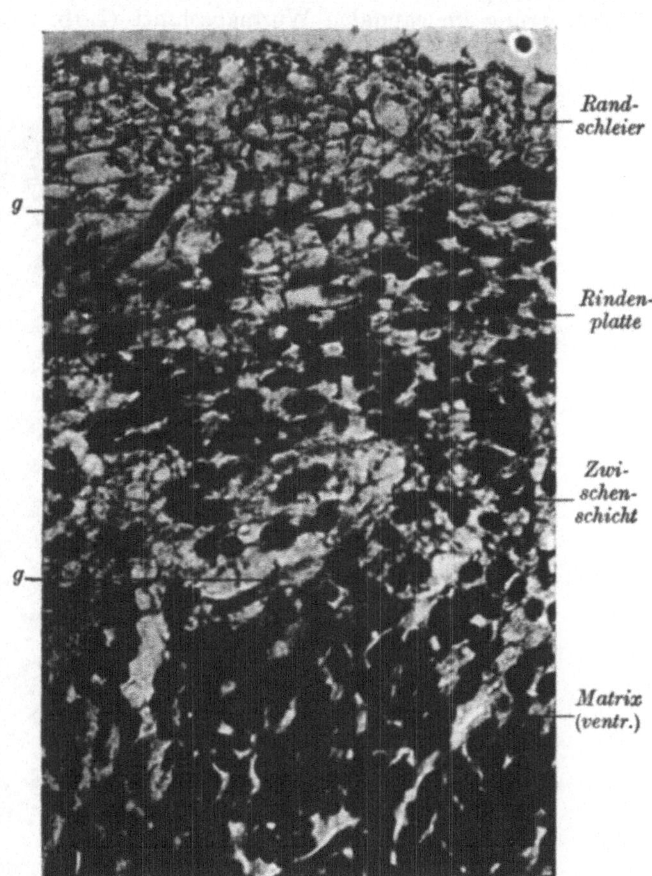

Abb. 78. Kleinhirnrinde eines menschlichen Embryo im 2. oder Anfang des 3. Embryonalmonats (S. S. L. = 1,8 cm). CAJALsches Silberpräparat bei stärkerer Vergrößerung. *g* Gefäße. (Originalpräparat meines Mitarbeiters M. HAYASHI.)

Auch in den späteren Entwicklungsstadien, welche uns bereits eine deutlich gefurchte extraventrikuläre Kleinhirnoberfläche zeigen (Abb. 31 und 32), erkennen wir den Zusammenhang der Rindenplatte mit den inneren Kernmassen noch deutlich. Am Ende des 4. Embryonalmonats (Abb. 33) zieht die embryonale Körnerschicht die bereits stark gefurchte extraventrikuläre Oberfläche entlang, und es hebt sich jetzt an vielen Stellen eine deutliche Rindenplatte ab, welche an den verschiedenen Stellen ganz verschiedene Grade der Differenzierung bietet. Am meisten an das frühere Stadium erinnert die Rindendifferenzierung im caudalen Wurmabschnitt (Lob. inf.), wo sich noch breite,

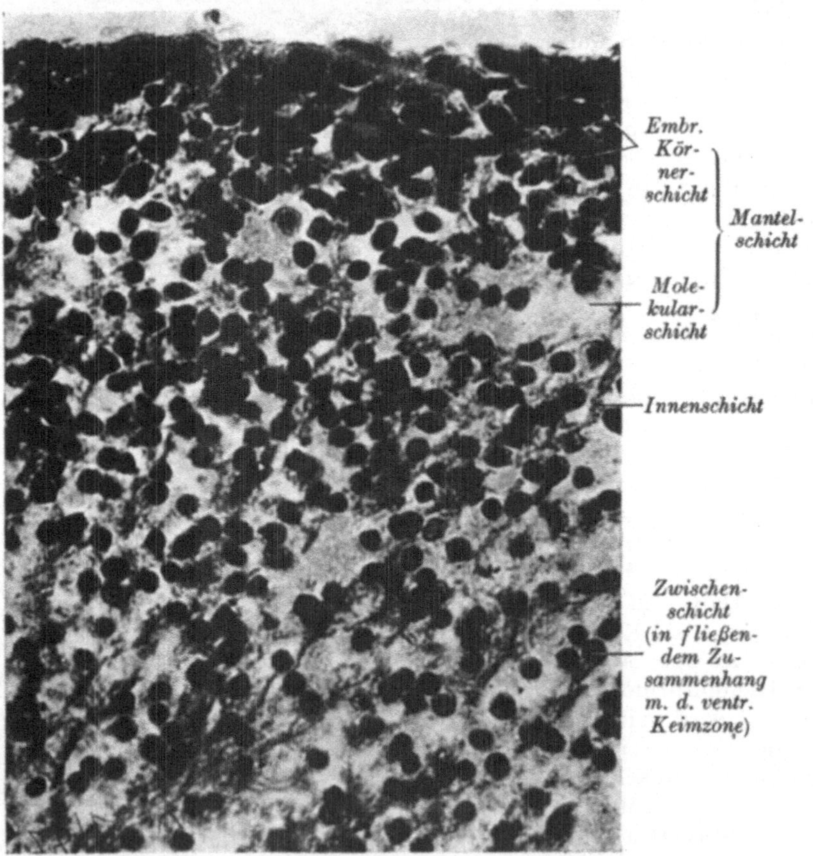

Abb. 79. Kleinhirnrinde eines menschlichen Embryo Mitte des 3. Embryonalmonats. Cajalsches Silberpräparat. Mikrophotographie. Vergr. 700fach. (Originalpräparat meines Mitarbeiters M. Hayashi.)

von der ventrikulären Keimzone kommende Zellmassen der embryonalen Körnerschicht von innen her anlegen. Ebenso trägt auch der Lob. med. zwischen S. prim. und S. praepyramidalis eine noch wenig differenzierte Rindenplatte. Dagegen zeichnet sich die Umgebung des Lob. prim., wie der ganze Lob. ant. durch eine schon klar differenzierte Rinde aus, die wohl in deutlichem Zusammenhange mit den inneren Kernmassen bleibt, aber sich von diesen durch eine hellere mehr oder weniger breite Zwischenschicht abhebt. Aus dieser Zwischenschicht entwickelt sich das Marklager, und die dem Ventrikel zu gelegenen Kernmassen bilden die inneren Kerne und liefern auch in den weiteren Stadien immer neues Material für die Rinde; denn die Zellzüge, welche die Rindenanlage mit der ventrikulären Keimzone verbinden, sind auch in den folgenden Stadien noch nachzuweisen (Abb. 42 z).

Jetzt (3. Embryonalmonat), wo sich die Rinde fast überall deutlich von den inneren Kernmassen abhebt, können wir mit KUITHAN und HIS in der Rinde unterscheiden (Abb. 79):

1. eine **Mantelschicht**, bestehend aus der embryonalen Körnerschicht und der Molekularschicht, und

2. eine **Innenschicht**, welche als weitere Differenzierung der früheren Rindenplatte anzusehen ist.

Letztere zeigt an vielen Stellen (Abb. 80) bereits eine äußere Verdichtungszone, welche wir ihrer Lage und Bestimmung nach als innere Körnerschicht (*inn. Körn.sch.*) bezeichnen wollen (man vgl. mit Abb. 31 die Abb. 32, welche einen Sagittalschnitt durch den lateralen Teil desselben Stadiums darstellt und welche eine noch kaum differenzierte Innenschicht entwickelt hat).

In einem weiteren Stadium gegen Ende des 4. Embryonalmonats (Abb. 33) hat sich bei weiterer Furchung der Kleinhirnoberfläche auch die gesamte Rinde in allen Abschnitten weiter differenziert. Namentlich tritt jetzt die Zwischenschicht viel klarer hervor als Bildungsstätte des Marklagers; in ihr fallen, dem Ventrikel benachbart, als Anlage der inneren Kerne Zellhaufen (Abb. 33 *Nucl. tecti*) auf, und in die Lobuli strahlen von der Zwischenschicht Zellstreifen (Abb. 33 *x'*) gegen die Rinde aus, die weiteres Zellmaterial von der ventrikulären Keimzone aus liefern. Die Rinde selbst bietet fast überall eine klare Differenzierung in Mantel- und Innenschicht, wobei der Lob. med. die primitivste Rindenentwicklung zeigt und bei „*x*" einer Rindenschicht fast gänzlich entbehrt. Die embryonale Körnerschicht ist sonst überall gleichmäßig entwickelt, die Molekularschicht deutlich ausgesprochen, und in der Innenschicht hat sich allenthalben eine deutliche innere Körnerschicht herausgebildet.

Aus dem bisher Gesagten geht hervor, daß ich zwei Zonen als Mutterboden für den Rindenaufbau des Kleinhirns ansehe: die ventrikuläre Keimzone und die „embryonale Körnerschicht".

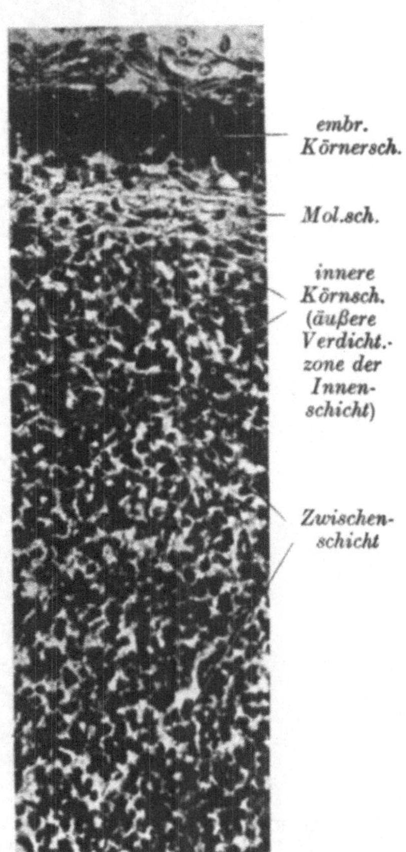

Abb. 80. Kleinhirnrinde eines menschlichen Embryo Ende des 3. Embryonalmonats. Hämatoxylin - Eosin - Präparat. Mikrophotographie. Vergr. 260 fach. (Originalpräparat meines Mitarbeiters M. HAYASHI.)

HESS (1858) war wohl der erste, der die embryonale Körnerschicht feststellte und ihren transitorischen Charakter erkannte, da sie sich während der ersten Monate des postuterinen Lebens bei Tier und Mensch wieder zurückbildet. OBERSTEINER (1883) hat sie dann genauer geschildert; CAJAL spricht daher auch von der „couche-d'OBERSTEINER". Diese transitorische Körnerschicht tritt nur bei jenen Tieren auf, die ein voluminös entwickeltes solides Kleinhirn besitzen, so bei den *Knochenfischen, Vögeln* und *Säugern,* und fehlt bei allen denen, bei welchen das Kleinhirn den Charakter einer einfachen (*Zyklostomen, Amphibien, Reptilien*) oder gefalteten (*Selachier*) Lamelle trägt (SCHAPER 1894). Nachdem C. J. HERRICK (1891) einige Angaben über ihre Entwicklung gemacht hat, gab zuerst SCHAPER (1894) über die Art ihrer Entstehung, speziell am *Teleostier*kleinhirn klaren Aufschluß. Nach ihm verliert die sogenannte ventrikuläre Keimschicht, von der zunächst die Zellneubildung ausschließlich ausgegangen ist, im Laufe der Entwicklung ihre Proliferationskraft; diese beschränkt sich nunmehr

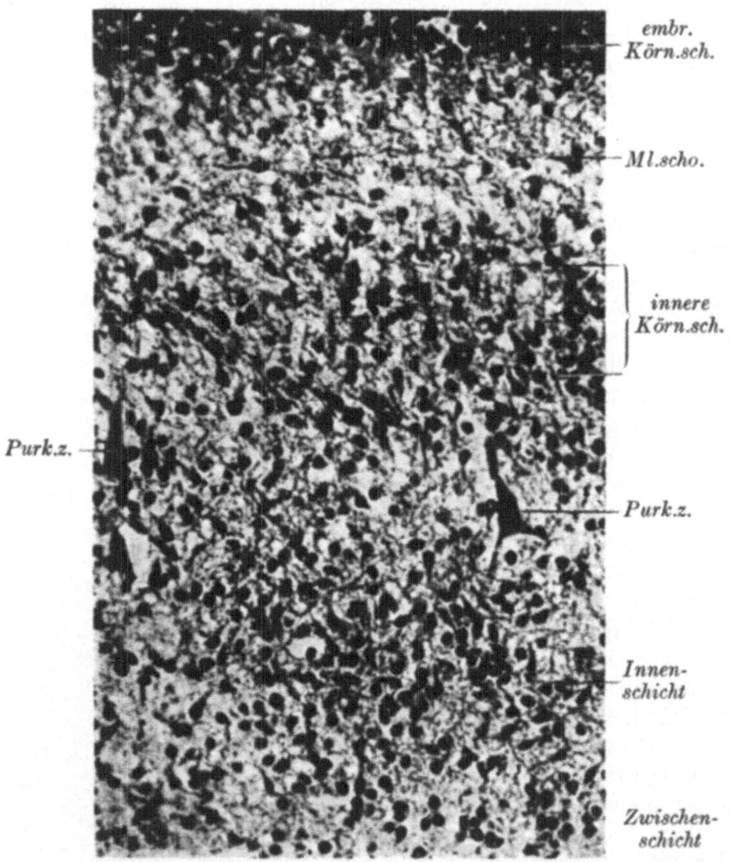

Abb. 81. Kleinhirnrinde eines menschlichen Embryo im 4. Embryonalmonat. CAJALsches Silberpräparat. Mikrophotographie. Vergr. 450fach.

auf die „Ependymkeile" der medianen Deckplatte und der Telaansätze am Processus lateralis; von dort aus, sowie von der Übergangsstelle des hinteren Randes der Kleinhirnlamelle in das Velum medullare posterius wandern zahlreiche neugebildete Zellen der Limitans externa entlang, bis sie die gesamte Oberfläche des Kleinhirns mit einer kontinuierlichen Zellschicht überziehen.

SCHAPER spricht diese Schicht als eine sekundäre Keimschicht an in Anbetracht der lebhaften Kernteilungsvorgänge, die sich jeweils am reichlichsten in der der Oberfläche am nächsten befindlichen Zellage finden. Sie entsprechen den „Keimzellen" von HIS. Und zwar betonte SCHAPER, daß gerade in jener Phase, in welcher die karyokinetischen Figuren aus der ventrikulären Keim-

schicht (primären Keimschicht) bereits verschwunden sind, in der embryonalen
Körnerschicht zahlreiche Kernteilungen den aktiven Charakter dieser sekundären
Keimschicht offenbaren; die frühere Keimschicht ist nach ihm in ihrer Bedeutung
zu einer einfachen Ependymschicht herabgesunken, nachdem ihr Kernmaterial
im wesentlichen nur Glia- und die Kleinhirnkerne geliefert hat. In der embryonalen Körnerschicht sieht er hingegen jene sekundäre Keimschicht, die
nicht nur die spätere Molekularschicht mit den Purkinjezellen und nicht nur
die Elemente der inneren Körnerschicht des erwachsenen Individuums aufbaut,
sondern ein neues Depot von ganz indifferentem Baumaterial für die Kleinhirnrinde liefert, und zwar sowohl für
deren Ganglienzellen wie Gliaelemente.

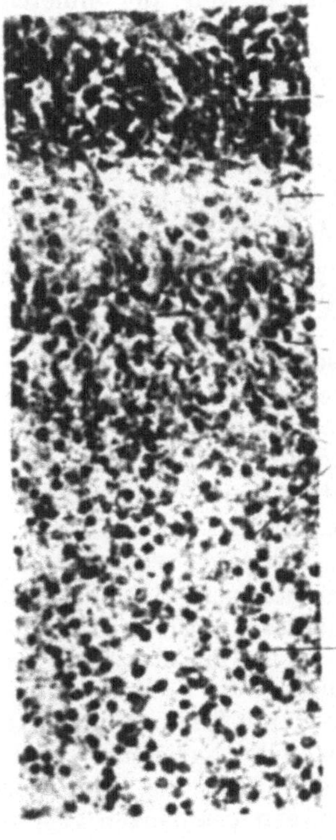

Embr.
Körn.sch.
Mol.sch.
Innere
Körn.sch.
Purk.z.
Innen-
schicht
Zwischen-
schicht

Embr.
Körn.sch.
Mol.sch.
Innere
Körn.sch.
Purk.z.
Innen-
schicht
Zwischen-
schicht

Abb. 82. Wurmrinde (Lob. ant.) eines menschlichen
Embryo vom 4. Monat. Hämatoxylin-Eosinpräparat.
Mikrophotographie.Vergr.260fach.(Originalpräparat
meines Mitarbeiters M. HAYASHI.)

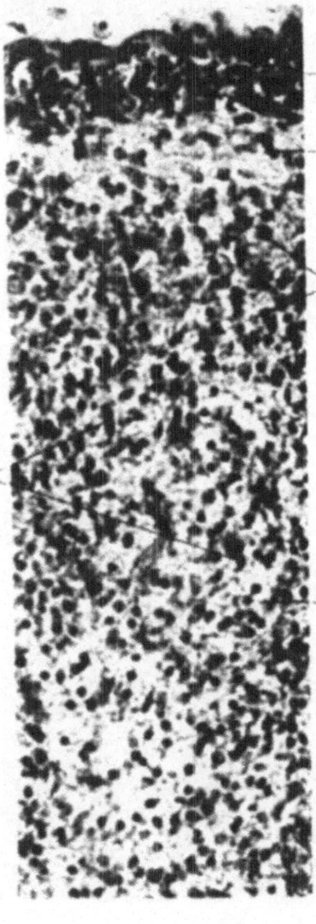

Abb. 83. Hemisphärenrinde eines menschlichen Embryo
vom 4. Monat. Hämatoxylin-Eosinräparat. Mikrophotographie. Vergr. 260fach. (Originalpräparat meines Mitarbeiters M. HAYASHI.)

Wie schon erwähnt, hat OBERSTEINER bereits 1883 diese Schicht genauer
studiert und in ihr eine äußere Schicht (Basalschicht) unterschieden, die er als
Bildungsmaterial der Basalmembran ansieht, die sich also in Glia umwandelt
oder atrophiert, und eine innere Schicht, deren Elemente allmählich in die Molekularschicht eintreten und durch diese bis in die innere Körnerschicht wandern.
Die Entwicklung der embryonalen Körnerschicht aus der Ependymschicht des
Velum medullare post. hatte bereits LÖWE (1880) festgestellt. SCHWALBE
(1881), LAHOUSSE (1888), VIGNAL (1888) und BELLONI und STEFANI (1889) haben
sich gleichfalls mit dieser Zellschicht befaßt und die verschiedensten Ansichten

über ihre Natur und ihr Entstehen geäußert. Cajal (1890) erwähnt gleichfalls in der „superfiziellen Körnerschicht" die oben beschriebenen Zellarten, wobei er aus den helleren größeren Kernen die Neurogliaelemente der Kleinhirnrinde ableitet und aus den kleineren Elementen von epitheloidem Charakter vornehmlich die Zellen der inneren Körnerschicht entstehen läßt. Für ihn ist das Verschwinden der superfiziellen Körnerschicht in den späteren Entwicklungsstadien gleichbedeutend mit einer Ortsveränderung dieser Zellen. Lugaro (1894) und Popoff (1894/95) konnten mit der Golgimethode ein Hervorgehen von Neurogliaelementen aus ihren Zellen feststellen. Letzterer betrachtet die Elemente dieser Schicht zudem als Vorläufer der Purkinjeschen Zellen und der inneren Körner. Lugaro sieht in ihren Zellen Vorstadien der inneren Körnerschicht. Athias (1897) läßt aus der oberen Zellage die Sternzellen der Molekularschicht und die inneren Körner hervorgehen, während er die helleren Zellen der unteren Schicht für Vorläufer der Purkinjezellen ansieht.

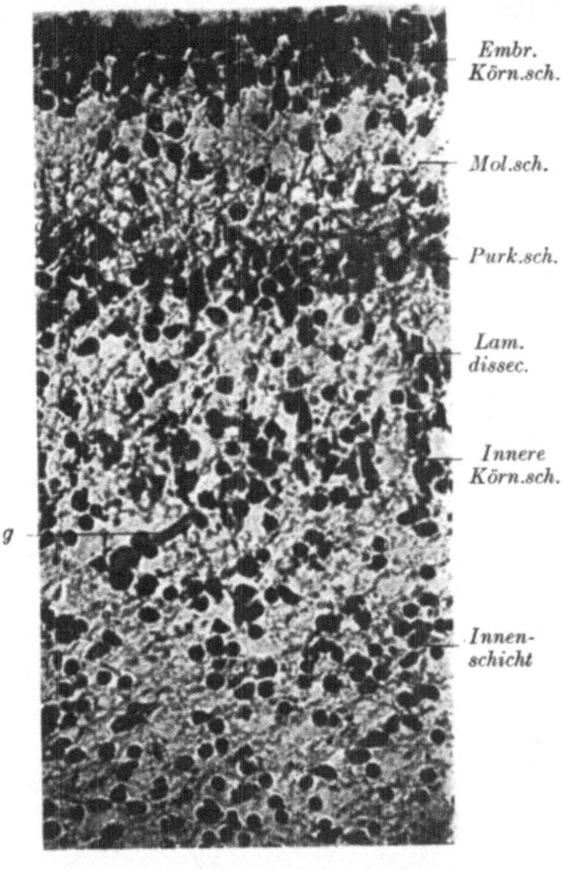

Die Bildung der embryonalen Körnerschicht, also die Anhäufung eines außerordentlich reichen Rindenbildungsmateriales, hat Schaper (1894) mit der gewaltigen Oberflächenentfaltung des Kleinhirns in kausale Beziehung gebracht; er sieht in der Oberflächenentwicklung eine Funktion des intensiven Flächenwachstums und in diesem wieder eine Funktion des Zellmateriales, welches durch die embryonale Körnerschicht geliefert wird. Berliner (1905) hat nun der von Schaper geäußerten Hypothese eine feste Basis zu geben versucht, indem er das jeweilige Verhalten der embryonalen Körnerschicht während der Fötalzeit

Abb. 84. Wurmrinde eines menschlichen Embryo vom 4. Monat. Cajalsches Silberpräparat. Mikrophotographie. Vergr. 450fach. (Originalpräparat meines Mitarbeiters M. Hayashi.)

und im frühesten Kindesalter mit dem Massenwachstum und der Oberflächenentfaltung des Kleinhirns beim Menschen verglich. Sie besitzt ihre größte Breite mit zehn Zellschichten im 3. Fötalmonat und fällt bis in die Mitte des 11. extrauterinen Monats bis auf eine Schicht ab. In der zweiten Hälfte des Fötallebens und den ersten Wochen des extrauterinen Lebens bildet sich diese Schicht am raschesten zurück. In diese Zeit fällt nun nach Berliner — wie er es an der Hand seiner zyklometrischen und volumometrischen Bestimmungen klarlegt — die Phase der intensivsten Oberflächenentwicklung und der raschesten morphologischen Differenzierung des Kleinhirns. Nach ihm besteht also zwischen der Oberflächenentwicklung und der embryonalen Körnerschicht ein inniger Zusammenhang dahingehend, daß ihre auswandernden Elemente zu einem intensiven interstitiellen Wachstum Veranlassung geben und zugleich zu einer starken Oberflächenentwicklung beitragen. Nach dem Verschwinden der embryonalen Körnerschicht hat das Oberflächenwachstum des Kleinhirns sein Ende erreicht.

Der BERLINERschen Auffassung wird jedoch von LÖWY (1910) widersprochen. Ähnlich wie BIACH konnte auch er die zeitlichen Unterschiede in ihrem Verschwinden in den Wurm- und Hemisphärenabschnitten (siehe später) feststellen, dazu aber auch bemerkenswerte Differenzen in ihrem Verschwinden bei den einzelnen Tierspezies. Bei einigen Tierarten verschwindet sie rasch nach der Geburt, bei anderen ist dieser Vorgang ähnlich wie beim Menschen auf eine mehr oder minder große Zeitperiode ausgedehnt. Der Umstand, daß während der schließlichen raschen Rückbildung der embryonalen Körnerschicht in der Molekularschicht keine wesentliche Neubildung von Zellen zu beobachten ist, führt LÖWY zu dem Schlusse, daß ein Teil dieser Zellen zugrundegehen müsse, und daß

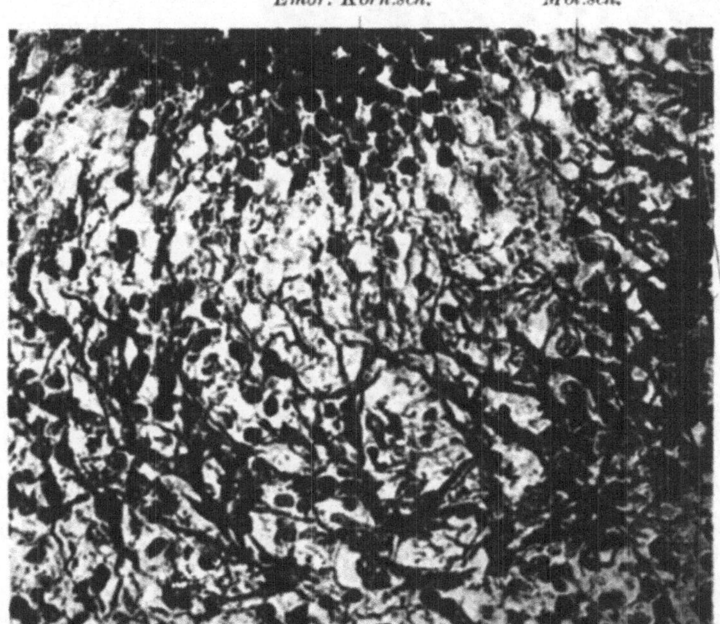

Abb. 85. Wurmrinde eines menschlichen Embryo vom Ende des 4. Monats. Purkinjezellen im Stadium der Dendritendesorientation. CAJALsches Silberpräparat. Mikrophotographie. Vergr. 500fach. (Originalpräparat meines Mitarbeiters M. HAYASHI.)

kein Zusammenhang zwischen Oberflächenentwicklung und dem Verschwinden dieser Schicht bestehen könne. Vielmehr glaubt er, daß das Verschwinden dieser Schicht in Zusammenhang mit der Gehfähigkeit der Tiere zu bringen sei; jene Tiere nämlich, deren oberflächliche Körnerschicht sehr rasch nach der Geburt verschwindet, zeichnen sich durch eine gute Bewegungsmöglichkeit gleich nach der Geburt aus. Die andere Gruppe, bei welcher die embryonale Körnerschicht ganz allmählich verschwindet, charakterisiert sich in ihrem biologischen Verhalten dadurch, daß sie die Lauffähigkeit erst im Laufe der Zeit erhält.

VOGT und ASTWAZATUROW (1912) bringen das allmähliche Verschwinden der embryonalen Körnerschicht mit der Entwicklung der Purkinjezellen in genetischen Zusammenhang; die embryonalen Körner scheinen nach ihnen das Material für die Bildung der Purkinjezellen zu liefern.

Aus dieser gedrängten Literaturübersicht über die Bedeutung der embryonalen Körnerschicht erkennen wir die Auffassung der meisten Autoren, die dahin geht, daß diese sekundäre Keimschicht im wesentlichen zum Aufbau der Kleinhirnrinde in ihren Ganglienzell- und Gliaelementen beiträgt, ja, diese ausschließlich bildet. Die primäre ventrikuläre Keimschicht dagegen wird als

Bildungsstätte des Ventrikelependyms, der Glia, des subcorticalen Markgerüstes und der inneren Kerne angesehen.

Was sagen unsere Untersuchungsergebnisse (HAYASHI) zu dieser Frage, wenn wir die Kleinhirnrindenentwicklung vom 3. Embryonalmonat an weiter verfolgen?

Wie bereits ausgeführt, zeigt sich um die Mitte des 3. Monats (Abb. 79) die erste Anlage der embryonalen Körnerschicht: Direkt unter der pialen Oberfläche, an jener Stelle also, wo wir noch Ende des 2. Monats (Abb. 78) den kernfreien Randschleier gesehen haben, liegt jetzt eine dichtgefügte mehrreihige Lage kleiner chromatinreicher Zellen; diese Zelllage kommt nicht von der ventrikulären Keimzone, sondern bildet sich von dem mächtig proliferierenden Ependym des Telaansatzes aus. Bei ihrem Erscheinen besteht diese Schicht aus einer äußeren Lage kleiner runder oder auch polygonaler Zellen mit großem Chromatinreichtum und schmalem Protoplasmarand. An ihnen lassen sich vielfach Kernteilungsfiguren erkennen. In den tieferen Lagen dieser embryonalen Körnerschicht fallen größere, sich blasser anfärbende Zellen auf von dem Charakter der in-

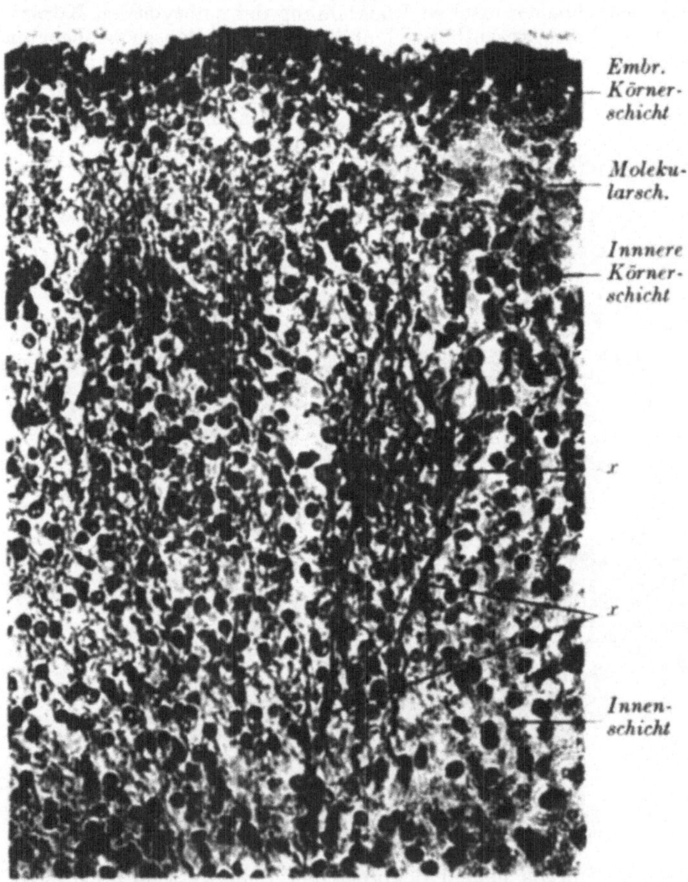

Abb. 86. Hemisphärenrinde eines menschlichen Embryo Ende des 4. Monats. (Der gleiche Embryo wie Abb. 85.) x große Ganglienzellen in der Innenschicht. CAJAL-sches Silberpräparat. Mikrophotographie. Vergr. 450fach. (Originalpräparat meines Mitarbeiters M. HAYASHI.)

differenten Zellen SCHAPERS. Die embryonale Körnerschicht geht nach innen in eine zellärmere Zone über, die wir jetzt die Molekularzone nennen wollen; sie enthält viel weniger Zellen als die embryonale Körnerschicht, von welcher sie ihr Zellmaterial empfängt. Namentlich sind es die helleren und größeren Zellen, die in dieser Molekularzone auffallen. In diesen beiden Schichten dürfen wir den modifizierten Randschleier erblicken. Dann folgt nach innen wieder eine kernreiche Zone, die Innenschicht, welche in diesem Stadium fließend in die ventrikuläre Keimschicht übergeht, und zwar über eine hellere, zellärmere Zone, die Zwischenschicht (Abb. 79).

Am Ende des 3. Embryonalmonats (Abb. 80) sehen wir eine stark entwickelte embryonale Körnerschicht, darunter eine sich gut ausprägende Molekularschicht mit nur wenigen Zellen, welche offenbar von der embryonalen Körnerschicht einstrahlen. Dann folgt eine in ihrem Zellgehalt ziemlich gleichmäßig gebaute Innenschicht, die fließend übergeht in die Zwischenschicht und die ventrikuläre Keimzone (vgl. Abb. 39). Die Innenschicht trägt die beiden obengenannten Arten von Zellen und bietet direkt unter der Molekularschicht eine leichte Verdichtung, die früheste Entwicklung der inneren Körnerschicht.

Vom 4. Monat an zeigen sich in der Innenschicht der Kleinhirnrinde bedeutsame Differenzierungen: in ihr prägt sich durch eine zellige Verdichtungszone unterhalb der Molekularzone die innere Körnerschicht deutlich aus, und dann (Abb. 81) treten jetzt zum ersten Male, und zwar in allen Teilen der Innenschicht größere Zellformen auf, mit einem auffallend großen Kern und deutlichem Plasma (Abb. 81 *Purk.z.*); mit Silberfärbungen können wir bereits in diesem Stadium neurofibrilläre Züge im Protoplasma sehen, welche uns Zellformen zur Anschauung bringen, die zweifellos als Purkinjezellen angesprochen werden müssen (Abb. 81 *Purk.z.*).

Da sich, wie schon mehrfach betont, die Kleinhirnrinde an den verschiedensten Stellen der Oberfläche zeitlich ganz verschieden entwickelt, läßt sich an menschlichen Kleinhirnen von der Mitte des 4. Embryonalmonats an die Differenzierung der Kleinhirnrinde in den verschiedensten Variationen überblicken; ich bringe in den Abb. 82—87 ganz verschiedene Entwicklungshöhen der Kleinhirnrinde, die alle menschlichen Embryonen von der Mitte bis Ende des 4. Monats entstammen.

Zunächst stelle ich Abb. 82, die aus dem Lob. ant. des Wurmes stammt, der Abb. 83 gegenüber, die dem lateralen (Hemisphären-) Abschnitte entnommen ist. Abb. 82 zeigt bereits die innere Körnerschicht deutlich, und an manchen

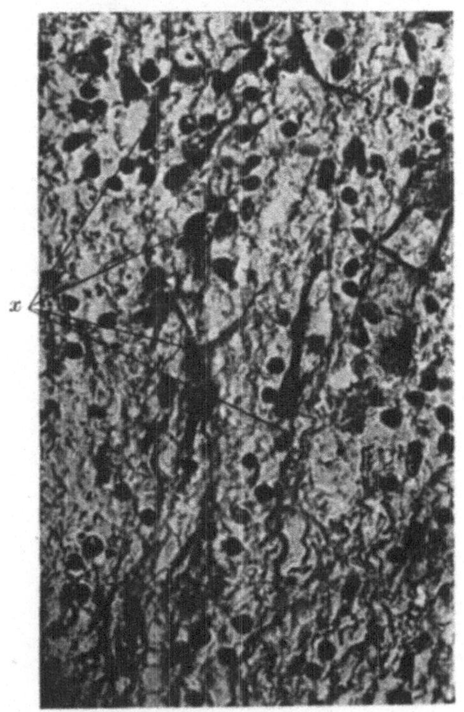

Abb. 87. *x* große fibrillenhaltige Ganglienzellen im tiefen sublobulären Mark (auf ihrer Wanderung zur Rinde). Menschlicher Embryo Ende des 4. Monats. CAJALsches Silberpräparat. Mikrophotographie. Vergr. 500fach. (Originalpräparat meines Mitarbeiters M. HAYASHI.)

Stellen namentlich ihrer äußeren Lage sehen wir größere Zellen als Vorläufer der Purkinjezellen. Abb. 83 aus dem Hemisphärenteile des gleichen Gehirns zeigt eine wesentlich schmälere embryonale Körnerschicht wie dort und eine viel weniger differenzierte Innenschicht. Hier hat sich die innere Körnerschicht noch nicht klar differenziert. Dagegen sehen wir innerhalb der mittleren Lage der Innenschicht jene größeren Zellelemente von dem Charakter der PURKINJEschen Zellen (Abb. 84 *Purk.z.*). Abb. 84 stellt eine Rindenstelle aus dem Oberwurm bei etwas stärkerer Vergrößerung dar, in der sich zwischen Molekular- und innerer Körnerschicht eine weitere Zellschicht entwickelt hat, in welcher an zahlreichen Zellindividuen größere Kerne und deutlich bipolare Fortsätze auffallen. Da solche Zellen als Vorläufer der Purkinjezellen aufzufassen sind, und sie sehr bald, ja

stellenweise schon in diesem Stadium, gerade diese neuerscheinende Zone auszeichnen, wollen wir sie „Ganglienzell- oder Purkinjeschicht" nennen.
Auf der gleichen Abb. 84 folgt der Purkinjeschicht eine heller erscheinende Zone
(Lamina dissecans). Nach unten schließt sich die Innenschicht mit einer
schmalen äußeren Verdichtungszone an, der inneren Körnerschicht. An wieder
einer anderen Stelle (Abb. 85) ist die Ganglienzellschicht mit zahlreichen Purkinjezellen von deutlich unregelmäßiger Lagerung („phase de la desorientation
initiale des dendrites", Cajal) ausgestattet. Abb. 85 zeigt uns so aus einem

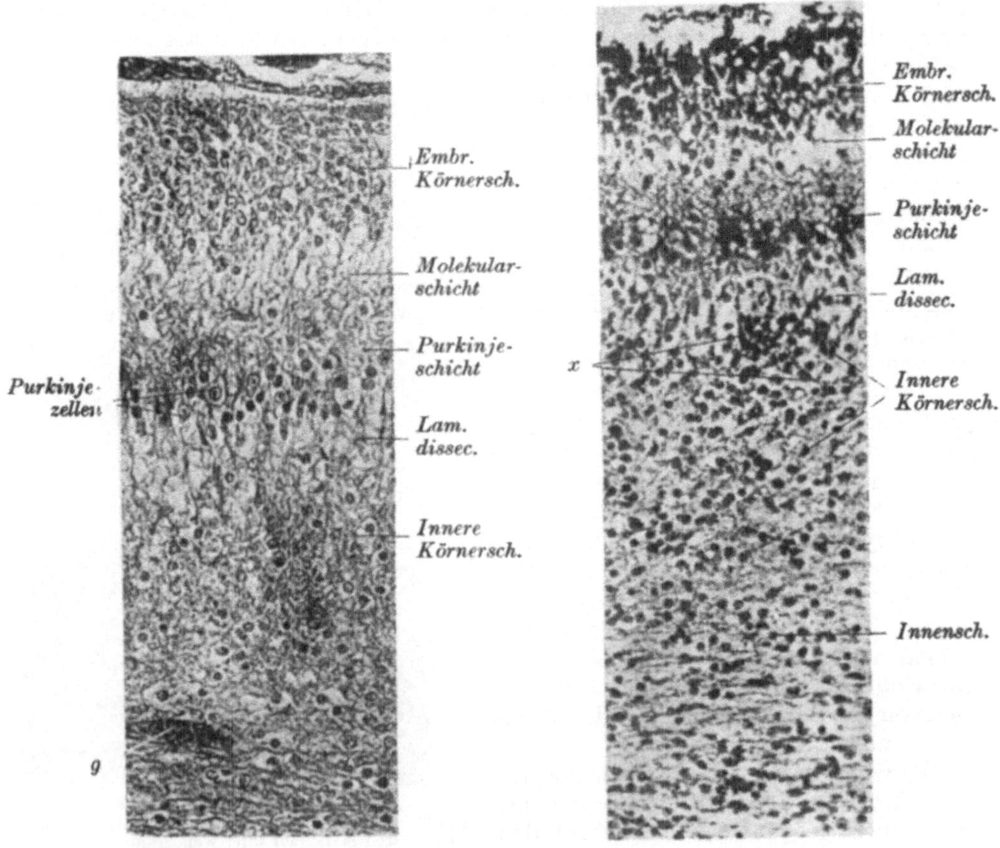

Abb. 88. Kleinhirnrinde eines menschlichen Embryo im
5. Monat im Jakob-Mallorypräparat. Mikrophotographie.
Vergr. 260fach. g Gefäß.
(Originalpräparat meines Mitarbeiters M. Hayashi.)

Abb. 89. Wurmrinde (Lob. ant.) eines menschlichen
Embryo vom 5. Monat. Hämatoxylin-Eosinpräparat.
Mikrophotographie. Vergr. 260fach. x siehe im Text.
(Originalpräparat meines Mitarbeiters M. Hayashi.)

menschlichen Embryo vom Ende des 4. Monats die Reichhaltigkeit der Ganglienzellschicht an Purkinjezellen, welche hier kreuz und quer gelagert sind und deren
Dendriten jeglicher Orientierung ermangeln. In Abb. 86 des gleichen Stadiums
zeigt sich eine viel weniger klar differenzierte Rinde, wobei es aber auffällt, daß
Komplexe größerer Zellen mit langen Protoplasmaausläufern (x) ziemlich tief in
der Innenschicht gelegen sind; eine innere Körnerschicht ist angedeutet; dagegen
hat sich eine Ganglienzellschicht noch nicht entwickelt. Große langgestreckte Zellformen können wir aber auch tief in der Zwischenschicht (Marklager) einzelner
Lobuli antreffen (Abb. 87 x). Man vgl. auch Abb. 33 x'.

Aus dem Studium dieser Stadien lassen sich folgende Schlußfolgerungen ziehen:

Bald nach dem Erscheinen der embryonalen Körnerschicht entwickelt sich unter der Molekularschicht eine äußere kernreiche Verdichtungszone der Innenschicht, die innere Körnerschicht. Über der inneren Körnerschicht, von ihr mehr oder weniger gut abgesetzt durch eine zellärmere Zone, der Lamina dissecans, bildet sich eine neue Zellage, die Ganglienzell- oder Purkinjeschicht, in welcher sich in erheblicher Menge größere Zellelemente mit reichlich

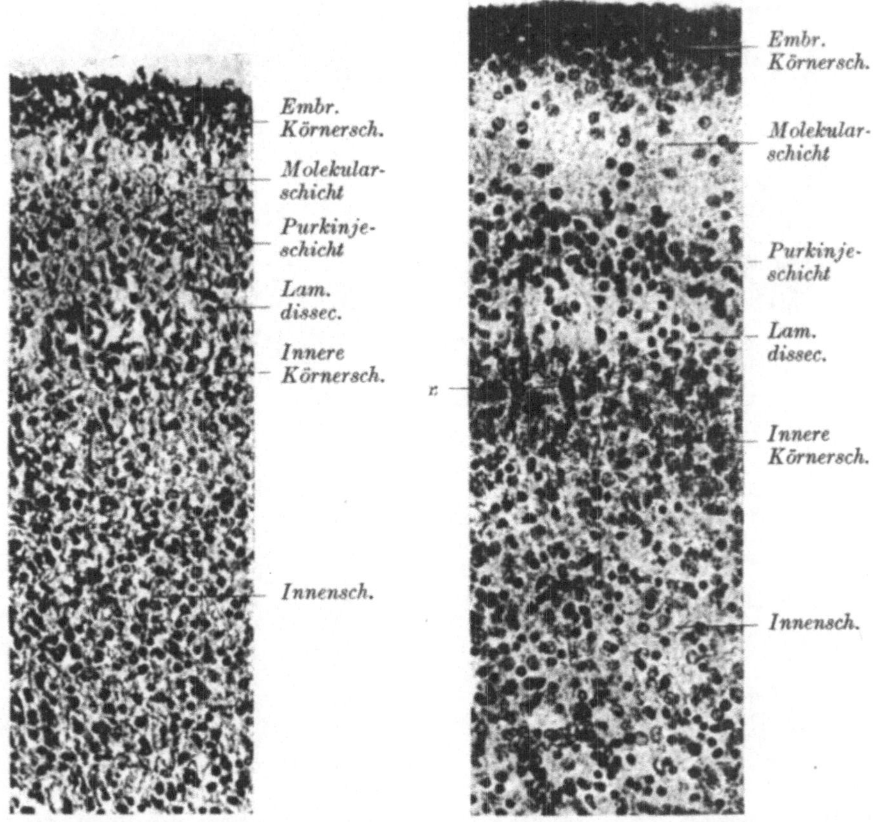

Abb. 90. Wurmrinde (Lob. med. medianus) des gleichen Embryo wie Abb. 89. Hämatoxylin-Eosinpräparat. Mikrophotographie. Vergr. 260fach. (Originalpräparat meines Mitarbeiters M. HAYASHI.)

Abb. 91. Kleinhirnrinde eines menschlichen Embryo im 6. Monat. Hämatoxylin-Eosinpräparat. Mikrophotographie. Vergr. 260fach. x siehe im Text. (Originalpräparat meines Mitarbeiters M. HAYASHI.)

verästelten Dendritenfortsätzen ansammeln. Sie müssen als Purkinjezellen angesprochen werden. Die gleichen Zellformen treffen wir aber auch in der Lam. diss., wie in der inneren Körnerschicht und der gesamten Innenschicht, sowie auch im subcorticalen Marklager (Zwischenschicht). Es kann keinem Zweifel unterliegen, daß diese großen Zellformen vornehmlich, wenn nicht ausschließlich, dem Keimmateriale der ventrikulären Keimzone entspringen (HAYASHI 1924). Die Hauptteile der Innenschicht bleiben in dauerndem Konnex mit der ventrikulären Keimzone, und Züge PURKINJEscher Zellen lassen sich von dort bis zur Ganglienzellschicht verfolgen. Andererseits fließen der Innenschicht, namentlich der inneren Körnerschicht, dauernd Zellen aus

der embryonalen Körnerschicht durch Vermittlung der Molekularschicht zu und untermischen sich mit dem Zellmateriale der ventrikulären Keimzone. Die Tatsache, daß sich in den Stadien, wo sich die Ganglienzellschicht bildet, kein besonders vermehrter Zufluß aus der embryonalen
Körnerschicht zeigt, spricht dafür, daß bei der Entwicklung dieser Schicht,
namentlich in ihrem Gehalt an Purkinjezellen, die embryonale Körnerschicht
keine ausschlaggebende, vielleicht gar keine Rolle spielt. Ob sie zum Gliaaufbau
dieser Schicht besonders beiträgt, müssen wir dahingestelltsein lassen.

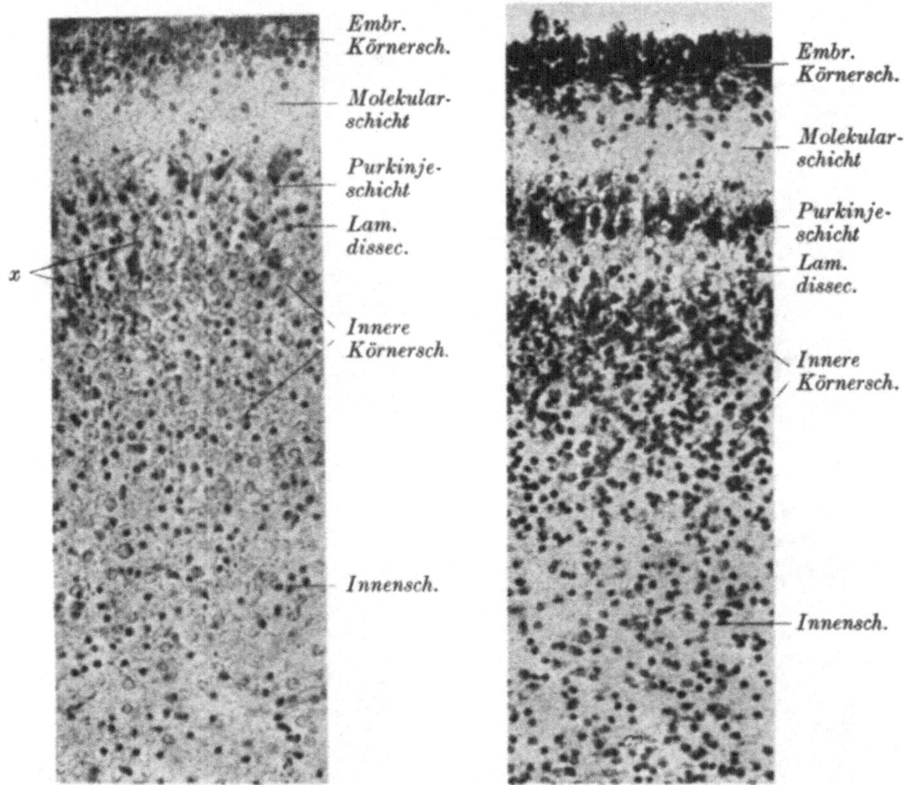

Abb. 92. Kleinhirnrinde eines menschlichen Embryo im 7. Monat. Hämatoxylin-Eosinpräparat. Mikrophotographie. Vergr. 260fach. x siehe im Text. (Originalpräparat meines Mitarbeiters M. HAYASHI.)

Abb. 93. Kleinhirnrinde eines menschlichen Embryo im 8. Monat. Toluidinblaupräparat. Mikrophotographie. Vergr. 260fach. (Originalpräparat meines Mitarbeiters M. HAYASHI.)

Eine ähnliche Differenzierung der Kleinhirnrinde, wie oben beschrieben, haben auch
VOGT und ASTWAZATUROW festgestellt, wobei sie unserer Ganglienzellschicht im '5. und
6. Monat zum ersten Male Erwähnung tun. Sie nennen sie im Gegensatz zur inneren und
zur embryonalen Körnerschicht, welche letztere sie oberflächliche Körnerschicht bezeichnen,
die äußere Körnerschicht. Mit Recht betont MARBURG (1924), der gleichfalls die Bedeutung
dieser Schicht erkannt hat, daß der Name äußere Körnerschicht unzweckmäßig ist, da
dieser Name bereits von vielen Autoren für die embryonale Körnerschicht vergeben ist.
MARBURG betont gleichfalls im Gegensatz zu VOGT und ASTWAZATUROW das frühere Auftreten dieser Schicht. In dieser Schicht sehen VOGT und ASTWAZATUROW erst im 7. Embryonalmonat Purkinjezellen auftreten, während BERLINER (1905) und MARBURG (1924)
sie bereits im 5. Embryonalmonat deutlich festgestellt haben.
    Wie oben bereits betont, lassen die meisten Autoren, wenn sie überhaupt ein defini-
tives Urteil aussprechen, die Purkinjezellen wie die gesamte Kleinhirnrinde als Entwick-
lungsprodukt der embryonalen Körnerschicht erscheinen. CAJAL (1911) läßt ausdrücklich

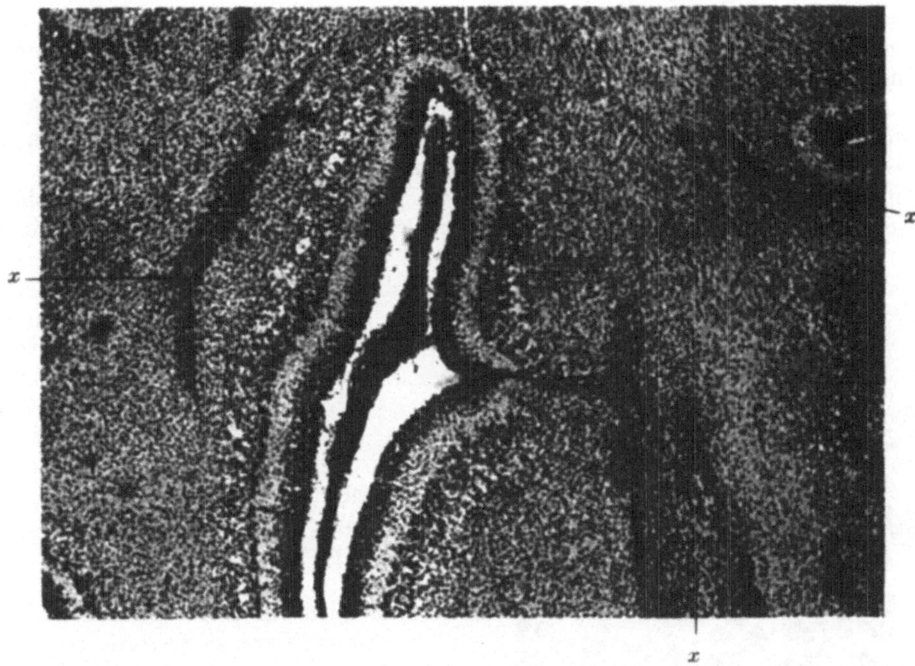

Abb. 94. Kleinhirnrinde eines menschlichen Embryo im 8. Monat. Toluidinblaupräparat. Mikrophotographie bei schwacher Vergrößerung. x sublobuläre Zellzüge zur Rinde. (Originalpräparat meines Mitarbeiters M. HAYASHI.)

die Frage der Histogenese der Purkinjezellen offen, indem er ihre plötzliche Differenzierung an der Stelle ihrer definitiven Lagerung hervorhebt. KAPPERS (1921) und MARBURG (1924) nehmen für die gesamte Kleinhirnrinde eine zweifache Genese aus der ventrikulären und telaependymalen Keimzone an.

Die Weiterentwicklung der Rinde vom 5. Embryonalmonat an betrifft dann im wesentlichen nur die Weiterdifferenzierung der Molekularschicht, der Purkinjezellen und der inneren Körnerschicht und die allmähliche Rückbildung der embryonalen Körnerschicht. Auch hierbei

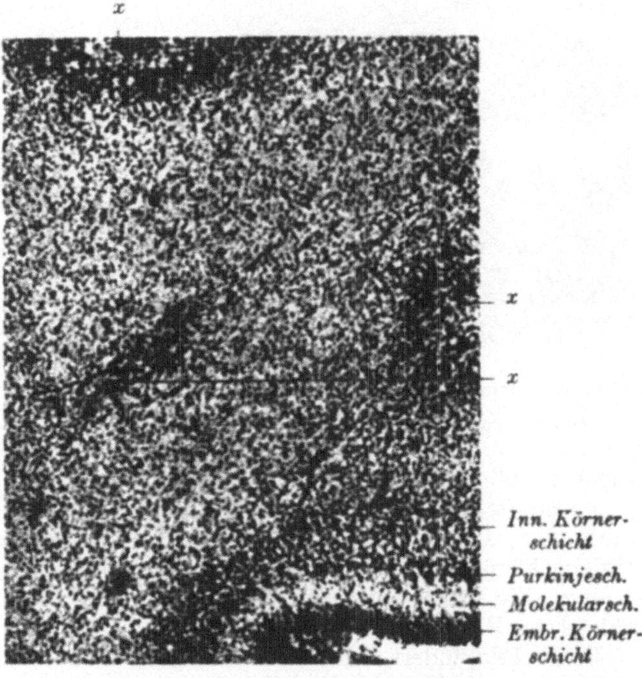

Abb. 95. Kleinhirnrinde eines menschlichen Embryo im 8. Monat. Toluidinblaupräparat. Mikrophotographie bei schwacher Vergrößerung. x subcorticale Zellzüge zur Rinde. (Originalpräparat meines Mitarbeiters M. HAYASHI.)

lassen sich in den einzelnen Kleinhirnabschnitten derselben Stadien ganz verschiedene Entwicklungshöhen der Kleinhirnrinde feststellen. Die Abb. 88 bis 104 zeigen uns diese weitere Entwicklung bis zur annähernden Vollreife bei einem Kinde von 3 Monaten.

Abb. 88 demonstriert uns in einem Jakob-Mallorypräparat aus dem 5. Embryonalmonat die zellarmen Gliamaschen der Molekularschicht und der Lam. diss. sehr deutlich, ferner die Zusammensetzung der Ganglienzellschicht aus zwei Elementen: aus den größeren hellkernigen Purkinjezellen und chromatinreichen Rundzellen mit dem Charakter von Gliazellen. Die embryonale Körnerschicht

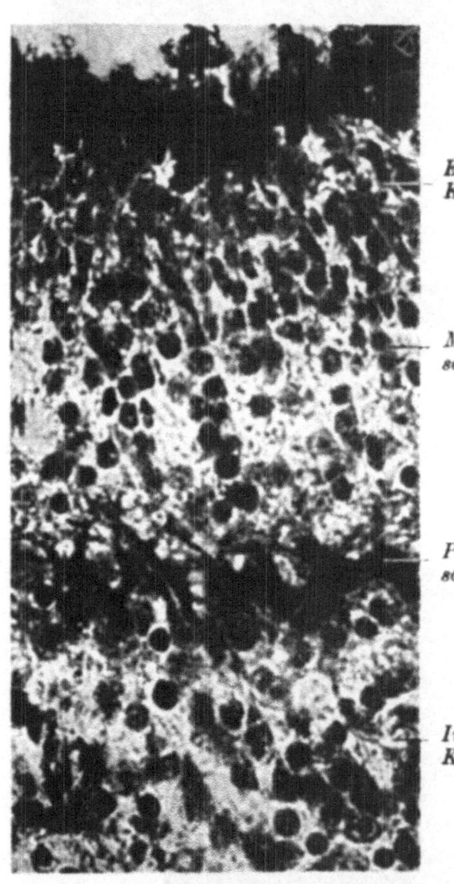

Abb. 96. Kleinhirnrinde eines menschlichen Embryo im 8. Monat. CAJALsches Silberpräparat. Mikrophotographie. Vergr. 600fach. (Originalpräparat meines Mitarbeiters M. HAYASHI.)

besteht hier aus ungefähr zehn Zellagen und hat in diesem Stadium (5. Embryonalmonat) den höchsten Grad ihrer Entwicklung erreicht (in Übereinstimmung mit BERLINER 1905). Abb. 89 und 90 bringen zwei Rindenbilder aus dem Lob. ant. und Lob. med. medianus des Wurmes gegen Ende des 5. Embryonalmonats; während im Lob. ant. (Abb. 90) die Ganglienzellschicht schon reichlich gut differenzierte Purkinjezellen trägt, zeigt das Parallelbild aus dem Lob. med. median. (Abb. 91) erst eine Andeutung der Ganglienzellschicht. In Abb. 91 aus dem 6. Embryonalmonat sehen wir eine Rindenstelle, wo die Ganglienzellschicht noch gar keine Purkinjezellen deutlich differenziert hat, während größere Zellelemente (x) in der inneren Körnerschicht auffallen. In Abb. 92 aus dem 7. Embryonalmonat erkennen wir bei reiner Kernfärbung die Purkinjezellen sehr deutlich in der Ganglienzellschicht, aber auch in der Lam. diss. und in der inneren Körnerschicht, dagegen nicht in der Molekularschicht. Es sei an dieser Stelle bemerkt, daß wir in all unseren (HAYASHIschen) Präparaten niemals in den embryonalen Stadien, wo sich die Purkinjezellen in reichlicher Menge differenzieren, auch nur eine größere Zelle entdeckten, die wir mit einer Purkinjezelle identifizieren könnten. Die Purkinjezellen zeigen noch immer keine regelmäßige Orientierung. Die innere Körnerschicht macht in all diesen Stadien noch keinen geschlossenen Eindruck und geht fließend in die Innenschicht über.

Dieses Bild ändert sich vom 8. Embryonalmonat ab. Jetzt sehen wir (Abb. 93) die Ganglienzellschicht klar entwickelt und mit reichlichen ausgeprägten Purkinjezellen in dichter einreihiger Lagerung ausgestattet; darunter liegt eine zellärmere

La m. diss., und die innere Körnerschicht macht einen wesentlich geschlosseneren und sehr zellreichen Eindruck. Ein etwas reiferes Stadium aus dem 8. Embryonalmonat geben uns die Abb. 94—97 bei schwacher und stärkerer Vergrößerung wieder.

Die schwachen Vergrößerungen (Abb. 94 und 95) zeigen uns vor allem die regelmäßige Lagerung der Purkinjezellen in der Ganglienzellschicht, die Rückbildung der La m. diss. und den zunehmenden Zellreichtum der inneren Körnerschicht, welch letztere sich so immer mehr von den subcorticalen Kernmassen der Innen- und Zwischenschicht abhebt. In ihr fallen starke geschlossene Zellzüge

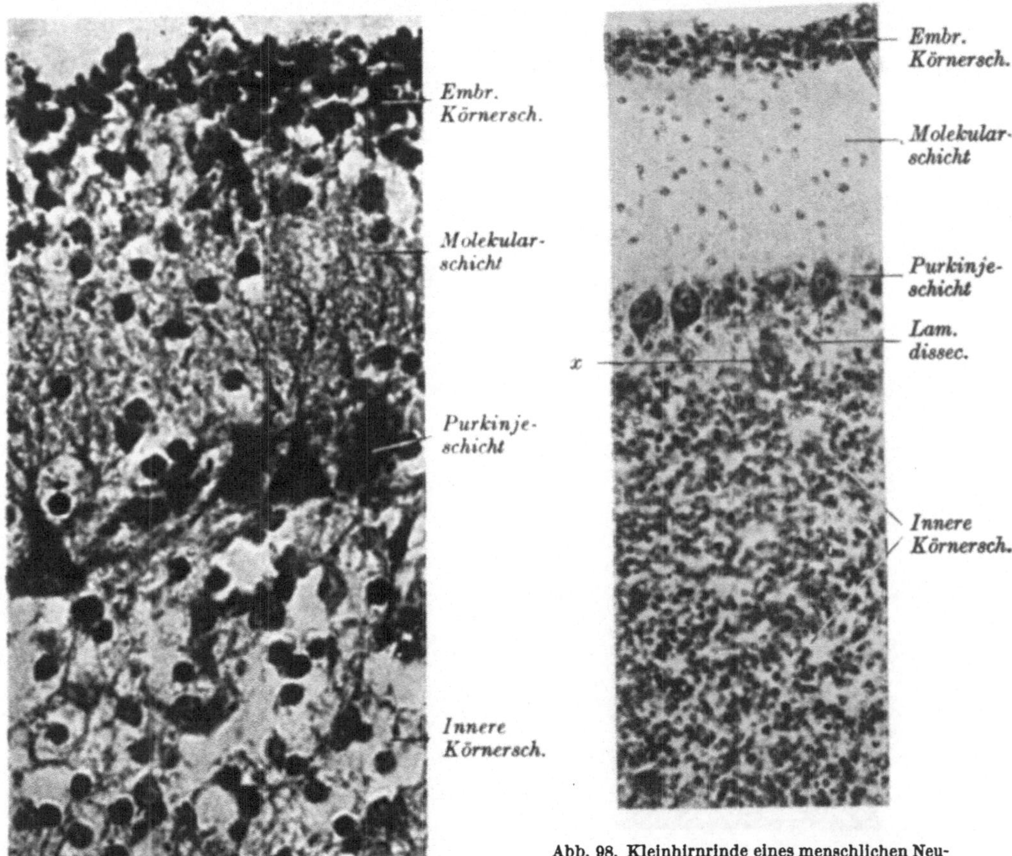

Abb. 98. Kleinhirnrinde eines menschlichen Neugeborenen. x große Zellen in der Lam. dissecans. Toluidinblaupräparat. Mikrophotographie. Vergr. 260fach.

Abb. 97. Das gleiche wie Abb. 100 an einer anderen Stelle.

auf, welche zweifellos neues Zellmaterial von unten her für die Kleinhirnrinde herbeiführen. Selbst in diesen Zellkomplexen, tief im Subcortex (Abb. 94, 95 x) liegen größere Ganglienzellen von der Erscheinungsform der Purkinjezellen.

Betrachten wir in diesem Stadium die Kleinhirnrinde mit stärkeren Linsen (Abb. 96 und 97), dann fällt jetzt vor allem die geschlosséne Lage und gute Entwicklung der Purkinjezellen auf, deren Dendriten zugleich auch eine richtige Orientierung zeigen (CAJALs „état de l'orientation et de la régularisation des dendrites"). Die Dendritenverästelung ist sehr reichlich und plump und der Hauptdendritenfortsatz reicht bei einigen Zellformen bis an die Grenze der embryonalen Körnerschicht; bei anderen wieder nur bis zur Hälfte der Molekularschicht. Von der embryonalen Körnerschicht fließen fortgesetzt Zellen indifferenter Art der Purkinjezellschicht, und der sich ihr jetzt eng anschließenden inneren Körnerschicht zu.

Die folgenden Stadien sind beherrscht von der Rückbildung der embryonalen Körnerschicht, der Ausbildung der Molekularschicht, der endgültigen Differenzierung der Purkinjeschen Schicht und der starken Zellvermehrung der inneren Körnerschicht.

Bei einem Neugeborenen zeigt sich bereits ein Rindenbild (Abb. 98), welches jenem des Reifezustandes sehr nahekommt: Die embryonale Körner-

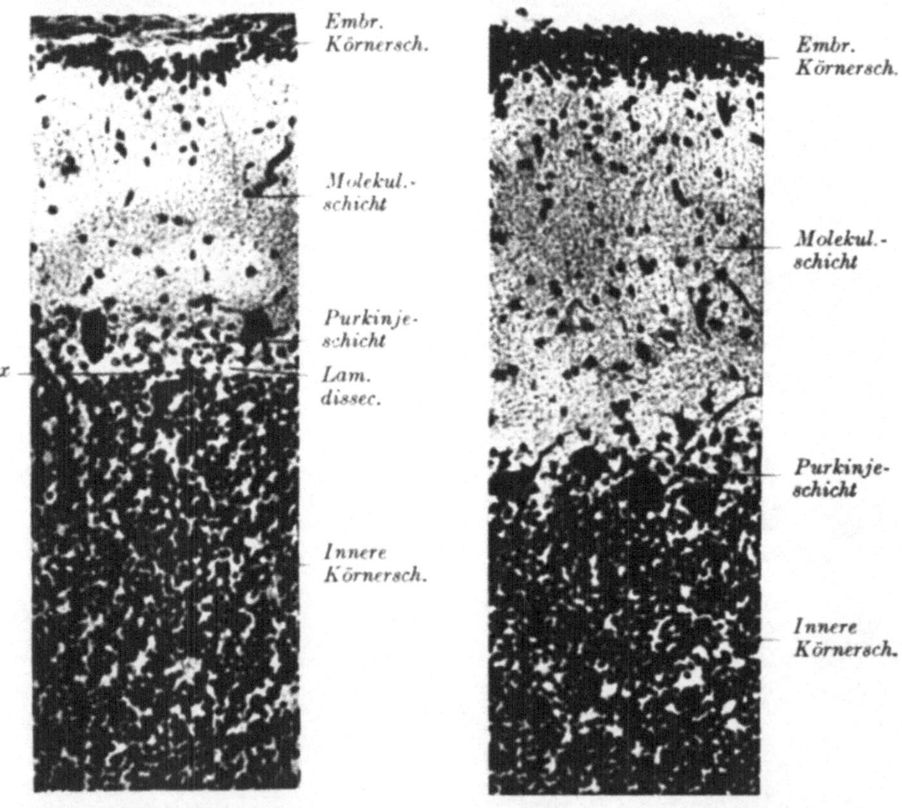

Abb. 99. Wurmrinde eines Kindes von 3 Monaten. Toluidinblaupräparat. Mikrophotographie. Vergr. 260fach. x siehe im Text.

Abb. 100. Hemisphärenrinde des gleichen Kindes wie Abb. 103. Sonst wie diese.

schicht ist wesentlich schmäler geworden, die breite Molekularschicht ist jetzt übersät von kleinen protoplasmatragenden Zellen, welche deutlich den Charakter von Ganglienzellen tragen und offenbar die Sternzellen darstellen. Wie in den früheren Stadien so sind auch jetzt in der Molekularschicht niemals größere Elemente von der Erscheinungsform der Purkinjezellen zu sehen. Die Purkinjezellschicht bietet eine geschlossene Lage gut orientierter Purkinjezellen zwischen reichlichen kleineren Elementen (vornehmlich Gliazellen, hin und wieder auch Golgizellen). Diese Schicht ist jetzt nur noch durch eine ganz schmale hellere Zone als Rest der Lam. diss. von der äußerst breiten und körnerreichen inneren Körnerschicht abgesetzt; in ihr können wir hin und wieder auch noch

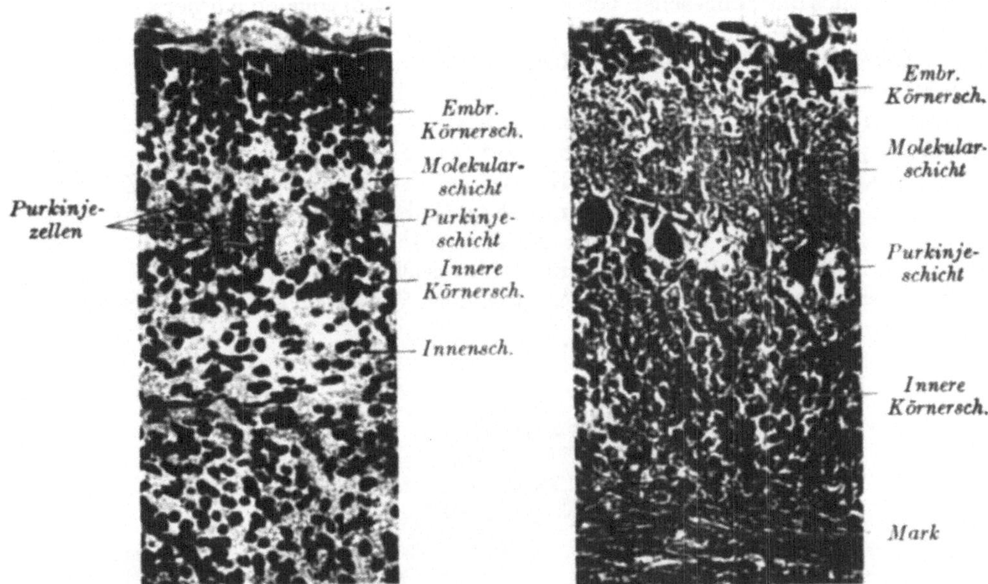

Abb. 101. Kleinhirnrinde eines 1 Tag alten *Kaninchens*. CAJALsches Silberpräparat. Mikrophotographie. Vergr. 260fach.

Abb. 102. Kleinhirnrinde eines 8 Tage alten *Kaninchens*. CAJALsches Silberpräparat. Mikrophotographie. Vergr. 260fach·

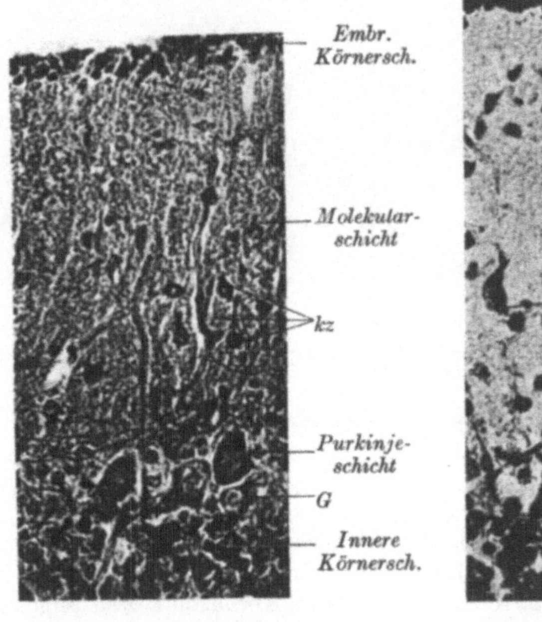

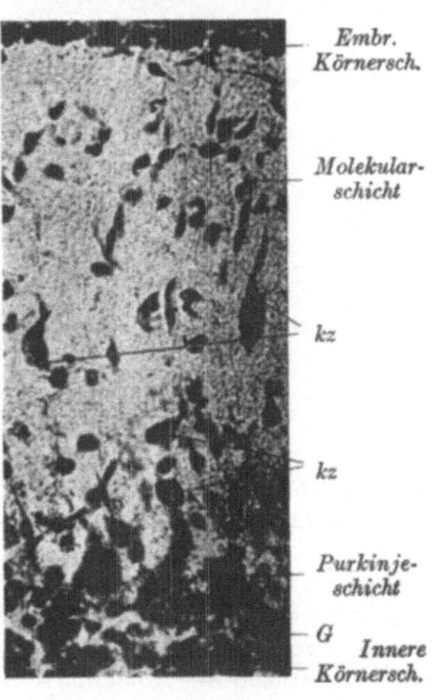

Abb. 103. Kleinhirnrinde eines 15 Tage alten *Kaninchens*. CAJALsches Silberpräparat. Mikrophotographie. Vergr. 260fach. *kz* Korbzellen. *G* Golgizellen.

Abb. 104. Kleinhirnrinde eines 4 Wochen alten *Kaninchens*. Toluidinblaupräparat. Mikrophotographie. Vergr. 260fach. *kz* Korbzellen; *G* Golgizellen.

größere Elemente (Golgizellen, vielleicht auch Purkinjezellen) feststellen (Abb. 98 *x*).

Bei einem dreimonatigen Kinde (Abb. 99 und 100) bietet die Kleinhirnrinde ein reifes Bild, abgesehen von den Resten der embryonalen Körnerschicht, die sich im Wurm und Flocculus bereits stärker zurückgebildet hat als in den Hemisphären. Die letzten Reste der embryonalen Körnerschicht verlieren sich erst beim Kinde zwischen dem 9. und 11. Lebensmonat. Von der Geburt an wächst am meisten die Molekularschicht, die Purkinjezellen rücken auseinander durch weitere Differenzierung des Zwischengewebes, der Körnerreichtum der inneren Körnerschicht nimmt zu, wobei sich ihre Golgizellen und Protoplasmainseln gleichfalls deutlicher differenzieren.

Beim Tiere zeigt die Kleinhirnrinde die gleiche Entwicklung, deren einzelne Phasen sich hier bei den niederen *Säugern* noch viel rascher abspielen. So zeigen

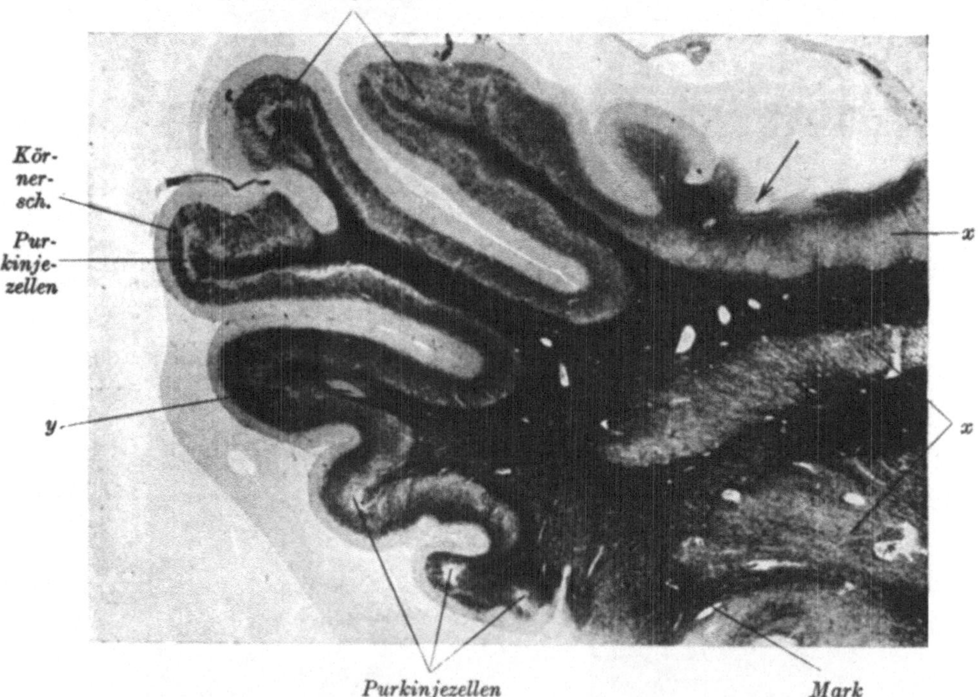

Abb. 105. Die Flocculusformation der Abb. 62 zwischen den beiden ⟶ links bei stärkerer Vergrößerung. *x* graue Massen mit Purkinjezellen im Marklager.

uns die Abb. 101—104 die Kleinhirnrindenentwicklung beim *Kaninchen* von dem Zeitpunkte der Geburt an bis 4 Wochen nach der Geburt, wobei die noch sehr zellreiche embryonale Körnerschicht des neugeborenen *Kaninchens* auffällt, die mangelhafte Differenzierung der Purkinjezellen und die schmale Lage der inneren Körnerschicht (Abb. 101). Nach 8 Tagen (Abb. 102) sind bereits die Purkinjezellen schön differenziert, bei weiterer Rückbildung der embryonalen Körnerschicht hat sich die Molekularschicht in relativer Kernarmut breit angelegt, und auch die innere Körnerschicht ist viel breiter und kernreicher geworden. Bei einem *Kaninchen* von 15 Tagen (Abb. 103) hat sich die Kleinhirnrinde in der gleichen Richtung weiterentwickelt, wobei jetzt parallel mit dem allmählichen Verschwinden der embryonalen Körnerschicht in der Molekularschicht der Reichtum an Stern- und Korbzellen (*kz*) auffällt. Bei einem *Kaninchen* von 4 Wochen (Abb. 104) prägen sich diese Erscheinungen noch stärker aus, wobei die embryonale Körnerschicht jetzt nur noch einreihigist; in der ganglienzellreichen Molekularschicht sehen wir — von der Mitte an gegen die Purkinjezellschicht in zunehmender Menge — größere Ganglienzellen auftreten, die wir mit den Korbzellen identifizieren müssen (*kz*).

Überblicken wir die oben niedergelegten Tatsachen der Rindenentwicklung im Kleinhirn, so steht für uns folgendes fest:

Die Kleinhirnrinde bildet sich sowohl aus dem Keimmaterial der ventrikulären Keimzone als auch der embryonalen Körnerschicht, welch letztere ja nur eine modifizierte ventrikuläre Keimschicht darstellt. Sie entwickelt sich beim Menschen ungefähr vom **Beginn des 3. Embryonalmonates** von der **Ansatzstelle der Tela des Plexus chorioideus** an, deren Ependymkeile mächtige Proliferationszentren bilden. Aber schon vor dem Erscheinen der embryonalen Körnerschicht ist eine Rinden-

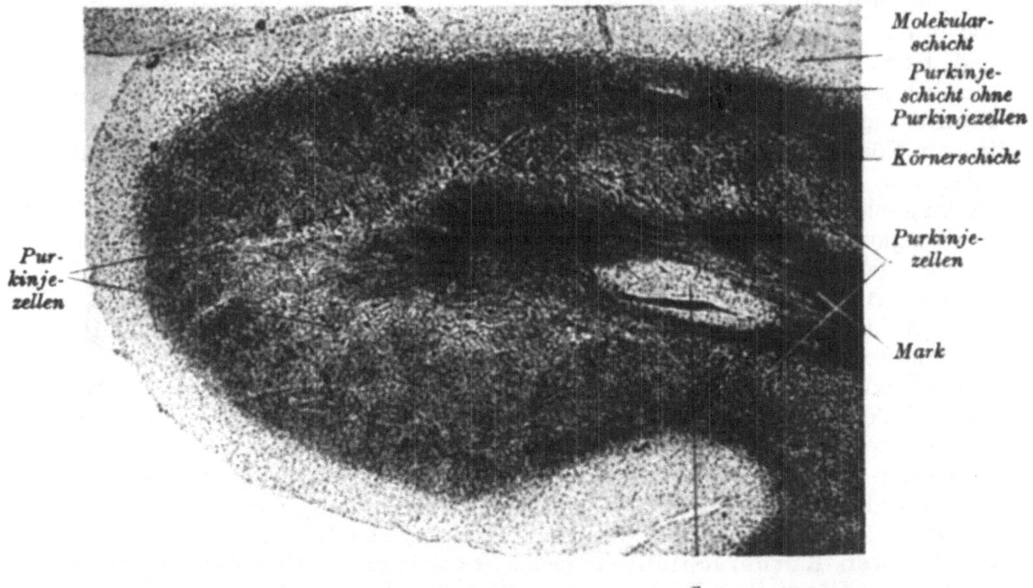

Abb. 106. Die Flocculuswindung *y* von Abb. 105 bei stärkerer Vergrößerung. *x* graue Massen mit Purkinjezellen im sublobulären Marklager.

platte angelegt, welche von der ventrikulären Keimzone aus aufgebaut wird; auch nach dem Auftreten der embryonalen Körnerschicht bleibt die sich rasch weiterdifferenzierende Kleinhirnrinde noch immer im deutlichen Zellkonnex mit der ventrikulären Keimzone. Beide Keimzonen bilden Neuro- und Spongioblasten. **Die ventrikuläre Keimzone gibt das Bildungsmaterial ab für die inneren Kerne, für das Mark und für einen Teil der Rinde.** Es geht aus unseren Beobachtungen (HAYASHI) einwandfrei hervor, daß sich die inneren Körner — wenigstens zum Teil — von der ventrikulären Keimzone her anlegen, ebenso auch die Purkinjezellen, die sich meist an Ort und Stelle plötzlich differenzieren (von der Mitte des 4. Embryonalmonats an).

Große Zellen im Sinne der Purkinjezellen können in den einzelnen Stadien in der inneren Körnerschicht, ja selbst im subcorticalen Marklager angetroffen werden. Niemals beobachteten wir deutliche Purkinjezellen in der Molekularschicht, oder zwischen embryonaler Körnerschicht und Purkinjeschicht.

Daß die ventrikuläre Keimzone ganz wesentlich zur Rindenentwicklung beiträgt, ergibt sich z. B. auch aus den Tatsachen der Teratologie. Bei zahlreichen Fällen von Bildungsfehlern des Kleinhirns können wir das Fehlen der Purkinjezellen an der normalen Stelle beobachten bei gleichzeitigem unregelmäßigen Auftreten dieser Zellformen innerhalb oder unterhalb der inneren Körnerschicht. Dies deutet darauf hin, daß sich die Purkinjezellen grundsätzlich von innen her, d. h. von der ventrikulären Keimzone her, entwickeln. Nur unter solcher Voraussetzung ist eine Kleinhirnmißbildung zu verstehen, wie wir sie S. 65, 66 (Abb. 62) bereits besprochen haben; Abb. 105 und 106 bieten Rindenstellen aus der Flocculusformation dieses Präparates bei stärkerer Vergrößerung. Über dem gut entwickelten Nucl. dent. liegt eine völlig undifferenzierte graue Kernmasse (Abb. 105 *x*), dann folgt in dem Hemisphärenteil ein Marklager ohne Rinde an der Außenfläche. Das Keimmaterial für die Rinde ist auf seinem Wege zur Kleinhirnoberfläche vom Ventrikel her liegen geblieben; selbst dort, wo sich bei der gleichen Mißbildung (Abb. 105) eine Rinde angelegt hat, wie in den Flocculi, bleibt sie falsch entwickelt: Wohl ist die Molekularzone und Körnerschicht (Abb. 105) differenziert, die Purkinjezellen aber fehlen sämtlich an der richtigen Stelle und liegen innerhalb oder unterhalb der inneren Körnerschicht (Abb. 105 *Purkz.*: die helleren Streifen, welche innerhalb der inneren Körnerschicht oder zwischen ihr und dem Markstrahl auffallen). Abb. 106 zeigt diese Verhältnisse bei stärkerer Vergrößerung. Graue Kernmassen mit Purkinjezellen liegen noch mitten im Markstrahl (*x*). Solche Bilder sind nur so zwanglos zu deuten, daß die Purkinjezellen von der ventrikulären Keimzone her gebildet werden.

Auch HAYASHI kam auf Grund seiner embryologischen Studien und unter Berücksichtigung der Teratologie zu der Auffassung, daß die ventrikuläre Keimzone neben den inneren Kernen die Purkinjezellen und die innere Körnerschicht bildet. Die embryonale Körnerschicht entwickelt offenbar die definitive Molekularschicht mit ihren Ganglienzellen, wobei es HAYASHI nicht für ausgeschlossen hält, daß sie auch einen gewissen Anteil an der Bildung der inneren Körnerschicht hat.

Ich schließe mich dieser HAYASHIschen Auffassung an, wobei ich allerdings die Beteiligung der embryonalen Körnerschicht an dem Aufbau der inneren Körnerschicht für sicher erwiesen halte. Dies ergibt sich nicht nur aus den CAJALschen Beobachtungen (S. 756), sondern auch aus der Berücksichtigung der oben besprochenen Bilder: Die embryonale Körnerschicht zeigt ihre stärkste Proliferationstendenz in jenen Stadien, in denen sich nicht so sehr die Molekularzone als die innere Körnerschicht ausbildet. Gerade in diesen Zeiten fließt reichliches Zellmaterial aus der embryonalen Körnerschicht der inneren Körnerschicht zu. Ebenso deutlich ist der Zusammenhang zwischen dem Aufbrauch der embryonalen Körnerschicht und dem vermehrten Auftreten der Ganglienzellen in der Molekularschicht. Das Entstehen der Purkinjezellen aus dem Zellmaterial der embryonalen Körnerschicht halte ich noch nicht für erwiesen. Wohl sehen wir auch Zellzüge von der embryonalen Körnerschicht in die Purkinjeschicht einstrahlen, doch bleibt es sehr auffallend, daß wir niemals deutliche Frühformen von Purkinjezellen auf diesem Zwischenwege beobachtet haben, in deutlichem Gegensatze zu ihrem relativ häufigen Auftreten unterhalb oder innerhalb der inneren Körnerschicht während der Histogenese.

Die embryonale Körnerschicht steht nach unserer Auffassung, die sich mit jener SCHAPERS und BERLINERS deckt, mit der starken Entwicklung der extraventrikulären Oberfläche des Kleinhirns in deutlichem Zusammenhange. Ich glaube nicht, daß die oben von Löwy angeführten Tatsachen dem widersprechen können.

Die extraventrikuläre Oberfläche des Kleinhirns ist in den ersten Stadien (vgl. Abb. 20 und 21) außerordentlich klein, im Gegensatz zu der breiten und ausgedehnten ventrikulären Oberfläche. Gleichzeitig mit der mächtigen Entfaltung der extraventrikulären Oberfläche und ihrer Lamellierung entwickelt sich die sekundäre Keimschicht der embryonalen Körnerschicht.

Ähnlich wie im Großhirn können wir in den frühembryonalen Stadien auch im Kleinhirn von einem mächtigen breiten Wangenteil und einem nur ganz plumpen, kurzen Lippenanteil mit Telaansatz sprechen. Während aber im Großhirn für beide Teile ausgedehnte ventrikuläre Keimflächen zur Verfügung stehen entsprechend dem langausgezogenen Lippenteil, genügt offenbar die ventrikuläre Keimzone, die ganz vornehmlich dem massiven Wangenteil der Kleinhirnanlage zugehört, nicht, um der starken Oberflächendifferenzierung des in die Breite wuchernden Lippenteils gerecht zu werden. Hier bildet das Ependym des Telaansatzes am Lippenteil eine sekundäre Keimzone, welche nun von außen her der ventrikulären Keimzone entgegenwuchert. Auffallend ist nur, daß diese Keimzone sich zunächst hart an der Oberfläche entwickelt und erst sekundär ihr Keimmaterial in die Tiefe schickt. Vielleicht hat Hayashi recht (persönliche Mitteilung!) wenn er diese Eigenart auf den im massiven Teil von innen her wirkenden Druck zurückführt, der von der Proliferationspotenz der ventrikulären Keimzone auf die Entwicklung des Lippenteils ausgeübt wird.

Wenn sich weiterhin die bisher auch von mir in meinem Buche „Über die normale Anatomie und Histologie des Großhirns" (1927) vertretene Auffassung als richtig erweist, daß sich der größte Teil der neocorticalen Hemisphärenrinde im Großhirn nicht nur aus der ventrikulären Keimzone des Lippenteils bildet, sondern daß ihr auch Zellzüge aus der ventrikulären Keimzone des massiven Wangenteils zufließen, welch letztere ja bekanntlich neben dem Striatum ganz besonders den Cortex semiparietinus aufbaut, dann haben wir im Kleinhirn eine ganz ähnliche Rindenentwicklung wie im Isocortex des Großhirns; nur mit dem Unterschiede, daß sich im Kleinhirn die beiden Keimzonen und ihre Zellzüge räumlich anders entwickeln auf Grund des gedrängten morphologischen Baues, der das Kleinhirn im Gegensatz zum Großhirn auszeichnet.

Jedenfalls stellt die Kleinhirnrinde nach unserer Auffassung einen Cortex semiparietinus telaependymalis dar, insofern als sie sich im ähnlichen Sinne wie der Cortex semiparietinus Roses aus dem gleichen Keimmaterial entwickelt wie die inneren Kerne und einen weiteren Bildungszuwachs erhält aus der sekundären Keimzone des Telaansatzes.

β) Die Architektonik und feinere Histologie der Kleinhirnrinde.

1. *Die Cytoarchitektonik.*

Die nervösen Elemente der Kleinhirnrinde sind uns klargelegt worden durch die grundlegenden Arbeiten zahlreicher Forscher, von denen ich nur Purkinje, Henle, Golgi, Kölliker, Obersteiner, Retzius, van Gehuchten, Falcone, Dogiel, Jelgersma, Brouwer, Bielschowsky und Wolff, Oudendal und K. Schaffer nenne. Insbesondere ist es Ramón y Cajal, der uns vornehmlich an Hand der Golgimethode den Bau der Kleinhirnrinde in ihren nervösen Elementen restlos aufgedeckt hat. Man kann den Cajalschen Untersuchungen und Forschungsergebnissen seine Bewunderung nicht versagen; dieser geniale Meister der Histologie hat gerade an diesem äußerst kompliziert gebauten Organe gezeigt, was die Golgimethode unter einem Forscherblicke zu leisten vermag. All die Tatsachen, die er gegen Ende des vorigen Jahrhunderts niedergelegt hat und die er in seiner „Histologie du système nerveux" (Bd. 2, 1911) als französische Ausgabe seines 1900 und 1904 erschienenen spanischen Werkes „Textura del sistema nervioso" zusammengefaßt hat, sind im wesentlichen unwidersprochener Besitz der Wissenschaft geworden. Nur verhältnismäßig — für die Frage des Kleinhirns — unwesentlich erscheinende Punkte haben von einzelnen Autoren eine abweichende Deutung erfahren, wobei zumeist die Diskussion über solche Streitfragen auch heute noch nicht als endgültig abgeschlossen angesehen werden kann. Den nervösen Bau der Kleinhirnrinde in allen Einzelheiten aufgedeckt zu haben, bleibt für immer Cajals Verdienst.

Schon mit bloßem Auge erkennen wir auf Durchschnitten durch die unfixierte Kleinhirnrinde (Cortex cerebelli, Substantia corticalis) zwei Schichten:

eine äußere graue, Stratum cinereum, und

eine innere gelbe oder rostfarbene, Stratum granulosum.

Wie schon oben betont, unterscheiden wir im Mikroskop (vgl. auch Abb. 66 und 107) drei Schichten:

1. Die Molekularschicht, welche von der pialen Oberfläche bis zu jener Lage reicht, welche sich durch einen größeren Reichtum gliöser Rundzellen und durch die Einlagerung großer Ganglienzellen, der Purkinjezellen, auszeichnet. Die so charakterisierte Zone bildet

2. die Purkinjeschicht oder das Stratum gangliosum der Autoren (Lamina limitans von Bielschowsky und Wolff). Cajal rechnet diese Zone noch zur Molekularschicht, doch gibt ihr histologischer Bau und ihre Entwicklung genügende Gründe ab für ihre selbständige Abgrenzung. Ihr schließt sich nach innen

3. die Körnerschicht an, das Stratum granulosum, welches sich mit scharfer Grenze unten von dem Markweiß absetzt.

An nervösen Einzelelementen unterscheiden wir in der

Molekularschicht die oberflächlicher gelegenen kleinen Sternzellen (Abb. 107 ga), welche Cajal „petites cellules étoilées ou superficielles" nennt und die wir als die äußeren Sternzellen bezeichnen wollen; alsdann die unter diesen gelegenen etwas größeren Sternzellen (Abb. 107 kz), von Cajal „grandes cellules étoilées ou cellules étoilées profondes ou cellules à corbeilles" genannt, die wir innere Stern- oder Korbzellen nennen wollen. In der

Purkinjeschicht liegen als einzige nervöse Elemente nur die Purkinjezellen. In der

Körnerschicht unterscheiden wir als Ganglienzellelemente

1. die Körner der Autoren (Abb. 107), von Cajal „cellules naines ou neurones à cylindreaxe-bifurqué" genannt, von manchen älteren Autoren auch Hämatoxylinzellen bezeichnet; wir nennen sie die Körner,

2. größere seltenere Ganglienzellen, von Cajal „grandes cellules étoilées ou cellules de Golgi" genannt; wir werden sie als Golgizellen bezeichnen (Abb. 107 G).

Alle diese nervösen Elemente stehen unter sich und mit zuführenden Fasern in komplizierter Verbindung.

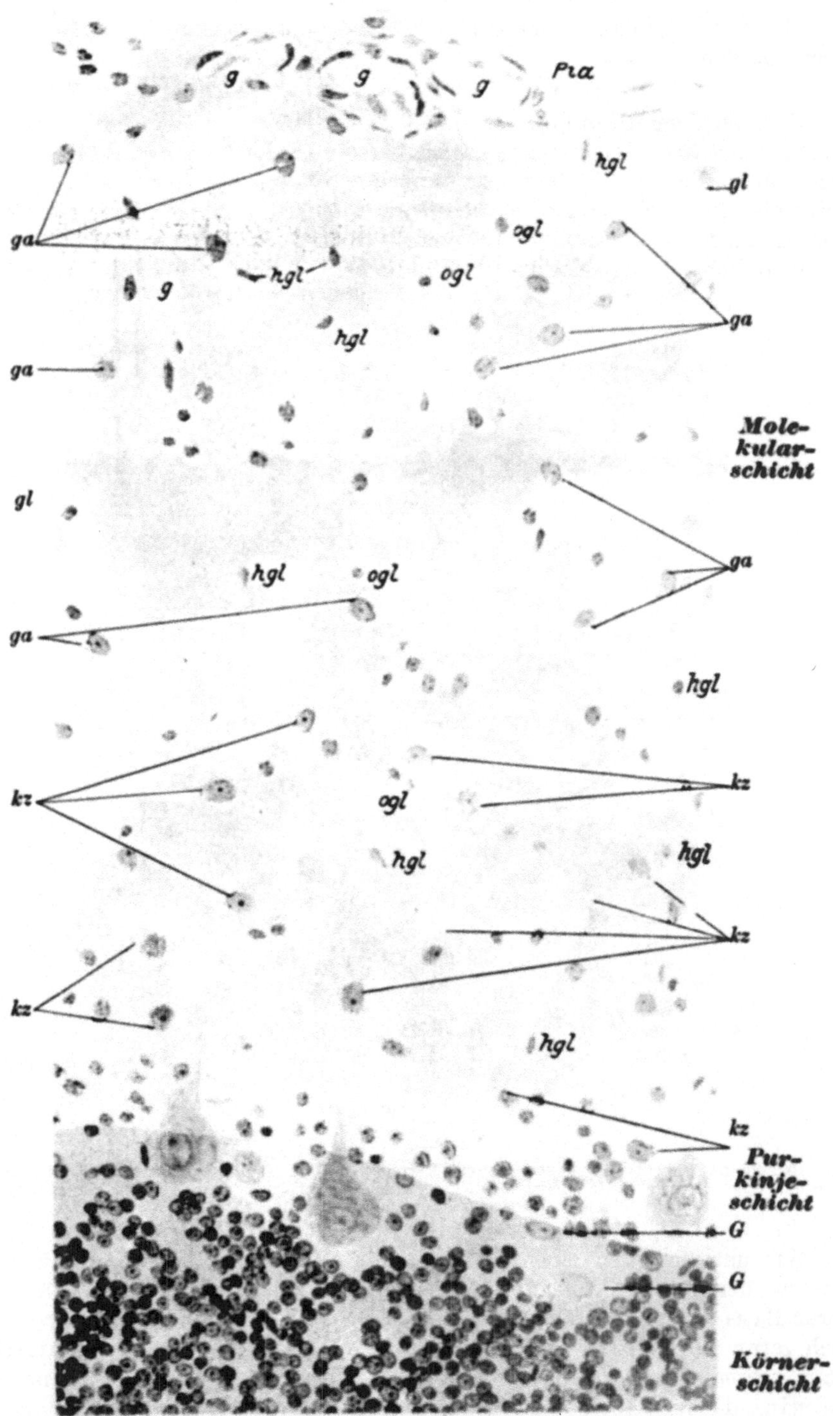

Abb. 107. Kleinhirnrinde des erwachsenen Menschen im Toluidinblaupräparat. Zeichnung. Vergr. 350fach. *G* Golgizellen der Körnerschicht; *g* Gefäß: *ga* größere Sternzellen; *kz* Korbzellen; *gl* Makroglia; *hgl* Horteganglia; *ogl* Oligodendroglia.

2. *Die nervösen Elemente in ihrer histologischen Struktur.*

Bei der Schilderung der genaueren morphologischen Einzelheiten beginnen wir mit den

a) Purkinjezellen.

Sie sind nach Purkinje genannt, der sie 1837 zum ersten Male gesehen und beschrieben hat. Es sind dies große Zellen von eigenartiger Gestalt, pyramiden- oder birnenförmig; ihr Breitendurchmesser beträgt 30—35 μ, die Länge des Zell- leibs 50—70 μ. Sie sind beim Menschen in einer einreihigen Lage ziemlich regel- mäßig angeordnet (Abb. 66, 107 und 108) und nur Schrägschnitte täuschen — vornehmlich an der Kuppe der Windungen — eine mehrreihige Lagerung vor.

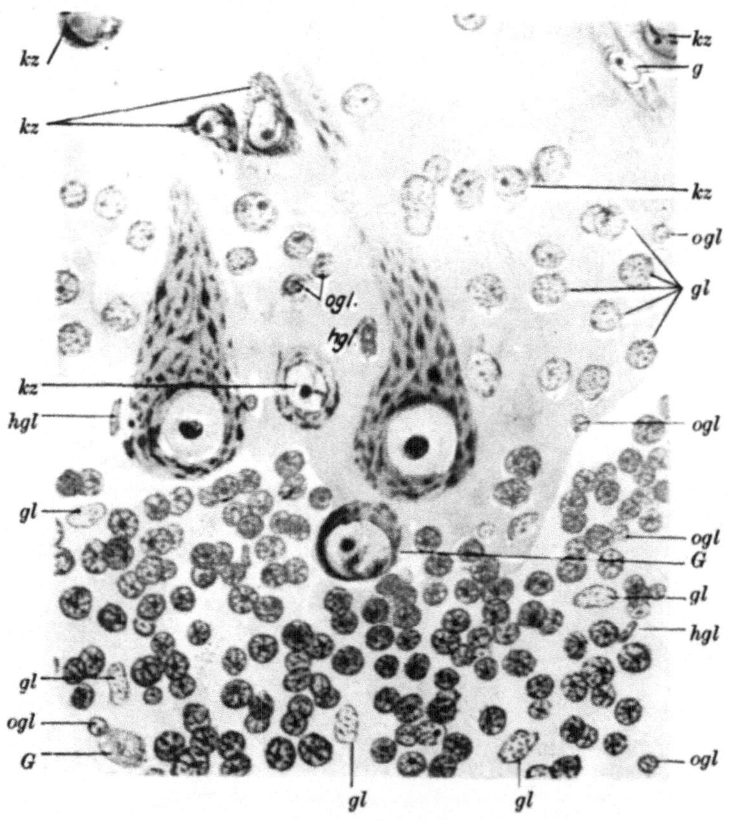

Abb. 108. Purkinjeschicht und oberer Teil der Körnerschicht im Toluidinblaupräparat. Zeichnung bei Ölim- mersion. Vergr. 700fach. *G* Golgizellen der Körnerschicht; *g* Gefäß; *gl* Makroglia; *hgl* Hortegaglia; *kz* Korb- zellen; *ogl* Oligodendroglia.

Wir unterscheiden einen Zelleib mit seinen Dendritenfortsätzen und den an der Basis abgehenden Achsenzylinderfortsatz (Abb. 109 *ax*). Mit ihrer Basis stehen die Zellen gewissermaßen senkrecht auf der Körnerschicht, die sich gegen die Lage der Purkinjezellen beim erwachsenen Menschen durch einen ganz schmalen zellarmen Saum absetzt. Dies ist der Rest der obengenannten Lamina dissecans, welche im reifen Organe durch eine feine Lage tangentialer Markfasern (Plexus infraganglionaris, Abb. 153, 154) ausgefüllt ist. Sehr häufig buchtet sich der Zellkörper auch in die Körnerschicht etwas vor. Von der Basis aus strahlt der Achsenzylinderfortsatz (Abb. 109, 111 *ax*) in die Körnerschicht ein, während die vielgestaltigen, sich in der Molekularschicht verzweigenden Dendritenfortsätze von der gegenüberliegenden Seite ihren Ursprung nehmen (Abb. 109, 110, 111 *d*).

Bei der Nisslmethode (Abb. 107, 108, 109) sehen wir im Zelleib einen großen bläschenförmigen hellen Kern mit einem chromatinreichen runden Kernkörperchen (Abb. 109 *kk*). Der Zellkern ist gegen den übrigen Protoplasmaleib durch eine deutliche scharf konturierte Membran abgesetzt, welche die basischen Anilinfarben stark annimmt. Der Zellkörper ist angefüllt mit großen und kleinen unregelmäßigen Nisslschollen (Abb. 108 und 109), bei denen große von dreieckiger plumper Form überwiegen. Die Chromatinschollen zeigen um den Kern herum eine gewisse netzförmige Anordnung und bilden an der Kernmembran eine dichtere Kappe. Auch die Basis der Zelle, dort wo der Achsenzylinderfortsatz abgeht, ist von Nisslschollen besetzt, ohne daß sie sich in das Axon fortsetzen. Letzteres ist im Nisslbilde kaum deutlich nachzuweisen (Abb. 108), nur ab und zu zeigt es sich bei starker Abblendung in Form eines sich keilförmig zuspitzenden lichtbrechenden fahlen Fortsatzes (Abb. 109 *ax*). Auch in die Dendritenfortsätze setzen sich die Nisslschollen nur

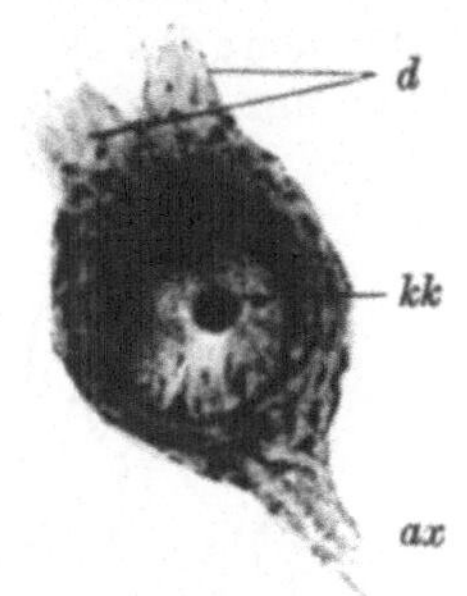

Abb. 109. Purkinjezellen im Toluidinblaupräparat. Zeichnung bei Ölimmersion. Vergr. 750fach. *ax* Achsenzylinder; *kk* Kernkörperchen; *d* Dendriten.

ganz unvollkommen fort; sie begleiten von dem sich birnenförmig verjüngenden Protoplasmaleibe an nur noch eine ganz kurze Strecke den Hauptfortsatz, während sich die übrige Dendritenverästelung bei dieser Färbung nur durch fahle, streifige, lichtbrechende Strukturen undeutlich anzeigt. So gibt uns das Nisslbild nur eine ganz schwache Andeutung von der ungewöhnlich mannigfaltigen Dendritenverästelung dieser Zellformen.

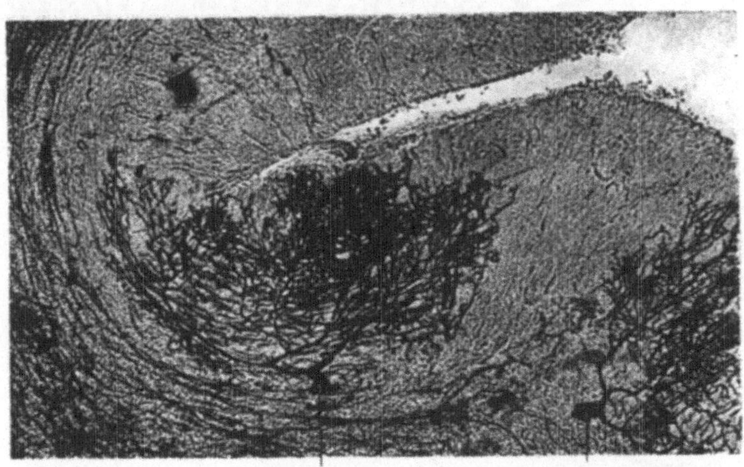

Abb. 110. Purkinjezellen im Golgi-Coxpräparat beim Menschen. Mikrophotographie. Vergr. 80fach.

Erst die Imprägnationsmethoden, insbesondere jene von GOLGI oder Cox[1], zeigen uns diese Zellen mit ihrer reichen und weit ausladenden Verzweigung. Betrachten wir die Kleinhirnrinde auf Sagittalschnitten, also senkrecht zum

---

[1] Bei der Anfertigung und Durchsicht der Golgipräparate erfreute ich mich der dankenswerten Unterstützung meines Mitarbeiters A. H. SCHROEDER-Montevideo.

Windungsverlaufe oder zur Frontalebene, nach der Golgi- oder Coxmethode imprägniert (Abb. 110), dann sehen wir, wie der Protoplasmaleib ein sich stark verzweigendes Dendritengeäst abgibt, das die ganze Molekularzone bis zur pialen Oberfläche ausfüllt.

Abb. 110 gibt mehrere Purkinjezellen bei der Golgi-Coxmethode mikrophotographisch wieder, wobei wir den weiten Innervationsbezirk eines Zellindividuums erkennen; das Dendritengeäst greift sogar um das Windungstal herum. Abb. 111 zeigt uns eine solche Zelle bei voller Imprägnation durch die Golgimethode.

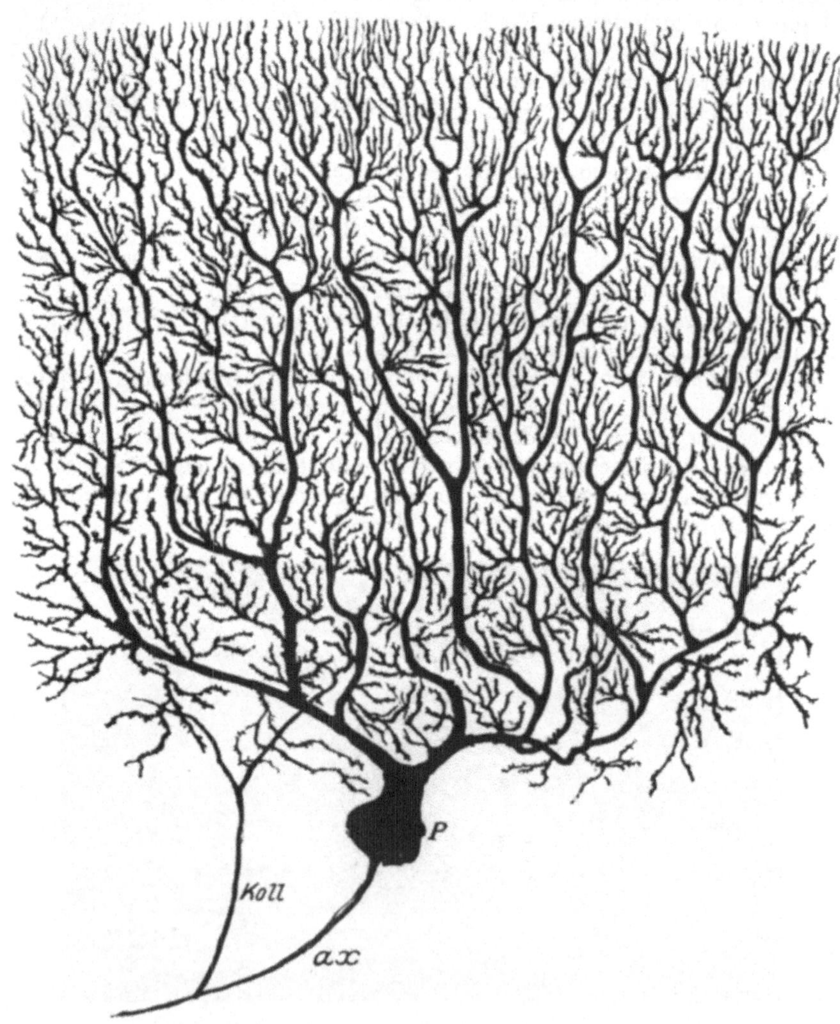

Abb. 111. Purkinjezellen (*P*) beim Menschen mit Achsenzylinder (*ax*) und seinen Kollateralen (*koll*). Golgi-Coxpräparat. Zeichnung. Vergr. 350fach.

Für gewöhnlich beginnt die Protoplasmaverästelung am äußeren Pole des Zelleibes mit der Bildung eines, zumeist zweier, seltener dreier Hauptdendriten. Diese werden von Cajal primäre Dendriten genannt. Sie gehen bogenförmig vom Zelleibe ab, indem sie zunächst für eine kurze Strecke fast parallel zu ihrer Mutterschicht verlaufen, um dann allmählich zur Molekularschicht aufzusteigen. Die primären Dendritenstämme geben durch reichliche dichotomische Teilung sekundären Dendriten ihre Entstehung, welche wieder in reichlicher Verästelung feinere tertiäre Verzweigungen bilden. Dabei ist die gesamte Verzweigung bogenförmig und nicht winklig; die Bildung von sekundären und tertiären Dendriten ist eine außerordentlich reichliche, so daß ein großer Teil der Molekularschicht von den Protoplasmafortsätzen der Purkinjezellen ausgefüllt wird. Feinere Lücken lassen Platz für die Zwischenlagerung anderer Zellen und Faserungen.

GOLGI (1886) war der erste, der uns die genannten Zellformen in solcher Schönheit dargestellt hat. Seitdem sind sie von zahlreichen Forschern, besonders von CAJAL, dargestellt und beschrieben worden.

Während die Stämme der Primärdendriten bei diesen Imprägnationsverfahren glatt erscheinen, lassen die sekundären Verästelungen hin und wieder feine Dornen an ihrer Oberfläche erkennen, welche besonders reichlich an den feinen Endverästelungen hervortreten. Ihre Darstellung gelingt auch bei den Imprägnationsmethoden nicht regelmäßig, doch konnte ich mich an manchen gut imprägnierten

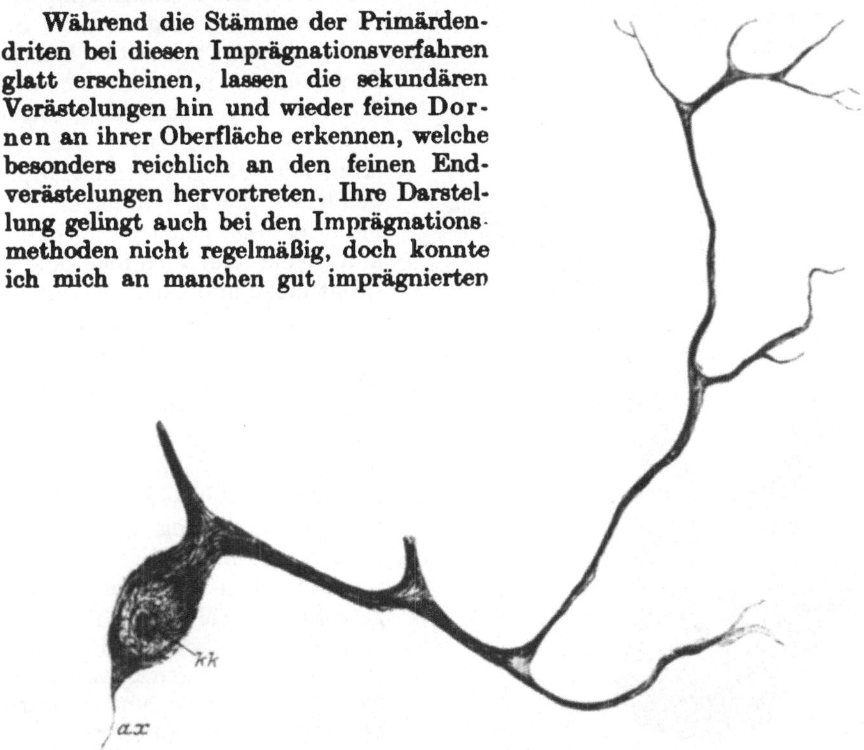

Abb. 112. Purkinjezellen des Menschen mit ihren Dendriten, Achsenzylinder (*ax*) und Kernkörperchen (*kk*) im Bielschowsky-Silberpräparat. Zeichnung. Vergr. 350fach.

Stellen von dem reichlichen Vorhandensein ihrer Dornen an den sekundären, besonders aber an den tertiären Dendriten im Sinne CAJALS überzeugen (Abb. 111).

Es sind dies ganz feine von den Dendriten abgehende Dornen mit einem zarten kurzen Stiele und knopfförmigen Ende; sie stellen Endverzweigungen dieser Zellen im Sinne CAJALS dar (vgl. auch Bemerkung S. 790).

Dicht unterhalb der oberflächlichen Grenzmembran kann man ein Umbiegen der feinsten Protoplasmaausläufer erkennen, welche dann bogenförmig auf kurze Strecke rückwärts gegen das Innere der Molekularschicht zu verlaufen.

In Übereinstimmung mit CAJAL ist hervorzuheben, daß die Purkinjezellen keinen basilaren oder absteigenden Dendritenast bilden. Ihre Verzweigung erstreckt sich rein auf die Molekularzone, und nur feine Tertiäräste gelangen in die oberste Zone der Purkinjeschicht.

Von besonderer Wichtigkeit ist die eindeutige Orientierung der Purkinje-schen Dendritenfortsätze. Seit Henle (1879) und Obersteiner (1888) wissen wir, daß sich die Purkinjezelle mit ihrem breiten Dendritengeäste in der Sagittalebene, also senkrecht zur Lamellenordnung orientiert zeigt. Daher sehen wir diese Zellformen in ihrer vollen Breitenentwicklung nur auf transversalen Querschnitten durch die Kleinhirnrinde, während wir auf Tangentialschnitten parallel zur Lamellenanordnung nur ihre Profilkonturen (vgl. Abb. 129) erkennen. Der Vergleich Cajals mit den Bäumen eines Spaliergartens ist in der Tat sehr treffend. Die intracellulären Fibrillen des Cytoplasma-leibes und der Dendriten, die uns am besten die Bielschowskysche Silberimprägnation zur Darstellung bringt, zeigen recht charakteristische Lagerungen. Sie bieten im Zellkörper (Abb. 112) bald nach ihrem Einströmen zahlreiche Durch-flechtungen und sind um den Kern herum netzförmig ange-ordnet. Vom Zellkörper strahlen sie in feinen Zügen in die Haupt-dendriten hinein, wobei sie zu-meist parallel gelagert sind, hin und wieder aber auch hier Durch-flechtungen und Überkreuzungen erfahren. Manchmal sind die Ein-zelfibrillen deutlich weiter in die Sekundärdendriten zu verfolgen. Auch in den Dendriten läßt sich nicht selten ihre netzige Anord-nung und dichotomische Teilung feststellen (Abb. 112). Die netz-förmige Anordnung der intracel-lulären Fibrillen zeigt sich be-sonders schön bei oberflächlich getroffenen Zellen (Abb. 113). Man gewinnt dann den Eindruck eines weitmaschigen Netzwerkes, welches Zellkörper und Dendri-tenfortsätze einnimmt.

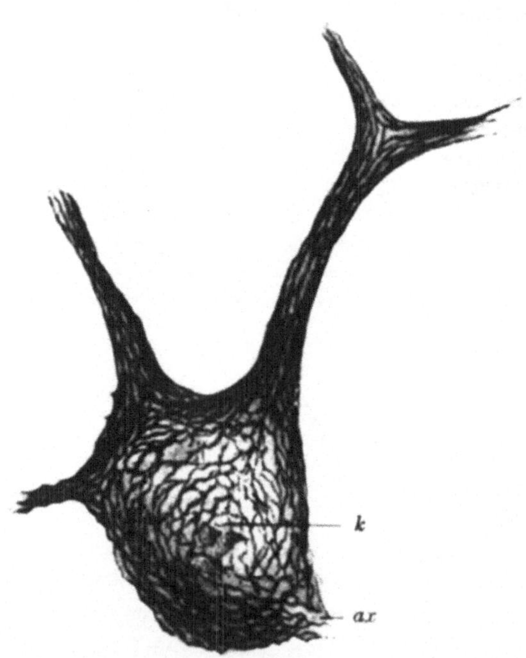

Abb. 113. Purkinjezelle des Menschen, oberflächlich getroffen, das endozelluläre Fibrillennetzwerk zeigend. *ax* Achsenzylinder; *k* Kern. Bielschowsky-Silberpräparat. Zeichnung. Vergr. 700fach.

Mit den Silberfärbungen zeigt sich neben den Fibrillen in dem Innern des Zellkörpers und der Dendriten eine homogene trans-parente Plasmamasse, das Hyaloplasma der Autoren. In ihm lassen sich mit spezifischen Färbungen (Held, Altmann, Alzheimer) feine runde Granula nachweisen, die Heldschen Neurosomen oder die Altmann-Arnoldschen Granula. Über ihre Bedeutung wissen wir noch nichts Endgültiges.

Im allgemeinen geben uns die gewöhnlichen Silbermethoden nach Cajal und Bielschowsky im Gegensatz zu den Golgipräparaten nur unvollständige Bilder dieser Zellformen wieder. Vor allem werden die Tertiärdendriten häufig unter-schlagen. Dort wo die Sekundärdendriten vom Hauptstamme sich lösen, sehen wir manchmal eine spindelförmige Anschwellung. Zumeist aber zeigt sich bei dem Abgang der Sekundäräste nur eine konische Erweiterung (Abb. 112).

Mit besonderen Methoden (Golgi, Cajal) lassen sich im Innern des Zellkörpers feine kanälchenähnliche Strukturen feststellen (Abb. 114), welche wie ein reich verzweigtes netzförmiges Kanalsystem den Zelleib durchziehen. Sie sind besonders gut bei niedrigen *Säugern* darzustellen, wobei sie bis an die Oberfläche reichen (Abb. 114a), ohne eine deutliche Öffnung nach außen erkennen zu lassen (GOLGI, CAJAL). Bei *Katzen* und *Hunden* (Abb. 114b) reichen sie gewöhnlich nicht bis zur Oberfläche, von welcher sie durch eine mehr oder weniger breite homogene Wandschicht getrennt sind (CAJAL). Bei Menschen gelingt ihre Darstellung nur ausnahmsweise und unvollständig (Abb. 114c). Sie lassen sich bis in die Hauptdendriten verfolgen. Es sind dies die GOLGI-HOLMGRENschen Kanälchen, über deren Bedeutung wir noch nichts Sicheres wissen. Im allgemeinen werden diese Bildungen von den Autoren als Ernährungssysteme aufgefaßt.

Der Achsenzylinder entspringt an der Basis der Zelle entweder in der Mitte (Abb. 109, 111, 112) oder mehr seitlich. Ganz selten kann man seinen basalen Abgang von einem Hauptdendriten verfolgen (ESTABLE 1924). Seine Darstellung gelingt leicht mit der Golgimethode, ebenso auch mit den gewöhnlichen Silberimprägnationen. Im Bielschowskypräparate sehen wir (Abb. 112, 113) den Ursprung des Axon in Form einer trichterförmigen Ausstülpung, in die sich die intracellulären Netze allmählich verlieren, wobei dann bei der zunehmenden Verjüngung des Achsenzylinders eine parallele Fibrillenanordnung zutage tritt. Das Hyaloplasma setzt sich gleichfalls auf den Achsenzylinderfort. Das Axon wendet

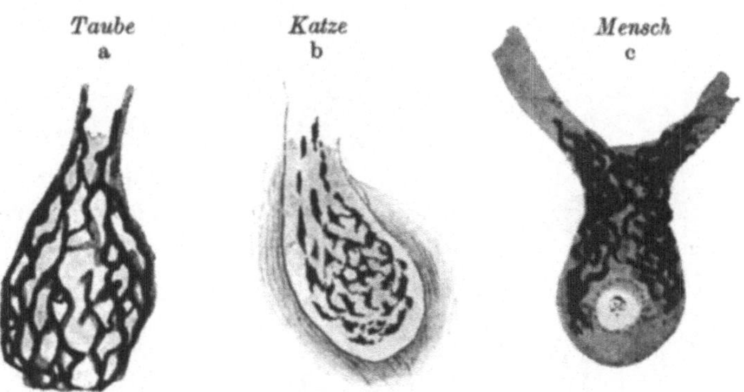

Abb. 114. Purkinjezellen mit Golgi-Holmgrenkanälchen bei der *Taube* (a), bei der *Katze* (b) und beim Menschen (c). Golgi-Coxpräparat. Zeichnung.

sich gegen die Körnerschicht, und nach einer kurzen Strecke seines Verlaufes verschmelzen seine Fibrillen zu einem dünnen homogenen Bande; für gewöhnlich verbreitert sich dann dieser Strang wieder. Etwas unterhalb seiner dünnsten Stelle umgibt er sich mit einem Markmantel, so daß er in seinem weiteren Verlaufe durch die Körnerschicht markhaltig ist.

Vom Axon gehen rückläufige Kollateralen (Abb. 111 *Koll.*) ab; sie lassen sich bei Tier und Mensch besonders gut mit der Golgimethode oder mit der EHRLICHschen Methylenblaumethode nachweisen:

Die Achsenzylinder tragen während ihres Verlaufes durch die Körnerschicht in fast regelmäßigen kurzen Abständen zarte Anschwellungen oder Verdickungen, wobei die dritte oder vierte Verdickung der ersten rückläufigen Kollateralen Entstehung gibt (CAJAL 1896); und zwar gehen von einem Axon in verschiedenen Tiefen des Verlaufes nach mehreren Seiten hin Kollateralen ab, die stets in mehr oder weniger steilem Winkel gegen die PURKINJEsche Zellschicht gerichtet und bis in diese Schicht gut zu verfolgen sind (Abb. 111, 115 *Koll.*). Von den Kollateralen zweigen wieder feinere Seitenäste ab, die in steilerer Richtung der gleichen Zellschicht zustreben. Auch an der Markgrenze sind von CAJAL noch die Abzweigungen von Kollateralen sichergestellt worden. All diese Kollateralen mit ihren Verzweigungen sind markhaltig. So bilden sie in der Körnerschicht ein reich verzweigtes System etwas dickerer und markhaltiger Faserzüge.

Cajal hat sehr bemerkenswerte Einzelheiten über den Verlauf und das Endausbreitungsgebiet der Kollateralen angegeben (vgl. auch Abb. 115). Die obersten Kollateralen, also jene, welche in ihrem Ursprung der Purkinjeschen Schicht zunächst gelegen sind, streben in schräg-steilem Verlaufe der Purkinjeschen Zelle der engsten Nachbarschaft zu; die tiefer abgehenden Kollateralen endigen in der gleichen Zone der weiteren Umgebung. Mit anderen Worten: Die oberen Kollateralen treten in Beziehung zu den Purkinjeschen Zellen der engsten Nachbarschaft, die unteren zu jenen der weiteren Umgebung. Ebensowenig wie Cajal konnte auch ich die Heldsche (1897) Angabe bestätigen, daß die Kollateralen zur Ursprungszelle selbst in Beziehung treten. Ihr Verzweigungsgebiet ist ein außerordentlich weites und umfaßt nach Cajal die Hälfte einer Kleinhirnwindung (vgl. auch Abb. 110).

Die Kollateralen geben auf ihrem rückläufigen Verlaufe, wie oben betont, sekundären Verzweigungen ihre Entstehung, von denen tertiäre Äste in den Endigungsgebieten abgehen. All diese Äste sind markhaltig, wenigstens auf der größten Strecke ihres Verlaufes. Die Kollateralsysteme werden daher durch die Weigertsche Markscheidenfärbung dargestellt, und ein Teil der dickeren Markfasern, welche im schrägen Verlaufe durch die Körnerschicht der Purkinjeschen Schicht zustreben, gehört zu diesem Systeme.

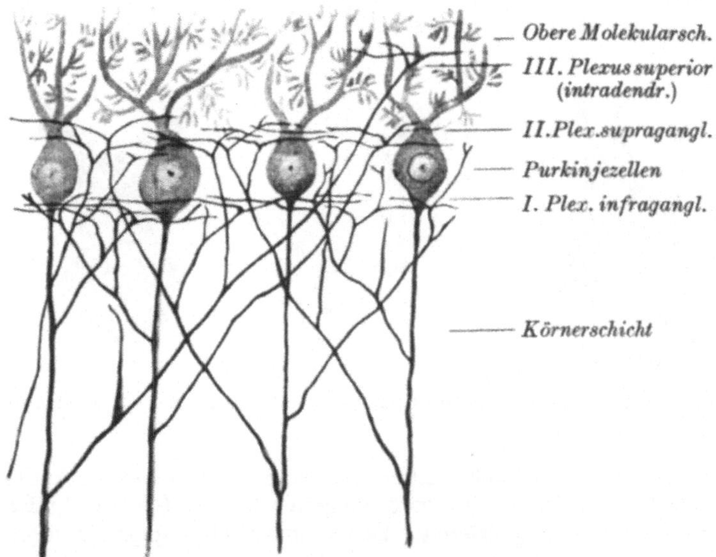

Abb. 115. Halbschematische Darstellung der Kollateralverzweigungen der Achsenzylinder der Purkinjezellen. Darstellung ihrer Endigungsweise. (Plex. infraganglionaris, supraganglionaris und superior.)

Über das Endigungsgebiet der kollateralen Verzweigungen wissen wir durch die Untersuchungen Cajals, die ich in allem bestätigt fand, folgendes (Abb. 115): Die sekundären Äste nehmen an der Grenze zwischen Körner- und Purkinjescher Schicht einen steileren Verlauf an und bilden so, sich häufig durchkreuzend und verflechtend, einen markhaltigen Faserplexus, der direkt unterhalb der Purkinjeschen Zellen gelegen ist (Plexus profundus oder infraganglionaris Cajals). Die tertiären Äste und ihre weiteren Verzweigungen haben ihr Hauptausbreitungsgebiet oberhalb der Purkinjeschen Zellen und bilden dort einen dem erstgenannten Plexus parallel gerichteten supraganglionären Plexus (Plexus supraganglionaris oder strié des collatérales secondaires Cajals). Beide Plexus kommen auch im Markscheidenbilde zur Darstellung (vgl. Abb. 158 bis 163).

Während diese Ausbreitungsweise gesichert ist, besteht über ihre weitere Ausbreitungs- und Endigungsweise in der Molekularschicht noch keine Klarheit; Cajal stellt es als möglich hin, daß ein Teil der Fasern, die wir mit einer zarten Markscheide in allen Höhen der Molekularschicht antreffen, Endverzweigungen der Kollateralen darstellen, welche mit den sekundären und tertiären Dendriten der Purkinjeschen Zellen in Verbindung treten. Sie haben zunächst einen radiären Verlauf; dabei läßt sich an ihnen noch eine dünne Markumkleidung in der unteren Zone der Molekularschicht nachweisen; dann verlieren sie ihre Markscheide und sind nur noch mit Hilfe der Neurofibrillenfärbungen darzustellen.

Da der Plexus infraganglionaris offenbar vornehmlich Beziehungen eingeht zu dem Körper der Purkinjeschen Zellen und der Plexus supraganglionaris vornehmlich solche zu den Primärdendriten, würden die weiteren Verästelungen in der Molekularschicht mit den Sekundär- und Tertiärdendriten in Verbindung stehen. Man könnte also mit Cajal, was das Ausbreitungsgebiet der rückläufigen Kollateralen angeht, ein unteres für den Körper der Purkinjeschen Zellen, ein intermediäres für die untere Verästelung

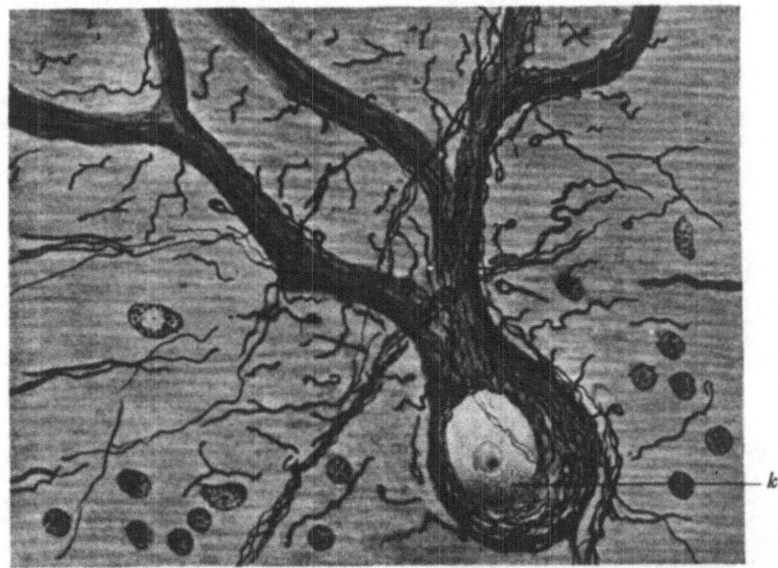

Abb. 116. Endformationen (der Kollateralen der Purkinjeachsenzylinder) in der Nähe, auf dem Körper und den Dendriten der Purkinjezellen: Mensch. *k* Kern. Cajalsches Silberpräparat. Zeichnung. Vergr. 700fach.

der Purkinjeschen Zellen und ein oberes für die oberen Äste unterscheiden (Abb. 115). Das Ausbreitungsgebiet der Kollateralen hat offenbar keine eindeutige räumliche Orientierung, ist dreidimensional, wobei vielleicht die Frontalebene bevorzugt ist (vgl. Schema auf Abb. 151).

Während die Golgimethode die Kollateralen regelmäßig zur Anschauung bringt, gelingt ihre Darstellung nur ausnahmsweise bei den Silberimprägnationen Bielschowskys und Cajals. Trotz aufmerksamer Beobachtung konnte sie Bielschowsky (1904/05) mit Hilfe seiner Methode nicht nachweisen; K. Schaffer (1914) stellte sie beim Menschen auch im Silberbilde dar, ebenso Estable (1924) und ich.

Was die letzte Endigungsweise dieser kollateralen Verästelungen angeht, so lassen hier die Golgi-Coxmethoden im Stich. Wir sehen manchmal dabei nur feine, sich reichlich verzweigende Fibrillen, die sich in den besagten Gegenden verästeln, und die wir mit einer gewissen Reserve als Endigungsfasern der rückläufigen Kollateralen ansprechen dürfen. Mit Hilfe der

Fibrillenmethoden sehen wir mitunter den Körper und die Hauptfortsätze der PURKINJEschen Zellen, besät mit feinfädigen Endformationen, welche an ihrem Ende ein Knöpfchen oder einen kleinen Ring tragen (Abb. 116). Von CAJAL, BIELSCHOWSKY, K. SCHAFFER, WINKLER sind diese Endformationen übereinstimmend beschrieben worden, und ich konnte sie beim Menschen ebenso wie bei Tieren häufig im gut gelungenen Silberpräparate darstellen. An den Sekundärästen der PURKINJEschen Zellen beobachtete ich sie freilich nur ganz selten.

Die Achsenzylinder der Purkinjezellen verlaufen, nachdem sie die Körnerschicht passiert haben, in das sublobuläre Marklager und wenden sich einem der inneren Kerne zu[1], um sich dort an den Ganglienzellen aufzusplittern (vgl. Abb. 191).

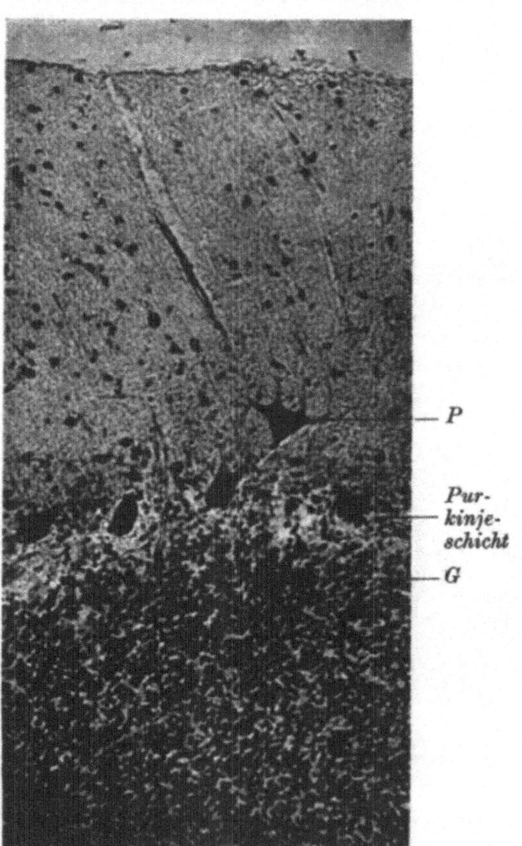

Abb. 117. In die Molekularschicht verlagerte Purkinjezellen (*P*). Erwachsener Mensch. *G* Golgizellen der Körnerschicht. Toluidinblaupräparat. Mikrophotographie. Vergr. 100fach.

|Nach ihrer Entdeckung durch DEITERS konnte sie DENISSENKO (1877) bis zur weißen Substanz verfolgen, und GOLGI (1886) hat zum ersten Male mit Hilfe seiner Methode die Kollateralen beim Menschen gesehen. 1888 und 1889 gelang CAJAL deren Nachweis bei den *Säugern* bei gleichzeitiger Analysierung des feineren Verlaufes und der Endigungsweise; vor allem konnte er zeigen, daß die von ihnen gebildete oben beschriebene Plexusbildung unter- und oberhalb der Purkinjezellen identisch ist mit jenen Faserkomplexen, die bereits HENLE, KÖLLIKER u. a. in jenen Etagen gesehen hatten, ohne sie klar deuten zu können. RETZIUS (1892) hat gleichfalls die Verzweigung der Kollateralen in der Purkinjeschicht dargestellt. POPOFF (1896) und HELD (1897) glaubten auf Grund ihrer Präparate eine Endigung der Kollateralen im Sinne der Kletterfasern annehmen zu müssen, was sich aber bei allen weiteren Untersuchungen nicht bestätigte. K. SCHAFFER (1914) gelang zum ersten Male der Nachweis der Kollateralen mit Hilfe der Silbermethode. Von allen weiteren Autoren, die sich mit der Histologie des Kleinhirns eingehend beschäftigt haben, konnten auch in dieser Beziehung nur die Angaben CAJALS bestätigt werden.

Ich habe betont, daß sich beim Menschen die Purkinjezellen sehr gleichmäßig in der Ganglienzellschicht anordnen. Man findet gleiche Elemente, die sicher als Purkinjezellen anzusprechen sind, beim Menschen nur ganz ausnahmsweise einmal in einigen Exemplaren auch in der Molekularschicht (Abb. 117*P*), häufiger noch in allen Etagen der Körnerschicht. CASTRO hat sie gleichfalls beim normalen Menschen ab und zu zwischen den Körnern gefunden, ebenso ESTABLE (1924). Sie sind dann zumeist etwas kleiner und haben mehr fusiforme oder triangulare Gestalt und erinnern an embryonale Zustände. Ähnliches konnte

---

[1] Nach neueren experimentellen Untersuchungen an *Affen* von SACHS und FINCHER (1927) sendet die Kleinhirnrinde auch direkte Fasern zu extra-cerebellaren Kerngebieten, so zum roten Kern und den Augenmuskelkernen. CAJAL nimmt ja auch ähnliches an.

CAJAL bei verschiedenen Tieren feststellen, wo es offenbar häufiger zu dislozierten Purkinjezellen auch in der Molekularschicht kommt. Abb. 118 zeigt eine solche in die untere Zone der Molekularschicht dislozierte PURKINJEsche Zelle zwischen zwei normal gelegenen beim *Affen*; es fällt dabei vor allem auch die Zwergform der ersteren auf. Daß diese Zellen für gewöhnlich im embryonalen Zustande verharren und ein unregelmäßiges und uncharakteristisches Dendritengeäst erkennen lassen, führen CAJAL (1904) und ESTABLE (1924) auf den mangelnden Einfluß zurück, den bei der histogenetischen Entwicklung die mit ihnen verbundenen Neurone ausüben; vor allem sind es die Kletter- und Parallelfasern, die dabei von formgestaltender Bedeutung sind.

Ich habe bereits oben bei der Abhandlung der Ontogenese der Kleinhirnrinde die **Histogenese der Purkinjezellen** wenigstens in groben Zügen besprochen. Ich möchte hier noch einige diesbezügliche Bemerkungen anfügen, die wir CAJAL verdanken.

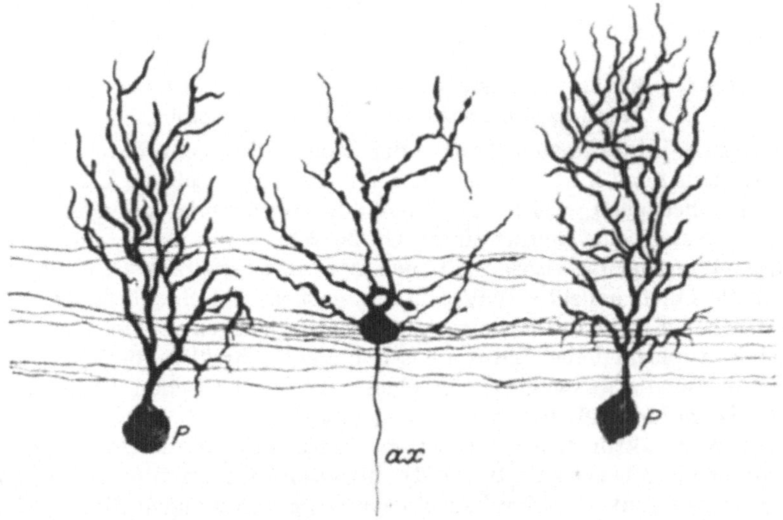

Abb. 118. Zwischen zwei normalen Purkinjezellen (*P*) eine etwas verlagerte Purkinjezelle mit ihrem Achsenzylinder (*ax*) in Zwergform. *Affe.* Golgipräparat. Zeichnung. Vergr. 100fach.

Wir können mit CAJAL zunächst von einer Phase der Desorientation der Dendriten sprechen (vgl. Abb. 85). In diesem frühesten embryonalen Stadium bieten die Purkinjezellen einen fusiformen Körper, von dessen Protoplasmaleib eine Unmenge völlig unorientierter kurzer Dendriten abgeht, und zwar ebenso an der Basis und an den Seiten des Zellkörpers wie an dem oberen Pole. Ganz allmählich tritt die Purkinjezelle in das Stadium der Orientation und Regularisation der Dendriten, indem sich der Zellkörper gegen die äußere Oberfläche des Kleinhirns hin verlängert und die vom oberen Pole der Zelle entspringenden Dendriten im gleichen Sinne auswachsen und in die Breite streben entsprechend dem späteren Reifestadium; gleichzeitig verkümmern die übrigen Protoplasmafortsätze der Zelle immer mehr. CAJAL spricht dabei von einer Resorption der perisomatischen Dendriten. Dies ist der Zustand, den wir bei der Geburt des Menschen antreffen. Die weitere Entwicklung gestaltet sich nun so, daß sich die Sekundär- und Tertiärdendriten in gut orientierter Weise rein fronto-caudal entfalten, bei völliger Resorption der basalen und übrigen perisomatischen Plasmafortsätze. Diese Entwicklung wird befruchtet durch die Reifung der mit den PURKINJE-schen Dendriten in Verbindung tretenden Neuronen, insbesondere durch die

Parallel- und Kletterfasern. Ähnliche Wandlungen machen auch die Achsenzylinder durch. Sie sind bereits in den frühesten Entwicklungsstadien mit der Golgimethode nachzuweisen und zeichnen sich beim neugeborenen Kinde durch eine Unmenge feiner, sich reich verzweigender Kollateralen aus, die besonders reichlich in der Nähe des Zellkörpers ausstrahlen; auch sie verfallen größtenteils der Resorption und nur die längeren und unteren bleiben definitiv erhalten, wobei beim Menschen ungefähr zwei bis drei Kollateralen von einem Achsenzylinder abgehen. Während die Kollateralen zunächst jeglicher Orientierung entbehren, streben die übrigbleibenden und definitiven Kollateralen in ihrer Verästelung einer zum Windungsverlaufe des Kleinhirns parallel gerichteten Anordnung zu.

Die Purkinjezellen haben normalerweise kein Lipoidpigment, und auch in pathologischen Zuständen neigen sie nicht zu Verfettung. Dagegen zeigen sie bei vielen Krankheiten verschiedenster Ätiologie Degenerationserscheinungen, besonders sind sie gewissen Giften gegenüber sehr empfindlich (Alkohol, Arsen). Für gewöhnlich entarten sie bei Krankheitsprozessen als erste nervöse Elemente in der Kleinhirnrinde.

b) Die inneren Stern- oder Korbzellen (Grandes cellules étoilées ou cellules étoilées profondes ou cellules à corbeilles).'

Wir treffen im untersten Drittel der Molekularschicht (Abb. 107, 108 *kz*), manchmal auch noch in der Schicht der Purkinjezellen selbst (Abb. 107, 108 *kz*) kleinere Ganglienzellen, welche im Nisslbilde sternförmig, polygonal oder von dreieckiger Gestalt sind und in ihrer Größe sehr schwanken. Für gewöhnlich mißt ihr Durchmesser zwischen 10 und 20 μ. Sie besitzen (Abb. 107, 108 *kz*) im Nisslbilde einen hellen verhältnismäßig großen, bläschenförmigen Kern mit einer deutlichen Kernmembran und einem zentral gelegenen Nucleolus. In ihrem schmalen Protoplasmaleibe sind die Nisslschollen mehr kleinkörnig angelegt und nur selten in Form etwas größerer Brocken. Mit den basischen Anilinfarben sind die Protoplasmafortsätze nur ganz wenig angedeutet.

Die feinere Struktur dieser Zellformen wird uns durch die Golgi- oder Silberbilder vermittelt. Denissenko (1877), Meynert-Huguenin (1879), Belloni (1883) und Schwalbe (1883) haben ungenaue Beschreibungen dieser Zellformen gegeben, und erst Golgi (1886) und Cajal (1888) klärten uns über ihre histologische Eigenart auf.

Wir unterscheiden auch an ihnen zwischen den Protoplasmafortsätzen, den Dendriten, und dem Achsenzylinderfortsatze. Mit der Ehrlichschen Methylenblaumethode oder im Golgibilde sehen wir im Zellkörper laterale, horizontale und vor allem aufsteigende, feine, sich reichlich verzweigende Dendriten von langem Verlaufe abgehen (Abb. 119a und b), die man bei wohlgelungenen Golgiimprägnationen sowohl wie bei der Ehrlichschen Methode bis an die Oberfläche der Molekularschicht verfolgen kann. Bei den am tiefsten gelegenen Zellformen fehlen deszendierende Dendriten völlig, während einige oberflächlich gelegene hin und wieder auch deszendierende Seitenäste abgeben. Am mächtigsten entwickelt sind die lateralen und aszendierenden Äste, welche sich reichlich in Seitenäste aufsplittern und häufig dabei zarte Anschwellungen und seitliche Dornen erkennen lassen (Abb. 119a und b). Das Dendritengeäst dieser Zellen ist im gleichen Sinne orientiert wie jenes der Purkinjezellen, also senkrecht zum Lamellenverlaufe, wie dies Cajal zuerst nachgewiesen hat (vgl. auch Schema Abb. 151).

Der Achsenzylinder dieser Zellen bietet besondere Eigentümlichkeiten: Er entspringt zumeist seitlich vom Zelleibe und nimmt entweder sogleich oder sehr bald nach kurzem absteigenden Verlaufe eine horizontale Richtung oberhalb und parallel zur Lage der Purkinjezellen ein (Abb. 119a und b *ax*). Seine Ver-

laufsrichtung ist zudem senkrecht zum Windungsverlaufe, so daß wir den Achsenzylinder in seiner ganzen Ausdehnung nur auf Querschnitten durch die Kleinhirn-

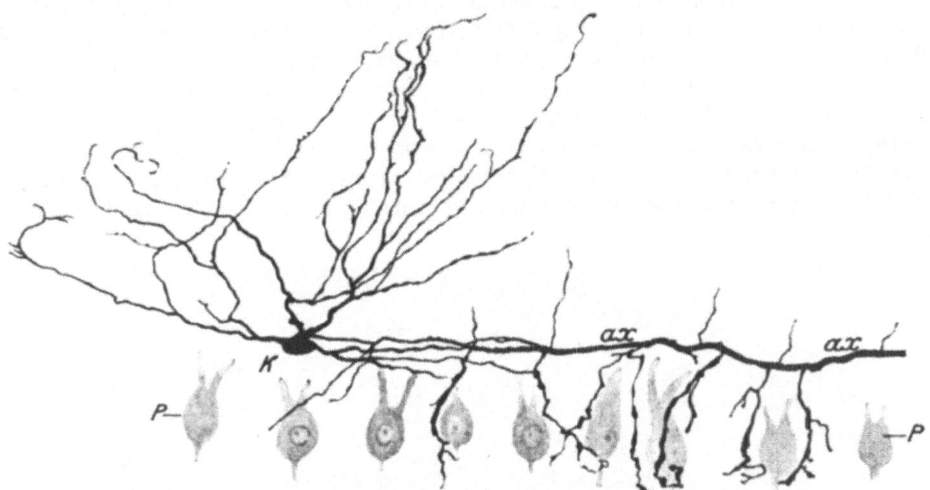

Abb. 119a. Korbzellen (*k*) mit ihren Dendriten und ihrem Achsenzylinder (*ax*) und dessen kollateralen
Verzweigungen an den Purkinjezellen (*P*). *Kaninchen.* Golgipräparat. Zeichnung.

rinde treffen (vgl. Schema Abb. 151). Der Achsenzylinder folgt so genau dem
Windungsverlaufe in seinen Höhen und Tiefen und besitzt eine große Länge.

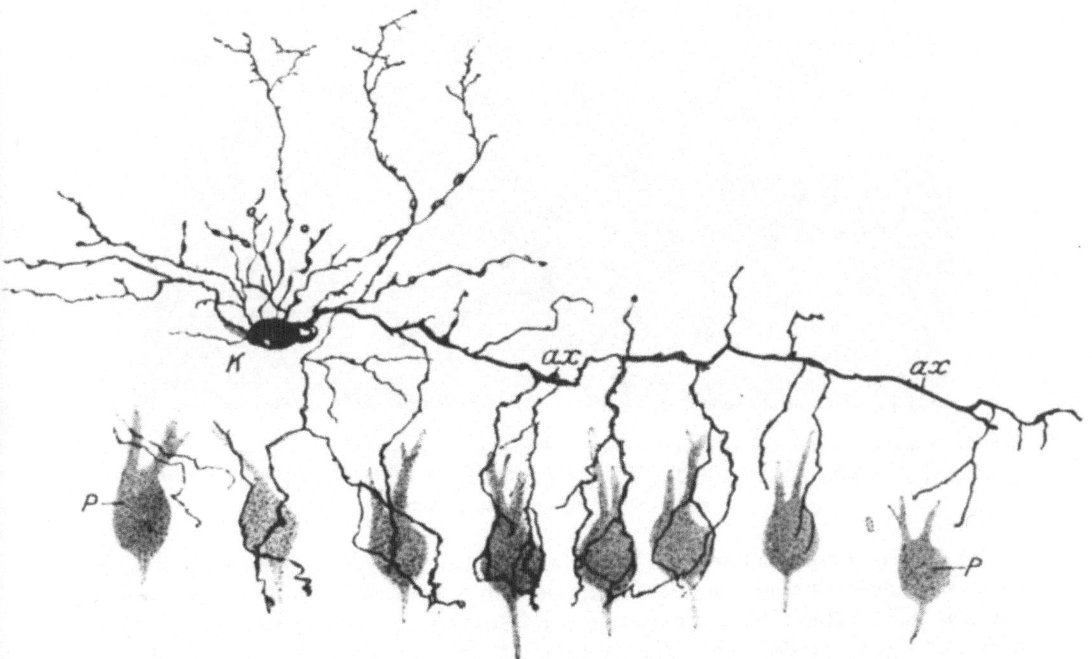

Abb. 119b. Das gleiche wie Abb. 119a beim Menschen.

Bemerkenswert ist dabei die Tatsache, daß er bei seinem Abgange vom Zelleibe
zunächst ganz dünn ist und erst in einiger Entfernung vom Zelleibe dicker wird.
In seinem ganzen Verlaufe ist er marklos.

Vom Achsenzylinder gehen zahlreiche Kollateralen ab, und zwar auf- und absteigende (Abb. 119a und b *ax*). Erstere sind stets gering an Zahl und sehr dünn; CAJAL konnte einige von ihnen mitunter bis zur Oberfläche der Molekular- schicht verfolgen, ich sah sie beim Menschen nur mit ganz kurzem Verlaufe. Die deszendierenden oder absteigenden Kollateralen hingegen sind sehr reichlich und auch dicker. Sie entspringen in fast regelmäßigen Abständen vom Hauptstamm des Axons — häufig rechtwinklig — und bilden kurze sich reich verzweigende pinselförmige Seitenäste, die sich dem Körper der Purkinjezelle seitlich und an der Oberfläche hart anschmiegen. Dabei zeigen sie kleine Anschwellungen und feinste Seitensprossen, mit denen sie offenbar auf dem Körper der Purkinjezelle endigen.

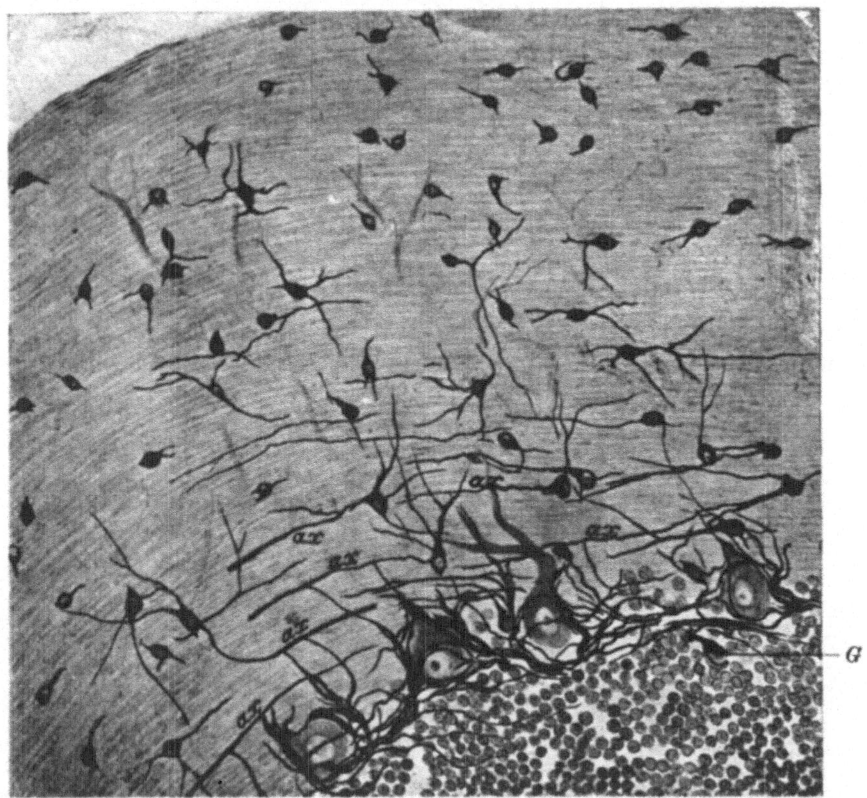

Abb. 120. Molekularzone des Kleinhirns vom Menschen mit dem Reichtum an Korb- und Sternzellen. *ax* Achsen- zylinder der Korbzellen mit ihren Faserkörben um die Purkinjezellen; *G* Golgizelle. CAJALsches Hydrochinon- Silberpräparat. (Der Übersichtlichkeit halber sind bei dieser Zeichnung nur die Ganglienzellen der Molekular- schicht eingetragen.) Vergr. 300fach.

So stellen diese Kollateralen den Hauptbestandteil jener eigenartigen fase- rigen Bildungen dar, welche die Purkinjezellen wie Körbe einhüllen, und welche wir seit KÖLLIKER (1890) Faser- oder Endkörbe der Purkinjezellen, oder mit CAJAL (1888) deren Nester (nids et pinceaux) nennen. Ich werde auf die Kompliziertheit dieser Bildungen, an denen sich noch andere Faserzüge mit- beteiligen, später noch zu sprechen kommen (vgl. S. 817). Hier sei nur so viel betont, daß weitaus der wichtigste Bestandteil der PURKINJEschen Körbe von den Axonkollateralen unserer Zellen gebildet wird. Daher haben diese Zellen auch den Namen „Korbzellen" erhalten.

Die Kollateralen endigen größtenteils, wie schon betont, an der Oberfläche des PURKINJEschen Zelleibes, lassen sich aber nach CAJAL (1904 und 1911), K. SCHAFFER (1914) und ESTABLE (1924) mitunter auch bis zum Achsenzylinder dieser Zellformen verfolgen, wo sie sich namentlich dem marklosen Anfangsteile eng anschmiegen.

Man kann häufig beobachten, wie von den Verzweigungen eines kollateralen Astes zwei benachbarte Purkinjezellen (Abb. 119b) beschickt werden. Ferner zeigen gute Imprägnationspräparate, daß eine Korbzelle mit zahlreichen Purkinjezellen, selbst von verschiedenen Lobuli, in Verbindung steht (vgl. Schema Abb. 151).

Im Neurofibrillenpräparate lassen sich die Korbzellen mit ihren Verästelungen gleichfalls recht gut darstellen (Abb. 120, 121). Hier zeigt sich ein ovaler oder polygonaler Zellleib mit einem hellen bläschenförmigen Kern und einem verhältnismäßig schmalen Protoplasmasaume, von dem die Fortsätze in der oben beschriebenen Weise abgehen. Der Zellkörper bietet ein Netzwerk feinster Fäserchen, und in den Dendriten zeigen sich mitunter gut differenzierte Einzelfibrillen. Der Achsenzylinder geht in Form eines zunächst dünnen Fädchens vom Zellkörper oder auch von einem Dendriten ab. Dadurch, daß die Dendriten wie die Axone dieser Zellfor-

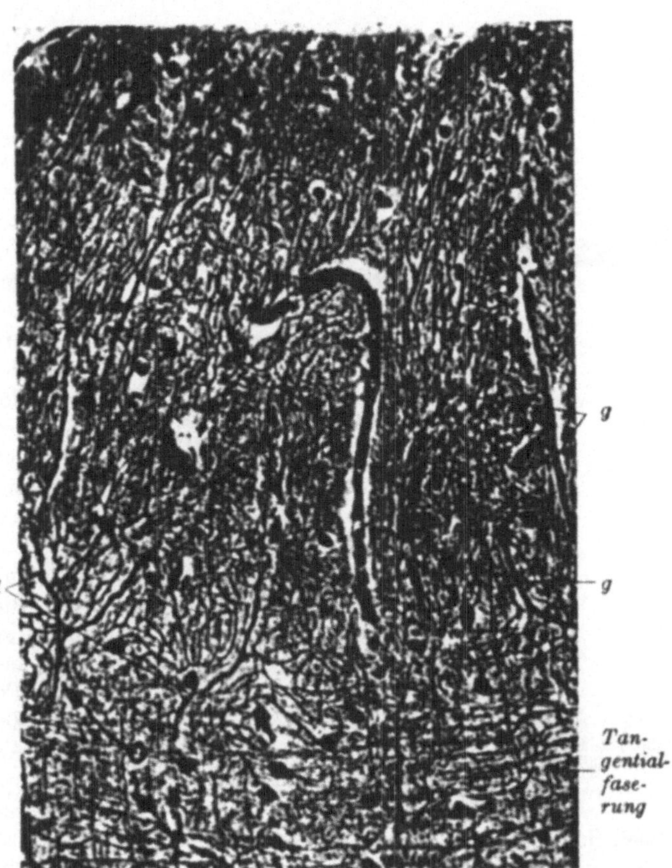

Abb. 121. Molekularschicht des Kleinhirns vom Menschen im Tangentialschnitt, die Tangentialfaserung und den Reichtum an Stern- und Korbzellen demonstrierend. CAJALsches Silberpräparat. Mikrophotographie. Vergr. 120fach. *d* Dendriten der Purkinjezellen; *g* Gefäß.

men in der senkrecht zum Windungsverlaufe gerichteten Tangentialebene angeordnet sind, und die Axone allmählich alle einen horizontalen Verlauf annehmen, parallel zur PURKINJEschen Schicht, zeigt sich im Querschnitt bei der Silberfärbung im untersten Drittel der Molekularschicht ein auffallend starker Reichtum an Tangentialfasern (Abb. 121, 149); diese Tangentialfaserschicht wird zum größten Teile von den Axonen der Korbzellen gebildet. Das Axon nimmt nach seinem Abgange vom Zellkörper recht häufig zunächst einen schlingenförmigen Verlauf (Abb. 123), um dann in die horizontale Richtung umzubiegen. CAJAL spricht dabei von lassoartigen Figuren und Schlingenbildungen (Fibrae ansatae).

Der Achsenzylinder stellt sich im Silberbilde (Abb. 120, 123) als ein dünnes Fädchen dar, in dem wir in Übereinstimmung mit Cajal nur eine einzige Fibrille unterscheiden können. Plötzlich verstärkt sich das Axon um das Drei- und Vierfache, wobei jetzt auch in ihm mehrere Fasern deutlich zu sehen sind (Abb. 123). In seinem weiteren langen Verlaufe bleibt das Axon ziemlich gleichmäßig dick und verjüngt sich erst an seinem Ende wieder. Auch im Silberbilde zeigen sich die aszendierenden und deszendierenden Kollateralen sehr deutlich, wobei erstere gleichfalls nicht sehr reichlich entwickelt sind, letztere aber in besonderer Menge hervortreten. Sie streben den Purkinjeschen Zellen zu (Abb. 122, 123) und umgeben sie mit einem häufig dichten Fibrillenwerk (Abb. 122 x); letzteres zeigt Durchflechtungen und netzförmige Anordnungen und legt sich für gewöhnlich dem Purkinjezellkörper enge an, so daß an vielen Stellen die eindeutige Abgrenzung von dem endocellulären Fibrillenwerk sehr schwer fällt. Zuweilen splittern sie sich pinselförmig auf (Abb. 123), und umgeben so die Purkinjesche Zelle mit einem Pinsel mitteldicker Fasern. Die Kollateralverzweigungen streben im allgemeinen jenem Pole der Purkinjeschen Zelle zu, von welcher der Achsenzylinder seinen Ursprung nimmt. Auch im Silberbilde läßt sich die

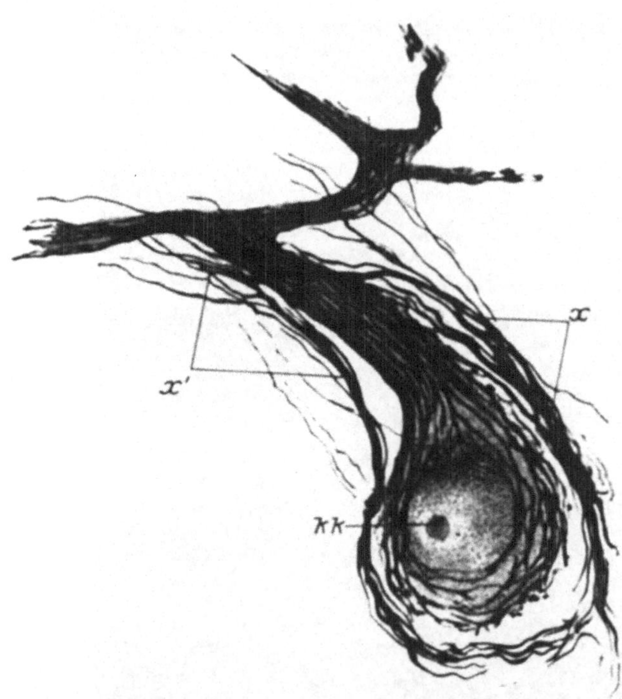

Abb. 122. Faserkörbe der Purkinjezellen im Bielschowsky-Silberpräparat. *kk* Kernkörperchen, *x* und *x'* vornehmlich Achsenzylinderkollateralen der Korbzellen. Zeichnung. Vergr. 700fach.

Beeinflussung zahlreicher Purkinjescher Zellen durch eine Korbzelle erkennen; ich konnte die unicelluläre Verbindung von sechs Purkinjeschen Zellen häufiger beobachten. Hervorzuheben ist, daß die Aufsplitterung der kollateralen Äste eine dreidimensionale ist. Die Kollateralen splittern sich in feinste Endverzweigungen auf, welche in Form feinster Fäserchen mit Knöpfchen oder Ringelchen versehen auf dem Zellkörper und dem Ursprungsteil des Achsenzylinders endigen (Abb. 124). Derartige Bilder, die auch Winkler (1927) beschreibt, kann man im Silberpräparate nur selten beobachten.

Nach Bielschowsky sind jedoch die Körbe nicht das einzige Endziel der Kollateralen; sie streben auch im Bereich der Purkinjeschen Zellen dem Grenzgebiet der Körnermolekularschicht zu und sind an diesen Stellen bis tief in die Körnerschicht zu verfolgen. Beim Passieren der Grenzschicht kommen ähnliche Auflockerungsfiguren an ihnen vor wie in den Körben. Ähnliches beschreibt auch K. Schaffer (1914), ferner glaubt Bielschowsky gesehen zu haben, daß

auch von der der Grenzschicht abgewandten Seite des Axonstammes Kollateraläste nach der äußersten Zone der Molekularschicht abgehen und sich mit zahlreichen zarten End-
äste den Dendriten-
verzweigungen der
PURKINJEschen Zel-
len anschmiegen.

Wie CAJAL und
ESTABLE konnte auch
ich mich von derarti-
gen Strukturbildern
nicht überzeugen. Im-
mer sah ich die de-
szendierenden Kolla-
teralen an PURKIN-
JEschen Zellen und
deren Axonen endi-
gen, nur mit einer Aus-
nahme, auf die wir
noch einmal weiter
unten bei Beschrei-
bung der großen Gol-
gizellen der Körner-
schicht zu sprechen
kommen: An einigen
Golgizellen der Kör-
nerschicht nämlich
(vgl. Abb. 137) lassen
sich — selten — gleich-
falls korbähnliche Fa-
serhüllen darstellen
von dem gleichen Aus-

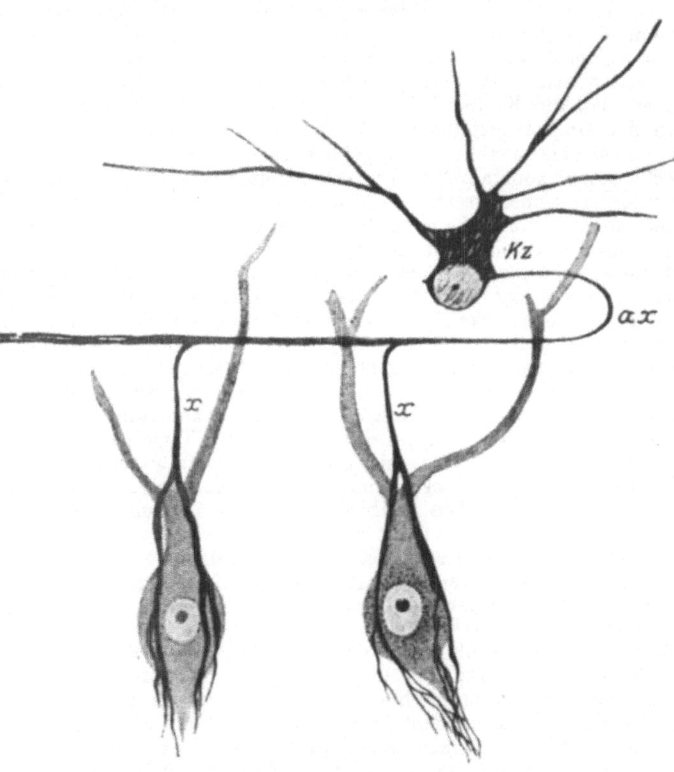

Abb. 123. Halbschematische Zeichnung der Korbzelle (*kz*) mit ihrem Achsenzylinder (*ax*) und dessen Kollateralen (*x*). Faserkörper der Purkinjezellen in ihrer
einfachsten Gestaltung. Bielschowsky-Silberpräparat. Zeichnung. Vergr. 350fach.

sehen wie jene um die PURKINJEschen Zellen. Das gleiche beschreiben K. SCHAFFER
(1914) und ESTABLE (1924). Mit diesen Autoren halte auch ich es für wahrscheinlich, daß es sich bei
diesen Bildungen um Kol-
lateralverzweigungen von
Korbzellen handelt.

Zu betonen ist noch, daß
all diese Faserkörbe marklos sind.

Über die letzte End ver-
ästelung des Achsen-
zylinderstammes der
Korbzellen wissen wir
sehr wenig. ESTABLE (1924)
beschreibt feinste Endäste,
„massues d'irradiation", in
die sich der Achsenzy-
linderhauptstamm in der

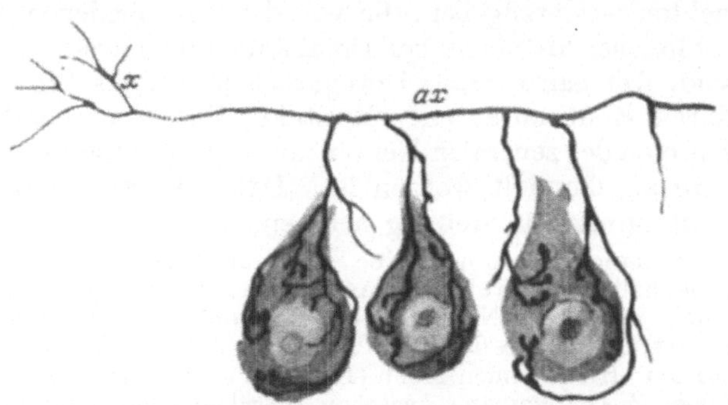

Abb. 124. Endverzweigungen der Kollateralen des Achsenzylinders (*ax*)
der Korbzellen auf dem Körper der Purkinjezellen. *x* Endverästelungen
des Achsenzylinderstammes der Korbzellen („massues d'irradiation"
von ESTABLE). CAJALsches Hydrochinon-Silberpräparat. Zeichnung.
Vergr. 350fach.

Molekularzone aufsplittert (Abb. 124 *x*). Er glaubt, daß es sich bei diesen
Protoplasmainselchen gewissermaßen um Regulatoren handelt, welche die

Intensität des nervösen Stromes zwischen Korb- und Purkinjeschen Zellen ausgleichen.

Für das auffallende Dickerwerden des Axons der Korbzellen besitzen wir bis heute noch keine hinreichende Erklärung. Bielschowsky (1914/15) schreibt darüber: „Der Charakter des Axons dieser Zellen ist ein ganz ungewöhnlicher; so ungewöhnlich, daß Bethe seine Neuritennatur bezweifelt. Wir halten den Axoncharakter zwar für unbestreitbar, glauben aber, daß die Kaliberdifferenzen zwischen Anfangs- und Hauptstück und sein Verhalten an den Ursprungsstellen der Kollateralen den Hinweis auf einen exzeptionellen Leitungsmechanismus enthält. Die erwähnte Tatsache spricht dafür, daß die Leitung nicht von der Zelle zum Axonstamm und dann zu den Kollateralen erfolgt, wie man nach dem Ramón-Gehuchtenschen Gesetze annehmen müßte, sondern von den Kollateralenden im Terminalnetz an der Oberfläche einer Purkinjeschen Zelle via Axon zu anderen Kollateralenden in benachbarte oder entferntere pericelluläre Terminalnetze (oder von einem Endnetz zur Außenschicht der Molekularzone, da vom Axonstamm auch pialwärts Kollateralen abgehen usw.). Bei dieser Auffassung wird die Tatsache verständlich, weshalb ceteris paribus die zellferne Axonstrecke gegenüber ihrer Anfangsstrecke ein Plus an Substanz aufweist. Nehmen wir an, daß jede Kollaterale einem Draht von bestimmtem, gleichbleibendem Kaliber entspricht, so wird der tangentiale Axonstamm einem dicken Sammelstrange vergleichbar, in welchen eine große Zahl von Einzeldrähten zusammenläuft. Konsequenterweise wird man dann auch die Leitungsrichtung im Axonstamm wie in den Kollateralen als eine doppelsinnige betrachten müssen, da dasselbe Terminalnetz bald der Ausgangspunkt, bald der Zielpunkt eines Reizes sein kann. Cellulipetalwärts von der ersten Kollaterale wird der Mechanismus für Zwecke funktioneller Reizübertragungen wahrscheinlich wenig in Anspruch genommen. Die Korbzelle hängt an ihm mit einem dünnen Faden; sie ist mehr, wenn auch wohl sicher nicht ausschließlich, ein Appendix von trophischer Bedeutung als ein Reiz aufnehmender oder abgebender Körper.“

Bielschowsky zeigt sich in diesen Ausführungen als Verfechter der Kontinuitätslehre, die bekanntlich von Cajal und seiner Schule auch heute noch streng abgelehnt wird. Wie wir auch zu dieser Frage stehen, bleibt die oben angeführte Bielschowskysche Ausdeutung dieses morphologischen Phänomens unbefriedigend; denn nach allem müssen wir auch bei den Korbzellen jenen Leitungsmechanismus annehmen, der ganz allgemein zellulofugal via Achsenzylinder verläuft. Mit Cajal und Estable nehmen auch wir an, daß die Korbzellen den Reiz der Parallelfasern mittels ihrer Dendritenfortsätze aufnehmen und auf die Körper und das Axon der Purkinjeschen Zelle übertragen auf dem Wege ihrer Achsenzylinder-Kollateralen.

Bekanntlich haben die histologischen Einzelheiten bezüglich der Endigungsweise der Korbfasern um die Purkinjeschen Zellen zu einer lebhaften Kontroverse geführt zwischen der Cajal-Schule einerseits und Held, Bethe, Bielschowsky anderseits, ein Streit, der sich zudem in der Diskussion über die Neuronentheorie lebhaft auswirkte. Es ist hier nicht der Platz all die Ansichten wiederzugeben, die von den verschiedenen Autoren unter Heranziehung zahlreicher histologischer Details im Widerstreit der Meinungen geäußert worden sind. Die ganze Frage bewegt sich ja um das Problem der Neuronenverbindung durch Kontinuität oder Kontakt, eine Frage, welche ganz allgemein für den Bauplan der zentralen Nervensubstanz wichtig, in diesem Handbuche an anderem Orte abgehandelt worden ist. Daher werde ich hier zu diesem Grundproblem nicht prinzipiell Stellung nehmen.

Während Cajal und seine Schule die Frage noch heute im Sinne eines Kontaktes für gelöst hält, sind die obengenannten anderen Autoren die Hauptvertreter der Retikularisten, welche im ganzen Nervensystem ein Kontinuität annehmen. Gerade die Beobachtungen an der Oberfläche der Purkinjeschen Zellen standen dabei im Vordergrunde der Diskussion. Hier nehmen Held (1885, 1897, 1902, 1927) und Bethe (1900) einen kontinuierlichen Zusammenhang zwischen oberflächlichen extracellulären Netzwerken und Zellsubstanz an. Freilich weichen die Anschauungen dieser Autoren bez. der Eigenart der von ihnen hier gesehenen pericellulären Netze und der Beschaffenheit der verbindenden Substanz recht erheblich voneinander ab. Golgi hat wohl als erster eigenartige Netzbildungen um die Purkinjesche Zelle herum beschrieben, die er für Kreatinhüllen der Ganglienzellen ansah. Bethe beobachtete nervöse Endfäserchen in dem Balkenwerk dieser „Golginetze“ und faßt sie als ein an der Oberfläche der Ganglienzellen sich ausbreitendes Neuropil auf. Die Arbeiten Helds (1902, 1905, 1927) haben dann überzeugend bewiesen, daß es sich bei den fraglichen Netzstrukturen um gliöse Bildungen handelt, welche seinem

Gliareticulum zugehören. Die modernen Histologen stehen heute ganz allgemein auf dem Standpunkte Helds, wenn diese Strukturerscheinungen nicht — wie von Cajal — als Kunstprodukte abgelehnt werden.

Held beschreibt dann weiter gerade an der Oberfläche der Purkinjeschen Zellen, wie auch an jener der anderen größeren Ganglienzellen seine nervösen „Terminalnetze" (pericelluläre Neuritennetze), welche kontinuierlich sowohl in das gliöse Golginetz als auch in das allgemeine Grundnetz der grauen Substanz, und in das intracelluläre Neurofibrillengitter übergehen.

Wie Held sieht auch Ph. Stöhr (1923) die Purkinjezellen des Menschen untereinander durch ihre Dendriten vielfach kontiunierlich verbunden. Nach ihm stellt die Purkinjezelle keine anatomische Einheit dar, wohl aber die Summe aller Purkinjezellen, das „Purkinje-System". Im gleichen Sinne nimmt Stöhr eine Kontinuität peripherischer Korbfibrillen mit dem Innern der Purkinjezelle an.

Bei seinen Untersuchungen über den nervösen Bau der Molekularschicht des Kleinhirns kommt Held (1927) zu folgender Auffassung: „Es besteht in der grauen Rinde des Kleinhirns ein allgemeines Grundnetz, in welches sowohl die Fortsätze der Nervenzellen wie diejenigen der Gliazellen kontinuierlich übergehen. Das von feinen Granulis erfüllte Grundnetz ist protoplasmatischer Natur und wird von beiden Zellarten gemeinsam zusammengesetzt, von den Gliazellen in der Weise, daß ihr Gliareticulum ohne weiteres und allseitig in das Grundnetz übergeht, während es bei den Nervenzellen hauptsächlich ihre Fortsätze sind, Dendriten wie Neuriten, deren feine Spitzenzweige sich schließlich netzförmig auflösen. Abgeschlossen wird letzten Endes das Grundnetz der grauen Substanz gegenüber dem gefäßführenden Bindegewebe von der marginalen Glia. An der Grenze von grauer und weißer Substanz geht das Grundnetz der grauen Substanz in das weitmaschigere Gliareticulum über.

Die Neurofibrillen der Nervenzellen sind aber keineswegs auf den Zelleib und seine Fortsätze beschränkt, sondern treten vielfach aus dem unmittelbaren Bereich der Dendriten, aus ihren Seitenflächen wie aus ihren Endspitzen, heraus, um in den Bereich des Grundnetzes überzugehen, in deren Netzbalken sie feine Gitter bilden. Auch von den Verzweigungen der Neuriten werden solche Gitter innerhalb des Grundnetzes geliefert."

Nach Held hängen also die Nervenzellen und die Neurogliazellen miteinander in dem feinen Grundnetz der grauen Substanz kontinuierlich zusammen.

So nimmt Held auch einen kontinuierlichen Übergang der Korbfaserverästelungen in das pericelluläre Neuritennetz an, sowie eine kontinuierliche Verbindung dieses Netzwerkes mit den intracellulären Fibrillen. Bielschowsky (1904/05) vertritt die gleiche Anschauung auf Grund seiner Beobachtungen.

Ich konnte mich jedoch ebensowenig wie Cajal und K. Schaffer bei Mensch und Tier von der sicheren Existenz des Heldschen Terminalnetzes um die Purkinjezellen überzeugen; dagegen sah ich wie Winkler ab und zu die Endigungen der Korbfasern in Form freier Knöspchen und Ringelchen auf der Oberfläche der Zelle (vgl. Abb. 104).

Die Erfahrungen an pathologischem Materiale zeigen uns zudem, daß der Untergang der Purkinjezellen keineswegs den der Korbzellen bedingt. Ich kenne mehrere Fälle solcher Art, wo bei völligem Ausfall der Purkinjezellen die Korbfasern klar zutage treten und erhalten bleiben. Hierauf hat auch Cajal und seine Schule (Dalmatio Garcia, Rio-Hortega, Lorente de No, Estable) in mehreren Arbeiten hingewiesen.

Wie schon betont, werde ich zu der ganzen Frage des Grundaufbaues der grauen Substanz mit ihren intraneuralen Verknüpfungen an dieser Stelle nicht prinzipiell Stellung nehmen[1]. Dieses Problem berührt ja auch innig unsere Auffassung von der Reizleitung im nervösen Grau, und nach der Heldschen Auffassung müssen wir im nervösen Grundnetze einen den Zellen und ihren Protoplasmafortsätzen übergeordneten nervösen Leitungsmechanismus annehmen.

Im folgenden werde ich mich bemühen, wie in meinen bisherigen Darstellun-

---

[1] Persönlich stehe ich auf dem Standpunkte der Kontinuitätslehre, die jedoch m. E. eine gewisse morphologische wie funktionelle Selbständigkeit der Zellen mit ihren Fortsätzen keineswegs ausschließt.

gen, die nervösen Einzelindividuen als solche genau zu beschreiben und den Leitungsmechanismus im Sinne einer stark betonten zelligen Individualität auszulegen. Insofern folge ich Cajal und seiner Schule und halte eine solche Darlegung zum mindesten von großem didaktischen Werte.

Golgi und Fusari (1886) waren die ersten, welche den Achsenzylinder der Korbzellen in seinem eigentümlichen Verlaufe richtig erkannten. Cajal (1888) hat Golgis Darstellung bestätigt und namentlich die besondere Verästelungsweise der Achsenzylinderkollateralen eingehend geschildert. Die ersten Bestätigungen der Golgi-Cajalschen Befunde stammen von Kölliker (1890), der auch die klassisch gewordenen Bezeichnungen „Faserkörbe" und „Korbzellen" einführte. Alle späteren Autoren (van Gehuchten 1890, Retzius 1892, Falcone 1893, Lugaro, Azoulay, Smirnow, Held, Dogiel 1896, Bielschowsky und Wolff 1904/05, K. Schaffer 1914 und Estable 1924) konnten den früheren Angaben nur unwesentliche Einzelheiten zufügen.

c) Die äußeren Sternzellen (Cellules étoilées externes Cajals).

In der äußeren Hälfte der Molekularschicht, vornehmlich in ihrem äußeren Drittel fallen zahlreiche kleine Ganglienzellen auf (Abb. 107, 110, 111), die im allgemeinen an die Erscheinungsformen der Korbzellen erinnern, ihnen aber an Größe deutlich nachstehen. Im Nisslbilde erscheinen sie (Abb. 107 *ga*) sternförmig, ovoid und polygonal mit verhältnismäßig großem Kern und wenig Plasma. Ähnlich erscheinen sie auch im Silberpräparat (Abb. 110 und 111), wo wir gleichfalls nur einige kurze, sich wenig verästelnde Ausläufer unterscheiden können. Das Golgibild hingegen (Abb. 125) zeigt uns auch hier wieder bemerkenswerte Einzelheiten, die uns unter Berücksichtigung der Zellgröße und der Eigenart der Fortsätze mit Cajal zwei Typen abgrenzen lassen: einmal kleinere Elemente mit kurzen, feinen, mit leichten Anschwellungen versehenen Dendriten und dünnen kurzen Achsenzylindern, die nach allen möglichen Richtungen verlaufen; am häufigsten beobachtet man dabei eine horizontale Richtung dieser Axone, die nur wenig, unendlich zarte Seitenäste abgeben; alsdann etwas größere Elemente von mehr spindelförmiger Gestalt, deren Dendriten viel länger sind und sich viel reichlicher verzweigen, und deren Axone ebenfalls einen recht unregelmäßigen Verlauf haben. Gewöhnlich ist das Axon länger und splittert sich erst in weiterer Entfernung vom Zelleibe in der Molekularschicht auf. Die Axone vieler dieser Zellen nehmen ihre Richtung vertikal gegen die Purkinjesche Schicht zu und verästeln sich entweder in der unteren Zone der Molekularschicht oder auch in der Purkinjeschicht selbst, wo wir ihre Endaufsplitterungen deutlich an den Purkinjezellen, und zwar an ihrem oberen Pole — bei Tier und Mensch — feststellen konnten (Abb. 125).

Cajal hat bereits 1889 dieser Sternzellen Erwähnung getan; Fusari (1886), Ponti (1897), Smirnow (1897), Bechterew und Crevatin (1898) haben sie bei Tier und Mensch ausführlicher beschrieben. Crevatin nennt sie die „Fusari-Pontischen Zellen". Ihre Bedeutung wird von den verschiedenen Autoren verschieden beurteilt. Retzius (1892) spricht von der etwas „mystischen" Natur dieser Zellen. Schaper (1904) ist geneigt, keinen wesentlichen Unterschied zwischen den Korbzellen und den äußeren Sternzellen anzunehmen, ähnlich auch Lugaro. Cajal hebt gleichfalls die histologische Verwandtschaft zwischen den beiden Zellformen hervor, betont jedoch, daß er niemals die Achsenzylinderendigung der äußeren Sternzellen bis zu den Achsenzylindern der Purkinjeschen Zellen verfolgen konnte. Freilich sah auch er ähnlich wie Retzius, Dogiel, Smirnow ihre Axone tief in die Molekularschicht herabsteigen, ja selbst bis zum Körper der Purkinjeschen Zellen. Cajal hat weiterhin festgestellt, daß bei den *Reptilien* die Korbzellen außerordentlich dürftig entwickelt sind im Gegensatz zu den *Vögeln* und *Säugern*, und Estable vertritt an der Hand vergleichend anatomischer Tatsachen und unter Berücksichtigung der Feststellung, daß bei den *Vögeln* eine Rückbildung der Sternzellen bei starkem Überwiegen der Korbzellen nachzuweisen ist, die Ansicht, daß beide Zellformen innig verwandt sind und sich gegenseitig vertreten können.

Auch beim Menschen tritt im histologischen wie im Golgibilde zweifellos die Verwandtschaft zwischen den größeren äußeren Sternzellen und den Korbzellen klar zutage. Bei vielen in der mittleren Zone der Molekularschicht gelegenen Elementen läßt sich die sichere Entscheidung, ob größere Sternzelle oder Korbzelle, nur im wohlgelungenen Golgipräparate treffen, während eine strenge Differenzierung dieser Zellformen im Nissl- oder Silberbilde unmöglich ist. Die kleineren Formen der äußeren Sternzellen dürfen wohl entsprechend ihrer Dendritenverästelung und ihres Achsenzylinderverlaufes von den Korbzellen und den größeren Sternzellen abgesondert werden. Es bleibt aber auch hier wahrscheinlich, daß zwischen allen drei Zellformen eine innige histologische und biologische Verwandtschaft besteht.

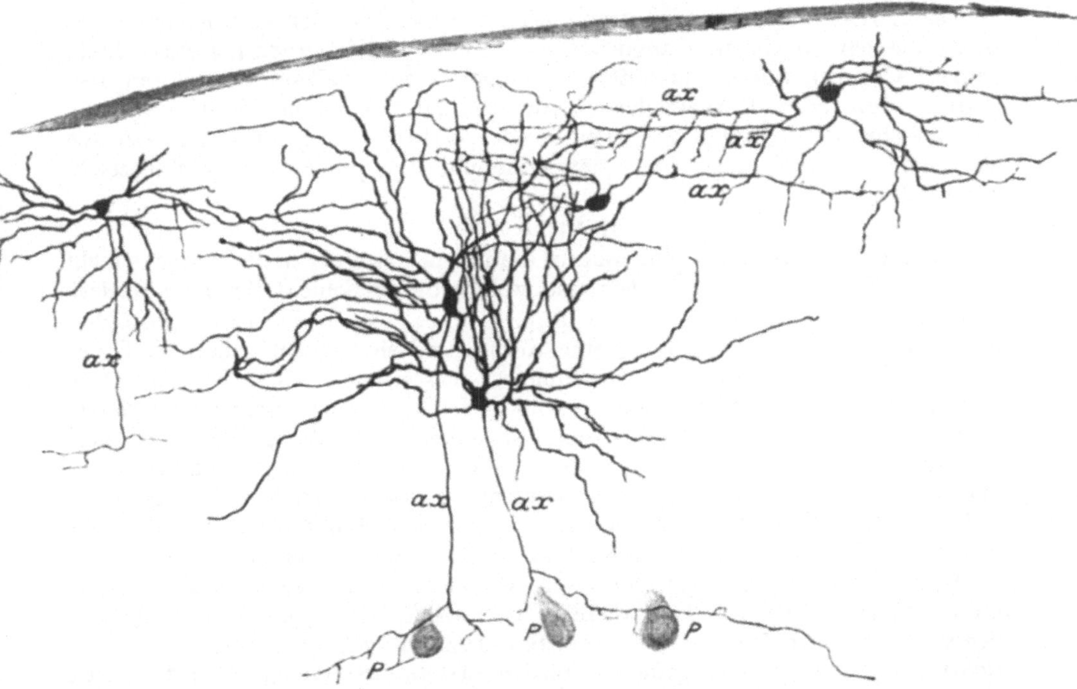

Abb. 125. Die äußeren Sternzellen der Molekularschicht beim Menschen im Golgipräparat. *ax* Achsenzylinder; *P* Purkinjezellen. Zeichnung. Vergr. 100fach.

Diese Verwandtschaft drückt sich auch in den Verbindungen dieser Zellen aus; wir dürfen mit CAJAL und ESTABLE annehmen, daß alle diese Zellformen die Erregung von den Körnerzellen vermittels der Parallelfasern aufnehmen, um sie den PURKINJEschen Zellen zu übermitteln. Die Korbzelle überträgt diese Erregung auf den Körper und das Axon der PURKINJEschen Zellen, die größeren Sternzellen auf den Körper und die Sekundärdendriten der PURKINJEschen Zellen, die kleinen Sternzellen nur auf die Dendriten der PURKINJEschen Zellen.

Histogenetisch entstammen alle diese Zellformen der gleichen Matrix, der embryonalen Körnerschicht (S. 753); sie lassen sich erst im späteren embryonalen Stadium, zumeist erst beim Neugeborenen dicht unterhalb der embryonalen Körnerschicht nachweisen, um erst allmählich — wenigstens zum Teil — in die Tiefe zu wandern, zum anderen Teil eine oberflächliche Lage beizubehalten. Sie liegen zunächst horizontal als bipolare Elemente parallel zur PURKINJEschen

Schicht, und erst allmählich gewinnt ein Teil von ihnen vermittels ihrer Axone Anschluß an die Purkinjeschen Zellen (Cajal).

Pathologischen Prozessen gegenüber verhalten sich diese Zellformen verschieden. Sie können gleichzeitig mit dem Untergang der Purkinjezellen degenerieren, können aber auch bei völligem Ausfall der Purkinjezellen erhalten bleiben; vor allem gilt dies für die „Korbzellen" mit ihren Korbfasern.

Die Ganglienzellen der Körnerschicht und deren nervöse Parenchyminseln (Glomerulos cerebelosos, „îlots éosinophiles ou protoplasmiques" Cajals).

Die Körnerschicht wird, wenn wir auch hier von den Gliaelementen absehen, aus sehr zahlreichen Ganglienzellen gebildet, den Körnern („grains cellules naines" Cajals), aus etwas selteneren eingelagerten größeren Elementen, den Golgizellen (große Körnerzellen der Autoren, „grandes cellules étoilées Cajals), und zwischen den Körnern gelegenen eosinophilen Protoplasmainseln, die als „Glomeruli cerebellosi" oder „îlots éosinophiles ou protoplasmiques" bezeichnet werden.

d) Die Körner.

Es sind kleine Zellen, welche weitaus die Hauptmasse der in der Körnerschicht gelegenen Zellelemente ausmachen und welche dieser Schicht ihr charakteristisches Gepräge geben. Im Nisslbilde (Abb. 107, 108) stellen sie sich als protoplasmanackte Elemente dar, deren kleine Kerne rund sind und ungefähr die Größe eines Lymphocyten haben; im Durchmesser messen sie 5—8 μ. Sie sind chromatinreich, wobei die kleinen Chromatinkügelchen in Form eines feinen Netzes angeordnet sind. Eigentliche Nisslschollen fehlen. Sehr häufig beobachtet man annähernd in der Mitte des Zellkernes ein etwas größeres stark basophiles Chromatinkügelchen, das vielleicht das Äquivalent des Nucleolus der übrigen Ganglienzellen darstellt (Cajal). Die Kernmembran grenzt stark chromatinreich die Zelle deutlich nach außen hin ab. Es sind cytochrome Zellen Nissls.

Diese Körner wurden von den alten Anatomen bereits gesehen, aber erst in ihrer wahren Natur von Golgi (1886) und Cajal (1888) genauer analysiert. Schon vorher waren sie von Gerlach, Schultze, Meynert, Henle, Schwalbe richtig als Ganglienzellen erkannt worden; Denissenko leugnete jedoch ihre Ganglienzellnatur und bezeichnete die Körner mit dem neutralen Namen „Hämatoxylinzellen"; Bechterew nennt sie „Sternzellen". Selbst Bethe hat noch 1900 die Ganglienzellnatur der Körner als fraglich hingestellt.

Heute, wo die klassischen Golgi-Cajalschen Beschreibungen dieser Zellformen allgemeine und vielfache Bestätigung gefunden haben, ist an ihrer Ganglienzellnatur nicht mehr zu zweifeln. Namentlich war es Cajal, der sie uns mit Hilfe der Golgi- und Silberreduktionsmethoden in allen ihren Einzelheiten klar zur Anschauung gebracht hat. Unsere eigenen Untersuchungen können nur jene Angaben bestätigen, die R. y Cajal bereits 1888 festgelegt und in späteren Arbeiten (1926) in einigen Zügen ergänzt hat. Auch Bielschowsky und Wolff stellten bereits 1904 und 1905 mit der Bielschowskymethode ähnliche Bilder dar, wie sie sich in Golgisilhouettenpräparaten zeigen.

Die Golgimethode stellt die Körner mit ihren Ausläufern am regelmäßigsten dar (Abb. 126), ebenso auch die Ehrlichsche vitale Methylenblaufärbung. Wir unterscheiden dabei neben dem Kern die Dendriten und den Achsenzylinderfortsatz (Abb. 126). Erstere gehen nach allen Seiten hin von dem Kern ab, sind kurz und gewöhnlich drei bis vier an der Zahl. Sie splittern sich nach kurzem Verlaufe büschelförmig auf, wobei sie eigenartige, krallenförmige Anhänge erkennen lassen. Ab und zu kann man beobachten (Abb. 126), wie ein Dendritenfortsatz sich gabelt, um an dèn beiden Endästen die gleichen Endgebilde zu zeigen. Diese liegen in den Parenchyminseln, welche von HELD (1897) „Glomeruli cerebellosi" genannt worden sind (vgl. S. 807). Hier treten sie vor allem, wie wir weiter unten noch besprechen werden, mit den Moosfasern in Verbindung.

Im Silberreduktionspräparate, sei es nach BIELSCHOWSKY oder CAJAL, kann man mitunter fibrilläre Strukturen in ihnen feststellen (Abb. 127 b). Dies hat zuerst CAJAL (1903) bei der *Katze* und BIELSCHOWSKY und WOLFF (1904) beim Menschen gezeigt.

In Übereinstimmung mit CAJAL gelang es auch mir nur mit den neueren, von diesem angegebenen Silbermethoden beim Tier, insbesondere bei der *Katze*, im Protoplasmaleib der Körner ein feines, ganz schmales fibrilläres Netzwerk nachzuweisen (Abb.

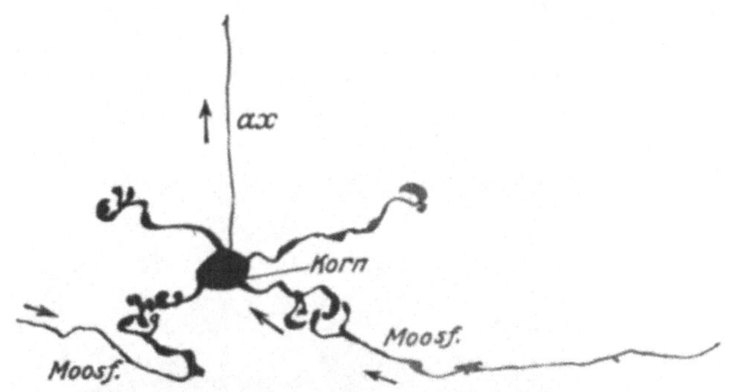

Abb. 126. Körnerzellen (*korn*) des Menschen mit ihrem Achsenzylinder (*ax*) und ihren Dendriten im Golgipräparat. Zeichnung. Vergr. 700fach. Beziehungen der Moosfasern zu den Dendriten der Körnerzellen.

127b), das dèn Protoplasmafortsätzen Entstehung gibt. Beim Menschen sah ich nur in den bestgelungenen Präparaten hin und wieder die Dendriten der Körner vom Protoplasmaleibe deutlich abgehen (Abb. 127 a und 128 *k*), während sich in dem ganz dunklen homogen imprägnierten Protoplasmaleib keine endocellulären Fibrillen feststellen ließen. Ganz selten differenziert sich um den dunklen Kern eine mehr körnig gestaltete schmale Randzone, von der die Protoplasmafortsätze ausstrahlen (Abb. 127 a).

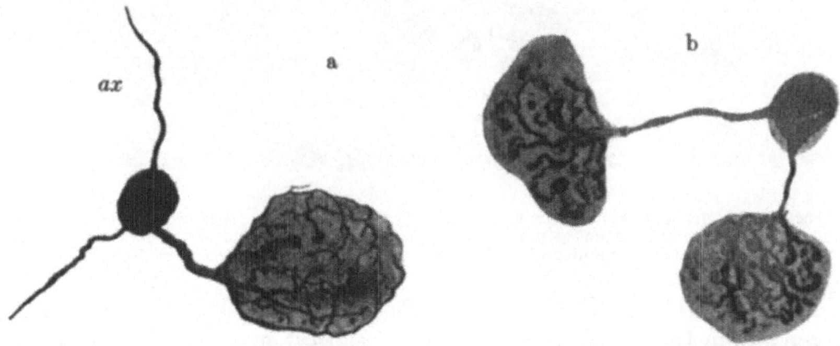

Abb. 127. Körnerzellen a beim Menschen, b bei der *Katze* im CAJALschen Silberpräparat. Zeichnung. Vergr. 1000fach. Stellt die Körnerzellen mit den Endverästelungen der Dendriten in den Parenchyminseln dar. *ax* Achsenzylinder.

Die Endverzweigungen der Dendriten lassen sich mitunter auch in den Silberpräparaten (nach BIELSCHOWSKY und nach CAJAL) in ähnlicher Weise zur Darstellung bringen wie in den Golgipräparaten, ja, sie erfahren dabei mitunter eine noch klarere Differenzierung (Abb. 127); auch hier sind es wieder die Tiere, bei denen wir die Endverzweigungen in Form zahlreicher feiner krallenförmiger Gebilde in jenen Protoplasmainseln liegen sehen, welche den Glomeruli cerebellosi entsprechen (Abb. 127b). Häufig bedecken diese Endverzweigungen große Flächen dieser Inseln, welche im Silberbilde einen körnigen, rauchgrau sich imprägnierenden Grundton erkennen lassen. Auch beim Menschen erkennt man ähnliche Endstrukturen (Abb. 127a und 128 *i*), wobei in diesen Protoplasmainseln zumeist nur ein ganz feines fadiges Gerüst zutage tritt. Bielschowsky und Wolff sahen die Endverzweigungen beim Menschen in Form eines fibrillären Netzwerkes.

Cajal hat im Protoplasmaleibe der Körner einen sehr zarten tubulösen Apparat gesehen, den er mit den Golgi-Holmgrenschen Kanälchen identifizieren zu können glaubt.

Der Achsenzylinder der Körnerzellen, der bereits 1888 von Cajal in seinem charakteristischen Verlaufe richtig erkannt worden ist, läßt sich am besten an dicken Golgipräparaten oder auch mit der Ehrlichschen Methylen-

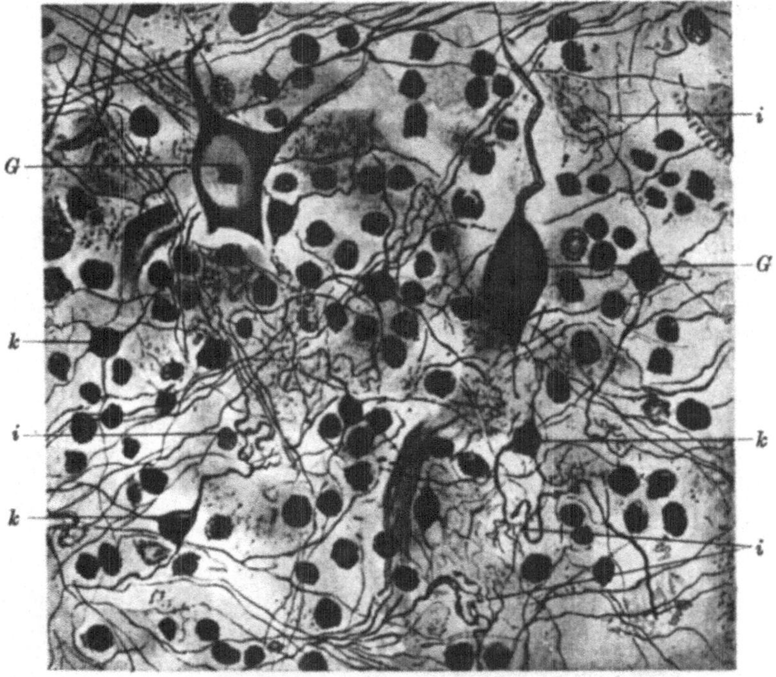

Abb. 128. Oberster Teil der Körnerschicht im Cajalschen Hydrochinon-Silberpräparat. Zeichnung. Vergr. 700fach. *G* Golgizellen; *i* Parenchyminseln mit den Endverästelungen der Körner- und Moosfasern; *k* Körnerzellen mit angedeuteten perinucleären Fibrillen und gut differenzierten Dendriten.

blaumethode darstellen. Er entspringt als eine dünne Faser vom Zelleib, oder zweigt von einem Dendriten ab (Abb. 126 *ax*, 129 *ax*), strebt senkrecht aufsteigend der Purkinjeschicht zu, durchsetzt diese und teilt sich in der Molekularschicht T-förmig (Abb. 129), ohne vorher Kollateralen abgegeben zu haben; und zwar verlaufen die feinen langen Endfasern der Achsenzylinder nach der Teilung des Hauptstammes parallel zum Windungsverlaufe (Abb. 129), so daß man diese Faserungen nur auf gut getroffenen Frontalschnitten, die parallel zum Windungsverlaufe gelegt sind, zu Gesicht bekommt (vgl. auch Schema Abb. 151). Die Fasern verlaufen also senkrecht zur Ausbreitungsrichtung der Dendriten der Purkinjezellen, die sich demnach in solchen Präparaten nur im Querschnitt offenbaren. Im allgemeinen kann man mit Cajal feststellen, daß die Achsenzylinder, welche den in der Körnerschicht am tiefsten gelegenen Körnerzellen zugehören, ihr Verzweigungsgebiet in den untersten Zonen der Molekularschicht haben, während die den oberen Körnern zugehörigen Achsenzylinder ihre Endfaserungen in den oberen Zonen der Molekularschicht haben (Abb. 129); aber dieses Gesetz wird beim Menschen häufig durchbrochen, und ich konnte nicht selten eine Unregelmäßigkeit in der Beschickung der Molekularschicht verfolgen. Jedenfalls wird die Molekularschicht durch diese, sich T-förmig gabelnden Endfaserungen der Körnerachsenzylinder in ihrer ganzen Höhe von annähernd parallel verlaufenden marklosen Faserungen versehen, welche CAJAL mit dem Namen Parallel- oder Longitudinalfasern bezeich-

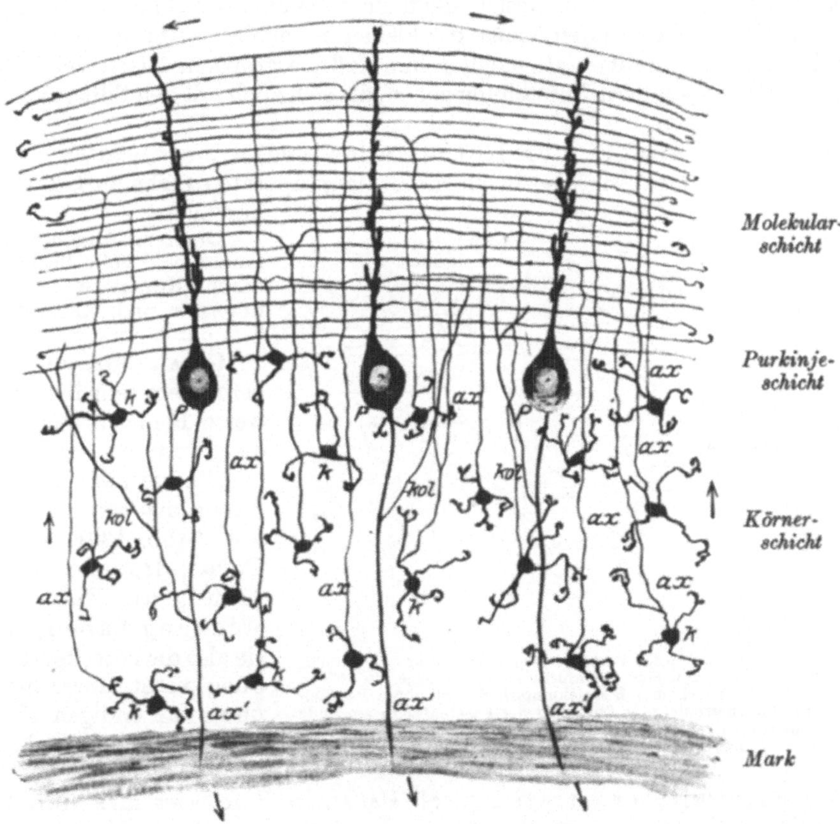

Abb. 129. Halbschematische Darstellung der Körnerzellen (*k*) mit ihren Dendriten und Achsenzylindern (*ax*) im Frontalschnitt. Golgipräparat. Entstehung und Verteilung der Parallelfasern in der Molekularschicht. Purkinjezelle (*P*) im Profil getroffen mit ihrem Achsenzylinder (*ax'*); *kol* Kollaterale. Die Pfeile geben den Leitungsmechanismus an (in Anlehnung an CAJAL).

net hat. Wir wollen sie Parallelfasern nennen. Auf Sagittalschnitten durch die Kleinhirnwindung sehen wir sie daher im Silberpräparat quer getroffen, und die Unmenge feiner Punkte, welche dann vornehmlich die untere Hälfte der Molekularzone ausfüllen, entspricht diesen Faserungen (Abb. 150). Gerade bei solchen Präparaten gewinnt man den Eindruck, daß die untere Hälfte der Molekularzone viel reicher mit Parallelfasern ausgestattet ist als die obere Hälfte. Ferner erkennt man, daß die Achsenzylinder der Körner, zu kleinen Bündeln vereinigt, die Körner- und Molekularschicht bis zu ihren Teilungen durchsetzen. Dieses bündelförmige Aufsteigen der Achsenzylinder ist bei den niederen Tieren wesentlich deutlicher ausgeprägt als beim Menschen, ist aber auch beim

Menschen und *Affen* klar zu erkennen. Die Vertikalbündel liegen zwischen den Purkinjezellen (Abb. 150).

Wir konnten die gleiche Beobachtung machen, die Cajal 1926 betont, nämlich daß nur das Golgipräparat die Achsenzylinder und ihre Verästelungen vollendet zur Darstellung bringt, während die Silbermethoden offenbar nur die dickeren imprägnieren; letztere scheinen ganz vornehmlich die untere Hälfte der Molekularschicht auszuzeichnen, während die obere Hälfte mehr mit dünnen Fasern ausgestattet ist. Es ist weiter darauf hinzuweisen, daß auch beim Menschen die Körner nicht von gleicher Größe sind und daß sich namentlich im Silberpräparat (Abb. 128) in jedem Gesichtsfelde deutlich eine Anzahl größerer Körnerzellen von der überwiegenden Menge der kleineren abheben. Ähnliches sah Cajal beim Tiere, und er stellt es als möglich hin, daß die größeren Körnerzellen jenen dickeren Achsenzylindern Entstehung geben, die sich auch mit den Silbermethoden besser imprägnieren.

Die Achsenzylinder der Körnerzellen sind in ihrem ganzen Verlaufe marklos, so daß wir sie also in Markscheidenpräparaten nicht zu Gesicht bekommen.

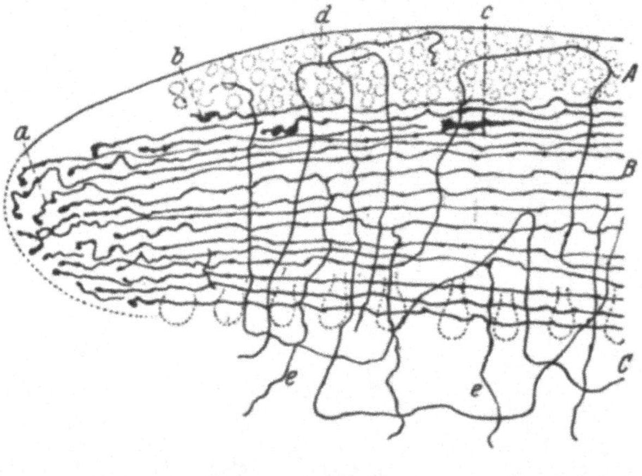

Die ersten Angaben Cajals fanden bald volle Bestätigung durch Kölliker, van Gehuchten und Retzius, seitdem durch andere Autoren.

Cajal konnte ferner beim Tiere sehr bemerkenswerte Beobachtungen über die weitere Ausbreitung und Endverzweigung dieser Axone machen. Er stellte fest (Abb. 130), daß die Parallelfasern ihre Endigung am Ende jeder Windung haben, so daß sie also die betreffende Windung nicht überschreiten, und zwar endigen sie dort in Form feiner Endknöpfchen (Abb. 130a).

Abb. 130. Endigungsweise der Parallelfasern in der Molekularschicht. Longitudinalschnitt durch eine Kleinhirnlamelle. 10 Tage alte *Maus.* *A* Embryonale Körnerschicht; *B* Molekularschicht mit ihren Parallelfaserungen; *C* Körnerschicht; *a* Endigung der Parallelfasern am Ende einer Windung; *b, c* Kreuzungszone dieser Fibrillen; *d* Schlingenbildung; *e* Axone der Körner. (Nach Cajal.)

Die Parallelfasern treten nach Cajal in Kontakt mit den Dendritenverästelungen der Purkinje- und Konbzellen die sie senkrecht treffen. Eine Körnerzelle berührt so viele Purkinjezellen derselben Windung.

Bezüglich der Histogenese der Körner steht Cajal auf dem Standpunkte, daß sie ausschließlich der embryonalen Körnerschicht entstammen; und zwar konnte er sie bei jungen Tieren zunächst unter der embryonalen Körnerschicht in Form bipolarer horizontaler Zellen feststellen, dann wandert der Kern der Körnerschicht zu und stellt sich vertikal (Phase der vertikalen Bipolarität), während der Achsenzylinder in der Molekularschicht haften bleibt. Bei dieser Verlagerung des Zelleibes in die Tiefe verlängert sich der Achsenzylinder allmählich. Lugaro (1895), Schaper (1895), Calleja (1896), Athias (1897), Terrazas (1897) und Watterville (1900) haben die Cajalschen Angaben im wesentlichen bestätigt gefunden. Ich möchte jedoch auf Grund unserer embryologischen Studien beim Menschen nicht annehmen, daß sich die Körner nur von der embryonalen Körnerschicht herleiten, sondern zum Teil auch von der ventrikulären Keimschicht, welche ja zweifellos zahlreiches Zellmaterial an die Stelle der späteren Körnerschicht entsendet (vgl. S. 94).

TERRAZAS (1897) konnte ferner an Golgipräparaten feststellen, daß der Protoplasmaleib der Körner zunächst von zahlreichen undifferenzierten Dendriten umgeben ist, von denen sich dann die meisten zurückbilden und nur jeweils vier bis fünf als schließliche Dendriten bestehen bleiben. Ihre charakteristischen Endverästelungen in Form der oben beschriebenen Krallen bilden sich erst in jenem Stadium aus, in welchem sich die Endverästelungen der Moosfasern klar differenzieren.

Die Körner gehen bei den atrophisierenden Parenchymerkrankungen und herdförmigen Störungen des Kleinhirns rasch zugrunde.

e) Die großen Sternzellen oder die Golgizellen der Körnerschicht.

Zwischen den kleinen Körnerzellen treffen wir in jedem Gesichtsfeld auf eine verhältnismäßig kleine Zahl größerer Elemente, die schon im Nisslbilde ohne weiteres als Ganglienzellen zu identifizieren sind (Abb. 107 *G* und 108 *G*). In Abb. 131 habe ich eine Stelle aus dem Nodulus im Nisslpräparat wiedergegeben, welche uns die eigenartige Form und Lagerung dieser Zellen veranschaulicht. Zur gleichen Zeit zeigt uns dieses Bild auch die ungefähre Menge dieser Zellen, wobei jedoch zu betonen ist, daß der hier gebrachte Ausschnitt eine Stelle wiedergibt, welche solche Zellformen in einer verhältnismäßig großen Zahl enthält. Es ist unendlich schwer, was die Verteilung dieser Zellen angeht, ein klares Gesetz aufzustellen. Wir können Gesichtsfelder in allen möglichen Gegenden des Kleinhirns treffen, in denen nur zwei bis drei solcher Golgizellen auffallen und wieder andere, in denen sieben bis acht festzustellen sind. Meine genauen Untersuchungen in dieser Frage haben mich noch zu keinem eindeutigen Ergebnis geführt, doch will es mir scheinen, als ob Flocculus und Unterwurm reichlicher mit solchen Elementen ausgestattet sind, als die anderen Gebiete des Kleinhirns. In diesem Punkt und in der Menge und Verteilung der Korb- und Sternzellen in der Molekularschicht liegen meines Erachtens wichtige Grundlagen für den Versuch des Ausbaues einer Cytoarchitektonik der Kleinhirnrinde. Auch E. LANDAU scheint sich auf solche Beobachtungen zu stützen, wenn er 1926 schreibt: „. . . dem Versuch einer systematischen Architektonik der Kleinhirnrinde müssen natürlich noch viele Vorstudien vorausgehen; daß es aber an verschiedenen Punkten des gleichen Kleinhirns Unterschiede in der Verteilung der Nervenzellen im Stratum granulosum gibt, unterliegt für mich keinem Zweifel mehr."

Im Nisslbilde lassen sich, was Größe und Form der Zellen angeht, drei Arten unterscheiden: einmal ziemlich große Elemente (Abb. 131 G_1), welche ungefähr die Hälfte der Größe der Purkinjezellen besitzen, einen großen Kern und einen voll ausgeprägten Protoplasmaleib tragen, in welchem deutlich gröbere Nisslschollen zu erkennen sind. Sie sind am häufigsten ähnlich gestellt wie die Purkinjezellen, zumeist von länglicher, manchmal auch von dreieckiger Gestalt, und liegen am häufigsten dicht unterhalb der Purkinjezellschicht oder wenigstens im obersten Drittel der Körnerschicht, sind aber in allen Zonen der Körnerschicht anzutreffen, manchmal auch dicht an ihrer unteren Grenze. Sie enthalten normalerweise kein Pigment. Im Alter, wie bei Krankheitsprozessen der verschiedensten Ätiologie bietet der Protoplasmaleib ein Wabenwerk mit fettigem Inhalt.

Eine zweite, etwas seltenere Zellform stellen bipolare Horizontalzellen dar (Abb. 131 G_2), welche quer und parallel zur Purkinjezellschicht gelagert sind. Sie sind etwas kleiner als die erstgenannten Zellformen, haben einen länglichen Kern und einen schmalen Protoplasmaleib, der sich bipolar verjüngt und mit kleinen aber deutlichen Nisslschollen besetzt ist. Auch diese Zellen liegen am häufigsten dicht unterhalb der Purkinjezellschicht, aber auch in den untersten Zonen der Körnerschicht oder an deren Grenzen zum Marklager. Auch im Mark selbst sind sie anzutreffen.

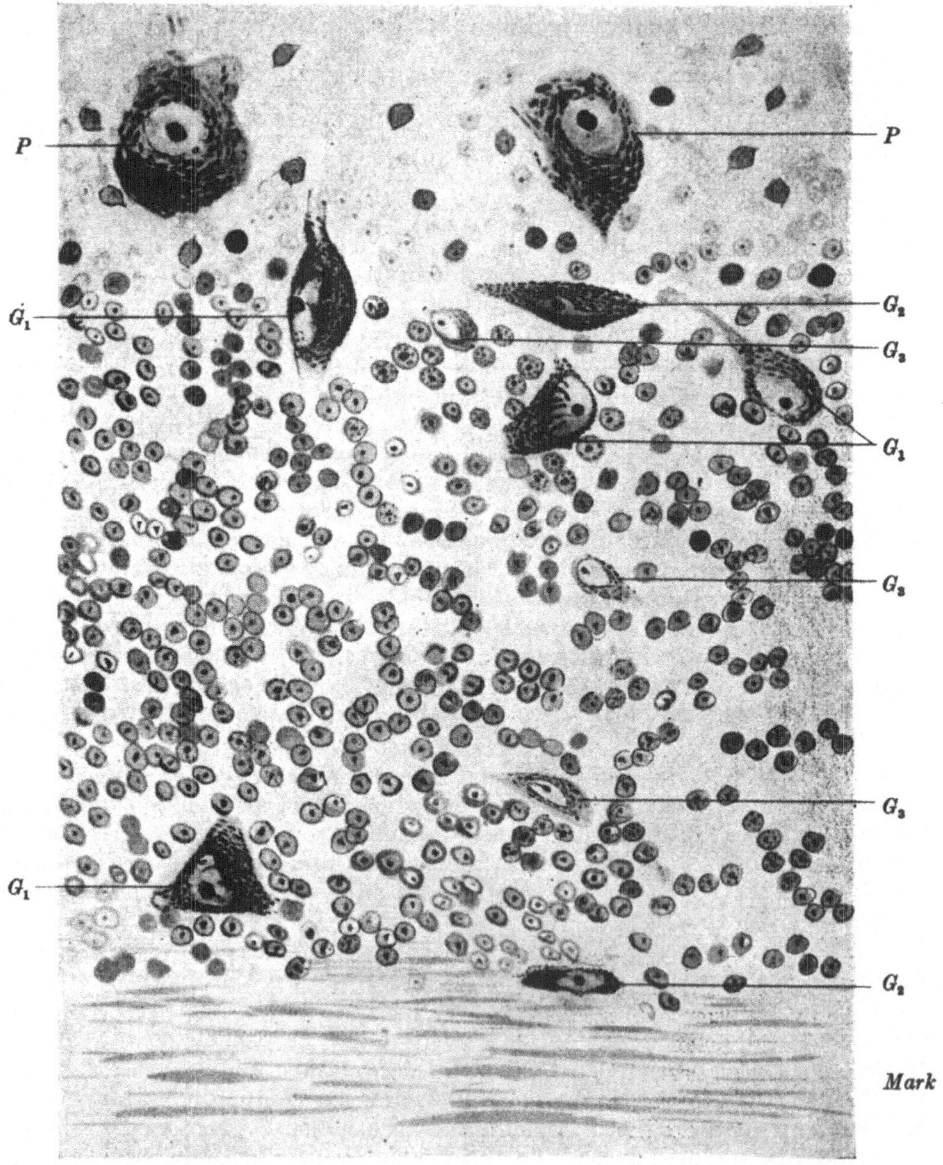

Abb. 131. Die großen Sternzellen oder Golgizellen der Körnerschicht im Toluidinblaupräparat. Zeichnung. Vergr. 500fach. G_1 größere Golgizellen; G_2 Horizontalzellen; G_3 kleine Golgizellen; P Purkinjezellen.

Schließlich sehen wir noch eine dritte Zellform (Abb. 131 G_3), welche wesentlich kleiner ist, einen verhältnismäßig gut gezeichneten Zellkern enthält, umgeben von einem schmalen Zelleib mit zarter stippchenförmiger Chromatinzeichnung. Sie sind in geringer Menge in allen Zonen der Körnerschicht anzutreffen.

Zu betonen ist, daß alle diese Zellformen hin und wieder auch im subcorticalen Marklager anzutreffen sind.

In jüngster Zeit hat Landau (1926) eine in der Körnerschicht gelegene Ganglienzellart beschrieben, die im Nisslpräparat alle Eigentümlichkeiten einer Nervenzelle aufweist und die kleinen Körnerzellen an Größe ungefähr um das Doppelte übertrifft: „. . . . auch diese Zellen sind sehr protoplasmaarm, jedoch nicht

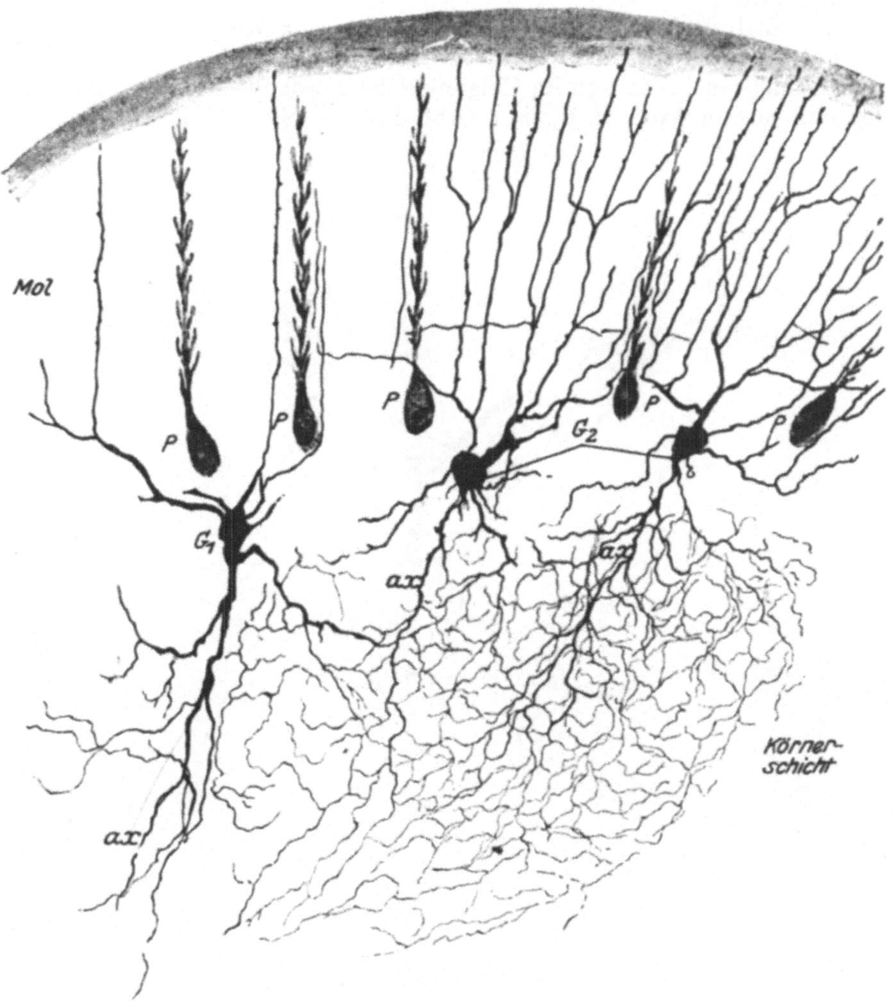

Abb. 132. Golgizellen (G₂) in der Körnerschicht mit kurzen Axonen (ax) und ihrer Dendritenverzweigung. G₁ eigenartige Golgizellen mit kurzem Axon (ax). P Purkinjezellen. Golgipräparat Mensch. Zeichnung.

so sehr wie die typischen kleinen Körnerzellen. Was jedoch charakteristisch für diese zweite Art von kleinen Zellen ist, das ist ihr Zellkern, welcher hier ungefähr doppelt so groß wie als der Kern der kleinen Körnerzellen, er ist blasig und enthält in seiner Mitte ein Kernkörperchen, hat also den Bau eines typischen Nervenzellkernes (karyochrome Zellen nach Nissl). Diese Zellart trifft man nicht nur in der Körnerschicht, sondern recht oft auch in der Molekularschicht an, auch hin und wieder in der Markschicht. Ich vermute, daß diese von Landau beschriebene

Zellform identisch ist mit den soeben von mir beschriebenen kleinen Golgizellen (Abb. 131 G_3).

Leider gibt uns das Nisslbild keinen Aufschluß über die Eigenart dieser zelligen Individuen, die uns nur das Golgibild übermitteln kann.

Im Golgibilde unterscheidet Cajal im wesentlichen drei Formen von Golgizellen in der Körnerschicht, die auch wir beim Menschen wiederfinden konnten:

1. Die gewöhnlichen Stern- oder Golgizellen mit kurzem Achsenzylinder,
2. die Golgizellen mit langem Achsenzylinder,
3. spindelförmige Horizontalzellen.

Am häufigsten lassen sich im Golgibilde die gewöhnlichen Stern- oder Golgizellen mit kurzem Axon nachweisen (Abb. 132 G_2). Sie sind in allen Zonen der

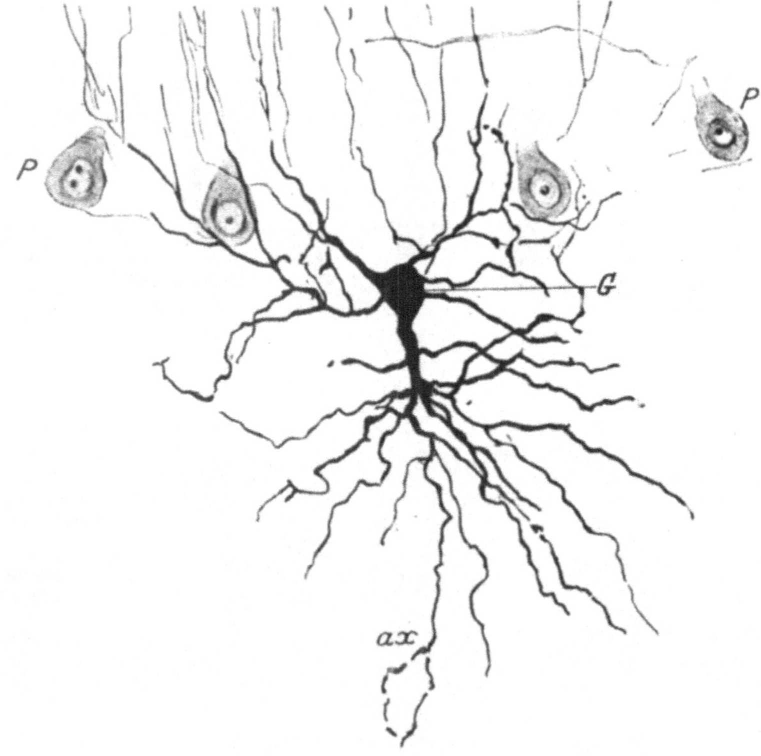

Abb. 133. Eigenartige Golgizelle (G) mit wahrscheinlich kurzem Achsenzylinder (ax) in der Körnerschicht. P Purkinjezellen. Golgipräparat. Mensch. Zeichnung.

Körnerschicht anzutreffen, am meisten aber nach unseren Erfahrungen in der der Purkinjezellschicht benachbarten Höhe. Sie besitzen einen großen Zelleib, von dem nach allen Seiten hin sich reichlich verästelnde Dendriten ausstrahlen. Ihr Hauptverzweigungsgebiet liegt, wie dies bereits Cajal und Retzius angegeben haben, in der Molekularschicht, wo sie sich bis zur äußeren Oberfläche verästeln. Neben diesen ascendierenden Hauptdendriten gibt es descendierende Nebenäste, die sich in der Körnerschicht verzweigen. Cajal hat an den Dendriten dieser Zellen zarte Dornen, ähnlich jenen an den Dendriten der Purkinjezellen, festgestellt Auch wir konnten sie beobachten (Abb. 132 G_2), doch sind sie wesentlich seltenei und zarter als dort. Die Orientierung der Dendriten scheint

keinem bestimmten Gesetze unterworfen zu sein, doch konnte ich die schönste
Flächenausbreitung der Dendriten nur in der Frontalebene gewinnen, also senkrecht zum Ausbreitungsgebiet der Purkinjezellen. CAJAL hat es als möglich hingestellt, daß die Dendriten dieser Golgizellen mit den Parallelfasern in ähnliche
Verbindung treten wie die der Purkinjezellen.

Der Achsenzylinder gibt diesen Zellen sein besonderes Gepräge. Er entspringt stets direkt vom Zelleibe und splittert sich bald nach seinem Abgange in
eine große Anzahl feiner, sich reich verzweigender Äste auf (Abb. 132 G_2). Nach
den Untersuchungen von GOLGI, CAJAL, KÖLLIKER, VAN GEHUCHTEN und RET-
ZIUS, die ich auch beim Menschen bestätigt fand, sind diese Axonverästelungen
so zahlreich und diffus, daß sie bei ihrem relativ kurzen Verlaufe durch die

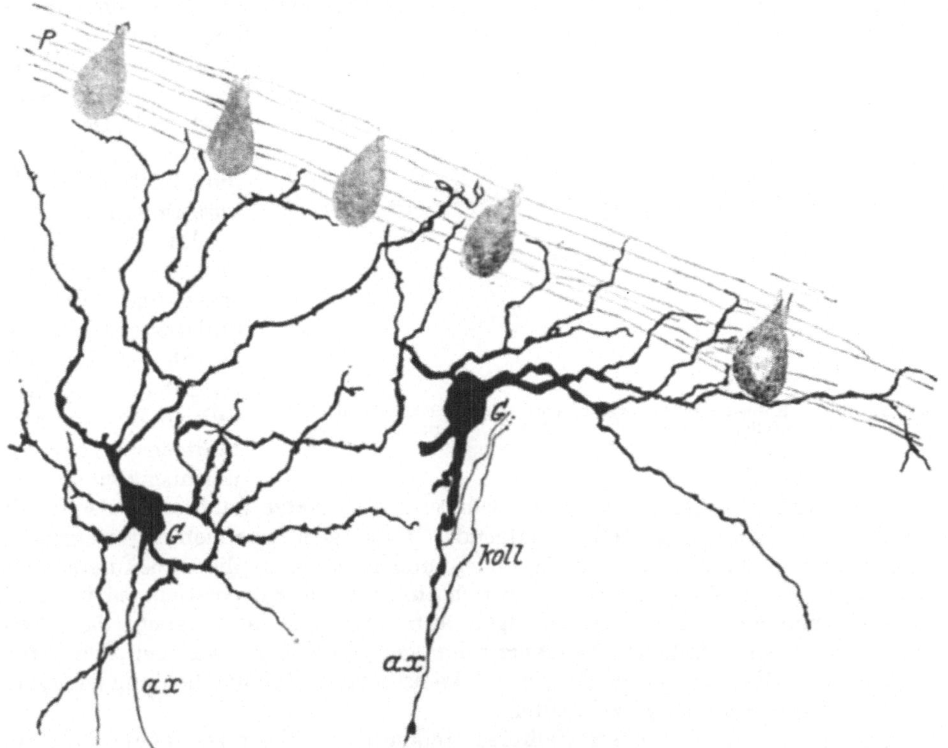

Abb. 134. Golgizellen (G) in der Körnerschicht mit langen Axonen (ax) und Axonkollateralen (koll).
P Purkinjezellen. Golgipräparat. Mensch. Zeichnung.

Körnerschicht hier ein Netzwerk feinster Fäserchen bilden. Man kann daran
häufig beobachten, daß der Hauptstamm der Achsenzylinder zunächst mehreren
Seitenzweigen von zumeist ungleicher Dicke Entstehung gibt, welche sich im
gleichen Sinne wie der Hauptstamm in einem solchen feinen Faserwerk erschöpfen.
Derartige Bilder ließen sich bis jetzt nur mit der Golgimethode gewinnen.

Daneben finden wir Zellen von gleichem Typus (Abb. 132 G_1), deren Axon
einen ähnlichen kurzen Verlauf nimmt, mehrere dünne und kurze Kollateralen
entsendet, ohne daß sich ein entsprechendes feinfaseriges Netzwerk als Endaufsplitterung nachweisen läßt.

GOLGI, der die Eigenart dieser Zellen sowie die ihrer Axone als Erster beschrieben hat (1886), sah in diesen Endverzweigungen ein feines Netzwerk, mit

welchem die Zellen unter sich und mit Fremdelementen der Körnerschicht anastomosieren. CAJAL, der bereits 1888 die GOLGISchen Befunde bestätigen konnte, glaubte zunächst, daß diese Endnetze ausschließlich mit den Körpern der Körner in Verbindung treten. Spätere Untersuchungen haben ihn jedoch belehrt, daß die Hauptendigungen in die Protoplasmainseln (Glomeruli cerebellosi) eintreten, um dort mit den Dendriten der Körnerzellen in Kontakt zu treten. Auf diese Weise bekommen die Golgizellen mit kurzen Axonen Einfluß auf eine große Zahl von Körnerzellen der Nachbarschaft.

Auch beim Menschen konnte ich sehen (Abb. 132 $G_2\,ax$), wie sich das Netzwerk dieser Endverzweigungen an jenen Stellen am schärfsten ausprägt, welche den protoplasmatischen Inseln der Körner entsprechen.

Die genannten Zellen liegen am häufigsten im obersten Drittel der Körnerschicht, sind aber in allen ihren Höhen anzutreffen, selbst noch an der Grenze zum Mark. Im letzteren Falle besitzt ihr Axon nach CAJAL einen mehr horizontalen Verlauf, und seine Endaufsplitterung beschränkt sich gleichfalls auf die Körnerschicht, während die Dendriten größtenteils bis in die Molekularschicht ausstrahlen.

Im Golgipräparat fand ich beim Menschen und *Affen* hin und wieder Zellen, wie in Abb. 133: dicht unterhalb der Purkinjezellschicht gelegen, besitzen sie einen verhältnismäßig großen,

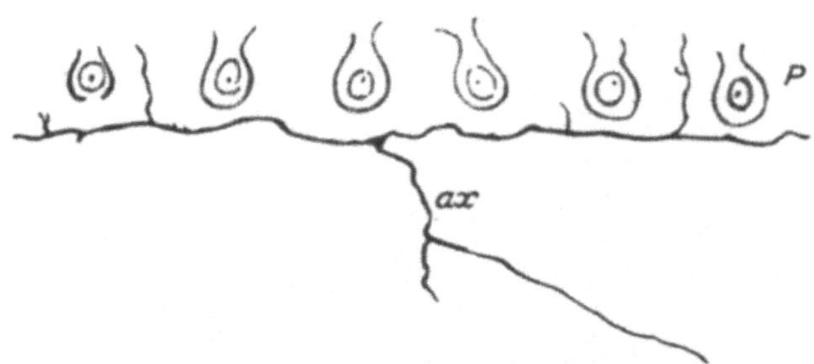

Abb. 135. Kleine Horizontalzellen dicht unterhalb der Purkinjezellschicht (*P*) mit ihrem Achsenzylinder (*ax*) und ihren Dendriten. Golgipräparat. Mensch. Zeichnung.

birnenförmigen Zellkörper, von dem zahlreiche Fortsätze nach allen Seiten hin ausstrahlen. Der dicke Zelleib entsendet seine sich reichlich verzweigenden Dendriten zur Schicht der Purkinjezellen und läßt sie in die Molekularschicht aufsteigen, während der nach unten gerichtete schlanke Körperstiel sich plötzlich in eine Unmenge feiner Verästelungen aufzweigt. Es ist möglich, daß diese Aufsplitterungen ähnliche Axonverzweigungen darstellen wie bei den letztbeschriebenen Zellformen; doch wage ich keine bestimmte Entscheidung bezüglich der Art dieser Zellformen zu treffen.

Eine zweite etwas größere Zellform stellen spindel- oder sternförmige Ganglienzellen mit langen Axonen dar (Abb. 134 *G*). Sie sind seltener anzutreffen als die erstgenannte Zellform und liegen in den verschiedensten Zonen der Körnerschicht. Sie sind ausgezeichnet durch zahlreiche sich mäßig reichlich verästelnde Dendriten, welche sich in der Körnerschicht verzweigen und häufig bis in die Purkinjeschicht zu verfolgen sind, wo sie manchmal in Form von Endknöspchen oder Ringelchen enden. Auch dornähnliche Rauhigkeiten zeichnen die Dendriten aus. Die Achsenzylinder nehmen vom Zelleib ihre Entstehung und durchziehen die Körnerschicht, um sich mit unbekanntem Ende in der weißen Substanz zu verlieren. Ähnliche Zellformen hat CAJAL auch im subcorticalen Marklager festgestellt. Er läßt die Frage offen, ob es sich dabei um intracerebellare Assoziationsneurone handelt; eine ähnliche Ansicht hat auch FALCONE vertreten.

Schließlich können wir im Golgipräparate noch kleinere, spindelförmige Horizontalzellen (Abb. 135) unterscheiden, die besonders häufig dicht unter halb der Purkinjeschicht oder an der Markgrenze der Körnerschicht gelegen sind; von dem kleinen Zellkörper strahlen nach beiden Seiten in der Horizontalebene lange Dendriten aus, die sich wenig verästeln, und zwar zum Teil in der Körnerschicht, zum Teil in der Purkinjeschicht, während ein zarter als Achsenzylinder anzusprechender Strang (*ax*) vom Zelleib oder von einem Hauptdendriten ent-

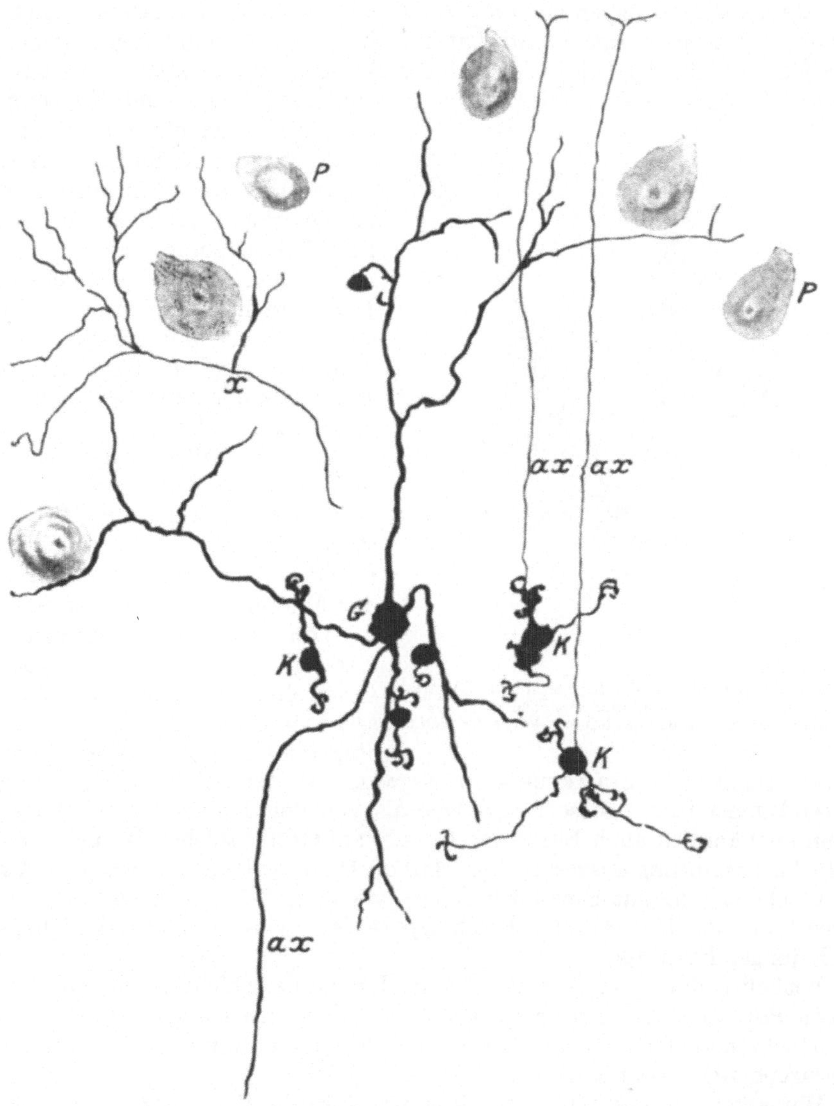

Abb. 136. Eigenartige kleine Golgizellen (*G*) der Körnerschicht mit langem Achsenzylinder (*ax*) und ihren Dendritenverzweigungen. *k* Körner mit ihrem Achsenzylinder (*ax*); *x* Verzweigung eines Kollateralastes eines Purkinjeaxons. *P* Purkinjezellen.

springt, mehreren Kollateralen Entstehung gibt und sich allmählich in der Körnerschicht und in der weißen Substanz verliert. GOLGI, CAJAL, KÖLLIKER und LUGARO haben diese Zellformen übereinstimmend beschrieben.

In meinen Präparaten fielen mir beim Menschen und *Affen* noch Zellformen auf, von denen Abb. 136 *G* ein gut imprägniertes Exemplar wiedergibt: Der Zellkörper ist rund und ungefähr von doppelter Größe, wie jener der Körnerzellen (Abb. 136 *k*); nach allen Seiten hin strahlen zarte, sich wenig verästelnde Dendriten aus, die sich am Ende gabelförmig aufsplittern, sowohl in der Körnerschicht als auch in der Schicht der Purkinjezellen. Der Achsenzylinder (*ax*) geht vom Zellkörper ab und verläuft ungeteilt durch die Körnerschicht mit unbekanntem Ziele.

Im Silberpräparat (sei es nach Bielschowsky oder Cajal) lassen sich gleichfalls mehrere Typen von größeren Ganglienzellen in der Körnerschicht nachweisen, deren eindeutige Identifikation mit den im Golgibilde gewonnenen Formen jedoch nicht möglich ist, da sich die Fortsätze nicht genügend weit verfolgen lassen. Bielschowsky und Wolff, K. Schaffer, Cajal und Estable haben

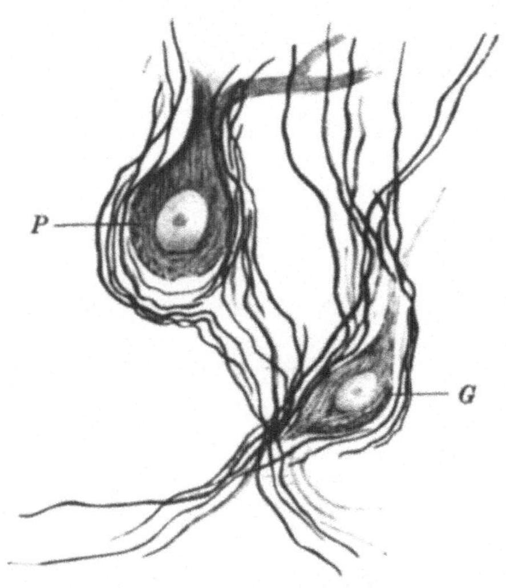

Abb. 137. Große Golgizelle der Körnerschicht (*G*) mit einem Faserkorb. *P* Purkinjezelle mit Faserkorb. Bielschowsky-Silberpräparat. Zeichnung. Vergr. 500fach.

diese Bilder eingehend geschildert. Wir sehen so größere multipolare Nervenzellen (Abb. 137 *G*) in allen Höhen der Körnerschicht mit klarer endocellulärer Fibrillenzeichnung, ferner spindelförmige Zellen, vertikal oder schief zu den Purkinjezellen gerichtet, schließlich noch kleinere und größere horizontal gelagerte Ganglienzellen mit bipolaren, sich mehr oder weniger reich verzweigenden Ausläufern.

Letztere Zellen liegen, wie ich dies in Übereinstimmung mit K. Schaffer und Bielschowsky und Wolff feststellen konnte, besonders häufig dicht unterhalb der Purkinjeschicht wie an der Markgrenze der Körnerschicht.

Von besonderem Interesse ist die Tatsache, daß sich um einige dieser Golgizellen im Silberbilde ähnliche Faserkörbe nachweisen lassen wie um die Purkinjezellen (Abb. 137 *G*). Dies haben Cajal, Illera, K. Schaffer und Estable bei Mensch und Tier festgestellt. Cajal-Illera fassen diese Faserkörbe als von den Korbzellen gelieferte Strukturen auf; ähnlich auch Estable. Gerade auf Grund solcher Befunde hat Cajal 1895 die Vermutung ausgesprochen, daß die Golgizellen mit langen Axonen, als welche er jene mit Faserkörben ausgestatteten Zellformen auffaßt, nichts anderes sind als dislozierte Purkinjezellen; eine ähnliche Ansicht vertritt auch jüngst Estable.

Bezüglich der Histogenese der in der Körnerschicht gelegenen Golgizellen haben Popoff und Athias angenommen, daß sie sich von der embryonalen Körnerschicht herleiten. Cajal hält jedoch ihre Entstehung aus der ventrikulären Keimzone für wahrscheinlich.

Wir erkennen aus dem oben Gesagten, daß die Frage der Golgizellen in der Körnerschicht noch nach vielen Richtungen hin ungeklärt ist. Die größte Schwierigkeit liegt darin, daß die Identifizierung der verschiedenen Zellformen, die uns das Nissl-, Golgi- und Silberbild liefert, nicht eindeutig möglich ist. Offenbar entsprechen die größeren Zellformen des Nissl- und Silberbildes den Golgizellen mit kurzen und langen Axonen, während die Horizontalzellen des Nisslbildes zum Teil wenigstens mit den Horizontalzellen der Golgipräparate zu homologisieren sind. Wie die kleinen, im Nisslbild relativ häufig anzutreffenden Nervenzellen aufzufassen sind (Abb. 131 G_3), läßt sich

heute noch nicht entscheiden. Sind sie verwandt mit den Körnerzellen? Oder
stehen sie den Korbzellen der Molekularschicht nahe?

Des weiteren ist zu berücksichtigen, daß wir fast alle Zellformen, die wir
als Golgizellen in der Körnerschicht beschrieben haben, in geringerer Menge
auch im subcorticalen Markweiß verstreut antreffen. Auch hierin verhalten
sich die verschiedenen Kleinhirnabschnitte verschieden. Am häufigsten sehen wir sie im Markweiß des Flocculus und im Wurm, während sie in den
ganzen Hemisphärengebieten viel weniger reichlich anzutreffen sind. Bei Tieren
haben sie Cajal und Estable besonders reichlich gesehen. Cajal und Estable
haben dabei die Vermutung ausgesprochen, daß besonders jene Zellformen mit
langen Axonen den inneren Kleinhirnkernen zugehören (,,une espéce de noyau
du toit diffus''). Ich habe bei der Schilderung der histogenetischen Rindenentwicklung darauf aufmerksam gemacht, wie sich während der ganzen Embryonalzeit Ganglienzellzüge im Markweiß feststellen lassen, die von der ventrikulären
Keimzone her zur Rinde ziehen. In diesen Zellkomplexen trifft man alle möglichen größeren Elemente, die zum Teil in ihrer Form an Purkinjezellen erinnern,
zum Teil aber ganz uncharakteristisch sind. Ich bin geneigt, viele der Golgizellen,
die wir in der Körnerschicht und im Markweiß antreffen, als Produkte dieser Zell-
strahlungen anzusehen.

Welche Bedeutung aber die einzelnen Zellformen haben, wissen wir nicht; am
wahrscheinlichsten ist die Auffassung, daß die Golgizellen mit kurzen
Axonen intracerebellare Assoziationsneurone darstellen, welche ihre
Erregung zahlreichen Körnerzellen übermitteln. Die Golgizellen mit langen
Axonen sind zum Teil als dislozierte Purkinjezellen aufzufassen, zum
Teil wohl als Neurone, welche verschiedene Abschnitte der Klein-
hirnrinde miteinander verbinden.

Es muß ja als sehr auffallend bezeichnet werden, daß wir heute noch keine
einzige Zellart kennen, welche die beiden Kleinhirnseiten miteinander verbindet; und doch müssen wir entsprechend der allgemeinen Organisation des Zentralnervensystems auch im Kleinhirn solche Zellformen vermuten.
Vielleicht dienen einige dieser Golgiformen in der Körnerschicht und im subcorticalen Markweiß dieser Aufgabe. Dies kann erst die Zukunft lehren.

Die Golgizellen der Körnerschicht verhalten sich bei vielen Kleinhirnerkrankungen auffallend resistent, namentlich die größeren im Gegensatz zu
den Purkinjezellen; dieser Umstand spricht wieder gegen die oben ausgesprochene
Vermutung, daß sie mit den Purkinjezellen zu identifizieren sind.

f) Die Parenchyminseln (,,Glomeruli cerebellosi'' Helds).

Ich habe der Parenchyminseln, welche Held mit dem Namen Glomeruli
cerebellosi belegt hat, schon häufig Erwähnung getan. Wir sehen sie im Nisslbilde (Abb. 108) als zellfreie unregelmäßig gestaltete zelleere Inseln, ausgefüllt
von einem körnigen Grundplasma; sie sind von verschiedener Größe, rund und
oval, wobei die größten unterhalb der Purkinjeschicht liegen. Ihr Grundplasma
hat eine ausgesprochene Affinität zu sauren Farbstoffen und zeigt sich bei der
Hämatoxylin-Eosinfärbung z. B. hellrot und körnig. Mit Silbermethoden nimmt
das Grundplasma einen rauchgrauen Ton an (vgl. Abb. 127a und b und 128), wobei sich mit entsprechenden Färbungen die Endverzweigungen der verschiedenen nervösen Elemente nachweisen lassen (Dendriten der Körnerzellen [vgl. Abb. 127, 128], Moosfaserendigungen [vgl. Abb. 126, 128, 132, 144, 145]
und Achsenzylinderendigungen der Golgizellen mit kurzen Axonen [vgl. Abb. 132]).

Außer den genannten Endverzweigungen bestehen also diese Parenchymzellen noch aus einer eigenartigen Grundsubstanz von offenbar ner-

vösem Charakter. Daß diese Glomeruli auch von einem dichten Netze protoplasmatischer Gliafaserung beschickt werden, wird noch weiter unten zu besprechen sein (vgl. Abb. 168*i*).

1877 beschrieb sie Denissenko als eigentümliche, zwischen die Körnerzellen eingestreute „Gruppen von Zellen, dicht nebeneinanderliegend und durch Fortsätze untereinander verfilzt"; sie sind durch besondere Affinität zum Eosin charakterisiert. Er nannte sie „Eosinzellen". Cajal hat sie 1890 kurz erwähnt, und erst Held hat sie 1897 mit Hilfe der Altmann-Arnoldschen Granulafärbung in ihrem Reichtum an Neurosomen dargestellt. Von diesem Autor stammt die Bezeichnung „Glomeruli cerebellosi". Später haben sie besonders von Cajal, Bethe, Berliner und Bielschowsky und Wolff eine eingehende Besprechung erfahren. Alle modernen Autoren sind sich darüber einig, daß sich diese Glomeruli cerebellosi aus einer nervösen Grundsubstanz zusammensetzen, in und mit welcher die obengenannten Neuronen in Verbindung treten. Cajal nimmt auch hier nur einen Kontakt an, während Bielschowsky, Held und Bethe von einem kontinuierlichen Netzwerk sprechen, das diese ganzen Glomeruli ausfüllt. Tatsächlich kann man — und dies hat auch Cajal abgebildet — in ihnen ungemein feine Netzwerke nachweisen, wobei freilich die Frage, ob es sich hier um einen kontinuierlichen Übergang verschiedener Neurone handelt, nur schwer zu lösen ist.

g) Die Moosfasern.

Wir haben gesehen, daß die Dendriten der Körnerzellen mit ihren Endverzweigungen in die Protoplasmainseln der Körnerschicht ausstrahlen und hier mit dem feinen Netzwerk der Golgizellen mit kurzen Axonen in Verbindung treten. An der gleichen Stelle liegt auch deren Verknüpfung mit den Moosfasern. So bilden die Moosfasern mit ihren Endverzweigungen einen wichtigen Bestandteil der Körnerschicht.

Es sind dies afferente Markfasern, welche vom Markweiß in die Körnerschicht einstrahlen. Golgi und Cajal haben nachgewiesen, daß sich diese Markfasern im Markweiß teilen, und Cajal betont, daß eine einzige Moosfaser 20 bis 30 Sekundär- und Tertiärästen Entstehung geben kann. Das Ausbreitungsgebiet einer Moosfaser erstreckt sich nicht nur auf eine Kleinhirnlamelle, sondern kann zu gleicher Zeit zwei Kleinhirnlamellen umfassen (Abb. 138). So teilt sich der Hauptstamm in zahlreiche Sekundäräste, welche gleichfalls noch subcortical gelegen sind und in den verschiedenen Abschnitten ihres Verlaufes zahlreiche Tertiäräste in die Körnerschicht entsenden (Abb. 138). Auf diese Weise verjüngt sich der Hauptstamm immer mehr und endet schließlich in der Körnerschicht mit den gleichen Endformationen, wie sie an den Tertiärästen zu schildern sind.

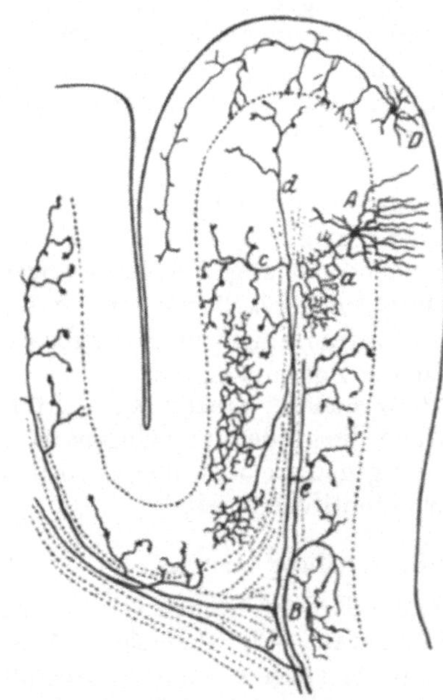

Abb. 138. Schematische Darstellung der Verzweigung und Kollateral- und Endverästelung von zwei Moosfasern (*B, C*) in zwei Kleinhirnwindungen. Schnitt durch zwei Kleinhirnwindungen im Golgipräparat bei einer *Katze* von einem Monat. *A* Golgizelle der Körnerschicht mit kurzem Axon (*a, b*). Die Moosfasern (*B, C*) innervieren zwei Kleinhirnwindungen auf einmal. *c, d, e* kollaterale Abzweigungen und Endverzweigungen der Moosfasern. *D* Korbzelle der Molekularschicht. (Nach Cajal.)

Die Moosfasern besitzen auch während ihres Verlaufes durch die Körnerschicht eine Markscheide, eine Tatsache, auf die zuerst Dogiel (1896) hingewiesen hat.

Was aber diesen Fasern ihr besonderes Gepräge verleiht, sind ihre letzten kollateralen Verzweigungen und Endformationen. Gerade unter Berücksichtigung dieser Strukturen hat sie Cajal Moosfasern genannt. Die Tertiäräste geben nämlich auf ihrem Verlaufe durch die Körnerschicht zahlreichen feinen kollateralen Seitenzweigen Entstehung, bis sie sich selbst, und zwar in den obersten Zonen der Körnerschicht, in ihren Endverzweigungen auflösen. So unterscheiden wir zweckmäßig mit Cajal kollaterale Verzweigungen und Endverzweigungen. Beide sind durch die gleichen Endformationen ausgezeichnet, welche wir sowohl im Golgipräparat, wie auch im Silberbilde gut zur Darstellung bringen können.

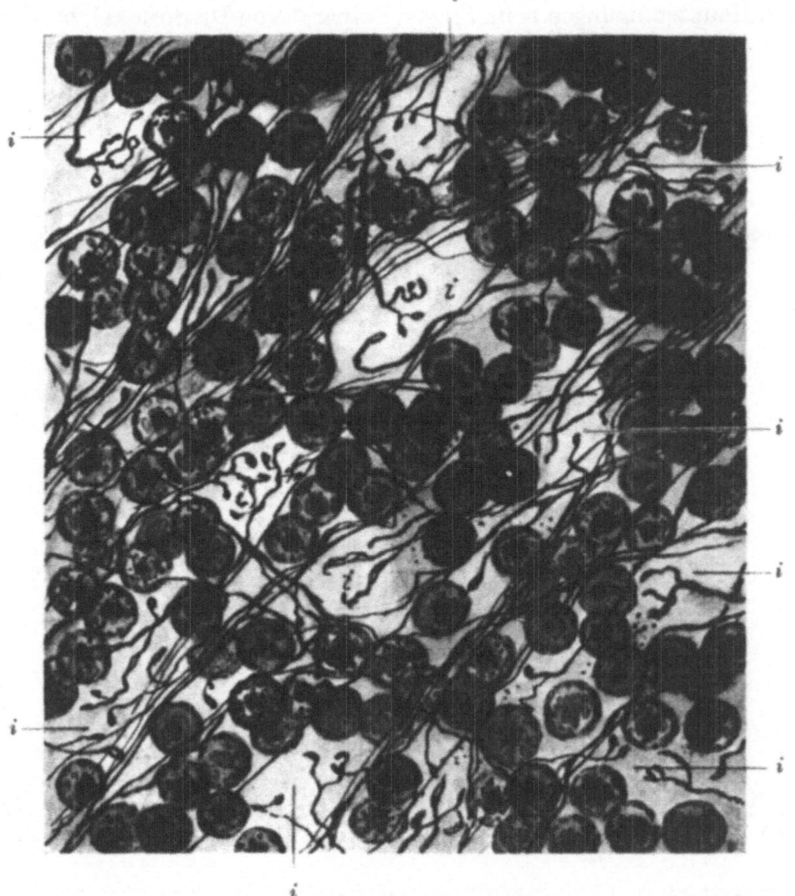

Abb. 139. Körnerschicht des Menschen mit den Moosfasern und deren Kollateral- und Endverzweigungen in den Parenchyminseln (*i*). Cajalsches Hydrochinon-Silberpräparat. Zeichnung. Vergr. 1200fach.

Im ersteren erscheinen sie in Form knöpfchentragender Rosetten (Abb. 126 *Moosf*), welche sich in die Dendritenkrallen der Körner einfügen; und zwar geschieht dieser Kontakt stets in den Protoplasmainseln der Körnerschicht. Bevor die Kollateralen in die Glomeruli cerebellosi einstrahlen, verlieren sie ihr Mark.

Im Cajalschen Silberpräparat lassen sich namentlich mit den neueren, von Cajal angegebenen Methoden die Moosfasern auch beim Menschen in fast elektiver Weise darstellen. Wir sehen so (Abb. 139) die Körnerschicht von zahlreichen Fasern durchzogen, welche in verschiedenen Abständen kleine Seitenäste

in jene zelleeren Zwischenräume entsenden (*i*), die den Protoplasmainseln entsprechen. Hier enden sie mit feinen Endknöpfchen oder Endschlingen. Solche
Präparate zeigen auch, daß eine Moosfaser zahlreiche Glomeruli innerviert, und daß ein und derselbe Glomerulus von mehreren Moosfasern beschickt werden kann (Abb. 139). Auch in Abb. 128 sehen wir in
den Protoplasmainseln (*i*) die Dendritenverästelungen der Körnerzellen mit den
Endschlingen der Moosfasern in Verbindung treten. Ganz ähnliche Strukturen
lassen sich am Ende der Hauptfaser selbst feststellen. Abb. 140 zeigt uns die
mit der Cajalschen Methode gewonnenen Bilder von Moosfasern in ihren Kolla-
teral- und Hauptendigungen beim *Pferde* (Präparat von Dr. Somoza), bei der *Katze*
und beim Menschen.

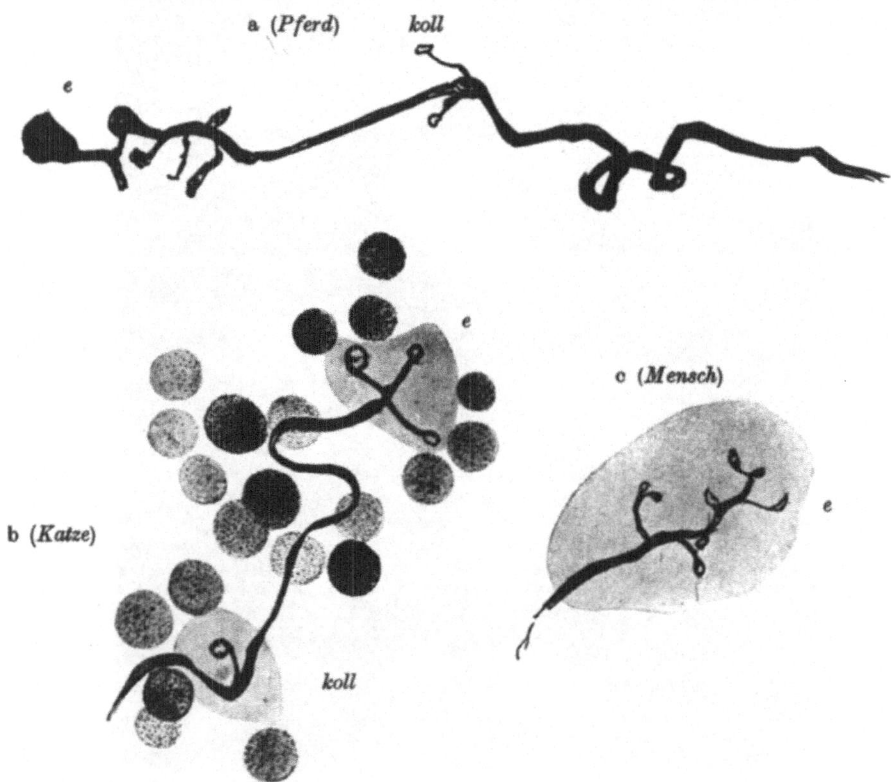

Abb. 140. Moosfasern mit ihren Kollateral- (*koll*) und Endverzweigungen (*c*). a) beim *Pferd*; b) bei der *Katze*;
c) beim Menschen. Cajalsches Silberpräparat. Zeichnung. Vergr. 1200fach.

Wie schon betont, treten die Kollateralverzweigungen in den Protoplasmainseln mit den Dendriten der Körner in Verbindung. Die
Endverzweigungen der Hauptfasern hingegen, die stets zu den in den
oberen Zonen der Körnerschicht gelegenen Glomeruli in Beziehung treten, enden
nach Cajal dort frei, ohne daß sich bestimmte Relationen zu anderen nervösen
Elementen feststellen lassen. Ob die Moosfasern auch Beziehungen zu den Golgizellen der Körnerschicht eingehen, bleibt zunächst eine offene Frage (Cajal).

Nach Golgi und Cajal haben besonders van Gehuchten, Kölliker, Lugaro,
Retzius, Falcone, Athias, Dogiel, Held, Berliner (1905) und Bielschowsky und
Wolff sich mit der Darstellung der Moosfasern beschäftigt und im wesentlichen die
Cajalschen Beschreibungen bestätigt.

Fraglich bleibt es hier nur, wie die Endstrukturen selbst aufzufassen sind. CAJAL hat sie in jüngerer Zeit (1926) wieder eingehend geschildert; er konnte beim Tiere neurofibrilläre Auflockerungsstrukturen in den Endknäueln feststellen. HELD und BIELSCHOWSKY und WOLFF sprechen auch hier von einem diffusen Netzwerk, in welchem sich die Endverzweigungen der Moosfasern verlieren und welches die Glomeruli ausfüllt. Ich selbst konnte die Endverzweigungen bei Tier und Mensch auch im Silberpräparat nur so finden, wie ich sie in meinen Abbildungen wiedergegeben habe (Abb. 139 und 140).

Nach CAJAL (1926) bilden sich die Kollateralen und Endverzweigungen der Moosfasern erst zu einer Zeit aus, wo sich jene der Körnerdendriten klar differenziert zeigen.

Die verschiedenen Ansichten über die Herkunft der Moosfasern werde ich weiter unten besprechen. In dieser wichtigen Frage herrscht leider noch keine Klarheit. Die Eigenart ihrer strukturellen Verzweigung zeigt uns eindeutig, daß der von ihnen der Kleinhirnrinde zugeführte Reiz zahlreichen Körnerzellen verschiedener Kleinhirnwindungen übermittelt und auf dem Wege der Körnerzellen vermittelst der Parallelfasern gleichzeitig auf zahlreiche Purkinjezellen übertragen wird. ESTABLE spricht daher von dem omnicellulären Moosfasersystem, das er dem Kletterfaser-Purkinjezellsystem gegenüberstellt.

h) Die Kletterfasern.

Neben den Moosfasern sind als zweites afferentes Fasersystem der Kleinhirnrinde die Kletterfasern zu besprechen. Sie wurden von CAJAL (1898) in

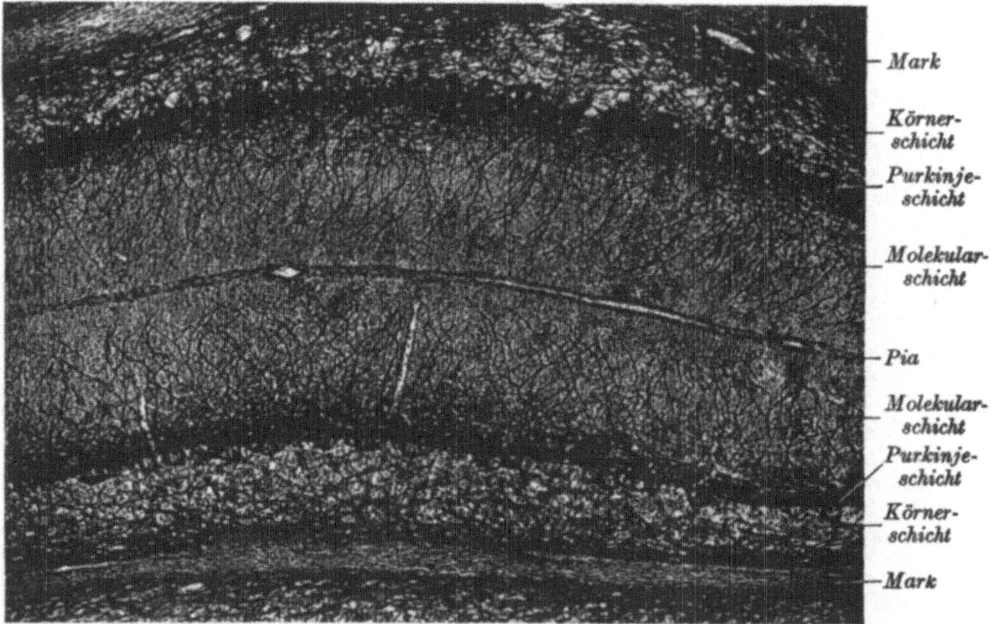

Abb. 141. Kletterfasern in der Kleinhirnrinde einer *Katze* von 2—3 Monaten. CAJALsches Silberpräparat. Mikrophotographie. (Originalpräparat meines Mitarbeiters Dr. SOMOZA.)

der Kleinhirnrinde der *Vögel* und später (1890) in jener der *Säuger* entdeckt und entsprechend ihrer Eigenart von diesem Forscher so bezeichnet. Sie wurden dann von CAJAL auch beim Menschen nachgewiesen. Die CAJALschen Beschreibungen

sind inzwischen von zahlreichen Autoren (ich erwähne nur Kölliker, van Gehuchten, Retzius, Lugaro, Held, Athias, K. Schaffer und Winkler) bestätigt worden.

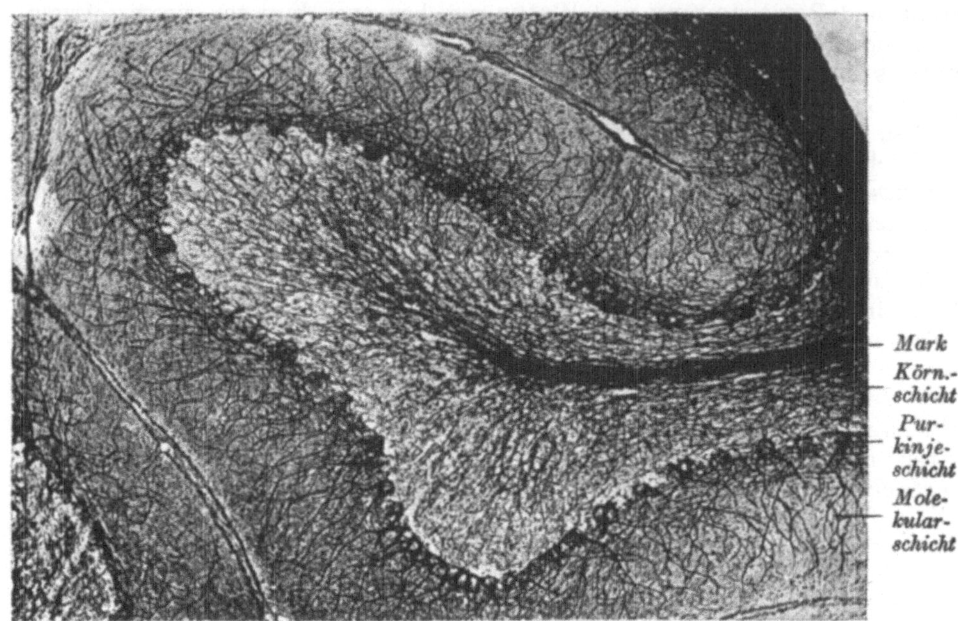

Abb. 142. Das gleiche wie Abb. 141. Mikrophotographie bei etwas stärkerer Vergrößerung. (Originalpräparat
meines Mitarbeiters Dr. Somoza.)

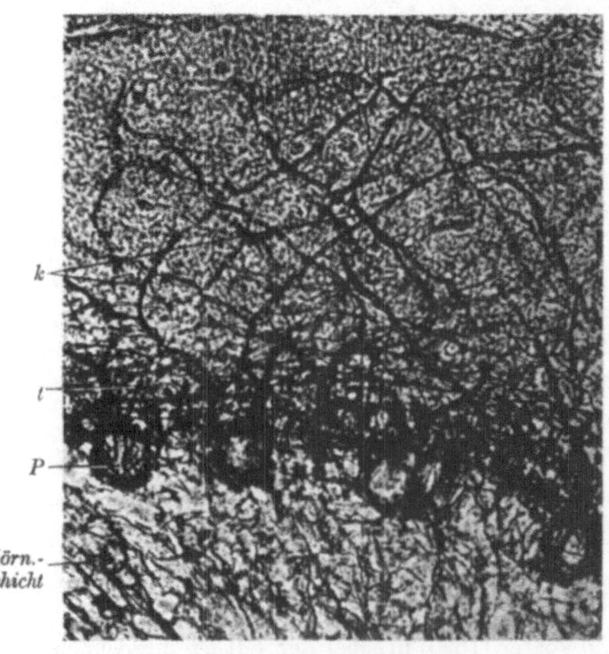

Abb. 143. Kletterfasern (k). Mikrophotographie bei stärkerer Vergrößerung.
P Purkinjezellen; t Tangentialfaserschicht. (Originalpräparat meines Mitarbeiters Dr. Somoza.)

Die Kletterfasern las-
sen sich mit der Golgi-Coxmethode, wie mit den Bielschowsky - Cajalschen
Silbermethoden sehr gut
zur Darstellung bringen.
Sie steigen als ziemlich
dicke markhaltige Fa-
sern von der weißen Sub-
stanz in die Körnerschicht
auf, durchziehen sie, in-
dem sie häufig in verschiedener Richtung zahlreiche
große Schlingen bilden
und dabei (nach Cajal)
die zum Windungsver-
laufe parallelen Richtun-
gen bevorzugen. Sie tei-
len sich nicht und
geben keine Kolla-
teralen ab solange sie im
Mark und in der Körner-
schicht verlaufen. Aus-
nahmsweise hat Cajal
Teilungen in der weißen

Substanz oder Körnerschicht beobachtet, wobei aber auch dann die einzelnen Stämme nur zu einer Purkinjeschen Zelle in Beziehung treten. In der Purkinje-zellschicht angekommen, durchziehen sie die Faserkörbe der Purkinjezellen — häufig in tangentialem oder auch in aufsteigendem Verlaufe — und helfen so die komplexen Bildungen der Faserkörbe aufbauen. Sie nehmen dann manchmal einen kurzen tangentialen Verlauf und bilden so Teile des supra- und infragan-glionären Plexus wie der Tangentialfaserschicht in der Molekularzone. Bis hierher sind sie markhaltig; sobald sie aber ihren Anschluß an die Dendriten der Purkinjezellen gefunden haben, d. h. zu klettern anfangen, verlieren sie ihre Markscheide und sind dann nur im Fibrillenpräparate als dünne schlanke

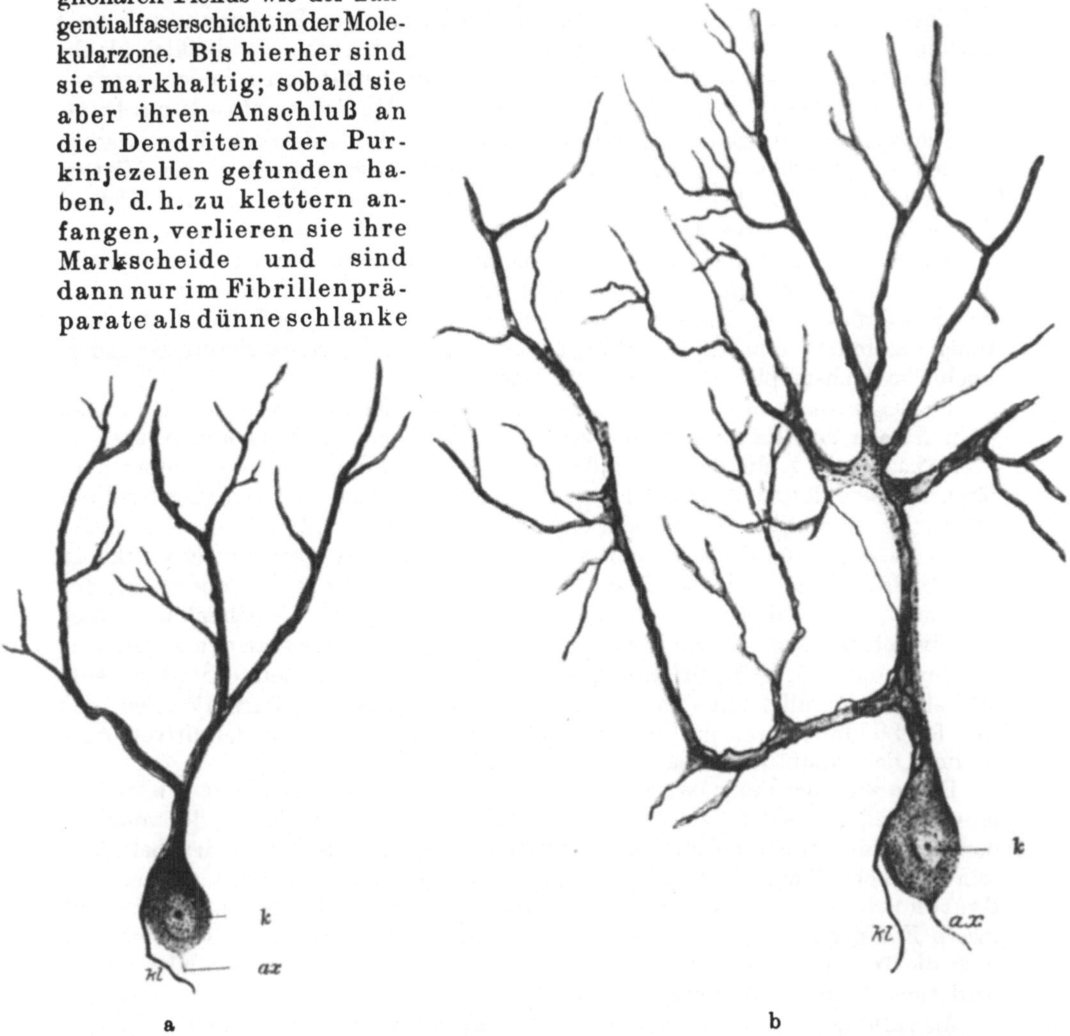

Abb. 144. Kletterfasern (*kl*). a beim *Affen*; b beim Menschen im CAJALschen Hydrochinon-Silberpräparat. *K* Kern; *ax* Axon. Zeichnung. Vergr. 400fach.

Einzelfibrillen nachzuweisen, welche sich an den Dendriten der Purkinjezellen emporranken. Die Abb. 141—143 geben mikrophotographische Aufnahmen dieser Kletterfasern im CAJALschen Silberpräparate wieder, die ich meinem Mitarbeiter Dr. SOMOZA verdanke. Sie zeigen in klarer Weise, wie die Kletterfasern als Radiärfasern die Körnerschicht durchsetzen, sodann Anschluß an die PURKINJEschen Körbe gewinnen und schließlich in der Regel genau den Dendritenverästelungen der Purkinjezellen folgen. In Abb. 144a und b sind die Kletterfasern an den Purkinjedendriten beim Menschen und *Affen* dargestellt.

In Übereinstimmung mit Cajal konnte ich die Kletterfasern manchmal bis zu den feinsten Tertiärdendriten verfolgen, wo sie frei zu endigen scheinen. Im allgemeinen folgen die Kletterfasern, auch nach meinen Untersuchungen, recht genau den Dendriten der Purkinjezellen, an denen sie sich wie Efeu an einem Baumstamm emporranken. Hin und wieder entfernt sich die Kletterfaser vom Hauptstamm (Abb. 144b), um nach kurzem schrägen Verlaufe wieder engen Anschluß an einen Seitenast zu gewinnen (K. Schaffer). Auch die von Cajal gesehenen Schlingenbildungen der Kletterfasern um den Körper der Purkinjezellen konnte ich hin und wieder — namentlich bei Tieren — beobachten. Schließlich glaube ich in meinen Präparaten die Cajalsche Angabe bestätigt zu finden, wonach eine Kletterfaser nur zu einer Purkinjezelle in Verbindung tritt.

Die Autoren stimmen in ihren Ansichten über die Verlaufsart der Kletterfasern in den wesentlichen Punkten überein, so auch Bielschowsky und Wolff. K. Schaffer (1914) hebt besonders die relative Ungebundenheit der Kletterfasern in bezug auf die Dendritenhauptstämme der Purkinjezellen hervor.

Ich sah die Kletterfasern auch im Golgipräparate immer nur in Form glatter Fasern. Cajal spricht noch von einer nervösen Zwischensubstanz zwischen der Kletterfaser und den Purkinjedendriten, welche gewissermaßen beide Neuronen verbindet. Held (1897, 1927) hat im Verlaufe der Kletterfasern besonders reichliche fuchsinophile Granula angetroffen.

In der histogenetischen Entwicklung der Kletterfasern nimmt Cajal — und nach ihm Retzius, van Gehuchten, Lugaro, Calleja und Athias — drei Phasen an: 1. die der infracellulären Plexusbildung, 2. jene der supracellulären Haubenbildung, 3. jene der beginnenden Kletterbildung. Im ersten Stadium bilden die von unten an die Purkinjezellen heranreichenden Kletterfasern ein zartes Netzwerk um deren Zellkörper. Entsprechend der stärkeren Entwicklung der Dendritenfortsätze rückt dieses Netzwerk immer mehr an den oberen Pol der Purkinjezellen, so daß es auf ihr wie eine Haube aufsitzt. — Schließlich bildet sich diese feinnetzige Haube immer mehr zurück, um nur noch an den Dendritenstämmen die Kletterfasern emporranken zu lassen. Dieses letzte Stadium entwickelt sich parallel mit den letzten Differenzierungen der Purkinjezellen, mit der Rückbildung ihrer protoplasmatischen Fortsätze und der definitiven Ausbildung der Hauptdendriten.

Die so wichtige Frage, woher die Moos- und Kletterfasern stammen, ist noch völlig ungelöst. Ich will hier nur die wichtigsten Ansichten der verschiedenen Autoren wiedergeben, die im einzelnen alle mit guten Gründen belegt zu sein scheinen. Sicher erwiesen ist, daß sie die Endigungsfasern afferenter Systeme darstellen. Im allgemeinen wird angenommen, daß Moos- und Kletterfasern Endigungen verschiedener Bahnen sind. Von keinem Forscher wurde bis jetzt die Teilung einer zuführenden Faser gesehen, aus welcher eine Kletterfaser und eine Moosfaser hervorgegangen wären.

Als zuführende Systeme kommen in der Hauptsache in Frage: das vestibulo-, tecto(mesencephalo)-, spino-, olivo-, pontocerebellare System.

Cajal hat bereits 1904 auf Grund seiner Beobachtungen bei niederen *Säugern* seine Meinung dahin präzisiert, daß die Vestibularisfasern als Kletterfasern enden.

Für die tecto(mesencephalo)-cerebellaren Bahnen ist von Johnston (1901) bei den *Fischen* gleichfalls eine Endigung in der Molekularzone als Kletterfasern angenommen worden. Ariens Kappers (1921) weist darauf hin, daß bei den *Fischen* zahlreiche Vestibularis- und Lateralisfasern in der Crista cerebellaris als Kletterfasern endigen und sieht hierin eine Stütze für die Ansicht, daß die Kletterfasern mit dem Gleichgewicht zu tun haben. Cajal glaubt ferner auch für

die pontocerebellaren Fasern eine Endigung als Kletterfasern in der Molekularschicht nachgewiesen zu haben, während er für die Fasern des Corpus restiforme, also für die spino- und olivocerebellaren Bahnen, eine Endigung als Moosfasern vermutet. Er begründet letztere Ansicht vornehmlich mit der Beobachtung,
daß zu einer Zeit, wo diese Bahnen sich bilden und in das Kleinhirn eintreten,
die Körnerschicht eine reichliche Anzahl von verästelten Fasern enthält, welche
den Moosfasern histologisch sehr ähnlich sind.

Van Gehuchten und Catois teilen die Cajalsche Ansicht, der jedoch von
anderen mit gewichtigen Gründen widersprochen wird. So vertreten Johnston
und Obersteiner die Ansicht, daß die Vestibularisfasern als Moosfasern enden.
Auch daß die olivo- und spinocerebellaren Bahnen im Cajalschen Sinne nur Moosfasern abgeben sollen, erscheint Ariens Kappers sehr zweifelhaft, „weil man
diese Fasern bei den *Plagiostomen* bis direkt unter und in die Purkinjeschicht verfolgen kann, und es außerdem nicht wahrscheinlich ist, daß die große Zahl von
Kletterfasern im Corpus cerebelli dieser Tiere nur von anderen Elementen als
den spino- und olivocerebellaren Systemen herrühren sollten". Gegen eine ausschließliche Endigung dieser Bahnen als Moosfasern sprechen sich auch Shimazono, Franz und Schaper aus, welche für die *Vögel* und die *Teleostier* angeben,
daß alle zuführenden Systeme in der Molekularschicht der Rinde Kletterfasern
abgeben. Edinger, der in dieser Frage häufig seine Meinung geändert hat, hält
eine Endigung der spinocerebellaren Bahnen in Form von Kletterfasern für ziemlich gesichert. Jelgersma schließt auf Grund entwicklungsgeschichtlicher und
pathologisch-anatomisch gewonnener Tatsachen auf eine Endigung der Ponto-
und Olivenbahnen als Moosfasern. Nach Brouwer und Coenen endigen jedoch
die Olivensysteme als Kletterfasern und die Ponssysteme als Moosfasern. Dieser
Ansicht widerspricht aber, wie Marburg mit Recht betont, ein von Schweiger
(1906) beschriebener Fall von Kleinhirnsklerose, in dem besonders stark die Körnerschicht bei fast völliger Unversehrtheit der Purkinjezellen und der Molekularschicht betroffen war; dabei waren alle olivocerebellaren Fasern und auch die
Olive zerstört. Demzufolge können die Olivenfasern nach Schweiger nicht als
Kletterfasern enden, sondern nur als Moosfasern. Ariens Kappers neigt auf
Grund vergleichend-anatomischer Betrachtungen zu der Anschauung, daß die
spino- und olivocerebellaren Bahnen in der Körnerschicht und die Vestibularisfasern in der Molekularschicht enden. Barany hat auf Grund rein klinisch-
theoretischer Erwägungen die Meinung geäußert, daß die Vestibularissysteme
Moosfasern abgeben, während die spino-, olivo- und pontocerebellaren Bahnen als
Kletterfasern enden. Estable (1924) hält auf Grund embryologischer, vergleichend-anatomischer und physiologischer Tatsachen die Endigung der Vestibularissysteme als Moosfasern für am wahrscheinlichsten. Winkler hat erst jüngst
(1927) auf Grund eingehender Überlegungen und pathologisch-anatomischer Tatsachen die Ansicht ausgesprochen, daß die Altsysteme — die vestibulo- und spino-
cerebellaren Bahnen — als Kletterfasern endigen und die Neusysteme — die
olivo- und pontocerebellaren — Moosfasern abgeben.

Überblickt man die ausgedehnte Literatur über diese Frage, so muß man die
Tatsache gestehen, daß hier noch kein Punkt gesichert ist. Auch meine persönlichen Erfahrungen an pathologisch-anatomischem Material erlauben mir keine
definitive Stellungnahme. Die noch weiter unten zu erörternde Feststellung
der myelo-architektonischen Verschiedenheit verschiedener Kleinhirngegenden macht es mir wahrscheinlich, daß wenigstens der Gehalt an
Moosfasern in den einzelnen Kleinhirnrindengegenden nicht der
gleiche ist. Der Flocculus, der Unterwurm und Oberwurm haben
myelo-architektonisch in der Körnerschicht ein anderes Gepräge

als die Hemisphärenrinde (vgl. Abb. 153). Berücksichtigen wir dabei die
bereits oben erörterte Tatsache, daß das Vestibularissystem besondere Beziehungen zum Flocculus und zu den basalen Wurmgegenden hat, und daß die spino-
cerebellaren Bahnen fast ausschließlich in diesen Wurmarealen enden, so kann
man in dem Markscheidenbilde dieser Rindengegenden eine weitere Stütze für
die von WINKLER geäußerte Auffassung erblicken. Denn das anatomische Bild,
das in den besagten Rindengegenden ein Hervortreten von dickeren Radiärfasern
betont bei Zurücktreten des feineren infragranulären Flechtwerkes, im Gegensatz
zu dem umgekehrten Verhältnis in der Hemisphärenrinde (vgl. Abb. 153), kann
so ausgedeutet werden, daß in den betreffenden Altsystemen des Kleinhirns die
Kletterfasern gegenüber den Moosfasern auch anatomisch deutlich überwiegen.
Auffallend bleibt dabei aber nur die histologische Tatsache, daß wir bei allen
feineren Untersuchungen in allen Rindengegenden des Kleinhirns ungefähr eine
gleiche Anzahl von Kletter- und Moosfasern antreffen, so daß dabei kein eindeutiger
histologischer Unterschied zutage tritt. Ich habe bei meinen histologischen Untersuchungen eingehend die verschiedenen Rindengegenden auf diese Frage hin betrachtet und fast nirgends mit den Silbermethoden Rindenstellen gefunden, die
sich durch einen besonderen Reichtum oder Mangel an Kletter- oder Moosfasern
auszeichneten. Auffallend muß weiterhin die Tatsache sein, daß sich im Zellbilde
in der Dichte und in der Anlage der Körnerschicht kein eindeutiger Unterschied
in den verschiedenen Kleinhirnrindengegenden feststellen läßt. Diese normal
anatomisch und histologisch gewonnenen Beobachtungen sind meines Erachtens
aber recht bemerkenswert: Bestehen die oben ausgeführten Ansichten der Autoren
von der spezifischen Endigungsweise der verschiedenen afferenten Kleinhirnsysteme zu Recht, so müßten wir auch im histologischen Bilde greifbare Differenzen in der Kleinhirnrinde erwarten. Kann es doch heute als gesichert gelten,
daß die vestibulo- und spinocerebellaren Bahnen fast ausschließlich nur zu
Teilen des Palaeocerebellum gehen, wobei sich der Flocculus durch besonders
eindeutige Beziehungen zum Vestibularissystem auszeichnet! Besteht nun die
WINKLERsche Ansicht zu Recht, wonach die vestibulo- und spinocerebellaren
Bahnen nur als Kletterfasern enden, wie erklärt sich dann, daß auch die Hemisphärenrinde des Kleinhirns den gleichen Gehalt an Kletterfasern aufweist wie
die paläocerebellaren Abschnitte?

Ich neige daher der Ansicht zu, daß alle zuführenden Systeme zum
Teil Kletter- und zum Teil Moosfasern entwickeln, und daß die
Endigungsweise der einzelnen Systeme nur vorzugsweise, aber
nicht ausschließlich, nach der einen oder anderen Richtung hin
erfolgt. Bei dieser Einschränkung halte ich nach den bis heute vorliegenden
Tatsachen die WINKLERsche Ansicht über die verschiedenen Endigungsweisen
der verschiedenen Bahnen für die am besten begründete, nämlich daß die
vestibulo- und spinocerebellaren Bahnen in der Hauptsache als
Kletterfasern endigen und die olivo- und pontocerebellaren Bahnen
vornehmlich als Moosfasern.

Eine ähnliche Ansicht hat auch ARIENS KAPPERS (1921) vertreten, wenn er
schreibt: „Wir müssen noch die Möglichkeit in Betracht ziehen, daß alle Bahnen
Kletterfasern abgeben, aber auch alle anführenden Bahnen Fasern enthalten, die
in der Körnerschicht enden.“

In physiologischem Sinne gesprochen, erscheint uns so das Kleinhirn als ein
Organ, das in allen seinen Rindenteilen einer gleichen Funktion vor-
steht, wobei in gewissen Abschnitten phylogenetischer und faser-
anatomischer Eigenart die ursprünglichen Grundmechanismen
überwiegen. Insofern dürfte auch eine gewisse funktionelle Ver-

schiedenheit in den verschiedenen Kleinhirnabschnitten zu erwarten sein. Im übrigen aber hat sich offenbar im weiteren Ausbau des Organs jede Rindenstelle gleichmäßig weiterdifferenziert,
so daß wir in jedem Kleinhirnabschnitt eine gleiche funktionelle
Leistung erwarten dürfen.

i) Die Faserkörbe der Purkinjezellen.

Es erübrigt sich mir, nur noch einige komplexere Bildungen in der
Kleinhirnrinde zu besprechen, die das Silberbild uns offenbart. Es sind dies
1. die Faserkörbe der Purkinjezellen
und 2. die Parallel- und Tangentialfasern der Kleinhirnrinde.

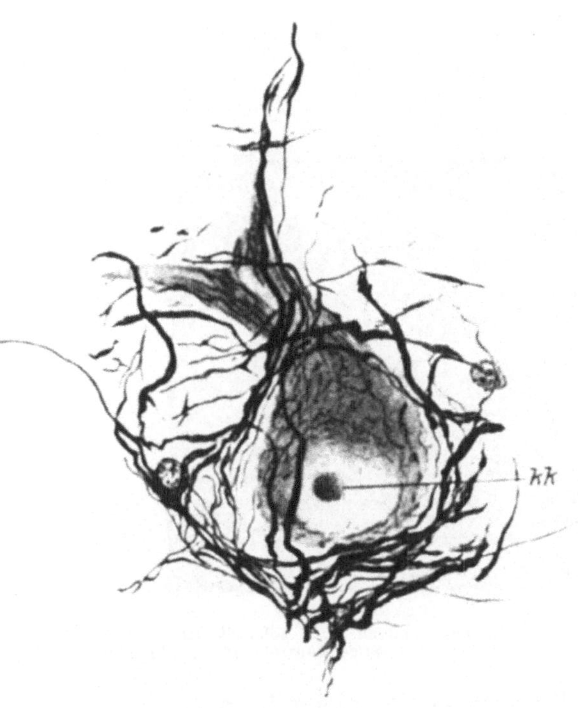

Abb. 145. Purkinjefaserkörbe komplizierter Art. *kk* Kernkörperchen der
Purkinjezelle. CAJALsches Silberpräparat. Zeichnung. Vergr. 1000fach.

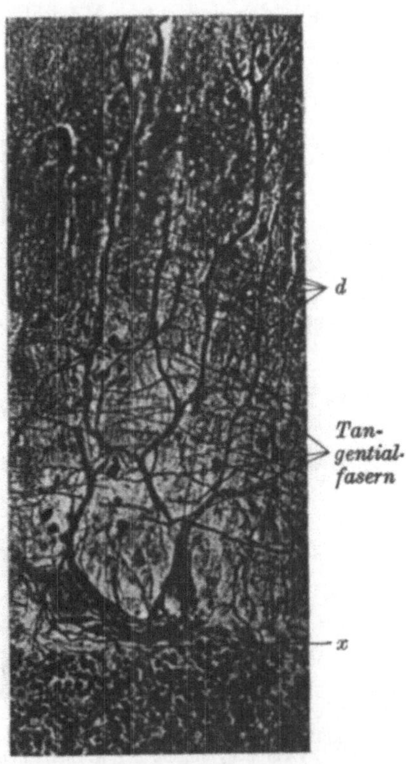

Abb. 146. Purkinjefaserkörbe mit Hänge-
mattenbildung (*x*), zwei Purkinjezellen
verbindend; *d* Dendriten der Purkinjezellen. CAJALsches Silberpräparat. Mikrophotographie.

Die Purkinjezellkörbe (nid de CAJAL) habe ich in ihrer einfachsten Form be-
reits oben (S. 114) besprochen (vgl. Abb. 122, 123). Ich habe dann weiter bei der
Schilderung der einzelnen Zell- und Faserarten erwähnt, daß sich an der gleichen
Stelle, wo sich die Korbfasern der Korbzellen zu den Zellkörben verdichten,
noch andere Faserkategorien zeigen, so die rückläufigen Kollateralen der
Purkinjezellen, die Dendriten der Golgizellen der Körnerschicht
und die Kletterfasern. All die genannten faserigen Elemente streben den
Purkinjezellkörpern zu und untermischen so die primitiven, von den Korbfasern
gebildeten Zellkörbe mit ihren Faserungen, sei es, daß sie sich in jenen Gegenden aufsplittern, sei es, daß sie nur gewissermaßen als Fremdelemente jene Bildungen durchziehen wie die Kletterfasern. Immerhin sehen wir bei unseren

Silberimprägnationen um die Purkinjezellen ein dichtes Gewirr von Faserzügen, die nur zum Teil (Abb. 145) als Korbfasern aufzufassen sind. Häufig beobachteten wir, wie mehrere Purkinjezellen durch ihre Faserkörbe verbunden sind (Abb. 146 und 147), so daß hängemattenartige Bildungen resultieren (K. Schaffer). Bielschowsky und Wolff, Schaffer, Cajal und Estable haben auf die komplexen Faserverhältnisse aufmerksam gemacht, die uns in diesen „kombinierten" Purkinjezellkörben entgegentreten. Dabei ist die von Cajal und Estable betonte Tatsache bemerkenswert, daß die histologische Kompliziertheit dieser Bildungen, bei Tier und Mensch, noch beim Neugeborenen eine sehr geringe ist, während sie parallel mit der zunehmenden Reife — nicht nur der Bewegungsfähigkeit, sondern auch der gesamten Muskelstärke — gradatim zunimmt.

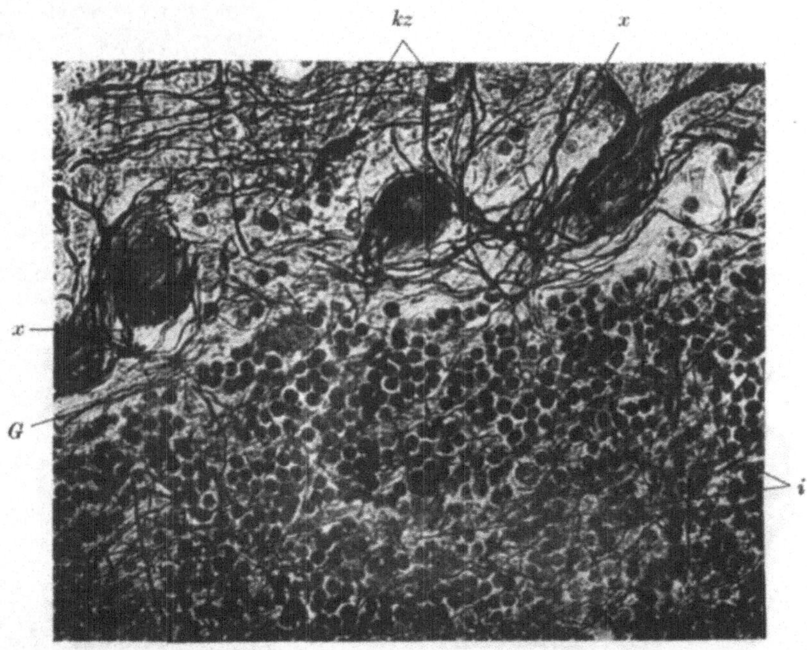

Abb. 147. Purkinjefaserkörbe (x) komplexer Art, zwei Purkinjezellen verbindend. G Golgizelle der Körnerschicht; i Parenchyminseln der Körnerschicht; kz Korbzelle. Bielschowsky-Silberpräparat. Mikrophotographie.

k) Die Tangential- und Parallelfasern der Molekularzone.

Betrachten wir einen Sagittalschnitt durch die Kleinhirnrinde im Bielschowsky- oder Cajalpräparat, so zeigt sich das unterste Drittel der Molekularzone ausgestattet durch eine reiche, parallel zur Purkinjezellschicht ziehende Faserung (Abb. 148), welche als Tangentialfaserschicht bezeichnet wird (vgl. auch das Schema Abb. 151). Sie setzt sich in der Hauptsache zusammen aus den Achsenzylindern der.Korbzellen, leicht untermischt durch die rückläufigen Kollateralen der Purkinjeaxone.

Die Parallelfaserschicht zeigt sich in ihrer schönsten Entwicklung bei parallel zum Windungsverlaufe angelegten Schnitten durch die Kleinhirnrinde (Abb. 149) und füllt dann gleichfalls das unterste Drittel der Molekularschicht aus. Die Purkinjezellen mit ihren Dendritenverästelungen sind dabei quer getroffen und zeigen sich daher nur im Profil. Diese Parallelfaserschicht setzt sich zusammen aus den dichotomischen Teilungen der Körneraxone und aus den rückläufigen Kollateralen der Purkinjeaxone, die zusammen

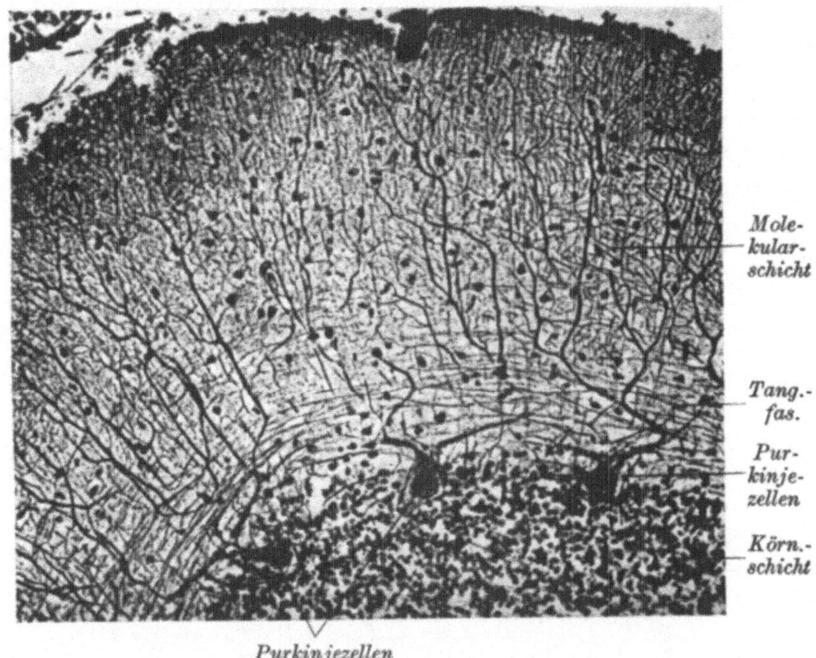

Abb. 148. Tangentialschnitt durch die Kleinhirnrinde des Menschen im CAJALschen Hydrochinon-Silberpräparat, die Tangentialfaserung zeigend. Mikrophotographie.

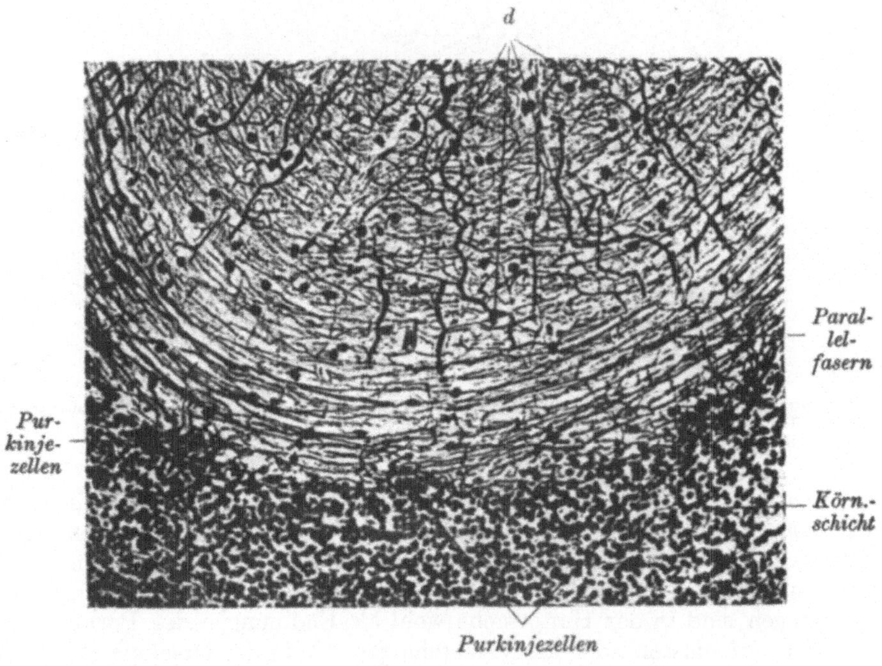

Abb. 149. Frontalschnitt durch die Kleinhirnwindung des Menschen im CAJALschen Silberpräparat, die Parallelfasern zeigend; d Dendriten der Purkinjezellen. Mikrophotographie.

ihre Hauptausbreitung in der Frontalebene suchen (vgl. Schema Abb. 151). Bei
einem Querschnitt, der mit der von CAJAL für die Moos- und Kletterfasern angegebenen modifizierten Silbernitratmethode gefärbt ist, zeigt sich dann ein Bild,
wie ich es in Abb. 150 niedergelegt habe. Hier ist die unterste Hälfte der Molekularzone ausgefüllt von den hier quer getroffenen Parallelfasern, die so als feine
Punkte den Zwischenraum zwischen den Purkinjezellen und deren Verästelungen
ausfüllen. Die dazwischen gelegenen, in der Körnerschicht zu zarten Bündeln

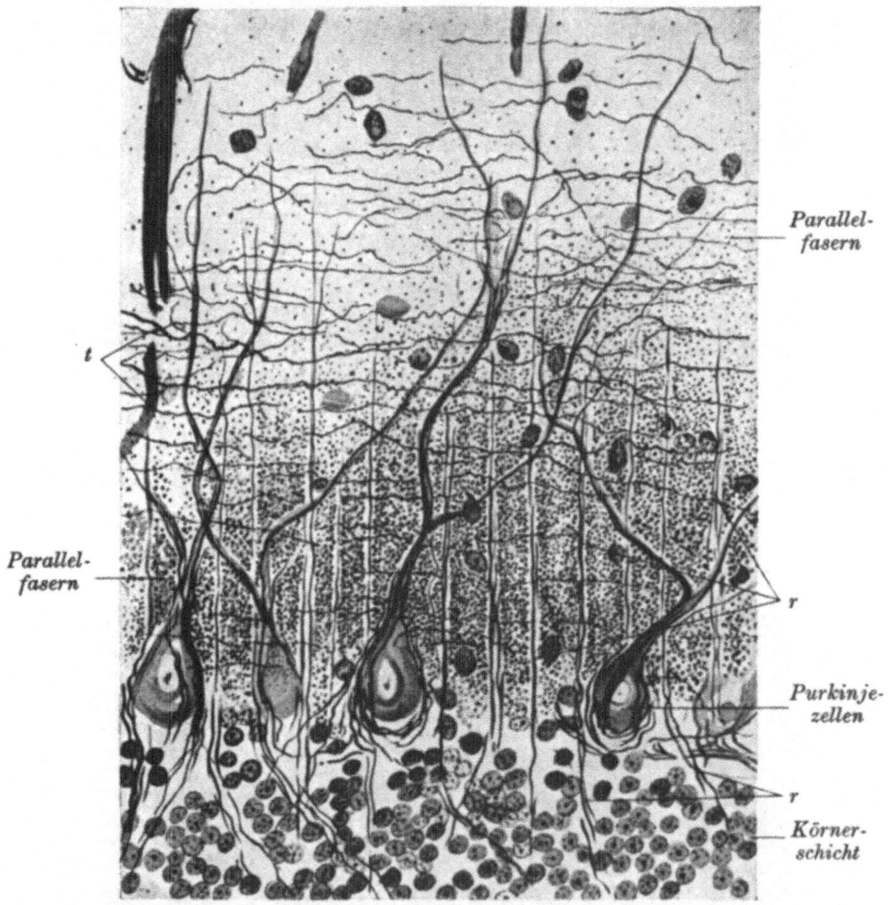

Abb. 150. Sagittalschnitt durch die Kleinhirnrinde des *Affen*. Die Parallelfasern sind quer getroffen und erscheinen
hier als feine Punkte. *r* Radiärfasern gleich den in Bündeln aufsteigenden Axonen der Körnerzellen; *t* Tangentialfasern; *g* Gefäß. CAJALsches Hydrochinon-Silberpräparat. Zeichnung. Vergr. 500fach.

vereinigten Radiärfasern (*r*) sind die aufsteigenden Axone der Körnerzellen. Auf
den Umstand, daß in der oberen Hälfte der Molekularzone die Darstellung der
Parallelfasern im Silberbilde nur in geringer Menge gelingt, habe ich oben (S. 798)
bereits hingewiesen. Die unregelmäßigen, das Bild durchziehenden Tangential-
faserbildungen sind in der Hauptsache wohl als Endigungen der Purkinjeaxon-
kollateralen aufzufassen oder als Verästelungen der in der Molekularschicht gelegenen Sternzellen.

l) Der Leitungsmechanismus der Kleinhirnrinde.

Suchen wir uns auf Grund des besprochenen histologischen Bauplanes der Kleinhirnrinde eine Vorstellung zu machen von dem dort obwaltenden Leitungsmechanismus, so gewinnen wir — in Übereinstimmung mit CAJAL — folgendes Bild (vgl. auch die Schemata Abb. 151 und 152): Die Purkinjezellen erhalten einmal ihre Erregung **direkt durch die Kletterfasern und dann indirekt via Körner- und Parallelfasern (Axone der Körner) von den Moosfasern. Das Kletterfaser-Purkinjezellsystem erscheint in seiner histologischen Eigenart streng individualisierend, während das Moosfaser-Körnersystem einen ungemein weiten Innervationsradius garantiert.**

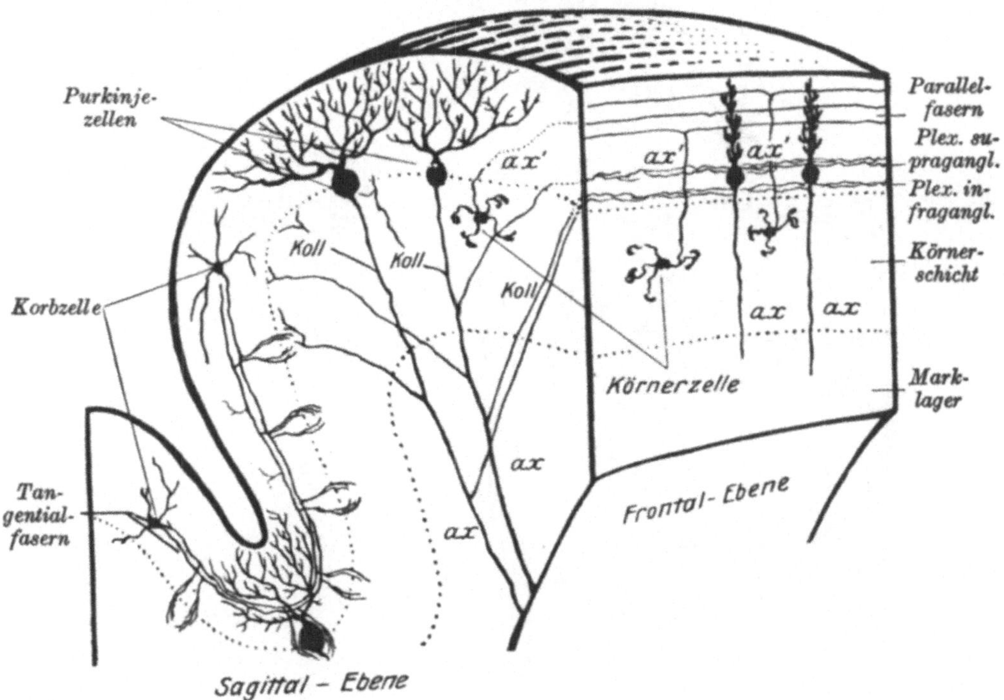

Abb. 151. Schematische Darstellung der Neuronausbreitung in der Sagittal- und Frontalebene (in Anlehnung an VILLIGER). *Koll* Kollateralen; *ax* Axon der Purkinjezellen *ax'* Axon der Körnerzellen.

Dabei zeigt sich im Moosfaser-Körner-Golgizellensystem ein interessanter Innervationsring, der sich wie folgt gestaltet: Die Moosfasern treten in Verbindung mit den Dendriten der Körner, und zwar inneviert eine Moosfaser zahlreiche Körner verschiedener Windungen; die Körner leiten ihre Erregung durch ihre sich gabelnden Axone weiter auf die in der Molekularschicht sich ausbreitenden Dendriten der in der Körnerschicht gelegenen Golgizellen mit kurzen Axonen. Letztere stehen mit ihrer reichverzweigten Endverästelung mit zahlreichen Körnern des gleichen Windungsgebietes in Verbindung. In diesem Strukturmechanismus zeigt sich **ein kurzer Leitungskreislauf, der von den Körnern zu den Körnern zurückführt,** wahrscheinlich wohl zu anderen Körnern der Nachbarschaft. Es wird so eine noch **größere Diffusion der Moosfasererregung** gewährleistet.

Die von den Moosfasern befruchteten Körnerzellen übertragen
weiterhin ihre Erregung vermittelst der Parallelfasern auf die Dendriten der Korbzellen und wohl auch auf jene der Sternzellen der oberen Molekularzone. Die
Korbzellen geben diese Erregung weiter an die Körper und Axone der
Purkinjezellen, die Sternzellen auch an die Dendriten der Purkinjezellen. Schließlich werden durch die Parallelfasern auch die Dendriten
vieler Purkinjeschen Zellen einer Windung direkt erregt.

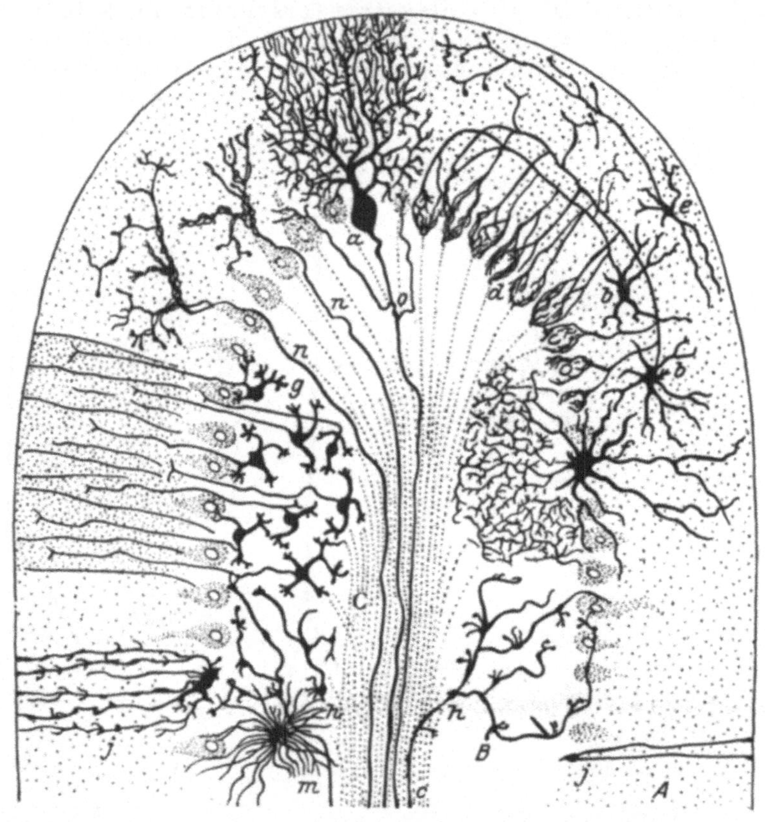

Abb. 152. Halbschematische Darstellung einer Kleinhirnwindung der *Säugetiere* im Transversalschnitt. *A* Molekularschicht; *B* Körnerschicht; *C* Mark; *a* Purkinjezelle; *b* Korbzelle; *c* Purkinjeaxone; *d* Faserkörbe; *e* äußere
Sternzellen; *f* große Golgizelle der Körnerschicht mit kurzen Axonen; *g* Körner mit ihrem Achsenzylinder;
h Moosfasern; *i* Bergmannsche Gliazellen; *n* Kletterfasern; *m* protoplasmatische Glia der Körnerschicht;
o Kollateralen der Purkinjezellen. (Nach Cajal.)

Die so doppelt befruchteten Purkinjezellen (via Kletterfasern und
Moosfasern) geben ihre Erregung vermittelst ihrer Achsenzylinder subcerebel-
laren Kerngebieten ab. Vorher aber übertragen sie den Erregungsstrom
vermittelst ihrer rückläufigen Kollateralen auf zahlreiche andere
Purkinjezellen.

Die Moosfasern und die Korbzellen verbinden Neurone benachbarter Kleinhirnwindungen. Auffallend ist, daß wir sichere Commissuren-
zellen, welche Rindenteile der beiden Hemisphären in Verbindung setzen, nicht
kennen. Vielleicht dienen die in der Körnerschicht gelegenen Golgizellen mit
langen Axonen einer solchen Funktion.

Die Purkinjezellen mit ihrem Dendritengeäst (das Purkinjesystem)
sind senkrecht zum Windungsverlauf orientiert und garantieren so die

Erregungsverteilung in orocaudaler Ebene. In der gleichen Ebene liegt das Ausbreitungsgebiet des Korbfasersystems, das zudem noch eine vertikale Anordnung trägt (von oben nach unten). Senkrecht hierzu, also parallel zum Windungsverlauf, orientiert sich das Parallelfasersystem der Körner und der Golgizellen. Auch die Kollateralen der Purkinjezellen haben eine vornehmliche Ausbreitung nach dieser Richtung. In diesen Momenten ist eine Innervationsausbreitung in der Links-Rechtsrichtung gegeben. Daß sich in einem solchen Bauplane und Leitungsmechanismus deutliche Anklänge an den Aufbau des peripherischen Gleichgewichtsorganes (Bogengangapparat) widerspiegeln, ist offensichtlich.

Die Myelo-Architektonik.

Wir unterscheiden in jedem Kleinhirnläppchen (Abb. 153) einen zentralen Markstrahl, von dem in die Körnerschicht eine reich entwickelte, sich vielfach durchflechtende Radiärfaserung einstrahlt. Zwischen diesen dickeren Radiär-

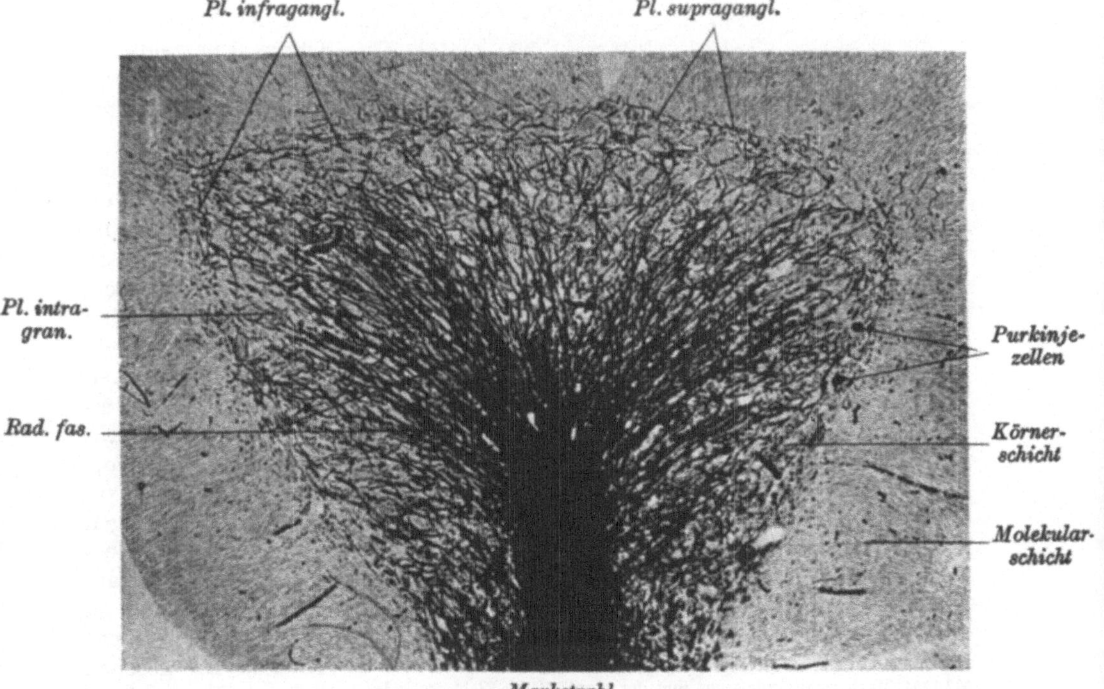

Abb. 153. Myeloarchitektonisches Bild der Hemisphären-Kleinhirnrinde. Erwachsener Mensch. Mikrophotographie. Vergr. 85fach.

fasern der Körnerschicht breitet sich ein feineres markhaltiges Faserwerk aus, der Plexus intragranularis. Im Bereiche der Purkinjezellschicht zeigt sich eine Zone mehr tangential verlaufender Markfasern, die wieder ein mehr geschlosseneres Gepräge trägt als der Plexus intragranularis. Man spricht hier von dem Plexus periganglionaris. Dieser Plexus zerfällt (Abb. 153 und 154) deutlich in zwei ziemlich parallel verlaufende Abschnitte: Die eine Zone, dichter gefügt und mit dickeren Fasern ausgestattet, liegt dicht unterhalb der Purkinjezellen und schließt im Markscheidenbilde die Körnerschicht gegen die Purkinjezellschicht ab. Es ist dies der schon KÖLLIKER bekannte Plexus infraganglionaris. Von ihm aus gehen feinere Markscheiden nach allen Richtungen an den Purkinjezellen vorbei und ordnen sich erst wieder dicht oberhalb der Purkinjezellen zu einer Tangentialfaserschicht von feinerer Anordnung und zarterem Markfaserkaliber, dem Plexus supraganglionaris.

Im allgemeinen zeigen sich oberhalb dieses Plexus supraganglionaris in der Molekularzone nur ganz vereinzelte dickere oder dünnere Markfasern von ganz unregelmäßigem Verlauf. Nur im untersten Drittel der Molekularschicht (Abb. 154) kann man sie bei sorgfältiger Differenzierung noch in etwas vermehrter Menge antreffen.

Alle diese Markfasern der Kleinhirnrinde werden erst nach der Geburt markreif. Nur die Rinde des Flocculus und des Unter- und Oberwurms zeigt bereits beim Neugeborenen ein feines Netzwerk markhaltiger Fasern in der Körnerschicht und im Plexus infraganglionaris (RIESE 1925, eigene Untersuchungen). Dabei ist die Flocculusrinde des Neugeborenen zweifellos der Wurmrinde in ihrer Markscheidenbildung voraus. SANTE DE SANCTIS will in einigen Lamellen des Flocculus eines 7 Monate alten Fetus schon in der Körnerschicht Markfasern gesehen haben. Der weitere Markreifungsprozeß

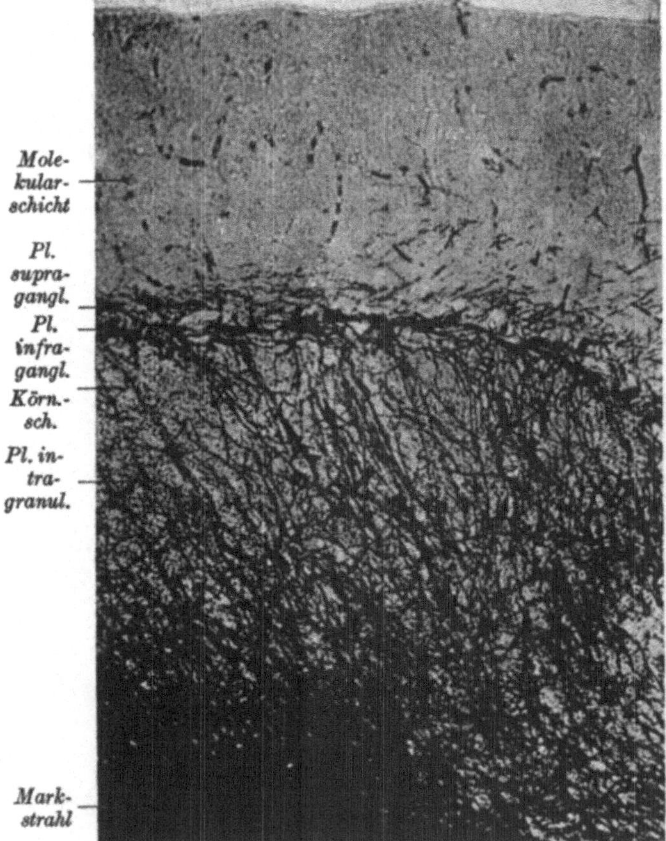

Abb. 154. Myeloarchitektonisches Bild der Hemisphären-Kleinhirnrinde. Mikrophotographie. Vergr. 110fach.

der Kleinhirnrinde gestaltet sich nun wie oben erwähnt (S. 732ff.) so, daß vom Markstrahl aus zunächst die Radiärfasern der unteren Zone der Körnerschicht markhaltig werden, dann die der oberen Zone, dann folgt der übrige Plexus intragranularis. Hieran schließt sich die Ummarkung des Plexus infraganglionaris und schließlich die des Plexus supraganglionaris. Der Markreifungsprozeß ist ein fließend progredienter und findet in allen Rindengebieten erst nach vielen Jahren des postuterinen Lebens seinen Abschluß (vgl. Abb. 57, 58 und 59).

Während der histologische Aufbau der Kleinhirnrinde in allen Teilen des Organes keine greifbaren Unterschiede aufweist — vielleicht von der Verteilung der Golgizellen in der Körnerschicht abgesehen (S. 799) — bietet die Myeloarchi-

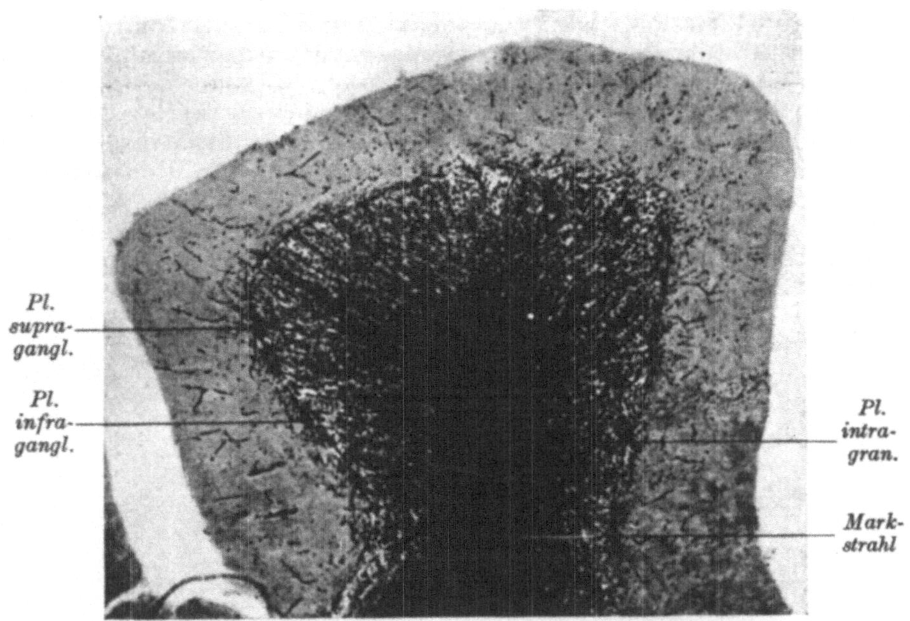

Abb. 155. Myeloarchitektonisches Bild der Hemisphären-Kleinhirnrinde. Erwachs. Mensch. Mikrophot. Vergr. 50fach.

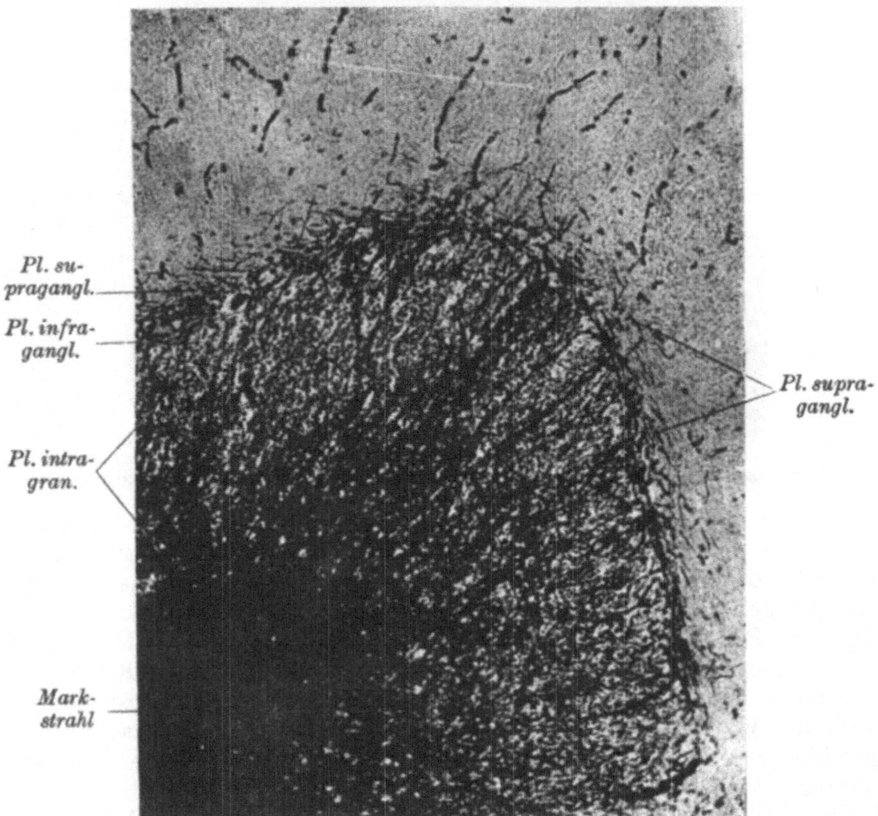

Abb. 156. Myeloarchitektonisches Bild der Hemisphären-Kleinhirnrinde. Erwachsener Mensch. Mikrophotographie. Vergr. 110fach.

tektonik in gewissen Kleinhirnabschnitten einige Besonderheiten. Ich habe bei meinen Studien gerade auf etwaige Differenzen im architektonischen Aufbau der Kleinhirnrinde an differenten Stellen besonders geachtet und konnte greifbare Unterschiede nur im Markscheidenbilde, und zwar wie folgt, feststellen:

Von dem gewöhnlichen Aufbau, den die Kleinhirnrinde in allen Teilen bietet, weichen deutlich nur drei Regionen ab: der Flocculus, der Unterwurm (bzw. Uvula, Nodulus) und der ganze Oberwurm.

Der Mittelwurm (Declive, Folium und Tuber vermis) sowie sämtliche Seitenanteile, auch die des Lobus anterior, tragen die gleiche Markzeichnung wie die übrigen Hemisphärenabschnitte.

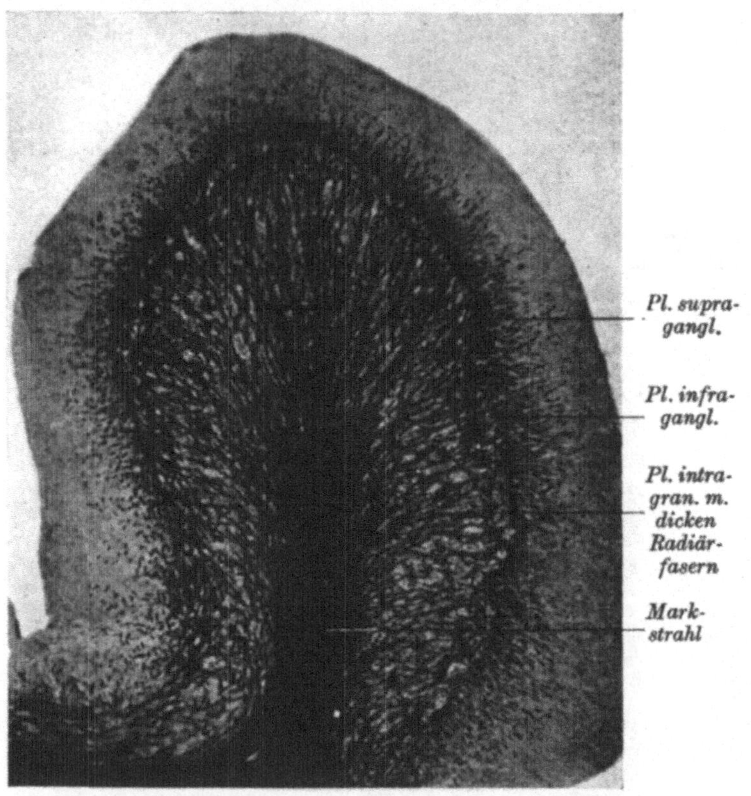

Abb. 157. Myeloarchitektonisches Bild der Flocculusformation. Erwachsener Mensch. Mikrophotographie. Vergr. 50fach.

Abb. 155—163 zeigen uns diese Verhältnisse in möglichst wenig, doch völlig gleichmäßig differenzierten Markscheidenpräparaten: Wir sehen so — in der Hemisphärenrinde (Abb. 155, 156) — die Körnerschicht ausgezeichnet durch mäßig dicke Radiärfasern, die nur im untersten Drittel gegen den Markstrahl zu reichlicher angeordnet sind, während sie in der übrigen Zone der Körnerschicht zurücktreten. Das feine intragranuläre Flechtwerk ist dagegen besonders reich entwickelt (Abb. 155, 156), und nur verhältnismäßig wenig Radiärfasern erreichen in geschlossenen Zügen den Plexus infraganglionaris. Dieser ist deutlich ausgeprägt und hebt sich gegenüber dem zarten Flechtwerk des Plexus supraganglionaris deutlich ab. In dem unteren Drittel der übrigen Molekularzone finden sich nur noch einige verlorene Markfasern. Sonst ist sie von Markscheiden frei.

Wenn wir mit diesem Bilde die obenerwähnten Rindenstellen vergleichen, und zwar an Schnitten mit genau der gleichen Differenzierungsstärke, entdeckt man zweifellose Verschiedenheiten.

Als am eigenartigsten fällt die Rinde des Flocculus auf (Abb. 157, 158 und 159): Vom Markstrahl aus wird die ganze Körnerschicht von einer dichten Lage dicker Radiärfasern in ihrer ganzen Tiefe durchsetzt, während die feinere Markzeichnung des Plexus intragranularis deutlich zurücktritt. Weiterhin ist der Plexus infra- und supraganglionaris ungemein stark entwickelt und gleichfalls durch dickere Markscheiden ausgezeichnet. Die Radiärfasern der Kör-

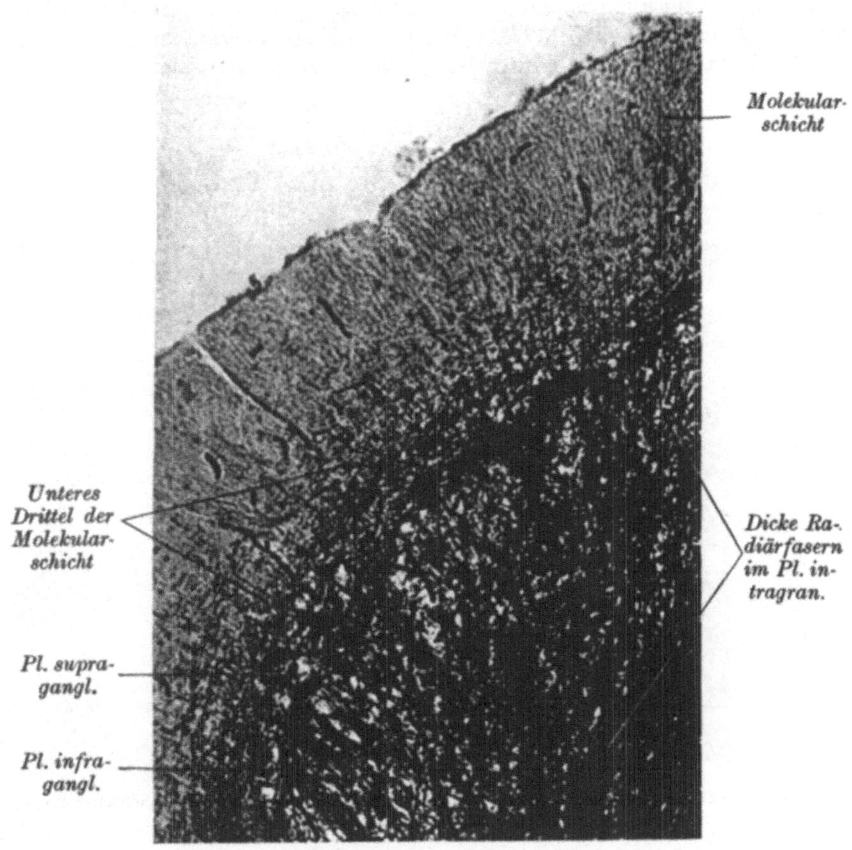

Abb. 158. Myeloarchitektonisches Bild der Flocculusformation im Sagittalschnitt. Erwachsener Mensch. Mikrophotographie. Vergr. 110fach.

nerschicht strahlen vielfach in den Plexus infraganglionaris ein und bilden mit diesem kräftige Bögen. Der Plexus supraganglionaris ist auffallend stark entwickelt, freilich in seinem Gehalt und in seiner Dicke an Markfasern dem Plexus infraganglionaris unterlegen (Abb. 157 und 158). Schließlich ist auch noch oberhalb des Plexus supraganglionaris eine recht dichte Lage markhaltiger Nervenfasern anzutreffen, welche fast die ganze untere Hälfte der Molekularschicht ausfüllt. Auf Frontalschnitten (Abb. 159) bieten sie einen von dem Plexus supraganglionaris schräg aufsteigenden, vielfach einander parallel gerichteten Verlauf und verlieren sich, während sie auf Sagittalschnitten meist quer getroffen sind (Abb. 158). Sie verlieren sich allmählich in der mittleren Höhe der Molekularschicht.

Der Unterwurm erinnert in seinem Markscheidenbilde noch am meisten an die Flocculusrinde, erreicht jedoch nicht bei weitem seine charakteristische Baueigenart (Abb. 160 und 161). Auch hier fällt der Reichtum an dicken Radiärfasern und die geringe Entwicklung des intragranulären Flechtwerkes in der Körnerschicht auf, ferner eine gute Ausprägung des Plexus infra- und supraganglionaris und noch ein leichtes Ausstrahlen von zarten Markfasern in das unterste Drittel der Molekularschicht.

Die Rinde des Oberwurms (Abb. 162 und 163) steht der übrigen Rinde am nächsten, doch bietet auch sie einen ganz besonderen Reichtum an dicken Radiärfasern in der Körnerschicht, und der Plexus infra- und supraganglionaris ist auffallend stark entwickelt und durch dicke Markfasern ausgezeichnet.

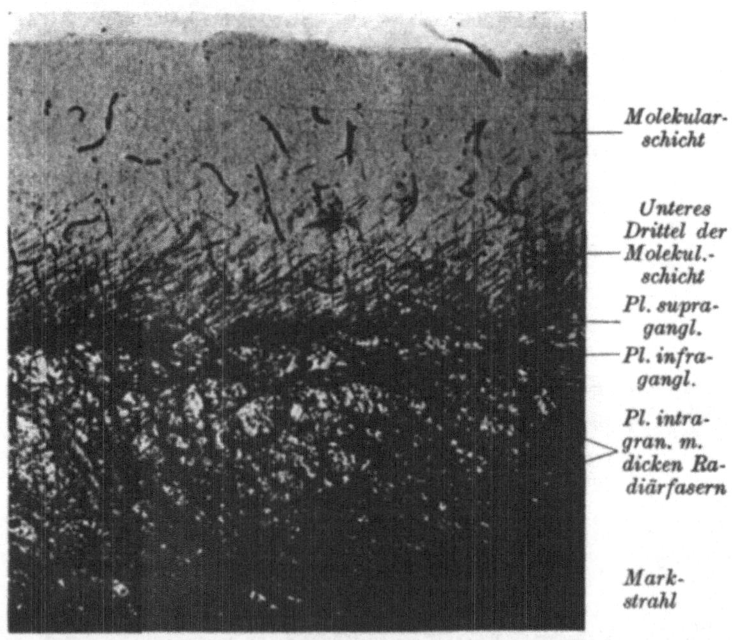

Abb. 159. Myeloarchitektonisches Bild der Flocculusformation im Frontalschnitt. Erwachsener Mensch. Mikrophotographie. Vergr. 110fach.

Diese myeloarchitektonischen Unterschiede sind bisher in der Literatur nur von wenigen beachtet worden. Riese hat 1925 das besonders dicke Markfasergeflecht der Körner- und Purkinjeschicht kurz erwähnt, wodurch sich die Flockenrinde auszeichnet. Winkler hat den gleichen Unterschied zwischen Hemisphärenrinde und Flockenrinde 1927 besprochen und zeichnerisch dargestellt.

Ich glaube, daß in den obenerwähnten Tatsachen die Grundlage gegeben ist für eine areale Architektonik der Kleinhirnrinde.

Die dickeren Markfasern der Körnerschicht werden gebildet von den Axonen der Purkinjezellen und ihren Kollateralen, ferner von den Stammfasern der Kletter- und Moosfasern. Das zartere intragranuläre Flechtwerk wird in der Hauptsache als den Moosfasern zugehörig zu betrachten sein. Der Plexus infra- und supraganglionaris setzt sich zusammen aus den rückläufigen Kollateralen der Purkinjezellen, welche zweifellos die Hauptmasse bilden, ferner aus den Kletterfasern, die ja bis zu der Stelle, wo sie zu klettern beginnen, ihr Mark behalten. In Übereinstimmung mit Cajal dürfen wir annehmen, daß die Hauptmasse jener Markfasern, die sich oberhalb des Plexus supraganglionaris in der Molekularschicht zeigen, als Kollaterale der Purkinjeaxone aufzufassen ist. Ich halte es für möglich, daß sich auch Kletterfasern darunter befinden.

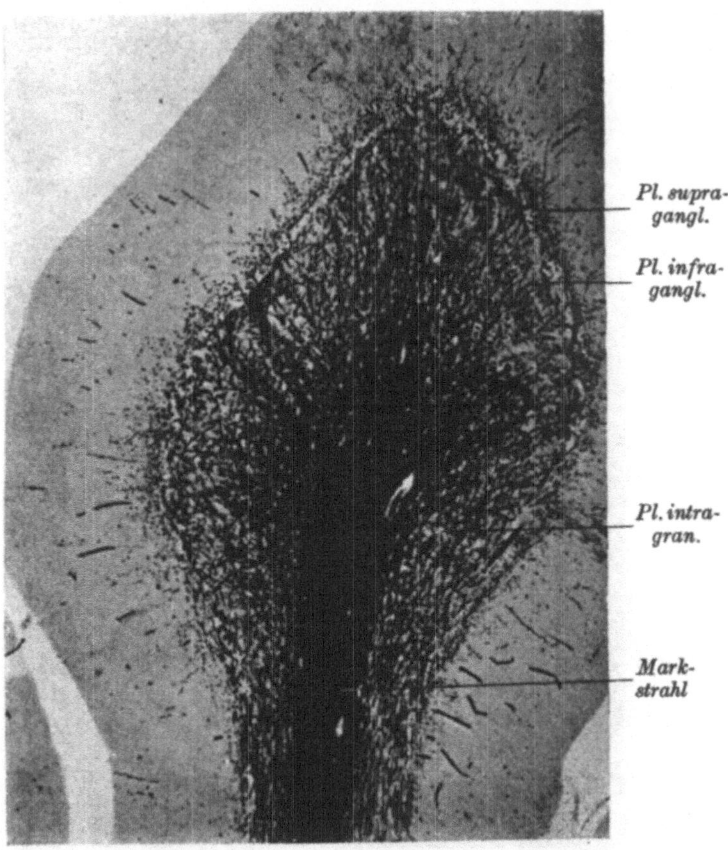

Abb. 160. Myeloarchitektonisches Bild des Lobus posterior vermis. Erwachsener Mensch. Mikrophotographie. Vergr. 50fach.

Mit Rücksicht auf diese Auslegungen erscheinen die myeloarchitektonischen Differenzen der Kleinhirnrinde besonders beachtenswert. Die Flocculusformation bietet so den geringsten Gehalt an Moosfasern, und da wir nach dem Zellbilde annehmen müssen, daß auch in ihr die Purkinjeaxone in gleicher Menge vorhanden sind wie in den übrigen Kleinhirnabschnitten, so könnte das myeloarchitektonische Bild so ausgelegt werden, daß der Flocculus sich durch einen besonderen Reichtum an Kletterfasern auszeichnet; ähnlich auch der Unterwurm und der Oberwurm. In Anbetracht der faseranatomischen Beziehungen dieser Kleinhirnabschnitte würde jener bereits oben erwähnten Winklerschen Ansicht eine anatomische Stütze erwachsen, wonach die vestibulo- und spinocerebellaren Bahnen als Kletterfasern endigen. Bezüglich der Flocculusformation hat dies auch WINKLER (1927) bereits betont. Andererseits müssen wir aber immer berücksichtigen, daß es uns bisher mit anderen histologischen Methoden nicht gelungen ist, eindeutige areale Bauunterschiede der Kleinhirnrinde aufzudecken; ja ich habe es oben als besonders beachtenswert hingestellt, daß sich bei den entsprechenden Methoden alle Rindenstellen durch einen annähernd gleichen Gehalt an Moos- und Kletterfasern auszeichnen. Es ist aber auch möglich, daß uns erst wesentlich dickere Schnitte, wie wir sie im Gegensatze zu den feineren Methoden bei der Markscheidenfärbung anwenden, die Bauunterschiede aufdecken können.

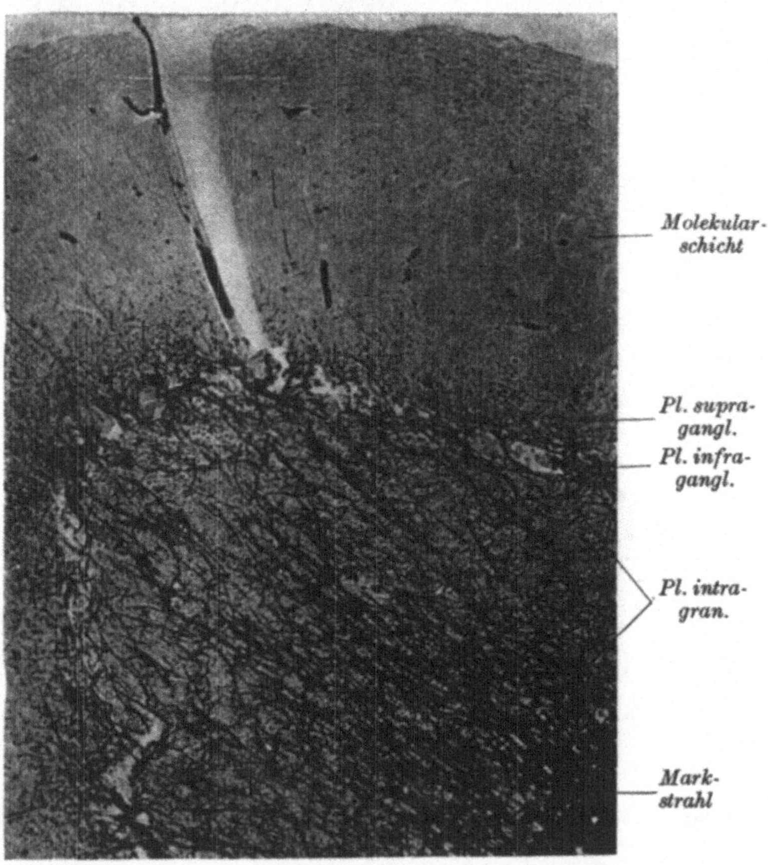

Abb. 161. Myeloarchitektonisches Bild des Lobus inferior vermis. Erwachsener Mensch. Mikrophotographie. Vergr. 110fach.

Sehr auffallend bleibt ferner die besonders starke Ausprägung des Plexus supra- und infraganglionaris in der Flocculusformation, sowie der Reichtum ihrer Molekularzone mit Markfasern. Die Frage, ob dies vornehmlich Kletterfasern sind, oder ob es sich dabei um besonders stark und reichlich entwickelte Kollateralen der Purkinjeaxone handelt, wage ich heute noch nicht zu entscheiden. Nach der Eigenart des histologischen Bildes neige ich mehr zu letzterer Auffassung.

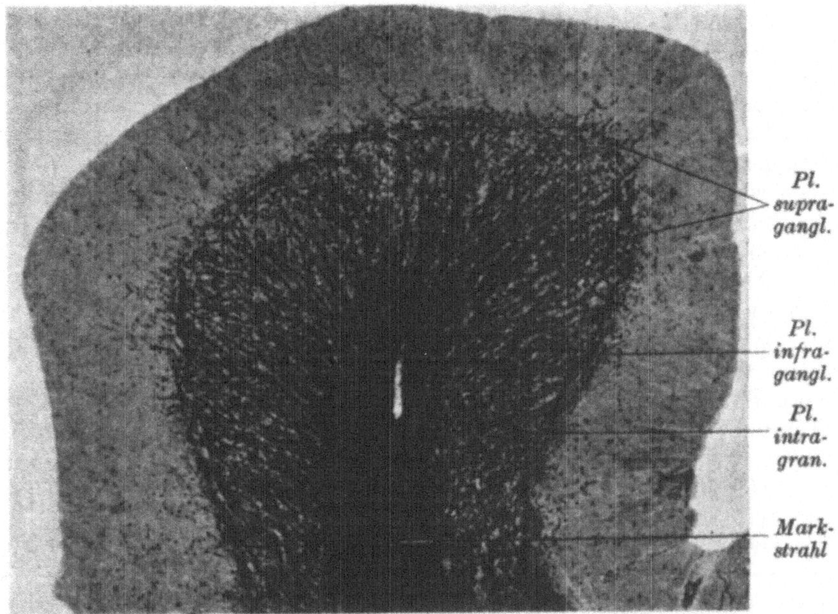

Abb. 162. Myeloarchitektonisches Bild des Lobus superior vermis. Erwachsener Mensch. Mikrophotographie. Vergr. 50fach.

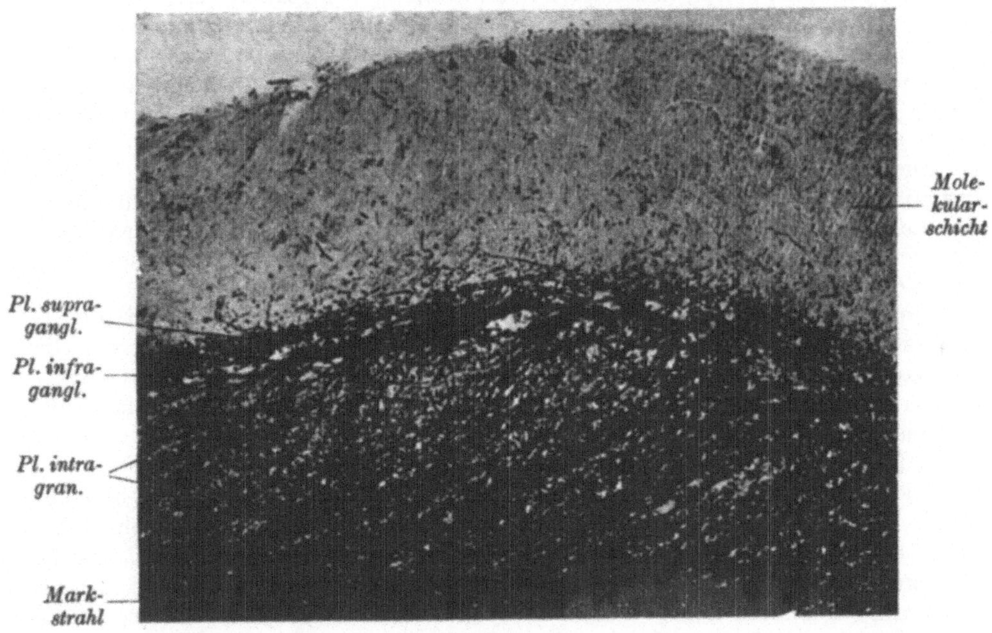

Abb. 163. Myeloarchitektonisches Bild des Lobus superior vermis. Erwachsener Mensch. Mikrophotographie. Vergr. 110fach.

Die Glia-Architektonik der Kleinhirnrinde.

Von den älteren Autoren, die sich mit dem Gliagewebe der Kleinhirnrinde befaßt haben, wurde in der Hauptsache nur die Molekularzone berücksichtigt. In ihr fielen schon Bergmann, Denissenko, Obersteiner, Schwalbe, Henle die eigenartigen, fast parallel die ganze Molekularzone durchziehenden kräftigen Radiärfasern auf, die sich hier bei den gewöhnlichen Carmin- oder Hämatoxylinfärbungen zeigten. Bergmann hat ihrer zuerst Erwähnung getan, und seitdem heißen sie die Bergmannschen Fasern. Erst Golgi hat 1886 den Ursprung der Bergmannschen Fasern aus den zwischen den Purkinjezellen gelegenen epitheloiden Zellen richtig erkannt und beschrieben, namentlich auch die gabelförmigen Ausläufer dieser Zellen klar gesehen. Seitdem tragen diese Gliaelemente der Purkinjeschicht den Namen „Golgische Epithelialzellen". 1888 hat Cajal eine genaue Beschreibung der verschiedenen Gliaelemente in der Kleinhirnrinde an Hand der Golgimethode gegeben. Van Gehuchten (1891), Retzius (1894), P. Ramon, Kölliker konnten bald die Cajalschen Befunde bestätigen und unsere Kenntnisse über die Neuroglia des Kleinhirns in manchem erweitern. 1895 hat Weigert in seinem Buche über die Neuroglia auch jene des Kleinhirns, wie sie sich bei seiner Methode darstellt, kurz beschrieben. Terrazas veröffentlichte 1897 seine eingehenden Untersuchungen über die Glia des Kleinhirns mit Hilfe der Golgi- und Weigertschen Methoden. Alle diese Forschungen sind in dem berühmten Buche Cajals (1911) niedergelegt. 1916 hat Fañanas, ein Schüler Cajals, das Kleinhirn mit der Gold-Sublimatmethode untersucht und fand dabei in der Molekularzone eigenartige gefiederte Zellen, die ich weiter unten noch schildern werde.

Nachdem 1920 Hortega mit Hilfe spezifischer Methoden die Mikroglia genau beschrieben hat und 1921 seine Oligodendroglia, finden wir in mehreren Arbeiten, namentlich der spanischen Schule, zerstreute Angaben über die Verteilung der Glia im Kleinhirn. Eine erschöpfende Darstellung der ganzen Gliaverhältnisse der Kleinhirnrinde mit Hilfe der neueren Methoden ist jedoch nirgends zu finden.

Mein Mitarbeiter A. H. Schroeder (Montevideo) hat in sorgfältigen Untersuchungen (1925—1927) diese Lücke ausgefüllt, und ich beziehe mich auf seine wichtigen Befunderhebungen, wenn ich in folgendem die Gliaarchitektonik abhandle.

Die drei heute unterschiedenen Gliaformen Makro-, Mikro- oder Hortegaglia und Oligodendroglia finden wir auch in der Kleinhirnrinde und zwar in allen ihren Zonen. Bevor wir aber an diese, mit der modernen Methodik gewonnenen Bilder herangehen, wollen wir kurz jene Gliaelemente besprechen, wie sie uns die älteren Methoden (Golgi und Weigert) wiedergeben.

Im Golgibilde (Abb. 164) unterscheiden wir mit Cajal die Epithelialzellen, die zwischen den Purkinjezellen gelegen sind (Abb. 164a), ferner die Astrocyten der Körnerschicht (Abb. 164b, b') und jene des subcorticalen Markes (Abb. 164c). Nur mit Hilfe dieser Methode lassen sich diese Zellformen mit allen ihren protoplasmatischen Ausläufen gut verfolgen. All die genannten Gliazellformen gehören der Makroglia Cajals an.

Die Golgischen Epithelialzellen liegen mit ihren Zellkörpern in mehreren Reihen in der Purkinjezellschicht und lassen jeweils zwei bis sechs Fortsätze am oberen Pole des Zellkörpers entstehen, welche in steilem Verlaufe die Molekularzone durchsetzen, um in Form feiner Endfüßchen die Membrana limitans gliae aufzubauen. Die Fortsätze können einzeln aus dem Zellkörper entspringen oder als Seitenteile eines dickeren Hauptfortsatzes, der sich kurz nach dem Ursprung in mehrere Äste verzweigt. Sie tragen auf der ganzen Strecke ihres Verlaufes durch die Molekularzone blattähnliche Sprossungen, die sich zum

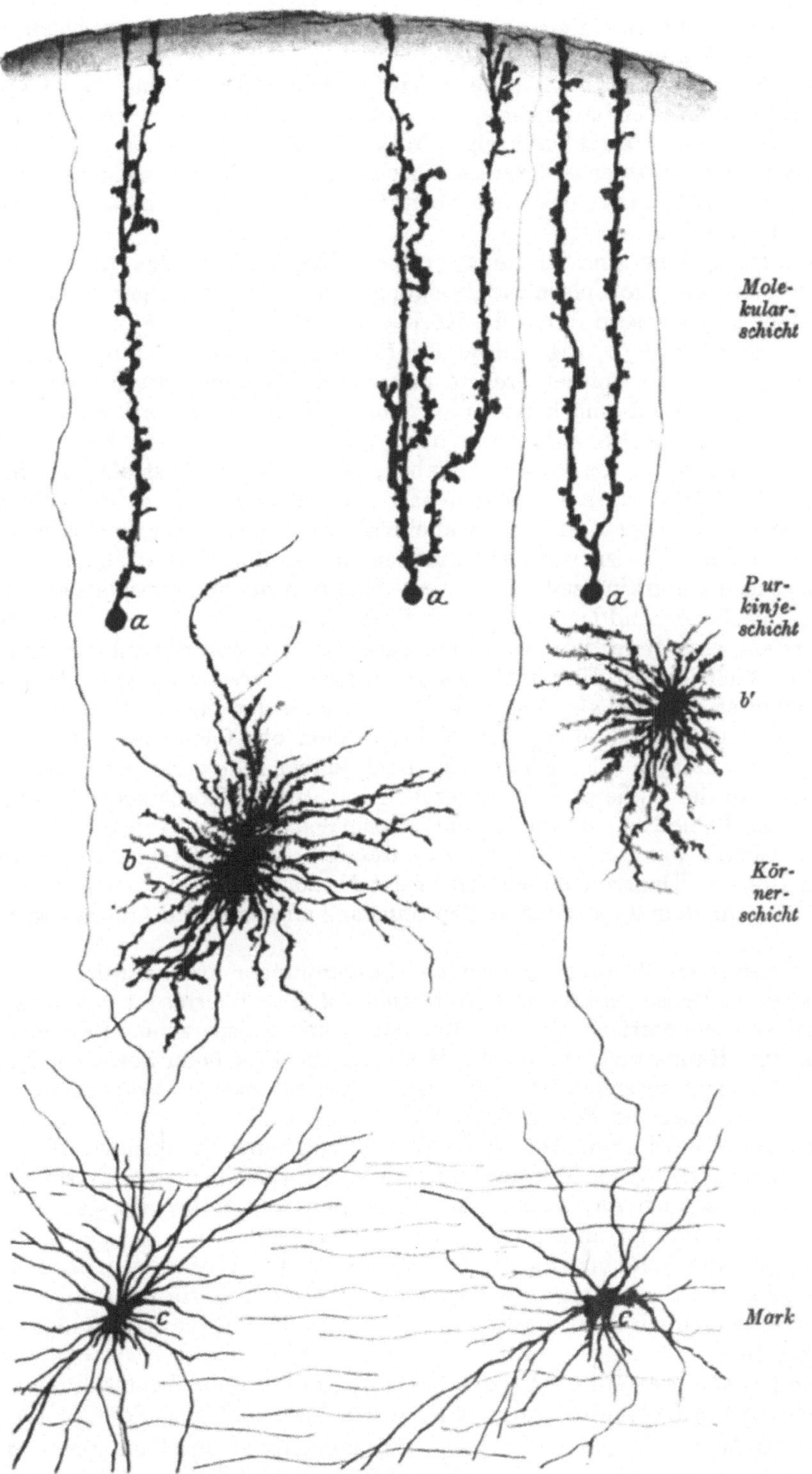

Abb. 164. Die verschiedenen Formen der protoplasmatischen Glia der Kleinhirnrinde im Golgipräparat. Zeichnung. (Originalpräparat meines Mitarbeiters Dr. A. H. Schröder.)

Teil berühren und so ein spongiöses Zwischengewebe bilden, in welchem die nervösen Elemente eingebettet sind.

Die Astrocyten der Körnerschicht (Abb. 164b, b′) sind nach Cajal und Terrazas größere Gliaelemente, die zwischen den Körnern gelegen sind und zahlreiche weichere strahlenförmige Protoplasmafortsätze bilden. Die einen von ihnen sind Kurzstrahler und verästeln sich nur in der Körnerschicht (Abb. 169b), die anderen (Abb. 164b′) senden Fortsätze durch die Molekularschicht bis an deren Oberfläche.

Ähnlich gebaut sind die Astrocyten des Marklagers (Abb. 164c), die jedoch in ihren Protoplasmaverzweigungen sich viel faseriger darstellen und gleichfalls lange Fasern durch die Körner- und Molekularzone bis zur Membrana limitans gliae senden. Eigentliche Endfüßchen im Sinne Helds bilden jedoch nur die Golgischen Epithelialzellen, während die beiden anderen Elemente dicht unterhalb der Membrana limitans ein feines gliöses Flechtwerk eingehen.

Das Weigertsche Gliafaserbild (Abb. 165) gibt uns im wesentlichen nur eine Bestätigung der kurzen Angaben, die Weigert selbst über den faserigen Aufbau der Kleinhirnrinde gemacht hat: „In der Molekularschicht sieht man in Abständen von etwa 0,01 mm, manchmal aber auch enger, manchmal weiter stehend, radiäre Fasern von der Oberfläche her in die Tiefe strahlen und sich in die Gegend der Purkinjezellen verlieren. Hier und da sind dieselben an der Oberfläche umgebogen und legen sich dann flach an diese an. Geschieht dies vielfach, so entsteht eine freie, nur aus einer Faserlage bestehende rudimentäre Randschicht. Vielleicht ist aber auch das schon eine Alterserscheinung. Das sind die altberühmten Bergmannschen Fasern … Außer den eigentlichen radiären Fasern sieht man in der Molekularschicht, in dem oberflächlichen Teil sehr spärliche, nach unten zu reichlichere, aber doch immer sehr verstreute quere Fasern, besonders in der Nähe der Purkinjezellen … In der Körnerschicht habe ich so gut wie gar keine Neurogliafasern unter normalen Verhältnissen gefunden. Selbst um die Gefäße war nur selten eine zu entdecken, ganz im Gegensatz zu den Angaben Golgis. Dagegen findet sich in der Marksubstanz ein schönes Neurogliageflecht, ganz dem Typus der weißen Substanz entsprechend und mit reichlichen Astrocyten.“

Diese von Weigert gemachten Feststellungen finden wir bei normalen jugendlichen Menschen bestätigt (Abb. 165). Man ist überrascht von der geringen Anzahl von Weigertfasern in der Molekular- und Körnerzone. Eine eigentliche gliafaserige Randschicht bildet die Weigertsche Glia beim normalen Menschen nicht.. In der Körnerschicht kann man in bestgelungenen Präparaten nur vereinzelte Weigertsche Fasern darstellen.

Das Nisslbild (vgl. Abb. 107 und 108) zeigt uns bei genauer Betrachtung in sämtlichen Schichten der Kleinhirnrinde die verschiedenen Typen der Glia, wie wir sie ja auch im Großhirn unterscheiden: die Makroglia (*gl*), die Mikro- oder Hortegaglia (*hgl*) und die Oligodendroglia (*ogl*).

Die genaue Verteilung dieser einzelnen Gliaformen in der Kleinhirnrinde gibt uns aber erst das spezifisch gefärbte Silberpräparat wieder. In ihm erkennen wir auch die Eigenart der Gliaarchitektonik der Kleinhirnrinde:

Die Cajalsche Goldsublimatmethode gibt uns ein interessantes Bild von der protoplasmatischen oder Makroglia der Kleinhirnrinde (Abb. 166—168).

In der Molekularschicht (Abb. 166) können wir mit Hilfe dieser Methode zwei Typen von Makroglia von spezifischem Gepräge unterscheiden:

A. die Golgischen Epithelialzellen.

B. die gefiederten Zellen von Fañanas.

Die GOLGIschen Epithelialzellen entsprechen den BERGMANNschen
Stützzellen und liegen (Abb. 166) mit ihren Zellkörpern zwischen den Purkinjezellen in mehreren Reihen übereinander; sie bilden so eine unregelmäßig ge-

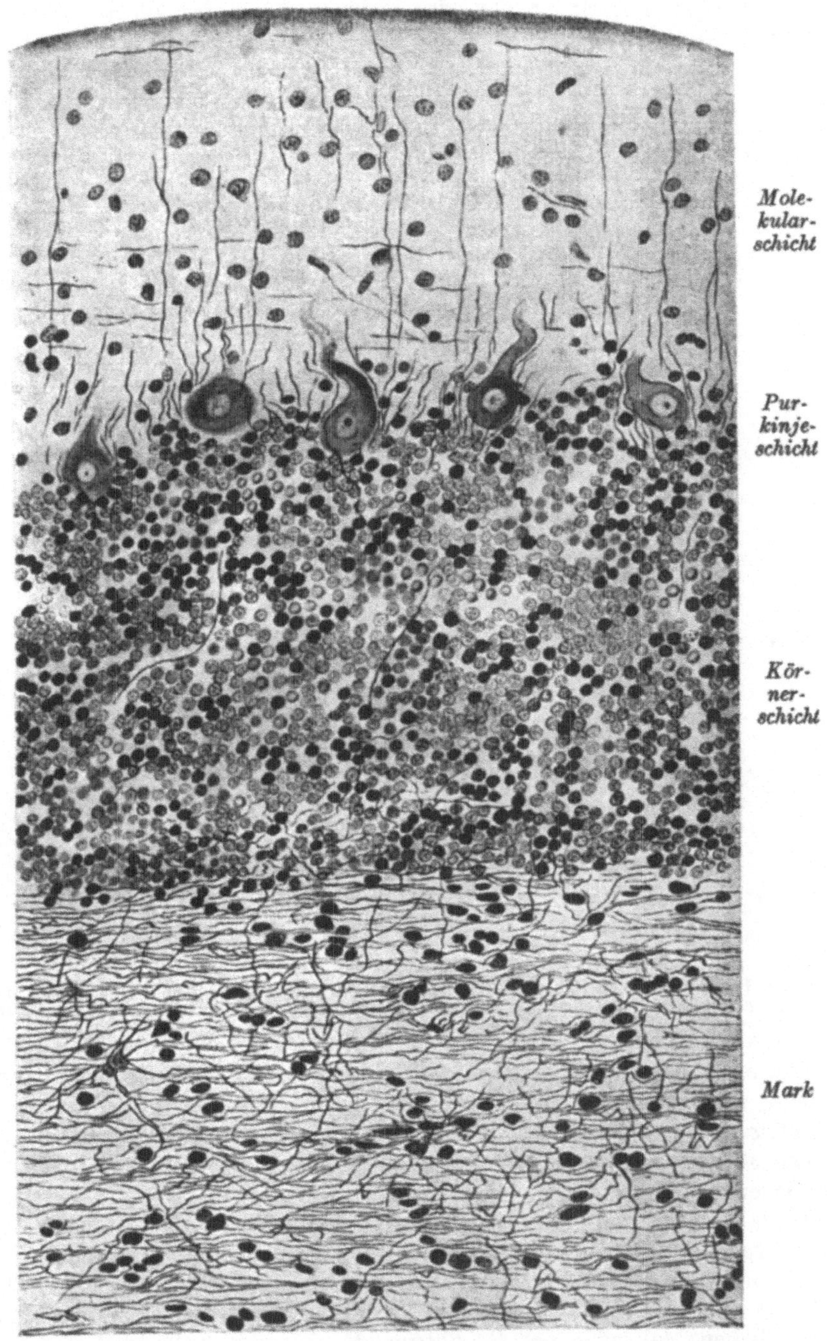

Abb. 165. WEIGERTsche Gliafasern in der menschlichen Kleinhirnrinde. Zeichnung. Vergr. 130fach. (Originalpräparat
meines Mitarbeiters Dr. A. H. SCHRÖDER.)

formte Zone stärker imprägnierter Zellen. Hierdurch setzen sie sich deutlich gegen
die Körnerschicht ab. Die Kerne sind dunkel gefärbt, rundlich und deutlich
größer als die Körnerzellen. Sie haben eine kräftig gefärbte Membran, ein blaß-
rotes Kernplasma mit feinen dunklen Körnchen (Gliosomen). Am oberen Pole
des Zellkernes entspringen ein oder mehrere Ausläufer, die oft dicht an ihrer
Ursprungsstelle sehr blaß gefärbt sind und stets senkrecht — manchmal in leichten
Krümmungen – – die Molekularschicht bis zur Oberfläche hin durchsetzen. Hier
bilden sie zarte Verbreiterungen im Sinne der HELDschen Endfüße. Durch Zu-
sammenkleben dieser Füße entsteht die Membrana limitans gliae (Abb. 166).
Einige von diesen Ausläufern legen sich durch ähnliche Endfüße an die Gefäße
der Molekularzone an (Abb. 166 g). Diese Ausläufer, welche die BERGMANNschen

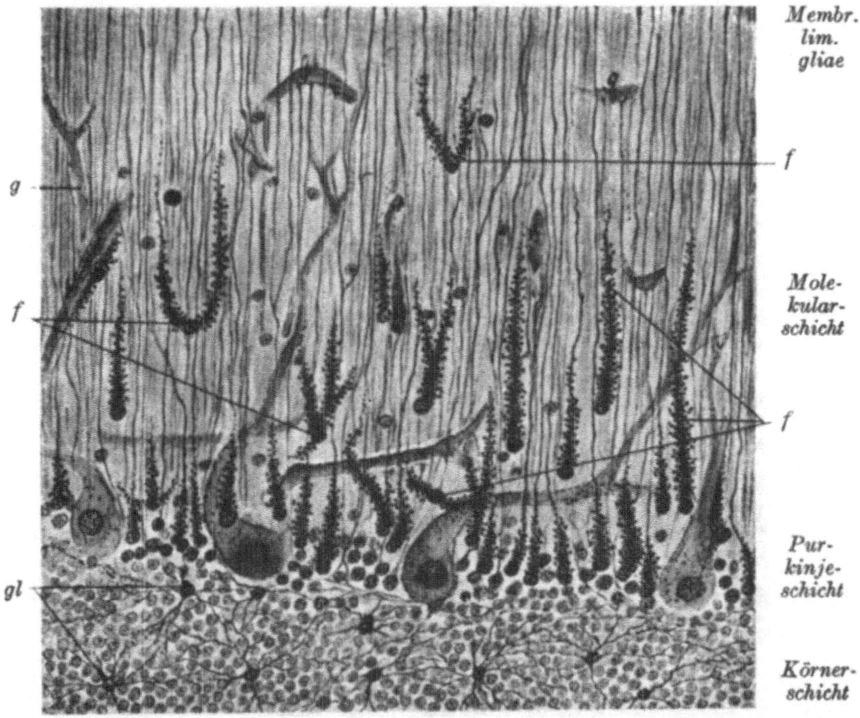

Abb. 166. Protoplasmatische Glia der Molekular- und Körnerschicht. Mensch. *f* Fañanaszellen; *g* Gefäß;
gl protoplasmatische Glia der Körnerschicht. CAJALsche Goldsublimatmethode. Zeichnung.
Vergr. 150fach. (Originalpräparat meines Mitarbeiters Dr. A. H. SCHRÖDER.)

Stützfasern darstellen, sind gewöhnlich glattfaserig vom Anfang bis zum Ende,
manche von ihnen sind jedoch an ihren Ursprungsteilen für eine kurze Strecke
mit kurzen, feinen rundlichen Seitensprossungen bedeckt. Diese BERGMANNschen
Fasern stützen die Dendriten der Purkinjezellen, an die sie sich oft dicht anschmiegen.

Diese Zellen entsprechen den mit der Golgimethode dargestellten Epithelialzellen (vgl. Abb. 164a), während das WEIGERTsche Gliafaserpräparat nur einen
verschwindend kleinen Teil der Ausläufer anfärbt (vgl. Abb. 165). Die Nisslmethode (Abb. 107, 108) zeigt uns den Kern der Epithelialzellen, ähnlich dem der
gewöhnlichen Makroglia der Großhirnrinde, nur mit auffallend wenig Plasma.
Die meisten dieser Zellen erscheinen plasmanackt. Der Kern ist oval oder rund,
enthält kleine unregelmäßig verstreute Chromatinkörner und trägt eine feine

aber deutliche Membran. Der Kern ist etwas größer und chromatinärmer als der der Körnerzellen.

Die gefiederten Zellen (Abb. 166 *f*), die 1916 von FAÑANAS beschrieben

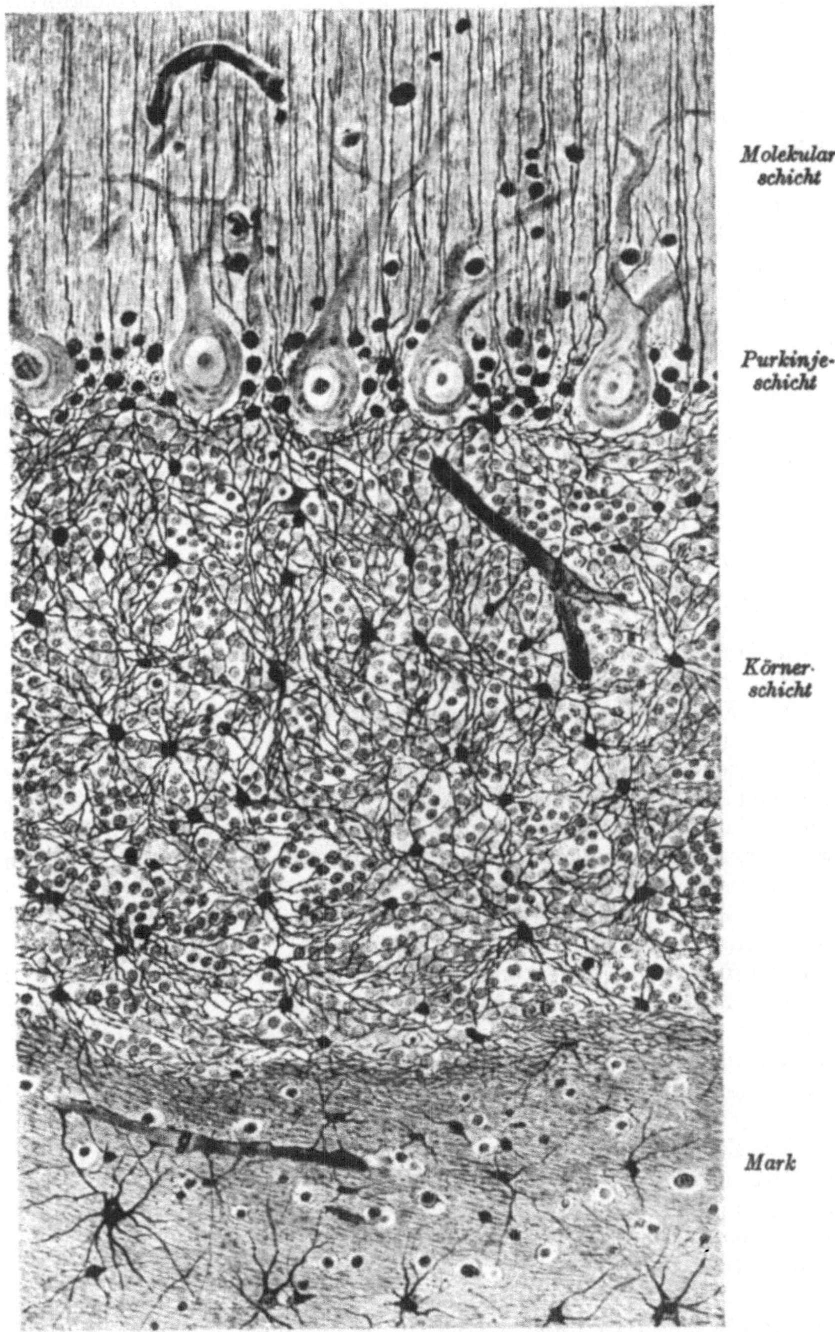

Abb. 167. Protoplasmatische Glia der Kleinhirnrinde des Menschen im CAJALschen Goldsublimatpräparat. Zeichnung. Vergr. 150fach. (Originalpräparat meines Mitarbeiters Dr. A. H. SCHRÖDER.)

wurden, lassen sich nur mit der Cajalschen Goldsublimatmethode darstellen.
Wir unterscheiden mit Fañanas nach der Zahl der Ausläufer drei Typen: solche
mit einem Ausläufer, mit zwei Ausläufern und mit mehreren Ausläufern. Der
Kern gleicht dem der Golgischen Epithelialzellen, von denen sie sich nur unterscheiden durch ihre Lage und die Eigenart ihrer Protoplasmafortsätze. Sie
liegen in sämtlichen Höhen der Molekularschicht ganz unregelmäßig verstreut
(Abb. 166f), besonders reichlich im unteren Drittel der Molekularzone, selten
im oberen Drittel. Ihre Protoplasmafortsätze — und dies ist ihr besonderes
Charakteristikum — sind in ganzer Länge von zahlreichen kleinen rundlichen
Sprossungen besetzt. Ihre Fortsätze sind wesentlich kürzer als die der Epithelialzellen. Sie können ganz kurz sein oder auch fast ein Drittel der ganzen Molekularzone durchlaufen. Die meisten Ausläufer dieser Zellen verlaufen gleichfalls senkrecht zur Oberfläche, also parallel den Bergmannschen Fasern. Schroeder hat
einige querliegend gefunden. Im allgemeinen beteiligen sie sich nicht an der
Bildung der gliösen Grenzmembran. Selbst dann, wenn sie sich den Gefäßwänden
dicht anschmiegen, bilden sie keine Füße. Nur einmal konnte Schroeder beobachten, daß einer der Ausläufer mit einem verbreiterten Fuß an den Dendriten der Purkinjezellen endete.

Im Nisslbilde entsprechen ihnen die größeren rundlichen oder ovalen Gliakerne, welche in geringen Mengen in der Molekularzone auffallen. Offenbar sind
sie den Golgischen Epithelialzellen innig verwandt.

Nur ganz selten läßt sich in der Molekularschicht zwischen den Bergmannschen Stützfasern ein feines gliöses Reticulum färberisch darstellen. Held hat mit seiner Methode
auch hier ein gliöses Netzwerk zur Anschauung gebracht als Teilstruktur seines nervösen
Grundnetzes, in welchem die nervösen Dendritenverästelungen zusammen mit dem Gliareticulum eine kontinuierliche Verbindung eingehen (vgl. S. 790).

Die Makroglia der Körnerschicht (Abb. 167, 168) ist zum größten Teil
eine rein protoplasmatische, zum Teil ein Übergangstyp zur faserigen Makroglia.
Die erste Form findet sich fast ausschließlich in den oberen und mittleren Höhen
der Körnerschicht, während sich der Übergangstyp auf die Nachbarschaft der
Molekularschicht und der weißen Substanz, namentlich auf letztere, verteilt. Der
Kern, von dem gewöhnlichen Gepräge der Makroglia, ist von einem zarten weichen
feingranulierten Protoplasmaring (Abb. 167 und 168 gl) umgeben, der in zahlreiche
zarte feingranulierte Fortsätze sternförmig ausstrahlt. Sie werden rasch dünner
und teilen sich in zahlreiche Äste. Zwischen ihren Verästelungen liegen die Körnerzellen. Die Verästelungen bilden in den körnerfreien Inseln, den Glomeruli
cerebellosi, ein innigeres Netzwerk (Abb. 168 i). In diesen Inseln durchflech-
ten sich offenbar die letzten und feinsten Endverzweigungen mehrerer Gliazellen.
An den Gefäßen bilden sie Endfüße und bauen die Membrana perivascularis
gliae auf (Abb. 168 g). Der Übergangstyp zeichnet sich durch etwas härtere
Protoplasmafasern aus, die zum Teil in das Mark, zum Teil in die Molekularschicht
zu verfolgen sind, ja selbst bis dicht an die Membrana limitans gliae. Die
Verteilung dieser Zellart in der Körnerschicht zeigt Abb. 167.

Diese Zellen entsprechen den Cajalschen Astrocyten der Körnerschicht (vgl.
Abb. 164 b und b'). Im Nisslbilde (vgl. Abb. 113 gl) stellen sie sich dar als plasma-
nackte, rundliche oder etwas ovale, ziemlich blasse Kerne mit kleinen unregelmäßig verstreuten Chromatinkörnern. Manchmal ist ein blasses spärliches Plasma
um den Kern angedeutet. Der Kern ist etwas größer als der der Körnerzellen.

Die Makroglia der weißen Substanz (Abb. 167 Mark) bietet das gleiche
Gepräge wie jene im Großhirn. Sie ist die gewöhnliche faserbildende Art. Ihre
Verteilung und Anordnung zeigt Abb. 167. Besonders auffallend sind die starken
Größenunterschiede, die sich hier normalerweise vorfinden.

Die Mikro- oder Hortegaglia zeigt normalerweise in der Kleinhirnrinde die gleiche histologische Eigenart, die sie auch sonst auszeichnet. Ihre Anordnung und Verteilung zeigt Abb. 169. Sie ist in der Molekularschicht am reichlichsten entwickelt, und hier wieder am reichlichsten in ihrem untersten Drittel.

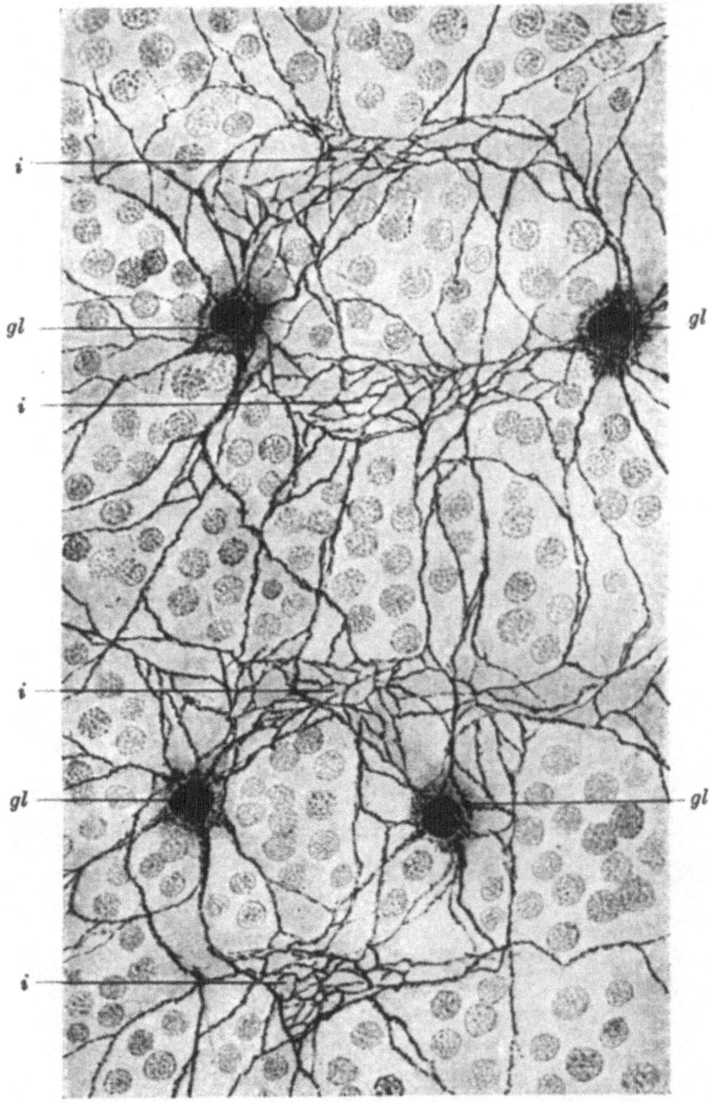

Abb. 168. Protoplasmatische Glia (*gl*) der Körnerschicht des Menschen. *i* Parenchyminseln. CAJALsche Goldsublimatmethode. Zeichnung. Vergr. 700fach. (Originalpräparat meines Mitarbeiters Dr. A. H. SCHRÖDER.)

Sie zeigt in der Molekularschicht eine unregelmäßige Lagerung, die meisten von ihnen sind radiär gestellt. Ab und zu sieht man sie dicht unter der Membrana limitans gliae gelegen, horizontal oder auch schräg zu ihr. Sie bilden manchmal Trabantzellen um die Purkinjezellen. Ganz selten erscheinen sie als Trabantzellen der Korb- und Sternzellen.

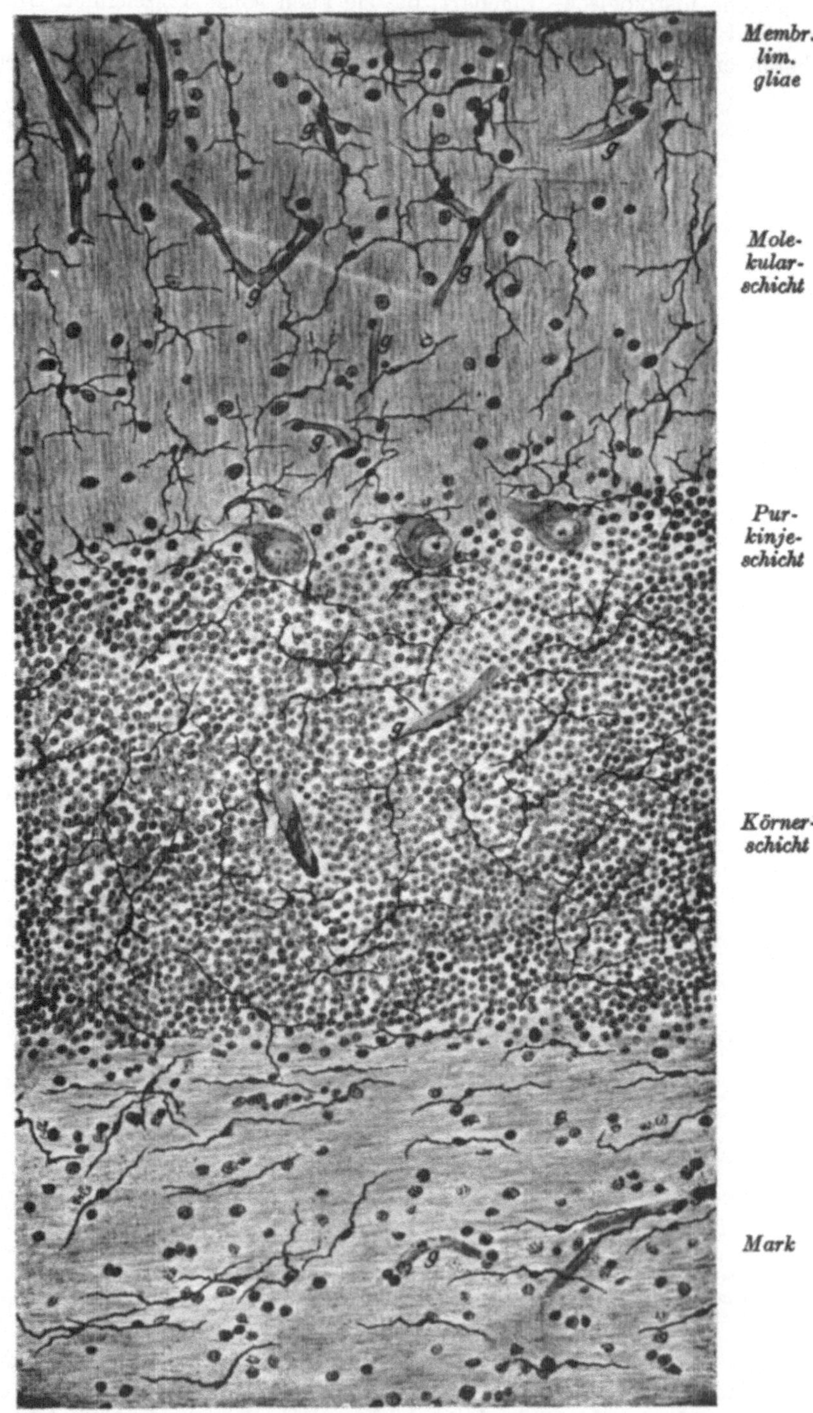

Abb. 169. Hortegaglia der menschlichen Kleinhirnrinde. *g* Gefäß. Hortegamethode. Zeichnung.
Vergr. 120fach. (Originalpräparat meines Mitarbeiters Dr. A. H. Schröder.)

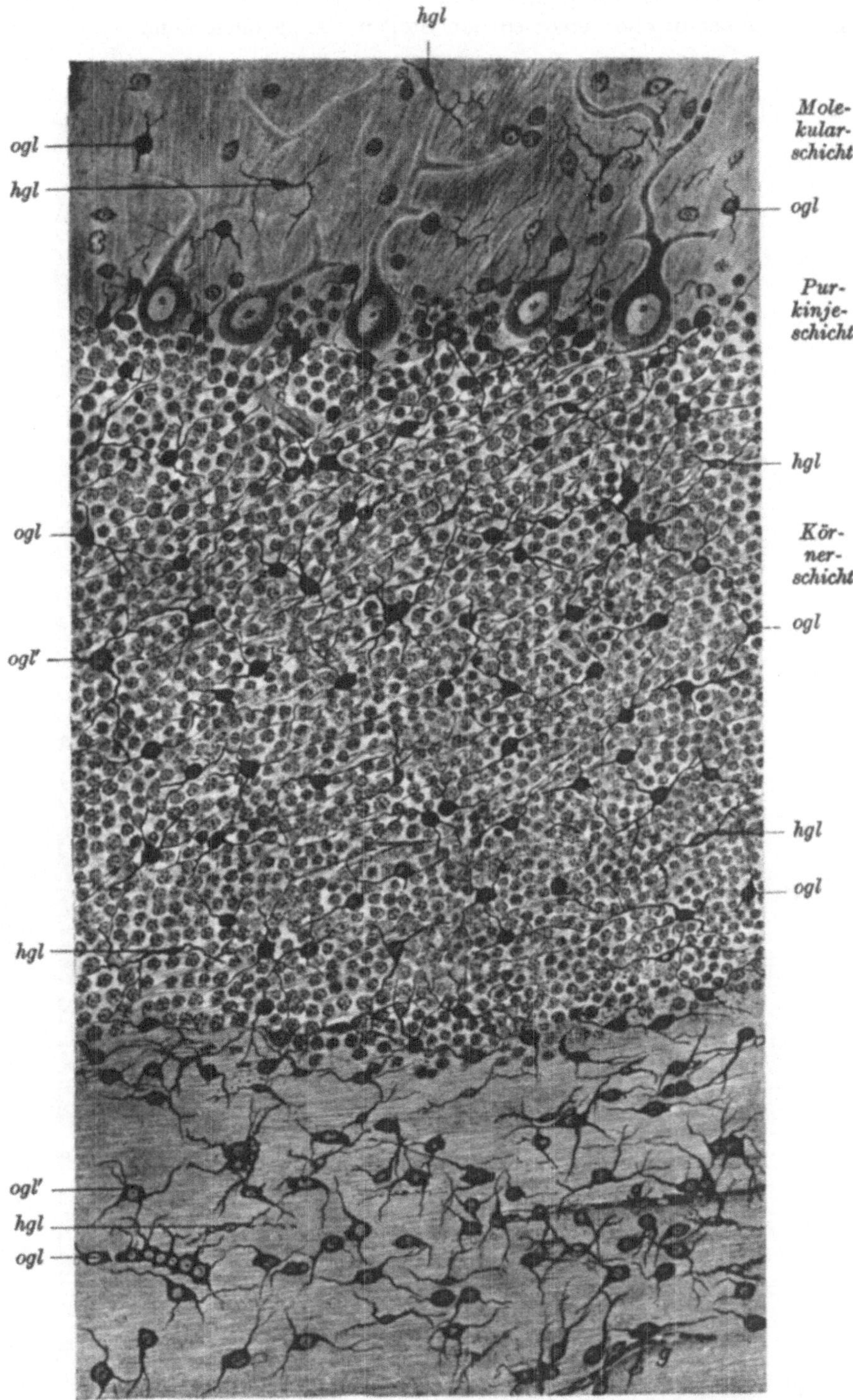

Abb. 170. Oligodendroglia (*ogl*) der Kleinhirnrinde des *Affen*. Oligodendrogliamethode nach HORTEGA. *hgl* Hortegaglia; *ogl'* größere Oligodendrogliazellen. Zeichnung. Vergr. 150fach. (Originalpräparat meines Mitarbeiters Dr. A. H. SCHRÖDER.)

Der Reichtum an Mikroglia schwankt in dem gleichen Gehirn außerordentlich stark, ja selbst in den verschiedenen Stellen des gleichen Windungsabschnittes.

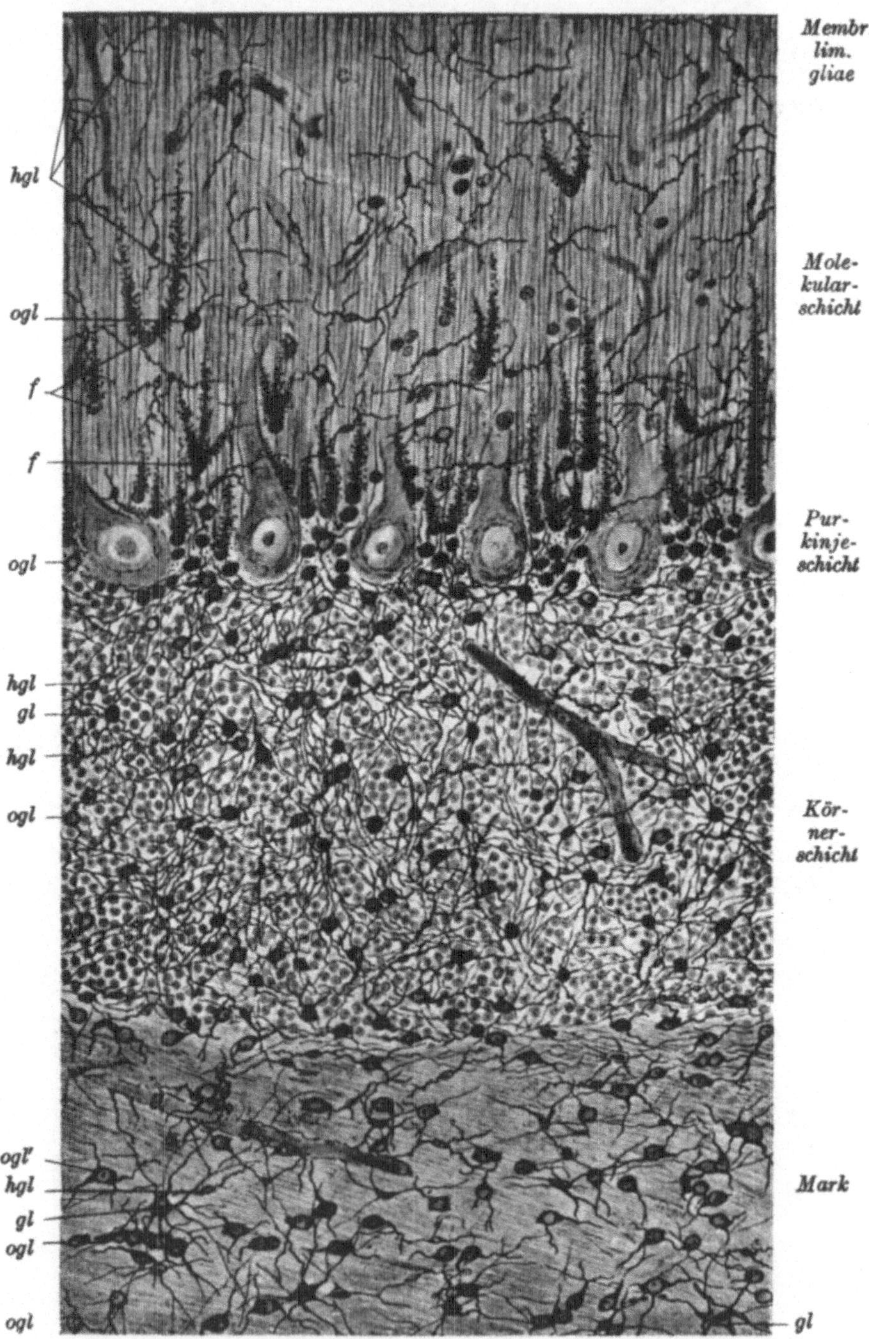

Abb. 171. Gliaarchitektonisches Übersichtsbild der menschlichen Kleinhirnrinde mit protoplasmatischer (*gl*), Hortega- (*hgl*) und Oligodendroglia (*ogl* u. *ogl'*); Fañanasglia (*f*). Zeichnung. Vergr. 150fach. (Nach A. H. Schröder.)

In der Körnerschicht scheinen sie am seltensten zu sein (Abb. 169), immerhin sind sie auch hier ziemlich reichlich anzutreffen. In der untersten Zone der Körnerschicht ordnen sich die meisten von ihnen parallel zur Markschicht an.

Im Marklager (Abb. 169) sind sie in ähnlicher Menge und Gestaltung anzutreffen wie in jenem des Großhirns.

Die Oligodendroglia läßt sich beim Menschen nur ausnahmsweise klar differenzieren. Wir bringen daher hier ein Bild aus der normalen *Affen*kleinhirnrinde (Abb. 170), welches in schönster Weise naturgetreu die Oligodendroglia in den einzelnen Rindenschichten wiedergibt. Diese Gliaform bietet im Kleinhirn die gleichen Charakteristika wie im übrigen Zentralnervensystem.

Die Molekularschicht ist auffallend arm an Oligodendroglia. Nur im unteren Drittel wird sie etwas reichlicher. Die Oligodendrogliazellen dienen den Purkinjezellen manchmal als Trabantzellen.

Die Körnerschicht ist wesentlich reicher an Oligodendroglia. In ihr, wie im Marklager, fallen neben den gewöhnlichen kleinen Typen auch größere Formen auf (Abb. 170 *ogl'*), welche zum Teil auch Endfüße an die Gefäße ansetzen. Die Oligodendrozellen der Körnerschicht umklammern mit ihren Ausläufen dicht die Körnerzellen.

In der weißen Substanz sind sie wie immer am reichlichsten anzutreffen (Abb. 170). Sie bilden hier manchmal zellreiche Reihen, besonders in der Nähe von Gefäßen. Größere Elemente (*ogl'*) sind häufiger anzutreffen. Sie entsprechen wohl jenen Zellen, welche auch HORTEGA als Übergangsformen zur Makroglia beschrieben hat.

Im Nisslbild entsprechen ihnen die kleinen Rundzellen ohne Plasma (vgl. Abb. 107 und 108 *ogl*).

Ein Übersichtsbild über die Anordnung und Verteilung dieser drei Gliaelemente hat A. H. SCHROEDER in Abb. 171 zusammengestellt. Es zeigt uns klar den charakteristischen gliaarchitektonischen Aufbau der Kleinhirnrinde.

Einen deutlichen Unterschied in der Gliaarchitektonik der verschiedenen Kleinhirnabschnitte konnte A. H. SCHROEDER bisher nicht feststellen.

Die Gefäßversorgung des Kleinhirns und die Vasoarchitektonik der Kleinhirnrinde.

Über die Blutversorgung des Kleinhirns enthalten die verschiedenen älteren anatomischen Werke nur kurze und unvollständige Angaben. Im allgemeinen, so besonders auch von KNOBLAUCH (1914), ANDRÉ-THOMAS (1925) werden drei Äste der Arteria basilaris als Versorgungsarterien des Cerebellums angegeben: die Arteria cerebelli superior, Arteria cerebelli inferior anterior und inferior posterior. Die französischen Autoren bezeichnen die Arteria inferior anterior als l'artère cerebelleuse moyenne und die Arteria inferior posterior als l'artère cerebelleuse inférieure.

Nach meinen eigenen Untersuchungen stellt sich die arterielle Blutversorgung des Kleinhirns wie folgt (Abb. 172—174) dar: Das Kleinhirn wird in der Regel von vier Seitenästen der Arteria basilaris (bzw. der Arteriae vertebrales) versorgt. Wir unterscheiden zweckmäßig eine Arteria cerebelli inferior posterior, eine Art. cerebelli inferior media, eine Art. cerebelli inf. anterior und eine Art. cerebelli superior.

Die drei erstgenannten Arterien treten zur Unterfläche des Kleinhirns.

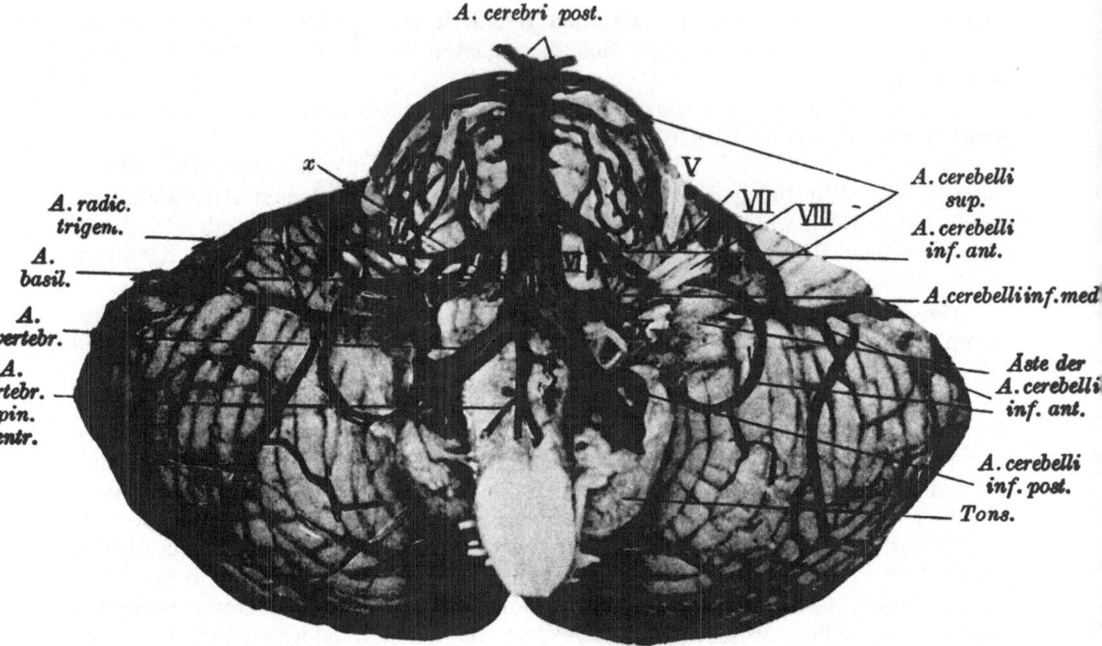

Abb. 172. Gefäßversorgung des menschlichen Kleinhirns in der Ansicht von unten hinten. *x* Arteria cerebelli inferior media als Seitenast der Art. cerebell. inf. anterior. Natürliche Größe.

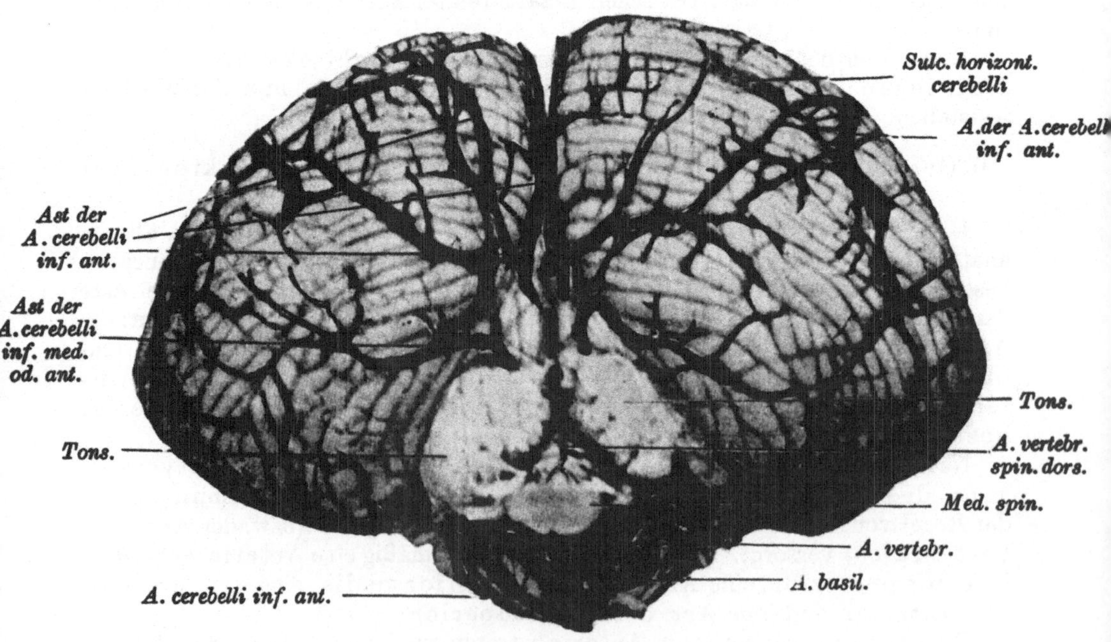

Abb. 173. Gefäßversorgung des menschlichen Kleinhirns von hinten gesehen. Natürliche Größe.

Die Art. cerebelli inferior posterior (Abb. 172) ist stets ein Seitenast der Art. vertebralis, strebt zwischen Tonsille und Medulla oblongata dem Unterwurm zu und verläuft dabei eine kurze Strecke an der vorderen seitlichen Fläche der Medulla oblongata. Von hier aus verzweigt sie sich am Unterwurm, vornehmlich an der Uvula und dem Nodulus und gibt reichliche Äste zum Plexus chorioideus des vierten Ventrikels ab.

Die Art. cerebelli inferior media ist sehr inkonstant. Sie geht (Abb. 172) für gewöhnlich kurz nach der Vereinigung der Arteriae vertebrales zur Arteria basilaris von letzterer ab und zieht in dem Winkel, den der hintere Brückenrand mit der Medulla oblongata bildet, zur Gegend des Flocculus, den sie versorgt und durchsetzt. Manchmal (Abb. 172 x) ist sie auch ein Seiten-

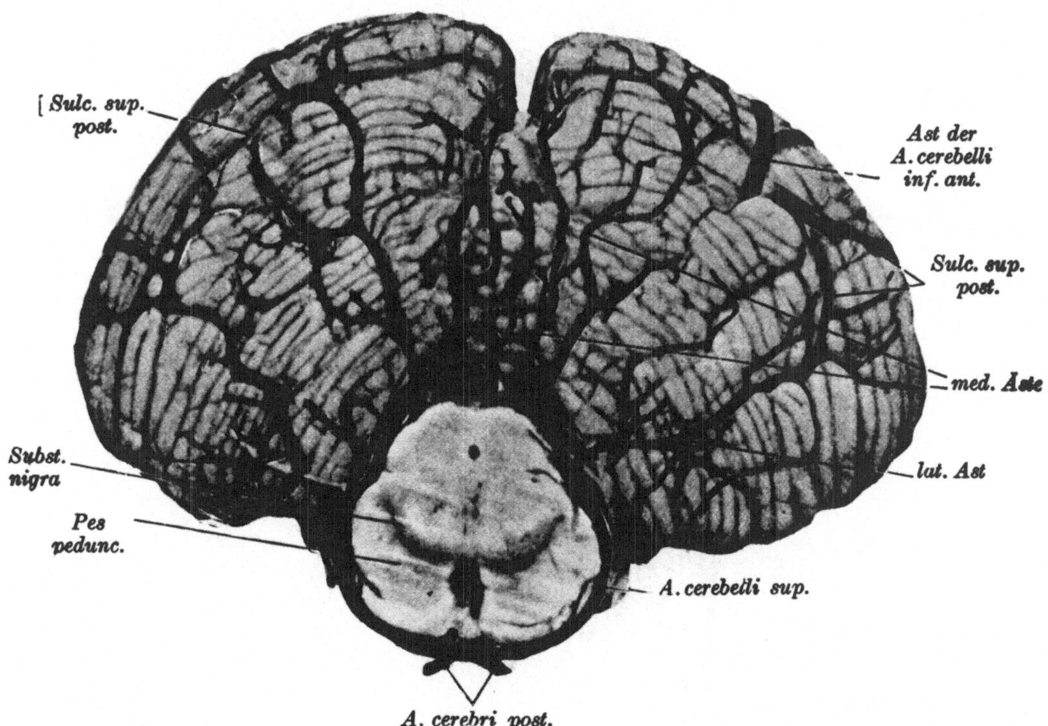

Abb. 174. Gefäßversorgung des menschlichen Kleinhirns von vorn gesehen. Natürliche Größe.

zweig der Art. cerebelli inferior anterior. Die Art. cerebelli inferior media versorgt mit ihren Seitenästen gewöhnlich auch Teile der Tonsille und des Lobus biventer (Abb. 172, 173).

Die Art. cerebelli inferior anterior entspringt fast immer aus der Art. basilaris, ganz selten auch aus der Art. vertebralis. Sie verläuft zwischen der Austrittsstelle der Nervi VII und VIII (Abb. 172) und der Flocke lateralwärts zum Kleinhirn, gibt kleinere Seitenzweige zur Unterfläche des Kleinhirns, so auch zum Trigeminus (Arteria radic. trigem. Abb. 172) ab, zieht von der Flocke aus in einem nach innen konkaven Bogen nach hinten und dringt an dem unteren vorderen Rande der Tonsille in die Tiefe.

Am hinteren Rande der Flocke gibt sie lateralwarts starke Seitenzweige an das Kleinhirn ab, die besonders die laterale Unterfläche des Kleinhirns versorgen, insbesondere die lateralen Gebiete des Lobus gracilis, des L. semilunaris inferior und superior (Abb. 172, 173). In der Tonsille angekommen, versorgt sie mit Seitenästen die Tonsille, durchzieht diese, um hinten oben am medialen oberen Rande der Tonsille wieder die Oberfläche des Kleinhirns zu gewinnen (Abb. 173). Von hier aus versorgt sie die Pyramis, das Tuber und Folium vermis, ferner die ganzen medianen und mittleren Seitengebiete des Lobus biventer, semilunaris inferior und superior.

Wenn die Art. cerebelli inferior media fehlt oder nur ganz schwach ausgeprägt ist, tritt die Art. cerebelli inferior anterior für sie vikariierend ein.

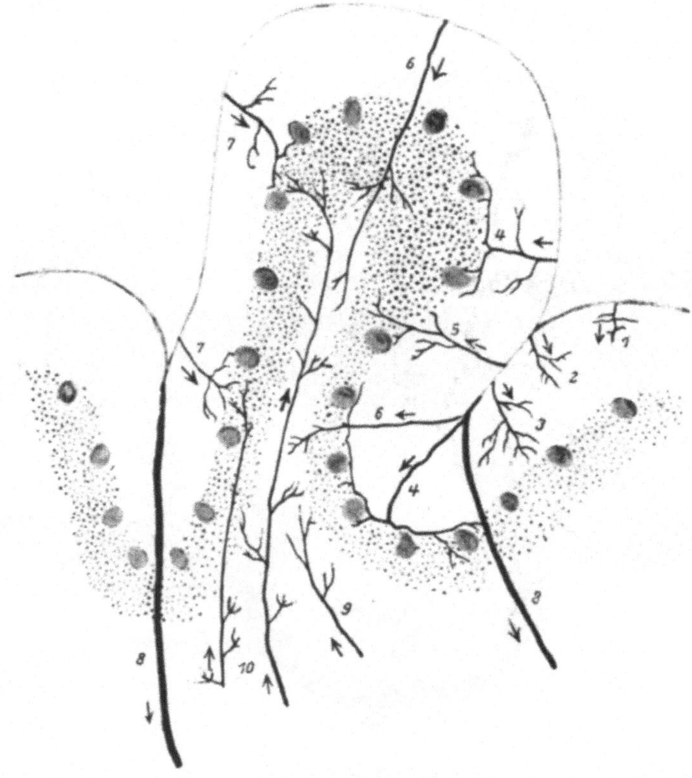

Abb. 175. Schematische Darstellung der Blutversorgung der menschlichen Kleinhirnrinde. *1* bis *7* superficielle Arterien; *8, 9, 10* profunde Arterien; *6* u. *7* bilden Anastomosen mit *9* u. *10*.

Die Art. cerebelli superior (Abb. 172 und 174) zweigt hinter dem Austritt des Nervus oculomotorius von der Basilararterie ab, strebt am vorderen Rande der Brücke zwischen den Stämmen des III. und IV. Hirnnerven dem Kleinhirn zu, in ihrem Verlaufe stark nach oben gerichtet, und verzweigt sich an der ganzen vorderen Oberfläche des Kleinhirns, sowohl im Mittelteil wie in den Seitenteilen. Zumeist liegt ihr Ursprung dicht hinter dem Abgang der Arteriae cerebri posteriores (Abb. 172, 174).

Am Kleinhirn angelangt, teilt sie sich jeweils in zwei große Seitenäste (Abb. 174), in einen medialen Ast für den ganzen Oberwurm bis zum Tuber vermis und für die angrenzenden Hemisphärengebiete und in einen lateralen Ast, der die übrigen vorderen Seitenflächen der Kleinhirnhemisphären bis zum Sulcus horizontalis versorgt. Der laterale Seitenast gibt kurz nach seiner

Ausstrahlung an der Vorderfläche der Kleinhirnhemisphäre eine basale Seitenverzweigung ab, die die seitliche vordere Kleinhirnbasis bis zum Flocculus hin versorgt.

Beide Hauptäste schicken zahlreiche Seitenverzweigungen in die Tiefe: zum Velum medullare anterius, in die Vierhügelplatte, zu dem Plexus chorioideus des vierten Ventrikels, zu den Hirnschenkeln, zu der Brücke, dem Brachium conjunctivum und Brachium pontis. Sie ist die Hauptversorgungsarterie der inneren Kleinhirnkerne, besonders des Nucleus dentatus. Letzterer wird zum Teil auch versorgt durch die Art. cerebelli inferior anterior. Die Art. cerebelli superior und inferior anterior sind gleichzeitig die Hauptversorgungsarterien für das tiefe Kleinhirnmark.

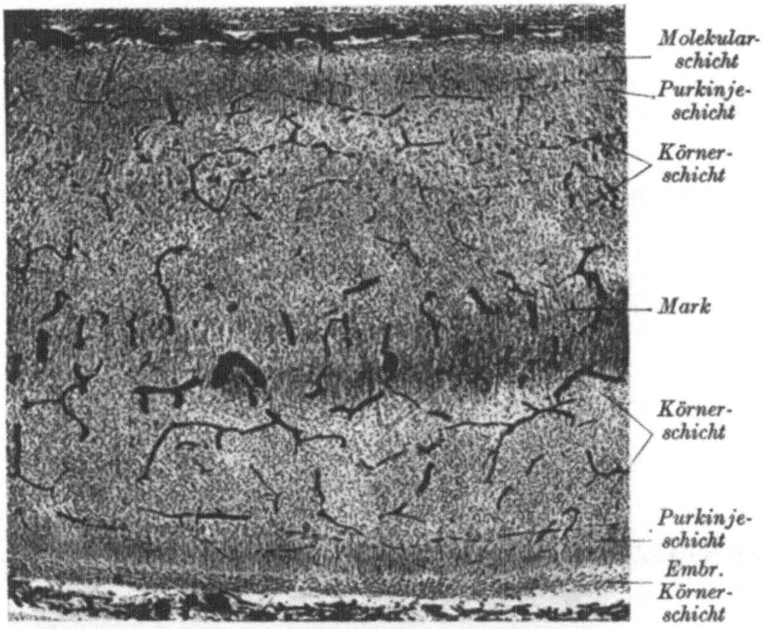

Abb. 176. Gefäßverteilung in der embryonalen menschlichen Kleinhirnrinde. (7. Embryonalmonat.) WEIGERTsches Markscheidenpräparat. Mikrophotographie. Vergr. 85fach.

Die verschiedenen arteriellen Systeme derselben Seite bieten zahlreiche Anastomosen unter sich, desgleichen bestehen reichliche Anastomosen im Wurmgebiete, zwischen den Arterien der beiden Seiten.

Die Venen halten sich im allgemeinen an den Arterienverlauf. Man unterscheidet zweckmäßig zwei große Gruppen von Venen: mediane oder Wurmvenen und laterale. Die Vena mediana superior sammelt das Blut von dem Oberwurm und von dem Innern des Kleinhirns, auch von den Kleinhirnkernen und ergießt sich in die Vena Galeni. Die Vena mediana inferior empfängt das Blut von dem Unterwurm und benachbarten Gebieten und ergießt sich in den Sinus rectus und die Lateralsinus. Die Venae laterales superiores und inferiores sammeln das Blut von den Hemisphärenteilen mit Tonsille und Flocculus und ergießen sich in die Lateralsinus, einige von ihnen auch in den Sinus petrosus superior.

Sämtliche Arterien des Kleinhirns dringen von der mit Pia bedeckten Oberfläche in das Kleinhirn ein, um die nervöse Substanz, Rinde,

Mark und inneren Kerne zu versorgen. Man unterscheidet zweckmäßig zweierlei
Arterien: die **Arteriae cerebelli superficiales** und die **Arteriae cerebelli
profundae**. Erstere sind kürzere Seitenverzweigungen der pialen Äste und versorgen auf direktem Wege die Rinde und das Mark der Kleinhirnläppchen, in die
sie einstrahlen (vgl. Schema Abb. 175, *1—7*). Die letzteren dringen als stärkere
Seitenzweige der Pialarterie in die Tiefe der Furchen ein, welche die einzelnen
Kleinhirnlamellen durchdringen und versorgen das tiefe Marklager und die inneren
Kerne (vgl. Schema Abb. 175, *8*) und erreichen mit ihren Endverzweigungen
entfernter gelegene Windungsgebiete, von denen sie gleichfalls das sublobuläre
Marklager und die Körnerschicht mitversorgen (vgl. Schema Abb. 175, *9, 10*).

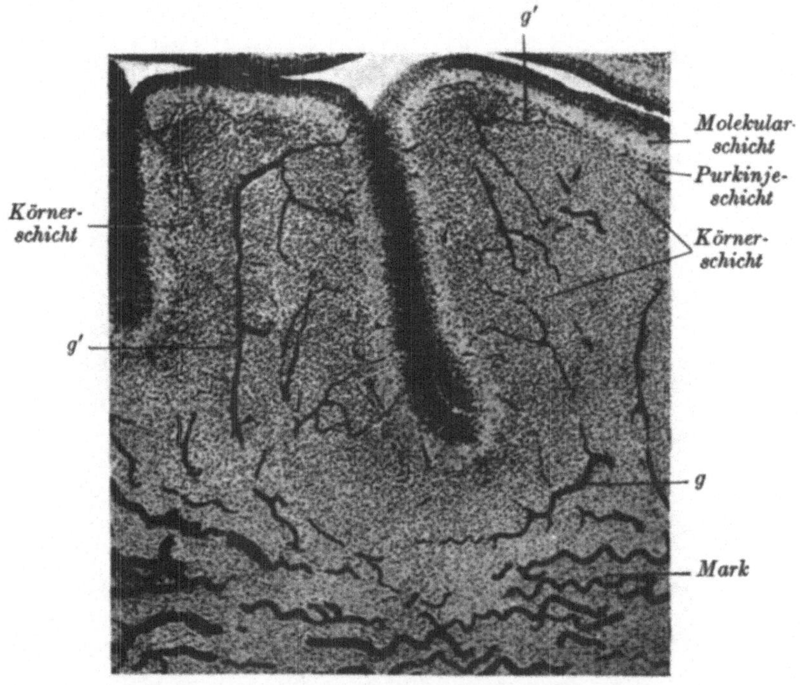

Abb. 177. Das gleiche wie Abb. 176. Größere Gefäße (*g'*) strahlen vom Marklager in die Rinde ein und
verästeln sich in der Körnerschicht und in der Molekularschicht.

So wird jede Kleinhirnwindung in der Rinde und im Mark gleichzeitig von zwei Arteriensystemen versorgt, von den superfiziellen
und profunden Arterien, die im sublobulären Marklager wie in
der Körnerschicht und in der Purkinjezellschicht deutliche Anastomosen eingehen (vgl. Schema Abb. 175, *6, 7*).

Im Kleinhirn des erwachsenen Menschen konnte ich keine sichere Verästelung
von profunden Arterien in der Molekularschicht sicherstellen. Sie ist in der
Hauptsache von den superfiziellen Arterien versorgt. Auch die Purkinjezellschicht wird zweifellos vorherrschend, wenn nicht ausschließlich, von den
superfiziellen Arterien ernährt.

Von den pialen Arterien dringen kleine Seitenzweige in die Molekularzone
ein, die sich nur in ihr verästeln (Abb. 175, *1, 2, 3*), und zwar in allen ihren
Höhen. Eine weitere Gruppe von kurzen pialen Seitenzweigen (Abb. 175, *4*)
durchsetzt die Molekularschicht und gibt in dieser, wenn überhaupt, nur wenig
Seitenzweige ab und teilt sich dichotomisch in der Höhe der Purkinjezell-

schicht, die sie versorgt. Dabei werden die Purkinjezellen häufig von ihren zarten Ästen eingerahmt. Die Gefäße haben so in der Purkinjezellschicht vielfach einen länglichen, ihr parallel gerichteten Verlauf (Abb. 179). Eine weitere Gruppe von pialen Ästen (Abb. 175, *5, 6*) dringt bis in die Körnerschicht oder bis ins subcorticale Marklager.

Im embryonalen Kleinhirn (Abb. 176, 177) kann man deutlich sehen, daß auch die profunden Arterien mit ihren Endverzweigungen nicht nur die Körnerschicht und die Purkinjezellschicht, sondern auch die Molekularschicht zum Teil mitversorgen (Abb. 177 *g'*).

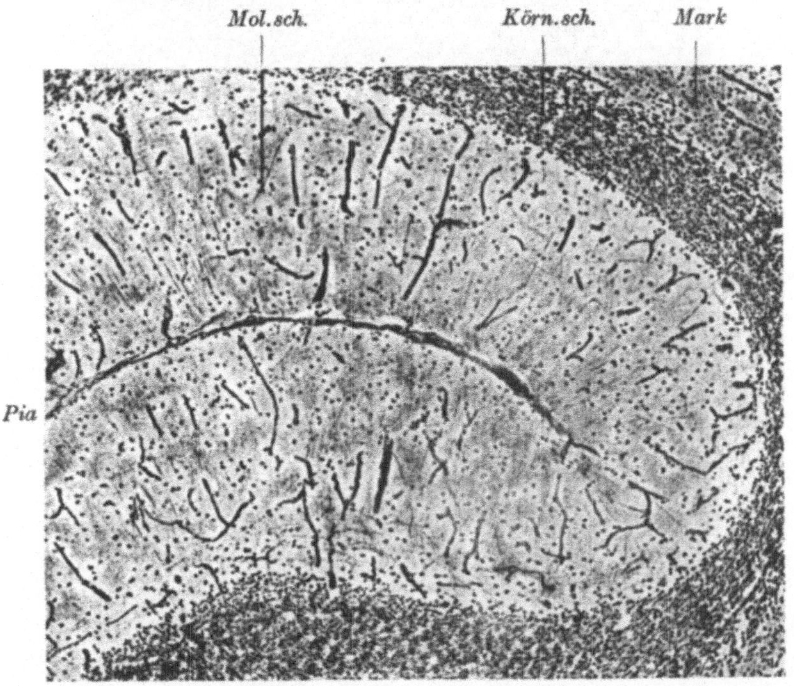

Abb. 178. Gefäßarchitektonik der Molekularschicht des menschlichen Kleinhirns des Erwachsenen. Biondipräparat. Mikrophotographie. · Vergr. 110 fach.

Die Abb. 178 und 179 stellen mikrophotographische Wiedergaben dar von dem Gefäßreichtum der Molekularschicht im menschlichen Kleinhirn des Erwachsenen (Abb. 178) und von der gesamten Rinde und dem subcorticalen Mark (Abb. 179) im Biondipräparate. Die Körnerschicht erscheint am reichsten mit Gefäßen ausgestattet, vornehmlich von solchen kleineren Kalibers. An die Purkinjezellschicht, die gleichfalls sehr reich an Gefäßen ist, treten zum Teil größere Arterienstämme heran. Die Molekularschicht besitzt gleichfalls ein reich verzweigtes Arteriensystem, das aber nicht so dicht entwickelt ist wie das der Körnerschicht.

Das subcorticale wie das übrige Marklager enthält Arterien gröberen Kalibers und im übrigen eine Gefäßverteilung, wie sie ganz gewöhnlich der weißen Substanz entspricht.

Der physiko-chemische Aufbau der Kleinhirnrinde ist uns noch nicht erschlossen. Im Eisenpräparat gibt sie eine nur ganz schwache Reaktion (H. Spatz). Bielschowsky und M. Rose (1927) konnten bei ihrem Nachweise oxydierender und reduzierender Gewebsfermente den stärksten Gehalt an

Gewebsoxydasen in der Molekularschicht finden, den geringsten in der Körnerschicht; die Purkinjesche Zellschicht steht in ihrer Reaktion in der Mitte.

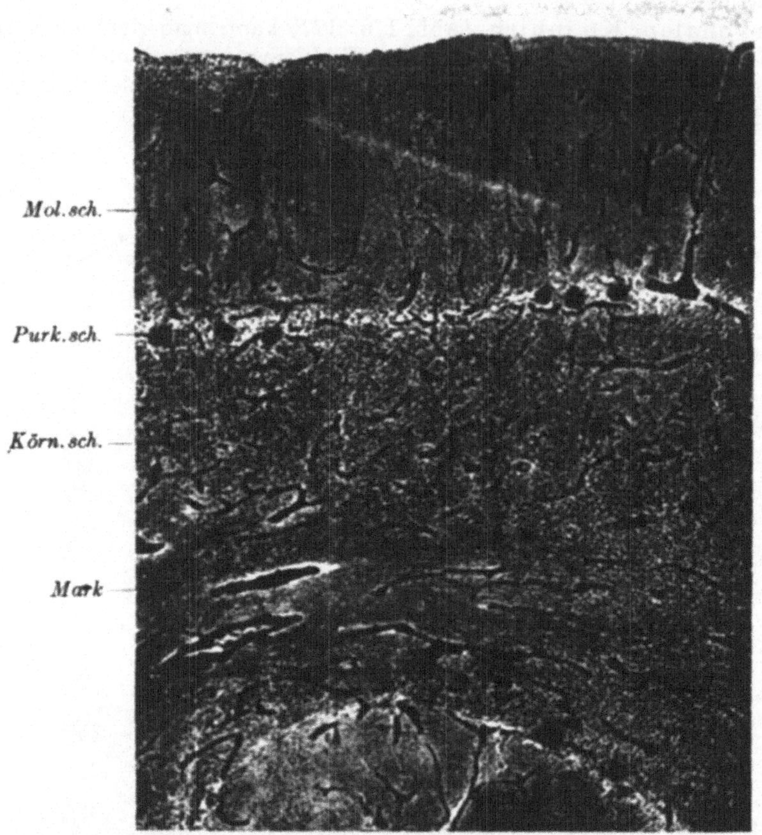

Abb. 179. Gefäßarchitektonik der menschlichen Kleinhirnrinde des Erwachsenen. Biondipräparat. Mikrophotographie. Vergr. 110 fach.

Die inneren Kleinhirnkerne.

Im tieferen Mark des Kleinhirns sind folgende grauen Kerne eingebettet: 1. der Nucleus dentatus, 2. der Nucleus globosus, 3. der Nucleus emboliformis und 4. der Nucleus fastigii oder tecti.

Diese vier Kerne hat bereits Stilling beim Menschen unterschieden.

Ihre makroskopische Lage geht aus den Abb. 180 und 185 hervor, welche Horizontal- und Frontalschnitte durch das Kleinhirn darstellen und gleichzeitig die eigenartige Farbreaktion wiedergeben, welche die einzelnen Kerne und Kernabschnitte bei der Eisenreaktion zeigen. Auf letzteren Punkt komme ich im speziellen noch zurück

Die mikroskopische Lage beim Menschen im Markscheidenbilde und Zellbilde geben die Übersichtsbilder Abb. 181a—g und 182, 183 wieder (vgl. auch die Markscheidenfrontal- und Sagittalserie der Abb. 206 und 207).

Bezüglich der phylogenetischen Entwicklung dieser Kerne bei den *Säugern* verdanken wir vornehmlich Weidenreich (1899), Hatscheck (1907), Brunner (1919) und Ariens Kappers (1921) ausgedehnte Untersuchungen.

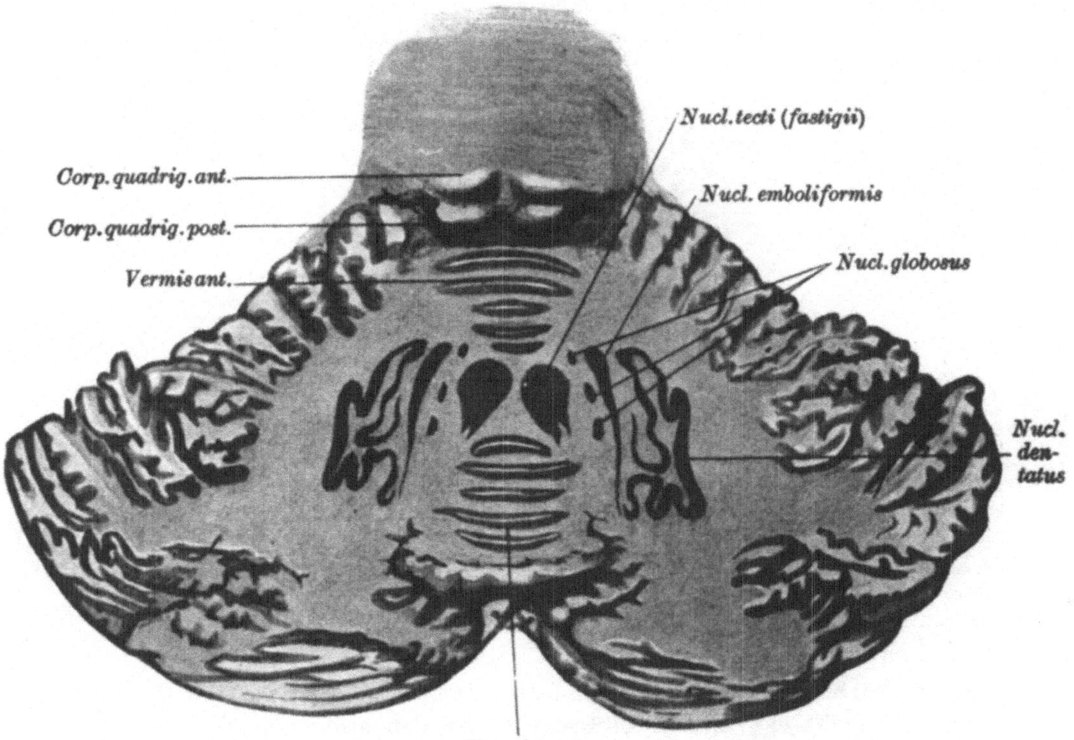

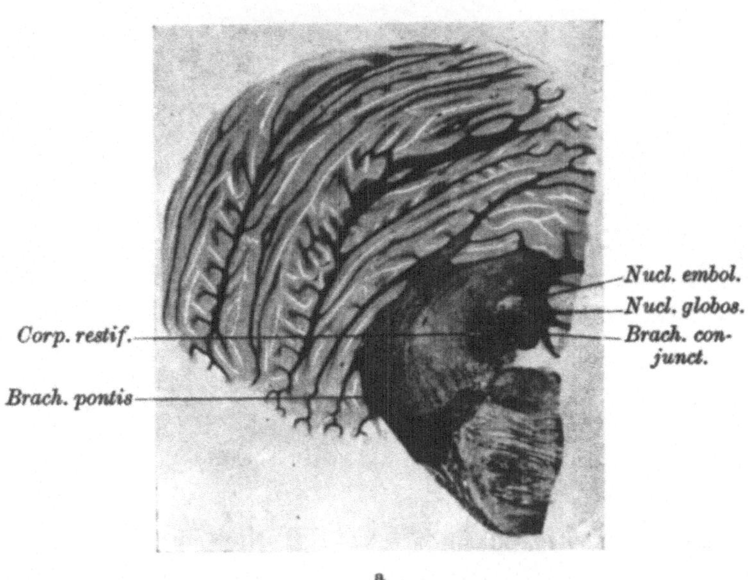

Abb. 180. Die inneren Kleinhirnkerne in einem Horizontalschnitt durch das menschliche Kleinhirn. Zeichnung. Die Tiefe der Schattierung gibt die Stärke der Eisenreaktion in diesen Kerngebieten wieder.

Abb. 181 a—g. Markscheidenfrontalschnitte durch das menschliche Kleinhirn des Erwachsenen. Mikrophotographie. Natürliche Größe.

54*

Wie ich schon oben erwähnte (S. 608), sind die inneren Kleinhirnkerne als Abkömmlinge der Vestibulariskerne aufzufassen und gelangen erst allmählich in das

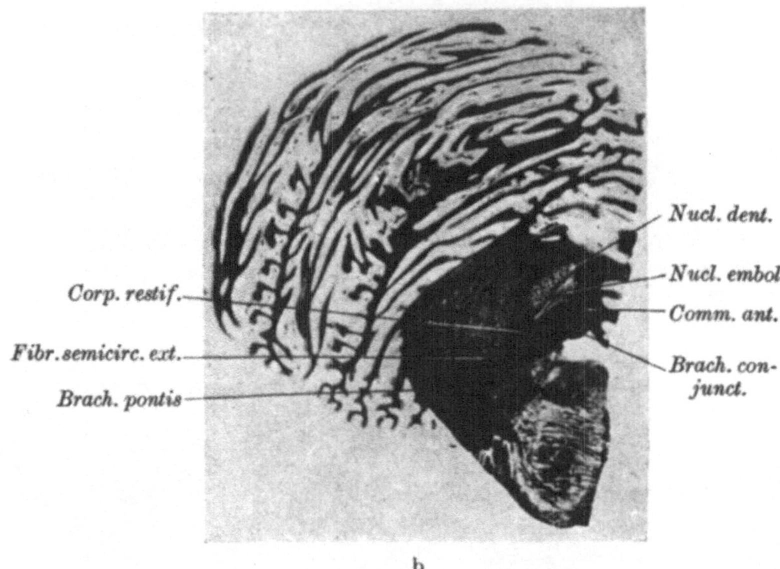

b

Innere des Kleinhirns. Diese Kernmasse ist bei den niedersten *Säugern* nach BRUNNER „bei den *Chiroptären* und *Insektivoren*" noch einheitlich, während sich

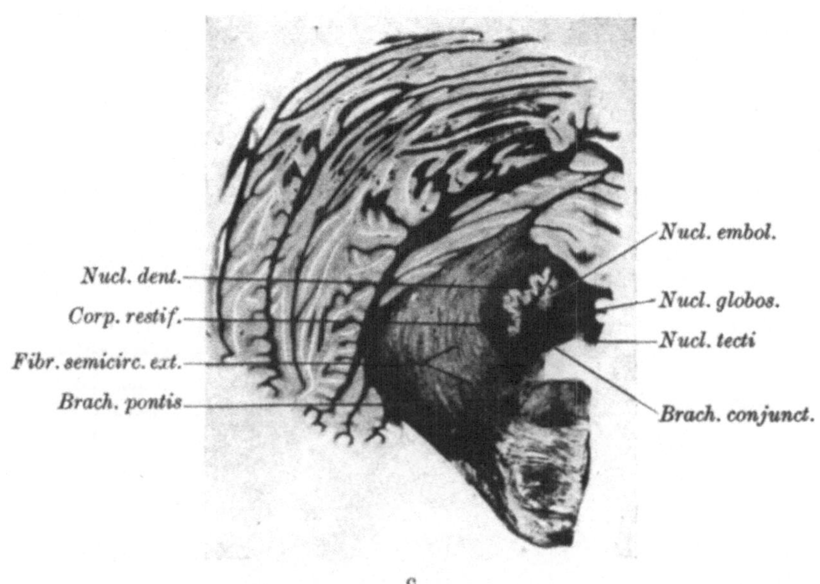

c

Abb. 181. Fortsetzung.

bei den *Vögeln* neben dem medialen Dachkern ein kleiner Lateralkern angedeutet zeigt, der vielleicht mit dem Nucleus dentatus der *Säuger* homologisiert wer-

den kann (CAJAL 1908). Bei den *Monotremen* und *Marsupialiern* finden wir bereits neben einem medialen Dachkern einen lateralen Nucleus dentatus.

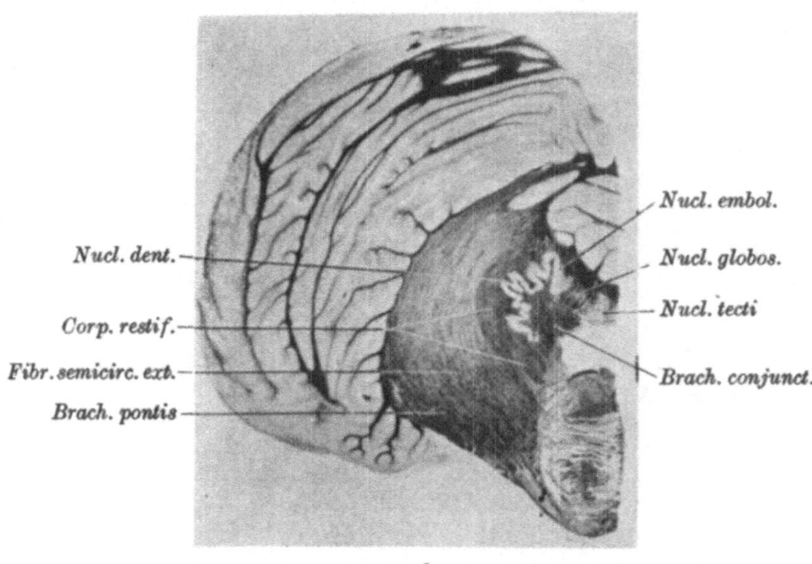

ARIENS KAPPERS berichtet zusammenfassend über die weitere Entwicklung der
inneren Kerne in der aufsteigenden *Säugetier*reihe wie folgt: „Der Dachkern

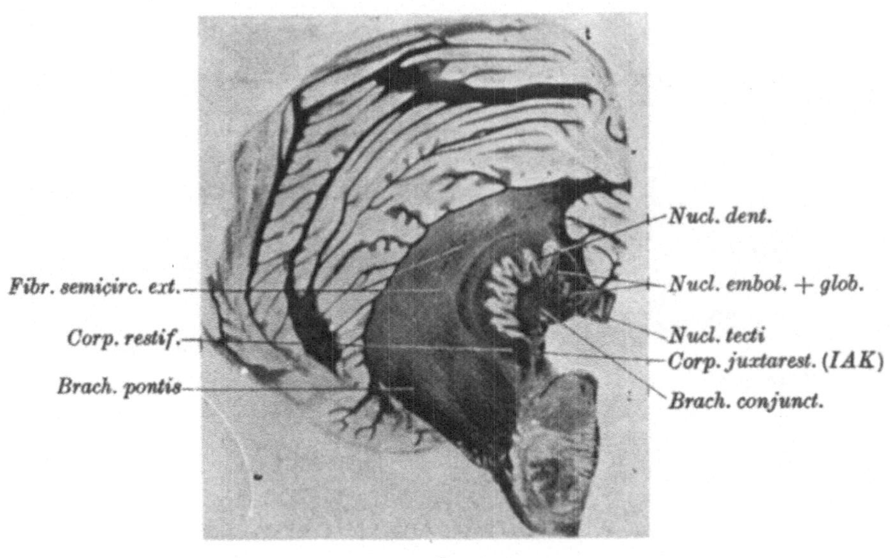

Abb. 181. Fortsetzung.

(Nucleus medialis) scheint neben sekundären Octavusverbindungen Kollateralen des (ventralen) spinocerebellaren Bündels hauptsächlich Axone der Pur-

kinjezellen des Lobus anterior und des Lobulus simplex aufzunehmen (VAN VALKENBURG). Dies erklärt auch seine relative Gleichförmigkeit in der Tierreihe, weil, wie wir sahen, jene Abschnitte der Kleinhirnrinde sich am wenigsten

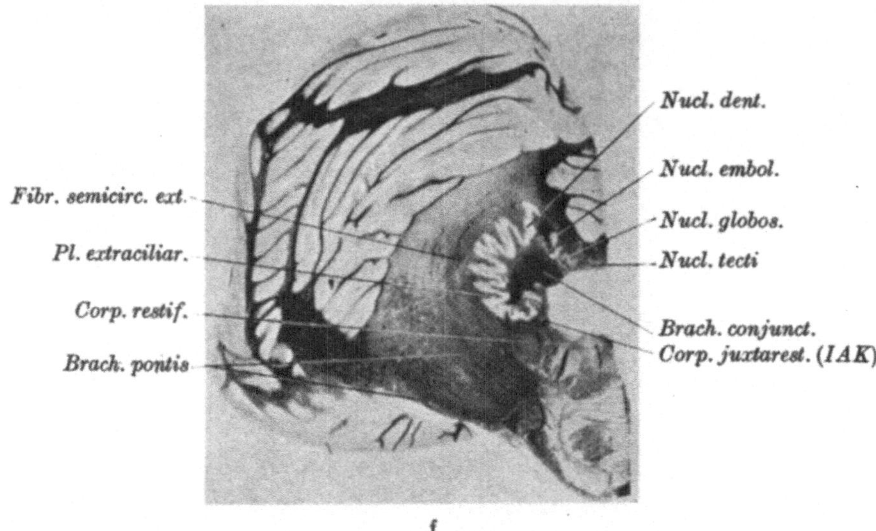

ändern. Bei den *Marsupialiern*, namentlich aber bei *Rodentiern* und *Ungulaten*, ist zwischen Dach- und Zahnkern eine dritte Zellgruppe sichtbar, welche von BRUNNER u. A. als Nucleus interpositus bezeichnet ist, und die Vorstufe des Embolus

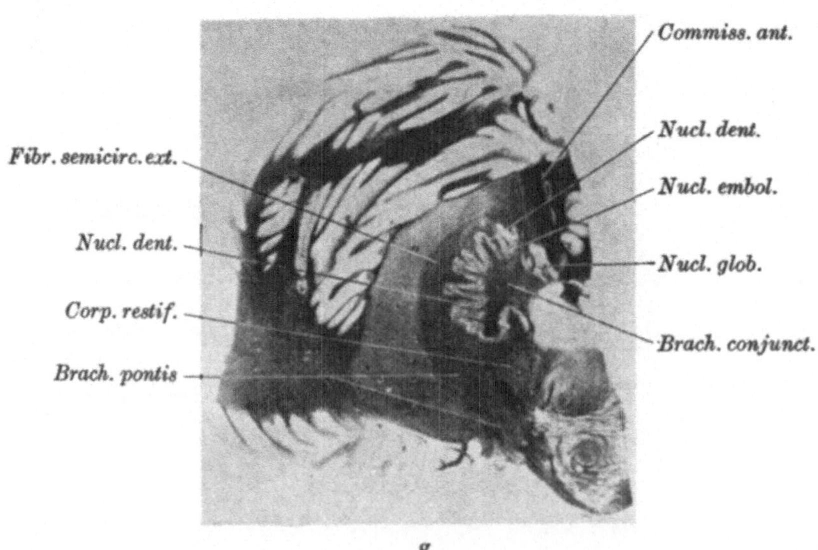

Abb. 181. Fortsetzung.

und Nucleus globosus bildet. Sie ist bei den *Ungulaten* größer als der Nucl. dentatus (BRUNNER), wie bei der geringen Entwicklung der Hemisphären dieser Tiere zu erwarten ist. Der Nucleus dentatus des *Kaninchens* zeigt bereits die

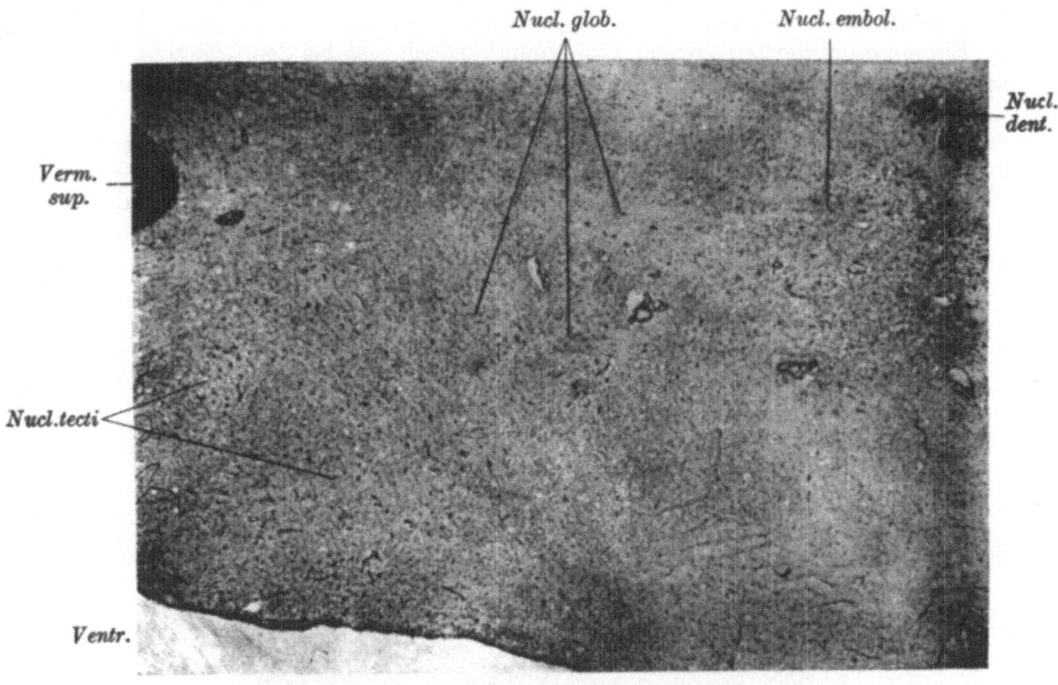

Abb. 182. Die inneren Kleinhirnkerne des erwachsenen Menschen in einem Frontalschnitt durch den Vermis superior. Toluidinblaupräparat. Mikrophotographie. Vergr. 20fach.

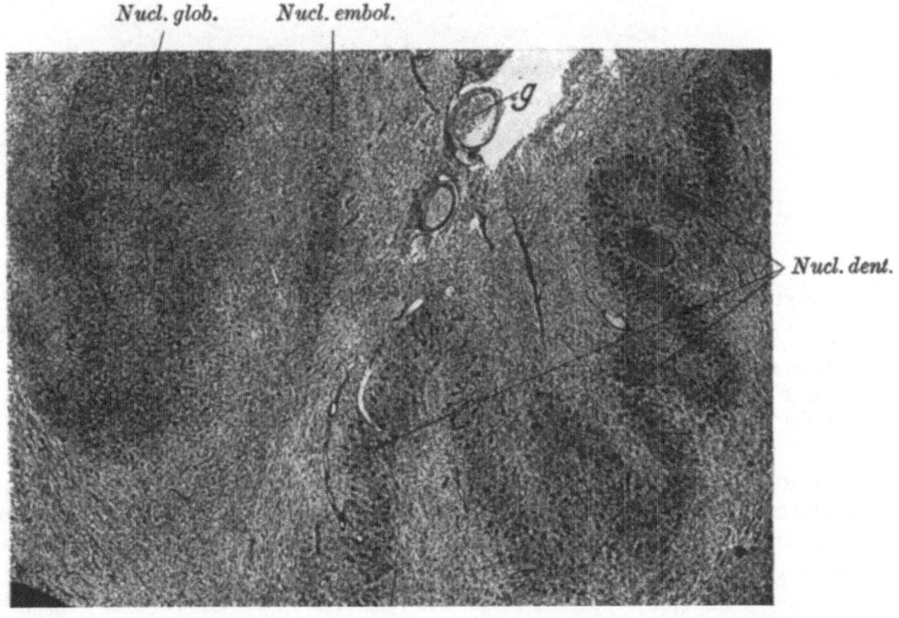

Abb. 183. Nucl. dentatus, emboliformis und globosus in einem Frontalschnitt durch die menschliche Kleinhirnrinde des Erwachsenen. Toluidinblaupräparat. Mikrophotographie. g Gefäß. Vergr. 40fach.

Andeutung einer Lamellierung und hat die Eigentümlichkeit, einen Fortsatz in den Flocculus zu schicken.

Ein ausgeprägter lamellierter Bau kommt jedoch erst bei den *Cetaceeen, Carnivoren* und *Primaten* vor, und dabei zeigt sich, daß bei einer stets fortschreitenden Lamellierung die Lamellen dünner werden; so ist z. B. beim Menschen und den menschenähnlichen *Affen* die Lamellierung ausgeprägter und dünner als bei den niederen *Affen*, was wohl darauf hinweist, daß die Verdünnung dieser Kernplatte, d. h. ihre Oberflächenvermehrung mit der weiteren Entwicklung der Kleinhemisphären, von denen der Nucleus dentatus hauptsächlich seine Reize bekommt, zusammenhängt."

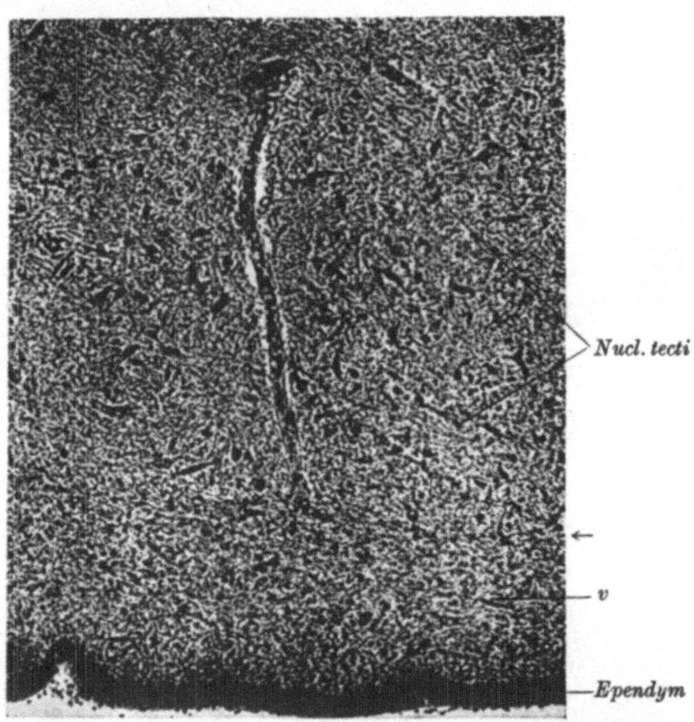

Abb. 184. Nucl. tecti bei einem menschlichen Embryo von 7 Monaten. CAJALsches Silberpräparat. Mikrophotographie. *v* ventrikuläre Keimzone; *g* Gefäß.

WEIDENREICH und BRUNNER haben gezeigt, daß das Durchschnittsverhältnis der Kleinhirnkerne zur Markmasse bei niederen Tieren größer ist als bei den Menschen. WEIDENREICH gibt folgende Verhältnisse an: *Maus* 1 : 2; *Hamster* und *Meerschweinchen* 1 : 2$^1/_2$; *Maulwurf, Kaninchen, Katze* 1 : 3; *Schaf* und *Hund* 1 : 4; Mensch 1 : 15.

Auf Grund phylogenetischer, struktureller und physiologischer Tatsachen unterscheidet TILNEY (1927) eine mediale Gruppe (N. tecti + globosus) und eine laterale Gruppe (N. dentatus + emboliformis).

Bezüglich der Ontogenese der inneren Kerne verweise ich auf das früher Gesagte (S. 689). Sie entwickeln sich aus der ventrikulären Keimzone und sind schon im 3. Embryonalmonat als deutlich getrennte Kerngruppen zu unterscheiden (vgl. Abb. 25 und 26). Im 7. Monat besitzen die Kerne bereits ihr histologisches Gepräge. Abb. 184 zeigt uns den Nucleus tecti vom 7. Embryonalmonat mit seinen gut entwickelten Ganglienzellen oberhalb der ventrikulären Keimzone.

Der Nucleus dentatus.

Seine erste Beschreibung scheint, wie ich ZIEHEN entnehme, VIEUSSENIUS 1685 gegeben zu haben. Er nannte ihn Substancia rhomboidea. ROLANDO spricht von dem Corpus denticulatum. Andere heute noch gebräuchliche Namen sind: Corpus ciliare, olive cérébelleuse. Der Nucl. dentatus entspricht dem Nucleus lateralis der *Vertebraten*. Er hat die Form einer getrockneten Pflaume oder eines Sackes mit einem medial- und frontalwärts

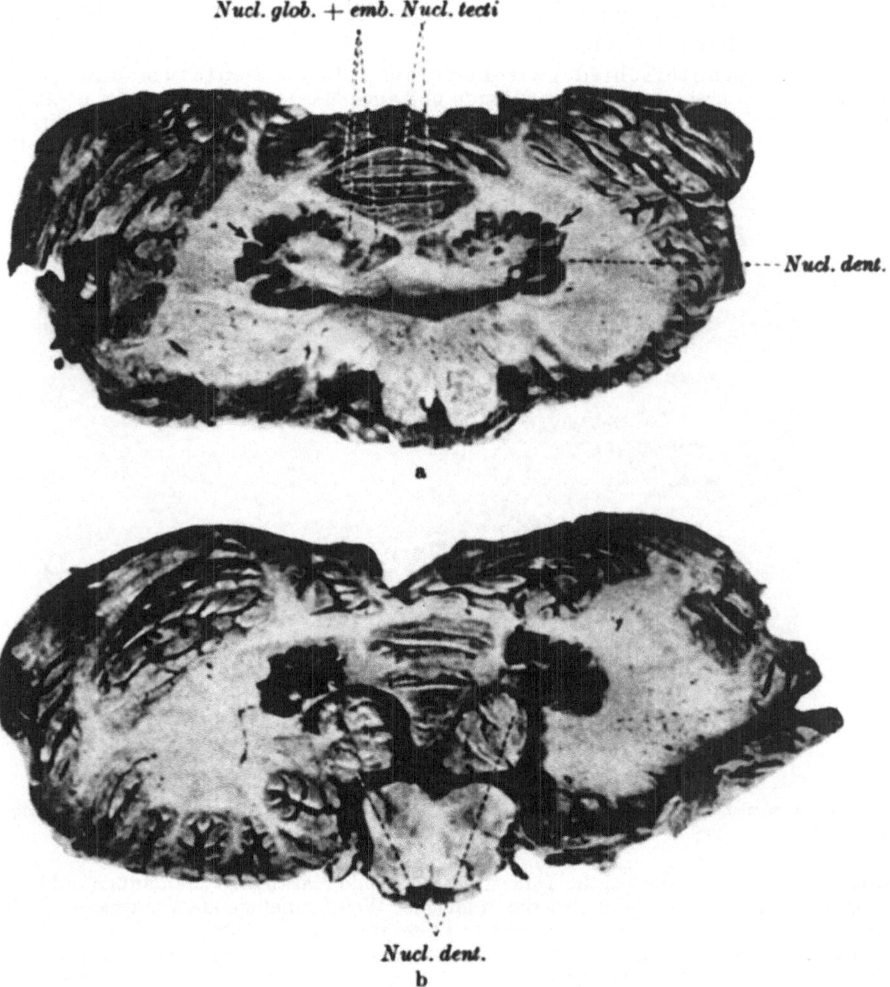

Abb. 185. Die inneren Kleinhirnkerne im Frontalschnitt des menschlichen Kleinhirns des Erwachsenen bei der Eisenfärbung. a Durch den vorderen Teil des Kleinhirns; b durch einen kaudaleren Teil des Kleinhirns. Natürl. Größe.

gerichteten Loche, das als Hilus bezeichnet wird. Er besitzt eine graue Eigenfarbe mit bräunlichem, manchmal auch violettem Ton. Der größte Anteroposteriordurchmesser beträgt 16 bis 21 mm, seine größte Höhe 7—11 mm, die größte Breite ungefähr 8 mm (ARIENS KAPPERS). Bei Schnitten erscheint dieses graue Gebilde als ein vielfach gezacktes Band von ganz ähnlicher Form wie die Rückenmarksolive. Die Breite des Bandes ist nicht überall gleich (siehe unten) und schwankt zwischen 0,3 und 0,5 mm. Die Lamellenfurchen liegen in der Längsachse, also senkrecht zu den Kleinhirnfurchen.

Seine Lage und Form in den Markscheidenpräparaten in Frontal- und Sagittalschnitten geben die Abb. 206—207 wieder.

Embryonal zeigt sich der Kern zunächst als ein massives Gebilde angelegt (vgl. Abb. 25), und erst vom 7. Monat an zeigt er die Faltelung wie beim Erwachsenen. Die Lamellierung beginnt nach Weidenreich, Vogt und Astwazaturow, Hayashi, Marburg, Brun im dorsomedialen Abschnitte, bereits im 5. Monat; auch in seiner Zelldifferenzierung eilt dieser Abschnitt den übrigen Teilen voran.

Der Hauptunterschied zwischen dem fetalen Dentatum und dem des Erwachsenen besteht, wie Weidenreich und auch Marburg betont, in der übermäßigen Entwicklung der weißen Substanz gegenüber der grauen. Der Markkern des Erwachsenen beträgt nach Weidenreich $75^0/_0$, beim Embryo im 6. Monat nur $20^0/_0$. Der Kern soll nach

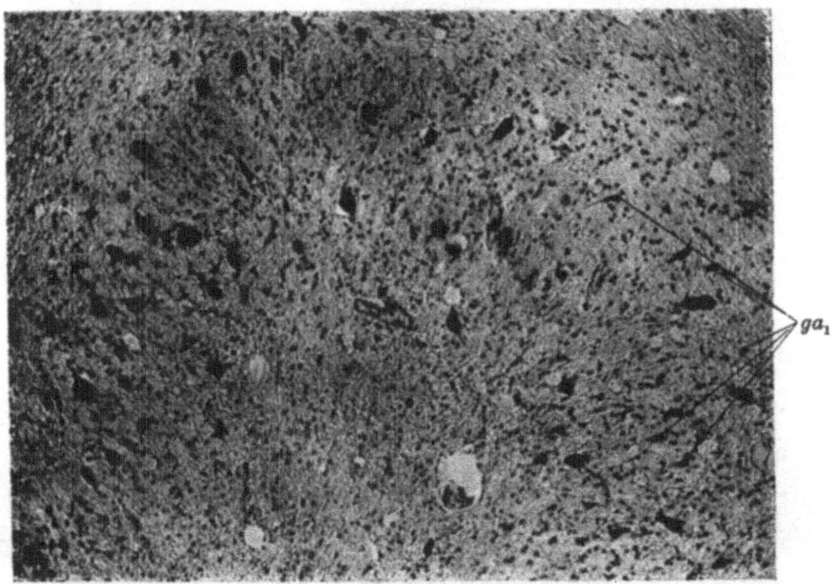

Abb. 186. Dorsomedialer Abschnitt des menschlichen Dentatums. Toluidinblaupräparat. Mikrophotographie.
*ga*₁ kleine Ganglienzellen. Vergr. 88 fach.

Weidenreich durch die sich im Innern vergrößernde Markmasse nach außen aufgetrieben werden, welcher Auftreibung aber die in gleicher Weise zunehmende Markmasse des Kleinhirns entgegenwirkt. Dadurch soll es zur Fältelung kommen. Ariens Kappers führt die zunehmende stärkere Lamellierung des Dentatums in der aufsteigenden *Säugetier*reihe auf die vermehrte Oberflächenausdehnung der Kleinhirnrinde zurück, die eine vermehrte Oberflächenausdehnung des Dentatums bedingt. Wie schwer aber die Ergründung dieser morphogenetischen Verhältnisse ist, zeigen uns unsere teratologisch gewonnenen Erfahrungen, wonach wir (vgl. Abb. 62) mitunter ein stark gefälteltes Dendatum antreffen bei Fehlen jeglicher Rindendifferenzierung in den Hemisphären.

Die Myelinisierung beginnt gleichfalls im dorsomedialen Abschnitt (vgl. Abb. 48), wie dies bereits van Valkenburg (1913) und Miskolczy (1923) betont haben.

Auch beim Erwachsenen zeigen uns gewisse morphologische Unterschiede, daß wir im Nucl. dentatus zwei verschiedene Anteile zu unterscheiden haben. Hierauf hat wohl Gans (1924) als erster aufmerksam gemacht. Am frischen Gehirnpräparat kann man bereits erkennen, daß der untere und hintere

Teil des Zellbandes des Nucl. dentatus breiter ist als der obere und vordere (Abb. 185). Er hat breitere und längere Windungen und sein Rot ist dunkler. Auch die Markscheidenpräparate betonen ähnliche Breitendifferenzen der Lamellen. WINKLER (1927) hat dies gleichfalls hervorgehoben.

Außerordentlich auffallend sind die Reaktionsunterschiede gegenüber der Eisenfärbung, welche der dorsomediale Abschnitt gegenüber dem ventrolateralen Abschnitt zeigt (Abb. 185). Ersterer zeigt nur eine schwächere Reaktion, die langsamer eintritt und die sich ebenso wie in den Nucl. globosus, emboliformis und tecti verhält. Der caudale Teil hingegen bietet eine kräftige rasch eintretende Reaktion, enthält also offenbar mehr Eisen. Hierauf haben GUIZZETTI (1915) und GANS (1924) erstmals hingewiesen. Dazu kommt noch, daß die

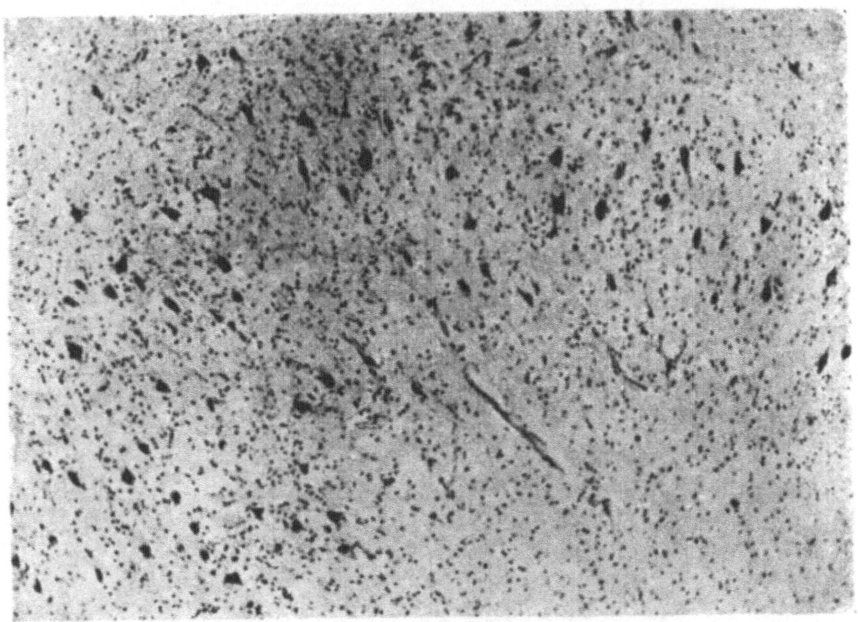

Abb. 187. Ventrolateraler Abschnitt des menschlichen Dentatums. Toluidinblaupräparat. Mikrophotographie. Vergr. 88 fach.

gleichen Abschnitte sich auch im Zellbilde deutlich voneinander abheben (Abb. 186 und 187). Im dorsomedialen Abschnitt (Abb. 186) sind die Zellen wesentlich größer und stehen etwas weiter auseinander als in den ventrolateralen Teilen (Abb. 187) (GANS).

Daß auch die Teratologie derartige Unterschiede betont, habe ich oben bereits kurz erwähnt (S. 741). Der dorsomediale Abschnitt ist mehr als Altteil, der ventrolaterale als jüngerer Neuerwerb aufzufassen.

Der Nucleus dentatus enthält in seinem grauen Bande zweierlei Zellarten: einmal reichlich vorhandene große multipolare Ganglienzellen, die im Nisslbilde (Abb. 188, 189) neben einem gut gezeichneten Kern einen mit feinen Stippchen versehenen Protoplasmaleib tragen. In ihnen tritt schon normalerweise im jugendlichen Alter Lipofuscinpigment auf (SPIEGEL und SOMMER). Sie besitzen im allgemeinen einen Durchmesser von 30—40 μ. Sie sind in Reihen geordnet, nicht haufenförmig, und geben dem Zellbilde sein charakteristisches Gepräge (Abb. 186, 187). Sie sind es, die im oroventralen Abschnitte (Abb. 186) größer sind und weiter auseinander liegen und so den Unterschied zwischen den beiden Teilen betonen (vgl. Abb. 186, 187). Daneben sind in wesentlich geringerer Anzahl kleinere Ganglienzellen unregelmäßig eingestreut (Abb. 186, 187 und 188, 189 *ga'*), wie dies schon Kölliker, Lugaro und Cajal hervorgehoben haben: kleine spindelförmige Zellen mit schmalem, wenig gezeichneten Protoplasmaleibe.

In der Eisenreaktion (Abb. 190) färbt sich das graue Band grünblau an, wobei das Dentatum im ganzen eine diffuse Imprägnation erhält. Der oro-

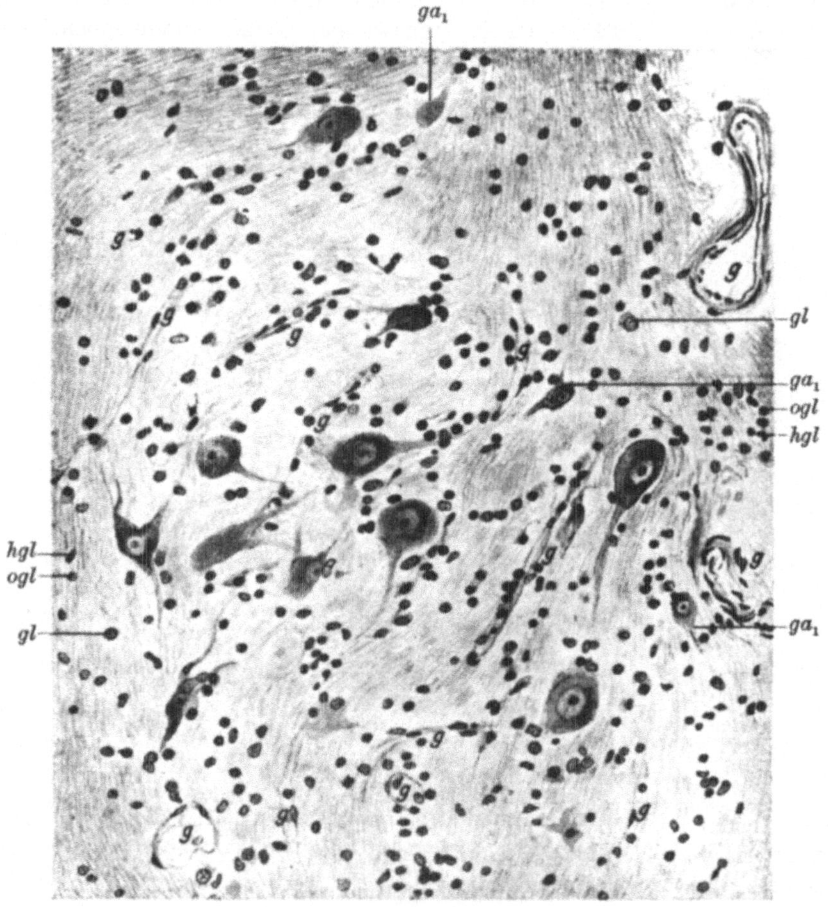

Abb. 188. Ganglienzellen (*ga* und *ga₁*) und die verschiedenen Gliazellen des menschlichen Dentatums im Toluidinblaupräparat. *g* Gefäß. Zeichnung. Vergr. 350fach.

mediale Abschnitt hebt sich dabei durch ein helleres Graublau ab (Abb. 185a). Die Ganglienzellen sind nur durch einen etwas kräftigeren Farbton ausgezeichnet (Abb. 190 *ga*). Im Gewebe liegen diffus gezeichnete Inseln (Abb. 190 *x*) von etwas kräftigerer Farbreaktion.

Im Golgipräparate (Abb. 191) lassen sich gleichfalls die beiden Zellformen sicherstellen. Die größeren tragen, wie dies schon lange von Saccozzi (1887), Lugaro (1895), Kölliker (1896) und Cajal (1900) festgestellt worden ist, zahlreiche, sich reich verzweigende Dendriten, die sich in dem grauen Bande aufsplittern. Aus ihnen gehen lange Achsenzylinder (Abb. 191 *ga ax*) hervor, die nach CAJAL (1895) auf der Innenseite, gegen den Markkern zu, ausstrahlen. Vorher geben sie einige kürzere Kollateralen ab, die sich in der Nähe der Dendriten benachbarter Ganglienzellen des Dentatums aufsplittern (nach CAJAL und HELD). Die Achsenzylinder werden offenbar noch im Grau des Dentatums markhaltig. CAJAL hat weiter festgestellt, daß die in den Markkern eintretenden Achsenzylinder dieser Zellen die Hauptmasse der Markfasern des Brachium conjunctivum ausmacht.

Die kleineren obenerwähnten Ganglienzellen, die beim Menschen zuerst von SACCOZZI und LUGARO gesehen worden sind, stellen sich im Golgibilde (Abb. 191 *ga*)

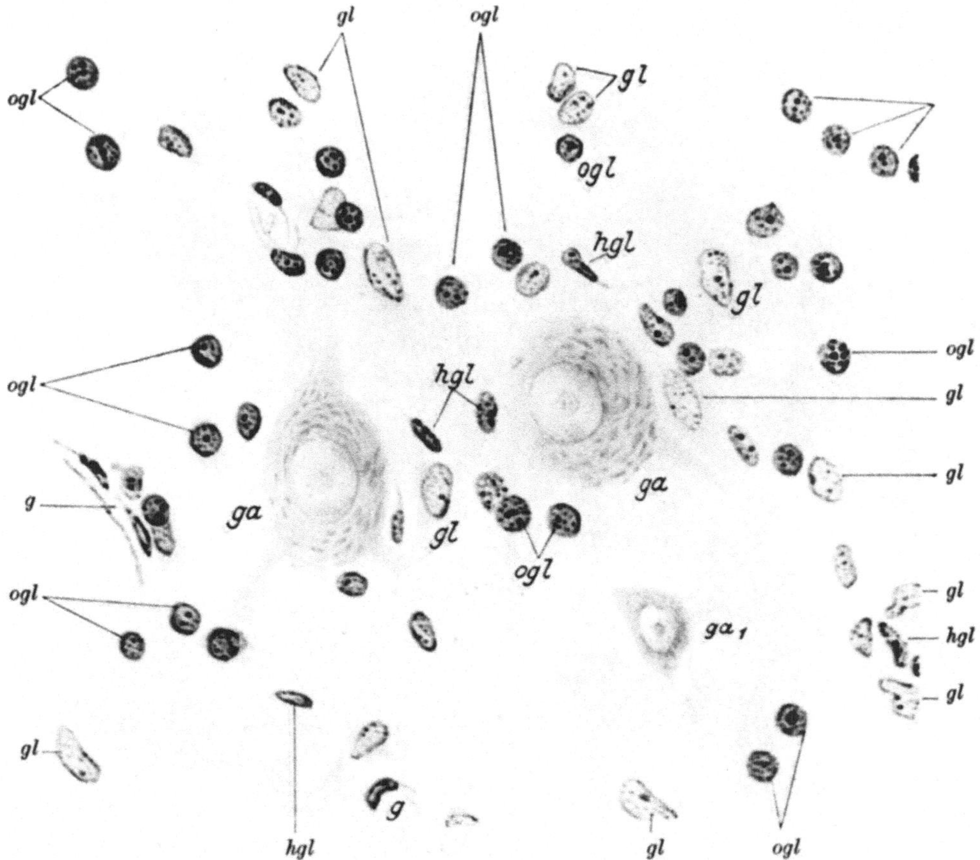

Abb. 189. Ganglienzelien (*ga* und *ga₁*) und Gliazellen (*gl, ogl* und *hgl*) des menschlichen Dentatums im Toluidinblaupräparat. *g* Gefäß. Zeichnung. Vergr. 1000fach.

als Zellen mit kurzen Axonen dar. Ihre Axone splittern sich offenbar in der Nähe der Dendriten der großen Ganglienzellen auf.

Die afferenten Fasern erreichen das graue Band des Dentatums von der Außenseite her, wo sie zunächst ein dichtes Faserwerk markhaltiger Fasern um das Dentatum herum bilden (Abb. 192). Sie umgeben so diesen grauen Kern an der Außenseite mit einem sogenannten äußeren Vließ oder Amiculum. Diese Fasermasse wird nach STILLING auch Plexus extraciliaris oder Dentatumkapsel genannt, im Gegensatz zu dem Plexus intraciliaris, der sich der grauen Lamelle von der Innenseite her anlegt.

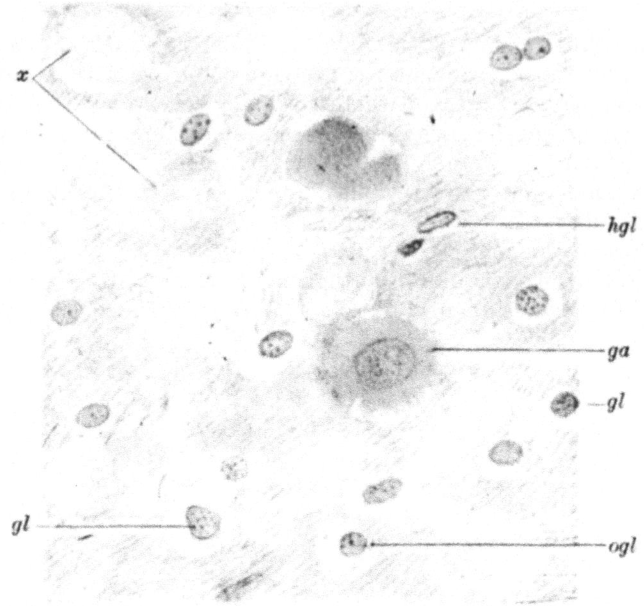

Abb. 190. Das graue Band des menschlichen Dentatums im Eisenpräparat. *x* stark eisenhaltige Parenchymzellen *ga* Ganglienzellen. Eisenpräparat mit Karmin nachgefärbt. Zeichnung. Vergr. 800 fach.

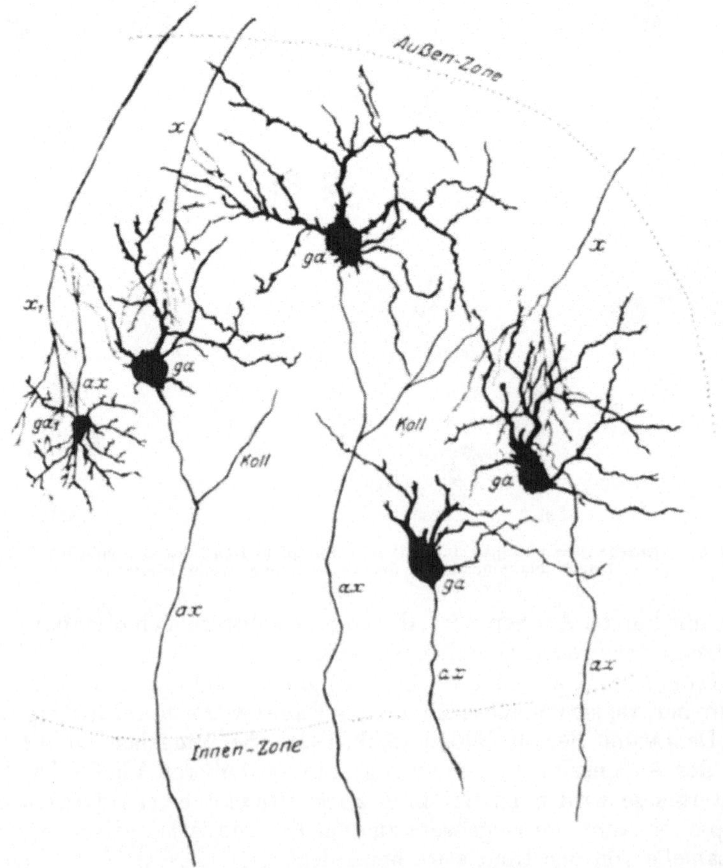

Abb. 191. Halbschematische Darstellung der Ganglienzellen des menschlichen Dentatums im Golgi-Coxpräparat. *ga* große Ganglienzellen mit ihrem Achsenzylinder (*ax*) und deren Kollateralen (*koll*); ga_1 kleine Ganglienzelle mit ihrem Achsenzylinder (*ax*); *x* afferente Fasern, welche sich an den großen Ganglienzellen aufsplittern; (*x*) afferente Fasern, welche sich an den kleinen Ganglienzellen (ga_1) aufsplittern.

Abb. 193 zeigt uns die Degeneration dieses Dentatumvließes bei einer schweren Entartung der Kleinhirnhemisphärenrinde mit Degeneration der Purkinjezellen

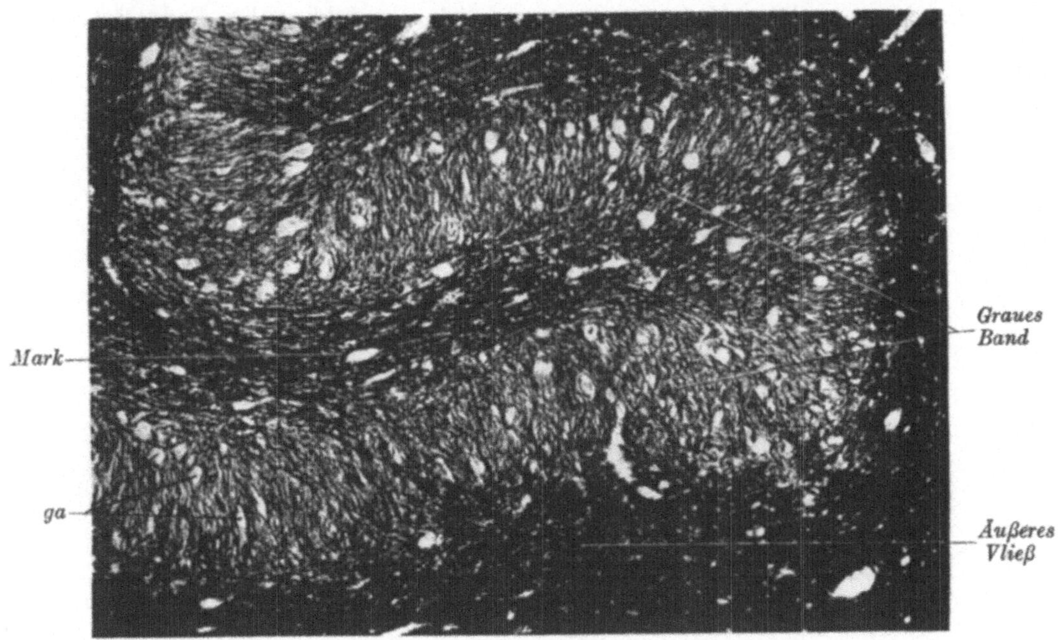

Abb. 192. Menschliches Dentatum im Markscheidenpräparat. Mikrophotographie. Vergr. 85 fach.
ga Ganglienzellen.

in einem Falle, der von meinen Mitarbeitern KIRSCHBAUM und A. H. SCHROEDER beschrieben ist (1928). Abb. 194 gibt dieses Dentatum bei stärkerer Vergrößerung

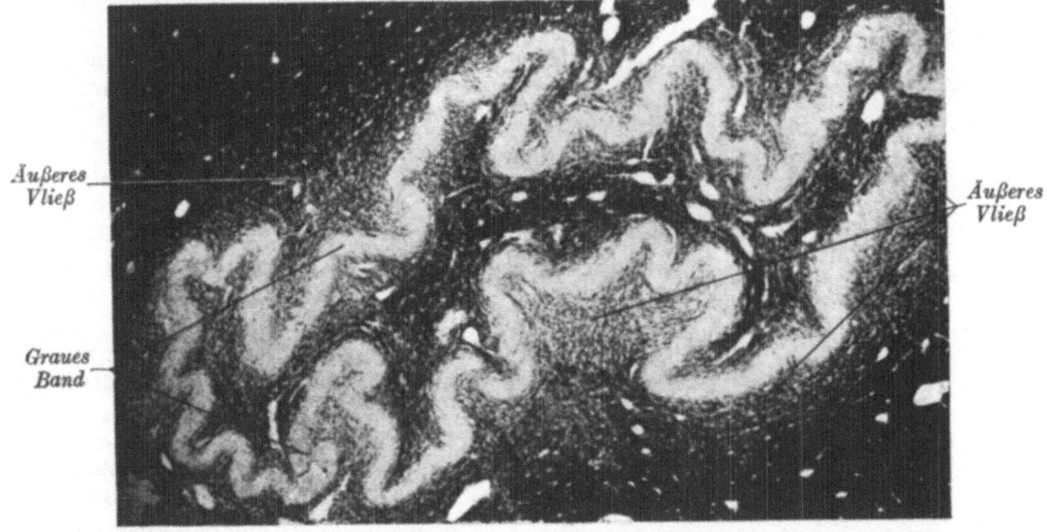

Abb. 193. Markscheidenbild des Dentatums bei einem Fall schwerer Degeneration der Kleinhirnrinde mit Ausfall der Purkinjezellen. Mikrophotographie. Zeigt die Markentartung des grauen Bandes des äußeren und inneren Vließes. (Originalpräparat meiner Mitarbeiter Dr. KIRSCHBAUM und Dr. A. H. SCHRÖDER.)

wieder, wobei neben der Entmarkung des Vließes vor allem die Markarmut des grauen Bandes selbst auffällt.

Diese Markfasern treten nun aus dem Vließ in das graue Band ein, indem sie hier einen radiären Verlauf nehmen und sich sehr bald in ihre Endveräste-

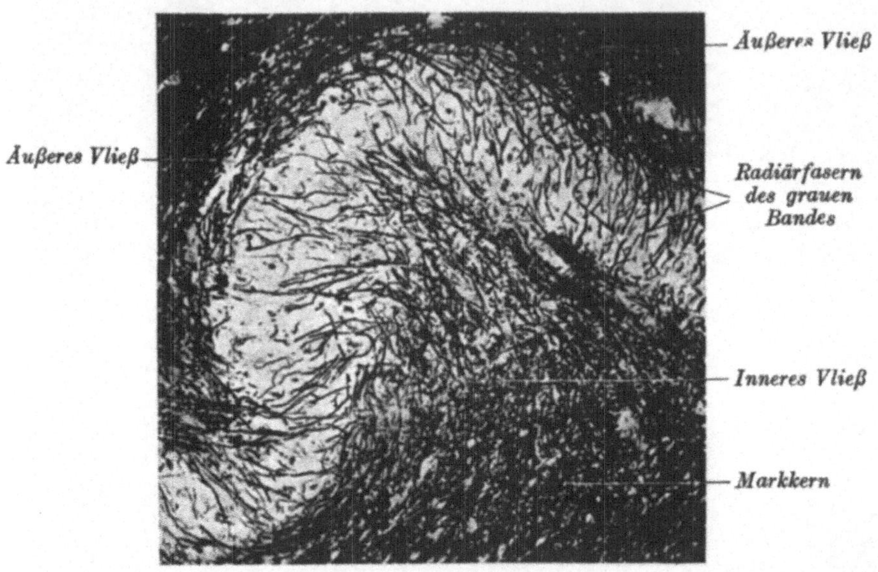

Abb. 194. Dasselbe wie Abb. 193 bei 85facher Vergrößerung (vgl. das Normalbild Abb. 192). Im grauen Bande des Dentatums sind nur die Radiärfasern erhalten geblieben.

lungen aufsplittern. Vorher verlieren sie ihr Mark, und aus jeder Faser entwickeln sich ein oder mehrere Endbäume feinster sich reich verzweigender Fäserungen (Abb. 195), die sich bisher nur mit der Golgimethode darstellen ließen. Cajal konnte nachweisen, daß jede dieser zuführenden Fasern sechs bis acht solcher Endnester entstehen läßt, die sich an ebenso vielen Golgizellen des Dentatums aufsplittern. Beim erwachsenen Menschen sah ich diese Endverästelungen nur in der Form feinster Pinsel, wie sie Abb. 191 x zeigt. Diese Endverästelungen splittern sich in der Nähe der Dendriten der großen (x) und kleinen (x_1) Ganglienzellen auf.

Die zuführenden Fasern werden, wie es zuerst von Cajal festgestellt worden ist, fast ausschließlich von den Axonen der Purkinjezellen gebildet. Diese Tatsache hat inzwischen, namentlich auch auf Grund pathologisch-anatomischer Untersuchungen, vielfache Bestätigung gefunden,

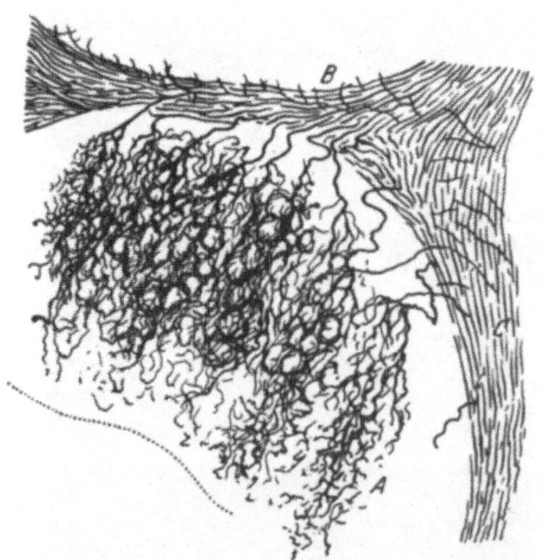

Abb. 195. Endigungsweise der afferenten Fasern im Nucleus dentatus. *Maus* von 20 Tagen. Golgimethode. *A* graues Band des Dentatum; *B* inneres Vließ; *C* Fasern des Corpus restiforme. (Nach Cajal.)

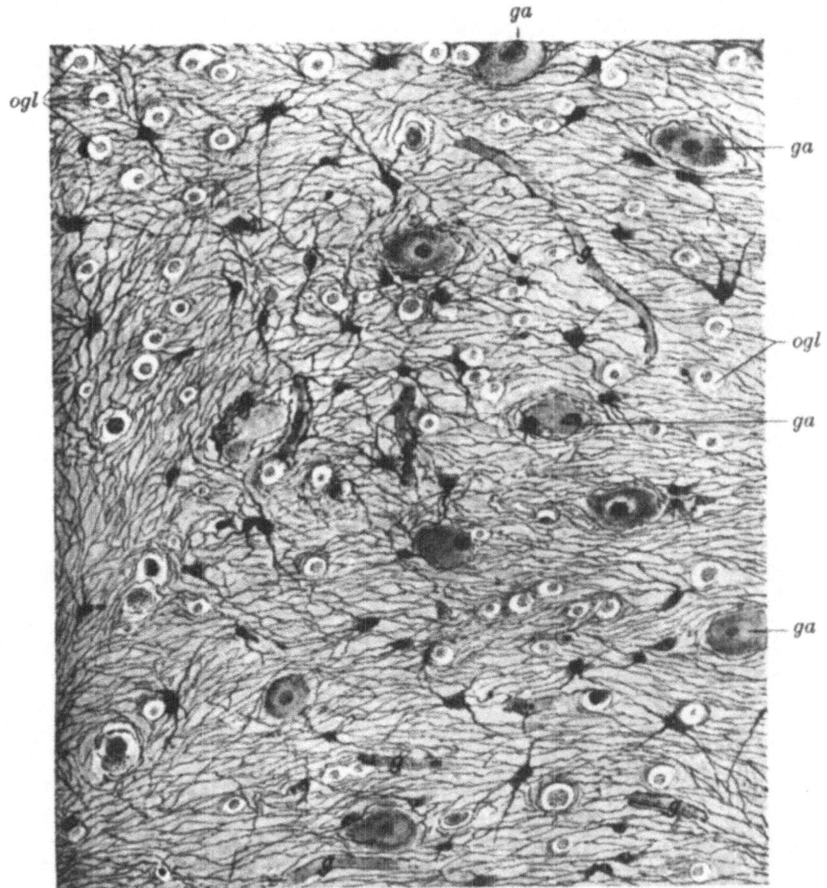

Abb. 196. Makroglia des menschlichen Dentatums. CAJALsche Goldsublimatmethode. Zeichnung. Vergr. 350fach. *ga* Ganglienzellen; *ogl* Oligodendroglia. (Originalpräparat meines Mitarbeiters Dr. A. H. SCHRÖDER.)

und zwar stammen diese Purkinjeaxone weitaus in der Hauptsache von den Hemisphärenteilen her und nur zum sehr geringen Teil von Wurmabschnitten. Offenbar hat dabei der dorsomediale Dentatumabschnitt besondere Beziehungen zum Wurm und zum HAYASHIschen Zwischenstück, während der ventrolaterale Abschnitt solche zu den Hemisphären eingeht. DEMOLE (1927) nimmt neben solchen direkten Verbindungen des Dentatums noch indirekte mit dem Großhirn an durch Vermittlung des roten Kernes und Thalamus, und zwar

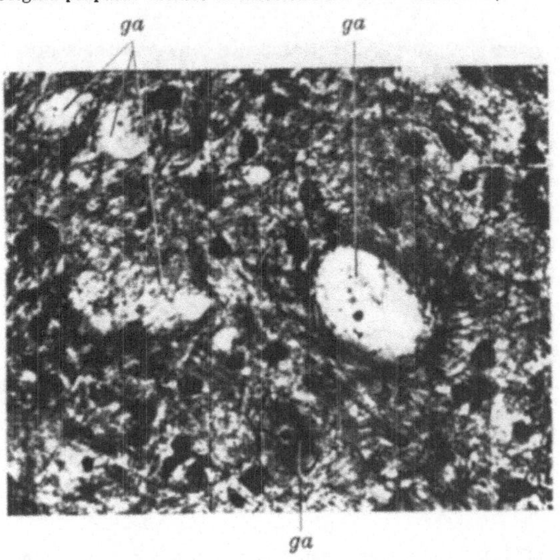

Abb. 197. Makroglia im Dentatum. *ga* Ganglienzellen. CAJALsche Goldsublimatmethode. Mikrophotographie. Vergr. 400fach. (Originalpräparat meines Mitarbeiters Dr. A. H. SCHRÖDER.)

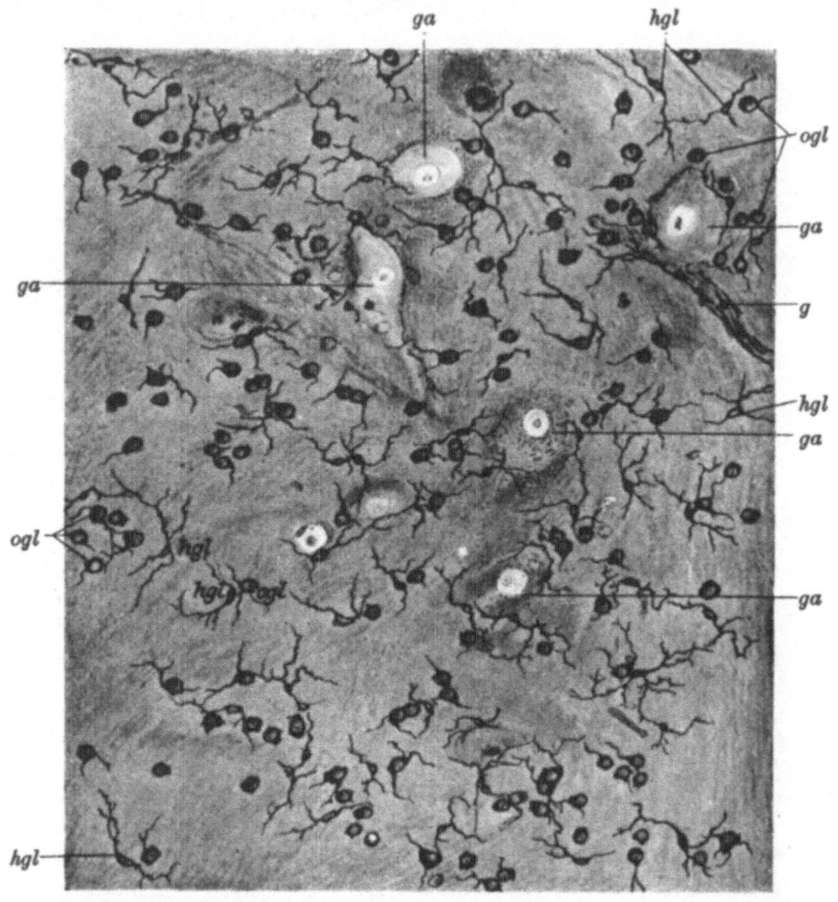

Abb. 198. Hortegaglia (*hgl*) und Oligodendroglia (*ogl*) im Dentatum eines *Affen*. Hortegagliamethode. Zeichnung. Vergr. 350fach. (Originalpräparat meines Mitarbeiters Dr. A. H. SCHRÖDER.)

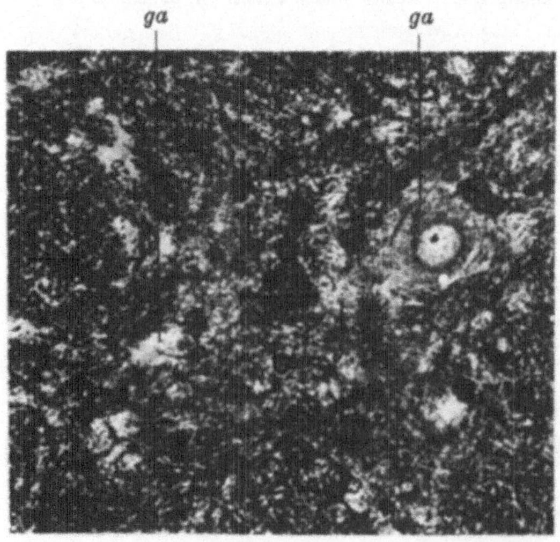

Abb. 199. Oligodendroglia im Dentatum des *Affen*. *ga* Ganglienzellen. Oligodendrogliapräparat nach HORTEGA. Mikrophotographie. Vergr. 400fach. (Originalpräparat meines Mitarbeiters Dr. A. H. SCHRÖDER.)

über den Ponsarm und durch retrograde Beeinflussung über das Brachium conjunctivum: Der oromediale Anteil steht nach ihm in funktioneller Verbindung mit dem sensorisch-motorischen Großhirncortex, insbesondere mit der ROLANDOschen Region, der ventrolaterale Abschnitt mit dem sensorischen temporo-parietalen Großhirncortex.

Die efferenten Dentatumstrahlungen bilden die Hauptmasse des Brachium conjunctivum; seine Faserzusammensetzung und Anordnung werde ich später besprechen (S. 897).

Die Glia des Dentatums wird von der Makro-, Hortega- und Oligodendroglia gebildet. Der Gliaaufbau dieses grauen Kernes wurde von meinem Mitarbeiter A. H. Schroeder eingehend untersucht und im Bilde festgelegt.

Das graue Zellband des Dentatums ist besonders reich an Glia, wie es uns schon das Nisslbild (Abb. 188 und 189) zeigt. Bei stärkerer Vergrößerung (Abb. 188, 189) lassen sich auch im Nisslbilde bereits die verschiedenen Gliaarten (*gl*, *hgl*, *ogl*) deutlich unterscheiden.

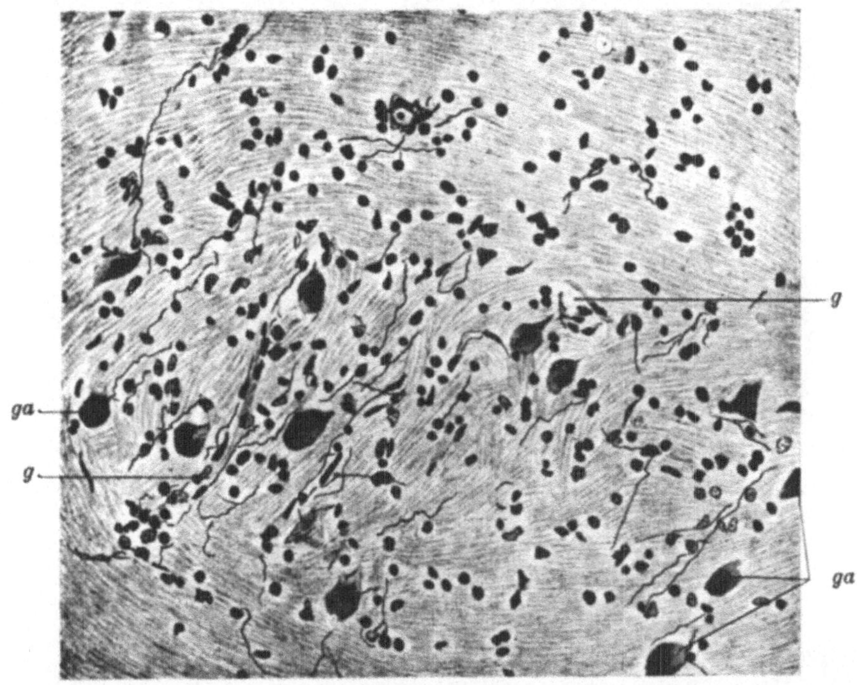

Abb. 200. Weigertsches Gliapräparat des menschlichen Dentatums. *g* Gefäß; *ga* Ganglienzellen. Zeichnung. Vergr. 250fach. (Originalpräparat meines Mitarbeiters Dr. A. H. Schröder.)

Die Makrogliazellen (Abb. 196, 197) gehören in der Hauptsache dem rein protoplasmatischen Typ an, oft kann man aber auch den Übergangstyp zur faserigen Glia (Transitionstyp von Cajal) finden. Am Rande des Ganglienzellbandes zeigen sich auch echte faserbildende Gliazellen. Die Größe und Verteilung der Makroglia ist eine recht gleichmäßige. Sie bilden sehr häufig die Trabantzellen um die größeren Ganglienzellen, die oft zu zweien und dreien mit ihren protoplasmatischen Ausläufern eine dichte Hülle um die Ganglienzellkörper bilden (Abb. 196 *ga*, 197 *ga*).

Die Hortegaglia (Abb. 198 *hgl*) ist durchschnittlich etwas kleiner als an anderen Stellen des Kleinhirns und sehr zahlreich. Sie bildet nach der Makroglia die meisten Trabantzellen der großen und kleineren Ganglienzellen.

Die Oligodendrogliazellen sind gleichfalls sehr reichlich (Abb. 198 *ogl*), sowohl im Zwischengewebe als auch in der engsten Nachbarschaft der Ganglienzellen, doch nur wenige von ihnen dienen den Ganglienzellen als wirkliche Trabanten. Abb. 199 gibt uns das mikrophotographische Bild der Oligodendroglia im normalen *Affen*dentatum nach einem selten schönen von A. H. Schroeder gewonnenen Präparate wieder.

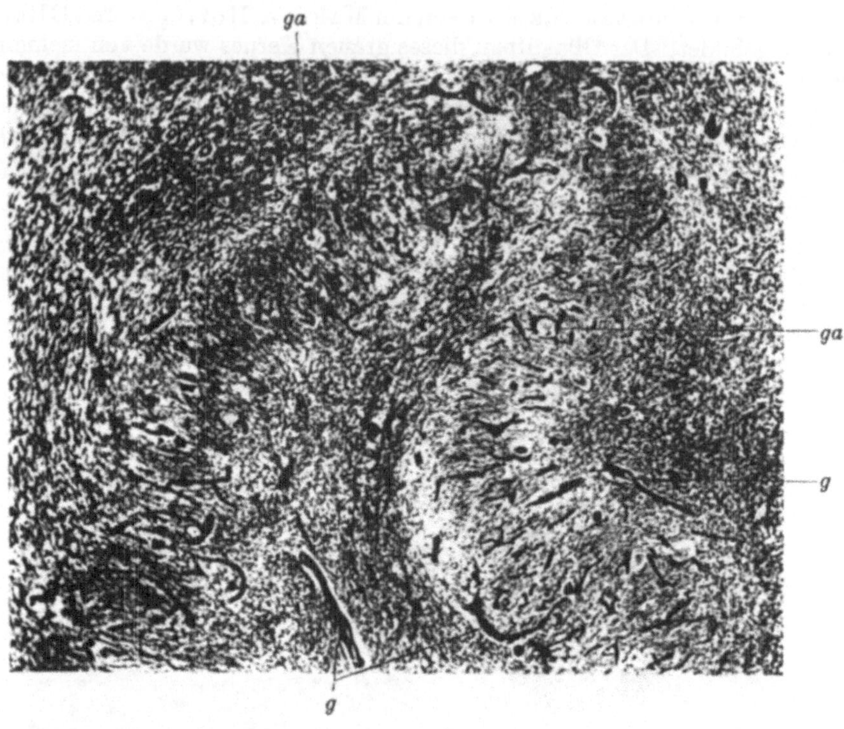

Abb. 201. Gefäßarchitektonik des menschlichen Dentatums. Biondipräparat. Mikrophotographie. Vergr. 85fach.
ga Ganglienzellen mit perizellulären Kapillaren; *g* größere Gefäße unterhalb und oberhalb des grauen Bandes.

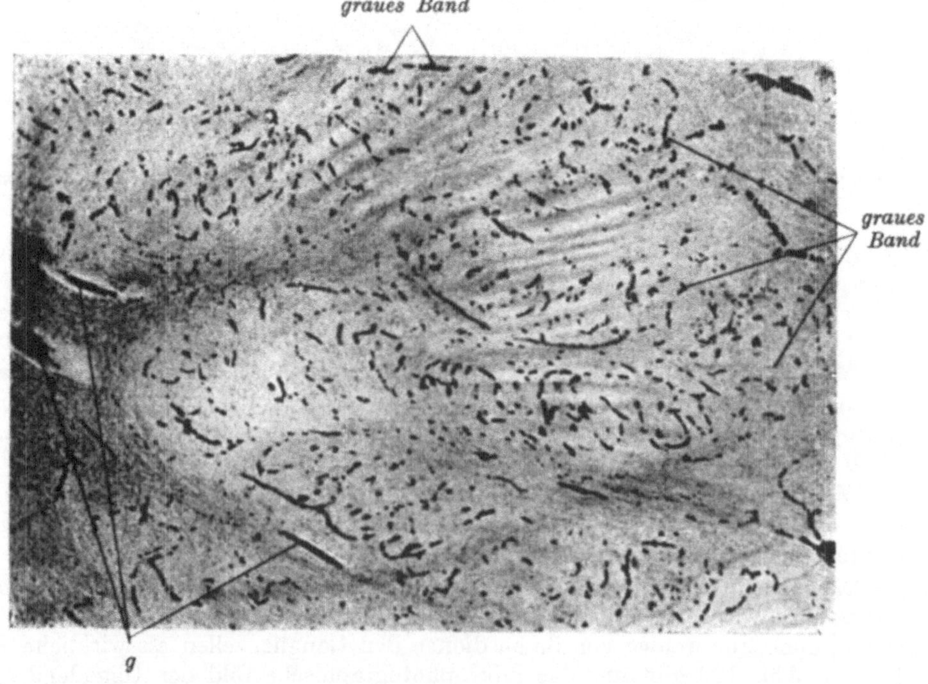

Abb. 202. Gefäßarchitektonik des embryonalen menschlichen Dentatums. 8. Embryonalmonat.
WEIGERTsches Markscheidenpräparat. Mikrophotographie.

Im Weigertschen Gliafaserpräparat zeichnet sich das Dentatum (Abb. 200) nur durch einen geringen Gehalt an Gliafasern aus, die zumeist in radiärer Anordnung die Lamelle durchsetzen.

Das Dentatum besitzt einen großen Gefäßreichtum (Abb. 201 und 202). Die Gefäße erreichen das graue Band größtenteils von der Innenfläche her und bilden im Grau ein dichtes capillares Netzwerk. Dabei kann man häufig beobachten, wie die großen Dentatumzellen von kleinen Capillaren umrahmt werden (Abb. 201 *ga*). Abb. 201 zeigt die normale Gefäßverteilung im erwachsenen Dentatum, Abb. 202 im embryonalen Stadium (im 8. Monat).

Der Nucleus emboliformis oder Pfropfkern

liegt unmittelbar medial vom Nucleus dentatus (Abb. 180—183 und 185) gleich einem Pfropfen, der dem Hilushals aufsitzt (STILLING). An manchen Stellen fließt er in das Zellband des dorso-medialen Nucl. dentatus kontinuierlich

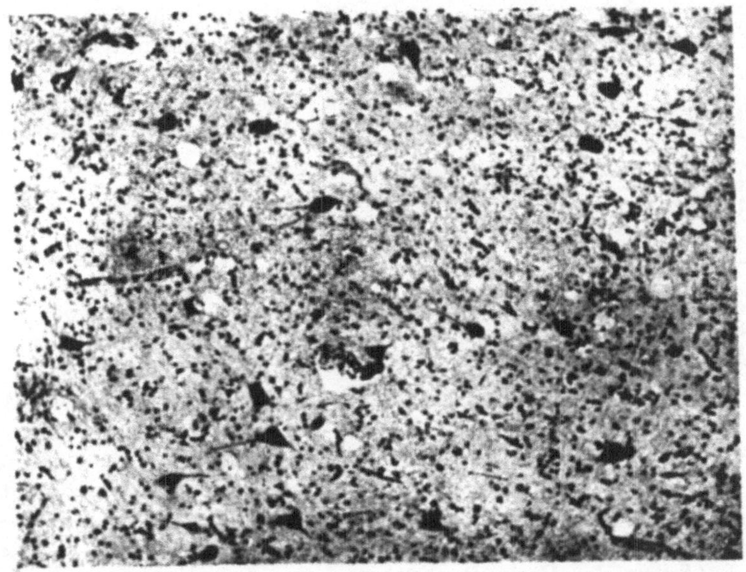

Abb. 203. Nucleus emboliformis des Menschen. Toluidinblaupräparat. Mikrophotographie. Vergr. 88fach.

über. Er liegt dem Bindearm vor seinem Austritt in das Kleinhirn direkt auf (Abb. 181a); sein vorderes Ende liegt 3—4 mm hinter dem Grund des Sulcus praecentralis, sein hinteres Ende nahe dem Grunde des Sulcus inferior posterior (ZIEHEN). Oral ist der Kern keulenförmig (vgl. Abb. 180), caudalwärts läuft er in eine schmale vertikal gestaltete Spitze aus. An dieser Stelle liegt der Pfropfkern ganz nahe an dem medialen Teil des Dentatums (Abb. 180). Eine echte Verwachsung, wie sie STILLING angibt, konnte ich hier nicht feststellen. Nach STILLING beträgt der sagittale Durchmesser 13—18 mm, der vertikale Durchmesser 3—4 mm, hinten 1 bis $2^1/_2$ mm, der transversale Durchmesser oral 3—4 mm, caudal $^1/_4$—$^1/_2$ mm.

Die Ganglienzellen dieses Kernes sind mehr gruppenweise angeordnet (Abb. 182 und 183) und sind den großen Zellen des Dentatums gleichgebaut (Abb. 203), in der Regel etwas größer als jene (DÉJÉRINE).

Die Neuronenverbindungen sind nach CAJAL ganz ähnlich wie die des Dentatums. Seine afferenten Fasern bezieht er wahrscheinlich von dem medialen,

dem Wurm benachbarten Seitenabschnitt (offenbar dem HAYASHISchen Zwischenstück entsprechend), und zwar als Achsenzylinder der Purkinjezellen, die sich hier
aufsplittern. Die aus seinen Zellen hervorgehenden Axone bilden in ihrer Hauptmasse Markabschnitte des Brachium conjunctivum (vgl. auch S. 898).

Der Nucleus globosus öder Kugelkern (STILLING)

liegt unmittelbar medial vom Nucleus emboliformis, zwischen ihm und dem
Dachkern (Abb. 180—183 und 185), größtenteils in etwas höheren Horizontal-
ebenen. Cerebralwärts erstreckt er sich eben so weit wie dieser, caudalwärts endet er etwas eher (Abb. 180). Er stellt ein kugel-förmiges Gebilde dar, das vorn an einem Stiel befestigt ist. Nach ZIEHEN mißt der kugelförmige Abschnitt 5—6 mm im vertikalen und horizontalen, und bis zu 3 mm im transversalen Durch-messer. Der Stiel ist 7—9 mm lang, Breite und Höhe wechseln sehr.

In seinen Ganglienzellen (Abb. 204), die gruppenweise an-geordnet sind, gleicht er ganz dem Nucleus emboliformis, doch enthält er auch zahlreiche kleinere Ganglienzellen in nester-förmiger Anordnung.

Seine efferenten Ausstrah-lungen gehen vielleicht zum Teil zum Brachium conjunctivum (STILLING 1878); größtenteils aber

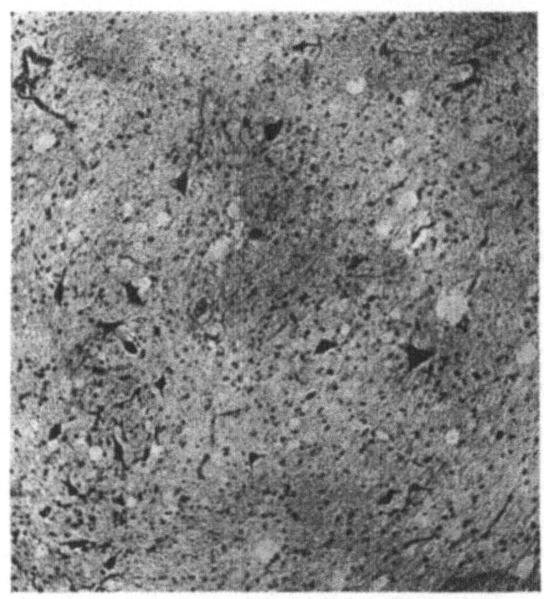

Abb. 204. Nucleus globosus des Menschen. Toluidinblaupräparat. Mikrophotographie. Vergr. 88fach.

bilden sie den Tractus uncinatus, der zum Deiterskern via Corpus restiˊ
forme herabzieht (S. 889). Seine zuführenden Fasern bezieht er aus Wurmˊ
abschnitten (Axone der Purkinjezellen) und aus dem BECHTEREWschen Triangularkern (vgl. Schema Abb. 213) in Form des Tractus vestibulo-globosus
(vgl. auch S. 889).

Der Nucleus tecti oder Nucleus fastigii, Dachkern (roof nucleus),

gleichfalls von STILLING 1878 zuerst beschrieben, ist der am meisten medial
gelegene Kern und gehört dem zentralen Marklager des Wurmes an. Er liegt unmittelbar neben der Mittellinie (Abb. 180—183 und 185) über dem Fastigium
und erstreckt sich von der Basis der Lingula bis nahe zum Ursprung des Mark-
astes der Pyramis. Er ist eiförmig und sendet meistens nach hinten einige zipfel-
förmige Fortsätze aus. Nach ZIEHEN beträgt sein sagittaler Durchmesser 9—10,
sein transversaler 5—6, sein vertikaler 3—4 mm.

Lateroventral haben die Dachkerne eine sehr ungenaue Begrenzung und gehen
fließend in ein Gebiet über, das sich noch abwärts bis in den Nucl. angularis
BECHTEREW fortsetzt. Hier liegen die von CAJAL beschriebenen Nuclei acu-
stico-cerebellosi. Man gewinnt den Eindruck „als ob Kerne des Vestibular-
gebietes sich hier dorsal bis gegen das Kleinhirn vorschieben und auf diese Weise
zur Konstitution des Dachkernes beitragen. Diese wären demgemäß kein einheit-

liches Gebilde. Er stünde mit seinen kleinen Zellen den Vestibularkernen nahe, mit seinen größeren den tiefen Kernen des Kleinhirns, besonders dem Nucl. globosus und emboliformis" (MARBURG 1924).

Tatsächlich finden wir in ihm, ebenso wie im Nucl. globosus, großzellige und kleinzellige Ganglienzellnester (Abb. 205). Die kleinen Ganglienzellen liegen auch in den Gliainseln der Medianlinie, welche die beiden Kerne verbindet. Im allgemeinen sind die größeren Ganglienzellen kleiner als die des Nucl. emboliformis und des Dentatums. Dies hebt auch WINKLER mit Recht hervor.

Beide Zellformen sind in allen Abschnitten des Kernes zu finden, jedoch kann man nach dem vorherrschenden Typus von einem medialen kleinzelligen und lateralen großzelligen Anteil sprechen. BRUN (1927) hält den kleinzelligen

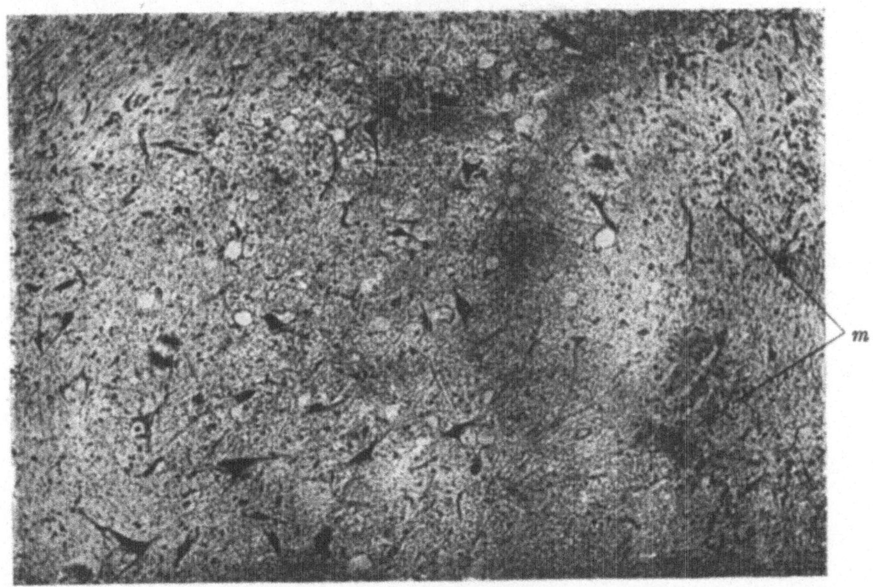

Abb. 205 Nucleus tecti des Menschen. Toluidinblaupräparat. Mikrophotographie. Vergr. 88fach. *m* Gliainseln der Medianlinie.

medialen Anteil für eine phylogenetisch junge neocerebellare Erwerbung, aus welcher vielleicht direkte cerebellospinale Bahnen efferent hervorgehen.

Der Nucl. tecti bezieht seine afferenten Fasern, wie dies zuerst von CAJAL (1895) als wahrscheinlich hingestellt worden ist, in der Hauptsache vom Wurm (Axone der Purkinjezellen), dann aber auch vom Triangularkern BEHTEREWS (Tractus vestibulo-fastigii Abb. 213). Aus seinen großen Zellen entstehen efferente Markfasern, die in der Mittellinie unterhalb der Kerne kreuzen und die Hauptmasse des Tractus uncinatus bilden (vgl. Abb. 213). Dorsalwärts ist der Kern gleichfalls von sich vielfach kreuzenden Markfasern umgeben, die die Decussatio interfastigialis bilden (vgl. Abb. 211); sie setzen sich in der Hauptsacheaus den sich hier kreuzenden Fasern des Tractus tegmento cerebellaris und Tractus spinocerebellaris ventralis zusammen (vgl. auch S. 883ff.).

Die Glia- und Gefäßverteilung in diesen grauen Kernen entspricht im wesentlichen den Verhältnissen, wie wir sie im Nucl. dentatus ausführlich besprochen haben.

Die Markmasse des Kleinhirns, die Kleinhirnstiele und die Faserverbindungen.

Das Kleinhirnmarklager mit den Kleinhirnstielen läßt sich in seiner Eigenart verfolgen beim Studium der Abb. 206 und 207, welche einer frontalen und

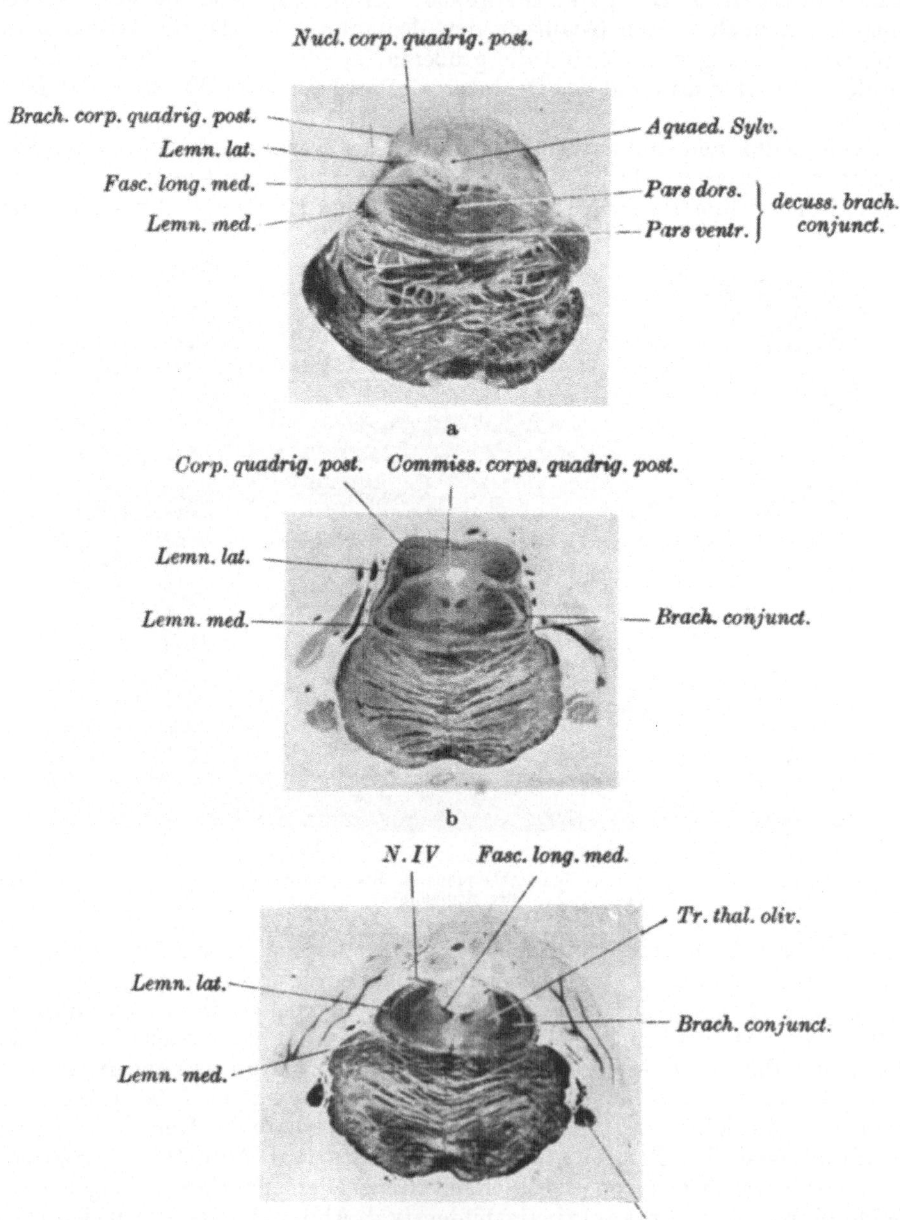

Abb. 206 a—k. Frontal-Markscheidenserie. Erwachsener Mensch. Mikrophotographie. Natürliche Größe.

sagittalen Serie eines normalen menschlichen Kleinhirns entnommen sind; gleichzeitig geben diese Mikrophotogramme die Lagerung der inneren Kerne wieder sowie den Aufbau des ganzen Organs.

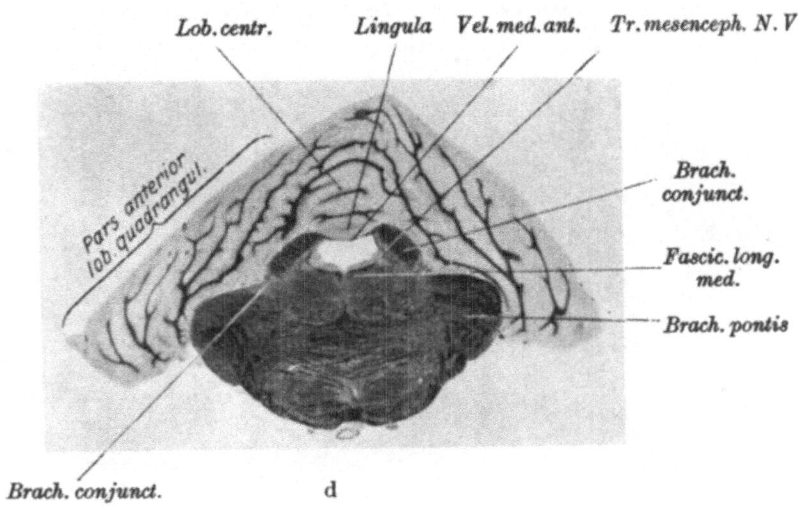

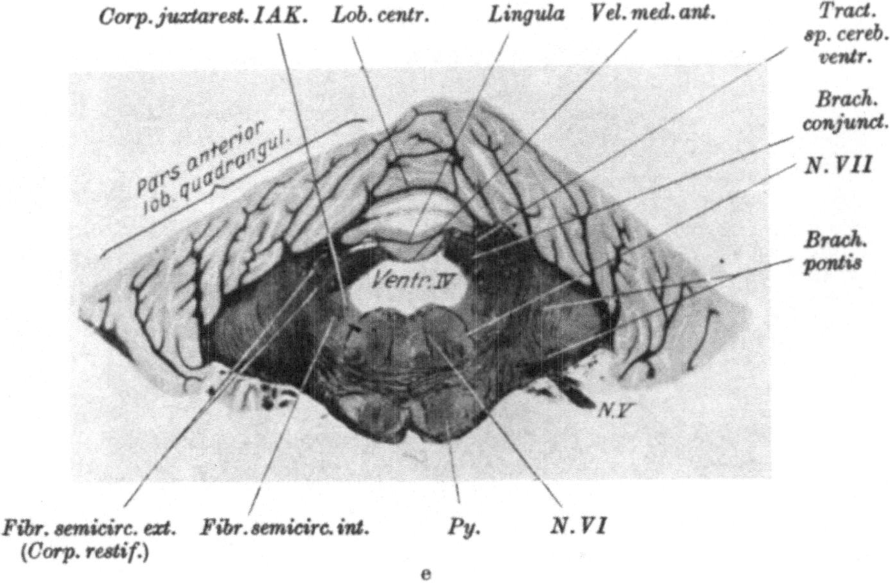

Abb. 206. Fortsetzung.

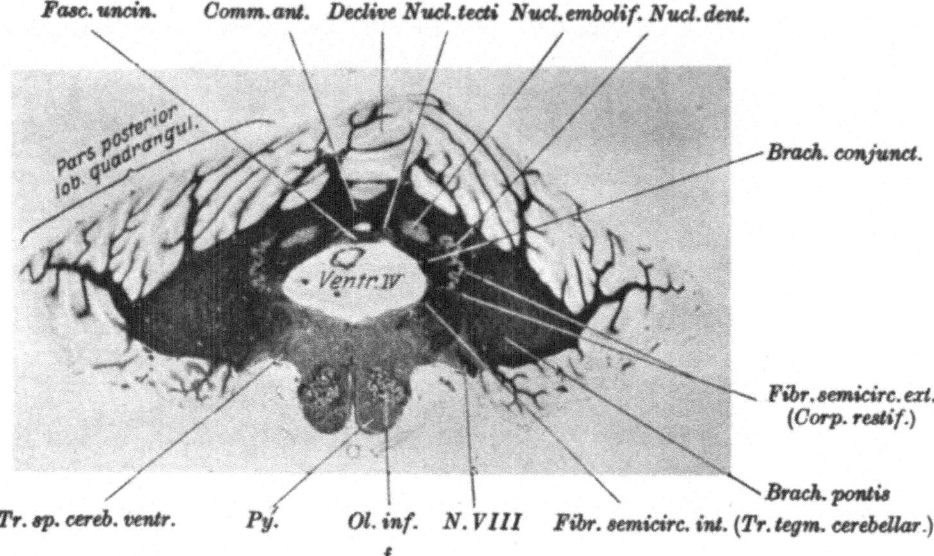

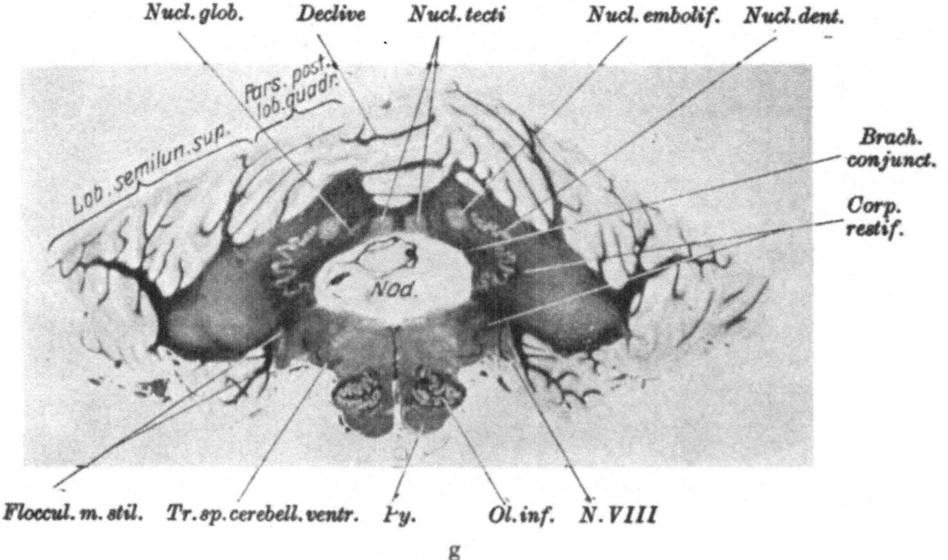

Abb. 206. Fortsetzung.

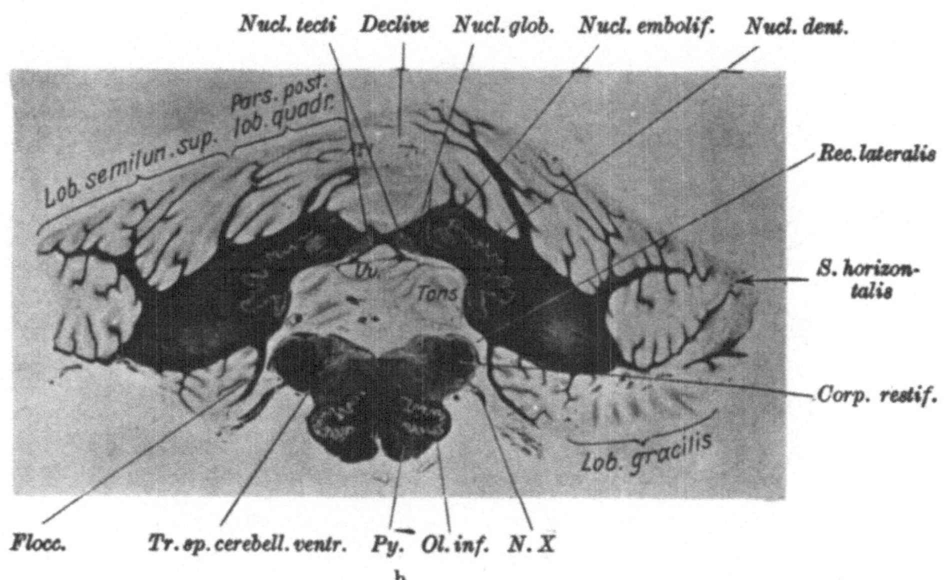

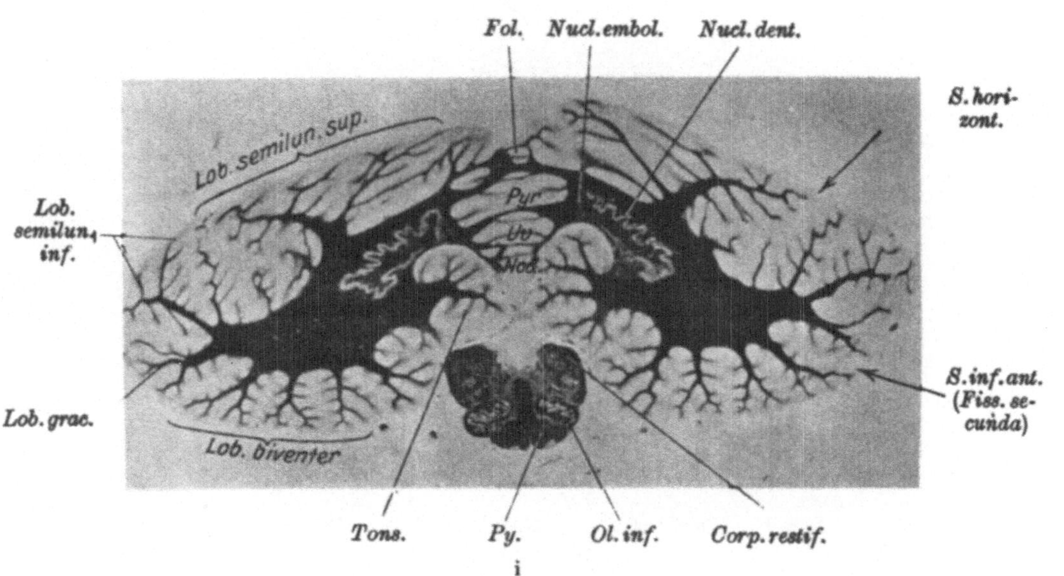

Abb. 206. Fortsetzung.

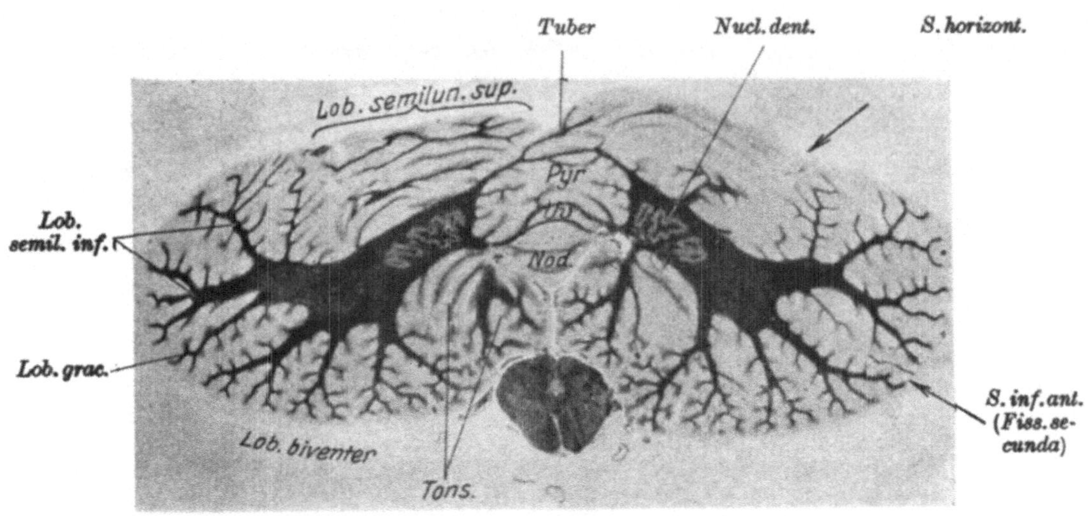

k

Abb. 206. Fortsetzung.

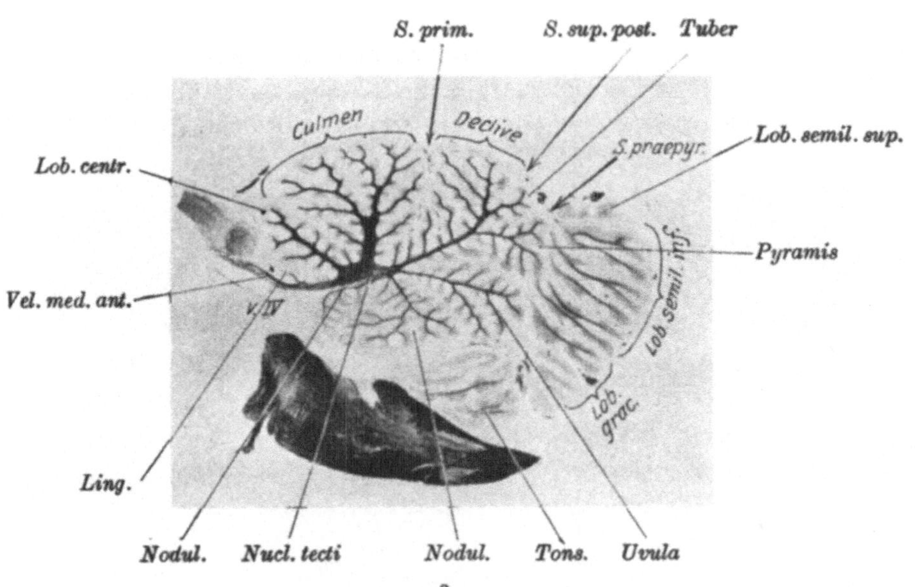

a

Abb. 207 a—g. Sagittal-Markscheidenserie durch das Kleinhirn des erwachsenen Menschen.   x Tr. mesenceph. N.V.
Mikrophotographie.   Natürliche Größe.

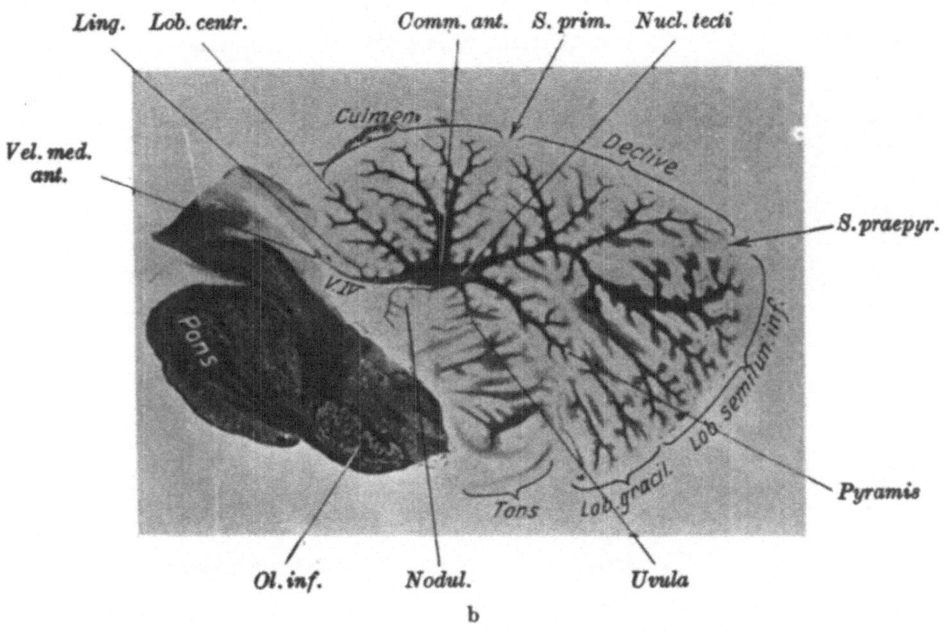

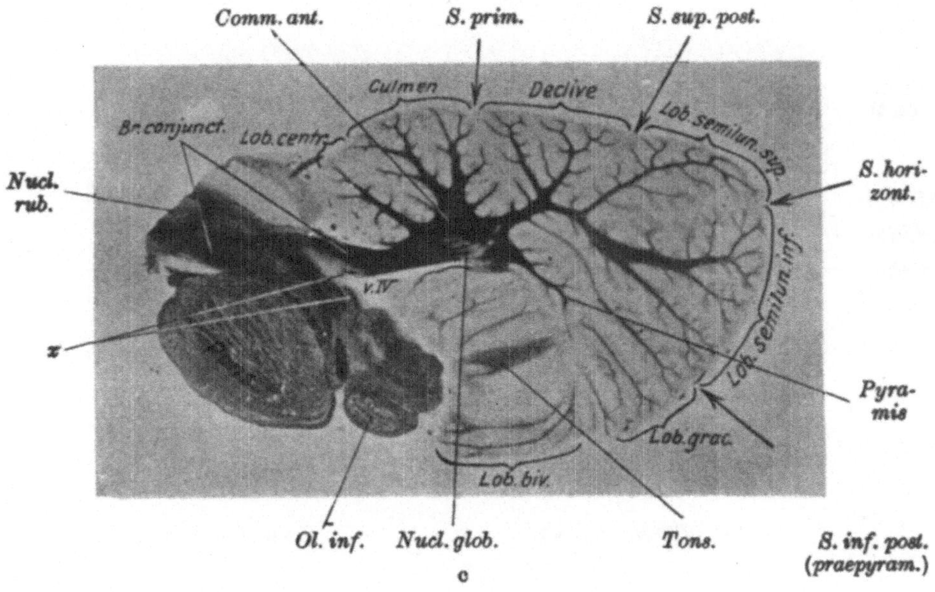

Abb. 207. Fortsetzung.

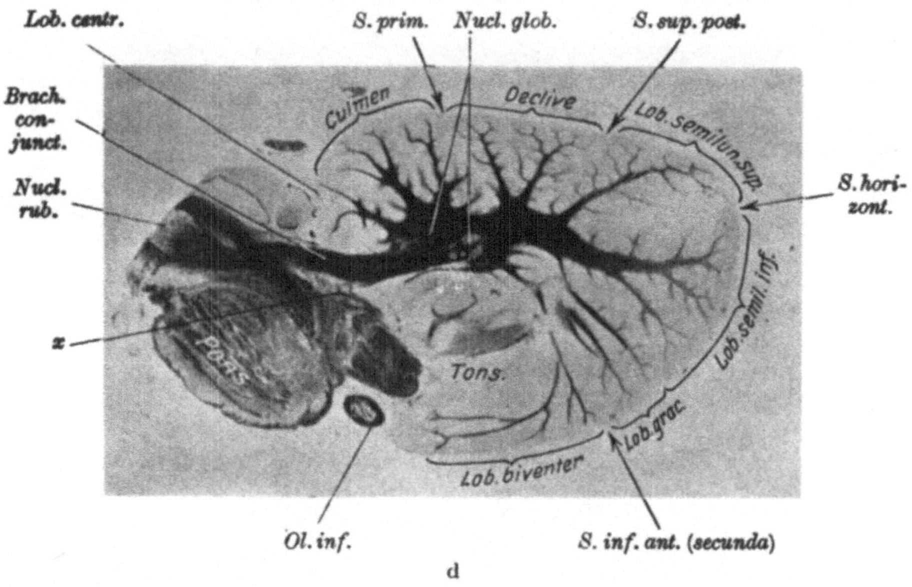

d

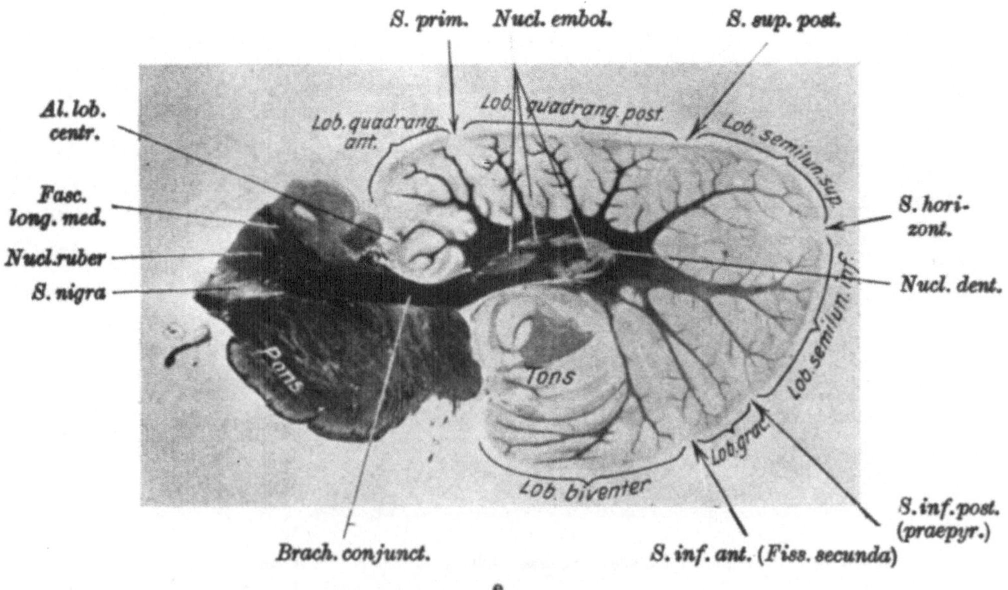

e

Abb. 207. Fortsetzung.

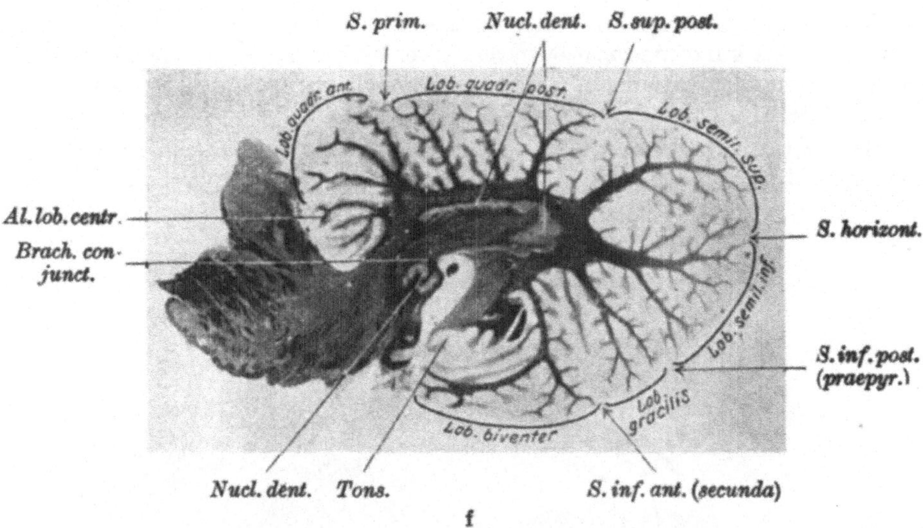

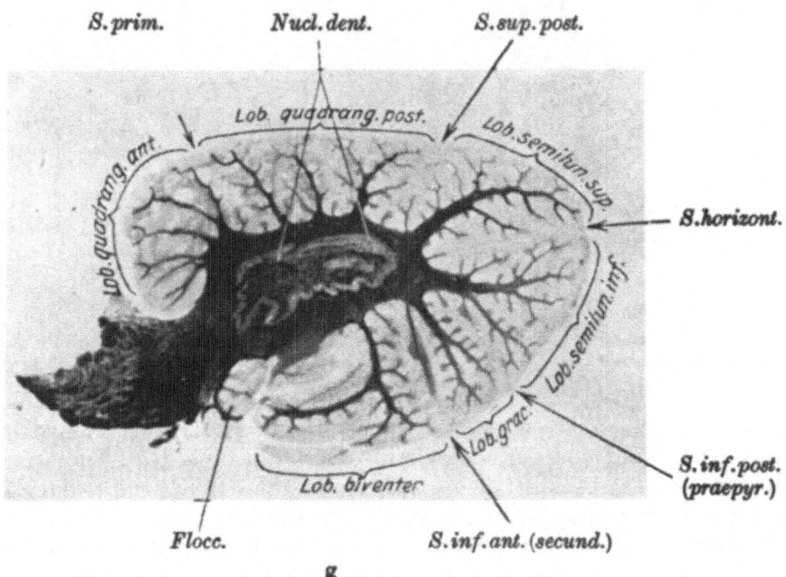

Abb. 207. Fortsetzung.

Vom rein anatomischen Standpunkte aus, ohne Berücksichtigung der physiologischen Qualitäten, können wir im Kleinhirnmark folgende Gruppen von Fasern mit Stilling, Obersteiner, Déjérine u. a. unterscheiden (vgl. besonders Abb. 208—216).

1. Die Girlandenfasern (nach Stilling), die am meisten lateral gelegen sind und die als kurze Assoziationsfasern zwei benachbarte Lamellen und Windungen miteinander verbinden. Diese entsprechen im Kleinhirn den Meynertschen U-Fasern des Großhirns.

2. Die langen Fasern, die das übrige Marklager des medialen wie der lateralen Abschnitte ausfüllen, bilden im Wurm und in den Hemisphären eine dichte, im allgemeinen wenig differenzierte Masse, in der sich nur einige distinkte Faser-

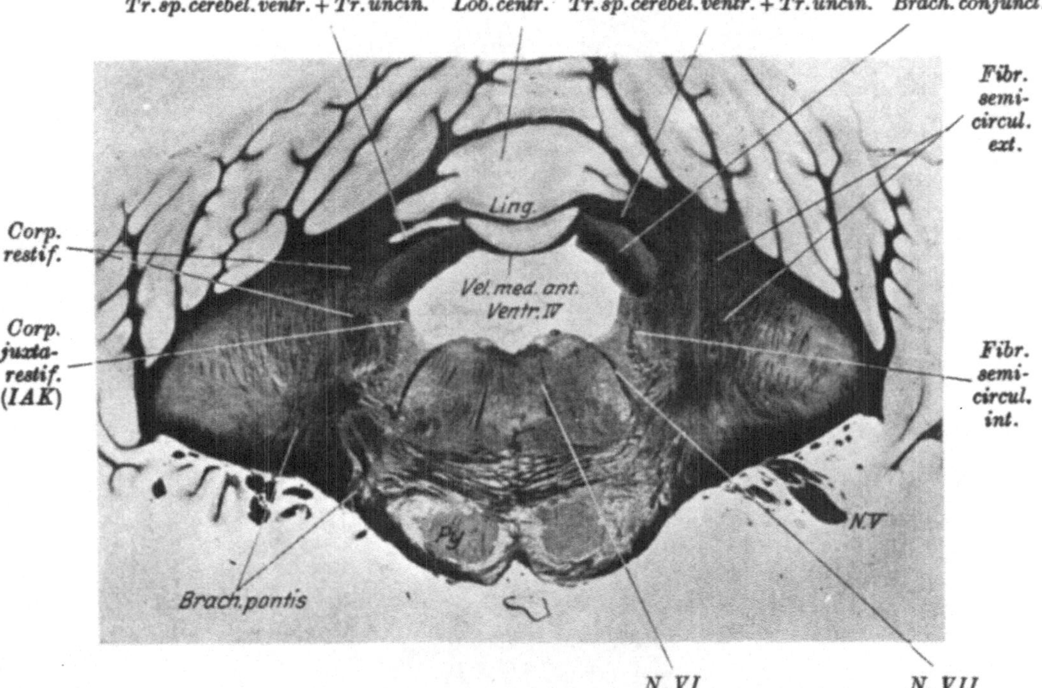

Abb. 208. Markscheiden-Frontalschnitt durch den oralen Ponsteil. Mikrophotographie. Vergr. etwa 2fach.

züge unterscheiden lassen. Man spricht hier mit Stilling von einem sublobulären Markgeflecht und von der zentralen weißen Substanz des Kleinhirns. Das sublobuläre Markgeflecht (Abb. 209, 210) nimmt die Peripherie der weißen Substanz des Kleinhirns ein, ist im Wurm am dünnsten entwickelt (Abb. 208—211) und gewinnt in den Hemisphären eine stärkere Breite. Bestimmte Faserzüge eindeutiger physiologischer Qualität lassen sich hier nicht feststellen.

In der darunter gelegenen weißen Substanz des Kleinhirns lassen sich rein anatomisch mit Stilling zwei Markfasersysteme abtrennen, welche gebildet werden zum Teil von den Axonen der Purkinjezellen, zum Teil von den Fasern der Kleinhirnstiele und jenen der inneren Kerne des Kleinhirns. Diese beiden Systeme umgeben den Nucl. dentatus und seine Schwesterkerne mit zwei konzentrischen Markfaserzonen: Die eine Zone steht in unmittelbarem Kontakt

mit dem Nucl. dentatus und bildet sein intra- und extraciliares Markgeflecht oder das innere und äußere Vließ (Abb. 210), die andere Zone
umfaßt das System der Fibrae semicirculares (Abb. 208—211).

Das extraciliare Markgeflecht (das äußere Vließ), das sich der Außenseite
des Nucl. dentatus enge anschmiegt (Abb. 210), wird, wie oben bereits betont
(S. 861), ganz vornehmlich von jenen Markfasern gebildet, welche als Axone der
Purkinjezellen dem Nucl. dentatus zufließen. In diesem Sinne bildet dieser

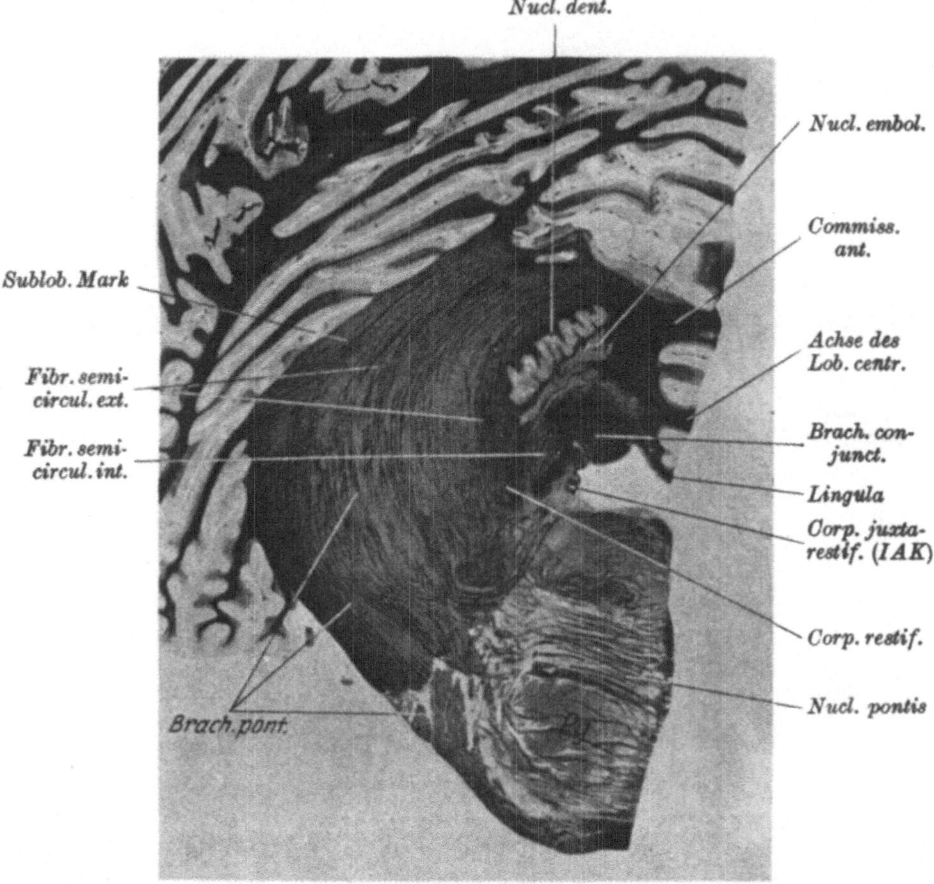

Abb. 209. Markscheiden-Frontalschnitt in der Höhe des vorderen Beginnes des Dentatum. Mikrophotographie.
Vergr. 2fach.

Plexus, der nach STILLING auch als Kapsel des Dentatums bezeichnet wird,
um diesen Kern eine ganz schmale Markzone (vgl. Abb. 210, 211), der sich nach
außen hin andere Systeme von bestimmter physiologischer Qualität anschließen.
Diese sind Ausstrahlungen der Kleinhirnstiele und gehören zum Teil den semicir-
culären Systemen zu (vgl. auch S. 882ff.).

Freilich bildet vielerorts im ausgereiften Kleinhirn die Eigenkapsel des Nucl. dentatus mit den letztgenannten Systemen eine so innige Verbindung, daß sie kaum zu differenzieren ist. Dann müssen wir uns immer vergegenwärtigen, daß die breitere Markmasse,
welche den Nucl. dentatus außen umgibt, von verschiedenen Faserkategorien eingenommen wird. Stets behält die schmale Eigenkapsel die oben erwähnte Faserqualität, dann

folgen nach außen hin der **Tractus spinocerebellaris dorsalis** (vgl. Abb. 213), dann der **Tractus olivocerebellaris** (vgl. Abb. 215, 216), weiterhin, bereits in der übrigen weißen Substanz des Kleinhirns gelegen, die Ponsverbindungen (vgl. Abb. 216).

Das **intraciliare Flechtwerk** (inneres Vließ, Plexus intraciliaris Abb. 210) schmiegt sich innen den Dentatumlamellen an und liegt lateral vom **Brachium conjunctivum**, in das sich seine Fasern größtenteils verlieren. In der Hauptsache besteht es aus den Achsenzylindern der Dentatumzellen. Es wird aber durchflochten von zahlreichen Faserungen, die in dieser Gegend das Innere des Dentatums durchsetzen und als Ausstrahlungen des **Corpus restiforme**

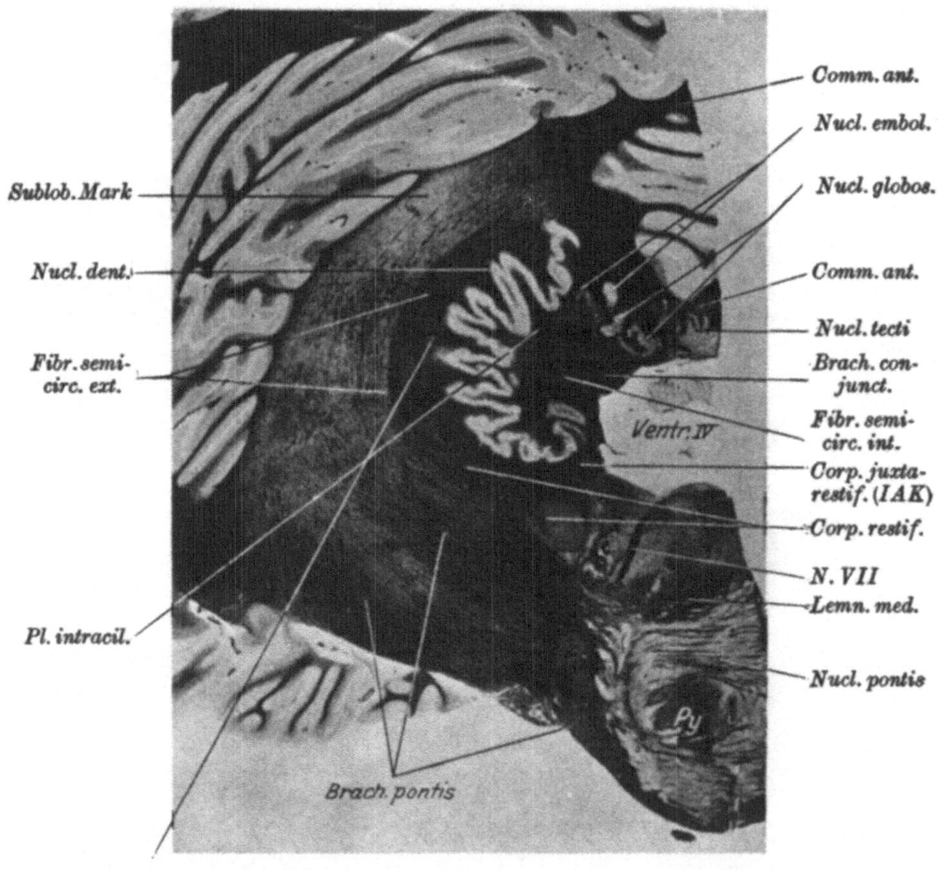

Abb. 210. Markscheiden-Frontalschnitt durch den kaudalen Teil des Pons. Mikrophotographie. Vergr. 2fach.

und der **Nucl. tecti, globosus** (und **emboliformis**) aufzufassen sind. Namentlich in den mittleren Höhen des **Nucl. dentatus** (Abb. 214) ist sein Mark durchsetzt von einem Bogenfasersystem, den **Fibrae semicirculares internae** (siehe unten).

Wir unterscheiden ferner das System der **Fibrae semicircularis externae** und **internae**. Es sind dies zwei Bogenfasersysteme, welche um den Ventrikel wie um das Dentatum herum in nach innen konkaver Richtung (auf Frontalschnitten) verlaufen, und welche durch das Dentatum und dessen intra- und extraciliaren Plexus voneinander getrennt sind.

Die Fibrae semicirculares externae bild enein Bogenfasersystem zwischen dem sublobulären Marklager und der Kapsel des Nucl. dentatus (Abb. 208—211). Sie setzen sich im wesentlichen zusammen aus Pons- und Restiformefasern und kreuzen im Wurm mit den gleichen Fasern der Gegenseite. Sie bilden so die Wurmcommissuren STILLINGS (Abb. 206—211). Die Hauptmasse dieser Fasern kreuzt nach DÉJÉRINE im vorderen Teil des Wurmes, und zwar in der ganzen Höhe des vertikalen Astes des Arbor vitae, des Culmen (Abb. 207a, b), ferner an der Basis der Achsen des Lobulus centralis und der Lingula und schließlich in der zentralen weißen Substanz des Wurmes. Man spricht hier auch mit STILLING und DÉJÉRINE von der großen vorderen Wurmcommissur

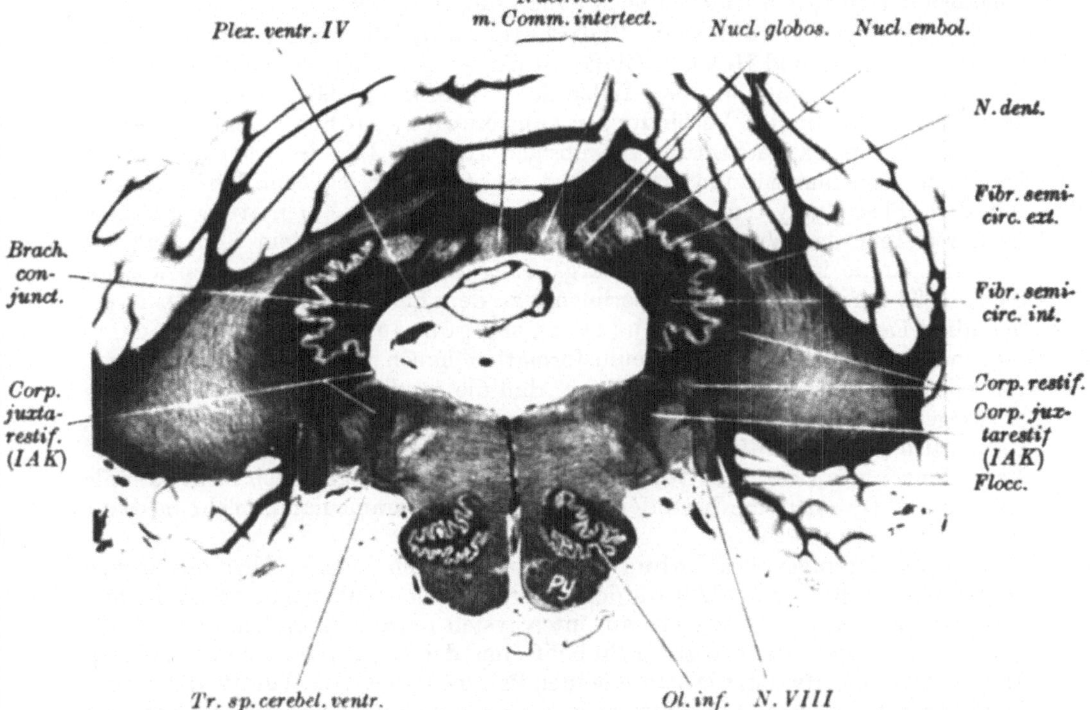

Abb. 211. Markscheiden-Frontalschnitt in der Höhe der Oliva inferior. Mikrophotographie. Vergr. etwa 2 fach.

(Commissura anterior), welche also über und vor dem Nucl. tecti liegt und ein vertikales Segment umfaßt, die ganze Höhe des vertikalen Astes des Arbor vitae (Culmen) einnehmend, und ein horizontales Segment in der weißen Wurmsubstanz oberhalb und vor dem Nucl. tecti.

Eine kleinere Menge von Fasern kreuzt im hinteren Wurmmarklager (Abb. 207a, b, c) und nimmt auf Sagittalschnitten durch das mediale Kleinhirn ein dreieckiges Feld ein, welches hinter dem Nucl. tecti und an dem Zusammenfluß der Marklamellen von Declive, Tuber und Folium vermis gelegen ist. Diese Commissur wird von STILLING als die kleine hintere Wurmcommissur (Commissura posterior) bezeichnet.

Die Fibrae semicirculares internae (Abb. 208—211) setzen sich zusammen aus afferenten Ausstrahlungen des Corpus restiforme und juxtatestiforme (siehe unten) und aus efferenten Bahnen der medianen und mittleren Kleinhirnkerne. Sie durchsetzen den inneren Markkern des Dentatums, ferner das sich entwickelnde Brachium conjunctivum und umgeben den Nucl. tecti dorsal- und ventralwärts mit einer dichten Markkapsel, um sich weiterhin in der Mittellinie zu kreuzen mit den analogen Fasern der Gegenseite (Abb. 211). Sie bilden so die Kreuzung des Nucl. tecti oder die Decussatio interfastigialis (intertectalis).

Die bis jetzt besprochenen Kleinhirnfaserungen betreffen längere Projektionsbahnen, welche das Kleinhirn mit extracerebellaren Zentren verbinden. Über die im Innern des Kleinhirns selbst bestehenden endocerebellaren Systeme — Projektionen der Rinde auf die Kern-, Assoziations- und Commissurenbahnen — wissen wir noch wenig Sicheres. Hier wechseln die Angaben der einzelnen Autoren noch außerordentlich stark.

Was die endocerebellaren Projektionen auf die inneren Kerne angeht, so haben Clarcke und Horsley (1905) an *Katzen* und *Hunden* reichliche Verbindungen des Dachkerns mit allen Teilen der Kleinhirnoberfläche festgestellt; der Wurm soll vornehmlich Verbindungen zum Nucleus globosus haben, ebenso der Lobulus paramedianus. Die übrigen Teile des Lobus lateralis haben besondere Beziehungen zum Nucleus dentatus, der jeglicher Verbindungen mit dem Flocculussystem entbehrt. Außerdem steht das Dentatum mit dem mittleren Teile des Wurmes in Beziehung. Das Flocculussystem steht nur mit dem Dachkerne in Beziehung. In Ergänzung zu diesen Feststellungen kommt Saito 1922 auf Grund seiner Experimente zu dem Schlusse, daß der Wurm vornehmlich Fasern zu dem Nucleus tecti und gobosus entsendet. Die Seitenlappen mit Ausnahme der Flocculusformation haben reichliche Verbindungen mit allen Kleinhirnkernen in der Weise, daß die caudalen und lateralen Partien vorwiegend mit dem Nucleus tecti verknüpft sind, die vorderen Seitenteile, namentlich jene des Lobus anterior mit dem Globosus und Emboliformis; bei Verletzungen des Lobus anterior und ansiformis zeigten sich mehr laterale Anteile des Dentatums betroffen, bei jenen des Paramedianus mehr mediane Anteile.

Die Verbindungen des Lobus anterior mit den inneren Kleinhirnkernen stellen sich nach Saito (1923) wie folgt dar: Bei Rindenabtragungen im Lobus anterior ist stets der Dachkern am intensivsten betroffen, ähnlich wie bei den Wurmverletzungen; dann folgt der Emboliformis, der aber bereits keine so schweren Degenerationen aufweist, wie man es bei den Paramedianus- und Wurmverletzungen beobachten kann; vom Dentatum zeigen nur minimale Teile des dorsomedialen Abschnittes Degenerationen. Marburg (1924) nimmt auch Fasern von der Flocculusrinde zum Dentatum an. Die Verbindung mit diesen Kleinhirnkernen ist beim *Kaninchen* eine bilaterale.

Wallenberg (1923) konnte bei *Vögeln* durch sehr scharf begrenzte Läsionen feststellen, daß „eine sehr genaue Beziehung der einzelnen Teile der Kleinhirnoberfläche zu den verschiedenen Abschnitten der Kleinhirnkerne besteht", und daß die Rinde der Flocculusformation „lediglich verbunden ist mit Vestibulariskernen auf direktem Wege".

Als sicher kann gelten, daß die Wurmabschnitte mehr mit den medialen Kernen, insbesondere mit dem Nucl. tecti und globosus und die Hemisphären mehr mit dem Dentatum und dem Nucl. emboliformis verbunden sind; der dorsomediale Abschnitt des Dentatums hat offenbar (vgl. S. 865) besondere Beziehungen zum Wurm und dem Hayashischen Zwischenstück, der ventrolaterale zu den übrigen Hemisphären, den Flocculus ausgenommen. Vielleicht sind aber auch alle Teile der Kleinhirnrinde zudem noch mit allen Kernen in Faserverknüpfung, die freilich gegenüber der erst besprochenen Hauptprojektion an Bedeutung zurücktritt. Der Flocculus scheint im wesentlichen auf den Dachkern (?) und die Vestibularkerne projiziert.

Von CLARCKE und HORSLEY (1905) besonders, aber in jüngerer Zeit von BROUWER und COENEN (1921) sind reiche Assoziationsverbindungen der gesamten Kleinhirnrinde sowohl in frontocaudaler wie in transversaler Richtung festgestellt worden, die sich aus den Hemisphärengebieten zum Teil bis zum Wurm verfolgen lassen. Diese Fasern verbinden vornehmlich eng benachbarte Windungen im Sinne von Fibra arcuatae und reichen für gewöhnlich nicht über das dritte benachbarte Läppchen hinaus. Nach der Meinung dieses Autoren entstammen die Fasern den Axonen der Purkinjezellen. Somit müßten wir mit BROUWER und COENEN annehmen, daß nicht alle Purkinjezellen ihre Achsenzylinder in den Kleinhirnkernen[1] enden lassen; vielleicht sind es aber auch die in der Körnerschicht gelegenen Golgizellen mit langen Axonen, welche solche Assoziationsfasern entwickeln (vgl. S. 803).

Die Untersuchungen von SAITO (1922/23) haben diese Angaben bestätigt und ferner gezeigt, daß im Wurm vermittelst sagittaler Assoziationsfasern eine innige assoziative Verknüpfung besteht zwischen allen Wurmläppchen, am wenigsten jedoch mit Uvula und Nodulus; ebenso zwischen Wurm und den Lobi laterales. Auch die Flocke ist mit einigen Abschnitten der lateralen und medialen Kleinhirnpartien assoziativ verbunden; BROUWER und COENEN fanden jedoch nur einen innigen Faseraustausch „zwischen Flocke und dem Palaeocerebellum".

Einige dieser Faserzüge kreuzen in der Mittellinie, um zu den entsprechenden Rindenstellen der Gegenseite zu verlaufen. So konnte WALLENBERG (1911) zeigen, daß namentlich aus der Flocke solche Commissurenfasern auf die kontralaterale Seite des Kleinhirns ziehen. SAITO hat ein deutliches Commissurensystem aus den Hemisphärengebieten in die kontralaterale Seite derselben Gegend verfolgt. Nach ihm endigen diese Commissurenfasern wahrscheinlich als Kletterfasern. (Mein Mitarbeiter Dr. VRANEŠIČ hat in meinem Laboratorium experimentelle Untersuchungen über die endocerebellaren Faserverbindungen begonnen, die leider bis jetzt noch nicht zum Abschluß gekommen sind.)

Das Marklager des Kleinhirns ist mit den benachbarten Teilen des Zentralnervensystems durch drei „Kleinhirnstiele" verbunden: Mit der Medulla oblongata durch den unteren Kleinhirnstiel, das Corpus restiforme, mit dem Pons durch den mittleren Kleinhirnstiel, das Brachium pontis, mit dem Mittel- und Großhirn durch den vorderen Kleinhirnstiel, das Brachium conjunctivum.

Den Aufbau und die Entwicklung dieser Kleinhirnstiele können wir aber nur verstehen unter Berücksichtigung der physiologischen Faserqualitäten, die hier verlaufen.

Das Corpus restiforme.

Das Corpus restiforme, dessen Entwicklung bereits bei der Medulla oblongata abgehandelt worden ist, setzt sich in jenen Höhen, wo es Anschluß an das Kleinhirn gewinnt (Abb. 206f—h und 211), aus zwei Hauptanteilen zusammen: einem medialen und lateralen Anteil; der mediale Abschnitt wird auf Frontalschnitten vornehmlich von transversal ziehenden Faserzügen eingenommen und von dem lateralen Teile durch eine mehr oder weniger gut ausgeprägte Kerngruppe geschieden. Dieses mediale Feld ist das Corpus juxtarestiforme (Abb. 208—211) der holländischen, französischen und englischen Autoren oder die MEYNERTsche und EDINGERsche „Innere Abteilung des unteren Kleinhirnstiels", von v. MONAKOW daher I.A.K. genannt. Die Holländer sprechen

---

[1] vgl. auch Anmerkung S. 782.

dabei auch von „binnensteel", Wernicke von der „Bündelformation", Ziehen nennt diese Gegend „formatio fasciculata" und betont gleich Marburg (1924) deren innige Beziehungen zum Vestibularisapparat.

Das laterale Feld bildet das eigentliche Corpus restiforme und stellt im ausgereiften Gehirn eine massive Gruppe von Markfasern dar. Winkler spricht dabei von der Area ovalis.

Die zwischen diesen beiden Teilen gelegenen Kerngruppen ge-

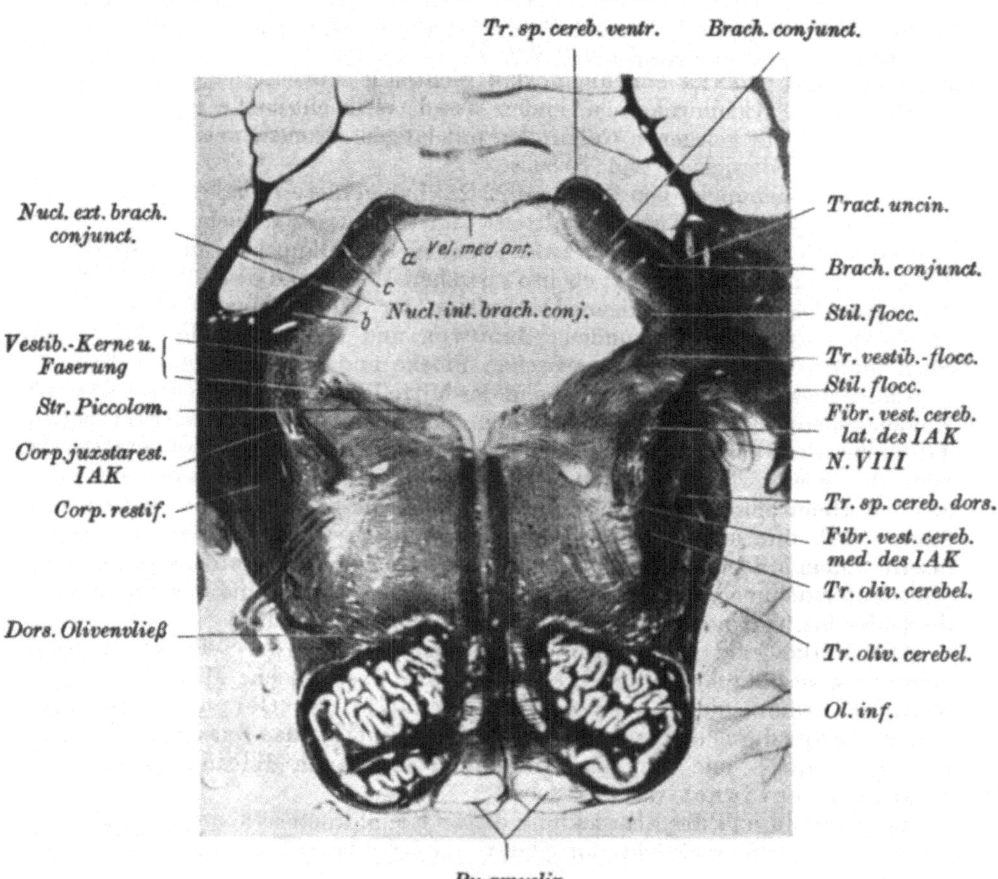

Abb. 212. Markscheiden-Frontalschnitt in der Höhe der Oliva inferior eines 10 monatigen Kindes ohne Großhirn (vgl. Abb. 60). Mikrophotographie.

In das Corpus restiforme selbst sind verschiedene kleine graue Massen eingestreut, die zusammenfassend als Nucleus corporis restiformis (Gudden) bezeichnet werden. Ziehen (1926) spricht dabei von den Nuclei restiformales. Ihre Systemzugehörigkeit ist unklar. Vielleicht sind sie als eine orale Fortsetzung der Hinterstrangskerne, vor allem des v. Monakowschen Kerns aufzufassen (v. Monakow, Déjérine, Thomas, Fuse, Brun u. a.).

Das Corpus juxtarestiforme (I.A.K.)

setzt sich aus mehreren Faserkategorien zusammen: einmal aus Faserzügen, welche die Area ovalis des Corpus restiforme dorsalwärts überqueren und zwischen dem Nervus VIII und dem Ponsarme (Abb. 212) lateralwärts ziehen und gegen den Flocculus zu austrahlen. Sie helfen so den Stilus flocculi aufbauen. Die Hauptmasse der Fasern des Corp. juxtarestiforme aber zieht, immer sich an den lateralen Rand des Ventrikels haltend, nach vorwärts und aufwärts (Abb. 208 bis 211, 212), durchsetzt den Markkern des Dentatums und gewinnt Anschluß an die mittleren und medialen inneren Kerngebiete.

Jener Faserzug, der in den Pedunculus flocculi einstrahlt, stellt den früh markreifen und phylogenetisch alten Tractus vestibuloflocularis dar, und ist als eine Teilstrahlung des vestibulocerebellaren Systems aufzufassen.

Nach WINKLER (1927) jedoch gelangt keine einzige Faser aus dem Nervus vestibularis direkt ins Kleinhirngebiet. Die Fasern enden nach ihm alle schon vorher in einer Anzahl von grauen Massen, im dorsalen Teil der Medulla oblongata, in den „primären Endstätten des Nervus vestibularis": Nucl. triangularis, BECHTEREWsche Kerne, Nucl. angularis und kleinere dazwischen gelegene Kerngruppen. (Die von EDINGER als direkte sensorische Kleinhirnbahnen aufgefaßten Verbindungen des Vestibularis mit dem Nucl. angularis können nicht, wie dies auch ZIEHEN (1926) mit Recht hervorhebt, als solche gelten, da der Nucl. angularis nicht zum Kleinhirn gehört.)

Nebenbei sei bemerkt, daß alle die genannten Kerne neben ihren Kleinhirnausstrahlungen auch Fasern bzw. Kollateralen in die Formatio reticularis und ins hintere Längsbündel entsenden (CAJAL), eine wichtige Grundlage der ophthalmostatischen Vestibularreflexe (BRUN 1927).

Die Existenz des direkten vestibulo-cerebellaren Systems ist bis heute eine in der Literatur vielfach diskutierte Streitfrage geblieben. Bekanntlich haben VAN GEHUCHTEN und EDINGER (1885, 1887) vom N. vestibularis aus direkte Fasern nach dem Kleinhirn beschrieben, die in den sekundären vestibulären Kernen in der Oblongata keine Unterbrechung aufweisen. Dieses Fasersystem hat EDINGER als „direkte sensorische Kleinhirnbahn" beschrieben. CAJAL, THOMAS, LEIDLER und andere konnten solche Faserungen bei Tieren bestätigen. CAJAL hat an Golgipräparaten bei verschiedenen *Säugern* den Tractus vestibulo-cerebellaris so beschrieben, daß seine Fasern teils aus direkten Wurzelfasern aus dem N. vestibularis bestehen, teils aus solchen, die der ascendierenden Vestibulariswurzel oberhalb der Bifurkation angehören. Erstere geben nach der Auffassung CAJALS Kollateralen an die inneren cerebellaren Kerne ab, enden aber sämtlich in der Kleinhirnrinde, hauptsächlich in jener des Wurmes. Nach EDINGER hat der genannte Faserzug besondere Beziehungen zur Flocke. Später (1899) hat EDINGER das Bestehen dieser direkten Verbindungen auf die niederen *Wirbeltiere*, besonders auf die *Selachier*, eingeschränkt. INGVAR (1918) läßt beim Tiere wenigstens noch einen beträchtlichen Teil der Fasern des N. vestibularis direkt ins Kleinhirn und auch zum Flocculus ziehen. GRÖBBELS (1927) hat bei seinen sorgfältigen Untersuchungen bei *Tauben* gleichfalls solche direkten vestibulären Fasern deutlich festgestellt. Der Tractus vestibulo-flocularis bildet einen Teil des sogenannten Flockenstieles (Abb. 48 und 212).

Letzterer stellt einen kompakten, früh markreifen Faserkomplex (Abb. 48) dar, der aus dem Innern des Flocculus herauswächst und bis in den Winkel des vierten Ventrikels zu verfolgen ist (RIESE). Hier biegt er um und zieht als Fasciculus lateralis fossae rhomboidalis OBERSTEINER nach vorn, um sich im Triangular- und Angularkern aufzusplittern. Namentlich der BECHTEREWsche Nucleus angularis hat offenbar doppelläufige Verbindungen zum Flocculus. Er ist ein phylogenetisch sehr altes Kerngebiet, das nach KLIMOFF, MUSKENS und LÖWY, KAPLAN, SCHWEIGER, FUSE vornehmlich vom Flocculus zahlreiche Faserungen bezieht und solche auch wieder in die Flocke abgibt. BECK (1928) konnte in unserem Falle sehr viel Fasern aus dem Flockenstiel in den Nucl. angularis verfolgen; ein kleiner Faserstrang zieht aus dem Flockenstiel dem Ventrikel entlang zur Uvula.

Nach Fuse, Spitzer u. a. besteht eine ziemlich mächtige Commissur zwischen den beiden Angularkernen, welche große physiologische Bedeutung für das Zustandekommen der Mittelhirnstarre haben dürfte. Spitzer spricht sie im Sinne einer Hemmungscommissur der motorischen Vestibularkerne an.

Wie oben erwähnt, müssen wir auch zwischen den beiden Floccularformationen selbst eine direkte Fasercommissur (vielleicht durch Vermittlung des Velum medullare posterius und der Uvula und des Nodulus) annehmen.

Winkler (1927) nimmt neben dem Altsystem im Sinne des Tractus vestibulo-floccularis noch eine Neuverbindung mit dem Flocculus als Tractus arcuato-floccularis an. Diese Fasern, die erst nach der Geburt markreif werden, entspringen nach Brouwer und Winkler aus den Nuclei arcuati, steigen in der Raphe sich kreuzend nach aufwärts in ventrodorsaler Richtung und kommen so, als Striae Piccolomini dem bloßen Auge sichtbar, an den Boden des vierten Ventrikels zu liegen. Sie ziehen hier lateralwärts, durchsetzen dorsal mit den Vestibulo-floccular-Fasern das I.A.K.-Feld und gelangen in den Flocculus.

Über noch andere Verbindungen der Nuclei arcuati via fibrae arciformes externae ventrales ad corpus restiforme spreche ich noch weiter unten. Hier will ich nur soviel erwähnen, daß die oben angeführte Winklersche Auffassung der Striae Piccolomini noch nicht sichergestellt ist. Seit v. Monakow wissen wir, daß die oberflächlich gelegenen „Striae acusticae" der älteren Anatomen mit dem Acusticus nichts zu tun haben, sondern Kleinhirnsysteme darstellen. Brun glaubt, daß ihre Ursprungsstätte in den Kleinhirnhemisphären liegt. Fuse läßt sie den lateralen Teilen der gleichseitigen Kleinhirnhemisphären entstammen und in der gekreuzten Formatio reticularis (wahrscheinlich) endigen. Nach Marburg (1924) bilden sie sich aus dem gleichseitigen Corpus pontobulbare als ein cerebello-petales System. Im Beckschen Falle fehlten die Nucl. arcuati und die Striae Piccolomini.

Über Verbindungen der Flocke mit dem Brachium conjunctivum werde ich bei diesem sprechen.

Das Corpus juxtarestiforme enthält noch zwei wichtige cerebellopetale Faserzüge indirekt-vestibulärer Art als Fibrae vestibulo-cerebellares mediales und laterales (Abb. 212). Sie entstammen den sekundären vestibulären Kerngebieten und endigen größtenteils im Nucl. tecti (fastigii) und globosus, so daß man mit Winkler (1924) zweckmäßig einen medialen Tractus vestibulo fastigii von einem lateralen Tractus vestibulo globosus unterscheidet (Schema Abb. 213). In etwas geringerer Weise wird auch der N. emboliformis von solchen Fasern beschickt. Viele ihrer Fasern durchsetzen die genannten Kerne und haben ihre Hauptendigungsstätten in bestimmten Rindengebieten des Ober- und Unterwurms (vgl. S. 720 und Abb. 65). Nach Cajal müssen wir jedoch annehmen, daß solche Fasern in geringerer Menge zu den meisten Abschnitten der Kleinhirnrinde verlaufen, so daß in beschränkter Weise das gesamte Kleinhirn vestibulär innerviert erscheint.

Diese beiden Faserzüge entwickeln sich in der Hauptsache aus dem Nucl. triangularis heraus, steigen via Corpus juxtarestiforme (Abb. 212) dorsalwärts zum Kleinhirn auf und behalten ihre Lage stets an der Seitenwand des Ventrikels. Sie bilden so die afferenten Teile der Striae semicirculares internae, da sie von der Entwicklung des Dentatums an zwischen diesem und der Ventrikelwand gelegen sind (Abb. 208—211).

Das medial gelegene Bündel (Tractus vestibulo-fastigii, Abb. 213) strebt dem Nucl. fastigii (tecti) zu, indem es distal das Brachium conjunctivum durchsetzt, und endet zum großen Teil in diesem Kern, zum andern Teil in der Wurmrinde. Der lateral von diesem Faserzug gelegene, sich ihm aber eng anschließende Tractus vestibulo-globosus zeigt den gleichen Verlauf (Abb. 213), strebt dem Nucl. globosus zu, gibt seine Fasern zum großen Teil an die kleineren Zellen dieses Kerngebietes ab, um andere gleichfalls in die Wurmrinde gehen zu lassen. BECK (1928) konnte in unserem Falle zudem noch reichliche Fasern feststellen, die von Tr. spin. N. V. sich den vestibulären Faserungen zugesellen, um größtenteils zum N. tecti und auch zum N. globosus zu ziehen.

Aus den großen Zellen der genannten Kerne entspringen efferente Faserzüge, die sich im Niveau des Nucl. tecti kreuzen (Commissura interfastigialis) und sich zu einem gemeinsamen efferenten Tractus zusammenschließen, zu dem Tractus uncinatus.

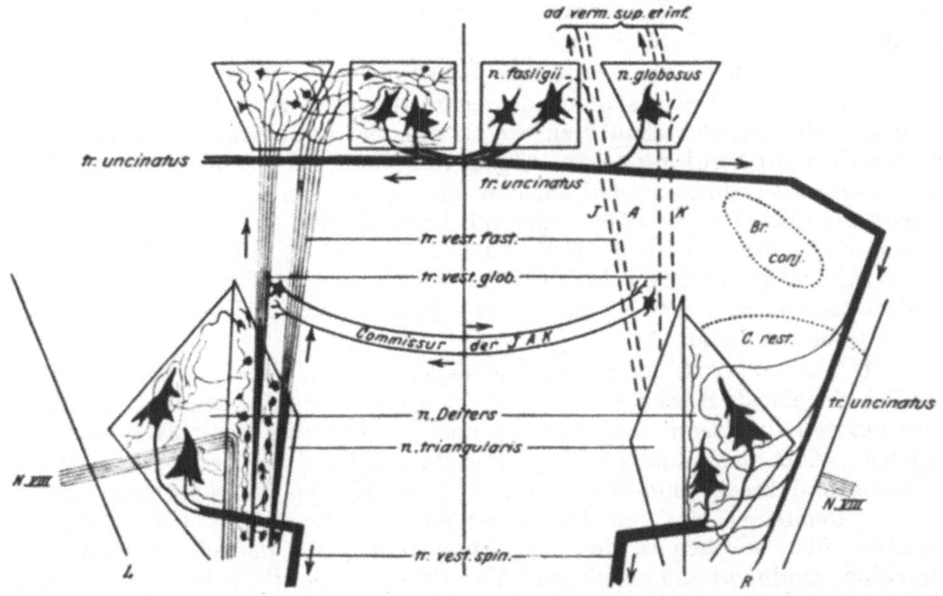

Abb. 213. Schematische Darstellung der Verbindungen des Nucl. triangularis mit dem kontralateralen Nucl. Deiters via Tract. vestibulo-fastigii, Tract. vestibulo-globosus und Tract. uncinatus. *J A K* Corpus juxtarestiforme. (Etwas modifiziert. Nach WINKLER.)

Dieser Faserzug, der uns namentlich durch die Untersuchungen von RUSSELL, FERRIER-TURNER, THOMAS, PROBST, LEWANDOWSKY, VAN GEHUCHTEN, MARBURG, FUSE, WINKLER bekannt geworden ist, ist von VAN GEHUCHTEN und THOMAS „Hakenbündel" genannt worden, faisceau en crochet, von LEWANDOWSKY Fasciculus uncinatus, da es in seinem distalen Verlauf wie ein Haken auf dem Brachium conjunctivum liegt; die englischen Autoren sprechen von „hook bundle". Es entstammt nicht nur dem Nucl. tecti und Nucl. globosus der Gegenseite, sondern, wie namentlich FUSE dargelegt hat, auch den genannten Kerngruppen der gleichen Seite, zudem noch dem Nucl. emboliformis und dem Altteile des Nucl. dentatus und endet nach den genannten Autoren (insbesondere FUSE und WINKLER) vornehmlich im lateralen I.A.K.-Feld, in dem großzelligen Deiterskern (Abb. 213), und zwar in der Umgebung seiner Riesenzellen. Die aus diesen Zellen des Deiterskernes stammenden Fasern ziehen als Tractus vestibulo-spinalis in die zentrale Formatio reticularis und steigen dort längs dem dorsalen Olivenvließ ins Rückenmark hinab (Mittelzone des Vorderstranges). Ein gewisser Teil der Uncinatusfaserung zieht zum hinteren Längsbündel und zu anderen Kernen der Formatio reticularis (André-Thomas, Fuse u. a.).

Nach seiner Entwicklung aus den medialen Kerngebieten zieht dieses Bündel lateralwärts und legt sich zunächst dorsal dem Brachium conjunctivum auf, wendet sich dann ventralwärts und durchsetzt den inneren Markkern des Dentatums, und ist also auch eine Teilfaserung der Striae semicirculares internae. Schließlich wendet es sich der dorso-lateralen Ecke des Corpus restiforme zu und splittert sich medioventral in den obengenannten Kerngebieten und Faserkomplexen auf.

Von Fuse ist eine Abzweigung dieser efferenten cerebello-bulbären Faserungen — durch Vermittlung der I.A.K. — ins gekreuzte hintere Längsbündel nachgewiesen worden, wo sie bis zum Oculomotorius-Kern zu verfolgen ist. Sehr wahrscheinlich endigen Kollateralen dieser Fasern nach Brun auch in der Gegend des gleichseitigen Abducenskernes.

Eine weitere Menge von cerebello-fugalen I.A.K.-Fasern, aus den gleichen cerebellaren Kerngebieten stammend, wendet sich nach Fuse der Formatio reticularis der Oblongatahaube zu, wo sie offenbar in Beziehungen tritt zu den Solitärzellen des Nucl. motorius tegmenti Edingers und Kohnstams. Ähnliche Faserungen dürften wohl auch in die übrigen motorischen dorsalen Hirnnervenkerne einstrahlen (altcerebellarer Einfluß auf die gesamten motorischen Kerne des Pons und der Medulla oblongata), wobei der Hauptreflexbogen (Abb. 213) — Nucl. triangularis, Kleinhirnkerne, Tractus uncinatus, kontralateraler Deiterskern — besonders wichtig ist für den Kleinhirneinfluß auf die vestibulären Reflexe.

A. T. Mussen (1927) hat in jüngster Zeit auf Grund genauer experimenteller Studien eingehende Beschreibungen der Verbindungen der medialen Kleinhirnkerne (Nucl. tecti und globosus) und des Verlaufes des Hakenbündels gegeben. Auch nach ihm entspringt das Hakenbündel aus den Nucl. tecti und globosus und kreuzt unmittelbar unter diesen Kernen, dann verläuft das gekreuzte Bündel ventral von dem kontralateralen Nucl. tecti und dorsal vom Nodulus, über welchen es sich lateralwärts schwingt, um sich so dorsal dem Brachium conjunctivum anzulegen. Von dieser Stelle ab ziehen seine Fasern ventralwärts. Wenige durchsetzen das Brach. conjunct., die Mehrzahl behält zunächst die primäre Lage an der lateralen Oberfläche des Brach. conjunct. bei, erreicht dann die mediale Oberfläche des Corp. restiforme, um sich hauptsächlich in den Nucl. Deiters zu ergießen. Ein Restteil der Fasern splittert sich in drei Hauptgruppen auf:

1. Ein mediales Bündel sendet wenige Fasern zum Nucl. Bechterew, zum dorsalen Nucl. Schwalbe und eine größere Faseranzahl zum Nucl. N. VI und zum Fasciculus long. medius.

2. Ein kompaktes Bündel zieht ventrolateralwärts zwischen dem VIII. Nerven und der spinalen Wurzel vom Nerv. V hindurch und endet in der Gegend von Nerv. VIII.

3. Ein medialer Teil dieses Bündels schwingt sich um die spinale Wurzel des Nerv. V, zu welchem es wahrscheinlich Kollaterale sendet, und zieht in die Gegend des Nerv. VII und des Tract. tecto-spinalis.

Mussen hat weiterhin eine gekreuzte Verbindung des Nucl. tecti und globosus mit dem kontralateralen Nucl. tecti und emboliformis nachgewiesen, eine unbedeutende auch mit dem Nucl. dentatus. Ferner besteht eine ungekreuzte Verbindung des Nucl. tecti mit dem gleichseitigen Nucl. Deiters und Bechterew, Nucl. VI und Fasc. long. med. (Tract. fastigio Deiters).

Ob es eine direkte cerebello-spinale Bahn durch Vermittlung der I.A.K. gibt, ist nach allem sehr zweifelhaft. Russel, Brun, Langelaan und Probst haben bei Kleinhirnmißbildungen Faseratrophien im spinalen Vorderstrang gesehen, die so gedeutet werden könnten.

Die beiden I.A.K.-Felder stehen direkt durch ihr von Fuse entdecktes Commissurensystem in gegenseitiger Verbindung (Schema Abb. 213). Dieses Commissurensystem entspricht physiologisch offenbar jenem des Nucl. angularis und ist besonders wichtig für das synergische Zusammenspiel der beiderseitigen Labyrinthe zur Erhaltung des Gleichgewichts.

Das Corpus restiforme

selbst, die Area ovalis von Winkler, wird vornehmlich von drei größeren Fasersystemen gebildet: Von dem Tractus spinocerebellaris dorsalis Flechsigs, Tractus olivocerebellaris und dem Tractus tegmento-cerebellaris.

Das Corpus restiforme ergießt sich mit seiner Gesamtausstrahlung (Abb. 208—211 und 212) medial vom Flocculus ins tiefste Kleinhirnmark, umzieht das Dendatumvließ, um sich in bestimmten Gebieten der Kleinhirnrinde aufzusplittern.

Der Tractus spinocerebellaris dorsalis oder die Flechsigsche Bahn ist ein früh markreifes Fasersystem, das den mittleren Teil des Corp. restiforme einnimmt (Abb. 48). Seine Fasern entstammen der gleichseitigen dorsalen Kleinhirnseitenstrangbahn und diese wieder setzt sich zusammen aus den Axonen der Clarkeschen Kernsäulen, an welche die hinteren Wurzeln ihre Reflexkollateralen abgegeben haben. Sie liegen in ihrem Verlaufe um das Dentatumvließ diesem enge an und endigen — größtenteils ungekreuzt (G. Beck 1927) — in bestimmten Abschnitten der Wurmrinde (vgl. S. 720 und Abb. 44, 45 u. 46); G. Beck hat ihre besondere Ausstrahlung im lateralen Teile dieser Vermisgegenden festgestellt.

Der Tractus spinocerebellaris ventralis, die Gowerssche Kleinhirnbahn, zwar kein Bestandteil des Corpus restiforme, ist aber als Schwesterbahn des vorher genannten Bündels an dieser Stelle kurz in ihrem Verlauf zu besprechen.

Dieser Faserzug bleibt im Seitenstranggebiet auch in der Oblongata an der primären Stelle liegen (Abb. 211), gerät in der Brückengegend in das ventrolateral von der lateralen Schleife gelegene Areal, zieht zum Teil mit ihr, zum Teil etwas caudaler als sie, dem Brachium conjunctivum dorsolateral eng angeschlossen dorsalwärts, umgreift das Brachium conjunct. an seiner äußeren und oberen Oberfläche (Abb. 208, 212), wobei es dem Tractus uncinatus lateralwärts aufliegt, und gelangt dann rückläufig durch das Velum medullare anterius ins Kleinhirn. Dieser Verlauf bis zum Kleinhirn ist namentlich von Hoche (1896) klargelegt worden. Die Endigungen finden in der Hauptsache kontralateral in der Wurmrinde statt, und zwar in bestimmten Teilen (vgl. S. 720, Abb. 45 und 46); nach G. Beck (1927) sind es dort die medialen Abschnitte, die von diesen Endfaserungen beschickt werden.

Nach Fuse endigen viele Fasern, schon bevor sie das Kleinhirn erreichen, in dem Kern des Bindearmes (s. u.). Marburg (1903) hat die Ansicht ausgesprochen und begründet, daß der Gowerssche Tractus als ein aberrierender Teil des Flechsigschen Bündels aufzufassen sei. Wahrscheinlich führt er vornehmlich Fasern aus dem kontralateralen Hinterhorn im Gegensatz zum Flechsigschen Tractus, der diese aus dem homolateralen bezieht.

Die dorsale Kleinhirnseitenstrangbahn FLECHSIGS führt sensible Fasern des Rumpfes und der Wurzeln der hinteren Extremitäten (BING, MOTT, MC NALTY und HORSLEY), nach BING wohl auch solche der apicalen Abschnitte der Beine. Die meisten Autoren nehmen an, daß die hinteren Wurzeln des Halsmarks keine Fasern zu den CLARKEschen Säulen schicken. Demnach würde die FLECHSIGsche Bahn keine peripheren Impulse aus den oberen Extremitäten beziehen. LEWAN-DOWSKY und WINKLER glauben aber, daß auch in den Halsmarksegmenten Fasern aus Zellgruppen, die den CLARKEschen Säulen im Brustmark entsprechen, in das Areal dieser Bahn einstrahlen, welche also den oberen Extremitäten entsprechen würden. — Die Ursprungszellen der ventralen Kleinhirnseitenstrangbahn, des GOWERSschen Bündels, liegen nicht in den CLARKEschen Säulen, sondern in der grauen Substanz zwischen Hinter- und Vorderhorn, entweder im Seitenhorn des Vorderhorns (MOTT und BING) oder in den mehr zentral gelegenen Teilen der grauen Substanz (BECHTEREW). Die Fasern verlaufen gekreuzt und ungekreuzt cerebralwärts. Sie führen wohl vornehmlich sensible Fasern für die Gliedmaßen. Wir dürfen nach allem annehmen, daß beide Bündel offenbar der unbe-wußten Tiefensensibilität dienen, also propriozeptiven Reizen; sie geben dem Kleinhirn Kenntnis von allen endogenen Zustandsänderungen der Gelenke und Muskulatur.

Der Tractus olivocerebellaris ist ein spät markreifes System und liegt im Corpus restiforme lateroventral und medial (Abb. 212) von dem früh markreifen zentralen Gebiet, das von der FLECHSIGschen Bahn eingenommen ist (Abb. 48, Corp. restif. amyelinicum).

Die Hauptmasse dieser Olivenfasern ist cerebello-petal und entstammt der contralateralen Olive. Sie treten aus dem Hilus der Olive aus, durchsetzen die mediale Schleife der Olivenzwischenschicht, kreuzen so in der Mittellinie und ziehen zum kontralateralen Corpus restiforme als Fibrae arcuatae in-ternae (nach MINGAZZINI als Fibr. arc. int. retrotrigeminales, intratrige-minales und praetrigeminales). Zahlreiche Autoren (KÖLLIKER, EDINGER, BECHTEREW, HELD, OBERSTEINER, CAJAL, MARBURG) nehmen auch eine unge-kreuzte Verbindung mit dem Kleinhirn an. BRUN (1910) konnte eine solche Ver-bindung gleichfalls wahrscheinlich machen, und zwar scheint nach seinen Befun-den dieses ungekreuzte Bündel aus dem dorsalen Blatt der Olive sowie aus der dorsalen Nebenolive zu stammen.

Ob sich dabei auch Fasern von cerebello-fugaler Leitung befinden (BECHTEREW, OBERSTEINER, HELD, WALLENBERG, K. SCHAFFER) ist noch nicht sichergestellt. BRUN (1927) meint, daß es sich, wenn es überhaupt solche Fasern gibt, nur um einen verschwindend geringen Anteil der gesamten Bahnen handeln kann.

Die Olivenfasern ziehen mit dem Corpus restiforme ins Kleinhirn, legen sich an der Außenfläche des Dentatums lateralwärts der dorsalen spinocerebellaren Bahn an (vgl. auch Abb. 57 u. 214) und endigen gekreuzt in der Kleinhirnrinde. Abb. 214 zeigt die Entartung der olivocerebellaren Bahn bei einer entsprechenden Olivenerkrankung, die von meinen Mitarbeitern KIRSCHBAUM und A. H. SCHROE-DER beschrieben ist (1928).

Von der ziemlich exakten Projektion der Olive auf das Kleinhirn habe ich bereits oben gesprochen (S. 721—723), gleichfalls auch davon, daß in unserem von G. BECK untersuchten Falle ein besonders starker olivärer Faserzug zum Lob. semilun. inf. und sup. zieht.

Die Olive, über deren zuführende Verbindungen wir noch sehr wenig unter-richtet sind, scheint ihre Hauptimpulse, wohl propriozeptiver Art, vom Zwischen- und Mittelhirn zu erhalten. Wahrscheinlich werden ihr verschiedene Reize im Dienste der Körper- und Extremitätenstatik zugeführt (A. KAPPERS). KAP-

PERS und WALLENBERG sprechen ihr einen wichtigen Faktor zu bei der höheren
Differenzierung und Korrelation der Motilität.

Direkte Verbindungen der Olive mit den inneren Kleinhirnkernen, namentlich
mit dem Dentatum, sind nicht erwiesen.

Ein weiterer cerebello-petaler Bestandteil des Corpus restiforme stammt
aus den Seitenstrangkernen der gleichen Seite (GUDDEN, VEJAS, V. MONA-
KOW, MARBURG, BRUN, WINKLER). Zu ihnen werden von WINKLER auch die dem
Kleinhirn vom Corpus pontobulbare ESSICKS zufließenden Bahnen gerechnet.
Es ist dies eine am lateralen Rande der Medulla oblongata nach innen vom
Ganglion ventrale des Acusticus eingebettete graue Masse, welche von FUSE,
UEMURA (1917), MARBURG und BRUN jedoch den Ponsganglien gleichgesetzt wird.
Es handelt sich dabei nach FUSE um ein phylogenetisch sehr spät auftretendes

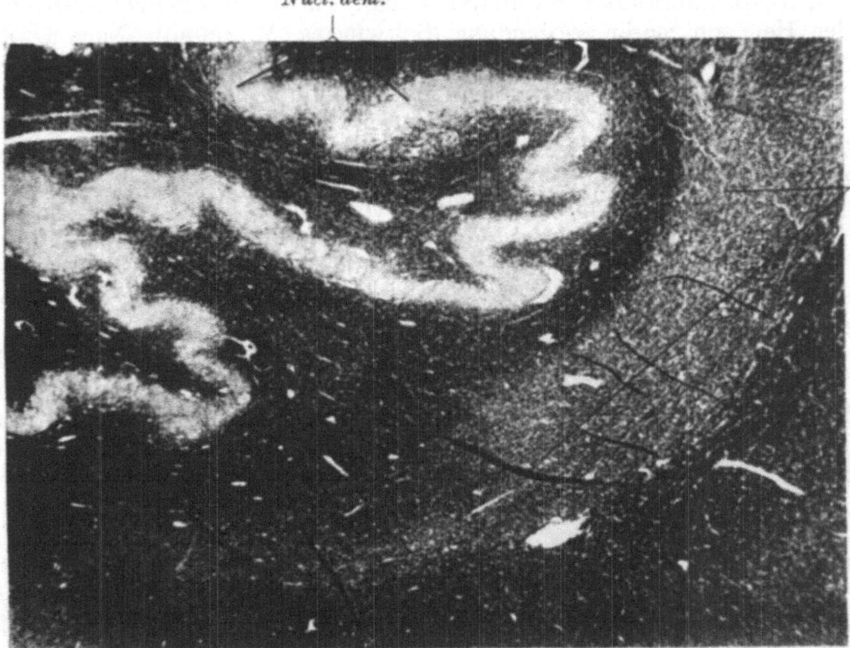

Abb. 214. Isolierte Degeneration des Tract. olivo-cerebellaris an der Außenfläche des Dentatums in einem Fall
von Olivenerkrankung. Mikrophotographie. Zwischen Dentatum und dem degenerierten Tract. olivo-cerebellaris
liegt das äußere Vließ und der Tract. spino-cerebellaris dorsalis. (Originalpräparat meiner Mitarbeiter
Dr. KIRSCHBAUM und Dr. A. H. SCHRÖDER.)

Gebilde, während der Hauptteil des Seitenstrangkernes nach EDINGER ein uraltes
Gebilde darstellt. Den Fasern aus den Seitenstrangkernen gesellen sich auch
Fasern aus dem Eigenkern des Corpus restiforme hinzu.

Diese gesamte Fasergruppe bezeichnet WINKLER als tegmento-cerebellare
Faserung. Die Fasern ziehen mit den ventral von der Trigeminuswurzel gelegenen Bogenfasern, den prätrigeminalen Fasern MINGAZZINIS dorsalwärts, liegen
also zunächst ventral und später lateral von der spinalen Trigeminuswurzel und
erreichen so das eigentliche Corpus restiforme, in welchem sie das medio-dor-
sale Feld nach WINKLER einnehmen. Nach SCHWEIGER (1906) und MARBURG
(1924) enden sie in der Hemisphärenrinde. BRUN (1927) hält auch Beziehungen
zu der Flocke für möglich.

Nach MARBURG (1924) stammen die zuleitenden Systeme für die Seitenstrangkerne vornehmlich aus den Hinterstrangkernen und „ziehen gekreuzt und wohl auch ungekreuzt zu den Lateralkernen in der Weise, daß die gekreuzten als Fibrae arcuatae internae die Seite kreuzen und sowohl ventral um die Pyramiden herum (Fibr. arc. ext. ventr.), als auch durch die Pyramiden setzend, das Kerngebiet erreichen". Es wäre dann in dieser Seitenstrangbahn eine indirekte Verbindung der Hinterstrangkerne mit dem Kleinhirn zu sehen. Diesen cerebello-petalen Hauptfasersystemen des Corpus restiforme gesellen sich noch einige wenige Distinkte hinzu, so einmal solche von den Nuclei arcuati durch Vermittlung der ventralen Randbogenfasern (Fibrae arcuatae externae ventrales). Diese Kerne, dem Brückengrau offenbar verwandt, degenerieren bei Fehlen des Kleinhirns völlig (Anton und Zingerle, Redlich u. a.), und zwar nur dann, wenn beide Kleinhirnhemisphären defekt sind (Zingerle). Die Verbindung mit dem Kleinhirn ist eine gleichseitige und gekreuzte (Mingazzini, Ziehen, Anton, Marburg, Brun, Winkler). Sie stehen offenbar vornehmlich mit den Hemisphären in Verbindung (Schweiger, Marburg). Nach Uemura hängt das caudale Drittel ausschließlich vom gleichseitigen Kleinhirn ab, während in den frontalen zwei Dritteln die laterale Abteilung ebenfalls mit der homolateralen, die mediale Abteilung dagegen mit der gekreuzten Kleinhirnhemisphäre in Verbindung steht. Brun glaubte zeigen zu können, daß die Kerne ausschließlich ein neocerebellarer Kleinhirnanteil sind.

In der Höhe der Oblongata gehen auch von der Pyramide cerebello-petale Bahnen ab als Fibrae arcuatae ventrales internae und erreichen via Corpus restiforme den Anschluß an das Kleinhirn. Es ist dies die sogenannte „cerebellare Pyramide" von K. Schaffer, Fuse und Hayos, die nach Brun Beziehungen hat zu dem gleichseitigen Kleinhirnseitenlappen, und zwar anscheinend zu seinen caudalen Abschnitten. Marburg allerdings hält die Existenz einer cerebellaren Pyramide im Schafferschen Sinne für nicht erwiesen und rechnet mit der Möglichkeit, daß es sich bei diesen Fasern in der Hauptsache um Brückenfasern oder Hinterstrangkernfasern zum Corpus restiforme handelt. Es sind dies phylogenetische Späterwerbungen des Menschenhirns; die Fasern myelinisieren nach Fuse noch später als jene der Brückenarme.

Ein letzter restiformer Anteil zum Kleinhirn stammt aus den Hinterstrangkernen, und zwar vornehmlich aus den gleichseitigen. Diese Verbindungen wurden schon lange vor Darkschewitsch, Freud und Klimoff angenommen und von Uemura neuerdings bestätigt. Brun und Winkler haben sie gleichfalls festgestellt. Fasern aus den Hinterstrangkernen zum gekreuzten Corpus restiforme glauben Tschermak und Ziehen gesehen zu haben. Mussen (1927) hat eine ins Einzelne gehende Beschreibung der Verbindungen der Hinterstrangkerne mit dem Kleinhirn gegeben und unterscheidet acht verschiedene Verbindungen, die größtenteils gekreuzt verlaufen. Ein Teil dieser „arcuato-cerebellar" Faserung zieht durch das Corp. restiforme als Tract. arcuato-restiformis in dorsaler Lagerung in das Kleinhirn, wobei er hier lateral vom Brach. conjunctivum einstrahlt und sich im Vermis superior aufsplittert. Der Tract. arcuato-extrare-tiformis schließt sich zunächst dem Tract. spinocerebellaris-ventralis an, um in der Höhe der oberen Olive dorsalwärts zu ziehen und lateral vom Brach. conjunct. den Anschluß an das Kleinhirn zu erreichen. Hier endet er im Vermis inferior. Nach den Befunden von Brun und Thomas hängen ferner auch die in den Winkel zwischen spinaler Quintuswurzel und Keilstrang eingekeilten Nuclei interquinto-cuneati (Fuse) vom gleichseitigen Kleinhirn, und zwar nach Brun vom Neocerebellum ab; das gleiche nimmt Brun auch für gewisse latero-dorsale Zellgruppen im oralen Drittel der Hinterstrangkerne sens. strict. an. Brun rechnet hierher auch den Guddenschen dorsalen Kern des Corpus restiforme, dessen Zugehörigkeit zu diesem Kerngebiet jedoch sehr fraglich erscheint.

Diese Fasern, welche dem Kleinhirn propriozeptive Impulse aus dem Rückenmark direkt übermitteln, liegen nach WINKLER im dorsomedialen Anteil des Corpus restiforme, und zwar zwischen der außen gelegenen Strahlung des Eigenkernes des Corp. restiforme und jener aus dem Seitenstrangkern.

Ob hintere Wurzelfasern direkt ins Kleinhirn gelangen, wie es BING u. A. annehmen, ist noch strittig. Jedenfalls sind sie sehr schwer sicherzustellen.

Das Brachium pontis oder der mittlere Kleinhirnstiel

entwickelt sich aus der horizontalen Ponsfaserung heraus (Abb. 208 und 209) und führt zweierlei Verbindungen mit dem Pons, solche mit der Ponshaube (Haubenanteil des Brückenarmes) und solche zu dem eigentlichen Ponsgrau. Der Ponsarm

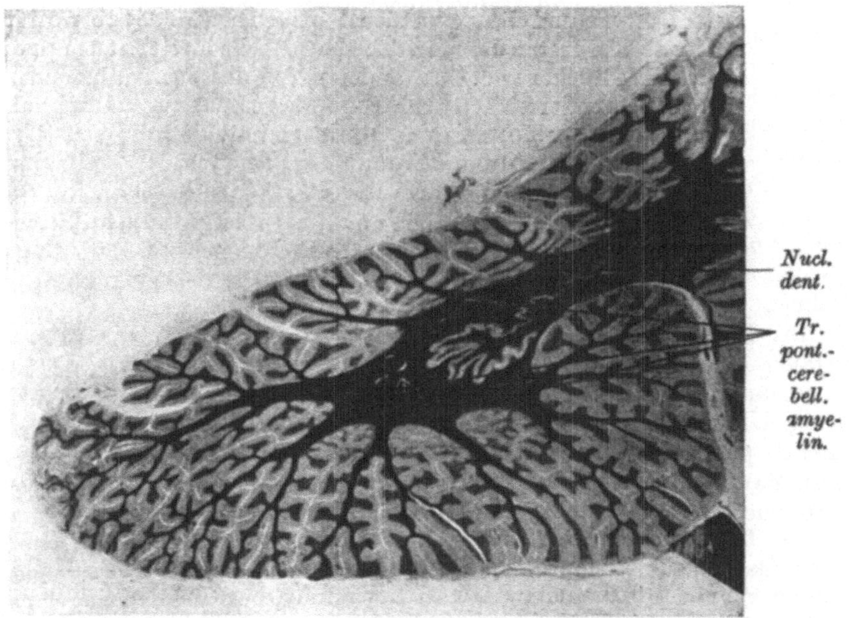

Abb. 215. Markscheiden-Frontalschnitt durch die Kleinhirnhemisphäre eines 10monatigen Kindes ohne Großhirn (vgl. Abb. 60 und 217). Unterentwicklung der Ponsfaserung. Mikrophotographie.

bildet die Hauptmasse des tiefen Kleinhirnhemisphärenmarkes, in dem zum Teil die pontinen Ausstrahlungen als Fibrae semicirculares externae deutlich hervortreten. Die Hauptmasse dieser Faserung ist cerebello-petal, und nur zur Brückenhaube sind auch efferente cerebellare pontine Bahnen sichergestellt. Abb. 215 gibt den Ausfall der pontinen Faserung in der Kleinhirnhemisphäre jenes 10monatigen Kindes ohne Großhirn wieder, das ich in meinem Buche über die extrapyramidalen Erkrankungen (1923) beschrieben habe.

Zum Haubenanteile des Brückenarmes gehört zunächst, wie v. MONAKOW (1895, BOROWIECKI (1911), MASUDA (1914) und BRUN (1917/18) nachgewiesen haben, die caudale Hälfte der medialen Schleifengeflechte, d. h. jener klein- und mittelzelligen retikulären Kerne, die sich medial zwischen den beiden Schleifenschichten und dorsal von ihnen in und beiderseits der Raphe ausbreiten. Die obengenannten Autoren konnten feststellen, daß nach Zerstörung einer Kleinhirnhälfte bzw. bei ihrer Aplasie diese caudalen Abschnitte der medialen Schleifengeflechte sekundär zugrunde gehen bzw. nicht zur Entwicklung gelangen. Ihre Ganglienzellen senden, wie Brun annimmt, ihre Axone via Fibrae lemnisco-pontines ins Kleinhirn und zwar, (nach Brun) in die Hemisphären. Das gleiche gilt für die Gesamtheit der lateralen Schleifengeflechte (Brun), während die orale Hälfte der medialen Schleifengeflechte nicht vom Kleinhirn, sondern vom Großhirn abhängt (v. Monakow, Masuda).

Desgleichen entsenden zahlreiche Zellen des Nucl. centralis superior ihre Axone ins Kleinhirn (Borowiecki, Uemura), und zwar wahrscheinlich zum Wurm, da es sich um früh markreife Fasern handelt und nach Brun bei Aplasie der Kleinhirnhemisphären der genannte Kern unversehrt bleibt. Nur die kleinzelligen, medial in der Raphe gelegenen Geflechte des Nucl. reticularis tegmenti in der oralen Hälfte der Brückenhaube hängen nach Brun von den Kleinhirnhemisphären ab.

Die cerebello-petalen Fasern aus diesen retikulären Kernen der Ponshaube steigen nach Masuda und Brun zunächst als Fibrae rectae pontis in den Brückenfuß hinab und treten dann, in der Hauptsache im Stratum profundum verlaufend, in den Brückenarm. Ein anderer Teil der Fasern, besonders die aus den Schleifengeflechten, erreichen nach Brun den Brückenarm direkt als Fibrae lemnisco-pontines v. Monakows. Brun glaubt, daß die von Spitzer und Karplus, Schaffer, Naito und Marburg angenommenen Verbindungen zwischen Brückenfußganglien und Wurm der Ponshaube zugehören.

Von den gleichen Autoren sind auch cerebello-fugale Bahnen, namentlich vom Wurm, in diese grauen Gebiete der Ponshaube gehend, festgestellt worden, die den zur Formatio reticularis der Oblongata ziehenden cerebello-fugalen Bahnen entsprechen.

Die Hauptmasse des Brachium pontis wird jedoch von jener cerebello-petalen Faserung gebildet, welche die Brückenfußganglien, das eigentliche Ponsgrau, mit dem Kleinhirn verbindet. V. Gudden, Vejas, Borowiecki, Masuda, Uemura und neuerdings auch Brun nehmen eine ausschließlich kontralaterale pontocerebellare Verbindung an, während Besta, Lewandowsky, Thomas, Marburg und Winkler auch eine ungekreuzte Verbindung auf Grund ihrer Untersuchungen sicherstellen wollen.

Die Ponsganglien sind bekanntlich die Endstätten zweier mächtiger cerebellarer Faserzüge, der frontalen und temporalen Brückenbahn. Erstere entspringt von der ersten und zweiten Stirnwindung, liegt im Pedunculus cerebri und in der Brücke medial und steht im wesentlichen nach A. Jakob mit dem oralen Drittel des Brückengraus in Verbindung und (nach Winkler) mit dem homolateralen Nucl. dorsalis.

Die temporale Brückenbahn entspringt aus der zweiten und dritten Temporalwindung, zieht als Radiatio lateralis durch den Pedunculus zum Pons und erschöpft sich vornehmlich im caudalen Drittel des Brückengraus (Masuda). Nach Winklers jüngsten Untersuchungen (1927) enden diese Fasern auf der gleichen Seite in dem Nucl. lateralis und in dem lateralen Teil des Nucl. ventralis.

Diese Fasern enden, wie fast allgemein angenommen wird, ausschließlich in diesen Ponsganglien, welche dann als Sekundärbahnen die Kleinhirnverbindungen entwickeln. Mingazzini, v. Economo und Karplus (1910) haben Fasern festgestellt, die auch ohne Unterbrechung in der Brücke zum Kleinhirn ziehen.

Die Beziehungen zwischen den Ponsganglien zu den einzelnen Kleinhirnabschnitten sind noch nicht einwandfrei geklärt. Die neuesten Untersuchungen hierüber (Masuda, Winkler, Beck) habe ich bereits oben (S. 723) kurz referiert. Sicher ist, daß die Ponsganglien mit der kontralateralen Hemisphäre in Verbindung stehen, wobei offenbar auch mit einer gewissen topischen Projektion zu rechnen ist. Im Gegensatz zu den früheren Autoren nimmt WINKLER aber auch eine zum Teil gekreuzte, zum Teil nicht gekreuzte Verbindung mit gewissen Wurmabschnitten an.

Als direkte pedunculo-cerebellare Faserung wird von manchen Autoren PROBST, HORSLEY, FUSE, OEKONOMAKIS, SCHAFFER, BRUN) die Taenia pontis aufgefaßt. BRUN konnte sie in ihrem Verlauf durch den Brückenarm bis ins Mark caudaler Kleinhirnhemisphärenteile verfolgen. Nach FUSE stammt dieses Bündel aus dem retro-lentikulären Abschnitt der inneren Kapsel (Opticusfasern ?).

3. Das Brachium conjunctivum.

Das Brachium conjunctivum, der obere Kleinhirnstiel oder der Bindearm genannt, entwickelt sich aus dem Hilus des Nucl. dentatus (Abb. 208—211), zieht an der dorsolateralen Kante des Aquaeductus Sylvii entlang, wendet

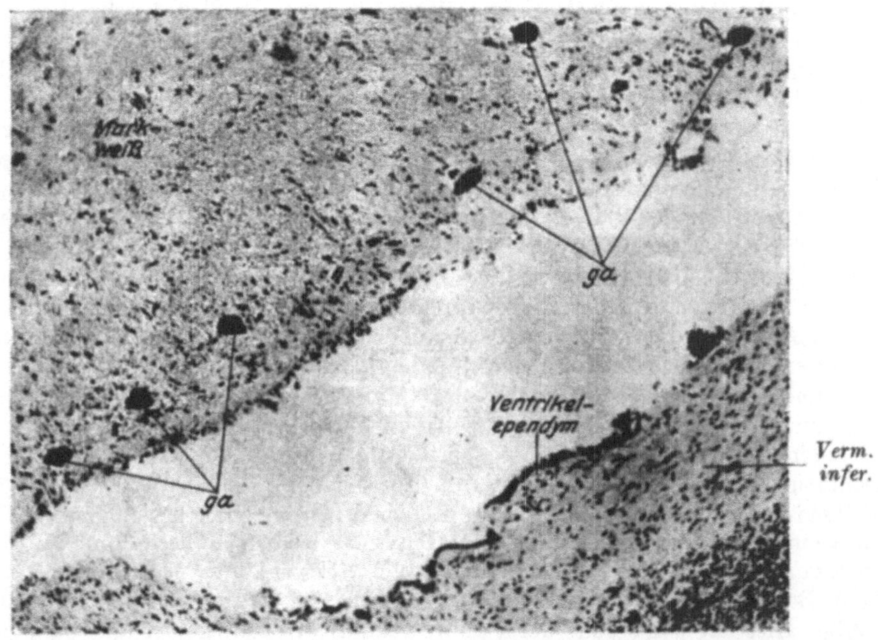

Abb. 216. Große pigmentierte Ganglienzellen, welche in regelmäßigen Abständen die Ventrikelwand des Kleinhirns bekleiden. Toluidinblaupräparat. Mikrophotographie. Vergr. 88 fach.

sich dann allmählich medioventralwärts und bildet in der Ponshaube eine mächtige Commissur, die Decussatio brachii-conjunctivi oder auch die Commissur von WERNEKINK genannt.

Die Fasermassen des Brachium conjunctivum werden während ihres Verlaufes in der Ponshaube von zwei beim Menschen kleinen Kerngruppen begleitet, den Eigenkernen des Brachium conjunctivum (Abb. 212), und zwar von einer äußeren und inneren Kerngruppe, welche durch zahlreiche feine graue Inseln miteinander in Verbindung stehen. Bei niederen *Säugern*, z. B. beim *Kaninchen*, sind diese Kerne wesentlich kräftiger entwickelt (WINKLER). Der mediale Kern ist mächtiger entwickelt und legt sich dem Locus coeruleus enge an. Zwischen Brach. conjunct. und der Ventrikelwand liegt (auf Frontalschnitten) als schmales Kommafeld der Tr. mesenphal. N. V (Abb. 206d), der gleichfalls Fasern zum Kleinhirn abgibt. WALLENBERG konnte solche experimentell bei Tauben nachweisen; Obersteiner nimmt sie ebenfalls an; G. Beck konnte sie in unserem Falle deutlich zum Mark des Kleinhirns verfolgen.

Schließlich finden sich ganz medial vom Brachium conjunctivum dicht an der Ventrikelwand gelegen in fast regelmäßigen Abständen vereinzelte große, mit dunklem Pigment ausgestattete Zellen, die sich von dem Locus coeruleus an dorsomedial in das Dach der Rautengrube vorschieben und so auch die Ventrikelwand des tiefen Kleinhirnmarklagers auf große Strecken hin begleiten (Abb. 216). Sie sind schon von Meynert, Jacobson und Ziehen beschrieben worden und scheinen eine cerebellare Abteilung des Nucl. loci coerulei darzustellen (Meynret, Ziehen).

Das Brachium conjunctivum stellt weitaus das wichtigste und mächtigste efferente Kleinhirnsystem dar, welches das Kleinhirn in Verbindung setzt mit motorischen Gebieten des Pons und der Oblongata, besonders aber mit dem kontralateralen Kern und hinteren Thalamusgebiet (v. Monakow). Seine Fasern enden nur zum Teil im roten Kern, zum andern Teil durchziehen sie ihn nur, um in dem mittleren Segment des ventralen Thalamuskernes und einer Unterabteilung des lateralen Thalamuskernes ihr Ende zu erreichen oder auch direkt durch die innere Kapsel zum Großhirncortex zu ziehen.

Die Faserzusammensetzung des Brach. conjunct. ist jedoch eine sehr verwickelte. Wir haben bereits erwähnt, daß sich weitaus die Hauptmasse seiner Faserungen zusammensetzt aus den Axonen der Ganglienzellen des Dentatums, ferner aus solchen des Nucl. emboliformis (und globosus?) Letzteres hat namentlich Hatschek (1904) gezeigt. Nach Klimoff (1901), Wallenberg (1898, 1900), Muskens (1914), Lorenz (1913), Riese (1925), Saito (1922, 1923), Kaplan, Villaverde u. a. soll die Flocke direkte Fasern in den Bindearm senden, die dann speziell zu dem gekreuzten Oculomotorius gelangen sollen (Wallenberg-Klimoffsche Fasern). Ob auch von anderen Rindengebieten direkte Fasern in den Bindearm gelangen, wie mit Cajal und van Gehuchten zahlreiche Autoren annehmen, ist für den Menschen nicht sichergestellt.

Nachdem sich das Brachium conjunctivum (Abb. 208) von dem Hilus des Dentatums freigemacht hat, sind ihm dorsoventral der Tractus spinocerebellaris ventralis und der Fasciculus uncinatus zunächst angelagert. Noch im Kleinhirn formieren die Bindearmfasern ein im Querschnitt halbmondförmiges System (Abb. 209), das zunächst hart an der Seitenkante des Ventrikels liegt. Beim Beginne des Aquaeductus Sylvii bilden sie den lateralen Rand der Ponshaube. Hier hat sich bereits der Fasciculus uncinatus gelöst und bald caudal vom hinteren Vierhügel verliert sich auch der Tractus spinocerebellaris ventralis. Sodann erfolgt eine allmähliche, wie jetzt allgemein angenommen wird, totale Kreuzung in der Haube (Klimoff, André-Thomas u. a.).

Bei der Kreuzung selbst kann man mit Cajal ein ventrales und dorsales Feld (Abb. 206a) unterscheiden, und zwar kreuzen die dorsalsten Fasern zuerst in der Brücke, um sich dann oralwärts zu wenden. Die ventralen Fasern kreuzen erst später und wenden sich zum Teil caudalwärts. Dies haben besonders Klimoff und Thomas nachgewiesen. Cajal hatte als erster festgestellt, daß sich ein großer Teil dieser Fasern T-förmig teilt und so einem aufsteigenden und absteigenden Bündel Entstehung gibt; andere oralwärts strebende Hauptfasern geben nach Cajal nur spinalwärts ziehende Kollateralen ab. Während Cajal aber diese Gabelung in ihrer Hauptmasse vor der Kreuzung annahm, haben Klimoff und Thomas diesen Vorgang erst nach der Teilung sichergestellt. Vornehmlich aus der dorsalen Kreuzungszone lassen sich spinalwärts Faserungen bis in den Nucl. reticularis tegmenti verfolgen. Lewandowsky sah sie bis in die Gegend des Olivengebietes nach abwärts ziehen. Nach Wallenberg und Klimoff gelangen auch Fasern in den gekreuzten Oculomotoriuskern, und zwar sollen dies vornehmlich Fasern aus dem Flocculus sein. Ob Fasern bis ins Rückenmark ziehen, wie es MARCHI, CAJAL, THOMAS u. a. annehmen, ist sehr fraglich. Die oralwärts ziehenden Fasern enden, wie oben bereits erwähnt, im roten Kern, Thalamus, zum Teil vielleicht auch direkt in der Großhirnrinde.

Im roten Kern treten die Bindearmfasern vornehmlich in Beziehung zu dem großzelligen Anteil v. MONAKOWS, welcher den Tractus rubrospinalis entstehen läßt, das sogenannte „v. MONAKOWSche Bündel". Vielleicht sind es vornehmlich die Fasern, welche aus den paläocerebellaren Kerngebieten stammen

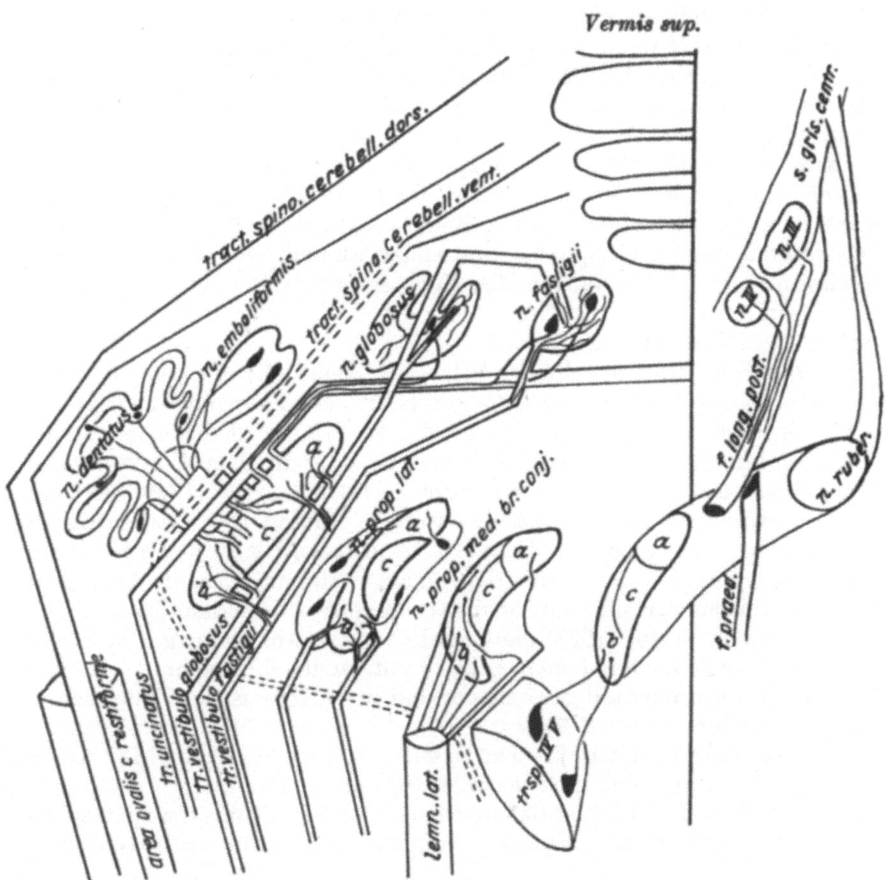

Abb. 217. Schematische Darstellung der Faserzusammensetzung des Brach. conjunctivum. Nach WINKLER. Die nicht bezeichnete Faserung des b-Feldes stellt Verbindungen des Nucl. triangularis und Nucl. V dar.

(BRUN). Durch diese Faserung gewinnt das Kleinhirn — vornehmlich in seinem medialen Abschnitte — Einfluß auf die gleichseitige Formatio reticularis der Haube und Rückenmarkshälfte, da ja auch das v. MONAKOWSche Bündel eine totale Kreuzung eingeht. Die Hauptfaserung hat beim Menschen offenbar mehr Beziehungen zum kleinzelligen Anteil des roten Kernes (HATSCHEK), ferner zum medialen (v. MONAKOW) und lateralen Thalamuskern (HORSLEY), zum Campus Foreli (MUSSEN), vielleicht auch noch zum Hypothalamus, insbesondere zum Corpus subthalamicum (ANDRÉ-THOMAS). Hierdurch gewinnt das Kleinhirn — offenbar besonders in seinem lateralen Abschnitte — Einfluß auf den kontralateralen Thalamus, das Striatum (via Campus Foreli) und die Großhirnhemisphären.

Daß die oben unterschiedene dorsale und ventrale Bindearmkreuzung nicht nur topographisch, sondern auch funktionell verschieden ist, hat wohl zuerst Hatschek (1904) nachgewiesen, indem er feststellte, daß in der dorsalen Abteilung die aus dem Nucl. globosus und emboliformis kommenden Fasern verlaufen, in der ventralen die aus dem Nucl. dentatus.

Auf Grund seiner experimentellen Untersuchungen gibt Mussen (1927) folgende Einzelheiten über die Faserzusammensetzung des Brachium conjunctum an: Bei einer Verletzung des dorsalen vorderen Teiles des Nucl. emboliformis zeigten sich Faserdegenerationen des dorsomedialen Teiles des Brach. conjunctivum. Diese Fasern behalten die gleiche Lagerung auch in der Kreuzung bei. Der Hauptteil dieser Fasern endet beim *Affen* im roten Kern, und zwar in seinem großzelligen und kleinzelligen Abschnitte. Ein verhältnismäßig kleiner Teil der Fasern zieht in die Regio subthalamica, insbesondere zu dem Forelschen Felde. Bei einer circumscripten Läsion des vorderen Anteiles des Nucl. dentatus fand Mussen eine zentral gelegene Degeneration im Brachium conjunctivum. Auch diese Fasern behalten in der Bindearmkreuzung ihre Lage bei und enden ähnlich wie die Fasern des Nucl. emboliformis. Bei Verletzungen des Nucl. emboliformis und dentatus fand er keine Faserdegeneration im Nucl. tecti, im Hakenbündel und in der Nachbarschaft des Nucl. Deiters.

Was die Endigung der Bindearmfasern angeht, glaubt Mussen feststellen zu können, daß bei *Katze* und *Affe* die Hälfte der Fasern in dem großzelligen Anteil des Nucl. ruber endet, ein Viertel in seinem kleinzelligen Anteil und ein Viertel im Nucl. ventralis des Thalamus oder in dem Forelschen Felde.

Im G. Beckschen Falle aus meinem Laboratorium (1928), in dem fast keine Dentatumfaserungen vorhanden waren, bestand das markhaltige Brach. conjunct. nur aus einem schmalen medio-ventralen sichelförmigen Felde, vornehmlich aus N. emboliformis, während der dorsolaterale Teil fehlte; gleichfalls war nur eine dorsale Kreuzung vorhanden.

Winkler hat jüngst (1927) die Faserzusammensetzung des Brachium conjunct. einer besonders feinen Analyse unterzogen und kommt, unter Berücksichtigung tierexperimentell gewonnener und myelogenetischer Tatsachen, zu folgenden Ergebnissen (Abb. 217):

Im Brachium conjunctivum lassen sich drei Hauptfelder unterscheiden: ein mediales (c), ein lateroventrales (b) und ein dorsales (a) (vgl. Abb. 212).

Das mittlere Feld (c) ist das mächtigste und stellt das am spätesten markreif werdende System dar. Es entspringt aus dem Nucl. emboliformis und dentatus.

Das lateroventrale Feld (b) setzt sich aus sehr verschiedenen Systemen zusammen, die sämtlich früher markreif sind. Es wird gebildet aus Fasern von den Eigenkernen des Brachium conjunctivum und aus solchen, die ihm durch den Tractus vestibulo-globosus und -fastigii zufließen.

Von diesen Fasern sind die aus dem Nucl. triangularis die wichtigsten. Eine weitere Fasergruppe entstammt dem Nucl. sensibilis und Tractus spinalis n. trigemini, eine weitere dem Lemniscus lateralis. Schließlich gibt auch der Tractus spinocerebellaris ventralis Fasern in dieses Gebiet ab.

In dem dorsalen Feld des Brachium conjunctivum (a) finden sich Fasern, die als die ältesten Systeme gemäß ihrer Myelinisation aufzufassen sind. Sie entstammen dem Nucl. fastigii und globosus und fließen dem Brachium conjunct. durch Vermittlung des Tractus uncinatus zu. Von den genannten

Kernen bezieht das Brachium conjunct. auch direkte Fasern. Schließlich bekommt dieses Feld noch Faserzüge von den vestibulo-cerebellaren Bahnen, die sich von ihnen während ihres Verlaufes zu den mittleren Kleinhirnkernen loslösen.

Über die Hauptendigungsgebiete dieser einzelnen Faserareale gibt WINKLER (1927) noch folgende Einzelheiten an: Die am meisten dorsalwärts gelegenen Faserungen des Brachium conjunctivum (a) gelangen als erste sich kreuzend auf die kontralaterale Seite. Erst später passieren die ventralen Faserungen die Raphe. Die dorsalen Fasern behalten in der Kreuzung die dorsale Lagerung bei und bilden den distalen Haubenteil der Decussatio. Sie geben offenbar Faserzüge ab an den Fasc. long. med. und in die Kerngebiete des Nucl. trochlearis der gegenüberliegenden Seite, wohl auch in den Fasc. praedorsalis, wo sie einen spinalwärts gerichteten Verlauf einnehmen. Hierdurch wird dem Kleinhirn weiterer Einfluß vermittelt auf die Augenmuskelkerne, die zentrale graue Substanz und die distalen motorischen Kernkomplexe. — Die Fasern aus dem Nucl. triangularis, dem Nucl. sensibilis n. trigemini und dem Lemniscus lateralis strahlen nach WINKLER in den kontralateralen Nucl. ruber aus. Gerade letztere Tatsache hält WINKLER für bedeutungsvoll in anbetracht der Rolle, welche der rote Kern nach RADEMAKER und MAGNUS für die vestibulären und Körperreflexe einnimmt. Das große Mittelfeld (c) kreuzt am meisten proximal und steht vornehmlich mit dem kontralateralen roten Kern, Thalamus und Großhirncortex in Verbindung.

D. Anatomisch-physiologische Schlußbemerkungen.

Die Anatomie und Histologie versinnbildlicht uns zweifellos den physiologischen Aufbau des betreffenden Organs, wobei es freilich beim Kleinhirn in Anbetracht der komplizierten Strukturorganisation besonders schwer ist, eine klare Vorstellung von seiner physiologischen Leistung zu gewinnen. Daß wir auf Grund der Anatomie allein die Funktion eines Organs nicht erschließen können, ist ohne weiteres klar, und es soll an dieser Stelle nicht im entferntesten der Versuch gemacht werden, zu den ebenso viel diskutierten wie ungelösten Problemen der Kleinhirnphysiologie Stellung zu nehmen. Vielmehr sollen hier nur die wichtigsten oben erörterten anatomischen Tatsachen kurz zusammengestellt werden, soweit sie für die Funktionsleistungen des Cerebellums von grundlegender Bedeutung sind.

Das Kleinhirn findet seine primitive Entwicklung bei den niedersten Tieren im engsten Anschluß an den Vestibularisapparat und differenziert sich bis herauf zum Menschen histologisch in prinzipiell gleicher Weise weiter.

Es erhält seine Impulse einmal vom Vestibularissystem, das auf alle Lageveränderungen des Körpers und Kopfes mit bestimmten Reflexen antwortet und als wichtigstes Gleichgewichtsorgan aufzufassen ist; dann vom spinalen Seitenstrangsystem, das dem Kleinhirn im wesentlichen die propriozeptiven Reize (Tiefensensibilität, vornehmlich Muskelsinn) aus Rumpf, Hals und Extremitäten übermittelt. Daran schließen sich jene zuführenden Fasern aus dem Hinterstrangsystem der Oblongata, ferner jene aus dem Trigeminus, denen sich, wie wir annehmen dürfen, auch solche aus den anderen sensiblen Oblongatakernen zugesellen. Zu diesem Komplex von Fasern, die vornehmlich der Leitung propriozeptiver Reize aus dem Kopf-, Schlund-, Kehlkopf- und Atmungsgebiet dienen, gesellt sich bei dem weiteren Ausbau des Organes die Olivenverbindung, nach allem was wir darüber wissen, besonders wichtig für die Körperstatik im allgemeinen, und die mächtige Kleinhirnverbindung in Form des Ponsarmes, welcher dem Kleinhirn vornehmlich aus der Rinde des Stirn- und Schläfenhirnes spezifische

und komplexe Großhirneindrücke (Muskelsinn- und Gleichgewichtsbewegungs-
bilder nach Jelgersma) übermittelt; dazu gesellen sich schließlich Fasern aus
dem sensiblen Schleifenareal, aus der Pyramide und wahrscheinlich auch noch
solche aus dem retroventrikulären Abschnitte der inneren Kapsel, die offenbar
optische Eindrücke leiten.

Die afferenten Bahnen enden fast ausschließlich in der Kleinhirnrinde, nur
die vom Vestibularissystem zufließenden finden ihre teilweise Ausstrahlung in
den inneren Kleinhirnkernen.

Die Rinde gibt ihre Impulse auf mannigfaltige motorische Kerngebiete höherer Ordnung ab und in die Großhirnrinde selbst; zum kleinen Teil direkt, zum weitausgrößten Teil durch Vermittlung der inneren Kleinhirnkerne.

Die wichtigsten Endstätten der cerebello-fugalen Bahnen sind: Das
Deiterssche Kerngebiet, das mediale oder dorsale Längsbündel, das
prädorsale Längsbündel, der gesamte motorische Haubenapparat der
Oblongata und des Pons, die Augenmuskelkerne, der rote Kern, der
Thalamus und das Campus Foreli (vielleicht auch noch andere Gebiete des
Hypothalamus) und die Großhirnrinde selbst, zum Teil direkt, zum Teil
durch Vermittlung des Thalamus und des roten Kernes.

So erscheint uns das Cerebellum als ein Reflexorgan, das von sensiblen
Kern- und Fasergebieten vornehmlich zweiter und höherer Ordnung
seine Zuzüge erhält und seine Impulse an motorische Kerngebiete
zweiter und höherer Ordnung abgibt. Von hier aus fließen sie dem spinalen
Vorderhorn auf dem Wege pyramidaler und extrapyramidaler Bahnen zu. Das
Kleinhirn ist also sowohl in den cerebro-petalen als auch in den cerebrofugalen
Teil des großen Koordinationssystems nebengeschaltet (Jelgersma 1923).

Neben dem Deiterskern und den Augenmuskelkernen dienen als Hauptend-
stätten der cerebello-fugalen Bahnen Kern- und Faserkomplexe, welche vom
Mittelhirn bis zur Oblongata herunterreichen und die für die gesamten Magnus-
schen Steh- und Stellreflexe des Körpers von ausschlaggebender Bedeutung sind.

Von besonderer Wichtigkeit erscheint mir die bei den höheren Tieren, namentlich beim Menschen, mächtig entwickelte Beeinflussung des roten Kernes in
seinem Alt- und Neuanteile durch das Cerebellum. Dieses Kerngebiet, auf dessen
physiologische Bedeutung für die normale Tonusverteilung in der gesamten
Körpermuskulatur die bahnbrechenden Untersuchungen von Magnus, Rademaker und de Kleyn ein wenigstens in den Grundprinzipien klärendes Licht geworfen haben, hat für das extrapyramidale motorische Geschehen eine
hervorragende Dignität; es ist der Hauptknotenpunkt jener efferenten Faserungen,
welche von den Hauptzentren des extrapyramidalen Systems, vom Striatum-
Pallidum und vom Corpus Luysi, ausstrahlen. So steht der rote Kern in seiner
Rolle als hochorganisierter motorischer Koordinationsapparat unter zwei Zügeln:
unter jenem wichtiger extra-pyramidaler Hauptzentren, kurz gesagt, unter einem
strio-pallidären und dem cerebellaren (A. Jakob 1923, 1924). Es findet also hier
eine starke cerebellare Beeinflussung statt, die sich in diesem strio-pallidär befruchteten motorischen Koordinationsapparat auswirkt, ferner von hier aus übertragen
wird auf die Olive durch die rubro-olivare Bahn, auf das spinale Vorderhorn
(via Monakowsche Bahn und kürzeren Verbindungsbahnen), auf den Neocortex
vermittelst der rubralen Großhirnrindenverbindungen.

Die Tatsache, daß der histologische Bauplan der Kleinhirnrinde in der aufsteigenden Tierreihe bis zum Menschen herauf stets der gleiche bleibt, die weitere
Tatsache, daß er auch beim Menschen in allen Abschnitten wenigstens den gleichen Grundaufbau zeigt, spricht eindeutig im Sinne einer in der ganzen Stam-

mesgeschichte wie in dem ganzen Organe vorhandenen einheitlichen
Funktion. Der enge Anschluß, den die Kleinhirnentwicklung an den Vestibularisapparat gefunden hat, gibt uns einen Hinweis darauf, daß diese Grundfunktion mit der Erhaltung des Gleichgewichtes grundsätzlich zu tun hat.
Die Eigenart der histologischen Strukturorganisation, die sich in wichtigen Teil-
komponenten nach den drei Raumebenen orientiert, spricht im gleichen Sinne.

Wie sich diese ursprüngliche Leistung des Kleinhirns in der weiteren anatomischen Differenzierung des Organes ausgebaut hat, darüber läßt sich vom rein
anatomischen Standpunkte aus nichts Sicheres sagen. Man wird wohl beim
Kleinhirn — vom histologischen Aufbau aus gesehen — von einem sensomotori-
schen Regulationsapparat sprechen, von einer Bewegungsregulation
aller willkürlichen und unwillkürlichen Bewegungen, aller Einzel-
und Gesamtbewegungen, wobei die Erhaltung des Gleichgewichtes
eine besondere Rolle spielt.

Dabei nennt RAMÓN Y CAJAL den nervösen Reaktionsmechanismus des Kleinhirns eine conduction en avalanche, eine Lawinenleitung, welche sowohl einen ver-
stärkenden wie hemmenden Einfluß der gesamten Skelettmuskulatur übermittelt.
HERRICK (1924) vergleicht das Purkinjezellsystem mit einer starken elektrischen
Batterie, die stets ein großes Quantum potentieller Energie für die Muskelaktionen
bereit hält und diese Energie jederzeit zu tonischen und synergischen Zwecken in
die motorischen Zentren zu entladen imstande ist. Bemerkenswert in diesem Zusammenhang ist die Feststellung JELGERSMAS (1920), daß die ganze Kleinhirnfunktion aufgehoben wird sowohl bei dem Ausfall der PURKINJEschen Zellen wie auch
der Körner. Eigene Beobachtungen bestätigen dies.

EDINGER (1909) meint, daß das Kleinhirn auf Grund der Rezeptionen aus
Muskeln, Sehnen, Gelenken, sowie solcher aus dem Labyrinth, diejenigen Mus-
spannungen herbeiführt, die „erforderlich sind, um neben der eigentlichen Be-
wegungsinnervation, ja innerhalb derselben, Haltung und Gang zu sichern und
den Einfluß der Schwere auszuschalten". Das primitive Organ des „Statotonus" ist nach ihm das „Paläocerebellum", während die Hemisphären von besonderer Bedeutung für die Einzelbewegungen sind.

JELGERSMA (1918, 1919, 1920) und K. GOLDSTEIN (1927) sprechen dem Kleinhirn
als „Reflexapparat" keine eigentliche koordinatorische Leistung zu, sondern nur
eine „einfache Mitinnervation anderweitig garantierter Leistungen" (GOLDSTEIN).

INGVAR (1918) hat die Kleinhirnfunktion am allgemeinsten gefaßt, wenn er
dem Kleinhirn eine große Rolle zumißt: „in dem Vermögen des Körpers und
dessen Teilen, sich der Schwerkraft und der Trägheit anzupassen". Nach ihm ist
das Kleinhirn ein synergetisches, die Trägheit überwindendes Organ im Dienste
eines an die Masse gebundenen, eines „massalen" Sinnes, für welches statische und
kinetische Reize spezifisch sind.

Wenn wir so auch im Kleinhirn eine überall gleiche Grundfunktion annehmen
müssen, so spricht dies doch nicht gegen eine funktionelle Gliederung dieses
Organes, und zwar glaube ich, daß wir diesbezüglich nach zwei Richtungen hin
Verschiedenheiten annehmen müssen: einmal in der Grundfunktion selbst,
dann in den beeinflußten Bewegungskomplexen.

Die vergleichend anatomische Betrachtungsweise sowohl wie die feinere Analyse des anatomischen und histologischen Bauplanes lehrt uns, daß das Kleinhirn
bei aller Einheitlichkeit des Aufbaues doch gewisse prinzipielle Verschiedenheiten
aufweist. Phylogenetisch baut sich das Organ auf reinen vestibulären Beziehungen auf, denen sich bald spinale zugesellen. Dann untermischen diesen Grundaufbau die olivären und schließlich die neocortical-pontinen Faserbeziehungen. Auf
diesen phylogenetisch gewonnenen Entwicklungsgang weisen auch noch in dem

hochdifferenzierten Kleinhirn gewisse Baueigentümlichkeiten hin. Mit Recht
sprechen Ingvar und Herrick, ähnlich auch Tilney, von drei Etagen, in
denen sich auch beim Menschen das Kleinhirn aufbaut: Ein basales Ringsystem
— Flocculus, Uvula, Nodulus und Lingula — wird von der vestibulären Etage
gebildet, dann folgt die zweite spinocerebelláre Etage — vornehmlich Mittelstück des Lobus anterior, des Lobus simplex und die Pyramis — und
schließlich baut sich darüber und in diesen Teil hinein eine komplizierte dritte
Etage auf, welche die olivären und cerebralen Faserungen empfängt. Gewiß
dürfen wir, wie an entsprechender Stelle ausgeführt, annehmen, daß auch in dem
hochentwickelten Kleinhirn des Menschen vielleicht alle Faserkategorien zu allen
Teilen des Kleinhirns in Beziehung treten. Cajal nimmt dies z. B. auch für die
Vestibularisfasern an. Auf der andern Seite kann es aber gar keinem Zweifel
unterliegen, daß namentlich das Vestibularis- und Spinocerebellarsystem eine
scharfe und eng projizierte Hauptausstrahlung in gewissen Kleinhirngegenden
hat. Dazu kommt, daß wir zweifellos auch histologisch — wenigstens im Markscheidenbilde — eine areale Gliederung der Kleinhirnrinde angedeutet finden. Ich
halte es daher für wahrscheinlich, daß sich die in solchem Sinne phylogenetisch und
morphologisch differenzierten einzelnen Kleinhirnabschnitte auch
nach ihrer Grundfunktion hin etwas verschieden verhalten. Es scheint
mir die Annahme berechtigt, daß gewisse basale Teile des Kleinhirns primitiveren Gleichgewichtsleistungen vorstehen, während andere höhere
Bewegungsregulationen verrichten auf Grund der im Vordergrunde
stehenden spinocerebellaren, olivaren und neocorticalen Erregungen.

Wir müssen weiterhin im Kleinhirn eine gewisse focale Gliederung der
Rinde annehmen, eine „anatomische Lokalisation" (Jelgersma 1918) in dem
Sinne, daß die verschiedenen Teile des Organs mit bestimmten Muskelgebieten
in Beziehung stehen. Ferrier, Notnagel und Luciani haben bereits vor vielen
Jahren auf Grund klinisch und experimentell gewonnener Tatsachen gewisse
funktionelle Unterschiede zwischen Wurm und Hemisphäre betont. Aber der
Lokalisationsgedanke im Kleinhirn bekam erst durch die von Bolk (1906)
ausgebaute vergleichend-morphologische Betrachtungsweise eine greifbare Stütze.

Bolk hat die Verschiedenheiten in der Entwicklung von bestimmten Abschnitten der Kleinhirnrinde, die er bei den Vertretern der einzelnen *Säugetier-*
spezies fand, in Beziehung gebracht zu den weitgehenden Differenzierungen in
der Entwicklung der verschiedenen Muskelgruppen und dabei einen deutlichen
Parallelismus feststellen können, insofern als der Ausbau des Cerebellums konform geht mit dem funktionellen Ausbau von Bewegungssynergien. „Es besteht
nämlich nicht eine Relation zwischen Lobulisierung des Cerebellums und dem
massalen Entwicklungsgrad bestimmter Unterteile des Muskelsystems, sondern
wohl eine solche zwischen ersterer und dem physiologischen Entwicklungsgrad bestimmter Muskelprovinzen". Unterscheidet man nämlich unter den verschiedenen
Funktionen die symmetrischen von den asymmetrischen, so entspricht in der
Tierreihe einer Entwicklung des Wurmes einer Ausbildung symmetrischer, einer
Entwicklung der Hemisphären eine solche der asymmetrischen Leistungen. Dies
zeigt sich auch noch beim Menschen, wo der besonderen Ausbildung der menschlichen Hemisphären eine besondere Ausbildung der Einzelbewegungen parallel
geht. Nach Jelgersma (1918) kommt es dabei aber nicht so sehr auf die Ausbildung asymmetrischer Bewegungen an, sondern mehr auf eine besondere Differenzierung der koordinatorischen Leistungen überhaupt, mit der die Entwicklung
der Hemisphären in Beziehung steht. Bolk stellt die funktionelle Gliederung
der Kleinhirnrinde wie folgt dar: „Der Lobus anterior enthält die Koordinationscentra für die Muskelgruppen des Kopfes (Augen, Zunge, Kaumuskeln,

mimische Muskeln) und überdies von Larynx und Pharynx; der Lobus simplex enthält jene für die Nackenmuskeln, der anschließende Lobus medianus posterior jene der symmetrischen Extremitätenbewegungen. In jedem der Lobuli ansiformis und paramediani erstreckt sich eines der paarigen Centra für die beiden Extremitäten. In dem restierenden Teil des Cerebellums finden sich die Koordinationscentra für die Rumpfmuskulatur". In den Lobuli ansiformis, die sich beim Menschen bedeutend ausgestaltet haben, sieht BOLK die Zentren der isolierten Extremitätenbewegungen, im Crus I der vorderen, im Crus II der hinteren Extremitäten, wobei nach ROTHMANN der mediale Abschnitt Bedeutung hat für die Adduktionsbewegung, der laterale für die Abductionsbewegung. Im Flocculus glaubt BOLK ein Schwanzzentrum erblicken zu dürfen.

Gerade letzterer Auffassung muß schon vom anatomischen Standpunkt widersprochen werden (KAPPERS). BARANYS Untersuchungen haben es wahrscheinlich gemacht, daß diesem Kleinhirnanteil großer Einfluß auf die Augenbewegungen zuzusprechen ist, wahrscheinlich vermittelst seiner Faserungen zum Vestibularisgebiet und zu den Augenmuskelkernen (KLIMOFF-WALLENBERGsche Fasern). Im übrigen aber hat die BOLKsche Lehre, sowohl in der Klinik wie im Tierexperiment, eine vielfache Bestätigung gefunden, wenigstens was die großen Linien angeht. Ich nenne hier nur als Autoren, die sich um diese Frage besonders verdient gemacht haben, folgende: VAN RIJNBERK, JELGERSMA, ROTHMANN und KATZENSTEIN, ANDRÉ-THOMAS und DURUPT, ROSSI und SIMONELLI, MILLS und WEISENBURG, BARANY, INGVAR, BRUN, KARPLUS, DUSSER DE BARENNE, WEISENBURG.

Im allgemeinen geht man ungefähr richtig, wenn man sich den menschlichen Körper in das flächenhaft ausgezogene Kleinhirn auf dem Bauche liegend projiziert vorstellt, und zwar so, daß Kopf, Hals und oberer Teil des Rumpfes auf dem Vermis superior und medius liegt und der untere Teil des Rumpfes auf dem Vermis inferior. Die beiderseits lateralwärts ausgebreiteten Extremitäten liegen auf den Kleinhirnhemisphären, wobei die oberen Extremitäten der Oberfläche der Kleinhirnhemisphären korrespondieren und die unteren Extremitäten der Unterfläche.

Wie wir uns speziell diese funktionelle Lokalisation im Kleinhirn zu denken haben, ist ungemein schwierig. INGVAR denkt sie sich im Sinne von Fallrichtungen. Er nimmt an, daß im Lobus anterior diejenigen Synergien reflektorisch beeinflußt werden, welche das Körpergleichgewicht bei Bewegung nach vorn erhalten, im Lobus posterior medianus dagegen die, welche das Körpergleichgewicht nach hinten regulieren. Im Lobus medius werden die Funktionen der Extremitäten beeinflußt und dabei wird ebenfalls die Gleichgewichtserhaltung des Körpers nach den Seiten hin bewirkt. Die vorderen Extremitäten sollen dabei vom vorderen Abschnitte des Lobus ansiformis, die hinteren Extremitäten von seinem hinteren Abschnitte und vom Lobus paramedianus beherrscht werden. BARANY spricht von einer Lokalisation nach Bewegungsrichtungen und hat dafür sein bekanntes Schema gegeben, das freilich — wie mir scheint mit Recht — nicht unwidersprochen blieb.

Die ganze Frage der funktionellen Lokalisation im Kleinhirn ist heute noch im Flusse. Ich bin mit den meisten Autoren, die sich in den letzten Jahren mit diesem Problem befaßt haben (DUSSER DE BARENNE, KARPLUS, GRAHAM-BROWN, MINGAZZINI, BRUN, GOLDSTEIN, MUSSEN, WEISENBURG u. a.) der Meinung, daß auch Klinik und Experiment für eine gewisse funktionelle Lokalisation im Kleinhirn sprechen; hierfür kann im allgemeinen wenigstens das BOLKsche Schema zur Basis dienen.

Literatur.

Morphologie und besonders Phylogenese.

Bolk, L.: Hauptzüge der vergleich. Anatomie d. Cerebellums der *Säugetiere*, mit besonderer Berücksichtigung d. menschlichen Kleinhirns. Monatsschr. f. Psychiatrie u. Neurol. Bd. 12, S. 1—337, 432—467. 1902. — Das Cerebellum der *Säugetiere*. Jena: Fischer 1906. — **Borowiecki:** Vergleichend-anatomische u. experimentelle Untersuchungen über das Brückengrau und die wichtigsten Verbindungen der Brücke. Monakows Arb. H. 5. 1911. — **Bradley, O. Charnock:** On the Development and Homology of the Mammalian Cerebellar Fissures. Journ. of Anat. and Physiol. Bd. 37. 1913. — **Brandis:** Untersuchungen über das Gehirn der *Vögel*. Das Kleinhirn. Arch. f. mikroskop. Anat. Bd. 43. 1894. — Das Kleinhirn der *Vögel* in seiner Beziehung zur Systematik. Journ. f. Ornithol. Bd. 44. 1894—96. — **Brouwer, B.:** Über das Kleinhirn der *Vögel* nebst Bemerkungen über das Lokalisationsproblem im Kleinhirn. Folia Neurobiologica Bd. 7. 1913. — **Brun:** Zur Kenntnis der Bildungsfehler des Kleinhirns. Schweiz. Arch. f. Neurol. u. Psychiatrie Bd. 1, 2, 3. 1917/1918. — **Brunner:** Die zentralen Kleinhirnkerne bei den *Säugetieren*. Arb. a. d. neurol. Inst. d. Wiener Univ. Bd. 12. 1919. — **Comolli:** Per una nuova divisione del cerveletto. Arch. do Anat. e di Embriol. Bd. 9. 1910. — Il cerveletto dei *Mammiferi* e la sua divisione. Rev. mensile di Sc. Nat. „Natura". Bd. 1. 1910. — Per una nuova divisione del cerveletto dei *mammiferi*. Arch. do Anat. e di Embriol. 1910. — **Edinger:** A preliminary Note on the Comperative Anatomy of the cerebellum. Brain. Bd. 29. 1906. — Vorlesungen über den Bau der nervösen Zentralorgane des Menschen und der Tiere Bd. 1 u. 2. 1911. — Über die Einteilung des Cerebellums. Anat. Anz. 1909. — Vorlesungen über den Bau der nervösen Zentralorgane. 7. Aufl. Leipzig: Vogel 1913. — Über die Einteilung des Cerebellums. Anat. Anz. Bd. 35. 1909. — **Flatau** und **Jacobson:** Handb. d. Anat. u. vergleichenden Anat. des Zentralnervensystems der *Säugetiere*. 1. Makroskopischer Teil. Berlin: S. Karger 1899. — **Franz:** Das Kleinhirn der *Teleostier*. Zool. Jahrb. Bd. 32. 1911. — **Gehuchten, A. van:** Le système nerveux de l'homme. 1893. — **Goldstein, K.:** Untersuchungen über das Vorderhirn und Zwischenhirn einiger *Knochenfische* nebst einigen Beiträgen über Mittelhirn und Kleinhirn derselben. Arch. f. mikroskop. Anat. Bd. 66. 1904. — Das Kleinhirn. Handb. d. norm. u. pathol. Physiol. Bd. 10, S. 1—96. 1927. — **Hammarberg, C.:** Atrophie und Sklerose des Kleinhirns. Nordiskt. Medicinskt Arkiv Bd. 22. 1890. — **Henle, J.:** Handb. d. Nervenlehre des Menschen. 2. Aufl. Braunschweig 1879. — **Herrick, C. J.:** Origin and evolution of the cerebellum (Ursprung und Entwicklung des Kleinhirns). Hull laborat. of Anat., Univ., Chicago. Arch. of Neurol. a. Psychiatry Bd. 11, Nr. 6, S. 621—652. 1924. — Laboratory notes from Denison University. 6 Illustrations of the Surface Anatomy of the Brain of certain *Birds*. Journ. of Comp. Neurol. Dec. 1893. — The Cerebellum of necturus and other urodele *amphibia*. Ebenda Febr. 1914. — The histogenesis of the cerebellum. Ebenda Bd. 5. 1895. — **van Hoevell:** The phylogenetic development of the cerebellar nuclei. Proc. of the Kon. Akad. van Wetensch. Amsterdam. 1916. — **Houser:** The neurones and supporting elements in the Brain of a *Selachian*. Journ. of Comp. Neurol. Bd. 11. 1901. — **Ingvar, Sven:** Zur Phylou. Ontogenese des Kleinhirns u. einem Versuch z. einheitl. Klärung der cerebell. Funktion u. Lokalisation. Journ. a. Fol. Neurobiol. Bd. 11, Nr. 2. S. 205—495. 1919. — **Jelgersma, G.:** Über den Bau des *Säugetierhirns*. Morphol. Jahrb. Bd. 15. 1899. — Drei Fälle von Cerebellar-Atrophie bei der *Katze:* nebst Bemerkungen über das cerebro-cerebellare Verbindungssystem. Journ. f. Psychol. u. Neurol. Bd. 23. 1917. — **Johnston:** The Brain of *Petromyzon*. Journ. of Comp. Neurol. Bd. 12. 1902. — **Kappers, C. U. Ariëns:** The structure of the *Teleostean* and *Selachian* Brain. Journ. of Comp. Neurol. Bd. 16. 1906. — Vergleichende Anatomie des Nervensystems Bd. 2. S. 625—768. Haarlem 1921. — Ders. und **Carpenter:** Das Gehirn von *Chimaera monstrosa*. Folio Neurobiologica Bd. 5. 1911. — Ders. und **Hammer:** Das Zentralnervensystem des *Ochsenfrosches* (*Rana catesbyana*). Psychiatr. en Neurol. bladen. Amsterdam 1918. — **Kölliker, A.:** Handb. der Gewebelehre des Menschen. Bd. 2: Nervensystem des Menschen und der Tiere. Leipzig 1896. — **Kuhlenbeck, H.:** Vorlesungen über das Zentralnervensystem der *Wirbeltiere*. VII. Kap.: Das Kleinhirn S. 171—194. Jena: Gust. Fischer 1927. — **Kuithan, K.:** Die Entwicklung des Kleinhirns bei den *Säugetieren*. Münch. med. Abh. 7. Reihe, 6. Heft. München 1895 oder Sitzungsber. d. Ges. f. Morphol. u. Physiol., München 1894 oder Inaug.-Diss. München: Lehmann 1895. — **Langelaan, J. W.:** On the Development of the external Form of the human Cerebellum. Brain. Bd. 42, S. 130—170. 1919. — **Löwy, R.:** Zur Frage der superfiziellen Körnerschichten und Markscheidenbildung des Kleinhirns. Ihre Beziehungen zum Lokalisationsproblem und zur Gehfähigkeit. Arb. a. d. Obersteiner Inst. Wien Bd. 18, S. 253 bis 293. 1910. — **Marburg, Otto:** Das Kleinhirn beim angeborenen Hydrocephalus. Ebenda Bd. 21. 1914. — **Sauerbeck:** Beiträge zur Kenntnis vom feineren Bau des *Selachierhirns*. Anat. Anz. Bd. 12. 1896. — **Schaper:** Zur Histologie des Kleinhirns der *Petromyzonten*.

Ebenda Bd. 16. 1889. — Zur feineren Anatomie des Kleinhirns der *Teleostier*. Ebenda Bd. 8. 1893. — Die morphologische und histologische Entwicklung des Kleinhirns der *Teleostier*. Ebenda Bd. 9. 1894 und Morphol. Jahrb. Bd. 21, 625—705. 1894. — The finer structure of the *Selachian* Cerebellum (*Mustelus vulgares*) as shown by chrome-silver preparation. Journ. of Comp. Neurol. Bd. 8. 1898. — **Schwalbe, G.:** Lehrbuch f. Neurologie. Hoffmanns Lehrbuch der Anatomie des Menschen. Erlangen 1881. — **Shimazono, J.:** Das Kleinhirn der *Vögel*. Arch. f. mikrosk. Anat. Bd. 80, Abt. 1. 1912. — **Smith, G. E.:** The Brain in the *Edentata*. The Transact. of the Linnean Soc. of London. 1899. — The primary subdivision of the *mammalian* Cerebellum. Journ. of Anat. a. Physiol. Bd. 36. 1902. — On the morphology of the Cerebellum. Ebenda Bd. 37. 1903. — **Strong, O. S.:** A case of hemicerebellar atrophy in a child. Proceed of the American Association of Anatomists, thirtieth session, at the University of Pensylvania, Philadelphia. 1913. — **Stroud:** The Mammalian Cerebellum. Part. I. The Development of the cerebellum in Man and the *cat*. Journ. of Comp. Neurol. Bd. 5. 1895. — **Tilney, Ev.:** Genesis of cerebellar functions. Arch. of Neurol. a. Psychiatry Bd. 9, S. 138—169. 1923. — Ders. and **Riley:** The form and functions of the central nervoussystem. New York: Paul B. Hoeber 1921. — **van Valkenburg:** Bejdrage tot de kennis eener lokalisatie in de menschelijke kleine hersenen. Nederlandsch tijdschr. v. geneesk. 1912. — **Voorhoeve, I. I.:** Over den bouw van de kleine hersenen der *Plagiostomen*. Academisch Proefschrift, Amsterdam 1917. — **Wallenberg, A.:** Neue Untersuchungen über den Hirnstamm der *Taube*, 1. und 2. Anat. Anz. Bd. 24. 1904. — Über die zentralen Endstätten des Nervus octavus der *Taube*. Ebenda Bd. 17. 1900. — Beiträge zur Kenntnis des Gehirns der *Teleostier* und *Selachier*. Ebenda Bd. 31. 1907. — **Weidenreich:** Die Cerebellarkerne der *Säuger*. Zeitschr. f. Morphol. u. Anthropol Bd. 1. 1899. — **Ziehen, Th.:** Makroskopische und mikroskopische Anatomie des Gehirns. Handb. d. Anat. d. Menschen. Herausgeg. v. K. v. Bardeleben. Lief. 10. Jena 1903. — Über die Furchen und Lappen des Kleinhirns bei *Echidna*. Monatsschr. f. Psychiatrie u. Neurol. Bd. 10, S. 143 bis 149. Berlin 1901.

Morphologie, besonders Ontogenese, Markreifung, Faserverbindungen und Einteilung.

André-Thomas: Le cervelet. Paris 1897. — **Anton, G.:** Über einen Fall von beiderseitigem Kleinhirnmangel. Wien. klin. Wochenschr. 1903. — Ders. und **Zingerle, H.:** Genaue Beschreibung eines Falles von beiderseitigem Kleinhirnmangel. Arch. f. Psychiatrie u. Nervenkrankh. Bd. 54, S. 58—75. — **Arndt, M.:** Zur Pathologie des Kleinhirns. Arch. f. Psychiatrie u. Nervenkrankh. Bd. 26, S. 404—429. 1894/95. — **Athias:** Recherch. sur l'histogénèse de l'écorce du cervelet. Journ. d. Anat. et Physiol. 1897. — **Auerbach, L.:** Das terminale Nervennetz in seinen Beziehg. zu d. Ganglienzellen d. Zentralorgane. Monatsschr. f. Psychiatrie u. Neurol. Bd. 6. 1899. — **Bakker, S. P.:** Atrophia olivo-ponto-cerebellaris. Zeitschr. f. d. ges. Neurol. u. Psychiatrie. Bd. 89, S. 213—246. 1924. — **Batten, F. E.:** Two cases of errested development of the nervous System in Children Brain. 1900. — **Bechterew:** Leitungsbahnen. 2. Aufl. 1899. — Über das Olivenbündel des zervikalen Teils vom Rückenmark. Neurol. Zentralbl. Bd. 1, S. 433—437. 1894. — Über die Bestandteile des Corpus restiforme. Arch. f. Anat. 1886. — Über d. Erregbarkeit einzeln. Faserbündel im Rückenmark neugeborener Tiere. Neurol. Zentralbl. Bd. 7. — **Beck, G. M.:** The cerebellar terminations of the spinocerebellar fibres of the lower lumbar and sacral segments of the cat. Brain Bd. 50, S. 60—98. 1927. — A case of aplasia of the Pons with hypoplasia of the cerebellum wird erscheinen im Archiv of Neur. and Psych. 1928. — **Beevor:** Die Kleinhirnrinde. Arch. f. Anat. u. Physiol. 1883. — **Belloni** u. **Stefani:** Contribut. à l'histogénèse de l'ecore cerebellaire. Arch. Ital. de biol. Bd. 11. 1889. — **Bergmann:** Untersuchungen an einem atrophischen Cerebellum. Zeitschr. f. rat. Med. III. Reihe, Bd. 11. 1861. — **Berkley, H. J.:** The cerebellar cortex of the *dog*. Baltimore 1893. — **Berliner:** Beiträge zur Histologie und der Entwicklung des Kleinhirns nebst Bemerkungen über die Funktiontüchtigkeit derselben. Arch. f. mikroskop. Anat. Bd. 66, S. 220—269. 1905. — **Besta:** Über die cerebro-cerebellaren Bahnen. Arch. f. Psychiatrie u. Nervenkrankh. Bd. 50, S. 323—448. 1912. — **Bing, R.:** Die Bedeutung der spino-cerebellaren Bahnen. Wiesbaden 1907. — La Localisation des lésions cérébelleuses. Rev. suisse de méd. 1911. — **Bolk, L.:** Das Cerebellum der *Säugetiere*. S. 1—337. Jena 1906. — **Borowiecki, St.:** Vergl. anat. und exper. Untersuchungen über das Brückengrau. v. Monakow, Arbeiten Bd. 5. 1911. — **Brouwer, B.:** Über Hemiatrophia neocerebellaris. Arch. f. Psychiatrie u. Nervenkrankh. Bd. 51, S. 539—577. 1913. — Über das Kleinhirn der *Vögel*. Folia Neurobiol. Bd. 7. 1913. — Anatomische Untersuchungen über das Kleinhirn des Menschen. Psychiatr. en Neurol. bladen. 1915. — Beitrag zur Kenntnis d. diffusen chronischen Kleinhirnerkrankungen. Neurol. Zentralbl. Bd. 3, S. 674—683. 1919. — Hypoplasia ponto-neocerebellaris. Psychiatr. en Neurol. bladen. 1924. — Ders. und **Coenen, L.:** Über die Oliva inferior. Journ. f. Psychiatrie u. Neurol. S. 201. 1919. — Untersuchungen über das Kleinhirn. Psychiatr. en Neurol. bladen S. 52—72. 1921. — **Brown, Graham**: On the effect of artificial stimulation of the red nucleus. Journ. of Psychiatry Bd. 49. 1914/15. — **Bruce, A.**: On the connections of the inferior olivary body. Proc. of the Roy. Soc. of Edinburgh Bd. 17. 1889/90. — Note on the upper terminations of the direct cerebellar and ascending anterolateral tracts. Brain. Bd. 21. 1891. — On the Flocculus. Ebenda S. 409. 1895. — **Brunner, H.**: Die zentralen Kleinhirnkerne bei den *Säugetieren*. Obersteiner Arbeiten Bd. 22, S. 200—277. 1919. — **Brun, R.**: Ein Fall von doppelseitigen Erweichungscysten im verlängerten Mark. v. Monakow, Arbeiten Bd. 6. 1912. — Zur Kenntnis der Bildungsfehler des Kleinhirns. Schweiz. Arch. f. Neurol. u. Psychiatrie S. 61 bis 123, 49—105, 13—88. 1917/18. — Die anatom. Grundlagen und der Aufbau der Bewegungen im zentralen Nervensystem. Ann. d. Schweiz. Ges. f. Balneol. u. Klimatol. 1923. — Das Kleinhirn: Anatomie, Physiologie u. Entwicklungsgeschichte. Neurol. u. psych. Abh. a. d. Schweiz. Arch. f. Neurol. u. Psych. H. 7, S. 1—77. 1927. — **Cajal** s. später. — **Cramer**: Zieglers Beitr. z. pathol. Anat. Bd. 11. 1892. — **Déjérine, J.**: Anatomie des centres nerveux II. Le cervelet. S. 436—720. Paris 1901. — Ders. und **André-Thomas**: Atrophie olivo-ponto-cerebelleuse. Iconogr. de la Salpètrière. 1900. — **Demole, V.**: Structure et connexions des noyaux dentelés du cervelet. Schweizer Arch. f. Neur. u. Psych. Bd. 21, H. 1, S. 73—110. 1927. — **Denissenko**: Zur Frage über den Bau der Kleinhirnrinde bei versch. Klassen von *Wirbeltieren*. Arch. f. mikroskop. Anat. Bd. 14. — **Dogiel**: Die Nervenelemente im Kleinhirn der *Vögel*. Arch. f. mikroskop. Anat. Bd. 47. 1896. — **Economo** und **Karplus**: Zur Anatomie und Physiologie des Mittelhirns. Arch. f. Psychiatrie u. Nervenkrankh. Bd. 46, S. 275—376. 1910. — **Edinger, L.**: Bau der nervösen Zentralorgane. 8. Aufl. 1908 und 1911. — Über Einteilung des Cerebellums. Anat. Anz. 1910. — Über das Kleinhirn und den Statotonus. Zentralbl. f. Physiol. Bd. 26. — **Ernst, P.**: Eine Mißbildung des Kleinhirns. Zieglers Beitr. z. pathol. Anat. Bd. 17. — Die Mißbildungen des Nervensystems. Jena 1909. — **Essik, C. R.**: The corpus ponto-bulbare. Americ. Journ. of Anat. Bd. 7. 1907. — **Fischer**: Eine interessante Hemmungsbildung des kleinen Gehirns. Arch. f. Psychiatrie u. Nervenkrankh. Bd. 5. 1875. — **Flatau** und **Jacobson**: Handbuch d. Anat. des Zentralnervensystems der *Säugetiere*. Berlin: Karger 1899. — **Fuse, G.**: Die innere Abteilung des Kleinhirnstiels. v. Monakow, Arbeiten Bd. 6, S. 29—267. 1912. — Über die Striae am Boden des 4. Ventrikels. Neurol. Zentralbl. Bd. 3. 1912. — **Gerlach**: Beiträge zur Strukturlehre der Windungen des Kleinhirns. Erlangen 1858. — **v. Haller, A.**: Mém. sur la nature sensible et irritable des parties du corps animal. (Zitiert nach ANDRÉ-THOMAS.) Lausanne 1755. — **Hammarberg, C.**: Atrophie und Sklerose des Kleinhirns. Nord. Med. Arkiev. 1890. — **Hayashi, M.**: Einige wichtige Tatsachen aus der ontogenetischen Entwicklung des menschlichen Kleinhirns. Dtsch. Zeitschr. f. Nervenheilk. Bd. 81, S. 74—82. 1924. — **Held, H.**: Beiträge zur feineren Anatomie des Kleinhirns und des Hirnstammes. Braunes Arch. f. Anat. 1893. — **Herrick, C. J.**: Illustrations of the architectonic of the Cerebell. Journ. of Comp. Neurol. 1891. — **Hess**: De cerebelli gyror. textur. disquisit. Microscop. Diss. Dorpat 1858. — **His, W.**: Die Neuroblasten und deren Entstehung im embryonalen Mark. Abh. d. math.-phys. Klasse d. kgl. sächs. Ges. d. Wiss. Bd. 15. 1890. — **Hochstetter**: Beiträge zur Entwicklungsgeschichte des menschlichen Gehirns Bd. 1. Wien 1919. — **Hoesel**: Beitr. z. Markscheidenentwicklung. Monatsschr. f. Psychiatrie u. Neurol. Bd. 6, S. 161. 1899; Bd. 7, S. 265, 345. 1900. — **Holmes, G.**: An attempt to classify cerebellar disease with Note on Marie's Hereditary cerebellar Ataxia. Brain. 1907. — Ders. und **Stewart**: On the connections of the inferior olivas. Brain. 1908. — **Horsley, V.** and **Clarcke**: The strukture and fonctions of the cerebellum. Brain. 1908. — **Jelgersma, G.**: Drei Fälle von Cerebellaratrophie b. d. *Katze*. Journ. f. Psychiatrie u. Neurol. Bd. 24. — **Ingvar, Sven**: Zur Phylo- und Ontogenese des Kleinhirns. Folia Neurobiol. Bd. 11, S. 205—495. 1919. — **de Jong, H.**: Über Arhinencephalie mit Hypertrophien im Gehirn. Zeitschr. f. d. ges. Neurol. u. Psychiatrie Bd. 108, H. 5, S. 734—771. 1927. — **Kappers, C. U. Ariëns**: Die vergleichende Anatomie des Nervensystems der *Wirbeltiere* und des Menschen. Bd. 2, S. 625—768. Haarlem 1921. — **Klimoff, J.**: Über die Leitungsbahnen des Kleinhirns. Arch. f. mikroskop. Anat. 1901. — **Kölliker**: Entwicklungsgeschichte des Menschen und der höheren Tiere. Bd. 2. — **Kononowa, E.**: L'Atrophie croisée du cervelet. Thése. Paris 1912. — **Kupffer, v.**: Die Morphogenie des Centralnervensystems. Handb. d. vergl. u. exper. Entwickl. d. *Wirbeltiere*. II, 3. Teil. Jena: Fischer 1906. — **Lahousse**: Recherches sur ontogenese du cervelet. Arch. de biol. I, VIII. 1888. — **Langelaan, J. W.**: On congenital ataxia in a *cat*. Verhandel. d. koninkl. akad. v. wetensch. te Amsterdam (Naturwiss. Abt.) Bd. 13. 1908. — On the development of the external form of the human cerebellum. Brain. Bd. 42, S. 130—170. 1919. — **Lannois**: Atrophie unilaterale du cervelet. Arch. de Neurol. 1890. — Ders. et **Paviot**: Lésions histologiques de L'écorce du cervelet. Nouv. Inconogr. Salpêtrière. 1909. — **Lejonne** et **Lhermitte**: Atrophie olivo-rubro-cerebellaire. Ebenda Bd. 22, S. 605. 1909. — **Lewandowsky, M.**: Untersuchungen über die Leitungsbahnen des Truncus cerebri. Jena: Fischer 1904. — Fall von Ponsherd. Monatsschr.

f. Psychiatrie u. Neurol. Bd. 17. 1905. — **Löwe:** Anatomie und Entwicklung des Nervensystems. Leipzig 1880. — **Löwy:** Zur Frage der superfiz. Körnerschicht u. Markscheidenbildung des Kleinhirns. Obersteiners Arb. a. d. Wiener neurol. Inst. Bd. 18, S. 253—293. 1910. — Über die Faseranatomie u. Physiol. der Fovea vermicularis Ebenda Bd 21, S. 359. 1916. — **Lugaro, E.:** Sull. conness. tra gli elementi dell. cortecc. cerebell. 1894. — Sulla istogenesi dei granuli della corteccia cerebellare. Monit. coll. ital. t. v. nos. Bd. 6 u. 7. 1895. — Über die Histogenese der Körner der Kleinhirnrinde. Anat. Anz. Bd. 9, S. 23. — **Lui, A.:** Sullo sviluppo dell. cortecc. cerebell. 1896. — Quelqu. observat. sur le dével. histolog. de l'écore cérébell. par rapp. à la faculté de se ten. deb. et de march. Arch. ital. de biol. Bd. 21. 1894. — **Luna, E.:** Contribusperiment. — alla conoscenza delle vie di proiesione del cerveletto. Rich. Labor. Univ. Roma Bd. 13. 1907. — Studio sulle localizzazioni cerebellari. Riv. di patol. nerv. e ment. Bd. 13. 1918. — **Mac Nalty, S.** and **Horsley:** On the cervical spino-bulbar and spino-cereballar tracts. Brain. 1909. — **Marburg, O.:** Das Kleinhirn beim angeborenen Hydrocephalus. Obersteiners Arbeiten Bd. 21, S. 213—256. 1914. — Die Anatomie des Kleinhirns. Dtsch. Zeitschr. f. Nervenheilk. Bd. 81. 1924. — Entwicklungsgesch., makrosk. u. mikrosk. Anatomie des Kleinhirns. In: Alexander-Marburgs Handbuch der Neurol. des Ohres. Urban u. Schwarzenberg 1924. S. 175—326. — **Masuda, N.:** Über das Brückengrau des Menschen. v. Monakows Arbeiten Bd. 9. 1914. — **Menzel:** Beitr. z. Kenntnis der hereditären Ataxie und Kleinhirn-Atrophie. Arch. f. Psychiatrie u. Nervenkrankh. Bd. 22, S. 160. 1891. — **Mingazzini, G.:** Sul decorso delle vie cerebro-cerebellari. Riv. di patol. nerv. Bd. 13. 1908. — Klinischer und pathol.-anat. Beitrag zum Studium der Kleinhirnatrophien d. Menschen. Monatsschr. f. Psychiatrie u. Neurol. Bd. 16. 1909. — Ders. und **Polimanti:** Anat.-physiol. Beitrag zum Studium der Groß- und Kleinhirnbahnen. Monatsschr. f. Psychiatrie u. Neurol. Bd. 25, S. 135—261. 1909. — Ders. und **Giannuli:** Klinischer u. path.-anatomischer Beitrag z. Studium der Aplasiae cerebro-cerebellospinales. Zeitschr. f. d. ges. Neurol. u. Psychiatrie Bd. 90, H. 3/5, S. 521—572. 1924. — **Miskolczy, D.:** Zur Markscheidenentwicklung d. Rautenhirns. Schaffer, Hirnpathol. Beiträge Bd. 3, S. 330—351. 1923. — **v. Monakow, C.:** Experiment. Beitrag zur Kenntnis des Corpus restiforme. Arch. f. Psychiatrie u. Nervenkrankh. Bd. 14, S. 1—16. 1883. — Experiment. und path.-anat. Untersuchungen über die Haubenregion usw. nebst Beiträgen zur Kenntnis früherworbener Groß- und Kleinhirndefekte. Ebenda Bd. 67. 1895. — Über d. Mißbildg. d. Centralnervensystems. Ergebn. d. allg. Pathol. u. pathol. Anat. Bd. 6. 1899. — Gehirnpathologie. II. Aufl. Wien 1905. — Über eine bis jetzt noch nicht beschriebene Mißbildung des Kleinhirns. Neurol. Zentralbl. Bd· 31, S. 1472. 1912. — **Naito:** Arb. a. d. neurol. Inst. d. Wiener Univ. Bd. 24, S. 253—281. 1923. — **Neuburger** und **Edinger:** Einseitiger, fast totaler Mangel des Cerebellum. Berlin. klin. Wochenschr. H. 5, S. 100 bis 103. 1898. — **Obersteiner, H.:** Anleitung zum Studium der nervösen Zentralorg. Wien 1912. — Beiträge zur Kenntnis des feineren Baus der Kleinhirnrinde. Wiener Akad. d. Wissensch. 1869. — Ein Kleinhirn ohne Wurm. Obersteiners Arbeiten Bd. 21, S. 124—136. 1914. — **Olmer:** Sur l'histogénèse des cellules de PURKINJE du cervelet chez le *mouton,* le *chat* et le *cobaye.* Cpt. rend. des séances de la soc. de biol. 1899. — **Otto:** Ein Fall von Verkümmerung des Kleinhirns. Arch. f. Psychiatrie u. Nervenkrankh. Bd. 4, S.730. 1874. — **Oudendal:** Über den Zusammenhang der Ausläufer der Korbzellen mit den Zellen von PURKINJE in der Rinde des Kleinhirns. Psychiatr. en neurol. bladen. Amsterdam 1912. — **Popoff:** Über die Histogenese der Kleinhirnrinde. Biol. Zentralbl. Bd. 15. 1895. — **Redlich:** Diffuse Kleinhirnsklerose. Wien. klin. Wochenschr. 1896. — **Riese, W.:** Über die Markreifung im Kleinhirn. Zeitschr. f. d. ges. Neurol. u. Psychiatrie Bd. 94. H. 5, S. 629 bis 638. 1925. — **van Rijnberk, G.:** Tentativi di localizzazioni funzionali del cerveletto. Arch. di fisiol. Bd. 1 u. 2. 1904. — Die neueren Beiträge z. Anat. u. Physiol. d. Kleinhirns d. *Säuger.* Folia neurobiol. Bd. 1. 1908. — Das Lokalisationsproblem im Kleinhirn. Ergebn. d. Physiol. v. Asher-Spiro Bd. 7. — Weitere Beiträge z. Lokalisationsproblem im Kleinhirn. Ebenda Bd. 12. 1913. — De jongste Bijdragen en Inzichten aangande de Verrichtingen der kleine Hersenen. Nederlandsch tijdschr. v. geneesk. 1924. — **Saito:** Experim. Untersuchungen über die inneren Verbindungen d. Kleinhirnrinde usw. Oersteiners Arbeiten Bd. 23, S. 74. 1922 u. Bd. 24, S. 77—84. 1923. — **de Sanctis, Sante:** Untersuchungen über den Bau und die Markscheidenentwicklung des menschlichen Kleinhirns. Monatsschr. f. Psychiatr. u. Neurol. Bd. 4, S. 270—284 u. 237—246. 1898. — **Schaffer, K.:** Der Kleinhirnanteil der Pyramidenbahn. Zeitschr. f. d. ges. Neurol. u. Psychiatrie Bd. 27. — Gibt es eine cerebello-olivräe Bahn? Ebenda Bd. 30, S. 70—83. 1915/16. — **Schaper, A.:** Die frühesten Differenzierungsvorgänge im Zentralnervensystem. Arch. f. Entwicklungsmech. d. Organismen Bd. 5, S. 81—132. 1897. — **Shuttleworth:** Defektive Cerebellum. Brit. Med. Journ. 1885. — **Simonelli, G.:** Contributo alle conoscenza delle localizzazioni cerebellari. Riv. di patol. nerv. e ment. Bd. 19. 1914. — Sulle funzione dei lobi medi del cerveletto. Arch. di fisiol. Bd. 19. 1921. — Vérification anatomique de cervelets opérés de destruction du lobus post. Rev. neurol. Bd. 31. 1924. — **Spitzer, A.:** Anatomie u. Physiologie der zentralen Bahnen des Vestibularis. Obersteiners Arbeiten Bd. 25. 1924. — **Sternberg:** Vollständiger Defekt des Kleinhirns. Verhandl. d. dtsch. pathol. Ges. Straßburg 1914. — **Strasser:** Alte und neue Probleme der entwicklungsgeschichtlichen Forschung des Zentralnervensystems. Merkel-Bonnet 1891. — **Strong, O. S.:** A case of unilateral cerebellar agenesia. Journ. of Comp. Neurol. 1915. S. 361—390. — **Tintemann, W.:** Beitrag zur Kenntnis der Kleinhirnagenesie. Arch. f. Psychiatrie u. Nervenkrankh. Bd. 57, S. 417—432. 1915. — **Uemura, H.:** Pathol.-anat. Untersuchungen über die Verbindungsbahnen zwischen dem Kleinhirn und dem Hirnstamm. Schweiz. Arch. f. Neurol. u. Psychiatrie Bd. 1. 1917. **van Valkenburg, C. T.:** Bijtrage tot de kennis eeiner lokalisatie in de menschelijke kleine hersenen. Nederlandsch tijdschr. v. geneesk. 1912. — **Vejas, P.:** Verbindungsbahnen des Kleinhirns. Arch. f. Psychiatrie u. Nervenkrankh. Bd. 16, S. 200—214. 1885. — **Vignal:** Rech. sur le developp. des elements des Couch. cortic. du cerv. et du cervelet chez l'homme et le *mammifères*. Arch. de physiol. 1888. — **Villaverde, J. M.:** Las dégeneraciones secund. consecutivas a lesiones exp. del cerebelo. Trabajos del laborat. de investig. biol. de la univ. de Madrid Bd. 18. 1920. — **Vogt, H.:** Über die Anatomie mikrozephaler Mißbildungen. v. Monakows Arbeiten Bd. 1. 1905. — Ders. und **Astwazaturow:** Über angeborene Kleinhirnerkrankungen. Arch. f. Psychiatrie u. Nervenkrankh. Bd. 49, S. 76—203. 1912. — **Vogt, O.:** Die myelogenetische Gliederung des Cortex cerebelli. Journ. f. Psychol. u. Neurol. Bd. 5, S. 235—250. 1905. — **Wallenberg:** Anatomischer Befund in einem als akute Bulbäraffektion beschriebenen Falle. Ebenda Bd. 34, S. 923—959. 1901. — **Winkler, C.:** Anatomie du système nerveux. II. Haarlem 1921 u. III. 1927. S. 108—367. — A case of olivopontine cerebellar Atrophie. Schweiz. Arch. f. Neurol. u. Psychiatrie Bd. 13, S. 684. 1923.

Mikroskopische Anatomie.

Addison, W.: The development of the Purkinje cells and of the cortical layers in the cerebellum of the *albino Rat*. Journ. of Comp. Neurol. Bd. 21, S. 459. 1911. — Development of the central masses of the cerebellum. Folia neurobiol. Bd. 8, S. 43. 1914. — **Agadschinianz:** Über die Kerne des menschlichen Kleinhirns. Abh. d. k. preuß. Akad. d. Wiss. 1911. — **André-Thomas:** Le cervelet. In: Nouveau Traité de Médécine Bd. 19, S. 757—1016. Masson et Co. 1925. — Cerebellar Functions. 1912. — **Anton** und **Zingerle:** Genaue Beschreibung eines Falles von beiderseitigem Kleinhirnmangel. Arch. f. Physiol. u. Neurol. Bd. 54, S. 8. 1914. — **Athias:** Recherches sur l'histogenèse de l'ecorce du cervelet. Journ. de l'anat. et de la physiol. norm. et pathol. 1897. — **Azoulay:** Quelques particularités de la structure du cervelet chez l'enfant. Soc. de l'anat et soc. de biol. 1894. — **Barány, R.:** Untersuchungen über die Funktion des Flocculus beim *Kaninchen*. Jahrb. d. Psychiatrie u. Neurol. Bd. 36, S. 1. 1914. — **Bazilewsky:** Degenerescence descedante recente consecutive a la section du peduncule cerebelleux posterieur. Rev. neurol. Bd. 4, S. 286. 1896. — **v. Bechterew:** Über die innere Abteilung des Strickkörpers und den VIII. Hirnnerven. Neurol. Zentralbl. Bd. 6, S. 145. 1885. — Über die Schleifenschicht. Ebenda Bd. 4, S. 356. 1885. — Zur Frage über die Striae medullares des v' rlängerten Markes. Ebenda Bd. 11, S. 297. 1892. — Zur Anatomie der Schenkel des Kleinhirns. Ebenda Bd. 4, S. 121. 1885. — Über eine bisher unbekannte Verbindung der großen Oliven mit dem Großhirn. Ebenda Bd. 4, S. 194. 1885. — Zur Frage über den Ursprung des Hirnnerven und über die physiologische Bedeutung des N. vestibularis. Ebenda Bd. 6, S. 193. 1887. — Die Leitungsbahnen von Gehirn und Rückenmark. 2. Aufl. Leipzig 1899. — **Beck, G. M.:** The Cerebellar Terminations of the Spino-Cerebellar Fibres of the Lower Lumbar and Sacral Segments of the *cat*. Brain. Bd. 50, S. 60—98. 1927. — **Belloni:** Contribuzione all'istologia del cerveletta. Atti dell'Acad. di Ferrara. 1883. — Ders. et **Stefani:** Contribution à l'étude de l'histologenèse de l'écorce cérébelleuse. Arch. de ital. biol. Bd. 11. 1889. **Bergman, R. A. M.:** De Cellen van HORTEGA en hunne kleuring. Amsterdam: H. J. Paris 1927. S. 1—112. — **Berkley:** The cerebellar cortex of the *dog*. Johns Hopkins hosp. Reports N. 4, 5, 6, Baltimore 1893. — **Berliner:** Beiträge zur Histologie und Entwicklungsgeschichte des Kleinhirns. Arch. f. mikroskop. Anat. Bd. 66. 1905. — **Besta:** Über die cerebrocerebellaren Bahnen. Arch. f. Psychiatrie u. Nervenkrankh. Bd. 50, S. 323. 1913. **Bethe:** Über Neurofibrillen in den Ganglienzellen von *Wirbeltieren*. Arch. f. mikroskop. Anat. Bd. 55, S. 513. 1900. — **Biach:** Zur normalen und pathologischen Anatomie der äußeren Körnerschicht des Kleinhirns. Arb. a. d. neurol. Inst. d. Wiener Univ. Bd. 18, S. 13. 1910. — **Bianchi:** Sulle vie di connessione del cerveletto. Arch. di Anat. e embriol. Bd. 2, S. 426. 1903. — **Biedl:** Absteigende Kleinhirnbahnen. Neurol. Zentralbl. Bd. 14, S. 434, 493. 1895. — **Bielschowsky** und **Wolff:** Zur Histologie der Kleinhirnrinde. Journ. f. Psychol. u. Neurol. Bd. 4, S. 1—23. 1904. — **Bielschowsky, M.:** Die histologische Seite der Neuronlehre. Ebenda Bd. 5. 1905. — Ders. und **Rose, M.:** Nachweis oxyd. u. reduz. Gewebsfermente f. Lokalisationsfragen des Gehirns. Journ. f. Psychiatrie u. Neurol. Bd. 33. S. 73—83. 1927. — **Bing:** Die Bedeutung d. spinocerebellaren Systeme. Wiesbaden 1907.

— **Blake:** The roof and lateral Recessus of the fourth Ventricle. Journ. of comp. Neurol. Bd. 10, S. 79. 1900. — **Bolk:** Das Cerebellum der*Säugetiere.* S. 1—337. Jena: G. Fischer 1906. — **Bradley:** Neuromeres of the Rhombencephalon of the *Pig.* Rev. of Neurol. a. Psychiatry Bd. 2, S. 625. 1904. — The mammalian cerebellum. Journ. of Anat. a. Physiol. Bd. 39, S. 99. 1905. — On the development and homology of the mammalian recebellar fissures. Ebenda Bd. 37, S. 112. 1903. — **Bromann:** Normale und abnorme Entwicklung des Menschen. Wiesbaden: Bermann 1911. — **Brouwer:** Über Hemiatrophia neocerebellaris. Arch. f. Psychiatrie u. Neurol. Bd. 51, S. 539—577. 1913. — Anatomische Untersuchungen über das Kleinhirn des Menschen. Psychiatr. en neurol. bladen Bd. 19, S. 104. 1915. — Ders. und **Coenen:** Über die Oliva inferior. Journ. f. Psychiatrie u. Neurol. Bd. 25, S. 52 bis 72. 1920. — Untersuchungen über das Kleinhirn. Psychiatr. en neurol. bladen Bd. 25, S. 201. 1921. — **Bruce:** On the connections of the inferior olivary body. Proc. of the Roy. Soc. of Edinburgh Bd. 17, S. 23. 1889/90. — On the dorsal or so called sensory nucleus of the glossopharyngeal nerve. Brain Bd. 21, S. 383. 1898. — **Brun:** Zur Kenntnis der Bildungsfehler des Kleinhirns. Schweiz. Arch. f. Neurol. u. Psychiatrie Bd. 1, S. 61. 1917; Bd. 2, S. 48. 1918. — Das Kleinhirn. Anatomie, Physiologie u. Entwicklungsgeschichte. Neurol. u. psychiatr. Abh. a. d. Schweiz. Arch. 1927. H. 7, S. 1—77. — **Brunner:** Zur Kenntnis der unteren Olive bei den *Säugetieren.* Arb. a. d. neurol. Inst. d. Wiener Univ. Bd. 22, S. 113. 1919. — Die zentralen Kleinhirnkerne bei den *Säugetieren.* Ebenda S. 200—277. —
Cajal, Ramón y: Estructura de los centros nerviosos de las *aves.* Rev. trimestr. de histol. 1888. Nr. 1 u. 2. — Sobre las fibras nerviosas de la capa granulosa del cerebelo. Ebenda 1889. Nr. 4. — Sur l'origine et la direction des expansions nerveuses de la couche moléculaire du cervelet. Internat. Monatsschr. f. Anat. u. Physiol. Bd. 5. 1889. — Sobre ciertos elementos bipolares del cerebro joven y algunos delalles mas acerca del crecimiento y evolucion de las fibras cerebellosas. Gacet. sanitaria. Madrid 1890. — Journ. internat. d'anat. et de physiol. Bd. 7, H. 2. 1890. — Estructura del cerebello de los peces. Gaz. sanit. de Barcelona. 1890. — A propos de certains elements bipolaires du cervelet etc. Internat. Monatsschr. f. Anat. u. Physiol. Bd. 7, 1890. — Sur les fibres nerveuses de la couche granuleuse du cervelet etc. Trav. du Lab. de rocher. biol. Bd. 7. 1890. — El encéfalo de los *reptiles.* Barcelona, Sept. 1891. — Algunas contribuciones al conocimiento de los ganglios del encéfalo: VI. Conexiones distantes de las cellulas de PURKINJE. Anal. de la soc. espan. de histor. natural. II. Serie, Bd. 3. 1894. — Croonian. Lecture. London 1894. — Algunas contribuciones al conocimiento de los ganglios del encéfalo: II. Ganglios cerebellosos. Anal. de la socied. espan. d. historio natural. Aug. 1894. — Les nouvelles idées sur la structure du systeme nerveux, traduction francaise du Dr. AZOULAY. Paris 1894. — Notas preventivas sobre la estructura del encéfalo de los teleosteos. Anal. de la socied. espan. de histor. natural. Bd. 23. 1894. — Apuntes para el estudio del bulbo raquideo, cerebello etc. Ebenda Febr. 1895. — Apuntes para el estudio del bulbo raquideo. Madrid 1895. — Apuntes para el estudio del bulbo raquideo etc. III. Nucleo rojo y region de la calota. Anal. de la soc. espan. d. histor. natural 1895. S. 100. — Beitrag zum Studium der Medulla oblongata, des Kleinhirns usw. Leipzig 1896. — El azul de metileno en los centros nerviosos. Rev. trimestr. microgr. Bd. 1. 1896. — Pequenas comunicaciones tecnicas. Ebenda 5. 1900. — Studien über die Hirnrinde des Menschen. Leipzig: Ambr. Barth 1902. — Un sencillo metodo de coloracion selectiva del reticulo protoplasmico etc. Trabajos del laborat. de investig. biol. de la univ. de Madrid Bd. 2, S. 167. 1903. — La doble via descendente del pedunculo cerebelloso superior. Ebenda Bd. 2. 1903. — Textura del sistema nervioso del hombre y *vertebrados.* Ebenda Bd. 2, 1. Partie. 1904. — Las cellulas estrelladas de la capa molecular del cerebello etc. Ebenda Bd. 4, S. 37—47. 1905. — Quelques formules de fixation destinées a la methode an nitrate d'argent. Trav. du laborat. de recher. biol. Bd. 5. 1907. — Los ganglios centrales del cerebello de las aves. Trabajos del laborat. de investig. biol. de la univ. de Madrid 1908. H. 4. — Les conduits de GOLGI-HOLMGREN du protoplasma nerveux et le réseau pericellulaire de la membrane. Ebenda 1908. — Las formulas del proceder del nitrato de plata reducido y sus effectos sobre los factores integrantes de las neuronas. Ebenda Bd. 8. 1910. — Histologie du Systeme nerveux de l'homme et des *vertebres.* Bd. 2. Paris 1911. Le cervelet S. 1—152. — Sobre ciertos plexos pericullares de la capa de los granos del cerebello. Trabajos del laborat. de investig. biol. de la univ. de Madrid Bd. 10. 1912. — Contribution al conocimiento del neuroglia en el cerebro humano. Ebenda Bd. 2. 1913. — Estudios sobre la degeneracion y regeneracion del systema nervioso. Ebenda Bd. 2. 1914. — El proceder del oro-sublimado para la coloracion de la neuroglia. Ebenda Bd. 14. 1916. — Algunas consideraziones sobre la mesoglia. Ebenda Bd. 18. 1920. — Una modificacion del metodo de BIELSCHOWSKY para la impregnacion de la neuroglia comun y mesoglia y algunos consejos acerca de la tecnica del oro-sublimado. Ebenda 1920. — Una formula de impregnación argentica especialmente aplicable a los cortes del cerebello etc. Ebenda Bd. 19, S. 71—87. 1921. — Contribution à la connaissance de la névraglia cérébrale et cérébelleuse dans la paralysie générale progressive. Trav. du laborat. de recherch. biol. Madrid

1925. — Über Gliaveränderungen bei der Paralyse. Zeitschr. f. Neurol. u. Psychiatrie 1926. — Sur les fibres mousseuses et points douteux de la texture de l'écorce cérébelleuse. Trav. du laborat. de recherch. biol. Bd. 24, S. 215—251. 1926. — Ders. und **Illera**: Quelques nouveaux details sur la structure de l'écorce cérébelleuse. Ebenda Bd. 5, H. 1/2, S. 71—87. 1907. — **Calleja**: Histogenesis de los centros nerviosos. Thesis. Madrid 1896. — **de Castro, F.**: Technique por la coloration du système nerveux quand il est pourvu de ses étuis osseux. Trav. du laborat. de recherch. biol. Bd. 23. 1925. — **Catois**: Sur l'histologie et l'anatomie microscopique de l'encephale chez les *poissons*. Caen 1899. — Recherches histologiques sur les voies olfactives et sur les voies cérébelleuses chez les *téléostéens* et les *sélaciens*. Cpt. rend. de l'assoc. franc. p. l'avancement des sciences. Congres de Boulogne-sur-Mer 1901. — **Clarcke, R. H.** und **Horsley, V.**: On the intrinsic fibres of the cerebellum, its Nuclei and its efferent tracts. Brain. Bd. 28, S. 13. 1905. — **Comolli**: Il cervelletto dei *mammiferi* e la sua divisione. Rev. mensile di sc. nat. „Natura" Bd. 1. 1910. — Per una nuova divisione del cerveletto dei *mammiferi*. Arch. d. Anat. u. Embriol. Bd. 9, S. 247. 1910. — **Craigie, E. Home**: Notes on the Morphology of the mossy fibres in some *birds* and *mammals*. Trav. du laborat. de recherch. biol. de l'Univ. de Madrid Bd. 24, S. 319—330. 1926. — **Crevatin**: Über die Zellen von Fusari und Ponti im Kleinhirn von *Säugetieren*. Anat. Anz. Bd. 14. 1898. — **Darkschewitsch** und **Freud**: Über die Beziehungen des Strickkörpers zum Hinterstrang und Hinterstrangskern. Neurol. Zentralbl. Bd. 5, S. 121. 1886. — **Déjérine**: Anatomie des centres nerveux. I u. II. Paris: Rueff et Cie. 1895, 1901. — Sur les connexions du noyau rouge avec la coricalité cerebrale. Bull. de la soc. de biol. März 1895. — **Denissenko**: Zur Frage über den Bau der Kleinhirnrinde bei den verschiedenen Klassen von *Wirbeltieren*. Arch. f. mikroskop. Anat Bd. 14, H. 2. 1877. — **Dogiel**: Die Nervenelemente im Kleinhirn der *Vögel* und *Säugetiere*. Ebenda Bd. 48. 1896. — **Duret**: Sur la distribution des arteres nouricières du Bulbe rachidien. Ann. de phys. norm. Bd. 5, S. 97. 1873. — **Dusser de Barenne**: Die Funktionen d. Kleinhirns. Handb. d. Neurol. d. Ohres Bd. 1, S. 589 bis 672. 1924. — **Economo** und **Karplus**: Zur Physiologie und Anatomie des Mittelhirns. Arch. f. Psychiatrie u. Nervenkrankh. Bd. 46, S. 275. 1910. — **Edinger**: Anatomische u. vergleichend anatomische Untersuchungen über die Verbindung der sensorischen Hirnnerven mit dem Kleinhirn. Neurol. Zentralbl. Bd. 18, S. 914. 1899. — Über die Ursprungsverhältnisse des Acusticus und die direkte sensorische Kleinhirnbahn. Ebenda Bd. 5, S. 286. 1886. — Über die Einteilung des Cerebellum. Anat. Anz. Bd. 35, S. 319. 1909. — Über das Kleinhirn und den Statotonus. Dtsch. Zeitschr. f. Nervenheilk. Bd. 45, S. 300. 1912. — **Essik**: The development of the nuclei pontis and the nucleus arcuatus in man. Americ. Journ. of Anat. Bd. 13, S. 2. 1912. — The corpus pontobulbare a hitherto undescribed nuclear mass in the human hind braun. Ebenda Bd. 7, S. 119. 1907. — On the embryology of the corpus pontobulbare and its relation to the development of the pons. Anat. Record Bd. 3, S. 254. 1909. — **Estable**: Notes sur la structure comparative de l'écorce cerebelleuse, et dérivées physiologiques possibles. Trav. du laborat. de recherch. biol. de l'univ. de Madrid Bd. 21, S. 169—256. 1923. — **Falcone**: La corteccia del cerveletto. Napoli 1893. — **Fananas**: Contribucian al estudio de la neuroglia del cerebelo. Trabajos del laborat. de investig. biol. de la univ. de Madrid 1916. — **Ferrier** and **Turner**: A record of experiments illustrative of the symptoms and degenerations following lesions of the cerebellum and its peduncles. Proc. of the Roy. Soc. of London Bd. 185. 1894. — **Flatau-Jacobson**: Handbuch d. Anatomie und vergleichenden Anatomie des Zentralnervensystems der *Säugetiere*. I. Makroskop. Teil. Berlin: Karger 1899. — **Flechsig**: Anatomie des menschlichen Gehirns und Rückenmarks. Bd. 1. Leipzig: Thieme 1920. — **Forel**: Einige anatomische Untersuchungen. Tagebl. d. 54. Vers. dtsch. Naturforsch. u. Ärzte zu Salzburg 1881. — **Gans, A.**: Beitrag zur Kenntnis d. Aufbaues des Nucleus dentatus aus zwei Teilen, namentlich auf Grund v. Untersuchungen mit der Eisenreaktion. Zeitschr. f. d. ges. Neurol. u. Psychiatrie Bd. 113, H. 3/5, S. 750—755. 1924. — Die Darstellung des Hortegaschen dritten Elements im Zentralnervensystem. Zeitschr. f. wiss. Mikroskopie Bd. 40. 1923. — **van Gehuchten**: Connexions centrales du noyeau de Deiters. Nevraxe Bd. 6, S. 19. 1904. — Le faisceau en chrochet de Russel ou faisceau cerebello-bulbaire. Ebenda S. 117. — La moelle épinière et le cervelet. Cellule Bd. 6. 1890. — Le corps restiforme et les connexions bulbo-cerebelleus. Nevraxe Bd. 6, 1904. — Anatomie du système nerveux de l'homme. 1906. S. 936. — **Goldstein, Kurt**: Das Kleinhirn. Handb. d. norm. u. pathol. Physiol. Bd. 10, S. 222—317. 1927. — **Golgi**: Intorno alla struttura delle cellule nervose. Boll. d. soc. med.-chirurg. d. Pavia. 1898. — Sulla fina anatomia degli organi centrali. 1886. — Opera omnia I u. II. Milano 1903. — Ders. und **Fusari**: Sull'origine delle fibre nervose nello strato moleculare delle circunvoluzione cerebrali dell'uomo. Atti d. Reale Accad. di Scienze di Torino Bd. 19. 1886. — **Groebbels, F.**: Zur feineren Analyse der Beziehungen zwischen Labyrinth u. Kleinhirn. Klin. Wochenschr. 1927. Nr. 38, S. 1806/07. — Die Lage- u. Bewegungsreflexe der *Vögel*. V. Mitt. Pflügers Arch. f. d. ges. Physiol. Bd. 217, H. 5/6, S. 631—654. 1927. — Die Lage- u. Bewegungsreflexe der *Vögel*. VI. Mitt. Ebenda Bd. 218, 1. H., S. 89—97.

1927. — VII. Mitt. Ebenda 2. H., S. 198—208. — VIII. Mitt. Ebenda 3./4. H., S. 408 bis 417. — **Grünwald:** Zur vergleichenden Anatomie der Kleinhirnarme. Arb. a. d. neurol. Inst. d. Wiener Univ. Bd. 10, S. 368. 1903. — **Haehnel** und **Bielschowsky:** Olivocerebellare Atrophie unter dem Bilde des familiären Paramyoklonus. Journ. f. Psychiatrie u. Neurol. Bd. 21. S. 385 (Erg.-H. 2). 1915. — **Haller, Graf:** Über den Bau und die Entwicklung der Deckplatte des vierten Ventrikels insbesondere beim Menschen. Anat. Anz. 1922. S. 231. (Erg.-H.). — **Hatschek:** Bemerkungen über das ventrale Haubenfeld. Arb. a. d. neurol. Inst. d. Wiener Univ. Bd. 11, S. 128. 1904. — Zur vergleichenden Anatomie des N. ruber tegmenti. Ebenda Bd. 15, S. 89. 1907. — **Held:** Beiträge zur feineren Anatomie des Kleinhirns und des Hirnstammes. Arch. f. Anat. u. Physiol., Anat. Abt. 1893. — **Held, H.:** Das Grundnetz d. grauen Hirnsubstanz. Monatsschr. f. Psychiatrie u. Neurol. Bd. 65, S. 68 bis 86. — Beiträge z. Struktur der Nervenzellen u. ihrer Fortsätze. III. Abh. Arch. f. Anat. u. Physiol., Anat. Abt. Suppl.-Bd. 1897. S. 273—312. — Über die Neuroglia marginalis der menschlichen Großhirnrinde. Monatsschr. f. Psychiatrie u. Neurol. Bd. 26. — **Henle:** Handb. d. Nervenlehre d. Menschen. 2. Aufl. 1879. — **Henschen** jun.: Seröse Cyste und partieller Defekt des Kleinhirns. Zeitschr. f. klin. Med. Bd. 63, S. 115. 1907. — **Hess:** Das Foramen Magendi und die Öffnungen des Recessus lateralis des IV.Ventrikels. Morph. Jahrb. Bd. 10, S. 578; De cerebelli gyrorum textura disquisitiones microscopicae Dorpat. 1858. — **His, W.:** Die Entwicklung des menschlichen Rautenhirns. Abh. d. math.-physikal. Kl. d. sächs. Akad. Bd. 7. Leipzig: S. Hirzel 1891. — Die Entwicklung des menschlichen Gehirns während der ersten Monate. Leipzig: S. Hirzel 1904. — **Hoestermann:** Zur Kenntnis der efferenten Kleinhirnbahnen beim Menschen. Neurol. Zentralbl. Bd. 30, S. 1. 1911. — **Holmes** und **Grainger:** On the connection of the inferior olives with the cerebellum in man. Brain Bd, 31, S. 125. 1908. — **Hortega, Rio del:** Sobre la verdadera significacion de las celulas neuroglicas Clamadas amoboides. Bakt. de la soc. Espan. de biol. 1918/19. — El tercer elemento de los centros nerviosos. Poda fagocitario y movilidad de la microglia. Ebenda 1919. S. 154—166. — El terca elemento de los centros nerviosos. Histogenesis y evolucion normal, exodo y distribucion regional de la microglia. Mem. de la real soc. Espan. de histol. natur. Bd. 2, S. 1—44. 1921. — La névraglie et le troisième élément des centres nerveux. Bull. de la soc. des sciences méd. et biol. de Montpellier. 1925. — Coloracion rapida de tejidos normales y patologicos con carbonato de plata ammoniacal. Bakt. de la soc. Espan. biol. 1919. — La microglia y su transformacion en cellulas en bastancito y cuerpas granulo-adiposos. Trabajos del laborat. de investig. biol. de la univ. de Madrid. 1920. — **Fuse:** Die innere Abteilung des Kleinhirnstiels (Meynert, I. A. K.), der Deiterssche Kern. Arb. a. d. hirnanat. Inst. d. Univ. Zürich Bd. 6, S. 29. 1912. — Die Randgebiete des Pons und des Mittelhirns. Ebenda Bd. 7, S. 211. 1913. — **Jakob, A.:** Die extrapyramidalen Erkrankungen. Berlin: Julius Springer 1923. S. 1—419. — The Anatomy, Clinical Syndromes and Physiology of the Extrapyramidal System. Arch. of Neurol. a. Psychiatry Bd. 13, S. 596—620. 1925. — Normale u. pathologische Anatomie u. Histologie des Großhirns. Bd. 1, S. 1—457. Wien: Franz Deuticke 1927. — **Jelgersma, G.:** Eine Systemerkrankung im Kleinhirn. Journ. f. Psychol. u. Neurol. Bd. 25, S. 42—48. 1920. — Weiterer Beitrag z. Funktion des Kleinhirns. Ebenda Bd. 25, S. 12—41. 1920. — Die Funktion des Kleinhirns. Ebenda Bd. 23, S. 137—163. 1918. — Zur Theorie der zerebellaren Konviention. Ebenda Bd. 24, S. 53—117. 1919. — Cerebellaratrophie bei der *Katze*. Ebenda Bd. 23, S. 105. 1918. — **Ingvar:** Zur Phylo- und Ontogenese des Kleinhirns. S. 205—495. Haarlem: De Erven u. F. Bohn 1918. — **Johnston:** Hind brain and cranial nerves of *acipenser*. Anat. Anz. Bd. 14, Nr. 22, 23. 1888. — **Kappers, C. U. Ariëns:** Das Kleinhirn. In: Vergleichende Anatomie des Nervensystems Bd. 2, S. 625—760. Haarlem: De Erven u. Bohn 1920/21. — **Karplus, J. P.:** Physiologie d. Kleinhirns. Handb. d. Neurol. d. Ohres. Bd. 1, S. 673—699. 1924. — **Keller:** Über die Folgen von Verletzungen in der Gegend der unteren Olive. Arch. f. Anat. u. Physiol., Anat. Abt. 1901. S. 177. — **Key** und **Retzius:** Studien zur Anatomie des Nervensystems und des Bindegewebes. Stockholm 1875. — **Klimoff:** Die Leitungsbahnen des Kleinhirns. Inaug.-Diss. Kasan 1897 und Arch. f. mikroskop. Anat. 1901. — **Kölliker:** Lehrbuch der Gewebelehre. 6. Aufl. Bd. 2, S. 364. — Grundriß der Entwicklungsgeschichte des Menschen. 2. Aufl. Leipzig: W. Engelmann 1884. — Zur feineren Anatomie des zentralen Nervensystems. I. Das Kleinhirn. Zeitschr. f. wiss. Zool. Bd. 49. 1890. — Sulla presenza di un gran numero di fibre nervose a mielina nello strato moleculare del cervelletto dei *Monotremi* e di un *Marsupiale*. Milano 1900. — **Koschewnikoff:** Axencylinderfortsatz der Nervenzellen im Kleinhirn des *Kalbes*. Arch. f. mikroskop. Anat. Bd. 5. 1869. **Krause:** Handbuch der menschlichen Anatomie. Hannover 1876. — **Kreuzfuchs:** Die Größe der Oberfläche des Kleinhirns. Arb. a. d. neurol. Inst. der Wiener Univ. Bd. 9, S. 247. 1902. — **Lache:** Sur les corbeilles des cellules de Purkinje. Cpt. rend. des séances de la soc. de biol. 1906. Nr. 9. — **Lahousse:** Recherches sur l'ontogénese du cervelet. Arch. de biol. Bd. 3. 1888. — **Landau, E.:** Beitrag zur Kenntnis der Körnerschicht des Kleinhirns. Anat. Anz. Bd. 62, S. 391—398. 1926/27. — **Lannois** und **Paviot:** Sur un cas d'atrophie unilaterale du cervelet. Rev. neurol. Bd. 6, S. 662. 1898. — **Lewandowsky:** Untersuchungen über die Leitungsbahnen des Truncus cerebri. Neurolog. Arb. Ser. 2, Bd. 1. 1904. — **Liesegang:** Untersuchungen über die Golgi-Färbung. Journ. f. Psychiatrie u. Neurol. Bd. 17. 1910/11. **Löwe:** — Anatomie und Entwicklung des Nervensystems. Leipzig 1880. — **Löwenthal:** Degenerations secundaires ascendantes dans le bulbe rachidien, dans le pont e dans l'etage superieur de l'isthme. Rev. med. de la Suisse romande. 1895, Nr. 9. — **Löwy:** Zur Frage der superfiziellen Körnerschicht und Markscheidenbildung des Kleinhirns. Arb. a. d. neurol. Inst. d. Wiener Univ. Bd. 18, S. 253—293. 1910. — Über die Faseranatomie und Physiologie der Formatio vermicularis cerebelli. Ebenda Bd. 21, S. 359. 1916. — **Luciani:** Il cerveletto. Firenze 1891. — Das Kleinhirn, dtsch. von FRÄNKEL. Leipzig: Besold. 1893. — **Lugaro:** Sulla connessioni degli elementi nervosi della corteccia cerebellare. Riv. sperim. di freniatr., arch. ital. per le malatt. nerv. e ment. Bd. 10, S. 297. 1894. — Sulle connessioni tra gli elementi nervosi della corteccia cerebellare. Reggio Emilia 1894. — Sulla istogenesi dei granuli della corteccia cerebellare. Monit. zool. ital. Bd. 5, Nr. 6/7. 1895. — Sulla struttura del nucleo dentato del cervelletto nell'uomo. Ebenda Bd. 6, H. 1. 1895. — **Lui:** Osservarioni azsullo sviluppo istologico della corteccia cerebellare in rapporto alla facultà della locomozione. Riv. sperim. di freniatr., e med. leg. 1896. H. 1. — **Luna:** Contributo sperimentale alla conoscenza delle vie di proiezione del cerveletto. Ric. laborat. di anat. di Roma Bd. 13, S. 314. 1907. — **Magnus, R.:** Körperstellung. Berlin: Julius Springer 1924. — **Mahaim:** Recherches sur la structure anatomique du noyau rouge et ses connexions avec le pedoncule cerebelleux superieur. Bruxelles 1894. — **Marburg, O.:** Das Kleinhirn beim angeborenen Hydrocephalus. Arb. a. d. neurol. Inst. d. Wiener Univ. Bd. 21, S. 213. 1914. — Studien über den Kleinhirnbrückenwinkel und den hinteren Kleinhirnabschnitt. Ebenda Bd. 24, S. 1. 1922. — Anatomie des Cerebellum. Handb. d. Neurol. des Ohres Bd. 1, S. 210—336. 1924. — Mikroskopisch-topographischer Atlas des menschl. Zentralnervensystems S. 1—226. Wien: Deuticke 1927. — Zur Frage des „Anterolateral-Traktes von GOWERS". Monatsschr. f. Psychiatrie u. Neurol Bd. 13, S. 486. 1903. — Die physiologische Funktion der Kleinhirnseitenstrangbahn. Arch. f. Anat. u. Physiol., Physiol. Abt. Suppl. S. 457. 1904. — **Marchi:** Sull'origine dei pedonculo cerebellari e sul loro rapporti cogli altri centri nervosi. Firenze 1891. — Riv. sperim. di freniatr., arch. ital. per le malatt. nerv. e ment. Bd. 17, S. 357. 1891. — **Marie** et **Guillain:** Sur les connexions des pedoncules superieurs chez l'homme. Cpt. rend. des séances de la soc. de biol. Bd. 55, S. 37. Paris 1903. — **Masuda:** Über das Brückengrau des Menschen (Griseum pontis) und dessen nähere Beziehungen zum Kleinhirn und Großhirn. Arb. a. d. hirnanat. Inst. Zürich Bd. 9, S. 1. 1914. — **Metz** und **Spatz:** Die HORTEGAschen Zellen und ihre funktionelle Bedeutung. Zeitschr. f. d. ges. Neurol. u. Psychiatrie Bd. 89. 1924. — **Meynert:** Vom Gehirn der Säugetiere. Strickers Handb. der Gewebelehre. Leipzig 1870. — **Meynert-Huguenin:** Anatomie des centres nerveux. 1879. S. 355. — **Mingazzini:** Intorno al decorso delle fibre appartenenti al pedunculus medicus cerebelli. Arch. per le scienze med. Bd. 19, S. A. 1890. — Sull origine e connessioni delle fibre arcif. Internat. Monatsschr. f. Anat. u. Physiol. Bd. 9. 1892. — Ulterioro ricerche intorno alle fibr. arc. Ebenda Bd. 10, S. 105. 1893; Folia neurobiol. Bd. 7, 1913. — Über die gekreuzte cerebello-cerebrale Bahn. Neurol. Zentralbl. Bd. 14, S. 648. 1895. — Sulle degenerazioni consecutive alle estirpazioni emicerebellari. Roma 1894. — Sul decorso delle vie cerebro-cerebellari nell'uomo. Riv. di patol. nerv. e ment. Bd. 13, H. 10. 1908. — Anatomia clinica dei centri nervosi. 2. Aufl. Turin 1913. — Ders. und **Gianulli:** Osservazione cliniche e anatomo-patologiche sulle applasie cerebellari. Mem. della R. Accad. deu lincei Bd. 5, Serie XII, S. 633. 1918 und Zeitschr. f. d. ges. Neurol. u. Psychiatrie Bd. 90, S. 521—572. 1924. — Ders. und **Polimanti:** Anatomisch-physiologischer Beitrag zum Studium der Großhirn- und Kleinhirnbahnen des Hundes. Monatsschr. f. Psychiatrie u. Neurol. Bd. 25, S. 135. 1904 — **Möllendorff:** Fibrocyten im Bindegewebe. Zeitschr. f. Zellgew. u. mikroskop.-anat. Forsch. 1926. — **v. Monakow:** Experimenteller Beitrag zur Kenntnis d. Corp. restif., des äußeren Acusticuskernes und deren Beziehungen zum Rückenmark. Arch. f. Psychiatrie u. Nervenkrankh. Bd. 14, S. 1. 1883. — Die Lokalisation im Großhirn. Wiesbaden: Bergmann 1914. — Gehirnpathologie. Wien: Hölder 1905. — Der rote Kern. Arb. a. d. hirnanat. Inst. Zürich. Bd. 53. 1910. — **Mott:** Ascending degeneration resulting from lesions of the spinal chord in *monkeys*. Brain. 1892. — Die zuführenden Kleinhirnbahnen des Rückenmarks bei den *Affen*. Monatsschr. f. Psychiatrie u. Neurol. 1891. — Ders. und **Sherrington:** Proc. of the Roy. Soc. of London. 1895. — **Muskens:** Degenerations in the central nerv. system after removal of the flocculus cerebelli. Kon. Akad. Wetensch. Amsterdam 1904. — Anatomical research about cerebellar connectiones. Ebenda 1906 u. 1907. — **Mussen, A. T.:** Experimental Investigations on the Cerebellum. Brain. Bd. 50, H. 3/4, S. 313. 1927. — **Naito:** Zur Myelinisation des Kleinhirns. Arb. a. d. neurol. Inst. d. Wiener Univ. Bd. 24, S. 253 bis 281. 1923. — **Neuburger** und **Edinger:** Berlin. klin. Wochenschr. 1898. Nr. 4. — **Obersteiner:** Eine partielle Kleinhirnatrophie. Allg. Zeitschr. f. Psychiatrie u. psych.-gerichtl.

Med. Bd. 27, S. 74. 1871. — Die Kleinhirnrinde von *Elephas* und *Balaenoptera*. Arb. a. d. neurol. Inst. d. Wiener Univ. Bd. 20, S. 145. 1913. — Ein Kleinhirn ohne Wurm. Ebenda Bd. 21, S. 124. 1916. — Anleitung zum Studium d. Baues der nervösen Zentralorgane. 1888. — Beiträge zur Kenntnis vom feineren Bau der Kleinhirnrinde. Sitzungsber. d. Akad. Wien, Mathem.-naturw. Kl. Bd. 50. — Der feinere Bau der Kleinhirnrinde beim Menschen und bei Tieren. Biol. Zentralbl. Bd. 3. 1883. — **Orestano:** Le vie cerebellari efferenti. Riv. di patol. nerv. e ment. Bd. 6, S. 49. 1901. — **v. Orzechowski:** Ein Fall von Mißbildung des Lateralrecessus. Arb. a. d. neurol. Inst. d. Wiener Univ. Bd. 14, S. 406. 1908. — **Pellizzi:** Contribution a l'anatomie et a la physiologie des voies cerebelleuses. Arch. ital. d. biol. Bd. 29, H. 1. — **Pineles:** Arb. a. d. Inst. f. Anat. u. Physiol. des Zentralnervensystems. Wien 1899. — **Pollock, L. J.** und **Loyal Davis:** The Influence of the Cerebellum upon the Reflex Activities of the Decerebrate Animal. Brain. Bd. 50, H. 3/4, S. 277. 1927. — **Ponti:** Sulla corteccia cerebellare della cavia. Mon. zool. ital. 1897. — **Popoff:** Weitere Beiträge zur Frage über die Histogenese der Kleinhirnrinde. Biol. Zentralbl. 1896. — **Preisig:** Le noyau rouge et le peduncule cerebelleux superieur. Journ. f. Psychiatrie u. Neurol. Bd. 3, S. 215. 1904. — Étude anatomique et anatomo-pathologique sur un cas d'atrophie du cervelet. Ebenda Bd. 19, S. 1. 1912. — **Probst:** Über vom Vierhügel, von der Brücke und vom Kleinhirn absteigende Bahnen. Dtsch. Zeitschr. f. Nervenheilk. Bd. 15, S. 192. 1899. — Zur Kenntnis des Bindearmes, der Haubenstrahlung und der Regio subthalamica. Mo natsschr. f. Psychiatrie u. Neurol. Bd. 10, S. 288. 1901. — Zur Anatomie und Physiologie des Kleinhirns. Arch. f. Psychiatrie u. Nervenkrankh. Bd. 35, S. 692. 1902. — **Purkinje:** Ber. auf d. Vers. dtsch. Naturforsch. Prag 1837. — **Rademaker, G. G. J.:** Die Bedeutung der roten Kerne und des übrigen Mittelhirns für Muskeltonus, Körperstellung und Labyrinthreflexe. Berlin: Julius Springer 1926. — **Retzius:** Kleine Mitteilungen aus dem Gebiet d. Nervenhistologie. Biol. Untersuch., N. F. Bd. 4. 1891. — Die nervösen Elemente der Kleinhirnrinde. Ebenda N. F. Bd. 5. 1892. — Die Neuroglia der Kleinhirnrinde des Menschen. Ebenda N. F. Bd. 6. 1895. — **Riky, H. A.:** A Comparative Study of the Arbor Vitae and the Folial Pattern of the Mammalial Cerebellum. Brain Bd. 50, H. 3/4, S. 276. 1927. — **Roller:** Die cerebralen und cerebellaren Verbindungen des 3. bis 12. Hirnnervenpaares. Allg. Zeitschr. f. Psychiatrie u. psych.-gerichtl. Med. Bd. 38, S. 228. 1882. — **Rose, M.:** Allocortex bei Tier und Mensch. Journ. f. Psychiatrie u. Neurol. Bd. 34, H. 6, S. 261—401. 1927. — **Russel:** Degeneration consequent on experimental lesions of the cerebellum. Proc. of the Roy. Soc. Bd. 56. 1895. — **Saccozzi:** Sul nucleo dentato del cerveletto. Riv. sperim. di freniatr., arch. ital. per le malatt. nerv. e ment. Bd. 13. 1887. — **Sachs, E.** und **Fincher, E. F.:** Anatomical and Physiological Observations on Lesian in the Cerebellar Nuclei in *Macacus rhesus.* Brain Bd. 50, H. 3/4, S. 350. 1927. — **Saito:** Experimentelle Untersuchungen über die inneren Verbindungen der Kleinhirnrinde und deren Beziehungen zu Pons und Medulla oblongata. Arb. a. d. neurol. Inst. d. Wiener Univ. Bd. 23, S. 1. 1922 und Bd. 24, S. 77—84. 1923. — **Sala Pons, C.:** La neuroglia de los *vertebrados.* Madrid, Juni 1894. — **Sanctis, Sante de:** Untersuchungen über den Bau und die Markscheidenbildung des menschlichen Kleinhirns. Monatsschr. f. Psychiatrie u. Neurol. Bd. 4, S. 237—271. 1898. — **Schäffer** und **Thane:** Quains Anatomy. 1900. III, T. 1, S. 78. — **Schaffer, K.:** Zum normalen und pathologischen Fibrillenbau der Kleinhirnrinde. Zeitschr. f. d. ges. Neurol. u. Psychiatrie Bd. 21, S. 1—48. 1913. — Gibt es eine cerebello-olivare Bahn? Ebenda Bd. 27, S. 2—70. 1915. — Der Kleinhirnanteil der Pyramidenbahn. Ebenda Bd. 27. 1915. — Über einige Bahnen des menschlichen Rhombencephalons. Ebenda Bd. 46, S. 2—60. 1919. — Beiträge zur Morphologie des Rhombencephalon. Ebenda Bd. 46, S. 94. 1919. — **Schaper:** Einige kritische Bemerkungen zu Lugaros Aufsatz usw. Anat. Anz. Bd. 10. 1895. — **Schröder, A. H.:** Die Gliaarchitektonik des menschlichen Kleinhirns. Zeitschr. f. d. ges. Neurol. u. Psychiatrie. 1928. — Ders. und **Kirschbaum, W.:** Über degenerative Erkrankungen des Zentralnervensystems mit vorwiegender Beteiligung des olivocerebellaren Systems. Ebenda 1928; Dtsch. Zeitschr. f. Nervenheilk. 1928. Vortrag auf der Tagung der Gesellschaft deutscher Nervenärzte. Wien, Sept. 1927. — **Schwalbe:** Lehrbuch der Neurologie. 1883. — **Schweiger:** Zur Kenntnis der Kleinhirnsklerose. Arb. a. d. neurol. Inst. d. Wiener Univ. Bd. 13, S. 260. 1906. — **Shimamura:** Über die Blutversorgung der Pons und Hirnschenkelgegend, insbesondere des Oculomotoriuskerns. Neurol. Zentralbl. Bd. 13, S. 685 u. 769. 1894. — **Smirnow:** Über eine besondere Art von Nervenzellen der Molecularschicht des Kleinhirns bei erwachsenen *Säugetieren* und beim Menschen. Anat. Anz. Bd. 13. 1897. — **Smith:** The primary subdivision of the mammalian cerebellum. Journ. of Anat. u. physiol. Bd. 36, S. 381. 1902. — Notes on the morphology of the cerebellum. Ebenda Bd. 37, S. 329. 1903. — Further observations on the natural move of subdivision of the mammalian cerebellum. Anat. Anz. Bd. 23, S. 368. 1903. — **Spatz, H.:** Über den Eisennachweis im Gehirn. Zeitschr. f. d. ges. Neurol. u. Psychiatrie Bd. 78. 1922. — **Spiegel** und **Sommer:** Über die histologischen Veränderungen des Seniums im Kleinhirn. Arb. a. d. neurol. Inst. d. Wiener Univ. Bd. 22, S. 80. 1919. — **Stilling:** Untersuchungen über den

Bau des kleinen Gehirns. Kassel 1864, Bd. 1; 1867, Bd. 2; 1878, Bd. 3. — **Stöhr jun., Ph.:** Studien am menschl. Kleinhirn mit O. SCHULTZES Natronlauge-Silbermethode u. mit d. ultravioletten Mikrophotographie. Zeitschr. f. d. ges. Anat., Abt. 1: Zeitschr. f. Anat. u. Entwicklungsgesch. 1923. — **Streeter:** Anatomy of the floor of the fourth ventricle. Americ. Journ. of Anat. Bd. 2, S. 299. 1903. — **Stroud, Bert Brennette:** The mammalian cerebellum. Part. I. Journ. of Comp. Neurol. Bd. 5, S. 71. 1895. — **Terrazas:** Notas sobre la neuroglia del cerebelo etc. Rev. trimestr. microgr. Bd. 2. 1897. — **Thomas:** Le Cervelet. These. Paris 1897. — Etude sur quelques faisceaux descendants de la moelle. Journ. de physiol. et de pathol. gén. 1899. Nr. 1. — Cerebellar Funktion (Herring) 1912. — **Tilney, F.:** The Chief Intracerebellar and Precerebellar Nuclei. Brain. Bd. 50, H. 3/4, S. 275. 1927. — Ders. und **Pike:** Muscular Co-ordination Experimentally Studied in its Relation to the Cerebellum. Arch. of Neurol. a. Psychiatry Bd. 13, S. 289. 1925. — Ders. und **Riley:** The form and functions of the central nervous system. New York: Paul B. Hoeber 1921. — **Tooth:** Degenerations of the spinal Cord. Golstonian Lectures. 1890. — **Uemura:** Pathologisch-anatomische Untersuchungen über die Verbindungsbahnen zwischen dem Kleinhirn und dem Hirnstamm. Schweiz. Arch. f. Neurol. u. Psychiatrie Bd. 1, S. 151, 342. 1917. — **Vejas:** Experimentelle Beiträge zur Kenntnis der Verbindungsbahnen des Kleinhirns und des Verlaufs der Tunic. grac. et cun. Arch. f. Psychiatrie u. Nervenkrankh. Bd. 16, S. 200. 1885. — **Vignal:** Recherches sur le developpement des elements des couches corticales du cerveau et du cervelet de l'homme. Arch. de physiol. 1888. — **Villaverde:** Las degeneraciones secundarias consecutivas le lesiones experimentales del cerebelo. Trabajos del laborat. de investig. biol. de la univ. de Madrid Bd. 18, S. 143. 1920. — **Vogt, H.** und **Astwazaturow:** Über angeborene Kleinhirnerkrankungen mit Beiträgen zur Entwicklungsgeschichte des Kleinhirns. Arch. f. Psychiatrie u. Nervenkrankh. Bd. 49, S. 76—203. 1912. — **Wallenberg:** Die sekundäre Acusticusbahn der *Taube.* Anat. Anz. Bd. 14, S. 353. 1898. — **Weidenreich:** Zur Anatomie der zentralen Kleinhirnkerne der *Säuger.* Zeitschr. f. Morphol. u. Anthropol. Bd. 1. 1899. — **Weigert:** Beiträge zur Kenntnis der normalen menschlichen Neuroglia usw. Frankfurt a. M. 1895. — **Weisenburg, T. H.:** Cerebellar Localisation and its Symptomatology. Brain. Bd. 50, H. 3/4. S. 357. 1927. — **Winkler, Cornelis:** Anatomie du Système nerveux. Haarlem 1921. — Anatomie du Système nerveux. Le cervelet Bd. 3, Kapitel 7, S. 108—367. 1927. — **Wolff:** Neue Beiträge zur Kenntnis des Neurons. Biol. Zentralbl. 1905. Nr. 20, 21, 22. — **Ziehen:** Nervensystem im Handbuch der Anatomie des Menschen von K. v. BARDELEBEN. Jena: Fischer 1899, 1913 u. 1926. — Die Morphogenie des Zentralnervensystems der *Säugetiere.* Hertwigs Handbuch der vergl. u. exp. Entwicklungslehre der *Wirbeltiere.* Ebenda Bd. 2, 3. Teil. 1906.

F. Die zentralen Anteile des vegetativen Nervensystems[1].

Von

R. GREVING
Erlangen.

Mit 122 Abbildungen.

I. Einleitung. Der allgemeine Aufbau des vegetativen Nervensystems.

Das Leben des tierischen und menschlichen Organismus setzt sich aus zahlreichen, komplizierten Organfunktionen zusammen, deren geordnetes Ineinandergreifen nur von zentraler Stelle aus geleitet werden kann. Dies gilt in gleicher Weise sowohl für jene Funktionen, welche die Beziehungen des Organismus zur Umwelt aufrecht erhalten, als auch für solche, die der Erhaltung des Organismus und seiner Art dienen. Werden erstere durch das animale Nervensystem unterhalten und geleitet, so unterstehen letztere der Regulation des vegetativen Nervensystems. Daher finden sich in allen Geweben und Organen vegetative Nervenfasern in großer Zahl; sie sorgen hier für die Erhaltung der optimalen Lebensbedingungen der Zellen und dienen so Reflexen, die für den normalen Ablauf der Organfunktionen von größter Bedeutung sind.

Zu den vegetativ innervierten Funktionen sind die gesamten Stoffwechselprozesse, die sekretorischen Vorgänge in allen Drüsen sowie die Kontraktionen der Organe mit glatter Muskulatur zu rechnen. Überall greift das vegetative Nervensystem bald hemmend, bald fördernd in das Getriebe der inneren Organe ein und setzt das einzelne Organ in gesetzmäßige Beziehung zu den Bedürfnissen des Organismus oder unterwirft sie, wie bei der Wärmeregulation, in größerer Zahl einem bestimmten Zweck.

Aus diesen kurzen Erörterungen ergibt sich die Begriffsbestimmung dieses Teiles des Nervensystems. Als vegetatives Nervensystem bezeichnen wir die Gesamtheit aller Nervenzellen und Fasern, die der Innervation der inneren Organe vorstehen, soweit diese aus glatter Muskulatur aufgebaut oder zu den drüsigen Organen zu rechnen sind; sie dienen der Regulation jener Vorgänge, die zumeist unserem Willen entzogen sind.

Durch Untersuchungsmethoden der Physiologie und der Pharmakologie ist es gelungen im Bereich des vegetativen Nervensystems zwei verschiedenartige Fasersysteme einander gegenüberzustellen (vgl. Abb. 1). Das eine System, als sympathisches Nervensystem bezeichnet, entnimmt seine Fasern dem Grenzstrang; das zweite, das parasympathische Nervensystem hingegen bezieht seine Fasern direkt aus dem Zentralnervensystem, und zwar aus dem Sakralmark, der Medulla oblongata und dem Mittelhirn. Da jedoch der Grenz-

---

[1] Abgeschlossen am 1. Juli 1927.

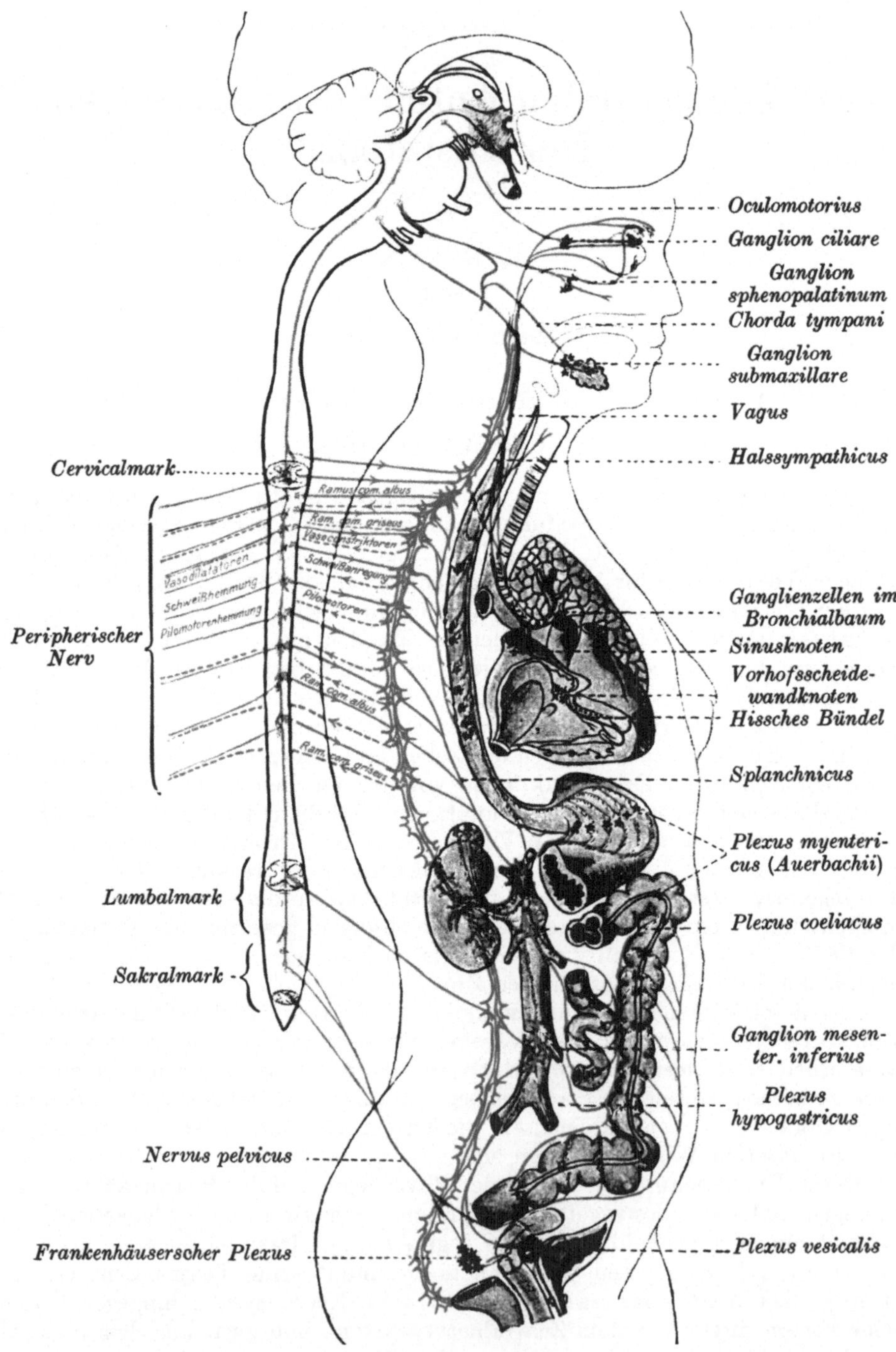

Abb. 1. Übersichtsbild der vegetativen Innervation. Rot: Sympathisches System. Blau: Parasympathisches System. Lila: Zentrale vegetative Leitungsbahn vom Zwischenhirn aus. (Nach L. R. Müller.)

strang durch die Rami communicantes mit dem Rückenmark in leitender Verbindung steht, so nimmt auch das sympathische System letzten Endes seinen Ursprung im Zentralnervensystem. Es ist hauptsächlich das Dorsal- und Lumbalmark, das Fasern zum Grenzstrang entsendet und so Impulse an das sympathische System abzugeben vermag. Daneben verlassen noch parasympathische Fasern das Dorsalmark, wie dies allerdings nur aus klinischen und physiologischen Befunden zu erschließen ist (vgl. Abb. 1).

Aus diesen Tatsachen ergibt sich, daß im Zentralnervensystem vom Sakralmark bis hinauf zum Mittelhirn vegetative Zentren gelegen sind, die sich an der Innervation der inneren Organe beteiligen; allerdings liegen sie nicht überall gleich dicht und fehlen in einzelnen Abschnitten des Neuralrohres völlig. Die Lage dieser Zentren ist, wie wir später sehen werden, im großen und ganzen bekannt. Doch eine morphologische Trennung in sympathische und parasympathische Zellgruppen ist bisher unmöglich, da wir die feinere Histologie der vegetativen Zelle im Zentralnervensystem noch nicht derart beherrschen, um schon anatomisch die sympathische Zelle von der parasympathischen unterscheiden zu können. Nur durch experimentelle Untersuchungen scheinen die ersten noch unsicheren Anfänge hierzu gegeben zu sein, wie wir bei der Darstellung des Vaguskernes noch sehen werden.

Die bisher genannten vegetativen Zentren im Rückenmark, Medulla oblongata und Mittelhirn sind nicht autonom im strengen Sinne, wenn sie auch unter pathologischen Zuständen eine gewisse Selbständigkeit erlangen können. Sie unterstehen vielmehr normalerweise der Regulation übergeordneter Zentren, die in den ventralen Teilen des Zwischenhirns und um den dritten Ventrikel gelegen sind (vgl. Abb. 1). Die Beweise für diese Tatsache liegen auf experimentell-physiologischem und klinischem Gebiet; es wird hierauf später noch zurückzukommen sein. Wahrscheinlich sind den im Zwischenhirn gelegenen Zentren noch weitere Zentren im Vorderhirn (Striatum) und in der Hirnrinde übergeordnet.

Es erschien für das Verständnis der folgenden Darstellung notwendig, den Aufbau des vegetativen Nervensystems und dessen Beziehungen zum Zentralnervensystem in ihren Grundzügen zunächst kurz zu entwickeln, wie es unserem jetzigen Wissen entspricht. Der damit nur flüchtig gewonnene Einblick in den zentralen Regulationsmechanismus des vegetativen Nervensystems möge nun erweitert und vertieft werden.

Es werden zunächst Lage und Anordnung der vegetativen Zentren im Rückenmark, sowie deren histologische Struktur und Faserverbindungen dargestellt, da an diesem segmentär angeordneten Teil des Zentralnervensystems der anatomische Aufbau noch verhältnismäßig einfach zu durchschauen ist. Auch ist am Rückenmark die nervöse Verknüpfung des Zentralnervensystems mit dem Grenzstrang, also dem sympathischen Anteil des vegetativen Nervensystems, durch den morphologischen Nachweis der Rami communicantes deutlich erkennbar.

II. Die vegetativen Zentren im Rückenmark.

1. Spinaler Ursprung vegetativer Nervenfasern und deren Verlauf in den vorderen Wurzeln.

a) Ursprung des sympathischen Nervensystems im Rückenmark (präganglionäre und postganglionäre Fasern).

In der Einleitung wurde darauf hingewiesen, daß das sympathische Nervensystem seinen Ursprung im Rückenmark nimmt. Diese Ansicht hatte nicht immer Geltung. Vielmehr nahm man an, daß zwei voneinander unabhängige Nervensysteme beständen, deren eines, das animalische Nervensystem (vie de relation), aus Gehirn, Rückenmark und deren Nerven, das andere, das vegetative oder organische Nervensystem (vie de nutrition), aus dem beiderseitigen Grenzstrang mit seinen Nervenästen bestände (Bichat (1800—1801).

Diese Annahme fand noch ihre Stütze in der Feststellung, daß die sympathischen Nervenverzweigungen in den inneren Organen im Gegensatz zu den Fasern im Gehirn und im Rückenmark marklose Nervenfasern enthalten (Remak 1838). Auch Hallers bedeutungsvolle Entdeckung von den zwischen beiden Systemen verlaufenden Rami communicantes wurde mit der bestehenden Theorie in Einklang gebracht. Die markhaltigen Rami communicantes sollten danach dem Zwecke dienen, Impulse aus Gehirn und Rückenmark an das vegetative Nervensystem weiterzugeben, während die marklosen Rami communicantes grisci der Weiterleitung von Reizen aus dem vegetativen Nervensystem an das Zentralnervensystem dienen sollten.

Die Unrichtigkeit der von Bichat begründeten dualistischen Betrachtungsweise wurde durch die sich ergänzende Forscherarbeit des Morphologen Gaskell und des Physiologen Langley sowie ihrer Schüler erwiesen. Gaskell (1884 u. 1886) zeigte, daß in den vorderen Wurzeln der Spinalnerven neben Nervenfasern mit dicken Markscheiden sich solche mit weit dünnerer Markumhüllung finden. Die dünnen markhaltigen Nervenfasern ziehen durch die Rami communicantes albi zum Grenzstrang und stellen so eine Verbindung zwischen dem zentralen und dem sympathischen Nervensystem her. Daß diese Verbindungswege Impulse an das sympathische Nervensystem weitergeben, stellte Langley in experimentellen Untersuchungen fest.

Die aus dem Rückenmark hervorgehenden Nervenfasern ziehen nun nicht direkt zu dem Erfolgsorgan, sondern enden an einer Ganglienzelle des Grenzstrangs oder eines weiter peripherisch gelegenen Ganglienknotens. Der Neurit einer solchen Ganglienzelle gelangt dann ohne weitere Unterbrechung zum Erfolgsorgan. Die Leitungsbahn besteht somit aus zwei Neuronen, deren erstes Neuron als präganglionäre Faser, das zweite als postganglionäre Faser bezeichnet wird. Diese grundlegende Feststellung verdanken wir Langley und Dickinson (1889), sie kamen zu den genannten Untersuchungsergebnissen mit Hilfe des Nikotins.

Es erscheint notwendig auf diese pharmakologischen Untersuchungen hier kurz einzugehen, da durch sie erst ein tieferes Eindringen in die Endigungsweise der präganglionären Fasern angebahnt wurde.

Langley zeigte, daß nach intravenöser Injektion von Nikotin bei *Kaninchen* und *Katzen* ein vorher bestehender Reizerfolg von Seiten der präganglionären Fasern nicht mehr zu erzielen war, während die Reizung von postganglionären Fasern die gleichen Erfolge zeitigte wie vor der Injektion. Entsprechende Untersuchungsergebnisse fanden sich nach Bepinselung der Ganglien mit 0,5 proz. Nikotinlösung. Blieb ein Reizeffekt auch nach örtlicher Nikotinbehandlung des zu untersuchenden Ganglions bestehen, so konnte man mit Sicherheit darauf schließen, daß die den Reiz leitenden präganglionären Fasern ohne Unterbrechung das Ganglion durchlaufen und erst in einem späteren Ganglion enden.

Die von Langley ausgearbeitete Methode gestattet, einmal die Tatsache zu erweisen, daß alle aus dem Rückenmark zum Grenzstrang ziehenden sympathischen Fasern in einem Ganglion unterbrochen werden, so dann festzustellen, in welchem Ganglion sich diese Umschaltung vollzieht. Langley bezeichnete die Umschaltungsstelle, welche durch das Nikotin außer Funktion gesetzt wird, als Synapse.

Abb. 2 stellt die soeben erörterten Verhältnisse in schematischer Weise dar. Die aus dem Rückenmark hervorgehenden präganglionären Fasern werden, soweit sie beispielsweise der Vasoconstriction an der vorderen Extremität dienen, im Ganglion stellatum unterbrochen. Jene Fasern hingegen, deren Reizung

Dilatation der Pupillen erzeugt, durchlaufen das Ganglion stellatum und werden erst im Ganglion cervicale supremum unterbrochen. Auf den Reizeffekt der die Pupille innervierenden Fasern hat nämlich Beträufeln des Ganglion stellatum mit Nikotin keinen hemmenden Einfluß; ein solcher tritt jedoch ein bei Beträufelung des Ganglion cervicale supremum.

Reizung hinter diesem Ganglion führt hingegen wieder zu Pupillenerweiterung.

Fassen wir die bisherigen Erörterungen kurz zusammen, so ergibt sich folgendes: Das sympathische Nervensystem nimmt seinen Ursprung im Rückenmark und empfängt von dort einen großen Teil seiner Impulse. Die Reizleitung erfolgt über Nervenfasern mit dünner Markscheide, die durch die vorderen Wurzeln das Rückenmark verlassen. Nach kurzem Verlauf biegen sie in den Ramus communicans albus ein und gelangen teils zum Grenzstrang, teils zu weiter peripherisch gelegenen Ganglien. So ist auch der Nervus splanchnicus in seinem Verlauf zum Ganglion coeliacum als Ramus communicans albus zu bezeichnen, da er bis zu diesem Ganglion präganglionäre Fasern enthält. In den Ganglienknoten enden die Nervenfasern nach bald kürzerem, bald längerem Verlauf unter Bildung von Endnetzen um sympathische Ganglienzellen. Diese Nervenfasern werden als präganglionäre Fasern bezeichnet. Die sympathische Ganglienzelle bildet den Beginn der postganglionären Nervenfaser, die, nunmehr meist marklos, ohne Unterbrechung zum Erfolgsorgan zieht.

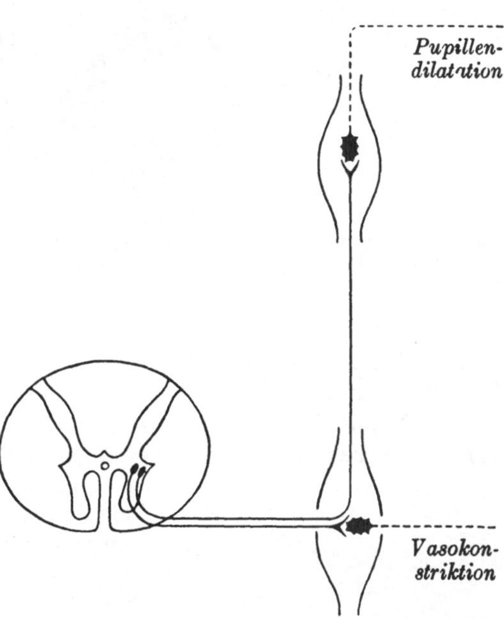

Abb. 2. Schematische Darstellung des Verlaufes der präganglionären Fasern. (Zur Erläuterung des Nikotinversuches von LANGLEY.)

b) Histologischer Aufbau der präganglionären sympathischen Fasern und deren Funktion.

Die histologische Untersuchung der vorderen Wurzel läßt erkennen, daß in diesen keine marklosen Nervenfasern verlaufen, wie sie als charakteristisch für das peripherische sympathische Nervensystem gelten. Als sympathische Fasern sind vielmehr feine markhaltige Nervenfasern anzusprechen, die sich scharf von den übrigen Nervenfasern mit groben Markscheiden unterscheiden lassen; erstere sind in allen vorderen Wurzeln nachzuweisen, welche Rami communicantes albi zum Grenzstrang entsenden. Schon BIDDER und VOLKMANN (1842) haben diese feinen markhaltigen Fasern dem sympathischen System zugerechnet, eine Ansicht, die später von GASKELL (1885), KÖLLIKER (1896) und NOTTEBAUM (1897) bestätigt wurde. RAMON Y CAJAL (1909) fand bei *Hühnchen*, daß feine Nervenfasern von den motorischen Wurzeln in das sympathische Cervicalganglion eintreten und in demselben mit feinen Ausläufern um die dort gelegenen Zellen endigen. In ihnen haben wir somit die Achsenzylinder der vegetativen Zellgruppen im Rückenmark zu sehen, die als präganglionäre Fasern die vordere

Wurzel durch die Rami communicantes albi verlassen, um zum Grenzstrang zu gelangen.

Im Grenzstrang, sowie in den sympathischen Ganglien angelangt, zeigen die genannten Fasern, wie in Untersuchungen von Gehuchten (1892), Dogiel (1895 u. 1899), Sala (1892), v. Lenhossek (1894), Kölliker (1896) und R. Greving (1921) festgestellt wurde, zahlreiche Verästelungen, die teils einfacher gestaltet enden, teils in reich verzweigte Endnetze auslaufen.

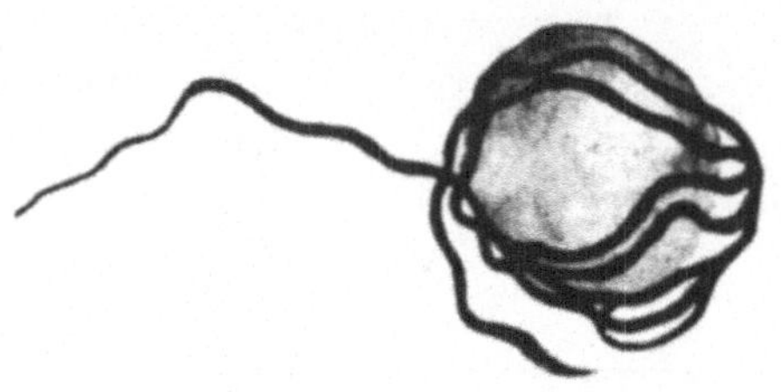

Abb. 3. Geflechtbildung präganglionärer Fasern im Ganglion cervicale supremum des Menschen. Typus der groben Schlinge. (Silberfärbung nach Bielschowsky.) (Groossche Modifikation.) Zeichnung bei Ölimmersion.

Der außerordentliche Formenreichtum dieser Endapparate hat mich veranlaßt mehrere Typen zu unterscheiden, von denen hier als die wichtigsten die folgenden genannt seien: 1. der Typus der groben Schlinge (Abb. 3), 2. der Typus der Endaufsplitterung (Abb. 4), 3. der Typus der kapsulären Geflechtsbildung (Abb. 5—8).

Der Typus der groben Schlinge stellt die einfachste Art der Geflechtbildung dar. Hier tritt eine einzige verhältnismäßig dicke Nervenfaser an die Nervenzelle heran, bildet über ihr eine einfache Schlinge oder auch mehrere zum Teil verschlungene Windungen und verläßt sie dann wieder. Eine etwas kompliziertere Form dieses Typus ist in Abb. 3 wiedergegeben, da dort eine gewisse Geflechtbildung aufgetreten ist. Immerhin ist deutlich zu erkennen, daß eine dicke Faser an die Zelle herantritt und eine ebensolche sie in gleicher Stärke wieder verläßt. G. Retzius (1880) scheint ähnliche Bildungen gesehen zu haben.

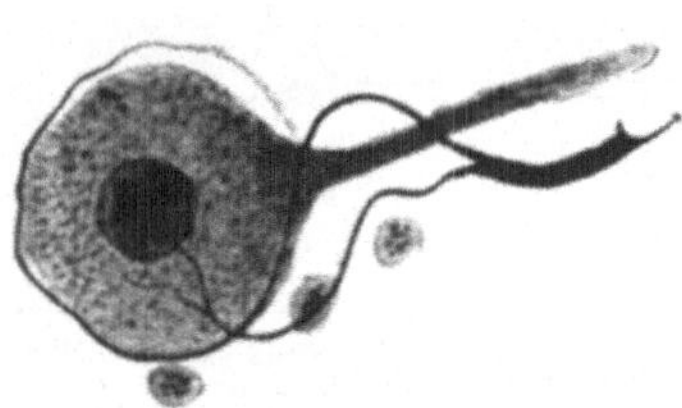

Abb. 4. Typus der Endaufsplitterung. (Die übrige Bezeichnung wie Abb. 3.)

Der Typus der Endaufsplitterung (Abb. 4) schließt sich in gewissem Sinne an den erstgenannten Typus an. Auch hier tritt eine verhältnismäßig dicke Faser an die sympathische Zelle heran, bildet jedoch keine Schlingen, sondern teilt sich in zwei oder mehr feine Äste, die unter weiteren Verzweigungen scheinbar frei enden. Die gleiche Endigungsweise wurde von Ramon y Cajal (1891 u. 1911) und van Gehuchten (1892) in Golgipräparaten von *Säugetieren*, sowie von Lenhossek (1910 u. 1911) und Carpenter (1911) im Ciliarganglion der *Vögel* festgestellt. Ich konnte sie auch im Ganglion cervicale supremum des Menschen nachweisen. Während die genannten Forscher diese Endapparate als pericellulär bezeichnen, glaube ich in meinen Bielschowskypräparaten genügend Anhaltspunkte gefunden zu haben, daß die Endzweige zum Teil perikapsulär, zum Teil intrakapsulär gelagert sind.

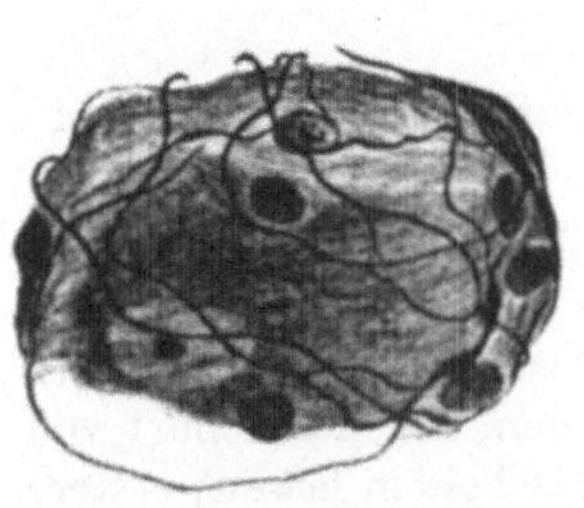

Abb. 5. Typus der kapsulären Geflechtbildung. (Die übrige Bezeichnung wie Abb. 3.)

Die dritte Art der Geflechtbildung, die ich als Typus der kapsulären Geflechtbildung bezeichnet habe, ist am häufigsten beschrieben worden, wohl deshalb, weil sie im histologischen Bild besonders oft vorkommt (Arnold 1865, Smirnow 1890, Ramon y Cajal 1891 u. 1911, Sala 1892, Lenhossek 1911, Kölliker 1896, Dogiel 1899, Michailow 1911). Die Endgeflechte, die sich durch ihren Formenreichtum vor dem ersten und zweiten Typus auszeichnen, sind zum überwiegenden Teil aus feinen Nervenfasern zusammengesetzt (Abb. 6), zum Teil sind ihnen auch grobe Fasern beigemengt (Abb. 7 u. 8). Die aus feinen Nervenfasern gebildeten Geflechte zeigen bald einen einfachen Aufbau, wie er in Abb. 5 dargestellt ist, bald ein dickes Gewirr vielfach verschlungener, feinster Nervenfasern (Abb. 6). Die Nervenfasern besitzen häufig Varicositäten. Die Zahl der an die Zelle herantretenden Nervenfasern ist wechselnd; von einigen wenigen Fasern bis zu ganzen Faserbündeln finden sich alle Zwischen-

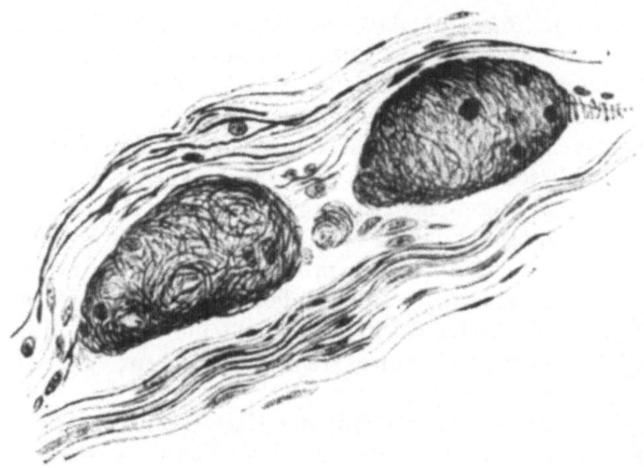

Abb. 6. Typus der kapsulären Geflechtbildung. (Die übrige Bezeichnung wie Abb. 3.)

stufen. Die an sympathischen Zellen des *Frosch*herzens zuerst festgestellte Spiralfaser (BEALE 1863, ARNOLD 1865, RETZIUS 1880 u. 1889, SMIRNOW 1890) findet sich auch beim Menschen, wie Abb. 7 erkennen läßt. Eine feine Nervenfaser umwindet hier in spiraligem Verlauf den schwach grau durchschimmernden Neuriten einer sympathischen Zelle im Ganglion cervicale suprenum. Die gleiche Spiralfaser fand WEBER bei *Amphibien* und *Reptilien*, v. LENHOSSEK (1911) im

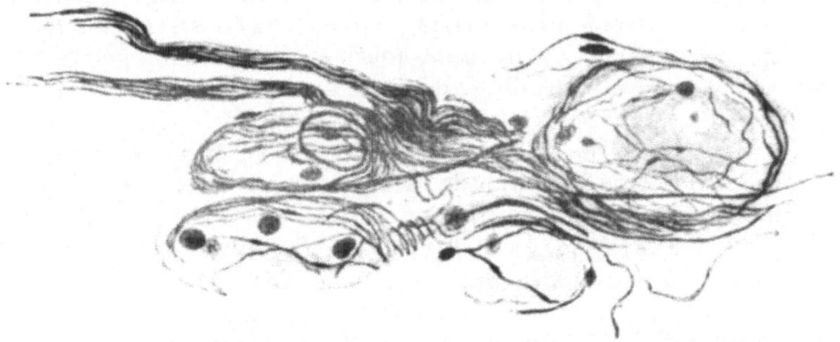

Abb. 7. Typus der kapsulären Geflechtbildung. (Die übrige Bezeichnung wie Abb. 3.)

Ganglion ciliare der *Vögel*, SALA (1892) beim *Hund*; beim Menschen wurden spiralige Bildungen nur von RAMON Y CAJAL (1905) erwähnt.

Über die Lage dieser Endnetze herrscht keine Einigkeit. Ein Teil der Forscher wie SALA und KÖLLIKER, konnten keine nähere Entscheidung treffen, ob die Geflechte dem Zelleib anliegen oder die Kapsel umspinnen. LENHOSSEK (1911) bezeichnet im Ganglion sphenopalatium ein derartiges Endnetz als „pericellulären Faserkorb" und DOGIEL (1889) lehnt perikapsuläre Geflechte völlig ab. Demgegenüber betont MICHAILOW (1911) die perikapsuläre Natur der Endgeflechte als die häufigste Form. Meine Untersuchungen haben mich zu dem Ergebnis geführt, daß die Endgeflechte teils auf, teils innerhalb der Kapsel liegen, weshalb ich sie als kapsuläre Endgeflechte bezeichnet habe. Sie bieten nicht das Bild eines Netzes, sondern eines verworrenen Knäuels feiner Nervenfasern, die sich vielmals um und durch die Kapsel nach allen Richtungen hin schlingen. Mitunter mischen sich den Geflechten feiner Nervenfasern auch dickere bei, wie es Abb. 8 zeigt. Nur von Ramon y Cajal wurde bisher auf dieses Vorkommnis hingewiesen.

Einige Forscher nehmen an, daß die feinen Geflechte untereinander in Verbindung stehen (Smirnow, Sala, Biondi, Michailow). Ich möchte mich dieser Ansicht anschließen; als Beweis diene Abb. 7, wo die Geflechte der beiden oberen Zellen durch feine Fäden verbunden sind.

Fassen wir das Ergebnis der anatomischen Darlegungen kurz zusammen, so erscheint es wahrscheinlich, daß die von Langley im Experiment nachgewiesenen präganglionären Fasern in feinen markhaltigen Nervenfasern zu suchen sind, die durch die Rami communicantes albi zum Grenzstrang verlaufen. Dort enden sie unter vorherigem Verlust ihrer Markscheide in mannigfacher Weise um multipolare sympathische Ganglienzellen, wobei die Bildung von kapsulären Endgeflechten bevorzugt wird. Diese setzen sich in der Hauptsache aus marklosen, zum Teil aus dickeren markhaltigen Fasern zusammen.

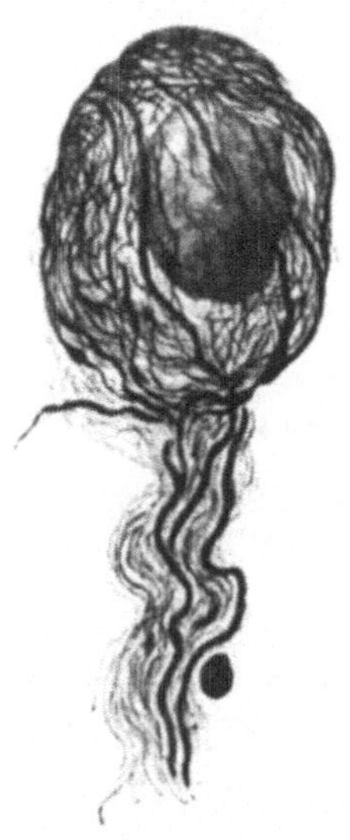

Abb. 8. Typus der kapsulären Geflechtbildung. (Die übrige Bezeichnung wie Abb. 3.)

Die Tatsache, daß auch dickere markhaltige Fasern an der Bildung der Endnetze beteiligt sind, ist vielleicht ein Hinweis dafür, daß auch afferente Fasern aus peripherischen Organen an der Bildung der Endgeflechte beteiligt sind. Die Endgeflechte sind miteinander verbunden. Eine präganglionäre Faser scheint mehrere sympathische Zellen zu innervieren, eine Ansicht, zu der sich auch Langley auf Grund seiner Experimente bekennt. Eine sympathische Zelle empfängt ihre Impulse nicht durch eine einzige präganglionäre Faser, sondern wird, wie die anatomischen Untersuchungen zeigen, meist von einem ganzen Bündel von Nervenfasern innerviert.

Die Funktion der in den vorderen Wurzeln verlaufenden sympathischen Fasern ist durch das Experiment festgestellt. Sie übermitteln fördernde Impulse zur Anregung der Vasokonstriktion, der Schweißsekretion und der Arectores pilorum, sowie teils fördernde, teils hemmende Einflüsse für die Innervation der inneren Organe und der Drüsen. Nach Dastre und Morat (1884) sollen sich in den vorderen Wurzeln des zweiten bis fünften Thorakalnerven auch vasodilatatorische Fasern finden. Diese Angabe widerspricht jenen Untersuchungsbefunden, denen zufolge bisher nur im N. pelvicus vasodilatatorische Fasern nachgewiesen sind (siehe später).

Ob in den vorderen Wurzeln neben efferenten auch afferente Fasern verlaufen, ist nicht sichergestellt.

Truschkowsky (1899) und Michailow (1911) wollen solche festgestellt haben. Michailow durchschnitt die zu den genannten Ganglien ziehenden Verbindungen und studierte mit der Marchimethode die nunmehr auftretenden Degenerationen. Nach diesen Untersuchungen sollen aus dem Ganglion stellatum und dem Ganglion cervicale inferius Fasern von C_7—D_5 durch die vordere, von C_3—C_5 durch die hintere Wurzel ins Rückenmark eintreten. Die gleiche Methodik führte Nottebaum (1897) in derselben Frage zu einem durchaus ablehnenden Standpunkt; er fand zentral gelegene Degenerationen wohl in der Nähe der Durchschneidungsstelle, doch weiter aufwärts nicht in nennenswertem Umfang. Man wird sich, solange nicht Nachuntersuchungen vorliegen, am besten den Ergebnissen NOTTEBAUMS anschließen, zumal nach Durchschneidungen retrograde Degenerationen an den Nervenfasern auftreten, ja bis zur Zelle übergreifen können. Es dürfte daher die Annahme berechtigt sein, daß in den vorderen Wurzeln nur efferente Fasern zum Grenzstrang ziehen.

c) Ursprung des parasympathischen Nervensystems im Rückenmark.

Bisher war nur von dem Ursprung des sympathischen Nervensystems aus dem Rückenmark die Rede, doch wurde in der Einleitung dem sympathischen Nervensystem ein parasympathisches gegenübergestellt. Wie steht es mit dem Ursprung des letzteren aus dem Rückenmark?

Die Untersuchungen von GASKELL (1916) erbrachten die bemerkenswerte Tatsache, daß nicht alle Segmente gleichviel Nervenfasern mit dünner Markscheide enthalten. Im Halsmark wie im untersten Lendenmark fehlen diese fast völlig, sind hingegen im Thoraco-Lumbalmark und im Sakralmark in reicher Zahl anzutreffen. Die beiden durch die Lücke im untersten Lumbalmark getrennten Abflußgebiete zeigen hinsichtlich der Endigung der feinen markhaltigen Fasern einen wesentlichen anatomischen Unterschied. Während die Fasern des Thoraco-Lumbalmarkes in den Ganglien des Grenzstranges oder in prävertebralen Ganglien (Gangl. coeliacum, Gangl. mesentericum inf.) enden, ziehen die Fasern des Sakralmarkes ohne Unterbrechung durch den Grenzstrang zu dem von ihnen innervierten Organ (vgl. Abb. 1). Das gleiche Verhalten findet sich, wie wir später noch sehen werden, an den aus Medulla oblongata und Mesencephalon hervorgehenden vegetativen Fasern (Vagus, Occulomotorius). Diese verschiedene Endigungsweise gab den Anlaß, die aus Sakralmark, Medulla oblongata und Mesencephalon abstammenden Fasern als parasympathisches Nervensystem zusammen zu fassen und die Bezeichnung sympathisches Nervensystem auf die aus dem Thoraco-Lumbalmark hervortretenden Fasern zu beschränken. Es zeigte sich, daß dem verschiedenen anatomischen Verhalten auch Unterschiede in physiologischer und pharmakologischer Hinsicht entsprechen.

Wenn somit das Sakralmark als ein besonderes Ursprungsgebiet parasympathischer Fasern aufzufassen ist, so soll damit nicht gesagt sein, daß aus dem übrigen Rückenmark keine parasympathischen Fasern hervorgehen. Es ist vielmehr möglich, daß auch das Thoraco-Lumbalmark parasympathische Fasern entsendet, die als Antagonisten der von dort stammenden sympathischen Fasern im Sinne einer Gefäßerweiterung, Schweißhemmung oder Pilomotorenhemmung wirken (vgl. Abb. 1). Allerdings fehlt uns für diese Behauptung ein anatomischer Beweis. Bei der Besprechung der vegetativen Fasern in den hinteren Wurzeln werden wir uns mit dieser Frage noch zu beschäftigen haben.

2. Lage und histologischer Aufbau der spinalen vegetativen Zellgruppen.

a) Lokalisation.

Die Feststellung, daß das vegetative Nervensystem seinen Ursprung im Rückenmark nimmt, ließ gleichzeitig die Frage entstehen, welche Zellgruppe des Rückenmarksquerschnittes die genannten Fasern entsendet und durch diese jene Impulse leitet, die regulierend in die Funktionen der vegetativen Organe eingreifen. Wohl gelang es bald einige Anhaltspunkte für die Beantwortung dieser Frage zu gewinnen, doch erst die Arbeiten der letzten Jahre erbrachten die genügende anatomische Sicherheit. Der Wandel der Methodik im Laufe der Zeit prägt auch der Erforschung der spinalen vegetativen Zentren ihren Stempel auf.

Schon Gaskell (1889) versuchte die vegetativen Ursprungszentren näher zu lokalisieren. Auf Grund eines Analogieschlusses verlegte er sie in die Pars intermedia, indem er die Kenntnisse über die Anordnung der Vaguskerne in der Medulla oblongata auf das Rückenmark übertrug. Wie dort der vegetative Vaguskern zwischen dem sensiblen und somatomotorischen Kern gelegen ist, so sollte auch im Rückenmark der vegetative Kern zwischen dem sensiblen Hinterhorn und den motorischen Vorderhorngruppen, d. h. in der Pars intermedia, zu suchen sein. Im Bereich dieses Rückenmarksgebietes sprach Gaskell der Columna Clarke und dem Seitenhorn vegetative Funktionen zu; die erstere sollte hemmende sympathische Fasern entsenden, während für das Seitenhorn fördernde sympathische Funktionen anzunehmen wären.

Die Ansichten Gaskells erregten bald hinsichtlich der Bedeutung der Clarkeschen Säulen Widerspruch. So konnte Mott (1890 u. 1892) zeigen, daß die Zellen der Clarkeschen Säule ihre Achsenzylinder über den Tr. spinocerebellaris zum Kleinhirn entsenden. Auch von Ziehen (1900) wurde der Zusammenhang der Clarkeschen Säulen mit den vorderen Wurzeln geleugnet. Trotz dieser ablehnenden Äußerungen hinsichtlich der Clarkeschen Säule blieb der Grundgedanke der Gaskellschen Untersuchungen, daß die um den Zentralkanal und im Seitenhorn gelegenen Zellgruppen die Trägerinnen vegetativer Funktionen seien, auch weiter richtunggebend für alle ferneren Untersuchungen.

Zunächst war es die Nisslsche Untersuchungsmethode, die eine große Zahl von Forschern bewog, mit Hilfe dieser Methode die Lage der vegetativen Zentren nachzuweisen.

So durchschnitt Biedl (1895) bei *Hunden* den Nerv. splanchnicus und suchte im Rückenmark nach Zellen mit tigrolytischen Veränderungen. Er fand derartige Zellen in den Seiten- und Vorderhörnern der untersten Hals- und obersten Brustsegmente (C_6—D_5); auch enthielten die vorderen Wurzeln eine ansehnliche Zahl von degenerierten Fasern. Ähnliche Untersuchungen wurden in der Folgezeit von Hoeben (1896), Huet (1898), von Truschkowsky (1899), Laignel-Lavastine (1909), besonders Onuf und Collins (1900) u. a. ausgeführt. Onuf und Collins stellten nach einseitiger Exstirpation von Grenzstrangganglien in beiden Seitenhörnern, den parazentralen Gruppen und den Clarkeschen Säulen beiderseits degenerierte Zellen fest; außer im Rückenmark fanden sich im dorsalen Vaguskern trigrolytisch veränderte Zellen. Auch Untersuchungen von Kohnstamm und Wolfstein (1907) wiesen ähnliche Ergebnisse auf.

Die geschilderten tierexperimentellen Untersuchungen fanden in Arbeiten von Cassirer und Lapinsky (1912) und neuerdings von Bok (1922) eine scharfe und berechtigte Kritik. Sie konnten in eigenen Untersuchungen niemals hinreichend deutliche Veränderungen in den als vegetativ angesprochenen Zellgruppen feststellen, um daraus bindende Schlüsse ziehen zu können. Die Schwierigkeit liegt in der Deutung des histologischen Bildes. Denn schon normalerweise finden sich in der Pars intermedia Zellen, deren färberisches Verhalten von dem gewöhnlichen Nisslbild in der gleichen Richtung abweicht, wie es als pathologisch nach experimenteller Läsion der präganglionären Fasern beschrieben wurde. Die Zellen sind klein, liegen in bald dichteren, bald lockeren Verbänden und besitzen im Nisslbild ein homogenes Aussehen und dunkle Färbung, Eigenschaften, die von manchen Autoren im Experiment schon als pathologisch bewertet wurden. Daher ist aus den gesamten bisherigen tierexperimentellen Untersuchungen nur so viel zu folgern, daß sie wohl Hinweise bezüglich der Lage der vegetativen Zentren bilden, aber den sicheren anatomischen Beweis nicht erbracht haben. Trotzdem scheint uns die Möglichkeit gegeben, auch auf diesem Wege zu sicheren Ergebnissen zu gelangen, wie uns Befunde an den ganz ähnlich gebauten Zellen des dorsalen Vaguskernes nach Vagusdurchschneidung gezeigt haben (vgl. Abb. 25).

Auch die histo-pathologischen Untersuchungen des menschlichen Rückenmarkes, die nach klinisch beobachteten, vegetativen Störungen vorgenommen wurden, haben nicht viel weiter geführt.

JAKOBSOHN stellte bei einer Frau, die infolge Kompression des Plexus brachialis durch Carcinommetastasen okulopupilläre Symptome aufwies, eine Degeneration der Seitenhornganglienzellen am Übergang vom Hals- zum Brustmark fest. In einem gleich gelagerten Fall, sowie bei einer an Epilepsie leidenden Frau, der aus therapeutischen Gründen der Halssympathicus durchschnitten wurde, fanden MARINESCO und PARHON (1908), ähnlich wie JAKOBSOHN im 8. Cervical- und im 1. Dorsalsegment die Ganglienzellen zwischen Vorder- und Seitenhorn im Zustand der Chromatolyse und der Atrophie. Ähnliche Befunde haben in pathologischen Fällen DE BUCK (1899), BRUCE (1906), IRIMESCO et PARHON (1905), sowie LANOIS et POROT erhoben, auf die hier näher einzugehen zwecklos erscheint, da sie kein neues Beweismaterial erbrachten. Alle diese Untersuchungen konnten, ebenso wie die im Tierexperiment erzielten Ergebnisse, es lediglich wahrscheinlich machen, daß die vegetativen Zentren in der pars intermedia gelegen sind, einen lückenlosen anatomischen Beweis konnten sie nicht erbringen.

Die Verwendung einer neuen Methodik führte einen bedeutenden Schritt weiter. BOK gelang es als Erstem (1922) mit Hilfe der Silberreduktionsmethode von CAJAL bei *Meerschweinchen*embryonen die efferenten Axone der Seitenhornzellen in ununterbrochenem Verlauf zu den vorderen Wurzeln darzustellen. Durch diese Untersuchungen wurde zum ersten Male der exakte histologische Beweis für die efferente Natur einer Zellgruppe der pars intermedia geliefert. Ähnliche Befunde konnte TERNI (1924) mit dergleichen Methode an *Vögel*embryonen erheben, indem er eine parazentral gelegene Zellgruppe nachwies, die efferente Axone zu den vorderen Wurzeln entsendet. Schließlich wurden von POLJACK (1924) derartige Untersuchungen auf die gesamte *Säugetier*reihe mit Einschluß des Menschen ausgedehnt. Er untersuchte das Rückenmark der *Fledermaus*, der *weißen Maus*, des *Igels*, *Kaninchens* und der *Katze* in verschiedenem Alter und das Rückenmark menschlischer Embryonen mit der GOLGIschen Methode. Die Untersuchungsergebnisse von BOK, TERNI und POLJACK gestatten den sicheren Schluß, daß die präganglionären Fasern aus den Zellgruppen der pars intermedia hervorgehen. Es wird daher nötig sein, im folgenden näher auf diese Untersuchungen einzugehen. Hierbei wird sich, wie es im Wesen der angewandten Methode liegt, Gelegenheit geben, gleichzeitig die ontogenetische und phylogenetische Entwicklung der vegetativen Zentren zu streifen.

Wie sich aus den Untersuchungen von BOK ergibt, findet sich im Brustmark von *Cavia*embryonen von 13 mm Scheitel-Steißlänge im Bereich der Mantelschicht der Flügelplatte eine gut entwickelte Gruppe von Ganglienzellen, die die sekundären Neurone des Reflexbogens darstellen. Die Mehrzehl der Zellen liegt der Randzone, also dem Hinterstrang an, in dem die zentralen Ausläufer der primären Neurone aus dem Spinalganglion hinziehen und den genannten Zellen sensible Impulse aus dem Körper zugeleitet werden (vgl. Abb. 9). Die Neuriten der Hinterhornzellen schlagen, wie schon CAJAL bei jungen Embryonen nachwies, zwei verschiedene Wege ein. Ein Teil der Neuriten verläuft ventralwärts, kreuzt in der Commissura anterior die Medianebene und biegt in der Randzone der entgegengesetzten Seite in die longitudinale Richtung um, indem der größere Teil oralwärts, der kleinere kaudalwärts zieht.

Diese Fasern waren schon HIS (1904) bekannt, der sie Bogenfasern bezeichnete. Die übrigen Neuriten der mehr lateral gelegenen Hinterhornzellen wenden sich lateralwärts und treten größtenteils in das dorsale Ende des Vorderseitenstranges ein, wo sie teils kranial-, teils kaudalwärts verlaufen. Aus dem Verlauf der Axone der Hinterhornzellen ergibt sich somit, daß der mediale Teil des Vorderseitenstranges im wesentlichen Reize aus der entgegengesetzten Seite, der dorso-laterale Teil dagegen Impulse der gleichen Seite leitet. Die Hinterhornzellen und ihre Axone stellen die sekundären Schaltneurone des Reflexbogens dar.

Die anschließenden tertiären Neurone des Reflexbogens liegen nach Bok bei *Cavia*embryonen von 13 mm Scheitel-Steißlänge in vier Gruppen in der Mantelschicht der Bodenplatte (vgl. Abb. 9).

Eine erste Gruppe, der bekannte motorische Vorderhornkern, liegt dem ventrolateralen Seitenstranggebiet dicht an, aus dem er seine Reize empfängt. Ein Teil der Vorderhornzellen ist noch an deren Ursprungsstelle, im Ependym der Bodenplatte, liegen geblieben und bildet den von Cajal beschriebenen ependymären Vorderhornkern. Die Zellen dieser Zellgruppe entsenden ebenso wie die des

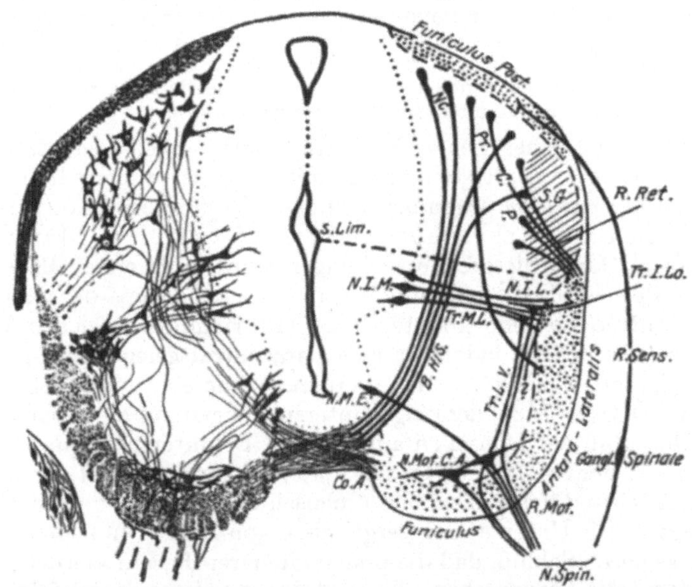

Abb. 9. Querschnitt durch das Brustmark von *Cavia*embryonen. 13 mm Scheitel-Steißlänge. (Nach Bok.)
················ Grenze zwischen Ependym und Mantelzone; — — — — Grenze zwischen Mantelzone und Randzone; —————— Grenze zwischen Bodenplatte und Flügelplatte; //////////////// Substantia gelatinosa; *B. His.* Bogenfasern von His; *Co. A.* Commissura (alba) anterior; *N. I. L.* Nucleus intermedio-lateralis; *N. I. M.* Nucleus intermedio-medialis; *N. M. E.* Nucleus motorius ependymalis; *N. Mot. C. A.* Nucleus motorius Cornu anterioris; *N. spin.* Nervus spinalis; *Nc. Pr. C. P.* Nucleus proprius Cornu posterioris; *R. Mot.* Radix motorius; *R. Sens* Radix sensibilis; *S. G.* Substantia gelatinosa; *S. Lim.* Sulcus limitans; *Tr. I. Lo.* Tractus intermedio-longitudinalis; *Tr. L. V.* Tractus lateroventralis; *Tr. M. L.* Tractus mediolateralis; *R. Ret.* Regio reticularis.

motorischen Vorderhornkernes ihre Neuriten in gerader Linie in die vordere Wurzel.

In der dorsalen Hälfte der Bodenplatte zieht sich quer durch das Rückenmark ein Band bis zum dorsalen Teil des Vorderseitenstranges. Die Zellen sammeln sich besonders an den Enden des Bandes zu Zellgruppen an, so daß von Bok ein Nucleus intermediolateralis und ein Nucleus intermediomedialis unterschieden wurde; ersterer liegt in dem Seitenstrang, letzterer dem Ependym an. Beide Kerne sind in diesem Stadium noch durch eine Zellbrücke verbunden. Im ausgewachsenen Rückenmark bildet der Nucleus intermediolateralis das Seitenhorn und behält die dort gelegene Zellgruppe den gleichen Namen bei.

Die Axone der Zellen des Nucleus intermediolateralis nehmen, indem sie sich zu einem Bündel, dem Tr. lateroventralis, sammeln, ihren Verlauf entlang dem Seitenstrang und verlassen das Rückenmark durch die vordere Wurzel. „In dem

Nucleus intermediolateralis haben wir also einen efferenten Wurzelkern zu sehen, und zwar einen Wurzelkern, der schon in einem sehr frühen ontogenetischen Stadium abgesondert von dem motorischen Wurzelkern im Vorderhorn liegt" (Bok).

Die Zellen des Nucleus intermediomedialis entstammen der Bodenplatte und liegen zwischen den Hisschen Bogenfasern, woraus Bok schließt, daß sie aus den Bogenfasern ihre Reize empfangen. Die Axone dieser Zellen verlaufen im Tr. mediolateralis (Bok) quer durch das Rückenmark zum Nucleus intermediolateralis; sie enden jedoch nicht hier, sondern durchbrechen die Zellgruppe und biegen am medialen Rand des Seitenstranges in die longitudinale Richtung ab und bilden so den Tractus intermedio-longitudinalis. In diesem ziehen die Fasern des Tr. lateroventralis, mitunter nach Dichotomie, teils in oraler, teils in kaudaler Richtung und vermögen so Reize an den Nucleus intermediolateralis in verschiedenen Segmenten abzugeben. Der letztgenannte Kern empfängt somit homolaterale Reize aus dem Nucleus intermediolateralis einmal homosegmentär über den Tr. mediolateralis, sodann heterosegmentär über den Tr. intermedio-longitudinalis; er sendet diese Reize weiter über den Tr. latero-ventralis und die vorderen Wurzeln zur Peripherie.

Ein Teil der Fasern des Tr. intermedio-longitudinalis verläßt möglicherweise direkt über den Tr. latero-ventralis das Rückenmark, ohne eine Synapse mit dem Nucleus intermediolateralis zu bilden.

Die späteren embryonalen Stadien lassen im wesentlichen die gleichen Verhältnisse erkennen, doch verwischen sie sich infolge des Hinzutretens neuer Zellelemente mehr und mehr. Die Hinterhornzellen teilen sich in zwei Gruppen, den Nucl. proprius medialis und lateralis cornu posterioris. Besonders von ersterer Zellgruppe sammeln sich eine Anzahl Fasern zu einem Bündel, das zum Nucl. intermediolateralis verläuft und unter Durchbrechung dieser Zellgruppe in den Tr. intermedio-longitudinalis eintritt. Bok hat diese Bahn als Tr. dorso-lateralis bezeichnet. Sie übermittelt gleichfalls Reize an den Nucl. intermediolateralis.

Ein Vergleich der Zellgruppenbildung von jüngeren und älteren Empryonen läßt erkennen, daß motorischer Vorderhornkern und Seitenhornkern sich aus einer einzigen motorischen Zellsäule entwickeln.

Aus den Untersuchungen von Bok an *Cavia*embryonen sei als wichtiges Ergebnis der erstmalig gelungene histologische Nachweis, daß die Zellen des Seitenhorns ihre Axone in die vorderen Wurzeln entsenden, nochmals hervorgehoben. In Zusammenhang mit den oben geschilderten tierexperimentellen und pathologisch-histologischen Befunden ist aus diesen Untersuchungen zu folgern, daß die Zellen des Nucleus intermedio-lateralis den Ursprungsort der präganglionären Fasern darstellen. Vegetatives präganglionäres Neuron und somatisches, motorisches Vorderhornneuron stellen im Reflex analoge Gebilde dar. Beide entstehen im embryonalen Stadium aus der gleichen Zellsäule, beide empfangen aus dem primären, sensiblen Neuron ihre Reize durch Schaltneurone.

Bei Embryonen an *Vögeln* stellte Terni (1923) mit der Silbermethode von Cajal im Thorakalmark eine aus kleinen Zellen bestehende Gruppe fest, die der dorsolateralen Wand des Zentralkanals benachbart ist. Die Neuriten dieser Zellen konnten durch die vorderen Wurzeln bis zu den Grenzstrangganglien verfolgt werden und stellen somit präganglionäre Fasern dar. Terni bezeichnet dieses spinale System als „Centro preganglionare dell' autonomo toraco-lombare" (Langley). Reflexbahnen aus den hinteren Wurzeln konnten nicht festgestellt werden, doch verlaufen aus dem Seitenstrang Fasern zu der Zellgruppe.

Die Befunde von Bok und Terni finden eine gewisse Ergänzung und teilweise Bestätigung in Untersuchungen von Poljack (1924), der bei verschiedenen *Chiropteren*arten das Rückenmark nach der Golgischen Methode färbte. Er konnte bei erwachsenen *Fledermäusen* in der weißen Substanz Anhäufungen von Ganglienzellen feststellen, die er als Albaformation bezeichnete. Ein solches Vordringen von Nervenzellen aus dem Rückenmarksgrau in die weiße Substanz findet sich besonders bei phylogenetisch tiefstehenden Tieren, ist jedoch auch bei *Säugetieren* und dem Menschen beobachtet worden (Sherrington, Dräseke, Nemilow, Poljack) (vgl. Abb. 10). Bei den *Fledermäusen* konnte nun Poljack nachweisen, daß diese Albaformation effektorische Zellelemente enthält, die ihre Neuriten in die Gegend des Seitenhorns entsenden, wo sie umbiegen und entlang dem Seitenstrang in die vorderen Wurzeln ziehen. Das dem Seitenstrang entlang ziehende Faserbündel entspricht dem Tr. lateroventralis von Bok bei *Cavia cobaya*. Außer den effektorischen Elementen in der Albaformation konnte Poljack ebensolche Zellen im Seitenhorn und in einer dem Zentralkanal benachbarten Gegend, der Parazentralgruppe nachweisen. Die Axone von Zellen dieser Rückenmarksgebiete ließen sich bis in die vordere Wurzel verfolgen. Auf Grund dieser Befunde kommt Poljack zu der

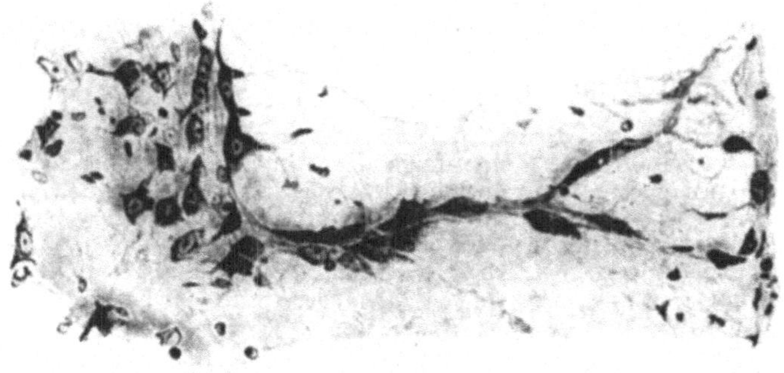

Abb. 10. Seitenhorn mit Albaformation bei *Myotis murinus* nach S. Poljack. Nissltoluidin. (Vergrößerung mit starkem Trockensystem.) Plasmatischer Zug, der unter gabeliger Teilung vom Seitenhorn zur Rückenmarksperipherie zieht.

Schlußfolgerung, daß die „ganze Mittelzone zum Teil einen effektorischen Charakter trägt“. Die an der *Fledermaus* erhobenen Befunde fanden ihre teilweise Bestätigung bei Untersuchungen an anderen *Säugetier*arten und zwar an der *weißen Maus*, dem *Igel, Kaninchen* und der *Katze* (vgl. Abb. 11).

Ein Überblick über die geschilderten Untersuchungsbefunde ergibt, daß wir von einer völligen Klärung des Problems noch weit entfernt sind. Immerhin wurde in den letzten Jahren ein bedeutender Schritt vorwärts getan. Die Befunde von Bok und Poljack zeigen übereinstimmend, daß im Seitenhorn eine Zellgruppe gelegen ist, die ihre Axone in einem Faserbündel, dem Tr. lateroventralis, am Seitenstrang entlang zur vorderen Wurzel entsendet. Diese Zellgruppe entwickelt sich in embryonalen Stadien im ventralen Teil des Ependyms aus der gleichen motorischen Zellsäule, aus der auch die motorischen Vorderhornzellen hervorgehen. Die Seitenhorngruppe läßt sich nach Takahashi in der Tierreihe bis zu den *Amphibien* verfolgen. Dieser phylogenetisch alte Kern stellt den Ursprungsort der präganglionären Fasern dar, ist also als ein spinales vegetatives Zentrum zu bezeichnen.

Eine weitere Zellgruppe in der Pars intermedia, die wahrscheinlich gleichfalls vegetativen Funktionen dient, ist in nächster Nähe des Zentralkanales gelegen, sie wird von Bok als Nucleus intermedio-medialis, von Terni und Poljack als parazentrale Gruppe bezeichnet. Über die Bedeutung, die dieser Zellgruppe im vegetativen Reflexbogen zukommt, herrscht noch Unklarheit. Die von diesem Kern entsandten Fasern ziehen als Tr. medio-lateralis quer durch das Rückenmark zum Nucleus intermediolateralis. Hier geben sie nach Bok an diesen Kern teils homosegmentär, teils heterosegmentär (durch den Tr. intermediolongitudinalis) Fasern ab, würden also die Rolle eines Schaltneurons spielen. Nach Poljack hingegen ziehen die genannten Axone am Seitenhornkern vorbei und verlaufen im Tr. latero-ventralis ohne vorherige Unterbrechung zur vorderen Wurzel, ein anatomisches Verhalten, das diese zu effektorischen Fasern stempeln und sie den Axonen des Nucleus intermediolateralis gleichstellen würde. Von Bok, der auch an einen derartigen Faserverlauf dachte, wird angenommen, daß nur sehr wenige Fasern diesen Weg einschlagen. Ein solch direkter Verlauf der Axone der parazentralen Gruppe wurde von

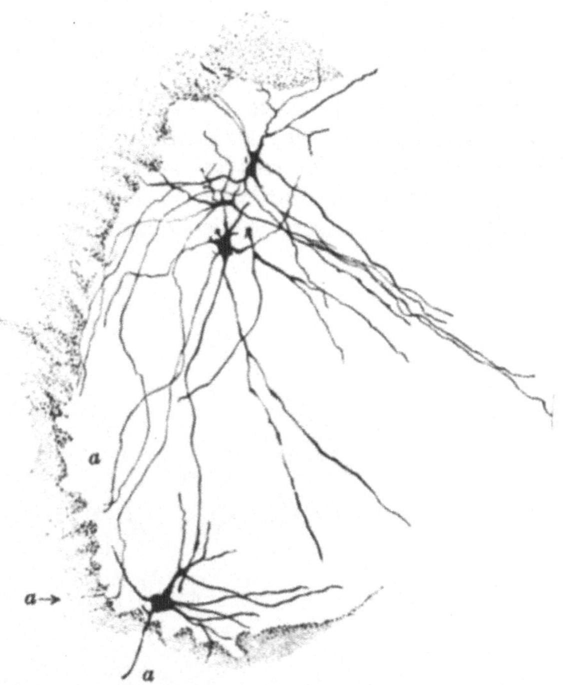

Abb. 11. Kombiniertes Bild des unteren Thorakalmarkes, bzw. des oberen Lendenmarkes eines 4 wöchigen *Kätzchens*. (Nach Poljack.) Achsenzylinderfortsätze (*a*) der im Bild oben gelegenen Zellen der Intermediärzone streben am Seitenstrang entlang dem ventralen Vorderhornrand zu. Unten eine Vorderhornzelle. Golgi, Zeiss-Apochromat. Vergr. 65 fach.

Poljack besonders bei den *Chiropteren* angenommen, konnte aber bei den übrigen untersuchten *Säugetieren* nicht festgestellt werden. Im ganzen scheint die Annahme von Bok, daß es sich um Schaltneurone handele, noch am besten gesichert, doch sind weitere Untersuchungen zur Klärung dieser Frage nötig.

b) Histologie.

Die spinalen vegetativen Fasern, die teils über den Grenzstrang, teils direkt zu den inneren Organen ziehen, entspringen, wie aus den oben erwähnten Untersuchungen an Embryonen verschiedener *Wirbeltiere* hervorgeht, einer Zellgruppe, die im Seitenhorn gelegen ist. Eine weitere Zellgruppe, die ebenfalls als Ursprungsort der vegetativen Fasern in Betracht kommt, findet sich dorsolateral vom Zentralkanal in dessen nächster Nähe. Im Rückenmark des ausgewachsenen *Säugetieres* wie des Menschen ist in gleicher Weise wie im embryonalen Rückenmark im Seitenhorn eine Zellgruppe festzustellen, die schon lange als ein vegetatives Zentrum angesehen wird, wenn auch der anatomische Beweis erst in jüngster Zeit erfolgt ist (siehe vorhergehendes Kapitel). Diese Zellansammlungen werden von Stilling (1859) als „Seitenhorngruppe", von L. Clarke (1859) als „Intermediolateraltract" und von Waldeyer (1888) als „Seitenhornzellen" bezeichnet. Von L. Jakobsohn (1908) wurden die Zellformationen, um mit dem Namen gleich auf ihre Funktion hinzuweisen, „Nuclei sympathici" benannt.

Doch ist gegen diese Bezeichnung einzuwenden, daß sie gerade die Funktion dieser Zellgruppen nicht völlig trifft. Denn auch im Sakralteil des Rückenmarkes finden sich die genannten Zellansammlungen in besonders starkem Ausmaß und nehmen im unteren Sakralabschnitt, wie auch Jakobsohn feststellt, das ganze Vorderhornareal ein. Diese Zellgruppen sind nun die Ursprungsstätten des N. pelvicus, also eines Nerven, der dem parasympathischen System zugehört (vgl. Abb. 1). Daher ist die Bezeichnung „Nucleus sympathicus" abzulehnen. Die übrigen von Stilling, Clarke und Waldeyer angewandten Benennungen können gleichfalls nicht als Sammelname für die an verschiedenen Stellen des Rückenmarksquerschnittes gelegenen Zellgruppen in Betracht kommen, da sie lediglich für die im Seitenhorn gelegenen Zellformationen zutreffend sind. Ich werde daher im folgenden die Zellgruppen im Rückenmark, welche vegetativen

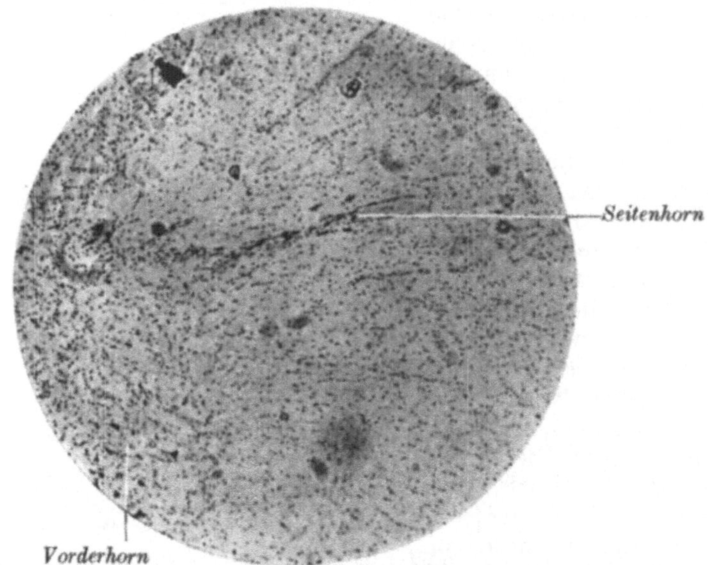

Abb. 12. Vegetative Seitenhorngruppe (Nucl. visceralis intermedio-lateralis superior) des menschlichen Rückenmarks. D_5. Nisslfärbung. Vergr. 50fach. Am rechten Rand eine weit in die weiße Substanz vorgeschobene Zelle des Seitenhorns.

Funktionen dienen, als spinale vegetative Kerne oder „Nuclei spinales viscerales" bezeichnen. Eine Unterscheidung der einzelnen vegetativen Kerne kann dann nach anatomisch-topographischen Gesichtspunkten erfolgen.

Bei der Erörterung des histologischen Aufbaues der vegetativen Kerne scheint es am geeignetsten mit den im Seitenhorn des Dorsalmarkes gelegenen Zellgruppen zu beginnen, da diese entsprechend ihrer Lage am leichtesten von den übrigen Zellformationen des Rückenmarksquerschnittes zu trennen sind und, wie oben gezeigt, mit Sicherheit als vegetative Kerne anzusprechen sind.

Das charakteristische Merkmal eines Querschnittes durch das Brustmark ist bekanntlich die H-Figur der grauen Substanz, die an ihren beiden Flanken eine spitz zulaufende Ausbuchtung, das Seitenhorn, trägt. Im letzteren breitet sich der genannte vegetative Kern aus, den wir aus schon besprochenen Gründen als Nucl. visceralis intermedio-lateralis superior bezeichnen wollen. Seine Abgrenzung von den übrigen Rückenmarkskernen wird ermöglicht durch seine Lage, durch die Form und Größe seiner Zellen und die Anordnung der Zellen im Kernbereich.

Was die Lage der Zellen betrifft, so finden sie sich regelmäßig in der Spitze des Seitenhornes in größerer oder geringerer Anzahl (Abb. 12—15). Im ganzen

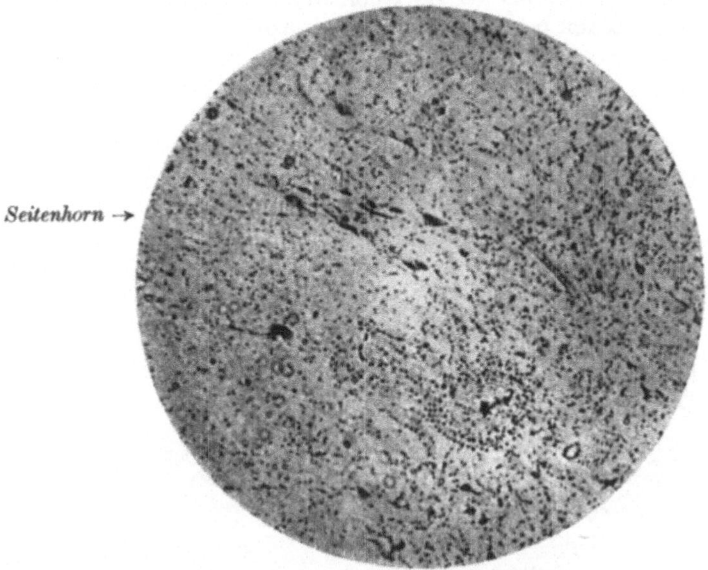

Abb. 13. Vegetative Seitenhorngruppe (Nucl. visceralis intermedio-lateralis superior) des menschlichen Rückenmarks. D_{10}. Nisslfärbung. Vergr. 50fach. Zellanordnung am dorsalen und ventralen Rand des Seitenhorns.

Dorsalmark nehmen sie diesen Platz ein, ohne sich allerdings hierauf zu beschränken. Vielmehr dringen sie, besonders in den oberen Segmenten, in die

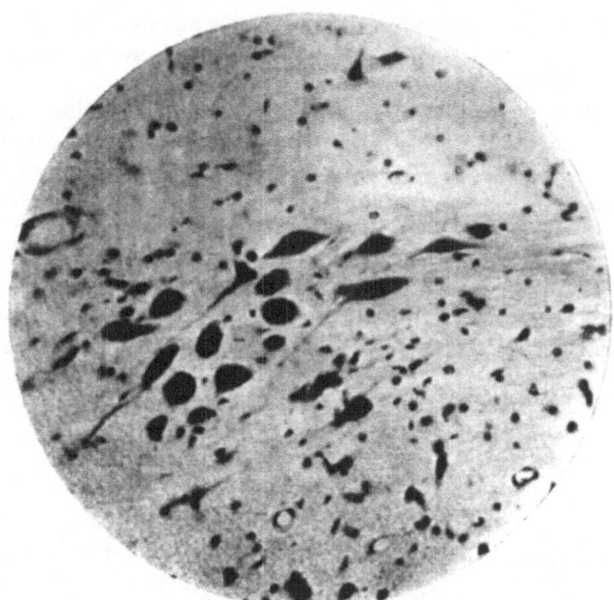

Abb. 14. Vegetative Seitenhorngruppe (Nucl. visceralis intermedio-lateralis superior) des menschlichen Rückenmarks. D_6. Nisslfärbung. Vergr. 200fach. Dreiecksform der Zellgruppe.

weiße Substanz vor, so daß einzelne Zellen ziemlich weit außerhalb des Seitenhornes zu liegen kommen (vgl. Abb. 12). Dieses Verhalten erinnert an die anatomischen Verhältnisse bei phylogenetisch tiefer stehenden Tieren, wie es zuerst von Dräseke bei *Fledermäusen* beschrieben wurde. Bei diesen Tieren reichen Zellzüge aus dem Seitenhorn bis an die Rückenmarksoberfläche heran, ein Befund, der auch von Poljack bestätigt wurde (vgl. Abb. 10). Die Zellen wandern

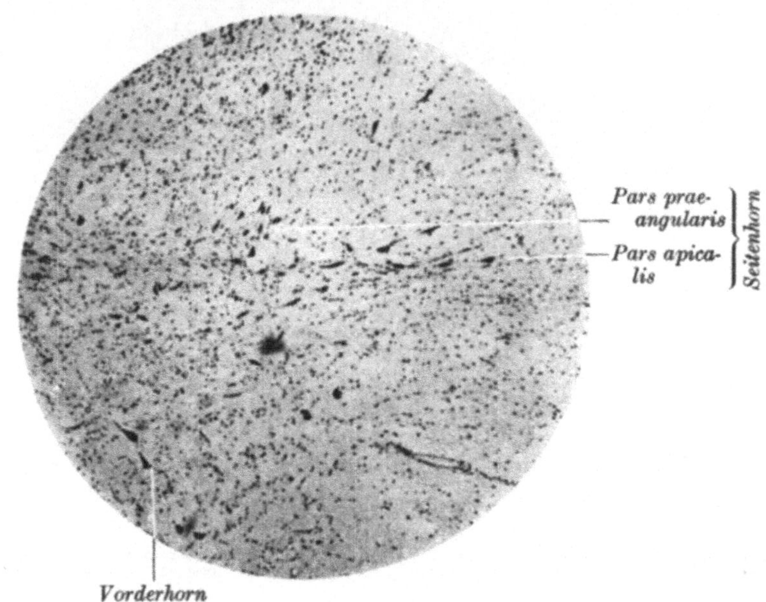

Abb. 15. Vegetative Seitenhorngruppe (Nucl. visceralis intermedio-lateralis superior) des menschlichen Rückenmarks. D₅. Nisslfärbung. Vergr. 50fach. Apikale und präangulare Gruppe.

offenbar im Sinne der neurobiotaktischen Theorie aus dem Ependym, von wo sie stammen, auf das Gebiet zu, aus dem sie die meisten Reize empfangen. Es ist dies das dorsale Randgebiet des Seitenstranges.

Außer der bisher geschilderten Anordnung finden sich die Zellen des Nucl. visceralis intermedio-lateralis superior noch an den beiden Rändern des Seitenhornes, und zwar mehr an dessen dorsalem als ventralem Rand (Abb. 13). Hierbei können sie sich am dorsalen Rand bis zu dem von Hinter- und Seitenhorn gebildeten Winkel erstrecken, ihn gelegentlich sogar überschreiten. Bei stärkerer Ansammlung der Zellen kommt es zu einer Vereinigung der beiden Randzonen, wodurch der Kern die Gestalt eines Dreieckes mit lateral gerichteter Spitze annimmt (Abb. 14). Von der Basis des Dreieckes aus reichen einige kleine Zellzüge in das Innere des Rückenmarksgrau.

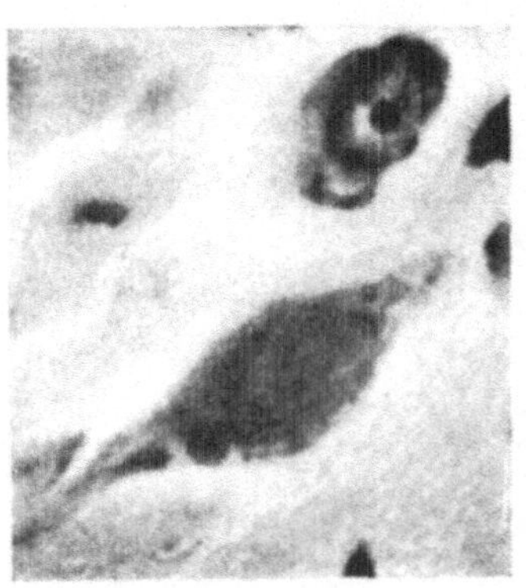

Abb. 16. Vegetative Seitenhornzelle des menschlichen Rückenmarks. D₆. Nisslfärbung. Vergr. 800fach.

Der am dorsalen Rand des Seitenhorns sich hinziehende Zellzug spaltet sich häufig in zwei Gruppen, von denen eine Zellgruppe in der Spitze, die andere dicht vor dem Winkel zum Hinterhorn gelegen ist (Abb. 15). Von Jakobsohn (1908) wurde daher eine Pars apicalis (in der Spitze) und eine Pars praeangularis unterschieden. Eine andere Einteilung wurde von Bruce durchgeführt, der im Bereich der Seitenhorngruppe „apicale" Zellen und „reticuläre" Zellen beschreibt. Unter den zuletzt genannten Zellen versteht er solche, die am Rande der grauen Substanz in der Gegend der Formatio reticularis und in den Maschen dieser Formation gelegen sind. Apikaler und präangularer Teil sind durch Zellbrücken verbunden. Andererseits zerfällt der dorsale Zellzug mitunter auch in mehrere Zellgruppen.

Was die Form und Größe der einzelnen Zellelemente betrifft, so zeigt sich hier ein außerordentlicher Wechsel (Abb. 14). Die Zellen sind bald rundlich, bald mehr oval, sie nehmen häufig Keulenform an, indem der ovale Zelleib allmählich in einen verhältnismäßig langen Fortsatz übergeht. Andere wieder zeigen Spindelform (Abb. 16) oder sind polygonal mit scheinbar abgestutzten Fortsätzen. Die Zellen besitzen einen großen Kern mit deutlichem Kernkörperchen; ein nur schmaler Protoplasmasaum mit kleinen NISSLschen Schollen umgibt den Kern (Abb. 16). Nach BRUCE schwankt die Größe der Zellen zwischen 12 und 60 μ. Das Größenverhältnis der

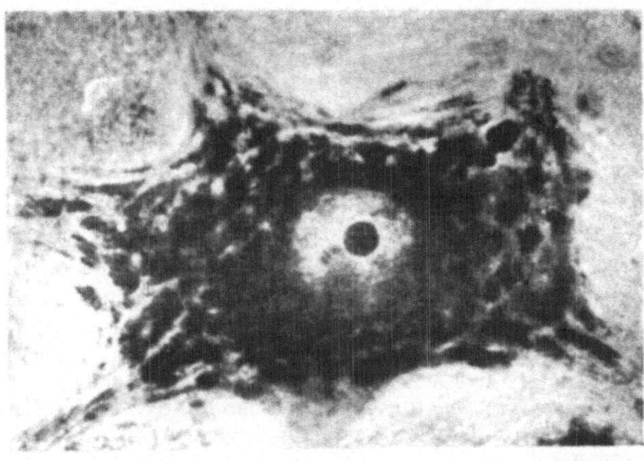

Abb. 17. Motorische Vorderhornzelle des menschlichen Rückenmarks. Nisslfärbung. Vergr. 800fach. Ein Vergleich der Abb. 16 und 17 zeigt die Strukturunterschiede einer vegetativen und einer somatischen spinalen Zelle.

Zellen zu den motorischen Vorderhornzellen ergibt sich aus einem Vergleich der Abb. 16 und 17. Nach dieser ganzen histologischen Schilderung gleichen die Zellen sehr denen des dorsalen Vaguskernes oder der vegetativen Kerne des Zwischenhirnes (siehe später), ein Grund mehr in diesen Zellgruppen vegetative Zentren zu sehen. JAKOBSOHN hebt noch als weitere typische Eigenschaften dieser Zellen ihr homogenes Aussehen und ihre dunkle Färbung im Nisslbild hervor.

Charakteristisch für den vegetativen Seitenhornkern ist auch die Anordnung der einzelnen Zellelemente. Meist zeigt sich eine deutliche Gruppenbildung, indem drei bis vier Zellen dicht zusammen liegen. Diese dichte Gruppierung tritt besonders im oberen und unteren Dorsalmark auf, wo der vegetative Seitenhornkern aus einer großen Anzahl von Zellelementen

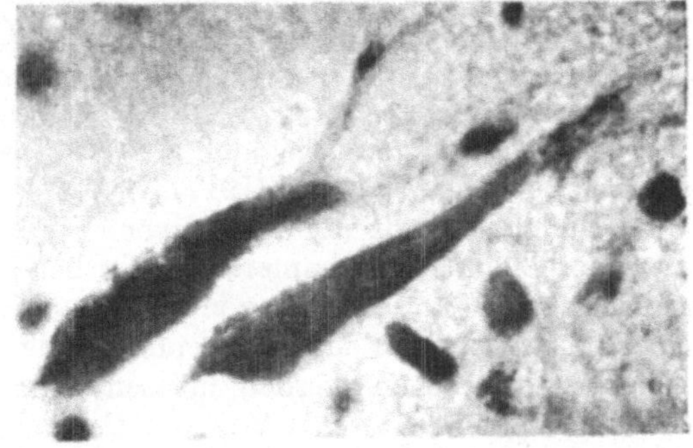

Abb. 18. Zellen der Pars intermedia des menschlichen Rückenmarks. D₁₂. Nisslfärbung. Vergr. 780fach.

besteht. In anderen Segmenten, wo nur die Randzonen ausgeprägt sind, legen sich die Zellen reihenförmig dicht hintereinander, so daß sie von JAKOBSOHN hinsichtlich ihrer Lagerung zueinander mit Streptokokken verglichen wurden.

In Abb. 18 sind Zellen aus der Pars intermedia dargestellt, die in der Anordnung der Nisslgranula den Seitenhornzellen ähneln; sie sind in allen Segmenten des Rückenmarks nachweisbar. Ob diesen Zellen gleichfalls vegetative Funktionen zukommen, ist nicht sichergestellt, nach ihrer histologischen Struktur aber möglich; zu der gleichen Ansicht ist auch O. GAGEL gekommen.

c) Segmentäre Verteilung.

Aus der Kenntnis des histologischen Aufbaues der Seitenhorngruppe, die aus experimentellen, anatomischen und ontogenetischen Gründen mit Sicherheit als vegetatives Zentrum bezeichnet werden kann, und der hiermit verbundenen Kenntnis der histologischen Struktur der spinalen vegetativen Zelle, ergibt sich die Möglichkeit, die Lage und topographische Anordnung der vegetativen Zentren in den einzelnen Segmenten des gesamten Rückenmarkes anatomisch festzulegen.

Zunächst beschäftigt uns hier die segmentäre Ausdehnung der vegetativen Seitenhorngruppe, des Nucl. visceralis intermedio-lateralis sup. Obwohl sich mit diesem Kern schon zahlreiche Forscher beschäftigt haben, herrscht über dessen segmentäres Vorkommen noch keine Einigkeit. Wohl besteht Übereinstimmung in der Ansicht, daß alle Segmente des Dorsalmarkes den vegetativen Kern beherbergen, doch strittig ist, wieweit sich dieser einerseits in das Cervicalmark, andererseits in das Lumbalmark erstreckt. Am wenigsten ist noch die Ausdehung des vegetativen Seitenhornkernes in kaudaler Richtung umstritten.

STILLING und CLARKE haben den genannten Kern zuerst beschrieben; nach STILLING (1859) endet er im 12. Dorsalsegment, nach CLARKE (1859) im oberen Lumbalmark. Wie CLARKE hat sich auch BRUCE (1906) entschieden; SHERRINGTON (1892), LANGLEY (1922) und JAKOBSOHN (1908) nehmen an, daß er sich bis ins 3. Lumbalsegment ausdehnt. BOK (1922) findet bei *Cavia*embryonen den Kern sehr deutlich bis ins 4. Lumbalsegment ausgeprägt.

Am Rückenmark des erwachsenen Menschen konnte ich mit der Silberfärbung den Kern bis zum 3. Lumbalsegment feststellen. Aus den gesamten Untersuchungen ist demnach mit Sicherheit anzunehmen, daß sich der vegetative Seitenhornkern kaudalwärts bis in das mittlere Lumbalsegment (L_3) erstreckt.

Schwieriger erscheint die Begrenzung in oraler Richtung. In dieser Frage stehen sich zwei Theorien entgegen. Die eine Gruppe der Autoren, zu denen STILLING, LANGLEY, SHERRINGTON und JAKOBSOHN zu rechnen sind, leugnen das Vorkommen des Kernes im Cervicalmark und nehmen als obere Grenze das 8. Cervicalsegment an. Hingegen glauben CLARKE, WALDEYER und BRUCE den Kern auch im Cervicalmark festgestellt zu haben, eine Ansicht, der sich auch jene Forscher angeschlossen haben, die das Rückenmark mit der Nisslmethode nach Durchschneidung der präganglionären Fasern auf degenerierte Zellen untersucht haben, wie WINKLER (1917), HUET (1888), VAN DEN BROECK (1907 u. 1908). Untersuchungen mit der Silberfärbung führten mich zu der Überzeugung, daß am menschlichen Rückenmark ein deutlich ausgeprägter Kern erst im 8. Cervicalsegment auftritt. Doch finden sich in allen Segmenten des Cervicalmarkes an einer dem Seitenhorn entsprechenden Stelle vereinzelte Zellen, die als vegetative Zellen angesprochen werden müssen. Dieser Befund stimmt mit den Untersuchungsergebnissen von BOK an *Cavia*embryonen überein. Auch neuerliche Untersuchungen über die vegetativen Zentren im Halsmark, die von O. GAGEL (1925, 1927) in unserer Klinik durchgeführt wurden, ergaben, daß Seitenhornzellen erst von C_8 (distale Hälfte) ab nachweisbar sind; Intermediärzellen, deren vegetative Funktion jedoch nicht sichergestellt ist, ließen sich im ganzen Rückenmark feststellen. Der Nucleus visceralis intermedio-lateralis erstreckt sich demnach als deutlich abgrenzbarer Kern von C_8—L_3, einzelne Zellelemente finden sich in allen Segmenten des Halsmarkes.

Im 1. Cervicalsegment findet sich, wie mir Untersuchungen mit der Bielschowskymethode zeigten, ein deutlich ausgeprägtes Seitenhorn; es enthält

Zellen, die in ihrer histologischen Form weitgehend den Seitenhornzellen des Dorsalmarkes ähneln, wenn sich auch hinsichtlich der Anordnung der einzelnen Zellelemente Verschiedenheiten ergeben. Daß es sich hier um eine vegetative Zellgruppe handelt, erscheint mir wahrscheinlich, doch sind, um diese Frage mit Sicherheit beantworten zu können, noch weitere Untersuchungen notwendig.

Nach BRUCE (1906) beträgt die Zahl der Zellen im Seitenhornkern einer Rückenmarkshälfte 88500, eine Zahl, die allerdings als sehr hypothetisch bezeichnet werden muß. Aus diesem Grunde lehnt auch JAKOBSOHN (1908) eine Zählung der Zellen ab. Als Höchstzahl der Zellen eines Querschnittes, d. h. in einem Schnitt, in dem die Zellen sehr reichlich vertreten sind, gibt er die Zahl von 50 bis 60 Zellen an, eine Zahl, die mir zu hoch erscheint.

Schon aus den Erörterungen über den histologischen Aufbau der vegetativen Seitenhorngruppe war zu ersehen, daß diese Zellsäule nicht in gleicher Breite das

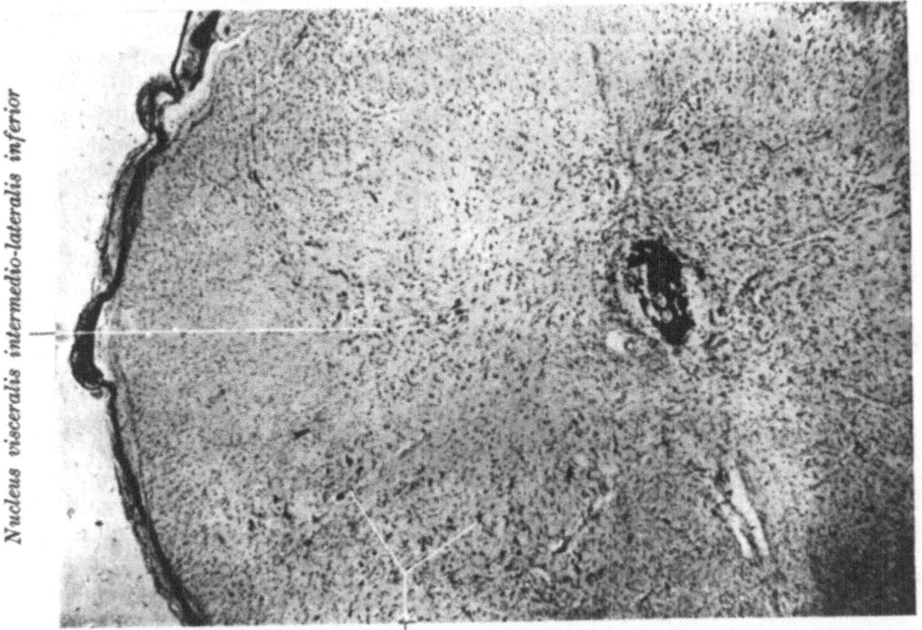

Abb. 19. Vegetative Seitenhorngruppe (Nucl. visceralis intermedio-lateralis inferior) des menschlichen Rückenmarks. S_3. Nisslfärbung. Vergr. 28fach.

Rückenmark durchzieht. Vielmehr sind zwei stärkere Anschwellungen, im obersten Dorsalmark (D_3—D_5) und im Grenzgebiet zwischen Dorsalmark und obersten Lumbalmark (D_{11}—L_1) zu erkennen. Solche An- und Abschwellungen finden sich mehrfach in jedem einzelnen Segment; hierbei kann es so weit kommen, daß sogar ganz kurz dauernde Unterbrechungen festzustellen sind. Die häufig vorkommenden Gruppenbildungen sollen nach BRUCE für jedes Segment charakteristisch sein; sie sollen in jedem Segment langsam an- und abschwellen und diese Anordnung entspräche wahrscheinlich ihrer Funktion. Ein derartiges Verhalten konnte ich nicht feststellen, vielmehr findet sich in jedem Segment ein mehrfacher Wechsel, ein Befund, wie er auch von O. GAGEL erhoben wurde.

Der Nucl. visceralis intermedio-lateralis sup. erfährt im Bereich des Sakralmarkes gewissermaßen seine Fortsetzung. Es findet sich nämlich an entsprechender Stelle, an dem Winkel zwischen Vorder- und Hinterhorn, eine Zellgruppe, von der gleichen histologischen Struktur wie die vegetative Seitenhorngruppe im Dorsalmark. Entsprechend der bisherigen Benennungsart werde ich diese Zellgruppe als Nucl. visceralis intermedio-lateralis inferior bezeichnen. Mit dieser Zellgruppe haben sich bisher verhältnismäßig wenige Forscher befaßt.

WALDEYER (1888) war wohl der erste, der sie beschrieb und sie als homolog den Seitenhornzellen auffaßte. Dann wurde der histologische Aufbau dieser Zellgruppe von L. R. MÜLLER (1899) näher studiert und ihre Bedeutung als vegetative Zentralstelle für die Innervation der Genitalien, der Blase und des Mastdarmes festgestellt. Ferner haben sich B. ONUF und besonders JAKOBSOHN mit der Histologie dieser vegetativen Zellgruppe befaßt.

Die Zellelemente des Nucl. visceralis intermedio-lateralis inferior zeigen hinsichtlich ihrer Lage im Querschnitt, ihrer histologischen Gestaltung und ihrer ganzen Anordnung die gleichen charakteristischen Merkmale, wie sie bereits für den vegetativen Seitenhornkern im Dorsalmark geschildert wurden. Von einer eingehenden Beschreibung kann daher abgesehen werden. Zusammenfassend sei nur betont, daß die teils keulenförmigen, teils bipolaren und auch multipolaren Zellelemente als dicht geschlossene Zellformation im Winkel zwischen Vorder- und Hinterhorn gelegen sind. Die Zellgruppe nimmt, sobald sie eine größere Ausdehnung erreicht hat, Dreieckform an, wobei die Spitze auf den Zentralkanal hinweist, oder zieht sich als ein Band in das Innere des Rückenmarksgraues (vgl. Abb. 19 und 20). Die Zellsäule erstreckt sich nach dem übereinstimmenden Urteil der bisherigen Untersucher, dem auch ich mich anschließen kann, vom 2. bis zum 4. Sakralsegment.

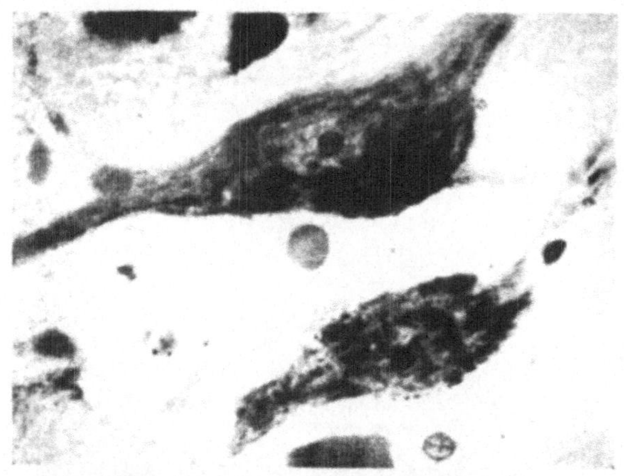

Abb. 20. Zellen aus der vegetativen Seitenhorngruppe des Sakralmarkes. Gleiches Präparat wie Abb. 19. Vergr. 800fach.

Auch diese Zellsäule zeigt wie die vegetative Seitenhorngruppe mehrfache An- und Abschwellungen.

Ein dritter vegetativer Kern wurde von JAKOBSOHN (1908) beschrieben. Er soll aus den gleichen Zellelementen aufgebaut sein wie die beiden bisher beschriebenen vegetativen Zellgruppen und am medialen und ventralen Rand des Vorderhorns gelegen sein. Im unteren Sakralmark und im Steißmark soll er mit dem lateralen vegetativen Kern zu „einem mächtigen gemeinsamen Gebiet verschmolzen" sein. Dieser Kern wurde von JAKOBSOHN als Nucleus sympathicus medialis lumbosacralis bezeichnet. BERTRAND und BOGAERT (1923) erscheint die Existenz einer geschlossenen medialen vegetativen Kernsäule sehr zweifelhaft. Sie konnten nur inkonstante, unregelmäßig zerstreute Zellen feststellen, die allerdings denen der lateralen Gruppen gleichen. Da somit über Vorkommen und Ausdehnung dieser dritten vegetativen Zellgruppe Unklarheit herrscht, erscheinen bei der Wichtigkeit dieser Frage noch weitere Untersuchungen geboten.

3. Die vegetativen Nervenfasern in den hinteren Wurzeln.

In den hinteren Wurzeln sind sowohl afferente, als auch efferente Nervenfasern festgestellt worden. Erstere leiten die in den inneren Organen auftretenden Empfindungen zum Zentralorgan oder dienen der Auslösung bestimmter vegetativer Reflexe, letztere übermitteln regulatorische Impulse an die inneren Organe.

a) Afferente Nervenfasern.

Durch tierexperimentelle Untersuchungen, besonders aber durch Operationen an Menschen, konnte erwiesen werden, daß zwar die Bauchorgane gegen Reize, die sonst schmerzhaft sind, unempfindlich sind, daß aber das Mesenterium, das kleine und große Netz, die bindegewebige Umgebung des Pankreas, der Choledochus bei entsprechenden Reizen (Zug, Abklemmen, Unterbinden) der Schmerzempfindung sehr wohl fähig ist (KAPPIS 1925). Die von LENNANDER vertretene Ansicht, daß außer den eigentlichen Organen auch der übrige Inhalt des Bauches unempfindlich sei, besteht demnach nicht mehr zu Recht. Auch in den Organen des Thorax, wie besonders dem Herzen und der Aorta, können Schmerzen ausgelöst werden, die sich zu großer Heftigkeit steigern können.

Die Schmerzentstehung wird von manchen Forschern (BRESLAUER 1919, LEHMANN 1924) in die Nervengeflechte, welche die Gefäße umgeben, verlegt. Es ist nach den Erfahrungen der Chirurgen unzweifelhaft, daß Reize, welche die Gefäße treffen, Schmerzen verursachen. Reizaufnehmende Endapparate (besenreiserförmige Verästelungen, Nervenschlingen, typische Lamellenkörperchen) sind denn auch in histologischen Untersuchungen von DOGIEL (1898), LAPINSKY (1905), GLASER (1924), STÖHR (1922), HIRSCH (1926) u. a. nachgewiesen worden.

Diese Endapparate stehen in Verbindung mit markhaltigen Nervenfasern, die neben marklosen Nerven in der Gefäßwand festzustellen sind. Gleichartig gebaute Endapparate sind jedoch auch in den inneren Organen nachgewiesen worden, so z. B. von GLASER (1924) in der Muskulatur der Speiseröhre, im Herzohr, in der Bronchialschleimhaut, in der Darmmuskulatur und der Gallenblasenwand, ferner von CARPENTER (1915) in der Muskelschicht des Magens und des Dünndarms. Auch diese nervösen Apparate werden wohl bei Reizung durch Kontraktion oder Dehnung der Muskulatur von Hohlorganen der Schmerzleitung dienen.

Die markhaltigen, afferenten Fasern der Bauchhöhle sammeln sich in den N. splanchnici, durch die sie über den Grenzstrang zum Rückenmark ziehen. Die zentripetale Leitung der Schmerzempfindung der Bauchorgane geht demnach in der Hauptsache über den N. splanchnicus. Hierfür sprechen auch die Tierversuche von NEUMANN und KAPPIS (1911), die nach Splanchnicusdurchschneidung vom Magen-Darmkanal aus weder Schmerzen noch Reflexe auslösen konnten, sowie die Ergebnisse der paravertebralen Novocaininjektion, bei der durch Unterbrechung der Rami communicantes die Bauchorgane unempfindlich werden.

Im Nervus vagus konnten afferente Fasern, die aus der Bauchhöhle stammen, bisher nicht festgestellt werden. Hingegen verlaufen nach den Untersuchungen von TH. JONNESCO und D. JONESCU (1926) über den N. vagus afferente, kardioaortale Bahnen, die von dort über das Ganglion stellatum und das Ganglion cervicale supremum, sowie die entsprechenden Rami communicantes zum Rückenmark gelangen. Für die Blase ist aus den Untersuchungen von A. FRÖHLICH und H. H. MEYER (1922) zu entnehmen, daß die sensible Leitung über die N. pelvici erfolgt.

Aus diesen kurzen Erörterungen über die viscerale Sensibilität, auf die hier im einzelnen nicht näher eingegangen werden kann, ist zu ersehen, daß die affe-

renten Impulse der inneren Organe über vegetative Bahnen mit
besonderer Bevorzugung der sympathischen Nervenstränge geleitet werden. Sie gelangen so zum Grenzstrang und ziehen von
hier durch die Rami communicantes albi zum Rückenmark.

Das Bellsche Gesetz lehrt für die somatische Innervation, daß die efferenten
Impulse durch die vorderen Wurzeln, die afferenten durch die hinteren Wurzeln
ziehen. So sollte man annehmen, daß auch die afferenten visceralen Bahnen
durch die hinteren Wurzeln in das Rückenmark eintreten. Diese Ansicht wird in
den letzten Jahren von W. Lehmann (1924) auf Grund klinischer Beobachtung
und experimenteller Untersuchungen bestritten.

In Analogie zu den Druck- und Druckschmerzfasern der Extremitäten, die nach Ansicht von W. Lehmann durch die vorderen Wurzeln verlaufen, suchte er im Tierexperiment durch Resektion hinterer Wurzeln den Beweis zu erbringen, daß auch die visceralen
afferenten Fasern ihren Weg durch die vorderen Wurzeln nehmen. Diesen Ergebnissen
sind A. W. Meyer (1921), A. Fröhlich und H. H. Meyer (1922) auf Grund eigener Tierexperimente entgegengetreten, worauf W. Lehmann weitere Tierexperimente und klinische Erfahrungen zur Stütze seiner Theorie beibrachte. Auch O. Foerster (1925), der
bei spastischen Zuständen und tabischen Krisen zahlreiche Durchschneidungen hinterer
Wurzeln durchgeführt hat, steht auf dem Standpunkt, daß die vorderen Wurzeln sicher
sensible Wurzeln führen.

So steht hier Ansicht gegen Ansicht, ohne daß es auf diesem Wege zu einer
Klärung der Sachlage gekommen ist. Es liegen jedoch Untersuchungen vor,
die, mit anderer Methodik durchgeführt, zu sicheren Resultaten führten und so
eine Entscheidung ermöglichen.

Schon Kölliker (1894) äußerte sich auf Grund histologischer Untersuchungen
folgendermaßen: „Die in den Sympathicus übergehenden cerebrospinalen Fasern
sind alle markhaltig und zerfallen in zwei Abteilungen; sensible und motorische
(zentrifugal wirkende). Die sensiblen sind feine und gröbere Elemente, die aus
den sensiblen Wurzeln bzw. den Spinalganglien stammen und im Gebiete des
Sympathicus peripherisch sich ausbreiten.“ Kölliker weist ferner darauf hin,
daß die Fasern sich wie gewisse „Fasern der somatischen Sphäre“ verhalten,
wie „die Nerven der Pacinischen Körperchen lehren, die im Mesenterium genau
dasselbe Verhalten zeigen, wie an der Handfläche und Fußsohle“. Mit Bezug auf
diese Befunde Köllikers äußert sich Ramón y Cajal (1914) dahin, daß auch er
am Embryo des *Huhnes* dicke Fasern gesehen hat, die aus dem benachbarten
Wurzelganglion hervorkamen und in die sympathischen Ganglien eintraten.
Etwas Ähnliches beobachtete auch Lenhossék (1894), der Nervenfasern vom
Ganglion Gasseri in das Ganglion sphenopalatinum eintreten sah. Diese anatomischen Untersuchungen zeigen übereinstimmend, daß aus den sympathischen
Ganglien markhaltige Fasern in die hinteren Wurzeln eintreten.

Mit diesen anatomischen Befunden stimmen experimentelle Untersuchungen
von Langley (1896), B. Scaffidi (1902), Roux (1900), Ranson und Billingsley (1918), Schilf (1925) überein. Jeder Ramus communicans albus besitzt
afferente Fasern, da nach dessen Durchschneidung Reizung des zentralen Endes
Reflexbewegungen und Blutdruckänderung hervorruft (Schilf).

Langley und Anderson (1894) durchschnitten den N. splanchnicus minor, den
Grenzstrang, sowie einen Ramus communicans albus und stellten mit ganz geringen Ausnahmen im zentralen Ende keine degenerierten markhaltigen Fasern fest. Hieraus folgerte Langley, daß weder die prävertebralen noch die vertebralen Ganglien des sympathischen Nervensystems afferente markhaltige Neuriten entsenden; die in den sympathischen Nervensträngen verlaufenden markhaltigen Fasern haben ihr trophisches Zentrum in den Zellen des Spinalganglion und nicht in den sympathischen Ganglien. Roux
(1900) fand, daß bei der *Katze* nach Durchschneidung der vorderen und hinteren Wurzeln zwischen Spinalganglion und Rückenmark eine Degeneration der markhaltigen Fasern
nicht eintrat; eine solche Degeneration wurde jedoch nach Entfernung des Spinalgan-

glions beobachtet. Diese Befunde führten Roux zu der Schlußfolgerung, daß die Zellen, aus denen die genannten markhaltigen Fasern entspringen, im Spinalganglion gelegen sein müssen. Zu der gleichen Schlußfolgerung gelangte Scaffidi (1902), der statt Entfernung des Spinalganglions eine Durchschneidung der hinteren Wurzel peripherisch vom Spinalganglion durchführte. Auch er fand hierauf eine Degeneration der markhaltigen Fasern in den Rami communicantes, während eine Durchschneidung der hinteren Wurzeln zentral vom Spinalganglion eine solche Degeneration nicht erbrachte. Auch die experimentellen Untersuchungen von Ranson und Billingsley (1918) hatten die gleichen Ergebnisse und stellen im wesentlichen eine Bestätigung der Befunde von Langley, Roux und Scaffidi dar.

Die angeführten experimentellen Ergebnisse gestatten zusammen mit den anatomischen Befunden von Kölliker, Ramón y Cajal und Lenhossék den Schluß, daß die Schmerzempfindung der inneren Organe über markhaltige Nervenfasern geleitet wird, die die peripherischen Neuriten einer Zelle des Spinalganglions darstellen. Den anatomischen Beweis für die Richtigkeit dieser Anschauung erbrachte Rossi (1922). Er konnte an Embryonen von *Vögeln* und *Säugetieren* zeigen, daß Zellen des Spinalganglions einen Neuriten peripherisch durch den Ramus communicans albus zum Grenzstrang und einen zweiten Fortsatz zentralwärts durch die hintere Wurzel zum Rückenmark senden (siehe Abb. 21). Damit scheint der endgültige Beweis für die Annahme gegeben, daß die afferenten Bahnen der visceralen Sensibilität durch die hinteren Wurzeln zum Rückenmark ziehen und damit die gleiche anatomische Struktur aufweisen wie die Bahnen der somatischen Sensibilität. Doch durch die Befunde von Rossi wird, worauf er selbst schon

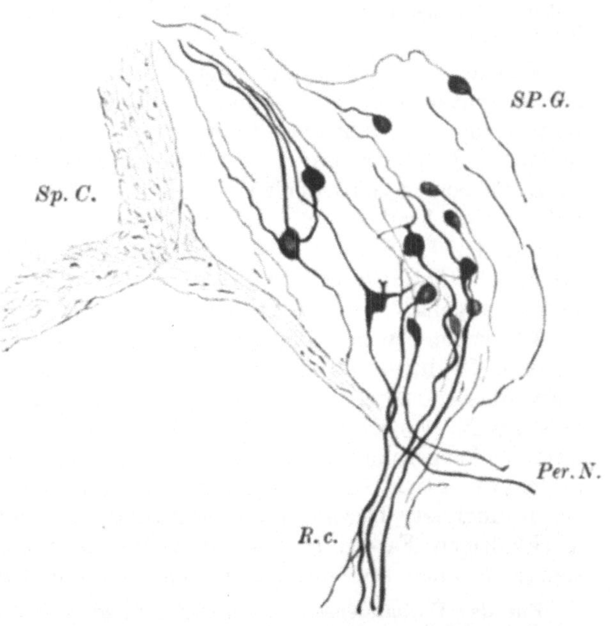

Abb. 21. Querschnitt durch einen Embryo von *Passer sardoa.* (Nach Rossi.) Golgifärbung. Vergr. 267fach. *Per. N.* peripherischer Nerv; *R. c.* Ramus communicans; *Sp. C.* Rückenmark; *SP. G.* Spinalganglion.

hinwies, nicht ohne weiteres ausgeschlossen, daß neben den genannten Fasern über die hinteren Wurzeln nicht auch afferente sympathische Fasern über die vorderen Wurzeln verlaufen.

Die Theorie, daß die visceralen Empfindungen auf sympathischen Bahnen geleitet werden, hat ihre Verfechter in früherer und neuerer Zeit. So neigen Onuf und Collins (1900), sowie Laignel-Lavastine (1903) dieser Anschauung zu. Erstere entfernten bei *Katzen* sympathische Ganglien (Ganglion stellatum, Ganglien des Brustgrenzstranges, Lumbalganglien) und verfolgten mit der Marchimethode die entstehenden Faserdegenerationen. Sie glauben nachgewiesen zu haben, daß afferente sympathische Fasern durch die hinteren Wurzeln zu den Zellen der Clarkeschen Säule und der Pars intermedia ziehen, wo sie enden. Zu ähnlichen Ergebnissen kommt Laignel-Lavastine, der nach Ausreißen des Sympathicusgrenzstranges bei *Hunden* Marchidegenerationen in den Hintersträngen fand. Diese experimentellen Untersuchungen fanden jedoch eine ablehnende Kritik von Cassirer und Spiegel (1920), die berechtigt erscheint und sich unter anderem auf die geringe Zahl der Versuche, die Doppelseitigkeit der Veränderungen, das Übergreifen der trophischen Veränderungen auf ein nächst höheres Neuron stützt. Auch die mit histologischer Methodik gewonnenen Beweisgründe Dogiels (1908) erscheinen nicht genügend für die Annahme afferenter sympathischer Bahnen. Dogiel schreibt: „Die sympathischen Fasern treten in die Ganglien wahrscheinlich durch die Rami communcantes als verhältnismäßig dünne, markhaltige und marklose Fasern ein." Es ist zu betonen, daß Dogiel nur von einer „Wahrscheinlichkeit" spricht, den direkten Übergang dieser Fasern aus dem Grenzstrang in die hinteren Wurzeln hat er offenbar nicht beobachtet, wenigstens findet sich keine entsprechende Zeichnung. Es muß daher Herkunft und Bedeutung der von Dogiel dargestellten Endnetze, welche die Zellen der Spinalganglien umgeben, als noch durchaus ungeklärt bezeichnet werden.

In den letzten Jahren haben die Probleme der periarteriellen Sympathektomie erneut Anlaß gegeben, den Verlauf der schmerzleitenden Gefäßbahnen zu erörtern. Brüning (1924) und mit ihm eine große Zahl von Autoren (Drevermann 1923, Kulenkampff 1922, Leriche u. a.) nehmen auf Grund der bei der Sympathektomie auftretenden Folgeerscheinungen an, daß die afferenten Reize über sympathische Bahnen in den spinalen Nerven verlaufen. Einen ähnlichen Standpunkt nimmt auch W. Lehmann (1924) an, indem er glaubt, daß gleich der Empfindungsleitung der Bauchorgane auch die sensiblen Gefäßfasern der Extremitäten sympathischer Natur sind und über die vordere Wurzel zum Rückenmark ziehen.

Es wurde bereits darauf hingewiesen, daß hinsichtlich der Bauchorgane zahlreiche anatomische und experimentelle Untersuchungsergebnisse für eine afferente spinale Leitung über die hinteren Wurzeln sprechen, eine Anschauung, die in Rossis Untersuchung ihren anatomischen Beweis fand. Es bleibt hier noch übrig zu zeigen, daß auch die Gefäße die entsprechenden afferenten Innervationswege besitzen. Schon von vornherein ist es nicht wahrscheinlich, daß die Gefäße der Extremitäten anderen Gesetzen unterliegen als sie für die Bauchorgane Gültigkeit haben, zumal wenn deren Sensibilität geradezu als Gefäßsensibilität aufgefaßt wird (Breslauer 1919, Lehmann 1924).

Wie schon erwähnt, finden sich nach Untersuchungen von Dogiel, Lapinsky, Glaser, Stöhr und Hirsch in den Gefäßwandungen marklose und markhaltige Nervenfasern. Die markhaltigen Fasern ziehen zu typischen Endapparaten, die teils als Nervenschlingen oder Nervenverästelungen erscheinen, teils typische Lamellenkörperchen darstellen. Diese vegetativen Endapparate finden sich nur in der Adventitia, die nach Untersuchungen von Odermatt auch allein schmerzempfindlich ist. Der anatomische Aufbau der Endapparate, ihre Verbindung mit markhaltigen Fasern beweist, daß die Sensibilität der Gefäße über afferente spinale Bahnen und nicht über sympathische Fasern geleitet wird.

Für das Vorhandensein afferenter sympathischer Fasern sind Brüning und Gohrbandt (1923) eingetreten. Unter der zunächst noch unbewiesenen Annahme, daß Nikotin wie bei efferenten sympathischen Fasern auch bei afferenten eine Leitungsunterbrechung setze, spritzten sie in das Ganglion coeliacum Nikotin ein. Sie fanden dann, daß bei *Hund* und *Katze* der durch Bariumchlorid erzeugte Kolikschmerz blockiert wurde. Diesen Ergebnissen stehen Untersuchungen von Schilf (1925c) entgegen, die zeigen, daß beim *Frosch* der Kolikschmerz durch Nikotinbehandlung des Plexus coeliacus an seiner Weiterleitung nicht gehindert wird. Hier steht also Versuch gegen Versuch; zur Klärung der Sachlage bedarf es noch weiterer Untersuchungen.

Karplus und Kreidl (1925) durchschnitten an *Katzen* die Lumbosacralwurzeln einer Seite und konnten eine vollkommene Empfindungslosigkeit der entsprechenden Extremität feststellen; sie lehnen die Möglichkeit, daß afferente Impulse der hinteren Extremitäten über sympathische Bahnen geleitet werden, ab. Schilf und Ziegner (1925) konnten nicht feststellen, daß „eine Sympathicusdurchschneidung die durch Injektionen von Milchsäure in ein Gefäß gesetzten Schmerzreaktionen an ihrem Auftreten verhindert".

Gegen die Annahme einer visceralen Schmerzleitung über sympathische Nerven sprechen auch Untersuchungen von Schilf an *Kaninchen* über die zeitlichen Verhältnisse von Atem- und motorischen Abwehrreflexen bei Eingeweide- und Hautreizung. Die Leitungsgeschwindigkeit einer Erregung im somatischen Nerven ist etwa 10 mal größer als im sympathischen Nerven; auch bedürfen zentrale Reflexvorgänge im vegetativen System einer längeren Zeit als solche im somatischen Nervensystem. SCHILF konnte nun keinen Unterschied in den rohen Reflexzeiten finden, wenn er von der Haut oder von den Eingeweiden reizte, so daß er für den N. splanchnicus somatische Bahnen für die Schmerzleitung annimmt.

Aus den bisherigen Erörterungen, ob die Bahnen der Gefäß- und Eingeweidesensibilität über sympathische Fasern oder über Neuriten von Spinalganglienzellen geleitet werden, sind meines Erachtens folgende Schlußfolgerungen zu ziehen: 1. **Nach den anatomischen Untersuchungen müssen als receptive Apparate für das Schmerzgefühl von Eingeweiden wie Gefäßen typische Endigungen markhaltiger Nerven angesehen werden, deren histologischer Aufbau sie dem somatischen Nervensystem zuweist. 2. Die Mehrzahl der anatomischen und physiologischen Untersuchungen spricht dafür, daß die Schmerzleitung von Eingeweiden wie Gefäßen über somatische und nicht über sympathische Nervenbahnen erfolgt.**

Es bleibt nur noch zu erörtern, ob die Bahnen der Gefäßsensibilität gleich den afferenten Eingeweidefasern durch die vorderen oder hinteren Wurzeln in das Rückenmark eintreten.

Ich gehe hierbei nicht näher auf die Frage ein, ob die Zuleitung der afferenten Fasern über lange perivasculäre Gefäßbahnen (FRIEDRICH 1924, BRÜNING 1924), oder segmentär über gemischte spinale Nerven (DENNIG 1924/25, WIEDHOPF 1925) erfolgt; auch diese Frage bedarf einer weiteren Klärung durch erneute Untersuchungen, da die vorliegenden Ergebnisse sich noch widersprechen.

Für den Verlauf der afferenten Gefäßfasern durch die vorderen Wurzeln ist W. LEHMANN (1924) eingetreten. Dieser Ansicht stehen experimentelle Untersuchungen von HIRSCH (1926) entgegen. Letzterer durchschnitt bei einem *Hunde* die hinteren Wurzeln von L. 1—6; unterhalb von L. 6 wurde das Rückenmark quer durchtrennt. Nach 4 Tagen wurde eine Injektion von $2^{1}/_{2}$ ccm 50proz. Milchsäure in die linke Arteria femoralis ohne jede Schmerzreaktion ertragen, während sie rechts außerordentlich schmerzhaft war. Nach diesen Untersuchungen verlaufen auch die Schmerzbahnen der Gefäße über die hinteren Wurzeln zum Rückenmark, ein Ergebnis, das mit den bereits geschilderten anatomischen Befunden durchaus in Einklang steht.

Wir können somit unseren obigen Schlußfolgerungen eine dritte anfügen, die besagt, daß die Schmerzfasern von Eingeweiden wie Gefäßen durch die hinteren Wurzeln ins Rückenmark eintreten.

Mit diesen aus anatomischen und physiologischen Befunden abgeleiteten Schlußsätzen stimmt auch die klinische Erfahrung überein, wenn sich KAPPIS (1925) über die Schmerzempfindlichkeit der Bauchhöhle folgendermaßen äußert: „Dabei hat man durchaus den Eindruck, daß der entstehende Schmerz ebenso rasch und in ganz derselben Weise entsteht, gefühlt und durch dieselben Einwirkungen hervorgerufen wird, wie der Schmerz, der bei Reizung peripherischer cerebrospinal versorgter Nervengebiete entsteht." Auf die beim visceralen Schmerz noch hervortretenden Besonderheiten, wie ungenaue Lokalisationsfähigkeit, vegetative Begleiterscheinungen, hyperästhetische Zonen (STEAL), kann hier nicht näher eingegangen werden.

Zusammenfassend ist zu sagen, daß die Sensibilität der vegetativ innervierten Organe vorwiegend über somatische Fasern durch die hinteren Wurzeln zum Rückenmark geleitet wird. Das trophische Zentrum dieser Fasern liegt im Spinalganglion.

b) Efferente Nervenfasern.

In den hinteren Wurzeln sind efferente Fasern, die verschiedenen vegetativen Funktionen dienen sollen, angenommen worden. So wurde von L. R. Müller (1924) die Hypothese aufgestellt, daß in den hinteren Wurzeln vasodilatatorische Fasern, sowie Bahnen für Schweißhemmung und Pilomotorenhemmung verlaufen (vgl. Abb. 1). Nach Steinach (1899) sollen in den hinteren Wurzeln erregende Impulse zur glatten Muskulatur des Darmes und der Harnblase geleitet werden. Auch der Tonus der quergestreiften Muskulatur soll nach Untersuchungen von Frank und Schäffer über vegetative Bahnen, die ihren Weg durch die hinteren Wurzeln nehmen, beeinflußt werden.

Nachdem von Boeke (1913) durch histologische Untersuchungen im Skelettmuskel marklose Nervenfasern festgestellt wurden, die mit ähnlichen Schlingenbildungen wie am glatten Muskel enden, wurde von de Boer (1913) die Theorie aufgestellt, daß der Skelettmuskeltonus durch den Sympathicus erzeugt und unterhalten wird. Seitdem wurden in zahlreichen Untersuchungen Beweisgründe für und wider diese Theorie beigebracht, ohne daß bisher eine Klärung erzielt wurde. Mit einiger Sicherheit läßt sich nur so viel sagen, daß ein Einfluß des vegetativen Nervensystems auf den Tonus des Skelettmuskels anzunehmen ist; dieser vegetative Einfluß äußert sich in einer Zustandsänderung des Sarkoplasmas, die für die Funktion der Fibrillen veränderte Bedingungen schafft (Regelsberger 1924). Auf welchen Wegen die vegetativen Erregungen zum Muskel geleitet werden, ob durch die vordere oder hintere Wurzel, ob auf sympathischen oder parasympathischen Bahnen oder auf beiden, ist nicht sichergestellt. Näher auf das Tonusproblem einzugehen, ist nicht im Sinn und Rahmen dieses Beitrages gelegen, zumal anatomische Untersuchungen nicht vorliegen.

Auf die Theorie, nach der in den hinteren Wurzeln vasodilatatorische Fasern verlaufen, muß noch kurz hingewiesen werden. Auch für diese Frage liegen keine anatomischen Untersuchungen vor. Bei allen experimentellen Untersuchungen aber ist zu bedenken, daß in den zu den Organen ziehenden Nerven Fasern zür Regulierung der Organtätigkeit mit solchen zur Beeinflussung der Gefäßweite innig vereint verlaufen, so daß elektrische Reize auf beide Faserarten einwirken können. Eine durch Nervenreiz vermehrte Organtätigkeit aber kann durch die Bildung von Stoffwechselprodukten eine Dilatation der Gefäße bewirken, die somit nicht direkt nervös bedingt ist. Auf Grund dieser Erwägungen kommt Schilf (1926) zu der Schlußfolgerung, daß für die Annahme vasodilatatorischer sympathischer oder parasympathischer Fasern sichere Beweise nicht vorliegen. Eine Ausnahme machen hier Nervenfasern, die im N. pelvicus zu den Gefäßen des Penis ziehen. Nachdem schon Eckhard gezeigt hatte, daß diese Gefäße von Vasodilatatoren innerviert werden, stellte Langley (1895) bei Reizung der drei obersten Sakralnerven Dilatation der Schleimhautgefäße des Rektums und der äußeren Geschlechtsorgane fest. „Der Nervus pelvicus ist wohl der einzige Nerv, von dem mit Sicherheit gesagt werden kann, daß er ein dilatatorischer Nerv ist" (Schilf 1926). Wahrscheinlich sind es die hinteren Wurzeln, durch welche diese vasodilatatorischen Fasern das Rückenmark verlassen.

Vasodilatation ist schließlich durch Reizung der hinteren Wurzeln zu erzeugen. Diese zuerst von Stricker (1870) festgestellte Tatsache hat seitdem mehrfache Bestätigung gefunden (Gärtner 1898, Morat 1892 und Bonne 1897 u. a.). Bayliss konnte nachweisen, daß 10 Tage nach Durchschneidung der hinteren Wurzeln Reizung der peripherischen Enden noch Vasodilatation erzeugt; diese gelang also noch zu einer Zeit, wo die efferenten Elemente degeneriert sein mußten. Somit war erwiesen, daß die afferenten somatischen Fasern der hinteren Wurzel auch in zentrifugaler Richtung Erregungen leiten können und an den zugehörigen Organen (den Gefäßen) Zustandsänderungen hervorrufen können. Diese Erregungsart sensibler Fasern wurde von Langley als antidrom bezeichnet. Letzterer konnte noch zeigen, daß die peripherische Verteilung der antidromen Nervenfasern mit jener der sensiblen Nervenfasern zusammenfällt. Die antidromen Fasern stehen ebenso wie die sensiblen Fasern in trophischer Abhängigkeit vom Spinalganglion (Bayliss 1900).

Ohne noch weiter auf das Problem der antidromen Nervenerregung einzugehen, sei hier nur festgestellt, daß die durch experimentelle Reizung der hinteren Wurzeln bewirkte Vasodilatation nicht auf vegetativen Bahnen, sondern durch sensible somatische Fasern peripherwärts geleitet wird. Inwieweit die antidrome Nervenerregung im normalen Geschehen des Organismus eine Rolle spielt, ist noch ungeklärt. Die Regulation der Gefäßweite, soweit sie nervös bedingt ist, erfolgt durch vasokonstriktorische Zentren des Rückenmarks, deren Impulse durch die vorderen Wurzeln über sympathische Fasern geleitet wurden. Vasodilatation wird wahrscheinlich durch Nachlaß des Vasokonstriktorentonus verursacht.

4. Der spinale vegetative Reflexbogen.

Über den vegetativen Reflexbogen, der im Rückenmark geschlossen wird, bleibt nur weniges zu sagen übrig, nachdem im vorhergehenden die einzelnen Komponenten bereits erörtert wurden. Daß vegetative Reflexe über das Rückenmark verlaufen, steht außer Zweifel. So werden Reize, die an der äußeren Haut gesetzt werden, über das Rückenmark auf vegetative Bahnen umgeleitet und können auf diese Weise zu Zustandsänderungen vegetativ innervierter Organe führen. Pilomotorische Reflexe, Ejaculations- und Erektionsreflexe, Blasenentleerungsreflexe u. a. nehmen ihren Weg über das Rückenmark; auch der reflektorische Dermographismus bedarf zu seinem Zustandekommen des Rückenmarkes. Reize, die in den inneren Organen entstehen, werden zum Teil zum Rückenmark geleitet und beeinflussen den Erregungszustand der spinalen vegetativen Zentren. Ein näheres Eingehen auf diese Fragen gehört nicht hierher, zumal wir auch auf diesem Gebiet noch im Anfang der Erkenntnis stehen.

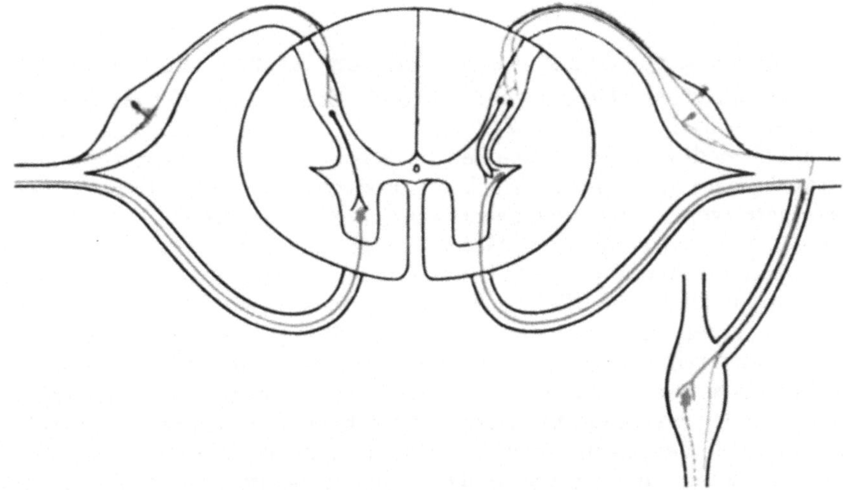

Abb. 22. Schematische Darstellung des vegetativen Reflexbogens (rechts) und des somatischen Reflexbogens (links). Blau: afferente Bahnen; schwarz: Schaltneurone; rot: efferente Bahnen.

Die bis vor kurzem gültige Theorie über den Aufbau des vegetativen Reflexbogens stammt von GASKELL (1916). Dieser setzte den Reflexbogen des vegetativen Systems in Analogie zu dem des somatischen Systems und glaubte, daß beide aus drei Neuronen zusammengesetzt sind. Diese seien: 1. ein primäres oder sensibles Neuron; im somatischen Reflexbogen reicht dieses von der Peripherie bis zum Hinterhorn, im vegetativen Reflexbogen bis zur Seitenhorngruppe; 2. ein sekundäres Neuron; dieses tritt im somatischen Reflexbogen als Schaltneuron auf und reicht bis zur motorischen Vorderhornzelle. Im vegetativen System aber verläuft das entsprechende Neuron als präganglionäre Faser vom Seitenhorn bis zu den Zellen der sympathischen Ganglien; 3. ein tertiäres Neuron; dieses wird im somatischen Reflexbogen von der motorischen Vorderhornzelle und ihren Neuriten, im vegetativen System von der postganglionären Faser gebildet. Der motorischen Vorderhornzelle würde demnach eine Zelle in den sympathischen Ganglien entsprechen. Diesem vergleichenden Schema des Aufbaues der beiden Reflexbogen stellt BOK (1922) auf Grund seiner Untersuchungen an *Cavia*embryonen ein anderes gegenüber. In diesem endet das primäre Neuron in beiden Systemen an gleicher Stelle, das sekundäre tritt in beiden Fällen als Schaltneuron auf, wobei das vegetative Schaltneuron bis zur Seitenhorngruppe zieht. Das tertiäre vegetative Neuron wird nunmehr von der präganglionären Faser gebildet. In dem von Bok dargestellten Schema entsprechen sich somit motorische Vorderhornzelle und Seitenhornzelle. Als Beweis für die Richtigkeit dieses Schemas des vegetativen Reflexbogens führt Bok die Tatsache an, daß die motorische Vorderhorngruppe und die vegetative Seitenhorngruppe sich in embryonalen Zeiten aus einer gemeinsamen Zellgruppe entwickelt haben. Auch konnte er zeigen, ,,daß die Zellen der präganglionären Fasern ihre Reize nicht aus primär sensiblen Neuronen empfangen, sondern ebenso wie die willkürlichen motorischen Vorderhornzellen aus sekundären (Schalt-)Neuronen, daß das präganglionäre Neuron also ebenso wie die Vorderhornzelle ein tertiäres Neuron ist". Der vegetative Reflexbogen besteht demnach nicht aus drei Neuronen, sondern aus vier Neuronen, da den drei genannten als viertes das postganglionäre Neuron zuzurechen ist. Unter Berücksichtigung der Ergebnisse von Bok wäre demnach der Verlauf des vegetativen Reflexbogens so zu denken, wie in Abb. 22 schematisch dargestellt ist.

5. Die segmentäre Lokalisation vegetativer Funktionen.

Aus anatomischen Untersuchungen und Ergebnissen der Degenerationsmethode ist zu entnehmen, daß Zellgruppen des Rückenmarksgraues, besonders der Pars intermedia, als vegetative Zentren anzusehen sind. Es soll uns nun hier die Frage beschäftigen, welche Rückenmarkssegmente die Zentren für die einzelnen vegetativen Funktionen beherbergen (vgl. Abb. 23).

Seit den Untersuchungen von Goltz (1874) wissen wir, daß im Rückenmark segmentäre Zentren für die Gefäßinnervation liegen. Er zeigte, daß Halsmarkdurchschneidung ein Sinken des Gefäßtonus bewirkt. Dieser steigt allmählich wieder an und sinkt erneut bei Zerstörung des Rückenmarkes. Aus diesen und anderen Untersuchungen, insbesondere Langleys (1924), erscheint der Schluß gerechtfertigt, daß die spinalen Zentren ständig vasomotorische Impulse zu den Gefäßen entsenden, wodurch eine bestimmte Tonushöhe erhalten wird. Die dem sympathischen System zugehörigen Fasern verlassen das Rückenmark durch die vordere Wurzel und entstammen nach Langley den Segmenten D_1—L_4. Bei der *Katze* stellte Langley fest, daß die Vasokonstriktoren für die vordere Extremität aus den Segmenten D_4—D_9, für die hintere Extremität aus D_{12}—L_3 austreten. Zu ähnlichen Ergebnissen kamen Bayliss und Bradford am *Hund*, indem sie als Segment für die vordere Extremität D_3—D_{11} und für die hintere D_{11}—L_3 angeben. Nach Dennig entspringen beim Menschen die Vasokonstriktoren für die Arme von D_3 an abwärts, für die Beine unterhalb von D_9.

Wie schon besprochen, sind die Vasodilatatoren mit den sensiblen Nerven identisch, indem diese eine antidrome Erregungsleitung zeigen. Sie sind nur im Experiment nachgewiesen; es ist daher zweifelhaft, ob sie auch unter normalen Verhältnissen im Organismus eine Rolle spielen. Sie gehören den Rückenmarkssegmenten an, in die die Temperatur- und Schmerzfasern einmünden (Dennig). Damit fehlt auch der sichere Beweis eines Vorhandenseins vasodilatatorischer Zentren mit Ausnahme der Ursprungszentren des Nervus pelvicus. Diese liegen in den obersten Sakralsegmenten.

Die gleiche segmentäre Anordnung wie für die vasokonstriktorischen Zentren ist auch für die Zentren zur Erregung der glatten Muskulatur der Haut (Pilomotoren) und zur Auslösung der Schweißsekretion gegeben. Auch diese vegetativen Funktionen unterstehen einer sympathischen

Innervation, eine antagonistische parasympathische Beeinflussung ist noch nicht mit Sicherheit nachgewiesen.

Die genaue Lokalisation der bisher genannten vegetativen Funktionen in bestimmte Zellgruppen, die wir auf Grund ihres anatomischen Baues als vegetativ bezeichneten, ist bisher nicht gelungen.

Im Rückenmark finden sich weiterhin Zentren für die glatte Muskulatur des Auges. BUDGE (1855) fand nach Durchschneidung des Halssympa-

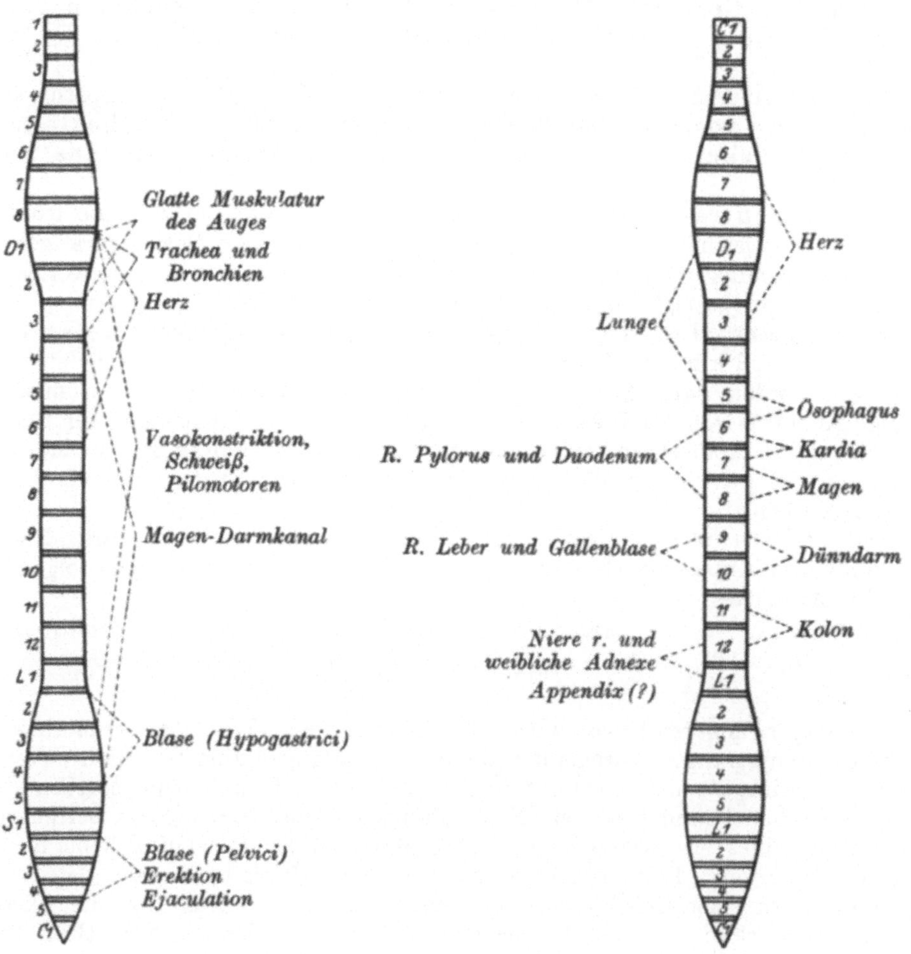

Abb. 23. Schematische Darstellung der segmentären Lokalisation vegetativer Funktionen im Rückenmark.

Abb. 24. Schematische Darstellung der spinalen Eintrittszonen sensibler Fasern aus den inneren Organen (auf Grund der Erfahrungen mit der para-vertebralen Injektion).

thicus Verengerung der Pupille, woraus er auf das Vorhandensein pupillenerweiternder Fasern im Halssympathicus schloß. Letztere sollen das Rückenmark zwischen dem 6. Hals- und 4. Brustwirbel verlassen. BUDGE nahm daher in diesem Rückenmarksabschnitt ein Zentrum für die Pupillenerweiterung an, das er als Centrum ciliospinale inferius bezeichnete. LANGLEY fand an *Katzen* bei Reizung der vorderen Wurzeln erst von D_1 ab eine pupillenerweiternde Wirkung; niemals trat diese Wirkung bei Reizung der unteren Cervicalwurzeln auf. Versuche an *Affen* (SHERRINGTON 1892) und Menschen (HARMANN 1898) ergaben den gleichen Befund. Solche pupillenerweiternde Fasern finden sich in den vorderen Wurzeln von D_1—D_9 und ziehen durch das Ganglion stellatum und das Ganglion cervicale supremum, wo die postganglionäre Faser beginnt, zum Auge. Außer Pupillenerweiterung tritt bei Reizung dieser Fasern an der *Katze* noch Lidspaltöffnung und Nickhautreaktion auf. Jakobsohn fand in einem klinischen Fall mit Degeneration des Plexus brachialis und oculo-pupillärem Symptomenkomplex außer Degenerationen der motorischen Vorderhornzellen (C_4—D_1) auch Degeneration der Zellgruppe im Seitenhorn zwischen Hals- und Brustmark. Die Zentren für die glatte Muskulatur des Auges sind demnach vorwiegend in die Seitenhorngruppe der Segmente D_1 und D_2 zu lokalisieren.

Von den inneren Organen sei noch erwähnt, daß das Herz sympathische Fasern aus den vorderen Wurzeln von D_1—D_6 empfängt; die Tracheal- und Bronchialmuskulatur bezieht sie aus D_1—D_3, der Magen-Darmkanal aus D_4—L_4.

Was die zentrale Innervation der Blase betrifft, so ging die früher herrschende Ansicht dahin, daß es ein Blasenzentrum im Sakralmark gebe. Durch die grundlegenden Untersuchungen von L. R. Müller wurde diese Lehre erschüttert und gezeigt, daß außer dem Zentrum im Sakralmark noch ein zweites im Lumbalmark die Blasentätigkeit reguliere. Zahlreiche weitere experimentelle und klinische Untersuchungen, auf die hier im einzelnen nicht eingegangen werden kann (vgl. hierzu Dennig 1926), waren nötig, um unsere jetzige Kenntnis von der Blaseninnervation aufzubauen. Danach sind für Blase und Harnröhre drei Nerven von Bedeutung, die sympathischen Nervi hypogastrici, die parasympathischen Nervi pelvici und die somatischen Nervi pudendi.

Die Nervi hypogastrici entspringen aus dem oberen Lumbalmark. Nach Langley und Anderson (1894 u. 1895) ergibt sich aus Reizversuchen folgende Art des Austrittes:

Hund[1]	*Katze*	*Kaninchen*	*Affe* (Sherrington)
L_2—L_4	$L_{(2)}$—$L_{(5)}$	$L_{(2)}$—L_5	$L_{(1)}$—$L_{(5)}$
L_3	L_4	L_4	

Die präganglionären Fasern ziehen durch die vorderen Wurzeln zum lumbalen Teil des Grenzstranges, durchlaufen diesen und gelangen zum Ganglion mesentericum inferius, wo nach Langley und Anderson die Umschaltung stattfindet. Beim Menschen befindet sich ein Plexus hypogastricus. Reizung des peripherischen Endes eines durchschnittenen N. hypogastricus führt nach anfänglicher Kontraktion des unteren Detrusorgebietes zu einer Erschlaffung des ganzen Detrusor, wodurch es zu einer Herabsetzung des Innendruckes der Blase kommt. Diese hemmende Wirkung auf den Detrusortonus ist nur an der *Katze* deutlich, bei anderen Tierarten geringer oder nicht vorhanden (*Hund*); letzteres gilt wahrscheinlich auch für den Menschen.

Die Nervi pelvici entspringen nach Langley und Anderson bei den einzelnen *Tieren* in folgender Weise aus dem oberen Sakralmark:

Katze	*Hund*	*Kaninchen*	*Affe* (Sherrington)
$S_{(1)}$—S_3	$S_{(1)}$—$S_{(4)}$	$S_{(2)}$—$S_{(5)}$	S_1—S_3
S_2	S_3	S_3—S_4	

[1] In dieser Gegenüberstellung bedeuten die eingeklammerten Zahlen, daß in diesen Segmenten eine konstante Wirkung nicht festzustellen war; die darunterstehende Zahl gibt das Segment mit stärkster Wirkung an. Die Angaben über den Segmentbezug sind nach Dennig zitiert. Das gleiche gilt für die folgende Zusammenstellung über den N. pelvicus.

Die Fasern des N. pelvicus gelangen, ohne den Grenzstrang zu berühren, zum Plexus vesicalis. Beim Menschen entspringen sie aus dem 2.—4. Sakralsegment. Reizung des durchschnittenen N. pelvicus führt zu einer starken Kontraktion der Blase, indem er den Detrusor erregt. Außer dieser Funktion hat er „neben einer geringen hemmenden Wirkung auf den Verschluß auch in irgendeiner Weise eine den Verschluß stärkende Funktion" (DENNIG 1926).

Die Nervi pudendi gehören dem somatischen System an und versorgen den quergestreiften Sphincter vesicalis externus. Sie entspringen beim *Hund* aus L_7—S_2, beim Menschen aus S_2—S_4.

Über sämtliche drei Nerven verlaufen afferente Fasern, doch ist auch hier wie bei der Motilität der N. pelvicus der wichtigste Nerv. Die efferenten Fasern verlassen das Rückenmark mit den vorderen Wurzeln, sämtliche afferenten Fasern treten durch die hinteren Wurzeln ins Rückenmark.

Schließlich findet sich im Sakralmark (S_2—S_3) ein Zentrum für die Erektion und ein solches für die Ejaculation (L. R. MÜLLER).

Was die Lokalisation der geschilderten vegetativen Funktionen in bestimmte Zellgruppen des Rückenmarksquerschnittes betrifft, so ist diese trotz mancher darauf gerichteten Untersuchungen noch durchaus ungeklärt.

6. Die vegetativen Rückenmarksbahnen.

a) Efferente Bahnen.

Die vegetativen Zentren im Rückenmark empfangen von übergeordneten Zentren, die, wie wir noch sehen werden, im Hirnstamm bis zum Zwischenhirn hinauf gelegen sind, innervatorische Impulse. Diese gelangen zu den spinalen Zentren über absteigende Bahnen. Das Vorhandensein solcher Bahnen muß auf Grund physiologischer Experimente als sicher angenommen werden, wenn es auch bisher nicht gelang, mit anatomischen Untersuchungsmethoden ihren Verlauf genau festzulegen. Im Rückenmarksquerschnitt ist kein geschlossenes Faserareal weder für die vegetativen Bahnen in ihrer Gesamtheit, noch für solche einer einzelnen vegetativen Funktion bekannt, dessen Verletzung zu vegetativen Störungen führt. Es gibt auch keine Systemerkrankung, die konstant bestimmte vegetative Störungen aufweist, aus denen auf den Verlauf vegetativer Bahnen geschlossen werden könnte. Aus diesen Tatsachen muß die allgemeine Schlußfolgerung gezogen werden, daß die vegetativen Bahnen weder ein scharf umschriebenes Areal im Querschnitt besitzen, noch einem größeren bekannten Fasersystem beigemischt sind, sondern über einen größeren Raum verteilt im Rückenmark abwärts ziehen.

Für diese Ansicht sprechen auch die anatomischen Befunde von POLJACK (1924). da er am *Chiropteren*rückenmark zuführende Collateralen beobachtet, die, aus dem Vorder- und Vorderseitenstrang stammend, zu den vegetativen Zellgruppen der intermediären Zone zogen. Nach CAJAL kommen die zuführenden Impulse aus dem Seitenstrang, KÖLLIKER vermutet sie in den Vorder- oder Vorderseitensträngen. Nach TERNI (1923) verlaufen Fasern aus dem Seitenstrang zu der von ihm bei *Vögeln* beschriebenen parazentralen Gruppe, die er ja als vegetativ anspricht.

Es sei hier noch auf Befunde von MARBURG und von ROTHFELD hingewiesen. MARBURG (1906) beschrieb ein in der Substantia gelatinosa centralis gelegenes Fasersystem, das er vorwiegend im obersten Cervicalmark und in dem angrenzenden Gebiet der Medulla oblongata vorfand. Er bezeichnete es als Fasciculus substantiae gelatinosae centralis. Die Fasern enden nach vorheriger Kreuzung in einem am Boden des 4. Ventrikel gelegenen Kern — dem Nucleus fasciculus substantiae gelatinosae. MARBURG vermutet, daß es sich um sekretorische Fasern sympathischer Natur handele. Ein ähnliches aus markhaltigen Nervenfasern bestehendes Fasersystem beschreibt Rothfeld (1912), das er von den caudalen Enden des Rückenmarks bis in das Cervicalmark verfolgen konnte. Dieses Fasersystem besteht aus zwei Bündeln, die symmetrisch zu beiden Seiten des Zentralkanals gelegen sind und in dieser Anordnung das ganze Rückenmark durchziehen. In den kaudalsten Rückenmarksteilen bildet das Fasersystem ein Netzwerk, das in enger Beziehung zu den Commissuren steht. Bei *Hunden* soll in einem analogen System aufsteigende Degeneration beobachtet worden sein. Das von Marburg beschriebene Faserbündel soll eine Fortsetzung dieses Fasersystems sein; entsprechend der Auffassung von Marburg würde dann auch das von Rothfeld beschriebene Faserbündel sekretorische Fasern sympathischer Natur enthalten. Dieser Ansicht gegenüber müssen Bedenken rege werden, wenn beim *Hunde* an dem gleichartigen Bündel eine aufsteigende Degeneration beobachtet wurde; denn dann könnte es nicht zentripetalwärts sekretorische Impulse leiten. Hier liegt ein Widerspruch vor, der weitere Untersuchungen fordert.

Aus den anatomischen Untersuchungen geht hervor, daß die Lage der zuführenden Bahnen vom anatomischen Standpunkt aus noch ungeklärt ist. Wenn trotzdem daran festgehalten werden muß, daß es derartige Bahnen gibt, so geht dies aus experimentellen Untersuchungen und klinischen Beobachtungen hervor, auf die hier nur kurz hingewiesen werden kann.

Auf Grund elektrischer Reizversuche nimmt Langley für die Bahnen, die zu den pilomotorischen Zentren führen, an, daß sie in den Seitensträngen verlaufen. Langley konnte nach Durchschneidung des Halsmarkes durch elektrische Reizung der Seitenstränge der unteren Schnittfläche ein allgemeines Aufrichten der Haare des Rumpfes erzielen. Reizung der Vorderhörner und der vorderen Wurzeln richtete hingegen nur in einem kleinen Streifen Haut, welcher der unmittelbar danach austretenden vorderen Wurzel entsprach, die Haare auf; Reizung der hinteren Rückenmarkshälfte blieb ohne Erfolg. Demnach verlaufen die pilomotorischen absteigenden Bahnen in den Seitensträngen; eine genauere Lokalisation innerhalb dieses Areals ist bisher nicht gelungen.

Nicht viel besser steht es mit unserer Kenntnis über die vasomotorischen Bahnen. Deuten auch die Mehrzahl der vorliegenden Untersuchungen auf die Seitenstränge hin, so fehlt doch jede nähere Lokalisationsmöglichkeit. Die Annahme Helwegs (1887), daß die von ihm beschriebene Dreikantenbahn der Leitung vasomotorischer Impulse diene, konnte von verschiedener Seite, so von Obersteiner (1900 u. 1901) und Cassirer (1912), nicht bestätigt werden. Kocher (1896) nimmt auf Grund klinischer Untersuchungen an, daß die vasomotorischen Bahnen in den Seitensträngen mit den Pyramidenfasern verlaufen. Es sei noch auf die Reizversuche von Nikolaides (1882) hingewiesen, der nach Halbseitendurchschneidung im Brustmark den distalen Teil des gleichfalls durchschnittenen Cervicalmarkes reizte und nun ein Erblassen beider Nieren beobachtete. Aus diesen Versuchen geht einmal hervor, daß es absteigende vasomotorische Bahnen überhaupt gibt, sodann ist auf eine wenigstens teilweise Kreuzung dieser Bahnen zu schließen. Hingegen nehmen Karplus und Kreidl einen vorwiegend vasomotorischen Einfluß jeder Rückenmarkshälfte auf die gleichseitigen Extremitäten an.

Die spinalen Schweißbahnen ziehen, wie Schlesinger (1900) nach klinischen Beobachtungen bei Rückenmarksverletzungen annimmt, in den Seitensträngen in der Nähe der Pyramidenbahnen; möglicherweise verlaufen sie im Winkel zwischen Vorder- und Hinterhorn. Im Tierexperiment fanden Karplus und Kreidl (1909—1911 und 1918) nach Halbseitendurchtrennung des Rückenmarkes im 1. Cervicalsegment bei weiter cranial gesetzter Reizung Schwitzen der Tiere an allen vier Extremitäten. Hieraus wäre eine wenigstens teilweise Kreuzung der Schweißbahnen zu entnehmen.

Auch die vegetativen Bahnen für die Innervation des Auges ziehen wahrscheinlich in den Seitensträngen peripherwärts; sie scheinen nicht zu kreuzen.

Darauf deuten klinische Beobachtungen bei Herden im verlängerten Mark und halbseitiger Halsmarkverletzung (KOCHER 1896, RÖPER und REITSCH 1918) sowie die Mehrzahl der experimentellen Untersuchungen (TRENDELENBURG und BUMKE 1909) hin. KARPLUS und KREIDL hingegen fanden bei der *Katze* eine teilweise Kreuzung dieser Fasern im 1. Dorsalsegment.

Schließlich sei noch jener Untersuchungen gedacht, die den Weg festzustellen suchten, auf dem Impulse aus übergeordneten Zentren den spinalen Blasenzentren zuströmen.

Mosso und PELLACINI (1882) stellten fest, daß diese Bahnen durch die hintere Hälfte des Rückenmarkes verlaufen. Während sie nach Durchschneidung der vorderen Rückenmarkshälfte noch reflektorische Blasenkontraktionen auslösen konnten, gelang dies nach Durchschneidung der hinteren Rückenmarkshälfte nicht mehr. Eine noch genauere Lokalisation gelang STEWART (1899); er splitterte das Dorsalmark 5 cm weit auf und versuchte nun durch elektrische Reizung der einzelnen Streifen Blasenkontraktionen zu erhalten. Diesen Erfolg erhielt er nur bei elektrischer Reizung der hinteren Teile des Seitenstranges. Zu dem gleichen Ergebnis kamen auch E. A. SPIEGEL und D. J. PHERSON (1925), die bei Reizung des Hypothalamus bzw. der Pes pedunculi nur dann Blasenkontraktionen erhielten, wenn sie das Seitenstrangareal einer Seite stehen ließen.

Nach diesen Untersuchungen scheint es erwiesen, daß die Bahnen zu den Blasenzentren im hinteren Teil des Seitenstranges verlaufen. Die Bahnen kreuzen, wie STEWART an *Katzen* durch Reizung des Rückenmarks nach Längsteilung und halbseitiger Durchschneidung feststellen konnte. Auch beim Menschen ist ein solcher Verlauf anzunehmen, wie Fälle von spastischer Spinalparalyse und amyotrophischer Lateralsklerose mit Blasenstörungen dartun.

Zusammenfassend ist zu sagen, daß die vegetativen Bahnen vorwiegend im Seitenstrang in der Nähe der Willkürbahn nach abwärts ziehen, ein Ergebnis, das sich auf das beste mit der Lage der vegetativen Zentren insbesondere der Seitenhorngruppe im Sinne der Neurobiotaxis in Einklang bringen läßt.

b) Afferente Bahnen.

Der Weg, über den Empfindungen der inneren Organe durch das Rückenmark zentralwärts geleitet werden, war bis vor kurzem unbekannt. In neuerer Zeit wurden über diese Frage Untersuchungen von SPIEGEL, sowie von SPIEGEL und BERNIS (1925) angestellt. Es wurden Strangverletzungen am Rückenmark gesetzt und geprüft, ob nach diesen Schmerzen von seiten der inneren Organe und der Gefäße empfunden werden. Es zeigte sich, daß nach Zerstörung beider Vorderseitenstränge zentripetale Erregungen von den Eingeweiden oder den Gefäßen aus nicht mehr zu supraspinalen Zentren geleitet werden. Erregungen aus dem N. splanchnicus einer Seite werden sowohl im gleichseitigen wie im gekreuzten Vorderseitenstrang weitergeführt. Diese aufsteigenden Bahnen stehen mit den Atmungszentren in Verbindung. Für Gefäßschmerz wie Visceralsensibilität ist zu vermuten, daß sie über kurze in der grauen Substanz kreuzende Bahnen in ähnlicher Weise zu höher gelegenen Zentren geleitet werden, wie es SCHILF, KARPLUS und KREIDL (1925) und ROTHMANN (1906) auch für die somatische Sensibilität annehmen. Eine Bestätigung dieser interessanten Befunde liegt noch nicht vor.

III. Die vegetativen Zentren im verlängerten Mark.

Im Bereich der Medulla oblongata entspringen, auf engem Raum zusammengedrängt, eine Anzahl von Hirnnervenpaaren, eine Tatsache, die auf die Bedeutung dieses Teiles des Zentralnervensystemes hinweist. In besonderem Maße gilt dies von jenem Teil der Medulla oblongata, aus dem N. glossopharyngeus und N. vagus hervortreten. Eine Fülle physiologischer Leistungen ist von den Ursprungsgebieten dieser Nerven zu bewältigen, da der normale Ablauf der verschiedenartigsten motorischen und sensiblen Funktionen an die Intaktheit dieser Zentren gebunden ist. Verfolgen wir die peripherische Verästelung des N. vagus, so sehen wir dessen Nervenfasern zu zahlreichen inneren Organen hinziehen, die teils aus glatter Muskulatur bestehen, teils drüsigen Aufbau zeigen (vgl. Abb. 1). Diese anatomische Tatsache stempelt den N. vagus zu einem vegetativen Nerven und sein Ursprungsgebiet zu einer besonders wichtigen vegetativen Zentralstelle. Der N. vagus stellt einen Hauptvertreter des parasympathischen Nervensystems dar.

Neben dem vegetativen Zentrum im Vagusgebiet müssen noch weitere vegetative Zellgruppen im verlängerten Mark gelegen sein, da eine Reihe vegetativer Organe, wie die Tränen- und Speicheldrüsen von Nerven, die dort entspringen, regulatorische Impulse empfangen. Auch ist anzunehmen, daß die Medulla oblongata übergeordnete Zentren zur Regulierung der Gefäßweite und der Schweißsekretion beherbergt. Ferner sind vegetative Zellgruppen an der Steuerung der Atmung und der Beeinflussung von Stoffwechselprozessen beteiligt. Aus dieser Aufzählung von vegetativen Funktionen, deren geordneter Verlauf von Zellgruppen der Medulla oblongata überwacht wird, erhellt die Bedeutung dieses Teiles des Zentralnervensystems für das vegetative Leben.

1. Vegetative Zellgruppen im Ursprungsgebiet des N. vagus.

a) Lokalisation des vegetativen Vaguskernes.

Die Ursprungskerne der efferenten Vagusfasern sind der Nucl. dorsalis Stilling (1843) und der Nucl. ambiguus. Es bedurfte einer vieljährigen Arbeit zahlreicher Forscher, um zu dieser Erkenntnis zu gelangen. Die räumliche Nähe des Ursprungsortes des IX., X. und XI. Hirnnervenpaares, der ganz verschiedenartige Verlauf der Wurzeln dieser Nerven bei den einzelnen Tierarten und dem Menschen, die früher ungenügende Methodik und Färbetechnik und die Schwierigkeit bei der Deutung experimentell erhaltener Zelldegenerationen erklären die sich lange Zeit widersprechenden Befunde und Schlußfolgerungen der einzelnen Forscher.

Nachdem Stilling (1843) als erster den Nucl. dorsalis als eine am Boden des IV. Ventrikel gelegene graue Masse beschrieben hatte, lag das zu lösende Problem in der Frage nach dem Ursprungsort der drei Hirnnervenpaare, des IX., X. und XI. (bulbärer Teil) Nerven. Stilling selbst entschied sich dahin, daß der untere Teil des Nucl. dorsalis den N. accessorius, der obere Teil den N. vagus entsende. Er schloß jede Verbindung dieser Zellsäule mit dem N. glossopharyngeus aus. Zu anderen Ergebnissen kamen jene Forscher, die sich in der Folgezeit mit der vorliegenden Frage befaßten. Die Mehrzahl (Lenhossék 1855, Clarke 1865, Stieda 1868, 1870, Meynert 1870, Gierke 1878, Krause 1876, Duval 1880, Obersteiner 1888 und Schwalbe 1881, Mendel 1886) nahm einen Zusammenhang des Nucl. dorsalis mit den drei Hirnnervenpaaren (IX., X. und XI.) an. Nur Laura (1879) schloß sich der Ansicht von Stilling an, während Roller (1881) lediglich einen Ursprung von Vagusfasern aus dem dorsalen Vaguskern anerkannte. Meist wurde in dieser Periode dem dorsalen Vaguskern eine sensible Funktion zugewiesen.

Zu ganz neuen Anschauungen gelangt Dees (1889), indem er bei neugeborenen *Kaninchen* den N. vagus am Halse durchschnitt und den Hirnstamm nach der Guddenschen Methode untersuchte. Er konnte folgendes nachweisen: 1. Der

Nucl. dorsalis entsendet Nervenfasern nur in den N. vagus, mit dem sie in die Brusthöhle gelangen. 2. Der Nucl. dorsalis ist ein motorischer Kern. 3. Der Nucl. ambiguus gehört ausschließlich dem Nerv. vagus an. DEES vermutet für den dorsalen Vaguskern eine vasomotorische Funktion. Die von DEES vertretenen Ansichten fanden zunächst keine allgemeine Anerkennung (FOREL 1891, KÖLLIKER 1891, CAJAL 1895). Erst mit Einführung der Nisslmethode wurde durch die Untersuchungen von VAN GEHUCHTEN (1898), BUNZL-FEDERN (1899), KOSAKA und JAGITA (1905) Einigkeit darüber erzielt, daß dem Nucl. dorsalis nur der N. vagus und der bulbäre Anteil des Nerv. accessorius zugehört.

Hinsichtlich der funktionellen Bedeutung des Nucl. dorsalis wurde, wie schon bemerkt, zunächst angenommen, daß diese Zellgruppe einen sensiblen Kern zweiter Ordnung darstelle, in dem die sensiblen Fasern des IX., X. und XI. Hirnnerven endigen (STIEDA, MEYNERT, DUVAL, HOLM 1893, KÖLLIKER,

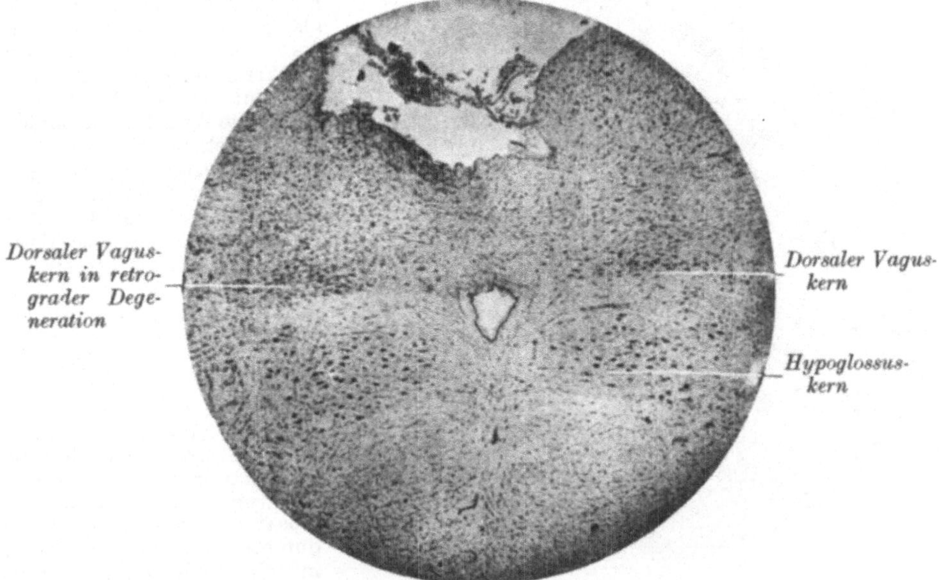

Abb. 25. Querschnitt durch den Anfangsteil der Medulla oblongata eines *Hundes* 10 Tage nach einseitiger Vagotomie am Hals. Zelldegeneration im rechten dorsalen Vaguskern. Nisslfärbung. Vergr. 20fach. Vgl. Abb. 26.

BECHTEREW 1893 u. a.). Demgegenüber hatte DEES (1889), MAYSER, FOREL (1891) und OSSIPOW (1896) nach Vagusdurchtrennung am Halse bei neugeborenen Tieren eine Atrophie des Nucl. dorsalis festgestellt, woraus diese Forscher auf eine motorische Funktion des dorsalen Vaguskernes schlossen. Trotz ähnlicher experimenteller Ergebnisse hielten zunächst VAN GEHUCHTEN (1897) und MARINESCO (1897) an der sensiblen Natur des dorsalen Vaguskernes fest, da sie einen trophischen Einfluß primärer Neurone auf sekundäre graue Massen annahmen. Erst der Nachweis der Unrichtigkeit dieser Theorie (VAN GEHUCHTEN 1898, MAHAIM 1898) und anatomische mit der Golgimethode erhobene Befunde, die die Axone der Zellen des Nucl. dorsalis bis in die Vaguswurzeln verfolgen ließen (VAN GEHUCHTEN), stürzten die so lange in der Wissenschaft festgehaltene Ansicht von der sensiblen Funktion des Nucl. dorsalis. Die von DEES (1889) zuerst vertretene Anschauung, daß der Nucl. dorsalis einen motorischen Kern darstellt, ist seitdem anerkannt.

Es blieb noch die Frage zu lösen: Welche Organe empfangen vom Nucl. dorsalis motorische Impulse? Bei den hierauf gerichteten Untersuchungen bildeten sich bald zwei entgegengesetzte Meinungen heraus, einmal die Anschauung, daß der dorsale Vaguskern ein Innervationszentrum für die quergestreifte Larynxmuskulatur bilde, und die entgegengesetzte Ansicht, daß der Nucl. dorsalis ein sympathisches Zentrum für die glatte Muskulatur darstelle. Für die erstgenannte Theorie traten VAN GEHUCHTEN (1901) und seine Schule (BOEHENEK 1901, DE BEULE 1902 und ALFEWSKY 1905) ein, desgleichen BROECKAERT (1903), während MARINESCO (1897, ONUF und COLLINS (1898), MOTT, KOHNSTAMM (1901), KOSAKA (1905), IKEGAMI (1907), MARINESEO und PARHON (1907), KOHNSTAMM und WOLFSTEIN (1907) den Nucl. dorsalis als sympathischen Kern betrachteten.

MARINESCO (1897) wies darauf hin, daß die Zellformen des Nucl. ambiguus jener des Hypoglossuskernes gleiche und so wie diese quergestreifte Muskulatur innerviere, während die ganz anders gestalteten Zellen des dorsalen Vaguskernes die vom Vagus innervierte glatte Muskulatur versorgen. ONUF und COLLINS (1898) sahen in ihren Befunden einen Beweis für die von MARINESCO geäußerte Ansicht. Sie fanden nach Exstirpation des Ganglion stellatum geringe Degeneration im dorsalen Vaguskern. MOTT betrachtete den Nucl. dorsalis als eine Fortsetzung des Tract. intermediolateralis. KOHNSTAMM (1901) folgerte die vegetative Funktion des dorsalen Vagus aus der besonderen Zellform, der Zellatrophie nach Vagusdurchschneidung unterhalb des N. recurrens und der teilweisen Atrophie des Nucl. dorsalis nach Exstirpation des Gangl. stellatum (ONUF - COLLINS). KOSAKA und JAGITA (1905) durchtrennten die Vagusfasern in Höhe der Kardia und unterhalb des N. recurrens und erhielten Zelldegenerationen im Bereich des dorsalen Vagus-

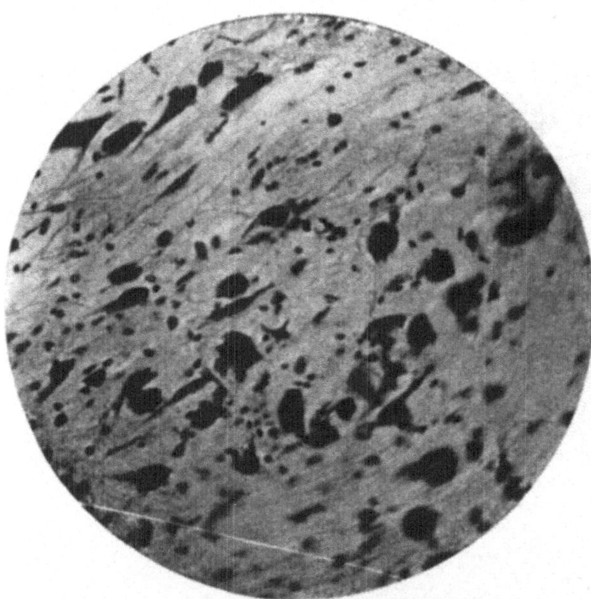

Abb. 26. Dorsaler Vaguskern in Zelldegeneration 10 Tage nach Vagotomie am Hals beim *Hund*. Nisslfärbung. Vergr. 200fach.

kernes. Die beiden Forscher schlossen aus ihren Versuchen, daß das motorische Zentrum für den unteren Teil des Oesophagus und für die Bronchien die mittleren und oberen Teile des dorsalen Vaguskernes einnehme. Experimentelle Untersuchungen mit Durchschneidung der Herzfasern ließ sie ein Herzzentrum im ventro-lateralen Teil der lockeren Formation des Nucl. ambiguus annehmen. In ähnlichen experimentellen Untersuchungen kamen KOHNSTAMM und WOLFSTEIN (1907) zu der Schlußfolgerung, daß der Nucl. dorsalis den Ursprungskern der Fasern des thorakalen und abdominalen Vagus darstellt.

In einer ausgezeichneten anatomischen und experimentellen Studie gelang es schließlich MOLHANT (1910), Ursprung und Verlauf der Nervenfasern im Vagusgebiet festzulegen und die so verwickelten Innervationsverhältnisse klarzulegen. Hinsichtlich des Nucl. dorsalis kommt er zu der Schlußfolgerung, daß der Nucl. dorsalis nur Organe mit glatter Muskulatur innerviert. Er entsendet Fasern zum Herz, Magen, Luftröhre, den Bronchien und der Lunge und steht mit dem Halsteil des Grenzstranges in Verbindung. Der Nucleus dorsalis bildet das Innervationszentrum für die vom N. vagus innervierte glatte Muskulatur, während der Nucl. ambiguus nur quergestreifte Muskulatur versorgt.

Neue experimentelle Untersuchungen von WAINSTEIN (1921) und von HUSTEN (1924) erbrachten eine volle Bestätigung dieser Anschauungen.

Die im Bereich des dorsalen Vaguskernes auftretenden retrograden Zellveränderungen nach Vagusdurchschneidung sind deutlich in den Abb. 25 und 26 zu erkennen. Die Präparate entstammen der Medulla oblongata eines *Hundes,* dem der rechte Nervus vagus am Hals durchtrennt wurde.

Im Vagusgebiet liegen entsprechend der Tatsache, daß der N. vagus auch afferente Fasern enthält, auch sensible Endkerne. Die sensiblen Vagusfasern, die im Ganglion nodosum und Ganglion jugulare ihr trophisches Zentrum besitzen, ziehen nach ihrem Eintritt in die Medulla oblongata zu einem Bündel vereint spinalwärts. Letzteres wird als **absteigendes Vaguswurzelbündel** oder **Tractus solitarius** bezeichnet, in ihm verlaufen auch Fasern des N. glossopharyngeus. Diesem Bündel ist medial der sensible Vaguskern angelagert, der zum Teil eine am Boden des IV. Ventrikels sichtbare Vorwölbung, die Ala cinerea, bildet. Der Kern, welchen zuerst ROLLER (1881) ausführlich beschrieben hat, wird als sensibler Vaguskern (KÖLLIKER, EDINGER), Nucl. tract. solitaris (ZIEHEN 1903) oder Nucl. sensibilis n. vagi (JAKOBSOHN 1909) bezeichnet. Über die sensible Natur dieses Zellgebildes und seine Zugehörigkeit zum N. vagus bzw. N. glossopharyngeus herrscht nahezu Einstimmigkeit.

Eine zweite Zellgruppe, die sich lateral dem Solitärbündel anschließt, wird gleichfalls dem sensiblen Vagusgebiet zugerechnet. Sie wurde von KOHNSTAMM und WOLFSTEIN (1907) als Nucl. parasolitarius bezeichnet.

b) Cytoarchitektonik des vegetativen Vaguskernes.

Der Nucl. dorsalis vagi, der wohl zuerst von STILLING (1843) gesehen wurde, liegt in Schnitten, die ihn in seiner stärksten Ausdehnung treffen, als längliche Zellsäule im Bodengrau des IV. Ventrikels dicht unter dem Ventrikelependym. Die Längsachse der Zellgruppe verläuft von dorso-medial nach ventro-lateral. Von dem großzelligen Hypoglossuskern wird der dorsale Vaguskern durch den Nucl. intercalatus Staderini getrennt, lateral grenzt er an den sensiblen Vaguskern und den Fasciculus solitarius. Die Zellzahl beträgt in diesen Schnitten 30—50 Zellen. Der Kern erstreckt sich von der Grenze zwischen Medulla spinalis und oblongata bis zum oralen Ende der Medulla oblongata, wo er ungefähr im Niveau des oberen Poles der Olive verschwindet (JAKOBSOHN 1909).

Die caudale Grenze des Kernes wird von den einzelnen Autoren in verschiedenen Höhen angegeben. Nach VAN GEHUCHTEN (1906) erstreckt er sich weiter spinalwärts als der Hypoglossuskern, nach DEES endet er in gleicher Höhe wie dieser, etwas unterhalb der Mitte der Pyramiden, nach HOLM (1893) und KÖLLIKER (1891) erreicht er kaum diese Gegend. JAKOBSOHN (1909) findet die ersten Zellen „an der Grenze zwischen Medulla spinalis und oblongata, dort, wo die Substantia grisea ventricularis durch die caudalsten Bogen der Schleifenformation eingeschlossen wird". In dieser Höhe besteht der Kern aus 4—6 Zellen, die seitlich vom Zentralkanal liegen. Deutlich erkennbar ist der Kern in jener Gegend, wo der Hypoglossuskern auftritt; er liegt hier als schmale Zellsäule am Rand der grauen Substanz lateral vom Zentralkanal (vgl. Abb. 27). Von nun an nimmt die Zellzahl des Kernes rasch zu, besonders nach Eröffnung des IV. Ventrikels. In dieser Gegend liegt der dorsale Vaguskern dorso-lateral vom Hypoglossuskern und wird lateral vom Tractus solitarius und dem sensiblen Vaguskern begleitet (vgl. Abb. 28).

Mit der zunehmenden Eröffnung des IV. Ventrikels schiebt sich der Kern gemeinsam mit dem Hypoglossuskern immer mehr in dorso-lateraler Richtung vor, bis er dicht unter dem Ependym des IV. Ventrikels unter die Ala cinerea zu

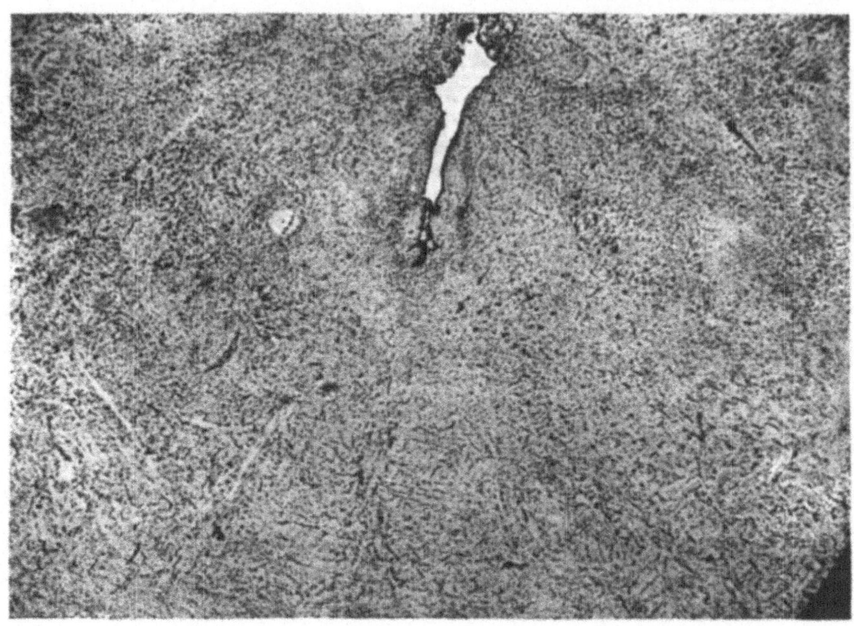

Abb. 27. Übersichtsbild aus dem caudalen Abschnitt des dorsalen Vaguskernes vom Menschen.
Präparat 502. Nisslfärbung. Vergr. 21,5fach.

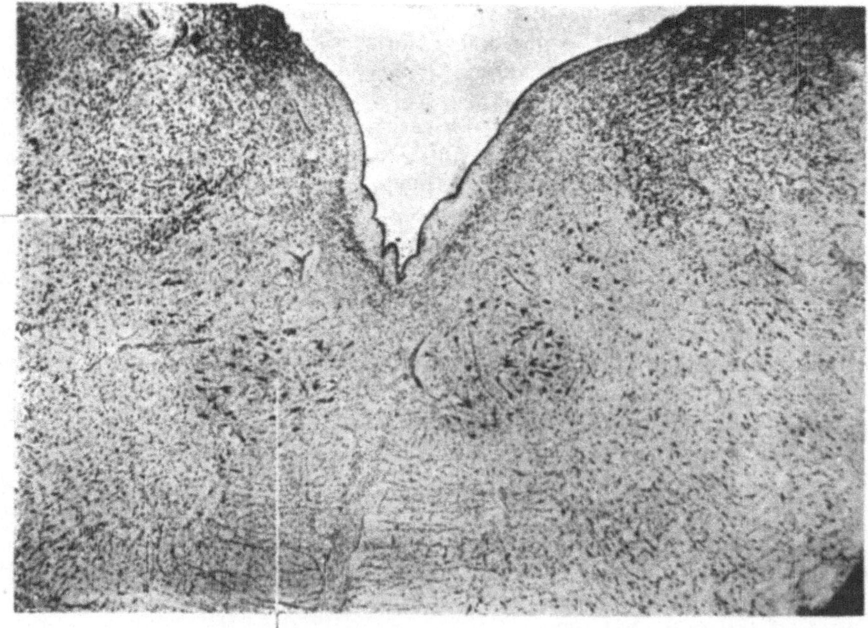

Abb. 28. Dorsaler Vaguskern und Hypoglossuskern. 100 Schnitte oral von Abb. 27. Präparat 400.
Nisslfärbung. Vergr. 21,5 fach.

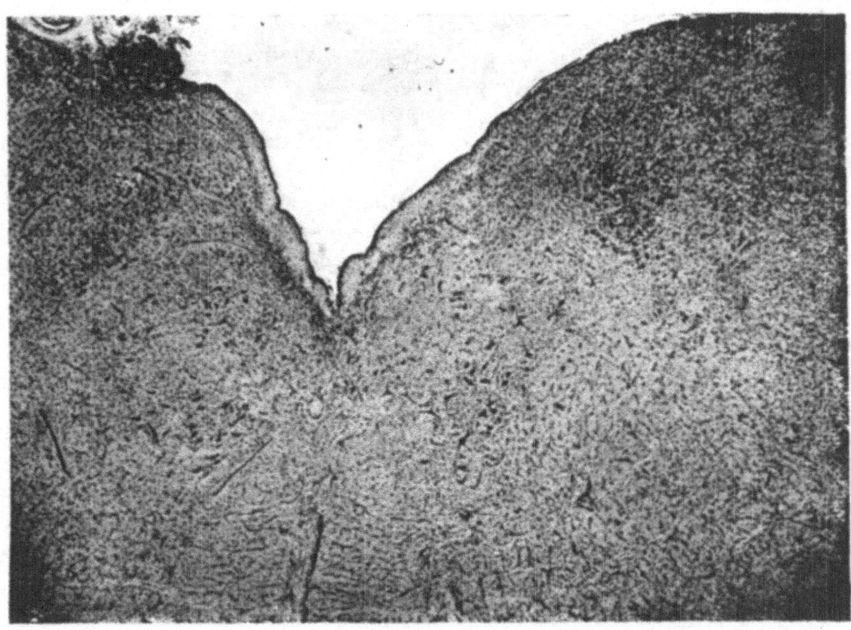

Abb. 29. Dorsaler Vaguskern und Hypoglossuskern. 100 Schnitte oral von Abb. 28. Präparat 300.
Nisslfärbung. Vergr. 21,5fach.

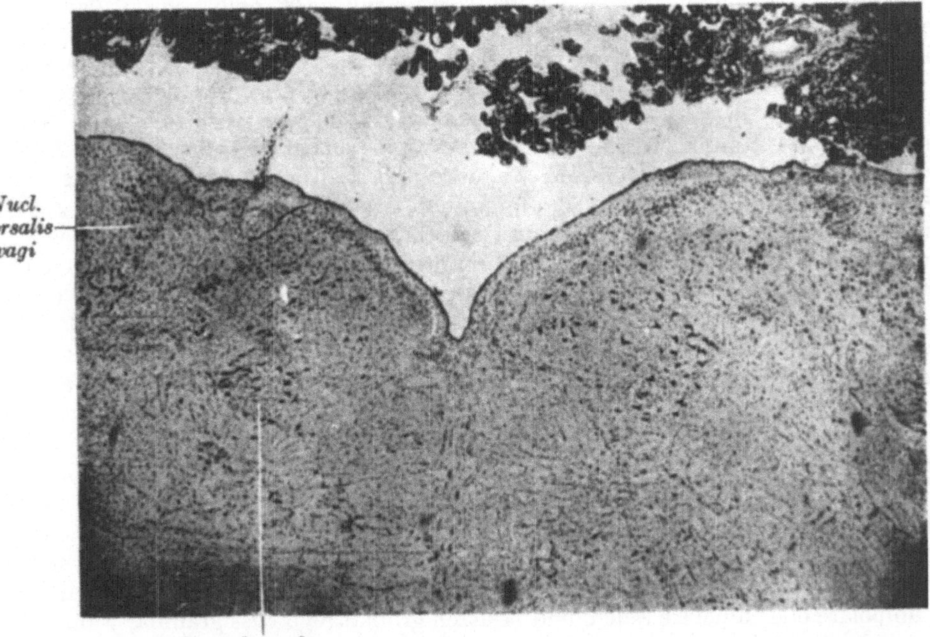

Abb. 30. Dorsaler Vaguskern in seinen oralen Abschnitten. 100 Schnitte oral von Abb. 29. Präparat 200.
Nisslfärbung. Vergr. 21,5fach.

liegen kommt (vgl. Abb. 29 und 30). Nunmehr tritt auch der Nucl. intercalatus auf, der sich zwischen Hypoglossuskern und dorsalem Vaguskern einschiebt. In allen diesen bisher beschriebenen Stellungen liegen Tract. solitarius und sensibler Vaguskern stets lateral und etwas ventral vom dorsalen Vaguskern.

Ist oralwärts der obere Pol des Hypoglossuskernes erreicht, so beginnt zunächst der sensible Vaguskern, bald auch der dorsale Vaguskern, der nun schon bedeutend an Zellzahl abgenommen hat, sich ventralwärts in das Innere des Schnittes zu verlagern; ihren Platz unter dem Ependym nimmt der Nucl. triangularis n. vestibularis ein. Am oralen Ende der Medulla oblongata gelangt der dorsale Vaguskern in die Nähe des Nucl. ambiguus n. vagi. Beide verschwinden gleichzeitig im Niveau des oberen Poles der Olive (JAKOBSOHN).

Die Längenausdehnung des dorsalen Vaguskernes wird von HUDOVERNIG (1907, 1908) für den Menschen mit 18 mm, von HUSTEN (1924) für den *Hund* mit 15 bis 16 mm angegeben. Nach F. H. LEWY (1923) beträgt die Länge des Kernes beim Menschen etwa 2 cm, beim *Hund* $1^1/_2$ cm und beim *Kaninchen* etwa 6 mm.

Die Lage des sensiblen Vaguskernes wurde schon mehrfach erwähnt. Kurz vor dem Übergang des Zentralkanals in den IV. Ventrikel findet sich der Kern deutlich ausgeprägt und liegt hier dorsal vom dorsalen Vaguskern dachartig über dem Zentralkanal. Nach Eröffnung des IV. Ventrikels bleibt der sensible Vaguskern stets lateral und etwas ventral vom dorsalen Vaguskern. Wenn das Zellgebiet des N. vagus später mehr ventral rückt, erreicht der untere Pol des sensiblen Vaguskernes den Endkern des N. trigeminus. Das Querschnittsfeld des Solitärbündels liegt stets inmitten des sensiblen Vaguskernes.

c) Histologie der Zellen des vegetativen Vaguskernes.

Der Nucleus dorsalis n. vagi zeigt sowohl in der Anordnung der Zellelemente wie auch in der histologischen Struktur der einzelnen Zelle charakteristische Merkmale, die ihn zu einem vegetativen Kern stempeln. Die Zellen liegen bald zu kleinen Gruppen geordnet, bald mehr zerstreut. Als besonderes Charakteristikum sei die dichte Lagerung der einzelnen Zellen hervorgehoben (vgl. Abb. 31 und 32).

Mitunter finden sich einzelne Zellgruppen von dem Hauptkern abgesprengt und gelangen so in andere Zellgebiete. Dieses Verhalten einer teilweisen Absonderung vom Hauptkern hat einzelne Autoren veranlaßt, verschiedene Zellgruppen im Bereich des dorsalen Vaguskernes abzuteilen. So unterscheidet DEES (1889) eine kleinzellige dorso-laterale und eine größere ventro-mediale Zellgruppe. OBERSTEINER (1912) teilt im distalen Zellgebiet eine dorsale und ventrale Gruppe ab, im proximalen Teil eine dorsale und zwei ventrale Gruppen. MARINESCO und PARHON (1907) teilen den Kern in drei Kolonnen ein, in eine untere, eine obere innere und eine obere äußere; nach HUDOVERNIG (1907, 1908) besteht der Kern aus einer dorsalen und einer ventralen Gruppe. Ein Blick auf die Abb. 32 läßt keine derartige Gruppenbildung erkennen, wie eine solche auch nicht in den Abbildungen von KOCH, ONUF und COLLINS u. a. zu sehen ist.

In ihrer Größe unterscheiden sich die Zellen des dorsalen Vaguskernes sehr wesentlich von den motorischen Vorderhorn- oder Hypoglossuszellen. Sie sind wesentlich kleiner als diese (vgl. Abb. 33—35). Im einzelnen lassen sich zwei Zelltypen unterscheiden, eine mehr längliche Zellform von keulenförmiger, abgerundeter, dreieckiger oder birnförmiger Gestaltung und eine zweite mehr rundliche Form. Die mehr länglichen Zellen erscheinen im histologischen Bilde meist als unipolare oder bipolare Zellen und besitzen grobkörnige Nisslgranula, während die Nisslgranula der rundlichen Zellen um den Kern staubförmig und am Rand grobkörnig angeordnet sind. Die Zellachse der bipolaren Zellen verläuft häufig in der Richtung der Achse des dorsalen Vaguskernes. Für beide Zellformen ist die unregelmäßige Anordnung der Nisslgranula und die intensive Annahme der Farbe charakteristisch. Der mehr runde als ovale Zellkern ist verhältnismäßig

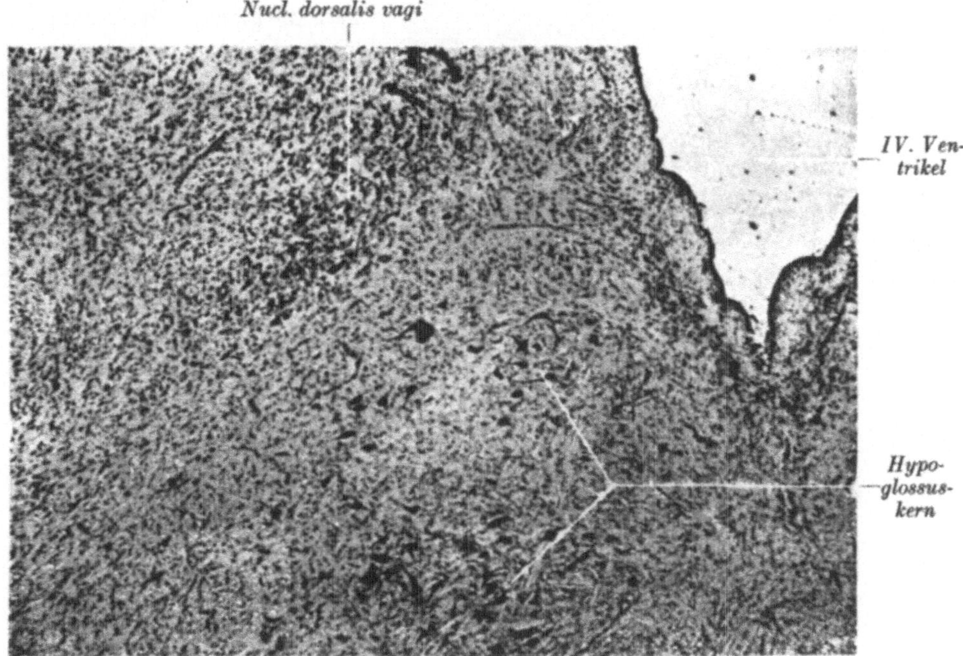

Abb. 31. Dorsaler Vaguskern in seiner topographischen Beziehung zu Hypoglossuskern und IV. Ventrikel. Nisslfärbung. Vergr. 40fach.

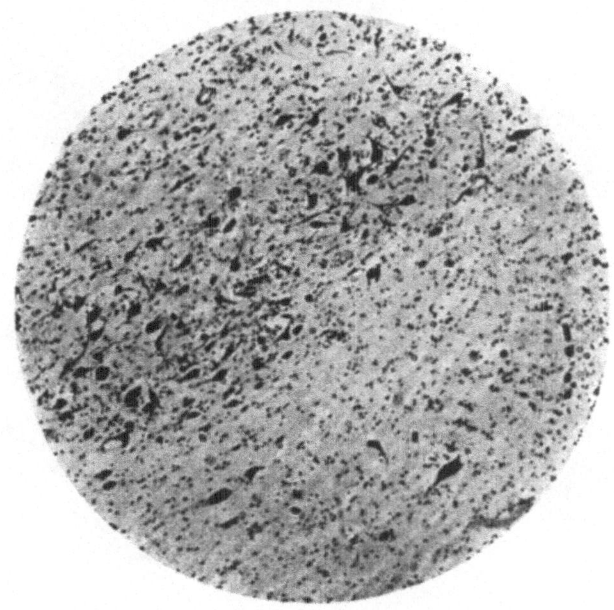

Abb. 32. Der dorsale Vaguskern. Rechts unten Hypoglossuszelle. Nisslfärbung. Vergr. 70fach.

groß, der Protoplasmasaum dagegen schmal; das Größenverhältnis von Kern und Protoplasma ist somit zugunsten des Kernes verschoben. Der Zellkern enthält ein deutliches Kernkörperchen. Die Zellen sind zu dem karyochromen Typ Nissl zu rechnen. Die Schilderung des Aufbaues des dorsalen Vaguskernes wie der histologischen Struktur der Zellelemente enthält die gleichen Merkmale, wie

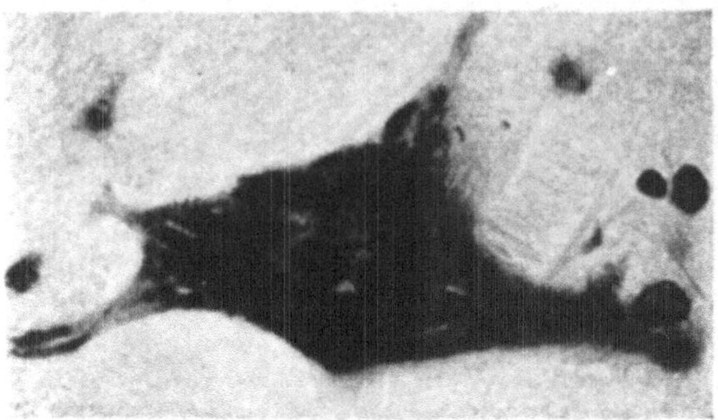

Abb. 33. Zelle aus dem Nucl. ambiguus. Nisslfärbung. Vergr. 800fach.

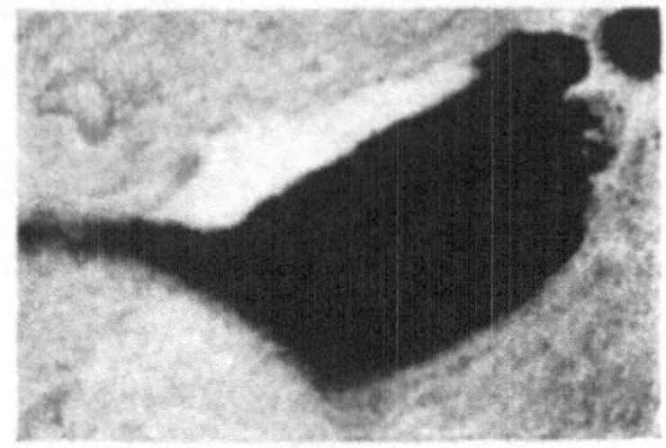

Abb. 34. Zelle aus dem Nucl. ambiguus. Nisslfärbung. Vergr. 800fach.

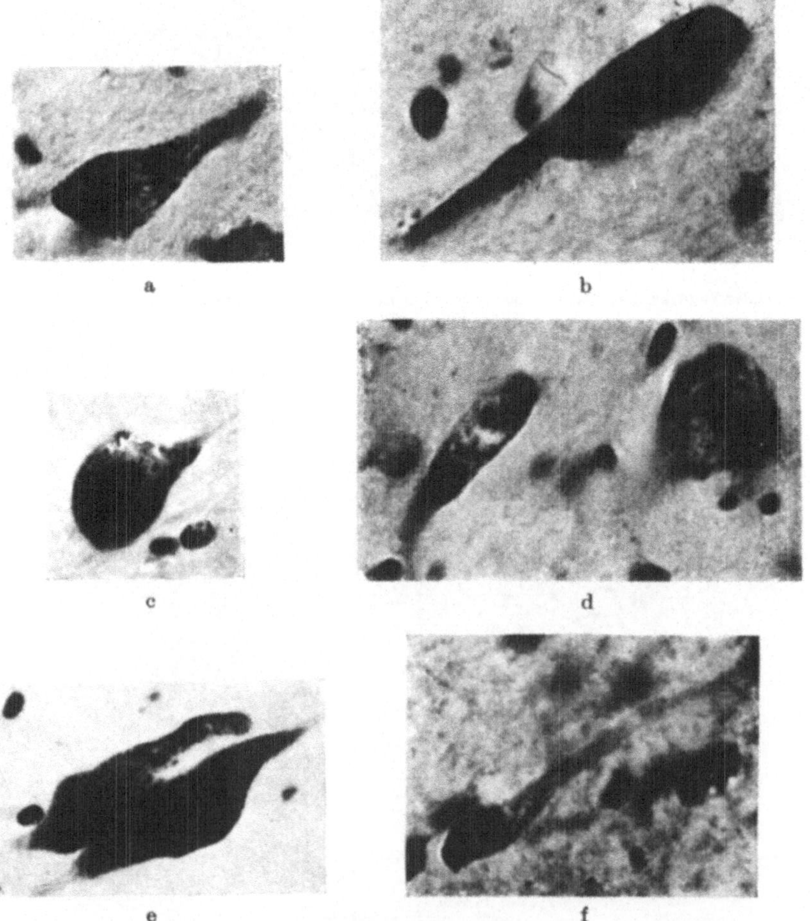

a

b

c

d

e

f

Abb. 35a—f. Zellformen aus dem dorsalen Vaguskern. Nisslfärbung. Vergr. 800fach.

wir sie bereits bei der Beschreibung der Seitenhorngruppe im Rückenmark feststellen konnten. So fügt das histologische Studium zu den durch die experimentelle Forschung gegebenen Beweisen einen weiteren für die Richtigkeit der Annahme, daß der dorsale Vaguskern ein vegetativer Kern ist.

Den eben beschriebenen Zellformen sind noch wesentlich kleinere Zellen beigemischt, deren Zugehörigkeit zum dorsalen Vaguskern fraglich erscheint; möglicherweise sind diese dem sensiblen Vaguskern zuzurechnen (Abb. 35f).

Der sensible Vaguskern, der den Tract. solitarius ringförmig umgibt, enthält zahlreiche kleine Zellen, die ähnlich dicht gelagert sind, wie wir das bei dem dorsalen Vaguskern geschildert haben. Ihrer Größe nach gehören diese Zellelemente zu den kleinsten des zentralen Nervensystems. Sie zeigen peitschenförmige oder kaulquappenförmige Gestalt, sind unipolar, auch bipolar, sehr selten länglich dreieckig (Abb. 36).

Die Zellen des sensiblen Vaguskernes besitzen einen großen Zellkern, der von einem schmalen Saum staubförmiger Nisslgranula umgeben ist. Der Zellkern färbt sich mit Thionin an und zeigt eine deutliche Kernmembran; häufig finden sich Kernfalten. Der Kern enthält ein deutliches Kernkörperchen mit einigen Polkörperchen.

Dem dorsalen, wie auch dem sensiblen Vaguskern sind pigmentierte Zellen beigemischt (Abb. 35 e). Es sind dies kleine rundliche oder spindelförmige Zellen, die mit braunschwarzem Pigment vollkommen bedeckt sind.

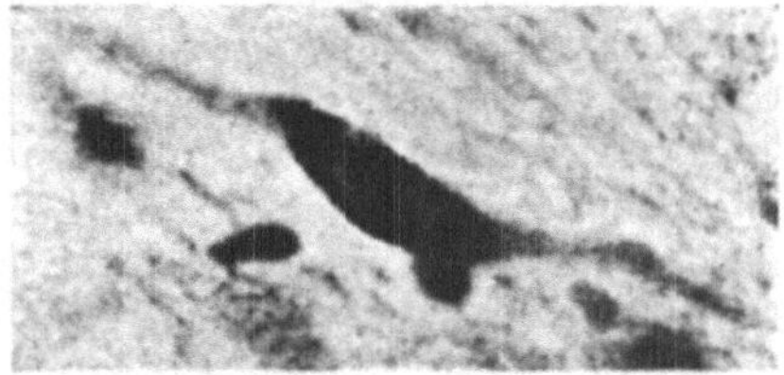

Abb. 36. Zelle aus dem sensiblen Vaguskern. Nisslfärbung. Vergr. 800fach.

JAKOBSOHN, der diese Zellen als Nucl. pigmentosus n. vagi zusammenfaßt, findet sie schon im Niveau der Pyramidenkreuzung, „im seitlichen Teil des Processus reticularis in der Zone zwischen Vorderhornrest und Nucl. motorius n. vagi". Zahlreicher finden sich die pigmentierten Zellen dann in jener Gegend, wo der Hypoglossuskern in Erscheinung tritt, doch sind sie auch weiter cerebralwärts zwischen dem Solitärbündel und dem dorsalen Vaguskern festzustellen. Wenn der dorsale Vaguskern an Umfang abzunehmen beginnt, verschwinden auch die Pigmentzellen allmählich.

Die Pigmentzellen werden von HENLE (1871), SCHWALBE (1881) und OBERSTEINER (1888) erwähnt. Ihre Funktion ist unbekannt, von JAKOBSOHN werden sie nach Größe und Form den sensiblen Zellen zugerechnet.

Im Bodengrau des IV. Ventrikels liegen noch einige Zellgruppen, auf die hier nur hingewiesen sei; es sind dies der Nucl. paramedianus (JAKOBSOHN), Nucl. intercalatus (STADERINI) und Nucl. (sympathicus?) sublinqualis (JAKOBSOHN). Die Funktion dieser Kerne ist noch völlig unbekannt, weshalb auf sie hier nicht näher eingegangen werden soll.

d) Vegetative Funktionen des dorsalen Vaguskernes und deren spezielle Lokalisation.

Aus den experimentellen und histologischen Forschungsergebnissen ergibt sich die wohl begründete Schlußfolgerung, daß der dorsale Vaguskern ein vegetatives Zentrum darstellt, das die von Vagusästen versorgten inneren Organe, soweit sie glatte Muskulatur besitzen oder drüsigen Aufbau zeigen, regulatorisch beeinflußt. Vom Vagus innervierte Organe mit quergestreifter Muskulatur (Kehlkopf) werden vom Nucl. ambiguus innerviert. Es ergibt sich ferner, daß dem sensiblen Vaguskern afferente Erregungen aus den Eingeweiden zugeleitet werden. Hinsichtlich der Frage, ob den einzelnen Organen bestimmte Teile des dorsalen Vaguskernes zuzurechnen sind, ist bisher noch keinerlei Einigung erzielt worden.

In erster Linie ist unter den vom dorsalen Vaguskern innervierten Organen der **Magen-Darmkanal** und der **Oesophagus**, letzterer soweit er aus glatter Muskulatur besteht, zu nennen.

Kosaka und Jagita (1905) fanden nach Durchschneidung der Rami gastrici Degenerationen in den caudalen Gebieten des dorsalen Vaguskernes. Einen gleichartigen Befund konnten Marinesco und Parhon (1907) erheben. Im Gegensatz zu den genannten Forschern steht Molhant (1910); er verlegt das motorische Zentrum für den Magen auf Grund seiner experimentellen Untersuchungen in die proximalen Abschnitte des dorsalen Vaguskernes. Hingegen fand Husten (1924) nach Durchschneidung der Vagusäste für die Bauchorgane (Vagotonie intrathorakal unterhalb der Lungenäste) $^2/_3$ der Zellen des dorsalen Vaguskernes in Degeneration. „Die Zellen finden sich durch die ganze Kernhöhe zerstreut, doch ist der hintere mediale Anteil des Kernes fast ausschließlich dem Bauchvagus zuzurechnen und zwar ist der Anteil in den spinalen Abschnitten des Kernes relativ gering, während er in der Höhe der stärksten Ausdehnung des Kernes und in den oralen Abschnitten wesentlich überwiegt.“

Wie aus den angegebenen Untersuchungsergebnissen ersichtlich ist, besteht noch keinerlei Möglichkeit, die Lage des Zentrums für Magen-Darmkanal mit genügender Sicherheit anzugeben. Noch unklarer liegen die Verhältnisse hinsichtlich der Lokalisation des **Zentrums für die glatte Muskulatur der Luftwege** (Trachea, Bronchien). Auf die hierfür einschlägigen Untersuchungen (Kosaka und Jagita, Molhant, Hudovernig 1907) soll daher nicht näher eingegangen werden. Völlig ungeklärt ist schließlich noch die Frage nach der Lage des **Herzhemmungszentrums**. Dieses wird von einem Teil der Autoren (Kosaka, und Jagita, Marinesco und Parhon, Schaternikoff und Friedenthal 1902, Stuurmann 1912) in den Nucl. ambiguus verlegt, während ein anderer Teil (Kohnstamm, Molhant, L. R. Müller) ihm den dorsalen Vaguskern zuweist.

2. Außerhalb des Vagusgebietes gelegene vegetative Zentren.

a) Zentren der Speichel- und Tränensekretion.

Speichel- und Tränensekretion empfangen, neben sympathischen Impulsen aus dem Ganglion cervicale supremum, auch parasympathische Erregungen, die ihnen über Hirnnervenäste zugeführt werden. Die **Glandula submaxillaris** erhält parasympathische Fasern aus dem N. facialis über die Corda tympani und den N. lingualis; die **Parotis** bezieht die entsprechenden Fasern aus dem N. glossopharyngeus über den N. petrosus superficialis minor, Ganglion oticum und N. auriculo-temporalis (L. R. Müller und Dahl 1910).

Die Frage, welchen Zentren in der Medulla oblongata diese Fasern entstammen, wurde zuerst von Kohnstamm (1902, 1903, 1907) zu lösen versucht. Nach Durchschneidung des N. lingualis beim *Hund* fand er im Nisslbild große motorische Zellen an der Grenze von Oblongata und Pons in Degeneration bergiffen. Diese zerstreut liegenden Zellen faßte Kohnstamm als Nucl. salivatorius superior (magnocellularis) zusammen. Die Zellen sind „dorsal vom Facialiskern gelegen, teils mehr der Raphe, teils dem Deiterschen Kern angenähert“. Ein Teil der Zellen entsenden ihre Fortsätze unter Kreuzung am Boden der Rautengrube zur entgegengesetzten Seite; von Bischof (1899) wurden diese Fasern früher als gekreuzte Facialisfasern angesprochen. Die von Kohnstamm erhobenen Befunde fanden ihre Bestätigung durch Jagita und Hayama. Sie fanden gleichfalls nach Durchschneidung der Chorda tympani degenerierte Zellen in der Formatio reticularis zwischen Facialiskern und Deiterschem Kern, vermissen jedoch im Gegensatz zu Kohnstamm Degeneration von Zellen auf der gegenüberliegenden Seite.

Die Sekretionsfasern gelangen zur Parotis über den N. glossopharyngeus, da nach Durchschneidung der Wurzeln dieses Nerven die Sekretion der Parotisdrüse vermindert wird. Das zugehörige Parotiszentrum muß demnach in Höhe des Glossopharyngeusursprunges gesucht werden. Kohnstamm folgerte denn auch, daß es in eine Gegend caudal vom Zentrum für die Glandula submaxillaris als „eine caudale Fortsetzung des Nucl. salivatorius in der Höhe des frontalen Nucl. ambiguus“ zu lokalisieren sei. Als Parotiszentrum sieht Kohnstamm eine Zellgruppe an, die nahe am ventralen Rand der Medulla oblongata zwischen unterer Olive und Nucl. ambiguus gelegen sei, Kohnstamm bezeichnete diese Zellgruppe als Nucl. salivatorius inferior. Der Kern hat „eine ganz eigenartige Zellform, die sich allerdings bei einigen Exemplaren sehr dem motorischen Typus nähert“ (KOHNSTAMM).

JAGITA, der die Befunde KOHNSTAMMS nachprüfte, fand an der dem Nucl. salivatorius inf. entsprechenden Stelle schon an normalen Nisslserien degeneriert erscheinende Zellen. Um das Parotiszentrum genauer festzustellen, durchschnitt er den Nervus tympanicus in der Paukenhöhle. Er fand degenerierte Zellen, die er als das Sekretionszentrum der Parotis auffaßt, in der Höhe des Glossopharyngeusgebietes ventromedial von der spinalen Acusticuswurzel im Bereich der Formatio reticularis, wo sie sich bis zum Nucl. ambiguus oder dem Facialiskern erstrecken. Der Kern ist aus kleinen Zellen, die denen des dorsalen Vaguskernes sehr ähneln, zusammengesetzt.

Wie aus der Gegenüberstellung der Befunde von KOHNSTAMM und JAGITA hervorgeht, kann von einer sicheren Erkenntnis der zentralen Innervationsverhältnisse der Speicheldrüsen noch keine Rede sein. Den Befunden von KOHNSTAMM, die nur hinsichtlich des Nucl. salvatorius sup. — und auch da nur zum Teil — von JAGITA bestätigt werden konnten, ist auch deshalb Zweifel entgegenzusetzen, da diese vegetativen Zentren Zellen von motorischem Typ enthalten sollen. Wir haben an den vegetativen Zentren des Rückenmarks und auch des Vagusgebietes gesehen, daß dort eine bestimmte Grundform für die vegetative Zelle vorherrscht, ein Gesetz, das auch bei den übrigen vegetativen Zentren zu erkennen ist. Die charakteristischen Merkmale einer vegetativen Zelle scheinen vielmehr die Zellen des von JAGITA beschriebenen Zentrums zu besitzen.

Die sekretorischen Nervenfasern für die Tränensekretion gelangen wahrscheinlich über den N. intermediofacialis und das Ganglion sphenopalatinum zu den Tränendrüsen. Die Lage der Ursprungszentren dieser Fasern, ob sie in der Gegend des Facialiskernes oder des Kerngebietes des N. glossopharyngeus zu suchen sind, ist durch anatomische Untersuchungen noch nicht sichergestellt. Das Lokalisationsproblem der Zentren der Tränensekretion harrt noch ebenso seiner Lösung, wie das der Zentren für die Speichelsekretion.

b) Zentren der Vasomotilität.

Die Annahme, daß in der Medulla oblongata ein Zentrum zur Regulierung der Gefäßweite gelegen sei, geht auf die Untersuchungen eines Schülers von LUDWIG OWSJANNIKOFF (1871) zurück. Dieser durchschnitt das Mittelhirn und legte in caudaler Richtung vorgehend weitere Schnitte durch den Hirnstamm unter gleichzeitiger Beobachtung des Blutdruckes und dessen reflektorischer Beeinflussung. Erst von der Mitte der Brücke ab beobachtete er eine ständig zunehmende Blutdrucksenkung. Mit dieser Methodik grenzte er ein Vasomotorenzentrum ab, dessen Abtrennung vom Rückenmark eine Gefäßerweiterung und damit eine starke Blutdrucksenkung im Gefolge hat. Beim *Kaninchen* liegt das Zentrum im Bereich der oberen Olive, für den Menschen ist es nicht näher bestimmt. DITTMAR (1873) kommt auf Grund ähnlicher Versuchsanwendungen zu dem Schluß, daß sich das Zentrum nur bis zum unteren Ende des Corpus trapezoides erstreckt. BRUSTEIN suchte durch Reizversuche an *Hunden* die Lage des Zentrums festzustellen; er verlegte dieses in die Formatio reticularis im Bereich des mittleren und unteren Drittels der Rautengrube.

L. R. MÜLLER und GLASER (1913) zweifeln das Vorhandensein eines Gefäßzentrums in der Medulla oblongata an, indem sie darauf hinweisen, daß vasomotorische Reiz- oder Lähmungserscheinungen nirgends in der Symptomatologie der Ponserkrankungen oder der Läsionen des verlängerten Markes zu finden seien.

RANSON und BILLINGSLEY (1916) glauben auf Grund von elektrischen Reizversuchen ein vasodilatatorisches Zentrum gefunden zu haben, das am Boden der Rautengrube neben dem Obex liegen soll.

Aus den gesamten Untersuchungsergebnissen geht hervor, daß das Vorhandensein eines Vasomotorenzentrums in der Medulla oblongata, wenn zwar wahrscheinlich, doch nicht mit Sicherheit bewiesen ist. Für eine Lokalisation des Zentrums in eine bestimmte Zellgruppe fehlt jeder Anhaltspunkt.

c) Stoffwechselzentren.

Seit den Untersuchungen von Claude Bernard (1854—1855) ist es bekannt, daß Einstich in den Boden des IV. Ventrikels an genau umschriebener Stelle vorübergehend zu Hyperglykämie und Glykosurie führt. Der Ort des sogenannten Zuckerstiches ist zwischen einer oberen Linie, die den Ursprung der Nervi acustici und einer unteren Linie, die den der beiden Nervi vagi verbindet, gelegen. Diese durch Glykogenabbau in der Leber entstandene Wirkung wird über sympathische Bahnen direkt nervös und innersekretorisch (über die Nebenniere) ausgelöst. Andererseits hat Vagusreizung auf direkt nervösem (Eiger) und innersekretorischem Wege (über das Pankreas Asher und Corral) Glykogenaufbau in der Leber zur Folge. Aus diesen experimentellen Befunden ist zu schließen, daß es sowohl sympathische wie parasympathische Zentren für den Kohlehydratstoffwechsel geben muß. Das parasympathische Zentrum liegt, wie aus den vorausgehenden Erörterungen zu schließen ist, wohl sicher im Bereich des dorsalen Vaguskernes.

Das sympathische Zentrum verlegen Brugsch, Dresel und Lewy (1920, 1921) gleichfalls dorthin, da sie bei Stich in den oralen Teil des dorsalen Vaguskernes Hypoglykämie, bei einem solchen in den mittleren und caudalen Teil dieses Kernes aber Hyperglykämie erhielten. Hierbei würde die Hypoglykämie durch Vagusreizung, die Hyperglykämie durch Erregung sympathischer Fasern bedingt. Ferner wollen die genannten Forscher nach Pankreasexstirpation Zellen im oralsten Teil des dorsalen Vaguskernes in retrograder Degeneration begriffen gesehen haben. So nimmt F. H. Lewy an, daß „im vorderen Teil des vegetativen Oblongatakernes" Zellgruppen für die vagische Innervation des Pankreas, im hinteren für die sympathische der Nebenniere, natürlich neben vielen anderen, liegen.

Auch der Wasser- und Salzhaushalt untersteht der Regulation von Zentren in der Medulla oblongata. So fand schon Claude Bernard, daß nach Stichverletzung in der Mittellinie zwischen Acusticus- und Vaguskern Polyurie auftritt. Nach Jungmann und Erich Meyer (1914) führt Stichverletzung des dorsalen Vaguskernes zu Polyurie und Steigerung des Kochsalzgehaltes im Urin. Hypochlorämie fanden Veil (1921), Leschke (1919), Brugsch, Dresel und Lewy (1921); letztere lokalisierten das Zentrum für die Wasser- und Salzregulation in die Formatio reticularis in der Nähe des Parotissekretionszentrums.

Wenn auch von einer anatomisch genauen und sicheren Lokalisation der Zentren noch keine Rede sein kann, so ist doch anzunehmen, daß der dorsale Vaguskern wenigstens für die Regulation des Kohlenhydratstoffwechsels eine wichtige Rolle spielt. Dies ist besonders gegenüber jenen Einwänden hervorzuheben, die die geschilderten Untersuchungsergebnisse durch Läsion durchziehender Bahnen erklären wollen.

IV. Die vegetativen Zentren im Mittelhirn.

Das wechselnde Spiel der Pupillen, das besonders in der Pupillenverengerung bei Lichteinfall und Naheinstellung seinen sinnfälligen Ausdruck findet, ist von nervösen Impulsen abhängig, die der glatten Muskulatur der Iris über sympathische und parasympathische Fasern zugeleitet werden. Während die sympathischen Fasern ihren Ursprung im Centrum ciliospinale des Rückenmarks nehmen, werden die parasympathischen Fasern über den N. oculomotorius zu ihrem Erfolgsorgan geleitet. Die Regulation der Pupillenbewegung erfolgt somit durch Zentren, die ausschließlich dem vegetativen Nervensystem angehören.

Hier beschäftigen uns nur jene Zentren, die über parasympathische Bahnen eine Verengerung der Pupille auszulösen vermögen. Da diese Fasern im N. occulomotorius verlaufen, nimmt man allgemein an, daß auch die entsprechenden Zentren im Ursprungsgebiet des N. occulomotorius, also im Mittelhirngebiet gelegen sind.

Wenn auch die peripherische Innervation der Pupillen in ihren beiden antagonistisch wirkenden Faserarten verhältnismäßig einfach erscheint, so stellt sich der zentrale Regulationsmechanismus durch zahlreiche Verbindungen der eigentlichen Zentren mit höher und tiefer gelegenen sensorischen und sensiblen, sowie somatischen und vegetativen Bahnen und Zentren als ein höchst komplexer Innervationsvorgang dar. Dieser wird noch dadurch kompliziert, daß wie im ganzen vegetativen System so auch hier jede aktive Innervation des einen der beiden (sympathischen oder parasympathischen) Systeme mit einer Tonusverminderung des anderen verbunden ist. Unter Berücksichtigung dieser Umstände, und der bei manchen Untersuchungsmethoden (Degenerationsmethodik, pathologisch-anatomische Untersuchungen siehe später) auftauchenden Schwierigkeiten wird es verständlich, daß unsere Kenntnisse noch nicht die wünschenswerte Klarheit und Sicherheit aufweisen können.

1. Lokalisation des Pupillenzentrums im Oculomotoriuskerngebiet.

Im Laufe der Zeit wurde eine ganze Anzahl von Hirngebieten als jene Stelle bezeichnet, wo das Zentrum für die Pupillenbewegung gelegen sei. So hat MENDEL (1889) das Ganglion habenulae angegeben; dieses empfängt jedoch keine afferenten Opticusfasern, sondern ist durch seine Verbindungen (Tr. parolfacto-habenularis, Tr. habenulo-peduncularis) mit der Riechfunktion (Oralsinn von EDINGER) verknüpft. Auch die von RAECKE (1900) vertretene Anschauung, daß das Pupillenzentrum im Pulvinar gelegen sei, konnte nicht bestätigt werden, nachdem PROBST (1900) bei seinen experimentellen Untersuchungen mit Thalamuszerstörungen die Pupillenreaktion unversehrt fand.

Nachdem KARPLUS und KREIDL (1913) nach einseitiger Durchschneidung eines vorderen Vierhügelarmes bei der *Katze* sehr starke Herabsetzung der Lichtreaktion auf dem Auge der Gegenseite erhielten, war klargestellt, daß die affe renten Fasern des Lichtreflexes von der Retina bis in die vorderen Vierhügelarme verlaufen. Damit war eine gewisse Umgrenzung des Bezirkes, in dem sich das Pupillenzentrum befinden konnte, gegeben. Die pupillenverengernden Fasern konnten jetzt nur noch entweder aus den Zellgruppen des vorderen Vierhügels hervorgehen und von hier direkt über das Ganglion ciliare zum Auge ziehen, oder aber die afferenten Fasern konnten zu den Kerngebieten des Oculomotorius geleitet werden, die dann das pupillenverengernde Zentrum darstellen würden. Schließlich besteht noch die Möglichkeit, daß zwischen afferente Bahn, die dann im vorderen Vierhügel ihr Ende erreichen würde, und dem Zentrum im Oculomotoriuskerngebiet ein kurzes Neuron zwischengeschaltet ist.

Für die Anschauung, daß das Zentrum in den vorderen Vierhügeln gelegen sei, sprach sich MAJANO (1903) aus. Er beschrieb Fasern, die aus den lateralen Gebieten der vorderen Vierhügel stammen, in der Medianlinie als Fibrae rectae herabziehen und in der MEYNERTschen Haubenkreuzung zur anderen Seite gelangen, um sich schließlich dem Oculomotorius anzuschließen. Diese Fasern sollen die efferenten Bahnen des Pupillenreflexes darstellen. Jedoch fehlt den Befunden, auf die sich MAJANO (1903) stützt, die nötige Beweiskraft, wie auch von SPIEGEL (1920) betont wird.

In zwei Fällen vermißt man eine Untersuchung der Pupillen, in drei weiteren Fällen fanden sich neben Atrophie der erwähnten Fasern Degenerationen im EDINGER-WESTPHALschen Kern, die die Pupillenstarre verursacht haben können. In gleicher Weise zeigte auch das *Macacus*gehirn zu umfangreiche Zerstörungen, so daß auch hier Zweifel an der isolierten Läsion der genannten Fasern auftauchen müssen.

Ferner sprechen gegen die Annahme von MAJANO experimentelle Untersuchungen von GUDDENS (1889) und LEVINSOHNs (1902), die nach Entfernung der vorderen Vierhügel bis in die Ebene des Aquäduktes keine Änderung der Lichtreaktion eintreten sahen.

Mehr Anerkennung fand die Theorie, nach welcher die EDINGER-WESTPHALsche kleinzellige Gruppe im Oculomotoriuskerngebiet das Zentrum für die Pupilleninnervation darstellt. Durch die Arbeiten von BERNHEIMER (1900, 1902), LEVINSOHN (1909), TSUCHIDA (1906), BUMKE und TRENDELENBURG (1911), KARPLUS und KREIDL (1913) erscheint es am wahrscheinlichsten, daß das Sphincterzentrum im Kerngebiet des Oculomotorius und zwar in dessen vorderen Teilen lokalisiert ist. Trotzdem muß gesagt werden, daß weder die pathologisch-anatomischen Befunde noch die experimentellen Ergebnisse absolut sichere Beweise erbracht haben.

Auch die bei vergleichend-anatomischen Untersuchungen gewonnenen Befunde zeitigten keine eindeutigen Ergebnisse. Es ist dies zum Teil darauf zurückzuführen, daß über die Bedeutung des Nucl. medianus anterior, der bald zum EDINGER-WESTPHALschen Kern gerechnet, bald als eigene Zellgruppe betrachtet wird, keine Einigkeit besteht. PANEGROSSI (1904), der beide Zellgruppen voneinander abtrennt, gibt an, daß der Nucl. medianus anterior in der ganzen *Säugetier*reihe zu finden sei, der EDINGER-WESTPHALsche Kern dagegen erst bei den höchst entwickelten *Säugetieren* anzutreffen und beim Menschen am stärksten entwickelt sei. Auf Grund ähnlicher vergleichend-anatomischer Untersuchungen kommen SPIEGEL und ZWEIG (1920) zu der Schlußfolgerung, daß der EDINGER-WESTPHALsche Kern das Akkommodationszentrum und der Nucl. medianus anterior das Zentrum für die Pupilleninnervation darstelle. Auch von LEVINSOHN wird eine Zweiteilung des Sphincterkernes angenommen, eine Theorie, die von BEHR (1924) als weder anatomisch, noch klinisch begründet abgelehnt wird. Wir werden später sehen, daß für eine Abtrennung des Nucl. medianus anterior vom EDINGER-WESTPHALschen Kern vom anatomischen Standpunkt aus wenigstens beim Menschen kein Grund besteht.

So müssen wir an der noch am meisten gesicherten Anschauung festhalten, daß es nur ein Sphincterzentrum und eine zentrifugale Sphincterbahn gibt (BEHR) und daß das Sphincterzentrum den kleinzelligen Anteil des Oculomotoriuskerngebietes einnimmt.

2. Cytoarchitektonik des kleinzelligen Oculomotoriuskerngebietes.

Schon eine oberflächliche Betrachtung eines Schnittes durch das Ursprungsgebiet des N. oculomotorius zeigt, daß sich hier zwei verschiedene Zellgruppen abtrennen lassen, die sich durch Größe, Gestaltung und innere Struktur ihrer Zellelemente deutlich voneinander abgrenzen lassen. Gruppen mit relativ großen multipolaren Nervenzellen stehen solche mit kleinen, meist bipolaren Zellelementen gegenüber (vgl. Abb. 37). Es sei schon hier darauf hingewiesen, daß die ersteren den ausgesprochenen Typus der motorischen Vorderhornzellen darstellen, die letzteren aber als vegetative Zellformen anzusprechen sind (über die feinere Struktur siehe später).

Über die topographische Anordnung der Zellgruppen zueinander und zu den übrigen Teilen des Mittelhirns gibt am besten ein nahe der Medianebene gelegener Sagittalschnitt Auskunft (vgl. Abb. 38—40). In einem Schnitt, der ziemlich nahe der Mittellinie noch durch den Aquaeductus Sylvii gelegt ist, ist im Zentrum des Mittelhirngebietes eine großzellige Gruppe zu finden (Abb. 38). Oralwärts ist dieser Zellgruppe eine solche mit kleinen Zellelementen vorgelagert, die in dorso-ventral gerichteten Zellreihen angeordnet ist. Die kleinzellige Gruppe schmiegt sich dem dorsalen Rand der Mittelhirnhaube eng an und wird vom zentralen Höhlengrau überdeckt; sie ragt oralwärts unter den Boden des III. Ventrikels, caudalwärts unter den Anfangsteil des Aquaeductus Sylvii. Die Ausläufer der Zellgruppen reichen bis in die Nähe der Decussatio hypothalamica posterior. Ventral von dem großzelligen Oculomotoriuskern liegt eine zweite kleinzellige Gruppe, in der Abb. 38 als ventraler kleinzelliger Kern bezeichnet. Die gleichen Verhältnisse lassen sich auch auf dem Mikrophotogramm der Abb. 39 erkennen, die dem gleichen Präparat wie die Zeichnung (Abb. 38) entstammt. Aus dem Mikrophotogramm ist ersichtlich, daß der ventrale kleinzellige Kern den großzelligen oralwärts etwas überragt.

Betrachtet man einen mehr lateral gelegten Sagittalschnitt (Abb. 40), so liegt nun das Oculomotoriuskerngebiet dorsal vom Fasciculus longitudinalis dorsalis, aus dem man Faserzüge in den großzelligen Kern einstrahlen sieht; letztere werden von ventral ziehenden Oculomotoriusfasern durchquert. Während die kleinzellige Gruppe oralwärts nun nicht mehr so weit vorreicht, ist caudalwärts, dorsal vom großzelligen Kern, eine weitere kleinzellige Gruppe aufgetreten. Die reihenförmige Anordnung der kleinzelligen Gruppe ist an dieser Abbildung besonders gut zu erkennen. Die ventral gelegene kleinzellige Gruppe ist verschwunden.

Am Sagittalschnitt ist somit eine zusammenhängende großzellige Gruppe zu erkennen; dorsal von ihr liegen reihenförmig angeordnete kleinzellige Gruppen, die besonders in medianen Ebenen weit oralwärts reichen. Ventral liegt eine weitere kleinzellige Gruppe, die aber nicht die gleiche Breite wie die dorsalen aufweist.

Mit diesen Ergebnissen lassen sich die von den meisten Forschern an Frontalschnitten erhobenen Befunde in Einklang bringen. Legt man einen Frontalschnitt durch jene Gebiete des Oculomotoriuskernes, in denen die caudalen Teile der dorsal gelegenen kleinzelligen Zellgruppe getroffen werden, so erhält man ein Bild wie es Abb. 41 wiedergibt. In der Hauptsache finden sich hier drei stark entwickelte, großzellige Zellgruppen, die sich gut voneinander abtrennen lassen: eine unpaare, median gelegene und zwei laterale Zellgruppen. Die beiden seitlich gelegenen Zellmassen werden als der laterale Hauptkern (EDINGER, TSUCHIDA 1906, OBERSTEINER 1912) von KÖLLIKER (1896) bezeichnet. Zwischen den beiden Hauptkernen liegt medial der sogenannte Zentralkern (PERLIA 1896) oder der unpaarige mediale Kern (BERNHEIMER 1901), auch einfach als Medialkern (OBERSTEINER 1912) bezeichnet.

Dorsal von den großzelligen Zellgruppen liegen kleinzellige Gruppen; sie gehören dem EDINGER-WESTPHALschen Kern an. Man unterscheidet an ihnen eine dorso-laterale und eine dorso-mediale Zellgruppe in ähnlicher Weise wie auch bei dem Lateralkern. Die beiden Zellgruppen sind in der Abb. 42 erkennbar. Oralwärts nehmen die kleinzelligen Zellgruppen an Umfang zu, dorso-mediale und dorso-laterale Zellgruppen nähern sich einander und verschmelzen schließlich miteinander. Die kleinzelligen Kerne liegen dann hufeisenförmig von innen her dem dorsalen Teil des großzelligen Lateralkernes an. Von dem ventralen Pol

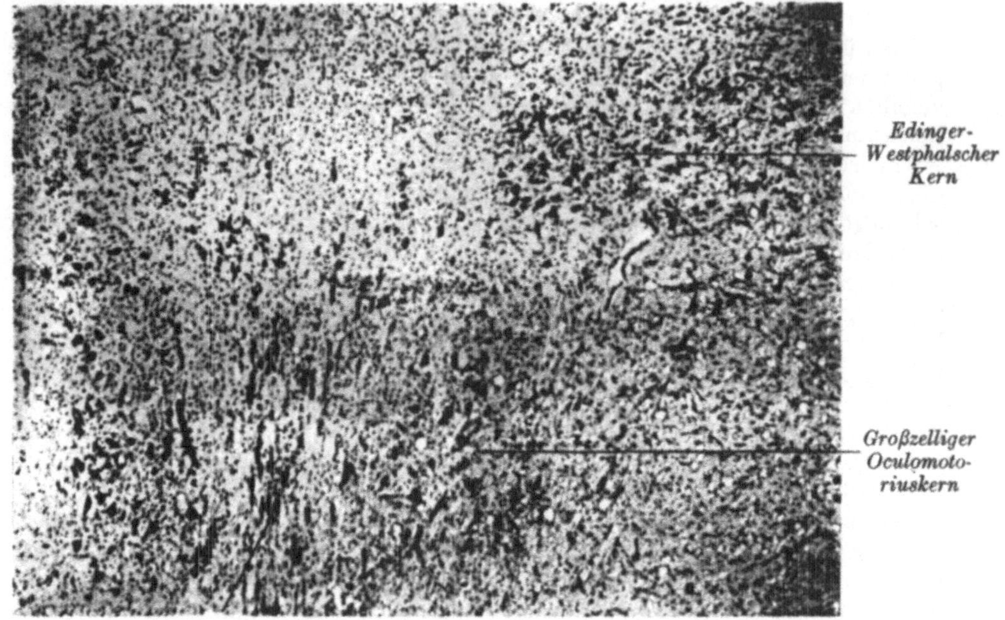

Abb. 37. Frontalschnitt durch den Oculomotoriuskern. Nisslfärbung. Vergr. 40fach.

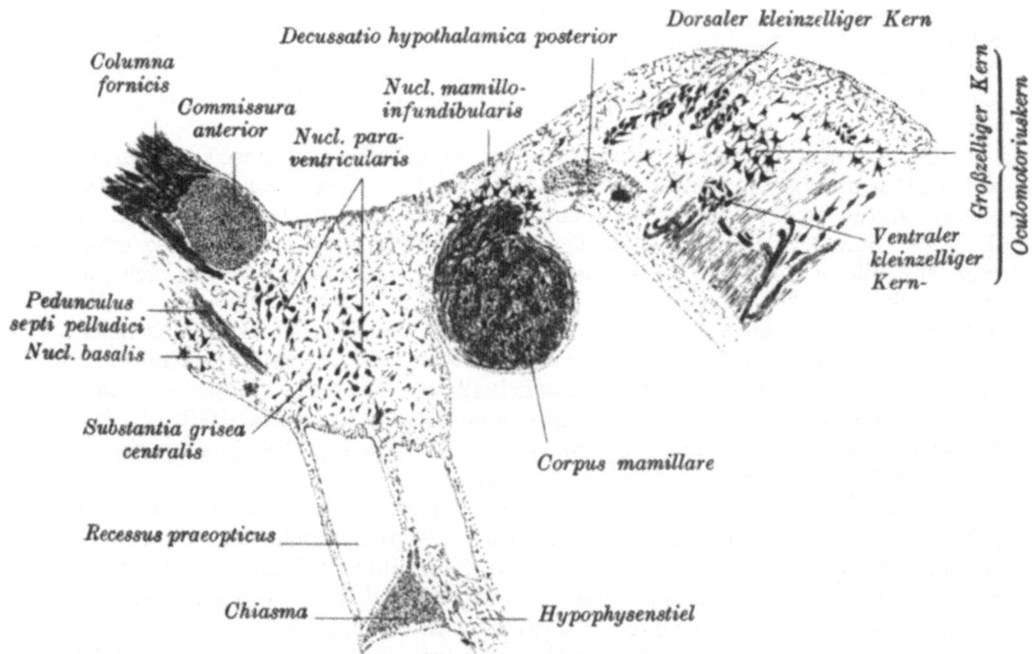

Abb. 38. Sagittalschnitt durch die Zwischenhirnbasis und das Mittelhirngebiet. Schematische Zeichnung nach
Silberpräparat (Bielschowsky).

ziehen dann häufig in der Medianlinie Zellen der EDINGER-WESTPHALschen Kerne in schmalen Reihen ventralwärts (Abb. 37 u. 43). Damit grenzt ein schmaler

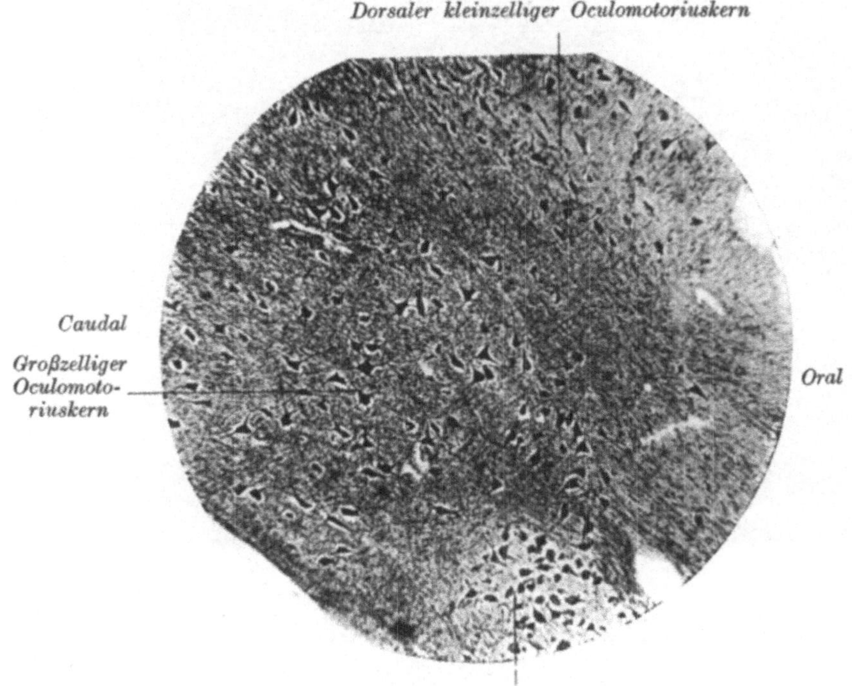

Abb. 39. Oculomotoriuskerngebiet. Silberfärbung nach BIELSCHOWSKY. Mittlere Vergr.

Zellsaum kleiner Zellen des EDINGER-WESTPHALschen Kernes an die mediale Seite der Lateralkerne in deren ganzer Ausdehnung. Die Zellen reichen bis an eine nunmehr neu auftretende kleinzellige Zellgruppe heran, die ventral von den

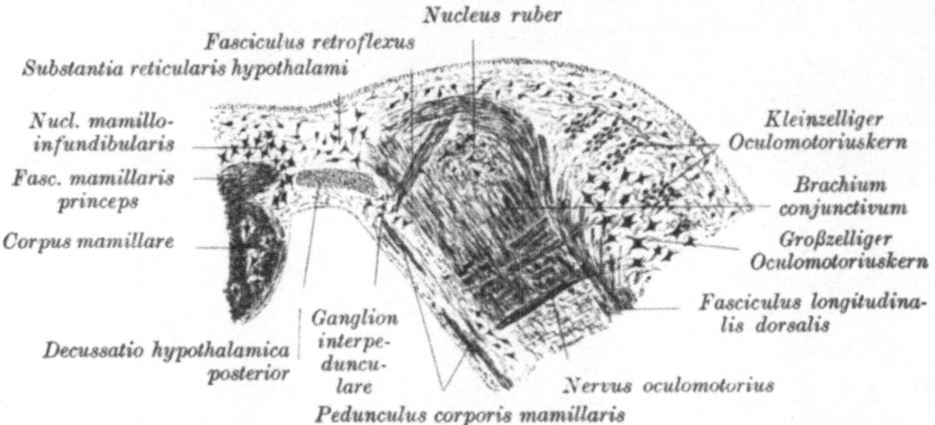

Abb. 40. Sagittalschnitt durch Corpus mamillare und Mittelhirngebiet. Schematische Zeichnung nach Silberpräparat (BIELSCHOWSKY).

Lateralkernen in Erscheinung tritt. Es ist das jene Zellgruppe, die im Sagittalschnitt Abb. 38 als ventrale kleinzellige Zellgruppe benannt wurde. In der

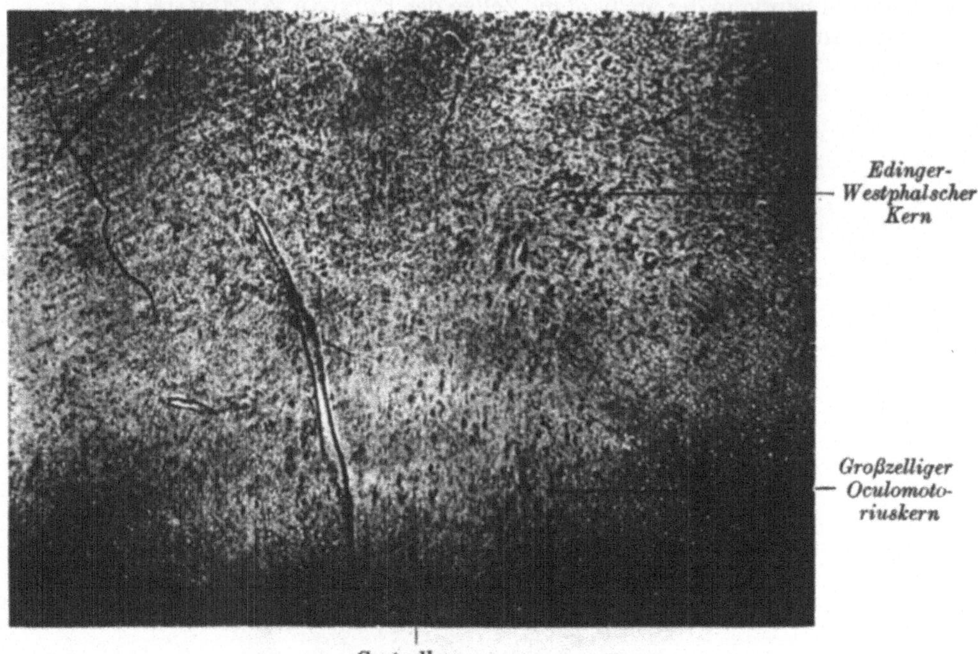

Abb. 41. Frontalschnitt durch das Oculomotoriuskerngebiet. Im Schnitt ist der Centralkern (Kern von Perlia) getroffen. Nisslfärbung. Vergr. 22fach.

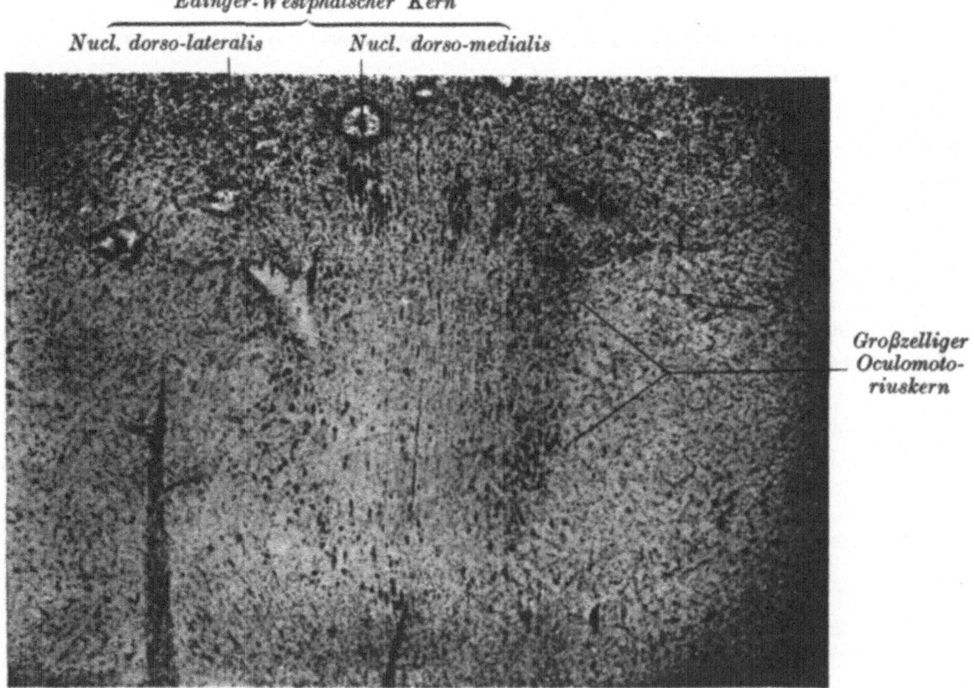

Abb. 42. Frontalschnitt durch das Oculomotoriuskerngebiet; Nucl. dorso-lateralis und dorso-medialis der Edinger-Westphalschen Kerne. Nisslfärbung. Vergr. 22fach.

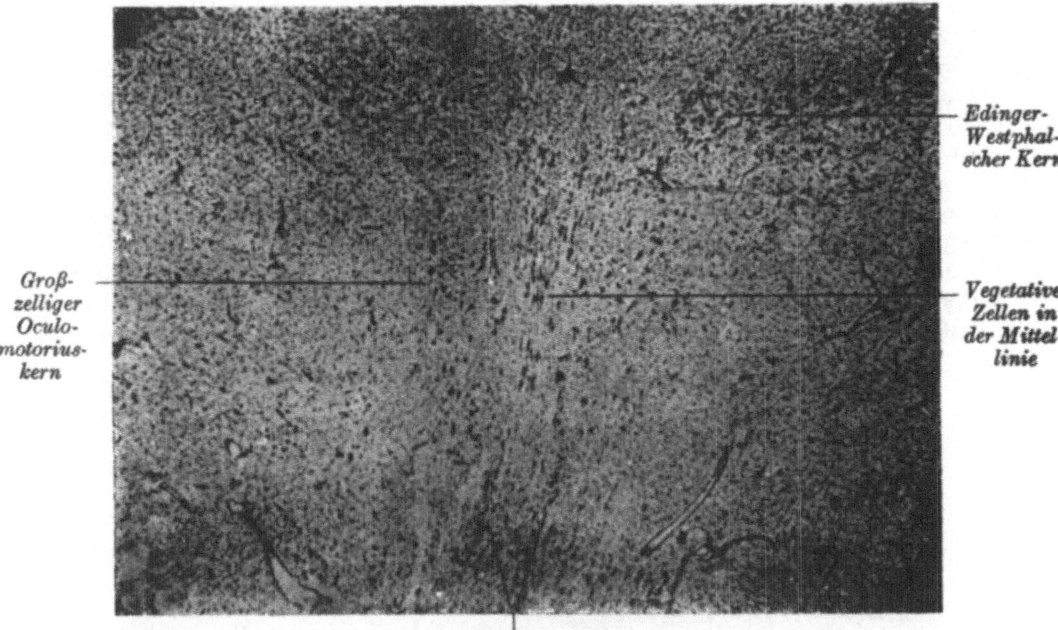

Abb. 43. Frontalschnitt durch das Oculomotoriuskerngebiet; unterhalb der großzelligen Kerne liegt der Nucl. medialis anterior. Nisslfärbung. Vergr. 22fach.

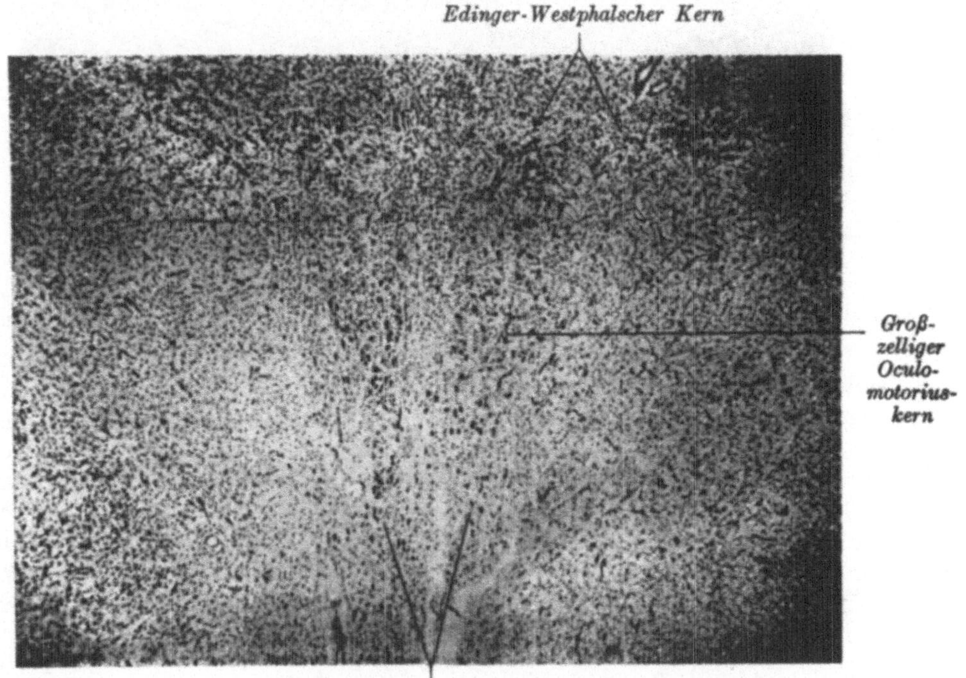

Abb. 44. Frontalschnitt durch das Oculomotoriuskerngebiet; unterhalb der großzelligen Kerne ist der kleinzellige Nucl. medialis anterior gelegen. Nisslfärbung. Vergr. 22fach.

Literatur wird diese Zellgruppe als Nucl. medialis anterior (PERLIA) bezeichnet.

Der Nucl. med. ant. bildet eine wohlbegrenzte Zellengruppe in der Form eines Ovals mit dorso-ventral gerichteter Längsachse (Abb. 43 u. 44). Die Zellen sind dicht gelagert und gleichen in Größe und Struktur den Zellen des EDINGER-WESTPHALschen Kernes. In oraler Richtung reicht der Kern etwas über den frontalen Pol des Lateralkernes hinaus. Über die Selbständigkeit dieses Kernes beziehungsweise seine Zugehörigkeit zu dem EDINGER-WESTPHALschen Kerne herrscht keine Einigkeit. PACETTI (1896), SIEMERLING (1897) und EDINGER halten den Kern für eine proximale Fortsetzung des EDINGER-WESTPHALschen Kernes, PERLIA (1889) und TSUCHIDA (1906) dagegen halten ihn für ein selbständiges Gebilde. Zweifellos erscheint der Kern, wie dies nicht nur Frontalschnitte, sondern auch

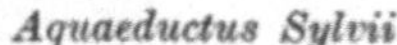

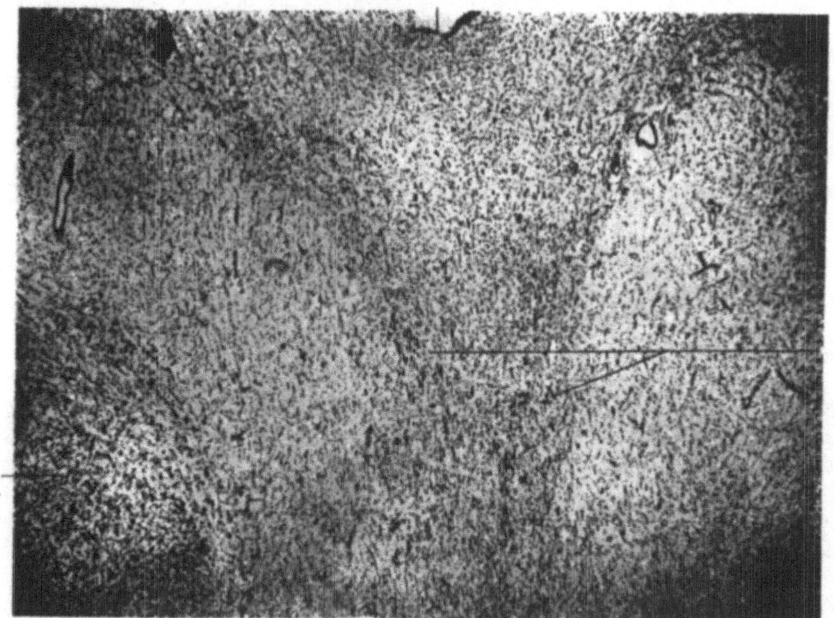

Abb. 45. Frontalschnitt durch die oralen Teile des Oculomotoriuskerngebietes; am oberen Rand der Abbildung ist der Aquaeductus Sylvii angedeutet. Nisslfärbung. Vergr. 22 fach.

Sagittalschnitte zeigen, topographisch betrachtet als eine wohl abgrenzbare Zellgruppe; doch ist zu bedenken, daß einmal die Zellen des Nucl. medialis anterior und der EDINGER-WESTPHALsche Kern hinsichtlich ihrer Größe, Form und inneren Struktur einen ganz gleichartigen Bau aufweisen und daß ferner beide Kerne durch eine, wenn auch schmale Zellbrücke verbunden sind (Abb. 43). Man muß daher zu der Schlußfolgerung kommen, daß hier ein einheitliches Zellgebiet vorliegt, das allerdings in einzelne Gruppen zerfällt. Dieses Verhalten sehen wir jedoch, wenn auch nicht so ausgeprägt, schon bei den EDINGER-WESTPHALschen Kernen und sahen es auch bei den Seitenhorngruppen des Rückenmarkes. So findet die anatomische Betrachtung keine Anhaltspunkte für die Annahme, daß es sich hier um getrennte Zellgruppen mit verschiedenen Funktionen handelt.

In weiter frontal gelegenen Schnitten bilden die EDINGER-WESTPHALschen Kerne nach Verschwinden der großzelligen Lateralkerne schmale Zellsäulen, die, nahe der Mittellinie gelegen, in ventraler Richtung konvergieren (Abb. 45). Auch hier fällt eine von Schnitt zu Schnitt wechselnde Gruppenbildung auf.

Zusammenfassend ist nach den bisherigen Erörterungen zu sagen, das im Oculomotoriusgebiet dorsal von den großzelligen Kernen kleinzellige Zellgruppen, die EDINGER-WESTPHALschen Kerne und ventral eine kleinzellige Gruppe, der Nucl. medianus anterior, gelegen ist. Beide Zellgruppen sind aus gleichartigen Zellen zusammengesetzt und sind durch eine schmale Zellbrücke verbunden. Sie sind daher anatomisch als ein einheitliches Zellgebiet aufzufassen. Die EDINGER-WESTPHALschen Kerne zerfallen in eine dorsolaterale und medio-laterale Gruppe, die in frontalen Gegenden verschmelzen.

3. Histologie der Zellen des vegetativen Oculomotoriuskernes.

Die Zellform des kleinzelligen Anteiles des Oculomotoriuskernes ist besonders charakteristisch an den in der Mittellinie herabziehenden Zellreihen zu erkennen. Sie erscheinen länglich oval, in der Richtung der Zellsäule, dorso-ventral, gestreckt; sie sind hier fast immer bipolar und gleichen in ihrer Zuordnung zueinander Fischzügen. Die Zellen sind im allgemeinen etwas größer als die Zellelemente des dorsalen Vaguskernes und des Seitenhornes (Abb. 46).

Der Zellkern ist meist oval, vom Protoplasma gut abgrenzbar, frei von Tigroidsubstanz und mit deutlich ausgebildetem Kernkörperchen versehen; er ist im Verhältnis zum Zelleib groß und erscheint häufig gegen einen Zellpol verschoben.

Die Anordnung der Nisslgranula ist für die Zellen so charakteristisch, daß diese bei stärkerer Vergrößerung auf den ersten Blick als zugehörig zum kleinzelligen Oculomotoriusgebiet zu erkennen sind. Hervorzuheben ist eine feinkörnige Zone um den Zellkern und besonders eine an den Längsrändern angeordnete, zusammenhängende Schicht von Nisslsubstanz, die sich intensiv färbt; häufig buchtet sie sich etwas vor. Genauere Betrachtung läßt erkennen, daß grobe Nisslschollen, die dichtgelagert sind, diese Nisslschicht bilden; sie erstreckt sich bis in den Anfangsteil des Fortsatzes (Abb. 46). Die Anordnung der Nisslgranula unterscheidet die Zellen deutlich von den vegetativen Zellen des dorsalen Vaguskernes und des Seitenhornes, denen sie aber in Form und Größe sehr ähneln.

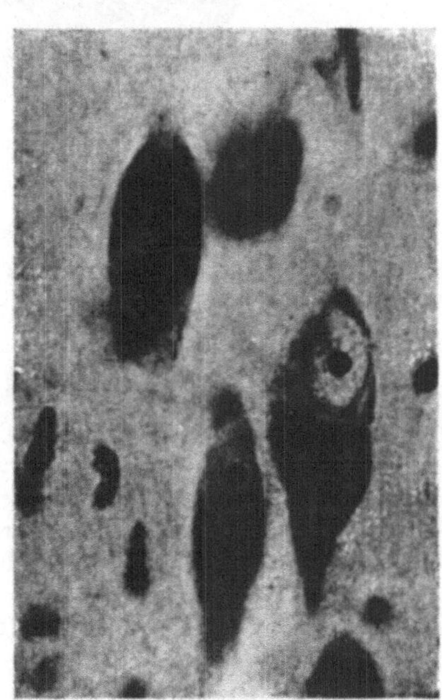

Abb. 46. Zellen aus dem kleinzelligen Oculomotoriuskern. Nisslfärbung. Vergr. 800fach.

Die Zellen des Nucl. medialis anterior zeigen im Nisslbild die gleiche eben beschriebene Zellstruktur; ihr Aussehen bei Silberfärbung gibt Abb. 47 wieder. Die Zellen des EDINGER-WESTPHALschen Kernes erscheinen etwas kleiner, weisen mitunter eine mehr dreieckige Form auf, sind aber im übrigen durch die gleiche innere Strukturanordnung der Nisslgranula, Lage und Größe des Kernes usw. gekennzeichnet.

Die äußere Form und die Größe der Zellen, das Verhältnis zwischen Zellkern und Protoplasma erlaubt diese Zellen in die Reihe der vegetativen einzuordnen und stempelt damit diesen Kern auch anatomisch zu einem vegetativen Zentrum.

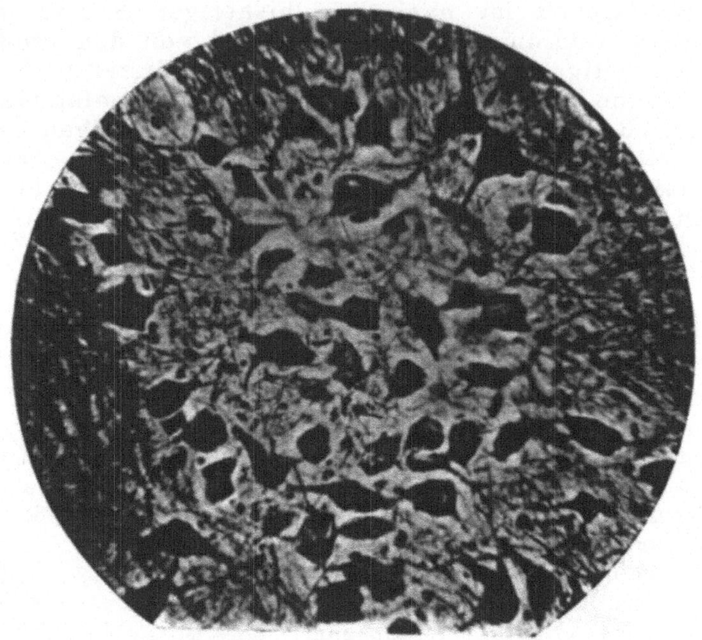

Abb. 47. Ventraler kleinzelliger Oculomotoriuskern (Nucl. medialis anterior). Silberfärbung nach Bielschowsky. Starke Vergr.

So sprechen auch histologische Gründe dafür, daß die kleinzelligen Gruppen im Oculomotoriuskerngebiet vegetativen Funktionen dienen.

V. Die vegetativen Zentren im Zwischenhirn.

Die Innervation der inneren Organe erfolgt, wie aus den bisherigen Erörterungen zu entnehmen ist, nicht von einer Zentralstelle aus, wie etwa die willkürliche Bewegung durch nervöse Erregungen von umschriebenen Zentren der Hirnrinde aus in Gang gesetzt wird. Die vegetativ innervierten Organe erhalten vielmehr ihre nervösen Impulse durch zwei Systeme, das sympathische und das parasympathische Nervensystem (vgl. Abb. 1). Dementsprechend sind auch die vegetativen Zentren im Rückenmark, in der Medulla oblongata und im Mittelhirn teils sympathischer, teils parasympathischer Natur. Diese sich auch funktionell auswirkende Zweiteilung der vegetativen Zentralapparate erfordert naturgemäß eine übergeordnete Zentralstelle, sofern eine einheitliche Wirkung erzielt werden soll. Die Notwendigkeit eines derartigen Regulationsapparates ergibt sich auch daraus, daß mit fortschreitender Entwicklung die Lebensmöglichkeit des tierischen und insbesondere des menschlichen Organismus an einen bestimmten Grad der Körperwärme und ein Gleichmaß der chemischen und physikalischen Grundbedingungen gebunden ist. Die Zentren, denen die Regulation aller dieser vegetativen Lebensvorgänge unterstellt ist, liegen, wie dies aus zahlreichen anatomischen und experimentellen Untersuchungen und pathologischen Befunden hervorgeht, im Höhlengrau des III. Ventrikels und besonders in der Zwischenhirnbasis. Die übergeordneten vegetativen Zentren nehmen demnach den Hypothalamus, die phylogenetisch ältesten Teile des Zwischenhirns ein.

1. Allgemeine Entwicklungsgeschichte und makroskopische Anatomie.

Das Zwischenhirn (Diencephalon), das sich aus dem Vorderhirnbläschen (Prosencephalon) entwickelt hat, grenzt caudalwärts an das Mittelhirn (Mesencephalon), oralwärts an das Vorderhirn (Telencephalon).

Das Zwischenhirn gehört stammesgeschichtlich zu den ältesten Teilen des Gehirns, da es schon bei den niederen *Wirbeltieren* ausgebildet ist. Erst in den späteren Stadien der Entwicklung wird es von dem Pallium, den Hemisphären,

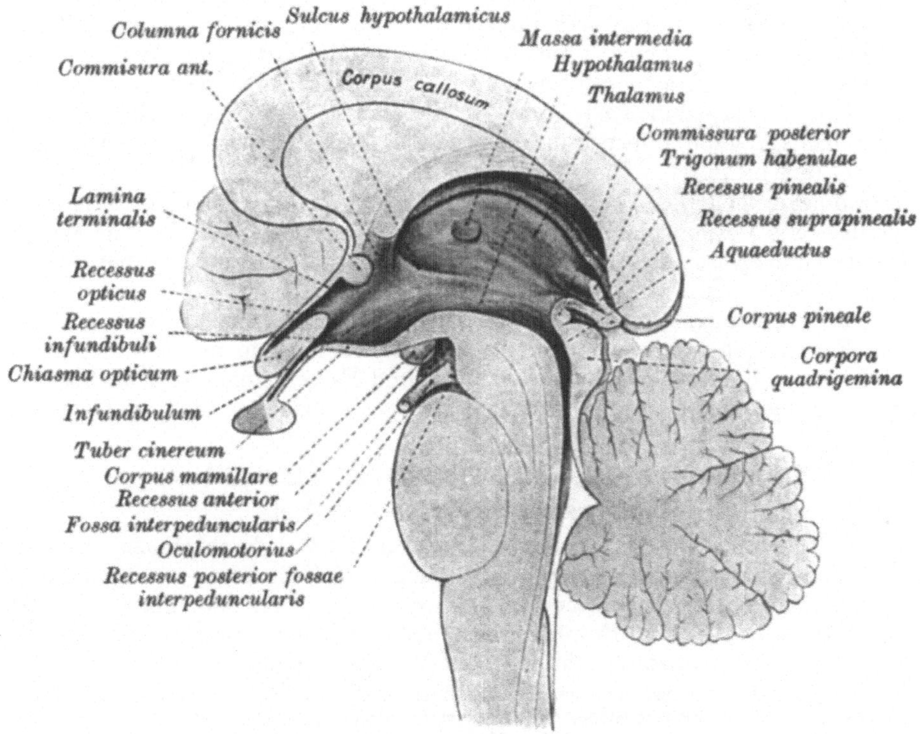

Abb. 48. Anatomie des Zwischenhirns.

die sich beiderseits aus dem Vorderhirn entwickeln, überdeckt. Die Zellgruppen des Zwischenhirns entstehen beiderseits aus dem Höhlengrau, welches schon bei tiefstehenden Tieren den III. Ventrikel umkleidet.

Bei den niederen Tieren setzen sich die Zellgruppen des Zwischenhirns aus den Zellanhäufungen des zentralen Höhlengraues, aus den Zellgruppen des Tuber cinereum, aus den Mamillarganglien und aus dem Corpus subthalamicum zusammen. Im Laufe der Entwicklung treten zu diesen phylogenetisch alten Teilen des Zwischenhirns (Achithalamus) neuere Zellmassen (Neothalamus), die durch den Stabkranz des Thalamus mit den verschiedenen Rindengebieten des Neencephalon Verbindungen eingehen.

Für die vegetativen Funktionen scheinen im wesentlichen nur die entwicklungsgeschichtlich alten Teile des Zwischenhirns in Betracht zu kommen. Bei den tiefstehenden *Wirbeltieren* stellt der Achithalamus anatomisch und funktionell den höchsten Hirnteil dar, der alle Regulationen beherrscht (Edinger 1910).

Die Zellgruppen des Zwischenhirns ordnen sich um seine Höhlung, den III. Ventrikel an. Die Seitenwände dieses Ventrikels werden durch den medialen Kern des Thalamus opticus und die Zellgruppen des Hypothalamus gebildet. Die beiden inneren Thalamusflächen treten ungefähr in der Mitte durch die Massa intermedia miteinander in Verbindung. Die Grenze zwischen Thalamus opticus und Hypothalamus ist am Sagittalschnitt durch den Sulcus hypothalamicus gekennzeichnet (Abb. 48).

Der Boden des III. Ventrikels wölbt sich nach unten vor und bildet so die Ausbuchtung des Tuber cinereum und den Trichter des Infundibulum. Frontalwärts vom Infundibulum ist das Chiasma der Nervi optici gelegen, dem eine kleine Ausbuchtung des III. Ventrikels, der Recessus opticus, vorgelagert ist. Der III. Ventrikel wird oralwärts durch die Lamina terminalis, die bis zur Commissura anterior hinaufreicht, abgeschlossen. Caudalwärts geht die Zwischenhirnbasis in die Corpora mamillaria und in die zwischen den Hirnschenkeln gelegene Fossa interpeduncularis mit der Substantia perforata posterior über; dort ist das Ganglion interpedunculare gelegen. Die Corpora mamillaria sind schon bei den niedrigsten Tieren entwickelt.

Der dorsale Teil des Thalamus, der Epithalamus, bildet das Trigonum habenulae, das Corpus pineale und die Commissura posterior. In den Metathalamus und zwar in die Corpora geniculata lateralia münden von außen beiderseits die Tractus optici ein.

Da, wie schon erwähnt, der Hypothalamus der Sitz der übergeordneten vegetativen Zentren ist, haben wir uns im folgenden vorwiegend nur mit diesem zu beschäftigen. Allerdings greifen Zellgruppen und Fasersysteme auch in benachbarte Hirngebiete über, so daß sich eine strenge Grenze hier nicht ziehen läßt.

2. Cytoarchitektonik des Hypothalamus und des Höhlengraues des III. Ventrikels.

Der cytoarchitektonisch komplizierte Aufbau der Zwischenhirnbasis, der sich in dem Übergreifen von Zellgruppen in benachbarte Zellgebiete ausdrückt, läßt es zweckmäßig erscheinen, bei der Darstellung zunächst von einer Erörterung der Verhältnisse, wie sie sich im Frontalschnitt erkennen lassen, auszugehen und dann erst Sagittal- und Horizontalschnitte zum Vergleich heranzuziehen.

Die im folgenden wiedergegebenen Zeichnungen sind nach Präparaten, die nach Bielschowsky oder Schultze mit Silber imprägniert wurden, angefertigt und mögen als schematisch gedachte Skizzen einem besseren Verständnis des geschriebenen Wortes dienen. Ich beginne mit der Besprechung der in oralen Gebieten der Zwischenhirnbasis sich darbietenden anatomischen Verhältnisse, um dann zu caudaleren überzugehen.

a) Die Cytoarchitektonik im Frontalschnitt.

α) Tuber cinereum.

Frontale Gebiete des Tuber cinereum.

Ein Frontalschnitt, den man durch die Commissura anterior und dicht hinter dem Chiasma durch die oralen Gebiete des Tuber cinereum legt, ergibt ein cytoarchitektonisches Bild, wie es Abb. 49 erläutern möge. Wir finden hier, das ganze Präparat durchquerend, die Commissura anterior, über dieser die Faserbündel der Fornixsäule, mehr lateral die Capsula interna, Nucl. caudatus und

Globus pallidus. Ventral von der Commissura anterior ist außer dem MEYNERT-schen Ganglion der Hirnschenkelschlinge das Tuber cinereum mit seinen Zellgruppen gelegen. Unter diesen lassen sich unterscheiden: die Substantia grisea centralis, der Nucl. supraopticus und der Nucl. paraventricularis (MALONE 1910).

Das zentrale Höhlengrau, aus kleinen, charakteristischen Zellen bestehend, erstreckt sich durch das ganze Tuber cinereum. Am stärksten ist es in den oralen Teilen des Tuber cinereum ausgebildet, dorch werden wir es auch in den weiter caudalwärts gelegenen Gebieten wieder finden, wo es zwar durch das

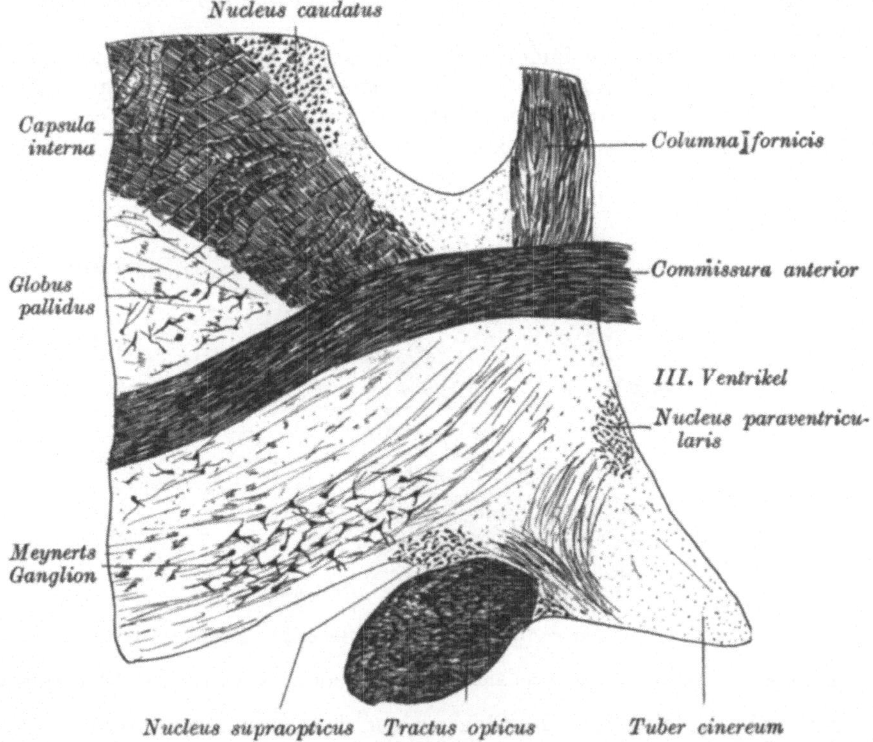

Abb. 49. Schematische Zeichnung eines Frontalschnittes durch die Commissura anterior und Tuber cinereum.

Auftreten von Zellgruppen mehr und mehr verdrängt wird, aber doch stets die Räume zwischen den Zellgruppen ausfüllt. Regelmäßig findet es sich dicht unter dem Endothel des III. Ventrikels.

Außer älteren Autoren haben besonders MALONE (1910) und FRIEDEMANN (1911) auf diese Zellen hingewiesen. MALONE teilt die gesamte graue Bodenmasse in eine Pars superior und eine Pars inferior ein; unter Pars superior versteht er eine ventral und medial vom Ganglion habenulae gelagerte Zellmasse, unter Pars inferior das im Infundibulum gelagerte zentrale Höhlengrau. FRIEDEMANN trennt im zentralen Höhlengrau vier Zellansammlungen $t\alpha$, $t\beta$, $t\gamma$ und $t\varepsilon$ ab, von denen $t\beta$ und $t\gamma$ den in Abb. 49 dargestellten Teilen des zentralen Höhlengraues entsprechen. Bei diesen von FRIEDEMANN angegebenen Unterabteilungen handelt es sich nicht um getrennte Kerne, sondern nur um Verdichtungen der Zellen des zentralen Höhlengraues, um Konzentrationskerne, wie sich FRIEDEMANN ausdrückt. Zellansammlungen des zentralen Höhlengraues konnte ich verschiedentlich feststellen, doch habe ich (1922) von einer Abtrennung und besonderen Benennung dieser Zellanhäufungen abgesehen, zumal sich gar keine morphologischen Unterschiede finden. In diesem Sinne ist wohl auch der von SPIEGEL und ZWEIG (1919) beschriebene Nucl. suprachiasmaticus zu deuten, den diese Autoren bei den meisten *Carnivoren*, beim *Ka-*

ninchen und bei *Parameles* beschrieben haben. Beim Menschen sah ich gerade in dieser Gegend, in den Wandungen des Recessus opticus derartige Zellanhäufungen des Höhlengraues, doch gingen diese immer ohne scharfe Grenze in das diffuse Höhlengrau über.

Der Nucl. supraopticus stellt eine Zellanhäufung dar, die in der Hauptsache dorsal vom Tractus opticus gelegen ist, sich diesem eng anschmiegend. Der Kern tritt schon in weiter oral gelegten Schnitten, in der Gegend des Chiasma auf, ist hier dorso-lateral vom Chiasma gelegen und als Kerngruppe gegen das zentrale Höhlengrau scharf abgegrenzt. Wir werden sehen, daß er diese Abgeschlossenheit in den caudaleren Teilen aufgibt und in zunehmendem Maße Zellnester in das zentrale Höhlengrau vorschiebt. Eine kleine, dem Nucl. supraopticus zugehörige Zellgruppe liegt in der Schnittrichtung der Abb. 49 auch medioventral von dem Faserfeld des Tr. opticus.

Als weitere Zellgruppe findet sich in der angegebenen Schnittrichtung noch der Nucl. paraventricularis. Diese charakteristische Zellgruppe liegt dicht am III. Ventrikel, von diesem nur durch eine schmale zellarme Zone getrennt. Oralwärts reicht der Kern nicht so weit wie der Nucl. supraopticus; in Schnitten,

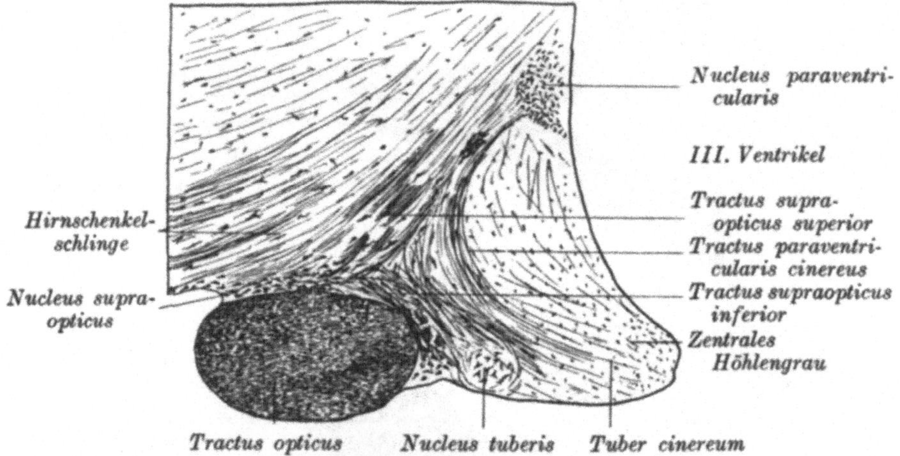

Abb. 50. Schematische Zeichnung eines Frontalschnittes durch die oralen Teile des Tuber cinereum.

die durch die caudalen Teile des Chiasma und der Commissura intermedia gehen, sind bereits die ersten Zellen sichtbar. Von dort ist er durch das ganze Tuber cinereum und darüber hinaus bis unter die Commissura intermedia zu verfolgen. Hierbei verändert sich seine Lage, wie wir sehen werden, insofern, als er sich von der Zwischenhirnbasis allmählich weiter dorsalwärts entfernt und so der Commissura intermedia nahekommt.

Die Veränderungen, die sich beim Fortschreiten in caudaler Richtung in der Anordnung der bisher beschriebenen Zellgruppen zeigen, mögen aus einem Vergleich der Abb. 49—51 ersehen werden. Am stärksten sind sie im Bereich des Nucl. supraopticus ausgeprägt. Dieser anfangs in sich abgeschlossene Kern entsendet zahlreiche Zellen medial- und ventralwärts in das Tubergrau. Dieses Verhalten gibt Veranlassung, innerhalb des Kernes drei Teile zu unterscheiden: eine Pars dorso-lateralis, eine Pars dorso-medialis und eine Pars ventro-medialis.

Die Pars dorso-lateralis des Nucl. supraopticus stellt den ursprünglichen Kern dar; sie zeigt in der Nähe des Chiasma eine mehr dreieckige Gestalt. Weiter caudalwärts zieht sie sich mehr und mehr in die Länge und wird dabei schmal. Als Pars ventro-medialis habe ich (1922) eine Zellgruppe bezeichnet, die an der medialen und ventralen Ecke des Faserfeldes des Tractus opticus gelegen ist (vgl. Abb. 51). Sie besteht nur aus wenigen Zellen, die in Form und Färbbarkeit völlig den Zellen der Pars dorso-lateralis gleichen. Die kleine Zellansammlung tritt zum ersten Male dicht hinter dem Chiasma auf und bleibt nunmehr durch 45 Schnitte sichtbar. Dorsal von dieser Zellgruppe und medial von der Pars dorso-lateralis ist die Pars dorso-medialis gelegen. Sie ist keine in sich geschlossene Zellansammlung wie die beiden bisher genannten Zellgruppen; die Zellen liegen hier vielmehr vereinzelt und auf eine größere Fläche verteilt. Auch diese Zellen zeigen die gleiche Form und Färbbarkeit wie die Zellen der Pars dorso-lateralis. Die Zugehörigkeit dieser Zellen zum Nucl. supraopticus geht auch aus dem Verhalten der dem Gesamtkern entstammenden Faserzüge hervor, die in gleicher Weise aus der Pars dorso-lateralis wie aus der Pars dorso-medialis hervorgehen.

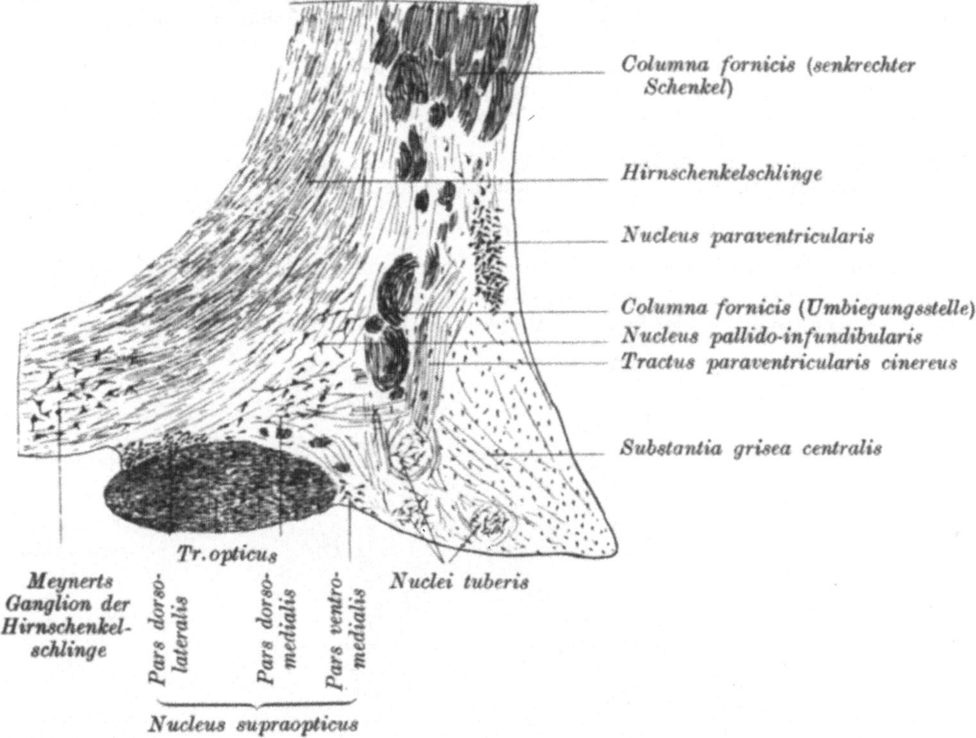

Abb. 51. Schematische Zeichnung eines Frontalschnittes durch die medialen Teile des Tuber cinereum.

Die Veränderungen im Bereich des Nucl. paraventricularis erstrecken sich lediglich auf seine Lage. Die Zellgruppe ist weiter dorsalwärts verlagert und hat sich damit von der Zwischenhirnbasis entfernt.

Zu den genannten Zellgruppen kommt noch in dem der Abb. 50 zugrunde liegenden Frontalschnitt ein Kern, der medial vom Tractus opticus in der Zwischenhirnbasis gelegen ist. Er erreicht in weiter caudal gelegenen Frontalschnitten seine stärkste Ausbildung, weshalb dort auf ihn eingegangen wird.

Aus den bisherigen Erörterungen ist zu entnehmen, daß sich in den oralen Teilen des Tuber cinereum folgende Zellgruppen als gesonderte Kerne unterscheiden lassen: der Nucl. supraopticus, der Nucl. paraventricularis und das Zellareal der Substantia grisea centralis. Die Trennung wurde von früheren Forschern nicht immer mit der nötigen Schärfe durchgeführt.

Erst durch die Untersuchungen Köllikers (1896) wurde der Nucl. supraopticus von den Nuclei tuberis abgetrennt. Daß diese Unterscheidung zu Recht besteht, dafür spricht nicht nur die topographisch getrennte Lage der Kerne, sondern auch die ganz verschiedene Zellform der beiden Zellgruppen (s. Histologie), sowie ihr phylogenetisch verschiedenes Auftreten.

Die von mir als Pars ventromedialis und Pars dorsomedialis bezeichneten Teile des Nucl. supraopticus scheinen den Zellgruppen zu entsprechen, die Friedemann als Kerne des Pedamentum laterale abgetrennt hat. Der Ansicht, daß es sich hier um selbständige Kerne mit verschiedenen Zellformen handelt, kann ich nicht beitreten, da die Zellen dieser zwischen Tractus opticus und Tuber cinereum gelegenen Kerne zu sehr den Zellen des Nucl. supraopticus (Pars dorsolateralis) gleichen. Ich befinde mich da, wenigstens bezüglich der Pars ventromedialis, in einiger Übereinstimmung mit Spiegel und Zweig, die bei *Säugern* und beim Menschen längs des medialen Randes des Tractus opticus abgesprengte Teile des Nucl. supraopticus feststellten.

Malone bezeichnet den Nucl. supraopticus als Ganglion opticum basale. Nach ihm reicht der mediale Pol fast bis zum ventralen Pol des Nucl. paraventricularis. Malone vermutet daher, zumal das Zellbild der beiden Kerne in der Nisslfärbung nicht zu unterscheiden ist, daß die Trennung der beiden Kerne eine rein mechanische sei. Auch ich konnte beobachten, daß die Ausläufer der Pars dorsomedialis des Nucl. supraopticus bis an den ventralen Pol des Nucl. paraventricularis heranreichen, wie es in Abb. 50 angedeutet ist. Immerhin ist es, wenigstens beim Menschen, zur Bildung gesonderter Kerne gekommen, wenn sie auch, wie es phylogenetische Untersuchungen wahrscheinlich machen, aus einem Zellareal entstanden sein mögen. Außer von Malone wird der Nucl. paraventricularis von Ziehen, Cajal und Friedemann beschrieben.

Mittlere Gebiete des Tuber cinereum.

Der mittlere Teil des Tuber cinereum wird gekennzeichnet durch das Auftreten der Fornixsäule. In Abb. 51 wird der dicht hinter der Commissura anterior gelegene, senkrecht verlaufende Teil der Fornixsäule sichtbar, ventralwärts ist

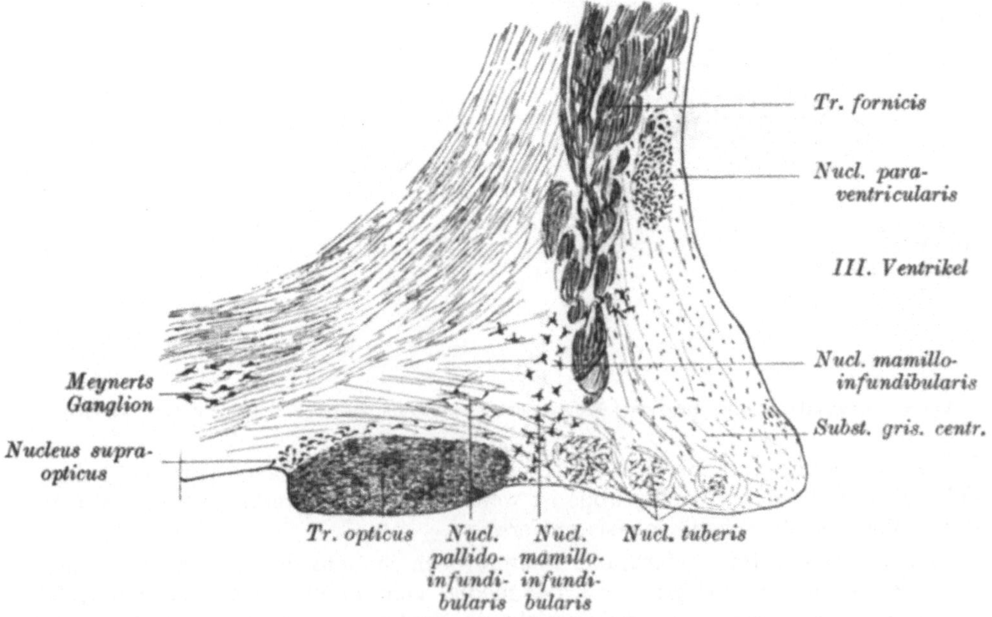

Abb. 52. Schematische Zeichnung eines Frontalschnittes durch die medialen Teile des Tuber cinereum.

deren Umbiegungsstelle erkennbar. Medial von der Fornixfaserung ist der Nucl. paraventricularis gelegen, der wieder etwas weiter in dorsaler Richtung verlagert ist (vgl. auch Abb. 52).

Im zentralen Höhlengrau des Tuber cinereum ist nunmehr eine aus mehreren Kernen bestehende Zellgruppe aufgetreten, die sogenannten Nuclei tuberis.

In dieser Gegend (Abb. 51) lassen sich unter den Tuberkernen zwei laterale und eine mediale Zellgruppe unterscheiden. Die Nuclei tuberis sind auf Grund der histologischen Struktur ihrer Zellelemente von den übrigen Zellgruppen gut abzutrennen.

In der Gegend des Tractus opticus befinden sich die schon früher beschriebenen Teile des Nucl. supraopticus. Im Bereich der Pars ventromedialis des Nucl. supraopticus erscheinen Zellen, die sich von den Zellen des Nucl. supraopticus deutlich unterscheiden. Sie bilden in weiter kaudal gelegenen Schnitten eine Zellgruppe, die ich (1922) als Nucl. pallido-infundibularis bezeichnet habe (Abb. 52).

Sehr rasch ändert sich von nun an das architektonische Bild im Bereich des Tuber cinereum. Das in seinem Aufbau etwas einförmige, zentrale Höhlengrau schwindet mehr und mehr, neue Zellgruppen treten auf und lassen so ein recht kompliziertes Bild entstehen.

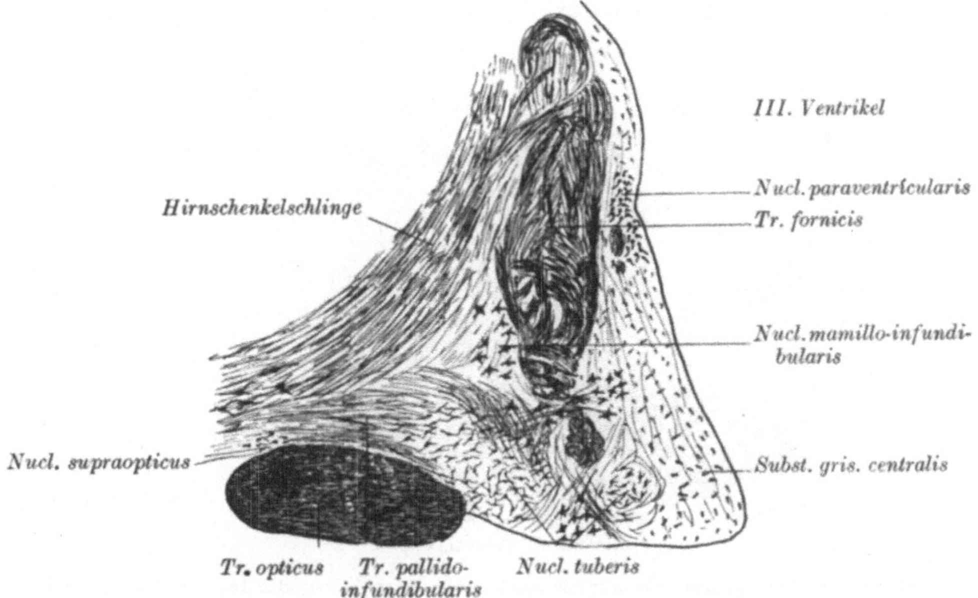

Abb. 53. Schematische Zeichnung eines Frontalschnittes durch die caudalen Teile des Tuber cinereum.

Am Boden des Tuber cinereum liegen die Tuberkerne, die diesen Platz auch in den ferneren Schnitten behaupten; charakteristisch ist ihre in Abb. 52 erkennbare Dreiteilung. Lateral und dorsal von dem am weitesten lateral gelegenen Tuberkern erscheinen verhältnismäßig große, multipolare Zellen. Diese Zellen lassen sich von nun an in allen Schnitten bis zu den caudalen Abschnitten des Corpus mamillare feststellen, wobei sie gleichzeitig die Eigentümlichkeit zeigen, nicht eine umschriebene Zellgruppe zu bilden, sondern überall zerstreut an den verschiedensten Stellen aufzutauchen. Von MALONE (1910) wurde die Gesamtheit dieser Zellen als Nucl. mamillo-infundibularis zusammengefaßt.

Das soeben geschilderte Verhalten des Nucl. mamillo-infundibularis prägt sich auch an dem Schnitt der Abb. 53 aus. Hier liegen Teile dieser Zellgruppe lateral von der Fornixsäule, zwischen den Fornixbündeln und ventral in dem Raum zwischen den beiden Tuberkernen.

Der Nucl. supraopticus ist nur mit wenigen Zellen vertreten, sein caudales Ende ist damit erreicht. Der laterale Tuberkern zeigt eine besonders starke

Entwicklung. Im übrigen ist noch die Substantia grisea centralis und der Nucl. paraventricularis zu erwähnen, die jedoch keine Besonderheiten aufweisen.

Die caudalen Gebiete des Tuber cinereum.

Abb. 54 u. 55 zeigen das architektonische Bild der caudalen Teile des Tuber cinereum, die dadurch gekennzeichnet sind, daß sich bereits das Corpus mamillare mit seinen oralen Teilen geltend macht. Da das Corpus mamillare allseitig von Fasern eingehüllt ist, so finden sich zunächst im Tuber cinereum ventrodorsal verlaufende Fasern an jener Stelle, wo in caudalwärts gelegenen Schnitten das Corpus mamillare auftritt (vgl. Abb. 54 u. 55). Die Fasern gehören dem Vicq d'Azyrschen Bündel an.

Die Fornixsäule ist nunmehr in caudaler Richtung abgebogen und erscheint daher im Querschnitt. Sie läßt drei gesonderte Bündel, einen Tr. superior, medius und inferior erkennen. Zwischen Tr. medius und inferior findet sich eine Zellgruppe, die ich (1922) als Nucl. interfornicatus bezeichnet habe.

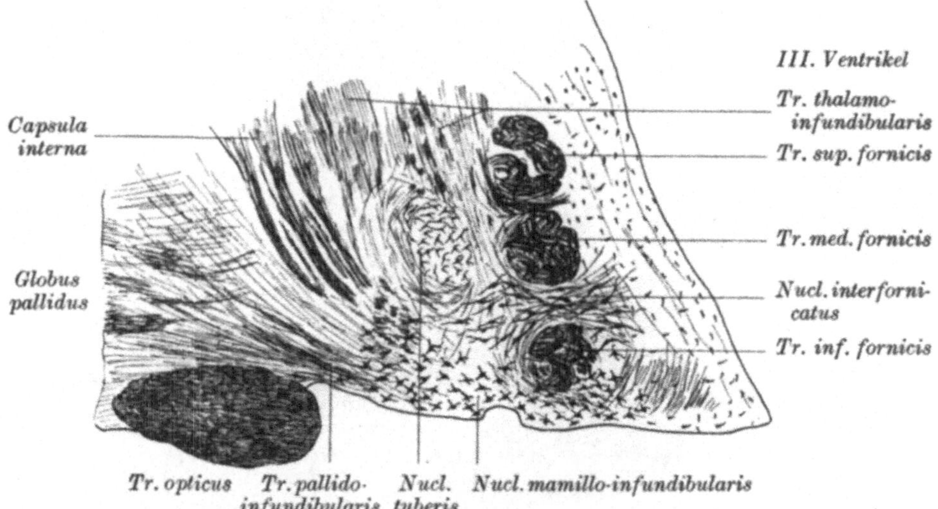

Abb. 54. Schematische Zeichnung eines Frontalschnittes durch die caudalen Teile des Tuber cinereum.

Die basalen Teile des Tuber cinereum werden von den Zellen des Nucl. mamillo-infundibularis eingenommen. Durch die starke Ausbildung dieser Zellgruppe ist der Nucl. tuberis mehr dorsalwärts verschoben.

Nur wenige Schnitte weiter caudalwärts von dem in Abb. 54 dargestellten Schnitt trifft man auf die oralen Teile des Corpus mamillare, die ventral und dorsal von Faserbündeln umgeben sind (Abb. 55). Die Fornixsäulen sind hier noch etwas tiefer getreten. Der Nucl. interfornicatus und die Nuclei tuberis sind verschwunden. Die Stelle dieser Kerne hat der Nucl. mamillo-infundibularis eingenommen, der sich jetzt über das ganze lateral von der Fornixsäule gelegene Gebiet erstreckt. Lateral schließen sich die Faserzüge der Capsula interna an.

Zusammenfassend ist zu sagen, daß sich im Bereich des Tuber cinereum folgende Zellgruppen unterscheiden lassen: Die Substantia grisea centralis, der Nucl. paraventricularis, der Nucl. supraopticus, die Nuclei tuberis, der Nucl. pallido-infundibularis und der Nucl. interfornicatus. Sie alle bilden auf Grund der histologischen Form ihrer Zellen wohl abgrenzbare Zellgruppen (siehe das Kapitel über die Histologie).

Der Nucl. supraopticus wird ebenso wie die Nuclei tuberis dem Telencephalon zugerechnet (MALONE 1910). Ich habe sie ausführlich beschrieben, da sie zum mindesten auf der Grenze zwischen Telencephalon und Diencephalon liegen; eine scharfe Grenze ist hier aber kaum zu ziehen. Hierzu kommt noch, daß der Nucl. supraopticus und der Nucl. paraventricularis nach RÖTHIG (1911) phylogenetisch sehr alte Kerne darstellen und sich aus einem gemeinsamen Zellareal entwickelt haben. Ein weiterer Grund liegt in der histologisch gleichartigen Gestaltung der Zellelemente der beiden Kerne, und schließlich streben die Fasersysteme der beiden Kerne dem gleichen Ziele zu. Diese Gründe veranlassen mich, den Nucl. supraopticus dem Hypothalamus zuzurechnen. Die Nuclei tuberis aber reichen durch das ganze Tuber cinereum bis nahe an das Corpus mamillare, allerdings scheinen sie nach den Untersuchungen von SPIEGEL und ZWEIG (1919) phylogenetisch nicht so alte Gebilde zu sein wie die Nuclei supraoptici.

Hinsichtlich des Aufbaues der Nuclei tuberis des Menschen entspricht die vorliegende Darstellung den Befunden von KÖLLIKER (1896) und MALONE (1910) voll und ganz; es sei nochmals hervorgehoben, daß der laterale Kern in den caudalen Gebieten zu einer

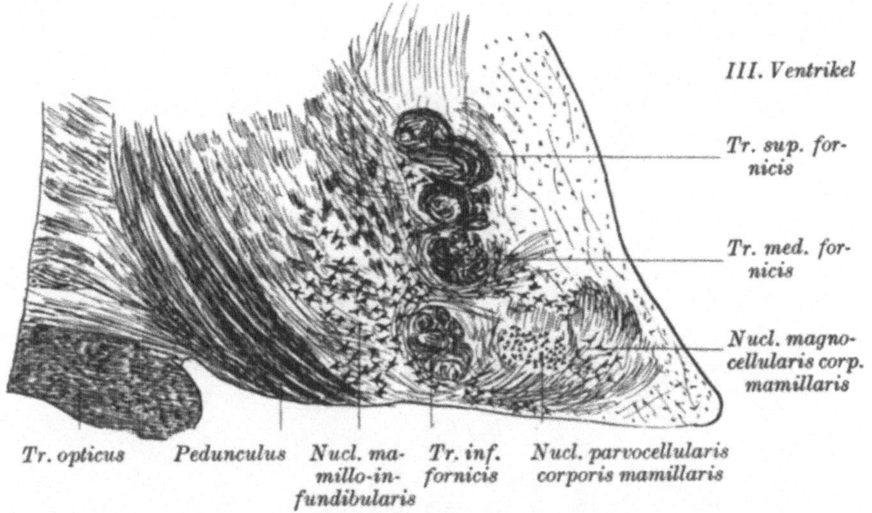

Abb. 55. Schematische Zeichnung eines Frontalschnittes durch die caudalen Teile des Tuber cinereum.

mächtigen Zellgruppe anschwillt, welche die Gegend zwischen Pedunculi und Fornix fast ganz einnimmt. Während FRIEDEMANN (1911) beim *Affen* die Nuclei tuberis nicht feststellen konnte, haben SPIEGEL und ZWEIG (1919) diese von den niederen *Säugern* an in stetiger Fortentwicklung bis zu den *Primaten* auch bei *Halbaffen, Affen* und Menschen nachgewiesen.

Der Nucleus mamillo-infundibularis wurde zuerst von MALONE (1910) beschrieben; er rechnet hierzu auch das laterale Ganglion des Corpus mamillare, dessen orale Zellen sich nach vorne weit in das Gebiet des Infundibulum erstrecken. FRIEDEMANN (1911) ist im großen und ganzen der gleichen Ansicht und faßt das Ganglion laterale corporis mamillaris als „den hintersten Abschnitt dieses großzelligen Kernes" (Nucl. mamillo-infundibularis) auf. Ich kann dieser Anschauung nicht beitreten, denn keine Zelle des lateralen Ganglions des Corpus mamillare gleicht den Zellelementen des Nucleus mamillo-infundibularis (siehe auch später). Vielmehr zeigen die Zellen des lateralen Ganglions und des Nucleus mamillo-infundibularis so differente charakteristische Merkmale, daß eine Zusammenfassung in einen Kern nicht berechtigt ist. Ich verstehe daher unter Nucl. mamillo-infundibularis nur Zellgruppen, die außerhalb des Corpus mamillare gelegen sind und das früher beschriebene Aussehen haben. Allerdings reichen sie bis zum Corpus mamillare, umschließen dasselbe und sind auch um den Fornix gelagert. Einen weiteren Grund für meine Stellungnahme sehe ich noch in der Tatsache, daß die Fornixsäule keinerlei Fasern an den Nucl. mamillo-infundibularis abgibt, während sie mit sämtlichen Zellgruppen des Corpus mamillare in Verbindung steht.

β) Corpus mamillare und Corpus subthalamicum.

Das Corpus mamillare, das schon in dem Schnitt der Abb. 55 in seinen oralen Teilen getroffen war, ist in dem der Abb. 56 zugrunde liegenden Frontalschnitt deutlich entwickelt. Ich sehe mich veranlaßt, folgende Zellgruppen zu unterscheiden:

1. der Nucleus magnocellularis,
2. der Nucleus parvocellularis,
3. der Nucleus mamillaris cinereus.

Ich weiche hier absichtlich von der bisherigen Benennung ab, da fast jeder Forscher unter der Bezeichnung Ganglion mediale und laterale, zumal unter letzterem, etwas anderes versteht. Hierdurch entstanden manche Unklarheiten.

Als Nucleus magnocellularis corporis mamillaris bezeichnete ich (1922) jene Zellgruppe, die am weitesten ventro-medial gelegen ist; ventral wird sie von

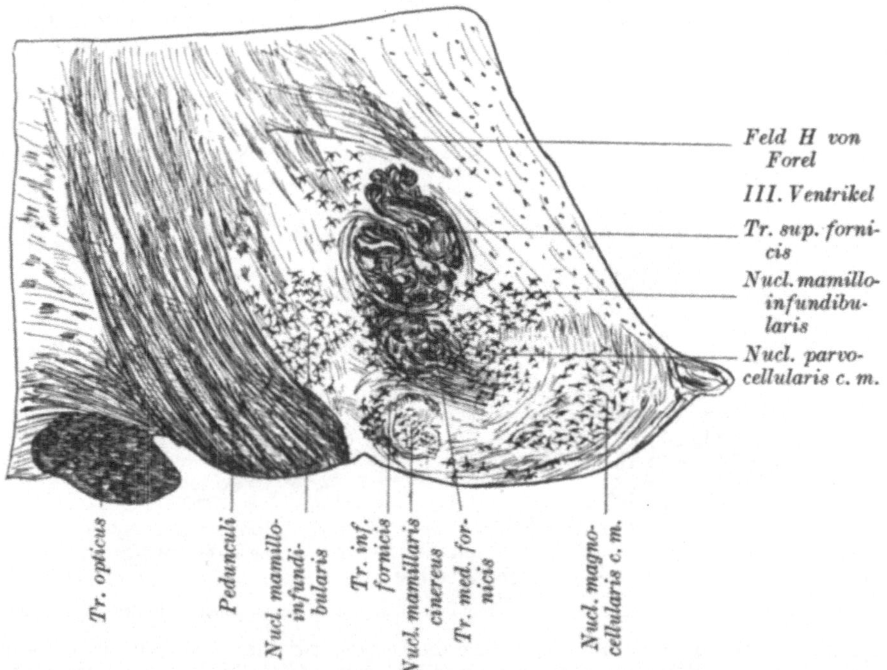

Abb. 56. Schematische Zeichnung eines Frontalschnittes durch das Corpus mamillare (orale Gebiete).

Fasern bogenförmig eingeschlossen, die in das am dorsalen Rande des Kernes sich entwickelnde Vicq d'Azyrsche Bündel übergehen. Der Kern besteht aus dicht gelagerten, verhältnismäßig großen, multipolaren Zellen (Abb. 56).

Dorso-lateral von dieser Zellgruppe ist der von mir als Nucleus parvocellularis bezeichnete Kern gelegen. Seine Zellelemente sind kleiner und zeigen weniger und kürzere Fortsätze; auch liegen die Zellen weniger dicht, als dies im Nucleus magnocellularis der Fall ist. Zu diesem Kern wendet sich der Tractus medius fornicis, um in ihm aufzusplittern. Lateral von den beiden geschilderten Zellgruppen liegt der Nucleus mamillaris cinereus. Dieser besitzt nur geringe Ausdehnung; er ist aus kleinen, wenig zahlreichen, keulenförmigen Zellen zusammengesetzt, die in ihrer äußeren Form sehr den Zellen der Substantia grisea centralis ähneln; letzteres gilt mehr für das Silberbild als für das Nisslbild. Zu diesem Kern zieht der Tractus inferior fornicis, um in ihm zu enden.

Der Raum lateral vom Corpus mamillare wird von den Zellen des Nucleus mamillo-infundibularis eingenommen, die sich zum Teil auch zwischen die Fornixfasern drängen.

Der Tractus superior fornicis ist unverändert geblieben, dorsal von ihm ist das Feld H von FOREL (1907) aufgetaucht.

Die eben geschilderten Verhältnisse bleiben nicht lange bestehen. Der Nucleus parvocellularis und der Nucleus mamillaris cinereus verschwinden, nachdem sie in etwa 25 Schnitten sichtbar waren; der hierdurch freiwerdende Raum wird von den Zellen des Nucleus magnocellularis eingenommen.

Wie sich die Verhältnisse dann weiter gestalten, gibt Abb. 57 wieder. Der Tractus medius fornicis hat sich nun zum großen Teil aufgesplittert, von dem Tractus inferior fornicis sind nur einige Faserbündel sichtbar, der Tractus superior

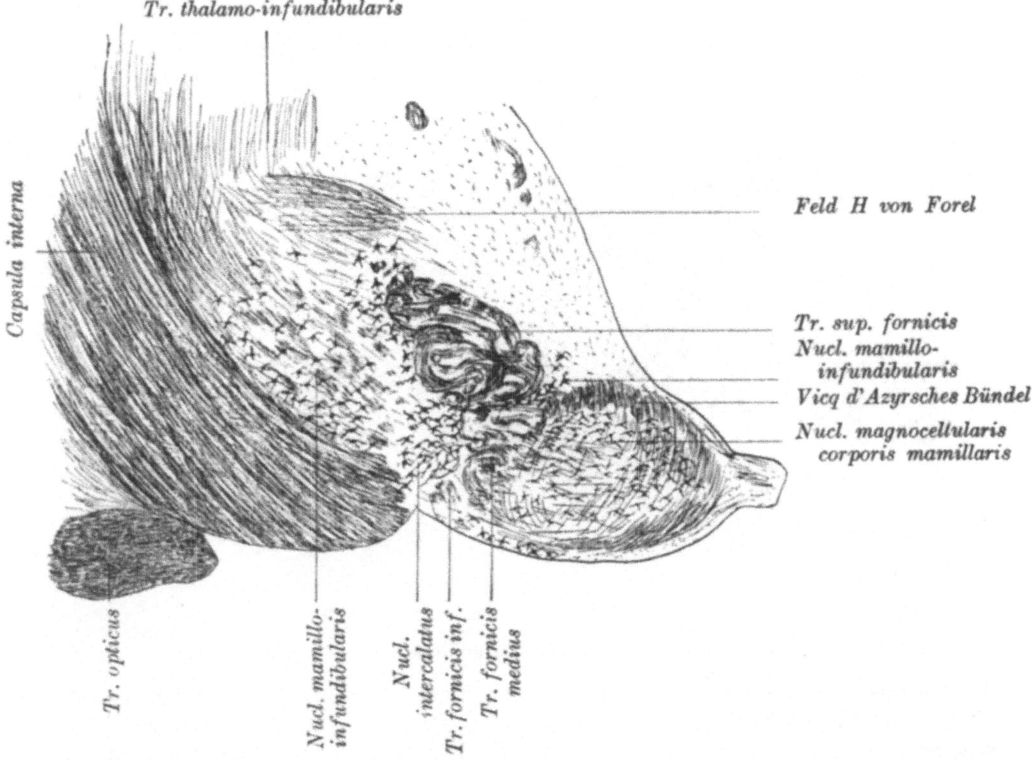

Abb. 57. Schematische Zeichnung eines Frontalschnittes durch das Corpus mamillare (mittlere Gebiete).

fornicis ist nahe an das Corpus mamillare herangerückt. Deutlich entwickelt zeigt sich das VICQ D'AZYRsche Bündel; es entsteht aus leicht gebogenen, ventrodorsal verlaufenden Fasern, die aus der ganzen Breite des Nucleus magnocellularis hervorgehen. Je mehr die Fornixfaserung von der lateralen Seite her sich aufsplittert, um so mehr nimmt das VICQ D'AZYRsche Bündel an Stärke zu. Lateral vom Tractus medius fornicis, diesem eng angeschmiegt, liegt eine kleine Zellgruppe, die den Nucleus intercalatus (MALONE 1910) darstellt. Ventral wird er von den letzten Fasern des Tractus inferior fornicis, an den übrigen Seiten von den Zellen des Nucleus mamillo-infundibularis begrenzt. Der Raum zwischen Fornix und Pedunculi wird von den Zellen des Nucleus mamillo-infundibularis eingenommen. Klar tritt bei einem Vergleich der Zellen des Nucleus mamillo-

infundibularis mit den verschiedenen Zellformen des Corpus mamillare der Unterschied in der Gestaltung hervor. Es begründet dies erneut die Stellungnahme,
keine der Zellgruppen des Corpus mamillare zum Nucleus mamillo-infundibularis
zu rechnen.

Die Wandung des III. Ventrikels wird wie bisher von den Zellen der Substantia grisea centralis eingenommen.

In den nun folgenden Schnitten bleibt die cytoarchitektonische Struktur lange
Zeit unverändert bestehen, wenigstens insoweit das Corpus mamillare in Betracht kommt. Der Nucl. magnocellularis erstreckt sich bis zum caudalen Ende
des Corpus mamillare und nimmt somit dessen größten Raum ein. Die Fornixsäule wird immer schmäler, der Tr. medius fornicis verschwindet und der Tr.
superior beginnt in den Nucl. magnocellularis des Corpus mamillare überzugehen.
Das Vicq d'Azyrsche Bündel nimmt an Stärke zu; der Nucl. intercalatus verschwindet.

So wird allmählich eine cytoarchitektonische Gliederung erreicht, wie sie in
Abb. 58 wiedergegeben ist. Hier ist das Corpus mamillare in seinen caudalen,

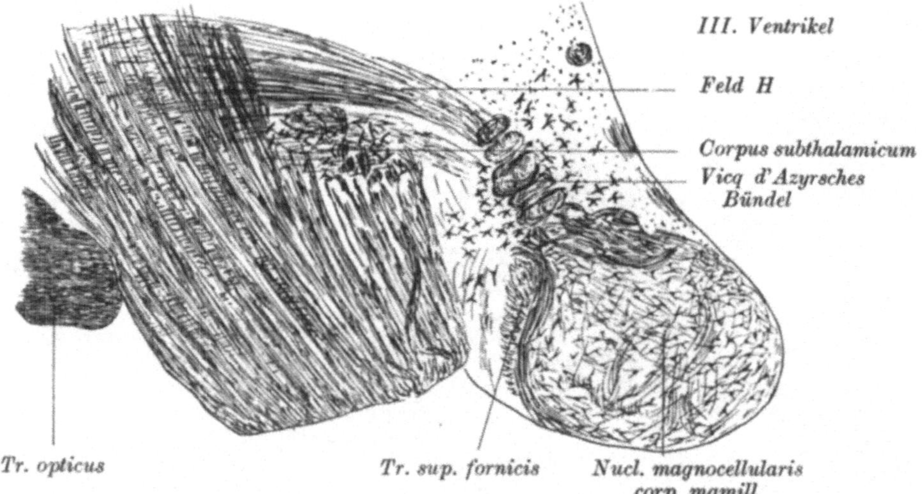

Abb. 58. Schematische Zeichnung eines Frontalschnittes durch das Corpus mamillare (mittlere Gebiete).

das Corpus subthalamicum in seinen oralen Anteilen getroffen. Die Fasern des
Vicq d'Azyrschen Bündels sind zu kompakten Fadensträngen zusammengeschlossen, von der Fornixsäule sind nur mehr die letzten sich aufsplitternden Fasern
sichtbar. Die Fasern des Feldes H von Forel reichen bis zum Vicq d'Azyrschen
Bündel.

Ventral vom Feld H sind die Zellen des Corpus Luysii aufgetreten. Zwischen
den Pedunculi und dem Corpus mamillare sind jene Zellen gelegen, die zu der von
Malone (1910) beschriebenen Substantia reticularis hypothalami gehören.

Weiter caudalwärts erreicht die Schnittserie schließlich die Commissura intermedia und trifft gleichzeitig das Corpus subthalamicum (Luysii) in seiner stärksten Ausdehnung (Abb. 59). Das Corpus mamillare ist nunmehr nur in seiner
Markkapsel getroffen. Das Vicq d'Azyrsche Bündel hat sich völlig vom Corpus
mamillare gelöst und ist weiter dorsalwärts gerückt.

Zwischen dem Vicq d'Azyrschen Bündel, dem Rest des Corpus mamillare
und den Pedunculi liegt das Zellareal der Substantia reticularis hypothalami.

Das Corpus subthalamicum hat sich zu einer starken Zellgruppe entwickelt und zeigt eine ovale Gestalt. Ventral von dem Corpus subthalamicum sind die charakteristischen Zellen der Substantia nigra gelegen.

Besondere cytoarchitektonische Veränderungen haben sich in diesen caudalen Schnitten im zentralen Höhlengrau ausgebildet. Die beiderseitigen Ventrikelwände sind in der Commissura intermedia verschmolzen. In letzterer ist eine Ansammlung von Zellen gelegen, die sich fächerförmig in den Thalamus ausbreitet.

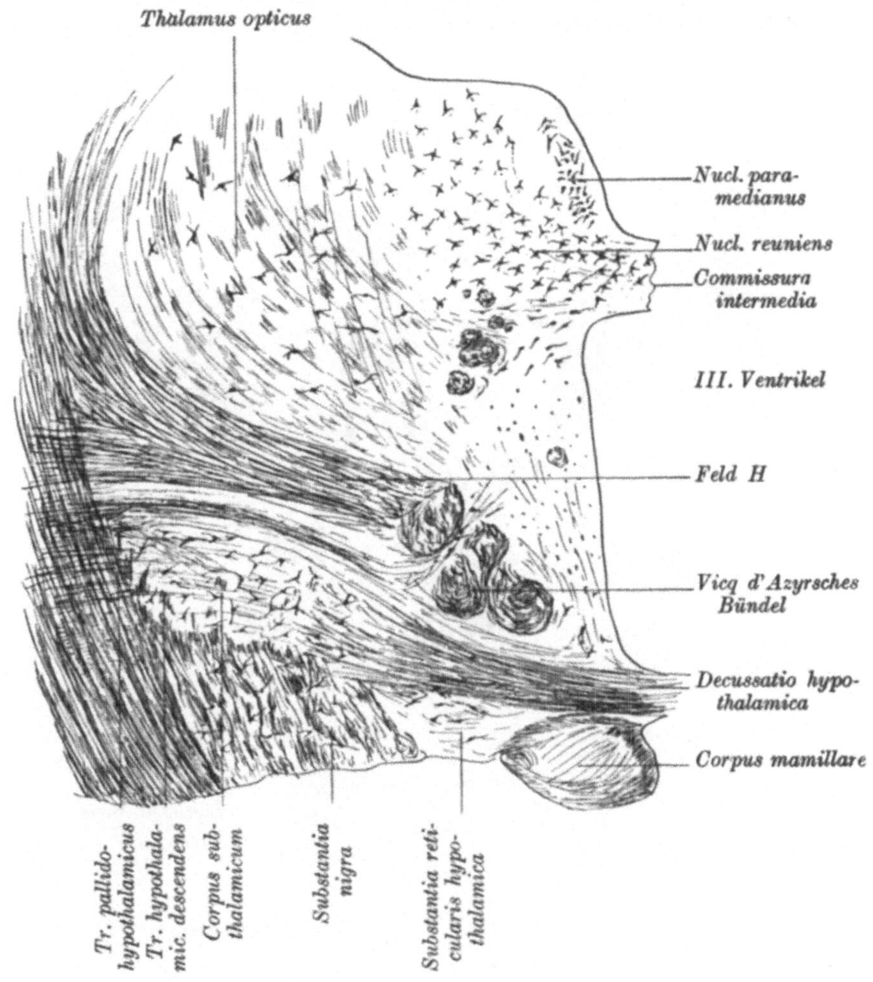

Abb. 59. Schematische Zeichnung eines Schnittes durch das Corpus mamillare und die Commissura intermedia.

MALONE (1910) hat diese Zellgruppe als Nucleus reuniens bezeichnet, der sich aus multipolaren verhältnismäßig großen Zellen zusammensetzt.

Dorsal und medial vom Nucl. reuniens liegt der Nucl. paramedianus (MALONE), eine senkrecht gestellte, orale Zellsäule, die dem III. Ventrikel dicht anliegt.

Was meine Darstellung über die cytoarchitektonische Gliederung des Corpus mamillare betrifft, so sei darauf hingewiesen, daß die von mir als Nucl. magnocellularis und parvocellularis bezeichneten Zellgruppen in ihrer Gesamtheit dem von KÖLLIKER (1896) beschriebenen Ganglion mediale entsprechen. Ob die Tei-

lung dieses Zellgebietes in zwei Kerne zu Recht besteht, möchte ich nicht mit
absoluter Sicherheit behaupten; immerhin bestehen gewichtige Unterschiede in
dem morphologischen Aussehen der beiden Zellgruppen, die mich zu dieser Unter-
teilung veranlaßt haben (siehe Histologie). Der Nucl. mamillaris cinereus entspricht wohl sicher dem Ganglion laterale von Kölliker. Die von letzterem gesehenen dunkelrandigen Fasern entstammen der Fornixsäule; ich konnte mit
Sicherheit beobachten, daß ein Faserbündel, der Tractus fornicis inferior, sich von
der Fornixsäule abspaltet und zum Nucl. mamillaris cinereus zieht, wo er endigt.
Zum Nucl. parvocellularis und zum Nucl. magnocellularis ziehen die Fasern aus

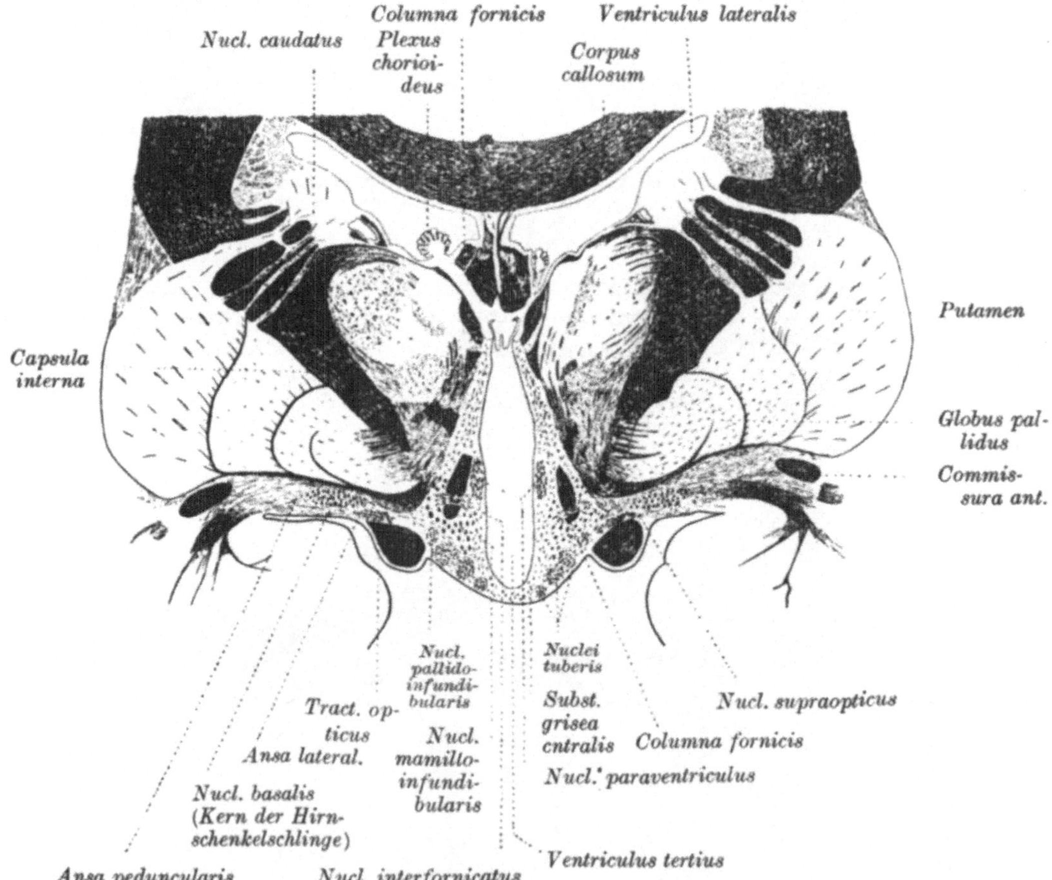

Abb. 60. Frontalschnitt durch das Tuber cinereum mit schematisch eingezeichneten Zellgruppen in der
Zwischenbasis und den Wandungen des 3. Ventrikels.

dem Tr. fornicis medius und superior; sie treten vorwiegend an die laterale Seite
des Corpus mamillare heran, und zwar in seinen oralen Teilen. Aus seinen caudalen
Teilen, und zwar von der medialen und dorsalen Seite, gehen die Fasern des Fasciculus mamillaris princeps hervor. Eine Spaltung dieses Bündels in einen Tractus
mamillo-thalamicus (Vicq d'Azyrsches Bündel) und einen Tractus tegmentalis
ist an Frontalschnitten nicht erkennbar; dies ist lediglich an Sagittalschnitten
festzustellen. Nur das Vicq d'Azyrsche Bündel ist in seinem Verlauf an Frontalschnitten weiter zu verfolgen, das bekanntlich in dorsaler und caudaler Richtung
zum Nucl. anterior thalami zieht, um sich dort fächerartig zu entfalten.

Nochmals sei entgegen MALONE (1910) und FRIEDEMANN (1911) betont, daß sich keine Zellgruppe aus dem Tuber cinereum in das Corpus mamillare hinein erstreckt.

Von der lateralen Seite her schiebt sich der Nucl. intercalatus in das Corpus mamillare hinein, ein Befund, wie er in Übereinstimmung mit MALONE erhoben werden konnte. In den caudalen Gebieten beginnt sich zwischen Corpus mamillare und Pedunculi die Substantia reticularis hypothalami zu entwickeln, die ein Zellareal darstellt, welches nicht aus einheitlichen Zellformen aufgebaut ist.

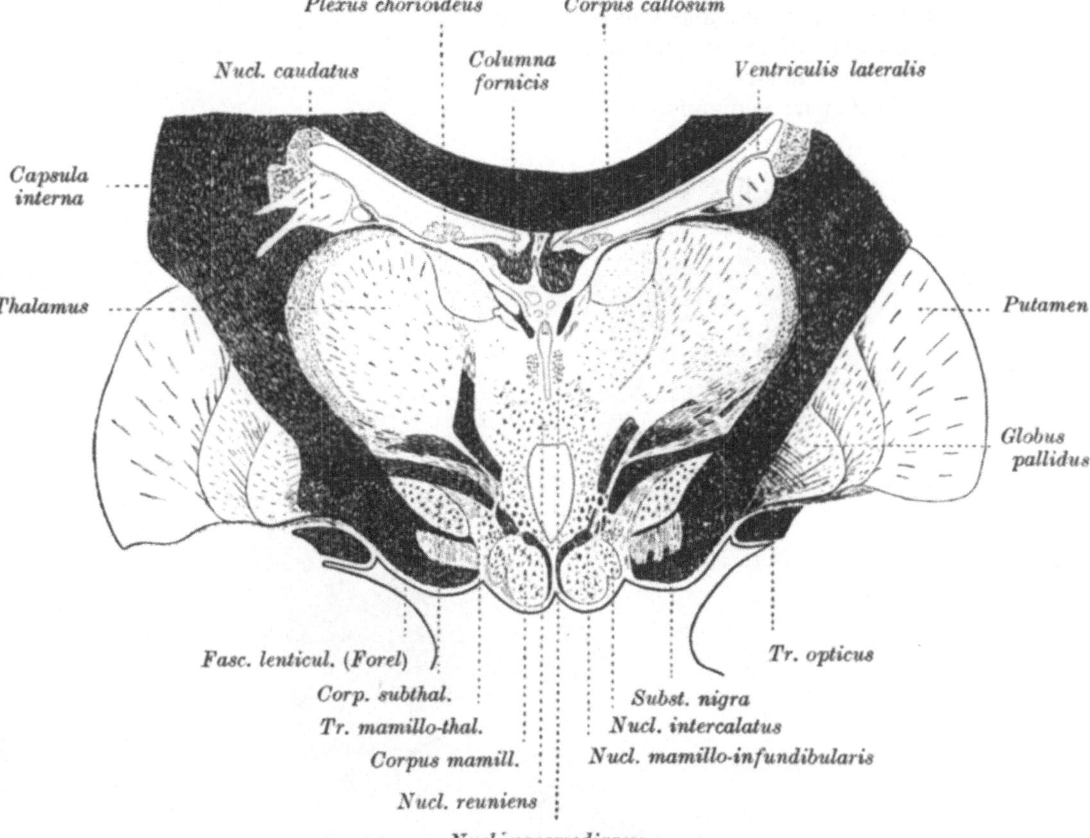

Abb. 61. Frontalschnitt durch die Corpora mamillaria mit schematischer Einzeichnung der Zellgruppen im Hypothalamus und in den Wandungen des 3. Ventrikels.

γ) Übersicht der Kerne im Hypothalamus.

Folgende Kerne sind im Hypothalamus nachzuweisen:
I. Im Tuber cinereum (Abb. 60):
    1. Substantia grisea centralis.
    2. Nucl. supraopticus.
       a) Pars dorso-lateralis.
       b) Pars dorso-medialis.
       c) Pars ventro-medialis.
    3. Nucl. paraventricularis.
    4. Nuclei tuberis.
    5. Nucl. mamillo-infundibularis.

6. Nucl. pallido-infundibularis.
7. Nucl. interfornicatus.

II. Im Corpus mamillare und den angrenzenden Gebieten (Abb. 61):
   1. Corpus mamillare.
      a) Nucl. magnocellularis ⎱ Ganglion mediale.
      b) Nucl. parvocellularis ⎰
      c) Nucl. mamillaris cinereus — Ganglion laterale.
   2. Nucl. intercalatus.
   3. Corpus subthalamicum (Corpus Luysii).
   4. Substantia reticularis hypothalami.
   5. Substantia grisea centralis.
   6. Nucl. reuniens.
   7. Nucl. paramedianus.

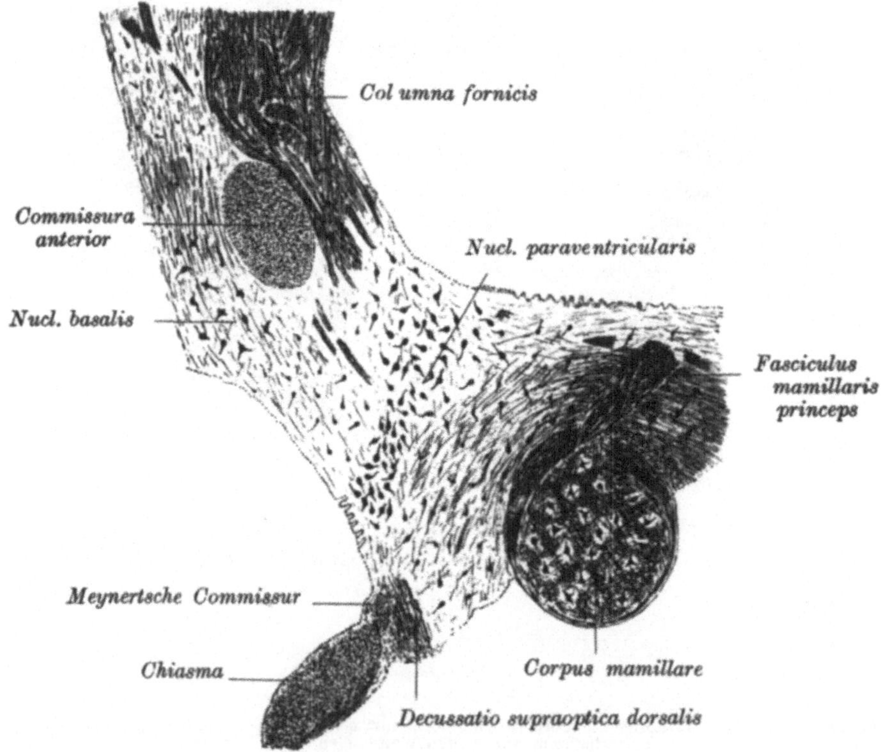

Abb. 62. Schematische Zeichnung eines Sagittalschnittes durch die Zwischenhirnbasis.

b) Cytoarchitektonik im Sagittal- und Horizontalabschnitt.

Legt man einen Schnitt in sagittaler Richtung durch die Zwischenhirnbasis, so ist diese in der Mittellinie zunächst nur von Zellen der Substantia grisea centralis erfüllt, erst weiter lateral treten die übrigen Zellgruppen auf, von denen als erster der Nucl. paraventricularis erscheint. In Abb. 62 ist er bereits ziemlich stark ausgeprägt; er reicht hier als dorso-ventral gerichtete Zellsäule vom III. Ventrikel bis zur Zwischenhirnbasis knapp oberhalb des Chiasma. Dorsal vom Corpus mamillare liegen die Zellen des Nucl. mamillo-infundibularis, wo sie den Fasciculus mamillaris princeps umgeben.

Auf weiter lateral gelegenen Sagittalschnitten nähern sich die Faserbündel der Fornixsäule immer mehr dem Corpus mamillare, gleichzeitig zieht sich der Nucl. paraventricularis von der Zwischenhirnbasis zurück und gelangt weiter dorsalwärts (Abb. 63). In dieser Gegend wird der Nucl. paraventricularis von dem Tr. cortico-habenularis durchzogen.

Im Tuber cinereum sind die Nucl. tuberis gelegen, hier in zwei Gruppen angeordnet. Dorsal vom Corpus mamillare im Bereich der Fornixsäule sind die verstreuten Zellen des Nucl. mamillo-infundibularis gelegen.

Noch weiter lateral, wenn der Sagittalschnitt die lateralen Teile des Corpus

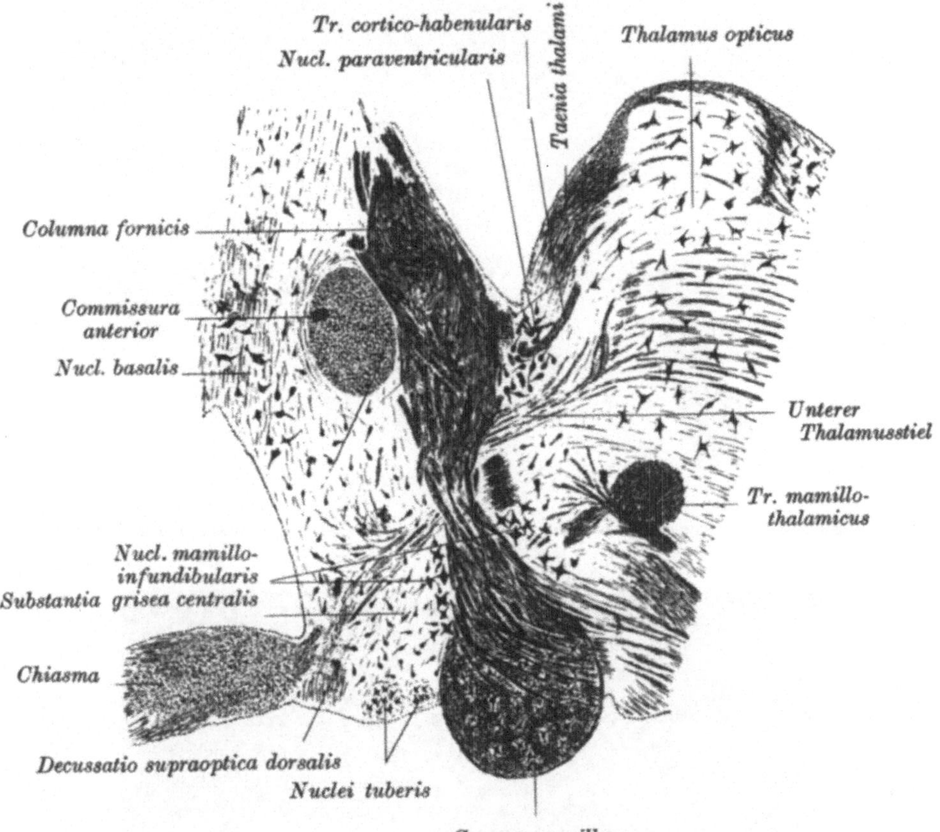

Abb. 63. Schematische Zeichnung eines Sagittalschnittes durch die Zwischenhirnbasis.

mamillare erreicht, tritt auch der Nucl. supraopticus in Erscheinung. Er ist in Abb. 64 um die dorsalen Teile des Tr. opticus herum angeordnet, wobei die Hauptmasse stets oral von letzterem gelegen ist. Im Tuber cinereum ist die hier besonders starke Entwicklung der Nucl. tuberis hervorzuheben. Das Corpus mamillare, das in zwei Zellgruppen, den Nucl. magnocellularis und parvocellularis, getrennt ist, zeigt ventral von diesen die Zellen des Nucl. mamillo-infundibularis. Letztere treten nirgends in Beziehung zu Fornixfasern, und lassen sich mit Sicherheit von den Zellgruppen des Corpus mamillare abtrennen. Sie bilden auch im Sagittalschnitt eine Zellgruppe, die mit dem eigentlichen Corpus mamillare nichts zu tun hat.

Das bisher Gesagte möge noch durch einige Schnitte aus einer Horizontalserie erläutert werden, wenigstens soweit die wichtigsten Zellgruppen der Zwischenhirnbasis in Betracht kommen. Die Schnittrichtung dieser Serien ist besonders gut aus Abb. 66 zu erkennen; die Schnitte wurden in horizontaler Richtung möglichst so gelegt, daß sie durch den Tr. opticus oder parallel zu ihm ver-

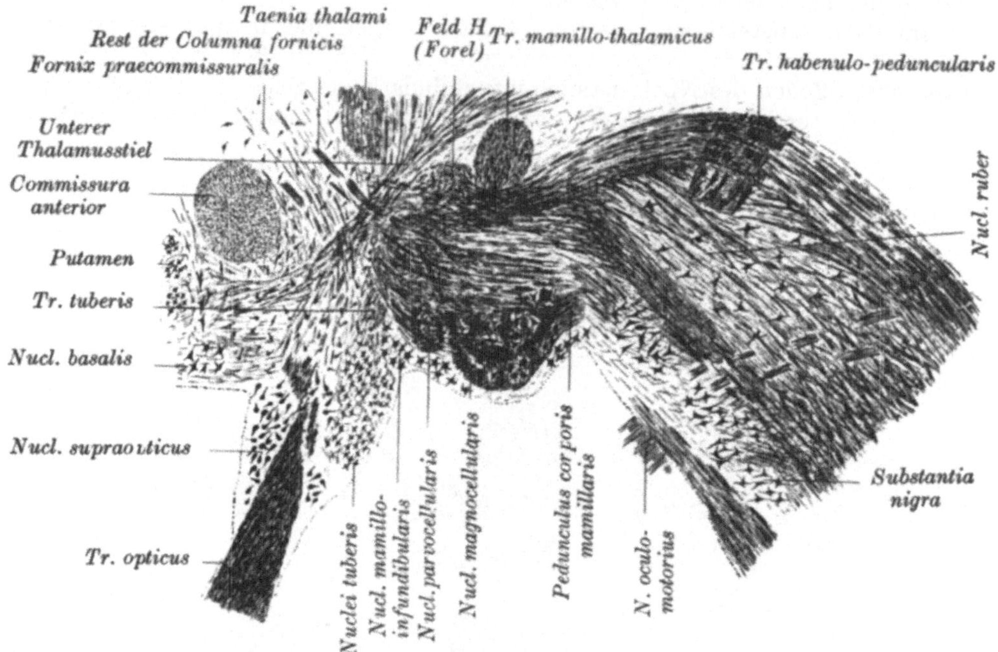

Abb. 64. Schematische Zeichnung eines Sagittalschnittes durch die Zwischenhirnbasis und das anschließende Mittelhirngebiet.

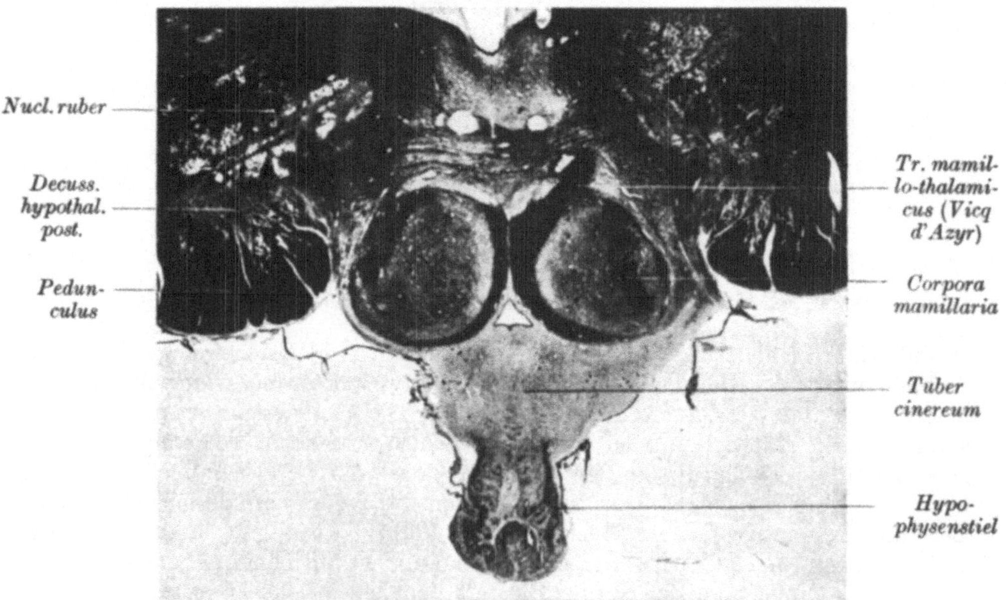

Abb. 65. Horizontalschnitt durch die Zwischenhirnbasis. Mikrophotogramm.

liefen. Eine topographische Übersicht über die ganze Zwischenhirnbasis gibt
Abb. 65. Es sind die Corpora mamillaria, das Tuber cinereum und der Ansatz
des Hypophysenstieles in ihrer Lagebeziehung zu einander und zum Nucleus ruber,
Substantia nigra und Pedunculi erkennbar. An der medialen Seite des Corpus
mamillare ist, besonders rechts, der Tr. mamillo-thalamicus, im lateralen Teil
das Querschnittsfeld der Columna fornicis zu erkennen. Oberhalb der Corpora
mamillaria, d. h. eigentlich caudal von ihm, ziehen die Fasern der Decussatio
hypothalamica posterior vorbei.

Das Tuber cinereum enthält außer der Substantia grisea centralis die Nuclei
tuberis (Abb. 66). Links ist die charakteristische Dreiteilung zum Ausdruck ge-

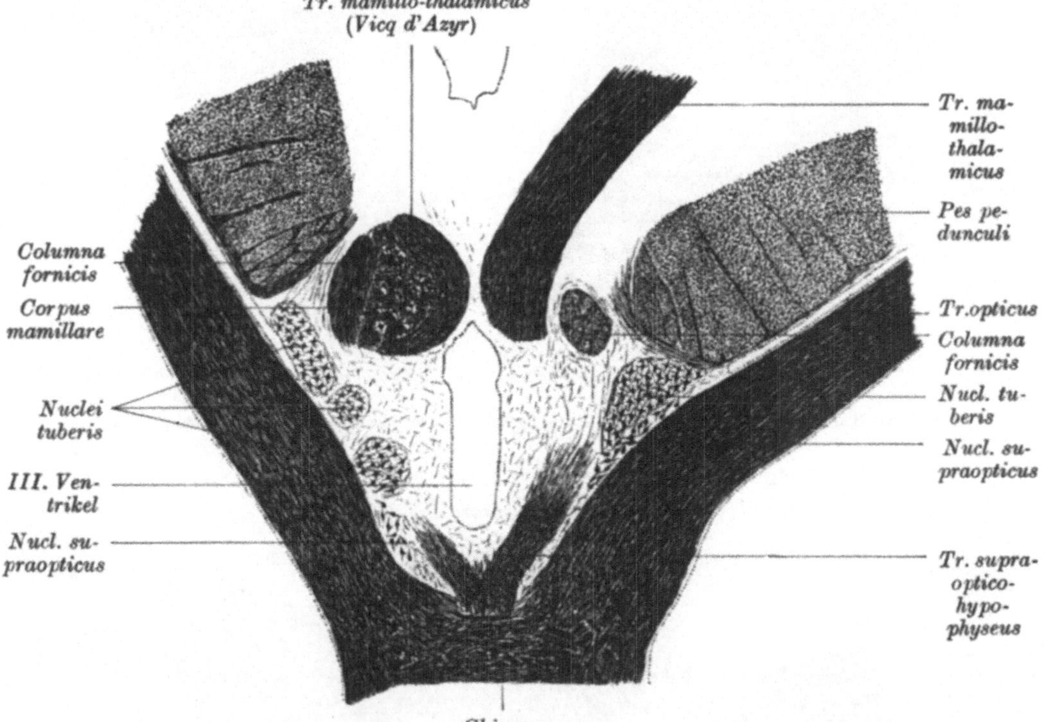

Abb. 66. Schematische Zeichnung eines Horizontalschnittes durch die Tr. optici*.

* Abb. 66—68 geben schematische Zeichnungen wieder, deren Umrisse mit dem EDINGERschen Zeichen-
apparat angelegt wurden. Die Schnitte liegen parallel zu dem der Abb. 65.

kommen, rechts verläuft der Schnitt etwas höher, so daß hier nunmehr die am
stärksten entwickelte laterale Gruppe vorhanden ist. Wie auch in den übrigen
Schnittserien (Frontal-Sagittalschnitten) liegen die Nuclei tuberis am Außenrande
des Tuber cinereum. Vom Nucl. supraopticus sind beiderseits einige Zellen nahe
dem Tr. opticus und dorsal vom Chiasma gelegen. In höher gelegenen Schnitten,
d. h. nach Verschwinden des Tr. opticus, werden die Zellen des Nucl. supraopticus
in vermehrtem Maße auftreten.

Wenn auf Grund der Frontalserie im Bereich des Nucl. supraopticus eine
Pars dorso-medialis und eine größere Pars dorso-lateralis zu unterscheiden war,
so finden sich diese cytoarchitektonischen Verhältnisse auch im Horizontalschnitt
wieder (Abb. 67). Der Schnitt verläuft in seinen medialen Teilen dicht über dem
Chiasma und in den lateralen Abschnitten knapp über dem Tr. opticus. In letzte-

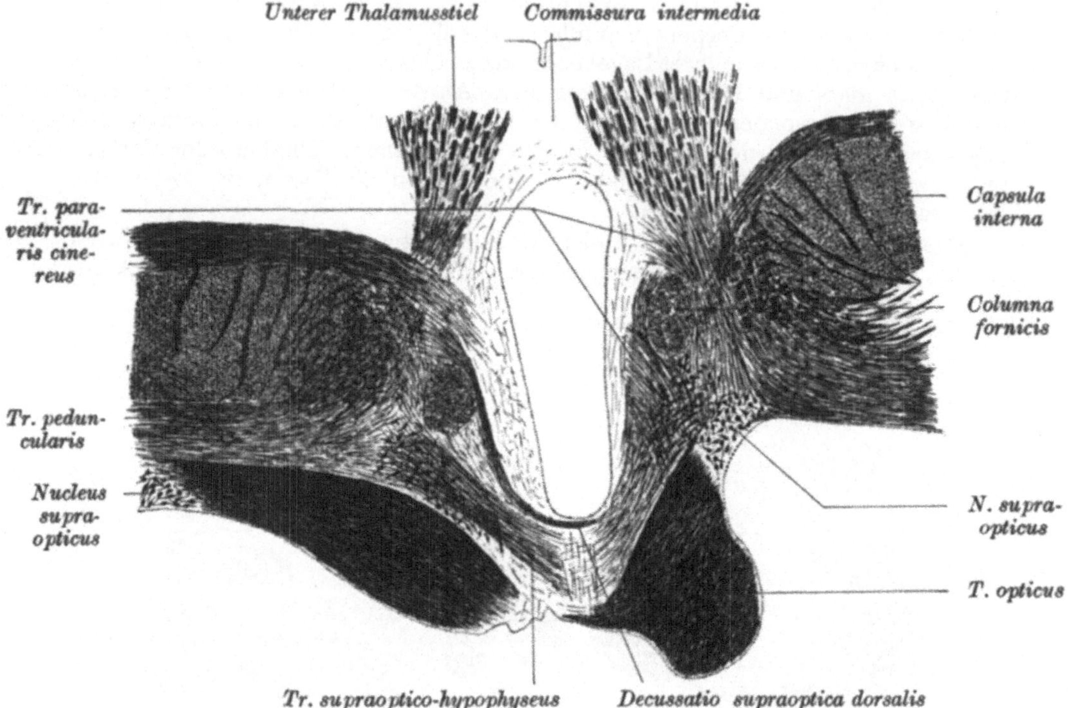

Abb. 67. Schematische Zeichnung eines Horizontalschnittes (etwas über dem der -Abb. 66 gelegen).

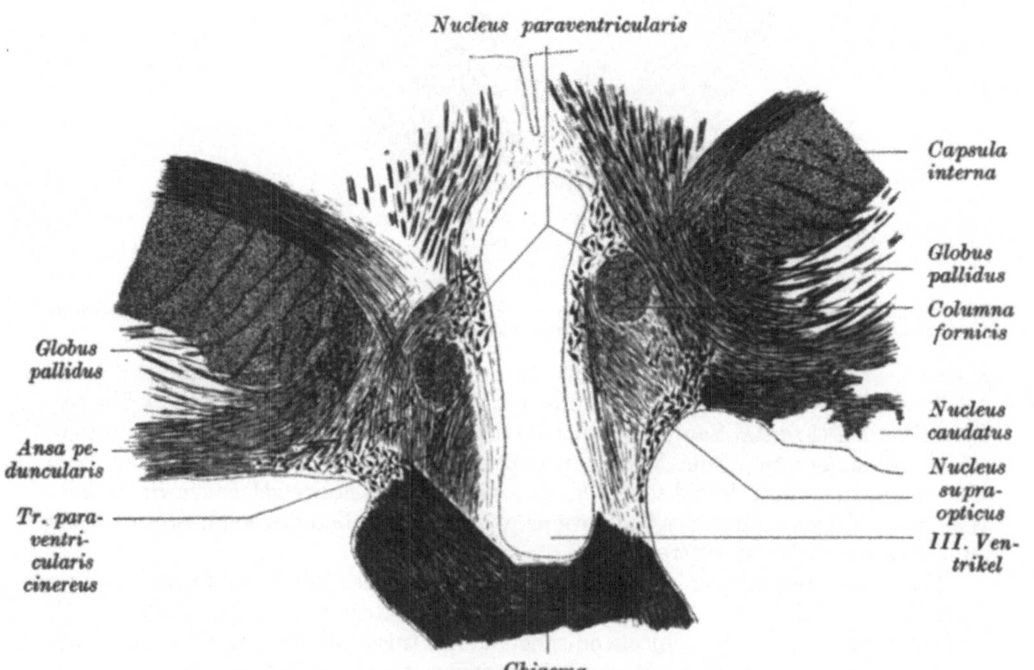

Abb. 68. Schematische Zeichnung eines Horizontalschnittes (über dem der Abb. 67 gelegen).

ren wird daher der Nucl. supraopticus sichtbar und zwar seine Pars dorso-lateralis. Aber auch die Pars dorso-medialis ist zu erkennen; sie breitet sich zwischen dem Querschnittsfeld der Columna fornicis und dem des Tr. opticus aus. Die Nuclei tuberis liegen caudal von diesen Schnittrichtungen und sind daher nicht mehr vorhanden.

In besonders charakteristischer Weise zeigt sich die Lage des Nucl. supraopticus noch in dem Schnitt der Abb. 68. Der Schnitt verläuft durch die Commissura intermedia und das Chiasma. Deutlich ausgeprägt ist hier die Pars dorsolateralis des Nucl. supraopticus. Rechts zieht sie in Form einer Mondsichel um die Wölbung der Zwischenhirnbasis, durch die in wenigen Schnitten vorher der Tr. opticus zog. Wichtig ist, wie auf der linken Seite des Präparates mit Sicherheit zu erkennen ist, die Feststellung, daß sich Zellnester aus der Pars dorsolateralis in das nahe der Fornixsäule gelegene Gebiet heranziehen. Der Nucl. paraventricularis ist in dieser Schnittrichtung in besonders weiter Ausdehnung bis in die Nähe der Commissura intermedia getroffen.

c) Zusammenfassung.

Die bisherigen Untersuchungen haben hinsichtlich des cytoarchitektonischen Bildes folgende Tatsachen ergeben:

Die Substantia grisea centralis stellt eine diffuse Zellmasse dar und ist in allen Schnitten, die durch den Hypothalamus gelegt werden, anzutreffen. Sie ist besonders stark in den oralen Teilen des Zwischenhirns ausgeprägt. In der Gegend des Chiasma füllt sie fast allein die Wandungen des III. Ventrikels aus. Aber auch in den caudalen Gebieten ist sie überall in den Zwischenräumen der einzelnen Kerne und namentlich in der Nähe des III. Ventrikels festzustellen; ohne scharfe Grenzen geht sie in die Substantia grisea centralis des Mittelhirns über. Sie bildet gewissermaßen den Grundton des cytoarchitektonischen Bildes. Nirgends schließen sich die Zellen zu deutlich abgrenzbaren Kernen zusammen.

Der Nucl. supraopticus ist, wie der Name schon sagt, über dem Tr. opticus gelegen, an dessen dorsale Wölbung er sich eng anschließt. Dadurch zeigt er sich mitunter in der Form einer Sichel. Er ist bereits in der Gegend des Chiasma zu finden und folgt dann beiderseits dem Verlauf des Tr. opticus bis in die mittleren Gebiete des Tuber cinereum. Je nach der Schnittrichtung erscheint der Kern in mehr oder weniger Zellgruppen aufgeteilt. Er ist, wie Frontal- und Horizontalschnitte zeigen, nicht nur auf die dorso-laterale Ecke am Tractus opticus beschränkt, sondern erstreckt sich in das Tuber cinereum hinein. Infolgedessen kann man eine Pars dorso-lateralis, dorso-medialis und ventro-medialis unterscheiden. Die einzelnen Zellgruppen sind durch Zellbrücken zu einem einheitlichen Zellareal verbunden.

Der Nucl. paraventricularis (MALONE) erscheint als eine ovale, geschlossene Zellgruppe, die dicht am III. Ventrikel gelegen ist. Sie erstreckt sich von der Chiasmagegend in schräger, ventro-dorsaler Richtung bis dicht unterhalb der Commissura intermedia. In oralen Zwischenhirngebieten verläuft lateral vom Nucl. paraventricularis die Fornixsäule.

Die Nuclei tuberis sind als die Hauptkerne des Tuber cinereum anzusehen, das sie fast ganz ausfüllen. Am Frontalschnitt ist ihre Dreiteilung ein charakteristisches Erkennungszeichen. Die laterale Zellgruppe ist am stärksten ausgebildet und ist auch noch in den caudalen Gebieten des Tuber cinereum ausgebildet; die mediale Zellgruppe besteht hingegen nur aus wenigen Zellen und findet sich lediglich in den mittleren Teilen des Tuber cinereum. In sagittaler Schnittrichtung sind die Tuberkerne zeitweise in zwei Gruppen angeordnet, wenigstens ist dies in den medialen Gebieten der Fall, während laterale Sagittalschnitte nur eine zusammenhängende Zellgruppe erkennen lassen; hier wird nur der besonders stark entwickelte laterale Kern (des Frontalschnittes) getroffen.

Der Nucl. mamillo-infundibularis (Malone) erstreckt sich als gruppenförmig aufgeteilte Zellmasse vom Tuber cinereum bis zum Corpus mamillare, das er von der ventralen und dorsalen Seite her umgibt. Mit den Zellgruppen des Corpus mamillare hat er keinerlei Gemeinschaft, zumal er auch nirgends mit Fasern der Fornixsäule in Verbindung steht. Die einzelnen Zellgruppen des Nucl. mamillo-infundibularis schieben sich allenthalben zwischen die übrigen Kerne ein; erst in den caudalen Teilen des Tuber cinereum, kurz vor dem Corpus mamillare, bildet sich eine zusammenhängende ziemlich ausgedehnte Zellgruppe des Nucl. mamillo-infundibularis, die die ventralen Teile der Zwischenhirnbasis und das Gebiet zwischen Fornixsäule und Pedunculi einnimmt. Dieses letztgenannte Gebiet behält der Nucl. mamillo-infundibularis bei und entsendet von hier aus Zellnester in die dorsal vom Corpus mamillare gelegenen Abschnitte.

Der Nucl. pallido-infundibularis (Greving) stellt eine kleine Zellgruppe dar, die in den mittleren Gebieten des Tuber cinereum etwa an jener Stelle gelegen ist, die etwas weiter oral von der Pars dorso-medialis des Nucl. supraopticus eingenommen wurde. Die Zellgruppe liegt also über der dorso-medialen Kante des Tr. opticus.

Der Nucl. interfornicatus (Greving) ist in den caudalen Gebieten des Tuber cinereum, kurz vor Beginn des Corpus mamillare, zwischen den Fasermassen der Columna fornicis gelegen; von hier aus erstrecken sich die Zellen noch nach medial und lateral in das zentrale Höhlengrau.

Im Bereich des Corpus mamillare ist entgegen der bisherigen Auffassung, die ein Ganglion mediale und laterale unterscheidet, ein Nucl. magnocellularis, parvocellularis und mamillaris cinereus (Greving) abzutrennen. Der Nucl. intercalatus (Malone) schiebt sich als kleine Zellgruppe in die laterale Flanke des Corpus mamillare ein.

Das Corpus subthalamicum (Luysii) erscheint als quergestellte, ovale Zellgruppe, in jenen Frontalschnitten, die durch die caudalen Teile des Corpus mamillare und der Commissura intermedia gelegt sind. In diesen Gegenden tritt auch die Substantia reticularis hypothalami auf.

Die Commissura intermedia wird von dem Nucl. reuniens eingenommen, der seine Zellen fächerförmig in den Thalamus opticus entsendet. Dorsal vom Nucl. reuniens liegt der Nucl. paramedianus, der hier als ovale, längsgestellte Zellgruppe dicht neben dem III. Ventrikel sich ausbreitet.

3. Histologie.

a) Substantia grisea centralis.

Das zentrale Höhlengrau stellt sich als eine diffuse Ansammlung kleinster Zellen dar, die in jedem Schnitt durch den Hypothalamus bald in stärkerem, bald in schwächerem Maße festzustellen sind. Sie bilden gewissermaßen das Grundelement der hypothalamischen Zellen. Die Anordnung der Zellen zueinander läßt keine bestimmte Gleichmäßigkeit erkennen; mitunter liegt die Zellachse parallel zum III. Ventrikel.

Im Silberpräparat (Abb. 69) zeigen sich die Zellen bald unipolar, bald bipolar, vereinzelt auch tripolar. Am häufigsten sieht man im mikroskopischen Bild die Zellen nur mit einem verhältnismäßig langen Fortsatz versehen, der in allmählichem Übergang aus dem Zellkörper hervorwächst; dadurch erhalten die Zellen häufig Keulenform. Bipolare Zellen zeigen mitunter an ihren beiden Fortsätzen eine Aufteilung in zwei Äste. Die Zellen liegen scheinbar regellos in ein feines Fasernetz eingebettet, das teils aus feinen Nervenfäserchen, teils aus Glia-faser besteht (Abb. 69). Eine gute Silberimprägnation dieser Zellen gelingt nur schwer.

Die äußere Zellform stellt sich im Nisslbild (Abb. 70) ganz ähnlich dar wie im Silberpräparat. Die Zellen, die zu den kleinsten des gan-zen Zentralnervensystems gehören, ähneln den Zellen der Substantia gelatinosa des Rückenmarks. Schwankun-gen in der Größe sind häufig, bedingt durch die Breite des den Zellkern umgebenden Protoplasmasaumes. Die Zel-len besitzen einen verhältnis-mäßig großen, fast immer ovalen Zellkern mit Kern-körperchen und Kernmem-bran, die beide deutlich er-kennbar sind. Der Zellkern ist von einem schmalen Pro-toplasmasaum mit staub-förmigen Nisslgranula und vereinzelten etwas gröberen

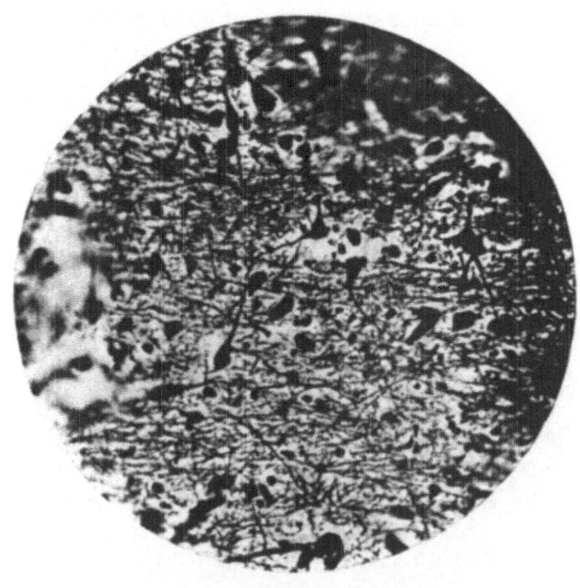

Abb. 69. Zellen aus dem zentralen Höhlengrau. Die größeren Zellen am unteren Rand und rechts außen gehören dem Nucl. paraventri-cularis an. Bielschowskyfärbung. Mikrophotogramm. Zeiss: Obj. DD, Okular 4.

Schollen umgeben. Auf Grund der geschilderten Eigenschaften sind die Zellen dem karyochromen Typ NISSLs zuzurechnen.

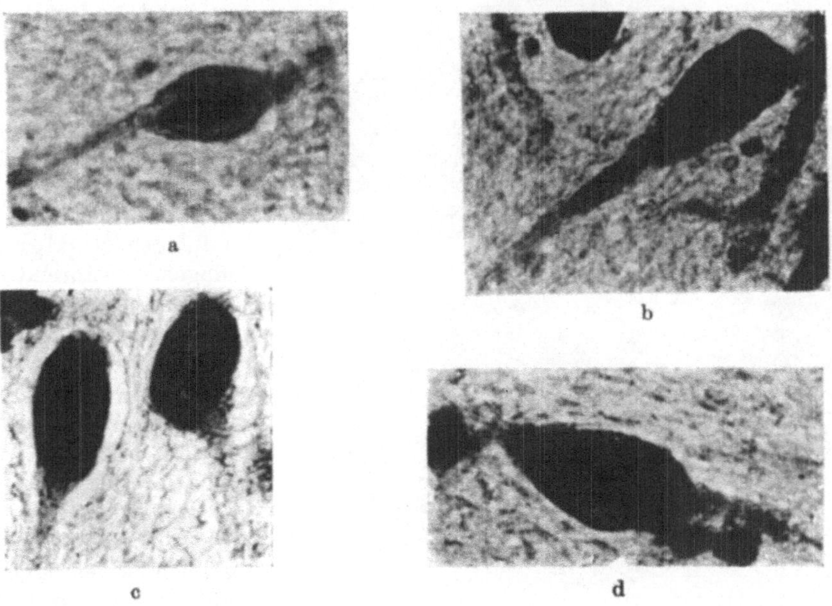

Abb. 70a—d. Zelle aus dem zentralen Höhlengrau des Hypothalamus. Nisslfärbung. Vergr. 800fach.

b) Nucl. supraopticus.

Die Zellen im Nucl. supraopticus sind besonders dicht gelagert (Abb. 72) und bilden Zellnester von 3—4 und mehr Zellen; eine bestimmte Einstellung der Zellachse ist nicht erkennbar. Bemerkenswert ist der Reichtum an Gefäßen im Bereich des Kernes.

Im Silberbild erscheinen die Zellen bedeutend größer und klobiger als die viel zierlicheren Zellen der Substantia grisea centralis (vgl. Abb. 69 u. 71). Sie sind meist unipolar und haben daher Keulenform (Abb. 71), doch finden sich auch Zellen mit 2 und 3 Fortsätzen. Die Silberfärbung mit der Bielschowskymethode gelingt meist schlecht, dies zeigt sich besonders an Präparaten, in denen die übrigen Zellarten gut gefärbt sind.

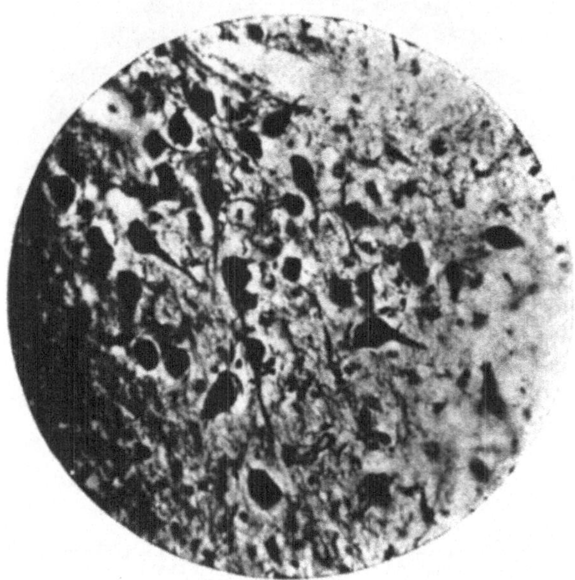

Abb. 71. Zellen aus dem Nucleus supraopticus. Bielschowskyfärbung. Mikrophotogramm. Zeiss: Obj. DD, Okular 4.

Die Zellen des Nucl. supraopticus zeigen bei Nisslfärbung eine Größe von etwa $^1/_6$—$^1/_8$ einer motorischen Vorderhornzelle in der Halsmarkanschwellung. Die Zellform ist rundlich oder birnförmig, bisweilen dreieckig, selten länglich gestreckt. Der Zellkern ist rund und mit Kernmembran und deutlichem Kernkörperchen versehen, häufig ist er an den Rand gerückt: er zeigt keine Kernfalten, jedoch Kernauflagerungen. Der Kern ist von einer Zone feinstaubiger Nisslgranula umgeben, während in der Peripherie grobe zusammenhängende Nisslschollen auftreten. Am Rande, d. h. im Bereich der groben Schollen, finden sich bisweilen vakuolige Aufhellungen. Der Zellrand ist nicht scharf und nicht mit gleichstarker Tönung gezeichnet, es zeigen sich vielmehr im grobschollligen Rande Lücken, die

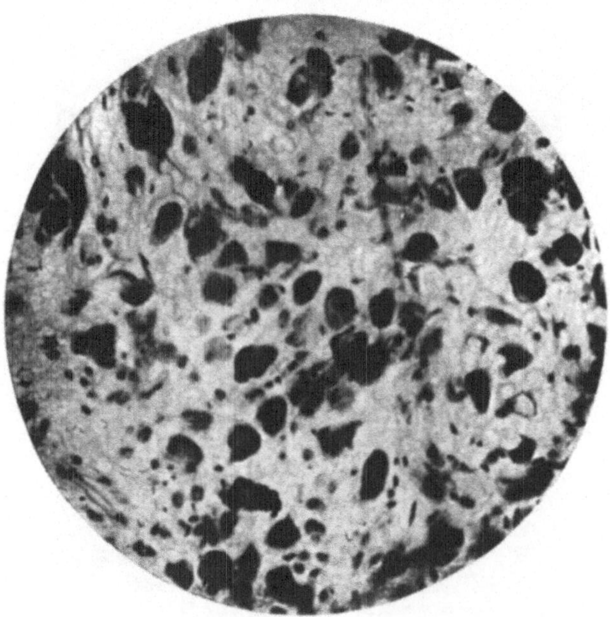

Abb. 72. Zellen aus dem Nucleus supraopticus. Nisslfärbung. Vergr. 200fach.

lediglich feinstaubige Nisslgranula enthalten. So ergibt sich für diese Zellart ein recht charakteristisches Aussehen, das manchmal an Bilder von Zelldegenerationen und zwar an Zellen im Zustand primärer Reizung erinnert (Abb. 73).

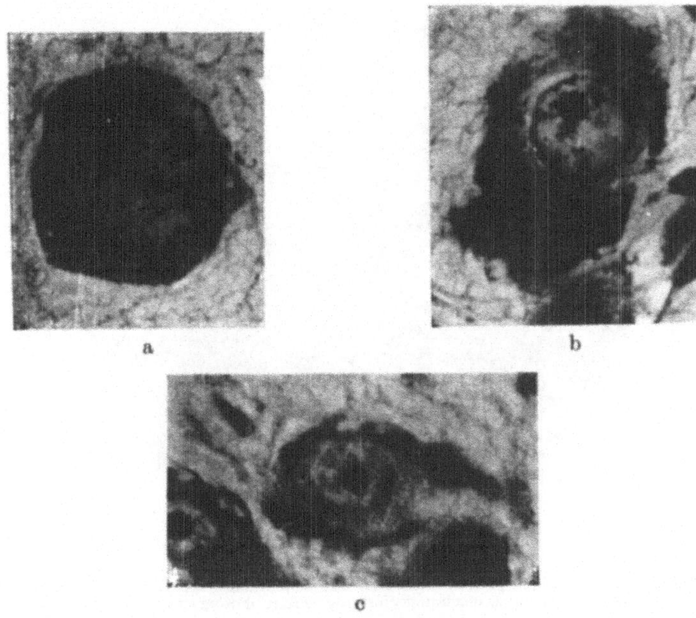

Abb. 73 a—c. Zellen aus dem Nucleus supraopticus. Nisslfärbung. Vergr. 800fach.

Da die Zellen des Ganglions der Hirnschenkelschlinge (MEYNERT 1872) sich bis in die Nähe des Nucl. supraopticus erstrecken können, sei zur besseren Abgrenzung des letzteren und als Beweis dafür, daß der Nucl. supraopticus eine selbständige Zellgruppe ist, die histologische Struktur der Zellen des MEYNERTschen Ganglions hier kurz erörtert (Abb. 74).

Die gleichfalls dicht gelagerten Zellen sind fast doppelt so groß wie die Zellen des Nucl. supraopticus. Sie zeigen eine ovale oder keulenförmige oder auch dreieckige Zellform. Der Kern ist oval oder rund mit deutlichem Kernkörperchen, Kernmembran und Kernauflagerungen; Kernfalten fehlen. Der Protoplasmasaum ist breiter als jener der Zellen aus dem Nucl. supraopticus. Die feinstaubige Zone um den Kern fehlt. Es finden sich hier vielmehr grobkörnige Nisslgranula. Am Rande

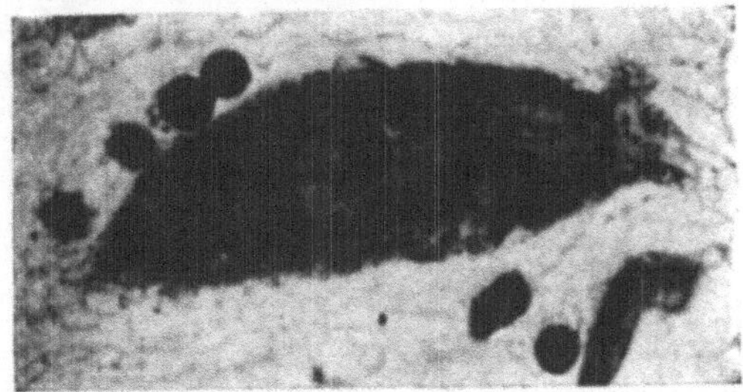

Abb. 74. Zelle aus dem Nucl. basalis (Kern der Hirnschenkelschlinge von MEYNERT). Nisslfärbung. Vergr. 800fach.

liegen grobe Nisslschollen, die besonders an den Polen miteinander verschmelzen (Abb. 74). Die mehr grobkörnige Gestaltung der Nisslgranula ist ein charakteristisches Merkmal, welches diese Zellen von jenen des Nucl. supraopticus unterscheidet. Ihrer ganzen Struktur nach stellen sie ein Mittelglied zwischen somatomotorischer und zentraler vegetativer Zelle dar.

c) Nucl. paraventricularis.

Der Nucl. paraventricularis ist dadurch, daß er als dorso-ventral gerichtete ovale Zellsäule nahe dem III. Ventrikel liegt, charakterisiert. Seine Zellen zeigen hinsichtlich Anordnung, Zellform und Größe und Nisslstruktur eine große Ähnlichkeit mit den Zellen des Nucl. supraopticus. Infolge dieses gleichartigen histologischen Aufbaues ist es schwer, die dem Nucl. supraopticus angehörenden Zellnester, sobald sie in die Nähe des Nucl. paraventricularis heranreichen, von letzterem abzugrenzen.

Die Zellen des Nucl. paraventricularis liegen je nach der Schnittrichtung

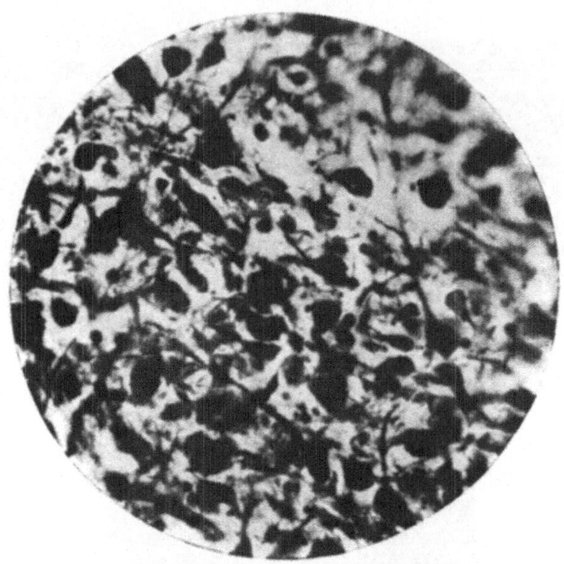

Abb. 75. Zellen aus dem Nucleus paraventricularis. Die sehr dicht liegenden Zellen können unmöglich in eine Ebene gebracht werden. Bielschowskyfärbung. Mikrophotogramm. Zeiss: Obj. DD, Okular 4.

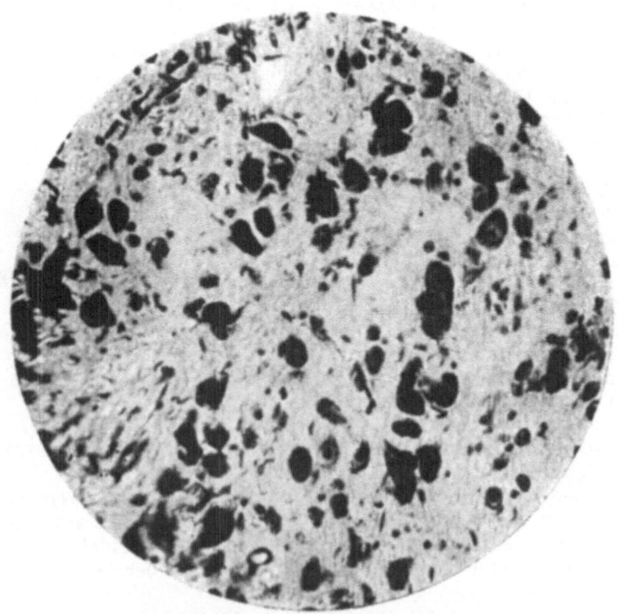

Abb. 76. Zellen aus dem Nucleus paraventricularis. Nisslfärbung. Vergr. 200fach.

bald dicht gedrängt (Abb. 75), bald in loserem Verbande (Abb. 76). Ähnlich dem Nucl. supraopticus zeigt sich auch hier eine Anordnung in Zellnestern von 3 bis 4 Zellen und mehr (Abb. 76). Auffallend ist, daß sich im Nucl. paraventricularis neben Zellen von normaler Größe auch mittelgroße und kleine Zellen finden.

Bei Silberfärbung findet man teils bipolare, teils unipolare Zellen (Abb. 75). Der meist einzige Fortsatz ist oft sehr lang. Das Zellgebiet ist sehr arm an Nervenfasern.

Die Nisslanordnung der Zellen im Nucl. paraventricularis gleicht völlig dem Nisslbild im Nucl. supraopticus (Abb. 77). Damit ist einer einzelnen Zelle, wenn

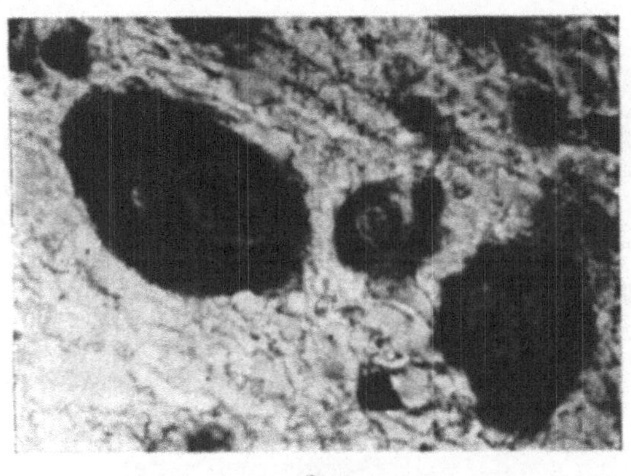
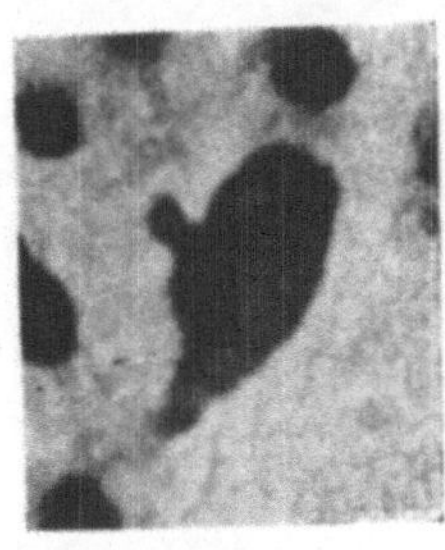

Abb. 77a u. b. Zellen aus dem Nucleus paraventricularis. Nisslfärbung. Vergr. 800fach.

sie normale Größe zeigt, ihre Zugehörigkeit zu einem der beiden Kerne nicht anzusehen. Für die Unterscheidung kommen hinsichtlich des Nucl. paraventricularis nur die topographische Lage und die ungleiche Größe einzelner Zellen in Frage.

d) Nuclei tuberis.

Die Zellen sammeln sich zu rundlichen Zellgruppen, in denen sie verhältnismäßig dicht liegen.

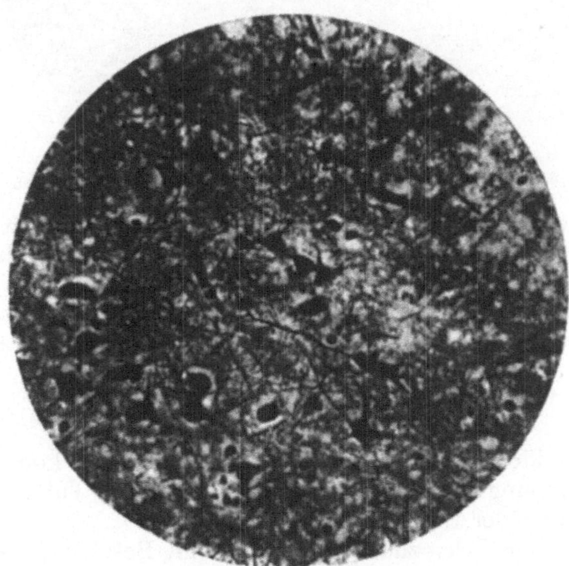

Abb. 78. Zellen aus dem Nucleus tuberis. Bielschowskyfärbung. Mikrophotogramm. Zeiss: Obj. DD, Okular 4.

Im Silberbild ist jede Zellgruppe von zirkulär verlaufenden feinen Nervenfasern umgeben. Die Zellen stellen sich als kleine multipolare Zellen von zierlicher Bauart dar und besitzen meist 3—4 Fortsätze (Abb. 78). Der Zelleib hebt sich scharf ab, wenn er auch blaß gefärbt ist; deutlich wird der dunkel gefärbte Kern sichtbar.

Im Nisslbild sind die Zellen (Abb. 79) kleiner als jene des Nucl. supraopticus und paraventricularis. Sie sind regelmäßig gebaut, sind multipolar mit meist

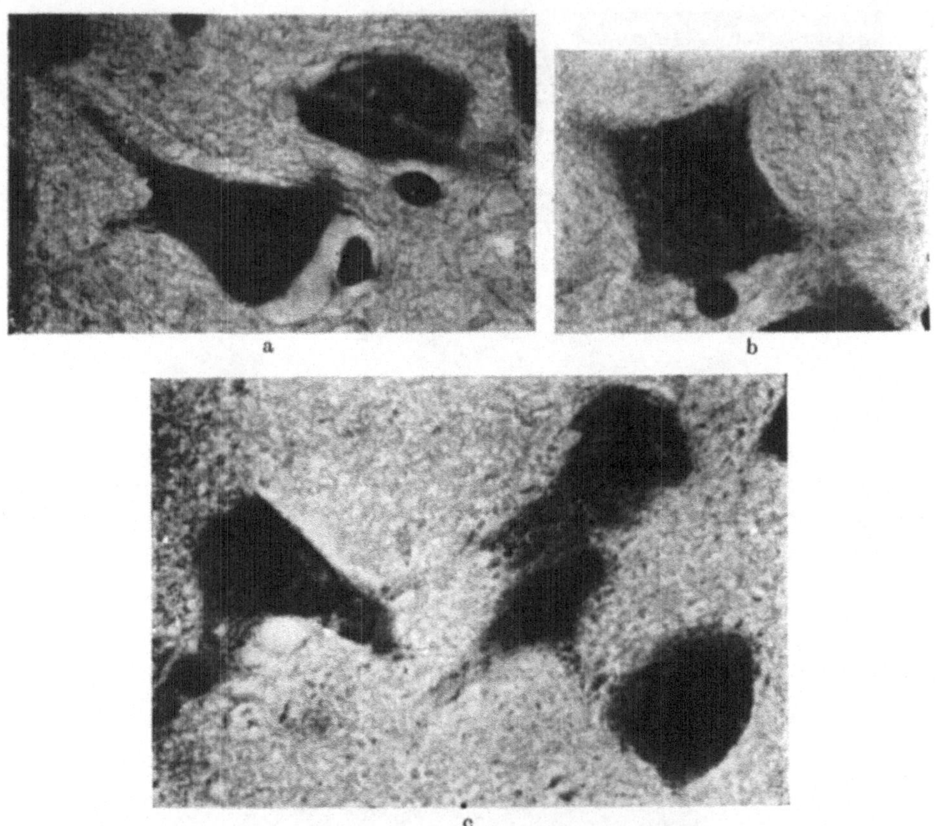

Abb. 79a—c. Zellen aus den Nuclei tuberis. Nisslfärbung. Vergr. 800fach.

4 Fortsätzen. Die Zellen enthalten einen deutlichen Kern mit Kernkörperchen, Kernmembran und strichförmigen Auflagerungen; es finden sich keine Kernanlagerungen oder Kernkappen, auch keine Kernfalten. Der Kern hebt sich nicht sehr vom Protoplasma ab und ist von einem mittelbreiten Protoplasmasaum mit staubförmigen und feinkörnigen Nisslgranula umgeben. Im Protoplasma ist Lipoidpigment eingelagert.

e) Nucl. mamillo-infundibularis.

Der Nucl. mamillo-infundibularis erstreckt sich als teils kompakte, teils zerstreute Zellansammlung von den mittleren Gebieten des Tuber cinereum bis in die caudalen Bezirke der Corpora mamillaria.

Die Anordnung der Zellen zueinander zeigt keine Besonderheiten. Im Silberbild erscheinen die Zellen verhältnismäßig groß, sie sind multipolar. Die Zellen färben sich mit Silber sehr schlecht, insbesondere sind die Fortsätze häufig gar nicht gefärbt, auch dann, wenn in der Nähe liegende Zellen anderer Zellgruppen sehr gut imprägniert sind. Die Grenzen des großen Zelleibes erscheinen häufig zerfetzt und verwaschen. Nur der Kern ist meist gut abzugrenzen. Die Fortsätze sind vielfach verzweigt (Abb. 80), so daß sie hirschgeweihartige Formen annehmen.

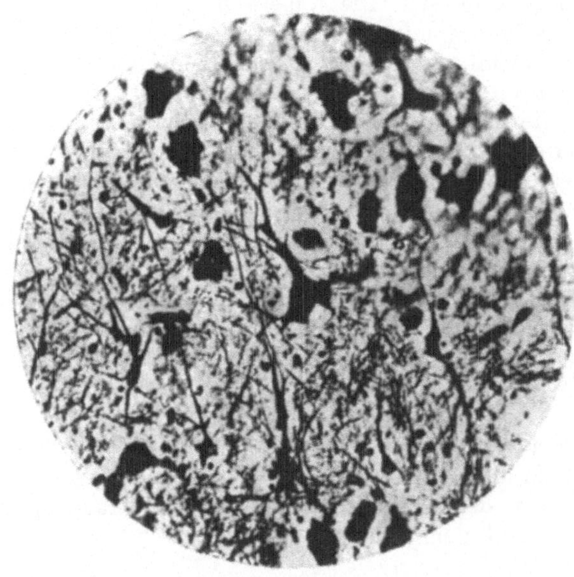

Abb. 80. Zellen aus dem Nucleus mamillo-infundibularis. Meist färben sich die Fortsätze der Zellen nicht; in der Mitte eine Zelle, bei der dies ausnahmsweise der Fall ist. Bielschowskyfärbung. Mikrophotogramm. Zeiss: Obj. DD, Okular 4.

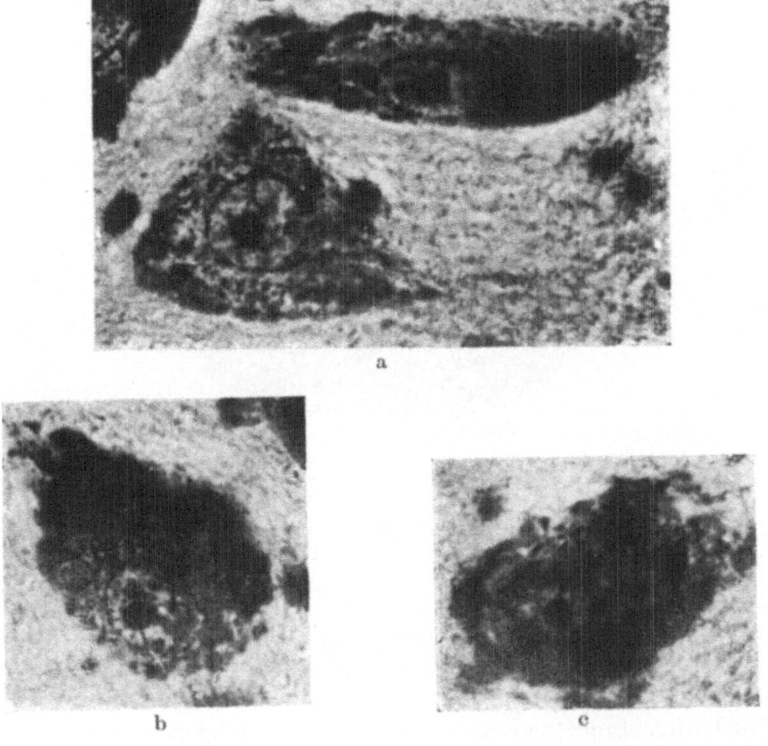

Abb. 81 a—c. Zellen aus dem Nucleus mamillo-infundibularis. Nisslfärbung. Vergr. 800fach.

Im Nisslbild gleichen die Zellen hinsichtlich ihrer Größe jenen des Ganglions der Hirnschenkelschlinge (Meynert 1872). Sie sind meist rundlich, bisweilen abgestumpft dreieckig (Abb. 81). Die äußere Zellgrenze ist unscharf, die Zellen erscheinen wie angefressen mit zackigen Grenzen. Der Zellkern ist rund, besitzt deutliche Kernmembran und Kernkörperchen und ist gegen den Zellrand verschoben; Kernfalten werden vermißt. Die Nisslgranula sind unregelmäßig. An der Zellperipherie sind sie grobkörnig und gehen ineinander über, so daß sich hier teilweise breite Schollen bilden. Diese bilden jedoch keinen geschlossenen Ring, sondern zeigen Lücken, die fast frei von Nisslgranula sind. Durch diese Zellform und Größe sowie durch die Anordnung der Nisslgranula erhalten die Zellen des Nucl. mamillo-infundibularis ein so unverkennbares Gepräge, daß sie stets von Zellen anderer Kerne leicht zu unterscheiden sind. Ferner mahnt ein derartiges Aussehen normaler Zellen zu Vorsicht bei der Feststellung von Degenerationen im Bereich des Nucl. mamillo-infundibularis. In der Literatur wurden Zellen als degeneriert beschrieben, die zweifellos als normal anzusehen sind.

f) Nucl. pallido-infundibularis und Nucl. interfornicatus.

Der Nucl. pallido-infundibularis liegt in den mittleren Gebieten des Tuber cinereum, lateral von der Hirnschenkelschlinge und Tract. opticus, medial von den Nuclei tuberis und dem Nucl. mamillo-infundibularis begrenzt. In Nissl-

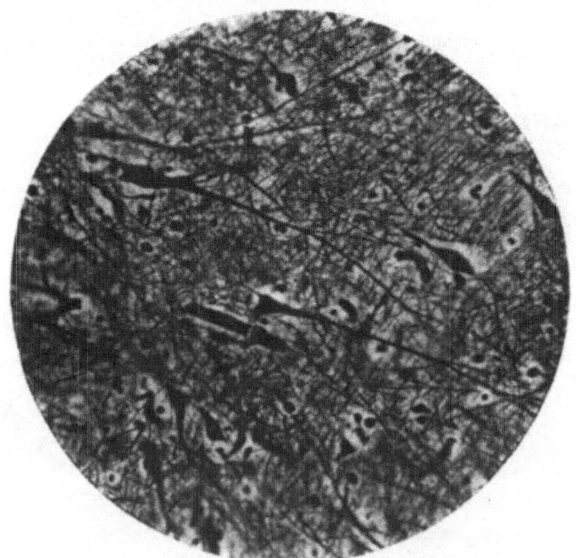

Abb. 82. Zellen aus dem Nucleus pallido-infundibularis. Bielschowskyfärbung. Mikrophotogramm.
Zeiss: Obj. DD, Okular 4.

präparaten konnte ich die Zellgruppe bisher nicht feststellen. Daß es sich dennoch um eine besondere Zellgruppe handelt, beweist das charakteristische Aussehen dieser Zellen im Silberpräparat, wie es sonst im Hypothalamus nicht zu finden ist (Abb. 82). Der Zelleib ist verhältnismäßig groß, von ovaler, langgestreckter Form, er geht ohne schärfere Grenze allmählich in die kräftig entwickelten Fortsätze über, die weithin verfolgt werden können; letztere teilen sich mehrfach gabelartig (Abb. 82).

Der Nucl. interfornicatus liegt zwischen den Faserzügen der Columna fornicis in der Gegend etwas oral von den Corpora mamillaria. Auch diese Zellgruppe konnte ich bisher in Nisslpräparaten nicht nachweisen. Im Silberbild sind die Zellelemente dieses Kernes meist bipolar; der Zelleib geht allmählich in die verhältnismäßig langen Fortsätze über, so daß die ganze Zelle eine schlanke Form

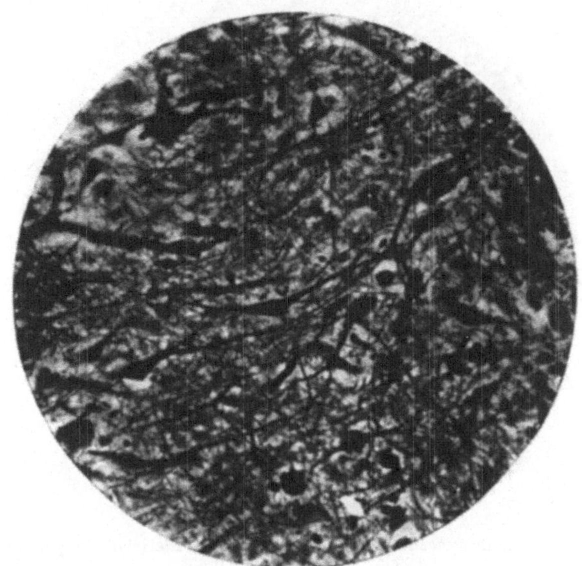

Abb. 83. Zellen aus dem Nucleus interfornicatus. Am linken Rand ist die Fornixfaserung, rechts unten eine Zelle aus dem Nucleus mamillo-infundibularis sichtbar. Bielschowskyfärbung. Mikrophotogramm. Zeiss: Obj. DD, Okular 4.

zeigt (Abb. 83); die Fortsätze lassen sich gut mit Silber imprägnieren und unterscheiden sich dadurch scharf von Zellen des in der Nähe liegenden Nucl. mamillo-infundibularis. Von Zellen des zentralen Höhlengraues, denen sie in der Form etwas ähneln, unterscheiden sie sich deutlich durch ihre Größe und durch die kräftigeren, sich gabelig teilenden Fortsätze. Nach alledem ist an dem Vorhandensein dieser Zellgruppe nicht zu zweifeln.

g) Das Corpus mamillare und Nucl. intercalatus.

Im Bereich des Corpus mamillare wurde ein Nucl. magnocellularis, Nucl. parvocellularis und Nucl. mamillaris cinereus unterschieden (siehe Cytoarchitektonik).

Der Nucl. magnocellularis liegt im Corpus mamillare medial und hat die größte Ausdehnung; die caudalen Gebiete werden von dieser Zellgruppe allein ausgefüllt. Im Silberbild setzt sich die Zellgruppe aus verhältnismäßig großen, multipolaren Zellen zusammen, die dicht gelagert sind (Abb. 84). Der Zellkern, der dunkler gefärbt ist, hebt sich von dem mehr grau gefärbten Protoplasma deutlich ab.

Auch das Nisslbild gibt die multipolare Zellform deutlich wieder und läßt 3—4 Fortsätze erkennen, die sich gabelig teilen (Abb. 85). Dabei fällt ein allmählicher Übergang des Zelleibes in die Fortsätze auf; es ist gewissermaßen ein Teil des Zelleibes zum Anfangsteil der Fortsätze umgeformt. Daraus resultiert eine etwas bizarre Form der gesamten Zelle. Der Zellkern ist im allgemeinen rund und zeigt Kernmembran, Kernkörperchen und Kernauflagerungen in deutlicher Ausprägung; er ist leicht angefärbt. Der Kern ist im Verhältnis zum Zelleib groß und wird von einem häufig nur schmalen Protoplasmasaum umgeben. Die Nisslgranula sind teils staubförmig, teils feinkörnig und sind diffus über die ganze Zelle verteilt, ohne stärkere Verdichtungszonen aufzuweisen.

Die Zellen des Nucl. parvocellularis erscheinen im Silberbild kleiner, sie sind multipolar wie die des Nucl. magnocellularis (Abb. 86).

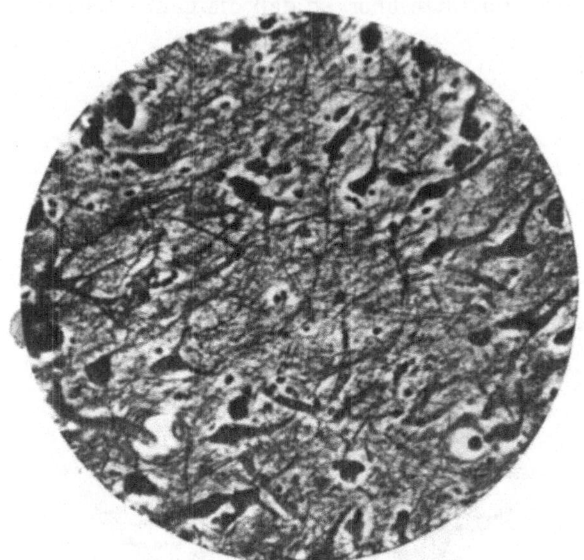

Abb. 84. Zellen aus dem Nucleus magnocellularis corporis mamillaris. Bielschowskyfärbung. Mikrophotogramm. Zeiss: Obj. DD, Okular 4.

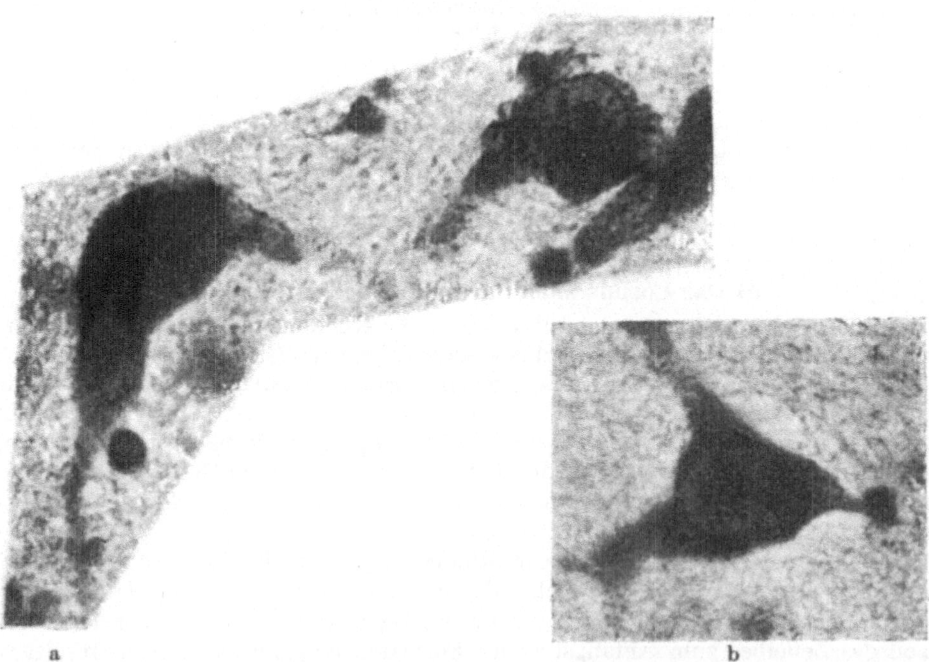

Abb. 85 a u. b. Zellen aus dem Nucleus magnocellularis corporis mamillaris (ganglion mediale). Nisslfärbung. Vergr. 800fach.

Im Nisslbild ist gleichfalls der Zellkern und besonders der Zelleib kleiner als bei den Zellen des Nucl. magnocellularis. Im übrigen zeigen sie die gleichen bizarren Formen, die gleiche Anordnung der Nisslgranula wie die oben beschriebenen Zellen des Nucl. magnocellularis (Abb. 87).

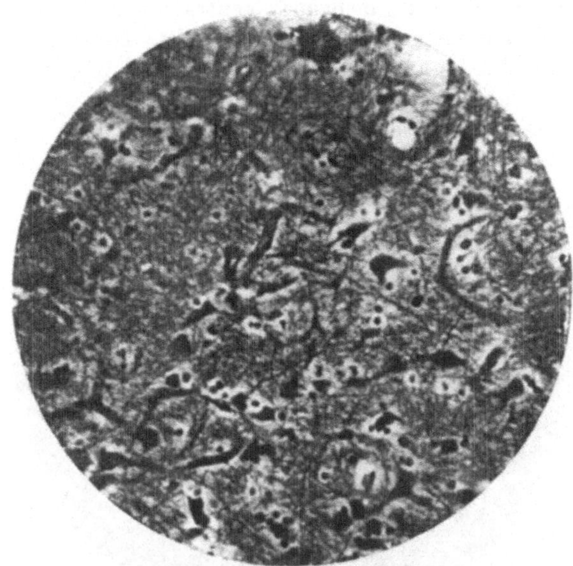

Abb. 86. Zellen aus dem Nucleus parvocellularis corporis mamillaris. Bielschowskyfärbung. Mikrophotogramm. Zeiss: Obj. DD, Okular 4.

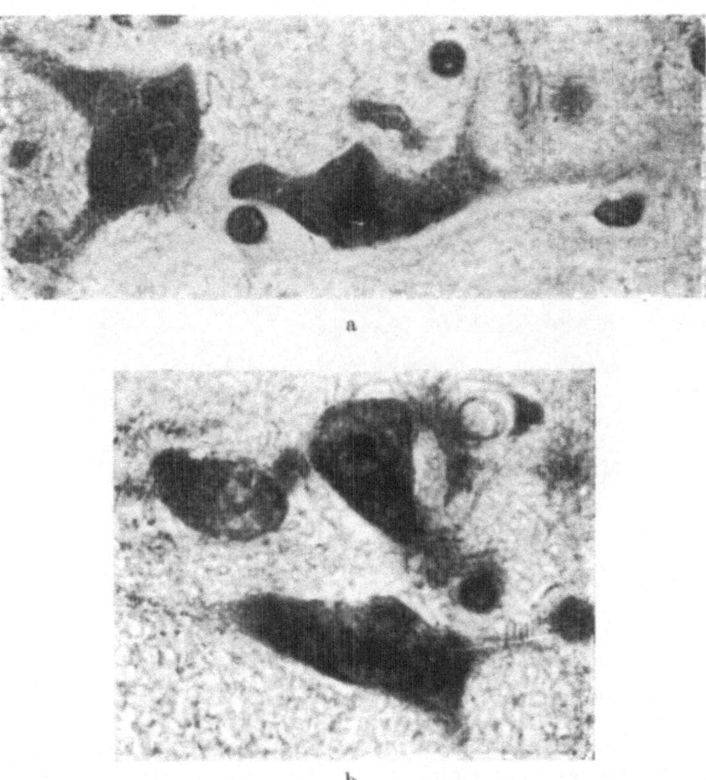

Abb. 87a u. b. Zellen aus dem Nucleus parvocellularis corporis mamillaris (ganglion laterale). Nisslfärbung. Vergr. 800fach.

Am weitesten lateral und gleichzeitig ventral liegt der **Nucl. mamillaris cinereus**, der nur eine kleine Zellgruppe darstellt. Im **Silberbild** zeigen die

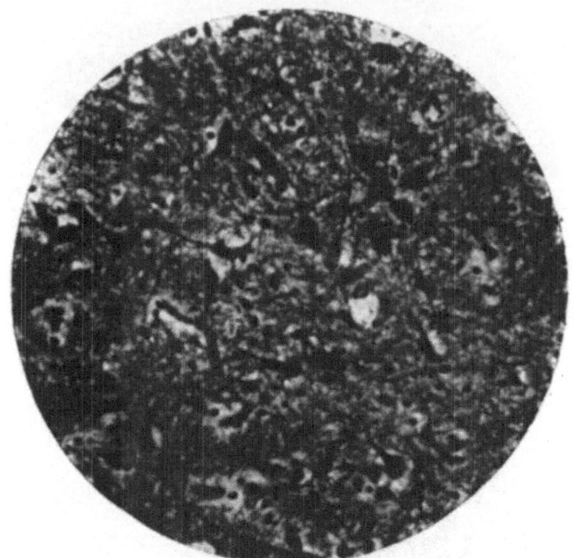

Abb. 88. Zellen aus dem Nucleus mamillaris cinereus. Bielschowskyfärbung. Mikrophotogramm. Zeiss: Obj. DD, Okular 4.

Zellen die typische Keulenform (Abb. 88), wie sie als charakteristisch für die Zellen des zentralen Höhlengraues bereits geschildert wurde. Der ovale Zelleib geht allmählich in den verhältnismäßig langen Fortsatz über, der sich häufig

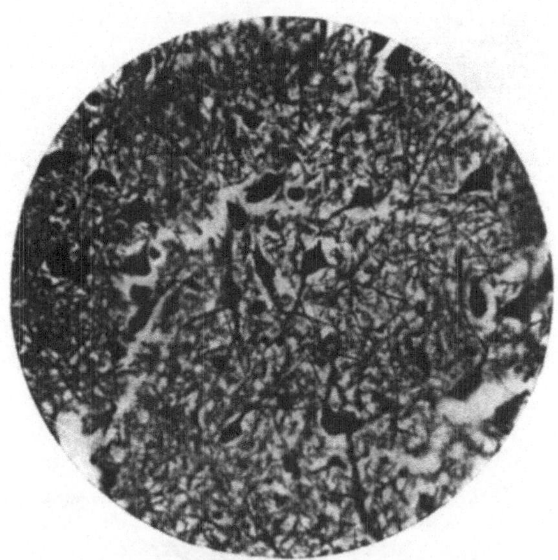

Abb. 89. Zellen aus dem Nucleus intercalatus. Bielschowskyfärbung. Mikrophotogramm. Zeiss: Obj. DD, Okular 4.

gabelig teilt. Eine Abgrenzung vom zentralen Höhlengrau ist dadurch möglich, daß hierher Fasern aus der Columna fornicis ziehen und hier endigen.

Im **Nisslbild** gelang mir die Feststellung dieser Zellgruppe bisher nicht, ein Umstand, der zu weiteren Untersuchungen auffordert.

Der Nucl. intercalatus schiebt sich von lateral an die Zellgruppen des
Corpus mamillare heran. Im Silberpräparat zeigen die Zellen dieses Kernes
eine meist schlanke, ovale Zellform; sie besitzen 3—4 Fortsätze und lassen sich
gut mit Silber imprägnieren (Abb. 89).

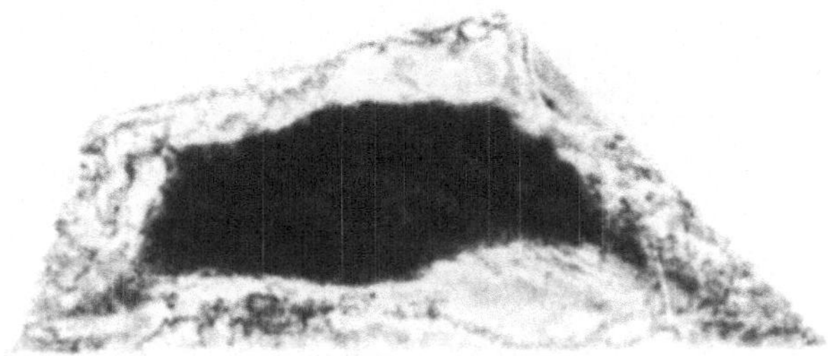

Abb. 90. Zelle aus dem Nucleus intercalatus. Nisslfärbung. Vergr. 800fach.

Im Nisslbild gleichen die Zellen hinsichtlich ihrer Größe jenen des Hypo-
glossuskernes; sie sind multipolar und von langgestreckter Form (Abb. 90). Die
Zellen besitzen einen ovalen, verhältnismäßig großen Zellkern, der keine deut-
liche Kernmembran erkennen läßt; der Kern ist leicht angefärbt. Staubförmige
Nisslgranula erfüllen diffus den Zelleib; daneben finden sich vereinzelte grobe
Nisslschollen, die jenen der motorischen Vorderhornzellen ähneln.

h) Das Corpus subthalamicum (Luysii).

Das Corpus subthalamicum tritt als linsenförmiges Gebilde in den caudalen
Gebieten der Corpora mamillaria in Erscheinung. Häufig liegen 2—3 Zellen näher
beisammen, doch sind sie im übrigen nicht dicht gedrängt angeordnet, sondern
mehr diffus verteilt.

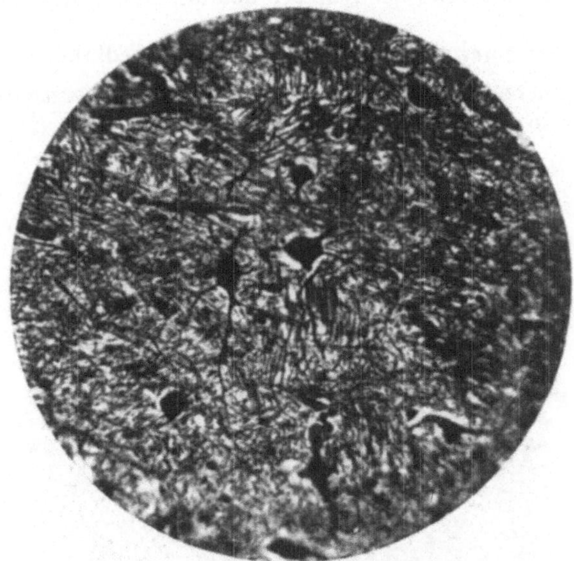

Abb. 91. Zellen aus dem Corpus subthalamicum. Bielschowskyfärbung. Mikrophotogramm. Zeiss: Obj. DD, Okular 4.

Die Zellen zeigen im Silberpräparat eine mittlere Größe und besitzen 4 bis
5 Fortsätze, die sich zum Teil in mehrere Ästchen aufsplittern (Abb. 91), die
Zellen lassen sich sehr gut mit Silber färben. Sie sind in ein nervöses Fasergeflecht eingebettet, das sich aus überkreuzenden Fasersystemen zusammensetzt.

Das Nisslpräparat zeigt Zellen von langgestreckter ovaler Form mit 2 bis 4 Fortsätzen, die besonders bipolar in Erscheinung treten. Der ovale Zellkern ist häufig randständig angeordnet und besitzt ein deutliches Kernkörperchen.

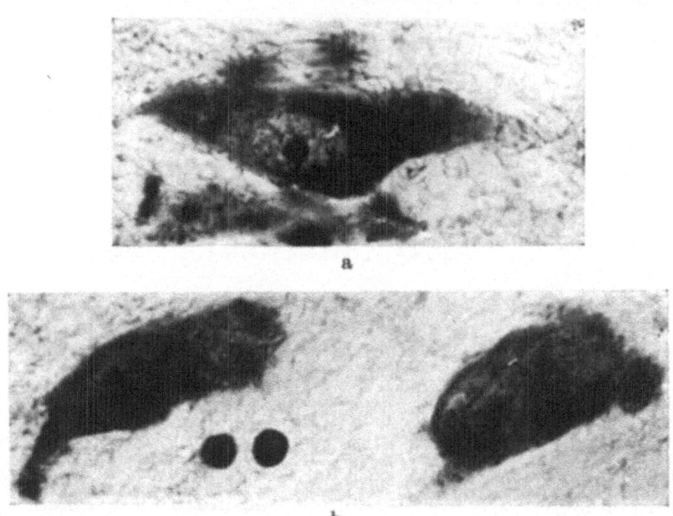

Abb. 92a u. b. Zellen aus dem Corpus subthalamicum (Corpus Luysii).

Kernauflagerungen sind sichtbar, eine Kernmembran ist nicht deutlich ausgeprägt. Die Nisslgranula sind feinstaubig und erfüllen gleichmäßig den Zellleib, nur vereinzelt sind gröbere Schollen anzutreffen. An einem Zellpol ist mitunter Lipoid festzustellen, während der Zellkern den anderen Pol einnimmt (Abb. 92).

i) Nucl. reuniens und Nucl. paramedianus.

Der Nucl. reuniens liegt in der Massa intermedia und erstreckt sich von hier aus fächerförmig in den Thalamus.

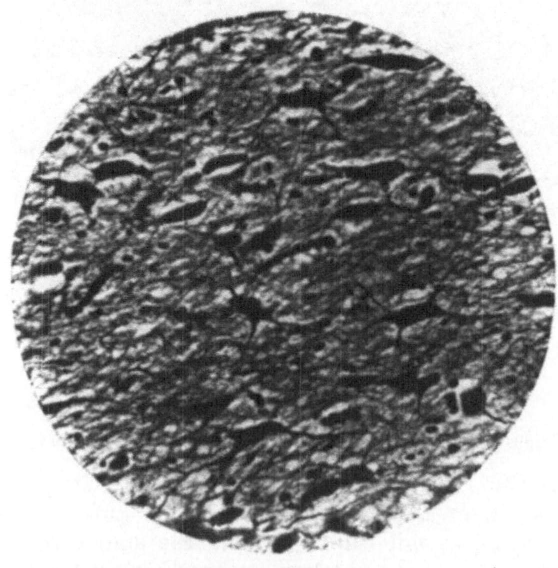

Abb. 93. Zellen aus dem Nucleus reuniens. Bielschowskyfärbung. Mikrophotogramm. Zeiss: Obj. DD, Okular 4.

Die ovalen und länglich gestreckten Zellen sind im Silberpräparat multipolar und besitzen 4—5 Fortsätze, die ziemlich weit reichen und sich mehrfach verästeln (Abb. 93).

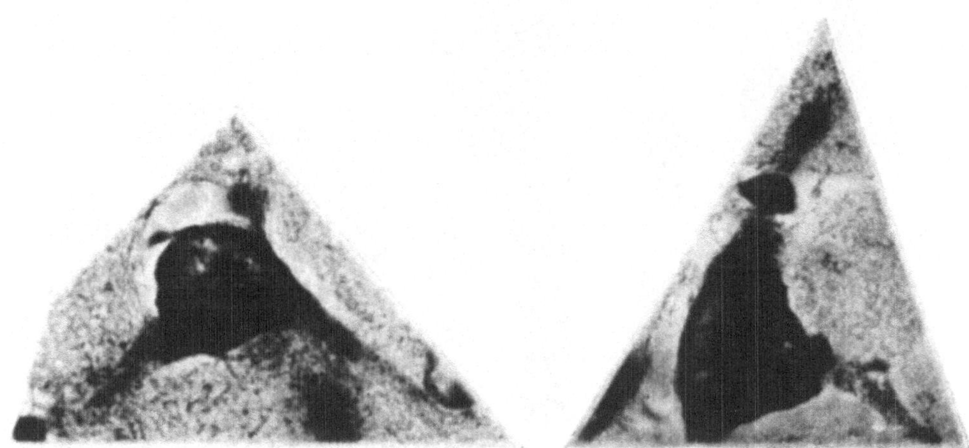

a   b

Abb. 94 a u. b. Zellen aus dem Nucleus reuniens. Nisslfärbung. Vergr. 800fach.

Die gleiche multipolare Form läßt sich auch im Nisslbild feststellen (Abb. 94). Die Zellen besitzen einen runden Kern mit Kernkörperchen und Kernauflagerungen. Eine deutliche Kernmembran läßt sich nicht feststellen. Der verhält-

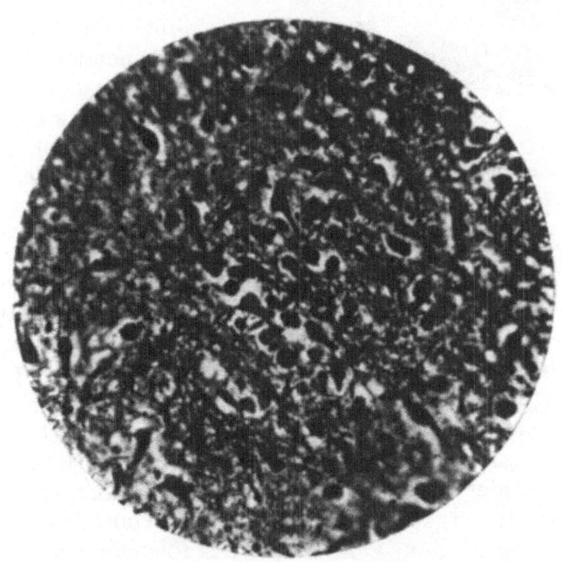

Abb. 95. Zellen aus dem Nucleus paramedianus. Bielschowskyfärbung. Mikrophotogramm. Zeiss: Obj. DD, Okular 4.

nismäßig große Kern ist von einem schmalen Protoplasmasaum umgeben. Die Nisslgranula, welche staubförmige Beschaffenheit aufweisen, sind diffus über das ganze Protoplasma verteilt; vereinzelt sind unregelmäßig Schollen beigemischt.

Dorsal vom Nucl. reuniens, nahe dem III. Ventrikel, liegt der Nucl. paramedianus. Die dorsal-ventral gestreckte ovale Zellsäule besteht aus dicht liegenden kleineren Zellen.

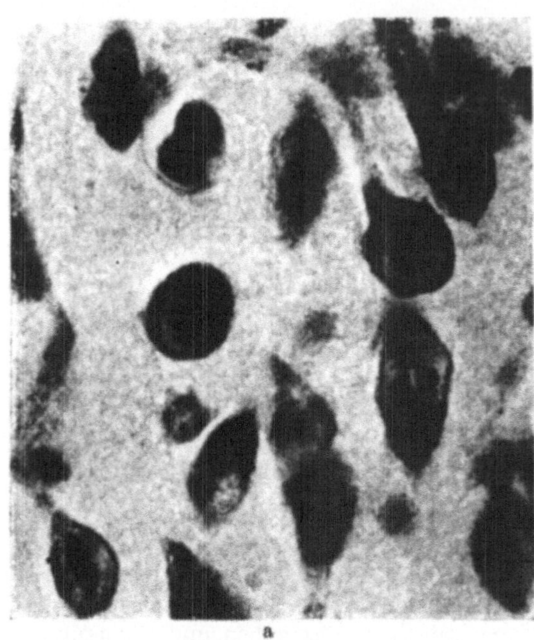

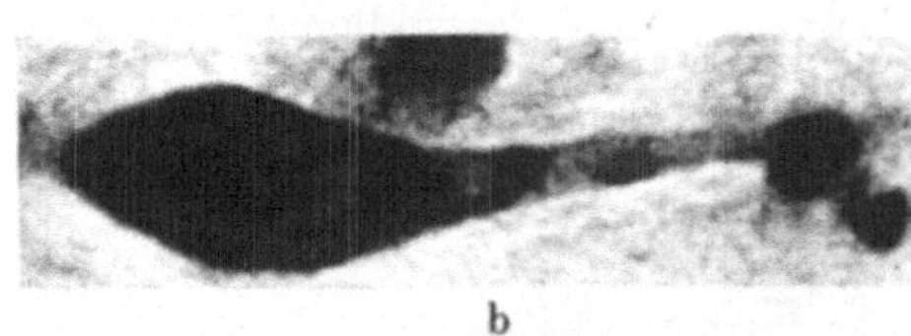

Abb. 96a u. b. Zellen aus dem Nucleus paramedianus. Nisslfärbung. Vergr. 800fach.

Die Zellformen dieses Kernes ähneln im Silberpräparat sehr den Zellen des dorsalen Vaguskernes und der vegetativen Seitenhorngruppe. Die Zellen liegen dicht gedrängt, sind klein und stellen sich als unipolar oder bipolar dar (Abb. 95); sie zeigen so häufig die schon mehrfach erörterte Keulenform.

Die geschilderte äußere Form und Anordnung der Zellelemente prägt sich auch im Nisslbild aus (Abb. 96). Die Zellen sind oval, bei Färbung des Fortsatzes keulenförmig. Sie besitzen einen verhältnismäßig großen Kern mit scharf ausgeprägtem Kernkörperchen aber undeutlicher Kernmembran. Der Kern besitzt Auflagerungen und Faltenbildungen. Ein nur schmaler Protoplasmasaum umgibt den besonders groß erscheinenden Kern. Das Protoplasma ist feinstaubig, enthält aber auch vereinzelt gröbere Schollen, die sich auch im Fortsatz finden.

4. Die Fasersysteme des Hypothalamus.

Die Betrachtung der Fasersysteme des Zwischenhirns, soweit sie mit dem Hypothalamus in Beziehung treten, ergibt ein recht kompliziertes Bild, da sich im Hypothalamus Fasersysteme in den verschiedensten Richtungen überkreuzen. Besonders das Hindurchtreten des breiten Faserfeldes der Capsula interna erschwert die Verfolgung der einzelnen Faserbündel.

Die Schwierigkeiten, welche bei der Beantwortung der Frage, welche Zellgruppen im Hypothalamus dem vegetativen Nervensystem angehören, auftauchen, finden sich hier in vermehrtem Maße wieder. Unsere Kenntnisse über die Leitungsbahnen der vegetativen Zentren des Hypothalamus stehen noch in den allerersten Anfängen. Zum Verständnis des folgenden scheint es notwendig, in aller Kürze auf jene Faserzüge hinzuweisen, von denen ein Zusammenhang mit der Riechfunktion anzunehmen ist. Die Kenntnis dieser Bahnen verdanken wir besonders den Untersuchungen von EDINGER und WALLENBERG (1902).

1. Dem Bulbus und Lobus olfactorius entspringen feine Fasern, die caudal ziehen und mindestens bis zum Corpus mamillare gelangen; einzelne erreichen die Gegend des Ganglion interpedunculare. Nach WALLENBERG (1901) werden diese Fasern als basales Riechbündel bezeichnet. Aus dem beim Menschen atrophi-

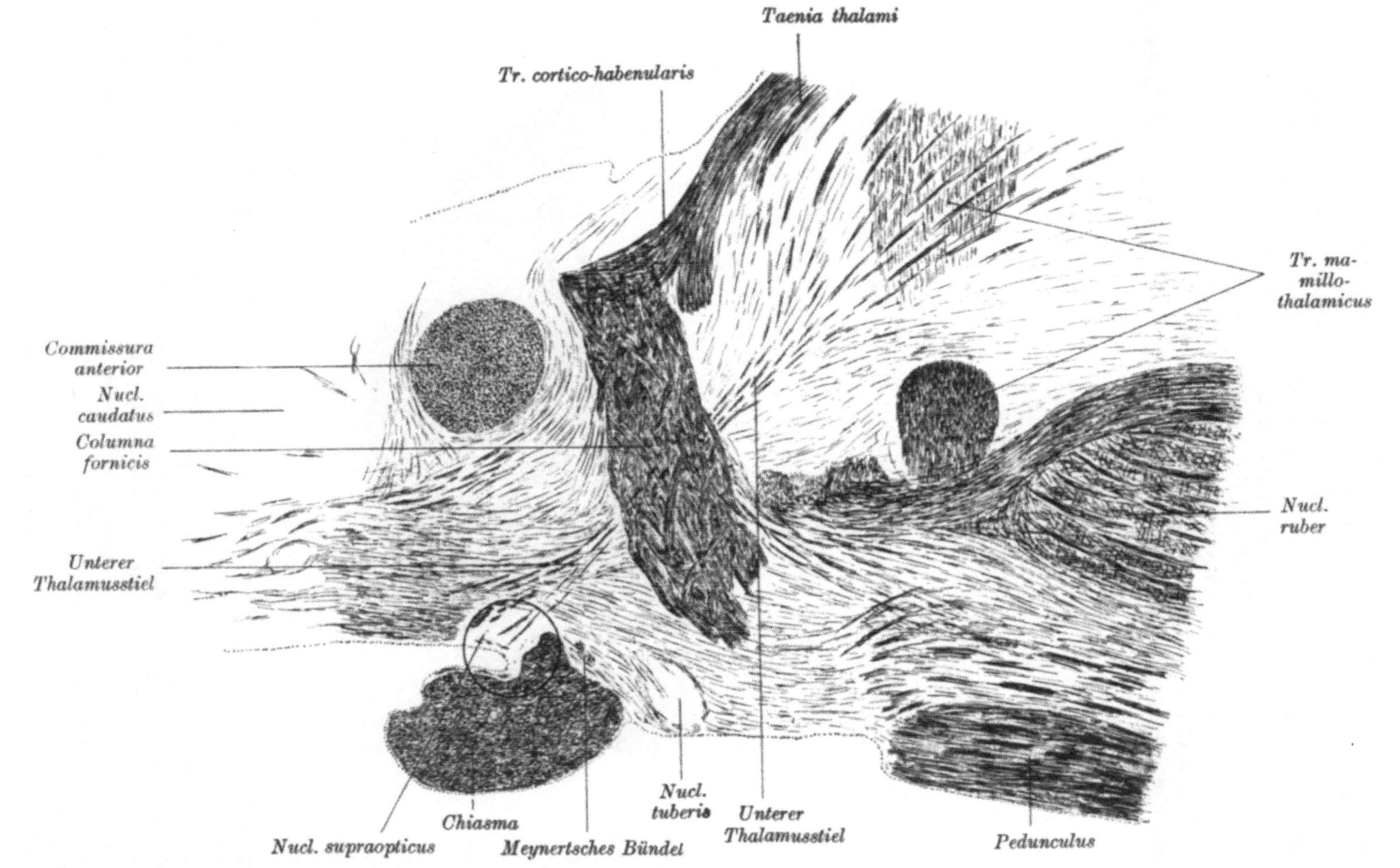

Abb. 97. Schematische Zeichnung eines Sagittalschnittes durch die Zwischenhirnbasis. (Der Kreis umschließt das Zellgebiet des Nucl. supraopticus und deutet die Gegend der Abb. 98—100 an.) Silberpräparat nach SCHULTZE.

schen Lobus parolfactorius entstammt die Taenia thalami, die über die dorsale Fläche des Thalamus ihren Weg zum Ganglion habenulae nimmt. In der Nähe der Commissura anterior schließen sich der Taenia thalami Faserzüge aus der Fornixsäule an, der Tr. cortico-habenularis. Die Endigung des basalen Riechbündels in den Corpora mamillaria deutet auf eine Beziehung dieser Gebilde zur Riechfunktion hin. Zudem enden in den Corpora mamillaria die Fornixschenkel, die dem Mark des Ammonshornes entstammen; ein Teil der Fornixfasern kreuzt dorsal und zieht in die Haube. Aus dem Corpus mamillare (Nucl. magnocellularis-Ganglion mediale) entspringt das VICQ D'AZYRsche Bündel, das

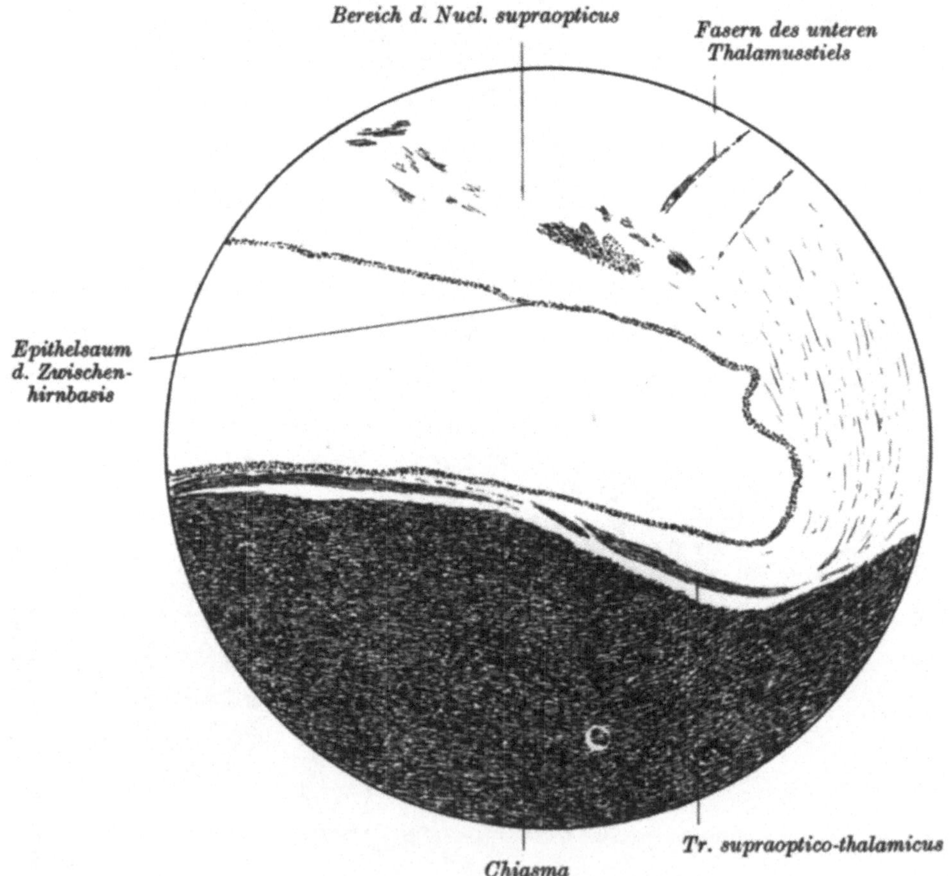

Abb. 98. (Entspricht dem Kreis der Abb. 97.) Silberpräparat nach SCHULTZE.

sich bald nach Verlassen des Corpus mamillare in zwei Bündel teilt (RAMÓN Y CAJAL 1895, KÖLLIKER 1895). Das eine, der Tr. mamillo-thalamicus, zieht zum Thalamus (Nucl. anterior), das andere, Tr. mamillo-tegmentalis, gelangt zum dorsalen Haubenganglion hinter den Vierhügeln (EDINGER). Aus dem Nucl. parvocellularis (Ganglion laterale) geht der Pedunculus corporis mamillaris hervor. In ihm sind neben efferenten Fasern zum Ganglion tegmenti profundum (KÖLLIKER) von WALLENBERG afferente Fasern aus den Hinterstrangkernen nachgewiesen.

2. Im Zwischenhirnboden, in nächster Nachbarschaft des Chiasma, verlaufen eine Anzahl von Commissuren; es sind die GUDDENsche Commissur, von

EDINGER als Decussatio supraoptica ventralis bezeichnet, die MEYNERTsche Commissur und die Decussatio supraoptica dorsalis. Da Verlauf und Funktion dieser Faserzüge noch nicht sichergestellt sind, soll hier nicht näher auf sie eingegangen werden.

3. Über die dorsale Fläche des Chiasma verläuft ein Faserzug, der nach EDINGER im Nucl. opticus basalis endigen soll; letzterer ist mit dem Nucl. supraopticus identisch. Die Darstellung dieses Faserzuges gelingt beim Menschen, wenn Sagittalschnitte in leicht schräger Richtung durch die Zwischenhirnbasis gelegt werden, der Schnitt ist dann dorsal etwas weiter von der Mittellinie entfernt als caudal. Der nach SCHULTZE mit Silber gefärbte Schnitt läßt in dieser Schnittrichtung einen Faserverlauf erkennen, wie er in Abb. 97 wiedergegeben ist. Auf

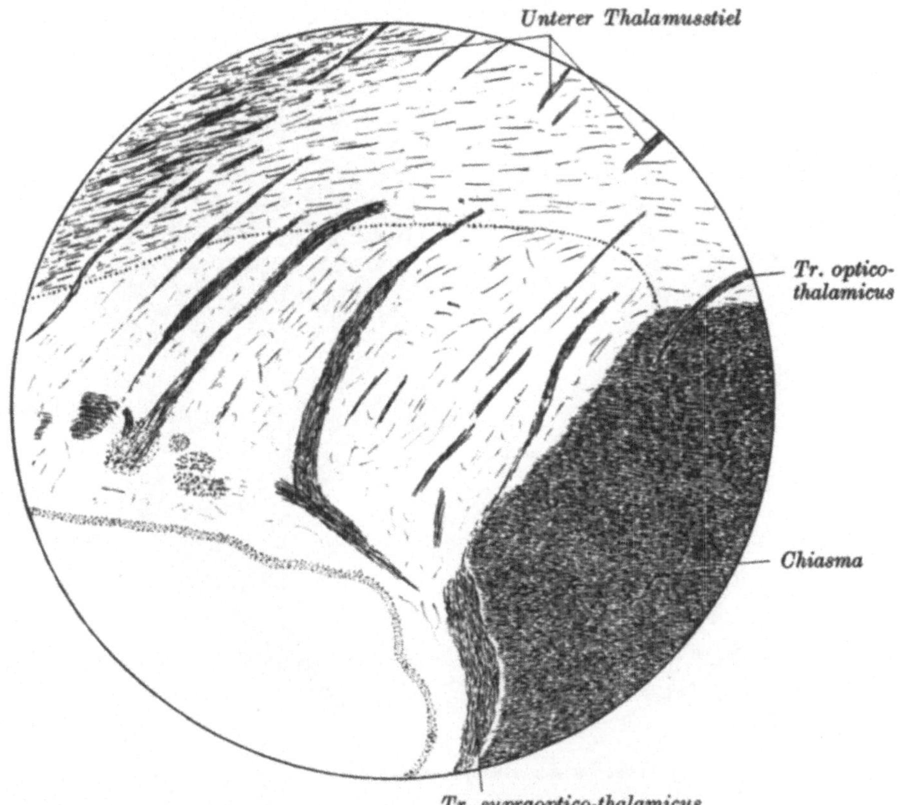

Abb. 99. (Der Schnitt liegt lateral von Abb. 98.) Silberpräparat nach SCHULTZE.

diesem Übersichtsbild sind u. a. die Columna fornicis, der Tr. cortico-habenularis, die Taenia thalami und der Tr. mamillo-thalamicus dargestellt. In dem Kreisbogen über dem Chiasma liegt der Bezirk, welcher den Nucl. supraopticus beherbergt. In spitzwinkeliger Kreuzung zu der Columna fornicis zieht eine Faserung aus der Gegend des Nucl. supraopticus zum Thalamus, der Pedunculus inferior thalami, der nach EDINGER Fasern aus dem Schläfenlappen, Globus pallidus und Putamen zum Nucl. anterior und medialis des Thalamus führt. Wie Abb. 97 zeigt, wird der untere Thalamusstiel aus Fasern gebildet, die teils aus dem Vorderhirn, teils aus dem Nucl. supraopticus hervorzugehen scheinen.

Am dorsalen Rande des Chiasma ist eine feine Längsfaserung sichtbar (vgl.

Abb. 98). Der Zusammenhang dieser Opticusfasern mit den scheinbar aus dem Nucl. supraopticus hervorgehenden Faserzügen des unteren Thalamusstieles läßt sich aus einem Vergleich der Abb. 98 und 99 erschließen. Der Faserzug ist von mir (1925) als Tr. supraoptico-thalamicus bezeichnet worden.

Der zunächst über dem Chiasma festgestellte Tr. supraoptico-thalamicus verschwindet in weiter lateral gelegenen Schnitten allmählich in der Gegend dorsal vom Chiasma, rückt dafür aber näher an die Zwischenhirnbasis heran. Dieser Moment ist in Abb. 99 festgehalten. Hier sehen wir, daß der Tractus supraoptico-thalamicus mit einem dorsalwärts strebenden Faserbündelchen in Ver-

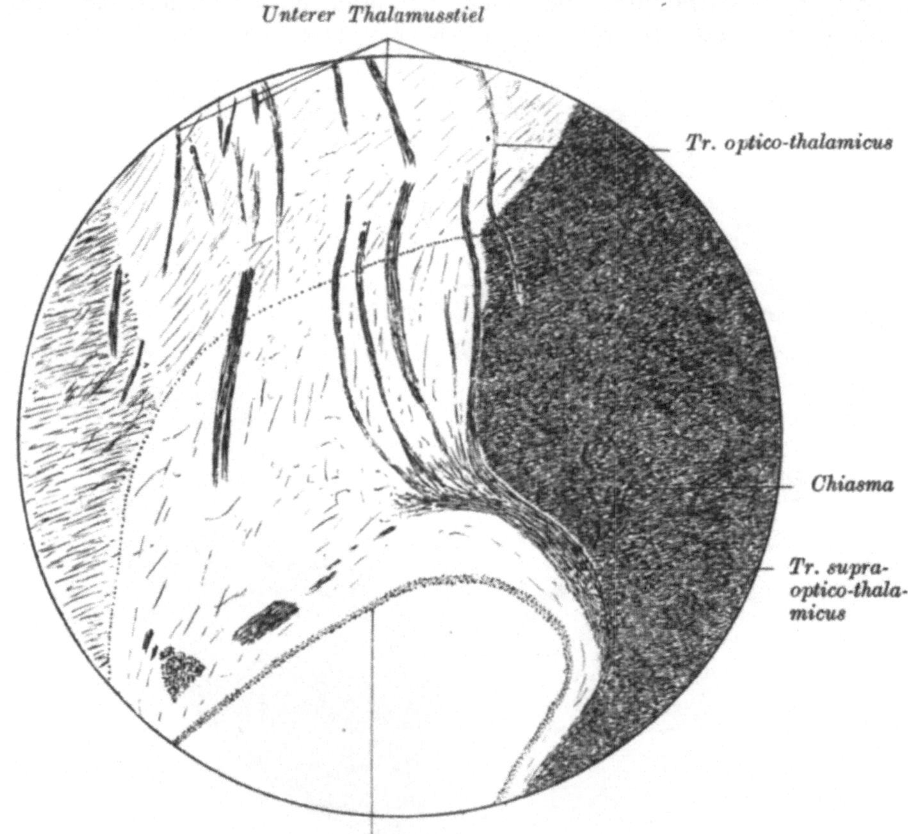

Abb. 100. (Der Schnitt liegt lateral von Abb. 99.) Silberpräparat nach Schultze.

bindung steht, wenn auch der Zusammenhang nur durch einige Fäserchen gebildet wird. Außer dem eben genannten Faserbündelchen verlaufen noch weiter teils schmale, teils kräftiger entwickelte Faserzüge in ventro-dorsaler Richtung. Schon auf Grund dieser Feststellungen muß sich die Anschauung ausbilden, daß alle ventro-dorsal durch den Nucl. supraopticus ziehenden Faserzüge aus dem Tr. supraoptico-thalamicus hervorgehen. Nicht unwahrscheinlich erscheint diese Annahme bei dem zunächst horizontal verlaufenden Faserbündel, das in der Nähe des Hauptbündels des Tr. supraoptico-thalamicus auftaucht. Von diesem Faserbündel zweigt ein Teil der Fasern rechtwinkelig ab, um nun den ganzen Nucl. supraopticus zu durchziehen, während der übrige Teil seinen der Zwischenhirnbasis parallel gerichteten Verlauf beibehält. Nahe der Zwischenhirnbasis finden sich noch einige kurze, horizontal gerichtete Faserbündel, sowie solche, die quer getroffen wurden. Aus einem solchen Faserquerschnitt sehen wir ebenfalls ein ventro-dorsal ziehendes Faserbündel hervorgehen. Wenn man diese Faseranordnung in ihrer Gesamtheit überblickt, so wird es schon jetzt wahrscheinlich, daß der Tr. supraoptico-thalamicus, sobald er die Zwischenhirnbasis erreicht hat, sich fächerförmig teilt, indem ein großer Teil seiner Fasern zunächst sich oralwärts wendet und dann während seines horizontalen Verlaufes ständig Faserbündel abgibt, die dorsalwärts ziehen.

Die dorsal gerichteten Faserzüge überschreiten sämtlich, ohne daß eine stärkere Faserabgabe bemerkbar würde, die Grenzen des Nucl. supraopticus. Aus diesem Verhalten dürfte sich ergeben, daß die Faserzüge mit dem Eintritt in den Nucl. supraopticus nicht ihr Ende erreichen, sondern im unteren Thalamusstiel weiter laufen.

Am dorsalen Rande des in die Zwischenhirnbasis hineinragenden Teiles des

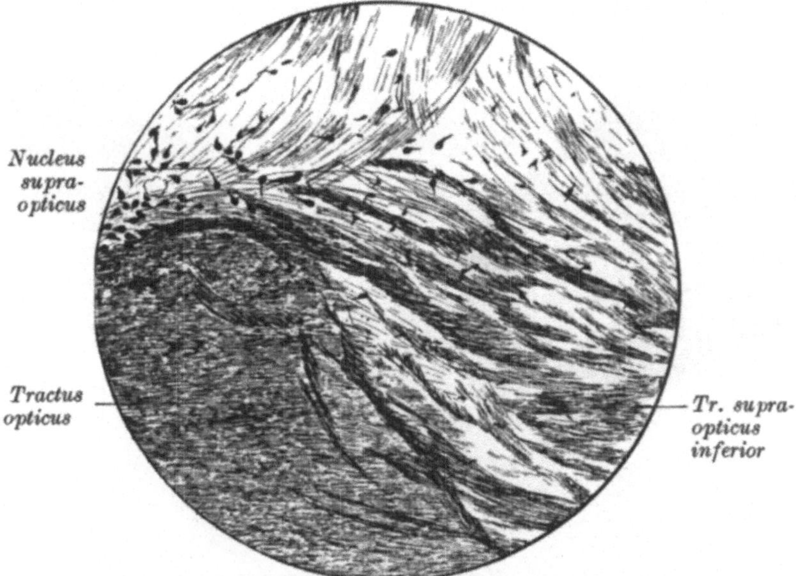

Abb. 101. Nucl. supraopticus mit Tr. supraopticus inferior, nach einem Frontalschnitt (Bielschowskypräparat) gezeichnet.

Chiasma ist noch ein Faserbündel zu erkennen, das aus dem Faserquerschnitt des Chiasma hervortritt und gleichfalls dorsalwärts zieht. Es dürfte somit auch dieses Faserbündel die gleiche Bedeutung haben wie die bisher beschriebenen Faserzüge des Tr. supraoptico-thalamicus. Es wäre also als Tr. optico-thalamicus zu bezeichnen.

Noch ein weiterer Schnitt möge als Beleg für die bisher geäußerte Anschauung gelten (Abb. 100). In diesem Schnitt ziehen die aus der Aufteilung des Tr. supraoptico-thalamicus hervorgehenden Faserzüge in ununterbrochenem Verlauf dorsal und lassen, ohne sich inzwischen aufgesplittert zu haben, die Grenzen des Nucl. supraopticus hinter sich. Zunächst horizontal ziehende Faserzüge an der Zwischenhirnbasis lassen sich ungezwungen aus dem Tr. supraoptico-thalamicus herleiten, wenn diese Faserbündel auch nicht den gleichen ununterbrochenen Verlauf zeigen wie die schon vorher dorsal abbiegenden Faserzüge.

Aus den mitgeteilten Befunden geht hervor, daß beim Menschen ein **Faserzug, der Tr. supraoptico-thalamicus, am dorsalen Rande des Chiasma**

über dieses hinweg zieht, hierauf die optischen Bahnen verläßt und
sofort in die Zwischenhirnbasis eintritt. Im Bereich des Nucl. supraopticus zerfällt das bisher geschlossene Faserbündel und strahlt fächerförmig
auseinander, die Faserbündel endigen jedoch nicht in dieser Zellgruppe, sondern
durchlaufen den Nucl. supraopticus, ohne daß eine Abgabe von Nervenfasern an
dessen Zellen sichtbar würde. Nach Verlassen des Nucl. supraopticus sammeln
sich die Faserzüge wieder und beteiligen sich nun an der Bildung des unteren
Thalamusstieles, der seine Fasern dem Nucl. anterior und medialis des Thalamus
zuführt. Es liegt hier somit eine anatomisch erwiesene direkte Verbindung zwischen N. opticus und Thalamus vor, die nicht im Tr.
opticus verläuft. Da Edinger (1910) beim *Eichhorn* nach Enukleation eines
Bulbus die in den Nucl. supraopticus ziehenden Fasern entartet fand, so erscheint es berechtigt, auch für den Menschen eine zentripetale Leitungsrichtung
im Tr. supraoptico-thalamicus anzunehmen.

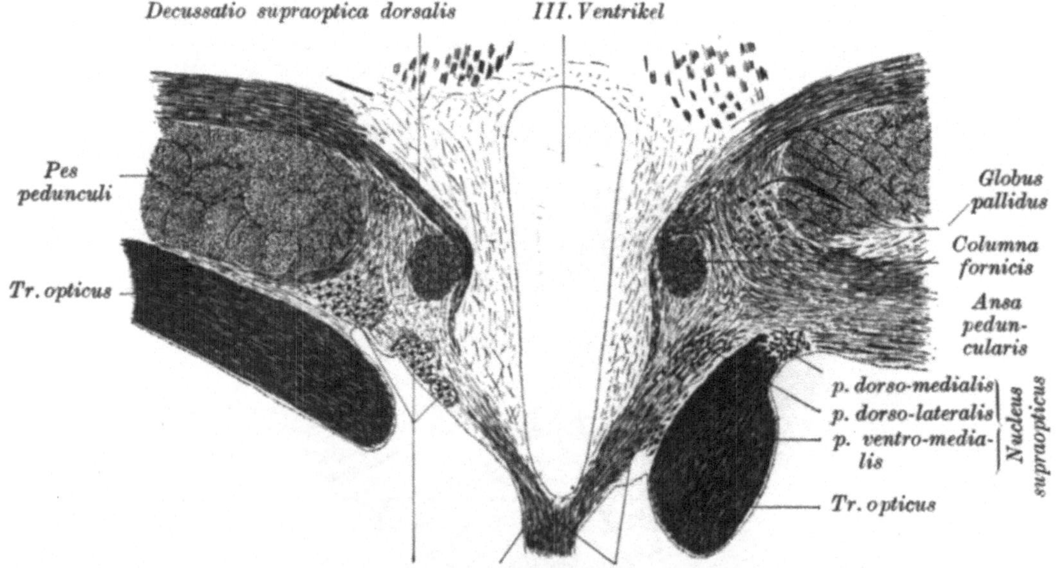

Abb. 102. Horizontalschnitt durch die Zwischenhirnbasis. Silberfärbung nach Schultze.

Die Beantwortung der Frage, ob die Zellen des Nucl. supraopticus durch den Tr.
supraoptico-thalamicus Innervationsimpulse erhalten, muß offen bleiben. Es erscheint zunächst unerklärlich, daß das Faserbündel lediglich wegen seines Verlaufes durch den
Nucl. supraopticus in mehrere Stränge zerfällt, wenn nicht zu dem Zweck, um dessen
Zellen zu innervieren. Dies wäre durch seitlich abzweigende Kollateralen denkbar; ihr
anatomischer Nachweis ist jedoch bisher nicht gelungen.

Die physiologische Bedeutung des Tr. supraoptico-thalamicus ist noch völlig unklar.
Es ist nur zu vermuten, daß sensible oder sensorische Eindrücke vom Auge dem Thalamus
übermittelt werden.

4. Über die Faserverbindungen des Nucl. supraopticus gelingt es schon
an Frontalschnitten einige Tatsachen festzustellen. In oral gelegenen Schnitten
durch den Nucl. supraopticus lassen sich nur wenige Nervenfasern feststellen,
die zu dem Nucl. supraopticus in Beziehung treten. Diese erscheinen erst in
dem caudalen Gebiet des Kernes in reicherem Maße und schließen sich nun zu
Faserbündeln zusammen. Nach der Richtung, die sie einschlagen, lassen sich
zwei verschiedene Faserzüge abtrennen. Beide ziehen medialwärts, jedoch das
eine mehr in dorsaler, das andere in ventraler Richtung.

Das medio-ventralwärts verlaufende Faserbündel wurde von mir (1922) zunächst als Tr. supraopticus inferior, das medio-dorsal ziehende Faserbündel als Tr. supraopticus superior bezeichnet.

Der Tr. supraopticus inferior zieht um die mediale Seite des Querschnittfeldes des Tr. opticus nach dem Tuber cinereum, wo er sich zwischen den Zellen der Substantia grisea centralis und in der Gegend der Tuberkerne verliert (vgl. Abb. 101). Zwischen den Fasern dieses Bündels liegen die quergetroffenen Faserbündel der MEYNERTschen Commissur. Soweit läßt sich der Verlauf des Tr. opticus inferior an Frontalschnitten verfolgen; eine völlige Klärung gelingt erst an Horizontalschnitten, die parallel zum Tr. opticus gelegt sind (vgl. Abb. 66). An einer solchen Horizontalserie läßt sich nachweisen, daß der Tr. supraopticus inferior, nachdem er das Tuber cinereum durchzogen hat, in den Hypophysen-

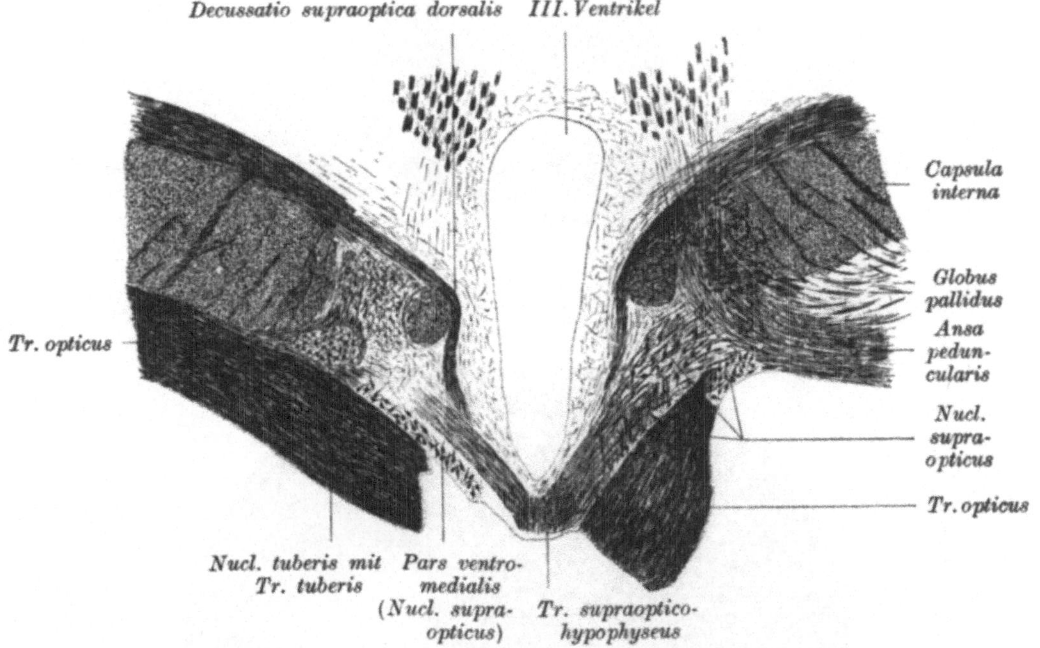

Abb. 103. Horizontalschnitt durch die Zwischenhirnbasis. (Über Abb. 102 gelegen.) Silberfärbung nach SCHULTZE.

stiel eintritt und durch diesen zum Hinterlappen der Hypophyse zieht. Dementsprechend habe ich die Bezeichnung dieses Faserzuges in Tr. supraoptico-hypophyseus umgewandelt (1925).

Der allgemeine Verlauf des Hypophysenbündels geht am besten aus einem Horizontalschnitt hervor, wie er in Abb. 102 dargestellt ist. Hier trifft der Schnitt gerade den Hypophysenstiel. Dieser wird von den Faserbündeln des Tr. supraoptico-hypophyseus ausgefüllt. Während letzterer auf der linken Seite des Präparates nur in geringer Ausdehnung im Tuber cinereum sichtbar ist, kann er rechts fast in seinem ganzen Verlauf verfolgt werden. Der Zusammenhang des Hypophysenbündels mit der Pars ventro-medialis und dorso-medialis des Nucl. supraopticus ist an dem genannten Präparat deutlich festzustellen, während ein solcher mit der Pars dorso-lateralis noch nicht erkenntlich ist. Dies ergibt sich erst aus einem Schnitt, der etwas höher durch die Zwischenhirnbasis gelegt ist, wie das in dem Präparat der Abb. 103 der Fall ist.

Nunmehr ist der Hypophysenstiel verschwunden, da der Schnitt zwischen Chiasma und Hypophysenstiel durch die Zwischenhirnbasis geht (Abb. 103). Der

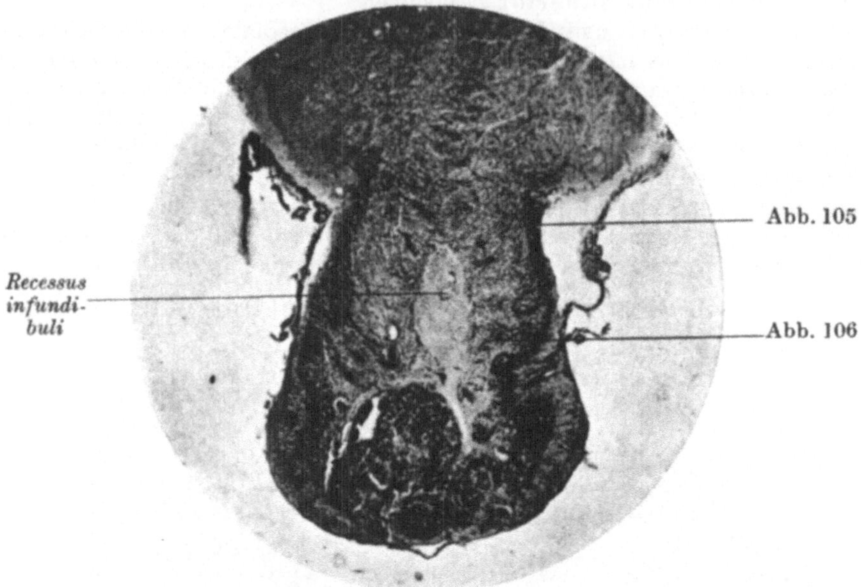

Abb. 104. Schräger Horizontalschnitt durch den Ansatz des Hypophysenstieles. Mikrophotogramm. Silberfärbung nach SCHULTZE. Schwache Vergrößerung.

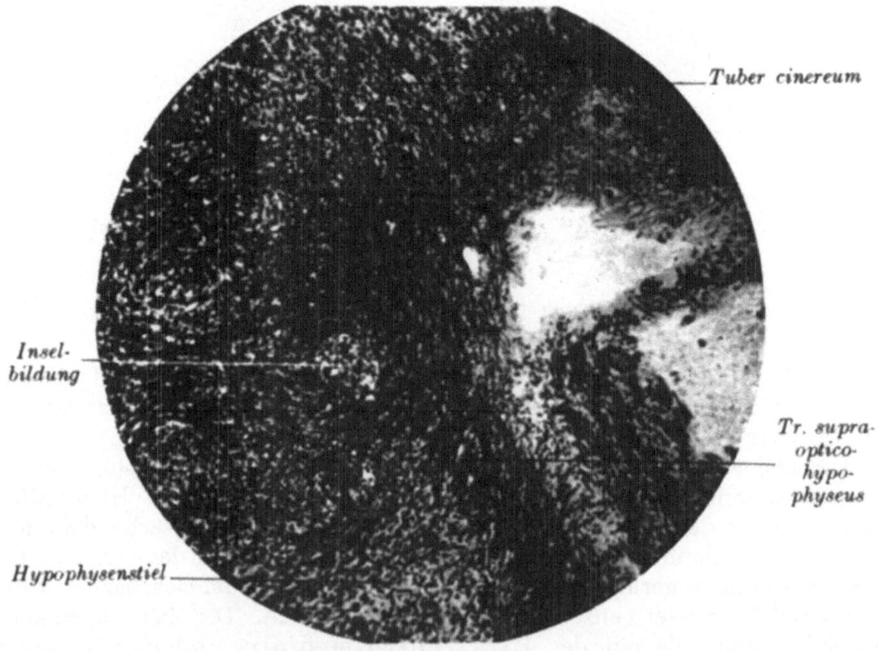

Abb. 105. Übergang vom Tuber cinereum in den Hypophysenstiel. Mikrophotogramm. Silberfärbung nach SCHULTZE. (Aus Abb. 104.)

Tr. supraoptico-hypophyseus erscheint auf der rechten Seite des Präparates in stärkster Entwicklung; er füllt das Gebiet zwischen Columna fornicis, Ansa pe-

duncularis und Tr. opticus vollständig aus. Besonders deutlich sind jene Faserzüge entwickelt, die aus der Pars dorso-lateralis des Nucl. supraopticus hervorgehen; sie überqueren zum Teil die laterale Ecke des Querschnittfeldes des
Tr. opticus. An dem Treffpunkt der beiderseitigen Hypophysenbündel im Boden
des III. Ventrikels deuten senkrecht verlaufende Fasern die Nähe des Hypophysenstieles an. Somit dürfte der Beweis erbracht sein, daß Faserzüge des gesamten
Zellareals des Nucl. supraopticus sich dem Hypophysenstiel zuwenden und in diesen eintreten.

Im folgenden möge das Hypophysenbündel in seinem Verlauf durch den
Hypophysenstiel und seinem Eintritt in den Hypophysenhinterlappen
verfolgt werden. Abb. 104 zeigt einen Schrägschnitt durch den Ansatz des
Hypophysenstieles am Tuber cinereum. Zu beiden Seiten des Hypophysen-

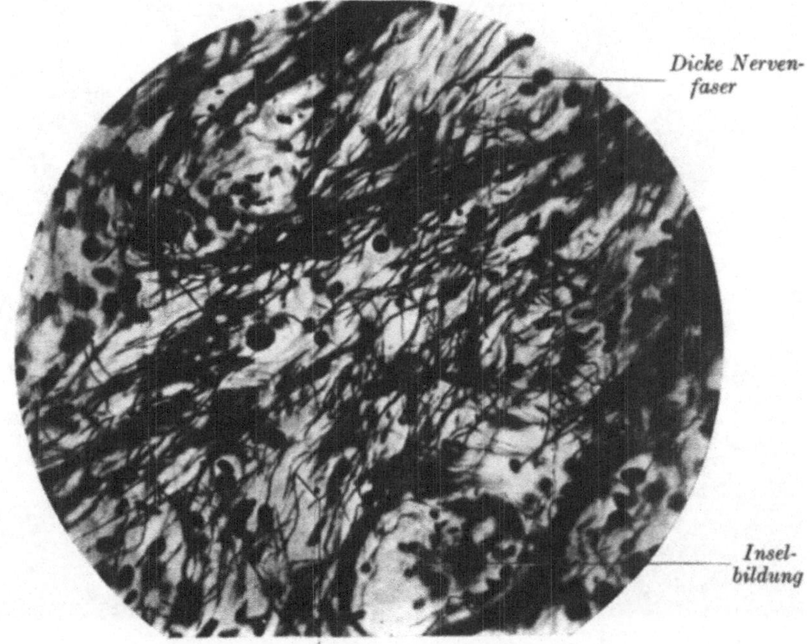

Abb. 106. Nervengeflecht aus dem Hypophysenstiel. Silberfärbung nach SCHULTZE. Mikrophotogramm.
Vergr. 240fach. (Aus Abb. 104.)

stieles ziehen Fasern nach abwärts, die ständig Nervenfasern in das Innere des
Stieles entsenden. Besonders kräftig sind die Faserzüge im unteren Teile der
Abbildung entwickelt, wo sie mehr quer getroffen werden. Demnach scheint
die Hauptmasse der Faserbündel im oralen Teil des Hypophysenstieles nach abwärts zu ziehen. Daß es sich bei diesen nervösen Fasern nicht um Gliagewebe
handelt, sondern um nervöse Fasern, erscheint sicher, wie auch aus Abb. 105
hervorgeht. Die nervösen Fasern treten an dem Übergang des Tuber cinereum
in den Hypophysenstiel in Erscheinung; einzelne Nervenfasern sind mit dem
Mikroskop bis weit in das Tuber cinereum zu verfolgen (vgl. Abb. 105).

Die Verlaufsrichtung der Fasern am Rande des Hypophysenstieles geht
in leichtem Bogen von rechts oben nach links unten. So bilden sie eine fortlaufende Reihe parallel gerichteter Fasern, und senden von hier aus ständig

Nervenfasern in das Innere des Hypophysenstieles. Letztere biegen nach kurzem Verlauf kreisförmig um und schließen kleine Bezirke, die aus einem Komplex von Zellen zu bestehen scheinen; feine Nervenfasern finden sich regelmäßig im Innern dieser Bezirke. Derartige „Inselbildungen" könnte ich (1925/26) immer wieder nicht nur im Hypophysenstiel, sondern auch im Hypophysenhinterlappen beobachten (vgl. Abb. 107).

Das Fasergeflecht setzt sich aus Fasern von verschiedener Dicke zusammen. Teils sind es dicke, teils sehr feine Fasern, letztere zeigen in ihrem Verlauf schmale, variköse Anschwellungen (Abb. 107). Diese sprechen besonders für die nervöse Fasernatur des Geflechtes. Im übrigen finden sich stets in Begleitung der Nervenfasern die typischen, länglich ovalen Zellen des Endoneuriums, die gleichfalls ein Charakteristicum der echten Nervenfasern sind.

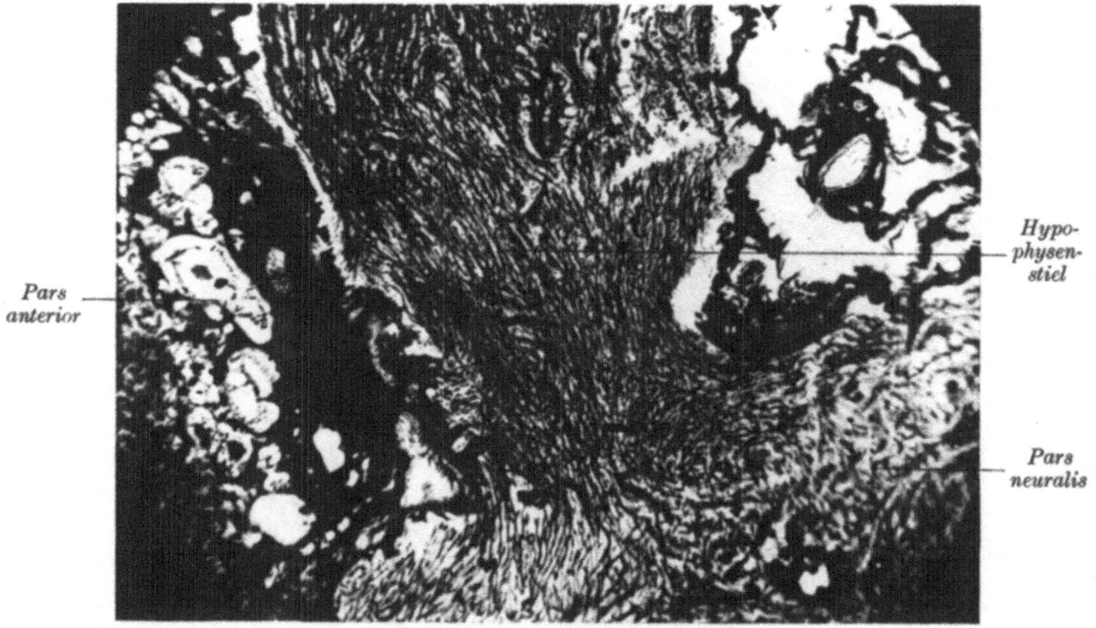

Abb. 107. Übergang des Hypophysenstieles in den Hinterlappen der Hypophyse. Silberfärbung nach Schultze. Mikrophotogramm. Vergr. 200fach.

Um den weiteren Verlauf des Tr. supraoptico-hypophyseus verfolgen zu können, ist es notwendig, Sagittalschnitte durch die Hypophyse zu legen. Man findet dann parallel gerichtete Züge von Nervenfasern, die den Hypophysenstiel durchziehen und dem Hypophysenhinterlappen zustreben (Abb. 107). In diesem angelangt, strahlen sie nach allen Seiten auseinander, ohne an irgendeiner Stelle die Grenze des Hinterlappens zu überschreiten.

Somit wird die Pars posterior (neuralis) der Hypophyse in ihrer ganzen Ausdehnung von einem dichten Nervengeflecht durchzogen (Abb. 108). Die aus dem Stiel eintretenden Nervenstränge trennen stets etwa 4—5 größere Bezirke ab, in denen sie sich dann zu verteilen scheinen. Abb. 108 gibt einen Teil eines solchen Bezirkes wieder. Hier sind am oberen Rande die Nervenfasern dichter zusammengedrängt, es ist jene Stelle, wo die Faserstränge aus dem Stiel an den abgebildeten Bezirk herantreten. Im Innern fällt wieder die schon am Hypophysenstiel beschriebene „Inselbildung" auf. Die Inseln, die bei der angewandten Silberfärbung außer Zellkernen und zentral gelegenen Kapillaren keine besondere histologische Struktur erkennen lassen, werden von feinen Nervenfäserchen durchzogen.

Das den Hinterlappen erfüllende Nervengewebe setzt sich aus Fasern von verschiedenem Kaliber zusammen, die zum Teil auf weite Strecken zu verfolgen sind. Die Fasern werden auch hier von länglich ovalen Zellen, den Zellen des Endoneuriums, begleitet. Aus dem gesamten morphologischen Bilde erscheint die Schlußfolgerung berechtigt, daß nicht gliöses Gewebe, sondern echte Nervenfasern den Hauptbestandteil der Pars posterior ausmachen. Damit soll nicht geleugnet werden, daß auch in der Hypophyse ebenso wie im Zentralnervensystem gliöses Gewebe vorhanden ist. Nervenzellen sind in der Pars neuralis nicht mit Sicherheit nachzuweisen. Es sei noch betont, daß keine Nervenfaser von dem Hinterlappen aus in den Vorderlappen oder in die Pars intermedia übertritt.

Aus den gesamten Erörterungen geht hervor, daß der Nucl. supraopticus einen Faserzug, den Tr. supraoptico-hypophyseus durch das Tuber

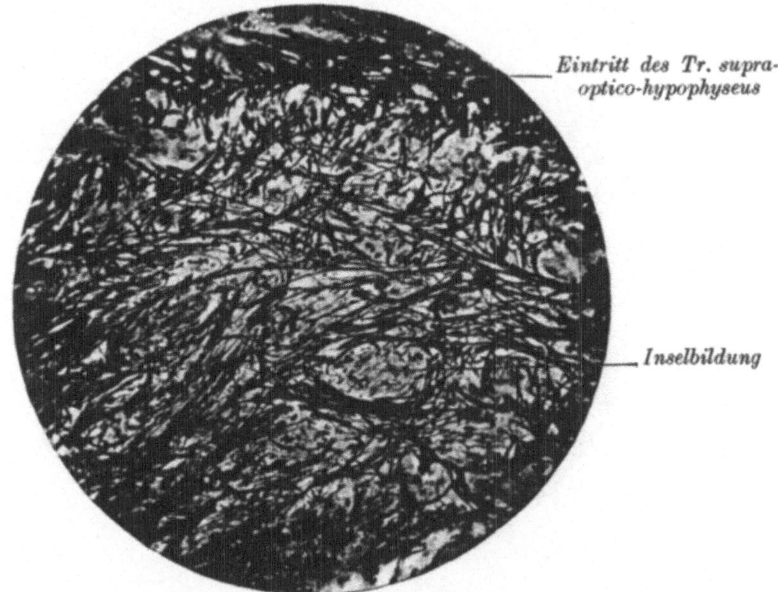

Abb. 108. Nervengeflecht in der Pars neuralis der Hypophyse. Silberfärbung nach SCHULTZE. Mikrophotogramm.
Vergr. 300fach.

cinereum und den Hypophysenstiel in den Hinterlappen der Hypophyse entsendet, wo er sich verzweigt. Daß dementsprechend auch der Innervationsimpuls eine zentrifugale Richtung einschlägt, geht aus Untersuchungen von F. H. LEWY (1924) und KARY (1924) hervor. Sie konnten feststellen, daß sich nach experimentellen Läsionen des Hypophysenhinterlappens im Nucl. supraopticus und an zerstreuten Zellen des Tuber cinereum typische Veränderungen im Sinne einer primären Zellreizung vorfinden. Demnach muß man annehmen, daß der Nucl. supraopticus einen regulatorischen Einfluß auf den Hypophysenhinterlappen ausübt.

Hinsichtlich der Frage nach der Art des Gewebes, welches den Hypophysenhinterlappen erfüllt, stand die Mehrzahl der Anatomen lange Zeit auf einem Standpunkt, der dem hier wiedergegebenen entgegengesetzt war.

Während KRAUSE (1876) von feinen varikösen Nervenfasern berichtet, die längs der Trichterwand herabsteigen, erwähnen HENLE (1871), SCHWALBE (1881) und TOLDT (1888) nichts von nervösen Elementen. Dagegen findet sich bei RAMÓN Y CAJAL (1894) eine Mitteilung, nach der sich in dem kleinen Lappen des Organs sowohl Nervenfasern als auch Zellen zweifelhafter Natur vorfinden. Nach diesem Forscher entstammen die feinen, varikösen Nervenfasern einem Faserbündel, das längs des Infundibulum herabsteigt und einer Zellmasse entspringt, die hinter dem Chiasma gelegen ist. Berkley (1894) erbrachte den Nachweis von sympathischen Nervenfasernverästelungen im drüsigen Teil des Organs, im übrigen beschreibt er eine Menge von Zellformen, die er teils für Gliazellen, teils für Nervenzellen erklärt. Für das Vorhandensein von Nervenfasern konnte er, wie auch Kölliker (1896) betont, einen vollgültigen Beweis nicht erbringen. Kölliker (1896) kommt auf Grund von Golgipräparaten zu der Ansicht, daß der Hypophysenhinterlappen keine „echt varikösen Elemente", sondern nur Gliafasern enthält. Zu den gleichen Ergebnissen kam auch Retzius (1894). Benda (1900) hält die Hauptmasse der Neurohypophyse für faserarme Glia, desgleichen Rubaschkin (1904). Entschieden weist ferner Kohn (1910) das Vorkommen von Nervenfasern ab, indem er schreibt: „Es ist vielmehr Gliagewebe, das den Hinterlappen aufbaut, Gliagewebe nach seiner Abkunft und allen seinen Eigenschaften." Sein Urteil über die Befunde der früheren Autoren faßt Kohn zusammen,

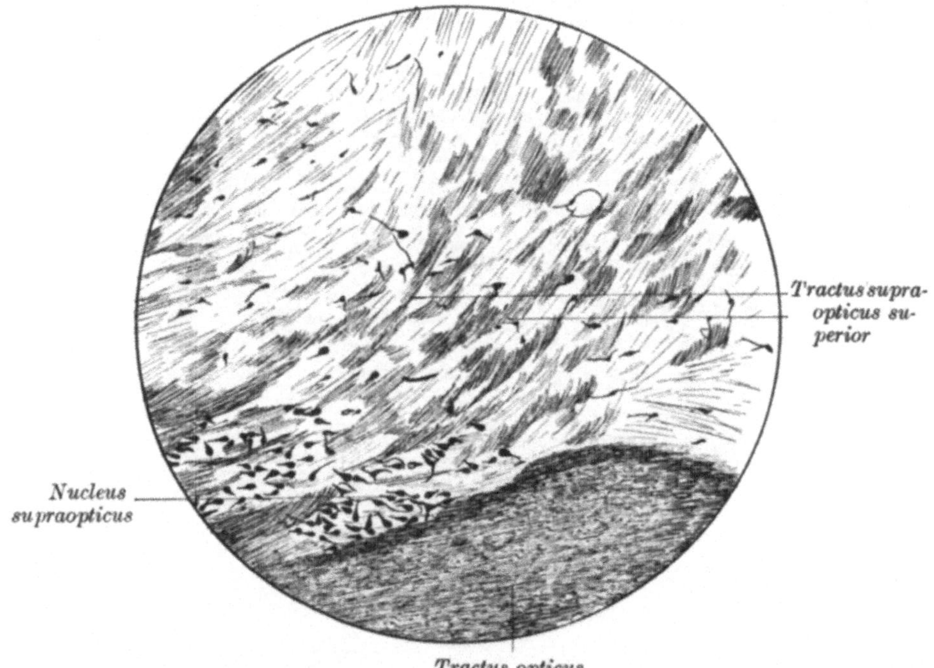

Abb. 109. Nucl. supraopticus mit Tr. supraopticus superior. (Zeichnung nach Frontalschnitt.)

indem er schreibt: „Die Gliamethode erwies sich zwar als unzulänglich für eine einwandfreie Beurteilung, wie aus den Beschreibungen und Abbildungen von Cajal und Retzius hervorgeht; aber doch dringt bei Retzius und noch bestimmter bei Kölliker die Überzeugung durch, daß das Grundgewebe der Neurohypophyse als Glia anzusehen sei."

Demgegenüber wurde in neuerer Zeit von Gemelli (1906), Gentes (1907), Bochenek (1902), Stendell (1913), Watrin und Baudot (1922) immer mehr die Anschauung verfochten, daß der Hinterlappen nicht nur gliöses Gewebe, sondern auch ein reiches Nervengeflecht enthalte. Die Herkunft dieser Nervenfasern blieb allerdings unklar, nur Ramón y Cajal hatte sich hierüber eine richtige Vorstellung gebildet.

Die Nervenfasern stammen, wie oben dargelegt, aus dem Nucl. supraopticus. Für die Richtigkeit dieser aus anatomischen Untersuchungen erschlossenen Tatsache sprechen auch die schon genannten experimentellen Befunde von F. H. Lewy und Kary. Es ist zu vermuten, daß auch die zerstreuten Zellen des Tuber cinereum, die sie im Zustand der primären Reizung vorfanden, dem Nucl. supraopticus angehören, da dieser, wie oben erwähnt wurde, Zellnester in das Tuber cinereum entsendet.

Zu der Annahme eines Ursprunges der Nervenfasern aus dem Nucl. supraopticus kam auch J. L. Pines (1925) auf Grund von Beobachtungen mit der Silberreduktionsmethode nach Cajal, wobei er die besten Bilder beim *Hunde* bekam, während er Menschenpräparate nur zum Studium der Zellelemente heranzog (vgl. auch Stfngel).

Den Nucl. supraopticus verläßt noch ein zweites Faserbündel: der Tr. supraopticus superior, er verläuft in dorsaler Richtung (vgl. Abb. 109). Das Endziel dieser Faserzüge konnte ich nicht feststellen; sie beteiligen sich an der Bildung des unteren Thalamusstieles.

Wahrscheinlich empfängt der Nucl. supraopticus Faserzüge aus dem Bereich der Ansa peduncularis. Da deren Herkunft nicht sichergestellt ist, seien sie vorläufig als Tr. fronto-supraopticus bezeichnet.

5. Vom Nucl. paraventricularis gehen, wie sich schon an Frontalschnitten zeigen läßt, Faserzüge aus, die eine ventro-laterale Richtung einschlagen (Abb. 110). Sie gelangen bald in die Nähe des Tr. supraopticus superior

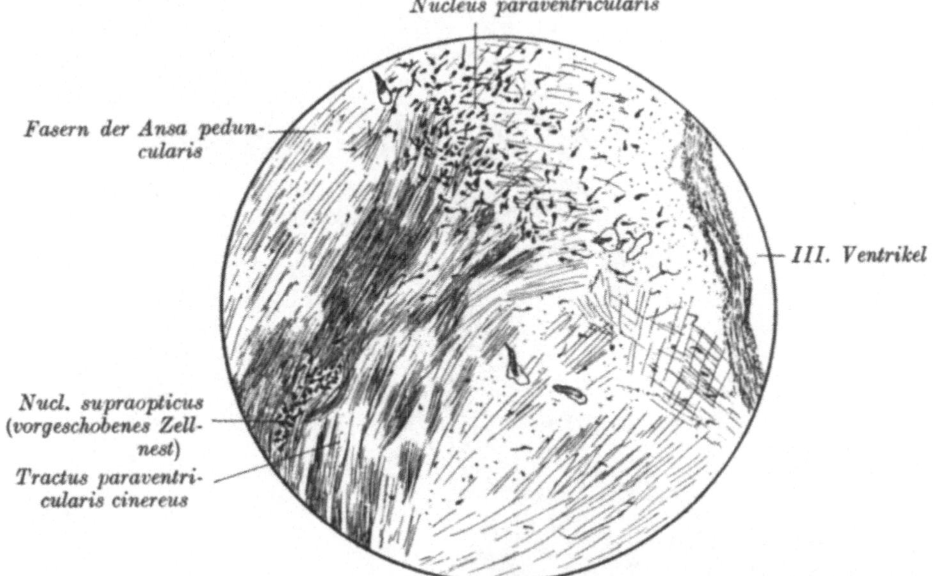

Abb. 110. Nucl. paraventricularis mit Tr. paraventricularis cinereus (Zeichnung nach Frontalschnitt). Bielschowskypräparat.

(Abb. 50), verlaufen diesem eine kurze Strecke parallel, bilden dann aber einen Bogen, wodurch sie in eine ventro-mediale Verlaufsrichtung geraten. Nunmehr verlaufen die Faserzüge in der nächsten Nähe des Tr. supraoptico-hypophyseus. Soweit, d. h. bis in das Tuber cinereum, konnte ich die Faserung an Frontalschnitten verfolgen (1922), und habe sie als Tr. paraventricularis cinereus bezeichnet.

Eine bessere Übersicht erhält man an Horizontalschnitten, die parallel zum Tr. opticus gelegt sind (Abb. 111). An einem solchen Schnitt findet sich dorsal von dem Querschnittsfeld des Tr. opticus das Zellgebiet des Nucl. supraopticus; Pars dorso-lateralis und Pars dorso-medialis sind deutlich ausgeprägt. Zu diesem gesamten Zellareal ziehen aus den Gebieten, die den III. Ventrikel umgeben, Faserzüge in breitem Faserfeld herab. Der Ursprungsort dieser Faserzüge liegt an einer Stelle, die einige Schnitte weiter dorsal vom Nucl. paraventricularis eingenommen wird (Abb. 112). Das Studium von Horizontalschnitten zeigt, daß es sich um eine ziemlich stark entwickelte Faserung handelt. Sie wird von der Fornixsäule durchquert und schließt Zellnester ein, die dem Nucl. supraopticus angehören. Die Faserung scheint im Nucl. supraopticus zu enden, eine sichere Entscheidung war nicht zu erzielen. Zwei Möglichkeiten sind denkbar. Der Tr. paraventricularis cinereus zieht entweder zu den Zellen des Nucl.

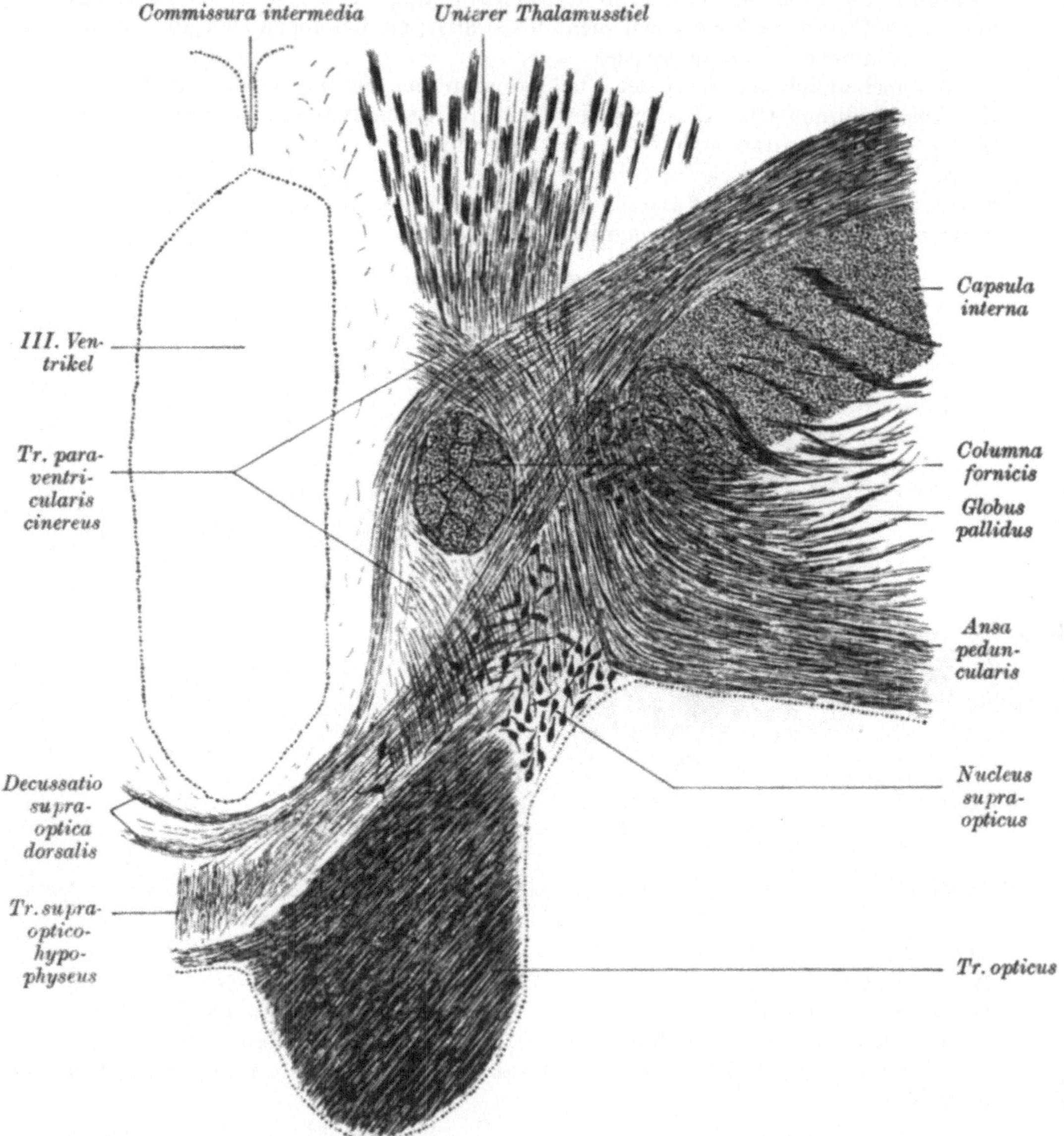

Abb. 111. Horizontalschnitt durch die Zwischenhirnbasis. Silberfärbung nach Schultze. (Über Abb. 103 gelegen.) Zeichnung.

supraopticus oder, was fast wahrscheinlicher ist, die Faserung biegt in der Nähe der Zellgruppe um und verläuft mit dem Tr. supraoptico-hypophyseus zum Hypophysenhinterlappen. Für diese letztere Annahme spricht einmal das Verhalten am Horizontalschnitt, hier scheinen die Fasern nicht in das Innere des Nucl. supraopticus einzudringen. Ferner stimmt mit dieser Folgerung der anatomische

Befund am Frontalschnitt (Abb. 50) überein, wo der Tr. paraventricularis cinereus nicht an den Nucl. supraopticus herantritt, sondern an ihm vorbei sich dem Infundibulum zuwendet. Aus diesen Gründen glaube ich annehmen zu dürfen, daß der Tr. paraventricularis cinereus sich dem Tr. supraoptico-hypophyseus anschließt und so zum Hypophysenhinterlappen gelangt.

Aus den anatomischen Betrachtungen ist die Schlußfolgerung zu ziehen, daß sich das nervöse Regulationssystem des Hypophysenhinterlappens aus dem Nucl. paraventricularis — Tr. paraventricularis cinereus,

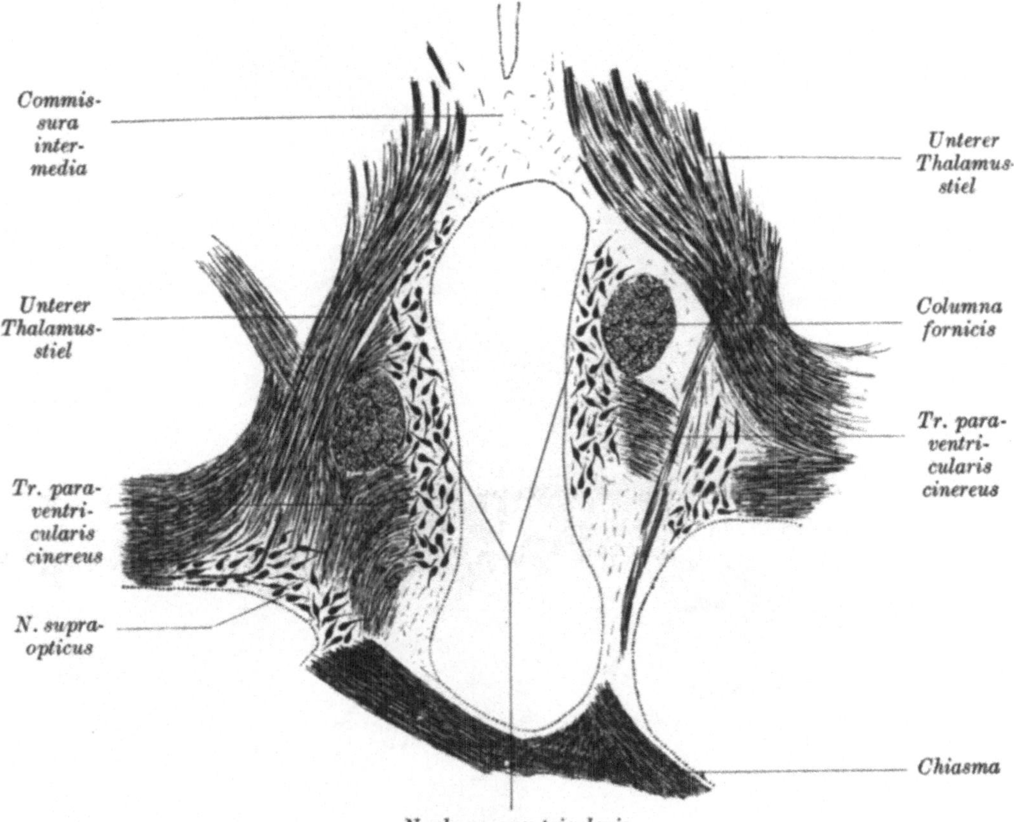

Abb. 112. Horizontalschnitt durch die Zwischenhirnbasis. Silberfärbung nach SCHULTZE. (Über Abb. 111 gelegen.) Zeichnung.

Nucl. supraopticus — Tr. supraoptico-hypophyseus zusammensetzt. Die anatomischen Befunde ergeben somit die Berechtigung, von einem Zwischenhirn-Hypophysensystem (SCHIFF) zu sprechen.

6. Die Nuclei tuberis stehen mit mehreren Hirngebieten in Faseraustausch. Vor allem treten sie durch einen deutlich ausgeprägten Faserzug mit dem Vorderhirn in Verbindung. Der Verlauf dieses Faserbündels ist am besten an Sagittalschnitten festzustellen (Abb. 113). Es tritt aus der Fasermasse der Ansa peduncularis hervor und zieht dorsal vom Nucl. supraopticus und Tr. opticus direkt zu dem Nucl. tuberis. Der Faserzug umklammert besonders dorsal, aber auch ventral den Nucl. tuberis und legt so einen Fasermantel um den Tuberkern. Die genaue Herkunft dieses Faserbündels, das aus dem Striatum oder dem

Nucl. basalis entstammen könnte, ist unbekannt geblieben; ich habe es als Tr. fronto-tuberalis bezeichnet (1925).

Möglicherweise bestehen Faserverbindungen über den Pedunculus inferior thalami mit dem Thalamus. Deutlicher tritt in Sagittal- und Horizontalschnitten eine dorsalwärts ziehende Faserung hervor, die ich als Tr. tuberis bezeichnet habe (Abb. 64). Das Faserbündel durchquert die Fornixfaserung und ist an Sagittalschnitten bis zum Querschnittsfeld des Feldes H (Forel) zu verfolgen.

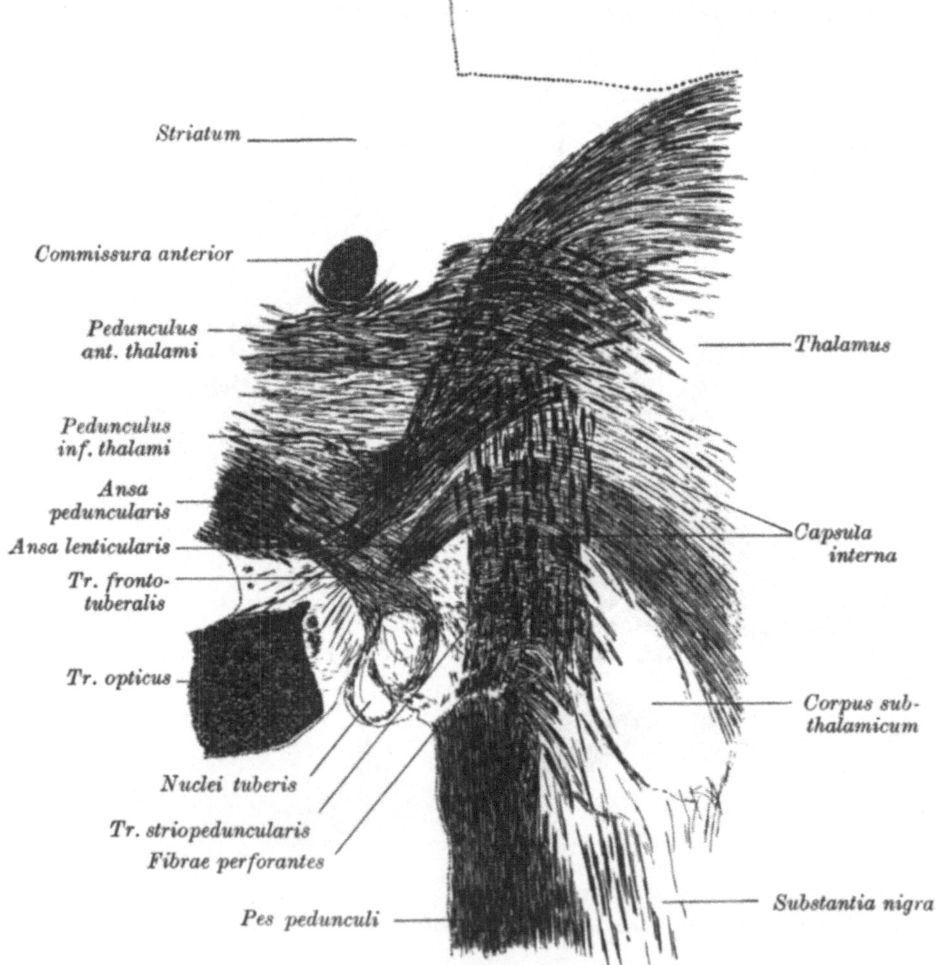

Abb. 113. Zeichnung eines Sagittalschnittes durch das Tuber cinereum. Silberfärbung nach Schultze

Über den weiteren Verlauf des Faserzuges bestehen zwei Möglichkeiten; einmal könnte er, caudalwärts umbiegend, dem Mittelhirngebiet zustreben oder könnte im weiteren dorsalen Verlauf in den Faserquerschnitt des Feldes H von Forel einmünden, bzw. aus ihm hervorgehen. In letzterem Falle würde die Faserung den von Probst beschriebenen Fasciculus tuberis cinerei entsprechen. Eine sichere Entscheidung in dieser Frage war bisher nicht möglich.

7. Weitere Faserzüge sind im Bereich der Substantia grisea centralis und der Substantia reticularis hypothalami festzustellen.

Aus der Gegend des Tuber cinereum ziehen Faserzüge im Bogen um die dorsale Wölbung des Corpus mamillare, verlaufen hier im Boden des III. Ventrikels und setzen sich im Höhlengrau des Mittelhirngebietes fort. Diese Fasern sind nicht zu stärkeren Bündeln vereinigt, sondern schließen sich höchstens zu schmalen Bündelchen zusammen (vgl. Abb. 114 und 115). Die einzelnen Fasern sind schmal und zart, dickere markhaltige Fasern finden sich nicht unter ihnen. Der ganze Verlauf läßt an eine zentripetale Leitung denken. Das histologische Bild macht es wahrscheinlich, daß es sich nicht um lange, bis zum Rückenmark ziehende Neurone handelt, sondern um kurze Assoziationsneurone. Ich (1925) habe die Faserzüge als Tr. substantiae griseae infundibuli bezeichnet.

Ein zweiter Faserzug verläuft in den Fasersystemen, welche die dorsale Wölbung des Nucl. ruber überspannen (Abb. 114). Die Fasern dieses Bündels entstammen zum Teil einem Zellareal, welches oral vom VICQ D'AZYRschen Bündel liegt; sie überqueren das Faserfeld des VICQ D'AZYRschen Bündels oder ziehen

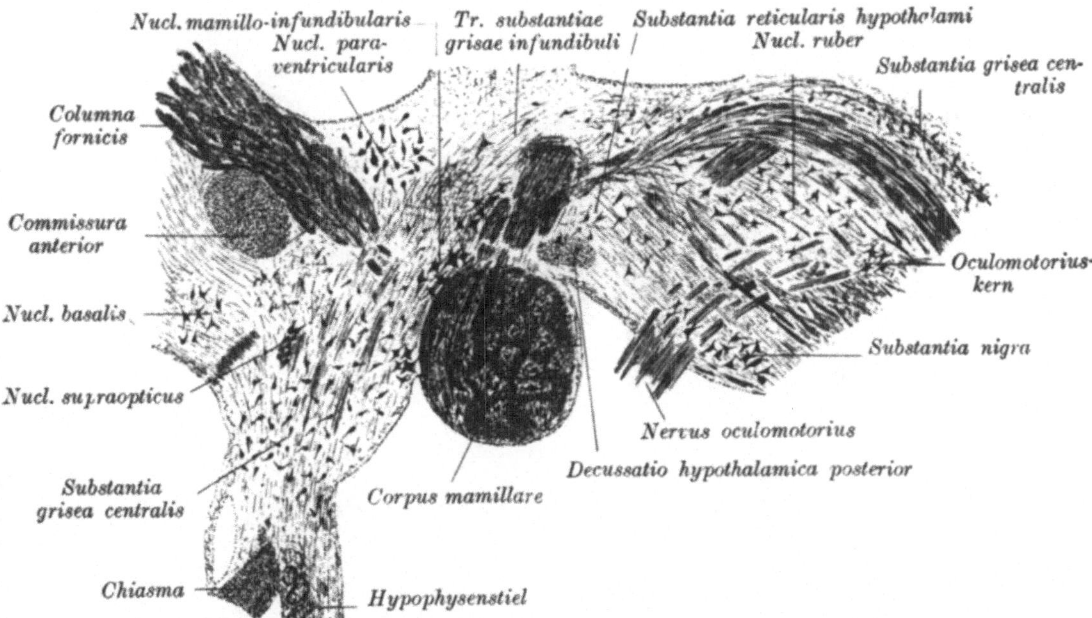

Abb. 114. Schematische Zeichnung eines Sagittalschnittes durch die Zwischenhirnbasis.

im Bogen um dieses herum. Die sich zu einem Bündel vereinigenden Fasern ziehen zunächst in caudaler Richtung, biegen dann in einem rechten Winkel um und werden nun in dorso-caudaler Richtung weiter geführt. Das Bündel bildet jetzt den dorsalsten Faserzug der Markkapsel des Nucl. ruber; hier empfängt es auf seinem Wege noch weiteren Zuzug von Fasern. Das Bündel wird aus Fasern von mittlerer Stärke zusammengesetzt, denen noch ganz im Gegensatz zum Tr. substantiae griseae infundibuli in großer Zahl dicke markhaltige Fasern beigemischt sind. Demnach scheint es sich hier um lange Neurone zu handeln. Der Faserzug wurde von mir (1925) als Tr. reticularis hypothalami bezeichnet, in der Annahme, daß dieser die Mehrzahl seiner Fasern aus dem Zellareal der Substantia reticularis hypothalami bezieht, obwohl das nicht sicher ist. Möglicherweise stammt ein Teil der Fasern aus dem Nucl. mamillo-infundibularis.

Ventral an den Tr. reticularis hypothalami anschließend verläuft der Tr. mamillo-tegmentalis, der dem Fasciculus mamillaris princeps entstammt und gleichfalls in der Markkapsel des Nucl. ruber weiter zieht.

8. Verbindungsbahnen zwischen Vorderhirn und Zwischenhirn.

Im folgenden müssen noch jene Fasersysteme erwähnt werden, die eine Verbindung zwischen Vorderhirn und Zwischenhirn darstellen. Ihre Zugehörigkeit zu den vegetativen Zentren des Hypothalamus ist nicht sichergestellt, doch ist ihre Kenntnis notwendig, wenn man sich eine vorläufige Vorstellung von dem Regulationsmechanismus der vegetativen Zentren bilden will.

Ein Sagittalschnitt, der durch das Tuber cinereum, dicht lateral von den Corpora mamillaria, gelegt ist, ergibt im Silberpräparat ein Faserbündel, wie es Abb. 116 darstellt. An der Zwischenhirnbasis bildet das Zellareal der Nuclei

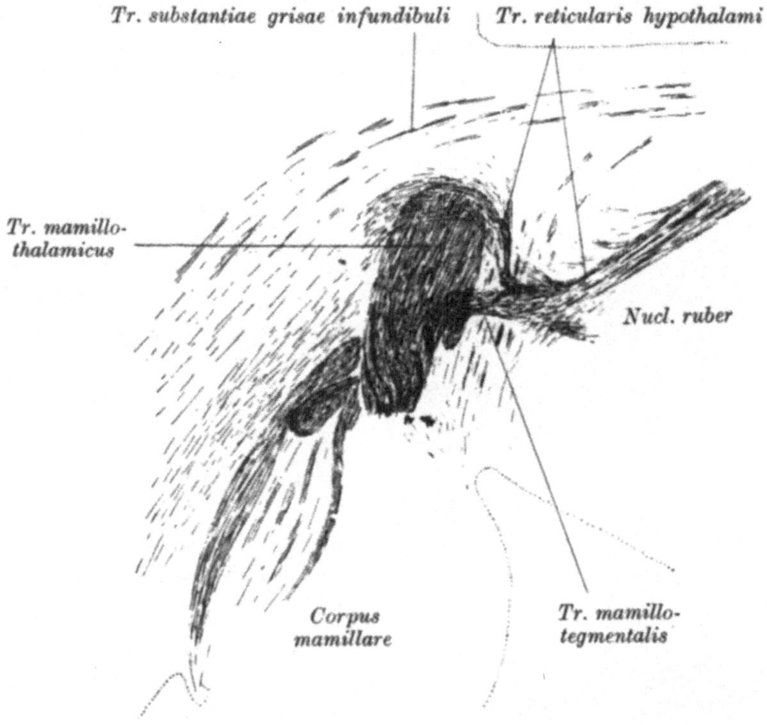

Abb. 115. Die mittleren Teile der Abb. 114 bei stärkerer Vergrößerung gezeichnet.

tuberis eine leichte Vorwölbung, das Tuber cinereum. Die **Nuclei tuberis** empfangen aus dem Vorderhirn Faserzüge, die bereits früher erwähnt wurden und als **Tr. fronto-tuberalis** (1925) bezeichnet werden. Der Ursprungsort dieser Faserzüge ist noch unklar und es ist nur zu vermuten, daß sie dem Nucleus basalis (Kern der Hirnschenkelschlinge) oder dem Striatum entstammen.

Durch das Zellgebiet des **Nucl. supraopticus** ziehen Faserzüge, die verschiedenen Gegenden entstammen, einmal Faserbündel aus der **Ansa peduncularis**, sodann solche aus dem dorsalen Teil des Chiasma; letztere wurden bereits als **Tr. supraoptico-thalamicus** beschrieben. Beide Faserzüge treten in den unteren Thalamusstiel ein.

Dorsal von der Ansa peduncularis stellt eine mächtige Faserung eine Verbindung zwischen Vorder- und Zwischenhirn her. Es zieht nämlich unterhalb der Commissura anterior ein breites Feld von Fasern in fast horizontalem Verlauf aus der Striatumgegend zum Thalamus opticus und ermöglicht so einen weitgehenden Faseraustausch zwischen diesen beiden Hirngebieten. Diese Faserbündel entsprechen dem Pedunculus anterior thalami (vgl. Marburg, Tafel XXII, Abb. 54). Ein großer Teil der Fasern nimmt scheinbar seinen Ursprung

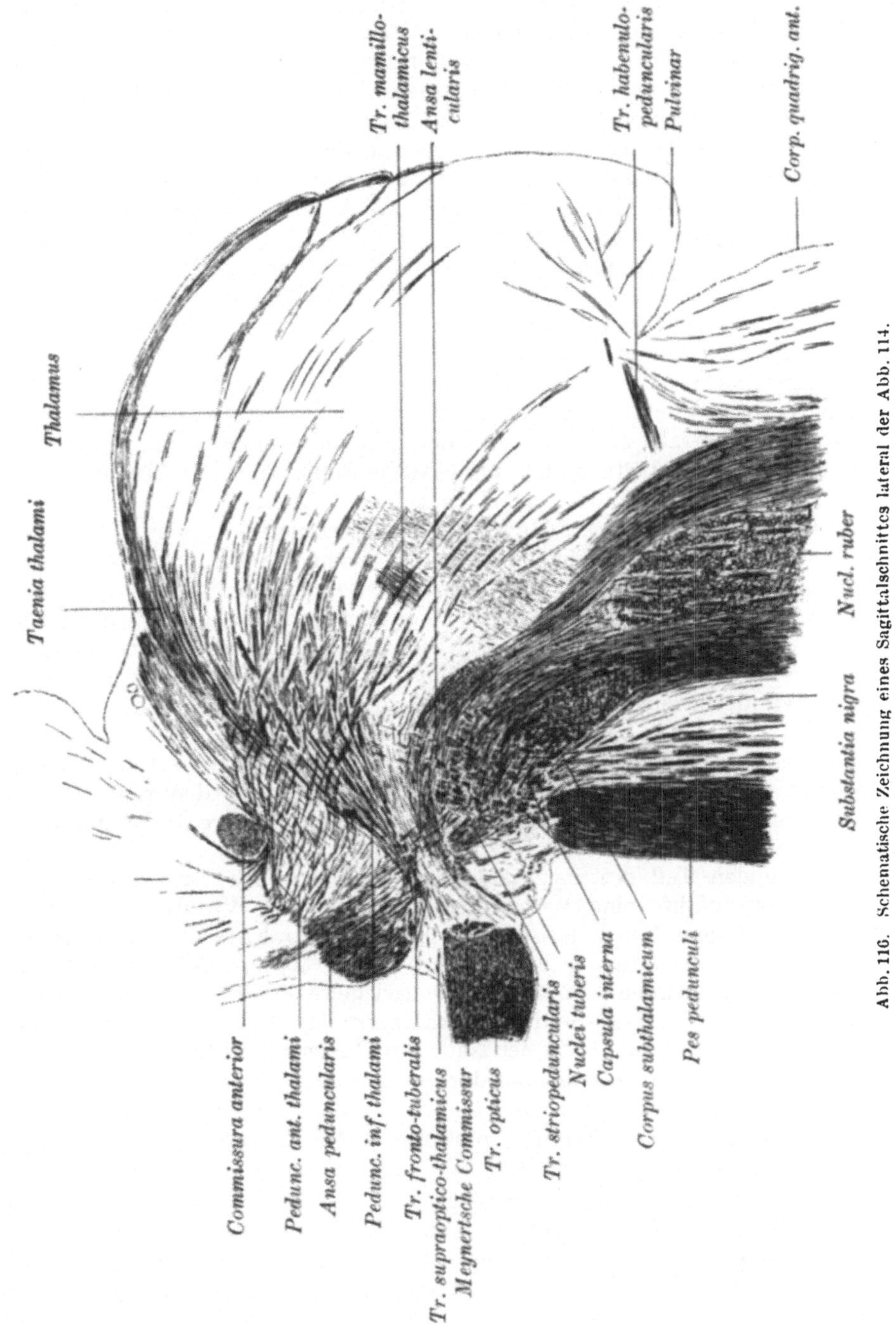

Abb. 116. Schematische Zeichnung eines Sagittalschnittes lateral der Abb. 114.

in dem Nucl. medialis und besonders ventralis des Thalamus; in letzteren strahlt bekanntlich die im Lemniscus medialis verlaufende sensible Faserung ein.

Benachbarte Zellgruppen stellen nach Edinger vielleicht den Endkern der sekundären Trigeminusbahn dar. Damit bestände die Möglichkeit, daß sensible Eindrücke über den Pedunculus anterior thalami dem Striatum übermittelt werden. Zwingend ist diese Beweisführung allerdings nicht, sie kann lediglich durch sekundäre Degeneration nach experimentellen Läsionen geführt werden, zumal namhafte Forscher (C. u. O. Vogt 1919) annehmen, daß die striopetalen Bahnen vom Thalamus über Feld H_2 (Forel) ziehen. Allerdings ist diese Annahme nicht ohne Widerspruch geblieben.

Die Faserzüge des Tr. fronto-tuberalis und des Pedunculus anterior thalami werden vom unteren Thalamusstiel, dem Pedunculus inferior thalami, senkrecht durchquert. In diesem sind sicher eine Anzahl von Faserzügen verschiedener Herkunft vereinigt.

1. Der Tr. supraoptico-thalamicus zieht von der dorsalen Fläche des Chiasma her durch das Zellgebiet des Nucl. supraopticus und verschwindet in der Fasermasse des Pedunculus inferior thalami. Auf dieser Bahn werden nervöse Impulse dem Thalamus zugeleitet.

2. Der Fasciculus thalamo-infundibularis umfaßt eine Anzahl von Faserzügen, die eine Verbindung zwischen Nucl. supraopticus, Nucl. tuberis, Subst. grisea centralis einerseits und dem Thalamus andererseits gewährleisten. Für eine bestimmte Leitungsrichtung etwa im Sinne einer Reizübertragung vom Thalamus zum Infundibulum habe ich keinen Beweis.

3. Aus der Ansa peduncularis ziehen Faserzüge unter rechtwinkeliger Abbiegung dorsalwärts dem Thalamus zu; sie bilden den Hauptteil der Faserung des unteren Thalamusstieles. Die Herkunft dieser Faserzüge ist noch unklar; sie könnten sowohl dem Striatum als auch dem der Hirnschenkelschlinge eingelagerten Nucl. basalis entstammen. Nach Edinger gelangen auch Fasern aus dem Lobus temporalis der Hirnrinde über den unteren Thalamusstiel zum Thalamus. Wie der Ursprungsort, so ist auch die Leitungsrichtung der Fasern unbekannt.

Die gesamte Fasermasse des unteren Thalamusstieles strahlt, im Thalamus angelangt, fächerförmig auseinander und scheint sich über den ganzen Sagittalschnitt des Thalamus, seinen Nucl. anterior medialis und ventralis auszubreiten (vgl. Abb. 116).

Im caudalen Teil des Hypothalamus verlaufen noch Fasersysteme, denen die Aufgabe zufällt, eine Verbindung zwischen den Vorderhirnganglien einerseits und dem Nucl. ruber und Corpus subthalamicum andererseits herzustellen. Als wichtigster Faserzug ist hier die Ansa lenticularis (Linsenkernschlinge) zu nennen. Dieser stark entwickelte Faserstrang verläuft an der Grenze zwischen Thalamus und Hypothalamus; der Beginn der Fasern liegt im Sagittalschnitt der Abb. 116 in der Nähe der Nuclei tuberis bzw. des Tr. frontotuberalis. Von dieser Gegend aus dorsalwärts ziehend gelangen die Faserzüge bald in eine horizontale Richtung und treten dann an die dorsale Fläche des Nucl. ruber heran. Die Faserzüge entstammen dem Pallidum, wie an lateral gelegenen Schnitten festzustellen ist (Abb. 117 u. 118).

Ventral von der Linsenkernschlinge liegt ein breites Faserfeld, das unter Durchbrechung der Capsula interna zum Corpus subthalamicum gelangt. Die Fasern werden als die Fibrae perforantes des Corpus subthalamicum bezeichnet; sie entstammen, wie aus Frontalschnitten festgestellt ist, dem Pallidum (vgl. Abb. 113).

Lateral von dem eben beschriebenen Schnitt ergeben sich Veränderungen in dem Faseraufbau, die an dem Schnitt der Abb. 117 erörtert werden sollen. Der Schnitt ist durch die starke Ausbildung des vorderen Thalamusstieles gekennzeichnet. Dichte Fasermassen ziehen in der nächsten Umgebung der Commissura anterior vom Thalamus zum Striatum; aus allen Teilen des Thalamus ziehen einzelne Faserbündel heran und schließen sich in der Nähe der Commissura anterior zu breiten Faserbändern zusammen. Handelt es sich wirklich, wie ich glaube, um eine striopetale Faserung, so besteht durch diese aus allen Teilen des

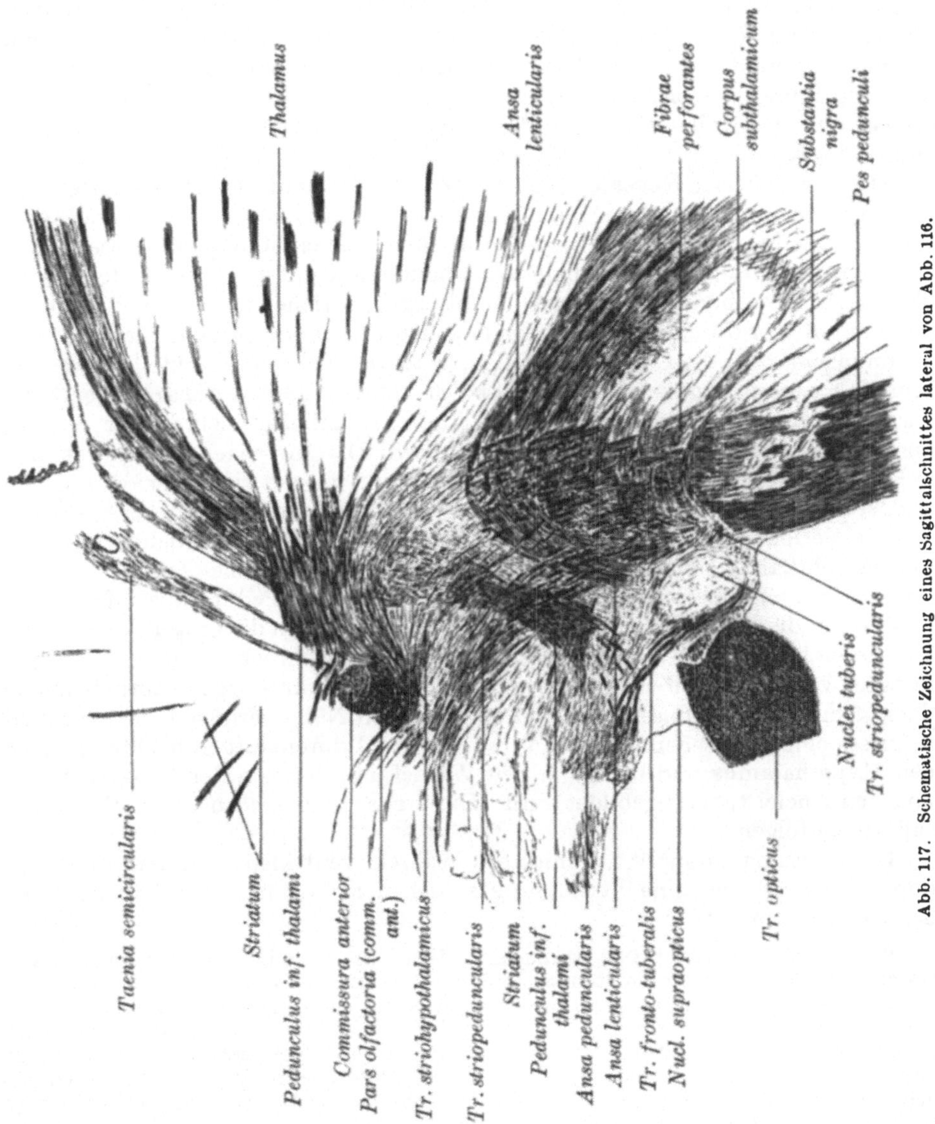

Abb. 117. Schematische Zeichnung eines Sagittalschnittes lateral von Abb. 116.

Thalamus hervorgehenden Faserzüge die Möglichkeit einer Übermittlung von Erregungen aus allen Bezirken des Thalamus.

An der Grenze zwischen Striatum und Thalamus ziehen die Faserzüge der Taenia semicircularis dorsalwärts.

Der Pedunculus inferior ist nur mehr in seinem ventralen Teil sichtbar; seine Fasern entstammen in der Hauptsache der Ansa peduncularis.

An der Zwischenhirnbasis verläuft von der Ansa peduncularis in leicht geschwungenem Bogen der Tr. fronto-tuberalis zu den Nuclei tuberis. Während in den medialeren Schnitten (Abb. 113 u. 116) die Faserzüge mehr zu der dorsalen Wölbung der Nuclei tuberis zogen, umfassen sie nunmehr die ventrale Rundung der Kerne.

Die Ansa lenticularis steigt aus der Gegend der Nuclei tuberis dorsalwärts und zieht als breiter Faserzug an der dorsalen Fläche des Corpus subthalamicum vorbei zu dem Nucl. ruber. An der dorsalen Fläche des Corpus subthalamicum treten Faserbündel aus der Ansa lenticularis in den subthalamischen Körper ein. Die Fibrae perforantes durchqueren die Capsula interna und gelangen zur oralen und ventralen Wölbung des Corpus subthalamicum, sowie zur Substantia nigra.

Etwas wesentlich Neues ergibt sich bei der Betrachtung der Faserzüge, die den Hypothalamus in dem Raume zwischen Commissura anterior und Ansa peduncularis in schräger Richtung durchziehen. Sie entstammen insgesamt dem Striatum und verlaufen unterhalb der Commissura anterior, wobei der dorsale Teil dieser Faserbündel die zum Olfactoriusgebiet ziehende Faserung der Commissura anterior durchbricht. An den dorsalen Faserbündeln kann man bald eine Trennung in zwei Faserzüge feststellen, wodurch sich eine Dreiteilung der gesamten Faserung ergibt: ein dorsaler, mittlerer und ventraler Abschnitt. Diese Einteilung, der sicher etwas Willkürliches anhaftet, wurde nur gewählt, um die Schilderung übersichtlich zu gestalten. Der dorsale Anteil schmiegt sich eng an den Pedunculus anterior thalami an, wendet sich aber dann caudal und stößt so auf die dorsale Umbiegungsstelle der Ansa lenticularis, wo eine weitere Verfolgung sehr erschwert wird; immerhin scheint die Richtung auf das Corpus subthalamicum beibehalten zu werden. Der mittlere Anteil nimmt in seiner Richtung einen ähnlichen Verlauf; er quert den Pedunculus inferior thalami, dann die Ansa lenticularis und dringt schließlich in die Capsula interna ein. Die Faserzüge sind hier noch zu erkennen, da sie senkrecht zu den Fibrae perforantes verlaufen. Ihrer Richtung nach ziehen sie zum Corpus subthalamicum, doch konnte ich die Faserzüge wohl bis in dessen Nähe verfolgen, sie aber nicht in dieses eintreten sehen. Der ventrale Anteil durchläuft in leichter Biegung den Hypothalamus und dringt in den Winkel ein, der von der Capsula interna und den Nuclei tuberis gebildet wird. Diese Faserzüge sind bis zum Pes pedunculi zu verfolgen.

Die Faserung entspricht, wenigstens in ihrem ventralen Teil, dem Tr. striopeduncularis, der eine Verbindung zwischen Striatum und Substantia nigra herzustellen scheint.

Schon von Meynert (1884) wurde im Striatum intermedium eine Faserschicht festgestellt, die dem Striatum entstammen sollte. Edinger (1911) konnte dann sowohl am großhirnlosen *Hund*, wie am großhirnlosen Menschen Faserzüge aus dem Striatum bis in die Substantia nigra verfolgen. In neuerer Zeit hat W. Riese (1924) sowohl am Markscheidenpräparat verschiedener *Säugetiere*, als auch durch myelogenetische und tierexperimentelle Untersuchungen nachgewiesen, daß diese Faserzüge im Striatum ihren Ursprung nehmen, in ununterbrochenem Verlauf das Pallidum durchziehen und zur Substantia nigra gelangen, wo sie enden. Nach diesen Feststellungen müssen wir annehmen, daß der Tr. striopeduncularis eine striofugale Bahn darstellt.

Der dorsale Teil der im Striatum entspringenden Faserung scheint nicht der Substantia nigra zuzustreben, sondern dorsaler gelegene Gebiete zu erreichen; diese Faserzüge ziehen wohl, wenigstens soweit das mikroskopische Bild erkennen läßt, zum Corpus subthalamicum. Sie sollen daher als Tr. striothalamicus bezeichnet werden.

Die weitere Entwicklung der geschilderten Fasersysteme ergibt sich aus der

Betrachtung eines noch weiter lateral gelegenen Schnittes, der in Abb. 118 wiedergegeben ist. Mit diesem Schnitt sind wir bei unseren anatomischen Darlegungen in jene lateralen Gebiete vorgedrungen, wo von den Zellgruppen des Hypothalamus lediglich noch das Corpus subthalamicum vorhanden ist. Selbst die sich weit lateral erstreckenden Nuclei tuberis sind verschwunden. Damit ist die laterale

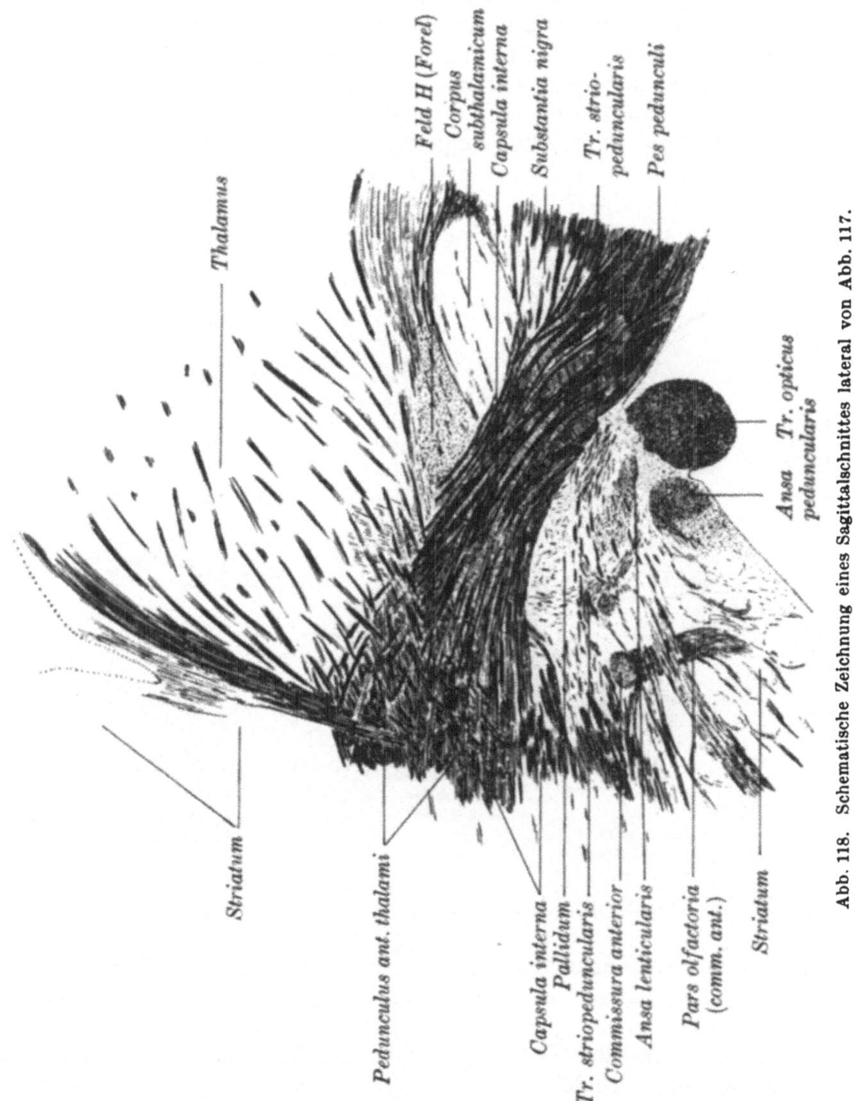

Abb. 118. Schematische Zeichnung eines Sagittalschnittes lateral von Abb. 117.

Grenze des Tuber cinereum und der eigentlichen Zwischenhirnbasis überhaupt überschritten. Tractus opticus und Pes pedunculi berühren sich fast. Die mächtigen Fasermassen der Capsula interna ziehen in ununterbrochenem Verlauf ventralwärts und treten in den Hirnschenkelfuß ein.

Ventral- und oralwärts von der Capsula interna ist das Pallidum aufgetreten. An dessen ventrocaudaler Ecke ist die Ansa lenticularis gelegen, die hier ein

Querschnittsfeld darstellt; letzteres finden wir bereits in Abb. 117 am ventralen Ende der Ansa lenticularis angedeutet. Ihre Faserzüge sind hier während ihres horizontalen, von lateral nach medial gerichteten Verlaufes getroffen. Etwas weiter ventral liegt das Querschnittsfeld der Ansa peduncularis. Das Pallidum wird durchzogen von den Faserzügen des Tr. striopeduncularis.

Die Commissura anterior ist weiter ventralwärts getreten. An ihr sind zwei Teile zu unterscheiden, ein dorsaler und ein ventraler Teil. Aus dem ventralen bilden sich allmählich Faserzüge, die unter leichter oraler Abbiegung ventral ziehen. Sie entsprechen wohl dem von EDINGER an der *Beutelratte* dargestellten frontalen Teil der Commissura anterior, der eine Verbindung der beiderseitigen Bulbi olfactorii gewährleistet. Die hier quer getroffenen Faserzüge des dorsalen Teiles der Commissura anterior gelangen zu den Gyri hippocampi.

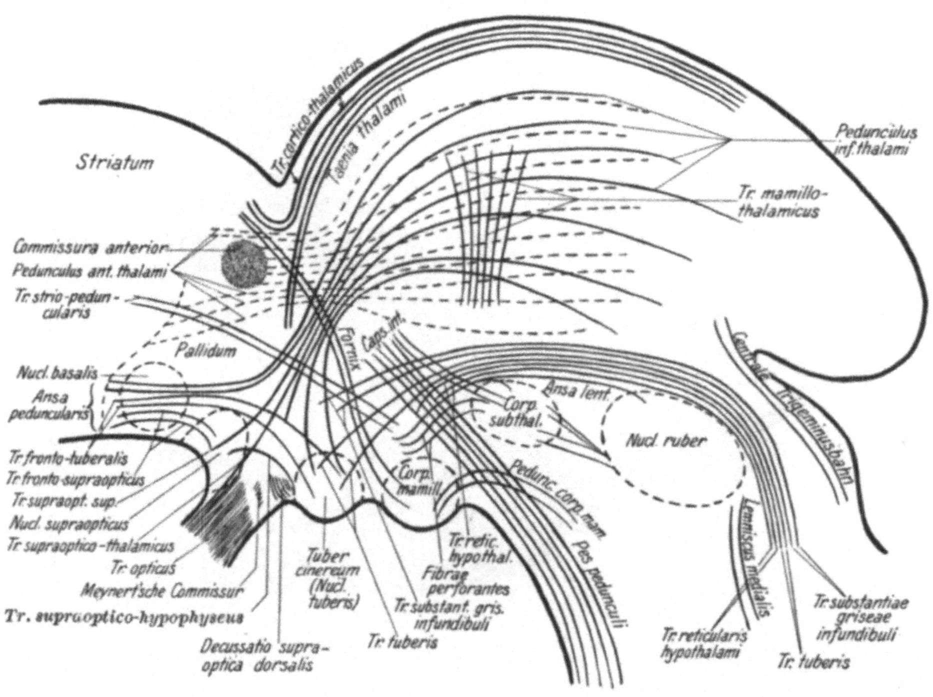

Abb. 119. Schema der Faserverbindungen des Zwischenhirnes mit dem Vorderhirn und Mittelhirn.

Zwischen den Faserzügen der Capsula interna drängen sich die Fibrae perforantes durch. Sie gelangen, aus dem Pallidum stammend, zur Substantia nigra, dem Corpus subthalamicum, dem Feld H und dem Thalamus opticus. Die zum Thalamus opticus ziehenden Faserzüge bilden möglicherweise die letzten Reste des Pedunculus inferior thalami. Der dorsale Teil der Capsula interna wird von Faserzügen des Pedunculus anterior thalami durchbrochen, die sich so ihren Weg aus dem Striatum zum Thalamus bahnen.

9. Auf Grund der bisherigen anatomischen Erörterungen ergibt sich hinsichtlich der **Fasersysteme des Hypothalamus**, kurz zusammengefaßt, folgendes (vgl. Abb. 119).

a) Die der **Riechfunktion** dienenden Fasersysteme stehen mit dem Corpus mamillare und dem Ganglion habenulae in Verbindung. Aus dem Bulbus und Lobus olfactorius zieht das basale Riechbündel zum Corpus mamillare und Ganglion interpedunculare (WALLENBERG). Aus dem Lobus parolfactorius entstammt die Taenia thalami und gelangt, verstärkt durch den Tr. cortico-habenularis zum Ganglion habenulae. Im Corpus mamillare endet die dem Mark des Ammonshorns entspringende Columna fornicis. Aus dem Corpus mamillare geht das VICQ D'AZYRsche Bündel hervor, das sich in zwei Faserbündel, den Tr. mamillothalamicus und Tr. mamillo-tegmentalis teilt (RAMÓN Y CAJAL, KÖLLIKER, EDINGER). Aus dem Corpus mamillare geht noch der Pedunculus corporis mamillaris hervor (KÖLLIKER, WALLENBERG).

b) Im Hypothalamus sind an Faserbündeln, die beide Seiten miteinander verbinden, die GUDDENsche Commissur (Decussatio supraoptica ventralis von EDINGER), die MEYNERTsche Commissur und die Decussatio supraoptica dorsalis festgestellt.

c) Über das Chiasma zieht ein Faserbündel, das den Nucl. supraopticus durchquert und zu einem Bestandteil des unteren Thalamusstieles wird; es wurde als Tr. supraoptico-thalamicus bezeichnet.

d) Aus dem Nucl. supraopticus geht ein Faserbündel hervor, das zum Hinterlappen der Hypophyse gelangt und dort endigt. Es wurde von mir beim Menschen zunächst als Tr. supraopticus inferior, dann als Tr. supraoptico-hypophyseus bezeichnet, nachher von J. L. PINES als Fasciculus hypophyseus besonders beim *Hunde* und von STENGEL bei *Hund* und *Katze* beschrieben.

Ein zweites Faserbündel zieht dorsalwärts und wurde Tr. supraopticus superior genannt; seine Endigung konnte nicht ermittelt werden.

e) Aus dem Nucl. paraventricularis zieht ein Faserbündel ventralwärts und gelangt in nächste Nähe des Nucl. supraopticus. Ob dieser Faserzug, der von mir als Tr. paraventricularis cinereus bezeichnet wurde, im Nucl. supraopticus endet oder, was wahrscheinlicher ist, sich dem Tr. supraoptico-hypophyseus anschließt und gleichfalls zur Hypophyse gelangt, war bisher nicht mit Sicherheit zu entscheiden.

f) Die Nuclei tuberis stehen durch ein Faserbündel, den Tr. frontotuberis, das der Ansa peduncularis entstammt, mit dem Vorderhirn in Verbindung. Weitere Faserbündel, die als Tr. tuberis bezeichnet werden, ziehen dorsalwärts und scheinen sich dann peripherwärts zu wenden, andere Faserbündel schließen sich dem unteren Thalamusstiel an.

g) Aus zwei Zellgruppen des Hypothalamus, der Substantia grisea centralis und der Substantia reticularis hypothalami gehen Faserbündel hervor. Die Zellen des zentralen Höhlengraues entsenden den Tr. substantiae griseae infundibuli, der im Boden des III. Ventrikels peripherwärts zieht und bis in das Höhlengrau des Aquaeductus Sylvii zu verfolgen ist. Aus der Substantia reticularis hypothalami entsteht der Tr. reticularis hypothalami, der mit dem dorsalen Längsbündel peripherwärts zieht.

h) Die Verbindungsbahnen zwischen Vorderhirn und Zwischenhirn werden durch den Pedunculus anterior und inferior thalami, sowie durch den Tr. striopeduncularis und striohypothalamicus gebildet. Auch der schon genannte Tr. frontotuberalis, die Ansa lenticularis und die Fibrae perforantes des Corpus subthalamicus sind hierher zu rechnen. Möglicherweise empfängt auch der Nucl. supraopticus Faserbündel aus der Ansa peduncularis.

5. Die Lokalisation vegetativer Funktionen des Zwischenhirns.

Wie wir aus experimentellen Forschungen wissen, haben zahlreiche vegetative Funktionen ihre Zentralstelle in der Zwischenhirnbasis. Wir werden später darauf noch einzugehen haben. Jetzt sei zunächst die Frage erörtert, ob aus der Phylogenese und dem histologischen Aufbau der Zellen Anhaltspunkte dafür zu erhalten sind, daß eine bestimmte Zellgruppe des Hypothalamus vegetativen Funktionen dienen könnte. Anschließend ist dann zu erörtern, in wieweit es der experimentellen Forschung gelungen ist, die Regulationszentren bestimmter vegetativer Funktionen in umschriebene Zellgruppen des Hypothalamus zu verlegen.

a) Phylogenese.

EDINGER (1910) weist, wie schon erwähnt, darauf hin, daß der Hypothalamus phylogenetisch zu den ältesten Stammganglien des Gehirns gehört, den er daher auch als Archaeothalamus den jüngeren Gebilden, dem Thalamus im engeren Sinne, unter der Bezeichnung Neothalamus gegenüberstellt. Hinsichtlich des Nucl. supraopticus und des Nucl. paraventricularis haben vergleichend-anatomische Untersuchungen von RÖTHIG (1911) und von SPIEGEL und ZWEIG (1919) festgestellt, daß diese Kerne phylogenetisch sehr alt sind. RÖTHIG (1911) konnte nachweisen, daß der Nucl. supraopticus und der Nucl. paraventricularis sich aus dem Nucl. praeopticus der *Amphibien*, einer um den Recessus praeopticus gelagerten diffusen Zellmasse, entwickelt haben. Nach EDINGER findet sich der Nucl. supraopticus bereits bei den *Reptilien*, wo er von EDINGER als Ganglion ectomamillare bezeichnet wurde. Diese Ergebnisse scheinen dafür zu sprechen, daß der Nucl. supraopticus und der Nucl. paraventricularis Kerne mit vegetativen Funktionen sein könnten. Nur phylogenetisch alte Zellgruppen können als vegetative Zentren in Betracht kommen, da auch die niederen Tiere in erster Linie zur Erhaltung des Individuums und der Art der Zentralstellen für vegetative Funktionen benötigen.

Im Gegensatz zu den genannten Kernen stehen die Nuclei tuberis, da sie phylogenetisch viel jüngere Gebilde darstellen. SPIEGEL und ZWEIG (1919) haben diese Kerne von den niederen *Säugern* an in stetiger Fortentwicklung bis zu den *Primaten* nachgewiesen.

Über die übrigen Zellgruppen des Hypothalamus liegen meines Wissens vergleichend-anatomische Untersuchungen nicht vor, eine Lücke, die bei der Wichtigkeit der vorliegenden Frage bald geschlossen werden sollte.

b) Histologische Struktur.

Um die notwendige Grundlage zur Beantwortung der hier uns vorliegenden Frage zu erhalten, ist es notwendig, einen vergleichenden Blick auf die als vegetativ erkannten Zellgruppen des Rückenmarkes, der Medulla oblongata und des Mittelhirns zu werfen. Als Vergleich dienen Abb. 16, 20, 35 und 47. Bei Gegenüberstellung der genannten Zellformen fällt auf, daß sich die Zellen des dorsalen Vaguskernes und der Seitenhorngruppe des Rückenmarks weitgehend gleichen. Die strukturellen Ähnlichkeiten erstrecken sich auf die länglich ovale Form, die Zellgröße, die Größenverhältnisse von Zellkern und Protoplasma, die teils staubförmige, teils grobkörnige Anordnung der Nisslgranula und die Anordnung der einzelnen Zellen im Kern, wobei die Zellachse im allgemeinen der Achse der Zellgruppe gleichgerichtet liegt. Die gleichen weitgehenden Ähnlichkeiten zeigen sich auch im Silberbild, das die typische länglich ovale und bipolare Gestalt oder Keulenform erkennen läßt. Wir haben in der histologischen Struktur der Zellen der beiden Kerne gewissermaßen die Grundform der zentralen vegetativen Zelle vor uns.

Ohne von vornherein zu erwarten, daß die Zellgestaltung der doch übergeordneten vegetativen Zwischenhirnzentren der geschilderten vegetativen Grundform gleichen, soll doch unter den Zwischenhirngruppen nach ähnlich gebauten Zellen gesucht werden. Wenn auch in einem ähnlichen Aussehen der Zellen noch nicht ein genügender Beweis für deren Zugehörigkeit zum ventralen vegetativen System zu erblicken ist, so wird es doch ein Hinweis sein, in einer solchen Zellgruppe ein vegetatives Zentrum zu suchen.

Unter den Zwischenhirnzellgruppen gleichen der genannten Grundform am meisten die Zellstruktur des Nucl. paramedianus. Gleiche Form und Größe, teils staubförmige, teils grobe Nisslgranula, gleiche Anordnung der Zellen zueinander berechtigen zu diesem Schluß.

Eine etwas geringere Ähnlichkeit zeigen die Zellen des zentralen Höhlengraues. Die länglich ovale Form ist auch hier ausgeprägt, doch sind die Zellen kleiner, das Verhältnis zwischen Kern und Protoplasma ist mehr zu Gunsten des Kernes verschoben, grobkörnige Nisslgranula fehlen.

Es erscheint nunmehr zweckmäßig die Zellen des EDINGER-WESTPHALschen Kernes hinsichtlich ihrer Ähnlichkeit mit der vegetativen Grundform zu betrachten. Die Zellform ist die gleiche, doch sind die Zellen etwas größer. Unterschiede liegen in der Anordnung der Nisslgranula, während diese um den Kern staubförmig sind, finden sich an der Peripherie grobe Schollen. Wie oben gezeigt wurde, handelt es sich jedoch auch hier um Zellen mit vegetativen Funktionen. Es zeigt dies, daß nicht überall die geschilderte vegetative Grundform festgehalten wird, sondern Umwandlungen erfahren kann.

Wenn man nun von der Zellstruktur der EDINGER-WESTPHALschen Kerne ausgeht, so ergeben sich Ähnlichkeiten zu den Zellen des Nucl. supraopticus und paraventricularis. Dies gilt besonders für das Silberbild; hier ergibt sich bei den drei Kernen die gleiche Größe und die gleiche, meist keulenförmige Gestalt. Aber auch die Anordnung der Nisslgranula zeigt Gleichartigkeit insofern, als diese um den Kern staubförmig und an der Peripherie in groben Schollen angeordnet sind.

Die Nisslstruktur vom Nucl. supraopticus und paraventricularis leitet über zu jener des Nucl. mamillo-infundibularis. Von einer Ähnlichkeit mit einer bekannten vegetativen Zellform kann allerdings keine Rede sein.

Die Nuclei tuberis wie auch das Corpus Luysii lassen keine vegetative Zellform erkennen, sie haben das Gemeinsame in ihrer Zellstruktur, daß sie mit Lipoid ausgestattet sind.

Die Zellen des Corpus mamillare und des Nucl. reuniens haben keine Ähnlichkeit mit vegetativen Zellen; lediglich der Nucl. mamillaris cinereus zeigt eine solche im Silberbild mit den Zellen des zentralen Höhlengraues.

Im Silberbild besitzen die Zellen des Nucl. interfornicatus und des Nucl. pallido-infundibularis große Ähnlichkeit mit der vegetativen Grundform.

Die Zellen des Nucl. intercalatus wie auch jene des Ganglions der Hirnschenkelschlinge (MEYNERT) sind infolge ihrer grobscholligen Nisslgranula den motorischen Zellen, insbesondere den Zellen des Hypoglossuskernes sehr ähnlich.

Folgende Hinweise sind aus der histologisch-vergleichenden Betrachtung der einzelnen Zelltypen zu erhalten:

Dorsaler Vaguskern, Seitenhorngruppe und Pars intermedia gleichen sich hinsichtlich ihrer Zellstruktur weitgehend; die an diesen Zellgruppen ausgeprägte Zellform kann als zentrale vegetative Grundform bezeichnet werden. Die gleiche Zellstruktur läßt sich bei den Zellen des Nucl. paramedianus und in geringerem Maße bei den Zellen des zentralen Höhlengraues erkennen. Ferner scheinen der Nucl. interfornicatus, der Nucl. pallido-infundibularis und der Nucl. mamillaris cinereus hierher zu gehören, wofür allerdings nur das Silberbild spricht; ein hinreichender Beweis ist darin nicht zu erblicken.

Der Zellstruktur der Edinger-Westphalschen Kerne steht die Zellgestaltung des Nucl. paraventricularis und des Nucl. supraopticus nahe, die ihrerseits wieder gewisse Beziehungen zum Nucl. mamillo-infundibularis aufweisen.

Die histologische Forschung bietet somit Hinweis dafür, daß der **Nucl. paramedianus, die Substantia grisea centralis, der Nucl. supraopticus und der Nucl. paraventricularis als vegetative Zellgruppen anzusehen sind.** Vielleicht ist auch der Nucl. mamillo-infundibularis hierher zu rechnen. Für diese Folgerung spricht sowohl Silber- wie Nisslbild. Auf Grund des Silberbildes allein sind noch der Nucl. interfornicatus, der Nucl. mamillaris cinereus als vegetativ anzusprechen.

Die Nuclei tuberis, das Corpus subthalamicum und die Zellgruppen des Corpus mamillare können histologisch nicht als vegetative Zentren bezeichnet werden. Nucl. intercalatus und Ganglion der Hirnschenkelschlinge (Meynert) stehen den motorischen Zellgruppen nahe.

Mit diesem auf Grund einer vergleichenden Betrachtung der histologischen Zellstruktur im Silber- und Nisslbild gewonnenen Ergebnis stehen Befunde von Rachmanow (1925), die dieser an vitalgefärbten *Mäusen* machte, in bemerkenswerter Übereinstimmung.

Die Tiere, bei denen die Färbung mit Trypanblau besonders hoch getrieben wurde, zeigen eine vitale Färbbarkeit einiger Nervenzellen, „welche im Körper und in den Ausläufern die kleinen blauen Granula speichern. Diese Zellen befinden sich in symmetrisch geordneten Gruppen und können der Lage und dem Aussehen nach als Zellen der vegetativen Zentren gedeutet werden." Folgende vital gefärbte Nervenzellgruppen, die Rachmanow somit als vegetative Zentren auffaßt, wurden bisher festgestellt: 1. Zellen des zentralen Höhlengraues, 2. der Nucl. supraopticus, 3. der Nucl. paraventricularis, 4. der Nucl. mamillo-infundibularis, 5. kleinzellige Kerne des Oculomotoriuszentrums, 6. Zellen des dorsalen Vaguskernes, 7. ein Teil der Zellen des Nucl. ambiguus, 8. Zellen der Seitenhorngruppen im Rückenmark, 9. Zellen im Sakralmark an der inneren Seite des Vorderhornes. Die vitale Färbung der vegetativen Zentren spricht nach Rachmanow „für eine größere Empfindlichkeit der letzteren (im Vergleich zu der der somatischen Zentren) gegenüber im Blut kreisenden Stoffen, u. a. gegenüber Kolloidsubstanzen, zu denen auch Trypanblau gehört".

Auffallend ist es, wenn nach diesen Untersuchungen auch ein Teil der Zellen des Nucl. ambiguus zu den vegetativen Zentren gerechnet wird. Denn dieser ist, wie wir gesehen haben, abgesehen von experimentellen Beweisen auf Grund der grobscholligen Nisslstruktur seiner Zellen, die für somatisch-motorische Zellen charakteristisch ist, zu den somatischen Zentren zu rechnen. Im übrigen aber kommt Rachmanow mit einer anderen Methode zu den gleichen Schlußfolgerungen, wie sie Untersuchungen mit der Nissl- und Silberfärbung ergaben.

c) Experimentelle, pathologische und klinische Forschung.

Den letzten Beweis für die Annahme, daß sich im Zwischenhirn Zentren für die Regulation vegetativer Funktionen finden, erbrachten **experimentelle Ergebnisse und klinisch-pathologische Befunde.** Den Anstoß zu diesen Untersuchungen gab klinische Betrachtungsweise und klinische Fragestellung, und so waren es besonders Kliniker, welche durch die am Krankenbett auftauchenden Probleme veranlaßt wurden, immer wieder von neuem sich der Erforschung der an der Zwischenhirnbasis gelegenen Hirngebiete zuzuwenden. Vor allem aber führte die gleichfalls von klinischer Seite (L. R. Müller 1924 u. a.) begonnene und stetig durchgeführte Vertiefung unserer Kenntnisse von dem Aufbau des vegetativen peripherischen Nervensystems notwendig zu der Erkenntnis der Abhängigkeit des vegetativen Nervensystems von dem Zentralnervensystem und damit zu der Erforschung der zentralen vegetativen Zentren. Für die Erforschung der Zwischenhirnzentren aber war es von größter Bedeutung, daß so prägnante Krankheitsbilder wie der Diabetes insipidus und die Dystrophia adiposogenitalis, und so lebenswichtige Funktionen des Organismus, wie z. B. die Wärmeregulation, eine sichere Erkenntnis hinsichtlich Sitz und Ursache dieser Vorgänge verlangten. Den ersten Anstoß, sich mit diesem gesamten Fragenkomplex zu befassen, gaben die Untersuchungen von KARPLUS und KREIDL, auf die später noch einzugehen ist.

Mannigfaltig wie das vegetative Leben, dem sich nach L. R. MÜLLER das ganze Triebleben einfügt, ist auch das Lokalisationsproblem der vegetativen Zentren im Zwischenhirn, das noch eine reiche Fülle unbeantworteter Einzelfragen in seinem Schoße trägt. Nur allmählich und auf Kosten vieler Mühe und Arbeit ist hier unser Wissen gewachsen und doch noch Stückwerk. Daher kann auch die folgende Darstellung kein vollständiges, in allen Einzelheiten ausgeführtes Bild von der Lokalisation der vegetativen Zentren und deren Funktionen ergeben, sondern nur ein in groben Umrissen entworfenes Schema, das noch dazu an vielen Stellen nur als vorläufig bezeichnet werden kann. Zudem liegt es außerhalb des Rahmens dieses Beitrages, ausführlich auf die Physiologie und Pathologie dieser vegetativen Zentren einzugehen. Nur soweit Hinweise für die Lokalisation vegetativer Funktionen in bestimmte Gebiete der Zellgruppen der Zwischenhirnbasis zu erhalten sind, müssen auch experimentell-physiologische, pathologisch-anatomische und klinische Ergebnisse hier angeführt werden.

α) Zwischenhirnzentren für innere Organe, Gefäße und Drüsen.

Von allen vegetativ innervierten Organen und Funktionen gelang es zuerst für die glatte Muskulatur des Auges den Nachweis zu erbringen, daß diese von einem Zwischenhirnzentrum regulatorische Impulse empfängt. KARPLUS und KREIDL (1909) konnten durch elektrische Reizung einer bestimmten Stelle der Gehirnbasis, nämlich lateral vom Infundibulum, bei *Katzen* und *Hunden* maximale Pupillenerweiterung, Aufreißen der Lidspalte und Zurückziehen des inneren Lides erzielen.

Die Lage der Reizstelle wurde durch folgende Methodik genau festgelegt. Die beiden Wiener Forscher KARPLUS und KREIDL legten durch das Gehirn der Versuchstiere einen Frontalschnitt, entfernten das frontal gelegene Hirngebiet und führten an dem Frontalschnitt Reizversuche aus. Nach Markierung der Reizstelle durch eine Borste und folgender Härtung in Formalin, wurde das Gehirn in Serienschnitten untersucht. Hierbei ergab sich, daß die Reizstelle dem medialen Teil der frontalsten Partie des Corpus subthalamicum entsprach. Eine Reizung der Umgebung ergab nie eine Änderung der Pupillenweite. Den Einwand, daß es sich bei dieser Reizung um eine Erregung durchziehender Bahnen handele, konnten KARPLUS und KREIDL dadurch entkräftigen, daß sie bei einer Reizung der angegebenen Stelle, die 6—9 Wochen nach Abtragung der motorischen Rindenregion erfolgte, den gleichen Reizerfolg nachwiesen.

Aus diesen Untersuchungsergebnissen schlossen KARPLUS und KREIDL, daß an der Zwischenhirnbasis, in den vorderen und medialen Teilen des Corpus subthalamicum ein subcorticales Sympathicuszentrum für die Regulation der Pupillen gelegen sei.

Die gleiche Sympathicuswirkung (Pupillenerweiterung) war auch durch Reizung einer umschriebenen Stelle der Hirnrinde, des Frontalpols, zu erzielen. Der Reizeffekt trat an beiden Augen auf, konnte jedoch nicht regelmäßig erzielt werden, so daß man von einem eigentlichen Sympathicuszentrum in der Hirnrinde nicht reden kann.

Da bei der Schmerzempfindung eine Änderung der Pupillenweite eintritt, so dehnten KARPLUS und KREIDL ihre Untersuchungen auch auf die Frage aus, ob die beim Schmerz auftretende Pupillenerweiterung durch Vermittlung des genannten Sympathicuszentrums erfolge. Es ergab sich, daß die Übertragung des sympathischen Schmerzreflexes nicht über die Großhirnrinde zustandekommen konnte; denn Ischiadicusreizung führte auch nach Entfernung der Großhirnrinde zu Pupillenerweiterung. Auch Wegnahme der frontal von dem Zentrum gelegenen Hirnteile änderte den Reizerfolg in keiner Weise; dagegen hoben caudal vom Zentrum geführte Frontalschnitte die Wirkung auf.

Somit ist anzunehmen, daß die beim Schmerz auftretenden nervösen Erregungen zum Thalamus gehen, von dort teils zur Hirnrinde geleitet werden, wo sie ins Bewußtsein übergehen, teils im Zwischenhirn auf vegetative Zentren überspringen und so durch zentrale Reizung vegetativer Zentren die bekannten Begleiterscheinungen des Schmerzes hervorrufen. Zu diesen gehören außer Pupillenveränderungen Beeinflussung der Vasomotiliät und der Schweißsekretion, sowie Kontraktionen der Blase. Auf die Lokalisation der Zentren für die beiden letztgenannten Funktionen werden wir noch einzugehen haben.

Bezüglich der Bahnen, auf denen das Zwischenhirnzentrum seine Wirksamkeit auf die glatte Muskulatur des Auges entfaltet, konnten KARPLUS und KREIDL feststellen, daß sie durch die Hirnschenkel zum obersten Brustmark, zum Centrum ciliospinale ziehen, von wo sie durch die Rami communicantes auf den Halssympathicus übergehen. Bei der *Katze* findet außer der gleichseitigen Wirkung eine Kreuzung der Bahnen statt, beim *Kaninchen* tritt nur eine einseitige sympathische Reizwirkung ein.

Außer der glatten Muskulatur des Auges empfängt nach den Untersuchungen von NUSSBAUM, LICHTENSTERN (1912), KARPLUS und KREIDL noch die Blasenmuskulatur Erregungen von einem Zentrum im Hypothalamus. Auch dieses wird von den genannten Forschern in das Corpus subthalamicum verlegt.

An weiteren vegetativen Funktionen, die im Zwischenhirn eine Zentralstelle besitzen, sind die Gefäßinnervation und die Regulation der Schweißsekretion zu nennen.

Schon in der älteren Literatur finden sich Beobachtungen über die Beeinflussung der Vasomotoren und der Herznerven vom Thalamus aus, so von DANILEWSKI (1841), KLUG (1880), OTT (1891) und BECHTEREW (1889). KARPLUS und KREIDL fanden bei ihren Reizversuchen in der Gegend des Corpus subthalamicum außer den schon beschriebenen oculopupillären Symptomen allgemeine Vasokonstriktion. Eine Bestätigung dieser Befunde erbrachten experimentelle Untersuchungen von SCHROTTENBACH (1914 u. 1916). Er setzte isolierte Zerstörungen in der Regio subthalamica; hierdurch wurden außer Lähmung der sympathischen Innervation des Auges (Pupillenverengerung, Ptosis, Exophthalmus) Ausfallerscheinungen im Bereich der Atmung und der Vasomotilität erzielt. Nach diesen Befunden muß für Vasomotoren und Herz eine zentrale Regulationsstelle im Bereich des Corpus subthalamicum angenommen werden.

Auch die Schweißsekretion scheint vom Zwischenhirn aus beeinflußt zu werden. KARPLUS und KREIDL erhielten bei ihren Reizversuchen am Zwischenhirn der *Katze* profuse Schweiße an allen vier Pfoten der Versuchstiere. Es sei noch erwähnt, daß bei Reizung der Regio subthalamica Tränen- und Speichelsekretion auftritt, daß also auch diesen von vegetativen Bahnen beeinflußten Funktionen Zentren im Zwischenhirn übergeordnet sind.

Als Beweis für die angeführten experimentellen Ergebnisse können noch Fälle aus der klinischen Pathologie herangezogen werden, so von SCHROTTENBACH (1916), GERSTMANN (1913) und LESCHKE (1919). Es fanden sich nämlich bei Apoplexie oder Schußverletzung des Gehirns oder im Anschluß an ein Kropftrauma vasomotorische und sekretorische Störungen. In allen diesen Fällen ist für die vegetativen Störungen eine Läsion im Bereich des Corpus subthalamicum anzunehmen. Schließlich haben die zahlreichen Erfahrungen des letzten Jahrzehntes bei Erkrankungen der Basalganglien (Encephalitis epidemica) gelehrt, daß es bei diesen zu mannigfachen Reizungs- und Lähmungserscheinungen von Seiten des vegetativen Nervensystems kommen kann (Hyperhidrosis, Speichelfluß).

Während für die Zentren der bisher besprochenen vegetativen Funktionen auf Grund der experimentellen Ergebnisse eine genauere Lokalisation möglich erschien, fehlt diese für die Zentren der übrigen inneren Organe noch völlig. Hinsichtlich des Magen-Darmkanals wurde von OTT (1891), EKKARD, AFFA-

NASSIEW (1879), BECHTEREW und MISLAWSKI (1889) darauf hingewiesen, daß er unter teils hemmendem, teils förderndem Einfluß des Zwischenhirns steht. Auch soll es nach den Untersuchungen BECHTEREWS möglich sein, vom dorsalen Thalamus aus auf die Bewegungen des Uterus und der Scheide hemmend und fördernd einzuwirken. ASCHNER (1912) konnte bei Reizung des Bodens des III. Ventrikels Kontraktionen des schwangeren Uterus und des Mastdarms feststellen.

Zusammenfassend ist zu sagen, daß für einen Teil der inneren Organe ein regulierendes Zwischenhirnzentrum noch gar nicht nach-

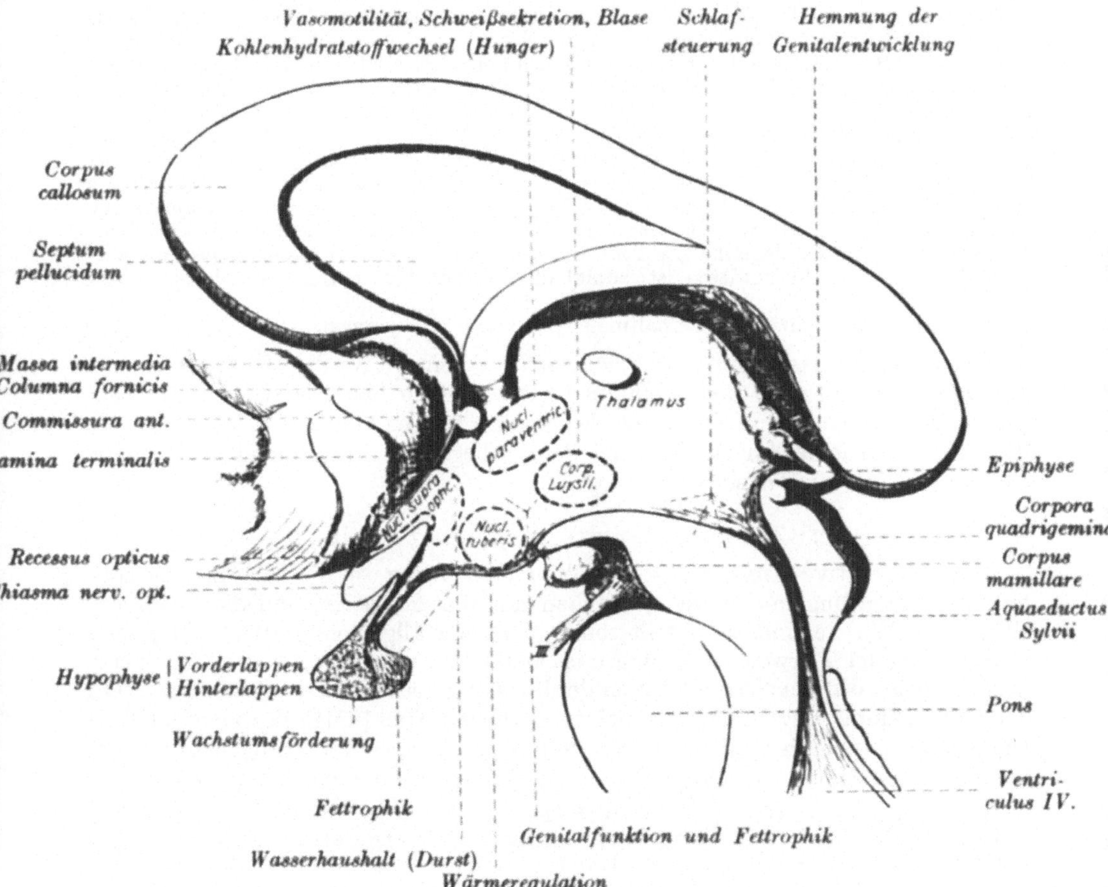

Abb. 120. Versuch einer Lokalisation der lebenswichtigen Zentren.

gewiesen ist, für einen anderen Teil (Magen-Darmkanal, Uterus) zwar möglicherweise vorhanden, aber noch nicht genau zu lokalisieren ist. Für die glatte Muskulatur des Auges, für die Blasenmuskulatur, die Vasomotolität und die Schweißsekretion ist ein übergeordnetes Regulationszentrum im Corpus subthalamicum anzunehmen.

Wenn wir diesen auf Grund experimenteller Ergebnisse und klinischer Befunde gezogenen Schlußfolgerungen unsere histologischen Resultate, die uns bestimmte Zellgruppen als vegetativ bezeichnen ließen, gegenüberstellen, so fällt auf, daß jegliche Übereinstimmung fehlt. Die histologische Untersuchung hat gezeigt, daß die Zellen des Corpus subthalamicum kein einziges für eine vegetative Zelle charakteristisches Merkmal besitzen. Weder Form und Größe noch Nisslstruktur oder Verhalten der Fortsätze zeigen jene Merkmale, wie sie für die bekannten Erscheinungsformen vegetativer Zellen typisch sind. Wenn sich somit zeigt, daß zwischen den Ergebnissen der histologischen und der experimentellen Forschung eine Übereinstimmung bisher nicht zu erzielen ist, so muß die Frage entstehen, wo die Ursache für diese Widersprüche zu suchen ist. Sie kann zunächst in der Methodik liegen. Gegen die Art der experimentellen Untersuchungen ist einzuwenden, daß durch die elektrische Reizung die Lage des gesuchten Zentrums nicht mit absoluter Sicherheit zu bestimmen ist. Als die Stelle, welche den deutlichsten Reizerfolg abgab, wird der mediale und vordere Teil des Corpus subthalamicum angegeben. Also nicht das Corpus subthalamicum in seiner ganzen Ausdehnung stellt nach Karplus und Kreidl das vegetative Zentrum dar. Muß schon diese Angabe befremden, so müssen noch stärkere Zweifel auftauchen, wenn man bedenkt, daß das Corpus subthalamicum auch zu den Zentren des extrapyramidalen Nervensystems gerechnet wird, die der Regulation des Muskeltonus dienen. Nimmt man an, daß sowohl verschiedenartige vegetative Funktionen, wie auch der Muskeltonus Regulationen von dem genannten Zentrum erhalten, so müßte zum mindesten erwartet werden, daß bei der histologischen Untersuchung mindestens zwei verschiedene Zelltypen nachgewiesen sind. Doch dies ist nicht der Fall. Nach diesen Erwägungen muß die Möglichkeit zugegeben werden, daß nicht das Corpus subthalamicum, sondern eine benachbarte Zellgruppe, etwa eine oral vorgelagerte Zellgruppe, das gesuchte vegetative Zentrum beherbergt. Andererseits ist zu betonen, daß auch die Methode der vergleichenden histologischen Untersuchung nicht einwandfrei ist, insofern die Voraussetzung, daß die vegetativen Zentren im Zwischenhirn eine ähnliche histologische Struktur wie die übrigen des Zentralnervensystems aufweisen, durchaus nicht bewiesen ist, zumal die Zwischenhirnzentren den übrigen übergeordnet sind. Es sollte die histologische Untersuchung ja auch nur Hinweise bringen, um bei den so komplizierten Verhältnissen vorwärts zu kommen.

Aus diesen Erörterungen ergibt sich, daß die Zentren für die bisher genannten vegetativen Funktionen noch nicht mit Sicherheit zu lokalisieren sind, daß sie jedoch wahrscheinlich in der Nähe des Corpus subthalamicum zu suchen sind. Weitere Untersuchungen zur Klärung der vorliegenden Fragen sind nötig, wozu die obige Kritik ein Ansporn sein möge.

β) Zentrum für die Wärmeregulation.

Eine vegetative Funktion von größter Bedeutung ist die Wärmeregulation, die allerdings außer den Menschen nur die *Säugetiere* und die *Vögel* besitzen. Die Wärmeregulation stellt somit nicht eine allgemein gültige, biologische Erscheinung der Tierwelt dar, sondern ist vielmehr im Laufe der Entwicklung erst bei den höchst differenzierten Klassen der *Wirbeltiere* entstanden. Das Naturgesetz der Entwicklung zeigt sich, wie bei so manchen Funktionen des menschlichen Organismus, auch hier, indem in der Phylogenese wie in der Ontogenese unvollkommene Vorstufen der echten Wärmeregulation vorkommen (Isenschmid).

Der homoiotherme Organismus verfügt über Einrichtungen, die der Wärmeabgabe und über solche, die der Wärmespeicherung und der Wärmebildung dienen. Gegen Überhitzung schützt sich der Körper, indem er durch Erweiterung der Blutgefäße und durch Verdunstung des reichlich sezernierten Schweißes oder durch Beschleunigung der Atmung (Tachypnoe des *Hundes*) die Wärmeabgabe steigert. Diesen Vorgang bezeichnet man als physikalische Wärmeabgabe, die durch Verengerung der Hautgefäße und Herabsetzung der Schweißsekretion, sowie durch eine erhöhte Wärmeproduktion erzielt wird; letztere wird durch Anfachung der Stoffwechselverbrennungen erreicht. Man faßt diese im Dienste der Wärmeregulation stehenden Stoffwechselprozesse als chemische Wärmeregulation zusammen (vgl. Abb. 121).

Die Organe, durch deren Tätigkeit die Wärmeregulation aufrecht erhalten wird, sind die Gefäße, die Schweißdrüsen, die Pilomotoren und die inneren Organe, deren Stoffwechselprozesse bald gesteigert (Wärmebildung), bald gehemmt (Wärmeabgabe) werden. Die Beurteilung dieser Innervationsverhältnisse wird dadurch erschwert, daß in die Regelung der Körperwärme die Drüsen mit innerer Sekretion eingeschaltet sind. Diese Drüsen werden einerseits durch nervöse Anregungen beeinflußt, andererseits können sie durch ihre Hormone sowohl auf den Stoffwechsel einwirken, als auch die Erregbarkeit des Wärmezentrums herabsetzen oder erhöhen.

Wenn man die bei der Wärmeregulation auftretenden Einzelvorgänge überblickt, so zeigt sich, daß ständig nach den in ihrer Tätigkeit so verschiedenartigen Organen teils Anregungen, teils Hemmungen entsendet werden müssen. Fast sämtliche Teile des Körpers beteiligen sich an der Wärmeregelung und trotz der mannigfaltigsten, stets wechselnden Beanspruchung des Körpers verschiebt sich die Temperatur nur um wenige Zehntelgrade. Daraus ergibt sich deutlich die Bedeutung und Notwendigkeit eines Zentrums für die Wärmeregulation. Bedingung für ein geordnetes Arbeiten dieses Zentrums ist sofortige Übermittlung jeder Temperaturschwankung in der Peripherie oder im Innern des Körpers. Es geschieht dies einmal auf nervösen Bahnen durch die Temperaturnerven der Haut, in der Hauptsache aber durch das Blut.

Die nervösen Anregungen werden in ihrem zentripetalen Schenkel über die Temperaturnerven der Haut zum Rückenmark, von dort im Tractus spinothalamicus zum Thalamus geleitet. Vom Thalamus zieht ein Teil der Fasern zur Hirnrinde, wo es zur bewußten Kälte- und Wärmeempfindung kommt. Ein anderer Teil gelangt zu den Wärme-

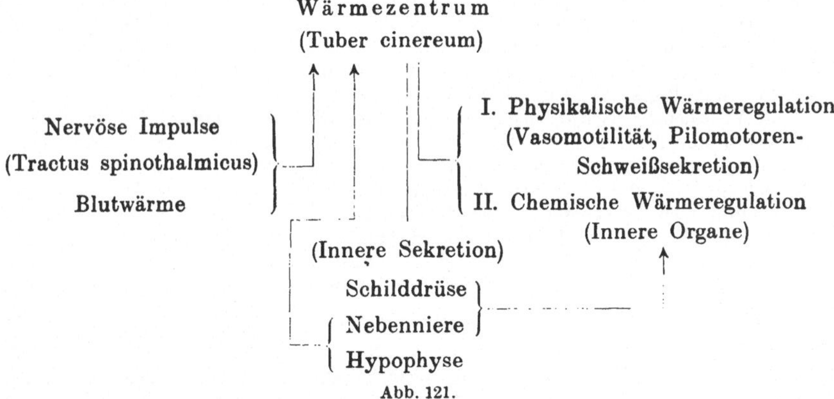

Abb. 121.

zentren des Hypothalamus und wirkt so reflektorisch auf die Wärmeregulation. Es liegen hier also die gleichen Innervationsverhältnisse vor, wie bei den mit der Schmerzempfindung verbundenen vegetativen Symptomen (Pupillenerweiterung, Vasokonstriktion, Schweißsekretion).

Wichtiger noch als diese reflektorische Beeinflussung ist für die Wärmeregulation der von der Temperatur des Blutes ausgeübte Reiz auf die Wärmezentren. So fand R. H. KAHN (1904) bei Erwärmung des durch die Carotis zum Gehirn strömenden Blutes Gefäßerweiterung der Haut, Schweißsekretion und Wärmedyspnoe, also alle Symptome der physikalischen Reaktion gegen Überhitzung. Zuleitung von kühlem Blut führte dagegen zur Steigerung der Verbrennungen in den inneren Organen, d. h. zur Auslösung der chemischen Wärmeproduktion.

Die Temperatur des Blutes ist somit als der normale physiologische Reiz für das Wärmezentrum anzusehen.

Der experimentelle Nachweis und die Lokalisation eines Zentrums für die Wärmeregulation gelang ISENSCHMID und KREHL (1912), nachdem Graf SCHÖNBORN (1911), FREUND und STRASSMANN (1912) Untersuchungen über Störungen der Wärmeregulation an Tieren mit durchschnittenem Hals- und Brustmark durchgeführt hatten. Letztere hatten gezeigt, daß Tiere mit durchschnittenem Halsmark ihre Wärmeregulation nicht aufrecht erhalten können; das Wärmezentrum mußte also weiter zentral gelegen sein. Versuche, den Sitz des Zentrums durch die Stichmethode festzustellen, führten nicht zu einem eindeutigen Ergebnis (ARONSOHN und SACHS 1885, GOTTLIEB 1890, GIRARD 1886, ITO 1899). ISENSCHMID und KREHL (1912) wandten daher die Ausschaltungsmethoden an, indem sie annahmen, daß Ausschaltung des thermogenetischen Zentrums zu einer völligen Aufhebung der Wärmeregulation führen müsse. Ihre Untersuchungen ergaben dann auch, daß Ausschaltung des Vorder- und Zwischenhirns völlige Aufhebung der Wärmeregulation bewirkt, wogegen Abtrennung des Vorderhirns allein vom Hirnstamm das Wärmeregulationsvermögen intakt läßt. **Das Wärmezentrum ist demnach in das Zwischenhirn, und zwar, wie weitere Experimente zeigten, in das Tuber cinereum zu lokalisieren.** Mit dieser Feststellung erlangt das Tuber cinereum die hohe Bedeutung einer Zentralstelle für die Regulierung der gesamten Stoffwechselprozesse des Organismus, denn chemische Wärmeregulation ist ja nichts anderes als Beeinflussung der Stoffwechselvorgänge in hemmendem oder förderndem Sinne.

Eine genaue Lokalisation des Wärmezentrums in eine bestimmte Zellgruppe des Tuber cinereum wurde durch die Untersuchungsergebnisse von Isenschmid und Krehl noch nicht erreicht und ist auch bis heute nicht gelungen. Vielleicht vermag eine der Phylogenese entnommene Tatsache hier auf den richtigen Weg zu führen. Wie eingangs bemerkt, ist die Wärmeregulation eine phylogenetisch junge Errungenschaft. Aus den Untersuchungen von Spiegel und Zweig (1919) wissen wir, daß die Nuclei tuberis phylogenetisch junge Zellgruppen sind, bei denen von den niederen *Säugern* an eine Fortentwicklung festzustellen ist. Daß scheinbar gleichzeitige Auftreten der Nuclei tuberis und der Wärmeregulation in der Tierreihe deutet darauf hin, daß die Nuclei tuberis möglicherweise die Zentren für die Wärmeregulation darstellen. Zur Sicherung dieser Annahme sind allerdings vergleichend-anatomische Untersuchungen notwendig. Jedenfalls ist uns für die verhältnismäßig stark entwickelte Zellgruppe eine andere Funktion nicht bekannt. Die aus dem Vorderhirn (Striatum) zu den Nuclei tuberis ziehenden Faserzüge (Tractus fronto-tuberalis) könnten dann für die Tatsache, daß Einstich in den Streifenhügel zu Temperatursteigerung führt, eine Erklärung insofern abgeben, als auf diesen Bahnen Reize zu den Nuclei tuberis geleitet werden können. Trotz der angeführten Gründe bleibt freilich die Annahme, daß die Nuclei tuberis die Zentralstelle für die Wärmeregulation bilden, hypothetisch. Möglicherweise könnte die anatomische Untersuchung experimentell gesetzter Läsionen im Tuber cinereum Sicherheit schaffen, zumal nach Ott (1891) Stichverletzungen dieser Gegend zu den nachhaltigsten und stärksten Temperaturerhöhungen führen.

Die anatomischen Verbindungen des Wärmezentrums mit den Zentren der Vasomotilität und der Schweißsekretion, die ja im Rahmen der Wärmregulation mit dem Wärmezentrum in innigstem nervösem Zusammenhang stehen müssen, zumal Faserverbindungen zwischen Nuclei tuberis und Corpus subthalamicum, sind noch völlig unbekannt.

γ) Zentren für den Wasser- und Salzhaushalt und den Kohlehydratstoffwechsel.

Eine Abhängigkeit des Wasserhaushaltes vom Zentralnervensystem ergibt sich schon aus den Untersuchungen von Claude Bernard (1835). Er zeigte, daß nach Stichverletzung in das verlängerte Mark in der Medianlinie zwischen Acusticus- und Vaguskern Polyurie eintritt, die öfters von Zuckerausscheidung begleitet wird. Ekkard und Kahler (1886) bezeichneten als geeignete Stelle für den Wasserstich das vordere Ende des Funiculus teres. Jungmann und Erich Meyer (1913) fanden nach Einstich in die Gegend des visceralen Vaguskernes außer Polyurie eine Steigerung des Kochsalzgehaltes des Urins. Gleichzeitig ließ sich jedoch zeigen, daß in diesen Versuchen Polyurie und Steigerung der Kochsalzausscheidung nicht zwangsläufig miteinander verbunden sind, sondern getrennt voneinander auftreten können. Mit dieser Feststellung mußte auch ein gesondertes Zentrum für den Salzhaushalt angenommen werden. Brugsch, Dresel und Lewy (1920 und 1921) glauben auf Grund histologischer Untersuchungen nach Stichverletzungen, daß das Zentrum für den Salz- und Wasserstich in der Formatio reticularis an der medialen Seite des Corpus restiforme neben dem Parotissekretionszentrum gelegen ist.

In ähnlicher Weise wie in der Medulla oblongata konnten auch im Zwischenhirn Zentren für den Wasser- und Salzhaushalt nachgewiesen werden. Ekkard fand nach Reizung des Corpus mamillare Polyurie, Aschner (1912) erzeugte nach Stich in den Zwischenhirnboden neben Glykosurie auch Polyurie, desgleichen Camus und Roussy (1913 u. 1914). Leschke (1919) fand bei Einstich in den Hypothalamus von oben oder unten her Polyurie mit oder ohne Zuckerausscheidung; die Polyurie geht mit einer Verminderung der festen Be standteile im Urin einher. Houssay, Carulla und Romana (1920) konnten durch Verletzung der infundibulo-pedunculären Zone Polyurie von zweitägiger bis achttägiger Dauer erzielen.

Deuten schon die angeführten experimentellen Befunde darauf hin, daß in der Zwischenhirnbasis Zentren für den Wasser- und Salzhaushalt gelegen sind, so geht dies auch aus klinischen Beobachtungen bei dem Diabetes insipidus, einer Störung der Wasser- und Salzausscheidung, hervor. Von Leschke (1919) wurden die Sektionsbefunde bei Diabetes insipidus zusammengestellt und der Nachweis erbracht, daß nur bei Miterkrankung oder alleiniger Erkrankung des Zwischenhirns ein Diabetes insipidus eintritt. Ohne hier näher auf die Pathologie des Diabetes insipidus eingehen zu können, da dies zu weit führen würde, sei nur soviel gesagt, daß auch die Untersuchungen über die Pathogenese des Diabetes insipidus den geschilderten experimentellen Befunden entsprechen.

Hinsichtlich der Lage der Zentren für den Wasser- und Salzhaushalt im Zwischenhirn war es bisher nicht möglich, zu einem sicheren Ergebnis zu kommen. Nun ist es bekannt, daß das Hormon des Hypophysenhinterlappens in hemmendem Sinne auf den Wasserhaushalt einwirkt. Wie wir gesehen haben, stammen die in dem Hypophysenhinterlappen nachweisbaren Nervenfasern aus dem Nucl. supraopticus, der in der Nähe des Tr. opticus gelegen ist und seine Zellen in Form von Nestern in das Tuber cinereum entsendet. Diese Tatsachen legen die Annahme nahe, daß der Nucl. supraopticus ein Zentrum für den Wasser- und Salzhaushalt darstellt. Der Beweis für diese Annahme ist allerdings noch experimentell und durch histologische Untersuchung von Erkrankungsfällen mit Diabetes insipidus zu erbringen.

Bei Erörterung der experimentellen Untersuchungen über den Wasser- und Salzhaushalt wurde mehrfach erwähnt, daß bei Einstich in die Zwischenhirnbasis auch Glykosurie auftritt (Aschner 1912, Leschke 1919). Aschner gelang es durch Reizung des Hypothalamus Glykosurie bis zu 4 vH zu erzeugen. Auch Camus und Roussy (1914) erzielten durch Verletzung der Zwischenhirnbasis Glykosurie. Auf Grund dieser übereinstimmenden experimentellen Ergebnisse erscheint es sicher, daß auch für den Kohlehydratstoffwechsel im Hypothalamus ein Regulationszentrum gelegen ist.

Die nähere Lokalisation dieses Zentrums scheint durch Untersuchungen von Camus, Gournay und Le Grand gelungen (1925). Sie setzten an *Kaninchen* experimentelle Läsionen und stellten in histologischen Untersuchungen die Zellgruppe fest, bei deren Zerstörung Glykosurie auftrat. Von 46 operierten *Kaninchen* wurden 23 mehrere Wochen beobachtet. Von letzteren zeigte sich bei 14 Tieren Glykosurie, während bei 9 Tieren Zuckerausscheidung nicht eintrat. In den Fällen mit Glykosurie war ausnahmslos der Nucl. paraventricularis lädiert, in den meisten Fällen war auch der Nucl. tuberis mitverletzt. In einem Falle mit völliger Zerstörung der Hypophyse trat keine Glykosurie ein. Auf Grund dieser Untersuchungen sehen Camus und seine Mitarbeiter den Nucl. paraventricularis als Glykosuriezentrum an. Es sei noch erwähnt, daß Camus und Roussy in dem Tuberkern das Polyuriezentrum sehen, während eben von uns der Nucl. supraopticus als dieses Zentrum angesehen wurde; die Tuberkerne hatten wir zu der Wärmeregulation in Beziehung gesetzt. Man sieht, daß eine endgültige Lösung dieser Lokalisationsfrage noch nicht gelungen ist.

δ) Zentren für die Regulierung des Schlaf- und Wachzustandes.

Für die Annahme, daß der periodische Wechsel zwischen Schlaf- und Wachzustand vom Zwischenhirn aus wesentlich beeinflußt wird, liegen zumal in neuerer Zeit eine Reihe klinischer und pathologisch-anatomischer Beobachtungen vor.

Für das Vorhandensein eines nervösen Zentrums spricht nach den eingehenden Untersuchungen von TRÖMNER (1912) die Tatsache, daß an der im Schlaf bestehenden Funktionsruhe nicht alle Organe gleichmäßig beteiligt sind. Atmung und Herzschlag ruhen nicht, Verdauung und Sekretion sind vermindert, dagegen ist das Zellwachstum gesteigert. Beim Menschen finden sich im Schlaf nicht nur eine Reihe von sekretorischen, motorischen, vasomotorischen, sensorischen und psychischen Hemmungen, sondern auch aktive, erregende Vorgänge, besonders durch den Oculomotoriuskern bedingt. Die gemeinsame Betätigung dieser teils auf Hemmung, teils auf Erregung beruhenden Funktionsänderungen kann nur durch ein oder mehrere nervöse Zentren erfolgen. Gegen die Annahme, daß dieses Zentrum in der Großhirnrinde liege, spricht die Tatsache, daß beim großhirnlosen Tier (ROTHMANN 1923) der Schlaf ungestört ist. TRÖMNER (1912) verlegt daher das Schlafzentrum in den Thalamus opticus, da nur von diesem zentral gelegenen Hirngebiet aus alle in Betracht kommenden Innervationsänderungen durchgeführt werden können.

Von anderen Forschern, so von MAUTHNER (1890), wurde vermutet, daß das Schlafzentrum in dem zentralen Höhlengrau des III. Ventrikels zu suchen sei. Eine Klärung der vorliegenden Frage brachten Fälle von Schlafsucht, die von PETTE (1923), HIRSCH (1924), LUKSCH (1924) und ADLER (1924) beobachtet wurden. Hier fanden sich vorwiegend Zerstörungen des zentralen Höhlengraues im Bereich des hinteren Teiles des III. Ventrikels und des Anfangsteiles des Aquaeductus Sylvii. So dürfen wir annehmen, daß in den genannten Gegenden eine Zentralstelle für die Regulierung des Schlaf- und Wachzustandes gelegen ist, und daß eine Erkrankung dieser Gegend, wie eine solche durch die Encephalitis epidemica gegeben ist, zu Schlafsucht führt. Aus dieser Feststellung ergibt sich noch nicht die Berechtigung, von einem eigentlichen Schlafzentrum zu sprechen, das etwa durch Blockierung zuführender, sensibler und sensorischer Leitungen Schlaf erzeugt. Viel eher wäre man nach den bisherigen Beobachtungen berechtigt, von einem „Wachzentrum" zu sprechen, da ja Zerstörung der entsprechenden Hirngebiete zu Schlafsucht führt, ihre Funktion also der gegenteilige Zustand, der des Wachens, sein müßte. Somit ergibt sich, daß der Regulationsmechanismus des Schlafes in seinen neurologischen Grundlagen noch völlig unklar ist, zumal es wahrscheinlich ist, daß außer dem zentralen Höhlengrau noch weitere Hirngebiete, so der mediale Teil des Thalamus und die Großhirnrinde auf den Wechsel zwischen Wach- und Schlafzustand Einfluß ausüben. Auch zeigen klinische Beobachtungen von Schlafzuständen bei Tumoren in der Hypophysengegend, daß die Hypophyse oder vielmehr das angrenzende Gebiet der Zwischenhirnbasis irgendeine Rolle in der Regulierung des Schlaf- und Wachzustandes spielen.

ε) Schlußfolgerungen zum Lokalisationsproblem.

Aus den vorliegenden histologischen Untersuchungen, den experimentellen und klinischen Ergebnissen lassen sich vorläufig folgende Schlußfolgerungen zum Lokalisationsproblem der vegetativen Funktionen des Zwischenhirns ableiten:

1. Ein Teil der inneren Organe, insbesondere die glatte Muskulatur des Auges, der Blase, des Uterus, sowie die Gefäße und die Schweißdrüsen empfangen von Zentren, die in der Gegend des Corpus subthalamicum gelegen sind, regulierende Impulse. Eine genaue Lokalisation in bestimmten Zellgruppen ist noch nicht sichergestellt.

2. Die Zentralstelle für die Wärmeregulation liegt im Tuber cinereum und ist vielleicht in den Tuberkernen lokalisiert.

3. Als wichtige vegetative Zentren sind der Nucl. supraopticus und der

Nucl. paraventricularis anzusehen. Für diese Annahme sprechen phylogenetische, histologische und experimentelle Gründe. Die Zellen dieser Kerne zeigen im Silber- und Nisslbild charakteristische Merkmale, die sie zu vegetativen Zellen stempeln. Der Nucl. supraopticus stellt ein Innervationszentrum des Hypophysenhinterlappens dar. Möglicherweise bildet er ein Zentrum für den Wasserhaushalt und könnte als Durstzentrum angesehen werden. Der Nucl. paraventricularis zeigt die gleiche histologische Struktur seiner Zellelemente wie der Nucl. supraopticus. Er stellt vielleicht das Zentrum für die Regulation des Kohlehydratstoffwechsels dar und kann gleichzeitig als Hungerzentrum bezeichnet werden. Möglicherweise entsendet auch er nervöse Fasern zum Hypophysenhinterlappen.

4. Eine Zentralstelle für den Wach- und Schlafzustand liegt im zentralen Höhlengrau am Übergang des III. Ventrikels in den Aquaeductus Sylvii. Es gibt noch weitere Zentren, deren Lage nicht sichergestellt ist; ein solches findet sich wahrscheinlich im Tuber cinereum in der Nähe der Hypophyse.

6. Der Regulationsmechanismus der vegetativen Zentren im Zwischenhirn.

Wie in den vorausgehenden Ausführungen gezeigt werden konnte, sind für die Annahme, daß in der Zwischenhirnbasis Zentralstellen für vegetative Funktionen gelegen sind, zahlreiche Beweise beizubringen. Es sei nun noch kurz auf die Frage eingegangen, ob diesen Zentren noch weitere übergeordnet sind. Von F. H. Lewy (1923) und Dresel (1921) wird, wie schon erwähnt, angenommen, daß die vegetativen Zellgruppen im Zwischenhirn von Zentren im Corpus striatum nervöse Impulse empfangen. Einer striären Beeinflussung sollen besonders der Zuckerstoffwechsel, die Wärmeregulation, der Wasserstoffwechsel und der Blutdruck unterstehen. Während für die Wärmeregulation eine nervöse Einwirkung vom Corpus striatum aus gegeben ist, können die von beiden Autoren für den Zuckerstoffwechsel, den Wasserstoffwechsel und den Blutdruck beigebrachten Beweise noch nicht als stichhaltig anerkannt werden [vgl. den ablehnenden Standpunkt von Bielschowsky (1922) hinsichtlich der histologisch-pathologischen Befunde bei Diabetes mellitus und bei Parkinsonscher Erkrankung]. Trotz dieser zunächst noch ablehnenden Stellung, wenigstens hinsichtlich der zuletzt genannten vegetativen Einzelfunktionen, scheint doch die Möglichkeit einer allgemeinen Beeinflussung durch das Corpus striatum vorzuliegen. Hierfür können anatomische Tatsachen angeführt werden. Das Corpus subthalamicum, die Nuclei tuberis und der Nucl. supraopticus empfangen Faserzüge aus dem Corpus striatum oder wenigstens aus dem Vorderhirn. Das Corpus subthalamicum empfängt Faserzüge über die Ansa lenticularis aus dem Globus pallidus, sowie aus dem Striatum über den Tr. strio-hypothalamicus. Die Nuclei tuberis sind durch kräftige Faserbündel, die der Ansa peduncularis entstammen, mit dem Vorderhirn, möglicherweise dem Striatum verbunden (Tr. fronto-tuberalis). Der Nucl. supraopticus erhält, wie an Horizontalschnitten nachzuweisen ist, gleichfalls Faserzüge aus dem Vorderhirn (Tr. fronto-supraopticus); aus diesen anatomischen Befunden ergibt sich, daß wichtige Zellgruppen der Zwischenhirnbasis durch Faserzüge mit dem Vorderhirn verbunden sind. Während der Ursprungsort der Fasern der Ansa lenticularis mit Sicherheit im Globus pallidus gelegen ist, vermute ich, daß der Tr. fronto-tuberalis und der Tr. fronto-supraopticus dem Striatum (Putamen und Nucl. caudatus) entstammen; allerdings fehlt für diese Annahme noch der anatomische Nachweis. Die Leitungsrichtung der in Betracht kommenden Faserzüge ist freilich durch die anatomischen Befunde noch nicht klargestellt, lediglich für die Ansa lenticularis ist sie durch Untersuchungen von C. u. O. Vogt, Wilson, Déjérine u. a. als striofugal festgestellt. Das gleiche gilt nach W. Riese (1924) auch für den Tr. strio-peduncularis, ist also auch wohl für den Tr. strio-hypothalamicus anzunehmen.

Faserbahnen vom Corpus striatum zum Nucl. mamillo-infundibularis oder zu dem von F. H. Lewy (1923) unter der Bezeichnung Nucl. periventricularis abgetrennte Teile dieser Zellgruppe konnten bisher nicht festgestellt werden. Nach F. H. Lewy stellen die Forelschen Haubenbündel H_1 und H_2 Verbindungen zwischen dem Corpus striatum und dem Nucl. periventricularis her.

Durch die soeben geschilderten anatomischen Befunde scheinen einige Beweise dafür erbracht zu sein, daß das Corpus striatum in den Regulationsmechanismus der vegetativen Zentren im Zwischenhirn eingreift. Für das Wärmezentrum im Tuber cinereum war dies schon auf Grund der Stichverletzungen von Aronsohn, Sachs u. a. zu vermuten, da diese durch Einstich in das Corpus striatum Fieber erzeugen konnten. Es ist nicht unwahrscheinlich, daß die Funktion des Corpus striatum sich in der Weise auswirkt, wie es sich F. H. Lewy und Dresel vorstellen. Sie glauben, daß durch das Corpus striatum beispielsweise bei der Wärmeregulation das Einregulieren auf einen bestimmten Temperaturspiegel erfolgt, der je nach den Erfordernissen des Körpers verschieden hoch liegen kann. In ähnlicher Weise werden wohl auch die übrigen vegetativen Funktionen beeinflußt, doch fehlen hierfür noch sichere Beweise.

Wenn ich nunmehr dazu übergehe, auf Grund der bisher erörterten Tatsachen und anatomischen Befunde ein Schema von dem Regulationsmechanismus der vegetativen Zentren im Zwischenhirn zu entwerfen, so bin ich mir sehr wohl bewußt, daß ich hier in mancher Beziehung den Boden der Tatsachen verlasse und auf dem schwankenden Grunde der Hypothese aufbaue. Denn, wie schon erwähnt, über die Leitungsrichtung der festgestellten Faserbahnen vermögen anatomische Studien nichts Sicheres auszusagen. Immerhin scheint die Berechtigung gegeben zu sein, ein zunächst vorläufiges Bild von dem Ablauf der vegetativen zentralen Regulation zu entwerfen. Das Ziel zukünftiger Forschungen wird es dann sein, falsches auszumerzen und richtiges zu bestätigen. Für die folgenden Erörterungen sei auf Abb. 122 verwiesen.

Die Anregung, für die vegetativen Zentren regulierend einzugreifen, kann auf zwei Wegen erfolgen, einmal durch Änderungen in der chemischen und physikalischen Zusammensetzung des Blutes, sodann durch nervöse Impulse. Der erstgenannte Weg, auf dem auch die äußerst wichtigen Hormone innersekretorischer Drüsen ihre Wirksamkeit entfalten, soll hier nicht ausführlich dargelegt werden. Lediglich an dem Beispiel der Wärmeregulation möge die Bedeutung dieses Weges illustriert werden. Bekanntlich fand R. H. Kahn bei Erwärmung des durch die Carotis zum Gehirn strömenden Blutes Gefäßerweiterung der Haut, Schweißsekretion und Wärmedyspnoe, also alle Symptome der physikalischen Reaktion gegen Überhitzung. Zuleitung von kühlem Blut führt dagegen zur Steigerung der Verbrennungen in den inneren Organen, d. h. zur Auslösung der chemischen Wärmeproduktion. So ist die Temperatur des Blutes als der normale physiologische Reiz für das Wärmezentrum anzusehen. Außerdem wird die Erregbarkeit des Wärmezentrums noch durch die Hormone der Nebenniere und der Hypophyse beeinflußt. Ähnliche, wenn auch nicht gleich wichtige Beziehungen lassen sich auch für die Stoffwechselprozesse nachweisen. (Die Einwirkung auf den Blutweg ist in Abb. 122 durch das am Tuber cinereum eingezeichnete Blutgefäß angedeutet.) Die zweite Möglichkeit einer Beeinflussung der vegetativen Zentren liegt in der Übermittlung nervöser Impulse aus den inneren Organen, aus der Haut und den Sinnesorganen. Alle sensiblen und sensorischen Eindrücke, insbesondere die Schmerz- und Temperaturempfindungen (über Tr. spino-thalamicus), werden dem Thalamus zugeleitet (siehe Abb. 122, gestrichelte Linie). Im Thalamus kommt die allen Empfindungen und Eindrücken eigene Gefühlsbetonung und Gefühlsfärbung zustande, im Thalamus entsteht die eigentliche Schmerzempfindung. Die Weiterleitung der nervösen Impulse über den Tr. cortico-thalamicus zur Hirnrinde dient der Lokalisation und Erkennung auf Grund von Assoziationen mit dort niedergelegten Gedächtniseindrücken (siehe Abb. 122).

Eine direkte Verbindung der Endstätten sensibler Bahnen im Thalamus mit den vegetativen Zentren im Hypothalamus ist außer einer später noch zu beschreibenden Faserverbindung anatomisch weder im Frontal- noch Sagittalschnitt nachweisbar. Das Vorhandensein einer nervösen Verknüpfung ist jedoch eine physiologische Forderung, wie aus den die Schmerzempfindung begleitenden Reaktionen (Änderung der Pupillen- und Gefäßweite, der Schweiß- und Speichelsekretion) zu erschließen ist. Zur Erklärung dieser Erscheinungen bleibt noch der indirekte Weg über das Corpus striatum. Hierfür sprechen folgende Tatsachen:

1. Experimentell kann durch die Stichmethode vom Corpus striatum aus Fieber erzeugt werden, es ist somit möglich, von hier aus eine vegetative Funktion zu beeinflussen.

2. Es bestehen starke Faserverbindungen vom Thalamus zum Corpus striatum über den Pedunculus anterior thalami.

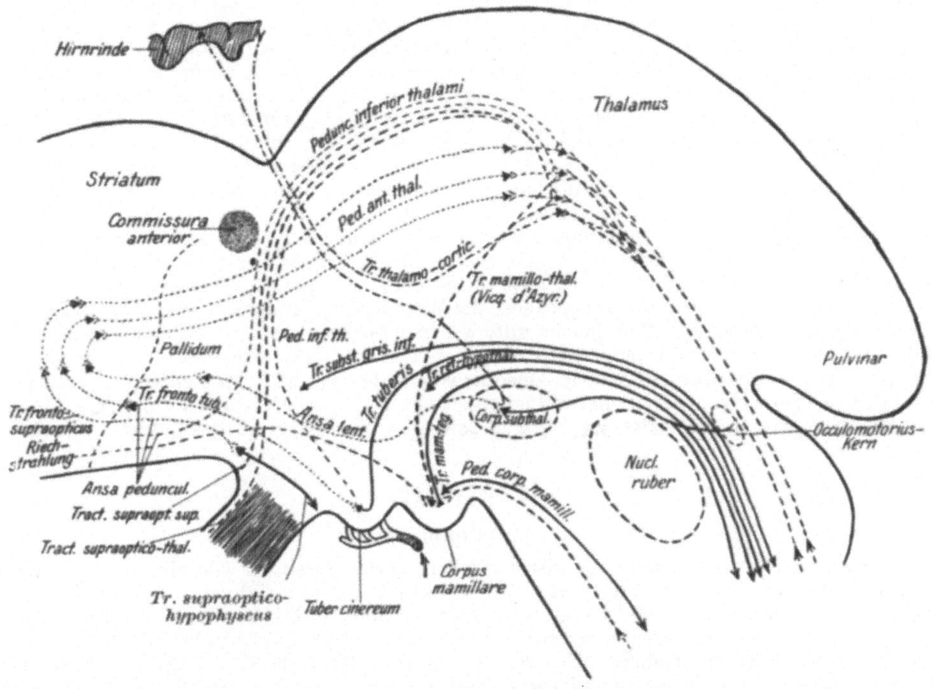

Abb. 122. Der Regulationsmechanismus der vegetativen Zentren — ein erster Versuch einer schematischen Darstellung der vegetativen Reflexbahnen im Zwischenhirn.

3. Es verlaufen striofugale Bahnen vom Corpus striatum zu Zellgruppen des Hypothalamus und zwar:

a) In der Ansa lenticularis, vom Globus pallidus zum Corpus subthalamicum; diese Faserbahn ist als striofugal leitend sicher gestellt;

b) in dem Tr. fronto-tuberalis vom Vorderhirn, wahrscheinlich Striatum zu den Nuclei tuberis;

c) im Tr. fronto-supraopticus vom Vorderhirn zum Nucl. supraopticus;

d) im Tr. strio-peduncularis vom Striatum zur Substantia nigra; gemeinsam mit ihm ziehen Faserzüge im Tr. strio-hypothalamicus vom Striatum zum Corpus subthalamicum.

Auf Grund dieser Tatsachen habe ich mir in hypothetischer Weise die Weiterleitung der im Thalamus anlangenden sensiblen und sensorischen Impulse so vorgestellt, wie es in Abb. 122 die punktierten Linien angeben. Der Reiz wird über den Pedunculus ant. thalami zum Striatum geleitet und von dort über die angegebenen Bahnen weiter gegeben. Im einzelnen seien über den striofugalen Weg noch einige Bemerkungen angefügt. Das Striatum ist durch kurze Bahnen mit dem Pallidum verbunden. Die Faserverbindung Striatum-Pallidum—Ansa lenticularis—Corpus subthalamicum ist sichergestellt. Für die Verbindungswege zum Nucl. tuberis und dem Nucl. supraopticus gilt nicht das gleiche. Es besteht die Möglichkeit, daß das Ganglion der Hirnschenkelschlinge zwischengeschaltet ist und der Tr. fronto-tuberalis von dieser Zellgruppe seinen Ursprung nimmt. Hier wäre also der Weg Striatum—Ganglion der Hirnschenkelschlinge—Tr. fronto-tuberalis—Nuclei tuberis. Über den näheren Verlauf des Tr. fronto-supraopticus kann ich nichts Sicheres aussagen. Hier möchte ich annehmen, daß die Faserverbindung über den Weg Striatum—Tr. supraoptico-hypophyseus—Hypophyse verläuft.

Für das Corpus subthalamicum ist noch nachzutragen, daß dieses nach den Untersuchungen von KARPLUS und KREIDL in Verbindung mit der Hirnrinde steht und von dort nervöse Impulse empfangen kann (Abb. 122, Strichpunktlinie, zentrifugal von der Hirnrinde zum Corpus subthalamicum). Ferner sei darauf verwiesen, daß das Corpus mamillare mit dem Thalamus (Nucleus anterior) durch den Tr. mamillo-thalamicus verbunden ist; die Leitung kann in beiden Richtungen erfolgen (EDINGER und WALLENBERG). Sie dient wohl in der Hauptsache der Riechfunktion und wurde daher in Abb. 122 nur als eine dem Thalamus zustrebende Bahn eingezeichnet.

Für die anatomisch nachweisbaren zentrifugalen Wege der vegetativen Zentren kommen der Tr. substantiae griseae infundibuli, der Tr. tuberis und der Tr. reticularis hypothalami in Betracht; sie ziehen in der Gegend des dorsalen Längsbündels zur Peripherie. Auch der Tr. supraoptico-hypophyseus stellt einen vegetativen, zentrifugal leitenden Faserzug zum Erfolgsorgan, der Hypophyse, dar. Ferner sind der Tr. mamillo-tegmentalis und zentrifugal verlaufende Bahnen im Pedunculus corporis mamillaris hierzu zu rechnen (Abb. 122 die ausgezogenen Linien). Nach WALLENBERG verlaufen im Pedunculus corporis mamillaris auch sensible, zentripetale Fasern zum Corpus mamillare (Abb. 122, gestrichelte Linie).

Zum Schlusse sei noch auf die Faserzüge hingewiesen, die im Pedunculus inferior verlaufen. Es sind dies außer Anteilen der Ansa peduncularis der Tr. supraopticus superior, der Tr. supraoptico-thalamicus und Faserzüge aus dem Tuber cinereum. Ihre funktionelle Bedeutung ist nicht mit Sicherheit festzustellen. Lediglich für den Tr. supraoptico-thalamicus ist eine dem Thalamus zustrebende Leitungsrichtung anzunehmen, wofür Untersuchungen von EDINGER sprechen (siehe oben). In Analogie zu diesem geringen Faseranteil habe ich für die gesamte Fasermasse eine zentripetale Richtung angenommen.

Inwieweit die letztgenannte Hypothese der Wirklichkeit entspricht, das müssen spätere Untersuchungen ergeben. Das gleiche gilt, wie hier nochmals betont sei, für das gesamte Schema, das damit als erster und vorläufiger Versuch gekennzeichnet ist. Immerhin glaube ich, die mit dem Regulationsmechanismus der vegetativen Zentren zusammenhängenden Probleme in ein helleres Licht gerückt und dem Verständnis näher gebracht zu haben. Inwieweit hier richtige Wege beschritten wurden, muß die Zukunft erweisen.

Literatur.

1. Rückenmark.

Arnold, H.: Über die feineren histologischen Verhältnisse der Ganglienzellen in dem Sympathicus des *Frosches*. Virchows Arch. f. pathol. Anat. u. Physiol. Bd. 32. 1865. — **Bayliss**: a) Origine of the vasodilat. fibres. Journ. of physiol. Bd. 23, Suppl. 1899 u. Bd. 26. 1900. — b) Further researches on antidrome nerve impulses. Ebenda Bd. 28. 1902. — c) Die Innervation der Gefäße. Ergebn. d. Physiol. Bd. 5, S. 322. 1906. — **Beale, L.**: On the structure and formation of the so-called apolar, unipolar and bipolar nerve-cells of the *frog*. Philosoph. transact. Bd. 43. 1863. — **Bertrand, J.** et **van Bogaert, L.**: Études de cytoarchitectonie médullaire. Rev. neurol. Bd. 2, S. 177—209, 312—333. 1923. — **Bichat**: a) Rech. physiol. sur la vie et la mort. Paris 1800. Anat. gén. et anat. descript. Paris 1801. — b) Anatomie générale appliquée à la physiologie et à la médecine. Paris 1830. — **Bidder** und **Volkmann**: Die Selbständigkeit des sympathischen Nervensystems. Leipzig 1842. — **Biedl, A.**: Über die Centra der Splanchnici. Wien. klin. Wochenschr. 1895, Nr. 52, S. 915. — **Boeke, J.**: a) Die motorischen Endplatten bei den höheren *Vertebraten*. Anat. Anz. Bd. 35. 1909. — b) Die doppelte (motorische und sympathische) efferente Innervation der quergestreiften Muskulatur. Ebenda Bd. 44, S. 343. 1913. — **de Boer, S.**: a) Die quergestreiften Muskeln erhalten ihre tonische Innervation mittels der Verbindungsäste des Sympathicus. Folia neurobiol. Bd. 7. 1913. — b) Über den Skelettmuskeltonus. II. Mitt. Ebenda Bd. 7, S. 837. 1913. — **Bok, S. T.**: Die Entwicklung von Reflexen und Reflexbahnen. II. Die Ontogenese des Rückenmarksreflexapparates mit den zentralen Verhältnissen des Nervus sympathicus. Ref. Zentralbl. f. d. ges. Psych. u. Neurol. 1922, Nr. 314, S. 1—60. — **Bonne**: Recherches sur les éléments centrifuges des racines postérieurs. Thèse. Lyon 1897. — **Breslauer**: Die Pathogenese der trophischen Gewebsschäden nach der Nervenverletzung. Dtsch. Zeitschr. f. Chirurg. Bd. 150, S. 50. 1919; ferner Bruns' Beitr. z. klin. Chirurg. Bd. 121, S. 302. 1921. — **van den Broek, A. J. P.**: Gegenbaurs morphol. Jahrb. Bd. 37. 1907; Bd. 38. 1908. — **Bruce, A.**: Distribution of the cells in the intermediolateral tract of the spinal cord. Transact. of the roy. soc. of Edinburgh Bd. 45. 1906. — **Brüning, F.**: Über die Gefäßnervenbahnen an den Extremitäten. Klin. Wochenschr. 1924, Nr. 46, S. 287—290; ferner Arch. f. klin. Chirurg. Bd. 116. 1921 u. Dtsch. med. Wochenschr. 1921, Nr. 22. — **Brüning** und **Gohrbandt**: Zeitschr. f. d. ges. exp. Med. Bd. 36, S. 164. 1923; ferner Berlin. klin. Wochenschr. 1921, Nr. 49 u. Zeitschr. f. d. ges. exp. Med. Bd. 29, S. 367—387. 1922. — **de Buck**: Local méd. de l'innervation de périnée et du rectum·

Ann. de la soc. roy. des sciences méd. et nat. de Bruxelles Bd. 23.1899. — **Cajal, Ramón y:** a) Pequenas contributiones al concimiento del sistema nervioso. I. Estructura y connexiones de los ganglios sympathicos. VI. Algunas detallos mas sobre las cellulas sympathicas. Barcelona 1891. — b) Notas preventicas sobre la retina y gran sympathico de los *mamiferos*. Barcelona 1891. — c) Neue Darstellung vom histologischen Bau des zentralen Nervensystems. Arch. f. Anat. u. Entwicklungsgesch., anat. Abt. 1893. — d) Las cellulas del gran sympathico del hombre adulto. Trabajos del laborat. de investig. biol. de la univ. Madrid Bd. 5. 1905. — e) Histologie du système nerveux. Maloine Bd. 2, S. 904, 1914. — **Carpenter, F. W.:** a) Nerve endings of sensory type in the muscular coat of the stomach and smal intestine. Journ. of comp. neurol. Bd. 29, Nr. 5. 1908. — b) Intramusculaire nerv endings of sensory type in the smal intestine with a consideration of their probable function. Ebenda Bd. 37, Nr. 3. 1915. — **Carpenter, L. W.:** The Ciliary Ganglion of *Birds*. Fol. neurobiol. 1911. — **Cassirer:** Die vasomotorisch-trophischen Neurosen. Berlin 1912. — **Clarke, J. F.:** Further researches on the Grey Substance of the spinal cord. Philosoph. transact. of the roy. soc. of London Bd. 149. 1859. — **Dastre et Morat:** Recherches experimentales sur le système nerveux vasomoteur. Paris 1884. S. 330. — **Dennig, H.:** a) Zur Physiologie der periarteriellen Nerven. Klin. Wochenschr. 1924, Nr. 17, S. 727. — b) Enthalten die periarteriellen Nerven lange sensible Bahnen? Ebenda 1925, Nr. 2. — c) Studien über Gefäßreflexe bei Erkrankungen des Zentralnervensystems. Die Innervatiou der Harnblase. Berlin: Julius Springer 1926. — **Dogiel, A.:** a) Zur Frage über den feineren Bau des sympathischen Nervensystems bei *Säugetieren*. Arch. f. mikroskop. Anat. Bd. 46. 1895. — b) Die sensiblen Nervenendigungen im Herzen und in den Blutgefäßen der *Säugetiere*. Ebenda Bd. 52, S. 44. 1898. — c) Zur Frage über den feineren Bau der Herzganglien des Menschen und der *Säugetiere*. Ebenda Bd. 53. 1899. — d) Bau der Spinalganglien. 1908. — **Dräseke, J.:** Über einen bisher nicht beobachteten Nervenkern (HOFFMANN-KÖLLIKER) im Rückenmark von *Chiropieren*. Anat. Anz. Bd. 23. 1903. — **Drevermann:** Zur operativen Behandlung trophischer Störungen mit der periarteriellen Sympathektomie. Münch. med. Wochenschr. 1923, Nr. 45, S. 1358. — **Eckhard,** zitiert nach SCHILF: Das autonome Nervensystem. Leipzig: Thieme 1926. — **Foerster, O.:** Über die Sensibilität der inneren Organe, insbesondere des Gehirns. Verhandl. d. 37. Kongr. d. dtsch. Ges. f. inn. Med., Wiesbaden 1925. S. 57. — **Frank, E.:** Die parasympathische Innervation der quergestreiften Muskeln und ihre klinische Bedeutung. Verhandl. d. dtsch. Kongr. f. inn. Med. 1920. Ref. Wien. klin. Wochenschr. 1920. Nr. 26, S. 572. — **Friedrich, H.:** Was geht in einer Extremität nach der periarteriellen Sympathektomie vor sich? Klin. Wochenschr. 1924. Jg. 3, S. 2035—2039. — **Fröhlich, A.** und **Meyer, H. H.:** Zur Frage der visceralen Sensibilität. Zeitschr. f. d. ges. exp. Med. Bd. 29, S. 87—113. 1922. — **Gagel, O.:** a) Beitrag zur Anatomie der vegetativen Zentren im Halsmark. Inaug.-Diss. Erlangen Juni 1925. — b) Zur Topographie und Histologie der vegetativen Zentren des Rückenmarks. Ztschr. f. Anatomie und Entwicklungsgeschichte (im Druck). — **Gärtner:** Verlauf der Vasodilatatoren. Wien. klin. Wochenschr. 1898. S. 980. — **Gaskell, W. H.:** The involuntary nervous system. London: Longmans Green 1916. — **van Gehuchten, A.:** Les cellules nerveuses du sympathique chez quelques *Mammifères* et chez l'homme. Cellule Bd. 8. 1892. — **Glaser, W.:** Die Innervation der Blutgefäße in Müller, L. R.: Die Lebensnerven 1924. S. 206. — **Goltz:** Pflügers Arch. f. d. ges. Physiol. Bd. 8, S. 462. 1874. — **Greving, R.:** Zur feineren Anatomie der Endgeflechte präganglionärer Fasern im Ganglion cervicale supremum des Menschen. Zeitschr. f. d. ges. Anat., Abt. 1: Zeitschr. f. Anat. u. Entwicklungsgesch. Bd. 61, S. 1—18. 1921. — **Haller, A.:** Elementa physiologica (zit. v. GASKELL). Lib. X, sect. VI, vol. IV. — **Harmann:** Jour. of anat. and physiol. Bd. 34, S. 395. 1898. — **Helweg:** Studien über den zentralen Verlauf der vasomotorischen Nervenbahnen. Arch. f. Psychiatrie u. Nervenkrankh. Bd. 19, S. 104. 1887. — **Hirsch, L.:** Die Schmerzbahnen der Extremitätengefäße, zugleich ein Beitrag zur Frage des Vorkommens von afferenten sensiblen Bahnen im Sympathicus. Klin. Wochenschr. 1926. Jg. 5, Nr. 15, S. 651. — **His, W.:** Die Entwicklung des menschlichen Gehirns während der ersten Monate. Leipzig 1904. — **Hoeben, G. W.:** Over een centrum ciliospinale. Inaug.-Diss. Utrecht 1896. — **Huet, W. G.:** a) De gevolgen der exstirpatie van het ganglion supremum colli nervi sympathici voor het centrale zenuwstelsel. Diss. Utrecht 1898. — b) De nerveuze centra der pupildilatatio. Psych. neur. bl. 1898. — **Irimesco, S.** und **Parhon, C.:** Recherches sur la localisation spinale des muscles du périnée et du rectum. Journ. de neurol. et d'hypnot. 1905. — **Jakobsohn:** a) Veränderungen im Rückenmark nach peripheren Lähmungen. Ein Beitrag zur Lokalisation des Centrum ciliospinale. Zeitschr. f. klin. Med. Bd. 37, S. 228. 1899. — b) Über die Kerne des menschlichen Rückenmarks. Verhandl. d. Akad. d. Wiss., Phys.-math. Kl. 1908, Anhang S. 3—72. — **Jonnesco, Th.** und **Jonescu, D.:** Experimentelle Untersuchungen über die afferenten kardio-aortalen Bahnen und über den physiologischen Nachweis der Existenz des Depressor als isolierter Nerv beim Menschen. Zeitschr. f. d. ges. exp. Med. Bd. 48, H. 3/5, S. 490—514. 1926. —

Kappis, M.: Die Sensibilität der Bauchhöhle. Klin. Wochenschr. 1925, 4, Nr. 43/44, S. 2041 bis 2047 u. 2089—2092. — **Karplus:** Zur Kenntnis der Schmerzleitung im Rückenmark. Pflügers. Arch. f. d. ges. Physiol. Bd. 158, S. 275—287. 1914. II. Mitt. ebenda Bd. 207, S. 134—139. 1925. — **Karplus** und **Kreidl:** a) Ebenda Bd. 129, S. 198. 1909. — b) Ebenda Bd. 135, S. 401. 1910. — c) Ebenda Bd. 143, S. 109. 1912. — d) Ebenda Bd. 171, S. 192. 1918. — **Kocher:** Die Verletzungen der Wirbelsäule. Mitt. a. d. Grenzgeb. d. Med. u. Chirurg. Bd. 1, S. 4. 1896. — **Kohnstamm** und **Wolfstein:** Versuch einer physiologischen Anatomie des Vagusursprunges und des Kopfsympathicus. Journ. f. Psychol. u. Neurol. Bd. 8, S. 177—203. 1907. — **Kölliker:** a) Über die feinere Anatomie und die physiologische Bedeutung des sympathischen Nervensystems. Verhandl. d. Ges. dtsch. Naturforsch. u. Ärzte 1894. Neurol. Zentralbl. 1894. — b) Gewebelehre. Bd. 2. Nervensystem des Menschen und der Tiere. 6. Aufl. 1896. — **Kulenkampff:** Über die operative Behandlung angiospastischer Zustände und andere Ernährungsstörungen. Klin. Wochenschr. 1922. Nr. 49, S. 2455. — **Laignel-Lavastine:** a) Recherches sur le plexus solaire. Thèse de Paris 1903, S. 74—75 u. 383—391 u. Arch. de neurol. Bd. 18, S. 238. 1904. — b) Note sur quelques centres sympathiques de la moelle épinière. 26. Congr. de méd. al. et neurol., Aug. 1914. S. 3—7. — **Langley:** a) Journ. of physiol. Bd. 11, S. 176. 1890. — b) Ebenda Bd. 17, S. 184. 1894; Bd. 59, S. 256. 1924. — c) Ebenda Bd. 18, S. 67. 1895; Bd. 19, S. 72. 1895; Bd. 20, S. 55. 1896. — Ebenda Bd. 22, S. 217. 1897. — e) The autonomic nervous system. Brain Bd. 26. 1903. — f) Das sympathische und verwandte nervöse System der *Wirbeltiere*. Ergebn. d. Physiol. Bd. 2, S. 833. 1903. — g) Journ. of physiol. Bd. 53. 1919. — h) Das autonome Nervensystem. Übersetzt von SCHILF. Berlin 1922. — **Langley** und **Dickinson:** On the local paralysis of peripheral ganglia and on the connexion of different classes of nerve fibres with them. Proc. of the roy. soc. of London, 21. Nov. 1889 u. Journ. of physiol. Bd. 27, S. 224. 1901—1902. — **Langley, J. N.** und **Anderson, H. K.:** a) On reflex action from sympathic ganglia. Journ. of physiol. Bd. 16, S. 410. 1894. — b) The constituents of the hypogastric nerves. Ebenda Bd. 17, S. 177. 1894/95. — c) The in nervation of the pelvic and adjoining viscera. Part II. The bladder. Ebenda Bd. 18, S. 71. 1895. — d) Desgl. Part VII. Sacral nerves. Ebenda Bd. 19, S. 372. 1895/96. — e) Desgl. Part VII. Anatomical observations. Ebenda Bd. 20, S. 372. 1896. — **Lannois** et **Porot:** — **Lapinsky, M.:** Über Gefäßinnervation der *Hunde*pfote. Arch. f. mikroskop. Anat. Bd. 65, S. 623. 1905. — **Lapinsky, M.** und **Cassirer, R.:** Über den Ursprung des Halssympathicus im Rückenmark. Dtsch. Zeitschr. f. Nervenheilk. Bd. 19, S. 137. 1901. — **Lehmann, W.:** a) Die Grundlagen der periarteriellen Sympathektomie, zugleich ein Beitrag zur Disfunktion des sensiblen sympathischen Systems. Ergebn. d. Chirurg. u. Orthop. Bd. 17, S. 608 bis 710. 1924. — b) Über die sensiblen Fasern der vorderen Wurzeln. Klin. Wochenschr. 1924. Bd. 2, S. 1895. — **v. Lenhossek, M.:** a) Beiträge zur Histologie des Nervensystems und der Sinnesorgane. IX. Über das Ganglion sphenopalatinum und den Bau der sympathischen Ganglien 1894. — b) Über das Ganglion sphenopalatinum und den Bau der sympathischen Ganglien. Das Ganglion geniculi nervi facialis und seine Verbindungen. Beiträge zur Histologie des Nervensystems. Wiesbaden 1894. — c) Über das Ganglion ciliare. Verhandl. d. anat. Ges. a. d. 24. Vers., Brüssel 1910. — d) Das Ganglion ciliare der *Vögel*. Arch. f. mikroskop. Anat. Bd. 76. 1911. — **Lennander:** a) Beobachtungen über die Sensibilität der Bauchhöhle. Mitt. a. d. Grenzgeb. d. Med. u. Chirurg. Bd. 10, S. 38—104. 1902. — b) Leibschmerzen, ein Versuch, einige von ihnen zu erklären. Ebenda Bd. 16. 1906. — **Leriche,** zitiert nach LEHMANN, W.: Die Grundlagen der periarteriellen Sympathektomie. Siehe dort. — **Marburg, O.:** a) Über Nervenfasern in der Substantia gelatinosa centralis usw. Neurol. Zentralbl. 1906. Nr. 23, S. 1093. — b) Ein neues Längsfasersystem der Medulla oblongata. Wien. klin. Wochenschr. 1906. S. 1572. — **Marinesco:** Recherches sur les localisations motrices spinales. Semaine méd. 20. VI. 1904. — **Marinesco, G.** et **Parhon, C.:** a) Sur l'origine spinale des fibres afférentes du ganglion cervical supérieur du grand sympathique. Cpt. rend. des séances de la soc. de biol. Bd. 64, Nr. 19, S. 972. 1908. — b) Recherches experimentales et anatomiques sur la représentation spinale du sympathique cervical. Rev. stiitelor med. Bd. 5, S. 79. 1908. — **Meyer, A. W.:** Verlaufen sensible Fasern in den vorderen Wurzeln? Zentralbl. f. Chirurg. 1921; Nr. 49, S. 1790; ferner: Dtsch. med. Wochenschr. 1919, Nr. 25 u. Arch. f. klin. Med. Bd. 105. 1919. — **Michailow, S.:** a) Der Bau der zentralen sympathischen Ganglien. Monatsschr. f. Anat. u. Physiol. Bd. 28. 1911. — b) Leitungsbahnen des sympathischen Nervensystems. Pflügers Arch. f. d. ges. Physiol. Bd. 128, S. 283. 1909. — **Morat:** Origine des nerfs vasodilat. Gaz. méd. de Paris 1892. S. 496. Le progrès 1897. S. 310. — **Morat** et **Bonne:** Les éléments centrifuges des racines post. Cpt. rend. hebdom. des séances de l'acad. des sciences Bd. 125, S. 126. 1897. — **Mosso** und **Pellacini:** Sur les fonctions de la vessie. Arch. ital. de biol. Bd. 1. 1882. — **Mott:** The bipolar cells in the spinal cord. Brain Bd. 13, S. 436. 1890 und Bd. 15, S. 215. 1892. — **Müller, L. R.:** a) Untersuchungen über die Anatomie und Pathologie des untersten

Rückenmarksabschnittes. Leipzig 1898. S. 1—93. — b) Anatomie und Pathologie des untersten Rückenmarksabschnittes. Dtsch. Zeitschr. f. Nervenheilk. Bd. 19, S. 303. 1901.— c) Klinische und experimentelle Untersuchungen über die Innervation der Blase, des Mastdarmes und des Genitalapparates. Ebenda Bd. 21, S. 86—155. 1902. — d) Studien über die Anatomie und Histologie des sympathischen Grenzstranges, insbesondere über seine Beziehungen zu dem spinalen Nervensystem. Verhandl. d. dtsch. Kongr. f. inn. Med., 26. Kongr., Wiesbaden 1909. S. 658—681. — e) Die Blaseninnervation. Dtsch. Arch. f. klin. Med. Bd. 128, S. 81—106. 1918. — f) Über nervöse Blasenstörungen im Kriege. Münch. med. Wochenschr. 1918. S. 755—759. — g) Die Lebensnerven. Berlin: Julius Springer 1924. — h) Über die Sensibilität der inneren Organe, insbesondere des Gehirns. Verhandl. d. 37. dtsch. Kongr. f. inn. Med., Wiesbaden 1925. S. 48—73. — **Müller, L. R.,** und **Dahl**: Die Innervierung der männlichen Geschlechtsorgane. Dtsch. Arch. f. klin. Med. Bd. 107, S. 113. 1912. — **Nemilow, A.:** a) Über die periphere Schicht von Nervenzellen und Nervenfasern im Rückenmark höherer *Wirbeltiere*. Arch. f. mikroskop. Anat. Bd. 77. 1911. — b) Über die subspinale Schicht des Rückenmarks der *Fische*. Ebenda Bd. 80. 1912. — **Neumann** (zit. nach Kappis): Paravertebrale Injektion. Zentralbl. f. Physiol. Bd. 24, S. 1213. 1911 u. Bd. 26. 1912. — **Nikolaides:** Arch. f. Anat. u. Physiol. 1882. S. 28. — **Nottebaum, J.:** Über sekundäre Degeneration nach Durchschneidung des Halssympathicus. Inaug.-Diss. Marburg 1897. S. 1—67.— **Obersteiner:** a) Bemerkungen zur Helwegschen Dreikantenbahn. Arb. a. d. Inst. Obersteiner Bd. 7, S. 286. 1900. — b) Über das Helwegsche Bündel. Neurol. Zentralbl. 1901. S. 546. — **Odermatt, W.:** Die Schmerzempfindlichkeit der Blutgefäße und die Gefäßreflexe. Bruns' Beitr. z. klin. Chirurg. Bd. 124, S. 1. 1922. — **Onuf** and **Collins:** Experimental researches on the central localisation of the sympathetic etc. Arch. of neurol. a. psychol. Bd. 3, S. 1—252. 1900. — **Poljack, S.:** a) Über die sogenannten versprengten Ganglienzellen in der weißen Substanz des menschlichen Rückenmarks. Arb. a. d. neurol. Inst. d. Wiener Univ. Bd. 23, Hft. 3, S. 1—20. 1922. — b) Die Struktureigentümlichkeiten des Rückenmarks bei den *Chiropteren*, zugleich ein Beitrag zu der Frage über die spinalen Zentren des Sympathicus. Zeitschr. f. d. ges. Anat., Abt. 1: Zeitschr. f. Anat. u. Entwicklungsgesch. Bd. 74, S. 509—576. 1924. — c) Über die Intermediärzone im Rückenmark der *Säuger* und ihr Verhältnis zu dem vegetativen Nervensystem. Lijecnicki vjesnik Bd. 46, S. 468—483. 1924. — **Ranson, S. W.** and **Billinsley, P. R.:** An experimental analysis of the sympathetic trunk and greater splanchnic nerv in the *cat*. Journ. of comp. neurol. Bd. 29, S. 441. 1918. — **Regelsberger, H.:** Vegetatives Nervensystem und Skelettmuskeltonus. In Müller, L. R.: Die Lebensnerven. Berlin: Julius Springer 1924. — **Remak, R.:** Observationes anatomicae et microscopicae de systematis nervosi structura. Berlin 1838. — **Retzius, G.:** a) Untersuchungen über die Nervenzellen der cerebrospinalen Ganglien und der übrigen peripherischen Kopfganglien. Arch. f. Anat. u. Physiol. 1880. — b) Zur Kenntnis der Ganglienzellen des Sympathicus. Verhandl. d. biol. Ver. in Stockholm Bd. 2. 1889. Biol. Untersuchungen. Neue Folge III. 1892. — **Röper** und **Reitsch:** Neurol. Zentralbl. 1918. — **Rossi, O.:** On the afferent paths of the sympathetic nervous system with special reference to nerv cells of spinal ganglia sending their peripheral processes into the rami communicantes. Journ. of comp. neurol. Bd. 34, Nr. 5. 1922. — **Rothfeld:** Zur Kenntnis der Nervenfasern der Substantia gelatinosa centralis. Arb. a. d. neurol. Inst. d. Wiener Univ. Bd. 19, S. 382. 1912. — **Rothmann:** Verhand. d. Berlin. med. Ges. Bd. 36, S. 562. 1906. — **Roux:** Note sur l'origine et la terminaison des grosses fibres à myéline du grand sympathique. Cpt. rend. des séances de la soc. de biol. 1900. Nr. 28. — **Sala:** Sulla fine antomia dei gangli del sympathico. Monit. zool. ital. Bd. 3. 1892. — **Scaffidi:** Sui rapporti del simpatico con il midollo spinale e con i gangli intervertebrali. Boll. d. R. accad. med. di Roma Jg. 28, H. 7—8, S. 297. 1902. — **Schäffer:** Über den Antagonismus der autonomen Innervation der quergestreiften Muskulatur. Verhandl. d. dtsch. Kongr. f. inn. Med. 1920. Ref. Wien. klin. Wochenschr. 1920. S. 592. — **Schiff:** Ges. Beiträge zur Physiologie. Lausanne 1894. — **Schiff, E.:** a) Tagung d. dtsch. physiol. Ges. Rostock 1925. — b) Berichte über die ges. Physiol. Bd. 32, S. 700. 1925. — c) Beitrag zur Frage der afferenten Innervationsvorgänge von Magen und Darm. Pflügers Arch. f. d. ges. Physiol. Bd. 208, H. 3/4, S. 535—543. 1925. — d) Das autonome Nervensystem. Leipzig: G. Thieme 1926. — **Schiff** und **Ziegner** (zit. nach Schiff): Haut- und Tiefensensibilität. Klin. Wochenschr. 1925. Nr. 4, S. 843. — **Schlesinger:** Spinale Schweißbahnen und Zentren. Arch. f. Dermatol. u. Syphilis 1900 u. Festschr. zu Ehren von Moritz Kaposi. Wien u. Leipzig: Braunmüller 1900. — **Sherrington:** a) The integrative action of the nervous system. Journ. of physiol. 1892. — b) Notes on the arrangement of some motor fibres in the lumbo-sacral plexus. Ebenda Bd. 13, S. 676. 1892. — c) Ebenda Bd. 13, S. 702. 1892. — **Smirnow, A.:** Die Struktur der Nervenzellen im Sympathicus der *Amphibien*. Arch. f. mikroskop. Anat. Bd. 35. 1890. — **Spiegel, E.:** Die zentrale Lokalisation autonomer Funktionen. Zeitschr. f. d. ges. Neurol. u. Psychiatrie. Ref. u. Erg. Bd. 22, 142—167 u. 229—304. 1920. — **Spiegel, E. A.** und **Bernis, W. J.:** Beiträge zum Studium des vegetativen Nervensystems. IX. Mitt.: Die Rückenmarksbahn

der Visceralsensibilität. Pflügers Arch. f. d. ges. Physiol. Bd. 210, H. 1/3, S. 209—214.
1925. — **Spiegel, E. A.** und **Pherson, D. J. M.**: Beiträge zum Studium des vegetativen
Nervensystems. VIII. Mitt.: Die spinale Blasenbahn. Ebenda Bd. 208, H. 3/4, S. 570
bis 573. 1925. — **Steinach:** Über die zentrifugale Erregungsleitung im Bereich der Spinalganglien. Ebenda Bd. 78. 1899. — **Stewart:** Americ. journ. of physiol. Bd. 2, S. 182.
1899; Bd. 3, S. 1. 1899. — **Stilling, B.**: Neue Untersuchungen über den Bau des Rückenmarks. Kassel 1859. — **Stöhr:** a) Über die Innervation der Pia mater und des Plexus
chorioideus des Menschen. Zeitschr. f. d. ges. Anat., Abt. 1: Zeitschr. f. Anat. u. Entwicklungsgesch. Bd. 63. 1922. — b) Beobachtungen über die Innervation der Pia mater
des Rückenmarks und der Telae chorioideae beim Menschen. Ebenda Bd. 64. 1922. —
Stricker: Über die Gefäßnervenwurzeln des N. ischiadicus. Sitzungsber. d. Akad. Wien,
Mathem.-naturw. Kl. 1870. Med. Jahrb. 1877. — **Takahashi, D.**: Zur vergleichenden Ana-
tomie des Seitenhornes im Rückenmark der *Vertebraten*. Arb. a. d. neurol. Inst. d. Wiener
Univ. Bd. 20. 1913. — **Terni, T.**: Ricerche anatomiche sul sistema nervoso autonomo degli
uccetti. I. Il sistema preganglionare spinale. Arch. ital. di anat. e di embriol. Bd. 20, H. 3,
S. 433—510. 1923. Ref. Zentralbl. f. d. ges. Neurol. u. Psychol. Bd. 37, S. 308. 1924. —
Trendelenburg, W. und **Bumke, O.**: Experimentelle Untersuchungen über die zentralen
Wege der Pupillenfasern des Sympathicus. Klin. Monatsbl. f. Augenheilk. Bd. 47, S. 481.
1909. — **Truschkowsky:** Sur les rapports du grand sympathique et du système nerveux
central. Monit. russ. neurol. Bd. 2, S. 55. 1899. Ref. Rev. neurol. 1899. — **Waldeyer, W.**:
Über das *Gorilla*rückenmark. Sitzungsber. d. Berlin. Akad. d. Wiss. 1888. — **Weiß:** Arch.
f. klin. Chirurg. Bd. 21. 1877. — **Wiedehopf, O.**: a) Experimentelle Untersuchungen über
die Wirkung der periarteriellen Sympathektomie und der Nervenvereisung auf die Gefäße
der Extremitäten. Bruns' Beitr. z. klin. Chirurg. Bd. 130, H. 2, S. 999. 1923. — b) Die
Ausschaltung der motorischen Nerven und der Gefäßnerven durch die Leitungsanästhesie
und ihre praktische Bedeutung. Ebenda Bd. 132, H. 1. 1924. — c) Der Verlauf der
Gefäßnerven in den Extremitäten und deren Wirkung bei der periarteriellen Sympathektomie. Münch. med. Wochenschr. 1925. Nr. 10. — **Winkler, C.**: Handboek der Neurologie. I. Haarlem: Bohn 1917. — **Ziehen:** Bardelebens Anatomie, Abt. Nervensystem 1900.

2. Verlängertes Mark.

Alfewsky: Les noyaux moteurs et sensibles du nerf vague chez *lapin*. Névraxe Bd. 7,
S. 21. 1905. — **Asher** und **Corral:** Zeitschr. f. Biol. Bd. 68. 1918. — **Bechterew:** a) Die
Leitungsbahnen im Gehirn und Rückenmark. Leipzig 1893. — b) Die Funktionen der
Nervenzentren. Bd. 1—3. 1908—1911. — **Bernard, Claude:** Leçons (cours du Semestre
d'hiver 184 bis 1755). — **Beule, de:** Recherches expérimentelles sur l'innervation motrice
du larynx chez le *lapin*. Névraxe Bd. 4. 1902. — **Bischof, E.**: Über den intramedullären
Verlauf des Facialis. Neurol. Zentralbl. 1899. S. 1014. — **Broekaert:** Etude sur le nerf ré-
current laryngée. Bull. de la soc. belge d'otol. et de laryngol. 1903. — **Brugsch, Th., Dre-
sel, K.** und **Lewy, F. H.**: Beiträge zur Stoffwechselneurologie. I. Mitt. Zeitschr. f. exp.
Pathol. u. Therapie Bd. 21, S. 2—23. 1920. II. Mitt. Zeitschr. f. d. ges. exp. Med. Bd. 25,
S. 262—270. 1921. — **Brustein:** Vasomotorische Zentren des verlängerten Marks. Ref.
Neurol. Zentralbl. Bd. 121. 1901. — **Bunzl-Federn:** Der zentrale Ursprung des N. vagus.
Monatsschr. f. Psychiatrie u. Neurol. Bd. 5, S. 1. 1899. — **Cajal:** Apuntes para el estudio del
bulbo raquideo, cerebello y origen de los nervios vago y glossofaringeo. VII. Origin de los
nervos vago y glossofaringeo. Madrid 1895. — **Cassirer, R.**: Die vasomotorisch-trophischen
Neurosen. Berlin: Karger 1912. — **Clarke:** Researches in the intimate structure of the
brain. Philosoph. transact. 1865. — **Cusenza, C.**: Beitrag zum Studium der bulbären Zentren des N. vagus (Das experimentelle Herausreißen des N. laryngeus inferior). Monatsschr. f. Ohrenheilk. u. Laryngo-Rhinol. Bd. 59, S. 943—948. 1925. — **Dees, O.**: Zur Ana-
tomie und Physiologie des Nervus vagus. Arch. f. Psychiatrie u. Nervenkrankh. Bd. 20,
S. 89. 1889. Allg. Zeitschr. f. Psychiatrie u. psych.-gerichtl. Med. Bd. 43 u. 44. 1888. —
Dittmar: Verhandl. d. kgl. sächs. Ges. d. Wiss., Mathem.-naturw. Kl. Leipzig 1873. —
Duval: Recherches sur l'origine réelle des nerfs craniens. Journ. d'anat. et de la physiol.
Bd. 306. 1880. — **Edinger:** Vorlesungen über den Bau der nervösen Zentralorgane des
Menschen und der Tiere. Leipzig: Vogel 1911. — **Eiger:** Zentralbl. f. Physiol. Bd. 30. 1916.
— **Forel:** Denkschrift des Doktorjubiläums von NAEGELI und KÖLLIKER. Zürich 1891. —
van Gehuchten: a) L'anatomie de la cellule nerveuse. Cellule 1897. — b) Recherches sur
l'origine réelle des nerfs craniens. Le nerf glosso-pharyngien et le nerf vague. Journ. de
neurol. Bd. 3. 1898. — c) Anatomie du système nerveux 1906. — **Gierke:** Die Teile der
Medulla oblongata, deren Verletzung, die Atembewegungen hemmt und das Atemzentrum.
Pflügers Arch. f. d. ges. Physiol. 1878. S. 583—600. — **Henle:** Handbuch der Nervenlehre.
Braunschweig 1871. — **Holm:** Die Anatomie und Physiologie des dorsalen Vaguskerns.
Virchows Arch. f. pathol. Anat. u. Physiol. Bd. 131, S. 78—120. 1893. — **Hudovernig:**
Beiträge zur mikroskopischen Anatomie und zur Lokalisationslehre einiger Hirnnerven-

kerne. Journ. f. Psychose u. Neurol. Bd. 9, S. 138. 1907; Bd. 10, S. 247. 1908; Bd. 11, S. 26. 1908. — **Husten, K.**: Experimentelle Untersuchungen über die Beziehungen der Vaguskerne zu den Brust- und Bauchorganen. Zeitschr. f. d. ges. Neurol. u. Psychiatrie Bd. 93, S. 763—773. 1924. — **Ikegami** und **Jagita**: Über den Ursprung des Lungenvagus. Mitt. d. med. Ges. zu Okayama Nr. 206, 31. März 1907. — **Jagita** und **Hayama**: Neurol. Zentralbl. Bd. 28. 1909. — **Jakobsohn**: Über die Kerne des menschlichen Hirnstammes. Abh. d. kgl. preuß. Akad. d. Wiss. 1909. S. 1—70. — **Jungmann** und **Meyer, E.**: Experimentelle Untersuchungen über die Abhängigkeit der Nierenfunktion vom Nervensystem. Arch. f. exp. Pathol. u. Pharmakol. Bd. 73. 1914. — **Kohnstamm, O.**: a) Zur Anatomie und Physiologie der Vaguskerne. Arch. f. Psychiatrie u. Neurol. Bd. 34, S. 1077—1082. 1901. — b) Der Nucleus salivatorius chordae tympanie. Anat. Anz. Bd. 21, S. 362. 1902. — c) Der Nucleus salivatorius inferior und das cranio-viscerale System. Neurol. Zentralbl. 1908. S. 699. — **Kohnstamm** und **Wolfstein**: Versuch einer physiologischen Anatomie der Vagusursprünge und des Kopfsympathicus. Journ. f. Psychol. u. Neurol. Bd. 8, S. 177 bis 203. 1907. — **Kölliker**: Handbuch der Gewebelehre 1891. — **Kosaka** und **Jagita**: Experimentelle Untersuchungen über den Ursprung des N. vagus usw. (Vorl. Mitt.) Sonderabdr. a. d. Okayoma-Igakkwaizasshi Nr. 188, 31. Aug. 1905. — **Krause**: Handbuch der menschlichen Anatomie Bd. 1, S. 392—412. 1876. — **Laura**: Nuove ricerche sull'origine reale dei nervi cerebrali. Mem. d. R. accad. d. science di Torino Bd. 1, S. 32. 1879. — **v. Lenhossék, M.**: Neue Untersuchungen über den Bau des zentralen Nervensystems. Denkschr. d. kgl. Akad. d. Wiss. zu Wien 1855. — **Leschke**: Beiträge zur klinischen Pathologie des Zwischenhirns. I. Diabetes insipidus. Zeitschr. f. klin. Med. Bd. 87. 1919. — **Lewy, F. H.**: Die Lehre vom Tonus und der Bewegung. Berlin: Julius Springer 1923. — **Mahaim**: Les progrès réalisés en anatomie du cerveau par la méthode expérimentale. Journ. de neurol. 1898. S. 200. — **Marinesco**: a) Les noyaux musculo-striés et musculo-lisses du pneumo-gastrique. Cpt. rend. des séances de la soc. de biol., 13. Febr. 1897. — b) La cellule nerveuse. Paris 1909. — **Marinesco** und **Parhon**: Recherches sur les noyaux moteurs d'origine du nerf pneumo-gastrique et sur les localisations dans ces noyaux. Journ. de neurol. Bd. 13, S. 61. 1907. — **Mayser** (zitiert nach Forel): — **Mendel**: Gehirn. Realenzyklopädie von Eulenburg Bd. 7, S. 646—649. 1886. — **Meynert**: Vom Gehirn der *Säugetiere*. Strickers Handb. d. Lehre v. d. Geweben. Leipzig 1870. Psychiatrie. Wien 1884. S. 111—113. — **Molhant**: Le nerf vague. Névraxe Bd. 11, S. 1—579. 1910. — **Mott** (zit. nach Onuf and Collins); siehe auch Rückenmark. — **Müller, L. R.**: a) Beiträge zur Anatomie, Histologie und Physiologie des N. vagus. Dtsch. Arch. f. klin. Med. Bd. 101. 1910. — b) Über das Vagusproblem. Verhandl. d. dtsch. Kongr. f. inn. Med., 27. Kongr., Wiesbaden 1910. — c) Die Lebensnerven. Berlin: Julius Springer 1924. — **Müller, L. R.** und **Dahl**: Die Beteiligung des sympathischen Nervensystems an der Kopfinnervation. Dtsch. Arch. f. klin. Med. Bd. 99. 1910. — **Müller, L. R.** und **Glaser, W.**: Über die Innervation der Gefäße. Dtsch. Zeitschr. f. Nervenheilk. Bd. 46. 1913. — **Obersteiner**: a) Über einige neue Entdeckungen, den Ursprung der Hirnnerven betreffend. Allg. Wien. med. Zeit. 1888. — b) Anleitung beim Studium des Baues der nervösen Zentralorgane. Leipzig u. Wien: Deuticke 1912. — **Onuf** and **Collins**: Experimental researches on the localisation of the sympathic nerve in the spinal cord and brain etc. Journ. of nerv. a. ment. dis. Sept. 1898. S. 661—676. — **Ossipow**: Über die zentrale Endigung des N. vagus. Wiss. Vers. d. Ärzte d. Petersburger Klinik f. Geistes- u. Nervenkrankh. Neurol. Zentralbl. 1896. S. 1102. — **Owsjannikoff**: Die tonischen und reflektorischen Zentren der Gefäßnerven. Verhandl. d. sächs. Ges. d. Wiss., Mathem.-phys. Kl. Leipzig 1871. — **Ranson** und **Billinsley**: Americ. journ. of physiol. Bd. 41, S. 85. 1916. — **Roller**: Der zentrale Verlauf des Nervus glossopharyngeus. Der Nucleus lateralis medius. Arch. f. mikroskop. Anat. Bd. 19, S. 347—382. 1881. — **Schaternikoff** und **Friedenthal**: Ursprung und Verlauf der herzhemmenden Fasern. Arch. f. Physiol. 1902. — **Schwalbe**: Nervenlehre 1881. S. 659—663. — **Spiegel, A.**: Die zentrale Lokalisation autonomer Funktionen. Zeitschr. f. d. ges. Neurol. u. Psychiatrie Bd. 22. 1920. — **Stieda**: Studien über das zentrale Nervensystem der *Knochenfische*. Zeitschr. f. wiss. Zool. Bd. 18, 19. 1868; Bd. 20. 1870. — **Stilling, B.**: Über die Textur und Funktion der Medulla oblongata. Erlangen 1843. — **Stuurmann, F. J.**: Über den Ursprung des N. vagus beim *Kaninchen*. Inaug.-Diss. Amsterdam 1912. Ref. Fol. neurobiol. Bd. 8, S. 627. 1914. — **Veil, W. H.**: Die Beziehungen der experimentellen Piqûre zum Diabetes insipidus. Verhandl. d. 32. dtsch. Kongr. f. inn. Med. 1920. — **Wainstein, Z.**: Über die motorischen Vaguskerne. Diss. Petersburg 1921. Ref. Zentralbl. f. d. ges. Neurol. u. Psychiatrie Bd. 28, S. 185. 1922. — **Ziehen**: Makroskopische und mikroskopische Anatomie des Gehirns. Jena 1903.

3. Mittelhirn.

Behr: Die Lehre von den Pupillenbewegungen. Handb. d. ges. Augenheilk., herausg. von Axenfeld u. Elschnig. Berlin: Julius Springer 1924. — **Bernheimer**: a) Die Wurzelgebiete der Augennerven. Graefe-Saemisch, Handb. d. ges. Augenheilk., Teil 1, Kap. VII. 1900. — b) Die Lage des Sphincterzentrums. Ber. üb. d. 28. Vers. d. ophth. Ges. zu Heidelberg 1900. S. 105. — c) Die Lage des Sphincterzentrums. v. Graefes Arch. f. Ophth. Bd. 52, 2, S. 302. 1902. — **Bumke** und **Trendelenburg:** Beiträge zur Kenntnis der Pupillarreflexbahnen. Klin. Monatsbl. f. Augenheilk. Bd. 49, S. 145. 1911 u. Neurol. Zentralbl. 1911. S. 892. — **Edinger:** Vorlesungen über den Bau der nervösen Zentralorgane. Bd. 1. Leipzig: Vogel 1911. — **v. Gudden:** Gesammelte Abhandlungen. Herausg. von GRASHEY. Wiesbaden: Bergmann 1889. — **Karplus** und **Kreidl:** Über experimentelle reflektorische Pupillenstarre. Neurol. Zentralbl. Bd. 31, S. 82—85. 1913. — **Kölliker:** Gewebelehre Bd. 2. Leipzig: Engelmann 1896. — **Levinsohn:** a) Beiträge zur Physiologie des Pupillarreflexes. v. Graefes Arch. f. Ophth. Bd. 59. 1904. — b) Experimentaluntersuchungen über die Beziehungen des vorderen Vierhügels zum Pupillarreflex. v. Graefes Arch. f. Ophth. Bd. 72, S. 367. 1909 u. Zentralbl. f. prakt. Augenheilk. Bd. 111. 1909. — c) Zum Aufsatze BACHs: „Der Sphincterkern und die Übertragungsbahn des Lichtreflexes der Pupille im Vierhügel." Zeitschr. f. Augenheilk. Bd. 22, S. 352. 1909. — d) Physiologie und Pathologie der Pupillenbahnen. Dtsch. Zeitschr. f. Nervenheilk. Bd. 56, S. 300. 1917. — **Mayano:** Über den Ursprung und Verlauf des N. oculomotorius im Mittelhirn. Monatsschr. f. Psychiatrie u. Neurol. Bd. 13, S. 1—4. 1903. — **Mendel:** Dtsch. med. Wochenschr. Bd. 15, S. 957. 1889. — **Obersteiner:** Anleitung beim Studium des Baues der nervösen Zentralorgane. Leipzig u. Wien: Deuticke 1912. — **Pacetti:** Sopra il nucleo di origine del Nervus abducens. Lab. anat. Roma Bd. 5, H. 2. 1896. — **Panegrossi:** Weiterer Beitrag zum Studium der Augenmuskelnervenkerne. Monatsschr. f. Psychiatrie u. Neurol. Bd. 16, S. 268, 344. 1904. — **Perlia:** Die Anatomie des Oculomotoriuskernes beim Menschen. v. Graefes Arch. f. Ophth. Bd. 35. 1889. — **Probst:** Physiologie, Anatomie und pathologisch-anatomische Untersuchungen des Seehügels. Arch. f. Psychiatrie u. Nervenkrankh. Bd. 33, S. 721. 1900. — **Raecke:** Neurol. Zentralbl. Bd. 19, S. 499. 1900. — **Siemerling** und **Baedeker:** Chronische fortschreitende Augenmuskellähmung und progressive Paralyse. Arch. f. Psychiatrie u. Nervenkrankh. Bd. 29. 1897. — **Spiegel:** Die zentrale Lokalisation autonomer Funktionen. Zeitschr. f. d. ges. Neurol. u. Psychiatrie (Ref. u. Orig.) Bd. 22, S. 142—167, 229—304. 1920. — **Tsuchida:** Über die Ursprungskerne der Augenbewegungsnerven usw. Arb. a. d. hirnanat. Inst. in Zürich. II. Herausg. von v. MONAKOW. Wiesbaden 1906.

4. Zwischenhirn.

Adler: Zur Lokalisation des Schlafzentrums. Med. Klinik Bd. 38, S. 1321. 1924. — **Affanasiew:** Zur Physiologie der Pedunculi cerebri. Ref. bei THOMAS, Wien. med. Wochenschr. 1879. — **Aronsohn, E.** und **Sachs, J.:** Beziehungen des Gehirns zur Körperwärme. Pflügers Arch. f. d. ges. Physiol. Bd. 37, S. 232, 625. 1885. — **Aschner:** a) Zur Physiologie des Zwischenhirns. Wien. klin. Wochenschr. 1912. Nr. 27. — b) Über die Funktion der Hypophyse. Pflügers Arch. f. d. ges. Physiol. Bd. 146. 1912. — c) Über das „Stoffwechsel- und Eingeweidezentrum im Zwischenhirn", seine Beziehung zur inneren Sekretion (Hypophyse, Zirbeldrüse) und zum Diabetes insipidus. Berlin. klin. Wochenschr. 1916. Nr. 28; ferner Münch. med. Wochenschr. 1916. — **Bechterew, W. V.:** a) Die Leitungsbahnen im Gehirn und Rückenmark. Deutsch von R. WEINBERG. Leipzig 1899. — b) Die Funktionen der Nervenzentren. I—III. Jena 1909/11. — **Bechterew, W. V.** und **Mislawski:** Neurol. Zentralbl. 1889. — **Benda:** Über den normalen Bau und einige pathologische Veränderungen der menschlichen Hypophysis cerebri. Arch. f. Anat. u. Physiol., physiol. Abt. 1900; ferner: Berlin. klin. Wochenschr. 1900. — **Berkley, H. J.:** a) The nerve elements of the pituitary gland. Johns Hopkins hosp. reports. Report in neurology. II. Bd. 4. 1894. — b) The nerve elements of the pituitary body. Brain Bd. 68. 1894. — **Bielschowsky:** Weitere Bemerkungen zur normalen und pathologischen Histologie des striären Systems. Journ. f. Psychol. u. Neurol. Bd. 27. 1922. — **Bochenek, A.:** Neue Beiträge zum Bau der Hypophysis cerebri bei *Amphibien*. Bull. intern. d. sc. d. Cracovie, Cl. d. se. math. et nat. 1902. — **Brugsch, Dresel** und **Lewy:** a) Zur Stoffwechselneurologie der Oblongata. Zeitschr. f. exp. Pathol. u. Therapie Bd. 21, S. 2—23. 1920 u. Bd. 25, S. 262—270. 1921. — b) Stoffwechselneurologie der Medulla oblongata. Verhandl. d. 32. dtsch. Kongr. f. inn. Med. 1921. — c) Die zentrale Regulation des Zuckerstoffwechsels. Verhandl. d. 35. dtsch. Kongr. f. inn. Med. 1921. — **Cajal, Ramón y:** a) Alcunas contribuciones al conoscimiento de los ganglios del cerebro. III. Hipofisis. Ann. de la soc. exp. de historia natur. Ser. 2, Bd. 3. 1894. — b) Apuntes para el Estudio del bulbo raquideo etc. Madrid 1895. S. 1—99.— c) Histologie du système nerveux de l'homme et des animaux. Paris 1911. — **Camus, J., Gournay, J.** et **Le Grand:** Diabète sucré par lésion nerveuse. Presse méd. Bd. 33, S. 249 bis 252. 1925. — **Camus** und **Roussy:** Local. anatomique des lésions de la base du cerveau qui provoquent la polyurie. Cpt. red. des séances de la soc. de biol. Bd. 75. 1913. — **Claude Bernard** (zit. nach ELLINGER): Arch. f. exp. Pathol. u. Pharmakol. Bd. 90. 1921. — **Dani-**

lewski: Pflügers Arch. f. d. ges. Physiol. Bd. 11, S. 128. 1875. — **Dejerine:** Anatomie des centres nerveux. Bd. 2. 1901. — **Dresel** und **Lewy:** Die cerebralen Veränderungen beim Diabetes mellitus und die Pathophysiologie der Zuckerregulation. Berlin. klin. Wochenschr. 1921. S. 739—744. — **Eckhard** (zit. nach ELLINGER): Arch. f. exp. Pathol. u. Pharmakol. Bd. 90. 1921. — **Edinger, L.:** Vorlesungen über den Bau der nervösen.Zentralorgane. I u. II. 1910. — **Edinger, L.** und **Wallenberg, A.:** Untersuchungen über den Fornix und das Corpus mammillare. Arch. f. Psychiatrie u. Nervenkrankh. Bd. 35, S. 1—21. 1902. — **Forel:** Gesammelte hirnanatomische Abhandlungen. München 1907. — **Freund, H.** und **Straßmann, R.:** Zur Kenntnis des nervösen Mechanismus der Wärmeregulation. Arch. f. exp. Pathol. u. Pharmakol. Bd. 69. 1912. — **Friedemann, M.:** Die Cytoarchitektonik des Zwischenhirns der *Cercopitheken* mit besonderer Berücksichtigung des Thalamus opticus. Journ. f. Psychol. u. Neurol. Bd. 18, Ergänzungsh. 2, S. 309—378. 1911. — **Gemelli, A.:** Ulteriori osservazioni sulla struttura dell'ipofisi. Anat. Anz. Bd. 28. 1906. — **Gentes:** L'hypophyse des *vertébrés*. Cpt. rend. des séances de la soc. de biol. Bd. 63, S. 120. 1907 u. La glande infundibulaire Bd. 63, S. 122. 1907. — **Gerstmann:** Zur Frage der sympathischen Gehirnbahnen. Jahrb. f. Psych. Bd. 34, S. 387. 1913. — **Girard:** Influence du cervau scur la Chaleur animale. Arch. de physiol. 1886. Rev. méd. de la Suisse rom. 1887. — **Gottlieb:** Experimentelle Untersuchungen über die Wirkungsweise temperaturherabsetzender Arzneimittel. Arch. f. exp. Pathol. u. Pharmakol. Bd. 26, S. 419. 1890. — **Greving, R.:** a) Zur Anatomie, Physiologie und Pathologie der vegetativen Zentren im Zwischenhirn. Zeitschr. f. d. ges. Anat., Abt. 3: Ergebn. d. Anat. u. Entwicklungsgesch. Bd. 24, S. 348 bis 413. 1922. — b) Die Pathogenese des Fiebers mit besonderer Berücksichtigung der neurologischen und physiologischen Grundlagen der Wärmeregulation. Dtsch. med. Wochenschr. 1922. Nr. 50/51. — c) Beiträge zur Anatomie des Zwischenhirns und seiner Funktion. I. Der anatomische Aufbau der Zwischenhirnbasis und des anschließenden Mittelhirngebietes des Menschen. Zeitschr. f. d. ges. Anat., Abt. 1: Zeitschr. f. Anat. u. Entwicklungsgesch. Bd. 75, S. 597—620. 1925. — II. Der anatomische Verlauf eines Faserbündels des Nervus opticus beim Menschen (Tr. supraoptico-thalamicus) zugleich ein Beitrag zur Anatomie des unteren Thalamusstieles. v. Graefes Arch. f. Ophth. Bd. 115, H. 4, S. 523—534. 1925. — III. Zur Kenntnis des anatomischen Verlaufes der Faserverbindungen des Zwischenhirns mit dem Vorderhirn. Zeitschr. f. d. ges. Anat., Abt. 1: Zeitschr. f. Anat. u. Entwicklungsgesch. Bd. 77, H. 1/2. S. 249—265. 1925. — IV. Über den Regulationsmechanismus der vegetativen Zentren in der Zwischenhirnbasis etc. Zeitschr. f. d. ges. Neurol. u. Psychiatrie Bd. 99, H. 1/2, S. 232—252. 1925. — d) Die Erkrankungen des vegetativen Nervensystems. Lehrb. d. Nervenkrankh., herausg. von H. CURSCHMANN und FR. KRAMER. Berlin: Julius Springer 1925. — e) Beitrag zur Innervation der Hypophyse. Vortr. i. d. phys.-med. Soc. Erlangen am 30. VII. 1925. Klin. Wochenschr. 1925. Nr. 4, S. 2181. — f) Beiträge zur Anatomie der Hypophyse und ihrer Funktion. I. Eine Faserverbindung zwischen Hypophyse und Zwischenhirnbasis (Tr. supraoptico-hypophyseus). Dtsch. Zeitschr. f. Nervenheilk. Bd. 89, S. 179—195. 1926. II. Das nervöse Regulationssystem des Hypophysenhinterlappens (der Nucleus supraopticus und seine Fasersysteme). Zeitschr. f. d. ges. Neurol. u. Psychiatrie Bd. 104, H. 3, S. 466—479. 1926. — **Henle:** Handbuch der systematischen Anatomie des Menschen. Nervenlehre 1871. — **Hirsch, E.:** Zur Frage der Schlafzentren im Zwischenhirn des Menschen. Med. Klinik Bd. 38, S. 1322. 1924. — **Houssay:** Sur la polyurie soidisant hypophysaire. Cpt. rend. des séances de la soc. de biol. Bd. 81, S. 381. 1918. — **Houssay, Carulla** et **Romana:** Polyurie par piqûre cérébrale chez le *chien* normal et chez le *chien* privé d'hypophyse. Ebenda Bd. 83. 1920. — **Isenschmid, R.:** a) Über die Wirkung der die Körpertemperatur beeinflussenden Gifte auf Tiere ohne Wärmeregulation. Arch. f. exp. Pathol. u. Pharmakol. Bd. 75. 1913. II. Mitt. ebenda Bd. 85. 1920. — b) Über den Einfluß des Nervensystems auf die Wäremregulation und den Stoffwechsel. Med. Klinik 1914. Nr. 7. — c) Über das Wesen und die Bedeutung des Fiebers. Schweiz. med. Wochenschr. 1925. Nr. 55, S. 1 bis 27. — **Isenschmid, R.** und **Krehl:** Über den Einfluß des Gehirns auf die Wärmeregulation. Arch. f. exp. Pathol. u. Pharmakol. Bd. 70, S. 109. 1912. — **Ito:** Über den Ort der Wärmebildung nach Gehirnstich. Zeitschr. f. Biol. Bd. 38. 1899. — **Jungmann** und **Meyer, E.:** Verhandl. d. dtsch. Kongr. f. inn. Med. 1913. Arch. f. exp. Pathol. u. Pharmakol. Bd. 73. 1913. — **Kahler:** Zeitschr. f. Heilkunde. Prag 1886. — **Kahn, R. H.:** Arch. f. Physiol. 1904, Suppl. S. 81. — **Karplus** und **Kreidl:** a) Über Störungen der Schweißsekretion bei Verwundungen des Nervensystems. — b) Gehirn und Sympathicus. I. bis IV. Mitt. Pflügers Arch. f. d. ges. Physiol. Bd. 129, S. 138. 1909; Bd. 135, S. 401. 1910; Bd. 143, S. 109. 1912; Bd. 171, S. 192. 1918. — **Kary, C.:** Pathologisch-anatomische und experimentelle Untersuchungen zur Frage des Diabetes insipidus und der Beziehungen zwischen Tuber cinereum und Hypophyse. Virchows Arch. f. pathol. Anat. u. Physiol. Bd. 252. 1924. — **Klug:** Arch. f. Anat. u. Physiol. 1880. — **Kohn, A.:** Über das Pigment in der Neurohypophyse des Menschen. Arch. f. mikroskop. Anat. Bd. 75, S. 337. 1910. — **Kölliker, A.:** a) Verhandl. d.

anat. Ges. in Straßburg 1895. — b) Handbuch der Gewebelehre des Menschen. II. 1896. — **Krause:** Mikroskopische Anatomie. Hannover 1876. — **Leschke:** a) Einfluß des Zwischenhirns auf die Wärmeregulation. Zeitschr. f. exp. Pathol. u. Therapie Bd. 14. 1913. — b) Die Wirkung des Hypophysenextraktes. Biochem. Zeitschr. Bd. 96. 1919. — c) Beiträge zur klinischen Pathologie des Zwischenhirns. I. Diabetes insipidus. Zeitschr. f. klin. Med. Bd. 87. 1919. — d) Zur klinischen Pathologie des Zwischenhirns. Verhandl. d. dtsch. Kongr. f. inn. Med. 1920. — **Krause** und **Schneider:** Einfluß des Zwischenhirns auf den Stoffwechsel. Zeitschr. f. exp. Pathol. u. Therapie Bd. 19. 1918. — **Lewy, F. H.:** a) Die Lehre vom Tonus und der Bewegung. Berlin: Julius Springer 1923. — b) Infundibuläre Veränderungen beim Diabetes insipidus usw. Protokoll d. Sitzung v. 10. III. 1924 d. Berlin. Ges. f. Psych. u. Nerv. Zentralbl. f. d. ges. Neurol. u. Psychiatrie Bd. 37, H. 5/6, S. 398. 1924. — **Lichtenstern:** Über die zentrale Blaseninnervation. Ein Beitrag zur Physiologie des Zwischenhirns. Wien. klin. Wochenschr. 1912. S. 1248. — **Lukset, F.:** Über das Schlafzentrum. Zeitschr. f. d. ges. Neurol. u. Psychiatrie Bd. 93, S. 83—94. 1924. — **Malone, E.:** Über die Kerne des menschlichen Diencephalon. Anhang z. d. Abh. d. preuß. Akad. d. Wiss. 1910. S. 1—32. — **Marburg:** Mikroskopisch-topographischer Atlas des menschlichen Zentralnervensystems. 2. Aufl. 1910. — **Mauthner, L.:** Die Pathologie und Physiologie des Schlafes. Wien. med. Wochenschr. 1890. S. 445. — **Meynert:** a) Strickers Handb. d. Gewebelehre Bd. 2. 1872. — b) Psychiatrie 1884. — **Müller, L. R.:** a) Die Lebensnerven. Berlin: Julius Springer 1924. — b) Über Triebe und deren Zustandekommen. Wien. klin. Wochenschr. 1926. Nr. 6. — c) Über die krankhaften Störungen der Lebenstriebe. Münch. med. Wochenschr. 1926. Nr. 35, S. 1429—1432 u. Nr. 36, S. 1486—1489. — **Müller, L. R.** und **Greving, R.:** Über den Aufbau und die Leistungen des Zwischenhirns und über seine Erkrankungen. Med. Klinik Bd. 17, S. 569. 1925. — **Nußbaum** (zit. bei BECHTEREW). — **Ott:** a) Vasotonic centres in the thalamus. Journ. of nev. a. ment. dis. 1891. — b) Functions of the tuber cinereum. Ebenda 1891. — **Pette, H.:** Die epidemische Encephalitis in ihren Folgezuständen. Dtsch. Zeitschr. f. Nervenheilk. Bd. 76, S. 1. 1923. — **Pines, J. L.:** Über die Innervation der Hypophysis cerebri. Zeitschr. f. d. ges. Neurol. u. Psychiatrie Bd. 100, S. 123—138. 1925. — **Rachmanow:** Die vitale Färbung der vegetativen Zentren des Zentralnervensystems. Korsakoffsches Journ. f. Neurol. u. Psych. Nr. 3 u. 4. 1925. — **Retzius, G.:** Die Neuroglia des Gehirns beim Menschen und bei *Säugetieren*. III. Die Neuroglia der Neurohypophyse der *Säugetiere*. Biologische Untersuchungen. Neue Folge VI. 1894. — **Riese, W.:** a) Über faseranatomische Verbindungen im striären System der wasserlebenden *Säuger*. Zeitschr. f. d. ges. Neurol. u. Psychiatrie Bd. 90, S. 591—598. 1924. — b) Zur vergleichenden Anatomie der striofugalen Faserung. Anat. Anz. Bd. 57, S. 487—494. 1924. — c) Das Stratum intermedium. Arch. f. Psychiatrie u. Nervenkrankh. Bd. 71, S. 311—312. 1924. — **Rothmann:** Zusammenfassender Bericht über den ROTHMANNschen großhirnlosen *Hund* nach klinischer und anatomischer Untersuchung. Zeitschr. f. d. ges. Neurol. u. Psychiatrie Bd. 87, S. 279—313. 1923. — **Röthig:** Zur Phylogenese des Hypothalamus. Fol. neurobiol. Bd. 5, Nr. 9. 1911. — **Rubaschkin, W.:** Studien über Neuroglia. Arch. f. mikroskop. Anat. u. Entwicklungsgesch. Bd. 64. 1904. — **Schiff, A.:** Zwischenhirn-Hypophysensystem und vegetative Störungen. A. d. Vortr. in d. Ges. d. Ärzte in Wien 1925. — **Schönborn:** Untersuchungen über den nervösen Mechanismus der Wärmeregulation. Zeitschr. f. Biol. Bd. 56. 1911. — **Schrottenbach:** Beiträge zur Kenntnis der Übertragung vasovegetativer Funktionen im Zwischenhirn. Zeitschr. f. d. ges. Neurol. u. Psychiatrie Bd. 23. 1914 u. Bd. 33. 1916. — **Schwalbe:** Lehrbuch der Neurologie. Erlangen 1881. — **Spiegel** und **Zweig:** Zur Cytoarchitektonik des Tuber cinereum. Arb. a. d. neurol. Inst. d. Wiener Univ. Bd. 22, S. 278—295. 1919. — **Stendell:** Zur vergleichenden Anatomie und Histologie der Hypophysis cerebri. Arch. f. mikroskop. Anat. Bd. 82. 1913. — **Stengel:** Über den Ursprung der Nervenfasern der Neurohypophyse im Zwischenhirn. Arb. a. d. neurol. Inst. d. Wiener Univ. Bd. 28, S. 25—37. 1926. — **Toldt, C.:** Lehrbuch der Gewebelehre. Stuttgart 1888. — **Trömner, E.:** a) Das Problem des Schlafes. Wiesbaden: Bergmann 1912. — b) Schlaf und Lethargica. Dtsch. Zeitschr. f. Nervenheilk. Bd. 81, S. 185. 1924. — **Vogt, C.** und **O.:** a) Zur Kenntnis der pathologischen Veränderungen des Striatums und des Pallidums und zur Pathophysiologie der dabei auftretenden Krankheitserscheinungen. Sitzungsber. d. Heidelberg. Akad. d. Wiss., Mathem.-naturw. Kl., Abt. B 1919, 14. Abt. — b) Zur Lehre der Erkrankungen des striären Systems. Journ. f. Psychol. u. Neurol. Bd. 25. 1920. — **Wallenberg, A.:** Das basale Riechbündel des *Kaninchens*. Anat. Anz. Bd. 20, S. 175. 1902. — **Watrin** und **Baudot:** Considérations sur la neurohypophyse. Rev. méd. de l'est Bd. 50, Nr. 9. 1922. — **Wilson:** Progressive Lenticular-degeneration. Brain Bl. 34. 1912. — **Ziehen:** Denkschriften d. med.-naturw. Ges. in Jena. Teil 1. 1901 u. Teil 2. 1908.

Namenverzeichnis.

Die *kursiv* gedruckten Zahlen weisen auf die Literaturverzeichnisse hin.

Sachverzeichnis.